D1749423

Tropenmedizin
in Klinik und Praxis

Tropenmedizin in Klinik und Praxis

Herausgegeben von Werner Lang

Mit Beiträgen von

M. Alexander	V. Klauß	H. M. Seitz
U. Bienzle	W. Lang	F. v. Sonnenburg
H.-J. Bremer	Th. Löscher	R. Steffen
D. Eichenlaub	I. Marcus	P. Stingl
K. Fleischer	E. Munz	G. Stüttgen
K. Gyr	H. D. Pohle	O. Thraenhart
G. Harms	M. Roggendorf	B. Velimirovic
W. Höfler	E. Sauerteig	G. T. Werner
K. Janitschke	R. Schmauz	

212 Abbildungen in 466 Einzeldarstellungen, 132 Tabellen

1993
Georg Thieme Verlag Stuttgart · New York

CIP-Titelaufnahme der Deutschen Bibliothek

Tropenmedizin in Klinik und Praxis: 132 Tabellen / hrsg. von Werner Lang. Mit Beitr. von M. Alexander ... – Stuttgart ; New York : Thieme, 1993
NE: Lang, Werner [Hrsg.]; Alexander, M.

Geschützte Warennamen (Warenzeichen) werden *nicht* besonders kenntlich gemacht. Aus dem Fehlen eines solchen Hinweises kann also nicht geschlossen werden, daß es sich um einen freien Warennamen handele.

Das Werk, einschließlich aller seiner Teile, ist urheberrechtlich geschützt. Jede Verwertung außerhalb der engen Grenzen des Urheberrechtsgesetzes ist ohne Zustimmung des Verlages unzulässig und strafbar. Das gilt insbesondere für Vervielfältigungen, Übersetzungen, Mikroverfilmungen und die Einspeicherung und Verarbeitung in elektronischen Systemen.

© 1993 Georg Thieme Verlag
Rüdigerstraße 14, D-7000 Stuttgart 30
Printed in Germany
Satz und Druck:
Druckhaus Götz GmbH, D-7140 Ludwigsburg
(Linotype System 5 [202])

Wichtiger Hinweis:

Wie jede Wissenschaft ist die Medizin ständigen Entwicklungen unterworfen. Forschung und klinische Erfahrung erweitern unsere Erkenntnisse, insbesondere was Behandlung und medikamentöse Therapie anbelangt. Soweit in diesem Werk eine Dosierung oder eine Applikation erwähnt wird, darf der Leser zwar darauf vertrauen, daß Autoren, Herausgeber und Verlag große Sorgfalt darauf verwandt haben, daß diese Angabe dem Wissensstand bei Fertigstellung des Werkes entspricht.

Für Angaben über Dosierungsanweisungen und Applikationsformen kann vom Verlag jedoch keine Gewähr übernommen werden. Jeder Benutzer ist angehalten, durch sorgfältige Prüfung der Beipackzettel der verwendeten Präparate und gegebenenfalls nach Konsultation eines Spezialisten festzustellen, ob die dort gegebene Empfehlung für Dosierungen oder die Beachtung von Kontraindikationen gegenüber der Angabe in diesem Buch abweicht. Eine solche Prüfung ist besonders wichtig bei selten verwendeten Präparaten oder solchen, die neu auf den Markt gebracht worden sind. Jede Dosierung oder Applikation erfolgt auf eigene Gefahr des Benutzers. Autoren und Verlag appellieren an jeden Benutzer, ihm etwa auffallende Ungenauigkeiten dem Verlag mitzuteilen.

ISBN 3-13-785801-1   1 2 3 4 5 6

Vorwort

Das Vorwort für den Leser ist für den Herausgeber das Nachwort. Die letzten Seiten des Umbruchs sind imprimiert, das Buch kann fertiggestellt werden. In dieser Phase macht man sich besonders Gedanken darüber, ob es seinen Zweck erfüllen wird und damit die Erwartungen der Autoren und der zukünftigen Leser.

Bei Erscheinen dieses Buches sind es fast hundert Jahre her, daß die Tropenmedizin in Europa institutionalisiert wurde. 1898 wurde in Liverpool das erste Tropeninstitut gegründet, 1899 und 1900 folgten weitere in London und in Hamburg.

In dieser Zeit des Hochkolonialismus bestand die Aufgabe der Tropenmedizin – bzw. der Tropenhygiene, wie sie meist genannt wurde – im wesentlichen darin, die Kolonisten und Tropenreisenden vor den gesundheitlichen Gefahren in den Tropen zu schützen. Dabei standen die Expositionsprophylaxe, also hygienische Vorstellungen, im Vordergrund, nachdem Chemotherapie sowie Chemo- und Impfprophylaxe sich noch am Anfang ihrer Entwicklung befanden. Niemand ahnte damals, welche Umwälzungen im politischen, gesellschaftlichen und technischen Bereich das beginnende 20. Jahrhundert bringen sollte. So war auch nicht abzusehen, vor welchen Aufgaben und Problemen die Tropenmedizin des ausgehenden 20. Jahrhunderts stehen würde. Die Lehr- und Handbücher dieser vergangenen 100 Jahre über tropische Erkrankungen spiegeln diese Umwälzungen sehr deutlich wider.

Die heutige Tropenmedizin, die dieses Buch darstellen will, läßt nun keinesfalls einen Ruhe- oder Endpunkt dieser Entwicklung erkennen. Die Folgen des zweiten Weltkriegs mit dem Ende des Kolonialismus brachten in den früheren Kolonien große politische Erschütterungen und Kriegswirren, vor allem im tropischen Afrika, deren Ende noch nicht abzusehen ist. Auf der anderen Seite setzte in diesen Nachkriegszeiten neben einer rasanten technischen Entwicklung auch in der Medizin eine Flut von Entdeckungen vor allem in der Chemotherapie, Chemoprophylaxe, Virologie und Immunologie ein, die gerade in der Tropenmedizin zu den optimistischsten Erwartungen führte. So glaubte man, die großen Seuchen der tropischen Entwicklungsgebiete wie Malaria, Wurmkrankheiten und Cholera, aber auch das Hungerproblem in kurzer Zeit im Griff zu haben. Aufwendige Eradikationsprogramme liefen an, die Ausrottung der Malaria schien ähnlich wie die der Pocken nur noch eine Frage weniger Jahre zu sein. Auch hier war noch vor 20 Jahren nicht vorherzusehen, daß heute die Malaria so verbreitet ist wie zuvor. Noch dazu bringt sie jetzt therapeutische und prophylaktische Probleme, die sich damals nicht stellten. Die Bürgerkriege der Postkolonialzeit machten zudem viele tropenmedizinische Projekte, speziell der WHO, utopisch. Dazu kam dann noch die pandemische Ausbreitung von AIDS innerhalb 10 Jahren, mit Schwerpunkt derzeit vor allem in Afrika, in einem Ausmaß, das nicht vorauszusehen war.

Unsere „Tropenmedizin in Klinik und Praxis" ist seit 18 Jahren die erste deutschsprachige umfassendere Publikation auf diesem Gebiet. Sie ist das Nachfolgewerk eines der „Klassiker" der tropenmedizinischen Lehrbücher, des im selben Verlag erschienenen Lehrbuches von E. G. Nauck, das nach seiner 4. Auflage von 1975 nicht mehr fortgesetzt werden konnte.

Eine völlig neue Konzeption war unumgänglich, schon bedingt durch die hier kurz skizzierte Entwicklung der letzten 20 Jahre. Die explosive Ausbreitung des internationalen Reiseverkehrs, vor allem des Massentourismus, brachte neue Aspekte und Begriffe wie Touristik- und Reisemedizin. Die starke Zunahme importierter Krankheiten konfrontiert nun fast jede Praxis und Klinik mit tropenmedizinischen Problemen. All das war bei der Planung dieses Buches zu berücksichtigen, dessen Erscheinen dadurch mit manchen Verzögerungen behaftet war. Gerade um den Bedürfnissen von Praxis und Klinik gerecht zu werden, erwiesen sich immer wieder Aktualisierungen als notwendig.

Wir, Autoren und Herausgeber, hoffen, daß unser Buch dem Arzt eine Hilfe sein wird, vor allem im Hinblick auf die große Verantwortung, die ihm heute bei der Diagnose und Therapie tropischer Krankheiten zufällt – nicht zuletzt auch bei der Beratung von Tropenreisenden und bei der Empfehlung prophylaktischer Maßnahmen. Deshalb wurde auch dieser letztere Aspekt von uns besonders herausgestellt. Sowohl Empirie als auch Wissenschaft – und die Medizin, auch die der Tropen, basiert mehr auf ersterer – sind stetigem Wandel unterworfen. Die „Lehrmeinung" ist oft nur eine unter mehreren, und durchaus nicht immer die richtige. Und so spiegelt auch diese Darstellung bewußt eine Vielfalt wider, die nicht zugunsten eines trockenen Lehrstoffs aufgegeben werden sollte. Der Leser suche deshalb nicht nach Diskrepanzen, die im Grundsätzlichen natürlich vermieden wurden, sondern sehe mehr die einzelnen Kapitel als Darstellungen von Autoren, deren persönliche Aussage so deutlich wie möglich erhalten bleiben sollte. Wir hoffen, auf diese Weise ein harmonisches Ganzes erreicht zu haben.

Am Ende des Vorworts pflegen Dankesworte zu stehen. In der langen Phase, die dem ersten Gespräch zwischen Verlag und Herausgeber bis zur Auslieferung des Buches folgte, ergaben sich mehr dankenswerte Hilfen, als hier erwähnt werden können. Der erste Dank gebührt natürlich den Autoren dieses Buches. Es war für den Herausgeber eine Bestätigung der Bedeutung dieser Publikation, daß kein zur Mitarbeit gebetener Autor diese ablehnte, trotz der Belastungen des Alltags, denn die meisten Autoren dieses Buches sind Kliniker, und das entspricht auch unserem Grundkonzept. Besonders zu danken ist den Autoren, die sich an die gesetzten Termine hielten und denen, die einige neu zu vergebende Kapitel übernahmen, und dabei besonderen Zeitdruck in Kauf nehmen mußten. In der Anfangsphase der Planung, der Festlegung der Disposition und der Auswahl der Autoren berieten mich vor allem die Professoren Löscher und Eichenlaub, für deren Hilfe, auch im weiteren Verlauf dieser Publikation, ich ganz besonders danken möchte.

Die Realisierung dieser Buchidee hat der Georg Thieme Verlag übernommen, und es ergab sich eine Zusammenarbeit, wie man sie sich besser nicht wünschen konnte. Der Herausgeber hat hier vor allem Herrn Dr. D. Bremkamp zu danken, der in allen Phasen der Arbeit an diesem Buch ein verständnisvoller und hilfreicher Berater war. Auch Herrn Dr. J. Lüthje verdanke ich manchen guten Rat bei den immer wieder auftretenden Problemen einer so umfangreichen Publikation. Die redaktionelle Betreuung lag in den Händen von Frau S. Goppelsröder, die technische bei Frau E. Elwing und Frau I. Köstlin. Es ergab sich über mehrere Monate eine gemeinsame, bis ins kleinste Detail gehende Arbeit an diesem Buch, für die ich sehr danken möchte.

Mein ganz besonderer und persönlichster Dank gilt aber meiner Frau Cornelia, die mir von Anfang an die wichtigste Hilfe war bei der Korrekturarbeit oder bei redaktionellen Fragen und vor allem durch ihre Aufmunterung und Motivierung während der sich länger als gedacht hinziehenden Entstehungsgeschichte dieses Buches.

München, im April 1993   Werner Lang

Anschriften

Alexander, Meta, Prof. Dr., Universitätsklinikum Rudolf Virchow, Standort Charlottenburg, Spandauer Damm 130, 14050 Berlin

Bienzle, U., Prof. Dr., Landesinstitut für Tropenmedizin, Engeldamm 62–64, 10179 Berlin

Bremer, H. J., Prof. Dr., Univ.-Kinderklinik, Im Neuenheimer Feld 150, 69120 Heidelberg

Eichenlaub, D., Prof. Dr., Städtisches Krankenhaus München-Schwabing, IV. Medizinische Abteilung, Kölner Platz 1, 80404 München

Fleischer, K., Prof. Dr., Tropenmedizinische Abteilung der Missionsärztlichen Klinik, Salvatorstr. 7, 97074 Würzburg

Gyr, K., Prof. Dr., Kantonsspital, Medizinische Klinik, Rheinstr. 26, CH-4410 Liestal

Harms, Gundel, Dr., Landesinstitut für Tropenmedizin, Engeldamm 62–64, 10179 Berlin

Höfler, W., Prof. Dr., Waldeckstr. 5, 72074 Tübingen

Janitschke, K., Prof. Dr., Robert-Koch-Institut, Klinische Parasitologie, Nordufer 20, 13353 Berlin

Klauß, V., Prof. Dr., Univ.-Augenklinik, Mathildenstr. 8, 80336 München

Lang, W., Prof. Dr., Belgradstr. 59, 80796 München

Löscher, Th., Prof. Dr., Abteilung für Infektions- und Tropenmedizin der Universität, Leopoldstr. 5, 80802 München

Marcus, Ingrid, Dr., Institut für Virologie, Universitätsklinikum, Hufelandstr. 55, 45147 Essen

Munz, E., Prof. Dr., Institut für Vergleichende Tropenmedizin und Parasitologie der Universität, Leopoldstr. 5, 80802 München

Pohle, H. D., Prof. Dr., Universitätsklinikum Rudolf Virchow, II. Medizinische Klinik, Augustenburger Platz 1, 13353 Berlin

Roggendorf, M., Prof. Dr., Institut für Virologie, Universitätsklinikum, Hufelandstr. 55, 45147 Essen

Sauerteig, E., Prof. Dr., Laboratorio de Investigacion en Patologia, Facultad de Medicina. Universidad de Los Andes, Apdo 681, Cod. 5101 – A, Mérida, Venezuela

Schmauz, R., Priv.-Doz. Dr., Emil-Hoffmann-Str. 7a, 50996 Köln

Seitz, H. M., Prof. Dr., Institut für Medizinische Parasitologie der Universität, Sigmund-Freud-Str. 25, 53127 Bonn

von Sonnenburg, F., Priv.-Doz. Dr., Abteilung für Infektions- und Tropenmedizin der Universität, Leopoldstr. 5, 80802 München

Steffen, R., Prof. Dr., Institut für Sozial- und Präventivmedizin der Universität, Sumatrastr. 30, CH-8006 Zürich

Stingl, P., Priv.-Doz. Dr., Lechbruckerstr. 10, 86989 Steingaden

Stüttgen, G., Prof. Dr., Kissinger Str. 12, 12157 Berlin

Thraenhart, O., Priv.-Doz. Dr., Institut für Virologie, Universitätsklinikum, Hufelandstr. 55, 45147 Essen

Velimirovic, B., Prof. Dr., Weilburgstr. 20/2/15, A-2500 Baden bei Wien

Werner, G. T., Priv.-Doz. Dr., Städtisches Krankenhaus München-Bogenhausen, Englschalkinger Str. 77, 81925 München

Inhaltsverzeichnis

1 **Unde venis? – Eine differentialdiagnostische Einführung** 1
  W. Lang

  Anamnese 1
  Körperliche Untersuchung und diagnostische Verwertung der Symptome 2

2 **Malaria** 7
  W. Lang

  Babesiose 34
    Babesiose durch Babesia bovis und Babesia divergens 34
    Babesiose durch Babesia microti 35

3 **Leishmaniose** 37
  G. Harms und U. Bienzle

4 **Afrikanische Trypanosomiasis** 54
  W. Lang

5 **Amerikanische Trypanosomiasis** 62
  E. Sauerteig

6 **Amöbiasis und andere Amöbeninfektionen** . 68
  K. Fleischer

  Amöbiasis 68
  Besiedelung mit nichtinvasiven oder Schleimhautamöben 83
    Nichtpathogene Arten 83
    Fakultativ pathogene Arten 83
  Infektionen mit freilebenden Amöben ... 85

7 **Lambliasis und andere Darmflagellaten** . 87
  K. Fleischer

  Lambliasis 87
  Trichomoniasis 91
  Kommensale Dickdarmflagellaten 91

8 **Toxoplasmose, Kokzidiose und Pneumozystose** 92
  K. Janitschke

  Toxoplasmose 92
  Kokzidiose 97
  Pneumozystose 99

9 **Schistosomiasis (Bilharziose) und andere Trematodeninfektionen** 103
  Th. Löscher

  Schistosomiasis (Bilharziose) 103
    Urogenitale Schistosomiasis (Blasenbilharziose) 114
    Intestinale Schistosomiasis (Darmbilharziose) 116
  Fasziolose 124
  Clonorchiasis und Opisthorchiasis 126
  Paragonimiasis 129
  Intestinale Trematodeninfektionen 132
    Fasziolopsiasis 132
    Heterophysiasis 133
    Echinostomiasis 134

10 **Infektionen mit Nematoden und Zestoden** . 135
  Th. Löscher

  Intestinale Nematodeninfektionen 135
    Enterobiasis (Oxyuriasis) 136
    Trichuriasis 138
    Askariasis 141
    Hakenwurmkrankheit (Unzinariasis) .. 145
    Infektionen durch tierische Hakenwurmarten 148
    Strongyloidiasis 148
    Trichostrongyliasis 150
    Intestinale Capillariasis 151
    Hepatische Capillariasis 152
  Larvale Nematodeninfektionen 152
    Trichinose 152
    Toxokariasis (viszerales Larva-migrans-Syndrom) 154
    Kutanes Larva-migrans-Syndrom 155
    Gnathostomiasis 156
    Angiostrongyliasis cantonensis 157
    Angiostrongyliasis costaricensis 158
  Zestodeninfektionen 159
    Täniasis 159
    Diphyllobothriasis 161
    Hymenolepiasis 162
    Dipylidiasis 163
    Zystizerkose 164
    Echinokokkose 165

11 **Onchozerkose** 171
  P. Stingl

12 Filariosen 181
W. Höfler

Lymphatische Filariose 182
    Wuchereria-bancrofti-Filariose 182
    Brugiafilariosen 186
    Tropische pulmonale Eosinophilie (okkulte Filariose) 187

Loa-loa-Filariose 187

Infektionen mit Mansonellaarten 190
    Mansonella perstans 190
    Mansonella ozzardi 190
    Mansonella streptocerca 191

Dirofilariosen 192
    Pulmonale Dirofilariose 192
    Subkutane Dirofilariose 192

Drakunkulose 192

13 Salmonellosen (Typhoide Fieber und Enteritiden) 196
H. D. Pohle

Typhoides Fieber (Typhus abdominalis) 202

Paratyphoide Fieber (Paratyphus abdominalis A, B und C) 209
    Paratyphoides Fieber B (Schottmüller) 209
    Paratyphoides Fieber A 209
    Paratyphoides Fieber C 209

Enteritische Salmonellosen 210

14 Shigellosen (bakterielle Ruhr, bakterielle Dysenterie) 216
M. Alexander

15 Cholera 224
K. Gyr und R. Steffen

16 Escherichia-coli- und Campylobacter-Enteritis sowie andere bakterielle Durchfallerkrankungen 229
R. Steffen

    Pathogene Erreger der Diarrhö bei Einheimischen in Entwicklungsländern 229
    Durchfälle durch Escherichia coli 229
    Diarrhöen durch Campylobacter 231
    Weitere Erreger der Durchfallerkrankungen 231
    Reisediarrhö 231

17 Tropische Enteropathien 236
K. Fleischer

18 Meningitis 242
D. Eichenlaub

Akute bakterielle Meningitis 242
    Meningokokkenmeningitis 245
    Pneumokokkenmeningitis 249
    Haemophilus-influenzae-Meningitis 250
    Eitrige Meningitis ohne Erregerbefund 250
    Lymphozytäre Meningitis 251
    Eosinophile Meningitis, eosinophile Liquorpleozytose 251

19 Tuberkulose 252
D. Eichenlaub

HIV-Infektion und Tuberkulose 261

20 Lepra 264
P. Stingl

21 Pest 275
H. M. Seitz

22 Tetanus, Gasbrand, Anthrax 280
B. Velimirovic

Tetanus 280
    Neonataler Tetanus 282

Gasbrand 283
    Darmbrand 284

Anthrax 286

23 Malleus 289
B. Velimirovic

24 Melioidosis 290
B. Velimirovic

25 Tropische Treponematosen (außer venerischer Syphilis) 292
B. Velimirovic

Endemische Syphilis 292

Frambösie 293

Pinta 296

26 Donovanosis 298
B. Velimirovic

27 Tropische Mykosen 300
G. Stüttgen

Oberflächliche Mykosen 303
    Pityriasis versicolor 303
    Tinea imbricata 303
    Tinea nigra 303
    Piedra 304

Subkutane Mykosen 304
    Myzetom 304
    Chromomykose 306
    Sporotrichose 307
    Lobomykose 309
    Rhinosporidiose 310
    Phykomykosen 310

Systemische Mykosen 311
    Amerikanische Histoplasmose 311
    Afrikanische Histoplasmose 313
    Kokzidioidomykose 313
    Parakokzidioidomykose 313
    Blastomykose 315
    Kryptokokkose 316
    Aktinomykose 316
    Botryomykose 316
    Aspergillose 316
    Kandidiasis 317

28 Rickettsiosen 318
    B. Velimirovic

Typhus exanthematicus 318

Typhus murinus 320

Fièvre boutonneuse 321

Rocky Mountain spotted fever 322

Wolhynisches Fieber 323

Tsutsugamushi-Fieber 323

Rickettsienpocken 324

Q-Fieber 324

29 Arbovirosen und andere Viruserkrankungen 325
    E. Munz

Arbovirosen 325

Fieberhafte Allgemeinerkrankungen 331
    Denguefieber 331
    Phlebotomusfieber 334
    West-Nile-Fieber 335
    Oropouche-Virus-Infektion 335

Fieberhafte Allgemeinerkrankungen mit besonderer Beteiligung der Gelenke 336
    Chikungunya 336
    O'nyong-nyong 336
    Ross-River-Virus-Infektion 338
    Sindbis-Fieber 338
    Mayaro-Fieber, Uruma-Fieber 338

Infektion des Menschen mit Affenpocken- und Tanapockenvirus 339
    Affenpocken 339
    Tanapocken 340

30 Gelbfieber und andere hämorrhagische Fieber 341
    E. Munz

Gelbfieber 342

Hämorrhagisches Denguefieber 346

Rifttalfieber 348

Durch Zecken übertragene hämorrhagische Fieber 351
    Hämorrhagisches Krim-Kongo-Fieber 351
    Kyasanurwald-Krankheit 352
    Hämorrhagisches Omsk-Fieber 353

Durch Nagetiere übertragene hämorrhagische Fieber 353
    Lassa-Fieber 353
    Argentinisches hämorrhagisches Fieber 355
    Bolivianisches hämorrhagisches Fieber 356
    Hämorrhagisches Fieber mit renalem Syndrom 356

Virusinfektionen mit unbekanntem bzw. vermutetem Erregerreservoir 358
    Ebola- bzw. Maridi-Fieber 358
    Marburg-Virus-Infektion 359

31 Enzephalitiden 361
    H. D. Pohle

Einzelne Arbovirusenzephalitiden 365
    Alphaviridae (Togaviridae A) 365
    Flaviviridae (Togaviridae B) 366
    Bunyavirus 369
    Orbiviridae 369

32 Tollwut 371
    O. Thraenhart und I. Marcus

33 Virale Hepatitis 379
    M. Roggendorf

Hepatitis A 379

Hepatitis B 381

Hepatitis D 387

Hepatitis C 389

Hepatitis E 390

34 HIV-Infektion und AIDS 392
    F. von Sonnenburg

35 Anämien in den Tropen 403
    U. Bienzle und G. Harms

Anämien durch Mangelernährung 404
    Eisenmangelanämie 404
    Folsäuremangelanämie 405
    Vitamin-B_{12}-Mangel-Anämie 406
    Protein-Energie-Mangel-Anämie 406

Anämie durch Infektionen 407
    Malaria 407
    Viszerale Leishmaniose (Kala-Azar) 407

Thalassämien 408
    β-Thalassämie 408
    α-Thalassämien 409

Hämoglobinopathien 411
    Sichelzellanämie 411
    Glucose-6-Phosphat-Dehydrogenase-Mangel 414

36 Unterernährung 419
    H. J. Bremer

Protein-Energie-Malnutrition 419

37 Tropische Klimaprobleme 428
    W. Höfler

Klimafaktoren und ihre Wirkung 428

Natürliches heißes Klima 428

Akute Hitzebelastung und
Hitzeakklimatisation 429

Praktische Folgerungen 431

Hitzekrankheiten 433
    Hitzekollaps 433
    Hitzeödeme 433
    Hitzeerschöpfung durch Wassermangel 433
    Hitzeerschöpfung durch Salzmangel 433
    Hitzekrämpfe 434
    Prickly heat 434
    Anhidrotische Hitzeerschöpfung 434
    Hitzschlag – Hitzehyperpyrexie 435
    Sonnenstich (Insolationsmeningismus) 435
    Sonnenbrand 440
    Akute, leichte Hitzeermüdung 436
    Chronische Hitzeermüdung 436

38 Giftige Tiere und tierische Gifte, Myiasis . . 437
    G. Werner

Schlangenbisse 437

Verletzungen durch Skorpione 445

Verletzungen durch Spinnen 447

Verletzungen durch giftige Meerestiere 449
    Aktive Gifttiere 449
    Passiv giftige Meerestiere 451
    Myiasis 452

39 Infektionskrankheiten, insbesondere des Kindesalters 455
    H. J. Bremer

    Masern 455
    Diphtherie 457
    Keuchhusten 457
    Poliomyelitis 457
    Lues connata 458
    Tetanus neonatorum 459

40 Tropische Dermatologie 461
    G. Stüttgen

    Dermatosen auf dunkler Haut 461
    Dermatosen in Abhängigkeit von
    klimatischen, geographischen und ethnischen
    Faktoren 462
    Ausprägung häufiger Dermatosen in Europa
    im Vergleich zu den Tropen 462
    Die Haut als Eintrittspforte für Infektionen
    in den Tropen 462

Besondere Infektionen an Haut und
Schleimhäuten in den Tropen 464
    Rhinosklerom 464
    Bartonellose 464
    Tularämie 465
    Schwimmbadgranulom 465
    Buruli-Ulkus 465
    Ulcus tropicum 466
    Pemphigus brasiliensis 467
    Reaktionen der Haut und Schleimhäute auf
    Pflanzen in den Tropen 468

41 Sexuell übertragene Infektionen in den Tropen 470
    G. Stüttgen

Gonorrhö 470

Nichtgonorrhoische Urethritis 471

Ulcus molle 472

Lymphogranuloma venereum 472

Syphilis 475

Epidemiologische Gesichtspunkte zu den
Geschlechtskrankheiten in der dritten Welt
heute 476

42 Tropische Ophthalmologie 477
    V. Klauß

Katarakt 478

Chlamydienerkrankungen des Auges 479
    Trachom 480
    Paratrachom 482

Filariosen 483
    Onchozerkose 483
    Loiasis 484

Lepra 485

Xerophthalmie 485

Glaukom 487

Seltenere Augenerkrankungen in den Tropen . 487
    UV-Licht-induzierte Augenerkrankungen . . 487
    Tumoren 488
    Malaria 488
    Trauma 488
    Refraktionsanomalien, Amblyopie 489
    Sichelzellanämie 489
    Konjunktivitis 489
    Parasitäre Erkrankungen des Auges 489

43 Tropische Onkologie 490
    R. Schmauz

Maligne Lymphome 492

Leukämien 495
    Splenomegalie in den Tropen 495

Burkitt-Lymphom 496

Weichgewebetumoren 498

Kaposi-Sarkom 498
Hautkrebs 500
Genitalkrebs 501
Leberkrebs 505
Ösophaguskarzinom 506
Seltenere Tumoren 506
   Nasopharynxkarzinom 506
   Harnblasenkrebs 507

44 Tropentauglichkeits- und
**   Tropenrückkehruntersuchung** 508
   W. Höfler

Tropentauglichkeitsuntersuchung
(Erstuntersuchung nach
berufsgenossenschaftlichem Grundsatz
G 35) 508
Tropenrückkehruntersuchung
(Nachuntersuchung G 35) 514
Zeitpunkt der Untersuchungen,
Befundbericht 515

45 Impfungen 517
   R. Steffen

Allgemeines zur Immunisationsprophylaxe . . . 517
   Allgemeine Kontraindikationen zu
   Schutzimpfungen 517

Impfabstände und Verhalten nach der
Impfung 519
Obligatorische und empfehlenswerte
Impfungen 519
Einzelne Impfungen 520
   Abdominaltyphus (Typhoides Fieber) 520
   Cholera 521
   Diphtherie 523
   Fleckfieber 523
   Gelbfieber 523
   Hepatitis A 524
   Hepatitis B 525
   Japanische B-Enzephalitis 526
   Masern, Mumps, Röteln 526
   Meningokokkenmeningitis 527
   Pest 527
   Poliomyelitis 528
   Tetanus 528
   Tollwut 529
   Tuberkulose 530
   Künftige Impfungen für Tropenreisende . . . 530

46 Geographisch-medizinisches
**   Länderverzeichnis** 532
   W. Lang

Sachverzeichnis 543

1 Unde venis? – Eine differentialdiagnostische Einführung

W. Lang

Wenn wir dieses Kapitel einem Buch über Tropenmedizin voranstellen, soll damit deutlich gemacht werden, welche große Bedeutung differentialdiagnostische Überlegungen – das Darandenken – gerade auf diesem Gebiet haben. Diese Überlegungen haben das Ziel, Fehldiagnosen zu vermeiden, und es wird aus den Darstellungen dieses Buches immer wieder hervorgehen, wie schwerwiegend diagnostische Irrtümer sein können.

Es gibt wenig medizinische Gebiete, in denen Fehldiagnosen so häufig sind wie in der Tropenmedizin. Das hängt sicher wesentlich damit zusammen, daß die tropenmedizinische Ausbildung in vielen Ländern, gerade auch in den deutschsprachigen, äußerst mangelhaft ist, wenn sie überhaupt erfolgt – unverständlich im Hinblick auf die kontinuierlich steigende Zahl importierter Krankheiten, die den praktizierenden Arzt immer häufiger mit solchen Krankheitsfällen konfrontiert.

Die Begriffe Touristik- oder Reisemedizin, eine „moderne" Sparte der Tropenmedizin, die ursprünglich eine Medizin *in* den Tropen war, wurden deshalb eingeführt.

Differentialdiagnostik heißt, mehrere Krankheiten in Erwägung zu ziehen und per exclusionem zu einer Diagnose zu kommen, die so spezifisch wie möglich ist. Dies klingt einfach, es handelt sich aber in vielen Fällen um eine mühevolle, zeitraubende Gedankenarbeit, die dem Praktiker und Kliniker viel an Zuwendung abverlangt, oft mehr, als er zu geben bereit ist. Denn „per exclusionem" bedeutet, daß die einzelnen in Betracht gezogenen Krankheiten *auszuschließen* sind, mit den zur Verfügung stehenden diagnostischen Mitteln. Daran zu denken und dann den Verdacht nicht konsequent weiterzuverfolgen, bedeutet gerade in der Tropenmedizin ein Risiko, das zur Fehldiagnose führen kann.

Nicht selten handelt es sich aber um Laboruntersuchungen, die mit dem in der Praxis üblichen Screening nicht erfaßt werden, sondern speziell angefordert werden müssen. Das gilt vor allem für serologische Untersuchungen, von denen manche nur in Speziallaboratorien durchgeführt werden können.

Die Prinzipien der Differentialdiagnostik in der Tropenmedizin sind im wesentlichen dieselben wie in der allgemeinen Medizin. Der Prozeß der Diagnosefindung erfolgt über Anamnese und körperliche Untersuchung. Aufgrund der sich dabei ergebenden Erkenntnisse wird dann das weitere Vorgehen bestimmt.

Anamnese

Jeder Arzt lernt in seiner Ausbildung, wie wichtig für die Diagnose eine eingehende Anamnese ist. Die Praxis zeigt jedoch, daß immer weniger Zeit für die Befragung verwendet wird. Das hängt sicher mit der Ausweitung der Labormedizin und der apparativen Diagnostik zusammen. Die Vielzahl der mühelos zu beschaffenden Befunde verführt dazu, den persönlichen Kontakt mit dem Patienten so kurz wie möglich zu gestalten. Diese für die heutige Medizin sehr typische Entwicklung ist ohne Zweifel eine der Hauptursachen für die Fehldiagnosen bei tropenmedizinischen Erkrankungen. So kann hier nicht eindringlich genug auf die Bedeutung der Anamnese in der Tropenmedizin aufmerksam gemacht werden.

„*Unde venis?*", so überschrieben wir bewußt dieses Kapitel, um die Frage nach einem vorangegangenen Aufenthalt in tropischen oder subtropischen Gebieten als wesentlichen Schlüssel zur Diagnostik herauszustellen. Da es kaum einen Beschwerdekomplex gibt, der nicht durch eine in diesen Gebieten erworbene Krankheit hervorgerufen werden könnte, sollte am Anfang jeder anamnestischen Eruierung diese Schlüsselfrage gestellt werden. Auch länger zurückliegende Aufenthalte in den in Frage kommenden Ländern sollten dabei erfaßt werden, um Spätmanifestationen nicht zu übersehen, z. B. bei Malaria, Amöbiasis, Wurmerkrankungen usw.

Die „Unde venis"-Frage ist natürlich nur dann sinnvoll, wenn der Fragende die Antwort auch verwerten kann. Dies setzt Kenntnisse in der „geographischen Medizin" voraus. So wäre etwa zu berücksichtigen, daß es in der Türkei Malaria gibt oder daß in bestimmten Gebieten Italiens die viszerale Leishmaniose vorkommt.

Dieses Buch enthält viele Informationen über Epidemiologie und Vorkommen von Infektionen. Diese sind aber verstreut und deshalb nicht sogleich griffbereit. Wir bringen deshalb im Kap. 46 ein alphabetisches Länderverzeichnis mit Kurzinformationen über die regionalen Besonderheiten. Dies dürfte die ersten differentialdiagnostischen Erwägungen erleichtern, da sich weitere spezielle Untersuchungen erübrigen, wenn Erkrankungen aus geographischen Gründen ausgeschlossen werden können, wie Malaria oder Gelbfieber bei einem Aufenthalt in Australien.

Das weitere anamnestische Vorgehen richtet sich dann nach den Angaben über die Beschwerden. Dabei sollte immer gefragt werden, ob Personen in der Umgebung des Patienten ähnliche Symptome gezeigt hätten, z. B. Durchfälle oder Hauterscheinungen. Die

Aufdeckung solcher „Kleinepidemien", wie bei Wurminfektionen, etwa nach gemeinsamem Baden, kann entscheidende Hinweise geben.

Sich Zeit für die Anamnese zu nehmen und dabei voll präsent zu sein, ist eine Grundforderung, die wie alle Ideale in der Praxis wenig befolgt wird. Aber gerade in der Tropenmedizin ist die Chance, allein durch die Befragung des Patienten zu einer schnellen Diagnose zu kommen, besonders groß. Wenn generell angenommen wird, daß sich schon in 50% die Diagnose durch eine lege artis durchgeführte Anamnese ergibt, dürfte hier der Prozentsatz noch wesentlich höher liegen.

Alle Erfahrung zeigt, daß die meisten Fehldiagnosen bei tropenmedizinischen Erkrankungen durch eine ungenügende Anamnese oder, was besonders unverständlich ist, durch Nichtbeachtung wichtiger Angaben des Patienten, z. B. über Aufenthalt in tropischen Gebieten (!), entstehen.

Die Technik der Anamnese wird in vielen Lehrbüchern eingehend dargestellt. Bei Verdacht auf eine tropenmedizinische Erkrankung ist das *Wann* (erstes Auftreten von Krankheitszeichen) und das *Wo* (bei welcher Gelegenheit, an welchem Ort) von besonderer Bedeutung. Dabei sind die Inkubationszeiten zu berücksichtigen, die etwa bei Wurmerkrankungen sehr lang sein können, aber auch bei Infektionen, wie der Malaria, wenn es sich um Spätmanifestationen handelt.

Die Lebensumstände während des Tropenaufenthalts sind zu eruieren, ob der Patient unter Feldbedingungen, etwa bei den heute so beliebten Erlebnisurlauben, im Lande war oder als Geschäftsmann nur in der Stadt in einem guten Hotel mit Klimaanlage gewohnt und dieses kaum verlassen hat. Die Anamnese muß den Grad der Exposition abschätzen lassen. Eine unerläßliche Frage ist die nach prophylaktischen Maßnahmen wie Impfungen, Chemoprophylaxe oder Expositionsprophylaxe (Kleidung, Repellenzien, Moskitonetze, Eßgewohnheiten usw.). Dieser obligate Teil der Anamnese gibt nicht nur spezielle diagnostisch verwertbare Hinweise, sondern zeigt auch die psychische Einstellung des Patienten und die Art seines Verhaltens im Lande.

Die meisten tropischen Erkrankungen entstehen durch Sorglosigkeit, sei es infolge mangelhafter Aufklärung, Gleichgültigkeit (oft als Imponiergebaren) oder Abstumpfung bei längerem Tropenaufenthalt, z. B. aus beruflichen Gründen. Sexuelle Kontakte sind ebenfalls betont zu erfragen, auch wenn es sich nicht um spezielle Orte des „Sextourismus" handelt. Bei der starken Verbreitung von Prostitution und Promiskuität in vielen Entwicklungsländern ist mangels Gesundheitsfürsorge die Infektionsgefahr groß. Da nun AIDS neben der Malaria in manchen tropischen Ländern, speziell Afrikas, die wichtigste Infektionskrankheit darstellt, mit enormen Durchseuchungsgraden, ist eine HIV-Infektion bei entsprechenden Angaben immer in Betracht zu ziehen und auszuschließen.

Körperliche Untersuchung und diagnostische Verwertung der Symptome

Anamnese und körperliche Untersuchung sind im Arzt-Patient-Verhältnis die wesentlichen unmittelbaren Kontakte. Da man sich aber dafür relativ viel Zeit nehmen muß, die weniger honoriert wird als ein einziges kleines Kreuz auf dem Anforderungsbogen für das Labor, besteht hier in allen Ländern mit „fortschrittlicher" Medizin eine der bedenklichsten Schwachstellen in diesem Verhältnis.

Wenn man somit neben einer ausführlichen und gezielten Anamnese eine eingehende körperliche Untersuchung des entkleideten Patienten von Kopf bis Fuß als notwendig erachtet, so ist dies eine der Realität widersprechende Idealforderung.

Es muß deshalb dem Untersuchenden bewußt sein, daß viele in tropischen Ländern erworbenen Krankheitsbilder nicht durch die übliche Laborroutine mit Dutzenden von Parametern erfaßt werden. Das gilt schon für die Malaria und reicht über andere Protozoeninfektionen bis zu den Wurmkrankheiten. Man kommt also hier um die entsprechende Anamnese und Erfassung des körperlichen Status nicht herum, wenn man Fehldiagnosen vermeiden will.

Es soll im folgenden auf die Symptome und ihre differentialdiagnostische Bedeutung eingegangen werden, die für die Erkennung von tropischen Erkrankungen wichtig erscheinen.

Fieber

Die Messung der Körpertemperatur ist in der Praxis als umständlich und zeitraubend wenig beliebt, vor allem wenn sie rektal und unter Beobachtung durchgeführt werden soll, also lege artis.

Die Messung in der Axilla oder im Mund ist wegen des unsicheren Kontaktes des Thermometers zu Haut oder Schleimhaut unzuverlässig. Es beziehen sich alle folgenden Angaben der Temperatur auf die *rektale* Messung.

Wenn die Körpertemperatur über 38°C erhöht ist, spricht man von Fieber. Temperaturen im subfebrilen Bereich von 37,5°–37,9°C sind aber ebenfalls zu beachten und weiterzuverfolgen.

Da bei wechselnden Temperaturen der Fieberzustand ambulant oft nicht erfaßt werden kann, soll der Patient angehalten werden, von morgens bis abends im 4stündigen Abstand die Temperatur zu messen und zu notieren, möglichst auf einer Fieberkurve.

Bei Fieberzuständen ohne nachweisbare Lokalsymptome sind zu unterscheiden:

Akutes Fieber. Kommt der Patient aus einem Malariagebiet und hat akutes Fieber mit oder ohne andere Symptome, ist als erstes die Malaria als wichtigste Ursache auszuschließen. Alle anderen Überlegungen sind sekundär. Bei negativem Blutausstrich sind bei monosymptomatischem akuten Fieber in Erwägung zu ziehen: Virus- und bakterielle Infektionen, septische Erkrankungen, auch das Typhoide Fieber (Typhus abdominalis). Bei letzterem ist der Anstieg der Temperatur mehr graduell, seltener akut.

Periodisches Fieber. Hier steht wieder die Malaria an erster Stelle, vor allem wenn Fieberanfälle mit 1- bis 2tägigen fieberfreien Intervallen auftreten. Bei *remittierendem Fieber* (deutliche Schwankungen ohne Abfall zur Norm) ist vor allem an das Typhoide Fieber und an septische Prozesse zu denken (Blutkultur!).

Bei *kontinuierlichem Fieber (Kontinua)* ist die Malaria tropica auszuschließen, die oft keinen periodischen Fiebertyp zeigt. Daneben wäre eine Kontinua typisch für das zweite Fieberstadium des Typhoiden Fiebers.

Biphasisches Fieber (zweihöckeriger „Kamel"-Typ) – einige Tage Fieber, dann 1–2 Tage afebril und anschließend wieder Fieberanstieg – findet sich oft bei Virusinfekten als Ausdruck einer initialen Virämie und des danach auftretenden Organbefalls.

Chronisches Fieber. Bei über Wochen bestehendem Fieber ohne deutliche Lokalsymptome sind vor allem auszuschließen: Malaria, viszerale Leishmaniose, Trypanosomiasis, Schistosomiasis, Filariosen, Brucellosen und vor allem die Tuberkulose. Auf das große Feld weiterer, mehr internistischer Ursachen sei nur verwiesen.

Bei manchen chronischen Fieberzuständen ohne sonstige Symptome oder Beschwerden, die auf einen Organbefall hinweisen, wird die Ursache trotz differenzierter Untersuchungen unklar bleiben. Dieses *kryptogenetische Fieber* (Fieber unklarer Genese) ist natürlich keine befriedigende Diagnose. Auszuschließen ist dabei die Simulation, deshalb sind bei Verdacht mehrfache Temperaturmessungen rektal unter Aufsicht vorzunehmen. Liegt tatsächlich unerklärbares Fieber vor, bleibt nur nach entsprechender Beruhigung des Patienten die Nachuntersuchung in mehr oder weniger großen Abständen, je nach Befinden. Eine neurotische Komponente ist manchmal nicht auszuschließen, das zeigt schon die häufige Selbstmessung mit exakter Aufzeichnung der Werte. Gelegentlich hilft die energische Aufforderung, mit den Messungen aufzuhören und nach einigen Monaten wiederzukommen. Das Fieber ist dann nicht selten verschwunden.

Diarrhö

Dieses neben dem Fieber wichtigste und häufigste Symptom tropischer Erkrankungen beruht auf den verschiedensten Ursachen, etwa von der Malaria bis zur Cholera. Wichtige diagnostische Hinweise geben die Kombinationen von akuter oder chronischer Diarrhö mit oder ohne Fieber bzw. mit oder ohne Blutbeimengung im Stuhl

Akute Diarrhö

Akute Diarrhö mit Fieber und Blut im Stuhl. Hauptursachen sind Shigellosen (bakterielle Dysenterie), Salmonellosen (enterokolitische Formen), Infektionen mit invasiven Escherichia-coli-Stämmen, Campylobacterinfektionen mit dysenterischem Verlauf.

Akute Diarrhö mit Fieber ohne Blut im Stuhl. Hauptursachen sind hier enterotoxische Stämme von Salmonellen, Kolibakterien und Staphylokokken. Diese Diarrhöen gehören zum Begriff der „akuten Lebensmittelvergiftung", wobei die Salmonellenstämme, vornehmlich Salmonella enteritidis und Salmonella typhimurium, besonders gefährlich sein können, wenn Nahrungsmittel evtl. über Tage als Kulturmedien dienen und entsprechend hohe, nicht selten tödliche Toxinmengen auftreten.

Da die Malaria tropica akut mit Fieber und Diarrhö beginnen kann, muß sie ausgeschlossen werden. Gelegentlich geht jeder weitere Fieberschub ebenfalls mit Diarrhö einher, was zu schwerwiegenden Fehldiagnosen führen kann.

Akute Diarrhö ohne Fieber mit Blut im Stuhl. Hier liegen oft parasitäre Ursachen vor. Die wichtigste und häufigste ist die Amöbiasis, die aber meist erst im chronischen, schon mehrere Wochen bestehenden Stadium zur Untersuchung kommt. Zu denken ist bei Aufenthalt in endemischen Gebieten an die Infektion mit Schistosoma mansoni oder japonicum. Auch diese Infektionen werden meist erst im chronischen Stadium erfaßt.

Akute Diarrhö ohne Fieber und ohne Blut im Stuhl. Diese Form der Diarrhö wird auch als Diarrhö vom Choleratyp bezeichnet. Cholera als importierte Infektion außerhalb tropischer Gebiete ist extrem selten. Durch die in den letzten Jahren aufgetretenen Epidemien, z. B. in Südamerika, muß in tropischen Gebieten wieder mehr an diese Infektion gedacht werden, vor allem, wenn wäßrige Stühle ohne Tenesmen auftreten, die zur Dehydratation führen. Im übrigen liegen hier sehr oft banale Ursachen vor, wie harmlose toxische Einwirkungen von Lebensmitteln oder auch Virusinfektionen mit Durchfallsymptomatik.

Chronische Diarrhö

Eine mehr als 4 Wochen bestehende Diarrhö wird als chronisch bezeichnet. Sie kann mit oder ohne Fieber und/oder mit oder ohne Blut im Stuhl auftreten. Die chronische Diarrhö hat im allgemeinen nichtinfektiöse Ursachen, die internistisch abzuklären sind.

Tropenmedizinisch sind im wesentlichen *parasitäre Infektionen* auszuschließen, wie

– Amöbiasis,
– Balantidiasis,
– Kryptosporidiose (eine der häufigsten und schwersten opportunistischen Infektionen bei AIDS!),
– Schistosomiasis (Schistosoma mansoni und Schistosoma japonicum),
– Strongyloidose,
– Trichuris- und Capillariainfektionen.

Blut im Stuhl ist vor allem auf Amöbiasis und Schistosomiasis hinweisend.

Bei chronischen Durchfällen ohne Blut im Stuhl ist auch an eine Malabsorption zu denken, wie bei der einheimischen oder tropischen Sprue. Charakteristisch sind massive übelriechende Stühle mit Nachweis einer Steatorrhö.

Ikterus

Bei diesem klinisch immer bedeutsamen Symptom ist zuerst zu überlegen, ob ein hämolytischer, hepatozellulärer oder cholestatischer Ikterus vorliegt. Die Differenzierung ergibt sich nach den üblichen Kriterien.

Hämolytischer Ikterus

Hier spielen in unserem Belang die *hämolytischen Anämien,* die mit Hyperbilirubinämie einhergehen, die wichtigste Rolle.

Folgende Krankheiten sind auszuschließen:

- Malaria. Bei stärkerer Parasitämie mit entsprechender Zerstörung der Erythrozyten tritt immer ein mehr oder weniger ausgeprägter Ikterus auf. Dies betrifft fast ausschließlich die Malaria tropica. Besteht gleichzeitig eine Hämoglobinurie, ist an das (sehr selten gewordene) Schwarzwasserfieber zu denken;
- Sichelzellanämie;
- Glucose-6-Phosphat-Dehydrogenase-Mangel.

Hepatozellulärer Ikterus

- Virushepatitis A, B und Non-A-non-B. Diese Hepatitiden sind die häufigsten importierten Ikterusformen.
- Leptospirosen. Besonders beim Morbus Weil können ikterische, hepatitisähnliche Verläufe auftreten.
- Gelbfieber. Als importierte Infektion extrem selten, in endemischen Gebieten immer auszuschließen.

Cholestatischer Ikterus

Hier handelt es sich tropenmedizinisch gesehen fast immer um Wurminfektionen, die zu einer Obstruktion größerer Gallengänge führen. Zu nennen ist Befall mit Leberegeln (Fasciola, Chlonorchis, Opisthorchis), Askariden und (nur selten Ikterus hervorrufend) Echinokokken.

Milztumor

Die Splenomegalie in tropischen Ländern wird in erster Linie durch die *Malaria* hervorgerufen. Das „tropische Splenomegaliesyndrom" ist speziell in den afrikanischen Malariagebieten ein wichtiger Maßstab für den Durchseuchungsgrad („spleen rate"), da andere Ursachen für eine Milzvergrößerung statistisch zu vernachlässigen sind. Die meist stark vergrößerte, derbe „Malariamilz" ist Ausdruck einer immunologischen Reaktion mit Entwicklung einer Semiimmunität durch wiederholte Infektionen und deshalb besonders häufig in den hyper- oder holoendemischen Gebieten.

Bei der *akuten Malaria* des Nichtimmunen ist die Splenomegalie kein Frühsymptom, die Milz ist weich und meist nicht palpabel. Erst nach 1–3 Wochen kommt es zur Milzvergrößerung als Folge der Immunreaktion.

Als weitere Ursachen für einen Milztumor infektiologischer Genese kommen in Frage:

- Typhus abdominalis (Typhoides Fieber). Die Milz ist hier meist erst ab der 2. Krankheitswoche palpabel.
- Viszerale Leishmaniose (Kala-Azar). Die Splenomegalie ist ein wichtiges Frühsymptom.
- Schistosomiasis. Bei Infektionen mit Schistosoma mansoni und Schistosoma japonicum kommt es zu portaler Stauung mit oft ausgeprägter Hepatosplenomegalie.
- Virusinfektionen. Bei Mononukleose, Zytomegalie und Virushepatitiden treten Milzvergrößerungen auf, die aber kein wesentliches diagnostisches Kriterium darstellen.

Auf andere nichtinfektiöse Ursachen der Splenomegalie, z. B. hämatologische oder gastroenterologische, soll hier nicht eingegangen werden.

Lymphknotenschwellungen

Die Unterscheidung zwischen entzündlichen und neoplastischen Lymphdrüsentumoren kann schwierig sein. Jede Vergrößerung von Lymphknoten, sei es lokal oder generalisiert, ist als gravierendes Symptom zu werten.

Bei folgenden *Infektionen* sind Lymphknoten betroffen und als charakteristisches Symptom zu werten:

- Lymphatische Filariose (durch Wuchereria oder Brugia). In der akuten Phase meist schmerzhafte Lymphadenitis verschiedener Lokalisation; bei der chronischen obstruktiven Filariose sind große, indolente Lymphknotentumoren, meist in den Leisten, typisch.
- Onchozerkose. Als Reaktion auf den Mikrofilarienbefall sind die regionalen Lymphdrüsen vergrößert.
- Viszerale Leishmaniose (Kala-Azar). Hier finden sich oft Vergrößerungen der inguinalen Lymphknoten.
- Pest. Die akut sich entwickelnden Bubonen betreffen meist die inguinalen, seltener die axillären Lymphknoten.
- Lymphknotentuberkulose. Der Befall betrifft meist die zervikalen Lymphknoten.
- Toxoplasmose. Meist indolente, derbe Lymphknotenvergrößerungen, vor allem zervikal, retroaurikulär oder submandibulär.
- Lymphogranuloma venereum. Nachdem die Primärläsion oft in wenigen Tagen abheilt, steht die inguinale Lymphknotenvergrößerung ganz im Vordergrund.

Auf die *neoplastischen* Lymphknotentumoren kann hier nicht weiter eingegangen werden. Im tropischen Afrika ist vor allem an den *Burkitt-Tumor* (Burkitt-

Lymphom) zu denken, in diesem Bereich das häufigste Malignom im Kindesalter. Hauptlokalisation ist die Kiefergegend.

Bewußtseinsstörungen und Koma

Im tropenmedizinischen Bereich ist hier in erster Linie an die *zerebrale Malaria* zu denken. Nicht wenige letal verlaufene importierte Malariafälle sind darauf zurückzuführen, daß diese zerebralen Manifestationen der Malaria tropica als Apoplexien oder andere neurologische Krankheitsbilder interpretiert wurden. Immer wieder werden Fälle beobachtet, bei denen der Ausbruch der Infektion ohne Vorboten akut mit Koma erfolgt. Der Verdacht auf Malaria ergibt sich dann nur durch Befragung der Umgebung des Patienten.

Als weitere infektiöse Ursachen sind zu nennen

- Meningoenzephalitis viraler oder bakterieller Genese,
- Hirnabszeß,
- Typhus abdominalis (Typhoides Fieber),
- Fleckfieberenzephalitis,
- Pneumonie und andere schwere, z. B. septische Infektionen,
- zerebrale AIDS-Komplikationen (z. B. Toxoplasmose).

Bei den nicht entzündlich bedingten komatösen Zuständen ist bei Abgrenzung stoffwechsel- oder toxisch bedingter Genese sowie kardialer Ursache in den warmen Ländern auch an physikalische Einflüsse zu denken, wie Hitzschlag oder durch Salz und/oder Wassermangel bedingte Hitzeerschöpfung.

Nach dieser Auswahl differentialdiagnostisch wichtiger Symptome tropischer Erkrankungen (wobei die dermatologischen Manifestationen, denen ein eigenes Kapitel gewidmet ist, ausgeklammert werden, da sie den Rahmen dieser kurzen Einführung sprengen würden) soll noch auf einige allgemeine Begriffe hingewiesen werden.

Syndrome

Wir verstehen darunter entweder Symptomgruppen, die in der Symptomatologie einer Krankheit besonders charakteristisch sind, oder Symptomgruppen, die (vielfach ätiologisch ungeklärt) eigene Krankheitsbilder darstellen. So wurde AIDS ursprünglich in Unkenntnis der Virusätiologie als Syndrom beschrieben.

Dazu einiges zu den Symptomgruppen innerhalb einer definierten Krankheit. Die Erwartung, diese oft als „typisch" bezeichneten Syndrome bei entsprechendem Verdacht vorzufinden, führt nicht selten zur Fehldiagnose.

Wenn wir, um ein Beispiel zu bringen, die „klassische" Trias beim Typhus abdominalis erwähnen, nämlich relative Bradykardie, Milztumor und Leukopenie, so ist diese Symptomentrias keineswegs aneinander gekoppelt. Wenn jedes dieser Einzelsymptome in 50% der Fälle vorkommen würde, fände sich die Trias tatsächlich nur in 12,5%.

Diese sicher simple Berechnung ist aber ein wesentlicher Grund, warum „klassische" Fälle eher die Ausnahme und die „atypischen" eher die Regel darstellen, wenn man von der Erwartung „typischer" Syndrome ausgeht. Das Fehlen eines als charakteristisch bezeichneten Syndroms darf nicht dazu führen, eine Verdachtsdiagnose fallen zu lassen, solange diese nicht durch spezifische Diagnostik (wie Blutausstriche bei Malaria) ausgeschlossen werden kann.

Häufigkeit einer Krankheit

„Häufige Krankheiten sind häufig, seltene selten." Das ist eine Binsenwahrheit, deren Nichtbeachtung aber zwangsläufig zu Fehldiagnosen führt.

Gerade in der klinischen Diagnostik findet sich oft der Ehrgeiz, besonders seltene Krankheiten oder Syndrome aufzuspüren, unter Vernachlässigung epidemiologischer Tatsachen. In der Tropenmedizin spielen zusätzlich geographische Gegebenheiten eine so große Rolle, daß man auch von „geographischer Medizin" sprechen kann. So gehört zur Diagnostik ganz wesentlich die Berücksichtigung der epidemiologischen Verbreitung einer Krankheit. In unserem Buch wird deshalb darauf besonders Bezug genommen. Das Länderverzeichnis im Kapitel 46 mag eine zusätzliche Hilfe sein.

Klinischer Blick

In manchen Darstellungen der Differentialdiagnostik wird dieser schwer zu definierende Begriff als wünschenswerte Prämisse für gezieltes und erfolgreiches diagnostisches Vorgehen bezeichnet. Intuition gilt dabei als die wesentliche Voraussetzung. Betrachtet man die ärztliche Tätigkeit (vor allem in der diagnostischen Gedankenarbeit) als intuitive Kunst, die nur unvollkommen erlernbar ist, so könnte den Mangel an Intuition auch alle Erfahrung nicht wettmachen.

Es ist nicht von ungefähr, daß man bei alten Ärzten vor der Ära der modernen spezifischen Diagnostik diesen klinischen Blick rühmte. Dieser befähigte dann auch zur „Anhiebsdiagnose", von Schülern und Biographen oft bewundert, während die sicher nicht weniger häufigen Irrtümer taktvoll verschwiegen werden.

Ersetzen wir Intuition und klinischen Blick (auf die Anspruch zu erheben eine gewisse Prätention beinhaltet) durch ärztliche Tätigkeit aufgrund gediegener Ausbildung, guten Gedächtnisses und Fähigkeit zu logischem und kritischem Denken als obligate Voraussetzungen für den Arztberuf, so bewegen wir uns auf festerem Boden. Die Tropenmedizin ist, wie dieses Buch zeigen soll, wissenschaftlich besonders gut fundiert und somit auch gut erlernbar.

Computerprogramme

Es wird oft gefragt, ob es nicht gerade in der Tropenmedizin mit ihren so speziellen Problemen, die den meisten Ärzten in nichttropischen Ländern schon durch mangelnde Erfahrung fremd sind, als Hilfsmittel für Diagnostik und Therapie, eine brauchbare Software gibt. Aus verschiedenen Gründen ist bisher kein Programm erschienen, das sich durchgesetzt hat und empfohlen werden konnte.

– Die Ausarbeitung eines Programms auf einem so umfassenden Gebiet ist so aufwendig, daß sie sich schon kommerziell kaum lohnen wird. Zudem veraltet ein Programm so schnell wie etwa ein Lehrbuch. Letzteres hat den Vorteil, daß man Ergänzungen und Verbesserungen selbst einfügen kann.
– Die Anwendung auch des besten Programms ist bei dem heutigen Stand der Computertechnik immer noch wesentlich umständlicher und zeitraubender als das Nachschlagen in einem Buch mit gutem Index. Dies mindert die Akzeptanz in der praktischen Medizin.
– Die computermäßige Darbietung eines eingespeicherten Informationsmaterials ist vom menschlichen Denken mit seinen unendlichen assoziativen Möglichkeiten so weit entfernt wie die Tätigkeit jeder anderen Maschine. Das wichtigste in der Differentialdiagnostik, das „Darandenken" und die kritische Unterscheidung des Wesentlichen vom Unwesentlichen, diese Gedankenarbeit ist mechanisch nicht zu ersetzen.

2 Malaria

W. Lang

Definition

Die Malaria ist eine durch Plasmodien verursachte Protozoeninfektion. Die natürliche Übertragung von Mensch zu Mensch erfolgt über weibliche Stechmükken (Moskitos) der Gattung Anopheles. Eine Infektion auf direktem parenteralen Wege ist aber auch durch parasitenhaltiges Blut möglich (Bluttransfusionen, Injektionen usw.). Die Entwicklung der Parasiten vollzieht sich in den Wirtsorganismen Anopheles (als tierischer Vektor) und Mensch. Es gibt außer Mensch und Anopheles kein anderes Erregerreservoir.

Die vier menschenpathogenen Plasmodienarten Plasmodium falciparum, vivax, ovale und malariae verursachen verschiedene klinische Manifestationen und zeigen auch wesentliche epidemiologische Unterschiede. Plasmodium falciparum als Erreger der Malaria tropica hat mit Abstand die größte klinische Bedeutung.

Epidemiologie

Geographische Verbreitung

Trotz anfänglicher Erfolge weltweiter Eradikationsprogramme nach dem Zweiten Weltkrieg ist die Malaria derzeit in tropischen und subtropischen Gebieten ähnlich weitverbreitet wie zuvor, und man muß mit 100–200 Millionen Neuinfektionen pro Jahr rechnen. Über die Hälfte der Weltbevölkerung lebt in Gebieten, in denen Malaria vorkommt.

Die geographische Verbreitung entspricht der Verbreitung der Anopheles. In Ländern, in denen die Anopheles nicht oder nicht mehr heimisch ist (z. B. Nordamerika, Europa, Australien) gibt es keine natürliche Übertragung. Es werden dort nur importierte Fälle oder in seltenen Fällen direkte Übertragungen durch parasitenhaltiges Blut beobachtet.

Abb. 2.1 zeigt die in den letzten 10 Jahren relativ stabil gebliebene Verbreitung der Malaria. Es ist darauf hinzuweisen, daß das Malariarisiko in den einzelnen Malariagebieten sehr unterschiedlich ist, sowohl geographisch wie saisonal gesehen. Außerdem ist zu beachten, daß die Anopheles in größeren Höhen nicht mehr vorkommt, d. h. in über 2500 m nahe des Äquators, in den übrigen Gebieten in über 1500 m.

Am höchsten ist das Malariarisiko im *tropischen Afrika,* woher auch die meisten importierten Fälle kommen. Hier finden sich die holo- und hyperendemischen Gebiete mit z. T. fast ausschließlichem Vorkommen von Plasmodium falciparum. Das Risiko in den anderen Malariagebieten unterliegt großen Schwankungen, je nach vorliegender epidemiologischer Situation, und ist deshalb schwer abzuschätzen.

Asien. Seit etwa 1970, nach vorheriger weitgehender Elimination der Malaria, kam es in Indien, Pakistan und Sri Lanka wieder zu einer relativ weiten Verbreitung vorwiegend von P. vivax. P. falciparum findet sich u. a. in hohem Prozentsatz (z. T. über 60%) in Thailand, Kambodscha, Laos, Vietnam, Burma, Philippinen und Malaysia.

Mittel- und Südamerika. Nur in relativ kleinen Gebieten (z. B. Französisch Guayana und Surinam) dominiert P. falciparum, sonst im allgemeinen P. vivax, ein Umstand, der für die Prophylaxe von Bedeutung ist. Malariarisiko besteht vor allem auf dem Land, in großen Städten ist es meist nur gering bis minimal.

Ozeanien. P. falciparum in hohem Prozentsatz kommt vor allem vor in Papua-Neuguinea, den Salomoninseln und Vanuatu.

Australien ist malariafrei.

Erreger

Morphologie und Biologie der Malariaparasiten, vor allem auch ihr Entwicklungszyklus in Mensch und Mücke, sind keineswegs nur von parasitologischem Interesse. Ohne entsprechende Kenntnisse sind weder eine zuverlässige Diagnostik noch eine wirksame Therapie möglich, und viele Fehlentscheidungen beruhen auf Unkenntnis fundamentaler Gegebenheiten. In dieser praxisbezogenen Darstellung soll aber nur das herausgestellt werden, was für das ärztliche Handeln von Bedeutung ist.

Die Malariaplasmodien sind Protozoen, die zur Klasse der Sporozoen gehören, mit dem für Sporozoen typischen Zyklus. In Abb. 2.2–2.5 sind die morphologischen Besonderheiten der vier menschenpathogenen Plasmodienarten dargestellt.

Plasmodium falciparum (Abb. 2.2). Erreger der Malaria tropica. Wichtigster und gefährlichster Malariaparasit, allein verantwortlich für die Mortalität der Malaria (derzeit mit 1–2 Mill. Todesfällen jährlich geschätzt). Der rasche und sichere Nachweis im peripheren Blut ist von größter klinischer Bedeutung. Die „Tropikaringe" in Erythrozyten sind bei der Falciparuminfektion der entscheidende diagnostische Befund. Ihr Nachweis gelingt bei klinisch manifesten Fällen von Malaria tropica im üblich gefärbten Blutausstrich nahezu immer, wobei der Grad der Parasitämie (Prozentsatz der befallenen Erythrozyten) im allgemeinen dem Schweregrad der klinischen Erscheinungen entspricht. Auch Mehrfachbefall der Erythro-

8 2 Malaria

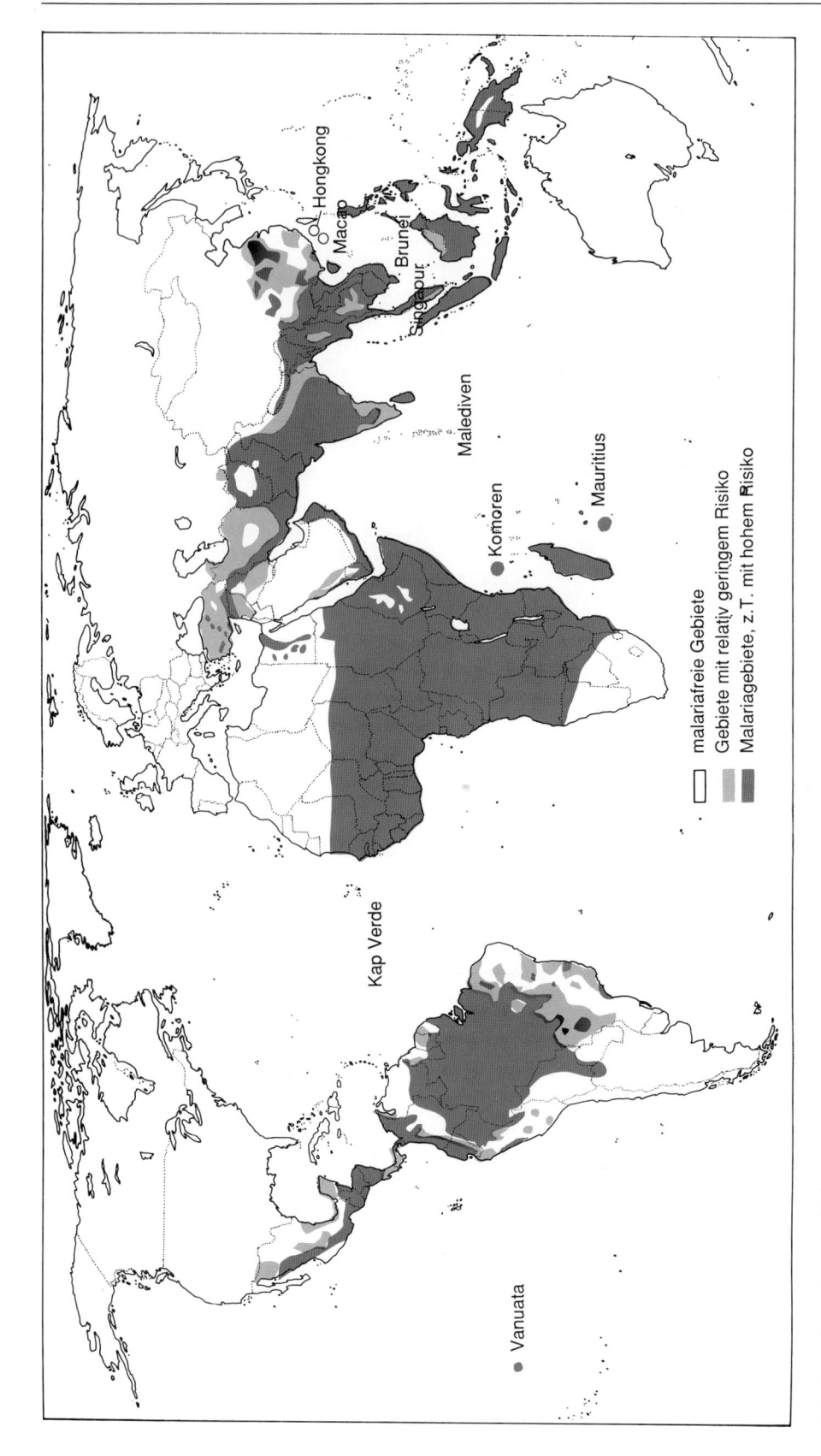

Abb. 2.1 Verbreitung der Malaria.

Epidemiologie 9

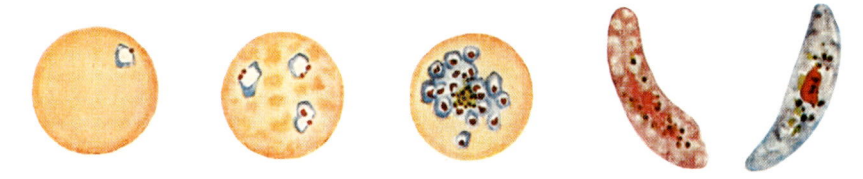

Abb. 2.2 Plasmodium falciparum im Ausstrichpräparat. Giemsa-Färbung. **a**, **b** Ringformen, **c** reifer Schizont, **d** Mikrogametozyt, **e** Makrogametozyt.
(Abb. 2.2–2.5 aus Nauck, E. G.: Lehrbuch der Tropenkrankheiten, 4. Aufl. Thieme, Stuttgart 1975)

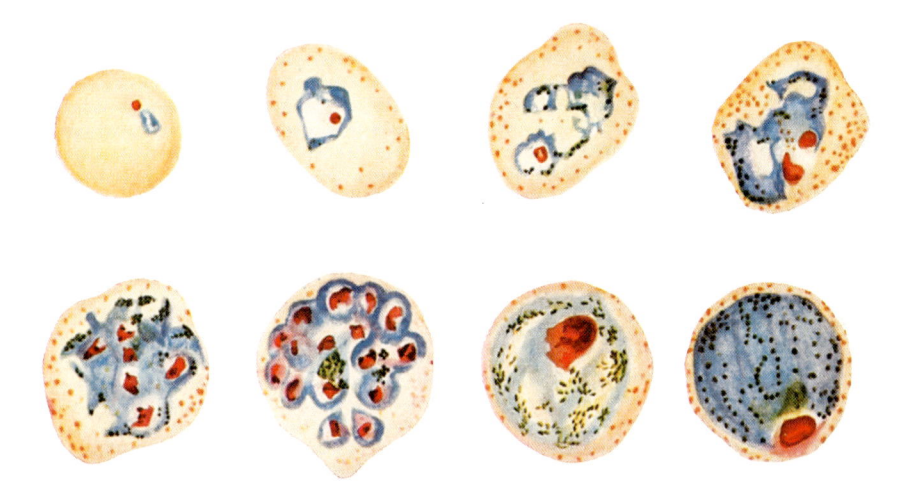

Abb. 2.3 Plasmodium vivax im Ausstrichpräparat. Giemsa-Färbung. **a**, **b** Ringformen (**b** Übergang zur amöboiden Form), **c** amöboide Form, **d**, **e** unreifer Schizont, **f** reifer Schizont, **g** Mikrogametozyt, **h** Makrogametozyt.

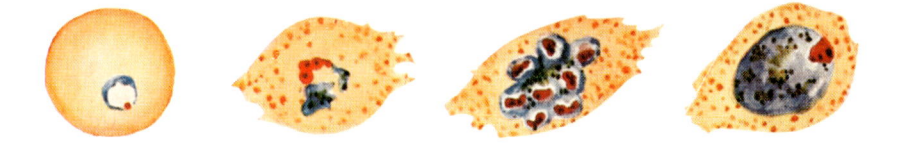

Abb. 2.4 Plasmodium ovale im Ausstrichpräparat. Giemsa-Färbung. **a** Ringform, **b** amöboide Form, **c** Schizont, **d** Makrogametozyt.

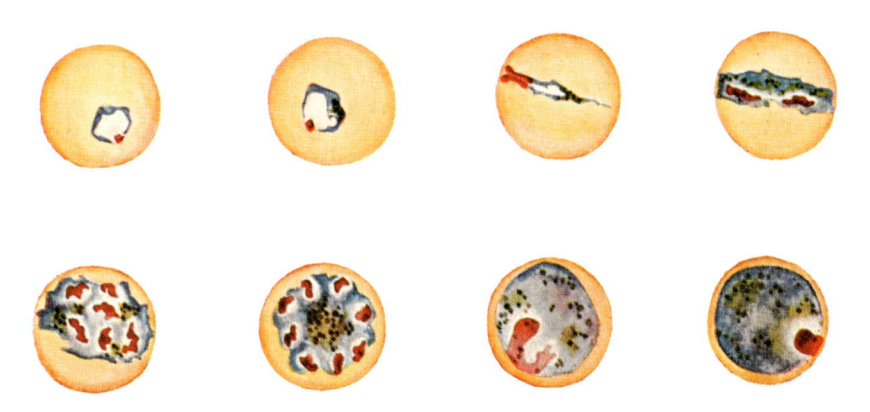

Abb. 2.5 Plasmodium malariae im Ausstrichpräparat. Giemsa-Färbung. **a**, **b** Ringformen, **c**, **d** Bandformen, **d**, **e** unreife Schizonten, **f** reifer Schizont, **g** Mikrogametozyt, **h** Makrogametozyt.

zyten ist bei schweren klinischen Verläufen nicht selten zu beobachten (Abb. 2.**11a**). Der parasitierte Erythrozyt behält aber dabei seine normale Größe. Andere Plasmodienformen im Blut spielen für die klinische Diagnostik nur eine untergeordnete Rolle und sind mehr von parasitologischem bzw. epidemiologischem Interesse. Dazu gehören sowohl die reifen Schizonten wie die weiblichen (Makrogametozyten) und männlichen (Mikrogametozyten) Geschlechtsformen, die bei P. falciparum in typischer „Halbmondform" oder „Bananenform" vorliegen.

Plasmodium vivax (Abb. 2.**3**). Erreger der Malaria tertiana. Auch bei klinisch manifesten Fällen ist die Parasitämie oft nur sehr spärlich, so daß der Nachweis der Plasmodien im Blut keineswegs so sicher und schnell gelingt, wie bei der Malaria tropica. Oft muß eine größere Anzahl von Gesichtsfeldern unter dem Mikroskop durchgemustert werden, bis der erste charakteristische Parasit auftaucht. Es handelt sich dabei im allgemeinen um sehr typische Formen (Trophozoit) (Abb. 2.**4**), die am häufigsten als „amöboide Formen" den Großteil des befallenen Erythrozyten einnehmen, der verformt und vergrößert ist, oft deutlich abgeblaßt und übersät mit feinen rosa Punkten, die als Schüffner-Tüpfelung bezeichnet werden. Reife Schizonten (mit ca. 16 Kernen) sind seltener zu beobachten, wie auch Makro- und Mikrogametozyten, die rund und größer sind als die Geschlechtsformen bei der Malaria tropica.

Plasmodium ovale (Abb. 2.**4**). Erreger der Ovalemalaria, die klinisch von der Malaria tertiana nicht zu unterscheiden ist. Auch morphologisch ist P. ovale dem P. vivax sehr ähnlich; der befallene Erythrozyt nimmt aber häufig eine ovale Gestalt ein, was dieser Malariaform den Namen gegeben hat.

Plasmodium malariae (Abb. 2.**5**). Erreger der Malaria quartana. Als amöboide Form P. vivax und P. ovale ähnlich. Charakteristisch ist die bandförmige Ausbreitung im Erythrozyten, der im Gegensatz zu P. vivax sich durch den Befall nicht vergrößert und auch nicht deformiert wird.

Zyklus der Malariaparasiten

Der Zyklus der den Menschen befallenden Plasmodien verläuft als sexueller Zyklus in der Überträgermücke (Anopheles) und als asexueller Zyklus im Menschen. Zum Verständnis von Pathogenese und Klinik ist die Kenntnis der Grundprinzipien des Zyklus unerläßlich (Abb. 2.**6**).

Zyklus in der Anopheles (sexuelle Phase = Sporogonie). Die Mücke ist parasitologisch als „Hauptwirt" zu bezeichnen, da sich in ihr die Vereinigung der Geschlechtsformen (Mikro- und Makrogametozyten, d. h. männliche und weibliche Plasmodien) vollzieht, mit Produktion der den Menschen infizierenden Sporozoiten (Sporogonie). Zur Aufrechterhaltung des Zyklus muß beim Saugakt am infizierten Menschen gametozytenhaltiges Blut in den Magen der Mücke gelangen. Die Gametozyten entwickeln sich zu Gameten, wobei die männlichen Gameten Geißeln entwickeln und die weiblichen Gameten befruchten. Diese entwickeln sich zu Zygoten und schließlich zu den beweglichen Ookineten, die nach Durchdringung der Magenzellen zu Oozysten werden, die massenhaft Sporozoiten enthalten. Nach deren Freiwerden gelangen sie in die Speicheldrüsen der Mücke und von dort mit dem Speichel beim Stich in das menschliche Blut. Dieser Zyklus in der Anopheles dauert je nach Außentemperatur 8–16 Tage. Unter 15 °C kommt er nicht mehr zustande.

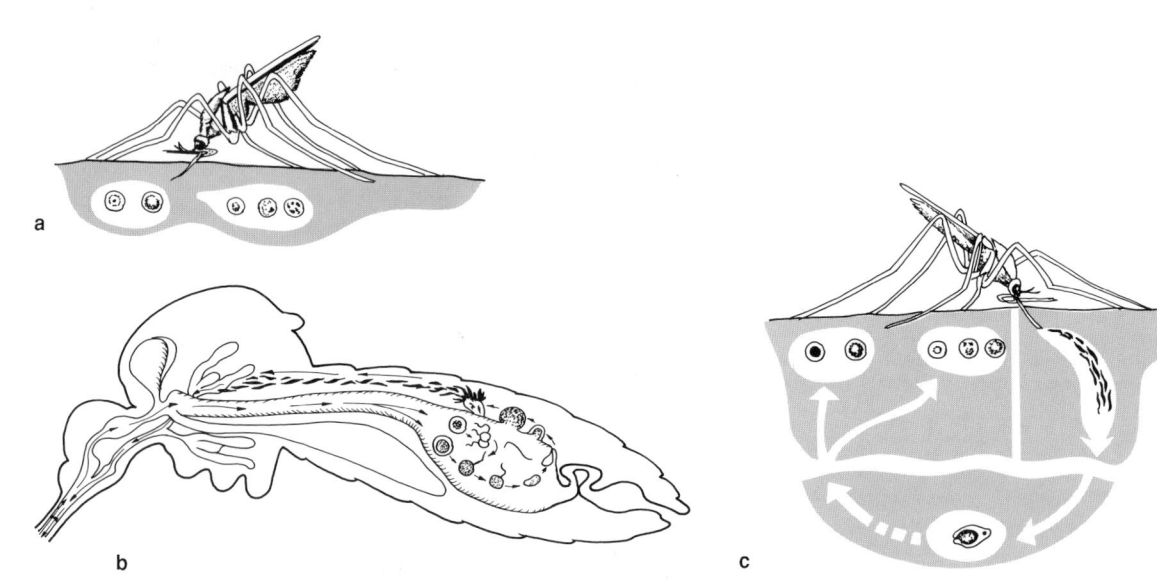

Abb. 2.**6** Zyklus der Malariaparasiten. **a** Die weibliche Anopheles nimmt bei der Blutmahlzeit männliche und weibliche Gametozyten auf. **b** Die männlichen und weiblichen Gametozyten vereinigen sich im Magen der Mücke zu einer einzigen eiförmigen Zelle, die sich in der Magenwand weiterentwickelt und eine große Zahl von Sporozoiten produziert, die ihrerseits in die Speicheldrüsen wandern. Dieser Zyklus dauert 7 Tage oder länger, je nach Außentemperatur. **c** Beim Stich der infizierten Mücke gelangen die Sporozoiten in das menschliche Blut und von dort in die Leberzellen (exoerythrozytärer Zyklus). Nach 7–9 Tagen erscheinen die Plasmodien erstmals im Blut. Die klinischen Erscheinungen beginnen mehrere Tage danach.

Zyklus im Menschen (asexuelle Phase = Schizogonie). Die durch den Stich der Mücke in die menschliche Blutbahn gelangten Sporozoiten dringen in die Leberzellen ein und werden dort zu (exoerythrozytären) Schizonten. Diese Leberschizonten entwickeln sich je nach Spezies der Plasmodien verschieden, ein für den klinischen Verlauf entscheidender Umstand.

Bei P. falciparum reifen alle Schizonten in der Leber zu Zellen aus, die Merozoiten enthalten. Diese gelangen bei ihrer Freisetzung periodisch in das periphere Blut. Sie befallen dort die (jungen) Erythrozyten und führen damit zur Parasitämie.

Bei P. vivax, P. ovale und P. malariae entwickelt sich nur ein Teil der Schizonten zu reifen Formen mit Merozoiten, die dann periodisch in das Blut gelangen. Ein anderer Teil der Schizonten verbleibt in einer Art Ruhephase in einzelliger Form über Monate oder Jahre. Durch bisher noch wenig bekannte Stimulation (Streß, zusätzliche Infektionen?) reifen diese „Hypnozoiten" zu merozoitenhaltigen Schizonten und führen dann zu den für diese drei Malariatypen charakteristischen Rückfällen. Es kann nach der Infektion auch fast ausschließlich zu Hypnozoiten im Gewebe kommen, was dann zu Spätmanifestationen führt (nicht selten über ein Jahr nach Tropenaufenthalt!), die besonders Anlaß zu Fehldiagnosen geben.

Wichtig ist zu wissen, daß es bei P. falciparum nicht zu Hypnozoitenbildung kommt, weshalb Spätmanifestationen oder Rückfälle nicht zum Bild dieser Infektion gehören. Dies erklärt auch die bei entsprechender Empfindlichkeit der Plasmodienstämme prompte kurative Wirkung der Chemotherapie.

Eine geringe Zahl von Merozoiten entwickelt sich zu Geschlechtsformen, den bereits erwähnten (männlichen) Mikrogametozyten und den (weiblichen) Makrogametozyten, die morphologisch je nach Plasmodienspezies verschieden sind. Die Gametozyten finden sich (meist eine Woche nach Beginn der Parasitämie) vereinzelt und sehr spärlich mit periodischen Schwankungen im peripheren Blut und werden deshalb bei der routinemäßigen Blutuntersuchung selten entdeckt. Werden beim Stich der Anopheles Gametozyten aufgenommen, kann sich in der Mücke die sexuelle Phase des Zyklus (Sporogonie) entwickeln (s. oben), und der Kreislauf ist damit geschlossen.

Nach Befall der Erythrozyten entwickeln sich die Merozoiten zu Ringformen (bei P. falciparum das entscheidende diagnostische Kriterium) und (speziell bei den anderen Plasmodienarten) zu amöboiden Trophozoiten. Die letzte erythrozytäre Entwicklungsstufe ist dann der reife Schizont, der bei P. falciparum bis zu 32 Merozoiten enthält. Im allgemeinen beträgt die Zahl der Merozoiten 8–12.

Bei P. falciparum findet sich, besonders oft bei klinisch schweren Verläufen, Doppel- oder Dreifachbefall der Erythrozyten. Die Ringe können auch am Rande der Erythrozyten wie aufgeklebt erscheinen (Appliquéformen).

Bei Platzen der reifen Schizonten gelangen die Merozoiten in das Blutplasma und befallen noch uninfizierte Erythrozyten. Auf diese Weise „schaukelt" sich die Infektion periodisch auf und kann unbehandelt, speziell bei der Malaria tropica, schon nach wenigen dieser erythrozytären Zyklen zum fatalen klinischen Verlauf führen. Wir finden dann einen hohen Prozentsatz parasitierter Erythrozyten, und die Erfahrung zeigt, daß bei nichtimmunen Patienten ein über 25%iger Befall der Erythrozyten unbehandelt fast immer zum Tode führt. Diese Zyklusbesonderheit der Infektion mit P. falciparum ist klinisch außerordentlich wichtig und weist auf die oft lebensrettende Bedeutung der Frühdiagnose hin.

Es sollen noch kurz die Besonderheiten des *erythrozytären Zyklus* (Periodizität der Schizogonie) bei den vier menschenpathogenen Plasmodienarten erwähnt werden, die ihren Ausdruck vor allem im „Fiebertyp" finden:

P. falciparum: Hier verläuft die Schizogonie nicht so synchron wie bei den anderen Arten, so daß trotz des entwicklungsmäßigen 48-Stunden-Rhythmus, vor allem, wenn mehrere Plasmodiengenerationen vorliegen, oft kein typisches periodisches „Wechselfieber" auftritt. Dies ist differentialdiagnostisch von Bedeutung.

P. vivax und P. ovale: Die Periodizität ist meist regelmäßig und führt alle 48 Stunden (bei Infektionen mit P. ovale 1–2 Stunden länger) zu dem mit dem Freiwerden der Merozoiten verbundenen Fieberschub.

P. malariae: Die Schizogonie erfolgt hier im 72-Stunden-Rhythmus, d. h., das fieberfreie Intervall beträgt 2 Tage.

Überträger

Die Anopheles (Abb. 2.7) gehört mit Aedes und Culex zu den drei verbreitetsten Moskitoarten. Sie ist der ausschließliche Malariaüberträger, kann aber auch Vektor für andere Infektionen (z.B. Filariosen und Arbovirusinfektionen) sein. Es wurden bisher etwa 60 verschiedene Anophelesarten beschrieben, die in Brut- und Stechgewohnheiten z.T. differieren, morphologisch aber nur geringe Unterschiede zeigen, so daß wir hier einen generellen „Typ" Anopheles zugrundelegen können.

Morphologie. Das Erkennen der Anopheles ist leicht und gehört zum tropenmedizinischen Grundwissen. Vor allem sollte sie immer von der besonders in den kühleren Zonen heimischen Culex (Schnake) unterschieden werden können (Tab. 2.1). Besonders typisch sind die verschiedenen Ruhepositionen an der Wand und die Zeichnung der Flügel.

Verbreitung. Das Vorkommen der Anopheles ist nicht nur auf tropische und subtropische Gegenden beschränkt, die weltweite Verbreitung reicht bis in arktische Gebiete. Die epidemiologisch wichtigen Ausbreitungsgebiete der Anopheles decken sich im wesentlichen mit der Verbreitung der Malaria.

Abb. 2.7 Anopheles.

Tabelle 2.1 Hauptunterschiede zwischen Culex und Anopheles

Culex	Anopheles
Die Eier werden zusammenhängend (in „Schiffchen") abgelegt	Die Eier werden einzeln abgelegt
Die Larve hängt fast senkrecht zur Wasseroberfläche	Die Larve liegt parallel zur Wasseroberfläche
Der Leib der sitzenden Mücke steht parallel zur Wandfläche, Haltung gekrümmt	Der Leib der sitzenden Mücke steht zur Wandfläche in einem Winkel von etwa 45°, Haltung gerade
Die Flügel der meisten Arten sind ungefleckt	Die Flügel der meisten Arten sind gefleckt
Die Palpen sind beim Weibchen sehr kurz, beim Männchen länger als der Rüssel	Die Palpen sind bei beiden Geschlechtern annähernd gleich lang, etwa so lang wie der Rüssel

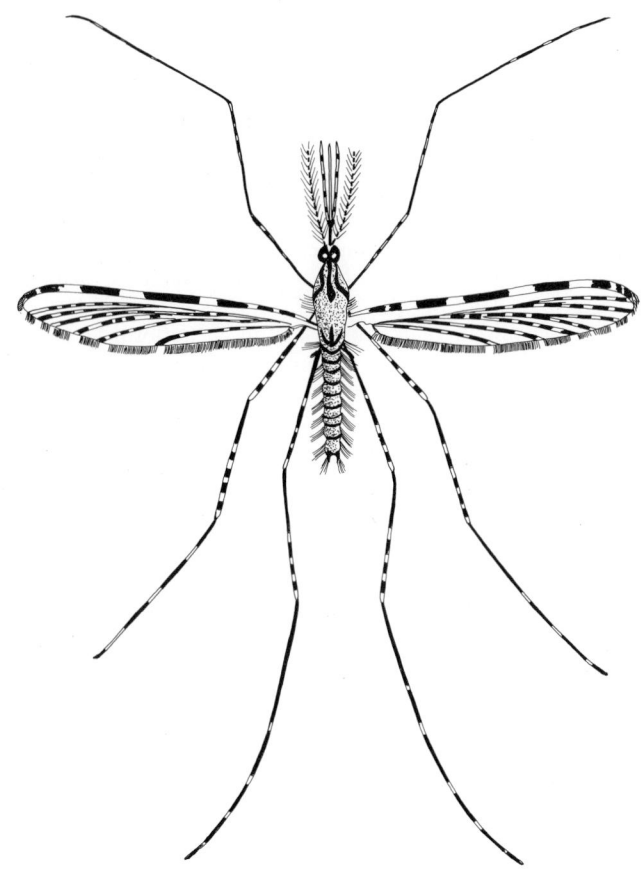

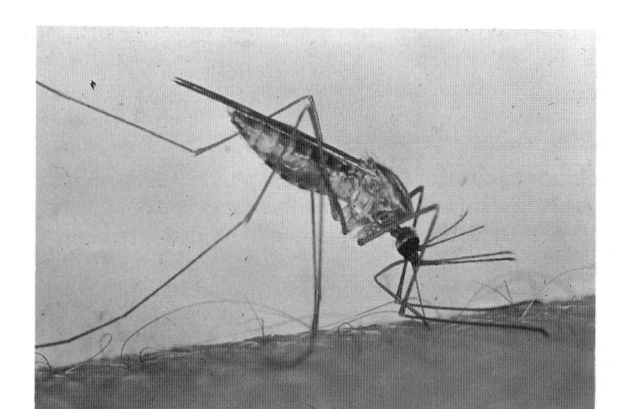

Abb. 2.8 Anopheles bei der Blutmahlzeit.

Anophelesfrei bedeutet immer malariafrei, aber nicht umgekehrt. Bei Rückkehr der Anopheles in potentielle Malariagebiete kann, wie vielfältige Erfahrung lehrt, schon in relativ kurzer Zeit die Malaria wieder induziert werden. Indien und Sri Lanka sind hier als typische Beispiele zu nennen: Durch vorübergehend erfolgreiche Anophelesbekämpfung waren diese Länder für mehrere Jahre malariafrei geworden.

Biologie und Verhalten. Nur die weibliche Anopheles saugt Blut (Abb. 2.**8**) und ist damit wie die meisten anderen Moskitoweibchen eine Stechmücke im eigentlichen Sinne. Die männlichen Tiere ernähren sich von Nektar und anderen Flüssigkeiten. Die „Blutmahlzeit" der weiblichen Mücken ist für die Entwicklung der Eier unerläßlich. Ein Saugakt genügt für die Produktion von etwa 100 Eiern, die nach 2–3 Tagen abgelegt werden. Bei einer Lebensdauer von durchschnittlich mehreren Wochen können somit pro Mücke 1000 und mehr Eier produziert werden.

Alle Moskitos legen ihre Eier grundsätzlich in Wasser: in Sümpfe oder sonstige stehende oder auch leicht fließende Gewässer, in wasserhaltige Behälter, Astlöcher, Blattscheiden o. ä. Jede Art hat ihre eigenen Brutgewohnheiten. Die Anopheles brütet z. B. bevorzugt in Dauergewässern mit viel Sonne. Die mit Kammern versehenen, ca. 1 mm langen bootsförmigen Eier werden einzeln auf die Wasseroberfläche gelegt und entwickeln sich über das charakteristische Larvenstadium in etwa 2 Wochen zur flugfähigen Mücke, zur Imago.

Obwohl zu kilometerweiten Flügen fähig, hält sich die Anopheles als „anthropophile" Mücke bevorzugt in einem relativ engen Bereich auf, meist bei oder in menschlichen Behausungen. Wie die meisten anderen Arten stechen die Anophelesweibchen ausschließlich in der Dämmerung oder nachts, tagsüber nehmen sie, z. B. an Haus- oder Zimmerwänden, die typische Ruhestellung ein.

Übertragungswege. Auf natürlichem Wege wird die Malaria ausschließlich durch den Stich der infizierten Anopheles übertragen. Die Infektion von Mensch zu Mensch ist somit nur indirekt möglich, der Zyklus der Mücke ist immer dazwischengeschaltet.

Eine wichtige und unter bestimmten Voraussetzungen keineswegs seltene direkte Übertragung von Mensch zu Mensch ist auf dem Blutwege möglich. Am längsten bekannt ist die *Transfusionsmalaria*. Pro Jahr dürften

Hunderte von Fällen auftreten. Während früher auf diesem Wege vor allem Plasmodium vivax übertragen wurde, beobachtete man in den letzten Jahren zunehmend Infektionen mit P. malariae. P. falciparum ist in 10−20% der Fälle nachweisbar. Hier spielt sicher der unterschiedliche Zyklus der Plasmodiumarten eine Rolle, aber vor allem auch die Herkunft der Blutspender. So wurde in Frankreich in den letzten Jahrzehnten in über 70% P. falciparum nachgewiesen, die Mehrzahl der Spender stammte aus dem tropischen Afrika.

In den lezten Jahrzehnten wurde zunehmend über Malariafälle nach *Injektionen* berichtet. Es zeigt sich dabei, daß der Übertragungsweg dem der Hepatitis B oder auch von AIDS ähnelt, d. h., es genügen minimale Blutreste an unsterilen Injektionskanülen oder Nadeln, um eine Infektion im Sinne einer Transfusionsmalaria hervorzurufen. Zunehmend wird über die „Nadelmalaria" bei Drogensüchtigen berichtet. Hier wurde überwiegend P. vivax nachgewiesen; es ergaben sich aber auch Fälle mit P. falciparum, die eine hohe Letalität aufwiesen.

Gelegentlich wird auch über Malariaübertragung durch *Transplantationen* berichtet, so kürzlich über einen Fall nach Herztransplantation. Infektionen von Ärzten oder Pflegepersonal durch Inokulation infizierten Blutes oder auch Laborinfektionen werden selten beobachtet.

Bei der sich pandemisch ausbreitenden HIV-Infektion (AIDS) muß besonders hinsichtlich der hohen Morbidität im tropischen Afrika die Frage gestellt werden, ob sich *Malaria und AIDS* gegenseitig beeinflussen. Auch in der neuesten Literatur sind dazu kaum verwertbare Hinweise zu finden. Es gibt zwar Untersuchungen darüber, ob andere, schon länger bekannte erworbene Immundefekte das Angehen oder den Verlauf der Malariainfektion verändern und ob sie zu besonders schweren klinischen Bildern speziell der Falciparum-Malaria führen können; doch findet sich keine eindeutige Aussage. So ist bemerkenswert, daß sogar Kinder mit schweren Mangelerscheinungen wie Kwashiorkor nicht häufiger oder schwerer an zerebraler Malaria erkranken als gesunde. Alles deutet darauf hin, daß für Angehen und Verlauf der Malaria der spezifisch erworbene Immunstatus − so unzuverlässig er im Individualfall sein mag − entscheidend ist. Auch die allgemeine Erfahrung, z. B. bei den so zahlreichen importierten Fällen, zeigt, daß der nichtimmune Mensch ungeachtet seiner Konstitution oder seines aktuellen Gesundheitszustandes die Infektion erwirbt und diese im wesentlichen auch unabhängig davon verläuft.

Inwieweit die Malaria nun ihrerseits den Verlauf von AIDS beeinflussen kann, ist ebenfalls eine Frage, die derzeit noch weitgehend offen ist. Nach neueren Untersuchungen ist die Überlebenszeit von AIDS-Kranken im tropischen Afrika um ein Mehrfaches geringer als in den Industriestaaten. Dafür sind die endemischen Infektionen mit hoher Letalität wie die Malaria sicher wesentlich mit verantwortlich.

Immunologische Besonderheiten

Im Gegensatz zu Viren und Bakterien entwickelt sich gegen tierische Parasiten im allgemeinen nur eine vielfach ungenügende und auch zeitlich sehr begrenzte Immunität. Das hängt mit der äußerst komplexen genetischen Struktur der Parasiten zusammen, mit ihrer Unzahl verschiedenster Antigene und mit ihrer stammesgeschichtlichen Verwandtschaft zum menschlichen Zellsystem, die oft eine optimale Anpassung an den Wirtsorganismus gewährleistet. Dies gilt für Helminthen ebenso wie für Protozoen.

Natürliche Immunität

Die oben dargestellten vier Plasmodienarten sind in hohem Maße menschenspezifisch. So gibt es für die menschliche Malaria kein Tierreservoir. Entsprechend spezifisch sind auch die Plasmodienarten, die verschiedene Tierarten, wie Affen, Nagetiere oder Vögel, befallen. Gegenüber diesen im Tierreich verbreiteten Plasmodien besitzt der Mensch eine natürliche Immunität. Lediglich einige bei Affen vorkommende Plasmodien, wie P. cynomolgie oder P. knowlesi, können gelegentlich (auch als Laborinfektion) zu milden Infektionen beim Menschen führen, ohne epidemiologische oder klinische Bedeutung.

Gegenüber den menschenpathogenen Plasmodienarten gibt es keine natürliche, also angeborene genetisch bedingte Immunität. Zu erwähnen sind aber einige angeborene erythrozytäre Anomalien (Kap. 35), die Einfluß auf das Angehen der Plasmodieninfektion haben.

Am bekanntesten und am besten gesichert ist die Beziehung zwischen der *Sichelzellanämie* und der Falciparum-Malaria in Gebieten mit starker Verbreitung des Sichelzell-Gens, wie in Westafrika. Diese Einflüsse sind auch von epidemiologischer Bedeutung. Man nimmt an, daß im Erythrozyten mit Hämoglobin S das Wachstum von P. falciparum aufgrund niedriger Sauerstoffspannung inhibiert ist. Die Mortalität an Malaria ist bei Trägern des Sichelzell-Gens geringer, was zu einer Begünstigung der Verbreitung des Gens führt.

Negativen Einfluß auf das Wachstum von Malariaparasiten im Erythrozyten scheint auch der Glucose-6-Phosphat-Dehydrogenase-(G-6-PDH-)Mangel zu haben, ebenso wie die Thalassämie, das Persistieren des Hämoglobin F und die Ovalozytose, die in Südostasien und Melanesien vorkommt.

Erworbene Immunität

Die erworbene Immunität gegen Malaria beruht auf Antikörpern, nachweisbar vor allem als Immunglobulin G (IgG) und Immunglobulin M (IgM), die sich hemmend auf den Befall der Erythrozyten durch Merozoiten auswirken und bereits in der ersten Infektionsphase das Eindringen der Sporozoiten in die Leberzellen blockieren.

Die Antikörper sind bereits Tage nach Erscheinen der Plasmodien im Blut nachweisbar. Nach 1−2 Wochen sind im allgemeinen die höchsten Antikörperspiegel erreicht. Vor allem bei kurzdauernden Infektionen bei gutem Ansprechen auf die Therapie kommt es dann rasch zu einem deutlichen Abfall der Spiegel, so daß oft schon nach 3–6 Monaten keine Antikörper mehr nachweisbar sind. Bei länger dauernden Infektionen können Antikörper auch noch nach einigen Jahren nachweisbar sein. Dabei ist es aber wichtig zu wissen, daß die Höhe der Antikörper im Serum keine Rückschlüsse erlaubt auf eine tatsächlich noch bestehende Immunität von klinischer Bedeutung.

Die für das Verständnis der Epidemiologie wichtigste Tatsache ist die relativ kurz dauernde und vor Neuinfektion (außer in Gegenden mit höchstem Durchseuchungsgrad) ungenügend schützende Immunität. So kann eine Person, die jahrelang in einem Endemiegebiet mit praktisch konstantem „Boostering" mit den Erregerantigenen gelebt hat, nach einem nur mehrwöchigen Aufenthalt in malariafreien Gebieten nach Rückkehr in das Endemiegebiet wieder infiziert werden. Es ist kein Verlaß auf die Wirksamkeit der erworbenen Immunität, ein wichtiger Umstand bei den prophylaktischen Überlegungen.

Wie bei anderen Infektionen spielt die Milz auch bei der Malaria eine wichtige Rolle im immunologischen Geschehen. Bei der akuten Infektion entwickelt sich immer eine Splenomegalie verschiedener Ausprägung, die nach Abheilung der Malaria rasch wieder abklingt. In Gegenden mit hohem Durchseuchungsgrad führen die immer wieder erfolgenden Neuinfektionen zu einem über längere Zeit persistierenden Milztumor, der vor allem im Kindesalter nachweisbar ist. Somit kann die Häufigkeit einer Splenomegalie als Maßstab für den Grad der Durchseuchung angesehen werden, zumal andere Ursachen für Milzvergrößerungen in diesen endemischen Gebieten vergleichsweise selten sind. Der Grad der Endemie kann deshalb an der prozentualen Häufigkeit von Splenomegalie im Kindesalter (spleen rate) geschätzt werden. Folgende Einteilung hat sich bewährt:

- hypoendemische Malaria: Milzvergrößerung in 0–10%,
- mesoendemische Malaria: Milzvergrößerung in 11–50%,
- hyperendemische Malaria: Milzvergrößerung in 51–75%,
- holoendemische Malaria: Milzvergrößerung in über 75%.

In den letzten Jahren hat sich auch eine Einteilung durchgesetzt, die zwischen stabiler und instabiler Malaria unterscheidet.

Stabile Malaria bedeutet, daß die Durchseuchung so groß ist, daß es kaum zu epidemiologischen Schwankungen kommt. Die Zahl der Neuinfektionen bleibt im wesentlichen konstant. Die Anopheles ist gleichmäßig verbreitet und brütet ganzjährig. Bei der Bevölkerung dieser Gebiete entwickelt sich ein hoher Grad von Immunität. Dies entspricht etwa der Einteilung in hyper- bis holoendemische Gebiete.

Bei *instabiler Malaria* bestehen saisonale Veränderungen der Häufigkeit von Moskitos mit besonderen Brutzeiten im Sommer oder nach größeren Regenfällen. Es kommt deshalb zu epidemiologischen Ausbrüchen. Der Immunitätsgrad der Bevölkerung ist relativ gering. Bezüglich der Splenomegaliehäufigkeit entspricht dies den hypo- bis mesoendemischen Gebieten.

Eine vieldiskutierte Frage ist die Immunität in der *Schwangerschaft* bei Mutter und Kind. Viele Beobachtungen weisen darauf hin, daß die Schwangerschaft zu einer Immunsuppression führen kann. Vor allem in der ersten Schwangerschaft kann es zu besonders hohen Graden von Parasitämie und dementsprechend schweren klinischen Verläufen kommen. Die Infektion der Plazenta spielt dabei eine wichtige Rolle. Bei weiteren Schwangerschaften nimmt die Schwere der Infektion ab.

Eine Infektion des Fetus, die *kongenitale Malaria* ist speziell in Gebieten mit stabiler Malaria extrem selten, obwohl im Nabelblut sehr häufig Parasiten nachzuweisen sind. Die Ursachen dieser Resistenz des Neugeborenen gegenüber den Plasmodien sind noch nicht befriedigend aufgeklärt. Eine wichtige Rolle dürften aber die passiv von der Mutter auf den Fetus via Plazenta übertragenen Antikörper spielen. Diskutiert wird auch eine besondere Resistenz der Erythrozyten des Neugeborenen gegen die Parasiten.

Obwohl eine direkte Infektion des Fetus oder Neugeborenen über die Mutter eher zu den Ausnahmen gehört, stellt die Malaria der Schwangeren, vor allem der Erstgebärenden, immer eine ernste Gefahr für das Leben des Kindes dar. Die Infektion der Mutter ist in Malariagebieten einer der wichtigsten Gründe für Fehl- und Totgeburten und mindert auch die Überlebenschance der Neugeborenen. Welche Rolle dabei der Grad des Parasitenbefalls der Plazenta spielt, ist noch unklar.

Pathologie

Wenn man von Pathologie, pathologischer Anatomie und Histologie der Malaria spricht, so dreht es sich im wesentlichen um die Auswirkungen der Infektion mit Plasmodium falciparum, also um die Malaria tropica. Die Infektionen mit P. vivax, P. malariae und P. ovale haben keine bemerkenswerte „Pathologie".

Das Grundphänomen der Malariapathologie und die wesentliche Ursache der Organveränderungen ist eine hämostasiologische Erscheinung. Die von den Plasmodien befallenen, also parasitierten Erythrozyten neigen zu einer Zusammenballung (sludging) in den feinsten Gefäßen, die je nach Ausmaß dieser Parasitierung zu mehr oder minder schweren Mikrozirkulationsstörungen führt.

Die schon vor über hundert Jahren beschriebenen Veränderungen im kapillaren Bereich konnten bis heute pathophysiologisch nicht überzeugend aufgeklärt werden. Der Hypothese von den mechanischen Veränderungen stehen Hypothesen gegenüber, die

Veränderungen der Gefäßpermeabilität oder immunologisch bedingte Störungen verantwortlich machen. Die Theorie, daß die parasitierten Erythrozyten ihre Fähigkeit verlieren, sich zu verformen, um durch die Kapillaren schlüpfen zu können, also durch den Parasitenbefall an Rigidität zunehmen und dadurch hängen bleiben, ist experimentell untermauert. Gegen rein entzündlich bedingte Gefäßveränderungen am Kapillarendothel spricht die ungenügende Wirkung von Corticosteroiden auf den Verlauf der zerebralen Malaria.

In den meisten schweren Fällen der Falciparuminfektion stehen die Veränderungen im Gehirn im Vordergrund und sind entscheidend für die Prognose der Erkrankung. So ist die zerebrale Malaria der wichtigste pathologische Befund. Das Ausmaß der pathologischen Veränderungen im *Gehirn* entspricht durchaus der Schwere der klinischen Erscheinungen. Schon makroskopisch fällt eine ödematöse Struktur auf mit vaskulär bedingten Schwellungen im Bereich der Meningen und der Rinde. Petechien und Ablagerungen von Pigment in der Rinde sind ebenfalls charakteristisch. Entscheidend aber sind die histopathologischen Veränderungen mit extensiven Verstopfungen der Kapillaren durch parasitierte Erythrozyten, die deutliche Sequestrierung zeigen. Typisch sind auch ringförmige Hämorrhagien rund um die verstopften Gefäße im subkortikalen Hirngewebe. Als Folge davon findet man entzündliche Reaktionen, oft in Form kleiner Granulome.

Die *Leber* ist das erste von der Infektion betroffene Organ. Man findet aber nur wenig bezeichnende Gewebeveränderungen während der präerythrozytären Phase der Infektion. Im weiteren akuten klinischen Verlauf kommt es zur Lebervergrößerung mit zunehmender Verhärtung. Histologisch findet man Malariapigment in den Kupffer-Zellen, ein Befund, der mit dem Schweregrad der Erkrankung wenig korreliert.

Die Pathologie der *Milz* ist charakterisiert durch die in akuten und chronischen Fällen typische Splenomegalie, ein Hauptsymptom der Malaria. Bei der akuten Infektion ist die Milz meist relativ weich und deutlich gespannt als Zeichen einer intrakapsulären Druckerhöhung; deshalb auch die Gefahr der Milzruptur. Mikroskopisch zeigen sich in Gefäßen und Sinus infizierte Erythrozyten mit den verschiedenen Stadien der asexuellen Parasiten. Typisch ist eine starke Vermehrung der Phagozyten, die Malariapigment enthalten, vor allem Makrophagen. Bei der chronischen Malaria ist die Splenomegalie auch palpatorisch deutlicher nachweisbar als bei der akuten Infektion, besonders ausgeprägt bei Kindern zwischen 3 und 8 Jahren in hyper- und holoendemischen Gebieten. Die Milz ist dann hart, mit dicker und fibrinreicher Kapsel. Histologisch sind parasitierte Erythrozyten selten, dagegen findet man häufiger phagozitiertes Pigment.

Das *Knochenmark* erscheint bei der akuten Infektion nach mehreren Tagen bräunlich infolge Pigmenteinlagerung in den Makrophagen. Histologisch findet man parasitierte Erythrozyten, oft mit deutlicher Sequestrierung und häufig auch Gametozyten in verschiedenen Stadien.

Die *Nieren* sind in ihrer Funktion bei der akuten Infektion nicht selten betroffen. Ein besonderes Problem stellt die chronische Nephropathie bei der Infektion mit P. malariae (Malaria quartana) dar. Das akute Nierenversagen ist eine der häufigsten Komplikationen der schwer verlaufenden Falciparum-Malaria, typischerweise verbunden mit hoher Parasitämie. Histologisch findet man in den meisten Fällen Tubulusnekrosen, mehr im distalen als im proximalen Bereich. Daneben zeigt sich oft ein deutliches interstitielles Ödem.

Besonderes Interesse findet die bei Infektionen mit P. falciparum und P. malariae vorkommende Glomerulonephritis, als speziesspezifische Reaktion zwischen Gewebe und Parasit aufgefaßt. Bei Falciparum-Malaria entwickelt sich im akuten Stadium eine Entzündung der Glomeruli, die nur vorübergehend auftritt und gut auf die Malariatherapie anspricht. Die histologischen Befunde an den Glomeruli wie an den Kapillaren deuten auf immunpathologische Ursachen hin. Bei der Malaria quartana durch P. malariae kann sich eine chronische progressive Glomerulonephritis entwickeln, oft auch als Malarianephropathie bezeichnet. Histologisch sind typisch die Verdickungen der Kapillarwände mit Hyalinisierung der Glomeruli. Das schlechte Ansprechen auf die Malariatherapie deutet auf eine autoimmunologische Ursache hin.

Die Pathologie der *Lunge* ist vor allem gekennzeichnet durch das Auftreten von Lungenödem bei der akuten Infektion. Während die Lunge makroskopisch nur wenig typische Veränderungen zeigt, ist der histologische Befund charakterisiert durch eosinophile Membranen an den Alveolen und Bronchiolen. Diese verdickten Membranen führen zu einer Kompression der Alveolarwände. Es dürfte sich hier um immunpathologische Vorgänge handeln.

Auf die epidemiologische Bedeutung der Malaria während der Schwangerschaft wurde bereits hingewiesen. So sind auch die pathologischen Veränderungen der infizierten *Plazenta* von Interesse. Die Plazenta scheint ein guter Nährboden für die asexuelle Vermehrung der Parasiten zu sein. Das meist vergrößerte Organ zeigt deutliche Pigmentierung („schwarze Plazenta"). Histologisch sind die parasitierten Erythrozyten regelmäßig verteilt, während die pigmenthaltigen Makrophagen oft in Gruppen erscheinen.

Das *Malariapigment* wurde in diesem Abschnitt als häufiger histologischer Befund verschiedentlich erwähnt. Die Struktur dieses so typischen Pigments, das schon vor Entdeckung des Parasiten gut bekannt war, ist noch nicht völlig aufgeklärt. Es handelt sich wohl um eine Abart des Hämoglobins, als Hämozoin bezeichnet. Es dürfte aus Hämin und anderen noch unbekannten Komponenten aufgebaut sein. Beziehungen zu klinischen Verläufen oder Eigenschaften der Plasmodien (z. B. Resistenz) konnten nicht gesichert werden.

Krankheitsbild

Malaria durch Plasmodium falciparum (Malaria tropica)

Inkubationszeit. Zwischen der Inokulation der Parasiten durch den Stich der Anopheles und dem Auftreten der ersten Krankheitserscheinungen liegen durchschnittlich 12 (8–15) Tage. Hier findet sich, bedingt durch die Dauer der asexuellen Zyklen im Menschen, bei der natürlichen Infektion eine Gesetzmäßigkeit, die für die Differentialdiagnose von Bedeutung ist. Es ist aber zu beachten, daß die Inkubationszeit besonders kurz sein kann, wenn eine hämatogene Infektion erfolgt, und daß sie unter dem Einfluß einer Chemoprophylaxe verlängert sein kann. Ein Erkrankungsbeginn unter einer Woche nach Infektion ist aber nicht zu erwarten.

Fieber. Die periodisch auftretende, oft starke (über 38,5 °C) Erhöhung der Körpertemperatur ist bei allen Malariaformen als Hauptsymptom schon seit alters her beschrieben worden („Wechselfieber"). Sicher ist dieses Symptom diagnostisch von großer Bedeutung. Aber der Fieberrhythmus und der charakteristische Wechsel von Schüttelfrost beim Fieberanstieg und Schweißausbruch beim Fieberanfall sind keineswegs eine bindende Regel. Viele Fehldiagnosen entstanden durch den Irrtum, der Malariaverdacht könne fallengelassen werden, wenn keine typischen „Malariaanfälle" vorliegen.

Wenn Periodizität vorliegt, ähnelt sie der bei der Infektion mit P. vivax (Tertiana), d. h., zwischen zwei Fiebertagen liegt jeweils ein fieberfreier Tag. Diese Perioden in regelmäßiger Form findet man bei der Malaria tropica aber selten, vor allem im diagnostisch so entscheidenden Anfangsstadium. So können schon die ersten Fieberattacken in verkürztem Rhythmus, also unter 48 Stunden, auftreten, deshalb auch die englische Bezeichnung „subtertian malaria". Häufig ist überhaupt keine Periodizität erkennbar (Abb. 2.**9**). Von Anfang an kann täglich Fieber auftreten, sogar Kontinuität der Temperatur, die zu Verwechslungen etwa mit Typhus abdominalis (Typhoidem Fieber) führen kann. Hier ist oft der sich nur langsam synchronisierende Zyklus der Plasmodien oder auch die Infektion mit mehreren verschiedenen Stämmen verantwortlich.

Die ersten Fieberschübe können mild sein, mit leichtem Frösteln und wenig Schweißneigung, wie bei einem banalen Virusinfekt. Die Infektion schaukelt sich aber im allgemeinen schnell auf, und bereits der zweite oder dritte Fieberanstieg kann zum dramatischen Krankheitsbild führen mit zerebraler oder Schocksymptomatik. Man wird somit jedes, auch „uncharakteristisches" Fieber nach Aufenthalt in Malariagebieten als Malariaverdacht werten und diesen Verdacht auch konsequent weiterverfolgen müssen.

Eine Hyperpyrexie, z. B. mit Temperaturen zwischen 39,5 und 42 °C, ist vor allem bei Kindern zu beobachten und gilt als Kriterium für einen schweren Verlauf. Dabei kommt es oft schnell zu neurologischen Komplikationen und zum Koma.

Bewußtseinsstörungen. Diese Manifestationen können bei der Malaria tropica in jedem Stadium plötzlich und ohne Vorwarnung auftreten. Wir beobachteten einen Patienten, der als Tourist in Ostafrika war und etwa 14 Tage nach Rückkehr während der Arbeit buchstäblich von seinem Bürostuhl fiel und vom Notarzt in eine neurologische Klinik eingewiesen wurde. Nach mehrtägigem Koma bei ergebnislosen Untersuchungen war es nur der Aufmerksamkeit einer Laborassistentin, der die zahlreichen Plasmodien im Blutbild auffielen, zu verdanken, daß die Diagnose doch noch in vivo gestellt und der inzwischen auch urämische Patient unter Malariatherapie und Intensivpflege gerettet werden konnte.

Störungen des Bewußtseins bis zum Koma sind charakteristisch für das Vorliegen einer *zerebralen Malaria*, der ernstesten Komplikation der Malaria tropica, die nicht selten, wie bei dem erwähnten Fall, ohne Prodromi auftritt. Wenn es nicht schnell zum totalen Koma kommt, kann man verschiedene Stadien der Progression beobachten. Zuerst entwickelt sich ein stuporöses Bild (ähnlich dem Typhoiden Fieber). Der Patient ist noch ansprechbar, verfällt aber rasch wieder in Schlaf. Bei weiterem Fortschreiten kommt es zu tieferer Bewußtlosigkeit, der Patient reagiert aber

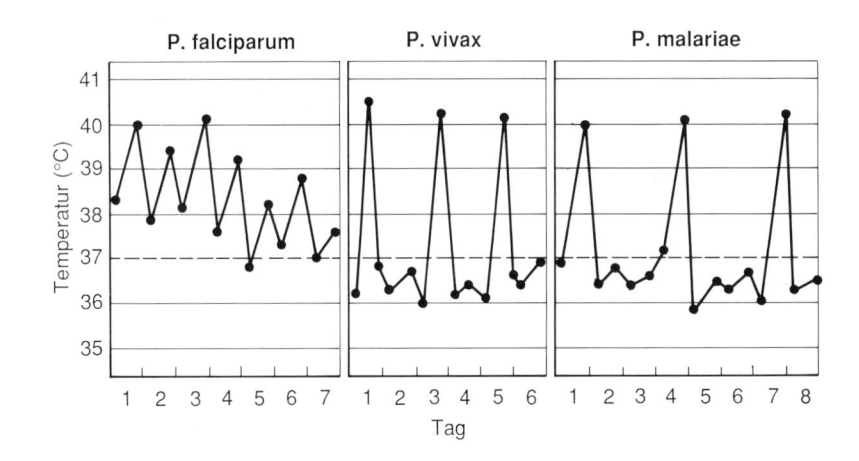

Abb. 2.**9** Fiebertypen bei Malaria tropica, tertiana und quartana.

noch auf Schmerzreize. In den weiteren Stadien fehlt jede Reaktion bei zuerst noch erhaltenen Reflexen, die dann völlig erlöschen. Nur die Feststellung der regelmäßig vorhandenen, oft ausgeprägten Parasitämie führt hier zur Diagnose einer zerebralen Malaria, denn Liquor und andere neurologische Befunde sind wenig charakteristisch. Neben diesen Bewußtseinsstörungen entwickeln sich bei der zerebralen Malaria oft auch neurologische Symptome wie spastische oder schlaffe Lähmungen oder Krämpfe.

Bei manchen Patienten, relativ häufig bei Schwangeren, zeigt sich schon frühzeitig eine *Hypoglykämie*, deren Symptomatik untergehen kann im Bild der zerebralen Beteiligung, aber auch für sich allein zum Koma führen kann. Die Differentialdiagnose zur zerebralen Malaria ist wichtig, denn mit parenteraler Zuckerzufuhr ist der hypoglykämische Zustand rasch zu beseitigen.

Die genannten Schockzustände ähneln einem viel beschriebenen, aber doch selten zu beobachtenden Bild, der „algiden Malaria" (lat. algidus = kalt). Dieser Zustand ähnelt einem septischen Schock, weshalb als Ursache auch eine Superinfektion mit gramnegativen Bakterien angenommen wird. Der Patient ist komatös, fühlt sich kalt an, die Temperatur kann normal, aber auch erhöht sein; Hautblässe und Pulsfrequenz wie beim peripheren Kreislaufschock werden registriert. Die Parasitenzahl im Blut ist hoch. Die Prognose dieses Zustandes ist ernst.

Anämie. Auch das Auftreten einer Anämie gehört zu den Kriterien der schweren Infektion mit P. falciparum. Es handelt sich dabei um eine häufige Komplikation, lebensbedrohlich besonders bei nichtimmunen Kindern in den ersten zwei Lebensjahren.

Der Pathomechanismus der malariabedingten Anämie ist noch nicht befriedigend aufgeklärt. Es handelt sich im wesentlichen um eine hämolytische Anämie, verbunden mit Anstieg des indirekten Bilirubins im Serum und auch mit mehr oder minder ausgeprägter Hämoglobinurie. Man nimmt heute an, daß sowohl die direkte Schädigung des Erythrozyten durch den Parasitenbefall als auch eine Hemmung der Erythropoese im Knochenmark verantwortlich zu machen sind. Interessant in diesem Zusammenhang ist die Feststellung, daß vorwiegend junge Erythrozyten, wie Retikulozyten und die nächsten Reifungsstadien, bevorzugt von den Parasiten befallen werden. Schwere Anämien können schon bei den ersten Attacken der Infektion auftreten. Die Schwere der Anämie steht in deutlicher Beziehung zum Ausmaß des Parasitenbefalls, auch ein Hinweis auf die direkte Schädigung der parasitierten Erythrozyten.

Neben dieser rein parasitenbedingten Hämolyse spielen auch andere ätiologische Faktoren eine Rolle. Besonders zu erwähnen ist der in tropischen Malariagebieten so häufige Mangel an Glucose-6-Phosphat-Dehydrogenase. Auch medikamentöse Einflüsse können zur Anämie beitragen, wobei diese Annahme bisher nur durch wenige überzeugende Befunde gestützt wird. Die Malariaanämie erfordert oft rasche therapeutische Maßnahmen. Bluttransfusionen können dann eine vitale Indikation darstellen.

Schwarzwasserfieber (Malariahämoglobinurie). Diese bereits in frühen Zeiten der Malariaforschung viel beschriebene Komplikation wird heute im klassischen Bild nur noch selten beobachtet und vielfach auch anders interpretiert. Klinisch handelt es sich um eine nur bei der Falciparum-Malaria auftretende massive Hämolyse mit Dunkelfärbung des Urins infolge des Gehalts an Hämoglobin, verbunden mit Schmerzen in der Nierengegend, Erbrechen und Durchfall. Einer initialen polyurischen Phase folgt eine oligo- oder anurische Phase. Die Niere und ihre Funktion stehen jedenfalls so sehr im Vordergrund, daß das Schwarzwasserfieber heute auch unter dem Begriff der hämoglobinurischen Nephrose abgehandelt wird.

Dieses Phänomen tritt fast ausschließlich bei schweren Verläufen auf, obwohl früher auch als Erkrankung „aus heiterem Himmel" beschrieben. Betroffen sind vorwiegend Personen ohne oder mit nur geringer erworbener Immunität. Als Ursache des Schwarzwasserfiebers wurde seit langem eine Sensibilisierung der Erythrozyten durch Antimalariamittel, speziell Chinin, angenommen. Diese Theorie ist heute sehr umstritten. Auffällig ist immerhin, daß seit Ersetzen des Chinins als Prophylaktikum und Therapeutikum das Schwarzwasserfieber in seiner klassischen Beschreibung kaum mehr beobachtet wird. Da zum Zeitpunkt der ersten Beschreibungen noch wenig Kenntnisse über andere Ursachen der malariabedingten Hämolyse (z. B. durch G-6-PDH-Mangel) vorlagen, dürfte es sich kaum um eine nosologische Einheit gehandelt haben. Deshalb wird in neueren Abhandlungen der malariabedingten Anämien das Schwarzwasserfieber oft nur noch als historischer Begriff kurz gestreift. Klinik und Therapie entsprechen jedenfalls den anderen mit ausgeprägter Hämolyse einhergehenden Komplikationen. Eine sichere Abgrenzung ist nicht möglich, denn akutes Nierenversagen und die anderen früher als spezifisch angesehenen Symptome finden sich bei allen schweren Verläufen in wechselnder Verteilung. Bei dem heutigen Stand der klinischen Malariologie wäre das Schwarzwasserfieber als spezifische Komplikation wohl kaum mehr beschrieben worden.

Splenomegalie. Auf die epidemiologische Bedeutung der Splenomegalie speziell im Kindesalter („spleen rate") wurde bereits hingewiesen.

Die diagnostische Bedeutung des Milztumors ist sicher nicht groß. Niemand sollte sich etwa bei Verdacht auf eine Malaria tropica damit aufhalten, die Größe der Milz möglichst exakt festzustellen, zumindest nicht, bevor die entscheidende Blutuntersuchung erfolgt ist.

Klinisch gesehen ist der Milztumor bei der akuten Malaria kein Frühsymptom. Palpabel wird die Milz bei nichtimmunen Patienten kaum früher als eine Woche nach Krankheitsbeginn. Bei der Malaria tropica kann sich in diesem Zeitraum schon ein dramatischer

Krankheitsverlauf entwickelt haben. Zudem ist die Milz in dieser Phase relativ weich und kann sich deshalb dem palpatorischen Nachweis entziehen.

Bei der „chronischen", d. h. durch sehr häufig neu erfolgenden Erreger-Wirt-Kontakt immer wieder (meist subklinisch) rezidivierenden Infektion kommt es dann zu den klassischen Milztumoren mit bis zum 20fachen der normalen Milzgröße.

Die *Milzruptur* ist ein seltenes Ereignis und mehr eine Komplikation der akuten Infektion, wenn die Milz noch weich ist mit deutlicher Kapselspannung. Die Ruptur kann spontan erfolgen oder nach Trauma, so auch gelegentlich nach unsachgemäßer Palpation. Der Patient kommt oft in einen Schockzustand bei starken Schmerzen im linken Oberbauch und in der linken Schulter. Die Splenektomie kann dann vital indiziert sein.

Leber. Der Ikterus bei Malaria ist in der Regel hämatologischen Ursprungs und Ausdruck der Hämolyse.

Er hat mit einer Leberfunktionsstörung nichts zu tun. Diese ist selbst bei schweren Fällen selten nachzuweisen, auch wenn geringe Lebervergrößerungen festzustellen sind.

Gastrointestinale Störungen treten bei der Malaria oft auf und sind differentialdiagnostisch sehr wichtig. So können als Hauptsymptom profuse, z. T. blutige Durchfälle ohne wesentliche Fieberschübe auftreten, so daß zuerst an eine bakterielle Enteritis gedacht wird. Einer unserer klinischen Fälle mit letalem Ausgang wurde ambulant als bakterielle Enteritis fehlgedeutet; die Diagnose wurde erst nach mehreren Attacken (die alle mit Durchfällen einhergingen) im irreparablen Schockzustand gestellt. Andere, leichtere Symptome wie Übelkeit und Erbrechen sind häufig und dürfen nicht auf eine falsche diagnostische Spur führen.

Lunge. In bis zu 10% der Fälle kommt es zu respiratorischen Symptomen, die von leichten katarrhalischen Erscheinungen bis zum schwersten Lungenödem reichen können. Die Ursachen scheinen nicht einheitlich zu sein. Die prognostisch ungünstigste Form tritt nicht progredient auf, sondern akut ohne besondere Vorboten, oft bereits in der Erholungsphase. Eine erhöhte Permeabilität der Lungenkapillaren wird hier angenommen. Klinisch stehen im Vordergrund Zyanose und Dyspnoe.

Röntgenologisch finden sich ausgebreitete interstitielle Infiltrate, die im weiteren Verlauf zunehmend verschmelzen können. Durch die Hypoxämie kann sich ein Circulus vitiosus mit zusätzlicher Beeinträchtigung der zerebralen und renalen Funktion entwickeln.

Niere. Klinisch stellt die akute Niereninsuffizienz eine wichtige und keineswegs seltene Komplikation der schweren Malaria dar.

Fast immer besteht eine deutliche Korrelation zum Ausmaß des Parasitenbefalls. Es wird angenommen, daß Durchblutungsstörungen im Nierengewebe ursächlich für die Funktionsstörung verantwortlich sind. Harnstoff- und Kreatininspiegel sind erhöht, wobei zu beachten ist, daß in den meisten Fällen eine prärenale Ursache vorliegt. Hier sind differenzierte nephrologische Untersuchungen angezeigt, um gezielt behandeln zu können. Bei nachgewiesener renaler Dysfunktion liegt meist eine akute tubuläre Nekrose vor, gelegentlich auch eine akute, aber untypische Glomerulonephritis. Es entwickelt sich eine Oligurie, die rasch zur Anurie führen kann. Urämische Symptome können dann in der Folge auftreten. Bei Überwindung der parasitären Infektion heilt diese Nierenbeteiligung im allgemeinen folgenlos ab. Gegen eine akute Glomerulonephritis im Sinne des klassischen Krankheitsbildes sprechen das Fehlen einer Hypertonie, die rasche Abheilung und die Tatsache, daß diese Komplikation mehr bei Erwachsenen als bei Kindern auftritt. Die Pathogenese ist noch ungeklärt.

Klinischer Verlauf der Falciparum-Malaria. Die Malaria tropica ist eine ernste Erkrankung mit hoher Letalität. Auch der (anfangs) leichte Fall bedarf im allgemeinen klinischer Überwachung, da auch nach Beginn einer erfolgreich scheinenden Therapie immer mit Komplikationen zu rechnen ist. Aus didaktischen Gründen wird unterschieden zwischen leichter und schwerer Malaria, obwohl die Übergänge natürlich fließend sind. Alle Verläufe sind möglich und bei Ausbruch der Infektion nicht vorhersehbar.

Es sollen noch einmal kurz die Kriterien herausgestellt werden, die zum Bild der schweren Malaria gehören, wobei zu betonen ist, daß schon ein einziges dieser Kriterien auf die Schwere der Infektion hindeutet. Wir folgen dabei Richtlinien, die jüngst die Weltgesundheitsorganisation gemeinsam mit dem Tropeninstitut London aufgestellt hat.

Entscheidende Kriterien der schweren Infektion sind:

- zerebrale Malaria (Koma, nicht ansprechbar),
- schwere normozytäre Anämie,
- Niereninsuffizienz,
- Lungenödem,
- Hypoglykämie,
- Kreislaufschock,
- Spontanblutungen,
- wiederholte generalisierte Krämpfe,
- Azidose,
- Hämoglobinurie.

Als weitere Hinweise gelten:

- Bewußtseinsstörungen ohne Koma,
- extreme Schwäche,
- Hyperparasitämie,
- Gelbsucht,
- Hyperpyrexie.

Die gewählte Reihenfolge dieser Kriterien entspricht im großen und ganzen ihrer klinischen Bedeutung. Jedes stellt eine Indikation für die klinische stationäre Behandlung dar, auch und gerade die isoliert festgestellte Hyperparasitämie bei sonst klinisch nicht auffälligen Befunden. Wenn mehr als 5% der Erythrozyten im Blutausstrich Parasiten aufweisen, ist dies immer ein alarmierender Befund.

In Tab. 2.2 wird auf die Unterschiede zwischen einigen Symptomen der schweren Malaria bei Erwachsenen und Kindern hingewiesen.

Bei der Falciparum-Malaria ist im Gegensatz zu den anderen Formen nach Abheilung nur selten mit *Rezidiven* zu rechnen. Dies hängt mit der Verschiedenheit der exoerythrozytären Zyklen zusammen. Der präerythrozytäre Zyklus in der Leber mit Bildung der Gewebeschizonten ist nur von kurzer Dauer. Es kommt nicht zur Ausbildung der „Hypnozoiten", die z. B. bei der Malaria tertiana oft nach mehreren Jahren zu Rezidiven führen. So ergibt sich bei der Malaria tropica keine Notwendigkeit einer speziellen Nachbehandlung, die Therapie ist kurativ. Wenn Rezidive auftreten (man nimmt an, daß Streßsituationen wie Unfälle, Operationen usw. auslösend sein können), dann im allgemeinen innerhalb des ersten Jahres. Es sei betont, daß es sich hier um seltene Ereignisse handelt.

Malaria durch Plasmodium vivax (Malaria tertiana)
Diese auch „benigne Malaria" genannte Plasmodieninfektion ist, wie die Verbreitungskarten zeigen, in mehr Ländern endemisch als die Falciparuminfektion, aber von wesentlich geringerer klinischer Bedeutung. Die diagnostische Abgrenzung von der Malaria tropica ist das Hauptproblem. Es sei darauf hingewiesen, daß in den ersten klinischen Manifestationen beide Infektionen nicht zu unterscheiden sein können, alles also vom Nachweis des Erregers abhängt.

Die *Inkubationszeit* beträgt im allgemeinen 12–18 Tage, kann aber (wesentlich häufiger als bei der Malaria tropica) mehrere Monate dauern, vor allem wenn die Infektion durch Chemoprophylaxe niedergehalten wurde.

Fieber. Der Fieberzyklus ist bei der Malaria tertiana gleichmäßiger als bei der Malaria tropica. Hier können wir das klassische „Wechselfieber" mit den charakteristischen Anfällen beobachten (Abb. 2.9):

Nach oft vieldeutigen Prodromi über mehrere Tage mit Kopf- und Gliederschmerzen, leichtem Frösteln und gelegentlicher Übelkeit stellt sich nach wenigen Tagen der typische Dreitagezyklus ein (zwischen zwei Fiebertagen jeweils ein fieberfreier Tag). Die Fieberattacken setzen meist in den Nachmittagsstunden ein.

Innerhalb der 1. Stunde (Froststadium) kommt es zu einem oft sehr heftigen Schüttelfrost mit dem Gefühl starker Kälte. In den nächsten etwa 4 Stunden besteht dann das Hitzestadium mit Brennen der Haut, oft verbunden mit starken Kopfschmerzen, Übelkeit und Erbrechen. Die Temperatur kann auf über 40 °C ansteigen. Das den Anfall beendende Schweißstadium, das etwa 3 Stunden dauert, ist durch heftiges Schwitzen bei Temperaturabfall zur Norm, verbunden mit Schwäche und Schlafneigung, gekennzeichnet. Somit dauert der typische Tertiananfall durchschnittlich 8 Stunden.

Tabelle 2.2 Unterschiede der schweren Malaria bei Erwachsenen und Kindern

	Erwachsene	Kinder
Gelbsucht	häufig	ungewöhnlich
Hypoglykämie	ungewöhnlich	häufig
Lungenödem	häufig	selten
Niereninsuffizienz	häufig	selten
Neurologische Folgezustände nach zerebraler Malaria	ungewöhnlich	10% der Fälle

In seltenen Fällen kann es bei der Malaria tertiana auch zu täglichen Fieberschüben kommen, wenn eine Doppelinfektion vorliegt.

Die *Parasitämie* ist auch bei eindrucksvollen Fieberattacken meist wesentlich geringer als bei der Malaria tropica. Es kann nicht selten eine halbe Stunde dauern, bis man bei Durchmusterung des Blutausstrichs auf den ersten Parasiten (meist Trophozoiten) stößt.

Die bemerkenswerteste „Komplikation" bei der Malaria tertiana sind die sehr häufig zu beobachtenden *Rezidive*. Wie erwähnt, ist für die Vivax- (und Ovale-) Infektion die Etablierung eines dauerhaften exoerythrozytären Stadiums in der Leber typisch. Die Parasiten bilden im Gewebe persistierende Formen („Hypnozoiten"), die nach Monaten oder auch Jahren wieder aktiv werden und im Schizontenstadium zur Blutaussaat führen können. Die Anfälle nach langem freien Intervall kommen oft aus heiterem Himmel, ohne Vorboten. Vielfach erinnert sich der Patient kaum mehr an den vorhergegangenen Aufenthalt in einem Malariagebiet. Einem solchen Rezidiv braucht anamnestisch keine typische Malariaerkrankung vorangegangen zu sein. Bei diesen Spätrezidiven ist die Rate der Fehldiagnosen naturgemäß besonders hoch; weder Patient noch Arzt denken an eine solche Spätfolge.

Die Rezidive können im Gefolge anderer Infektionen (z. B. virale Infekte) oder durch sonstige Streßsituationen wie körperliche Strapazen, Klimawechsel, Flugreisen usw. provoziert werden.

Seit Wagner-Jauregg 1917 die *therapeutische Malaria* (Inokulation von Plasmodium vivax) zur Behandlung der Neurosyphilis einführte, die nun längst überholt ist, wurden bis in die jüngste Zeit immer wieder ergebnislose Versuche dieser „Umstimmungstherapie" bei anderen Indikationen unternommen. Bei dieser unnatürlichen hämatogenen Infektion kann es allerdings zu schwereren Zwischenfällen kommen. So sahen wir bei einer Patientin nach Impfmalaria ein akutes Nierenversagen, das Hämodialyse erforderte. Vor solchen heute durch nichts zu rechtfertigenden Experimenten ist ausdrücklich zu warnen.

Malaria durch Plasmodium ovale
Es ist auch heute noch umstritten, ob Plasmodium ovale eine selbständige Plasmodienform darstellt oder

nicht nur als eine Variante von P. vivax aufzufassen ist. Immerhin ist durch die morphologischen Besonderheiten eine Differenzierung relativ zuverlässig möglich. So konnte auch eruiert werden, daß P. ovale vorwiegend im tropischen Afrika vorkommt, etwa in 5% der Malariafälle.

Im übrigen ist das durch P. ovale hervorgerufene Krankheitsbild als identisch mit dem bei Malaria tertiana zu betrachten. Es kommt lediglich seltener zu Rezidiven.

Malaria durch Plasmodium malariae (Malaria quartana)

Diese Malariaform ist etwa so häufig wie die durch P. ovale, weist aber gegenüber P. vivax bemerkenswerte Unterschiede auf. So fällt eine gleichmäßige Verteilung mit kleineren Herden.

Die *Inkubationszeit* beträgt zwischen 18 und 40 Tagen, ist also deutlich länger als bei den anderen Malariaformen.

Fieber. Schon bald nach der ersten Fieberattacke, die bezüglich Prodromi, Fieberverlauf („Frost-Hitze-Schweiß") und Nebenerscheinungen im wesentlichen der bei der Malaria tertiana entspricht, kommt es meist schon im Verlauf der ersten Woche zur Etablierung des typischen 72-Stunden-Rhythmus, d. h., zwischen je zwei Fieberanfällen liegen zwei aufeinanderfolgende fieberfreie Tage (Abb. 2.**9**). Ernstere Verläufe sind selten, die nachfolgend beschriebene Nierenkomplikation ausgenommen. So kann auch die Malaria quartana als benigne Malaria bezeichnet werden.

Die *Niere* steht bei Betrachtung der Organbeteiligungen ganz im Vordergrund. Über Epidemiologie und kausale Zusammenhänge zeigen sich noch keine einheitlichen Befunde. Die auch als Malarianephrose oder nephrotisches Syndrom bezeichnete Erkrankung wurde hauptsächlich bei Kindern zwischen 2 und 10 Jahren im tropischen Afrika beschrieben. Kennzeichnend sind Ödeme, Aszites, massive Proteinurie bei Verminderung des Serumalbumins und Erhöhung des Serumcholesterins. Die Prognose dieses chronisch verlaufenden Leidens ist ungünstig. Die Erkrankung spricht gemäß dem Bild einer Immunkrankheit auf Malariatherapie nicht an.

Die *Parasitämie* bei der Malaria quartana ist wie bei der Malaria tertiana meist wenig ausgeprägt, selten liegt sie über 1% der Erythrozyten. Die Labordiagnose erfordert auch hier Geduld. Eine Besonderheit der Quartanainfektion ist die Eigenart der *Rezidive*. Während bei der Malaria tertiana im allgemeinen 4–5 Jahre nach der Infektion keine Rezidive mehr auftreten, können solche Rückfälle bei der Malaria quartana auch noch nach Jahrzehnten erfolgen. Früher machte man dafür ein besonders lang dauerndes exoerythrozytäres Stadium im Lebergewebe mit Schizonten oder Hypnozoiten verantwortlich, heute neigt man mehr zu der Ansicht, daß sich P. malariae im humanen Zyklus ähnlich verhält wie P. falciparum. Der exoerythrozytäre Zyklus sei wie bei der Malaria tropica zeitlich eng begrenzt und es käme nicht zur Hypnozoitenbildung in der Leber. Die Persistenz der Erreger sei auf das Blutorgan selbst beschränkt mit Dauerformen, die im freien Intervall nicht nachweisbar sind. Deshalb wurde hierfür auch der Begriff „Rekrudeszenz" vorgeschlagen, da es sich um das Überleben erythrozytärer Parasitenformen handelt. Rezidiv (bzw. „relapse" in der englischen Literatur) würde dann den Rückfall von Hypnozoiten ausgehend bedeuten. Klinisch sind die Anfälle (die auch nach über 50 Jahren auftreten können!) meist milder als die Rezidive bei Malaria tertiana.

Die langdauernde Persistenz von P. malariae in der erythrozytären Form ist von klinischer Bedeutung, weil sie eine wesentliche Ursache der *Transfusionsmalaria* darstellt. Nach manchen Untersuchungen sind mehr als 50% dieser Fälle durch P. malariae bedingt, wobei natürlich die Herkunft der Spender von Bedeutung ist.

Da bei diesen z. T. vor vielen Jahren (oft undiagnostiziert) infizierten Spendern kein Parasitennachweis möglich ist, ist eine Prophylaxe besonders in den Endemiegebieten mit einheimischen Spendern nicht durchführbar. Immerhin stellt diese Transfusionsfolge ein eher harmloses Ereignis dar.

Diagnostik

Klinische Diagnostik

Die *Anamnese* gibt in den meisten Fällen schon den wichtigsten Hinweis, nämlich den, daß der Patient in einem Malariagebiet war (Abb. 2.**10**). Dabei ist zu berücksichtigen, daß viele Patienten über die geographische Verteilung der Malaria nicht informiert sind. So kann die Erhebung der Malariaanamnese ein wiederholtes Nachfragen erfordern.

Wenn sich durch Anamnese und Symptome ein Malariaverdacht ergeben hat, ist der nächste unmittelbare Schritt die möglichst baldige Blutuntersuchung auf Parasiten.

Labordiagnostik

Eine einzige und noch dazu einfache Labormethode ist der Schlüssel zur Malariadiagnose: die Anfertigung eines Blutausstrichs bzw. eines sog. Dicken Tropfens auf dem Objektträger.

Dicker Tropfen

Durchführung:

1. Natives Blut aus der Pipette oder auch direkt aus Fingerbeere oder Ohrläppchen (Quantität schlecht abschätzbar) wird in einer Menge von 5–10 µl auf die Mitte eines Objektträgers gebracht und zu einem Kreis mit ca. 10 mm Durchmesser verteilt. Der Tropfen muß gut trocknen, was ca. 1 Stunde dauert. Die Trocknung kann mit Föhn beschleunigt werden.

Diagnostik 21

Afrika
Kenia   n=26
Togo   n=14
Madagaskar   n=12
Nigeria   n=12
Ghana   n= 8
Kamerun   n= 7
Niger   n= 4

übriges Afrika   n=28

Asien
Indonesien   n= 9
Indien   n= 7
Thailand   n= 2

übriges Asien   n= 1

P. ovale n=5
P. falciparum n=130
P. vivax n=43
P. malariae n=4
Malaria tropica

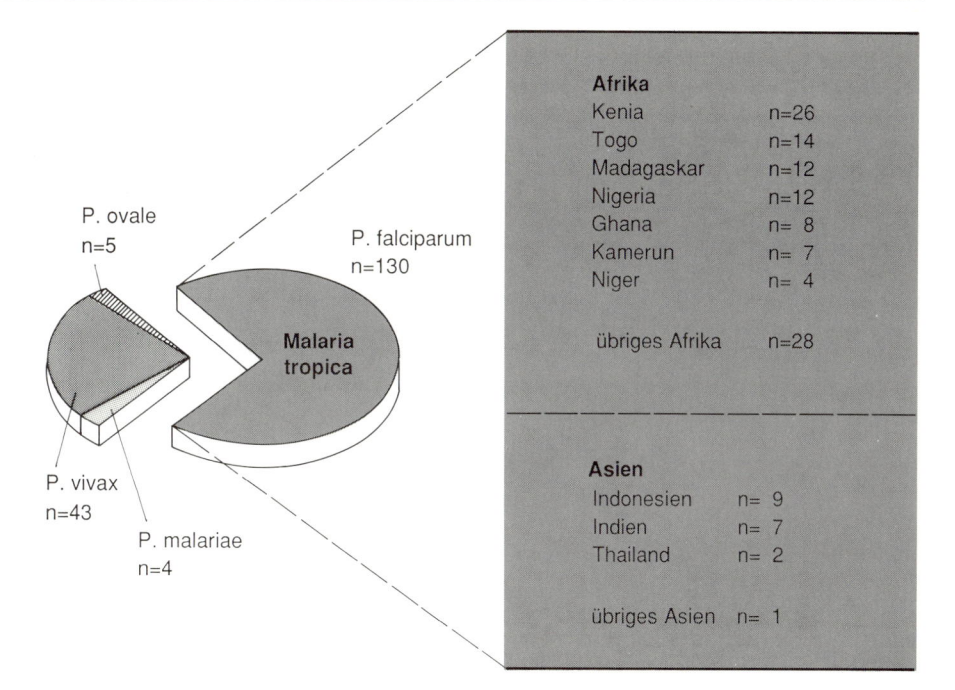

Abb. 2.10 Importierte Malaria. Verteilung nach Erregern (n = 182) und Herkunftsländern (n = 130).

2. Konzentrierte Giemsa-Lösung und Puffer nach Weise (1 Tabl. auf 1 l Aqua dest.) werden 1:20 gemischt und durch Papier filtriert. Das Präparat wird 20 Minuten gefärbt. Senkrecht abtropfen und trocknen lassen (evtl. mit Föhn).
3. Betrachtung unter dem Mikroskop am besten mit Ölimmersion, zuerst 400fach, zur besseren Differenzierung dann 1000fach.

Blutausstrich

Damit ist die schnellste Diagnose möglich, deshalb sollte man gleichzeitig zum Dicken Tropfen immer auch einen normalen Blutausstrich machen und den auch als erstes durchmustern, weil in den meisten klinischen Fällen der Malaria tropica die Parasitämie im Ausstrich sofort auffällt und sich damit auch sogleich die Differenzierung der Plasmodien ergibt, die im Dicken Tropfen schwierig sein kann, vor allem bei den weniger geübten Untersuchern. Die heute vielfach übliche Schnellfärbung hat sich auch bei uns bestens bewährt (z. B. Diff-Quik). Dazu braucht man Eosinlösung (rot) und Thiazinlösung (blau), jeweils in Phosphatpuffer, sowie Fixierlösung in Methanol 0,002 g/l. Im Prinzip entspricht diese Färbung der klassischen nach Pappenheim.

Durchführung:

1. 5 s in Fixierlösung schwenken, abtropfen lassen.
2. 5 s in Eosinlösung tauchen, abtropfen lassen.
3. 5–10 s in Thiazinlösung tauchen, abtropfen lassen.
4. Mit Leitungswasser gründlich spülen, trocknen (evtl. Föhn).

1.–3. sind jeweils 5- bis 10mal zu wiederholen, um ungleichmäßige Färbung zu vermeiden.

Auswertung der Blutpräparate

Malaria tropica (P. falciparum). Der klassische Befund und nach aller Erfahrung auch der weitaus

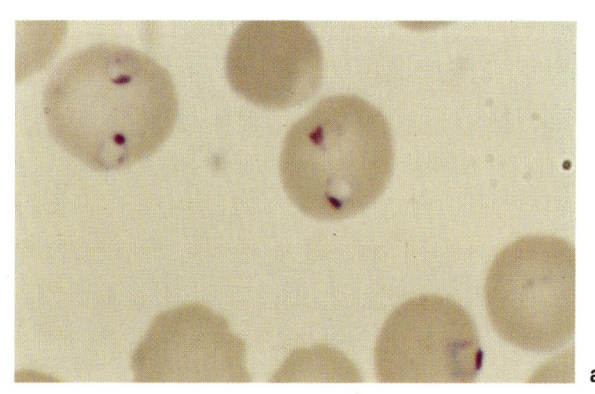

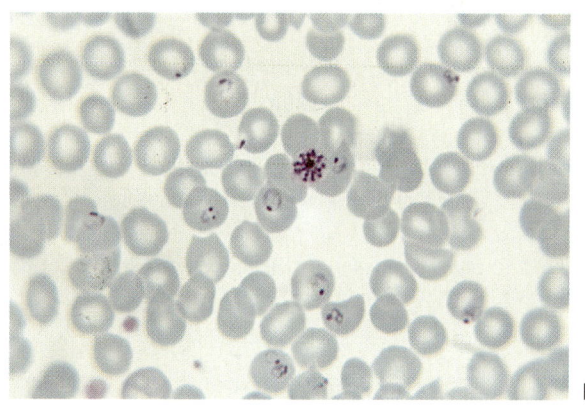

Abb. 2.11 Malaria tropica. **a** Mehrfachbefall der Erythrozyten mit Plasmodium falciparum. **b** Schizont bei starker Parasitämie.

häufigste und regelmäßigste ist der „Tropikaring" (Abb. 2.**11a**). Er ist wesentlich kleiner als der Erythrozyt (die jüngsten Ringe sind nur wenig größer als 1 μm im Durchmesser) und zeigt sich im gut gefärbten Prä-

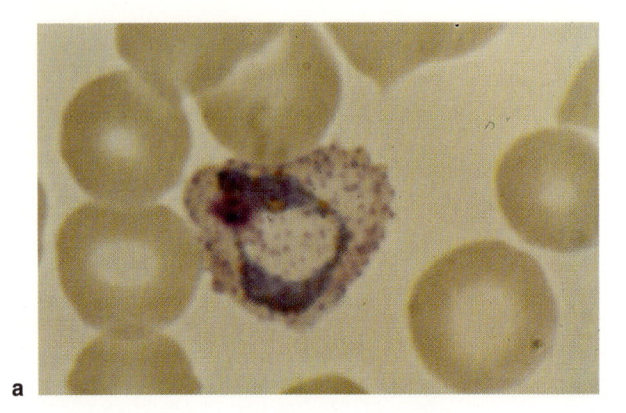

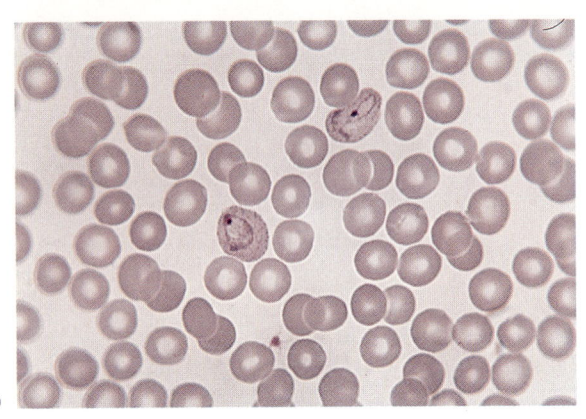

Abb. 2.12 Malaria tertiana. Plasmodium vivax. **a** Trophozoit, **b** Ringformen.

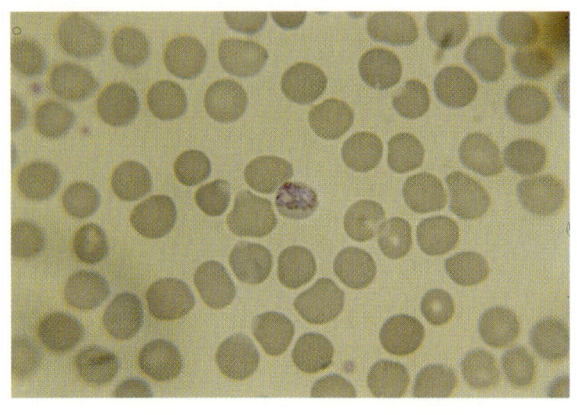

Abb. 2.13 Malaria quartana. Bandform von Plasmodium malariae.

Geschlechtsformen, die (männlichen) Mikrogametozyten und (weiblichen) Makrogametozyten sind bei akuten Fällen kaum nachweisbar. Man findet sie aber in hyper- und holoendemischen Gebieten bei Immunen und Semiimmunen (also mehr oder minder kontinuierlich der Infektion ausgesetzten Personen).

Mindestens 200 Gesichtsfelder sollten durchmustert werden, was bei vorhandener Übung etwa 10 Minuten dauert. Sind dann sowohl im Dicken Tropfen wie im Ausstrich keine Plasmodien zu finden, kann man von negativem Blutbefund sprechen. Die Untersuchung soll aber nach etwa 4 Stunden bei erneuter Blutentnahme wiederholt werden.

Malaria tertiana (P. vivax). Hier ist die am häufigsten anzutreffende Parasitenform der Trophozoit („amöboide" Form), der den Erythrozyten völlig einnimmt und zu dessen für die Malaria tertiana typischen Vergrößerung führt (Abb. 2.**12a**). Auch Ringformen (Abb. 2.**12b**) und Schizonten sind zu sehen. Zu berücksichtigen ist, daß gerade in der Anfangsphase die Parasitenzahl sehr gering sein kann. Mehrere hundert Gesichtsfelder, sowohl im Ausstrich wie im Dicken Tropfen, sind gelegentlich auszuwerten, bis der erste Parasit erscheint. Gametozyten sind am ehesten in der 2. Woche zu finden. Dann ist der höchste Parasitenbefall zu erwarten, der aber selten mehr als 1% der Erythrozyten betrifft. So erfordert die Diagnose der Malaria tertiana oft besondere Geduld.

Malaria durch P. ovale. Die ovale Form der parasitierten Erythrozyten und die oft kompaktere Struktur der Trophozoiten erlaubt die Abgrenzung von der Malaria tertiana.

Malaria quartana (P. malariae). Die besondere Form der Ringe und der Trophozoiten („Bandformen", Abb. 2.**13**) ist diagnostisch entscheidend. Der Parasitenbefall ist meist auch sehr gering (unter 1% der Erythrozyten).

Bestimmung der Parasitenzahl

Die Zahl der parasitierten im Verhältnis zu den nichtbefallenen Erythrozyten ist bei der Malaria tropica ein wichtiges prognostisches Kriterium, da ein deutlicher Zusammenhang zwischen Grad der Parasitämie und Schwere der Erkrankung besteht. Im Dicken Tropfen ist der Grad der Parasitämie nur grob zu schätzen. Mehr als 10 Parasiten pro Gesichtsfeld bedeuten eine hohe Parasitenzahl.

Exakter ist die Messung im Blutausstrich. Hier kann man die Erythrozyten pro Gesichtsfeld gut auszählen. Eine schwere Falciparuminfektion ist anzunehmen, wenn mehr als 5% der Erythrozyten parasitiert sind. Unbehandelt bedeutet dies eine sehr ernste Prognose. Eine besondere Bedeutung hat die Kontrolle der Parasitenzahl während der Therapie. Fehlender oder nur geringer Abfall der Parasitendichte deutet auf Resistenz der Plasmodien gegenüber der angewandten Chemotherapie hin. Gerade bei den heutigen Resistenzproblemen ist die laufende Überwachung bei der Therapie der Malaria tropica unerläßlich.

parat deutlich als Siegelring. Der Parasit liegt meist im Erythrozyten, manchmal aber auch wie angeklebt am Rande. Hier ist die Gefahr der Verwechslung mit Thrombozyten besonders groß. Nicht selten, vor allem bei schweren Fällen mit hoher Parasitendichte, sieht man zwei- oder dreifachen Befall eines Erythrozyten.

Andere Formen von P. falciparum wie Schizonten oder Gametozyten sind ungewöhnlich. Die Anwesenheit von Schizonten im peripheren Blut kann als Zeichen einer schweren Infektion gedeutet werden. Die

Weitere Methoden des Parasitennachweises

Man hat in den letzten Jahren immer wieder versucht, z. B. unter Zuhilfenahme moderner immunologischer Techniken, sog. Schnelltests zu entwickeln, die eine womöglich noch raschere und vor allem noch sicherere Diagnose erlauben. Ohne Zweifel entstehen manche Fehldiagnosen durch falsch negative oder falsch positive Interpretationen des parasitologischen Blutbefundes. So werden z. B. Artefakte, wie kleine Farbreste, fehlgedeutet.

Eine neuere Technik basiert auf der Erkenntnis, daß der fluoreszierende Farbstoff Acridinorange alle Zellen färbt, die Nucleinsäure enthalten, somit auch die Malariaparasiten. Diese QBC („quantitative buffy coat") genannte Methode benötigt Mikrozentrifugierung und Mikroskopie unter UV-Licht. Diese im Grunde unkomplizierte Technik kann als Fortschritt angesehen werden, zumindest auch durch die Schnelligkeit des Verfahrens, so daß in wenigen Minuten auch von parasitologisch ungeschultem Personal sogar ein sehr geringer Erythrozytenbefall (weniger als 1%) zu erkennen ist. Eine Differenzierung der Plasmodien ist mit dieser Methode nicht möglich. Weitere Erfahrungen, vor allem unter „Feldbedingungen", sind notwendig, um entscheiden zu können, ob diese Technik als Routinemethode zu empfehlen ist.

Derzeit sind Dicker Tropfen und normaler Blutausstrich in der Malariadiagnostik nicht zu ersetzen. Die genannte Methode und andere, etwa auf Antigen- oder (monoklonalem) Antikörpernachweis basierende Methoden können aber eine wertvolle Ergänzung darstellen.

Immundiagnostik

Innerhalb weniger Tage nach Befall der Erythrozyten entwickeln sich bei allen Malariaformen serologisch nachweisbare Antikörper vom Typ Immunglobulin (Ig) G, M oder A. Die höchsten Titer zeigen sich in der 2. und 3. Woche. Bei nur kurzdauernden Infektionen (z. B. unter Therapie) fallen die Antikörperspiegel im allgemeinen nach 3 bis 6 Monaten ab. Die Antikörper können aber über Jahre persistieren. Sie sind mit verschiedenen Tests quantitativ zu erfassen. Die gebräuchlichsten Methoden sind:

Indirekter Immunofluoreszenz-Antikörpertest (IFAT). Über diesen Test liegen die größten Erfahrungen vor, er gilt derzeit als Methode der Wahl. Falsch negative Ergebnisse sind seltener als bei den anderen Techniken. Als Grenzwert ist ein Titer von 1:64 anzusehen.

Indirekter Hämagglutinationstest (IHA). Dieser Test ist wegen seiner Einfachheit besonders geeignet für epidemiologische Studien. Er ist weniger sensibel als der IFAT.

Enzymimmunoassay (ELISA). Gegenüber dem IFAT ergeben sich häufiger falsch negative Befunde, der Test ist wie der IHA mehr für größere Studien geeignet.

Die praktische Bedeutung der serologischen Befunde ist begrenzt, vor allem für die Individualdiagnose. Bei der akuten Infektion kann die Serologie den unmittelbaren Erregernachweis keinesfalls ersetzen.

Indikationen für die Durchführung z. B. des IFAT sind:

– Malariaverdacht und negativer Parasitenbefund. Hier ist ein positiver Befund, z. B. zwischen Rezidiven, von diagnostischer Bedeutung, wie umgekehrt ein negativer Befund gegen das Bestehen einer evtl. latenten Malaria spricht. Dies gilt nicht für die akute Infektion, die anfangs ohne nachweisbare Parasitämie verlaufen kann. Hier wäre eine Fehlinterpretation verhängnisvoll.
– Wertvoll ist die Serologie zur Aufdeckung latenter Infektionen bei Blut- und Organspendern. Der Ausschluß seropositiver Spender ist der beste Schutz vor einer Transfusionsmalaria. In den Endemieländern scheitern größere Reihenuntersuchungen allerdings meist an den Kostenproblemen und den Möglichkeiten zur Durchführung dieser Tests.

Die Hauptbedeutung der Immundiagnose liegt nach wie vor bei der Eruierung epidemiologischer Gegebenheiten, wie Aufdeckung endemischer Herde, Durchseuchung der Bevölkerung z. B. nach Altersgruppen, Grad der Exposition, Abschätzung der Übertragungshäufigkeit usw. Diese serologischen Studien können die Grundlage für erfolgreiche Bekämpfungsmaßnahmen sein.

Differentialdiagnostik

Die Differentialdiagnose der Malaria bedeutet in der Hauptsache den zuverlässigen Ausschluß der Malaria tropica.

Auch bei negativem Parasitenbefund nach mehrmaliger Kontrolle ist eine Malaria im akuten Stadium nicht sicher auszuschließen. Solche Fälle sind glücklicherweise relativ selten, vor allem bei importierten Infektionen. Man wird dann auch ohne gesicherte Diagnose die Therapie beginnen müssen, wenn Anamnese und klinische Erscheinungen den Verdacht auf Malaria rechtfertigen.

Die Klinik der Malaria tropica ist oft auch für den Erfahrenen vieldeutig. So müssen schon bei den ersten diagnostischen Überlegungen (während die Blutuntersuchungen auf Parasiten laufen!) andere Infektionen oder auch nichtinfektiöse Krankheitsbilder in Betracht gezogen werden, die ebenfalls schwer verlaufen können.

Dabei ist in endemischen Gebieten, in denen asymptomatische Malaria häufig ist, mit Parasitämien ohne klinische Malaria zu rechnen.

Der *akute febrile Zustand* wird oft nicht ernstgenommen und als banale Infektion gedeutet.

Unter den neben der Malaria in Betracht kommenden Fieberzuständen sind vor allem bedeutsam:

Salmonelleninfektionen, speziell Typhus abdominalis (Typhoides Fieber). Der Typhus verläuft anfangs oft monosymptomatisch mit Fieber, das dem bei der

Malaria tropica sehr ähnlich sein kann. Auch der bei beiden Infektionen zu beobachtende Milztumor ist dabei zu berücksichtigen. Ebenfalls sind andere febrile Enteritiden, z. B. durch Shigellen, Kolibakterien, Campylobacter diagnostisch einzubeziehen, besonders wenn die Durchfallsymptomatik im Vordergrund steht, was bei der Malaria tropica nicht selten ist.

Septische Krankheitsbilder. Fieber mit Schüttelfrost gilt als klassisches septisches Symptom. Auf die Vielzahl möglicher Ursachen kann hier nicht eingegangen werden. Während der Schwangerschaft und im Puerperium ist die Unterscheidung von einer Sepsis, ausgehend von Uterus, Harnwegen oder Brust, notwendig.

Bewußtseinsstörungen. Hier sind die folgenschwersten Verwechslungen möglich. Zur Abgrenzung von der schweren Malaria sind u. a. in Betracht zu ziehen: Meningitis und Meningoenzephalitis verschiedenster Ätiologie, Virusenzephalitis, fulminante Hepatitis. Die im Kindesalter bei Fieberzuständen nicht seltenen Krämpfe müssen von einer zerebralen Malaria abgegrenzt werden.

Bei komatösen Patienten ist die Unterscheidung einer zerebralen Malaria von anderen zerebralen Affektionen wichtig: von intrakraniellen Blutungen (z. B. Subarachnoidalblutungen), zerebralen Infarkten („Schlaganfall"), Hyperthermie durch exzessive Hitzeeinwirkung (Hitzschlag), Coma diabeticum, hypoglykämischem Schock und von anderen Schockzuständen infektiöser oder nichtinfektiöser Ätiologie.

Therapie

Die Behandlung der Malaria tropica (Falciparum-Malaria) wird hier den größten Raum einnehmen. Nachdem mit Einführung des Chloroquins das Problem der Malariatherapie weitgehend gelöst erschien, ergab sich durch die seit dem zweiten Weltkrieg erfolgende weltweite Ausbreitung chloroquinresistenter Falciparumstämme ein schwerer Rückschlag. Durch Entstehung von Resistenzen auch gegen weitere Chemotherapeutika ist eine Situation eingetreten, die nun die Behandlung der schweren Malaria zunehmend schwieriger gestaltet.

Chemotherapeutika zur Behandlung und Prophylaxe

Chinin. Dieses älteste Mittel gegen Malaria, lange Zeit durch neuere Substanzen verdrängt, hat nun wieder einen festen Platz in der Therapie der schweren Malaria.

Obwohl oral verabreichtes Chinin gut resorbiert wird, ist die parenterale Anwendung, intramuskulär oder bevorzugt intravenös, bei der klinischen Therapie üblich. Zur Anwendung kommen Chininsulfat und Chininhydrochlorid. Bei intravenöser Gabe werden bereits in wenigen Minuten hohe Plasma- und Gewebespiegel erreicht. Im Liquor beträgt die Konzentration um 7% des Plasmaspiegels. Die Ausscheidung erfolgt infolge Umwandlung in Hydroxychinin und weiter in gut wasserlösliche Metaboliten in 80% durch die Leber. 20% werden durch die Niere ausgeschieden. Die Halbwertszeit der Ausscheidung beträgt beim Gesunden im Mittel 11 Stunden, bei Malaria je nach Schweregrad bis 18 Stunden.

Obwohl Chinin viel als Abortivum verwendet wurde und noch wird, besteht keine Kontraindikation bei der Behandlung der schweren Malaria bei Schwangeren.

Als wirksame Blutspiegel werden 8–20 mg/l angegeben, wobei bereits bei Konzentrationen über 5 mg/l mit *toxischen Nebenwirkungen* gerechnet werden kann. Selten treten diese in schwerer Form bei Spiegeln unter 20 mg/l auf. Bedrohlich sind dann Kreislaufschock bei Hypotonie, myokardiale Überleitungsstörungen, Seh- und Hörstörungen und Koma. Relativ häufig ist eine Hypoglykämie zu beobachten. Allergische Erscheinungen sind selten.

Der *Wirkungsmechanismus* des Chinins ist gekennzeichnet durch einen starken schizontoziden Effekt auf alle Plasmodienarten. Es wirkt außer bei P. falciparum auch gametozytozid. Auf die exoerythrozytären Formen hat Chinin wenig Einfluß, deshalb auch die ungenügende Wirkung als Prophylaktikum.

Chinidin. Dieses Isomer des Chinins hat therapeutisch mindestens denselben Effekt, ist aber toxischer, vor allem in Hinblick auf Störungen des kardialen Reizleitungssystems. Deshalb ist die Indikation sehr eingeschränkt. Plasmaspiegel zwischen 5 und 10 mg/l sind wirksam und verursachen nur selten schwerere toxische Nebenwirkungen. Der Wirkungsmechanismus auf die Parasiten entspricht dem des Chinins.

Chloroquin. Chloroquin ist ein 4-Aminochinolin, als Resochin, Nivaquine, Aralen u. a. im Handel. Die Substanz ist oral und (bei speziellen Indikationen, s. unten) auch parenteral anwendbar.

Trotz großer Resistenzprobleme, besonders bei P. falciparum, bleibt Chloroquin eines der wichtigsten Mittel zur Therapie und Prophylaxe.

Chloroquin wird bei oraler Gabe rasch resorbiert, die Bioverfügbarkeit beträgt über zwei Drittel gegenüber der parenteralen Gabe. Bei letzterer sind in etwa 20 Minuten die höchsten Plasmaspiegel erreicht. In den Erythrozyten finden sich etwa dreifach höhere Konzentrationen als im Plasma. Die Plasmaspiegel erreichen in therapeutischen Dosen 250–600 mg/l und mehr. Die Ausscheidung erfolgt zu über 50% durch die Niere in unveränderter Form. Der Rest wird in der Leber zu Metaboliten umgewandelt.

Die *Toxizität* des Chloroquins ist relativ gering, deshalb betrug auch der Anteil am gesamten quantitativen Verbrauch von Antimalariamitteln bis in die jüngste Zeit etwa 90%. Bei oraler Anwendung in üblicher Dosierung können Übelkeit und Kopfschmerzen auftreten. Parenteral sind kardiovaskuläre Nebenwirkungen, vor allem Hypotonie, möglich, Kinder mit schwerer Malaria scheinen hier besonders gefährdet zu sein. Viel diskutiert wird die chronische Toxizität bei langdauernder oraler Anwendung als Prophylaktikum.

Hier steht die Gefahr der Retinopathie im Vordergrund. Diese Nebenwirkung entsteht kumulativ. Ab einer Gesamtdosis von 100 g ist das Risiko der Netzhautschädigung gegeben, d. h. bei üblicher prophylaktischer Dauermedikation nach mehr als 5 Jahren. Deshalb wird empfohlen, bei Langzeitprophylaxe ophthalmologische Kontrolluntersuchungen durchzuführen.

Der *Wirkungsmechanismus* entspricht etwa dem des Chinins. Chloroquin ist bei gegebener Empfindlichkeit der Plasmodien hoch aktiv gegen alle asexuellen erythrozytären Formen, aber auch wirksam gegen Gametozyten (außer bei P. falciparum).

Amodiaquin. Diese Substanz ist wie Chloroquin ein 4-Aminochinolin und ist der oralen Anwendung vorbehalten. Sie ist als Camoquin im Handel. Die Wirkung entspricht dem Chloroquin, auch bezüglich der Resistenzverbreitung.

Da seit mehreren Jahren immer wieder Berichte über schwere, z. T. letale Nebenwirkungen auf die Hämatopoese (z. B. Agranulozytose) vorliegen, wird die Anwendung vor allem als Prophylaktikum nicht mehr empfohlen.

Mefloquin. Chemisch ein Chinolinmethanolderivat, ähnelt das Mefloquin in seiner Struktur dem Chinin. Es ist als Lariam im Handel. Durch seine Wirksamkeit gegenüber chloroquinresistenten Plasmodienstämmen hat sich das Mittel in den letzten Jahren weltweit durchgesetzt und gehört heute zu den wirksamsten Waffen in der Behandlung der chloroquinresistenten Malaria tropica.

Die Substanz liegt derzeit ausschließlich in oraler Anwendungsform vor. Resorption und Verteilung im Körper sind dem Chloroquin ähnlich. Die Elimination ist aber langsamer, was sich auf die Dosisintervalle auswirkt. Nach 250 mg oral werden nach durchschnittlich 6 Stunden Plasmaspiegel zwischen 250 und 500 ng/ml erreicht. Die Proteinbindung beträgt über 98 %. Die Eliminationshalbwertszeit beträgt 20 Tage und mehr, was bezüglich der Nebenwirkungen zu beachten ist.

Die *Toxizität* ist wie beim Chloroquin in therapeutischer bzw. prophylaktischer Dosierung gering. Sehr häufig sind allerdings mehr lästige als gefährliche Nebenwirkungen auf das Zentralnervensystem wie Benommenheit, Schwindel, Katergefühl, Alpträume usw.

Der *Wirkungsmechanismus* ist ähnlich dem des Chinins. Es hemmt die Entwicklung der erythrozytären Formen und gehört damit zu den Schizontoziden. Die Wirkung auf die Gametozyten bezieht sich nicht auf P. falciparum.

Pyrimethamin. Als Daraprim im Handel, ist die Substanz als Malariamittel derzeit vorwiegend in Kombination mit Sulfadoxin im Gebrauch. Da sich unter Pyrimethamin als Monosubstanz besonders rasch Resistenzen der Plasmodien entwickeln, ist es als Prophylaktikum nicht mehr indiziert. Bezüglich der Nebenwirkungen ist vor allem auf mögliche Knochen-

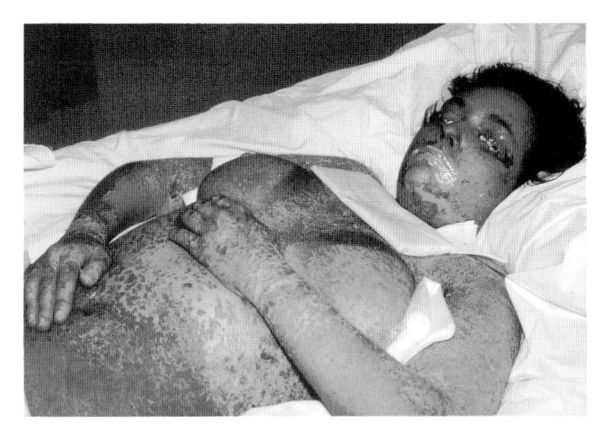

Abb. 2.14 Lyell-Syndrom nach drei Tabletten Sulfadoxin-Pyrimethamin.

markschädigungen hinzuweisen, die auf der Wirkung als Folsäureantagonist beruhen.

Pyrimethamin ist ein Blutschizontozid ohne Wirkung auf Gametozyten.

Sulfadoxin-Pyrimethamin. Die als Fansidar weltweit eingeführte Kombination erreichte bald einen wichtigen Platz in Therapie und Prophylaxe der chloroquinresistenten Malaria. Die Sulfonamidkomponente ist ein Diaminodiphenylsulfon. Bezüglich der Pharmakokinetik und der Nebenwirkungen verhält sich Sulfadoxin als klassisches Sulfonamid.

Sulfadoxin-Pyrimethamin wird gut resorbiert. In 2–6 Stunden sind bereits die Spitzenspiegel im Plasma erreicht. Die Proteinbindung im Plasma ist hoch (88 bzw. 93 %). Die Konzentration in den Erythrozyten beträgt etwa die Hälfte des Plasmaspiegels.

Die *Toxizität* bei oraler Gabe ist relativ gering, falls keine Unverträglichkeit gegenüber Sulfonamiden vorliegt. Hier ist zu berücksichtigen, daß beide Substanzen typische Folsäureantagonisten darstellen. Während „banale" Nebenwirkungen relativ selten sind, gibt es inzwischen eine umfangreiche Literatur über schwere, auch tödliche Nebenwirkungen von Sulfadoxin-Pyrimethamin. Diese Fälle wurden fast ausschließlich bei längerdauernder Prophylaxe beobachtet. Die Letalität dieser Langzeitprophylaxe (über 1 Monat oder länger) wird zwischen 1 : 11 000 und 1 : 25 000 angegeben. Im Vordergrund stehen schwere allergische Hautreaktionen wie beim Stevens-Johnson-Syndrom oder die toxische Epidermolyse (Lyell-Syndrom, Abb. 2.14). Weiter gibt es Berichte über Agranulozytose und andere Störungen der Hämatopoese. Diese Erfahrungen schränken die Anwendung in der Prophylaxe ein. Sie sollte möglichst nicht über 4 Wochen durchgeführt werden. Wegen der noch unklaren teratogenen Nebenwirkungen und der möglichen Verursachung eines Kernikterus beim Neugeborenen ist eine prophylaktische Anwendung bei Schwangeren und Säuglingen kontraindiziert. Man sollte auch darüber informieren, daß unter der Prophylaxe keine Konzeption erfolgen soll.

Der *Wirkungsmechanismus* entspricht dem des Pyrimethamins (Hemmung der Folsäurereduktase der Parasiten), kombiniert mit dem Effekt des Sulfadoxins, das speziell gegen die asexuellen erythrozytären Formen von P. falciparum wirksam ist.

Halofantrin. Dieses als Halfan seit 1988 eingeführte Malariamittel hat rasch einen wichtigen Platz in der Therapie der Falciparum-Malaria eingenommen. Das Halofantrinhydrochlorid ist ein Abkömmling des Phenantrenmethanols. Es steht derzeit nur in oraler Form als Tabletten oder Suspension zur Verfügung, ein Präparat zur parenteralen Anwendung ist in klinischer Erprobung. Wegen der relativ geringen oralen Bioverfügbarkeit mit sehr variabler Resorption muß die Anwendung im Abstand von 6 Stunden erfolgen. Halofantrin wird fast vollständig in der Leber abgebaut, die Halbwertszeit beträgt 3–4 Tage.

Die *Toxizität* der Substanz ist gering; als Nebenwirkungen wird über Übelkeit, Kopfschmerzen, Schwindel, Diarrhö und Hautreaktionen (Rötung, Jucken, gelegentlich Exantheme) berichtet. Diese Nebenwirkungen stehen in keinem Verhältnis zum Nutzen der Substanz in der Therapie der chloroquinresistenten Malaria tropica. Eine Anwendung als Prophylaktikum ist nicht indiziert.

Tetracycline. Infolge zunehmender Resistenzprobleme (Multiresistenzen) wird die Anwendung von Tetracyclinen in Kombination mit anderen Chemotherapeutika empfohlen. Die Monosubstanzen sind wegen ihres langsamen Wirkungseintritts nicht zur Therapie geeignet.

Tetracycline wirken als Schizontozide. Am meisten bewährt hat sich die Kombination mit Chinin in der Behandlung der Falciparuminfektion. Die Toxizität der Tetracycline ist bekanntlich gering.

Proguanil. Diese seit mehreren Jahrzehnten als Malariamittel bekannte Substanz wird neuerdings wieder vermehrt eingesetzt. Sie wirkt schizontozid und hat sich auch als wirksam gegen die primären exoerythrozytären Stadien von P. falciparum in der Leber erwiesen. Deshalb wurde und wird es auch vor allem als Prophylaktikum empfohlen.

Primaquin. Diese Substanz ist hochwirksam gegen die primären exoerythrozytären Stadien der Plasmodien, speziell von P. vivax. In dieser Eigenschaft hat es sich bewährt in der Nachbehandlung der Malaria tertiana zur Verhütung von Rezidiven. Die Nebenwirkungen sind gering, zumal die Anwendung auf 14 Tage beschränkt ist. Auf die Gefahr der Hämolyse bei Glucose-6-Phosphat-Dehydrogenase-Mangel ist hinzuweisen.

Quinghaosu. Diese aus der Pflanze Artemisia annua isolierte Substanz, ein Artemisinin, wurde seit langem in China gegen Fieber und Malaria eingesetzt. Sie hat eine nachweisbare Wirkung auf die erythrozytären Plasmodienformen. Es liegen positive Berichte bei der Behandlung der chloroquinresistenten Malaria tropica vor. Die bisherigen Erfahrungen reichen aber nicht aus, das Mittel für die therapeutische Routine zu empfehlen. Es gibt noch keine Präparate im Handel.

Resistenz der Plasmodien gegen Chemotherapeutika

Bei der Durchführung der Therapie und Prophylaxe der Malaria stehen heute die Probleme ganz im Vordergrund, die durch die weiter zunehmende Resistenz der Plasmodien, vor allem von P. falciparum, gegen bisher wirksame Malariamittel entstanden sind. Am wichtigsten und folgenschwersten ist die Resistenz gegen Chloroquin.

Unter Resistenz ist dabei immer das resistente Verhalten der Plasmodien bei der Therapie zu verstehen. Aus Erkrankungen trotz Prophylaxe kann nicht ohne weiteres auf das Vorliegen resistenter Stämme geschlossen werden, da hier zu viele Unsicherheitsfaktoren vorliegen. Auf der anderen Seite aber ergeben sich durch die bei der Therapie nachgewiesene Resistenz wichtige Erkenntnisse für die Prophylaxe, vor allem bezüglich Resistenzgrad und epidemiologischer Verbreitung der betreffenden Plasmodienstämme.

Die ersten Berichte über Resistenz von P. falciparum gegen Chloroquin erschienen 1961 aus Kolumbien und 1962 aus Thailand. Seitdem hat sich diese Resistenz weltweit wie eine Epidemie ausgebreitet. In verschiedenen Malariagebieten, vor allem im tropischen Afrika, überwiegen heute die resistenten Stämme bei weitem.

Man stellt sich vor, daß sich durch natürliche Mutationen und durch den Selektionsdruck unter dem Einfluß des Chloroquins, besonders als Massenprophylaktikum, die resistenten Stämme ausgebreitet haben. Diese scheinen sich gegen die sensiblen besonders gut durchzusetzen, denn sie gewinnen auch in Gebieten Boden, in denen die Selektion durch Chemoprophylaxe keine wesentliche Rolle spielen kann.

Der *Resistenzgrad* der Plasmodien ist keineswegs nur von theoretischem Interesse. Er ist sowohl bei der Therapie als auch bei der Prophylaxe zu berücksichtigen.

Folgende Resistenzgrade werden unterschieden, die sich bei der Chemotherapie zeigen:

R I: vorübergehendes Verschwinden der Parasitämie mit Wiederauftreten der Parasiten im Blut nach Beendigung der Therapie (Rekrudeszenz);

R II: deutliche Reduktion der Parasitämie ohne völliges Verschwinden;

R III: keine Beeinflussung der Parasitämie.

Bei Vorliegen der Resistenzgrade I und II, z. B. gegen Chloroquin, kann bei der Therapie ein zumindest vorübergehend guter klinischer Effekt erwartet werden.

Bezüglich der *epidemiologischen Verbreitung* resistenter Stämme von P. falciparum ergibt sich derzeit folgendes Bild:

Therapie 27

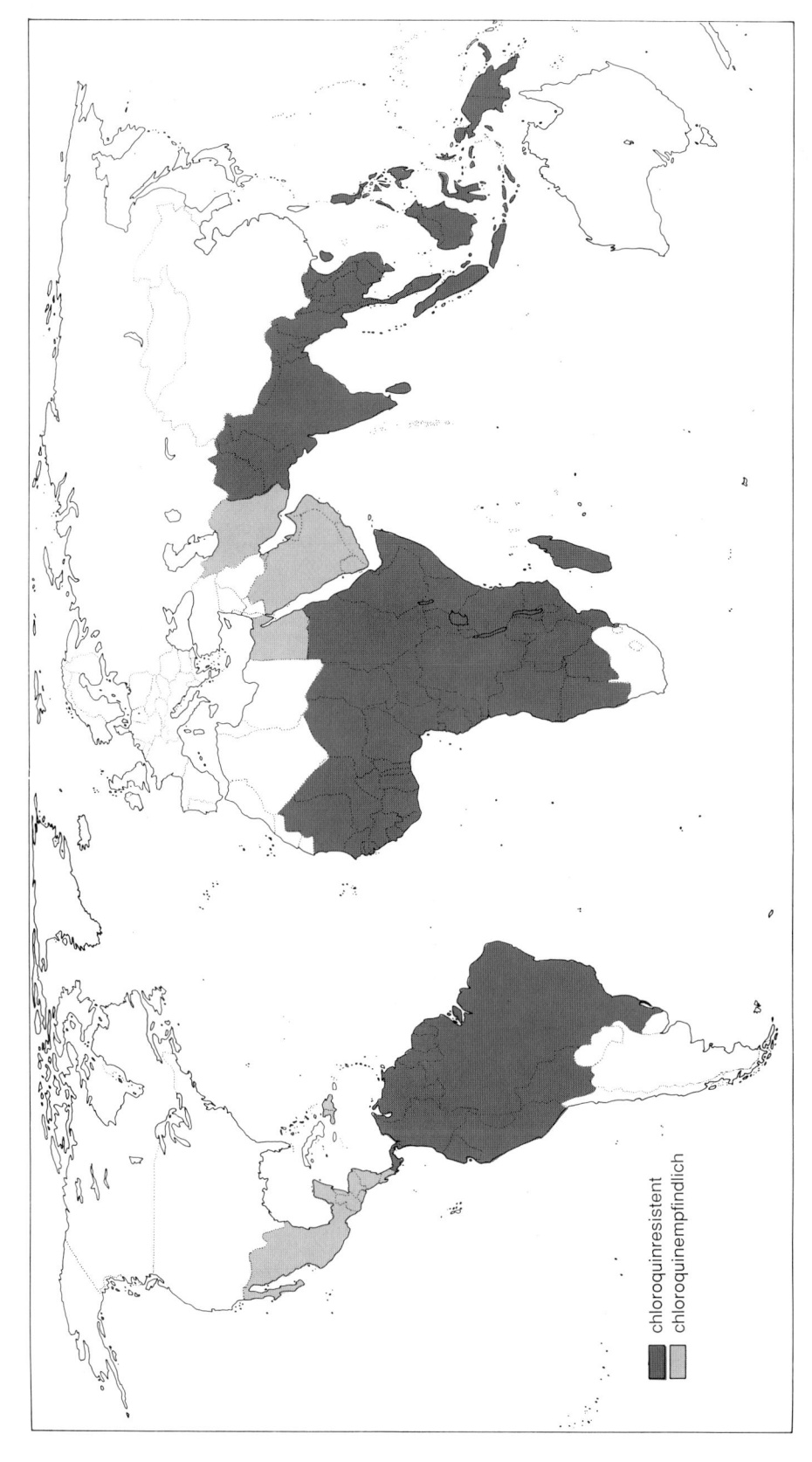

Abb. 2.15 Malariagegenden mit chloroquinresistenten und -empfindlichen Stämmen von Plasmodium falciparum.

- chloroquinresistent
- chloroquinempfindlich

Chloroquin und andere 4-Aminochinoline. Bis 1987 lagen der Weltgesundheitsorganisation bereits Meldungen über Resistenzen aus 53 Ländern vor, darunter 25 Länder des tropischen Afrika. Der Anteil resistenter Stämme ist zunehmend, z. B. bis 85% in Brasilien, bis 50% in Venezuela, über 90% in Thailand und Vietnam. In Ostafrika, vor allem in den touristisch beliebten Ländern Kenia und Tansania, ist die Resistenz besonders weit verbreitet und beträgt bis zu 90%. Auch aus Westafrika wird zunehmend über Resistenzen zwischen 10 und 20% berichtet, so aus Nigeria. In den angegebenen Ländern handelt es sich meist um Resistenzen vom Grad II und III. Dagegen ist die Situation in Südamerika günstiger (außer in Brasilien und Venezuela). Die R-I-Resistenz ist dort (noch) vorherrschend (Abb. 2.**15**).

Chinin. Da Chinin nicht als Prophylaktikum verwendet wird, scheidet hier der Selektionsdruck aus. Es wird immer wieder über Resistenzen (meist Grad I und II) berichtet, die aber die derzeitige Bedeutung des Chinins in der Therapie der Malaria nicht schmälern.

Mefloquin. In vitro kann Resistenz gegen Mefloquin ebenso rasch erreicht werden wie bei Chloroquin. So ist es nicht verwunderlich, daß aus verschiedenen Ländern zunehmend über Resistenzprobleme auch bei dieser Substanz berichtet wird, so z. B. aus Thailand, Tansania und Westafrika.

Sulfadoxin-Pyrimethamin. Hier scheint der Selektionsdruck besonders groß zu sein, denn die meisten Resistenzen wurden aus Ländern gemeldet, in denen ein intensiver Gebrauch als Prophylaktikum vorlag, wie z. B. in Thailand. Inzwischen breitet sich die Resistenz auch in Südamerika und im tropischen Afrika aus, so daß sowohl der therapeutische als auch der prophylaktische Nutzen eingeschränkt ist.

Halofantrin. Über dieses neue Malariatherapeutikum liegen keine Berichte bezüglich Resistenzen vor, die zu einer Einschränkung der Indikation führen könnten.

Durchführung der Malariatherapie

Die Behandlung der Malaria ist durch die Resistenzlage der Erreger – wobei zunehmend mit Multiresistenzen zu rechnen ist – komplizierter geworden. Bei Einleitung der Therapie ist z. B. entscheidend, aus welchen Malariagebieten der Patient kommt. Es muß deshalb im folgenden bei den Therapieempfehlungen sehr differenziert werden.

Malaria tropica

Auch in leicht erscheinenden Fällen sollte die Therapie möglichst stationär durchgeführt werden, da eine kritische Verschlechterung des Zustandes, die intensiven klinischen Einsatz erfordert, jederzeit möglich ist.

Unkomplizierte Malaria tropica. Wenn nach dem Malariagebiet, in dem die Infektion erfolgte, auf einen *chloroquinsensiblen* Stamm geschlossen werden kann, ist das Vorgehen nach folgendem WHO-Standardschema angezeigt:

Chloroquin (Resochin) oral:

1. Tag: 600 mg Base = 4 Tabletten (Kinder 10 mg/kg), nach 6 Stunden 300 mg Base = 2 Tabletten (Kinder 5 mg/kg).
2. und 3. Tag: je 300 mg Base = 2 Tabletten (Kinder je 5 mg/kg).

Die kurative Gesamtdosis beträgt somit beim Erwachsenen 1500 mg Base bzw. 10 Tabletten Resochin à 250 mg.

Bei unsicherer Resorption, z. B. durch Erbrechen, kann Chloroquin auch parenteral gegeben werden, mit einer Tagesdosis von maximal 900 mg Base, verabreicht in drei Infusionen von je 300 mg Base (je 2 Ampullen Resochin) in 500 ml 0,9%ige NaCl-Lösung oder 5%iger Glucoselösung, jeweils über 1–2 Stunden. Sobald wie möglich soll auf orale Therapie umgestellt werden.

Bei *Chloroquinresistenz* (derzeit in der Mehrzahl der Fälle):

Sulfadoxin-Pyrimethamin (Fansidar). Als Einmaldosis 3 Tabletten, das entspricht 1500 mg Sulfadoxin und 75 mg Pyrimethamin. Kinderdosis: 25 mg/kg ebenfalls als Einmaldosis.

Bei *Multiresistenz* werden empfohlen:

Mefloquin (Lariam). 3 Tabletten à 250 mg, nach 6 Stunden 2 Tabletten à 250 mg (insgesamt 1250 mg). Bei einem Körpergewicht über 60 kg soll nach weiteren 6 Stunden noch 1 Tablette à 250 mg gegeben werden. Bei Kindern 25 mg/kg als Einmaldosis (1 Tabl. pro 10 kg Körpergewicht).

Halofantrin (Halfan). Tagesdosis 6 Tabletten à 250 mg, verteilt auf drei Einnahmen von je 2 Tabletten im Abstand von 6 Stunden. Bei Kindern Tagesdosis 24 mg/kg, am besten in Form der Suspension, ebenfalls auf drei Einnahmen im Abstand von 6 Stunden verteilt. Bei nichtimmunen Patienten (erstmalige Infektion) wird ein zweiter Behandlungszyklus in gleicher Dosierung nach 1 Woche empfohlen.

Die Therapie mit *Chinin* oral über 7 Tage (3mal täglich 500 mg), bei anzunehmender Chininresistenz kombiniert mit Tetracyclin, ist bei den Vorteilen der vorgenannten Substanzen (kurative Eintagbehandlung) nur bedingt indiziert.

Komplizierte (schwere) Malaria tropica. Die Behandlung der schweren Verläufe bei der Falciparum-Malaria gehört zu den großen Aufgaben der klinischen Medizin. Auch wenn die wichtigste Voraussetzung für den Erfolg der Therapie die effektive spezifische Chemotherapie ist, gelingt es oft nur durch Einsatz intensivmedizinischer Maßnahmen und optimaler Pflege, den Malariakranken aus der Krise herauszubringen. Dabei ist zu bedenken, daß auch das Überstehen einer schweren zerebralen Malaria mit tagelangem Koma kaum je zu bleibenden Folgeerscheinungen führt.

Bei der Chemotherapie ist die mögliche Resistenz der Plasmodien besonders zu berücksichtigen, da gerade bei diesen schweren Fällen die oft extrem hohe Parasitämie so schnell wie möglich zu reduzieren ist. Hier kommt es auf wenige Stunden an.

Deshalb ist die parenterale Therapie mit rasch wirkenden Schizontoziden die Methode der Wahl. Die intravenöse *Chinintherapie* hat sich hier hervorragend bewährt. Wie bereits ausgeführt, ist mit Resistenz gegen Chinin im allgemeinen nicht zu rechnen, zumindest nicht mit dem Resistenzgrad III. Während der Therapie ist das Ausmaß der Parasitämie laufend zu kontrollieren, ein wichtiger Gradmesser für den Behandlungseffekt.

Das Chinin wird in Form des Chininhydrochlorid als Infusion in 500 ml 0,9%iger NaCl-Lösung oder (wegen der Hypoglykämiegefahr vor allem bei Kindern günstiger) in 5%iger Glucoselösung zugeführt.

Initial sollte eine möglichst optimale Sättigungsdosis gegeben werden, um einen schnellen Therapieeffekt zu erzielen: 7 mg/kg innerhalb 30 Minuten; somit ist die durchschnittliche initiale Dosis beim Erwachsenen von 70 kg gleich 500 mg. Unmittelbar anschließend folgt eine zweite Infusion mit 10 mg/kg über 4 Stunden, so daß in den ersten 5 Stunden 17 mg/kg (entsprechend 1200 mg beim Erwachsenen) verabreicht sind.

Auch bei dieser relativ hohen Anfangsdosierung ist mit ernsteren kardiovaskulären oder neurotoxischen Nebenwirkungen nicht zu rechnen.

Bei Kindern soll wegen der Gefahr der Hypoglykämie die initiale Infusion mit 10 mg/kg über 3 Stunden verabreicht werden, möglichst mit Glucoselösung. Die durchschnittliche Chinindosis beträgt beim Erwachsenen innerhalb der ersten 24 Stunden 2600 mg. Ist aus technischen Gründen eine Infusionstherapie (z. B. bei Kindern) nicht möglich, kann Chinin auch (tief) intramuskulär gegeben werden. Als Konzentration werden 60 mg/ml empfohlen. Initiale Sättigungsdosis 20 mg/kg, dann in 8stündigem Abstand je 10 mg/kg. Treten hypoglykämische Erscheinungen auf, muß Glucose durch die Nasensonde zugeführt werden.

Bei ungenügendem antiparasitären Effekt des Chinins muß an eine Resistenz der Erreger gedacht werden. Als Kombination mit Chinin hat sich das Tetracyclin bewährt. Beginn der Zusatztherapie, sobald orale Medikation möglich ist, und nur bei normaler Nierenfunktion. Dosis: 4mal täglich 250 mg.

Die Chinintherapie (evtl. in Kombination mit Tetracyclin) ist mindestens über 7 Tage durchzuführen bzw. bis keine Parasitämie mehr nachweisbar ist.

Sobald der Zustand des Patienten es erlaubt, sollte auf orale Chinintherapie in der genannten Dosierung umgestellt werden. Die orale Weiterbehandlung ist statt mit Chinin auch mit *Mefloquin* möglich (Dosierung als Eintagtherapie wie bei unkomplizierter Malaria). Beginn der Mefloquinmedikation nicht vor 8 Stunden nach Beendigung der Chinininfusionen wegen der Gefahr kardiovaskulärer Nebenwirkungen.

Die schwere Malaria, die durch chloroquinempfindliche Falciparumstämme hervorgerufen wird, kann ebenso erfolgreich wie mit Chinin auch mit *Chloroquin* (intravenös, intramuskulär oder oral) behandelt werden. Die Vorteile des Chloroquins, vor allem in Hinblick auf die geringeren Nebenwirkungen, werden aber dadurch aufgewogen, daß in den meisten Fällen die Resistenzsituation zumindest unsicher ist. In fast allen Gebieten mit Malaria tropica ist mit einer mehr oder weniger verbreiteten Resistenz gegen Chloroquin zu rechnen.

Über den Einsatz von *Halofantrin* bei schwerer Malaria liegen noch wenig Erfahrungen vor, auch zur Frage der oralen Weiterbehandlung nach der parenteralen Chinintherapie.

Die *Nebenwirkungen der Chinintherapie* sind oft schwer abgrenzbar von Komplikationen durch die Infektion selbst. Vor allem bei zu schneller Infusion können Herzrhythmusstörungen auftreten. Die Gefahr der Hypoglykämie wurde bereits erwähnt. Bei Nieren- und Leberfunktionsstörungen muß die Dosierung auf 10–15 mg täglich reduziert werden. Das Auftreten von Schwarzwasserfieber ist ein seltenes Ereignis. Bei einer Hämolyse muß Chinin sofort abgesetzt werden. Hier ist noch zu bemerken, daß bei Schwangerschaft die angegebene initiale Chinintherapie keine zusätzliche Gefahr für Mutter und Kind bedeutet, etwa durch eine chininbedingte Uterusstimulation.

Die *Zusatztherapie* kann, wie schon betont, für die Prognose der schweren Malaria mit entscheidend sein. Hier ist darauf aufmerksam zu machen, daß sich verschiedene Behandlungsversuche mit Corticosteroiden und/oder Heparin bei schwerer, speziell zerebraler Malaria nicht bewährt haben. Diese Substanzen gelten als kontraindiziert.

Die oft unerläßliche intensivmedizinische Zusatztherapie umfaßt die Bilanzierung von Elektrolyt- und Wasserhaushalt, vor allem die Berücksichtigung der Gefahr einer Überwässerung durch zu reichliche Volumengabe. Hier droht das Lungenödem. *Hämodialyse* bzw. Hämofiltration ist bei Nierenversagen mit Oligo- oder Anurie angezeigt. Die bei der Malaria tropica obligate Anämie kann bei stärkerem Ausmaß (z. B. Hämoglobinabfall unter 10 g/dl) *Transfusionen* erforderlich machen. Seit fast 20 Jahren liegen Erfahrungen über den Wert der *Austauschtransfusion* vor, speziell bei zerebraler Malaria mit extrem hoher Parasitämie. In verschiedenen Fällen zeigte sich eine eklatante Besserung des Zustandes mit Abfall der Parasitenzahl um ein Vielfaches. In entsprechend eingerichteten Kliniken ist diese Maßnahme bei Abwägung des Risikos in Hinblick auf HIV- und Hepatitisvirusinfektionen in besonders gelagerten Fällen indiziert.

Malaria tertiana

Gegenüber der Malaria tropica ist die Behandlung der Malaria tertiana denkbar einfach. Da mit Resistenzen von P. vivax und P. ovale kaum zu rechnen ist, kann die Therapie mit *Chloroquin* (Resochin) weiterhin als Methode der Wahl angegeben werden.

Das Behandlungsschema entspricht dem bei der unkomplizierten Malaria tropica. Allerdings ist die schon klassische Dreitagetherapie mit insgesamt 10 Tabletten Resochin (2500 mg) hier nicht wie bei der Malaria tropica als kurativ zu bezeichnen. Die auch nach dieser Therapie noch weiterbestehenden exoerythrozytären Plasmodienformen in der Leber müssen eliminiert werden, um spätere Rezidive zu vermeiden. Hierzu hat sich eine Nachbehandlung mit dem 8-Aminochinolin *Primaquin* bewährt. Man gibt im Anschluß an die Chloroquinbehandlung 15 mg Primaquin (1 Tabl.) täglich über 15 Tage. Treten trotzdem Rezidive auf, ist eine nochmalige Behandlung mit höherer Dosis (30 mg = 2 Tabl. täglich) angezeigt. Es sei bemerkt, daß bei der Infektion durch infiziertes Blut (Transfusion, Injektionsspritzen usw.) keine Nachbehandlung notwendig ist, da es hier nicht zu Leberstadien kommt.

Die bereits bei der Therapie der Malaria tropica angegebene Eintagbehandlung mit *Mefloquin* oder *Halofantrin* hat sich inzwischen auch bei der Malaria tertiana bewährt.

Entscheidende Vorteile gegenüber dem Chloroquin sind aber nicht zu erkennen. Die verkürzte Behandlungsdauer wird evtl. erkauft mit mehr ins Gewicht fallenden Nebenwirkungen, besonders beim Mefloquin. Eine Nachbehandlung mit Primaquin ist wie beim Chloroquin notwendig.

Malaria quartana

Da auch bei der Malaria quartana nicht mit Resistenzen zu rechnen ist, kann Chloroquin (Resochin) als Mittel der Wahl bezeichnet werden. Das Behandlungsschema entspricht dem bei der unkomplizierten Malaria tropica.

Nach neueren Untersuchungen ist bei der Malaria quartana kein persistierendes exoerythrozytäres Stadium der Plasmodien in der Leber anzunehmen. Die für die Spätrezidive (evtl. nach Jahrzehnten) verantwortlichen „Hypnozoiten" befinden sich im erythrozytären System und sind damit für Schizontozide erreichbar. Die Chemotherapie ist somit wie bei der Malaria tropica kurativ. Eine Nachbehandlung mit Primaquin ist nicht notwendig.

Die Behandlung der Malarianephropathie ist rein symptomatisch. Die Nierenkomplikation ist durch Chemotherapie nicht beeinflußbar.

Prophylaxe

Unter den präventiven Maßnahmen gegen Infektionskrankheiten nimmt die Malariaprophylaxe eine einzigartige Stellung ein, sowohl was die weltweite Anwendung an Umfang und Ausmaß als auch ihre potentielle Effektivität betrifft. Diese Stellung entspricht der epidemiologischen Bedeutung der Malaria, auch im internationalen Reiseverkehr. Allein in Deutschland kommen heute jährlich mehr als 1000 importierte Malariafälle zur Behandlung, in der Mehrzahl Falciparuminfektionen mit oft unsicherer Prognose.

Das (neben AIDS) größte Problem der Infektiologie, die zunehmende Verbreitung resistenter Plasmodienstämme, macht nun auch die Chemoprophylaxe der Malaria komplizierter und unsicherer. Deshalb soll in diesem Abschnitt die Expositionsprophylaxe, d. h. die Vermeidung des infizierenden Moskitostichs, vorangestellt werden.

Expositionsprophylaxe

Die Bedeutung der Maßnahmen, Mückenstiche zu vermeiden, wird im allgemeinen unterschätzt, wie jeder erleben kann, der Tropenreisende in Malariagebieten beobachtet. Dabei ist davon auszugehen, daß bei Beachtung der Grundregeln der Expositionsprophylaxe das Infektionsrisiko mindestens um das Zwanzigfache vermindert werden kann. Dies wiegt gewisse Unbequemlichkeiten dieser Maßnahmen bei weitem auf.

- Der *Aufenthalt im Freien* zwischen Abend- und Morgendämmerung, wenn die Moskitos aktiv sind, ist nach Möglichkeit zu vermeiden.
- Die *Kleidung* während der Zeit dieser größten Exposition im Freien ist der wichtigste Schutz: lange Ärmel, lange Hosen, Strümpfe und Schuhe und möglichst helle, nicht eng anliegende Kleidung.
- *Repellenzien* wie Autan usw. sind auf die unbedeckte Haut aufzutragen.
- Die *Aufenthaltsräume* sollten möglichst mückensicher sein. Klimatisation und/oder Fliegengitter sind der beste Schutz gegen das Eindringen der Mücken. Fenster und Türen sind geschlossen zu halten. Insektizide, am besten Pyrethroide (z. B. Paral), zum Aussprühen der Räume oder auch zum Direktansprühen der Insekten sind zu verwenden. Toxikologie, vor allem bezüglich Kindern, beachten! Bewährt haben sich auch Steckdosenverdampfer mit auswechselbaren Insektizidplättchen.
- *Moskitonetze* (am besten mit einem Insektizid imprägniert) sind unerläßlich, wenn der Schlafraum nicht absolut mückensicher ist. Man versichere sich, daß das Netz nicht zerrissen ist und daß sich darinnen keine Moskitos befinden. Das Netz muß überall gut geschlossen sein, die Ränder unter der Matratze.

Chemoprophylaxe

Während jahrzehntelang die Prophylaxe mit 4-Aminochinolinen wie dem Chloroquin (Resochin) sicheren Schutz in allen Malariagebieten der Welt bot, ist heute durch die Resistenzen der Plasmodien die medikamentöse Prophylaxe sehr viel unsicherer geworden.

Zur Orientierung über die geographische Verbreitung der Resistenzen hat sich die Einteilung der Malariagebiete in drei Risikozonen (A, B, C), wie sie die Weltgesundheitsorganisation aufgezeichnet hat, bewährt. Abb. 2.**16** und Tab. 2.**3** bilden die Grundlage für die folgenden Empfehlungen.

Prophylaktische Bedeutung und Dosierung der zur Zeit anwendbaren Mittel: *Chloroquin (Resochin).*

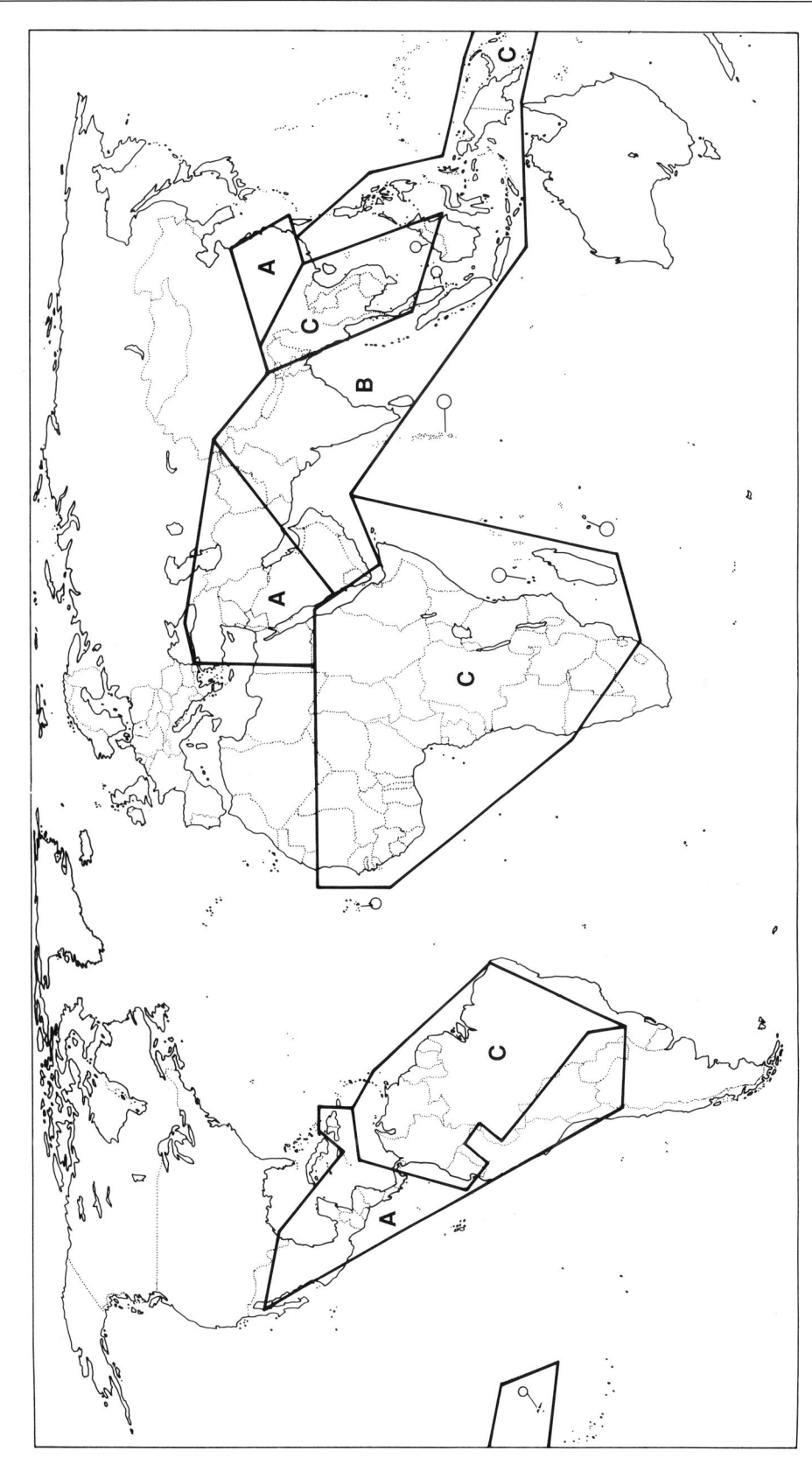

Abb. 2.16 Malariagebiete mit unterschiedlicher Chemoprophylaxe. Erläuterungen in Tab. 2.3 (WHO 1992).

Tabelle 2.3 Empfehlungen für die Chemoprophylaxe der Malaria (WHO 1992)

Zone (Abb. 2.16)	Charakterisierung	Empfehlungen zur Prophylaxe und „Stand-by"-Therapie
A	– Risiko im allgemeinen sehr gering und saisonal – kein Risiko in bestimmten Gebieten (z. B. in Städten) – Plasmodium falciparum kommt nicht vor oder ist empfindlich gegen Chloroquin	– entweder: Chloroquinprophylaxe – oder (bei sehr geringem Risiko): keine Prophylaxe und „Stand-by"-Therapie mit Chloroquin im Erkrankungsfall (möglichst unter ärztlicher Aufsicht)
B	– geringes Risiko in den meisten Gebieten – Chloroquin (mit oder ohne Proguanil) schützt gegen Plasmodium vivax – Chloroquin schützt nur unvollkommen gegen Plasmodium falciparum, hat aber günstigen Einfluß auf den Verlauf der Krankheit	Prophylaxe: – Chloroquin + Proguanil – Chloroquin allein (wenn kein Proguanil erhältlich) – (bei sehr geringem Risiko) keine Prophylaxe – „Stand-by"-Therapie (möglichst unter ärztlicher Aufsicht): Halofantrin oder Mefloquin
C	– hohes Risiko in fast allen Gebieten Afrikas, mit Ausnahme sehr hochgelegener Regionen – relativ geringes Risiko in den meisten Gebieten Asiens und Amerikas, sehr hohes Risiko in Teilen des Amazonasbeckens – Resistenz gegen Sulfadoxin-Pyrimethamin häufig in Asien, unterschiedlich in Afrika und Amerika	Prophylaxe: – Mefloquin – Chloroquin + Proguanil (nicht in Südostasien und im tropischen Afrika) – „Stand-by"-Therapie (möglichst unter ärztlicher Aufsicht): Halofantrin oder Mefloquin

Bezüglich seiner Verträglichkeit und Eignung zur Langzeitprophylaxe über Jahre ist das Chloroquin nach wie vor unerreicht. Die prophylaktische Dosis beträgt beim Erwachsenen pro Woche 300 mg Base (2 Tabl. Resochin à 250 mg). Die Einnahme soll an den gleichen Wochentagen erfolgen, entweder als Einmaldosis oder (oft besser verträglich) an zwei verschiedenen Wochentagen, was allerdings die zuverlässige Anwendung erschwert. Beginn der Prophylaxe 1 Woche vor Erreichen des Malariagebietes, Beendigung 4 Wochen nach Verlassen des Malariagebietes.

Chloroquin ist zur Monoprophylaxe in den Zonen A angezeigt. In den Zonen B ist im allgemeinen Chloroquin ausreichend, in Gegenden mit hohem Malariarisiko durch P. falciparum evtl. in Kombination mit Proguanil.

Proguanil (Paludrine). Diese Substanz hat derzeit wieder mehr prophylaktische Bedeutung erlangt, speziell in der Kombination mit Chloroquin. Zur Monoprophylaxe ist Proguanil nicht geeignet. Dosierung (zusätzlich zum Chloroquin): 2 Tabletten à 100 mg 1mal täglich. Die Nebenwirkungen sind gering.

Sulfadoxin-Pyrimethamin (Fansidar). In den ersten Jahren der Einführung wurde Fansidar weltweit als Alternative zum Chloroquin angewandt. Nachdem nun in den meisten Gebieten mit Chloroquinresistenz sich auch Resistenzen gegen Fansidar entwickelt haben, kann die Kombination als Prophylaktikum auch wegen seiner Toxizität nicht mehr empfohlen werden.

Mefloquin (Lariam). Obwohl immer wieder mit Recht vor der generellen Anwendung des Mefloquins als Prophylaktikum gewarnt wird, um die Ausbreitung von Resistenzen zu vermeiden, kommt man um diese hochwirksame Substanz in der Individualprophylaxe nicht herum.

Für die Gebiete der Zonen C mit hohem Risiko einer Infektion mit P. falciparum steht Lariam in der Wahl an erster Stelle.

Dosierung: 250 mg (1 Tabl.) einmal wöchentlich am selben Wochentag. Die Prophylaxe soll so kurz wie möglich durchgeführt werden, maximal über 8 Wochen. Die Kinderdosis (6–15 Jahre) beträgt 25 mg/kg pro Woche. Keine Anwendung in der Schwangerschaft! Nach Verlassen des Malariagebiets wird empfohlen, in der 2. und 4. Woche noch je 1 Tablette einzunehmen.

Tetracycline sind für die Malariaprophylaxe mit Einschränkungen geeignet, z. B. bei Unverträglichkeit der obengenannten Substanzen etwa bei Allergien. Am meisten empfohlen wird Doxycyclin (Vibramycin) in einer Dosierung von 100 mg (1 Kapsel) täglich für maximal 8 Wochen. Dies kann gegebenenfalls als Monoprophylaxe in den Zonen C durchgeführt werden, aber nicht bei Schwangerschaft und nicht bei Kindern unter 8 Jahren.

Diese Übersicht zeigt, daß die Säulen der Chemoprophylaxe derzeit Chloroquin und Mefloquin darstellen. Es ist noch einmal zu betonen, daß die Chemoprophylaxe keinen vollständigen Schutz mehr bieten kann. Alle dazu gemachten Angaben haben einen vorläufigen Charakter, da die weitere Entwicklung der Resistenz nicht abzusehen ist. Der Leser sei zur Aktualisierung vor allem auf die Periodika der Weltgesundheitsorganisation verwiesen, z. B. „Weekly Epidemiological Report" und die jährlich erscheinende, für die Praxis wertvolle Publikation „International Travel and Health".

Die *Mitnahme einer therapeutischen Dosis* („stand-by treatment") wird immer mehr empfohlen. Als Mittel der Wahl ist Halofantrin (Halfan) zu bezeichnen. Weiter kommen Mefloquin (Lariam) und Sulfadoxin-Pyrimethamin (Fansidar) in Betracht, letzteres für die Zonen A und B. Da es sich um orale Eintagbehandlungen handelt mit relativ nebenwirkungsarmen Substanzen, ist die Indikation nicht so streng anzusehen, so daß bei Verdacht auf akute Malaria die Therapie auch ohne die wünschenswerte ärztliche Überwachung durchgeführt werden kann. Der Vorteil dieser „Bereitschaftstherapie" ist vor allem gegeben, wenn durch Art des Gebiets oder des Aufenthalts das Malariarisiko gering ist und man auf eine Prophylaxe verzichten kann. Angesichts der oft unangenehmen und durchaus häufigen Nebenwirkungen des Mefloquins, welche die psychische Leistungsfähigkeit erheblich beeinträchtigen können, dürfte die Bereitschaftstherapie sich weiter durchsetzen.

Bei strikter Beachtung der Expositionsprophylaxe und vernünftiger Selbstverantwortlichkeit sind hier keine Einwendungen zu machen.

Aktive Immunisierung (Vakzination)

Die Entwicklung einer Vakzine bereitet der Forschung schwer lösbare Probleme. Auch nach den neuesten Erkenntnissen ist die baldige Einführung eines wirksamen Impfstoffs gegen Plasmodien nicht in Sicht. Es liegen hier die bei allen Parasitosen bekannten Schwierigkeiten vor, gegen tierische Antigene eine effektive und länger aktive Antikörperbildung zu erreichen. Was die natürliche Infektion auch bei massivem Plasmodienbefall nicht vermag, ist von einer Vakzine kaum zu erwarten.

Trotzdem geben die modernen immunologischen Techniken (Gentechnologie, Produktion von Antigenteilen usw.) Hoffnung, Antigene zu gewinnen, die für die Entwicklung schützender Antikörper wirksamer sind als die bei der natürlichen Infektion freiwerdenden.

Die Bemühungen richten sich derzeit auf folgende Ziele:

– prophylaktisch wirkende Vakzinen gegen Sporozoiten und Plasmodienformen in der Leberzelle – dies wäre der Idealfall;
– mehr suppressiv wirkende Vakzinen gegen Merozoiten und infizierte Erythrozyten;
– Vakzinen zur Hemmung der Sporogonie, um die Infektion der Anopheles und somit den sexuellen Zyklus zu verhindern. Diese Impfstoffe würden sich vor allem gegen die Geschlechtsformen (Gametozyten) richten.

Allgemeine Bekämpfungsmaßnahmen

Eine ausführliche Darstellung liegt nicht im Rahmen dieses Buches. Das kurz nach dem Zweiten Weltkrieg mit großen Erwartungen gestartete und groß angelegte Programm der Weltgesundheitsorganisation zur weltweiten Eradikation der Malaria hat keine befriedigenden Ergebnisse gebracht. Hoffnung wurde vor allem gesetzt auf eine erfolgreiche Bekämpfung des Vektors, der Anopheles. Es war nicht vorherzusehen, daß diese so rasch resistent gegen Insektizide wird. Der Enthusiasmus über die Einführung des DDT verflog in wenigen Jahren. Dramatische Anfangserfolge wurden durch Reimportierung der Infektion in bereits malariafrei gewordene Gebiete zunichte gemacht.

Inzwischen entspricht die Malariaverteilung wieder in etwa der Situation vor Beginn der Eradikationskampagnen. Die Lage wurde gegenüber früher sogar noch verschärft durch die rasche weltweite Verbreitung resistenter Plasmodienstämme. Die sozialen Gegebenheiten in den Entwicklungsländern, deren Armut immer mehr zunimmt, stehen aufwendigen Programmen entgegen, ganz abgesehen von den Kriegswirren in vielen Malariagebieten der Tropen. So ist derzeit wenig Hoffnung, die Malaria wirksam einzudämmen.

Literatur

Advances in malaria chemotherapy. Technical Report Series 711. World Health Organization, Genève 1984

Bruce-Chwatt, L. J.: Essential Malariology. Heinemann, London 1985

Oaks, S. C., V. S. Mitchell, G. W. Pearson, N. Carpenter: Malaria – Obstacles and Opportunities. National Academic Press, Washington 1991

Peters, W., W. H. G. Richards: Antimalarial Drugs. Handbook of Experimental Pharmacology, Vol. 68. Springer, Berlin 1984

Practical chemotherapy of malaria. Technical Report Series 805. World Health Organization, Genève 1990

Sonnenburg, F., Th. Löscher, H. D. Nothdurft, L. Prüfer: Komplizierte Malaria tropica: spezifische und supportive Therapie bei importierten Erkrankungen. Dtsch. med. Wschr. 111 (1986) 934

Stevenson, M. M.: Malaria – Host Responses to Infection. CRC Press, Boca Raton 1989

Wernsdorfer, W. H., J. McGregor: Malaria. Principles and Practice of Malariology. Churchill Livingstone, Edinburgh 1988

White, N.: The pathophysiology of malaria. Advanc. Parasitol. 31 (1992) 83–173

Babesiose

Definition

Babesiose (Piroplasmose) ist eine Tierseuche, die durch Babesien, den Plasmodien ähnliche Protozoen, hervorgerufen wird. Sie wird durch Zecken übertragen. Babesia bovis, Babesia divergens und Babesia microti können den Menschen befallen und zu malariaähnlichen Krankheitsbildern führen. Infektionen mit Babesia bovis bzw. Babesia divergens haben eine hohe Letalität.

Babesiose durch Babesia bovis und Babesia divergens

Epidemiologie

Die bovine Babesiose ist eine Parasitose der Rinder und über die ganze Welt verbreitet. Die Infektion ist von großer tiermedizinischer Bedeutung und kann zu erheblichen Verlusten im Viehbestand führen. Die Rinderbabesiose ist vor allem in subtropischen und tropischen Regionen endemisch bzw. in den Ländern, in denen die Rinderzecken besonders gute Vermehrungsbedingungen haben. Das trifft für Südamerika und Afrika sowie Süd- und Osteuropa zu.

Aus wenigen Ländern liegen bisher Berichte über Infektionen beim Menschen vor. Auffallend ist, daß die Erkrankung ganz überwiegend bei Personen auftritt, die splenektomiert wurden. Bei normaler Milzfunktion ist nur in ganz seltenen Fällen mit einer Infektion zu rechnen. Von den bisher publizierten Fällen waren ca. 80% splenektomiert.

Die geographische Verbreitung dieser Infektion des Menschen erscheint bei der geringen Zahl zufällig. So traten an Fällen auf: vier in Frankreich, zwei in Spanien und jeweils einer im ehemaligen Jugoslawien, in Schottland, in Nordirland und in der ehemaligen UdSSR. Vier Fälle waren durch Babesia divergens verursacht. Dieser Erreger kommt nur in Europa vor.

Auch die Berufe der Erkrankten deuten auf das Zufallsmäßige der Infektion hin; sie reichen von der Hausfrau, dem Schneider, dem Fischer bis zum Vagabunden. Das männliche Geschlecht überwiegt mit ca. 80%.

Interessant ist, daß aus den Ländern, in denen die Rinderbabesiose und auch die Rinderzecken relativ weit verbreitet sind, wie in tropischen Gebieten, bisher keine menschlichen Infektionen gemeldet wurden. Über die Dunkelziffer kann man nur Vermutungen anstellen.

Pathogenese

Babesia bovis und divergens (über ihre Verwandtschaft oder gar Identität wird noch diskutiert) gehören zu den Sporozoen. Der Erreger befällt ähnlich den Malariaplasmodien die Erythrozyten und teilt sich in diesen. Die Babesien sind zuerst stäbchenförmig, werden dann birnenförmig und ähneln in ihrer Ringform sehr den Plasmodien, vor allem P. falciparum. Mehrfachbefall einzelner Erythrozyten ist häufig. Bei der Teilung kommt es bei vier Sporozoen gelegentlich zu dem als charakteristisch beschriebenen „Malteserkreuz". Die Babesien bilden kein Pigment. Geschlechtsformen kommen nicht vor. Der erythrozytäre Zyklus ähnelt dem bei der Falciparum-Malaria. Nach dem Zerfall der parasitierten Erythrozyten werden neue infiziert. Im Vordergrund der Pathologie (bei Tier und Mensch) stehen die Blutveränderungen mit hämolytischer Anämie und Hämoglobinurie, in der Folge mit Organschädigungen, besonders der Leber und der Niere.

Als Ursache der menschlichen Infektion ist in der Regel eine Immundefizienz anzusehen, in den meisten Fällen durch den Verlust der Milzfunktion bedingt.

Der Vektor der Babesiose durch Babesia bovis sind Rinderzecken vom Typ Boophilus. Babesia divergens wird durch Ixodes ricinus übertragen. Die Babesien vermehren sich auch in der Zecke durch Zweiteilung, also asexuell. Für die Verbreitung der Erreger ist wichtig, daß sie auch innerhalb der Zeckenpopulation transovariell auf das sich entwickelnde Larvenstadium und transstadiell auf das nächste Entwicklungsstadium übertragen werden können. Experimentell gelangen bis zu 50 Passagen. Dieser Übertragungsweg macht die Bekämpfung der Tierbabesiose besonders schwierig, da die Zecke sowohl Vektor als auch Reservoir sein kann.

Krankheitsbild

Die Infektion mit Babesia bovis bzw. divergens verläuft beim Menschen meist schwer, mit hoher Letalität. Von zehn publizierten Fällen verliefen sieben tödlich.

Nach einer Inkubationszeit, die variabel ist und zwischen 1 und 4 Wochen liegt, entwickelt sich meist dramatisch das Krankheitsbild mit Fieber, Schüttelfrost, Muskel- und Gliederschmerzen und einer oft ganz massiven hämolytischen Anämie, verbunden mit ausgeprägtem Ikterus. Die prognostisch entscheidenden Komplikationen sind Nieren- und Leberinsuffizienz.

Diagnostik und Differentialdiagnostik

Bei der Seltenheit der Infektion beim Menschen (und dem Fehlen in vielen gängigen Gesamtdarstellungen der inneren Medizin) denkt der Untersuchende auch bei aller Dramatik der klinischen Erscheinungen wohl nur ausnahmsweise an eine Babesiose.

Wenn schon durch die Anamnese eine Malaria ausscheidet und andere häufigere akute schwere Infektionen, auch septische Krankheitsbilder, als unwahrscheinlich anzusehen sind, sollte im Rahmen des Ausschlusses eine Babesiose in Erwägung gezogen werden, vor allem wenn ein Zeckenbiß im Laufe eines Monats vor Krankheitsbeginn angegeben wurde. Hier kann die Reiseanamnese wichtig sein, wenn der Patient aus Gebieten z. B. Süd- und Osteuropas mit endemischer Rinderbabesiose kommt. Ein ganz wichtiger Hinweis wäre dann eine vorhergegangene Splenektomie, gleich welcher Ursache. Der Parasitennachweis aus dem Blut gelingt keineswegs so leicht wie z. B. bei einer Malaria tropica. Im Gegensatz zu dieser besteht keine Relation zwischen Schweregrad der Erkrankung und Grad der Parasitämie. So nimmt man bei der Babesiose als Ursache der schweren Organschädigungen auch Autoimmunvorgänge an.

Die Technik der Blutuntersuchung entspricht der bei der Malaria. Es müssen mehrere Ausstriche gründlich durchmustert werden. Die intraerythrozytären Sporozoen sind von Tropikaringen oft nicht zu unterscheiden (Abb. 2.17).

Die serologische Diagnostik ist für die Praxis, speziell im Hinblick auf Babesia bovis bzw. Babesia divergens, noch zu wenig entwickelt. Zudem ist sie in Anbetracht des fulminanten Verlaufs viel zu zeitraubend.

Therapie

Babesia bovis bzw. Babesia divergens sind weitgehend resistent gegen alle Antimalariamittel und Antibiotika. Bei den wenigen Infektionen des Menschen, die auswertbar protokolliert sind, ergeben sich bestenfalls empirische Empfehlungen. So überlebten nach Austauschtransfusion zwei Patienten. Ob das bei der Tierinfektion wirksame Pentamidin beim Menschen effektiv ist, muß noch offen bleiben. Trotz klinischer Therapie muß mit hoher Letalität gerechnet werden.

Prophylaxe

Verhütung von Zeckenbissen und bei Befall rasche Entfernung der Zecke (Babesienübertragung meist erst nach längerem Saugakt) sind die entscheidenden Maßnahmen.

Babesiose durch Babesia microti

Epidemiologie

Infektionen des Menschen durch Babesia microti sind wesentlich häufiger als die mit Babesia bovis bzw. divergens. Mehrere hundert Fälle sind inzwischen bekannt geworden. Fast alle Erkrankungen traten bisher in den USA auf, auffällig gehäuft im Bereich der Nordostküste, vor allem auf den Inseln Nantucket, Martha's Vineyard und Long Island, aber auch in den Staaten Massachusetts, New York und Connecticut. Das Reservoir für Babesia microti sind Nagetiere. Der Vektor ist die Zecke Ixodes dammini, die im adulten Stadium vorwiegend das Rotwild befällt (das nicht infiziert wird) und im Larven- und Nymphenstadium die Nager.

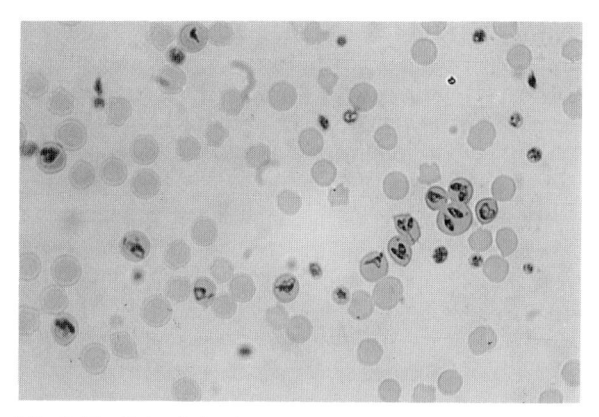

Abb. 2.17 Babesia bovis.

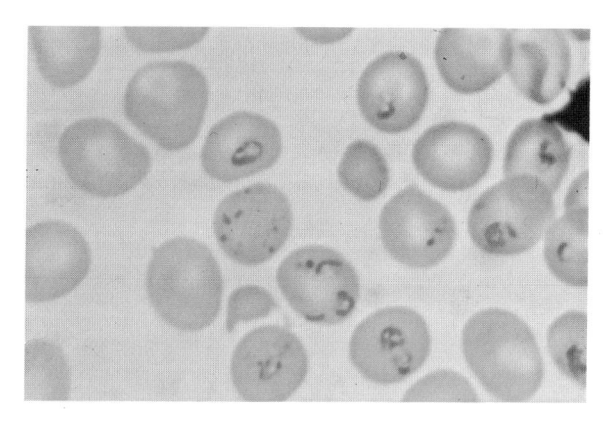

Abb. 2.18 Babesia microti.

Auch bei der Microtiinfektion des Menschen sind Immundefizienzen als begünstigend anzusehen. So waren bei 143 Fällen aus Massachusetts und New York 17 Patienten splenektomiert.

Pathogenese

Hier ergeben sich keine wesentlichen Unterschiede zu den Infektionen durch Babesia bovis bzw. divergens.

Krankheitsbild

Babesia microti ist für den Menschen wesentlich weniger pathogen als die beschriebenen bovinen Arten. Die Infektionen verlaufen meist latent oder subklinisch. Allerdings gibt es auch schwere Verläufe, in der Symptomatik mit unregelmäßigem Fieber, Schüttelfrösten und Myalgien ähnlich der Infektion durch bovine Babesien, aber selten letal verlaufend.

Bemerkenswert ist, daß mehrere Fälle von Übertragung durch Bluttransfusionen bekannt geworden sind. Da die latenten Infektionen über Monate infektiös sein können, muß in den Endemiegebieten mit diesem Übertragungsweg gerechnet werden.

Die Infektion verläuft deutlich schwerer bei splenektomierten Patienten und bei Patienten mit Übertragung durch Transfusion.

Diagnostik und Differentialdiagnostik

Wie bei den anderen Babesiosen des Menschen sind als wichtigste Hinweise zu werten: Zeckenbiß, Splenektomie oder andere Ursachen einer Immundefizienz und vor allem der vorhergehende Aufenthalt des Patienten in den genannten endemischen Gebieten.

Im Blutausstrich erscheint Babesia microti im allgemeinen als kleine Ringform, die von den Ringen bei der Malaria tropica kaum zu unterscheiden sind (Abb. 2.**18**). Die Parasitämie ist aber auch hier im allgemeinen sehr gering, so daß wiederholte Ausstriche notwendig sein können, bis man den ersten Parasiten findet.

Zur serologischen Diagnostik wurde ein indirekter Fluoreszenz-Antikörpertest entwickelt. Ein signifikanter Antikörperanstieg ist nach 2–4 Wochen zu erwarten. Der Test ist allerdings nicht sehr spezifisch.

Therapie

In leichteren Fällen genügt die symptomatische Behandlung der Beschwerden. Einige Berichte geben Hinweise, daß bei schwereren Verläufen eine Kombination von Chinin (1,5–2 g täglich oral) mit Clindamycin (täglich 3mal 600 mg oral oder 2mal 1,2 g parenteral) für ca. 1 Woche wirksam ist, ohne allerdings die Parasitämie zu beseitigen.

Prophylaxe

Wie bei den Infektionen durch bovine Babesien Vermeidung des Zeckenbisses bzw. möglichst rasche Entfernung der Zecke.

Literatur

Healy, G.: The impact of cultural and environmental changes on the epidemiology of human babesiosis. Trans. roy. Soc. trop. Med. Hyg. 83 (1989) 35

Ruebush, T. K., D. D. Jusanek, A. Spielman et al.: Epidemiology of human babesiosis on Nantucket Island. Amer. J. trop. Med. Hyg. 30 (1981) 937

Teusch, S. M., P. Etkind, E. L. Burwell et al.: Babesiosis in postsplenectomy hosts. Amer. J. trop. Med. Hyg. 29 (1980) 738

3 Leishmaniose

G. Harms und U. Bienzle

Definition

Leishmaniose ist der Überbegriff für die von Protozoen der Gattung Leishmania hervorgerufenen Krankheitsbilder. Im Säugetierwirt sind Leishmanien obligat intrazelluläre Parasiten. Sie werden bei der Blutmahlzeit durch infizierte blutsaugende Sandmücken (Phlebotomen) übertragen. In den meisten Endemiegebieten stellt die Leishmaniose eine Zoonose dar. In Abhängigkeit von der Leishmanienspezies und der Immunantwort des Wirts führt die Infektion zur Haut-, Schleimhaut- oder Organkrankheit oder aber auch zu uncharakteristischen bis asymptomatischen Verläufen.

Die menschenpathogenen Leishmanienspezies unterscheiden sich untereinander morphologisch nicht; eine biologische Differenzierung der Spezies ist heute möglich durch biochemische (Isoenzymtypisierung), molekularbiologische (DNA-Analyse des Nukleus und Kinetoplasten), immunologische (monoklonale Antikörper) u. a. Methoden. Die Hauptgruppen der Erreger sind Leishmania (L.) tropica, L. major (kutane Leishmaniose der Alten Welt), L.-mexicana-Komplex, L.-brasiliensis-Komplex (kutane und mukokutane Leishmaniosen der Neuen Welt), L. donovani (viszerale Leishmaniose). Tab. 3.1 zeigt eine genauere Zuordnung von Erregern, Vorkommen, Krankheitsbildern, Reservoiren und Vektoren.

Tabelle 3.1 Erreger, Vorkommen, Krankheitsbild, Reservoire und Vektoren der häufigsten Leishmaniosen

Erreger	Vorkommen	Krankheitsbild	Reservoir	Vektor
L. tropica	Zentralasien, Mittelmeerraum	CL, RL	Mensch	P. sergenti
L. major	Westasien, Nordafrika, Sahelzone	CL	Steppennager	P. papatasi
L. aethiopica	Äthiopien, Kenia	CL, DCL	Klippspringer	P. longipes P. pedifer
L. brasiliensis brasiliensis	südamerikanische Waldgebiete	CL, MCL (Espundia)	Waldnager	Lu. intermedia
L. brasiliensis guyanensis	Guyana, Brasilien	CL, (MCL)	Faultier Opossum	Lu. umbratilis
L. brasiliensis panamensis	Zentralamerika	CL, (MCL)	Faultier Waldnager	Lu. trapidoi
L. mexicana mexicana	Mexiko, Belize, Guatemala	CL („chiclero's")	Waldnager	Lu. olmeca
L. mexicana amazonensis	Brasilien	CL, DCL	Waldnager	Lu. flaviscutellata
L. mexicana pifanoi	Zentralvenezuela	CL, DCL	?	
L. mexicana garnhami	Anden Venezuelas	CL		Lu. townsendi
L. peruviana	Anden Perus	CL („Uta")	Hund	Lu. peruensis
L. donovani (donovani)	Indien, Kenia	VL, DPKL	Mensch	P. argentipes, P. martini
L. donovani (infantum)	Mittelmeerraum, Mittlerer Osten, Subsahara, China	VL, CL	Hunde wilde Kaniden	P. perniciosus P. ariasi
L. donovani (chagasi)	Südamerika, Brasilien	VL	Hunde wilde Kaniden	Lu. longipalpis

L. Leishmania, CL kutane Leishmaniose, RL Rezidivansleishmaniose, DCL diffuse kutane Leishmaniose, MCL mukokutane Leismaniose, VL viszerale Leishmaniose, P. Phlebotomus, Lu. Lutzomyia, DPKL dermales Post-Kala-Azar-Leishmanoid.

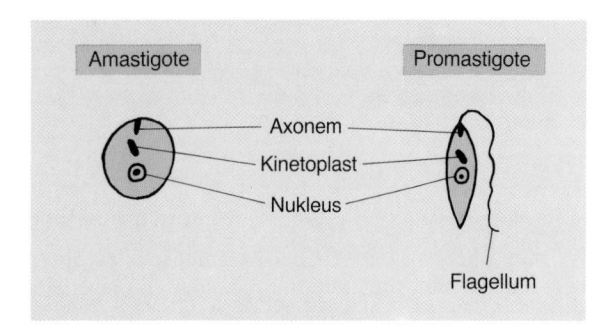

Abb. 3.1 Amastigote und promastigote Form von Leishmanien.

Epidemiologie

Erreger

Leishmanien sind dimorphe Protozoen, die im wirbellosen Überträger und in der Kultur, im Endwirt jedoch nur ausnahmsweise (Reptilien) als begeißelte, 15–25 µm lange promastigote Darmlumenparasiten vorkommen. Im Wirbeltier bzw. im Menschen treten sie als unbegeißelte, obligat intrazelluläre amastigote Zell- und Gewebeparasiten auf (Abb. 3.1). Amastigote haben eine rundliche Gestalt mit einem Durchmesser von 2–5 µm und parasitieren Zellen des Monozyten-Phagozyten-Systems. In Romanowsky-Färbungen (Giemsa, Wright, Leishman) färben sich (bei promastigoter und amastigoter Form) das Zytoplasma blaßblau, der Nukleus rot und der kleinere Kinetoplast stark rot (Abb. 3.10). Elektronenmikroskopisch können darüber hinaus Ribosomen, endoplasmatisches Retikulum, Golgi-Apparat, ein einzelnes Mitochondrium und ein Basalkörperchen am Ursprung der Geißel sichtbar gemacht werden.

Der DNA-haltige Kinetoplast und das Mitochondrium sind zu einer Energieeinheit assoziiert und befinden sich in direkter Nachbarschaft zur Basalstruktur der Geißel.

Vektor und Übertragung

Einzig bekannte Überträger der Leishmanien sind die in den Tropen und Subtropen weit verbreiteten Phlebotomen (Schmetterlingsmücken) aus der Familie der Psychodidae, im angelsächsischen Sprachraum häufig als „sandflies" bezeichnet. Weniger als 10% der bekannten 600 Spezies sollen an der Übertragung der Leishmaniose beteiligt sein. Während die Gattung Phlebotomus (Überträger der Leishmaniose in der Alten Welt) semiaride und Savannengebiete bevorzugt, kommt die Gattung Lutzomyia (Überträger der Leishmaniose in der Neuen Welt) vorwiegend in Waldgebieten Zentral- und Südamerikas vor. Beide Gattungen sind winzige (1,5–2,5 mm) behaarte Mücken mit einer charakteristischen V-förmigen Flügelstellung und einem ihre Reichweite stark eingrenzenden hüpfenden Flug. Brutplätze müssen feucht und reich an organischem Material sein. Die Adulten halten sich an feuchten, schattigen Orten wie Baumstämmen, Felsspalten und Tierhöhlen auf. Küchenabfälle ziehen sie in die Nähe menschlicher Behausungen. Weibliche Mücken benötigen eine oder mehrere Blutmahlzeiten für jeden Eireifungszyklus. Ein Zyklus, von der Eiablage bis zur Ausbildung der erwachsenen Mücke, dauert je nach Spezies und Temperatur 28–100 Tage. In temperierten Gebieten sterben die erwachsenen Mücken im Spätsommer oder Herbst; die neue Generation geht im Frühjahr aus überwinterten Larven hervor. Phlebotomen stechen bevorzugt im Freien und in der Dämmerung; nur wenige Spezies stechen intradomiziliär. Phlebotomenstiche können, besonders bei sensibilisierten Personen, starken Juckreiz hervorrufen.

Andere mögliche Übertragungswege sind Bluttransfusionen. In diesem Zusammenhang spielen subklinische Infektionen eine bisher noch nicht ausreichend untersuchte Rolle. Laborinfektionen kommen vor. Je ein Fall einer kongenitalen und einer sexuellen Übertragung einer viszeralen Leishmaniose wurden beschrieben.

Reservoir

Die Reservoire der Parasiten variieren je nach Leishmanienspezies und Gebiet. Hunde und wilde Kaniden wie Schakale und Füchse stellen das Reservoir für L. donovani, den Erreger des Kala-Azar. Ausnahmen bilden die in Indien, Ostafrika und China vorkommenden Foci der viszeralen Leishmaniose, für die ausschließlich der Mensch als Infektionsquelle bekannt ist. Steppennager wie das Gerbil (Rhombomys opimus), die Sandratte (Psammomys obesus) und andere Ratten (Merionesarten) sind bekannte Parasitenreservoire für die rurale Form der kutanen Leishmaniosen der Alten Welt. Für die urban auftretende kutane Leishmaniose der Alten Welt konnte hingegen kein sicheres Tierreservoir identifiziert werden. Als Reservoir für L. aethiopica und den noch nicht taxonomisch erfaßten in Namibia vorkommenden Leishmanienstamm sind Felsenklippschliefer (Procavia capensis) und Klippspringer (Heterohyrax brucei, Dendrohyrax arboreus) identifiziert. Im zentral- und südamerikanischen Raum bilden wildlebende Waldnager, insbesondere Ratten (Oryzomysarten, Marmosa murina), die Hauptreservoire der kutanen Leishmaniose. Auch Faultiere (Choloepus didactylus, Bradypes infuscatus), Ameisenbären (Tamandua tetradactyla), Gürteltier (Dasypus novemcintus) und das Opossum (Didelphis marsupialis) sind identifizierte Wirte für L. brasiliensis guyanensis.

Ausdruck der durch Parasit-Wirt-Wechselwirkungen bestimmten Tropismen der Erreger ist, daß Hunde im Gegensatz zu Füchsen und anderen Kaniden an einer Haut- und Organleishmaniose erkranken. Die Krankheit manifestiert sich im Hund etwa 18 Monate nach der Infektion mit Haarverlust an den Ohren und um die Augen, Lymphadenopathie und Splenomegalie. Die Haut enthält zahlreiche Parasiten und ist damit ein exzellentes Reservoir der Infektion. Nager erkranken häufig nicht; nur bei einigen Spezies lassen sich Geschwürsbildungen an nichtbehaarten Stellen, besonders den Ohren, finden. Diese latenten Infektionsträger sichern den Fortbestand der Erreger. Von ihnen ausgehend können immer wieder Tiere, die in der Umgebung des Menschen leben, infiziert werden, und damit kann die Infektionskette zum Menschen geschlossen werden.

Vorkommen

Die jährliche Inzidenz der viszeralen Leishmaniose wird auf etwa 400 000 Fälle, die der kutanen Leishmaniose auf 11–12 Millionen Fälle geschätzt. Die Leishmaniose tritt in allen Kontinenten mit Ausnahme Australiens zwischen den Breitengraden 45° Nord (südliche GUS) und 30° Süd (Nordargentinien) auf (Abb. 3.2, 3.3).

Viszerale Leishmaniose

Die viszerale Leishmaniose oder der Kala-Azar (Hindi: schwarze Krankheit) wird durch drei Subspezies von Leishmania donovani (L. d.) hervorgerufen. L. d. infantum ist der Erreger im Mittelmeerraum, im Mittleren Osten, in Afrika südlich der Sahara und in Nordostchina; L. d. donovani in Indien, Ostafrika und im östlichen Nordostchina; L. d. chagasi in Zentral- und Südamerika.

Leishmania donovani infantum. Kala-Azar kommt in den Mittelmeerländern sporadisch und in einigen Gegenden endemisch vor. Kinder sind primär betroffen, daher der Name L. d. infantum. Die höchste Inzidenz liegt in den Sommermonaten. Bedeutendstes Reservoir ist der Hund. Vektoren sind Phlebotomus perniciosus und im nordwestlichen europäischen Mittelmeergebiet Phlebotomus ariasi. Ein endemisches Gebiet erstreckt sich von Marokko nach Nordostalgerien. Im Mittleren Osten ist die viszerale Leishmaniasis im Iran, im Irak und im Jemen endemisch. Sporadisch finden sich Fälle in Israel, Libanon, Oman, Saudi-Arabien, der Demokratischen Republik Jemen und Afghanistan. Vektoren sind Phlebotomus chinensis und Phlebotomus major. In Afrika treten sporadisch Fälle in Mauretanien, Senegambia, Ghana, Nigeria, Tschad, der Zentralafrikanischen Republik, Gabun, Zaire, Angola, Simbabwe und Mosambik auf. Der Hauptvektor ist Phlebotomus dubosqui.

Leishmania donovani donovani. In den dichtbesiedelten Flußgebieten Indiens – in Westbengalen, Bihar, Uttar Pradesh, Assam – und in Bangladesh besteht eine hohe Prävalenz des Kala-Azar (bis 1%). Epidemien traten in 15jährigen Abständen mit einer Dauer von 10 Jahren auf und entvölkerten weite Gebiete. Die letzte Epidemie begann 1977. Endwirt ist ausschließlich der Mensch; eine hohe Zahl subklinischer oder nicht ausreichend behandelter Fälle sowie die nach einer viszeralen Leishmaniose auftretende Hautform (dermales Post-Kala-Azar-Leishmanoid) werden für das Fortbestehen der Infektion verantwortlich gemacht. Betroffen ist vorwiegend die Altersgruppe zwischen 10 und 20 Jahren mit höherer Inzidenz bei Männern (4:1). Vektor ist Phlebotomus argentipes. Weitere Endemiegebiete Asiens liegen in Kashmir und in Südnepal. Die Zahl der Kala-Azar-Fälle in China nahm vermutlich durch erfolgreiche Kontrollprogramme im Nordosten stark ab; ein Fokus existiert im Westen in der Provinz Sinkiang.

In Ostafrika herrschen hohe Prävalenzen von Kala-Azar in Kenia (Machakos-Distrikt 3%) sowie im Südsudan (3000–5000 Fälle pro Jahr) in den Provinzen Upper Nile, Blue Nile und Kasala sowie im Grenzgebiet zu Äthiopien. Epidemien von 10jähriger Dauer bei 15jährigen Intervallen mit interhumaner Transmission treten auf. Alle Altersgruppen sind betroffen. Herde existieren in Somalia, Uganda (Karamoja) und Malawi. In Kenia spielen Termitenhügel als Aufenthaltsort des Vektors, Phlebotomus martini, eine epidemiologische Rolle.

Leishmania donovani chagasi. Kala-Azar kommt in Lateinamerika in Mexiko, Guatemala, El Salvador, Honduras, Nicaragua, Kolumbien, Venezuela, Ecuador, Bolivien und Paraguay sowie in der Karibik auf Martinique und Guadeloupe sporadisch vor. Eine hohe Prävalenz existiert im Nordosten Brasiliens (Céara, Bahia), wo über 60% aller auf dem amerikanischen Kontinent vorkommenden Fälle auftreten. Der Infektionszyklus schließt Waldnager, wildernde Füchse und den Hund ein. Eine enge Assoziation besteht zwischen Mensch, Hund und dem peridomiziliären Vektor Lutzomyia longipalpis. Epidemien kommen vor; Kinder und junge Erwachsene sind von der Krankheit betroffen.

Kutane Leishmaniose der Alten Welt

Die „klassische" Orientbeule, auch Aleppobeule, Bagdadbeule, Dehlibeule, Biskrabeule usw. genannt, ist verbreitet im Nahen und Mittleren Osten, in Zentralasien, im Mittelmeerraum in Griechenland, in allen nordafrikanischen Staaten, in der Sahelzone sowie im Sudan, in Tansania und in Ostindien (Abb. 3.3). L. tropica und L. major sind die Erreger. L. tropica verursacht die kutane Leishmaniose in den großen Städten des Orients. Reservoir dieser urbanen Form ist ausschließlich der Mensch, Hauptvektor ist Phlebotomus sergenti. L. major ist der Erreger der ruralen kutanen Leishmaniose und ist eine Zoonose von Wüstennagern, meist Ratten, die in bestimmten Gegenden bis zu 100% infiziert sein können. Diese Nager leben in ihren Erdhöhlen in enger Assoziation mit dem Vektor, Phlebotomus papatasi. Siedler, Bauern, Jäger, Nomaden und Soldaten sind daher besonders gefährdet.

L. aethiopica ist der Erreger einer kutanen Leishmaniose, die in Höhen von über 1500 m in Äthiopien und in Kenia (Mount Elgon, Meningai-Krater) mit einer hohen Inzidenz von disseminierenden kutanen Formen vorkommt. Bekannte Vektoren sind Phlebotomus longipes und Phlebotomus pedifer, das Reservoir Klippschliefer.

L. donovani infantum wurde als Erreger der kutanen Leishmaniose im westlichen Mittelmeerraum identifiziert.

40   3 Leishmaniose

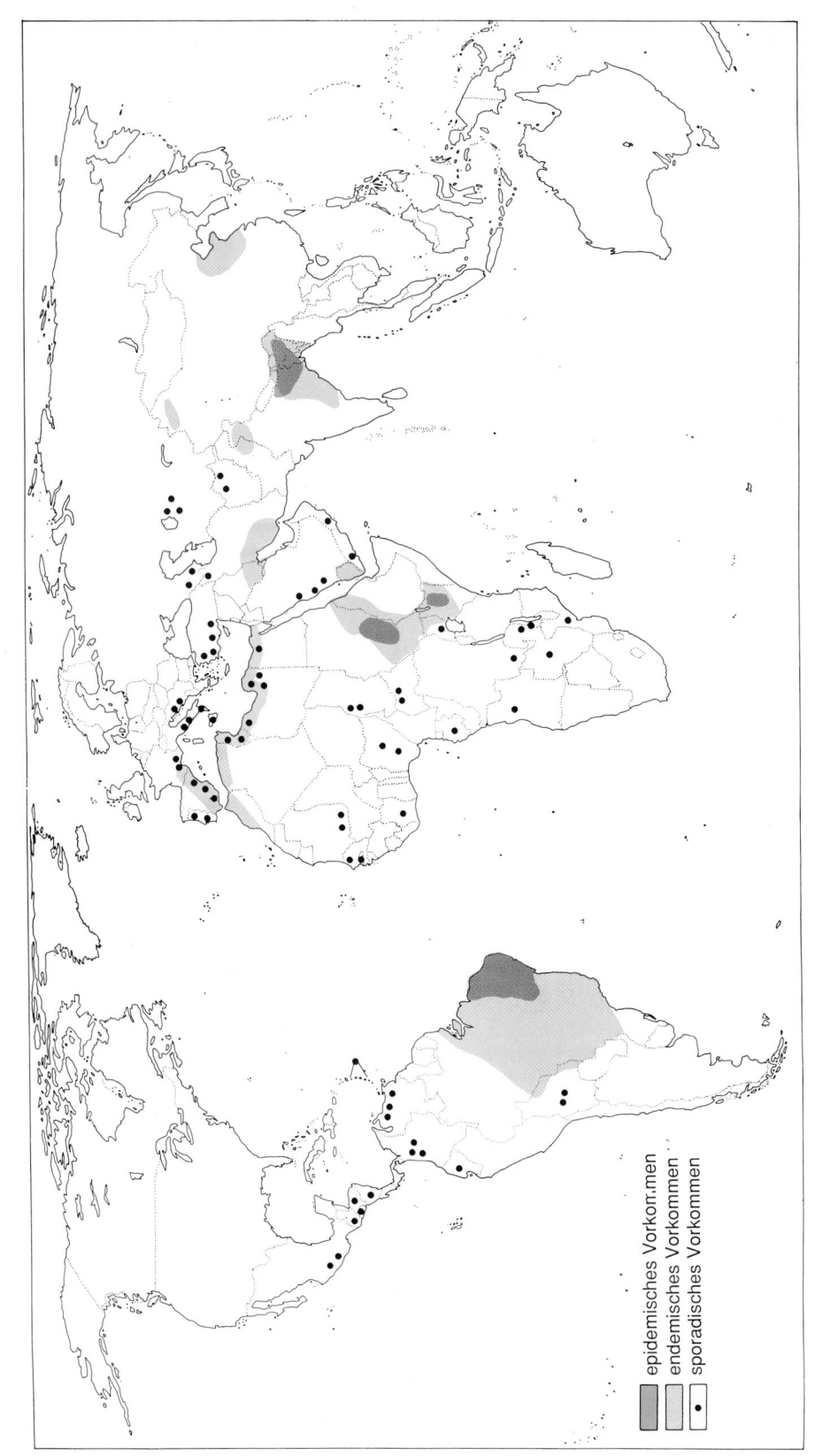

Abb. 3.2   Geographische Verteilung der viszeralen Leishmaniosen.

Epidemiologie 41

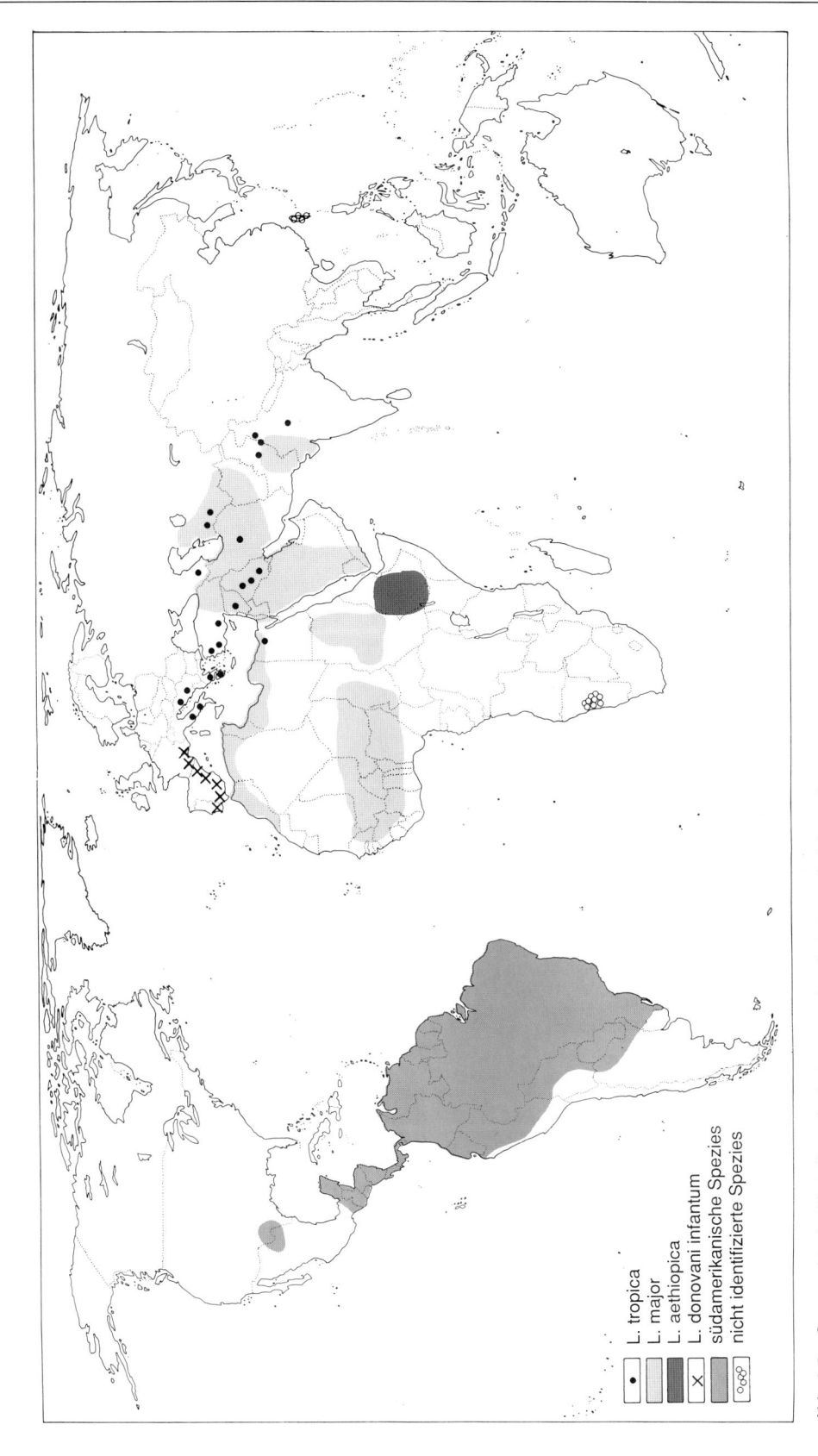

Abb. 3.3 Geographische Verteilung der kutanen und mukokutanen Leishmaniosen.

- • L. tropica
- L. major
- L. aethiopica
- × L. donovani infantum
- südamerikanische Spezies
- ○○○ nicht identifizierte Spezies

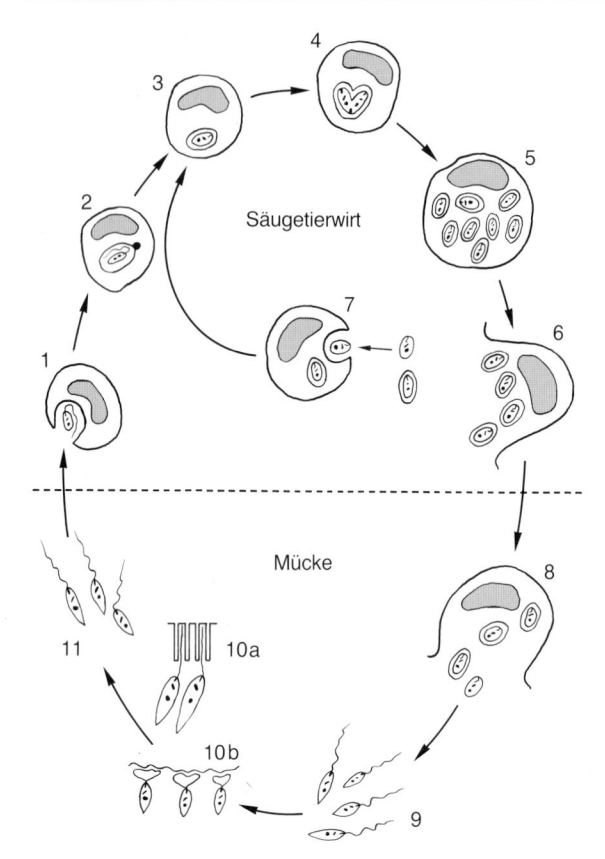

Abb. 3.4 Leishmanienzyklus in der Mücke und im Säugetierwirt. 1 Phagozytose der inokulierten Promastigote durch Wirtsmonozyten/-makrophagen, 2 Fusion des Parasiten enthaltenden Phagosoms mit Lysosomen im Wirtsmonozyten/-makrophagen, 3 Differenzierung der promastigoten zur amastigoten Form im Phagolysosom, 4, 5 Replikation der Amastigoten im Phagolysosom, 6 Ruptur des Wirtsmonozyten/-makrophagen und Freisetzung der Amastigoten, 7 Phagozytose der freigesetzten Amastigoten durch weitere Wirtsmonozyten/-makrophagen, 8 Freisetzung der während der Blutmahlzeit aufgenommenen Amastigoten im Darm der Mücke, 9 Differenzierung der Amastigoten in Promastigote im Darm der Mücke, 10 Replikation der Promastigoten im a) Mitteldarm mit Insertion der Flagellae in die Mikrovilli der Darmepithelien oder b) im hinteren Darmabschnitt (L.-brasiliensis-Arten) mit Anhaften der verbreiterten Flagellae an der chitinösen Darmwand, 11 bewegliche Promastigote im Proboscis der Mücke.

Kutane Leishmaniose der Neuen Welt

Die Verbreitung der kutanen Leishmaniose der Neuen Welt reicht von Südtexas bis Nordargentinien und in Höhen bis 3000 m über dem Meeresspiegel (peruanische Anden) (Abb. 3.3). Erreger aus dem L.-brasiliensis-Komplex verursachen kutane und mukokutane Leishmaniosen, Erreger aus dem L.-mexicana-Komplex kutane und diffuse kutane Leishmaniosen. Alle lateinamerikanischen kutanen Leishmaniosen sind Zoonosen von Waldnagern und anderen Säugetieren des tropischen Regenwaldes. Die Übertragung auf Tier und Mensch findet im Wald durch verschiedene Lutzomyiaspezies statt. Gefährdet sind daher Menschen, die bei Waldrodungen zum Straßenbau, Abbau von Bodenschätzen oder Siedlungsbau in die bestehenden Biotope eindringen. Da bestimmte Vektor-Wirt-Konstellationen mit einzelnen Krankheitsbildern assoziiert sind, werden epidemiologische Zusammenhänge auf S. 46f beschrieben.

Pathogenese

Abb. 3.4 zeigt den Leishmanienzyklus: Phlebotomen nehmen bei der Blutmahlzeit Amastigote aus Haut oder Blut des infizierten Wirts auf. Im Darm der Mücke werden die Amastigoten aus Makrophagen oder Monozyten freigesetzt und entwickeln sich zur promastigoten Form. Die Vermehrung der Promastigoten findet durch einfache Teilung im vorderen oder ausnahmsweise im hinteren (L.-brasiliensis-Arten) Darmabschnitt statt. Die Promastigoten wandern in den Proboscis der Mücke und können bei der nächsten Blutmahlzeit übertragen werden. Diese Entwicklung in der Mücke von der amastigoten zur infektiösen promastigoten Form dauert je nach Leishmanien- und Phlebotomusspezies 5–26 Tage und ist mit dem gonadotropen Zyklus der Mücke synchronisiert. Nach der Inokulation in Hautkapillare oder Hautgewebe des Säugetierwirts werden die Promastigoten innerhalb von Minuten von Monozyten oder Makrophagen des Wirts phagozytiert. Glykoproteine auf der Parasitenoberfläche spielen als Liganden eine Rolle; Fc-Rezeptoren auf den Makrophagen sind nicht involviert. Ein Parasiten enthaltendes Phagosom fusioniert mit Lysosomen zu einem Phagolysosom, in dem die Umwandlung von der promastigoten zur amastigoten Form stattfindet. Nach intrazellulärer Replikation (ca. 48 Std.) platzen die Wirtzellen, und die freigesetzten Amastigoten werden von anderen Monozyten bzw. Makrophagen aufgenommen. Es ist ungeklärt, auf welche Weise die Parasiten im Phagolysosom überleben; eine Schutzfunktion wird dem von Leishmanien abgegebenen EF (excretory factor) sowie Glykokonjugaten auf der Amastigotenoberfläche zugeschrieben. In der Mehrzahl der Fälle werden die Parasiten an der Inokulationsstelle durch eine lokale zelluläre Reaktion zerstört; nur eine geringe Anzahl der Infektionen führt zur manifesten Erkrankung. Bei nicht ausreichender zellulärer Immunantwort ist es abhängig von der übertragenen Erregerspezies, ob die Infektion lokal begrenzt bleibt (kutane Leishmaniose) oder ob eine Disseminierung der Erreger in die Organe folgt (viszerale Leishmaniose).

Pathologie

Viszerale Leishmaniose

Bei Autopsien konnten Erreger aus fast allen Organen inklusive Lunge, Herz, Nieren, Nebennieren, Hoden, Meningen, Parotiden isoliert werden. Milz, Leber, Lymphknoten, Knochenmark, Darmschleimhaut und die Haut sind primär betroffen. In der Milz nimmt der Anteil der roten Pulpa durch Proliferation der stark parasitierten Makrophagen zu. Diese Zunahme der roten Pulpa verursacht die Splenomegalie und geht zu Lasten des lymphoiden Milzgewebes. Die verlängerte Verweildauer der Erythrozyten und anderer Zellen führt zu ihrer Sequestrierung, und dieser sekundäre Hypersplenismus ist die Ursache der sich ausbildenden Panzytopenie. In der Leber proliferieren die Kupffer-Zellen und sind massiv infiziert; eine zelluläre Reaktion fehlt. Die Lymphfollikel in den Lymphknoten sind von Lymphozyten entleert und durch parasitenbeladene Makrophagen ersetzt. Das Knochenmark wird zunächst hyperplastisch und enthält ebenfalls eine große Anzahl infizierter Makrophagen. In der chronischen Phase kommt es zur Depression des hämatopoetischen Systems und zur Knochenmarkfibrose, die zur peripheren Panzytopenie beitragen. Im Darm können Parasiten in Makrophagen der Lamina propria gefunden werden; Ulzerationen der Darmschleimhaut mit entzündlichen Infiltraten aus Lymphozyten und Plasmazellen sind beschrieben. In einem Teil der „viszeralen" Fälle können die Parasiten auch in der Dermis nachgewiesen werden.

Eine polyklonale B-Zell-Stimulation bewirkt einen massiven Anstieg der Immunglobuline der Isotypen G und M. Zirkulierende Immunkomplexe und Rheumafaktoren sind in großer Menge nachweisbar. Komplementaktivierung und die Bildung von Autoantikörpern auf Erythrozyten werden für die Zerstörung der Erythrozyten mitverantwortlich gemacht. Die anhaltende Produktion von größtenteils unspezifischen und ineffektiven Antikörpern zusammen mit der Leukopenie prädisponieren den Patienten für die Manifestation von Sekundärinfektionen.

Dermales Post-Kala-Azar-Leishmanoid

Das dermale Post-Kala-Azar-Leishmanoid entsteht bei hämatogener Aussaat der Parasiten meist nach unzureichender Therapie einer viszeralen Leishmaniose. Die entstehenden Knoten haben eine Verdünnung und Hypopigmentierung der darüberliegenden Epidermis zur Folge. Fortgeschrittene Läsionen weisen ein aus mononukleären und Plasmazellen bestehendes starkes Infiltrat in der Epidermis auf. Im Verlauf nimmt die Parasitenzahl in den Knoten zu.

Kutane Leishmaniose

3–4 Wochen nach der Inokulation manifestiert sich eine juckende Papel, die in den meisten Fällen ulzeriert, fibrosiert und mit einer flachen, eingezogenen Narbe abheilt. Das histologische Bild ist abhängig vom Stadium der Krankheit und von der Immunantwort des Wirts.

In der Epidermis umfassen die Veränderungen verschiedene Grade von Hyperplasie, Hyperkeratose, Parakeratose, Akanthose und Atrophie. In der Dermis findet eine unterschiedlich stark ausgeprägte granulomatöse Reaktion mit Infiltration von Lymphozyten, Plasmazellen, Epitheloidzellen und Langhans-Riesenzellen statt. Nekrose und Ulzerationen treten auf. Die Parasiten können in unterschiedlicher Zahl vorhanden sein. In Analogie zur Lepra teilte Ridley (1980) die möglichen Reaktionen in fünf Gruppen ein (Tab. 3.2). Läsionen der Gruppen II und IV heilen meist spontan oder sind therapeutisch gut angehbar.

Tabelle 3.2 Histologische Klassifizierung der kutanen Leishmaniose (nach Ridley)

Gruppe	Histologisches Bild
I	– nicht begrenztes Granulom aus Makrophagen – keine Riesenzellen – wenige Lymphozyten und Plasmazellen – selten Nekrose – starke Parasitendichte – Extremform: diffuse kutane Leishmaniose
II	– fokale Granulome – vereinzelt Riesenzellen – starkes Infiltrat aus Lymphozyten/Plasmazellen – zentrale Nekrose – mäßige Parasitendichte
III	– keine kompakten Granulome – vereinzelt Riesenzellen – variierende Zahl Makrophagen, Lymphozyten, Plasmazellen – keine Nekrose, evtl. Ulzerationen – variierende Parasitendichte
IV	– keine Granulome – viele Riesenzellen – starkes Infiltrat aus Lymphozyten – einige Epitheloidzellen – vereinzelt Parasiten in Riesenzellen
V	– Granulome aus Epitheloidzellen und Riesenzellen, „tuberkuloide Reaktion" – wenige Lymphozyten – keine Nekrose – keine Parasiten – Extremform: Rezidivansleishmaniose

Läsionen der Gruppe I zeigen keine Spontanheilungstendenz; nach Therapie lassen sie sich in Gruppe IV einordnen. Den extremen Pol der Gruppe I bildet die diffuse kutane Leishmaniose. Läsionen der Gruppe III sprechen zunächst auf die Therapie an, Rückfälle sind jedoch häufig. Gruppe V zeigt eine ausgeprägte Therapieresistenz. Die Extremform dieser Gruppe, und damit am anderen Pol des Spektrums angesiedelt, ist die lupoide oder rezidivierende Form der Leishmaniose (Rezidivansleishmaniose). Sie weist eine Zellreaktion vom ausgeprägten tuberkuloiden Typ auf; Plasmazellen und Nekrose fehlen völlig.

Die kutanen Leishmaniosen der Neuen Welt zeichnen sich durch eine ausgeprägte Beteiligung des Bindegewebes aus.

Diffuse kutane Leishmaniose

Die diffuse kutane Leishmaniose zeigt weder Granulombildung noch Ulzerationen. Massiv parasitenbeladene, undifferenzierte vakuolisierte Makrophagen (Schaumzellen) finden sich überall in den knoten- oder plaqueartigen Hauterscheinungen. Parasiten durchsetzen die Haut am ganzen Körper. Eine lymphozytäre Infiltration fehlt völlig.

Mukokutane Leishmaniose

Mukokutane Leishmaniosen sind gekennzeichnet durch eine nekrotisierende granulomatöse Entzündung. Die Läsion beginnt meist in der tiefen Schleimhaut der Nase mit einem Infiltrat aus Lymphozyten und Plasmazellen um kleine Arteriolen. Ödeme, Stauungen und Proliferation der vaskulären Endothelzellen folgen. Der Entzündungsprozeß schreitet zur Oberfläche vor, und es bildet sich ein Ulkus, das jedoch in seinem Ausmaß weit hinter der Schleimhautläsion zurücksteht. Endarteriitis der kleinen Gefäße, Thrombose und Fibrose verursachen die Erosion des Nasenseptums. Die Blutzufuhr wird so gedrosselt, daß nur noch fibröses Gewebe überleben kann. Der Prozeß weitet sich auf die Schleimhaut des gesamten Nasen-Rachen-Raumes aus. Die Ursache für den invasiv-destruktiven Charakter des Infektionsablaufs ist ungeklärt.

Immunologie

Die klinischen Manifestationen einer Infektion mit Leishmanien können modellhaft als Resultante mehrerer Wirts- bzw. Parasiteneigenschaften aufgefaßt werden. In den untersuchten Tiermodellen erstreckt sich das Spektrum von völlig refraktären Spezies (Ratte) bis hin zu weitgehend permissiven (Hamster). In letzteren sind viszeralisierende Infektionen mit tödlichem Ausgang die Regel. Hinweise auf eine genetische Regulation der Anfälligkeit gibt es in BALB/c-Mäusen. In diesem Stamm ist die Expression des S-Allels des Lsh-Gens mit einem hohen Manifestationsindex der Infektion assoziiert. Hinweise auf subklinische Infektionsverläufe beim Menschen ergeben sich aus Beobachtungen in Endemieregionen, in denen jährlich zahlreiche Serokonversionen auftraten. Nur eine geringe Anzahl der Personen mit Antikörpernachweis gegen L. donovani erkrankte an klassischem Kala-Azar; die Mehrzahl verzeichnete keine oder uncharakteristische febrile Symptome. Eine polyklonale B-Zell-Stimulation bewirkt die Produktion einer großen Zahl spezifischer und unspezifischer Antikörper (IgG, IgM), die jedoch keinen Einfluß auf den Verlauf der Krankheit haben. In der akuten Phase eines Kala-Azar liegt eine spezifische Suppression der T-Lymphozyten und der zellvermittelten Immunität vor. Diese Immunsuppression findet ihren Ausdruck in der fehlenden Reaktion auf Leishmanienantigen und der verminderten Reaktivität gegenüber anderen Antigenen (z.B. Trichophyton, Candida, Tetanustoxoid) in vivo (Hauttest) sowie durch die geringe Stimulationsfähigkeit der Lymphozyten mit Leishmanienantigen und anderen Antigenen in vitro. Die Immunsuppression ist nach erfolgreicher Behandlung vollständig reversibel; die Stimulierbarkeit durch Leishmanienantigen nach überstandener Infektion wird durch Koinkubation mit autologen, in der akuten Phase gewonnenen Zellen supprimiert. Subklinische Fälle von viszeraler Leishmaniose können bei einer Immunsuppression, z.B. Therapie mit Corticosteroiden, Mangelernährung, HIV-Infektion u.a., exazerbieren.

In Analogie zur Lepra weisen die Hautleishmaniosen bezüglich der Wirtantwort ein Spektrum auf. Einen Pol repräsentieren die spontanheilenden kutanen Leishmaniosen mit effektiver zellulärer Immunität, ausgedrückt in einer starken mononukleären Infiltration und Elimination der Parasiten. Die Extremform ist die überreagierende Rezidivansleishmaniose mit tuberkuloider Zellreaktion. Der andere Pol wird von der diffusen kutanen Leishmaniose gebildet mit defekter Immunantwort, ausgedrückt durch das Fehlen einer lymphozytären Infiltration, starker Parasitenvermehrung und spezifischer Anergie gegen Leishmanienantigen in vivo (Hauttest) und in vitro (Lymphozytenstimulationstest).

Eine durchgemachte oder behandelte Leishmaniose gleich welcher Art, verleiht in der Regel eine lebenslange Immunität gegen den homologen Erregerstamm. Reinfektionen mit dem homologen Erregerstamm viele Jahre nach einer Erstläsion kommen bei kutanen Leishmaniosen vor und verlaufen dann meist unkompliziert. Reinfektionen nach durchgemachtem Kala-Azar sind nicht bekannt.

Krankheitsbild

Viszerale Leishmaniose

Der größte Teil der Leishmanieninfektionen verläuft inapparent. Der Manifestationsindex des Kala-Azar-Syndroms liegt bei 6–18%.

Die Inkubationszeit beträgt in der Regel 3–6 Monate. Mehrtägige bis zu mehrjährige Inkubationszeiten sind jedoch beschrieben. Eine Änderung der Immunlage kann eine inapparente oder subklinische Infektion zum Ausbruch bringen.

Fieber, Splenomegalie und Anämie sind die Leitsymptome einer viszeralen Leishmaniose. Bei Bewohnern nichtendemischer Gebiete kann der Krankheitsbeginn akut sein. Hohes Fieber, um 40 °C, tritt auf. Fieberhafte und fieberfreie Phasen können sich abwechseln. Häufig wird dieser akute Beginn für einen Malariaanfall gehalten, jedoch schlägt die Therapie nicht an. Bei Bewohnern endemischer Gebiete ist der Krankheitsbeginn eher schleichend. Das Fieber ist zunächst irregulär und nimmt bei etwa der Hälfte der Patienten die typische zweigipflige Tageskurve an, kann in Schüben auftreten und pendelt sich langsam auf eine subfebrile Temperatur ein. Diese Patienten oder ihre Eltern bemerken häufig eine Zunahme des Bauchumfanges oder tasten selbst eine Masse im linken Hypochondrium. Pneumonie und Diarrhöen sind weitere Gründe, medizinische Hilfe zu suchen. Trotz des Fiebers zeigen die Patienten ein relativ gutes Allgemeinbefinden, sind meist nicht bettlägrig und haben einen guten Appetit. Schwitzen und Husten sind die häufigsten Begleiterscheinungen in diesem Stadium.

Hervorstechendes Zeichen ist die Vergrößerung der Milz. Die Splenomegalie entwickelt sich innerhalb von 2–4 Wochen nach Krankheitsbeginn. Die Milz kann tief in das kleine Becken hineinreichen. In der Regel bleibt sie weich und unempfindlich; durch Spontaninfarkte können jedoch Schmerzen über der Milz auftreten. Die Leber vergrößert sich in relativ geringerem Maße als die Milz. Die metabolische Leberfunktion bleibt erhalten, Transaminasen sind nur geringfügig erhöht. Ein leichter Ikterus kann in bis zu 10% der Fälle auftreten; ein ausgeprägter Ikterus kommt in fortgeschrittenen Fällen vor und ist, ebenso wie ein Aszites, ein prognostisch schlechtes Zeichen. Lymphknotenvergrößerungen, besonders inguinal und femoral, sind häufiger in Afrika zu beobachten. Im mediterranen Raum und in China sind Fälle mit ausschließlichem Lymphknotenbefall, eine Tuberkulose vortäuschend, beschrieben worden. Das respiratorische System ist durch direkten Parasitenbefall der Alveolarmakrophagen oder durch sekundäre bakterielle und virale Infektionen einbezogen. Husten ist eine häufige, in jedem Stadium auftretende Erscheinung. Tachykardie, niedriger Blutdruck und systolisches Herzgeräusch reflektieren die Anämie. Im Mundbereich treten Gingivitis, Stomatitis oder Cancrum oris besonders in fortgeschrittenen Fällen bzw. mit zunehmender Immunschwäche auf. Eine generalisierte Depigmentierung verleiht der Haut ein graufahles Aussehen; dies führte in Indien zu der aus dem Hindi stammenden Bezeichnung Kala-Azar (schwarze Krankheit). Gleichzeitig kann an Handinnenflächen, Fußsohlen und Schleimhäuten eine Hyperpigmentierung auftreten. Parasiten enthaltende Hautläsionen können während der Viszeralisierung vorkommen. Das Haar wird depigmentiert, dünn und brüchig.

Das Blutbild ist gekennzeichnet von einer progredienten Anämie. Diese Anämie ist typischerweise normochrom mit Anisozytose, Poikilozytose und Polychromasie. Hämoglobinwerte von weniger als 4 g/dl kommen vor. In Kenia wird häufig eine Retikulozytose beobachtet. Eine Panleukopenie ist charakteristisch; die Gesamtleukozytenzahl liegt in 95% der Fälle unter 3000/µl und in 75% der Fälle unter 2000/µl. Im Differentialblutbild fallen eine relative Lymphozytose und das Fehlen von Eosinophilen auf. Die IgG-Werte steigen von über 30 bis über 100 g/dl, die IgM-Werte über 4 g/dl und die IgA-Werte liegen im unteren Normbereich oder sind leicht vermindert. Die Thrombozyten sind stark erniedrigt, Blutungs- und Gerinnungszeit hingegen meist normal. Epistaxis, Zahnfleischblutungen, Purpura, Petechien treten auf. Die Blutsenkungsgeschwindigkeit ist extrem erhöht als Ausdruck der Anämie und der extremen Erhöhung der γ-Globuline. Innerhalb von 3–6 Monaten entsteht eine ausgeprägte Dysproteinämie; Präalbumin-, besonders aber die Albuminwerte sind erniedrigt, während der Transferrinwert im Normbereich bleibt.

Nach etwa 6 Monaten Krankheitsdauer ergeben eine zunehmende Muskelhypotrophie an Thorax und Extremitäten, der große Bauchumfang und die Anämie das typische Erscheinungsbild des Kala-Azar. Der Patient wird apathisch. Sekundärinfektionen und Hämorrhagien treten jetzt in den Vordergrund und führen zum Tode. Häufige Sekundärinfektionen des immunsupprimierten Patienten sind Otitis, Meningitis und Sepsis. Häufigste Todesursachen sind Tuberkulose, Lobar- und Bronchopneumonie und Shigellosen. Unbehandelt verlaufen >90% der manifesten Erkrankungen tödlich; die Mortalität der behandelten Fälle liegt um 15%.

Dermales Post-Kala-Azar-Leishmanoid (DPKL). Das DPKL ist eine Hautleishmaniose, die als Spätkomplikation eines scheinbar ausreichend behandelten Kala-Azar auftreten kann. Nur selten manifestiert sich ein DPKL ohne vorherige viszerale Leishmaniose als Resultat einer bis dahin inapparenten Infektion.

In Indien folgt das DPKL in ca. 20% einem Kala-Azar nach 2–10 Jahren. Zunächst treten im Gesicht und am Oberkörper depigmentierte Flecken sowie im Gesicht häufig ein Schmetterlingserythem auf. Erythematöse, photosensible Areale können daneben bestehen. Dann wachsen auf den hypopigmentierten oder erythematösen Stellen Knoten, bevorzugt im Gesicht, an Nase, Kinn, Wange, eventuell den Lippen, Ohren und Schleimhäuten. Diese Knoten ulzerieren nicht und können über Jahre persistieren. In den hypopigmentierten Arealen finden sich meist keine Erreger, wohl aber in den Knoten; diese bieten damit eine ständige Infektionsquelle für die Vektoren. In Afrika kommt das DPKL mit einer Inzidenz von etwa 2% meist am Ende der Behandlung vor. Es manifestiert sich als erythematöses, punktförmiges Exanthem. Das DPKL spricht gut auf Antimontherapie an und ist zumeist mit Ende der Behandlung verschwunden. In anderen Regionen mit endemischem Vorkommen von Kala-Azar sind DPKL-Formen nicht bekannt.

Kutane Leishmaniosen der Alten Welt

Leishmania tropica. 4–6 Wochen nach dem Stich einer infizierten Mücke entwickelt sich eine erythematöse, juckende Papel. Die Papel und das darunterliegende Infiltrat vergrößern sich. Die Oberfläche der Papel wird von einer weißlichen Schuppung bedeckt, die langsam dunkler wird und schließlich abfällt. Es wird dann ein Ulkus von 2–4 cm Durchmesser mit einem aufgeworfenen Rand sichtbar (Abb. 3.5 a). Es bildet sich schließlich eine seröse Kruste, die über dem harten dermalen Infiltrat leicht verschieblich ist. Multiple Läsionen sind häufiger als Einzelläsionen und entstehen entweder durch mehrfaches Stechen nach Unterbrechen des Saugaktes oder durch hämatogene Aussaat. Satellitenläsionen können sich bilden und mit der ursprünglichen Läsion verschmelzen. Die Läsionen können auch papulär, ulzerös oder warzenförmig sein (Abb. 3.5 b u. c). Meist heilen die Läsionen spontan nach 6–12 Monaten und hinterlassen eine hypopigmentierte, eingezogene Narbe. Derartige charakteristische Narben können bei einer großen Zahl von Bewohnern endemischer Gebiete gefunden werden. Die Läsion kann an jeder unbedeckten Körperstelle auftreten, im Orient vorwiegend in Gesicht, an Armen und Beinen, nicht jedoch an Handinnenflächen, Fußsohlen oder auf der Kopfhaut.

Rezidivansleishmaniose. Eine durch L. tropica hervorgerufene kutane Leishmaniose entwickelt sich mit einer Häufigkeit von 5–10% zu einer rezidivierenden

46   3 Leishmaniose

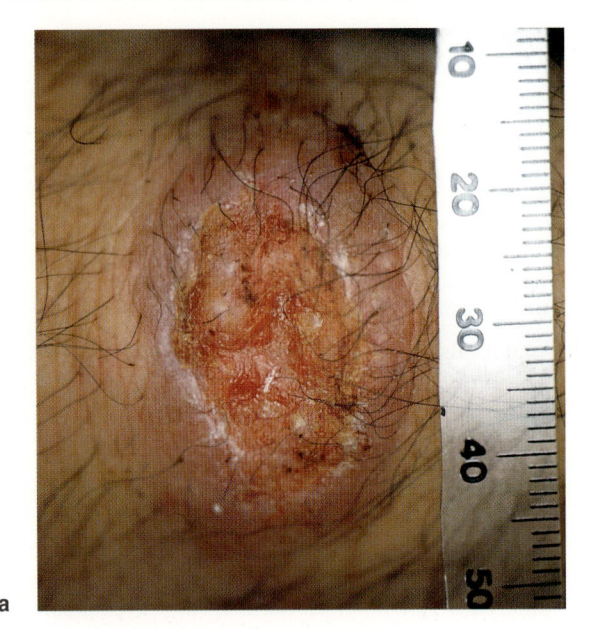

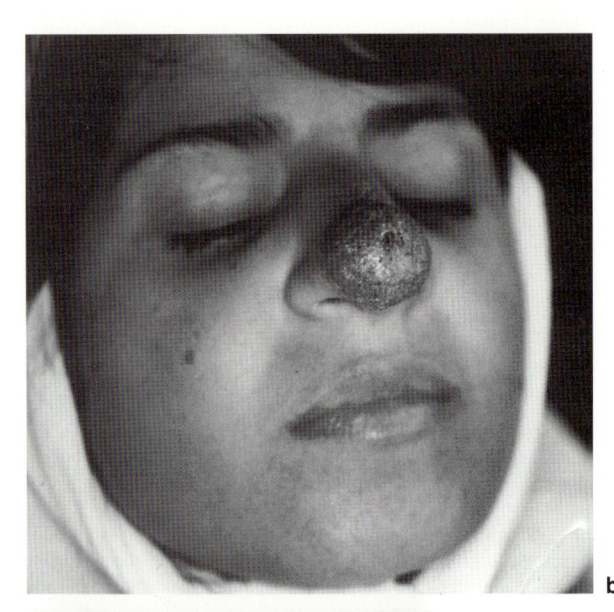

Form, die wegen ihrer starken Ähnlichkeit zur kutanen Tuberkulose auch lupoide Form genannt wird. Während das Zentrum der Läsion narbig abheilt, bilden sich gleichzeitig an der Peripherie immer wieder gelbliche oder rötlichbraune papulöse Entzündungen (Abb. 3.6). Am häufigsten tritt die Rezidivansleishmaniose im Gesicht auf. Sie zeigt eine ausgeprägte Therapieresistenz.

Leishmania major. Die durch L. major hervorgerufene kutane Läsion entwickelt sich in gleicher Weise wie eine durch L. tropica verursachte kutane Leishmaniose. Allerdings zeigen diese Läsionen eine frühere und stärkere Tendenz zu zentraler Ulzeration und bilden eine hämorrhagische Kruste (Abb. 3.7). Sie werden aus diesem Grunde auch als „feuchte" Läsion bezeichnet gegenüber der „trockenen" durch L. tropica hervorgerufenen Läsion. Läsionen durch L. major heilen schlechter als Läsionen durch L. tropica.

Leishmania aethiopica. Durch L. aethiopica verursachte Hautleishmaniosen unterscheiden sich im Prinzip nicht von den bisher beschriebenen Formen. Die Bedeutung liegt in der hohen Inzidenz der diffusen kutanen Leishmaniose durch diesen Erreger (S. 39).

Superinfektionen und gelegentlich Lymphangitis, auch mit Parasiten enthaltenden Knoten, sind mögliche Komplikationen aller kutanen Leishmaniosen. Entstellende Narben im Gesicht sind eine gefürchtete Folge der kutanen Leishmaniosen.

Kutane Leishmaniosen der Neuen Welt

Die amerikanischen Hautleishmaniosen haben gegenüber den kutanen Leishmaniosen der Alten Welt eine starke Tendenz zur Ulzeration, bluten leicht und zeigen häufiger eine Beteiligung der Lymphgefäße. Nichtulzerierende Formen und verrukös-papillomatöse vegetative Formen sind selten. Die Erreger stammen aus dem L.-mexicana-Komplex, der mindestens

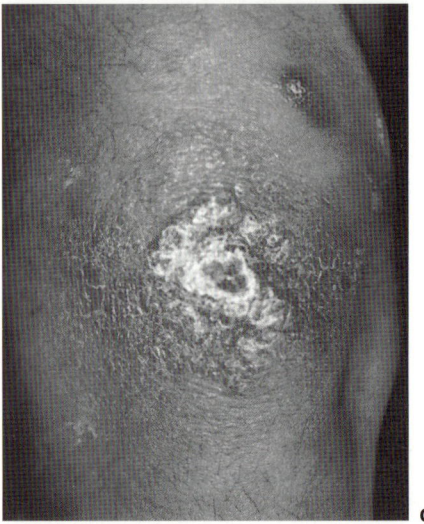

Abb. 3.5a–c   Kutane Leishmaniose durch Leishmania tropica.

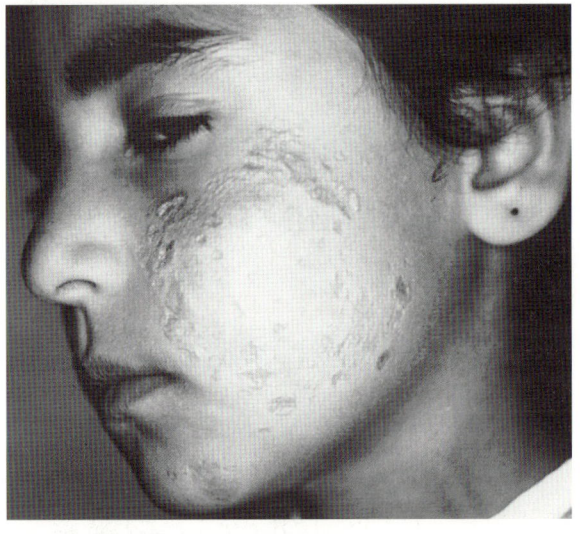

Abb. 3.6   Rezidivansleishmaniose.

fünf Subspezies umfaßt, und aus dem L.-brasiliensis-Komplex mit drei Subspezies. L. peruviana, in den Anden vorkommend, bildet eine eigenständige Spezies. Alle amerikanischen Hautleishmaniosen sind Zoonosen. Die geringe Adaptation an den Menschen findet ihren Ausdruck in der ausgeprägten Virulenz der Erreger. Während die Läsionen aus dem L.-mexicana-Komplex spontan heilen können, zeigen die Läsionen durch Erreger des L.-brasiliensis-Komplexes einen chronischen, progressiven Verlauf bis zur mukokutanen Form. Diffuse kutane Leishmaniosen werden in der Neuen Welt durch Erreger des L.-mexicana-Komplexes verursacht.

Leishmania brasiliensis brasiliensis. Die Mehrzahl aller in Zentral- und Südamerika vorkommenden Hautleishmaniosen sind durch L. brasiliensis brasiliensis hervorgerufen. Die Läsionen heilen schlecht und können über Jahre bestehen bleiben. Aufgrund der nur geringen Parasitendichte ist der Parasitennachweis schwierig und gelingt meist nur im Kulturverfahren. Es besteht die Gefahr einer Metastasierung von Erregern in die Schleimhäute des Nasopharynx mit späterer Manifestation als destruierende mukokutane Leishmaniosis, auch Espundia genannt (S. 48).

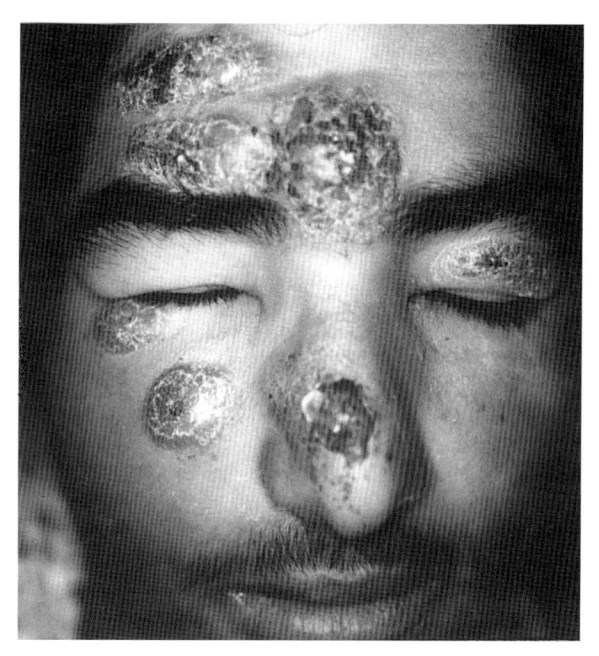

Abb. 3.7 Multiple kutane Läsionen durch Leishmania major.

Leishmania brasiliensis guyanensis. Die auch Pian bois oder Bush yaws genannte Form der Hautleishmaniose beginnt üblicherweise mit einer kleinen juckenden Papel. Es bildet sich ein Knoten und schließlich ein kraterförmiges, leicht blutendes Ulkus (Abb. 3.8). Lymphangitis und Lymphadenitis sind häufig. Die Erreger können entlang des regionalen Lymphgefäßes metastasieren und Läsionen verursachen. Das klinische Bild ähnelt dann stark einer Sporotrichose.

Diese Form ist in Guayana und im brasilianischen Amazonasgebiet weit verbreitet. Die Rodung des Primärwaldes hat zu einer hohen Inzidenz der Hautleishmaniose bei den Arbeitern und Neusiedlern geführt. In Cidade Nova, einem Vorort von Manaus, wird die jährliche Inzidenz auf 3,5% geschätzt. Der Vektor, Lutzomyia umbratilis, hält sich in den frühen Morgenstunden an Baumstämmen auf; die Übertragung erfolgt daher hautpsächlich frühmorgens, bevor sich die Mücke in die Baumwipfel zurückzieht.

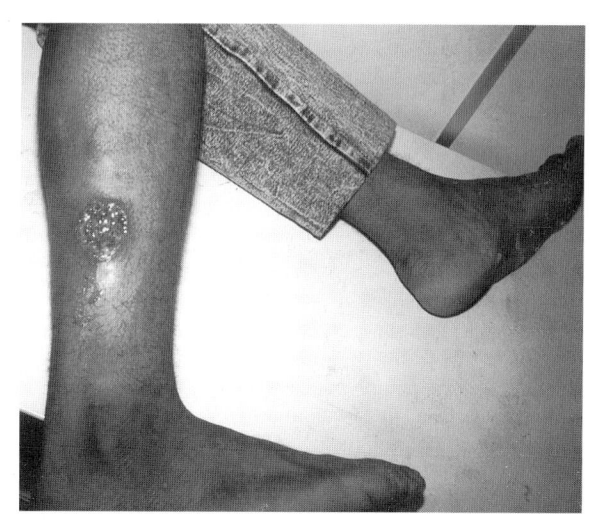

Abb. 3.8 Kutane Leishmaniose durch L.brasiliensis guyanensis.

Leishmania brasiliensis panamensis. Hautleishmaniosen durch L. brasiliensis panamensis sind in Zentralamerika von Honduras bis Panama, besonders in Costa Rica, verbreitet. Die durch diesen Erreger verursachten Läsionen sind leicht blutende, schlecht heilende Ulzera von 5–10 cm Durchmesser. Lymphangitis und Lymphadenitis sind häufig. Durch eine hämatogene Aussaat der Erreger können Hautläsionen an entfernten Hautstellen auftreten. Es ist jedoch bisher nicht eindeutig geklärt, ob dieser Erreger auch mukokutane Formen verursachen kann. L. brasiliensis panamensis zeichnet sich im Gegensatz zu den anderen Erregern aus dem L.-brasiliensis-Komplex durch schnelles Wachstum in der Kultur aus.

Leishmania mexicana amazonensis. Die Inzidenz der durch L. mexicana amazonensis verursachten humanen Hautleishmaniosen ist niedrig. Eine diffuse kutane Leishmaniose (S. 48) tritt jedoch in bis zu 30% der Patienten auf. Der Erreger ist nur in brasilianischen Amazonasgebieten bekannt, möglicherweise aber zoonotisch weiter verbreitet.

Leishmania mexicana mexicana. L. mexicana mexicana verursacht meist eine unkomplizierte Hautläsion, die in 12–18 Monaten spontan heilt. Das äußere Ohr ist häufig betroffen. Schwellung und Entzündung mit Beteiligung der wenig durchbluteten knorpeligen Anteile führen zu einer langsam fortschreitenden Destruktion der Ohrmuschel. Diese besonders in Yucatan (Mexiko), Peten (Guatemala) und Belize vorkommende Hautleishmaniose wird bevorzugt von

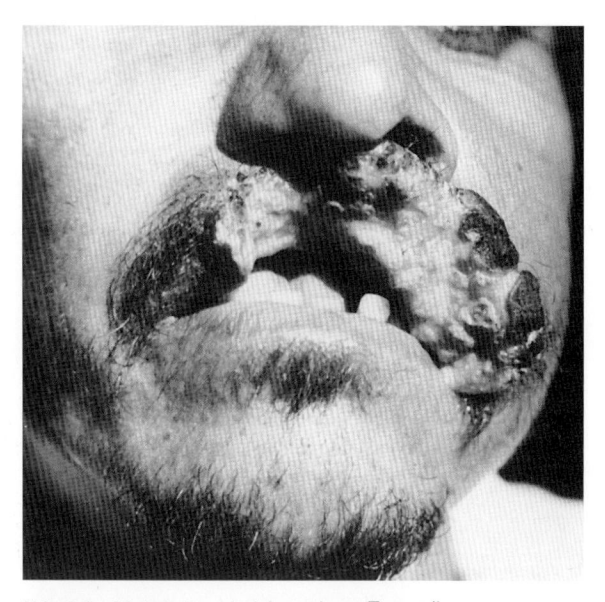

Abb. 3.9 Mukokutane Leishmaniose, Espundia.

einer in Kopfhöhe stechenden Phlebotomenspezies, Lutzomyia olmeca, übertragen. Waldarbeiter, in diesen Gebieten die Kautschukarbeiter, sind daher besonders gefährdet (chiclero's ulcer, oreja de chicleros).

Leishmania mexicana pifanoi. L. mexicana pifanoi ist der Erreger der kutanen und diffusen Hautleishmaniose in Zentralvenezuela. Eine weitere Leishmanienspezies, L. garnhami, verursacht in den venezuelischen Anden (800–1600 m) ausschließlich kutane Formen.

Leishmania peruviana. Uta, die durch L. peruviana verursachte Hautleishmaniose, kommt in hochgelegenen, trockenen Andentälern (600–3000 m) Perus vor, in Gebieten, in denen auch die von Phlebotomen übertragene Bartonellose auftritt. Uta manifestiert sich als einzeln oder multipel auftretende Hautläsion, gewöhnlich selbstheilend. Lymphangitis und Lymphadenitis können vorkommen. Eine mukokutane Form ist nicht bekannt. Uta hinterläßt eine charakteristische, zunächst hyper-, dann hypopigmentierte Narbe mit radialer Streifung. Betroffen sind vorwiegend Kinder.

Mukokutane Leishmaniose

Wochen bis Jahre nach oder noch während einer kutanen Leishmaniose durch L. brasiliensis brasiliensis kann eine mukokutane Leishmaniose (Espundia, Abb. 3.9) auftreten. Als Ursache wird eine lymphatische oder hämatogene Metastasierung der Parasiten in die nasale Schleimhaut angenommen. Möglicherweise wird die Schleimhautbeteiligung auch durch eine Immunsuppression ausgelöst. Die Häufigkeit der zu einer mukokutanen Leishmaniose fortschreitenden, zuvor kutan manifestierten Infektion mit L. brasiliensis brasiliensis wird mit bis zu 90% angegeben. Eine alte Narbe einer kutanen Leishmaniose, ein positiver Antikörpernachweis und ein positiver Hauttest sind wichtige Hinweise auf das Vorliegen einer Schleimhautleishmaniose.

Häufig ist Epistaxis das erste Zeichen. Hautveränderungen werden zunächst zwischen Nase und Oberlippe sichtbar. Bei der vorwiegend nicht ulzerativen Form führt ein langanhaltendes lokales Ödem zu einer lokalen Fibrose der Oberlippe und der Nasenspitze und ruft das Bild der Facies leishmaniotica hervor. Die Nase kann sich röten und anschwellen und an Volumen zunehmen; dies führt zur sog. Tapirnase. Obwohl die Nase äußerlich noch lange normal aussehen kann, ist das Septum oft frühzeitig zerstört.

Die Espundia vom vorwiegend ulzerativen Typ ist durch eine rasch fortschreitende Gewebedestruktion gekennzeichnet.

Der Prozeß beginnt nasal als ein kleines hyperämisches Areal am vorderen knorpeligen Nasenseptum. Es entwickelt sich ein granulomatöses Ulkus mit folgender Perforation des Septums. Die Läsion kann auf den Nasen-Rachen-Raum mit Zerstörung der Uvula, des Gaumens und der Zunge fortschreiten und sich auf die Larynx bis zur Bifurkation der Trachea ausbreiten. Sekundär- und Superinfektionen sind unvermeidbar. Purulente Rhinitis, Sinusitis und Meningitis sind die am häufigsten folgenden Krankheitsbilder, die Aspirationspneumonie eine häufige Todesursache. Mund- und Rachenbeteiligung führen zu Schluckbeschwerden und Behinderung bei der Nahrungsaufnahme. Ein Befall der Stimmbänder verursacht Heiserkeit bis zum Sprachverlust.

Die fortschreitende Zerstörung des Gewebes kann eine völlige Verlegung der oberen Luftwege verursachen und eine Tracheostomie nötig werden lassen. Die Therapie der mukokutanen Leishmaniose ist langwierig und schwierig.

Aus Gegenden im Sudan und in Äthiopien mit endemischen Vorkommen von viszeraler Leishmaniose ist eine Reihe von Fällen von mukokutaner Leishmaniose beschrieben worden.

Diffuse kutane Leishmaniose

Die diffuse kutane Leishmaniose ist charakterisiert durch eine zunächst solitäre, nicht ulzerierende, knoten- oder plaqueförmige Läsion, die häufig im Gesicht lokalisiert ist und in ihrem Aussehen einer lepromatösen Lepra stark ähneln kann. Es findet eine langsame Ausbreitung in alle Hautareale mit Ausnahme der Handinnenflächen, Fußsohlen und Kopfhaut statt. Die weichen Knoten bilden sich häufig symmetrisch. Die darüberliegende Hautschicht ist dünn, glänzend und gerötet. Lymphödem und Lymphadenopathie kommen vor. Die Ähnlichkeit mit der lepromatösen Lepra wird noch verstärkt durch das Vorkommen von intermediären und tuberkuloiden Formen. Der Allgemeinzustand der Patienten ist schlecht. Spezifische Hauttests und die Reaktion auf Leishmanienantigen im in-vitro-Lymphozytenstimulationstest sind immer negativ. Die diffuse kutane Leishmaniose manifestiert sich nur in Patienten mit einer defizienten Immunantwort, denn normalerweise rufen dieselben Erreger eine unkomplizierte Hautleishmaniose hervor. Spontanheilungen sind nicht beobachtet worden; der Behandlungserfolg ist minimal.

In Afrika wird die diffuse kutane Leishmaniose in Hochlagen Äthiopiens und Kenias (Mount Elgon, Meningai-Krater) von L. aethiopica verursacht, in der Neuen Welt gehören die Erreger alle zum L.-mexicana-Komplex. L. mexicana amazonensis verursacht die diffusse kutane Leishmaniose in Brasilien, L. mexicana pifanoi in Venezuela. Seit 1975 wurde ein weiterer Fokus in der Dominikanischen Republik bekannt, ohne daß dort klassische kutane Leishmaniosen auftraten. Der verantwortliche Erreger ist noch nicht klassifiziert, ein Tierreservoir noch nicht bekannt. Eine hereditäre Komponente wird hier vermutet.

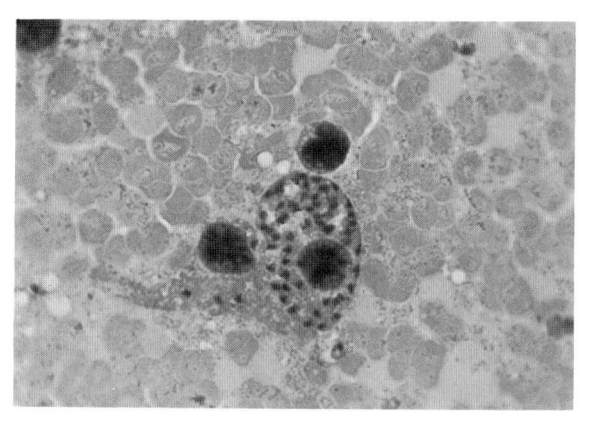

Abb. 3.10 Knochenmarkausstrich bei viszeraler Leishmaniose.

Diagnostik

Den Verdacht auf eine Leishmaniose ergeben klinisches Bild und geographisch-epidemiologische Anamnese. Da die Inkubationszeiten bei allen Leishmaniosen lang sein können, muß die Anamnese Reisen und Aufenthalte auch aus zurückliegenden Jahren einschließen. Ausnahmsweise kann die Infektion auch durch Bluttransfusion oder im Labor übertragen werden.

Erregernachweis

Die Diagnose einer Leishmaniose kann sich auf klinische, parasitologische und serologische Befunde stützen. Da für die Prognose sowie zur rationalen Therapie ein Erregernachweis wertvoll ist, sollte er mit Nachdruck angestrebt werden. Parasiten können im Ausstrich, in Kulturverfahren oder nach Inokulation in ein geeignetes Tier nachgewiesen werden.

Bei Verdacht auf viszerale Leishmaniose wird das Knochenmark punktiert. Ein Teil des Aspirats wird auf einem Objektträger ausgestrichen und gefärbt, der andere Teil wird zur Kultivierung steril in Medium überführt (s. unten).

Bei Verdacht auf kutane Leishmaniose wird das Material aus dem erhabenen Randwall der Läsion an der Grenze zum gesunden Gewebe entnommen. Im Ulkusgrund findet man keine Erreger. Bei der Desinfektion der Entnahmestelle dürfen im Hinblick auf die Parasitenkultur keine jodhaltigen Mittel eingesetzt werden.

Mit Hilfe einer Kanüle oder eines kleinen Skalpells wird die eventuell vorhandene Kruste oder die oberste Hautschicht entfernt, etwas Gewebe abgeschabt und auf einem Objektträger ausgestrichen. Alternativ kann nach gleicher Vorbereitung und zusätzlicher Lokalanästhesie (1% Lidocain) aus dem Randwall eine Stanzbiopsie (≈ 3 mm Durchmesser) entnommen werden. Von einem Teil dieser Biopsie werden Impressionsausstriche auf Objektträgern angefertigt und gefärbt, der andere Teil wird steril in Kulturmedium überführt.

Ausstriche mit einer Romanowsky-Färbung (Giemsa, Wright, Leishman) lassen die charakteristische Form, den Nukleus und den Kinetoplasten der Amastigoten erkennen (Abb. 3.10). Dabei liegen nach dem mechanischen Ausstreichvorgang die sonst obligat intrazellulären Erreger häufig extrazellulär. Die häufigste Verwechslung in der Beurteilung eines Ausstrichs tritt zwischen Hefezellen und Amastigoten auf. Kulturen werden in Schneider-Insektenmedium, NNN-Agar (Nicolle, Novy, McNeal) oder einem anderen Blutagar angesetzt und bei 25–28 °C inkubiert. Sie sollten 1mal wöchentlich kontrolliert werden. Mit dem Erscheinen von Promastigoten ist nach etwa 3 Tagen, aber auch bis zu 3 Wochen zu rechnen. Wegen der geringen Parasitendichte im peripheren Blut weisen Blutausstriche nur in Ausnahmefällen Erreger auf.

Der Hautausstrich sollte aus der neuesten (frischesten) Läsion vorgenommen werden; in älteren, superinfizierten oder anbehandelten Läsionen oder bei starker Immunantwort lassen sich die Erreger nur schwer nachweisen. Kutane Leishmaniosen der Alten Welt sind meist parasitenreich und Ausstriche daher erfolgversprechend, während kutane Leishmaniosen der Neuen Welt häufig den Erregernachweis durch Kulturverfahren erfordern. Die Erreger aus der L.-brasiliensis-Gruppe wachsen, mit Ausnahme von L. brasiliensis panamensis, auch in der Kultur nur mäßig. Bei entsprechendem Verdacht kann Biopsiematerial in die Nase oder die Pfote eines Hamsters inokuliert werden. Sobald sich an der Inokulationsstelle eine Schwellung gebildet hat, wird Material entnommen und auf Amastigote untersucht. Eine weiterführende taxonomische Identifizierung des Erregers ist besonders wichtig, wenn im entsprechenden Gebiet mukokutane Fälle auftreten. Diese Untersuchungen können nur in spezialisierten Zentren durchgeführt werden.

In Läsionen einer Rezidivansleishmaniose finden sich in der Regel keine, beim dermalen Post-Kala-Azar-Leishmanoid nur wenige Erreger, so daß Biopsie und Kultur unumgänglich werden. Die Knoten der diffusen kutanen Leishmaniose sind dagegen voller Parasiten, und der Ausstrich ist sicher positiv.

Immundiagnostik

Antikörper können bei viszeraler Leishmaniose durch Komplementbindungsreaktion, Hämagglutinationstest, Gegenstrom-Immunelektrophorese, Immunfluoreszenztest (IFT) oder Enzyme-linked immunosorbent assay (ELISA) bestimmt werden. Mit sensitiven Immunoassays werden auch bei Fällen von kutaner und mukokutaner Leishmaniose Antikörper nachgewiesen. Die zelluläre Immunantwort, d. h. Immunreaktionen vom verzögerten Typ, kann durch Einsatz von Leishmanienantigen im Hauttest demonstriert werden. Eine Übersicht zur relativen Parasitendichte, Hautreaktion und relativen Antikörperhöhe bei Humanleishmaniosen gibt Tab. 3.3.

Serologie

Von den gebräuchlichsten Tests, IFT und ELISA, reagiert der IFT meist etwas früher. Beide Tests zeichnen sich durch hohe Sensitivität und Spezifität aus. Aufgrund verschiedener Präparation der eingesetzten Antigene können in verschiedenen Laboratorien unterschiedliche Ergebnisse auftreten, jedoch sind bei einer akuten viszeralen Leishmaniose immer hohe Antikörperkonzentrationen zu erwarten. Kreuzreaktionen sind in Südamerika mit Trypanosoma-cruzi-Antigen (Chagas-Krankheit) möglich. Diese Antikörper werden allerdings in nur niedriger Konzentration nachweisbar sein. Falsch positive serologische Befunde wurden bei einigen Fällen von Lungentuberkulose beschrieben. Nach Behandlung und Heilung einer viszeralen Leishmaniose können die Antikörpertiter noch Monate oder Jahre bestehen bleiben.

Bei kutanen Leishmaniosen sind Antikörper in niedriger Konzentration in >70% nachzuweisen. Ihr Vorhandensein kann den Verdacht auf eine kutane Leishmaniose bestärken, ihr Fehlen die Diagnose jedoch nicht ausschließen. Nach Behandlung fällt der Titer und verschwindet innerhalb eines Jahres.

Bei einer mukokutanen Leishmaniose sind Antikörper in der Regel in mäßig hoher Konzentration nachweisbar. Ihr Ansteigen kann einen Hinweis auf Exazerbation einer Infektion geben. Antikörper in niedrigen Titerstufen finden sich bei einem dermalen Post-Kala-Azar-Leishmanoid; bei einer Rezidivansleishmaniose ebenso wie bei der diffusen kutanen Leishmaniose lassen sich in der Regel keine Antikörper nachweisen.

Hauttests

Die Bedeutung des Hauttests liegt in der retrospektiven Diagnosebestätigung und epidemiologischen Erfassung subklinischer Fälle. Ein akuter Kala-Azar wird durch einen positiven Hauttest ausgeschlossen, denn hier liegt eine antigenspezifische Immunsuppression vor. Der Hauttest ist folglich negativ. 6 bis 8 Wochen nach erfolgreicher Behandlung, jedoch auch nach Spontanheilung (selten) oder blanden uncharakteristischen Verläufen (häufig), d. h., wenn sich eine effektive zelluläre Immunantwort ausgebildet hat, wird der Test positiv. Bei einer kutanen Leishmaniose ist innerhalb von 3 Monaten, d. h. bei noch florider Läsion, mit einer positiven Hautreaktion zu rechnen. Aufgrund hoher Durchseuchung ist in Gebieten mit endemischem Vorkommen von kutanen Leishmaniosen ein positiver Hauttest von geringer diagnostischer Bedeutung. Für Besucher endemischer Gebiete, die keine vorherige Expositionsmöglichkeit hatten, kann der Hauttest jedoch als Bestätigung der Diagnose genutzt werden.

Bei einer Rezidivansleishmaniose und bei einer mukokutanen Leishmaniose ist der Hauttest obligat positiv, beim dermalen Post-Kala-Azar-Leishmanoid möglicherweise positiv, bei einer diffusen kutanen Leishmaniose immer negativ.

Zur Durchführung eines Hauttests werden 0,1 ml Leishmanin (Suspension von 1mal 10^7 gewaschenen Promastigoten pro Milliliter in 0,5%iger Phenol-NaCl-Lösung) intradermal in die volare Seite des Unterarms injiziert. Der Test wird nach 48–72 Stunden abgelesen und gilt als positiv, wenn sich eine Induration von 5 mm Durchmesser oder mehr gebildet hat. Es wird eine Graduierung in vier Stufen – 5 bis 6 mm, 6 bis 8 mm, >8 mm – mit Blasenbildung vorgenommen.

Differentialdiagnostik

Viszerale Leishmaniose. Die Differentialdiagnose der viszeralen Leishmaniose umfaßt alle mit Fieber und Splenomegalie einhergehenden Krankheiten. Die wichtigsten Differentialdiagnosen in der febrilen Phase sind Malaria, Typhus (Typhoides Fieber), Tuberkulose, Brucellose, bakterielle Endokarditis und Lymphome. Bemerkenswert sind die nicht

Tabelle 3.3 Relative Parasitendichte und Antikörperhöhe sowie Reaktion im Hauttest bei Humanleishmaniosen

	Parasitendichte	Hauttest	Antikörper
Diffuse kutane Leishmaniose	+++	negativ	–
Kutane Leishmaniose	++	positiv	+
Mukokutane Leishmaniose	+	positiv	+
Rezidivansleishmaniose	–	positiv	–
Viszerale Leishmaniose	++	negativ	+++
Dermales Post-Kala-Azar-Leishmanoid	+	(positiv)	+

belegte Zunge, der relativ gute Appetit und das subjektive Wohlbefinden des Kala-Azar-Patienten trotz Fiebers und Anämie. Bei längerer Krankheitsdauer steht die Splenomegalie im Vordergrund. Ausgeschlossen werden müssen u. a. hepatosplenische Bilharziose, chronisch lymphatische Leukämie und tropische Splenomegalie.

Dysproteinämien mit Erhöhung des IgG finden sich bei Lepra, Lymphomen, Myelomen, Kollagenosen und Gammopathien (monoklonales IgG); Erhöhung des IgM bei Malaria, Bilharziose und Trypanosomiasis.

Kutane Leishmaniose. Differentialdiagnosen der kutanen Leishmaniosen sind granulomatöse Hauterkrankungen. Ausgeschlossen werden müssen tropisches Ulkus, tertiäre Syphilis und Frambösie, kutane Diphtherie, Pilzinfektionen, Basalzellkarzinom. Bei knotiger Ausbreitung entlang der Lymphgefäße muß an eine Sporotrichose gedacht werden. Eine Rezidivansleishmaniose ähnelt stark einer Hauttuberkulose. Die diffuse kutane Leishmaniose ist klinisch von einer lepromatösen Lepra schwer abzugrenzen.

Mukokutane Leishmaniose. Schleimhautläsionen müssen abgegrenzt werden von tertiären Treponematosen (Syphilis, Frambösie), Lepra, Mykosen, z. B. Parakokzidioidomykose (meist noduläre Lungeninfiltrate im Röntgenbild), und Karzinomen.

Therapie

Viszerale Leishmaniose

Eine manifeste viszerale Leishmaniose verläuft unbehandelt mit einer Wahrscheinlichkeit von über 90% tödlich. Die Therapie mit dem Mittel der Wahl, 5wertigen Antimonpräparaten (Sb), sollte deshalb umgehend begonnen werden. Sekundärinfektionen oder Begleitinfektionen wie Tuberkulose, Malaria, Pneumonie, Cancrum oris müssen gleichzeitig behandelt werden. Die Anämie kann so ausgeprägt sein, daß Bluttransfusionen nötig werden. Der Hämoglobinwert steigt jedoch bei Behandlung der Leishmaniose bereits nach etwa einer Woche. In keinem Falle sollte ein niedriger Hämoglobinwert den Therapiebeginn verzögern.

Pentavalente Antimonpräparate. Mittel der ersten Wahl in der Behandlung der Leishmaniosen sind 5wertige Antimonpräparate (Sb). Die beiden gebräuchlichsten Aufbereitungen sind Natriumstibogluconat (Pentostam) und N-Methylglucaminantimonat (Glucantim). Pentostam wird vorwiegend im englischsprachigen Raum, Glucantim im französischsprachigen Raum und in Südamerika eingesetzt. Die Wirkung beruht auf der Hemmung der Synthese von Purinnucleotidtriphosphaten der Parasiten. 5wertige Antimone reichern sich in der Milz an; die Ausscheidung erfolgt über die Niere mit einer Halbwertzeit von 2 Stunden. Pentostam wird in Flaschen zu 100 ml angeboten, und 1 ml enthält 100 mg Antimon (Sb); Glucantim wird in Ampullen zu 5 ml angeboten, und 1 ml enthält 85 mg Antimon. Die Dosierung sollte für Erwachsene und Kinder 20 mg Sb/kg Körpergewicht täglich über 30 Tage betragen. Die Applikation erfolgt intramuskulär oder langsam intravenös. Bei einer Halbwertzeit von 2 Stunden sind Applikationen in kürzeren Zeitabständen, z. B. eine Verteilung der Tagesdosis auf drei oder zwei Applikationen in 8- oder 12stündigem Intervall, pharmakologisch günstiger, und die Gefahr einer Resistenzentwicklung ist geringer.

Die häufig betonte Kardiotoxizität der 5wertigen Antimone tritt unter der angegebenen Dosierung in der Regel nicht auf; EKG-Kontrollen sollten bei Behandlungszeiten von über 20 Tagen in Abständen von 3–4 Tagen durchgeführt werden.

Zeigen sich QT-Verlängerungen, ST-Senkung oder Arrhythmien, soll die Therapie unterbrochen werden. Die EKG-Veränderungen sind reversibel. Weitere mögliche Nebenwirkungen sind Anorexie, Übelkeit und Erbrechen.

Acetylsalicylsäure-Präparate sollten bei einer viszeralen Leishmaniose wegen der Gefahr einer Blutung nicht verabreicht werden.

Eine Schwangerschaft ist keine Kontraindikation für die Behandlung; Schädigungen des Fetus durch 5wertige Antimone sind nicht bekannt. Dagegen besteht das Risiko einer kongenitalen Übertragung bei unzureichender Behandlung.

Eine Niereninsuffizienz stellt die einzige Kontraindikation dar.

Pentamidin. Pentamidin-Isethionat (Pentamidine) und Pentamidin-Dimethanosulphonat (Lomidine) sind Mittel der Wahl bei antimonresistenter viszeraler Leishmaniose und bei den diffusen kutanen Hautleishmaniosen. Pentamidin wirkt auf die Kinetoplasten-DNA. Die Ausscheidung erfolgt größtenteils über die Nieren, die Halbwertzeit liegt bei 5 Tagen. Wegen der Kumulationsgefahr wird Pentamidin 1mal (maximal 3mal) wöchentlich in der Dosierung von 2–4 mg/kg Körpergewicht intramuskulär oder langsam intravenös bis zur klinischen und parasitologischen Heilung (evtl. über Monate) verabreicht. Übelkeit, Erbrechen, Hypoglykämie, Hypotonie, Hyperglykämie mit Diabetes durch Pankreasschädigung und Nierenschäden unter längerer Therapiedauer können auftreten. Kreatinin, Transaminasen und Glucosewert sollten vor jeder Applikation kontrolliert werden.

Amphotericin B. Amphotericin B ist bei Fällen von Antimonresistenz besonders auch zur Behandlung der mukokutanen Leishmaniose erfolgreich eingesetzt worden. Applikationsart, Kosten und Nebenwirkungen schränken den Gebrauch ein. Die Dosierung beträgt 1 mg/kg Körpergewicht in 500 ml 5%iger Dextroselösung als Infusion über 4 Stunden, jeden 2. Tag, 20- bis 40mal.

Behandlungserfolg bei Kala-Azar. Gewichtszunahme, Besserung des Allgemeinzustands und Fieberabfall treten innerhalb von Tagen, Besserung des Blutbildes in der 2. Behandlungswoche ein. Die Eosinophilen können vorübergehend stark ansteigen. Die Milz bildet sich zumeist innerhalb eines Monats zurück, kann jedoch auch noch Wochen stark vergrößert bleiben. Der hohe Antikörpertiter bleibt noch Monate nach Therapie bestehen. Bei unzureichender Dosierung kann die Rückfallrate bis zu 20% betragen. Stellt sich nach 30tägiger Behandlung mit 5wertigen Antimonen (20 mg Sb/kg KG) keine klinische und parasitologische Besserung ein, kann von einer Antimonresistenz ausgegangen werden. Dann wird Pentamidin angewandt. Bei gleichzeitig bestehender Tuberkulose zeigt sich häufig kein Behandlungserfolg; sie erfordert daher gleichzeitige Therapie.

Kutane Leishmaniosen der Alten Welt

Die unkomplizierte kutane Leishmaniose der Alten Welt heilt in der Regel innerhalb eines Jahres und erfordert nicht zwingend eine Therapie. Häufig sind die Läsionen jedoch entstellend, behindernd, superinfiziert oder stark ulzerierend, so daß eine Behandlung erfolgen sollte. 5wertiges Antimon wird periläsional (nicht in den Ulkusgrund) alle 2–3 Tage oder 1mal wöchentlich appliziert. Der Ulkusrand sollte gut gesättigt sein; insgesamt sind 4–6 Applikationen nötig. Dieses Schema führt im Vorderen Orient zu einer Heilungsrate von >90%. Multiple Läsionen sollten systemisch (s. viszerale Leishmaniose) behandelt werden. Kryochirurgie und Kürettage können bei kleinen Läsionen angewandt werden, hinterlassen aber Narben.

Die Therapie einer Rezidivansleishmaniose ist schwierig; systemische Antimontherapie muß versucht werden, Rifampicin hat in einigen Fällen zur Heilung geführt.

Kutane Leishmaniosen der Neuen Welt

Läsionen durch Erreger der Leishmania-brasiliensis-Gruppe müssen, allein schon wegen der Gefahr einer mukokutanen Metastasierung, angegangen werden. Läsionen durch L. mexicana amazonensis sollten behandelt werden, um eine mögliche diffuse Form zu verhindern. Die Beteiligung des Ohres bei einer Infektion mit L. mexicana mexicana macht die Therapie notwendig, um eine fortschreitende Destruktion zu verhindern. In allen Fällen wird Glucantim – 20 mg Sb/kg KG täglich – systemisch über 10–12 Tage verabreicht.

Bei mukokutanen Leishmaniosen muß die Therapie mit 5wertigen Antimonen – 20 mg Sb/kg KG täglich – über mindestens 30 Tage versucht werden. Steigende Antikörpertiter können auf Rückfälle bzw. unzureichende Behandlung hindeuten. Für die diffuse kutane Leishmaniose durch L. mexicana, L. pifanoi und L. aethiopica ist Pentamidin das Mittel der ersten Wahl.

Drei Applikationen zu 2–4 mg/kg KG in wöchentlichen Abständen haben sich in der Behandlung der durch L. brasiliensis guyanensis verursachten Form als sehr wirksam erwiesen.

Prophylaxe

Prophylaktische Maßnahmen erfordern Kenntnisse der Epidemiologie, des Reservoirs und des Vektors im jeweiligen Verbreitungsgebiet. Angriffspunkte sind die Vernichtung des Reservoirs, Kontrolle über den Vektor, Unterbrechung des Mensch-Mücken-Kontakts und die Immunisierung.

Reservoir. In weiten Gebieten des Mittelmeerraumes (Italien, Frankreich, Portugal u. a.) und in China konnte der Hund als Reservoir der Leishmanieninfektion unter Kontrolle gebracht werden. Um die Lebensbedingungen für Nager zu verschlechtern, wurden in Zentralasien Bewässerungssysteme angelegt. In Gebieten, in denen der Mensch ausschließliches Erregerreservoir ist, kann durch aktive Fallsuche und Behandlung eine Weiterverbreitung der Infektion eingedämmt werden. Dieser Ansatz wird jedoch durch die hohe Zahl subklinischer Infektionen erschwert.

Vektor. Der Einsatz von Insektiziden zur Ausrottung der Malaria hat in einigen Gegenden zu einer starken Abnahme der Inzidenz der Leishmaniosen geführt (Orientstädte, Andentäler Perus). Resistenzen gegen Insektizide bestehen nicht, allerdings muß in 6monatigen Abständen gesprüht werden. Erfolgversprechend ist der Einsatz von Insektiziden nur bei peridomiziliär vorkommenden Vektoren. Beseitigung von organischen Abfällen und damit Brutplätzen von Phlebotomen, Rodung angrenzender Waldgebiete um neue Siedlungen; Umsiedlungen sind andere Maßnahmen, die zur Unterbrechung des Mensch-Mücken-Kontakts sinnvoll sind.

Individuelle Maßnahmen. Kleidung bietet Schutz; insektenabstoßende Substanzen sind gegen Phlebotomen wirksam. Moskitonetze müssen sehr engmaschig sein, um ein Durchschlüpfen der winzigen Phlebotomen verhindern zu können.

Impfungen. Versuche, die Bevölkerung vor den entstellenden Narben einer Hautleishmaniose zu schützen, sind seit Jahrhunderten im Orient unternommen worden. Material aus einer floriden Läsion wurde dabei an einer bedeckten Körperstelle inokuliert, an der sich ein Ulkus mit folgender Immunität bilden sollte. Versuche mit Material aus lebenden Kulturen von L. major wurden in der ehemaligen UdSSR und in Israel durchgeführt. Ergebnisse zeigten, daß ein stark virulenter Stamm benutzt werden muß und daß sich ein Ulkus bilden und spontan abheilen muß, um eine ausreichende Immunität zu erzeugen. Einige Läsionen waren so fulminant, daß eine Behandlung erforderlich wurde. Totimpfstoffe wurden in Studien in Brasilien und im Libanon mit unterschiedlichem Erfolg eingesetzt. Substanzen für molekulare Impfstoffe basieren auf der Protease und dem Glykokonjugat der Promastigotenoberfläche, die auch eine Rolle als Liganden bei der Bindung an die Wirtsmakrophagen spielen.

Literatur

Badaró, R., T. C. Jones, R. Lorenco, B. J. Cerf, D. Sampaio, E. M. Carvalho, H. Rocha, R. Teixeira, W. D. Johnson jr.: A prospective study of visceral leishmaniasis in an endemic area of Brazil. J. infect. Dis. 154 (1986) 639–649

Chang, K. P., R. S. Bray: Human Parasitic Diseases, Vol. I: Leishmaniases. Elsevier, Amsterdam 1985

Chulay, J. D., H. C. Spencer, M. Mugambi: Electrocardiographic changes during treatment of leishmaniasis with pentavalent antimony (sodium stibogluconate). Amer. J. trop. Med. Hyg. 34 (1985) 702–709

Harms, G., A. K. Chehade, M. Douba, M. Oepke, A. Mouakeh, F. Rosenkaimer, U. A. Bienzle: Randomized trial comparing a pentavalent antimonial drug and recombinant interferon-gamma in the local treatment of cutaneous leishmaniasis. Trans. roy. Soc. trop. Med. Hyg. 85 (1981) 214–216

Herwaldt, B. L., J. D. Berman: Recommendations for treating leishmaniasis with sodium stibogluconate (Pentostam) and review of pertinent clinical studies. Amer. J. trop. Med. Hyg. 46 (1992) 296–306

Manson-Bahr, P. E. C., D. R. Bell: Manson's Tropical Diseases. Baillière Tindall, London 1987

Peters, W., R. Killick-Kendrick: The Leishmaniases in Biology and Medicine, Vol. I/II. Academic Press, London 1987

Ridley, D. S.: A histological classification of cutaneous leishmaniasis and its geographical expression. Trans. roy. Soc. trop. Med. Hyg. 74 (1980) 515–521

Stürchler, D.: Endemic Areas of Tropical Infections. Huber, Bern 1988

4 Afrikanische Trypanosomiasis (Schlafkrankheit)
W. Lang

Definition

Die Schlafkrankheit (west- und ostafrikanische Trypanosomiasis), hervorgerufen durch Trypanosoma brucei gambiense und rhodesiense, wird durch die Tsetsefliege (Glossina) übertragen. Das erste, hämolymphatische Stadium der Infektion verläuft als Allgemeininfektion mit Fieber und Befall der Lymphorgane. Das zweite Stadium ist durch meningoenzephalitische Erscheinungen gekennzeichnet. Unbehandelt verläuft die Infektion in der Regel tödlich.

Epidemiologie

Geographische Verbreitung

Die west- und ostafrikanische Trypanosomiasis findet sich herdförmig im tropischen Afrika im Verbreitungsgebiet der Tsetsefliege, die der alleinige Überträger ist (Abb. 4.1). Die westafrikanische Form verläuft protrahiert und chronisch, die ostafrikanische akut und subakut.

Etwa 50 Millionen Bewohner im tropischen Afrika sind potentiell gefährdet. Durch Bekämpfungsmaßnahmen gelang eine Reduktion der Befallrate bis 1960 auf 0,1–0,01%. Ab 1976 kam es zu neuen Epidemien in beiden Verbreitungsgebieten mit z. T. über 10 000 Neuinfektionen pro Jahr.

Die Krankheit bleibt für alle Länder im Tsetsegürtel ein permanentes Risiko, insbesondere während politischer und ökonomischer Krisenzeiten.

Erreger und Überträger

Die beiden Subspezies der Erreger sind morphologisch identisch. Die Populationen im Menschen kommen jeweils in zwei Formen vor: einerseits als lange (25–40 µm) schlanke Parasiten, die im Blut vermehrungsfähig sind und eine Geißel besitzen, die frei über das Vorderende des Parasiten hinausreicht; andererseits als kurze (15–25 µm) gedrungene Formen; diese sind nicht mehr teilungsfähig und ohne frei endende Geißel. Nur letztere sind infektiös für Tsetsefliegen. Die Blutformen vermehren sich extrazellulär durch Längsteilung.

Bei der Giemsa-Färbung zeigen die Trypanosomen folgende Merkmale (Abb. 4.2):

- blaugrau gefärbtes, fein granuliertes Zytoplasma,
- zentraler Zellkern mit dunkelrotviolettem Chromatin,
- hellroter Kinetoplast am hinteren Ende,
- zartrot gefärbte Geißel, vom Bereich des Kinetoplasten ausgehend, die am Rand der „undulierenden Membran" bis zum vorderen Ende reicht.

Geißel und Membran ermöglichen die schnelle Fortbewegung der Parasiten.

Die Unterscheidung der beiden Trypanosomenarten ist durch die verschiedenen Isoenzymmuster und durch Analyse der DNA möglich. In den endemischen Gebieten kann nach der jeweiligen Verbreitung auf die vorliegende Subspezies geschlossen werden.

Die einzigen Überträger sind Tsetsefliegen der Gattung Glossina. Die westafrikanische Schlafkrankheit wird im allgemeinen von der Glossinagruppe Palpalis, die ostafrikanische von der Gruppe Morsitans übertragen. Die Palpalisgruppe lebt in feuchten Biotopen in der Nähe von Gewässern, die Morsitansgruppe in trockeneren Savannengebieten. Beide Geschlechter der Fliege sind Überträger und saugen Blut. Die viviparen Weibchen leben 3–5 Monate und produzieren in dieser Zeit 10–20 Larven.

Nach der Aufnahme der Trypanosomen von einem Säugetierwirt wandeln sich die kurzen gedrungenen Formen in schlanke prozyklische Formen um, die sich im Mitteldarm der Fliege vermehren und dabei darmabwärts um die peritrophische Membran in den ektoperitrophen Raum eindringen. Dort penetrieren sie die peritrophische Membran an ihrer noch durchlässigen Bildungsstelle und wandern über Ösophagus, Labrum und Hypopharynx in die Speicheldrüsen ein (klassischer Weg). Zudem ist auch eine direkte Einwanderung in die Speicheldrüsen durch die Darmwand möglich (direkter Weg); dabei scheint es zu einer intrazellulären Vermehrung in den Darmepithelzellen zu kommen. In den Speicheldrüsen erfolgt eine Umwandlung in die sich stark vermehrenden Epimastigoten und schließlich in die infektiöse metakyklische Form, die sich nicht mehr vermehrt und die beim Saugakt der Fliege mit dem Speichel übertragen wird.

Die Rate infektiöser Tsetsefliegen liegt selten höher als 0,1%. Die einmal eingetretene Infektiosität bleibt jedoch lebenslang bestehen.

Vorkommen

Beide Trypanosomenformen kommen in begrenzten Herden des tropischen Afrika vor, meist in wenig entwickelten Gebieten. Epidemiologisch entscheidend ist die Häufigkeit und Dauer der Kontakte des Menschen mit der Tsetsefliege.

Bei der westafrikanischen Trypanosomiasis ist der infizierte Mensch das Hauptreservoir. Es können aber auch Schweine, Hunde und andere Säugetiere infiziert werden. Viele der infizierten Menschen, besonders die in alten Residualherden lebenden, sind in den Frühstadien der Infektion oft über längere Zeit nicht

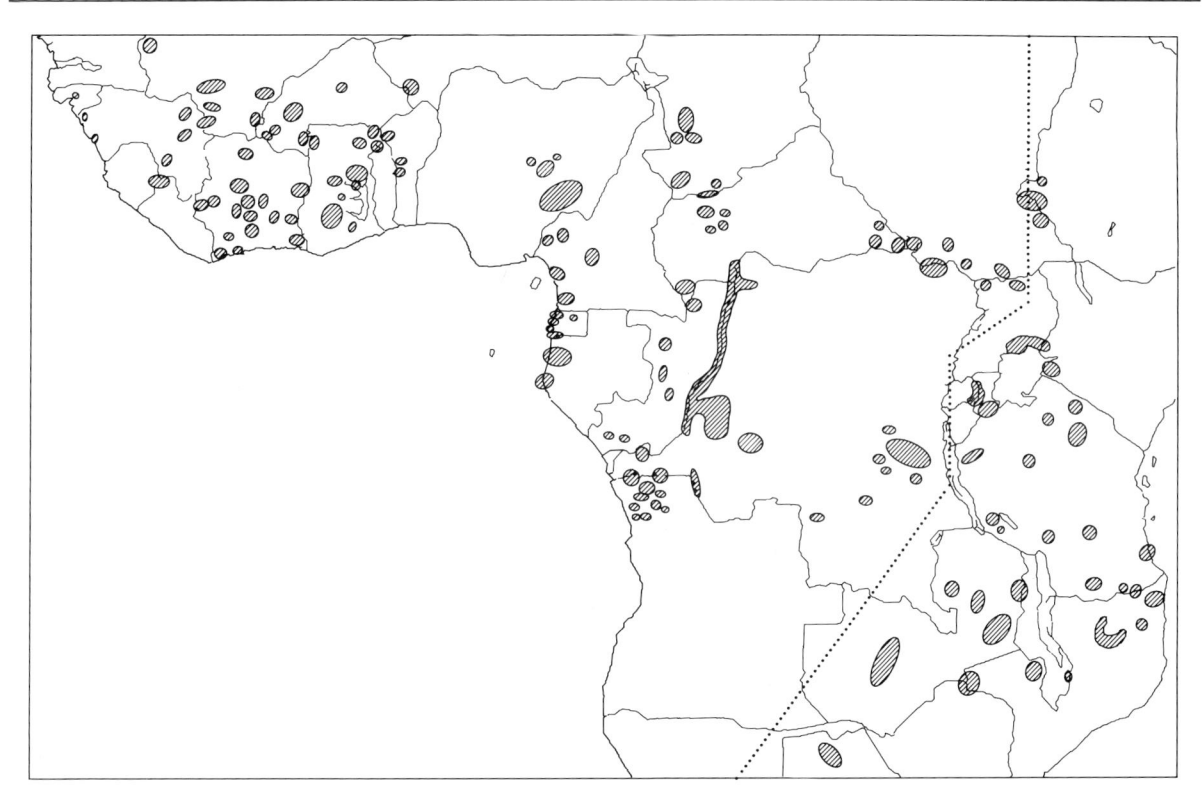

Abb. 4.1 Die Herde der Schlafkrankheit in Afrika. Links von der gepunkteten Linie das Verbreitungsgebiet von Trypanosoma brucei gambiense (West- und Zentralafrika), rechts das von Trypanosoma brucei rhodesiense (Ost- und Südafrika) (aus Epidemiology and control of African trypanosomiasis, WHO, techn. Rep. Ser. 739 [1986] 41).

wesentlich krank. Sie sind aber als Parasitenträger für Tsetsefliegen infektiös. Die meisten dieser infizierten Menschen kommen erst im meningoenzephalitischen Stadium zur Behandlung.

Die ostafrikanische Trypanosomiasis ist eine Zoonose. Reservoire sind Antilopen (z. B. Buschbock) und andere Zweihufer der Savanne, aber auch Schafe, Ziegen oder Rinder. Diese Tiere werden nur latent infiziert. Der Mensch ist mehr zufälliger Nebenwirt, bei weiterer Verbreitung in der Bevölkerung aber Ursache von Gruppenerkrankungen oder auch größerer Epidemien. Die Infektion beginnt beim Menschen meist mit akuten Krankheitserscheinungen, im Gegensatz zur Infektion mit Trypanosoma brucei gambiense.

Pathogenese

Die Pathogenese der afrikanischen Trypanosomiasis ist noch wenig erforscht. Es liegen zwar zahlreiche Befunde über die Schädigungen des Wirts, seine Immunantwort und die pathophysiologischen wie biochemischen Veränderungen des Blutes und der betroffenen Organe vor, zum Verständnis der Pathogenese und der vielgestaltigen Symptomatik der menschlichen Schlafkrankheit haben sie bisher jedoch nicht entscheidend beigetragen.

Auf die Erreger reagiert der Wirtsorganismus mit der Bildung VAT-spezifischer (variant antigenic type) Antikörper. Durch diese wird die Erregerpopulation krisenhaft aus dem Blut eliminiert mit Ausnahme einer kleinen Subpopulation, die genetisch determiniert mit einer neuen VSG-Variante (variant surface glycoprotein) ausgestattet ist. Insgesamt scheint eine Immunpathogenese wahrscheinlich. Durch die stän-

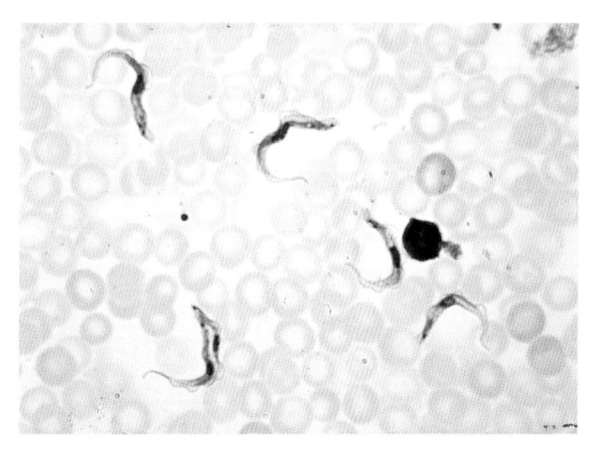

Abb. 4.2 Trypanosoma brucei rhodesiense im Blutausstrich einer Maus. Eines der Trypanosomen befindet sich in nahezu abgeschlossener Längsteilung.

dige VAT-bedingte B-Zell-Stimulation kommt es zu einer anhaltenden polyklonalen Aktivierung mit erheblichem Anstieg der Serumimmunglobuline, insbesondere des IgM. Es werden nicht nur spezifische sondern auch unspezifische Antikörper induziert; zudem kommt es zur Bildung von Autoantikörpern und Immunkomplexen sowie zu einer Aktivierung des Komplement- und des Kallikrein-Kinin-Systems. Gleichzeitig erfolgt eine Stimulation der T-Helfer- und -Suppressorzellen sowie der Makrophagen. Im Verlauf der Erkrankung entwickelt sich jedoch eine progrediente Beeinträchtigung der T-Zell-Antwort mit Verminderung von Helfer-, Suppressor- und zytotoxischen Funktionen einschließlich der Beeinträchtigung der T-Zell-abhängigen B-Zell-Antwort. Lediglich die T-Zell-unabhängigen B-Zell-Funktionen bleiben unbeeinträchtigt und zeigen meist eine erhöhte Aktivität. So kommt es zu der paradoxen Konstellation einer polyklonalen Stimulation, verbunden mit einer Immunsuppression.

Experimentell sind lösliche Produkte lebender Parasiten, eine gestörte Makrophagenfunktion mit erhöhter Aktivität von Prostaglandinen (PGE_2 und PGD_2) und von Interleukin 1 (IL 1) sowie eine erhöhte Produktion von γ-Interferon (vorwiegend durch T-Suppressorzellen) am Zustandekommen der ausgeprägten Immunsuppression beteiligt. Die IL-2-Produktion und die Expression von IL-2-Rezeptoren auf T-Zellen ist gleichzeitig gestört.

Pathologie

Die wesentlichen pathologischen Gewebeveränderungen werden in Lymphknoten und Milz, am Herzen und im Zentralnervensystem gefunden.

Lymphknoten und Milz sind im Frühstadium zellreich mit einer Proliferation und Hyperplasie lymphatischer und retikulärer Gewebestrukturen. In späteren Stadien kommt es zu einem Schwund spezifischer Zellstrukturen mit bindegewebigem Umbau, Schrumpfung und Sklerose. Das Herz ist bei Gambienseinfektionen weniger betroffen. Bei Rhodesiense-Schlafkrankheit ist Herzversagen die häufigste Todesursache, meist bevor das ZNS schwerer befallen ist. Es kann eine ausgedehnte, schwere Myokarditis, auch Pankarditis, kombiniert mit Polyserositis auftreten. Auch das Reizleitungssystem ist oft mitbetroffen. Es bestehen Zeichen muskulärer Insuffizienz oder auch einer akuten Dilatation. Histologisch findet sich eine schwere interstitielle Myokarditis mit mononukleärer Zellinfiltration, ausgeprägtem Ödem, dissoziierten Muskelfasern, Myozytolyse und Fragmentation. In mononukleären Infiltraten liegen verstreut einzelne Mott-Zellen.

Das Zentralnervensystem zeigt im Endstadium von Gambienseinfektionen eine diffuse Meningomyeloenzephalitis mit besonderer Beteiligung des Hirnstamms. Nach Rhodesienseinfektionen finden sich meist sehr viel geringere, manchmal sogar keine Veränderungen. Die Leptomeningen sind chronisch entzündlich verdickt und trübe. Die entzündlichen Veränderungen sind diffus oder unsystematisch über das gesamte Gehirnparenchym verteilt. Betroffen sind auch Kleinhirn, Medulla, Rückenmark mit Spinalganglien und -nervensträngen. Die klinische Symptomatik wird meist beherrscht durch Befall des extrapyramidalen Systems, des zentralen Höhlengraus, der vegetativen Zentren des Hirnstamms, Läsionen der Formatio reticularis, der vegetativen Zentren des Hypothalamus sowie von Rinde und Mark des Frontallappens.

Histologisch finden sich im ZNS perivaskuläre mononukleäre Infiltrationen mit Ödem, Gliaproliferationen und Demyelinisierung, besonders ausgeprägt im Stirnhirn.

Krankheitsbild

Die Symptomatik der Schlafkrankheit ist vielgestaltig und nur zum Teil charakteristisch (Tab. 4.1).

Infektion mit Trypanosoma brucei gambiense

Erstes, hämolymphatisches Stadium. An der Inokulationsstelle mit lokaler Parasitenvermehrung kann sich als Primärläsion ein Trypanosomenschanker entwickeln. 1–2 Wochen lang besteht eine entzündliche Schwellung mit bis zu 15 cm Durchmesser, nur wenig schmerzhaft. Zentral bilden sich Bläschen. Die regionalen Lymphknoten sind vergrößert. Der Schanker vereitert nicht und führt auch nicht zur Nekrose. In der Ödemflüssigkeit sind frühzeitig Parasiten nachweisbar. Der Schanker tritt allerdings nur relativ selten auf, in etwa 5% bei Einheimischen.

Die Inkubationszeit bis zum Auftreten der Parasitämie beträgt 2–3 Wochen. Bei Nichtimmunen entwickelt sich meist eine akute Allgemeininfektion mit Fieber und Schüttelfrost. Bei Afrikanern in Endemiegebieten verläuft die Infektion anfänglich oft oligo- oder asymptomatisch bis zum späteren Auftreten des meningoenzephalitischen Stadiums.

Kurz nach Auftreten der Parasitämie wird das Lymphsystem befallen, fast immer unter dem Bild der generalisierten Lymphadenopathie, die im Nacken oft sehr deutlich und als „Winterbottom-Zeichen" bekannt geworden ist. Aus den indolenten Lymphknoten können die Parasiten nachgewiesen werden.

Die allgemeinen Krankheitserscheinungen nehmen ab, es kommt zu einer gewissen Latenz mit gelegentlichem Krankheitsgefühl mit Kopfschmerzen und Fieber infolge der wechselnd auftretenden und dann wieder verschwindenden Parasitämie. Diese Phase kann Monate bis mehrere Jahre dauern, hat aber einige, doch charakteristische Symptome:

- diffuse, oft starke Kopfschmerzen mit Fieber während der Parasitämien;
- flüchtige Ödeme, besonders im Gesicht und an den Unterschenkeln;
- Hyperästhesien, besonders nach Stößen auf Knochen oder Weichteile („Kerandel-Zeichen");
- Tachykardien, Herzklopfen.

Tabelle 4.1 Unterschiede der Trypanosoma-brucei-gambiense- und -rhodesiense-Infektion

	T. b. gambiense	T. b. rhodesiense
Verbreitungsgebiet	West- und Zentralafrika	Zentral- und Ostafrika
Parasitenreservoir	infizierter Mensch (Tiere?)	Antilopen, Rinder u. a. (Enzootie)
Krankheitstyp	Anthroponose (Mensch Hauptwirt)	Zoonose (Mensch Nebenwirt)
Überträgerglossinen	Palpalisgruppe (feuchte Biotope)	Morsitansgruppe (Savannengebiete)
Virulenz	moderat, regional sehr variabel	hoch
Trypanosomenschanker	Afrikaner weniger als 5% Europäer etwa 20%	etwa 50% bis (experimentell) 92%
Parasitämie	niedrig und intermittierend	hoch, meist anhaltend
Erregernachweis (Routine)	Lymphknoten	Blut
Tierversuch	unsicher	zuverlässig, empfindlich
Klinischer Verlauf	chronisch	akut
Krankheitsdauer	Monate bis 6 Jahre und mehr	Wochen bis (selten) über 9 Monate
Dominierender Organbefall	Zentralnervensystem	Herz und seröse Häute
Typische Todesursache	chronische diffuse Meningoenzephalitis	Myo- und Pankarditis, Polyserositis

Im Blut sind oft frühzeitig Anämie und Thrombozytopenie nachweisbar. Die IgM-Fraktion ist erhöht, bis auf das Mehrfache der Norm. Etwa 20% des IgM-Anteils weist spezifische Antikörper auf. Die Komplementspiegel im Serum sind häufig erniedrigt. Zirkulierende Immunkomplexe, heterophile Antikörper und Rheumafaktoren können nachweisbar sein.

Zweites, meningoenzephalitisches Stadium. Dieses Stadium setzt im allgemeinen erst nach 4–6 Monaten ein. Bei Afrikanern aus Endemiegebieten kann das Intervall 6 und mehr Jahre betragen. Meningismus ist nur selten im Anfangsstadium nachweisbar. Langsam progredient treten Symptome der Enzephalitis auf: Verhaltensstörungen, Reizbarkeit, schnelle Ermüdbarkeit. Dann entwickeln sich zunehmende Somnolenz und extrapyramidale Zeichen wie Rigor, Tremor, Hyperkinesien und Ataxie. Epileptiforme Krämpfe sind nicht selten. In etwa 5% der Fälle kommt es zu psychotischen Zuständen. Am Ende steht die völlige Apathie mit Übergang in das letale Koma.

Schon zu Beginn des zweiten Stadiums finden sich pathologische Liquorbefunde. Pleozytose über 5 Zellen pro Mikroliter und Gesamteiweißvermehrung über 40 mg/dl sind wichtige Hinweise. Liegt dann der IgM-Anteil über 10%, besteht eine Meningoenzephalitis.

Besonderheiten der ostafrikanischen Schlafkrankheit

Der Trypanosomenschanker ist in etwa 50% der Infektionen zu beobachten. Die Parasitämien bestehen über längere Zeit, häufig mit hohen Parasitenzahlen. Oft treten akute Fieberschübe mit Schüttelfrost auf. Die Diagnose kann in dieser Krankheitsphase fast immer aus dem Blut gestellt werden, gelegentlich allerdings erst bei wiederholten Versuchen. In den späten Krankheitsphasen nimmt die Parasitämie zunehmend ab. Die Ödeme sind besonders stark ausgeprägt, während die Beteiligung des Lymphdrüsensystems geringer ist. Kardiale Erscheinungen wie Rhythmusstörungen oder Schenkelblock sind besonders häufig. Der plötzliche Herztod ist kein seltenes Ereignis.

Das meningoenzephalitische Stadium setzt oft schon nach wenigen Wochen ein, die gesamte Krankheitsdauer beträgt selten mehr als 3–7 Monate.

Diagnostik

Die Diagnose muß durch den Trypanosomennachweis gesichert werden, da die anderen Befunde nicht pathognomonisch sind. In Gambiesegebieten wird die Schlafkrankheit bei Einheimischen meist erst nach Ablauf des hämolymphatischen Krankheitsstadiums diagnostiziert, zum Teil erst in fortgeschrittenen Phasen des meningoenzephalitischen Stadiums. Das hämolymphatische Stadium verläuft in der Mehrzahl der Fälle oligo- oder asymptomatisch. In ostafrikanischen Endemiegebieten ist die Frühdiagnose wegen der hohen und anhaltenden Parasitämie meist problemlos zu stellen.

Bei Reisenden von außerhalb der Endemiegebiete beginnt die Schlafkrankheit fast immer akut mit Fieber und Schüttelfrost. Der Trypanosomenschanker tritt in ca. 80% auf.

In Zweifelsfällen sind Blutuntersuchungen mit verschiedenen Methoden einschließlich der Anreicherungsverfahren an mehreren aufeinanderfolgenden Tagen durchzuführen, die IgM-Konzentration im Blut zu bestimmen und das Serum auf spezifische Antikörper zu untersuchen. Wenn das Serum-IgM auf das 3,5- bis 4fache des Normwertes erhöht ist und spezifische Antikörper in signifikanter Konzentration nachgewiesen werden, kann mit großer Wahrscheinlichkeit eine Trypanosomeninfektion angenommen werden. Keinesfalls aber ersetzen die immunologischen Methoden den Erregernachweis, ohne den die spezifische Chemotherapie nicht begonnen werden sollte.

Zum Nachweis von Trypanosoma brucei gambiense ist die Punktion von Lymphknoten das ergiebigste Routineverfahren. Erreger können in tastbaren Lymphknoten bis weit in das zweite Krankheitsstadium hinein nachgewiesen werden, bis sie in den späten Stadien immer spärlicher werden.

Folgende Methoden des direkten Trypanosomennachweises sind diagnostisch wichtig:

- im Trypanosomenschanker – Nachweis im entzündlichen Ödem (Punktion oder Skarifizierung);
- im Blut – nativ oder durch Giemsa-Färbung, evtl. Dicker Tropfen, möglichst während eines Fieberschubs;
- im Lymphknotenpunktat (möglichst nativ);
- im Liquor (nativ), dabei ist sofortige Zentrifugation und Untersuchung des Sediments erforderlich;
- im Knochenmark.

Eine entsprechende apparative Ausstattung und spezielle Erfahrung erfordern folgende Konzentrationsmethoden:

- Mikrohämatokrit-Zentrifugationsmethode nach Woo,
- Anionenaustausch-Zentrifugationstechnik nach Lanham.

Beide Verfahren sind für gelegentliche Anwendung in nicht spezialisierten Laboratorien ungeeignet, sind aber für Massenuntersuchungen unter Feldbedingungen adaptiert worden.

Besonders empfindlich und zuverlässig für den Nachweis von Trypanosoma brucei rhodesiense ist die Isolierung in Nagern (Mäuse und Ratten). Am geeignetsten ist die intraperitoneale Inokulation von je 0,5 ml Blut in zwei etwa 20 Tage alte Mastomys natalensis. Im Blut der Versuchstiere erscheinen bei positivem Ausfall Trypanosomen nach 3–9 Tagen. Trypanosoma brucei gambiense ist im Tierversuch relativ unempfindlich. Der Test bleibt oft negativ. Die Identität des jeweils vorliegenden oder vermuteten Erregers kann in der Praxis mit hinreichender Sicherheit aus dem Herkunftsgebiet der Infektion erschlossen werden.

Ist der Liquor normal, so liegt das erste Stadium vor. Erhöhte Zell- und Eiweißwerte zeigen die Überwindung der Blut-Hirn-Schranke an und weisen auf den Übergang in das zweite Stadium hin.

Es stehen verschiedene immundiagnostische Verfahren zum Nachweis von zirkulierenden Antikörpern zur Verfügung. Diese spielen vor allen Dingen eine Rolle bei Massenuntersuchungen im Rahmen von Bekämpfungsprogrammen und aktiven Überwachungsmaßnahmen sowie bei Patienten in späteren Krankheitsstadien, bei denen der Nachweis von Parasiten schwierig sein kann.

Als besonders geeignet haben sich der Enzyme-linked immunosorbent assay (ELISA) und der indirekte Fluoreszenzantikörpertest (IFAT) erwiesen, mit denen sich bei über 90% der Infizierten diagnostisch verwertbare Antikörperspiegel nachweisen lassen. Aufgrund ausgedehnter Kreuzreaktionen kann auch Trypanosoma brucei als Antigen verwendet werden. Ein einfacher, auch unter Feldbedingungen anwendbarer Test für den Nachweis von Antikörpern bei Gambiensepatienten ist der Cardagglutination test (CATT), der auf einer Direktagglutination von fixierten bzw. gefriergetrockneten Gambiensetrypanosomen eines verbreiteten VAT beruht.

Falsch negative Ergebnisse bei der Immundiagnostik können unter anderem auf einer noch fehlenden Antikörperbildung während der ersten 10–14 Tage beruhen. Dies ist vor allem bei Rhodesiensepatienten nicht selten, wenn sie sich aufgrund akuter Symptome in einem sehr frühen Stadium in Behandlung begeben. Auch durch Immunkomplexbildung nach sehr hohen Parasitämiewellen und im sehr späten meningoenzephalitischen Stadium kann der Antikörperspiegel gelegentlich unter die Nachweisgrenze fallen. Falsch positive Reaktionen wurden ebenfalls beobachtet.

Bei negativem Ergebnis und anhaltendem klinischen Verdacht empfiehlt sich ebenso wie bei der Erregersuche eine kurzfristige Wiederholung. Die Immundiagnostik kann den Parasitennachweis nicht ersetzen. Der Nachweis von Antikörpern sollte Anlaß für eine weitere Abklärung sein (intensivierte Erregersuche, Liquoruntersuchung).

Differentialdiagnostik

Die Liste der fieberhaften Erkrankungen, die bei der Differentialdiagnostik der Schlafkrankheit zu berücksichtigen sind, umfaßt vor allem die folgenden Infektionskrankheiten: Malaria, Kala-Azar, Rückfallfieber, Virusenzephalitis, Rickettsiosen, Brucellosen, Hepatitis, Typhus abdominalis (Typhoides Fieber), Mononukleose, Neurolues, tuberkulöse und andere nichtpurulente Meningitiden sowie AIDS. Zudem sind Lymphome, Hämoblastosen und bei ZNS-Beteiligung auch Hirntumoren, degenerative ZNS-Erkrankungen, Psychosen und opportunistische ZNS-Infektionen bei AIDS zu berücksichtigen.

In Endemiegebieten sollte bei unklarem Fieber, nachdem die Malaria als Ursache sicher ausgeschlossen wurde, im Blut, in Lymphknoten und bei Zeichen neurologischer Störungen stets auch der Liquor auf Trypanosomen untersucht werden. Außerhalb von Endemiegebieten ist insbesondere bei fieberhaften Erkrankungen nach Auslandsreisen die Reiseanamnese der Schlüssel zur Differentialdiagnose.

Therapie

Die gegen die afrikanische Trypanosomiasis wirksamen Medikamente sind mit einer z. T. hohen Toxizität und einer relativ geringen therapeutischen Breite belastet.

Im ersten Stadium sind vor allem das Suramin und das Pentamidin (aromatisches Diamidin), im zweiten Stadium das Melarsoprol wirksam.

Erstes Stadium

Suramin (Bayer 205, Germanin u. a.) ist hier das Mittel der Wahl. Es ist frisch in 10%iger Lösung in Aqua bidest langsam i. v. zu injizieren. Zum Ausschluß einer Überempfindlichkeit sollte am Vortag 0,1–0,2 g langsam injiziert werden. Die Einzeldosis beträgt 1 g (10 ml der 10%igen Lösung). Anwendung an den Tagen 1, 3, 7, 14 und 21. Gesamtdosis somit 5 g. Wiederholungsbehandlungen nicht vor 2–3 Monaten. Bei schweren Verläufen wird zur Vermeidung einer Herxheimer-Reaktion empfohlen, mit 0,1 g zu beginnen und langsam zu steigern bis 0,4 g; dann nach einer Pause von 2 Tagen die volle Dosis.

Seltene Nebenwirkungen sind exfoliative Dermatitis und Polyneuropathie. Bei nephrotoxischen Reaktionen (Urinuntersuchung vor jeder Injektion!) evtl. Weiterbehandlung mit Pentamidin.

Pentamidin (Lomidine, Pentacarinat). Dieses aromatische Diamidin ist ebenfalls nur im ersten Krankheitsstadium und vornehmlich bei Gambienseinfektionen wirksam. In einigen Ländern Westafrikas sind regionale Parasitenstämme resistent geworden, so daß dieses Präparat dort u. U. wenig wirksam ist.

Pentamidin wird täglich in einer Dosierung von 4 mg Pentamidinbase pro kg Körpergewicht intramuskulär injiziert (maximale Tagesdosis 200 mg). Die Behandlung umfaßt insgesamt 10 Injektionen, die bei schlechter Verträglichkeit jeden zweiten Tag gegeben werden. Eine Verabreichung als i. v. Infusion ist ebenfalls möglich. Keine rasche i. v. Injektion! Kreislaufkollaps und Schockzustände treten nach i. v. Anwendung gehäuft auf, auch Todesfälle sind nach i. v. Anwendung bekannt geworden (Überwachung nach Injektion). Bettruhe von mindestens einer Stunde auch nach i. m. Injektionen vermindert das Risiko einer ausgeprägten Hypotension. Weitere Nebenwirkungen sind eine Inselzellschädigung mit Hypo- und Hyperglykämien und gelegentlich persistierendem Diabetes mellitus sowie Nephrotoxizität, Kardiotoxizität und Polyneuropathie.

Zweites Stadium

Hier ist *Melarsoprol* (Arsobal, Mel B) das wirksamste Mittel. Es muß langsam und strikt i. v. injiziert werden. Maximale Einzeldosis 5 ml der 3,6%igen Lösung. Der Übertritt kleinster Mengen ins Gewebe ist äußerst schmerzhaft und begünstigt die Thrombosierung der benutzten Venen. Man nimmt heute an, daß die schweren, zum Teil tödlichen Nebenwirkungen des Melarsoprol überwiegend durch toxische und immunologische Reaktionen infolge der massiven Vernichtung von Trypanosomen durch das Melarsoprol hervorgerufen werden. Um dieses Risiko soweit wie möglich zu vermindern, wird empfohlen, vor jeder Melarsoproltherapie eine kurze Vorbehandlung mit 2–3 i. v. Suramininjektionen (in Dosierungen von etwa 0,3 g, 0,6 g und 0,9 g) vorzunehmen. Dieses Vorgehen wurde auch bei Bekämpfungskampagnen als Routineverfahren in die Behandlungsprogramme aufgenommen.

Zwei Schemata der Melarsoproltherapie haben sich je nach Endemiegebiet durchgesetzt.

– In Westafrika das Schema von Neujean. Dieses richtet sich nach der Zellzahl im Liquor:
  - bis 20/µl: 1 Serie von täglich 5 ml für 4 Tage;
  - 21–100/µl: 2 Serien für 4 Tage mit 10 Tagen Abstand;
  - über 100/µl: 3 Serien für 4 Tage mit je 10 Tagen Abstand.
  - Bei Rezidiven oder initial hohen Proteinwerten im Liquor: 4 Serien für 4 Tage mit je 10 Tagen Abstand.

– In Ostafrika das Schema von Apted. Dieses beruht auf einer langsamen Dosissteigerung (um jeweils 0,5 ml), beginnend mit 0,5 ml und mit 8tägigen Pausen nach dem 3., 13. und 23. Tag. Vom 31. bis 33. Tag wird die Volldosis von 5,0 ml gegeben. Die Anfangsdosis für Kinder beträgt 0,36 mg/kg KG, Steigerung bis 3,6 mg/kg entsprechend dem Erwachsenenschema.

Die Melarsoproltherapie ist mit ernsten Komplikationen belastet, die bei vorsichtiger Anwendung aber weitgehend vermieden werden können. Als wichtigste toxische Reaktion ist die Enzephalopathie zu nennen, mit Krämpfen und Bewußtseinsstörungen bis zum Koma. Die Gabe von Corticosteroiden ist hier angezeigt.

Bei Resistenz gegen Melarsoprol, die im Zunehmen ist, kommen alternativ in Frage:

Nitrofurazon. Sehr toxisch und in der Wirkung unsicher.

Nifurtimox (Lampit). Über gute Erfolge bei 15–20 mg/kg KG oral über 4–6 Wochen wird berichtet.

Difluoromethylornithin (DMFO, Eflornithine) ist bisher nur bei der westafrikanischen Form mit guten Erfolgen erprobt worden. Die Wirkung auf die ostafrikanische scheint nach den wenigen bisher vorliegenden Berichten unbefriedigend zu sein. Orale Anwendung im ersten Stadium 4mal täglich 50–75 mg/kg KG über 6 Wochen, im zweiten Stadium zuerst 2–3 Wochen lang 4mal täglich Infusionen (300 ml) mit 100 mg/kg über jeweils 1 Stunde.

Prognose

Ohne Behandlung ist die Prognose bei beiden Formen der Schlafkrankheit fast immer infaust.

Die Heilungsraten im ersten Stadium mit Suramin oder Pentamidin und bei frühzeitiger Behandlung im zweiten Stadium liegen bei 90%.

Das Risiko bei den behandelten Fällen besteht vor allem in den toxischen Nebenwirkungen der Mittel und in den zu Beginn der Therapie bereits vorhandenen irreparablen Hirnschädigungen.

Prophylaxe

Eine individuelle Prophylaxe umfaßt vor allem Maßnahmen zur Verhinderung von Stichen der tagaktiven und sehr zudringlichen Tsetsefliegen:

- Expositionsprophylaxe und Meiden der endemischen Gebiete.
- Bei der Kleidung auf möglichst wenig unbedeckte Haut achten.
- Anwendung von Repellenzien (als Sprays, Lotion oder Creme) und Insektiziden. Zweckmäßig ist auch das Besprühen der Kleidung im Bereich der Knöchel und Handgelenke.
- Besondere Beachtung verdient das Auto, das vor der Benutzung immer auf Tsetsefliegen inspiziert und in jedem Fall mit Insektiziden ausgesprüht sein sollte. Camping- und Wohnfahrzeuge sollten fliegen- bzw. moskitosicher sein.

Eine Chemoprophylaxe mit Pentamidin oder Suramin ist möglich. Eine einmalige i. m. Gabe von 4 mg/kg Pentamidin ergibt eine Schutzwirkung über 4–6 Monate, allerdings nur gegen Gambienseinfektionen. Die prophylaktische Wirkung von Suramin (20 mg/kg bis maximal 1,2 g einmalig i. v.) ist unzuverlässiger und dauert höchstens 3 Monate. Eine individuelle Chemoprophylaxe wird heute jedoch allgemein abgelehnt, nicht nur wegen ihrer potentiellen Toxizität, sondern vor allem wegen einer Resistenzbegünstigung und der Gefahr, daß bei subkurativen Spiegeln oder verminderter Empfindlichkeit einiger Trypanosomenstämme aktuelle klinische Symptome unterdrückt werden und die unbemerkte Entwicklung von Spätstadien begünstigt wird.

Das Risiko für Reisende, sich während eines kurzen Aufenthaltes im tropischen Afrika eine Schlafkrankheit zuzuziehen, ist außerordentlich gering. In den Jahren 1958 bis 1988 wurden in der (alten) Bundesrepublik Deutschland 10 Schlafkrankheitsfälle diagnostiziert. In den USA wurden von 1967 bis 1987 insgesamt 14 Fälle von Rhodesienseinfektion registriert.

Bekämpfung

Die Bekämpfung der afrikanischen Trypanosomiasis ist schwierig und mühsam. Die Maßnahmen zur Kontrolle der menschlichen Trypanosomiasis sind teilweise mit Kontroll- und Eradikationsprogrammen bei der Rindertrypanosomiasis (Nagana) verbunden.

Früher wurden zum Teil drastische Methoden angewandt, wie die Einschränkung der Ansiedlung und Viehzucht in Tsetsegebieten oder die Umsiedlung der gesamten Bevölkerung. Eine totale oder selektive (ufernahe) Rodung der für Savannen- bzw. Uferglossinen als Habitat erforderlichen Vegetation macht das Gelände für Glossinen unbewohnbar oder stellt eine Barriere dar, die von den Tsetsefliegen im Flug nicht überwunden werden kann. Durch den Abschuß von Wildtieren, insbesondere von Antilopen, werden potentielle Blutspender der Tsetsefliegen sowie das Rhodesiense-Wildtierreservoir dezimiert. Diese Maßnahmen sind ökologisch jedoch äußerst bedenklich.

Heute steht die Vektorbekämpfung im Vordergrund. Ziel ist die regionale Ausrottung oder wenigstens Dezimierung der Tsetsefliegen. Seit der Einführung des DDT werden Insektizide vom Boden oder von der Luft aus versprüht. Je nach bevorzugtem Habitat der Glossinen erfolgt eine fokale (z. B. ufernahe) oder weiträumige (Savannenglossinen) Anwendung. Am weitesten verbreitet ist zur Zeit die sequentielle Versprühung von Endosulphan in kleinsten Volumina vom Flugzeug aus. Insektizidresistenzen spielen bei Glossinen bislang keine Rolle. Diese Methoden der Vektorbekämpfung sind kostenintensiv und zeigten bislang nur in Randgebieten des Tsetsegürtels dauerhafte Erfolge. Bei regional oder zeitlich begrenzter Bekämpfung besteht die Gefahr einer Reinvasion von benachbarten Gebieten aus.

Als effektiv, einfach und billig hat sich in den letzten Jahren der Einsatz von insektizidimprägnierten Anflugzielen und von Fallen erwiesen. Diese werden aus blauem oder schwarzem Stoff gefertigt, da diese dunklen Farben von den Tsetsefliegen bevorzugt angeflogen werden. Die Attraktivität kann durch Aceton, Octanol und verschiedene Phenole gesteigert werden, die vor allem auf Glossinen der Morsitansgruppe als Duftlockstoffe wirken. Herstellung, Imprägnierung und Anwendung können von den Gemeinden endemischer Gebiete selbst übernommen werden.

In Endemiegebieten sollten innerhalb des Gesundheitssystems geeignete Einrichtungen zur Verfügung stehen, die eine rasche und zuverlässige Diagnose und eine standardisierte Behandlung ermöglichen. Während in Rhodesiensegebieten bereits passive Überwachungsmaßnahmen wirksam sind, ist in Gambiensegebieten eine kontinuierliche aktive Überwachung erforderlich wegen des langen und oft asymptomatischen Verlaufs und der Bedeutung des Menschen als Reservoir. Bei Rhodesienseepidemien ist ebenfalls eine aktive Überwachung angezeigt und dann wegen der hohen Fallzahlen auch kosteneffektiv.

Die in den 50er Jahren bei Massenkampagnen mit zunächst gutem Erfolg eingesetzte Chemoprophylaxe, vor allem mit Pentamidin, führte in vielen Gebieten zu Parasitenstämmen mit verringerter Empfindlichkeit oder Resistenz. Der Einsatz der Chemoprophylaxe zur Bekämpfung sollte nur noch als eine zeitlich und regional begrenzte Maßnahme in Situationen mit extrem hohem Infektionsrisiko erwogen werden.

Literatur

Boa, Y. F., M. A. Traore, F. Doua, M. T. Kouassi-Traore, B. E. Kouassi, C. Giordano: Les différents tableaux cliniques actuels de la trypanosomiase humaine africaine. Bull. Soc. Pathol. exot. 81 (1988) 427

Doua, F., F. Y. Boa, P. J. Schechter, T. W. Miézan, F. Diai, S. R. Sanon, P. de Raadt, K. D. Haegele, A. Sjoerdsma, K. Konian: Treatment of human late stage gambiense trypanosomiasis with α-Difluoromethylornithine (eflornithine): efficacy and tolerance in 14 cases in Côte d'Ivoire. Amer. J. trop. Med. Hyg. 37 (1987) 525

Dransfield, R. D., B. G. Williams, R. Brightwell: Control of tsetse flies and trypanosomiasis: myth or reality? Parasitol. Today 7 (1991) 287

Janssens, P. G., A. de Muynck: Clinical trials with „Nifurtimox" in African trypanosomiasis. Ann. Soc. belge Méd. trop. 57 (1977) 475

Löscher, Th., H. D. Nothdurft, H. Taelman, M. Boogaerts, M. Omar, F. von Sonnenburg: Schlafkrankheit bei deutschen Tropenreisenden. Dtsch. med. Wschr. 114 (1989) 1203

Magnus, E., T. Vervoort, N. van Meirvenne: A card-agglutination test with stained trypanosomes (C. A. T. T.) for the serological diagnosis of T. b. gambiense trypanosomiasis. Ann. Soc. belge Méd. trop. 58 (1978) 169

van Nieuwenhove, S., J. Declercq: Nifurtimox (Lampit) treatment in late stage of gambiense sleeping sickness. Publication No. 112, International Scientific Council of Trypanosomiasis Research and Control, Seventeenth Meeting, Arusha Tanzania 1981 (p. 206)

Pentreath, V. W.: The search for primary events causing the pathology in African sleeping sickness. Trans. roy. Soc. trop. Med. Hyg. 85 (1991) 145

Pepin, J., F. Milord: African trypanosomiasis and drug-induced encephalopathy: risk factors and pathogenesis. Trans. roy. Soc. trop. Med. Hyg. 85 (1991) 222

de Raadt, P., J. R. Seed: Trypanosomiases causing disease in man in Africa. In Kreier, J. R.: Parasitic Protozoa. Academic Press, New York 1977 (p. 175)

Schechter, P. J., A. Sjoerdsma: Difluoromethylornithine in the treatment of African trypanosomiasis. Parasitol. Today 2 (1986) 223

Vickerman, K.: Ultra structure of trypanosoma and relation to function. In Mulligan, H. W.: The African Trypanosomiases. Allen & Anwin, London 1970 (p. 60)

World Health Organization: Control of sleeping sickness due to trypanosoma brucei gambiense. Bull. WHO 60 (1983) 821

World Health Organization: Epidemiology and control of African trypanosomiasis. WHO, techn. Rep. Ser. 739 (1986)

5 Amerikanische Trypanosomiasis (Chagas-Krankheit)

E. Sauerteig

Definition

Die amerikanische Trypanosomiasis (Chagas-Krankheit) ist eine durch Trypanosoma cruzi verursachte Zoonose, die durch blutsaugende Raubwanzen (Triatoma) auf den Menschen übertragen werden kann. Die Krankheit wurde erstmals 1909 durch Carlos Chagas in Brasilien beschrieben. Sie kommt in Süd- und Mittelamerika vor und ist von großer epidemiologischer Bedeutung.

Epidemiologie

Die amerikanische Trypanosomiasis ist in ihren Verbreitungsgebieten in Süd- und Mittelamerika von unterschiedlicher epidemiologischer und gesundheitspolitischer Bedeutung. Die Symptomatologie der Chagas-Krankheit, die anatomisch-pathologischen Befunde und die epidemiologischen Faktoren wechseln von einer Region zur anderen. Die Weltgesundheitsorganisation schätzt die Zahl infizierter Menschen auf etwa 12 Millionen. Aus Brasilien wird berichtet, daß bei etwa 30% aller sezierten Erwachsenen Folgen einer Chagas-Infektion vorliegen. In Venezuela wird die Anzahl der mit Trypanosoma cruzi infizierten Personen auf 1,2 Millionen geschätzt, von denen etwa 270000 Patienten Myokardiopathien in verschiedenen Entwicklungsstadien aufweisen. In Argentinien nimmt man an, daß etwa 10 Millionen Menschen der Möglichkeit einer Chagas-Infektion ausgesetzt sind, von denen 3 Millionen infiziert und 25–30% erkrankt sind. Aus Bolivien wird berichtet, daß 30–35% der Bevölkerung positive serologische Befunde aufweisen. In Chile wurden in allen Provinzen positive serologische Befunde zwischen 14 und 44% erhoben. Aus Kolumbien und Paraguay werden niedrigere Erkrankungsziffern als in Venezuela und Argentinien gemeldet.

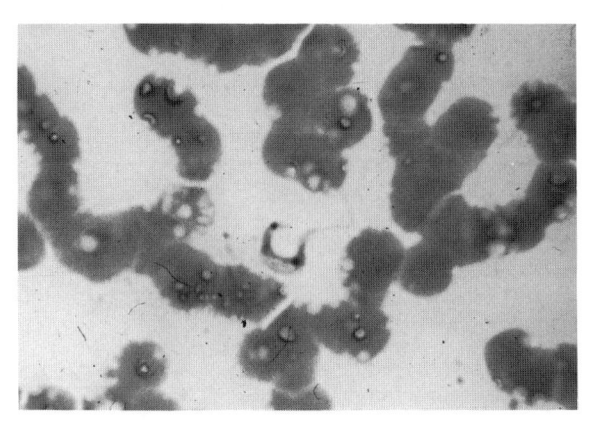

Abb. 5.1 Trypanosoma cruzi in menschlichem Blut.

Als Reservoir für die Erreger kommen zahlreiche wildlebende Tiere, vor allem Gürteltiere (Dasypodidae) in Frage, die den Raubwanzen als Blutspender dienen, selbst aber nicht an der Trypanosomiasis erkranken. Auch Haustiere, besonders Hund und Katze, können Reservoir sein. Ein besonders wichtiges Reservoir stellt jedoch der infizierte Mensch dar. Eine Übertragung von Mensch zu Mensch ist auch über Bluttransfusionen möglich.

Erreger

Der Erreger der Chagas-Krankheit, Trypanosoma cruzi (so benannt nach Oswaldo Cruz, dem es gelang, diese Parasiten auf Affen zu übertragen und sie in deren Blut nach 10–30 Tagen nachzuweisen), tritt in vier Formen auf, von denen drei im Blut, in der Kultur oder dem Vektor vorkommen. Es handelt sich um die Trypanosomen-, Crithidia- und Leptomonasform. Sie weisen alle eine Geißel auf. Die beiden zuerst genannten besitzen außerdem eine undulierende Membran (Abb. 5.**1**). Die vierte Form ist die Leishmania- oder Amastigotenform. Sie besitzt einen stäbchenförmigen Kinetoplasten, aber keine Geißel und ist rund oder oval (Abb. 5.**4**). Diese Form findet sich nur innerhalb der Gewebezellen der Vertebraten, während sie bei den Wirbellosen an der Zelloberfläche zu sehen ist.

Eine andere Trypanosomenart wurde 1920 von E. Tejera gefunden und Trypanosoma rangeli genannt. Sie kann monatelang im Blut nachgewiesen werden, ist aber nicht pathogen. Trypanosoma cruzi vermehrt sich durch Teilung der Amastigoten.

In den letzten Jahren sind zahlreiche Arbeiten erschienen, in denen verschiedene spezifische Oberflächenantigene bei Trypanosoma cruzi beschrieben wurden. Diese spielen bei der Immunitätserzeugung von Trypanosoma cruzi eine wichtige Rolle und konnten in allen untersuchten Parasitenstämmen nachgewiesen werden. Außerdem wurden wesentliche biochemische Unterschiede zwischen dem Stoffwechsel der Trypanosomen und dem Wirtsgewebe gefunden. Erstere besitzen weder Katalase noch Glutathionreduktase oder -peroxidase, dafür aber NADPH-gebundene Flavoproteindisulfid-Reduktase (Trypanothionreduktase). Wegen des Fehlens von Katalase sind Drogen, die eine H_2O_2-Bildung anregen oder deren Nutzbarmachung verhindern, als potentielle Mittel gegen alle Trypanosomenformen anzusehen.

Überträger

Die Überträger gehören alle zur Familie der Raubwanzen (Triatomidae), die sich durch Blutmahlzeiten ernähren. Diese Insekten sind auf dem gesamten amerikanischen Kontinent verbreitet, vor allem aber in Süd- und Mittelamerika. In 53 von den insgesamt 92 Arten dieser Insekten wurden Trypanosomen vom Typ Trypanosoma cruzi nachgewiesen. Triatoma infestans und Rhodnius prolixus haben die größte Bedeutung, weil sie geographisch am weitesten verbreitet sind (Abb. 5.2). Die durchschnittliche Lebenszeit der Raubwanzen beträgt 300–350 Tage. Sind sie einmal mit Trypanosoma cruzi infiziert, so bleiben sie es während ihres ganzen Lebens.

Die Tatsache, daß von der großen Anzahl potentieller Überträger der Chagas-Krankheit nur eine relativ kleine Gruppe wirklich bedeutsam ist, hängt mit ihrem Verhalten zusammen. Die meisten Arten leben weitab von menschlichen Behausungen in Wäldern und Savannen. Nur wenigen Arten gelingt es, sich in der Nähe des Menschen anzusiedeln. Zudem sind nur die Arten effektive Überträger, die während des Saugaktes Kot absetzen.

Die an die Umgebung des Menschen adaptierten Raubwanzen sind meist nachtaktiv und verstecken sich tagsüber in den mit Palmblättern gedeckten Hütten (sog. Ranchos) der Landbewohner, deren Wände aus Lehm und einem Holzgerüst bestehen. Auch Ställe, Mauern und andere Gebäude, die aus solchen Materialien hergestellt werden, kommen als Behausungen für die Wanzen in Frage.

Pathogenese und Pathologie

Die Chagas-Krankheit wird durch Trypanosomen verursacht, die im Verdauungstrakt von Raubwanzen heranwachsen. Sie werden beim Stich der Wanze zusammen mit dem Kot auf die Haut oder Schleimhaut von Menschen oder Wirbeltieren übertragen. Es kann also nur dann eine Infektion erfolgen, wenn eine infizierte Raubwanze mit dem Stich gleichzeitig auch Kot absetzt.

Im Mittelpunkt der *akuten Infektion* mit Trypanosoma cruzi steht meist der massive Parasitenbefall der Herzmuskelfasern mit deren Zerstörung und einer ausgedehnten entzündlichen Reaktion (Myokarditis).

Bei der histologischen Untersuchung des Herzens findet man in allen Regionen, vornehmlich aber in der Vorder- und Hinterwand der linken Herzkammer, sog. Pseudozysten innerhalb der Muskelfasern, die zahlreiche amastigote Parasiten enthalten. Es gelingt bei ihnen nicht immer, den stäbchenförmigen Kinetoplasten sicher nachzuweisen (Abb. 5.3). Nach dem Platzen der „Zysten" gelangen die Erreger in das umliegende Bindegewebe und befallen andere Muskelfasern. Dadurch wird eine erhebliche entzündliche Reaktion ausgelöst mit Auftreten von Monozyten, polymorphkernigen Leukozyten, Lymphozyten und einer wechselnden Anzahl eosinophiler Leukozyten. Die Herzmuskelfasern weisen in ausgedehntem Maße Nekrosen auf, begleitet von interstitiellem Ödem.

Daß es sich bei der akuten Chagas-Krankheit um eine Allgemeininfektion handelt, geht daraus hervor, daß Trypanosoma cruzi sowohl im peripheren Blut als

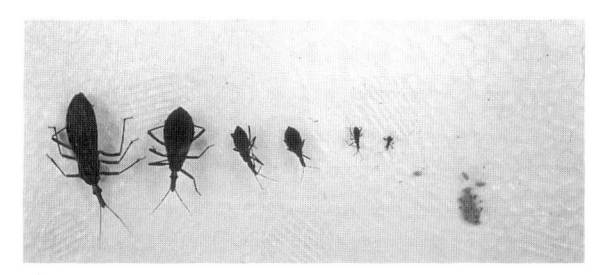

Abb. 5.2 Rhodnius prolixus mit Eiern, Larven und ausgereiften Formen.

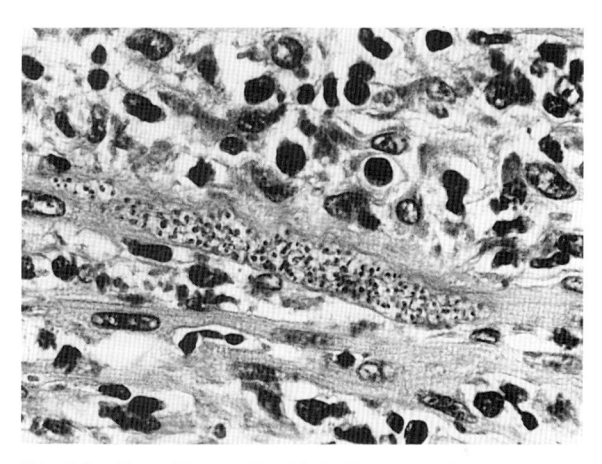

Abb. 5.3 Akute Chagas-Krankheit. Zahlreiche Parasiten innerhalb einer Herzmuskelfaser mit Bildung einer sog. Pseudozyste. Ödematöse Dissoziierung der Muskelfasern und begleitendes entzündliches Infiltrat (HE-Färbung, Vergr. 650fach).

auch in anderen Geweben, vor allem aber innerhalb der quergestreiften und glatten Muskulatur, in seiner Leishmaniaform nachweisbar ist. So sind fast immer Erreger in den Muskelschichten des Ösophagus, des Magens, des Dünn- und Dickdarmes und gelegentlich im Zwerchfell vorhanden.

Eine besondere Stellung nimmt die bei der akuten Chagas-Krankheit auftretende Enzephalitis ein. Allgemein sind entzündliche Veränderungen sowohl in der grauen als auch in der weißen Substanz anzutreffen, begleitet von Zellknötchen und perivaskulären entzündlichen Infiltraten. Die herdförmigen Zellansammlungen setzen sich aus Lymphozyten, Histiozyten, Gliazellen und mikroglialen Stäbchenzellen zusammen. Die perivaskulären Infiltrate sind um Arteriolen und Venolen gelagert und aus Lymphozyten, Plasmazellen und Monozyten aufgebaut. Die intrazelluläre Lagerung der Amastigoten (Abb. 5.4) ist oft nicht zu erkennen. Sie sind auch in Zonen ohne entzündliche Reaktion zu finden und in kleinen haufenartigen Kolonien oder Ketten angeordnet, offenbar Kapillaren oder Nervenfasern begleitend. Das Gehirnparenchym reagiert relativ schwach auf die Entzündung. In den Nervenzellen ist nur eine leichte Tigrolyse zu erkennen. Eine entzündliche Beteiligung der Meningen war nur in wenigen unserer Fälle vorhanden.

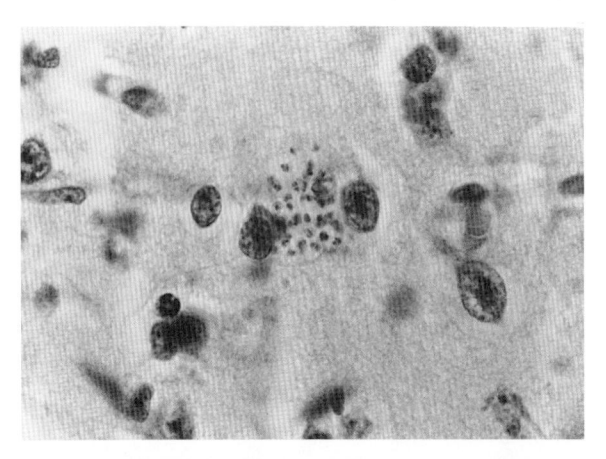

Abb. 5.4 Akute Chagas-Krankheit. Gliazelle mit Parasitennest im Gehirn. In vereinzelten Parasiten sind die stäbchenförmigen Kinetoplasten zu erkennen. Keine entzündliche Reaktion in unmittelbarer Umgebung der Parasiten (HE-Färbung, Vergr. 1000fach).

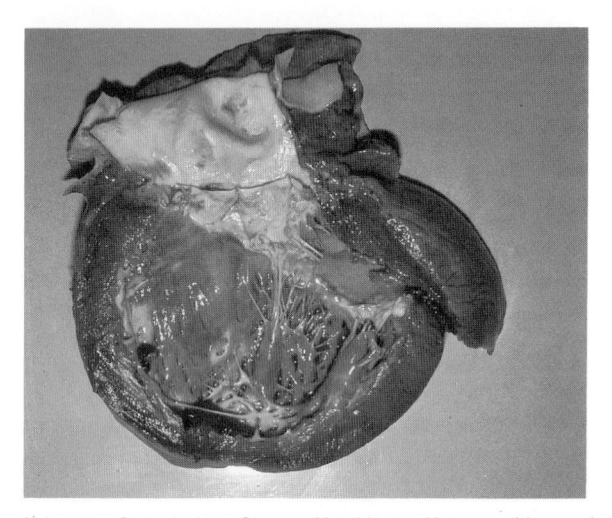

Abb. 5.5 Chronische Chagas-Krankheit. Hypertrophie und chronische Dilatation des linken Ventrikels mit Aneurysmabildung an der Herzspitze, wandständigen intertrabekulären Thromben und Endokardfibrose.

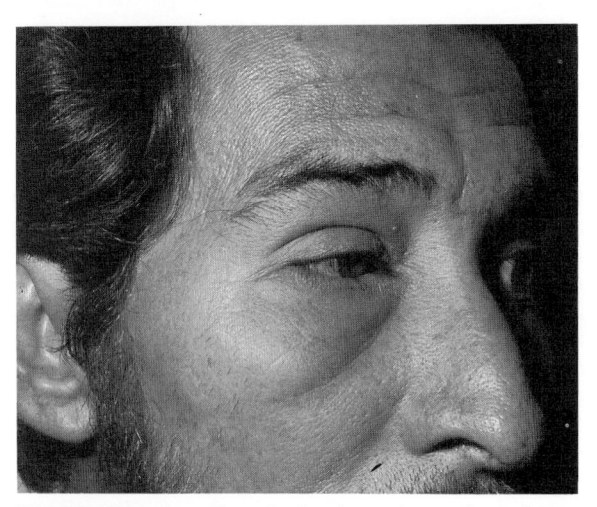

Abb. 5.6 Typisches Romaña-Syndrom des rechten Auges. Konjunktivitis mit begleitendem palpebralen und periorbitalen Ödem.

Die pathologische Anatomie der *chronischen Form* der Chagas-Krankheit ist charakterisiert durch eine chronische Myokarditis mit Hypertrophie und chronische Dilatation beider Herzkammern, besonders der linken (Abb. 5.**5**). Das Muskelfleisch weist auf dem Schnitt meist zahlreiche kleinere oder größere weißliche Narben auf, vorwiegend an der Vorder- und Hinterwand der linken Herzkammer, an der Herzspitze und in der Kammerscheidewand. Durch die Vernarbung kommt es häufig zu einem Elastizitätsverlust der Herzwand und Aneurysmabildung im linken Ventrikel, vor allem der Spitzenregion, oft begleitet von wandständigen intertrabekulären Thromben. Thrombenbildungen in der linken Herzkammer verursachen sehr häufig Embolien, vor allem in die Nieren, die Milz, die Mesenterialarterien und in das Gehirn mit den entsprechenden Folgen.

Es ist oft unmöglich, makroskopisch eine chronische Myokarditis von einer primären oder sekundären Herzhypertrophie zu unterscheiden, besonders dann, wenn nur kleine Infarktnarben vorhanden sind. Das histologische Bild mit mehr oder weniger ausgeprägten entzündlichen Veränderungen gestattet es dann, eine chronische Myokarditis zu diagnostizieren.

Das alle Pathologen am meisten beschäftigende Problem der chronischen Myokarditis ist die Tatsache, daß die Verursacher dieser Erkrankung, nämlich die Trypanosomen, nie oder so gut wie nie im Herzmuskel nachweisbar sind. Aus diesem Grunde bezeichnen verschiedene Pathologen in Venezuela die chronische Myokarditis als „Myocarditis idiopathica", wenn Parasiten nicht nachweisbar sind. Wegen des Fehlens von Parasiten wurde auch die Möglichkeit eines allergischen Geschehens geäußert. Außerdem kann in diesen Fällen die chronische Herzmuskelentzündung auch durch andere Ursachen ausgelöst worden sein.

Krankheitsbild

Bei der menschlichen Infektion mit Trypanosoma cruzi unterscheidet man zwei Phasen, die akute und die chronische Phase.

Bei bis zu 50% der Fälle erfolgt die Infektion in der Umgebung eines Auges – ausnahmsweise beider Augen – mit begleitender Konjunktivitis, Ödemen der Augenlider und Schwellung der regionalen, präaurikulären Lymphknoten. Diese Symptomentrias charakterisiert das sog. Romaña-Syndrom (Abb. 5.**6**). Gelegentlich tritt noch eine Dakryozystitis hinzu.

In etwa 25% der Fälle wird die Inokulationsstelle an anderen, unbedeckten Körperpartien gefunden mit Bildung eines Hautknotens oder eines sog. Chagoms, während in den restlichen 25% die Eintrittspforte der Erreger nicht oder nicht mehr nachweisbar ist.

Die folgende, ca. 2–4 Wochen nach der Infektion beginnende *akute Phase* der Chagas-Krankheit ist durch die Überschwemmung des Organismus mit Parasiten gekennzeichnet (Parasitämie). Hier ist es relativ einfach, die Trypanosomen in Ausstrichen oder „dicken Tropfen" des peripheren Bluts nachzuweisen.

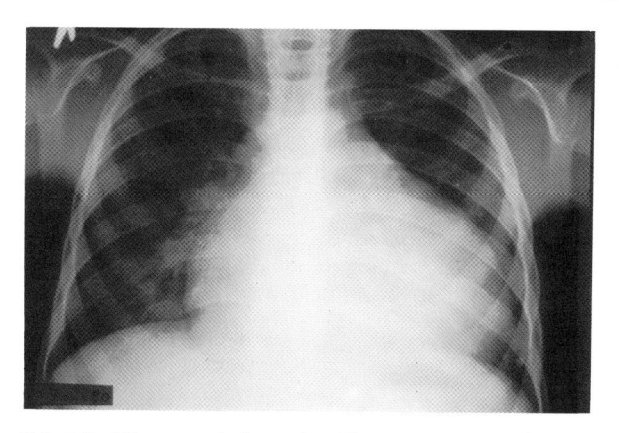

Abb. 5.7 Röntgenaufnahme des Thorax bei akuter Chagas-Krankheit. Starke Dilatation beider Herzkammern. Das Herz liegt breit auf dem Zwerchfell.

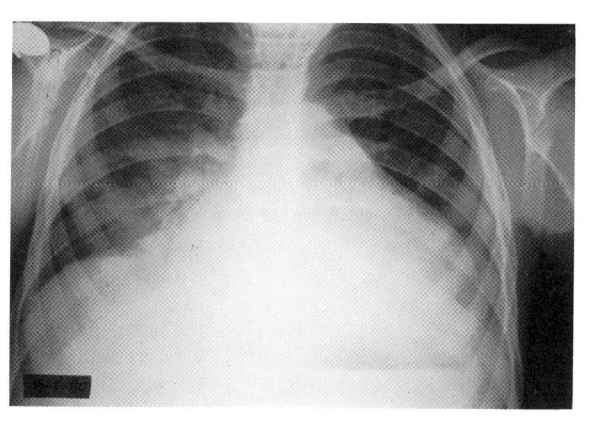

Abb. 5.8 Röntgenaufnahme des Thorax bei chronischer Myokarditis eines 47jährigen Mannes. Starke globale Vergrößerung des Herzens.

Klinisch wird die akute Form der Chagas-Krankheit vorwiegend bei Säuglingen und Kleinkindern, seltener bei Erwachsenen beobachtet. Die klinische Symptomatik in diesen Fällen ist sehr bunt und oft uncharakteristisch: Fieber, Atemnot, Durchfälle neben ileusartigen Erscheinungen, auch zerebrale Symptome, vor allem Krämpfe, können auftreten. Bei einigen Patienten kommt es zu Ödemen, besonders im Gesicht und an den Füßen. Röntgenaufnahmen des Thorax zeigen dann meist ein stark vergrößertes Herz, vor allem den linken Ventrikel betreffend (Abb. 5.7). Außer Fieber, das fast konstant vorhanden ist, findet sich eine mäßige Leukozytose bis zu 13 000/µl und Anämie mit Hämoglobinwerten um 10 %.

Bei 26 Fällen dieser Art, die wir beobachten konnten, wurde die Dauer der Erkrankung von den Patienten bzw. deren Müttern zwischen wenigen Tagen bis zu maximal 4 Wochen angegeben. Die Letalität der akuten Phase der Chagas-Krankheit bei Säuglingen und Kleinkindern erreicht in einigen Regionen 10 % und mehr. Vorwiegende Todesursachen sind Meningoenzephalitis und akute Myokarditis.

Die *chronische Phase* der Chagas-Krankheit folgt der akuten meist völlig symptomlos und ohne organische Veränderungen, so daß man auch von einer intermediären oder latenten Phase spricht, die den Zeitraum umfaßt, der bis zum Auftreten neuer Symptome reicht.

Die häufigste Manifestation der chronischen Phase ist die Chagas-Kardiomyopathie. Sie beruht auf einer chronischen Myokarditis mit herdförmiger oder diffuser Entzündung und nachfolgender Fibrose, die einerseits durch die Trypanosoma-cruzi-Infektion selbst, andererseits durch immunpathologische Mechanismen (zellvermittelte Autoimmunreaktion) verursacht wird. Häufig kommt es zu einer Vergrößerung des Herzens (dilatierte Kardiomyopathie, Abb. 5.8). Die morphologischen Veränderungen werden meist von elektrokardiographischen Alterationen begleitet, die vor allem in supraventrikulären Extrasystolen, links- und rechtsseitigem Block des His-Bündels sowie in nicht

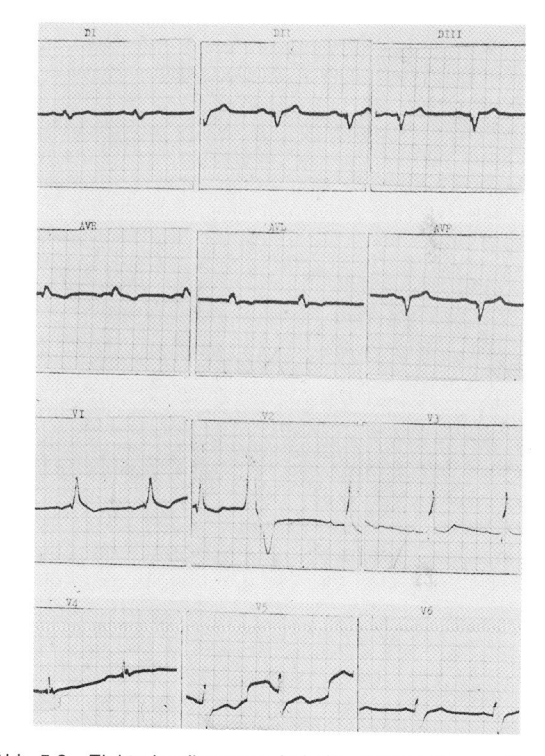

Abb. 5.9 Elektrokardiogramm bei chronischer Chagas-Krankheit eines 50jährigen Mannes. Man erkennt Überleitungsstörungen sowie rechts- und linksseitigen Schenkelblock, außerdem Arrhythmien und ventrikuläre Extrasystolen sowie drei elektrisch inaktive Zonen an der unteren Hinterwand des linken Ventrikels.

erregbaren Zonen an der Vorder- und Hinterwand des linken Ventrikels bestehen (Abb. 5.9). Außerdem werden Tachykardie, atrioventrikulärer Block und Abflachung der Q-Welle beobachtet. Letztere soll einer Fibrose der vorderen Spitzenregion des Herzens entsprechen. Diese Befunde werden von Herzklopfen, Atemnot auch bei geringster Körperbelastung und Schmerzen in der Herzgegend begleitet. Nicht selten erfolgt bei diesen Patienten ein plötzlicher Herztod, der ohne Autopsie fast immer als „akuter Herzinfarkt" mißdeutet wird.

Die chronische Form der Chagas-Krankheit ist prognostisch schwer zu beurteilen. Die Fälle mit positiver Seroreaktion, aber ohne klinische Herzveränderungen haben eine sehr günstige Prognose, sie weisen auch keine Herzvergrößerung auf. Ganz anders verhält sich die Prognose in den Fällen, in denen es klinisch zu schweren Herzveränderungen gekommen ist. Störungen der Reizleitung im Herzen, Stauungserscheinungen an den inneren Organen, Lungenödem und arterielle Embolien sowie die oft erhebliche Herzwandhypertrophie mit Überschreiten des kritischen Herzgewichts können jederzeit das Leben der betroffenen Patienten beenden.

Besonders in Brasilien gehört zum Bild der chronischen Chagas-Krankheit das Auftreten sog. Megaorgane, wie Megaösophagus, Megagaster und Megakolon. Der Grund für die Entwicklung dieser Megaorgane wird in der Zerstörung der Ganglienzellen der Meißner- und Auerbach-Plexus gesehen, die eine Störung der Peristaltik bewirkt und damit zur Entwicklung von Megaorganen führen soll. Derartige Megaorgane sind aber keineswegs obligatorisch für die Chagas-Krankheit und werden außerhalb Brasiliens wenig oder wie in Venezuela und Kolumbien überhaupt nicht beobachtet.

Auch eine Induration und Hämosiderose der Lungen wird nicht etwa der bestehenden Herzinsuffizienz, sondern einer Störung der Lungeninnervation zugeschrieben.

Eine kongenitale Form der Chagas-Krankheit entsteht dann, wenn eine Schwangere im Blut Trypanosoma cruzi aufweist. Sowohl die Plazenta als auch der Fetus können befallen werden. Das führt entweder zum Abort, oder die Kinder sterben in den ersten Tagen und Wochen nach der Geburt. Diese Erkrankungsform ist in Brasilien und Chile häufig, kommt aber in Venezuela, Kolumbien und Mittelamerika selten vor.

Diagnostik

In der *akuten Phase* der Chagas-Krankheit ist eine Diagnose durch den direkten Parasitennachweis im peripheren Blut mittels Ausstrich oder „dicken Tropfens" meist möglich. Auch Biopsiematerial aus quergestreifter Muskulatur kann in manchen Fällen hilfreich sein. In der letzten Zeit werden bei Verdacht auf eine akute Chagas-Infektion zum Parasitennachweis auch Katheterbiopsien aus dem Herzmuskel entnommen.

Wenn der direkte Parasitennachweis im peripheren Blut nicht gelingt, so werden die Siliconmethode von Rohwedder, die Dreifachzentrifugation nach Martin-Leboeuf-Roubaud und die Konzentrationsmethode von Stout angegeben. Alle diese Methoden haben eine Anreicherung der Parasiten im Blutserum zum Ziel.

Zur intraperitonealen Inokulation von Patientenblut eignen sich Laborratten und -mäuse. Nach einer Woche kann dann im Tierblut nach Trypanosomen gesucht werden.

In der *chronischen Phase* der Erkrankung stehen mehrere serologische Untersuchungsmethoden zur Verfügung, da Trypanosoma cruzi offenbar ein starkes Antigen darstellt.

Als klassisch ist hier an erster Stelle die Komplementbindungsreaktion nach Guerreiro-Machado zu nennen, die seit 1913 bekannt ist.

Weitere Methoden sind: Hämagglutinationstest, Immunfluoreszenztest und Latextest.

Alle diese serologischen Untersuchungsmethoden geben in den ersten Wochen und Monaten nach erfolgter Infektion mit Trypanosoma cruzi keine oder nur ungenaue Hinweise auf eine Infektion. Zu einem späteren Zeitpunkt erhöht sich der Prozentsatz des positiven Ausfalls der serologischen Reaktionen und erreicht nach 6 Monaten oft 100%.

Ein sicherer Nachweis der Parasiten im Patientenblut gelingt mittels der von Brumpt 1914 entwickelten Xenodiagnose. Diese basiert auf der Empfänglichkeit der Raubwanzen für Trypanosoma cruzi. Sie besteht darin, Nymphen von im Laboratorium gezüchteten, parasitenfreien Raubwanzen der lokal vorherrschenden Übertragerart in kleinen, mit Löchern versehenen Kästchen auf der Haut des Patienten zu fixieren. Die Wanzen können so ihre Blutmahlzeit einnehmen und werden nach ca. 4 Wochen untersucht, um die Trypanosomen im Darmtrakt nachzuweisen.

Bei den akuten Fällen sind bis zu 85% positiv. Im chronischen Stadium dagegen werden Trypanosomen nur in 42–67% nachgewiesen, wobei außerdem die Anzahl der applizierten Kästchen eine wichtige Rolle spielt.

Die serologischen Untersuchungen bleiben bei allen Patienten ständig positiv, wenn diese einmal mit Trypanosoma cruzi infiziert waren. Sie sagen dagegen nichts über den gegenwärtigen Gesundheitszustand des Patienten aus. Die sicherste Methode, in der chronischen Phase der Chagas-Krankheit einen Parasitennachweis zu erbringen, ist die Xenodiagnose. Leider erfordert sie entsprechend kostspielige Laboreinrichtungen, die nicht überall da vorhanden sind, wo es Chagas-Probleme gibt. Außerdem ist sie eine für den Patienten recht unangenehme Prozedur.

Therapie

Es stehen heute zwei spezifische Medikamente für die Behandlung der Chagas-Krankheit zur Verfügung: Nifurtimox (Lampit) und Benznidazol (Ragonil, Radanil).

Beide Präparate sind toxisch und sollten zu Beginn möglichst stationär verabreicht werden. Sie sind besonders in der akuten Phase der Chagas-Krankheit wirksam, da sie die Parasiten im Blut vernichten.

Bei der chronischen Form sind die Resultate unterschiedlich, zumal der Nachweis einer Heilung nur durch den negativen Ausfall wiederholter Xenodiagnosen wahrscheinlich gemacht werden kann. Die serologischen Untersuchungen bleiben fast immer positiv, manchmal mit geringen Titerveränderungen. Die vor Beginn der Therapie entstandenen morphologischen Schäden bleiben unbeeinflußt.

Bei Nifurtimox werden 8–16 mg/kg KG täglich, auf 3 Dosen verteilt, per os gegeben. Bei Kindern ist in schwer verlaufenden Fällen eine Steigerung der Dosis auf 25 mg/kg KG während der ersten Behandlungstage möglich. Die Behandlungsdauer beträgt mindestens 50 Tage. Bei chronischen Infektionen kann diese Behandlung 120 Tage lang durchgeführt werden.

Benznidazol wird in einer Tagesdosis von 5–7 mg/kg KG oral gegeben. Die Behandlung sollte mit der Hälfte der angegebenen Dosis begonnen werden, um nach 5 Tagen die volle Dosis zu erreichen. Als Behandlungsdauer werden 60 Tage empfohlen. Sollte die Xenodiagnose noch positiv ausfallen, kann eine weitere vierwöchige Behandlung erfolgen.

Prophylaxe

– Um die Gefahr einer Infektion mit Trypanosoma cruzi zu bannen, müssen die Wohnverhältnisse auf dem Land derart verbessert werden, daß Dächer und Wände der Behausungen den Raubwanzen keine Versteckmöglichkeiten mehr bieten. Fenster und Türen sollten mit Fliegengittern gesichert sein.
– Die Überträger (Raubwanzen) sollten mit Insektiziden bekämpft werden.
– Die Bevölkerung in den endemischen Zonen sollte über die Gefahr der Raubwanzen und die Symptome der akuten Chagas-Krankheit aufgeklärt werden.
– Die an Chagas erkrankten Haustiere, besonders Hunde und Katzen, müssen ausgerottet werden.
– In den Hospitälern und Kliniken sollte eine strikte Kontrolle der Blutspender mittels der Komplementbindungsreaktion nach Guerreiro-Machado erfolgen.
– Touristen, die in endemische Gebiete reisen, sollten sich über die Krankheit informieren, gefährdete Behausungen meiden und im Freien nicht ohne Moskitonetz übernachten.

Literatur

Edgecomb, J. H., C. M. Johnson: American trypanosomiasis (Chagas' disease). In Binford, Ch. H., D. H. Connor: Pathology of Tropical and Extraordinary Diseases, Vol. I. Armed Forces Institute of Pathology, Washington/D. C. 1976

Hutt, M. S. R., F. Koeberle, K. Salfelder: American trypanosomiasis (Chagas' disease and Chagas' syndromes). In Spencer, H.: Tropical Pathology. Springer, Berlin 1973

Linzbach, A. J.: Mikrometrische und histologische Analyse hypertropher menschlicher Herzen. Virchows Arch. pathol. Anat. 314 (1947) 534

Nogueira, N., J. R. Coura: American trypanosomiasis (Chagas' disease). In Warren, K. S., A. F. M. Adel: Tropical and Geographical Medicine, 2nd ed. MacGraw-Hill, New York 1990

Salfelder, K., E. Sauerteig, D. Novoa Montero, T. R. de Liscano, J. E. Carrero: Las protozoonosis en el hombre. Todtmann, Caracas/Venezuela 1985

Salfelder, K., E. Sauerteig, D. Novoa Montero, T. R. de Liscano, J. E. Carrero: Protozoan Infections in Man. Schwer, Stuttgart 1988

Salfelder, K., T. R. de Liscano, E. Sauerteig: Atlas of Parasitic Pathology. Kluwer, Dordrecht (im Druck)

Sauerteig, E.: Es todavia la Enfermedad de Chagas un Problema de la Salud Publica? Hospital Dr. Luis Razetti, Barinas/Venezuela 1978

6 Amöbiasis und andere Amöbeninfektionen

K. Fleischer

Amöbiasis

Definition

Amöbiasis ist eine Infektionskrankheit, hervorgerufen durch einzellige Parasiten, die vornehmlich im Darm leben. Ihre wesentlichste Gattung ist Entamoeba histolytica, die im Menschen als Leitsymptom Durchfälle hervorrufen kann. Nach neuerer Erkenntnis gibt es pathogene und apathogene Formen von Entamoeba histolytica, die sich durch DNA-Analyse unterscheiden lassen. Das Erscheinungsbild der Infektion reicht von der häufigsten asymptomatischen Darmbesiedlung bis zur hochakuten Amöbenruhr und kann aufgrund der Fähigkeit der Amöbe, in Gewebe einzudringen, zu schweren bis tödlichen Komplikationen mit Darmperforation und Abszessen in der Leber und anderen Organen führen. Die Amöbiasis ist eine Infektion, die über Jahre anhalten und in akuten Schüben verlaufen kann. Andere Amöbenarten des Darmes haben keine invasiven Fähigkeiten und sind asymptomatische Kommensalen oder rufen mildere Darmstörungen hervor.

In Wasser und Boden freilebende Amöben der Familien Naegleria und Acanthamoeba sind für den Menschen fakultativ pathogen und können schwere extraintestinale Erkrankungen des Gehirns, des Auges und anderer Organe hervorrufen.

Epidemiologie

Amöbiasis in den Tropen

Entamoeba histolytica und die anderen Darmamöben sind weltweit verbreitet und kommen in arktischen und gemäßigten, besonders aber in den tropischen Zonen vor. Die Amöbiasis ist eng assoziiert mit schlechten sanitären Verhältnissen, ungenügender Ernährung und damit verminderter Abwehrkraft gegen Krankheitserreger. Die Tropen als Lebensraum sind heute weniger durch ihr tropisches Klima, als vielmehr durch verbreitete Armut und Überbevölkerung in bestimmten Ballungsräumen zu definieren; deshalb ist die Amöbiasis dort sehr stark verbreitet und wird zu den Tropenkrankheiten gezählt.

Trinkwasserhygiene. Trinkwasser in ausreichender Menge und Qualität ist in den letzten Jahren zu einer der größten Mangelwaren in den sog. Entwicklungsländern geworden. Es ist der Hauptüberträger der Amöben in ihrer infektiösen Zystenform. Die Amöbiasis ist daher wie die meisten anderen bakteriellen und viralen Darmerkrankungen eine durch Wasser übertragene Erkrankung in Entwicklungsländern. Da die Entsorgung von menschlichem Stuhl als Quelle der infektiösen Amöbenzysten weitgehend nicht durch Klärung, sondern durch Vermischung mit Oberflächenwasser geschieht und dieses wiederum von großen Bevölkerungsgruppen ohne Filterung, Chlorierung oder Abkochen genossen wird, schließt sich die Infektionskette Mensch – Wasser – Mensch täglich in zahllosen Möglichkeiten. In tropischen Städten führen veraltete und für die Zahl der zu versorgenden Bürger hoffnungslos überforderte Trink- und Abwasserrohrsysteme zu häufigen Lecks, die zur Verbreitung von Amöbeninfektionen über die Zapfstellen beitragen. Die Notwendigkeit, Wasser in Dachtanks zu speichern, führt wegen der chronischen Verschmutzung der Tanks und der Chlorzehrung zu einer Anreicherung mit pathogenen Darmerregern. Die Sicherung von Brunnenrändern vor Fäkalieneinstrom durch ausreichende Überhöhung und umlaufende Bodenplatten wird oft vernachlässigt. Eine meist desolate öffentliche und private Finanzsituation läßt dringende Investitionen für Kanalisation und Reparaturen nur punktuell zu.

Gemüsebau. Gemüsebauern und Kleingärtner, die zur Versorgung der Bevölkerung entscheidend beitragen, können sich in der Regel den Kauf von Kunstdünger nicht leisten und sind in Methoden biologischen Anbaus nicht erfahren. Ihr Hauptdünger sind menschliche Fäkalien aus den Versitzgruben eigener Latrinen oder aus Abwasserkanälen. Gemüse und Salat, die mit einer solchen Oberdüngung gezogen sind, können durch Waschen allein nicht von infektiösen Zysten befreit werden und stellen eine wesentliche Infektionsquelle dar.

Toiletten. Das Bewußtsein der Menschen, durch ihr Hygieneverhalten wesentlich zur Verhinderung oder Ausbreitung von Darminfektionen, gerade auch von Amöbiasis, beizutragen, ist unterentwickelt. Die Übertragung von Zysten auf Eßwaren nach dem Stuhlgang mit Händen und Fingernägeln ist häufig. Personal in Gaststätten, aber auch Fliegen und Küchenschaben tragen somit wesentlich zur Ausbreitung bei; in Kindergärten sind es Kleinkinder mit stuhlverschmutzter Wäsche. Untersuchungen zeigten, daß Gruppen, die Spültoiletten zu Verfügung haben, signifikant weniger durchseucht sind als solche mit Pitlatrinen. Benutzer von Spültoiletten können sich weitaus häufiger Papier zur Reinigung leisten und haben durch Erziehung und Lebensstandard eher Kenntnis, Willen und Möglichkeit zur Händereinigung nach dem Stuhlgang. Die Durchseuchung ist somit engstens verbunden mit dem Stand der Gesundheitserziehung und dem Wohnungsstandard. Amöbiasis ist vor allem eine Erkrankung der ärmeren Menschen.

Durchseuchung

Globale Durchseuchung. Das Verständnis der Ausbreitungswege, Durchseuchung einzelner Gruppen und epidemiologischen Bedeutung wird behindert durch erhebliche Probleme mit einer großen Bandbreite von keineswegs perfekten Tests zum Nachweis der Erreger selbst wie ihrer Antikörper. In verschiedenen Regionen der Welt werden höchst unterschiedliche Methoden zur Diagnostik, Bewertung und Zählung von Infektionen und Erkrankungen in wechselnder Kontinuität angewendet, so daß die vorhandenen Zahlen nur ein ungenaues Bild der wirklichen Situation wiedergeben. Informierte Schätzungen geben an, daß 1981 etwa 480 Millionen Menschen auf der Welt mit Entamoeba histolytica infiziert waren, von denen etwa 36 Millionen eine Amöbenerkrankung des Dickdarms oder einen Amöbenleberabszeß entwickelten. Wenigstens 40 000 Todesfälle hatten eine Amöbeninfektion als erste Todesursache. Die Amöbiasis steht damit nach Malaria und Schistosomiasis an dritter Stelle der parasitären Todesursachen. Da die Amöbiasis zu den Erkrankungen gehört, die durch das Bevölkerungswachstum und die Zusammenballung von Menschen in Großstädten mit ungenügender Wasser- und Nahrungshygiene zunehmen, sind diese Zahlen während der vergangenen Jahre in unbekannte Höhe gestiegen. Das von UNO und WHO ausgerufene internationale Jahrzehnt der Trinkwasserversorgung – 1981 bis 1990 – hat nur eine geringe Breitenwirkung erzielt.

Regionale Faktoren. Die regionale Durchseuchung der Bevölkerung mit Entamoeba histolytica ist äußerst unterschiedlich und hängt von vielen, nur teilweise bekannten Faktoren ab. Es ist eine Erkenntnis der jüngsten Jahre, daß Entamoeba histolytica eine Vielzahl von Untergruppen hat, die zum guten Teil nichtpathogen, teils gering pathogen und teils stark pathogen sind. Ihre Differenzierung eröffnet neue Möglichkeiten, die Verbreitung und Übertragung der Amöbiasis zu studieren.

Symptomlose Infektionen sind auch in gemäßigtem und arktischem Klima zu finden. In Gemüseanbaugebieten waren sie bis zum Verbot der Oberdüngung in Deutschland 1932 verbreitet und führten nur zu einer begrenzten Zahl von Amöbenerkrankungen, wobei schwere Verläufe selten waren. Da es bei den sich heute ausbreitenden biologischen Anbaumethoden auch „schwarze Schafe" gibt, sind in deutschen Gemüseanbaugebieten, besonders bei Kleingärtnern, wieder vereinzelt autochthone Infektionen zu beobachten.

Die Zahl der Zystenausscheider nimmt in südlicheren Regionen deutlich zu. In südeuropäischen Ländern gibt es Endemiegebiete in Gemüseanbauregionen. In den USA sind 1–4% der Bevölkerung Zystenausscheider mit einem deutlichen Überwiegen der Südstaaten.

Die Zahl der Amöbenerkrankungen innerhalb der Amöbeninfektionen liegt in Entwicklungsländern relativ und absolut wesentlich höher. Es gibt zwei Altersgipfel für die Erkrankung: Kinder, vor allem von 2 bis 4 Jahren, und Erwachsene über 40 Jahre, hierbei Männer etwas häufiger als Frauen. Die Jahresgipfel sind von verschiedenen Faktoren beeinflußt: In trockenen Gebieten liegen sie in der Trockenzeit, wenn Trinkwasser insgesamt knapper und durchseuchter wird; in feuchten Gebieten liegen sie am Beginn der Regenzeit, wenn Fäkalien vermehrt in Oberflächenwasser gespült werden. Küstenzonen und Flußgebiete sind mehr betroffen als Inlandzonen. Die vorhandene Ernährung, insbesondere mit Eiweiß, spielt eine wesentliche Rolle in der Abwehrkraft. Bei Zusammentreffen mehrerer die Krankheit begünstigender Faktoren kann es zu Epidemien von Amöbiasis kommen, während das Erkrankungsmuster gewöhnlich endemischen Charakter hat.

Wesentliche Amöbengebiete. Bekannte Amöbengebiete der Welt mit einer Durchseuchung der Menschen bis zu 90% und hoher Morbiditätsrate sind in Afrika die volkreichen Küstenregionen Westafrikas, das Ovamboland in Namibia und die Regionen um die Hafenstädte Luanda, Durban, Maputo, Beira und Daressalam; in Amerika sind es die Küstengebiete von Nordbrasilien, Haiti, Teile der mittelamerikanischen Staaten und die Ballungsgebiete von Mexiko; in Asien die Slumgebiete Indiens und besonders die feuchten Gebiete von Bangladesh, Birma, Thailand, Vietnam und Malaysia (Abb. 6.**1**).

Völkerwanderungen

Flüchtlinge. Die Flucht großer Bevölkerungsgruppen wegen Krieg, Dürre, Überschwemmung und Hungersnot ist stets von erheblichem Mangel oder meist völligem Fehlen von Wasser-, Nahrungs- und Toilettenhygiene begleitet. Wenn Menschen auf engstem Raum in Lagern ohne Infrastruktur zusammengepfercht, unterernährt und oft allen Lebensmutes beraubt sind, breiten sich nach den akuten Erkrankungen Parasitosen wie die Amöbiasis aus. Menschengruppen, die bislang eine vergleichsweise niedrige Durchseuchung zeigten, können innerhalb weniger Wochen stark befallen werden. Durch ihre schlechte allgemeine Resistenzlage und möglicherweise das Fehlen von spezifischen Antikörpern aus vorausgegangener langjähriger Exposition, können die Erkrankungszahlen emporschnellen. Die gleichzeitige Erkrankung mit Darmbilharziose (Schistosoma mansoni), die zu einer Störung der Kolonschleimhaut und einer weiteren Schwächung der Abwehr führt, scheint, wie Erfahrungen aus dem Sudan zeigen, ein verstärkender Faktor zu sein.

Touristen. Bei Tropentouristen und Reisenden aus Europa und den USA werden Amöben im Stuhl als

6 Amöbiasis und andere Amöbeninfektionen

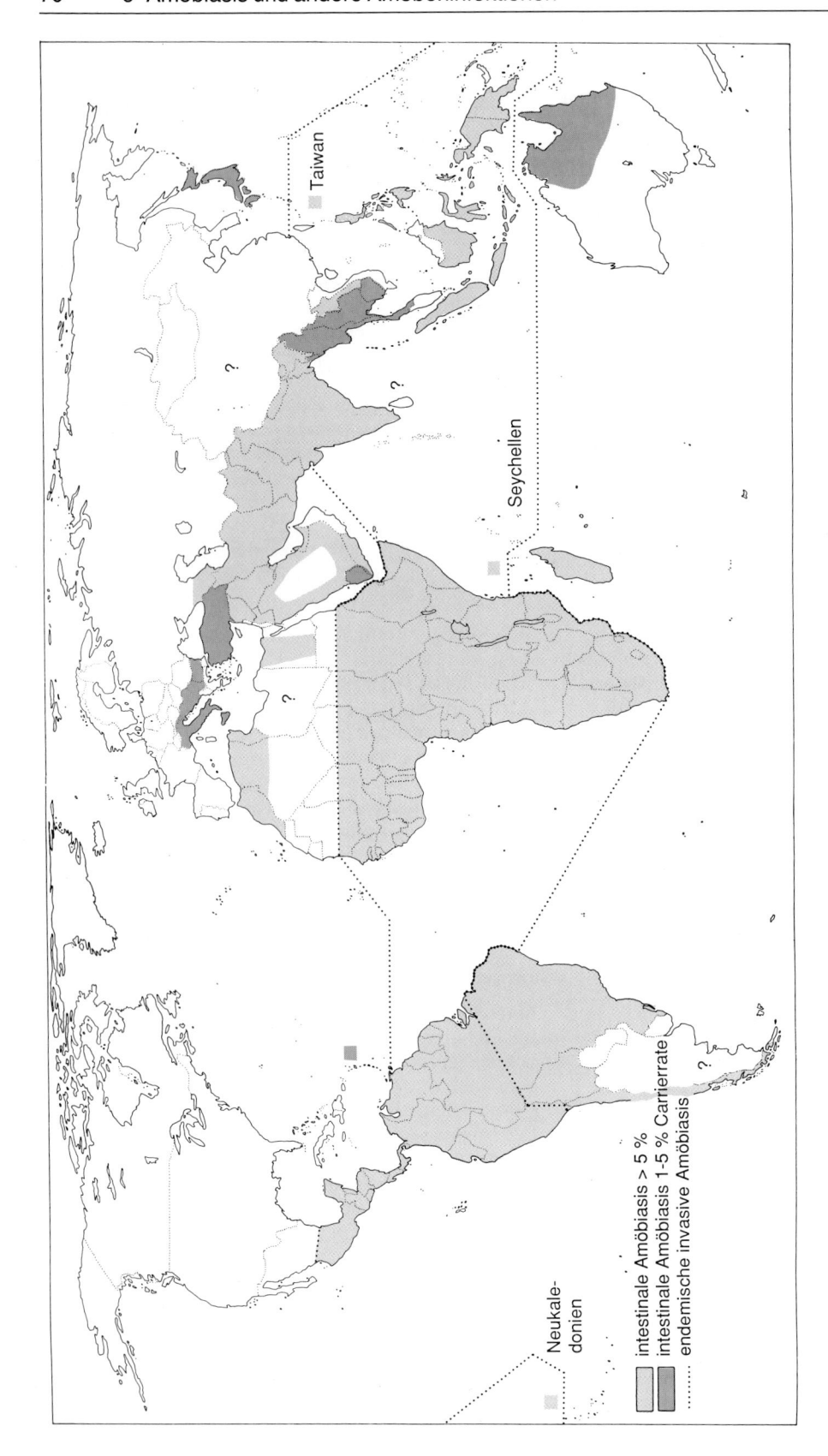

Abb. 6.1 Verbreitung von Entamoeba histolytica.

häufigste parasitäre Infektion nachgewiesen. Die Nachweisrate steigt durch die zunehmende Zahl der Tropenreisen, die verbesserte Ausbildung von Ärzten und Laborpersonal und die sich verschlechternde Situation in den Reisegebieten. Normale Chartertouristen, die im Zielland in einem Hotel oder Club ohne Inlandsreisen verbleiben, haben ein sehr begrenztes Risiko. Personen, die innerhalb eines Landes vielfach ohne geplante Übernachtungen reisen und sehr wechselnde hygienische Bedingungen erleben, exponieren sich wesentlich mehr. Der Preis, in einheimischen Lokalen zu essen, kann eine massive Amöbenerkrankung sein. Kalte Gerichte sind besonders gefährlich. Arbeitnehmer, die etwa als Techniker in einheimischen Betrieben Maschinen montieren oder warten und während dieser Zeit auf einheimische Kantinen angewiesen sind, haben ein faßbar erhöhtes Risiko. Eine derartig erworbene und bei der Rückkehreruntersuchung nach dem arbeitsmedizinischen Grundsatz G 35 „Arbeiten unter besonderen klimatischen Bedingungen" festgestellte Amöbiasis wird als Berufskrankheit anerkannt.

Amöben bei homosexuellen Männern

Amöbeninfektionen des Dickdarmes, sowohl mit Entamoeba histolytica wie mit anderen Amöben, sind bei homosexuellen Männern aufgrund des Analverkehrs mit wechselnden Partnern verbreitet. Sie führen häufig zu einer mäßigen chronischen Entzündung im Rektum und im distalen Sigmabereich, entwickeln sich aber äußerst selten zu einer invasiven Amöbenerkrankung. Die Infektion ist eine der Ursachen des „gay-bowel syndrome". Die Gruppe der homosexuell veranlagten Männer ist sich der Gefahren des Analverkehrs überwiegend bewußt und kann durch gezielte Therapie ein weiteres Verbreiten der Infektion bremsen. Die Infektion mit Entamoeba histolytica und anderen Darmamöben gehört nicht zu den opportunistischen Erkrankungen, die durch eine erworbene Immunschwäche (AIDS) aufflammen.

Pathogenese

Die infektiösen vierkernigen Zysten werden oral aufgenommen und passieren den Magen. Im Dünndarm befreien sie sich von ihrer Membran, wobei sie durch einen weiteren Kernteilungsschritt vorübergehend zu achtkernigen Trophozoiten werden. Durch nachfolgende Plasmateilungen entstehen aus diesen über vier- und zweikernige Zwischenstufen einkernige Trophozoiten (Abb. 6.2). Diese reifen heran und leben im Zökum und oberen Dickdarm als Minutaform, in der englischsprachigen Literatur zunehmend als „nichthämatophage Trophozoiten" bezeichnet. Hier vermehren sie sich durch Zellteilung. Ausreichende Magensäure und Pankreasenzyme sind wesentliche Hindernisse für das Überleben der Zysten. Die Peristaltik des Darmes behindert die Kolonisation durch Trophozoiten und fördert ihre Ausscheidung. Die Minutaformen von Entamoeba histolytica ernähren sich von Darmbakterien und Speisebrei als Kommen-

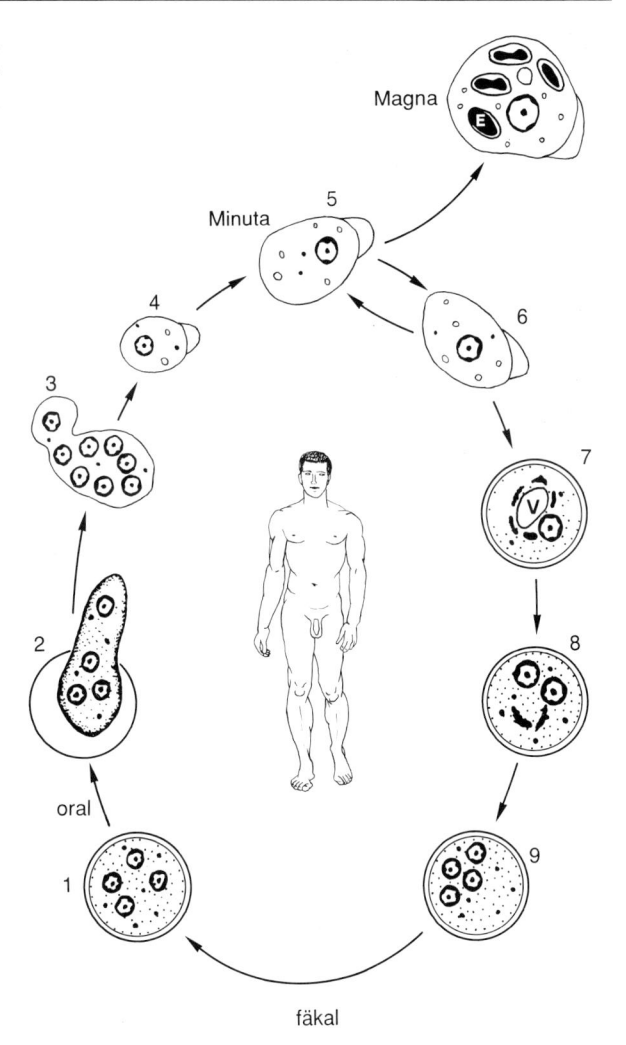

Abb. 6.2 Amöbenzyklus. 1 Vierkernige Zyste wird oral aufgenommen. 2–4 Nach Exzystation im Dünndarm mehrfache Teilung zu einkernigen Trophozoiten. 5–6 Reife Trophozoiten, aus denen gewebeinvasive Magnaformen entstehen. 7 Einkernige Zyste mit Chromatinkörperchen und großer Glykogenvakuole. 8 Zweikernige Zyste mit Chromatinkörperchen. 9 Reife vierkernige Zyste.

salen und können in den Krypten in großer Zahl siedeln.

Einige der Minutaformen entwickeln sich aus nicht genügend bekannten Gründen in die Magnaform oder auch Gewebeform, die histolytische Eigenschaften hat. Die Umwandlung der harmlosen Minutaform in die gewebeaggressive Magnaform vollzieht sich im darmgestörten Menschen auf dem Boden bakteriell bedingter Diarrhöen. Dyspeptische Störungen und Subazidität, wie sie bei der physiologischen Belastung in den Tropen häufig sind, scheinen eine begünstigende Wirkung zu haben. Diese Trophozoiten dringen in die Schleimhaut ein, ernähren sich von Erythrozyten und können über das Pfortadersystem in die Leber oder venös in andere Organe verschleppt werden. Trophozoiten, die mit dem Darminhalt weiter kolonabwärts wandern, finden hier im trockeneren Material

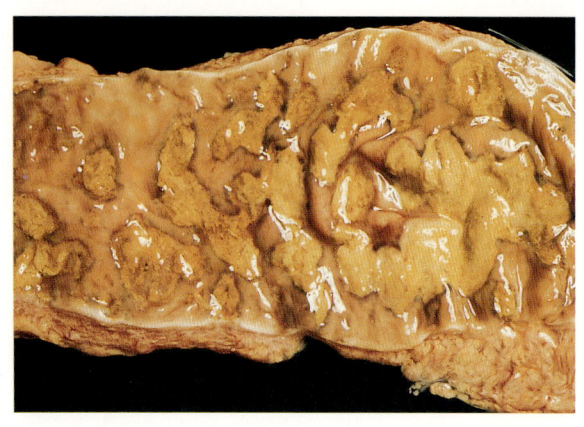

Abb. 6.3 Amöbenkolitis. Makroskopische Felderung und Fibrinbeläge.

weniger günstige Kolonisationsbedingungen und schützen sich durch den Aufbau einer Zystenwand. In dieser Form werden sie ausgeschieden. Die Reifung zu infektiösen Zysten geschieht durch Zellkernteilung.

Entamoeba histolytica ist einmalig unter den Amöben des Menschen durch ihre Fähigkeit, in Gewebe einzudringen. Die Wirkweise ist bisher nur ungenügend bekannt, aber es zeichnen sich einige Zusammenhänge ab. Die Magnaformen zerstören umliegende Zellen durch eine kontaktübertragene Zytolyse, wobei die tödliche Erkennung zwischen Entamoeba histolytica und dem Abwehrsystem der Zellen ein ständiges Abtasten erfordert. Das Komplementsystem scheint das wesentliche Abwehrsystem des Wirts zu sein, gegen das der Angreifer eine Resistenz aufbauen kann. Diese Komplementresistenz ist eine passagere Eigenschaft der Magnaform und kann in der Kultur bei Zugabe von aktivem Komplement nachvollzogen werden. Sie ist eine Voraussetzung für die Virulenz des Entamoeba-histolytica-Stammes. Der angreifende Trophozoit erkennt die Zielzelle mit einem Lectin und schleust an der Kontaktstelle ein Protein ein, das in der Zelle das ionenbedingte Membranpotential durch Depolarisation zerstört.

Im Mikroskop können Zysten oder Trophozoiten von Entamoeba histolytica durch keine Methode auf ihre pathogenen Eigenschaften differenziert werden. Sargeaunt (1988) konnte zeigen, daß Amöben, die aus menschlichem Stuhl kultiviert wurden, in der immunelektrophoretischen Auftrennung unterschiedliche Isoenzyme haben. Bisher wurden 22 Enzymmuster – Zymodeme – differenziert, von denen bisher 8 mit invasiver Amöbiasis korrespondieren und als pathogen oder fakultativ pathogen einzustufen sind. Diese haben eine unterschiedliche geographische Verbreitung, worüber bisher nur ungenügende Daten vorliegen. Wesentliche pathogene Zymodeme sind in Lateinamerika Typ II, VI und XIII, in Indien XIV und in Afrika XIX. Dies wurde in Einzelstudien in den Regionen sowie bei Tropenrückkehrern von dort bestätigt. Bei homosexuellen Männern wurden bisher nur nichtpathogene Zymodeme festgestellt. Die Isoenzymmuster erscheinen stabil und deuten auf eine genetische Determinierung hin. Dies konnte mittels Genanalyse und DNA-Sonde inzwischen bestätigt werden. Untersuchungen, die zeigten, daß durch die Veränderung der umgebenden Darmflora nichtpathogene in pathogene Amöben verwandelt werden konnten und umgekehrt, haben die Amöbenforschung neu stimuliert. Eine praxisgerechte Technik, pathogene von apathogenen Formen zu unterscheiden, erscheint in näherer Zukunft erreichbar. Daraus wird sich ergeben, daß nur noch pathogene Formen behandelt werden müssen.

Pathologie

Die pathologischen Veränderungen sind äußerst variabel, wobei die einzelnen Formen in unterschiedlichen Zeitabständen ineinander übergehen können.

Am häufigsten ist der Zystenausscheider ohne nachweisbare pathologische Veränderungen. In der Schwere folgt der Zystenausscheider mit milden Durchfällen ohne Blutbeimengung. Hierbei rufen die nichthämatophagen Trophozoiten in den Krypten des oberen Kolons eine unspezifische Entzündung hervor, die zu vermehrter Aktivität von Schleimhaut und Peristaltik führt. Kommt es zur Schleimhautinvasion mit Läsion der Blutbahn, so entsteht eine Amöbenkolitis, die primär das Zökum und das proximale Kolon erfaßt, sich aber auf das gesamte Kolon ausdehnen kann. Die Funktion des Kolons kann beeinträchtigt sein. Dies kann als schwere akute Kolitis oder als milde chronische Störung ablaufen.

Pathogene hämatophage Amöben können hämatogen in die Leber und andere Organe verschleppt werden und formen dort Abszesse. Sie können auch extern durch Stuhlkontamination anal, vaginal oder um Stomata Ulzera formen.

Amöbenulkus im Kolon

Die initiale Läsion einer Amöbeninvasion beginnt als kleiner Nekroseherd in der Schleimhaut, meist im Zökum. Es entsteht ein Geschwür mit unregelmäßiger Tiefenausdehnung, das scharf abgegrenzte, unterminierte Ränder besitzt, ein sog. Flaschenhals- oder Knopflochulkus. Die Ulzera können punktförmig auftreten, aber auch zusammenfließen. An der Oberfläche kommt es zur Abstoßung von Nekrosematerial, das die Ränder emporhebt und sich als graue Flächen, gelegentlich mit frischen Blutspuren, von der umgebenen normalen Schleimhaut landkartenartig abhebt. Kolonabschnitte sind oft selektiv befallen, selten ist das distale Ileum einbezogen (Abb. 6.**3**).

Primär gibt es wenig Entzündungsreaktionen und Ödeme von seiten des Gewebes. Erst die einströmende sekundäre bakterielle Infektion ruft als Anwort eine lymphozytäre Infiltration mit Vermehrung von Plasmazellen und gelegentlich Eosinophilen hervor, die zum Auftreten von Charcot-Leyden-Kristallen im Stuhl führen.

Die wichtigste und gefährlichste *Komplikation* ist die Perforation eines Geschwürs. Am häufigsten ist sie im

Zökumbereich, gefolgt von der rektosigmoidalen Übergangszone. Sie verläuft meist langsam und sikkernd und ruft, wenn nicht gedeckt, eine ausgedehnte Peritonitis oder einen Douglas-Abszeß hervor. Massive Darmblutungen durch Arrosion eines größeren Gefäßes sind äußerst selten. Eine Amöbenappendizitis kommt bei ausgedehnten Amöbenulzerationen im Zökum vor. Ein Amöbom kann sich als starke Granulation aus einem Ulkusbereich entwickeln und gleicht makroskopisch einem Kolonkarzinom; histopathologisch ist es ein typisches fibroblasten- und kollagenhaltiges Granulomgewebe. Gleicher Art sind granulomatöse Strikturen, die im oberen oder unteren Dickdarm auftreten können. In allen Granulomproben sind Trophozoiten gelegentlich nachzuweisen.

Amöbenleberabszeß

Hämatophage Trophozoiten können sich wie Karzinomzellen im Portalsystem der Leber vermehren. Durch Lyse formen sie im Zentrum eines Leberläppchens eine Nekrose, die sich zur Abszeßhöhle ausweitet. Da es sich um eine Nekrose, nicht um einen Abszeß im klassischen Sinne handelt, gibt es keine Leukozytenreaktion. Die Höhle ist vielmehr gefüllt mit einem lytischen Lebercocktail, den die alten Pathologen bildlich als „anchovy sauce" beschrieben. Der Abszeßrand ist unscharf begrenzt und hat weiche, rundliche Formen. Die aktiven Trophozoiten sitzen im Randbereich und hinterlassen in der Abszeßmitte eine tote, amorphe Flüssigkeit. Der rechte Leberlappen ist in 80−90% der Abszesse betroffen, der linke nur in 10−20%. In etwa 70% der Fälle sind die Abszesse singulär, in etwa 30% multipel mit bis zu 20 und mehr Absiedelungen in der Leber, die insgesamt deutlich an Größe zunimmt. Eine vermeintlich diffuse Infiltration von Leberarealen oder des ganzen Organs durch Amöben ohne Abszeßbildung wurde als Amöbenhepatitis bezeichnet. Es gibt keinen klinischen oder pathologischen Anhalt für ein solches Geschehen.

Andere extraintestinale Absiedelungen

Aus Leberabszessen kann es durch Ruptur, Durchwanderung oder hämatogene Streuung zu Absiedelungen vor allem in der Lunge, im Hirn, im Pleura- oder Peritonealraum kommen. Abszeßformationen, Fistelbildungen, Pleuraergüsse oder nichtreaktive Bauchfellentzündungen sind die Folgen. Von besonderer Bedeutung ist die Amöbenperikarditis, wenn ein Abszeß in enger Nachbarschaft besteht. Eine kutane Amöbiasis im genitoanalen Bereich oder um Stomata ist selten. Sie kommt besonders bei abwehrgeschwächten Personen vor. Eine Invasion der Zervixschleimhaut und der Prostata wurde beobachtet.

Amöbenkolitis

Krankheitsbild

Der Übergang vom häufigen, symptomlosen Zystenausscheider zur milden Amöbenkolitis ist fließend. Das Auftreten von Symptomen beim Befall mit Entamoeba histolytica hängt ab von der Pathogenität des Stammes und der Intensität der Infektion sowie der Azidität des Magens, der Darmflora, dem Ernährungszustand und der Abwehrkraft des Betroffenen. Nur ein kleiner Teil der Infizierten wird schwere Krankheitszeichen entwickeln mit invasiver Amöbiasis, die zu einer schweren Dysenterie, einem Leberabszeß oder einer pleuropulmonalen Invasion führen kann. Am häufigsten ist eine milde, nichtdysenterische Kolitis, die in ihrer Intensität wechselt und den Patienten, je nach seiner Toleranz, in der Regel nur mäßig belastet. Sie kann in eine schwere Kolitis übergehen.

Die akute Amöbendysenterie ist bei Europäern selten und kann sich sowohl direkt nach der Tropenreise als auch nach längerer Zeit entwickeln. Sie ist ein schweres Krankheitsbild, das den Patienten ins Bett zwingt und in der Regel eine stationäre Betreuung erfordert.

Nach einer akuten Amöbendysenterie klagen manche Patienten über Beschwerden, die vom irritablen Kolon bis zur unspezifischen ulzerativen Kolitis reichen können. Die Fortsetzung der amöbenspezifischen Therapie bleibt hier ohne Erfolg, während entzündungshemmende Maßnahmen mit Sulfasalazinen und Corticosteroiden sowie Diätmaßnahmen hilfreich sein können.

Die Amöbenerkrankung tritt gewöhnlich 1−4 Wochen nach der Infektion auf, wobei ein Gipfel nach 10−12 Tagen besteht. Es muß in Erinnerung bleiben, daß die Amöbiasis im Gegensatz zu bakteriellen oder viralen Darminfektionen einen äußerst variablen zeitlichen Ablauf hat, der von Patient zu Patient unterschiedlich ist und auch beim gleichen Patienten in der Ausprägung von symptomfrei bis zu schweren Störungen nach Wochen bis Jahren wechseln kann. Die Symptome treten in der Regel langsam auf mit zunehmenden Beschwerden über mehrere Tage, wechselnd mit Zeiten relativen Wohlbefindens, die den Patienten an ein Verschwinden der Störung glauben lassen.

Beim mitteleuropäischen Patienten, der von einem Tropenaufenthalt zurückkehrt, sind schwere Darmstörungen, die sich akut innerhalb von 2−4 Tagen ausprägen, selten. Meist beginnen die Beschwerden während der Reise und steigern sich langsam während der folgenden Wochen. Der Patient bezieht die Symptome zwar auf die vorausgegangene Reise und berichtet dabei über mitgemachte Durchfallschübe, legt die Symptome aber meist als verlängerte Rückgewöhnungsprobleme an die heimische Kost, das Klima und die Arbeitsbelastung aus. Erst nach Wochen oder Monaten auftretende oder gering anhaltende Störungen werden oft nicht auf die vorausgegangene Reise bezogen. Ein einheimischer Patient in Afrika, Lateinamerika oder Asien wird sich dagegen nur mit schweren Symptomen einer invasiven Amöbiasis vorstellen, die dann akuten Charakter hat.

Leitsymptome

Durchfall. Durchfall ist das wesentlichste Leitsymptom. Die Stühle sind ungeformt und von sehr wechselnder Konsistenz. Spritzende Wasserstühle, wie sie bei bakteriellen Infekten auftreten, sind die Ausnahme. Die Zahl der Stühle ist nicht unbedingt vermehrt, kann aber auf sechs und mehr am Tag ansteigen und gelegentlich auch zu nächtlichen Entleerungen führen. Schleimfäden kommen nach mehreren Tagen hinzu und sind ein Zeichen für eine Verstärkung der Infektion. Blutspuren sind nur bei schweren Schüben als dunkle Beimengungen aus dem Kolon und als hellere Einschlüsse aus dem Sigma zu finden. Sie sind das Leitzeichen einer Amöbendysenterie.

Allgemeine Beschwerden. Der Patient berichtet über wechselnden Druck und krampfartigen Schmerz im rechten und/oder im linken Unterbauch, in der Regel unabhängig vom Stuhlgang. Bei milder Infektion besteht insgesamt ausreichendes Wohlbefinden mit erhaltenem Appetit und Leistungsfähigkeit. Die Miktion ist normal, und es besteht kein Fieber. Eine vermehrte Darmgasentleerung ist die Ausnahme.

Bei stärkerem Auftreten von schleimig-blutigen Durchfällen steigern sich die kolikartigen Schmerzen; es treten unregelmäßige, gering erhöhte Temperaturen auf, die das Allgemeinbefinden einschränken. Bei raschem Fortschreiten zur akuten Amöbendysenterie wird der Patient bettlägrig, bekommt septische Fieberschübe mit Schüttelfrost, Übelkeit, Tenesmen und Kopfschmerzen. Durch Dehydratation, Schmerzen und Fieber kann der Patient in einen schwerkranken septischen Zustand geraten.

Komplikationen

Die Gefahr der Kolonperforation ist bei der akuten Amöbendysenterie hoch. Beim abwehrgeschwächten Patienten, z. B. durch Alkohol, Drogen oder Corticosteroidtherapie, tritt sie häufiger auf als beim vorher Gesunden. Sie verläuft meist schleichend in Form einer Durchwanderung und verschlechtert den schwerkranken Zustand schrittweise durch das langsame Auftreten einer Peritonitis. Die akute Perforation ist seltener und führt rasch zum Bild eines akuten Abdomens mit Schmerz, Wölbung und Spannung. Es ist daher notwendig, einen Patienten mit akuter Amöbendysenterie täglich wenigstens zweimal abdominal zu untersuchen.

Blutungen durch ein Amöbenulkus können schwer und anhaltend sein, so daß neben Bluttransfusionen und Amöbentherapie in seltenen Fällen eine chirurgische Intervention notwendig wird.

Amöbome, granulomatöse Tumoren aus Ulzera, können sich aus einer Amöbenkolitis relativ rasch innerhalb weniger Wochen entwickeln. Selten entstehen sie wesentlich später ohne zeitlichen Zusammenhang mit der Kolitis. Sie verursachen je nach Größe wechselnd starke Schmerzen, können Stuhlverhaltungen hervorrufen und führen durch Mikroblutungen zu positiven Tests auf okkultes Blut im Stuhl. Bei der Röntgenkontrastuntersuchung, im Computertomogramm und in der Koloskopie imponieren sie wie ein Karzinom. Erst die Histologie differenziert die Erkrankung, die bei vorausgegangener Amöbenkolitis vermutet werden kann.

Es können ringförmige Strikturen und äußerst selten auch eine Invagination auftreten. Sie sind im Gegensatz zum Amöbom, das gewöhnlich auf Amöbenmittel hin langsam verschwindet, klare Operationsindikationen.

Die Haut im Anogenitalbereich oder um Kolonstomata kann, wenn Eintrittspforten durch Ekzeme vorhanden sind, rasch durch Amöbenstuhl infiziert werden. Es entstehen tiefe, stark belegte Geschwüre mit viel Granulomgewebe, die sehr schmerzhaft sind. Sie heilen unter gezielter Therapie rasch ab, hinterlassen aber deutliche Narben. Auch im Bereich von Operationswunden kann, wenn das Wundgebiet durch Amöben kontaminiert wurde, eine kutane Amöbiasis auftreten.

Allergische Reaktionen vom verzögerten Typ aus dem urtikariellen Formenkreis sind bei einem langandauernden Befall des Darmes mit Entamoeba histolytica gelegentlich zu beobachten. Sie können sehr diskret sein und müssen keineswegs in zeitlichem Zusammenhang mit Darmsymptomen stehen.

Untersuchungsbefund

Bei asymptomatischen Zystenausscheidern oder bei milden Symptomen besteht ein guter Allgemein- und Ernährungszustand. Die Zunge ist nur gering weißlich belegt. Im Zökum, mit abnehmender Intensität im Colon ascendens und im Sigmabereich wird bei tiefer Palpation Druckschmerz ohne Loslaßschmerz angegeben. Der Dickdarm ist konsistenzvermehrt, manchmal walzenförmig palpabel, während der zentrale Dünndarmbereich und der Oberbauch frei sind. Eine Hyperperistaltik ist selten zu hören.

Bei einer schweren Amöbenkolitis mit Ulzeration besteht bereits ein Ruheschmerz. Die Palpation ist sehr schmerzhaft; man tastet das Zökum oder weitere Kolonabschnitte verdickt, nicht beweglich und vermehrt flüssigkeitsgefüllt. Eine Reaktion der umliegenden Region ist verdächtig auf eine Ausbreitung in den Bauchraum mit Peritonitis und drohender Perforation. Der liegende Patient nimmt Schonhaltung ein und klagt über Rückenschmerzen. Sein Allgemeinzustand ist schlecht. Die Leber ist dabei häufig weich vergrößert, die Milz selten vergrößert.

Bei anhaltender Amöbenkolitis verliert der Patient Gewicht, ist ausgeprägt müde, antriebslos und zeigt Sekundärphänomene wie Muskelkrämpfe, Mundwinkelrhagaden, Analekzeme und selten allergische Hautzeichen.

Diagnostik

Die Diagnose der Amöbiasis beginnt mit dem „Darandenken". Patienten mit anhaltenden Darmstörungen müssen nach Tropenreisen und ihren Eßgewohnheiten dort gefragt werden. Die Diagnose beruht auf der genauen Anamnese der Durchfälle und den intestinalen Beschwerden, dem Nachweis von Entamoebahistolytica-Zysten und vegetativen Formen im Stuhl, auf der Sonographie und der Spiegelung von Rektum, Sigma und Kolon sowie zuletzt dem Nachweis spezifischer Antikörper im Serum.

Stuhluntersuchung

Da vegetative Amöbenformen im Stuhl außerhalb des Körpers nach 15–30 Minuten absterben, ist es notwendig, die Proben körperwarm zu untersuchen. Zysten haben im erkaltenden Stuhl eine Lebensdauer von mehreren Stunden. Der Patient muß daher den Stuhl zur Untersuchung auf Amöben in einer nahe zum Labor gelegenen Toilette entleeren, wobei sich ein System mit Steckschüsseln bewährt hat. Ist kein Schüsselsystem vorhanden, muß eine Flachspültoilette zur Probenentnahme vorhanden sein, da in einem Tiefspüler das Material verschwindet. Ein Versand ist möglich, wenn Stuhlprobengefäße unter Zugabe von Konservierungslösungen aus Methiolat und Formaldehyd verwendet werden. Bei der Probenentnahme sind schleimige, evtl. mit Blutfäden vermischte Teile zu wählen, da die Amöben in ihnen am dichtesten vorkommen. Amöben werden nicht mit jedem Stuhl gleichmäßig ausgeschieden, sondern kommen in Schauern. Wenigstens drei Stühle müssen untersucht werden, günstigerweise nicht drei aufeinanderfolgende Stühle, sondern von drei verschiedenen Tagen, um eine Aussage über eine Infektion machen zu können. Bei klinischem Verdacht sollten noch mehr Proben untersucht werden, da die Infektion, wie die Erfahrung zeigt, manchmal erst beim fünften oder sechsten Mal gefunden wird. Viele Medikamente, insbesondere Antiamöbenmittel und Sulfonamide, aber auch Antibiotika, Motilitätshemmer wie Loperamid, Kaolin, Wismutpräparate, Bariumbrei oder ölige Laxative können zu einem vorübergehenden Verschwinden der Amöben im Stuhl führen. Der Patient sollte solche Medikamente daher 3–5 Tage vor der Untersuchung nicht mehr einnehmen. Ist ein Abführen notwendig, so eignet sich ein rein salinisches Mittel; darunter kann die Ausbeute an Amöben gelegentlich sogar erhöht werden.

Die wesentliche Voraussetzung für eine erfolgreiche Untersuchung ist die Erfahrung der Laborkraft. Die sichere Differenzierung von Amöben im Mikroskop in Arten und Stadien setzt eine lange Erfahrung durch häufige Untersuchungen sowie ausreichende Zeit und Geduld voraus. Da diese Bedingungen weder von der Ausbildung noch von den Gegebenheiten vieler Praxis- oder Kliniklaboratorien erfüllt sind, haben Laboratorien mit einem parasitologischen Schwerpunkt zuverlässigere Ergebnisse.

Der erste Schritt der Untersuchung besteht in der sofortigen Aufschwemmung einer reiskorngroßen Probe mit warmer 0,9%iger Kochsalzlösung auf einem Objektträger. Die Durchmusterung geschieht mit dem 10er, die Beobachtung einer Amöbe mit dem 40er Objektiv. Vegetative Amöben oder Trophozoiten von Entamoeba histolytica haben eine Größe von 20–30 µm und fallen durch ihre Amöbenbewegung auf. Diese besteht im langsamen Vorstrecken einer Wölbung, dem Pseudopodium, in das dann rasch der Amöbeninhalt einfließt. Die Amöbe selbst ist klar, manchmal gering rosa gefärbt und kann noch intakte rote Blutkörperchen enthalten (Abb. 6.**4a**). Die vegetativen Amöben liegen oft in Haufen, während Zysten meist diffus im Stuhl verteilt sind. Diese sind kreisrund mit einer durchschnittlichen Größe von 12–18 µm und erscheinen als helle Scheiben im Stuhl. In ihrem Innern kann man einen, zwei oder vier Zellkerne abgrenzen, die meist nicht in einer Ebene liegen, sondern sich nacheinander durch Drehen des Feintriebs am Mikroskop darstellen. Die Zysten enthalten ein glykogenhaltiges, längliches Chromidialkörperchen, das durch eine Aufschwemmung mit einer Lugollösung (Jod) statt der Kochsalzlösung braun

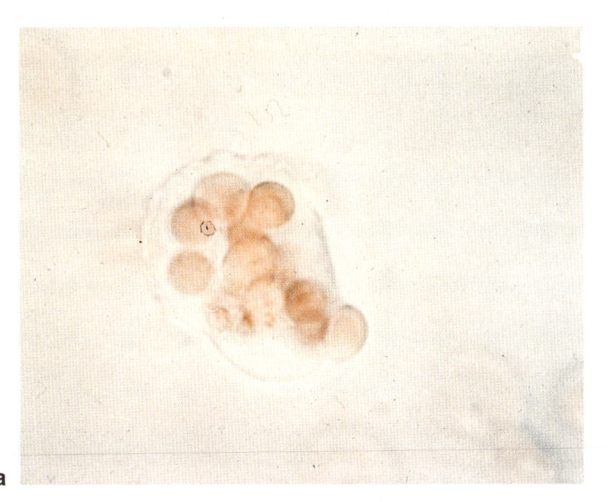

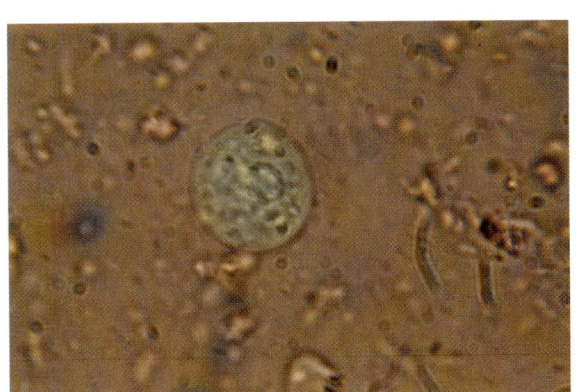

Abb. 6.4 Mikroskopisches Bild typischer Amöbenformen. **a** Vegetative Form, **b** Zyste.

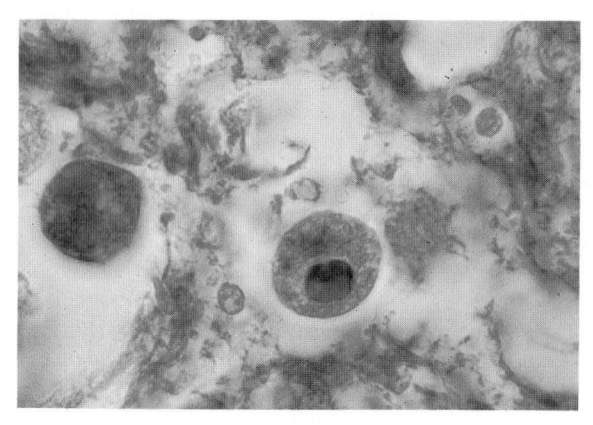

Abb. 6.5 Amöben im Kolonbiopsat. HE-Färbung, Vergr. 400fach.

angefärbt wird. Verwendet man eine 1%ige Eosinlösung statt Kochsalz, erhöht sich der Kontrast zwischen dem nun rosagefärbten Stuhl und dem nichtgefärbten hellen Parasiten (Abb. 6.4b).

Nach den Aufschwemmungen ist eine Stuhlkonzentration notwendig, mit der sowohl Amöbenzysten als auch Wurmeier und Larven erfaßt werden können. Unter den zahlreichen Methoden hat sich die Formol-Äther-Konzentration in ihren verschiedenen Varianten bewährt. Gegenüber anderen Konzentrationsmethoden ist sie einfach, rasch durchführbar und liefert gute Ergebnisse. Amöbenstuhl und Präparate können durch geeignete Lösungen und Färbungen langfristig haltbar gemacht werden. Die Methoden sollten einem entsprechenden Laborbuch entnommen werden. Für die Bestimmung der Pathogenität durch DNA-Sonde ist die Kultur der Amöben notwendig. Diese wird z. Z. in einigen wissenschaftlichen Speziallaboratorien erprobt und gehört noch nicht zur Routine der Diagnostik.

Endoskopie

Bei negativen Stuhluntersuchungen oder bei dysenterischen Verläufen ist eine Spiegelung von Rektum und Sigma angezeigt, da die meisten Veränderungen neben dem Zökum im rektosigmoidalen Übergangsbereich vorkommen. Glycerinhaltige Klysmen sollten zur Vorbereitung nicht verwendet werden, da sie die mikroskopische Untersuchung von Abstrichen aus Ulzera auf Amöben sehr erschweren. Es genügt in der Regel eine Stuhlentleerung und eventuell ein kurzer salinischer Einlauf.

Die Entzündungen erscheinen häufig nur als punktförmige Hämorrhagien, entsprechend der Schwere der Erkrankung konfluierend mit schleimig-blutigem Sekret bedeckt. Im Gegensatz zur bakteriellen diffusen Schleimhautreizung sind sie landkartenartig abgegrenzt. Makroskopisch sind sie häufig nicht von anderen entzündlichen Darmkrankheiten zu differenzieren, wie auch Amöbome nicht sicher von benignen oder malignen Polypen zu unterscheiden sind. Neben dem Abstrich auf Amöben mit einem Löffel – Wattetupfer sind weniger geeignet – sollten daher stets Biopsien entnommen werden. Färbungen mit Hämatoxylin-Eosin(Abb. 6.5) zeigen die enzystierten Amöben im Gewebe. Sie sind im fixierten Material auch mit Fluoreszenz gut nachzuweisen.

Eine Koloskopie im akuten Stadium einer Dysenterie bedeutet für den Patienten eine erhebliche Belastung in der Vorbereitung und ein erhöhtes Perforationsrisiko in der Durchführung. Sie ist nur in Ausnahmefällen indiziert. Ein Kontrasteinlauf birgt das gleiche Risiko; er kann zwar entzündliche Veränderungen darstellen, erlaubt aber keine sichere ätiologische Einordnung.

Sonographie

Die Sonographie des Dickdarms kann für die Diagnose einer Amöbenkolitis oder auch eines Amöboms nur Hinweiszeichen liefern. Umschriebene Verdikkungen der Kolonwand oder pathologische Kokarden können eine Kolitis andeuten. Eine Differenzierung in bezug auf die Ursache ist sonographisch nicht möglich.

Immundiagnostik

Der Nachweis von spezifischen Antikörpern im Serum gegen Entamoeba histolytica ist in den vergangenen Jahren zunehmend genauer geworden und heute eine wesentliche Hilfe in der Diagnostik. Antikörper sind nur nachweisbar, wenn es zu einer Invasion von Amöben in die Schleimhaut und die Blutbahn gekommen ist. Die häufigen Lumeninfektionen, die lediglich mit losen Stühlen und mäßigen Beschwerden einhergehen, rufen keine nachweisbaren Antikörper hervor und können nur durch den Erregernachweis erfaßt werden. Eine invasive Amöbiasis, insbesondere wenn sie extraintestinal einen Abszeß hervorgerufen hat oder wenn sie im Darm zu Ulzerationen oder einem Amöbom führte, ist in aller Regel von nachweisbaren Antikörpern begleitet. Sie sind beweisend für die Amöbengenese einer schweren ulzerativen Kolitis, auch ohne direkten Amöbennachweis, der etwa aufgrund von Medikamenteneinnahme nicht gelingt.

Mehrere Testarten stehen zur Verfügung in unterschiedlicher Sensibilität und Einfachheit der Durchführung. Der indirekte Hämagglutinationstest (IHA) ist noch weit verbreitet, jedoch neueren Methoden an Genauigkeit unterlegen. Die Methoden der Wahl sind der Immunfluoreszenztest (IFT), der ELISA (enzyme-linked immunosorbent assay) und die CIE (counter immune-electrophoresis – Gegenstromelektrophorese). Beim IHA sind Werte von 1/128 aufwärts, beim IFT von 1/160 aufwärts als positiv anzusehen, wobei bei Amöbenabszessen die Werte exzessiv hoch ansteigen können. Der Titer erreicht meist erst in den Wochen nach der Therapie seinen Gipfel, bleibt hochpositiv über 6–12 Monate und sinkt dann langsam ab, bleibt aber gewöhnlich auf Dauer nachweisbar. Eine Differenzierung in IgM- und IgG-Antikörper, wodurch die Akuität des Prozesses unterschieden werden kann, ist in Fachlaboratorien möglich. IgM-Antikörper verschwinden etwa 6 Monate nach

Tabelle 6.1 Unterschied zwischen Amöbenruhr und bakterieller Ruhr

Klinische Zeichen	Amöbenruhr	Bakterielle Ruhr
Beginn	schleichend	plötzlich
Aussehen	relativ gesund	schwer krank
Fieber	keines bis gering	oft hoch, zumindest am Anfang
Dehydratation	keine	häufig
Tenesmen	schwer	mild bis mäßig
Hepatomegalie	häufig	ungewöhnlich
Stuhl makroskopisch	zerhackter bis breiiger Stuhl, Schleim und dunklere Blutspuren	flüssiger Stuhl, Schleim und helle Blutspuren
Stuhl mikroskopisch		
– Leukozyten	wenige	massenhaft
– Erythrozyten	viele	keine
– Amöben	ja	kaum
– Charcot-Leyden-Kristalle	manchmal	kaum
Kolonulzeration	punktförmig	flächig

erfolgreicher Therapie. Laborinterne Standards müssen bei der Bewertung der Ergebnisse beachtet werden.

Differentialdiagnose

Zur Unterscheidung zwischen der häufigeren bakteriellen und der selteneren Amöbenkolitis helfen einige Punkte aus der Anamnese, die wichtige und zu wenig geübte makroskopische Stuhlbeschau sowie die mikroskopische Stuhluntersuchung. Durch sie müssen nicht allein Amöben, sondern auch die Menge der Leukozyten beurteilt werden. Tab. 6.1 zeigt die wesentlichen Unterscheidungsmerkmale.

Bei der Koloskopie sind Amöben und Amöbome von Kolitis, Morbus Crohn oder Karzinom makroskopisch nicht sicher zu unterscheiden. Histologie und Antikörperbestimmung ermöglichen die Differenzierung. Es muß aber dringend daran erinnert werden, daß Doppelerkrankungen keine Ausnahme sind, und bei einem Patienten mit Tropenanamnese ein Karzinom und eine Amöbiasis bestehen können. Eine akute Amöbiasis kann das Bild einer Appendizitis bieten.

Therapie

Zur Therapie der Amöbiasis stehen mit dem Nitroimidazol Metronidazol und den synthetischen Derivaten Tinidazol, Nimorazol und Ornidazol oral und parenteral verabreichbare Mittel von hoher Effektivität und begrenzter Nebenwirkungsrate zur Verfügung. Sie werden rasch und in hohem Prozentsatz absorbiert und wirken daher vor allem im Gewebe von Darmwand, Leber und anderen Stellen invasiver Amöbiasis. Auf Zysten und Trophozoiten, die auf der Schleimhaut im Darmlumen leben, haben die Nitroimidazole aufgrund der raschen Absorption nur eine ungenügende Wirkung. Wesentliche Unterschiede in der Effektivität von Metronidazol und seinen Derivaten bestehen nicht, jedoch kann man eine etwas unterschiedliche orale Verträglichkeit beobachten.

Sie haben das früher verwandte Dehydroemetin fast vollständig verdrängt, das kardiotoxisch ist und nur unter stationärer Überwachung eingesetzt werden kann. Es ist auf Anforderung vom Hersteller (Roche) zu beziehen. Chloroquin und auch Tetracyclin haben eine langsame und geringere amöbizide Wirkung im Gewebe und sind zur Therapie einer aktiven Amöbiasis allein nicht geeignet. Sie können mit einem Imidazol kombiniert werden. Nur im Darmlumen gegen Amöben wirksam ist Diloxanide furoate, das nicht resorbiert wird und praktisch nebenwirkungsfrei ist. Ebenso nur im Lumen wirkt Paromomycin, ein schwer resorbierbares Aminoglykosid-Antibiotikum. Die Quinoline (z. B. Enterovioform), die früher gegen alle Formen der Reisediarrhö einschließlich der Amöben breit und mit Erfolg verwendet wurden, sind seit ihrer Assoziation mit der subakuten myelooptischen Neuropathie (SMON-Krankheit in Japan) ausgeschieden.

Die Therapie der Amöbendysenterie und des Amöboms wird beherrscht von den Imidazolen. Metronidazol (z. B. Arilin, Clont, Flagyl) ist weltweit das meistverwandte Präparat, gefolgt von den Derivaten Tinidazol (z. B. Simplotan), Nimorazol (z. B. Esclama) und Ornidazol (z. B. Tiberal, derzeit in Deutschland nicht im Handel). In verschiedenen Ländern haben sich unterschiedliche Dosierungen für Metronidazol durchgesetzt, die zwischen höheren Dosen bis zu 4 g/Tag über 3 Tage und niedrigeren Dosen von 1,2–1,5 g/Tag über 7–10 Tage schwanken. Da das Auftreten von Art und Stärke der Nebenwirkungen dosisabhängig ist, sind niedrigere Dosen, verteilt über mehrere Tage, vorzuziehen. Therapieschema: Tab. 6.2.

Bei schweren Krankheitsbildern sollte der Therapiebeginn parenteral erfolgen, wobei sich eine Aufsättigungsdosis in der doppelten Höhe der ersten Einzeldosis bewährt, das sind 1000 mg beim 70 kg schweren Erwachsenen. Die Infusion erfolgt pro 500 mg über wenigstens 30 Minuten. Die Dosierungen der einzelnen Medikamente für Erwachsene und Kinder sind in

6 Amöbiasis und andere Amöbeninfektionen

Tabelle 6.2 Therapieschemata bei Amöbendurchfall

	Erwachsene	Kinder unter 12 Jahren
Metronidazol	3mal tägl. 400 mg (z. B. Clont) oder 500 mg (z. B. Flagyl)	20 mg/kg KG tägl. geteilt in 2 Dosen
Tinidazol	1000 mg (z. B. Simplotan) 1–2mal tägl. für 3 Tage	20 mg/kg KG tägl. geteilt in 2 Dosen
Nimorazol	500 mg (z. B. Esclama) 2mal 2 tägl. für 5–7 Tage	20–30 mg/kg KG tägl. geteilt in 2 Dosen
Ornidazol*	2–3mal tägl. 500 mg, (z. B. Tiberal 500)*	20 mg/kg KG tägl. geteilt in 2 Dosen
Oral für 7–10 Tage (außer Tinidazol)		

* Über Auslandsapotheke.

Tabelle 6.4 Therapieschemata bei Zystenausscheidern

	Erwachsene	Kinder unter 12 Jahren
Diloxanide furoate (z. B. Furamide, nur über Auslandsapotheken)	500 mg, 3mal tägl.	20–30 mg/kg KG tägl. geteilt in 3 Dosen
Paromomycin (z. B. Humatin)	500–1500 mg, 3mal tägl.	25–50 mg/kg KG tägl. geteilt in 2 Dosen
Oral für 5–7 Tage		

Tabelle 6.3 Therapieschemata bei Amöbendysenterie und Amöbom

	Erwachsene	Kinder unter 12 Jahren
Metronidazol (z. B. Clont, Flagyl)	500 mg, 3mal tägl. über je 30 min i.v.	25–50 mg/kg KG tägl. geteilt in 3 Dosen
Ornidazol (z. B. Tiberal)	500 mg, 2–3mal tägl. über 30 min i.v.	25–40 mg/kg KG tägl. geteilt in 2 Dosen
Tinidazol (z. B. Simplotan)	800 mg, 2mal tägl. über je 40 min i.v.	25–40 mg/kg KG tägl. geteilt in 2 Dosen
3 Tage parenteral als Kurzinfusion, dann oral für insgesamt 7–10 Tage, erste i.v. Dosis verdoppeln		

Tab. 6.3 enthalten, wobei die Dosen dem individuellen Schweregrad der Erkrankung, dem Gewicht und der Verträglichkeit anzugleichen sind. Sobald wie möglich soll auf die orale Gabe des gleichen Präparats übergegangen werden; da unter der amöbiziden Therapie in der Regel eine rasche Besserung eintritt, ist das gewöhnlich nach 3 Tagen möglich. Parenterale und orale Therapie zusammen führen in 7–10 Tagen zu einer Eradikation aller im Gewebe aktiven Amöben. Eine Resistenz von Amöben gegen Nitroimidazole ist nicht bekannt.

Die *Prognose* aller Formen der Amöbiasis ist bei rechtzeitiger Diagnose und Therapie ausgezeichnet. Eines der Imidazolpräparate und ein lumenwirksames Präparat genügen in der Regel als therapeutisches Repertoire.

Zystenausscheider

Nach der Therapie einer gewebeinvasiven Amöbiasis oder dem Einsatz gewebewirksamer Amöbiziden sollte ein lumenwirksames Präparat eingesetzt werden, um im Darm noch vorhandene Zysten zu beseitigen und Rezidive zu vermeiden. Patienten, die ohne Zeichen einer invasiven Amöbiasis nur Zystenausscheider mit und ohne Symptome sind, erhalten von Anfang an lumenwirksame Amöbizide. An erster Stelle steht Diloxanide furoate (z. B.Furamide), das in Deutschland nicht registriert, aber über Auslandsapotheken aus England rasch zu bekommen ist. Im englischsprachigen Bereich ist es das Mittel der Wahl (Dosierung Tab. 6.4). Außer gelegentlichen milden gastrointestinalen Störungen mit Magendruck und vermehrten Blähungen hat es keine Nebenwirkungen. Es kann problemlos nach 2–4 Wochen erneut gegeben werden. Paromomycin (z. B. Humatin), das vor allem zur Darmsterilisation bei Komplikationen der Zirrhose angewendet wird, wirkt auch gut gegen Amöbenzysten. Da es die Darmflora insgesamt beeinträchtigt, führt es zunächst meist zu einer Verstärkung der Durchfälle. Bei ungenügendem Ansprechen vorausgehender Präparate können aber Zystenausscheider häufig damit saniert werden.

Durch die Möglichkeit, neuerdings pathogene von apathogenen Zysten von Entamoeba histolytica mit hoher Wahrscheinlichkeit zu differenzieren, ist die bisher geltende Regel, symptomlose Ausscheider von Entamoeba-histolytica-Zysten immer zu behandeln, neu zu überdenken.

Nebenwirkungen der Nitroimidazole

Die Nebenwirkungen der Nitroimidazole sind vor allem aus der parenteralen Anwendung bei Anaerobierinfektionen in der Dickdarmchirurgie bekannt, die als Hauptindikationen in unseren Arzneimittellisten genannt werden. Sie umfassen zentralnervöse Störungen wie Schwindel, Kopfschmerz, Erbrechen oder leichte Unregelmäßigkeiten im Schlaf-wach-Rhythmus, weiterhin allergische Reaktionen mit Juckreiz, gastrointestinale Störungen wie Appetitlosigkeit, Übelkeit, Zungenbelag und metallischer Geschmack. Alle Nebenwirkungen sind gewöhnlich mild, durch symptomatische Begleittherapie einzugrenzen und verschwinden binnen 24–48 Stunden nach Beendigung der Therapie. Die orale Einnahme wird von manchen Patienten wegen obengenannter Beschwerden nach 3–5 Tagen abgebrochen. Dann sollte durch eine Überprüfung des Stuhlbefundes entschieden werden, ob die Dosis schon genügte oder ob noch ein lumenwirksames Präparat angezeigt ist.

Es ist darauf zu achten, daß der Cumarineffekt (z. B. Marcumar) verstärkt wird und daß wegen eines antabusartigen Effektes Alkohol nicht gleichzeitig konsumiert werden soll. Bei hohen Dosen, die die empfohlene Anwendungsdauer von 10 Tagen – maximal 14 Tagen – deutlich überschreiten, besteht die Gefahr einer Leukopenie mit Granulopenie und der peripheren Neuropathie mit ausgeprägter Muskeldystrophie, die beide nur verzögert reversibel sind. Die Neigung zur Überschreitung der normalen Therapiedauer besteht dann, wenn das Ultraschallbild beim Amöbenleberabszeß, das in seiner Regression hinter der klinischen Erholung deutlich nachhinkt, fälschlicherweise zur Richtschnur der Therapie gemacht wird. Der klinische Befund mit Verschwinden von Schmerz und Fieber ist das maßgebende Zeichen der Besserung. Auch eine anhaltende Leukozytose und hohe Blutsenkung sind keine Indikation für die Dosiserhöhung oder Therapieverlängerung.

Nitroimidazole haben im Tierversuch in hoher Dosis teratogene Wirkungen gezeigt, die beim Menschen nicht beobachtet wurden. Die Anwendung in der Schwangerschaft ist daher im ersten Trimenon kontraindiziert, in späteren Monaten abzuwägen. Im Falle einer invasiven Amöbiasis sollte in Kenntnis des Risikos jedoch nicht mit der Verwendung von Imidazolen gezögert werden. Die Gabe von Diloxanide furoate und Paromomycin ist auch in der Schwangerschaft problemlos. Eine Amöbiasis stellt keine medizinische Indikation zum Schwangerschaftsabbruch dar.

Prophylaxe

Alle Maßnahmen, die zur Vorbeugung gegen bakterielle Darminfektionen geeignet sind, sind auch gegen Amöben wirksam. Sauberes Trinkwasser ist von entscheidender Bedeutung und muß bei Reisen oder Tropeneinsätzen in ausreichender Menge aufbereitet und bevorratet werden. Wasser von Hotel-, Haushalts- und öffentlichen Hähnen ist keineswegs immer frei von Zysten, insbesondere wenn eine Wasseraufbewahrung in Dachtanks geschieht. Frisch gekochtes Wasser oder Wasser, das heiß aus dem Hahn kommt, ist gewöhnlich sicher. Im Haushalt empfiehlt sich die Filtration durch Tonfilterkerzen, die jedoch nur bei mindestens wöchentlicher Reinigung effektiv sind. Eine Chlorierung allein ist nicht sicher.

Salat und andere Rohkost trägt durch die Oberdüngung häufig Zysten und ist auch durch mehrfaches Waschen oder die Zugabe von Kaliumpermanganat nicht sicher zu reinigen. Tomaten, Erdbeeren und andere bodennah gezogene Früchte sollten gut gewaschen werden. Die alte englische Empfehlung „cook it, peel it or forget it" hat sich bewährt.

Die Ordnung in der Küche, vor allem die Trennung von sauberen und unsauberen Lebensmitteln und Geräten ist wichtig. Außerdem sollte auch auf das Händewaschen und Nägelschneiden sowie auf eine Bekämpfung von Fliegen und Kakerlaken geachtet werden. Eine medikamentöse Vorbeugung gegen Amöben gibt es nicht. Die gelegentlich empfohlene Einnahme eines Nitroimidazols, z. B. 500 mg einmal pro Woche, hat sich nicht bewährt.

Amöbenleberabszeß

Der Amöbenleberabszeß ist eine schwerwiegende Sonderform der Amöbiasis, die zwar selten ist im Verhältnis zur hohen Zahl von Amöbeninfekten des Dickdarmes, jedoch zu den wiederkehrenden Notfällen im Bereich der Tropenmedizin gehört. In Regionen, in denen Amöbendysenterien häufig sind, kommen auch Amöbenleberabszesse gehäuft vor, etwa in Indien, Mexiko oder Nigeria. Alle Altersstufen werden betroffen, Männer deutlich häufiger als Frauen. In Mitteleuropa ist er eine meist importierte Erkrankung, die durch ihre diagnostischen Besonderheiten und ihre möglichen tödlichen Komplikationen klinische Erfahrung und die Betreuung in einer internistisch wie chirurgisch ausreichend gerüsteten Klinik erfordert.

Krankheitsbild

Ein Leberabszeß kann sich während einer bestehenden Amöbenkolitis oder auch zeitlich getrennt davon

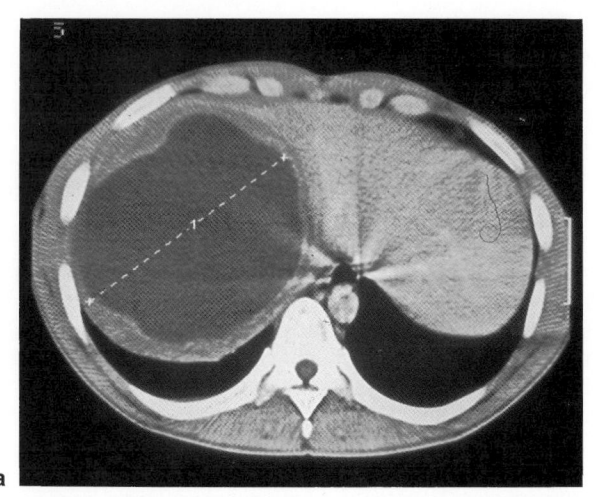

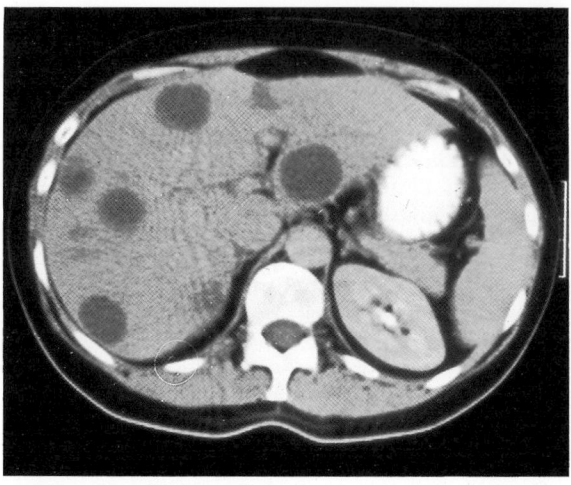

Abb. 6.6 Amöbenleberabszeß im Computertomogramm. **a** Singulärer Abszeß, **b** multiple Abszesse.

entwickeln. Nur in etwa einem Drittel der Patienten sind Entamoeba-histolytica-Zysten oder vegetative Formen im Stuhl zu finden. Häufig tritt der Abszeß Monate oder Jahre nach der Infektion auf, in eigener Beobachtung 13 Jahre nach dem letzten Tropenaufenthalt. Die Frage „Waren Sie in den Tropen?" bei einer Lebervergrößerung unklarer Ursache ist entscheidend. In aller Regel berichtet der Patient dann über dort durchgemachte Durchfälle. Die lange Latenzzeit kann dadurch erklärt werden, daß die Infektion über lange Zeit symptomlos oder mit geringen, unbeachteten Brückensymptomen fortbestand und die plötzliche Multiplikation der Amöben und ihre Invasionsfähigkeit durch einen unbekannten Stimulus, z. B. Corticosteroide, angeregt wurden.

Leitsymptome

Wie bei der Amöbenkolitis variieren die Symptome stark und beginnen schleichend; sehr rasche Entwicklungen sind selten. Am Anfang stehen gering erhöhte Temperaturen, meist am Nachmittag, und ein Druckgefühl unter dem rechten Rippenbogen. Mit der Größe der Leber nehmen die Schmerzen zu, die besonders durch Druck in die Interkostalräume oberhalb der Leber auslösbar sind. Die Schmerzen strahlen aus in den Pleuraraum, den Rücken und das Epigastrium und sind oft zur Schulter fortgeleitet. Die Atmung wird flacher, der Schmerz beim Durchatmen, bei Erschütterung oder Husten stärker.

Das Fieber steigt meist mit dem Wachstum des Abszesses und kann an die Kontinua beim Typhus erinnern, ist in anderen Fällen aber undulierend, wobei am Abend in der Regel höhere Temperaturen auftreten. Übelkeit, Gewichtsabnahme, trockener Husten und Nachtschweiß sind weitere Zeichen einer zunehmend schweren Erkrankung. In etwa 20% kommt ein cholestatischer Ikterus als ungünstiges Zeichen hinzu; dies ist besonders bei vorgeschädigtem Organ durch Alkohol oder Drogen der Fall, kann aber auch durch Kompression der Gallengänge verursacht sein. Die Milz schwillt nur selten mit an.

Besonders bei oberflächlich gelegenen Abszessen im rechten Leberlappen läßt sich eine pralle Masse tasten und gelegentlich auch sehen, während bei den selteneren Abszessen im linken Lappen Zwerchfellreizungen, auch mit quälendem Schluckauf, vorkommen.

Untersuchungsbefund

Ein sich vorwölbender Abszeß ist offensichtlich, bedarf aber der Differenzierung vom Leberkarzinom, Gallenblasenhydrops oder von der Echinokokkenzyste. Die Palpation muß außerordentlich schonend erfolgen, da bei Druck hohe Perforationsgefahr besteht. Die tiefer in der Leber oder in der Höhe der Zwerchfellkuppel liegenden Abszesse sind nicht palpabel und müssen aus Vorgeschichte, Schmerz, Pleuradämpfung und -erguß und verminderter Atemexkursion vermutet werden.

Komplikationen

Die größte Gefahr für den Patienten geht von der Möglichkeit der Ruptur des Amöbenleberabszesses aus. Die Abb. 6.6a und **b** zeigen, wie dünn der Saum noch verbliebenen Lebergewebes sein kann. Rupturen können je nach Sitz des Abszesses in alle umliegenden Hohlräume erfolgen, vor allem in den Peritoneal- oder den rechten Pleuraraum. Rupturen in den Perikardraum oder das anliegende Duodenum sind beschrieben. Die Entwicklung der Ruptur erfolgt häufig langsam, kann aber auch plötzlich geschehen mit sofort auftretendem Schmerz und Schock. Die langsame Durchwanderung in den Pleuraraum führt zu einem Erguß mit zunehmendem Schmerz über der vergrößerten Leber und Atemnot bei hoher Temperatur. Die Probepunktion zeigt den rötlichbraunen Abszeßinhalt mit blutigen Flocken vermischt. Es kann daraus ein sekundärer Lungenabszeß entstehen, der über einen Bronchus abgehustet werden kann. Auch primäre Lungenabszesse aus hämatogener Streuung direkt vom Darm ohne Leberbeteiligung kommen vor.

Die Ruptur in den Bauchraum führt zu einer Peritonitis. Auch hier ist das langsame Leck häufiger als der schlagartige Durchbruch von Abszeßinhalt in den Bauchraum. Fibrin- und Netzverklebungen auf der Abszeßoberfläche ermöglichen meist eine nur verzögerte Ausbreitung des Materials. Die Entwicklung der peritonealen Reizung und die Ausprägung des akuten Abdomens benötigen in der Regel einen halben Tag und länger. Besteht also der Verdacht auf einen Abszeß im akuten Stadium, so ist die Untersuchung von Pleuradämpfung und abdomineller Abwehr mehrfach täglich mit sanfter Hand geboten, und zwar am liegenden Patienten.

Eine Amöbenperikarditis geht gewöhnlich von einem Abszeß im linken Leberlappen aus, wobei eine direkte Tamponade des Herzbeutels extrem selten ist. Nur eine rasche Entlastung kann hierbei den tödlichen Ausgang verhindern. Häufiger kommt es zu einer Durchwanderung von einem benachbarten Abszeß mit anfänglichem Perikardreiben und dann zunehmendem Erguß. Amöbenabszesse können sich in seltenen Fällen an ungewöhnlichen Stellen bilden und dort lange weitgehend reizlos ruhen oder sich mit Fistelbildungen in abführende Wege wie Dünndarm, Gallengang, Nierenbecken, Bronchien oder Vagina vorwühlen.

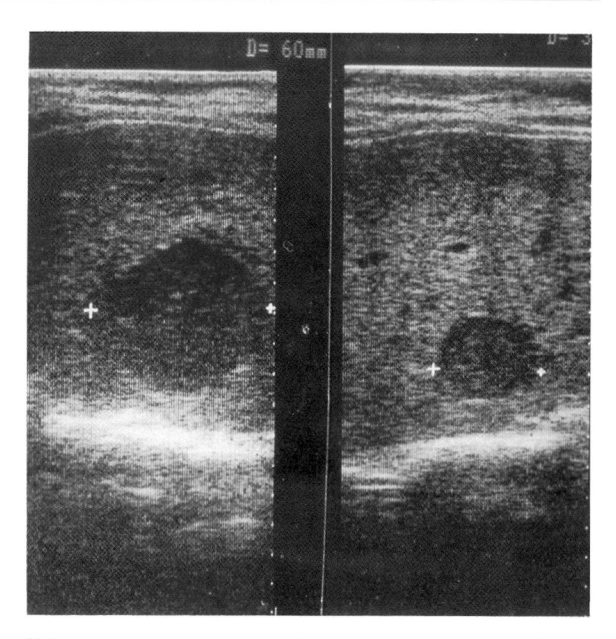

Abb. 6.7 Amöbenleberabszeß im Sonogramm vor und nach Therapie.

Diagnostik

Bildgebende Verfahren

Früher eine Aufgabe der Leberszintigraphie, ist die Diagnose des Amöbenleberabszesses heute eine Domäne der Ultraschalldiagnostik. Die in der westlichen Welt gegebene breite Verfügbarkeit der Methode und ihr einfaches und gefahrloses Verfahren ermöglichen ihre Anwendung bereits innerhalb der ersten diagnostischen Schritte zur Klärung eines Prozesses im Oberbauch. Die Entwicklung kostengünstiger, linearer Geräte für den dieselgenerator- oder solarenergiegestützten 12-V-Batterie-Betrieb macht die Methode auch zunehmend erreichbar für Hospitäler in Entwicklungsländern.

Die Feststellung einer oder mehrerer nichtsolider, flüssigkeitsgefüllter Raumforderungen in der Leber und die Möglichkeit zur Vermessung ihrer Ausdehnung engen die Differentialdiagnose bereits innerhalb der ersten Stunden ein und führen zusammen mit der Tropenanamnese und dem klinischen Bild zur Verdachtsdiagnose Amöbenleberabszeß. Mit leistungsfähigen Geräten sind auch die benachbarten Regionen, insbesondere der Pleura- und Perikardraum, auf ihre Mitbeteiligung zu überprüfen.

Ultraschallbild

Die sonographische Darstellung ist die Methode der Wahl beim Amöbenleberabszeß und muß zur Verlaufsbeobachtung häufig wiederholt werden. Es gibt dabei kein sicheres Kriterium zur Unterscheidung eines Amöbenleberabszesses von einem pyogenen Abszeß oder einer Echinokokkenblase. Es stellt sich ein dünner, wenig auffälliger Randsaum um eine semiliquide, echoarme Höhlung dar, die von gerade nachweisbarer Größe bis zum Ausmaß eines Leberlappens mit gerade noch erhaltenem Parenchymwall reichen kann. Die Konturen sind rundlich, nicht gezackt, und im Binnenraum zeigen sich keine Gasblasen, wie sie beim pyogenen Leberabszeß vorkommen können. Ein Bodensatz, wie er bei der Echinokokkenzyste vorkommen kann, ist nicht zu finden. Die gesamte Leber muß sorgfältig durchgemustert werden, da neben einer Haupthöhle multiple weitere Höhlen vorhanden sein können. Durch das Abszeßgeschehen bedingte Pleura- und Perikardergüsse oder Aszitesbildungen sind auszuschließen (Abb. 6.7).

Bei der Verlaufskontrolle unter gezielter amöbizider Therapie ist es notwendig zu wissen, daß die Besserung des Ultraschallbildes wesentlich hinter der Besserung des klinischen Bildes nachhinkt. Zwei unterschiedliche Abläufe können beobachtet werden:

- Kleine Abszesse verkleinern sich meist rasch und resorbieren sich vollständig innerhalb einiger Wochen, so daß sie nicht mehr nachgewiesen werden können.
- Viele, insbesondere die größeren Abszesse, zeigen in den ersten Tagen bis Wochen kaum eine Tendenz zur Verkleinerung und können sogar trotz ausreichender Therapie noch vorübergehend an Größe zunehmen. Der Abszeßrand wird zunehmend unschärfer, und die Struktur des Abszeßlumens gleicht sich durch Organisation langsam der Struktur des umgebenden gesunden Parenchyms an.

Beide Bilder führen zu einem Ausheilungszustand entweder ohne oder mit einer geringen streifigen Parenchymverdickung. Hierin kann sich nach Monaten bis Jahren eine Kalksichel mit akustischem Schatten bilden, das sog. Meermuschelzeichen.

Computertomogramm

Das Computertomogramm bietet einen größeren regionalen Überblick und eine bessere Abgrenzung der unterschiedlichen Gewebedichten. Bei sonographisch unklärbaren Fällen wie auch bei gesicherten Abszessen sollte es zur Klärung und zur Dokumentation herangezogen werden. Die Kernspintomographie (MRT) bietet aus derzeitiger Sicht keine zusätzlichen Vorteile bei der Beurteilung.

Röntgenbild

Posteroanteriore bzw. frontale und laterale Aufnahmen des Brustkorbes und die Prüfung der Zwerchfellbeweglichkeit bei der Durchleuchtung weisen mit mehreren der folgenden Zeichen auf einen möglichen Leberabszeß hin:

- Hochstand der rechten Zwerchfellkuppel,
- verminderte Beweglichkeit des rechten Zwerchfells,
- Pleuraerguß,
- Streifenatelektasen rechts basal,
- Lungenabszeß.

Bei kleinen oder zentral in der Leber gelegenen Abszessen können diese Zeichen fehlen.

Labordiagnostik

Es bestehen regelmäßig eine Leukozytose in Höhe von 12000–30000 Leukozyten mit einer mäßigen Linksverschiebung ohne Eosinophilie und meist eine leichte normochrome Anämie. Die Blutsenkung ist mäßig bis deutlich beschleunigt. Die Leberfunktionstests sind gewöhnlich nur gering erhöht, wobei die alkalische Phosphatase am ehesten ansteigt. Eine stärkere Erhöhung von Bilirubin mit sichtbarem Ikterus ist ein ungünstiges Zeichen. Die Werte von Kupfer, Ferritin und der β-Fraktion in der Elektrophorese sind wie bei vielen Entzündungen erhöht, das Serumeisen ist erniedrigt.

Der Nachweis von Amöben im Stuhl bei einem Amöbenleberabszeß gelingt häufig, wenn dieser im zeitlichen Zusammenhang mit einer Kolitis steht. Bei größerem Zeitintervall sind Amöben nur selten im Stuhl zu finden.

Die Immundiagnose ist beim Amöbenleberabszeß von entscheidender Bedeutung. Der Antikörpernachweis ist in aller Regel positiv bis hochpositiv, wobei die Testung in zwei verschiedenen Verfahren hilfreich ist. Durch dieses Ergebnis wird die Amöbengenese des Abszesses, die bis dahin nur als Verdacht bestand, bestätigt.

Perkutane Aspiration

Die Notwendigkeit zur perkutanen Aspiration wird unterschiedlich beurteilt, richtet sich aber letztlich nach der klinischen Beurteilung des Falles. Sie ist keine Methode der ersten Wahl, und die weit überwiegende Zahl der Amöbenleberabszesse kann ohne sie beurteilt und behandelt werden. Sie sollte erwogen werden, wenn aufgrund der Lokalzeichen über der Leber – umschriebener starker Schmerz, ballottierende Vorwölbung – und/oder aufgrund der Ausdehnung des Prozesses eine Perforation dringend befürchtet werden muß. Sie ist angezeigt, wenn nach 3 Tagen gezielter Therapie keine Besserung eingetreten und eine Differenzierung zwischen Amöben und pyogener Infektion notwendig ist. Vor der versehentlichen Punktion einer Echinokokkenzyste muß dringend gewarnt werden. Die perkutane Aspiration sollte möglichst unter Ultraschallführung und in Operationsbereitschaft geschehen. Die Anästhesie kann lokal am Punkt der höchsten Dämpfung oder bei unklarer Dämpfung in der vorderen Axillarlinie im 8. oder 9. Interkostalraum oder als Allgemeinnarkose durchgeführt werden. Die Punktion geschieht mit einer 1,4- bis 2,0-mm-Nadel – nicht tiefer als 9 cm – nach medial und kranial, wobei der Untersucher spürt, wenn er das Lumen erreicht. Die Punktion soll eine ausreichende Entlastung des Prozesses erreichen, aber nicht die weitgehende Entleerung versuchen, da dabei das Blutungsrisiko erheblich zunimmt. Um Streuung von Aspirat im Stichkanal zu vermeiden, wird die Nadel ohne Sog zurückgeführt. Die Punktion eines Pleura- oder Perikardergusses im Zusammenhang mit einem Amöbenleberabszeß geschieht nach den hierfür üblichen Regeln.

Das Aspirat eines Amöbenleberabszesses ist geruchlos (außer bei Sekundärinfektionen), von cremiger Konsistenz und bräunlicher bis heller Farbe. Der Nachweis von Trophozoiten gelingt spontan nur selten, bei der Aufarbeitung im trypsinverdauten Sediment jedoch häufig. Eine bakterielle Kultur ist notwendig.

Differentialdiagnostik

Amöbenleberabszesse werden in gemäßigten Zonen vor allem deshalb nicht erkannt, weil wegen der lange zurückliegenden Tropenreise keiner daran denkt. Unter den Fieberzuständen nach einer Tropenreise können Malaria, Typhus abdominalis, Kala-Azar, Sepsis und Perikarditis eine vergleichbare Oberbauchsymptomatik und Schwere der Erkrankung hervorrufen.

Bei den raumfordernden Leberprozessen können ein zentral zerfallendes Hepatom und vor allem ein pyogener Leberabszeß ein ähnlich schweres Krankheitsbild zeigen. Ein Empyem der Galle ist sonographisch besser abgrenzbar. Echinokokkenzysten in der Leber verursachen in der Bildgebung wie im Routinelabor Abgrenzungsprobleme zum langsam verlaufenden, symptomarmen Amöbenleberabszeß. Die Antikörpernachweise entscheiden dann die Diagnose. Bei Verdacht auf einen Amöbenleberabszeß ist ein therapeutischer Versuch mit Metronidazol dringend geboten.

Therapie

Medikamente

Ein Amöbenleberabszeß ist primär eine internistische und nicht eine chirurgische Aufgabe und muß statio-

Tabelle 6.5 Therapieschemata bei Amöbenabszeß der Leber (und anderer Organe)	Erwachsene	Kinder unter 12 Jahren
Metronidazol	500 mg, 3mal tägl. über je 30 min i.v.	25–50 mg/kg KG tägl. geteilt in 3 Dosen
Ornidazol	500 mg, 2–3mal tägl. über je 30 min i.v.	25–40 mg/kg KG tägl. geteilt in 2 Dosen
Tinidazol	800 mg, 2mal tägl. über je 40 min i.v.	25–40 mg/kg KG tägl. geteilt in 2 Dosen

Zusätzlich bei Bedarf:

Chloroquin (z. B. Resochin 1 Amp. 150 mg Base; 1 Tabl. 150 mg Base), 150 mg Base, 3mal tägl. über 60 min.
Nach parenteraler Gabe (2–5 Tage) oral weiter für 2–3 Wochen.
Bei Kindern Chloroquin parenteral nur im Notfall, möglichst von Anfang an oral 5 mg/kg KG tägl.

3–5 Tage parenteral als Kurzinfusion, erste i.v. Dosis verdoppeln, dann oral für insgesamt 10 Tage

när behandelt werden. Auch ein ausgedehnter Amöbenleberabszeß oder multiple Amöbenleberabszesse reagieren sehr gut auf die medikamentöse Therapie. Sie führt den Patienten in aller Regel innerhalb weniger Tage aus dem hochakuten Stadium, in dem die Perforation droht, in ein Stadium geringer Gefahr und der kontinuierlichen Besserung. Solange Perforationsgefahr besteht, hat der Patient strikte Bettruhe einzuhalten. Die Therapie besteht wie bei der Kolitis in einem Nitroimidazol, kombiniert mit einem weiteren gewebeamöbiziden Präparat, in erster Linie Chloroquindiphosphat (z. B. Resochin), bei dessen Unverträglichkeit mit Tetracyclin oder schließlich einem Dehydroemetin. Die Therapie erfolgt während der ersten 3–5 Tage parenteral, gefolgt von der oralen Gabe der gleichen Präparate. Die Dosierungen sind in Tab. 6.5 enthalten.

Aspiration

Eine rasche Aspiration zur Druckentlastung ist nur erforderlich, wenn eine Perforation unmittelbar droht. Zur Diagnostik oder späterer Entlastung bei ungenügendem Ansprechen sollte eine wenigstens 48stündige Therapie vorausgehen, um durch einen ausreichenden Medikamentenspiegel ein Angehen von eventuell verschleppten Amöben zu verhindern. Eine offene chirurgische Drainage im akuten Stadium bei nicht gestellter Diagnose kann eine diffuse Amöbenperitonitis mit multipler Abszedierung und Fistelbildung zur Folge haben. Sie erfordert den breiten Einsatz von amöbizider und antibiotischer Therapie und ist besonders beim immungeschwächten Patienten von hoher Letalität gefolgt. Über die Wirkung von oberflächenaktiven Chemotherapeutika (z. B. Taurolidin) bei der Amöbenperitonitis liegen noch keine Erfahrungen vor.

Besiedelung mit nichtinvasiven oder Schleimhautamöben

Neben Entamoeba histolytica können eine Reihe von anderen Amöben, denen die Fähigkeit zur Gewebeinvasion fehlt, im menschlichen Dickdarm siedeln (Tab. 6.6). Sie leben auf der Schleimhautoberfläche und nähren sich von flüssigen Nahrungsbestandteilen. Der Übertragungsweg entspricht dem von Entamoeba histolytica. Ihre genaue Differenzierung in der Stuhluntersuchung ist notwendig, um sie von Entamoeba histolytica zu unterscheiden, aber auch um fakultativ pathogene Arten zu erkennen und in Verbindung mit entsprechenden klinischen Zeichen zu behandeln. Das gezielte Ansprechen der verschiedenen Amöben und Flagellaten im Stuhl erfordert eine mehrjährige Erfahrung, ist nicht automatisierbar und ist – im Gegensatz zur häufigen Praxis – keine Aufgabe der unerfahrensten Labormitarbeiter.

Nichtpathogene Arten

Entamoeba coli ist eine aus den Subtropen und Tropen häufig mitgebrachte, apathogene Amöbenart, die durch ihre große Ähnlichkeit in Zyste und Trophozoit leicht mit Entamoeba histolytica verwechselt wird. Die Entamoeba-coli-Zyste ist durch ihre Größe (15–20 µm) und ihre starke Lichtbrechung in der Stuhlaufschwemmung etwas prominenter als die Entamoeba-histolytica-Zyste. Im Inneren findet man in verschiedenen Ebenen 1–8 Kerne, während bei Entamoeba histolytica nicht mehr als 4 Kerne vorkommen (Abb. 6.5). Ein Chromidialkörperchen fehlt, dafür sind gröbere Schollen oder fadenförmige Einschlüsse zu sehen. Der Trophozoit von Entamoeba coli hat nie Erythrozyten aufgenommen, zeigt aber seinen Zell-

Tabelle 6.6 Amöben des Menschen

Genus	Spezies	Lokalisation	Eigenschaften
Familie der Entamoebidae			
Entamoeba	histolytica	Kolon und extraintestinal	pathogen
Entamoeba	coli	Kolon	apathogen
Entamoeba	hartmanni	Kolon	apathogen
Entamoeba	polecki	Kolon	Form von E. histolytica
Endolimax	nana	vor allem Dickdarm, auch Dünndarm	apathogen
Jodamoeba	bütschlii	Dickdarm, seltener Dünndarm	apathogen
Blastocystis	hominis	Kolon	fakultativ pathogen
Entamoeba	gingivalis	Mundschleimhaut	fakultativ pathogen
Dientamoeba	fragilis	Kolon	fakultativ pathogen
Familie der Vahlkampfiidae			
Naegleria	fowleri	frei lebend in feuchtem Milieu	fakultativ pathogen (primäre Amöbenmeningoenzephalitis – PAM)
Familie der Hartmannellidae			
Acanthamoeba (Hartmannella)	castellani polyphaga	frei lebend im Staub Hornhaut, Kontaktlinsen, Augenwaschstationen	fakultativ pathogen (Keratitis, PAM, Augen, Gehirn)

kern und bewegt sich langsamer als der von Entamoeba histolytica. Dies hängt jedoch auch von der Frische und Temperatur des Materials ab.

Entamoeba hartmanni wurde früher als kleine Rasse von Entamoeba histolytica angesehen, da sie außer ihrer geringeren Größe – Zyste < 10 µm – das Bild von Entamoeba histolytica bietet. Sie ist heute als eigene, nichtpathogene Art klassifiziert. Die Unterscheidung beruht auf den Kultureigenschaften und der Enzymzusammensetzung.

Bei der Untersuchung von Flüchtlingen aus dem südostasiatischen Raum, vor allem aus Vietnam, wurde in den letzten Jahren wiederholt über den Nachweis von *Entamoeba polecki* ohne oder mit nur geringen, nichtinvasiven Krankheitszeichen berichtet. Entamoeba polecki hat ein natürliches Reservoir in Schweinen, Hunden und Affen und evtl. anderen Tieren und ist in Neuguinea als Zoonose beschrieben. Entamoeba polecki ist parasitologisch aber nicht mehr als eigenständige Gattung, sondern als einkernige, nichtinvasive Form der Gattung Entamoeba histolytica aufzufassen.

Endolimax nana ist die häufigste der apathogenen Amöben. Die kleinen runden bis ovalen Zysten von 5–14 µm, meist um 7–8 µm Größe, mit ihren 1–4 Kernen, die meist exzentrisch liegen, sind gut zu erkennen.

Jodamoeba bütschlii ist wesentlich seltener und zeigt in der ovalen Zyste von 6–15 µm eine auffällige, mit Jod braun färbbare Glykogenvakuole neben 1–2 unscheinbaren Kernen.

Diese Amöben sind jede für sich apathogen, sind aber in der Differentialdiagnose von Durchfällen oder chronischen Darmstörungen nach Aufenthalten in endemischen Gebieten als „Indikatororganismen" von Bedeutung. Sie treten vermehrt als Kommensalen auf, wenn durch andere bakterielle oder parasitär bedingte Durchfälle die Darmflora in ihrer Zusammensetzung gestört ist oder Exkretionsstörungen des Pankreas vorliegen. Ihr wiederholter Nachweis ist Anlaß für eine eingehende internistische Untersuchung der Oberbauchorgane.

Fakultativ pathogene Arten

Die Grenze zwischen apathogenen und fakultativ pathogenen Schleimhautamöben ist fließend. Die Einschätzung einer Schleimhautamöbeninfektion als ursächlich für eine anhaltende Darmstörung beruht auf klinischer Erfahrung, dem wiederholten Nachweis der Spezies und dem sorgfältigen Ausschluß anderer Ursachen. Die Zahl der nachgewiesenen Zysten oder seltener Trophozoiten pro Gesichtsfeld oder genauer pro Gramm Stuhl ist kein sicherer Gradmesser für die Stärke des Befalls, da die Durchmischung des Materials sehr ungleichmäßig ist. Ein wiederholter starker Befall kann aber im Einzelfall in Zusammenhang mit der Klinik als pathogene Ursache gewertet werden.

Blastocystis hominis wurde noch vor wenigen Jahren als Pilz eingeordnet, ist aber nun als sehr häufige und gelegentlich pathogene Schleimhautamöbe erkannt. Die Größe der Zysten ist mit 5–25 µm sehr variabel, wobei die Größe um 10 µm vorherrscht. Die Zysten bestehen aus einer leeren, hellen Vakuole mit randständigem, halbmondförmigen, ein- oder zweikammerigen Kern. Die Vakuole färbt sich nicht in Jod oder Eosin. Die Trophozoiten sind im Stuhl kaum zu finden und müssen in Kulturen beobachtet werden.

Blastocystis hominis ist ein kosmopolitärer Parasit und wurde in Deutschland bei Darmgesunden in 8–15% der Bevölkerung mit Gipfeln bei Kindern von 2–15 Jahren und bei Erwachsenen über 61 Jahren in geringer Menge nachgewiesen. Bei Rückkehrern von längeren Aufenthalten in den Tropen wie bei randomisierten Bevölkerungsgruppen in Nigeria, Indien und Namibia konnte der Nachweis bei 20% und mehr geführt werden. In diesen Gruppen sind Durchfälle häufig, aber ihre Zuordnung zu Blastocystis hominis ist schwierig. Klinische Untersuchungen und Therapieberichte zeigen jedoch, daß diese Amöbe immer wieder als auslösende Ursache für breiige Durchfälle, Flatulenz, Völlegefühl und Appetitlosigkeit anzuschuldigen ist.

Entamoeba gingivalis kann gelegentlich als Trophozoit aus dem Belag von rezidivierenden Ulzera im Zahnfleisch bei Paradontose, chronischer Gingivitis oder ungenügender Mundpflege nachgewiesen werden.

Die *Entamoeba fragilis* ist eine kleine Amöbe, die kein Zystenstadium besitzt. Die vegetative Form mißt 3–9 µm und kommt sowohl im Dickdarm des Menschen als auch bei Affen vor. Sie ist eng mit Enterobius vermicularis assoziiert und bedarf möglicherweise dessen Hilfe zur Übertragung. Bei starkem Befall kann sie zu appendizitischen und kolitischen Reizungen führen.

Therapie

Die Therapie von Schleimhautamöben ist nur gerechtfertigt, wenn andauernde Beschwerden auf sie bezogen werden können. Ihr Nachweis allein ist keine Indikation. Eine Infektionsgefahr geht von einem Ausscheider solcher Zysten bei normaler Toilettenhygiene nicht aus. Zur Behandlung eignet sich in erster Linie das lumenwirksame Diloxanide furoate in der in Tab. 6.5 angegebenen Dosis. Auch mit Metronidazol wurden gute Ergebnisse erzielt. Als Therapieerfolg gilt das Verschwinden der Beschwerden, nicht das völlige Verschwinden der Zysten. In etwa einem Drittel der Fälle sind vereinzelte Zysten von Blastocystis hominis auch nach einem Therapieerfolg noch im Stuhl nachzuweisen.

Amöben können nicht durch eine Diät – welcher Art auch immer – beseitigt werden. Die Folgen einer Amöbeninfektion im Dickdarm, die einer unspezifischen Kolitis oder einem Colon irritabile entsprechen, können jedoch während und nach der spezifischen Therapie mit einer Diät positiv beeinflußt werden. Generell hat sich eine fleischreduzierte oder vegetarische Kost über einige Wochen bewährt, wobei auch der Anteil an Milcheiweiß niedrig zu halten ist. In der akuten Phase einer Dysenterie sollte man eine vollresorbierbare, rückstandsfreie Kost anbieten, die nach der Therapie allmählich in eine faserreiche Vollwertkost übergeführt wird, unter der sich Stuhlhäufigkeit und -volumen regulieren. Positive Erfahrungen liegen mit der vegetarischen Schnitzer-Kost vor, die durch ihren niedrigen Kohlenhydratanteil die Gärung im Darm vermindert.

Infektionen mit freilebenden Amöben

Amöbenarten

Unter den verschiedenen Amöbenarten, die in freier Natur in stehendem Wasser oder im Boden als nichtparasitäre Protozoen leben, können einzelne Arten zweier Gattungen in seltenen Fällen für den Menschen hochpathogen werden: Naegleria und Acanthamoeba.

Naegleria. Unter den Naegleriaarten scheint allein Naegleria fowleri potentiell menschenpathogen zu sein. Die Amöbe lebt in nährstoffreichen, oft sumpfigen Teichen und Seen und vermehrt sich bei warmen Sommertemperaturen rasch. Sie kann in Thermal-, Hallen- und Moorbädern übertragen werden, wo sie wiederholt nachgewiesen wurde. Die Übertragung auf den Menschen geschieht durch die Nase entlang der olfaktorischen Bahnen durch die Siebbeinzellen ins Gehirn. Betroffen sind immungeschwächte Kinder und gesunde Jugendliche, die im Sommer in entsprechenden freien Seen gebadet haben.

Acanthamoeba (Synonym: Hartmannella) lebt in Binnengewässern und im Boden und hat äußerst austrocknungsresistente Zysten, die im Staub mehrere Jahre überleben können. Neben den stets pathogenen Arten Acanthamoeba culbertsoni und Acanthamoeba lenticulata gibt es bei Acanthamoeba castellanii und Acanthamoeba polyphaga u.a. pathogene und harmlose Stämme innerhalb der gleichen Art. Der Übertragungsweg auf den Menschen ist nur teilweise bekannt. Acanthamoeba ist ein opportunistischer Erreger, der fast ausschließlich in älteren, durch Diabetes, Malignome oder Therapie immungeschwächten Menschen pathogen werden, aber auch eine Gefährdung von HIV-Positiven bzw. AIDS-Patienten darstellen kann.

Krankheitsbilder

Primäre Amöbenmeningoenzephalitis

Die primäre Amöbenenzephalitis durch Naegleria ist ein seltenes, dramatisch verlaufendes Krankheitsbild bei gesunden Jugendlichen mit einer Inkubationszeit von 3–7 Tagen und einem Verlauf von 5–6 Tagen mit fast immer tödlichem Ausgang. Eine Rachen- und Nasenschleimhautentzündung geht der Meningitis häufig voraus. Die Diagnose wird gestellt aus dem purulenten Liquor, in dem keine Bakterien, jedoch Amöbentrophozoiten nativ und kulturell nachgewiesen werden. Der wesentliche diagnostische Schritt ist neben dem „Darandenken" bei Jugendlichen und der Anamnese von „freiem Baden" die direkte Mikroskopie von Liquor, wobei die Trophozoiten von Makrophagen unterschieden werden müssen.

Die subakuten und chronischen Verläufe einer primären Amöbenenzephalitis werden in der Regel von Acanthamoeba hervorgerufen. Die Übertragung geschieht transnasal wahrscheinlich durch Staub und weniger durch Wasserkontakt auf ältere, abwehrgeschwächte Menschen, in denen es zur Ausbildung begrenzter, granulomatöser Herde kommt, die zu Abszessen einschmelzen. Die Inkubationszeit ist länger als eine Woche und kann Monate betragen. Die Differenzierung von Herden anderer Genese ist schwierig, aber wichtig, insbesondere ist an die Neurozystizerkose zu denken. Der immunologische Nachweis bleibt wenigen Fachlaboratorien vorbehalten, da es noch keine Handelsprodukte für den serologischen Nachweis gibt. Die Diagnose muß durch den direkten Erregernachweis oder die Kultivierung aus Punktat gestellt werden.

Eine erfolgreiche Therapie der primären Amöbenenzephalitis ist bisher nicht bekannt. Amphotericin B, intrathekal und intravenös gegeben und kombiniert mit Miconazol und Rifampicin, führte in einem Fall zur Heilung; sonst versagte die Kombination in den meisten Fällen.

Amöbenkeratitis

Der warme und feuchte Bindehautsack des Auges bietet einen guten Nährboden für die staubübertragene Acanthamoeba. Ihre Kolonisation auf der Hornhaut ist nicht nur bei geschwächter Abwehr, sondern auch bei Mikrotraumen möglich, wie sie bei Kontaktlinsenträgern, aber auch durch Fremdkörper vorkommen. Es entsteht eine chronische Keratitis mit feiner progressiver, therapieresistenter Ulzeration, die sich sekundär bakteriell infizieren kann.

Der Nachweis der Amöben geschieht nach Gewinnung von Abstrichen und im Ulkusmaterial kulturell, aber auch histologisch, z. B. durch direkte Fluoreszenz mit Calcoflour White, jedoch nicht bei Routinefärbungen. Die Therapie ist in frühen Stadien mit Neomycinsulfat und Propamidinisothionat möglich. In hartnäckigen Fällen wurden mit der lokalen Anwendung von 1 %igem Clotrimazol, einem Antimykotikum, gute Erfolge erzielt. Bei größeren Läsionen ist diese Behandlung unbefriedigend und erfordert häufig einen hornhautplastischen Eingriff.

Da sich Acanthamoeba nicht selten in Wasch- und Feuchtbehältern für die Kontaktlinsen aufhält und die üblichen chemischen Desinfektionsmittel ungenügend wirken, ist der regelmäßige Wechsel der Flüssigkeiten und die Hitze- oder Gassterilisation von Linsen und Behältern von wesentlicher Bedeutung.

Literatur

Bassily, S., Z. Farid, N. A. el-Masry, E. M. Mikhail: Treatment of intestinal E. histolytica and G. lamblia with metronidazole, tinidazole and ornidazole: a comparative study. J. trop. Med. Hyg. 90 (1987) 9–12

Dönges, J.: Parasitologie. Mit besonderer Berücksichtigung humanpathogener Formen, 2. Aufl. Thieme, Stuttgart 1988

Dorsch, M. M., A. S. Cameron, B. S. Robinson: The epidemiology and control of primary amoebic meningoencephalitis with particular reference to South Australia. Trans. roy. Soc. trop. Med. Hyg. 77 (1983) 372–377

Driebe, W. T., G. A. Stern et al.: Acanthamoeba-Keratitis. Arch. Ophthalmol. 108 (1988) 1196–1201

Haut, T., E. Hartmann: Pathologie, Diagnose und Therapie der Leberabszesse. Zbl. Chir. 112 (1987) 529–547

Manson-Bahr, P. E. C., D. R. Bell: Manson's Tropical Diseases, 19th ed. Baillière Tindall, London 1987

Mehlhorn, H.: Parasitology in Focus. Facts and Trends. Springer, Berlin 1988

Nanda, R., U. Baveja, B. S. Anand: Entamoeba histolytica cyst passers: clinical features and outcome in untreated subjects. Lancet 1984/II, 301–303

Sargeaunt, P. G.: Zymodemes of entamoeba histolytica. In Ravdin, J. J.: Amebiasis – Human Infection by Entamoeba Histolytica. Wiley, Chichester 1988 (pp. 370–421)

Tannich, E., G. D. Burchard: Differentiation of pathogenic from nonpathogenic Entamoeba histolytica by restriction fragment analysis of a single gene amplified in vitro. J. clin. Microbiol. 29 (1991) 250–255

Vinayak, V. K., R. K. Shandil: Immunological approaches in the diagnosis of amoebiasis. Trop. Gastroenterol. 12 (1991) 165–175

Walsh, J. A.: Problems in recognition and diagnosis of amebiasis: estimation of the global magnitude of morbidity and mortality. Rev. infect. Dis. 8 (1986) 228–238

Weinke, Th., B. Friedrich-Jänicke, K. Janitschke: Bedeutung von Entamoeba histolytica bei Tropenrückkehrern. Dtsch. med. Wschr. 113 (1988) 678–682

7 Lambliasis und andere Darmflagellaten

K. Fleischer

Lambliasis

Definition

Lambliasis ist die Infektion des Dünndarmes mit dem Protozoon Giardia lamblia oder Lamblia intestinalis. Lamblien kommen weltweit vor und sind der häufigste Darmflagellat im menschlichen Dünndarm. Nur ein Teil der Infizierten erkrankt an Diarrhö in wechselnden Schüben. Bei längerer Infektion, insbesondere bei Kindern, können die Lamblien zu einer Malabsorption führen.

Epidemiologie

Die mit dem menschlichen Stuhl ausgeschiedenen, infektiösen Zysten werden auf fäkooralem Weg als Schmierinfektion bei Kindern oder durch infiziertes Wasser und Nahrung übertragen und sind damit in einer Bevölkerung endemisch. Die Zysten können auch mit dem Leitungswasser aus infizierten Reservoiren auf nichtinfizierte Bevölkerungsgruppen übertragen werden, was zu epidemischen Infektionen insbesondere der erwachsenen Bevölkerung führt.

Endemische Verbreitung

Die Ausbreitung der Lambliasis ist eng mit den hygienischen Kenntnissen und Möglichkeiten einer Bevölkerung verbunden. Sie ist am weitesten verbreitet in Gruppen, die am wenigsten Zugang zu Gesundheitserziehung mit Haushalts- und Eßhygiene haben und die häufig zugleich unter äußerst beengten und ungesunden Verhältnissen leben müssen. Dadurch bedingt ist der niedrige Standard der sanitären Einrichtungen, der Fäkalbeseitigung und der Trinkwasseraufbereitung. Das warme, überwiegend tropische Klima der Entwicklungsländer begünstigt die Ausbreitung der Infektion. In manchen städtischen Slumgebieten Lateinamerikas, Afrikas und Asiens sind mehr als 80% der Kinder und 30% der Erwachsenen befallen, während die Raten in den USA auf 4% bzw. 1% fallen und in Mitteleuropa jeweils unter 1% liegen.

Salate und Gemüse werden in Entwicklungsländern überwiegend mit Fäkalien kopfgedüngt und sind mit ihrer Feuchtigkeit ideale Überträger von Lamblienzysten wie von anderen Protozoen, insbesondere Amöben. Auf grüne Salate sollte man daher bei Tropenreisen verzichten, auch in gehobenen Hotels, die ja am lokalen Markt einkaufen.

Kindergärten sind entsprechend den engen Kontakten der Kinder untereinander bei ungenügender Möglichkeit zum Händewaschen vor dem Essen und dem Waschen stuhlverschmutzter Wäsche häufig Zentren der Ausbreitung, sowohl unter den Kindern selbst wie zu deren Haushaltskontakten. Pflegeheime mit bettlägrigen jüngeren Behinderten wie älteren Menschen sind besonders lambliengefährdet. Mitarbeiter solcher Einrichtungen sollten besondere Sorgfalt auf die Händereinigung bei der Pflege und dem Handhaben von Speisen verwenden. Fliegen sind in der Lage, infektiöse Zysten zu übertragen. Die fäkoorale Infektion kommt bei Homosexuellen vermehrt vor.

Epidemische Ausbreitung

Eine epidemische Ausbreitung geschieht durch das Trinkwasser über die Leitung. Die Wasserspeicher und die Kanalnetze der Trinkwasserversorgung können in den meisten Städten der Entwicklungsländer mit dem raschen Bevölkerungswachstum nicht Schritt halten und sind vielerorts erheblich veraltet und brüchig. Trinkwasserspeicher in Quellgebieten und Dämmen werden von Mensch und Tier kontaminiert. Oberflächenwasser in Bächen und Flüssen mischt sich häufig mit Fäkalien. Chlorierungsanlagen sind abhängig von guter Wartung und ununterbrochener Funktion; dabei können Lamblienzysten einen Chloridgehalt von 0,5 mg/l Wasser mehrere Tage überleben. Neben der Chlorierung ist daher eine Sandfiltration des Wassers von entscheidender Bedeutung. Ungekochtes Leitungswasser sollte man bei Reisen in den Tropen meiden. Auch in Regionen mit sonst guter Wasserversorgung erhöht sich die Gefahr, wenn bei Trockenheit Reservespeicher benutzt werden müssen oder wenn bei extremen Niederschlägen, vor allem Unwettern, nur chloriertes, aber ungenügend gefiltertes Wasser eingespeist wird. Bei einem solchen epidemischen Ereignis sind gewöhnlich mehr Erwachsene als Kinder von akuten Durchfällen betroffen.

Tierreservoir

Giardia lamblia ist an den menschlichen Dünndarm adaptiert und hat in ihm seinen Hauptwirt. Tiere haben ihre spezifischen Giardienarten, die Katze z. B. Giardia simonis und der Hund Giardia canis, die nicht menschenpathogen sind. Es wurde aber immer wieder beobachtet und experimentell nachvollzogen, daß Katzen und Hunde sowie freilebende Tiere wie Ratten, Mäuse, Erdhörnchen und Biber sich an der menschlichen Giardia lamblia infizieren und mit ihrem Kot Wasserreservoire oder Speisen kontaminieren können. Diese Ausscheidung von Zysten ist in der

Regel sehr kurz, so daß Tiere nur in Ausnahmefällen als Reservoir eine Rolle spielen.

Pathogenese

Zur Infektion des Menschen ist eine orale Aufnahme von wenigstens 10 infektiösen Zysten notwendig. Die Magensäure ist eine wichtige Abwehrbarriere. Im unteren Duodenum und Jejunum kommt es zur Exzystation und Ausformung von Trophozoiten mit vier Zellkernen und acht Geißeln, die sich asexuell teilen und auf hohe Zahlen vermehren (Abb. 7.**1**). Die Gallensalze sind ein wesentlicher Wachstumsfaktor. Mit einem saugnapfartigen Gebilde haftet sich der 10–30 µm lange, flache, birnenförmige Parasit an der Mukosa an. Die Nahrungsaufnahme erfolgt durch Endozytose von gelösten Stoffen. Die ersten Trophozoiten treten 7 Tage, die ersten Zysten, die sich im unteren Dünndarm aus Trophozoiten bilden, nach 10–14 Tagen, meistens nach 3–4 Wochen im Stuhl auf. Die Trophozoiten können bei ungenügender Funktion des Sphincter Oddi in den Ductus choledochus eindringen und die Gallenblase besiedeln. Sie wurden vereinzelt histologisch innerhalb des Enterozytensaumes der Mukosa gefunden, leben aber sonst streng auf der Mukosa, besonders in den Krypten. Eine Lamblieninfektion ohne Therapie ist von sehr unterschiedlicher Dauer und kann über Jahre bestehen bleiben. Ohne Reinfektion erlöschen die meisten Infektionen von selbst.

Es ist inzwischen möglich, Giardia lamblia in Kulturen zu vermehren. Damit wird das weitere Studium des Pathomechanismus, der Kolonisationsfähigkeit, der Antigenstruktur und der Therapeutika ermöglicht.

Wie bei Entamoeba histolytica sind auch bei Giardia lamblia verschiedene Enzymmuster festgestellt worden, sowohl in regionaler wie in interkontinentaler Verteilung. Die bisher bekannten vier hauptsächlichen Gruppen mit Untergruppen lassen sich nicht pathogenen Eigenschaften zuordnen. Infektionen mit 50000 Zysten bei Freiwilligen zeigten, daß das eine Enzymmuster kaum Diarrhöen hervorrief, während die Reaktion beim anderen von normal bis zu schweren Diarrhöen reichte. Es gibt nach derzeitiger Kenntnis Varianten von Giardia lamblia mit unterschiedlicher Inkubationszeit, Pathogenität und Verweildauer.

Pathologie

Veränderungen am Dünndarm

Der Pathomechanismus der Lambliasis ist noch ungenügend bekannt. Im Tierversuch wie in Dünndarmbiopsien läßt sich häufig eine Verminderung bis Atrophie der Mikrovilli feststellen, während die Enterozyten gewöhnlich unverändert erscheinen. Diese Störung der Mikrovilli ist möglicherweise durch die Saugplatten der Lamblien verursacht, wobei ein zusätzliches Toxin diskutiert wird. Da die Lamblien sich rasenförmig ausbreiten können, sind eine mechanische Blockade und eine großflächige Einwirkung auf die Mukosaoberfläche denkbar.

Bei länger andauernder Infektion sind in der Dünndarmschleimhaut histologisch häufig milde Zeichen einer Enteropathie mit Verminderung der Zotten-Krypten-Relation, Störung des Enterozytensaumes und geringe Rundzellinfiltrationen zu beobachten. Es kommt zu einer beschleunigten Mitoserate und einer relativen Unreife von Enterozyten an den Zottenspitzen.

Die Verminderung der Bürstensaumenzyme, insbesondere der Disaccharidasen und alkalischen Phosphatasen, wird als eine der wesentlichen Ursachen des Leitsymptoms Durchfall angesehen. Zahlreiche Untersuchungen haben überwiegend eine Kohlenhydrat-, insbesondere eine Lactoseintoleranz bei Lambliasis gezeigt, wobei jedoch keine festen Beziehungen zwischen Parasitenzahl und Ausmaß des Enzymmangels festzustellen war. Einschränkungen der Absorption von Xylose, Vitamin A, Vitamin B_{12}, Fett und anderen Substanzen sind inkongruent. Ein Eiweißverlustsyndrom im Dünndarm durch Lamblien wurde beschrieben. Insgesamt können Patienten mit langdauernder Lambliasis das Bild einer milden bis mäßigen Malabsorption bieten.

Lambliasis der Galle

Eine Lambliasis der Gallenblase kann bei nur zeitweilig oder dauernd gestörter Funktion des Sphincter Oddi als aufsteigende Infektion entstehen. Bei einer rezidivierenden bakteriellen Cholangitis bzw. Cholezystitis ist der Nachweis von Lamblien im Gallensekret daher nicht selten. Sie können wiederum eine vorbestehende Entzündung unterhalten und werden gelegentlich bei Cholezystektomien in der Gallenblase gefunden.

Lambliasis beim Magenoperierten

Eine Billroth-II-Operation bei gleichzeitig bestehender unerkannter Lambliasis schafft in der zuführenden Schlinge mit hohem Gallensatzgehalt günstige Voraussetzungen für das Fortbestehen der Lamblieninfektion. Häufige Übelkeit, krampfartige Beschwerden und Durchfälle, insbesondere nach dem Frühstück, werden manchmal als schwer abgrenzbares „Postgastrektomiesyndrom" bezeichnet. Da die Stuhlunter-

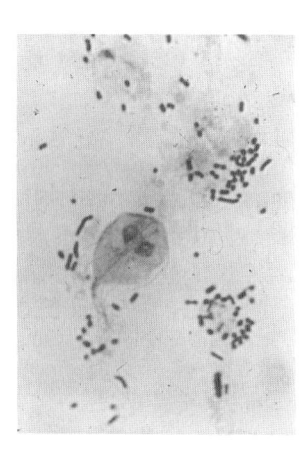

Abb. 7.**1** Giardia lamblia. Trophozoit.

suchungen dabei keine Zysten zeigen, kann die Diagnose nur durch Sekretuntersuchung tief aus der zuführenden Schlinge gestellt werden. Diese zeigt sich radiologisch gelegentlich vermehrt flüssigkeitsgefüllt. Eine Lambliasis ist nicht Ursache einer Ulkuskrankheit oder Pankreatitis, kommt aber bei zystischer Pankreasfibrose vermehrt vor.

Lamblien bei Immunschwäche

Personen mit angeborenem IgA-Defekt leiden signifikant häufiger an Lambliasis als gesunde. Die körpereigene Abwehr gegen die Lamblien erfolgt vor allem über das sekretorische IgA des Dünndarms. Ein spezifischer IgA-gekoppelter Antikörper gegen Lamblien wurde isoliert. Bei Müttern mit chronischer Lambliasis wurde er in der Muttermilch isoliert. Ihre Kinder entwickeln, solange sie gestillt werden, deutlich seltener Lambliasis als Kinder von Müttern ohne Lambliasis.

Bei der erworbenen Immunschwäche durch HIV-Infektionen – AIDS – kommen Lamblien und andere Flagelleninfektionen des Dünndarms nicht häufiger als bei Nichtinfizierten vor. Lamblieninfektionen können hier aber eine wichtige Differentialdiagnose zur Kryptosporidieninfektion sein.

Krankheitsbild

Lamblien sind fakultativ pathogen. Der Anteil der asymptomatischen Lamblienträger in einer Bevölkerung wechselt sehr; dabei ist er in Endemiegebieten mit hoher Durchseuchung wesentlich höher als in Gebieten mit niedriger Durchseuchung. Diese Rate kann bei Kindern im Schulalter bis zu 80% betragen. Leitsymptom der Lambliasis ist der unregelmäßige Durchfall, der meist etwas heller gefärbt und breiig in der Konsistenz, aber nicht wäßrig ist. Schleim- und Blutspuren sind nicht enthalten.

Akute Lambliasis

Sie steht gewöhnlich in zeitlich faßbarem, oft sehr kurzem Zusammenhang mit einer Tropenreise und kann in der Anamnese manchmal auf eine spezielle Mahlzeit, etwa ein Salatbuffet in einem Hotel, zurückgeführt werden. Betroffen sind besonders Personen aus nichtendemischen Gebieten wie europäische Reisende. Häufig sind von einer Reisegruppe oder einer Familie, die die gleichen Speisen aßen, mehrere, aber selten mehr als die Hälfte der Mitglieder betroffen. Die Symptome beginnen innerhalb von 4–7 Tagen plötzlich mit einer Diarrhö, die besonders nach dem Essen auftritt. Geradezu charakteristisch ist der drängende, unbeherrschbare Stuhlgang nach dem Frühstück. Das zweite Symptom ist ein erhebliches Rumoren und Plätschern im Dünndarm durch eine deutliche Hyperperistaltik; es wurde wiederholt mit dem „Plätschern einer Waschmaschine" verglichen. Krampfartige Schmerzen oberhalb des Nabels und gelegentlich Flatulenzen, Fieber, Erbrechen und wäßrige Stühle können bei stärkeren Infektionen bei Kindern vorkommen, sind aber bei Erwachsenen kaum zu finden.

Die akuten Beschwerden lassen spontan im Laufe von 1–2 Wochen nach und gehen in eine mildere Phase von unregelmäßigen, weichen Stühlen, aber vermehrter Darmgasbildung über. Diese kann Monate andauern.

Chronische Lambliasis

Bei Infizierten aus einer Bevölkerung mit hoher Durchseuchung verläuft eine symptomatische Lambliasis gewöhnlich weniger ausgeprägt. Sie kann sich auch beim Europäer aus einer akuten Infektion entwickeln. Es wechseln sich dabei längere Phasen weitgehend normalen Stuhlgangs mit Schüben von leicht durchfälligen Stühlen ab. Im Vordergrund steht eine deutlich vermehrte Flatulenz, die nach dem Grad der Störung der normalen Darmflora mehr oder weniger faulig riecht. Es entwickeln sich bei häufiger Reinfektion Zeichen der Malabsorption mit massigen, breiigen Stühlen, Völlegefühl im Oberbauch mit Übelkeit und Antriebsschwäche. Bei Kindern ist sie oft sehr ausgeprägt und von Appetitlosigkeit begleitet.

Bei der Untersuchung findet man die Zunge gering belegt und den Dünndarm oberhalb des Nabels gebläht und etwas druckempfindlich, während das Kolon frei ist.

Die Dauer der Symptome ist davon bestimmt, ob Zeichen einer Malabsorption mit Gewichtsverlust und bei Kindern Wachstumsverlangsamung auftreten. Die Lambliasis ist in solchen Fällen in der Regel vergesellschaftet mit anderen Störungen durch Mangelernährung oder Zustand nach Masern. Bei Erwachsenen können Subazidität, Zustand nach Magenresektion oder Hypogammaglobulinämie prädisponierende Faktoren sein.

Diagnostik

Die Diagnose der akuten Lambliasis in zeitlich nahem Zusammenhang mit einer Tropenreise ist einfacher als bei einer chronischen Infektion, da an die notwendige parasitologische Stuhluntersuchung eher gedacht wird und im Stuhl eine höhere Zystenzahl zu finden ist. Bei einer chronischen Lambliasis mit ihren unbestimmten Beschwerden wird häufig zu wenig danach gesucht. Solche Patienten haben in der Regel alle Standardmethoden der gastroenterologischen Diagnostik sowie mehrere Therapieversuche mit Antazida, H$_2$-Blockern, Enzympräparaten und Darmfloramitteln hinter sich, ohne bleibenden Erfolg.

Zystennachweis

Der Nachweis von Zysten im Stuhl ist der entscheidende diagnostische Schritt (Abb. 7.**2**). Bei einer dreimaligen Stuhluntersuchung gelingt der Nachweis in 85–90% der Fälle, wenn ausreichend lange gesucht wird. Dies muß nicht wie bei Amöben in körperwarmem Material geschehen, jedoch sollte der Stuhl vom gleichen Tag stammen. Nur im frischen Stuhl sind gelegentlich Trophozoiten einer akuten Lambliasis zu finden. Als Untersuchungstechnik sollten sowohl die

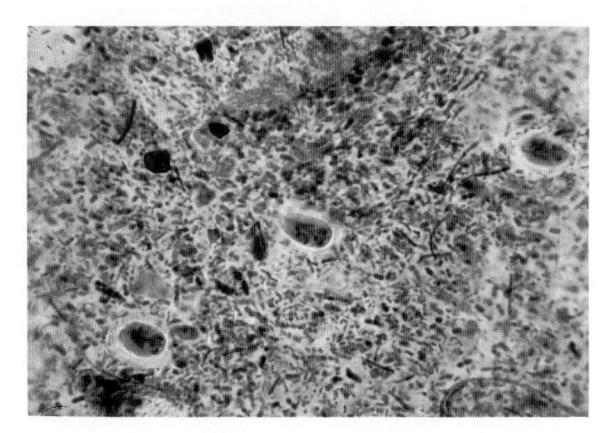

Abb. 7.2 Giardia lamblia. Zyste im Stuhl.

einfache Stuhlaufschwemmung mit Kochsalzlösung oder zur Kontrastierung Lugollösung sowie eine Stuhlkonzentration mit der MIF-Methode, in der die Zysten gut erhalten bleiben, durchgeführt werden. Der Nachweis von Zysten mit direkter Immunfluoreszenz, markiert durch monoklonale Antikörper, ist eine Alternative im erfahrenen, parasitologischen Labor. Bei symptomatischen Patienten ohne Nachweis im Stuhl, insbesondere bei Zeichen der Malabsorption, sollte die Suche nach Zysten und Trophozoiten im Dünndarmaspirat geschehen. Die Einspülung von 30–50 ml körperwarmer Kochsalzlösung oder 1%iger Magnesiumsulfatlösung in das Duodenum vor der Aspiration löst vorhandene Trophozoiten von der Mukosa und erhöht die Trefferquote. Durch ihre raschen, wirbelnden Bewegungen „wie ein fallendes Blatt" sind sie im feuchten Präparat sicher zu erkennen. Auch Abklatschpräparate von Biopsien und Bürstenabstriche aus dem unteren Duodenum oder Jejunum können unter dem Deckgläschen mit normaler NaCl-Lösung zum Nachweis führen. Das Auffinden in der Gallenflüssigkeit gelingt nur bei aufgestiegenem Befall der Gallenwege oder bei Vermischung der Galle mit Dünndarmsekret.

Der Fadentest, bei dem ein an einem Führungsgewicht hängender Faden geschluckt und nach Erreichen des Jejunums zurückgezogen wird und von dem auf einem Objektträger Trophozoiten abgestrichen werden können, spielt bei den derzeitigen Möglichkeiten der Endoskopie und Sondierung keine Rolle mehr.

Serologie

In der Routine einsetzbare, standardisierte Immuntests auf Giardia-lamblia-Antikörper stehen noch nicht zur Verfügung. In Fachlaboratorien haben sich aber bereits ELISA-Tests im Serum bewährt, die mit einer Sensitivität und Spezifität von über 90% eine Lamblieninfektion ansprechen und mit einer IgG- und IgM-Fraktion die meisten akuten Fälle von gering aktiven oder kürzlich abgelaufenen Fällen unterscheiden können. Kreuzreaktionen mit anderen Darmprotozoen scheinen nicht zu bestehen.

Aus der Zystenwand wurde ein giardiaspezifisches Antigen (GSA65), das im Stuhl ausgeschieden wird, identifiziert und isoliert. Es eignet sich möglicherweise für die Entwicklung eines spezifischen Immunoassays im Stuhl.

Differentialdiagnostik

Die Lambliasis ist nicht selten eine opportunistische Erkrankung, die sich auf eine entzündliche oder funktionelle Veränderung des Duodenums, Jejunums oder der Gallenwege aufpfropft. Bei allen langwierigen Oberbauchstörungen mit wechselnden Diarrhöen und Flatulenz sollte sie ausgeschlossen werden. Insbesondere bei Kindern mit andauernden Zeichen der Malabsorption muß nach ihr gesucht werden. Von Tropenreisen wird sie häufig mitgebracht. Eine Therapie ex juvantibus bei fortbestehendem klinischen Verdacht, aber negativen Stuhlnachweisen ist gerechtfertigt.

Therapie

In Endemiegebieten mit hoher Durchseuchung und Wahrscheinlichkeit einer raschen Reinfektion ist eine Therapie nur bei symptomatischen Fällen angezeigt. Bei europäischen Tropenrückkehrern ist es sinnvoll, auch asymptomatische Zystenausscheider zu behandeln, da sie eine Quelle für weitere Infektionen darstellen.

Mittel der Wahl sind in der Bundesrepublik Deutschland die oralen Nitroimidazole Metronidazol (z.B. Arilin, Clont, Flagyl), Tinidazol (z.B. Simplotan), Nimorazol (z.B. Esclama), Ornidazol (z.B. Tiberal, derzeit in Deutschland nicht im Handel), mit denen Heilungsraten von über 90% bei einmaliger und von über 95% bei zweimaliger Kur erreicht werden. Sowohl kürzere Kuren mit hohen Dosen als auch längere Kuren mit niedrigen Dosen sind effektiv. Kriterium für die Wahl der Zeit-Dosis-Relation ist, die Schwere der möglichen Nebenwirkungen geringzuhalten. Bei allen Präparaten kommen mit starken individuellen Unterschieden Übelkeit, Metallgeschmack, Kopfschmerz, Benommenheit und Alkoholunverträglichkeit vor, die dosisabhängig sind und nach Beendigung der Einnahme rasch verschwinden. Schwangere sollten wegen eines eventuellen teratogenen Risikos im ersten Schwangerschaftsdrittel nicht behandelt werden.

Tab. 7.1 gibt die Dosen der Medikamente an.

In höherer Dosis ist auch Chloroquin (Resochin, Weimerquin) gegen die Lambliasis wirksam, nicht jedoch das bei der Amöbiasis effektive Paromomycin. Intestinale Nebenwirkungen treten bei Quinacrin und Furazolidon häufig auf, beide sind in der Bundesrepublik nicht erhältlich.

Prophylaxe

Die Prophylaxe ergibt sich aus den epidemiologischen Bedingungen. Sauberes Trinkwasser, Vermeiden von

Tabelle 7.1 Medikamente und Dosis-Zeit-Regime für die Behandlung von Lambliasis

	Erwachsene	Kinder unter 12 Jahren
Metronidazol	400 mg, 2mal tägl. für 7 Tage oder	10–15 mg/kg KG tägl. für 10 Tage in 2 Tagesdosen oder
	800 mg, 2mal tägl. für 3 Tage	35–40 mg/kg KG tägl. für 3 Tage in 2 Tagesdosen
Nimorazol	500 mg, 2mal tägl. für 7 Tage oder	20 mg/kg KG tägl. für 10 Tage in 2 Tagesdosen oder
	1000 mg, 2mal tägl. für 3 Tage	35–40 mg/kg KG tägl. für 3 Tage in 2 Tagesdosen
Tinidazol	1 g tägl. für 5 Tage oder	10–15 mg/kg KG tägl. für 7 Tage in 2 Tagesdosen oder
	2 g tägl. für 2 Tage	30–35 mg/kg KG tägl. für 2 Tage in 2 Tagesdosen

möglicherweise kopfgedüngten Salaten und ungewaschenem Obst, korrekte Toilettenbenutzung und Händewaschen unterbrechen die Infektionskette. Erhitzen von Wasser über 60 °C, Jodierung und Filtering machen Wasser zystenfrei, während Chlorierung erst bei über 1 mg/l sicher wirkt.

Trichomoniasis

Der Erreger Trichomonas vaginalis ist im wesentlichen ein Parasit des weiblichen und männlichen Genitourethraltraktes und zählt zu den potentiellen Geschlechtskrankheiten. Trichomonaden kommen weltweit vor und sind ein Problem der Sexualhygiene. Sie können durch analen Verkehr oder Unsauberkeit in den Mastdarm eindringen, können aber dort kaum siedeln und sich vermehren. Die Untergruppen Trichomonas tenax und Trichomonas hominis sind apathogen und siedeln in der menschlichen Mundhöhle bzw. im Enddarm.

Trichomonaden treten nur als Trophozoiten auf ohne Zystenbildung, können aber in der Absterbephase ihre vier polaren und eine entgegengesetzte Geißel verlieren und somit rundlich erscheinen.

Sie rufen akute und chronische Scheiden- und Harnwegsinfekte hervor und werden für Adnexitiden verantwortlich gemacht. Die Therapie geschieht am besten durch Nitroimidazol und muß bei beiden Geschlechtspartnern gleichzeitig erfolgen.

Kommensale Dickdarmflagellaten

Mehrere Dickdarmflagellaten können bei der stuhlmikroskopischen Differentialdiagnose von Durchfällen Schwierigkeiten machen. Die Flagellaten Pentatrichomonas hominis, Chilomastix mesnili, Enteromonas hominis und Retortamonas (Embedamonas) intestinalis sind relativ selten, können aber bei Patienten mit Diarrhöen anderer, insbesondere bakterieller Ursache massenhaft auftreten und durch ihr lebhaftes Bewegen eindrucksvolle Bilder hervorrufen. Sie sind aber nicht als Durchfallursache, sondern als Kommensalen anzusehen, denen möglicherweise eine durchfallverstärkende Wirkung zukommt. Mit dem spontanen Sistieren oder der Therapie der Primärursache verschwinden sie von selbst.

Literatur

Brinton, K.: Furazolidone is an alternative treatment for giardia lamblia. Nurse Practit. 13 (1988) 72

Cerezo Pancorbo, J. M., M. T. Garcia Munoz, J. L. Sanchez Badia: Giardiasis: treatment of carriers. Lancet 1985/II, 951

Davidson, R. A.: Issues in clinical parasitology: the treatment of giardiasis. Amer. J. Gastroenterol. 79 (1984) 256–261

Flentje, B., K. Wettig, H. Padelt, K. R. Schulz, J. Scheibe, F. Schmidt: Aktuelle Aspekte der Giardiose. Z. ges. Hyg. 35 (1989) 242–246

Gilman, R. H., G. S. Marquis, E. Miranda, M. Vestegui, H. Martinez: Rapid reinfection by Giardia lamblia after treatment in a hyperendemic Third World community. Lancet 1988/I, 343–345

Leonhardt, U., R. Ebert, W. Bommer, A. Schauer: Diagnostische und therapeutische Probleme bei Infektionen mit Lamblien. Dtsch. med. Wschr. 117 (1992) 96–100

Moyer, N. P.: Giardiasis in Iowa. Iowa Med. 79 (1989) 227–229

8 Toxoplasmose, Kokzidiose und Pneumozystose

K. Janitschke

Toxoplasmose

Definition
Die Toxoplasmose ist eine durch Toxoplasma gondii verursachte Zoonose, die bei warmblütigen Wirbeltieren weltweit verbreitet ist und auf den Menschen übertragen werden kann. Unter dem Begriff Toxoplasmose ist die Erkrankung durch Toxoplasmen zu verstehen. Infektionen ohne klinische Erscheinungen werden als Toxoplasmainfektion bezeichnet.

Epidemiologie
Die häufigste Infektionsquelle ist rohes oder ungenügend erhitztes Fleisch, weil es lebende Toxoplasmazysten enthalten kann. Dabei kommt dem Schweinefleisch besondere Bedeutung zu, da es häufig roh (Hackepeter, Mett) verzehrt wird.

Rindfleisch (Tartar, Schabefleisch) scheint bei uns kaum zystenhaltig zu sein. Fleisch vom Schaf ist häufig infiziert, jedoch wird es im allgemeinen nur erhitzt verzehrt. Bei der üblichen Zubereitung von Fleisch durch Kochen, Braten, Grillen scheint es im Innern der Fleischstücke nicht immer zu einer Temperatur zu kommen, bei der die Toxoplasmen absterben. Die gewerbsmäßige Fleischverarbeitung durch Pökeln, Räuchern, Kochen, Brühen und Frostung (−21 °C) tötet jedoch die Parasiten ab.

Ein Infektionsrisiko geht auch von Toxoplasma-Oozysten aus, die durch Katzen mit Kot ausgeschieden werden. Die Bildung von Oozysten ist nur dann möglich, wenn sich Katzen durch Aufnahme von Zysten (rohes Futterfleisch, Mäuse) oder Oozysten (kontaminiertes Futter oder Schmutz) infiziert haben. In der Regel dauert diese Ausscheidung nur etwa 3 Wochen, jedoch ist eine erneute Bildung von Oozysten festgestellt worden. Die frisch ausgeschiedenen Oozysten sind noch nicht infektiös, sie benötigen mindestens 3 Tage Luft, Feuchtigkeit und Wärme, um zu sporulieren und um damit eine Infektion auslösen zu können. Älterer Katzenkot, z. B. im Erdboden, kann daher infektiöse Stadien enthalten. Durch Schmutz- und Schmierinfektionen mit kontaminierter Erde kann sich daher der Mensch infizieren.

Infektionen sind auch durch Trophozoiten möglich. Infiziert sich eine Schwangere erstmalig mit Toxoplasmen, so kann es infolge der Parasitämie zum Übergang der Parasiten auf das ungeborene Kind kommen (konnatale, intrauterine Infektion). Akzidentelle Infektionen im Laboratorium sind nach Stichen mit kontaminierten Spritzen sowie nach Spritzern von erregerhaltiger Flüssigkeit auf die Konjunktiva beschrieben worden. Exkrete und Sekrete von Mensch und Tier, ausgenommen Katzenkot, stellen ebenso wie der Verzehr von Milch und Eiern kein Infektionsrisiko dar. Übertragungsmöglichkeiten durch Bluttransfusionen und Organtransplantationen bestehen nur bei immundefizienten Patienten.

Die Durchseuchung der Bevölkerung in Deutschland wird mit 45−72% angegeben. Sie nimmt mit steigendem Lebensalter zu und erreicht unter den 50jährigen nahezu 70%. Im gebärfähigen Alter der Frauen liegt sie bei 45%.

Entwicklung und Pathogenese
Der Erreger gehört zur Protozoenklasse der Apicomplexa (Sporozoa im engeren Sinne) und wird mit anderen Parasiten wie Isospora, Sarcocystis, Cryptosporidium zu den Coccidida zusammengefaßt. Toxoplasmen treten in mehreren Entwicklungsstadien auf. Während der frischen Infektionsphase sind Trophozoiten (Endozoiten, Tachyzoiten) nachweisbar (Abb. 8.1). Es sind sichelförmige, gelegentlich ovale bis runde Gebilde. Sie sind etwa 6−7 µm lang und 1−2 µm breit. Der Zellkern liegt zentral. An einem Pol des Protozoons befindet sich ein als Konoid bezeichnetes Organell, das dem Eindringen in Wirtszellen dient. Trophozoiten vermehren sich durch Endodyogenie, bei der sich in einer Mutterzelle zwei Tochterzellen bilden. Die sich durch wiederholte Teilung bildende Anhäufung von Einzelparasiten in einer Wirtszelle

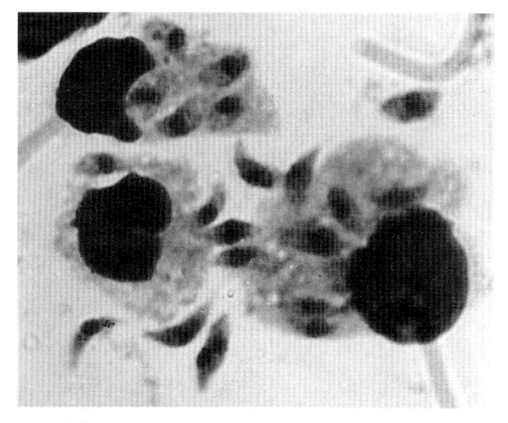

Abb. 8.1 Toxoplasmatrophozoiten.

wird als Pseudozyste bezeichnet. Platzt die Wirtszelle, so werden die Einzelparasiten frei und können in weitere Zellen eindringen. Der Teilungsvorgang wird als proliferative Vermehrungsphase bezeichnet. Sie tritt während der frischen Infektion auf und kann in allen Geweben, besonders im retikuloendothelialen System vor sich gehen. Kommt es zu Immunreaktionen des Wirts, so zieht sich der Parasit in die Zyste zurück (Zystenbildungsphase). Diese ist meist rund mit einem Durchmesser bis zu 300 µm. Innerhalb der elastischen Membran enthalten die Zysten Tausende von Einzelparasiten (Zystozoiten, Bradyzoiten, Abb. 8.2). Die Zysten kommen vorwiegend in der Skelett- und Herzmuskulatur, im Gehirn und in der Retina vor. Sie stellen Dauerstadien dar, die viele Jahre lebensfähig sind und die latente Infektionsphase aufrechterhalten. Bei der Hauskatze und nahen verwandten Arten kann zusätzlich ein weiteres Parasitenstadium, die Oozyste, festgestellt werden. Diese ist rund bis oval mit einer Größe von 11–14 × 9–11 µm (Abb. 8.3).

Frißt eine Katze zystenhaltiges Fleisch (Futterfleisch, Mäuse) oder nimmt sporulierte Oozysten aus der Umwelt auf, kommt es zur Infektion der Katze (Abb. 8.4). Im Dünndarmepithel vermehren sich die Parasiten zunächst ungeschlechtlich durch Vielteilung (Schizogonie) und anschließend geschlechtlich (Gamogonie). Das Produkt der geschlechtlichen Entwicklung ist die Toxoplasma-Oozyste, die mit dem Kot zunächst unsporuliert ausgeschieden wird und in der Umwelt reift, indem sich in ihr zwei Sporozysten mit je vier Sporozoiten bilden (Sporogonie). Bei der Katze kommt es neben dieser Entwicklung auch zu einer ungeschlechtlichen. Nur diese tritt bei allen anderen warmblütigen Tieren und beim Menschen auf. Infiziert sich der Mensch durch orale Aufnahme von zystenhaltigem Fleisch oder Oozysten, so lösen sich diese im Gastrointestinaltrakt auf, die freiwerdenden Parasiten dringen in die Darmwand ein. Als Trophozoiten führen sie zur Parasitämie. In diesem Stadium kann es zu einer intrauterinen (konnatalen) Übertragung kommen. Nach der frischen Infektionsphase zieht sich der Parasit in das Zystenstadium zurück.

Durch die Bildung von Pseudozysten in den Wirtszellen und deren Platzen kommt es zur Besiedelung weiterer Zellen und infolgedessen zur Bildung von Nekroseherden. Eine pathogene Bedeutung von Toxinen und Immunkomplexen wird vermutet. Auch Immunreaktionen des Wirts sind für die Krankheitsentstehung von Bedeutung. Durch Hypersensitivitätsreaktionen im Auge kann es zum Auflösen von Toxoplasmazysten und somit zu einer rezidivierenden Retinochoriorditis kommen. Fehlen Immunreaktionen oder werden sie durch Arzneimittel, z. B. bei Organtransplantationen oder Infektionen (z. B. HIV) unterdrückt, so kann das in der latenten Infektionsphase ausgeglichene Wirt-Parasit-Verhältnis zugunsten des Parasiten verändert werden. Zysten lösen sich auf, die Parasiten vermehren sich wieder, und es kommt zu einem Rezidiv.

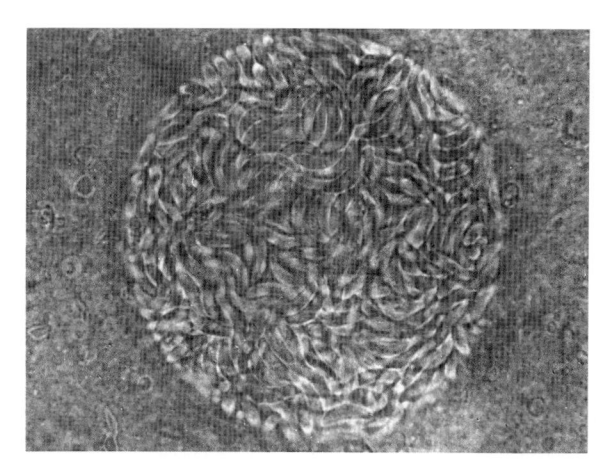

Abb. 8.2 Toxoplasmazyste (nativ).

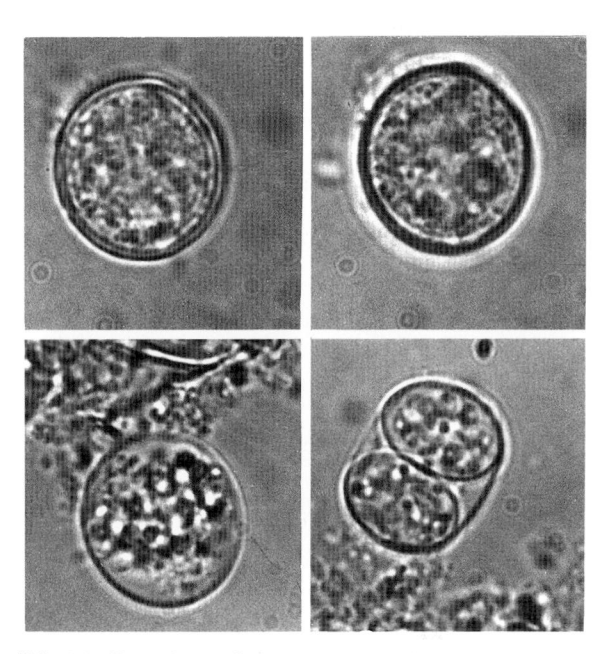

Abb. 8.3 Toxoplasma-Oozysten aus der Katze in verschiedenen Reifungsstadien. Unten rechts: sporulierte Oozyste, zwei Sporozysten enthaltend.

Krankheitsbild

Erstinfektionen führen nur selten zur Ausbildung von klinischen Erscheinungen (Toxoplasmose). Verläuft die frische Infektion ohne diese, so liegt nur eine Toxoplasmainfektion vor. Je nachdem, ob die Aufnahme des Erregers nach oder vor der Geburt geschieht, wird zwischen der post- und pränatalen Infektion unterschieden.

Bei Beginn der *postnatalen Toxoplasmose* können uncharakteristische Symptome wie Müdigkeit, subfebrile Temperaturen sowie Kopf- und Gliederschmerzen auftreten. Am häufigsten entwickelt sich dann eine Lymphknotentoxoplasmose. Bei ihr können subfebrile Temperaturen oder Fieber bis ca. 39 °C auftreten. Die Lymphknoten sind besonders im Hals- und Nackenbereich vergrößert und von derber Konsistenz.

8 Toxoplasmose, Kokzidiose und Pneumozystose

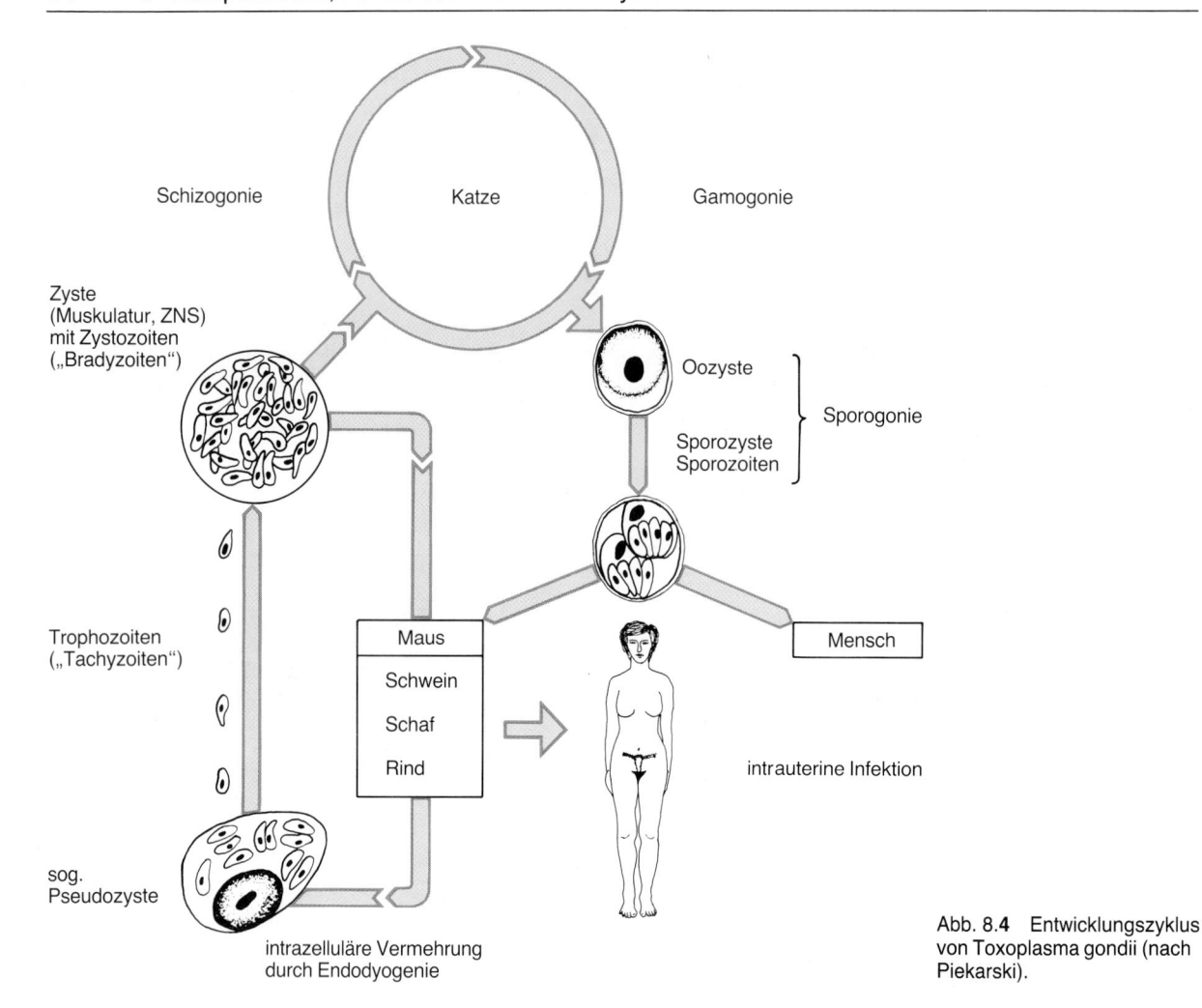

Abb. 8.4 Entwicklungszyklus von Toxoplasma gondii (nach Piekarski).

Nach mehreren Monaten kommt es zur Rückbildung, und die Infektion geht in das latente Stadium über. Seltene Verlaufsformen sind Myositis, Myokarditis, Hepatitis und Meningoenzephalitis. Bei Chorioretinitis kann es zu rezidivierenden, chronischen Prozessen kommen. Besteht eine Immundefizienz, entweder als Hypoglobulinämie, durch immunsuppressive Behandlung oder bei Infektionen z. B. mit HIV, so kann eine abgeheilte, latente Toxoplasmainfektion reaktiviert werden, so daß sich eine Toxoplasmose entwickelt. Das geschieht bei weit über 30% der AIDS-Patienten, wobei jedoch durch die Chemoprophylaxe eine rückläufige Tendenz beobachtet wird. Die Erkrankung verläuft häufig entweder in Form einer nekrotisierenden, meist fokalen Enzephalitis, oder es kommt zu einer generalisierten Besiedelung nahezu aller Organe. Ohne spezifische Behandlung führt die Infektion bei AIDS-Patienten zum Tode.

Eine *pränatale Toxoplasmose* kann dann entstehen, wenn sich eine Frau während der Schwangerschaft erstmalig mit dem Parasiten infiziert, d. h., latente Infektionen stellen kein Risiko dar. Der Übertritt der Erreger ist vom Stadium der Schwangerschaft abhängig. Im ersten Trimenon kommt es in 4–15%, im zweiten in 30% und im dritten in 60% der Fälle frischer Infektionen zu einer konnatalen Toxoplasmose. Die Häufigkeit wird bei uns mit 3,5 Fällen pro 1000 Lebendgeburten angegeben. In Abhängigkeit vom Zeitpunkt und der Intensität der Infektion kann es zum Abort, zur seltenen Totgeburt oder beim Neugeborenen zu mehr oder weniger deutlich ausgeprägten Symptomen kommen (Abb. 8.5). In etwa 90% der Fälle wird ein konnatal infiziertes Kind klinisch gesund geboren. Est nach Monaten oder Jahren können sich Spätschäden, z. B. Entwicklungsschäden, geistige Retardierung, Chorioretinitis u. a. einstellen. Fälle konnataler Toxoplasmose sind nach dem Bundesseuchengesetz meldepflichtig.

Diagnostik und Differentialdiagnostik

Bei der klinischen Diagnostik geben Lymphknotenvergrößerungen Anlaß zur Untersuchung auf Toxoplasmose. Dabei ist differentialdiagnostisch an infektiöse Mononukleose, an andere Infektionen mit Lymphadenitis sowie an Lymphogranulomatose, Lymphosarkom u. a. zu denken. Bei AIDS-Patienten weisen Fieber, neurologische Zeichen und Veränderungen im Computertomogramm auf eine mögliche Hirntoxoplasmose hin. Umschriebene Herde im Gehirn sind von solchen bei Lymphomen, Karzino-

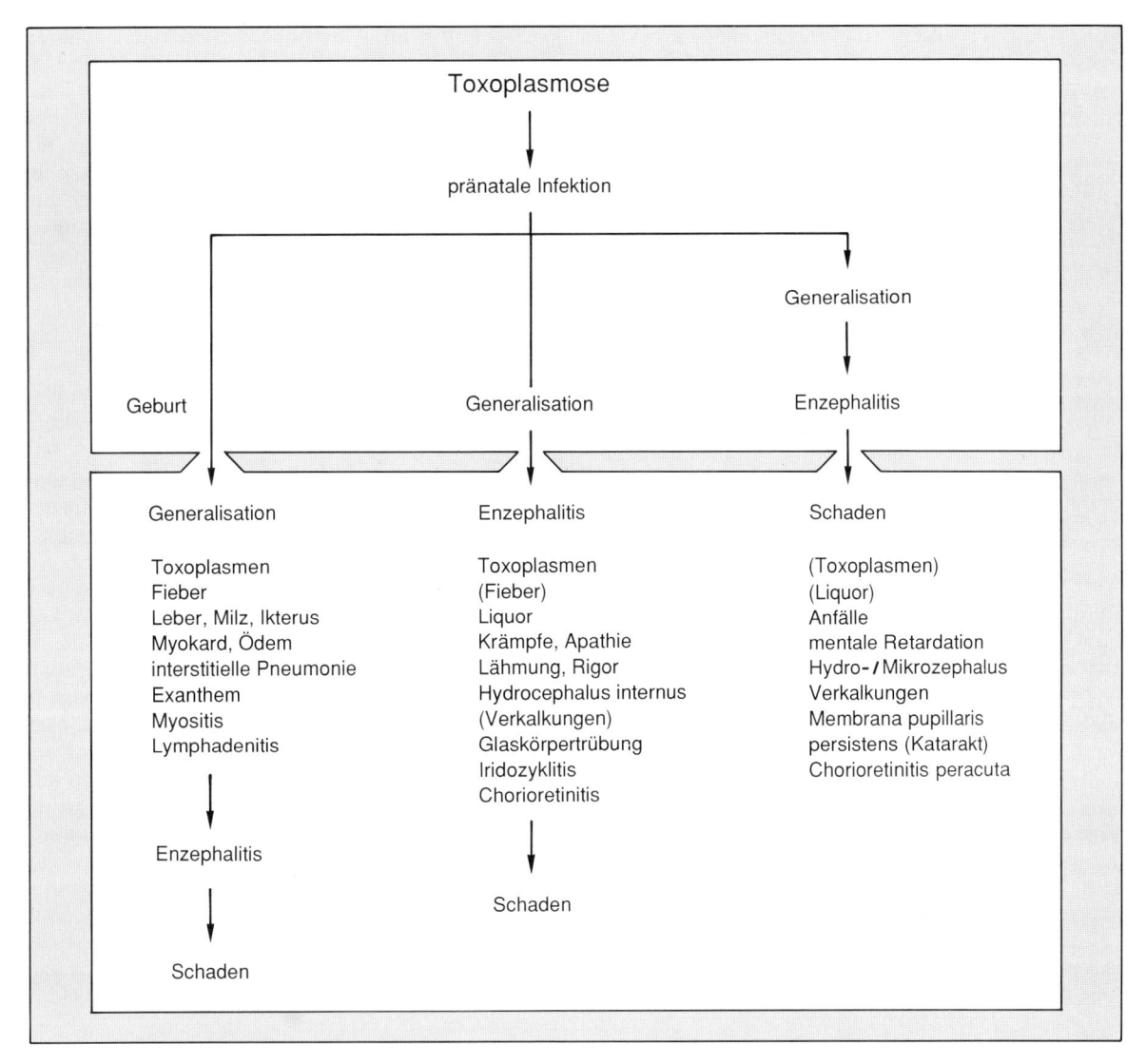

```
                        Toxoplasmose
                              │
                              ▼
                      pränatale Infektion
                    ┌─────────┼─────────┐
                    │         │         │
                    │         │    Generalisation
                    │         │         │
                    │         │         ▼
                 Geburt  Generalisation Enzephalitis
```

Generalisation	Enzephalitis	Schaden
Toxoplasmen	Toxoplasmen	(Toxoplasmen)
Fieber	(Fieber)	(Liquor)
Leber, Milz, Ikterus	Liquor	Anfälle
Myokard, Ödem	Krämpfe, Apathie	mentale Retardation
interstitielle Pneumonie	Lähmung, Rigor	Hydro- / Mikrozephalus
Exanthem	Hydrocephalus internus	Verkalkungen
Myositis	(Verkalkungen)	Membrana pupillaris
Lymphadenitis	Glaskörpertrübung	persistens (Katarakt)
	Iridozyklitis	Chorioretinitis peracuta
	Chorioretinitis	
↓	↓	
Enzephalitis	Schaden	
↓		
Schaden		

Abb. 8.5 Schema der angeborenen Toxoplasmose. Das bei der Geburt sichtbar werdende Bild hängt vom Stadium ab, in dem sich die Erkrankung der Frucht zu dieser Zeit befindet (nach Thalhammer).

men, septischen und anderen Prozessen zu differenzieren.

Die Labordiagnostik ist durch den direkten oder indirekten Nachweis des Erregers möglich. Der Parasit kann in Biopsiematerial, z. B. Lymphknoten oder Liquor, direkt mit verschiedenen Methoden nachgewiesen werden. Dazu stehen der Tierversuch und mikroskopische Verfahren (nativ, Färbung, Immunhistochemie) zur Verfügung. Techniken zum Nachweis zirkulierenden Toxoplasmaantigens mittels Enzymimmunoassay und Toxoplasma-DNA durch die Polymerasekettenreaktion befinden sich in der Entwicklung.

Der direkte Erregernachweis gelingt nicht häufig oder ist, wenn es nur um die Feststellung geht, ob eine Infektion ohne Erkrankung vorliegt, nicht notwendig. Daher kommt dem indirekten Parasitennachweis durch serologische Methoden besondere Bedeutung zu. Zunächst muß insbesondere in der Mutterschaftsvorsorge festgestellt werden, ob Toxoplasmaantikörper nachweisbar sind oder nicht. Im allgemeinen erscheinen Antikörper ca. 8–14 Tage nach der Infektion. Die dazu geeigneten Verfahren sind in der Tab. 8.1 zusammengestellt. Sind Toxoplasmaantikörper festgestellt worden, muß geklärt werden, ob es sich um eine aktive oder latente Infektion handelt. Dazu ist es notwendig, Testkombinationen (Grundtests und notwendige Zusatztests) anzuwenden (Tab. 8.2, 8.3).

Aus den Ergebnissen der Tests können meist Schlüsse auf das Stadium der Infektion gezogen werden. Wegen der Persistenz der Toxoplasmazysten im Gewebe sind Antikörper vermutlich lebenslänglich nachweisbar. Eine Toxoplasmose liegt nur vor, wenn neben entsprechenden Titerkombinationen auch charakteristische Symptome vorhanden sind. Nur bei der Toxoplasmose von AIDS-Patienten sind zumeist niedrige IgG-Antikörper-Titer und fast niemals IgM-Antikörper feststellbar. Ohne charakteristische klinische Symptome sind hohe Titer auch bei AIDS-Patienten nicht Ausdruck einer Toxoplasmose.

Frauen sollten sich vor einer Schwangerschaft auf Toxoplasmaantikörper untersuchen lassen (Tab. 8.1–8.3). Liegen bereits Antikörper vor, so sind weitere Untersuchungen nicht notwendig. Sind keine Titer nachweisbar, so sollten weitere Untersuchungen kurz vor und im Abstand von 3 Monaten während einer Schwangerschaft erfolgen. Wird während der Gravidität erstmalig serologisch untersucht und liegen keine Antikörper vor, sind weitere Untersuchungen im Abstand von 2–3 Monaten notwendig, um eine mögliche frische Infektion rechtzeitig zu erkennen. Wenn Antikörper festgestellt worden sind, muß geklärt werden, welches Infektionsstadium vorliegt. Zu beachten ist, daß Toxoplasma-IgM-Antikörper bis zu 3 Jahren nach einer frischen Infektion nachweisbar sein können und daher ein positiver IgM-Test nicht notwendigerweise eine frische Infektion anzeigt. Durch den Nachweis spezifischer IgA-Antikörper ist eine weitere Abgrenzung der Infektionsstadien möglich. Nur bei einer frischen Erstinfektion sind therapeutische Konsequenzen zu ziehen.

Zur Feststellung einer konnatalen Infektion sind kindliches und mütterliches Serum parallel auszutesten. Daraus kann erstens geschlossen werden, wann sich die Mutter möglicherweise infiziert hat und ob eine kindliche Infektion wahrscheinlich ist und zweitens, inwieweit im Serum des Kindes mütterliche IgG-Antikörper enthalten sind. Besondere Bedeutung kommt der Bestimmung spezifischer IgM-Antikörper beim Kind zu, da sie in der Regel nicht diaplazentar von der Mutter übertragen werden. Sind sie beim Kind nachweisbar, so ist das ein deutlicher Hinweis auf eine konnatale Infektion. Trotz pränataler Infektion können aber spezifische IgM-Antikörper fehlen, so daß mit anderen Methoden (IIFT, SFT) untersucht werden muß. Persistieren dabei mittlere oder hohe Titer bis zum 5./6. Lebensmonat oder steigen sie an, so ist von einer pränatalen Infektion auszugehen. Diese

Tabelle 8.1 Methoden zum Nachweis einer Toxoplasmainfektion.

Methode	Test positiv ab Titer oder qualitativer Testausfall	Sensitivität
Sabin-Feldman-Test (SFT)	1 : 16 (1 : 4)	100%
Indirekter Immunfluoreszenztest (IIFT)	1 : 16	100%
Enzymimmunoassay auf IgG (EIA)	positiv	ca. 97%
Indirekte Hämagglutination (IHA)	1 : 64	100% (ab ca. 2 Wochen nach einer Infektion)
Direkte Agglutination (DA)	1 : 40	100%
Latexagglutination (LA)	1 : 16	100%

Tabelle 8.2 Bestimmung des Stadiums einer Toxoplasmainfektion anhand eines Grundtests (SFT oder IIFT) und Zusatztests

		Infektion		
		frisch/aktiv	abklingend	latent
Grundtest	SFT/IIFT	– Serokonversion – Anstieg um ≧ 2 Titerstufen im Abstand von 1–2 Wochen – Titer ≧ 1 : 1000	– Abfall um ≧ 2 Titerstufen – Titer ≦ 1 : 1000	Titer ≦ 1 : 256
Notwendige Zusatztests	KBR	– Serokonversion – Titer ≧ 1 : 10	– Abfall um ≧ 2 Titerstufen – Titer ≦ 1 : 20	– negativ
	oder ISAGA	positiv	positiv oder negativ	negativ
	oder EIA-IgM	positiv	positiv oder negativ	negativ
Möglicher Zusatztest	IHA	– Serokonversion (ab ca. 2 Wochen nach der Infektion) – Anstieg um ≧ 2 Titerstufen im Abstand von 1–2 Wochen	positiv	positiv

KBR = Komplementbindungsreaktion, ISAGA = Immunosorbent agglutination assay.
Weitere Abkürzungen Tab. 8.1.

Tabelle 8.3 Bestimmung des Stadiums einer Toxoplasmainfektion anhand des EIA-IgG (Grundtest) und Zusatztests

			frisch/aktiv	Infektion abklingend	latent
Grundtest	EIA-IgG		– Serokonversion – positiv	positiv	positiv
Notwendige Zusatztests	ISAGA		positiv	positiv oder negativ	negativ
	oder EIA-IgM		positiv	positiv oder negativ	negativ

liegt auch vor, wenn Toxoplasma-IgM-Antikörper auftreten.

Therapie

Leichte Verläufe sind nicht behandlungsbedürftig. Grundsätzlich müssen jedoch Schwangere mit aktiver Infektion auch ohne klinische Symptome behandelt werden. Vorteilhaft ist eine gleichzeitige Applikation von Sulfonamiden mit Pyrimethamin. Dadurch tritt ein potenzierender Effekt auf, und die Dosis der Einzelmedikamente kann niedriggehalten werden.

Da es durch Pyrimethamin zu Thrombozytopenie, Leukopenie und Anämie kommen kann, sind Blutbildkontrollen erforderlich. Besonders bei AIDS-Patienten können Sulfonamide Fieber und eine schwere generalisierte Dermatitis bewirken. Daher wird eine Kombination von Clindamycin, Pyrimethamin und Spiramycin empfohlen. Bei diesen Patienten ist auch eine Chemoprophylaxe angezeigt, um Rückfälle zu vermeiden. Wegen möglicher teratogener Schäden durch Pyrimethamin soll es Schwangeren bis einschließlich 15. Schwangerschaftswoche nicht gegeben werden. In dieser Zeit hat sich Spiramycin (Rovamycin) in einer Dosis von 2,0 g pro Tag über 1–3 Wochen bewährt.

Prophylaxe

Die Prophylaxe einer Toxoplasmainfektion ist von Bedeutung bei Schwangeren, insbesondere bei denen, die keine Serumantikörper gegen Toxoplasmen aufweisen und damit noch nicht infiziert sind. Wichtigste Maßnahme ist der Verzicht auf den Genuß rohen Fleisches (S. 92). Auch ungenügend erhitztes, d. h. im Kern noch rohes Fleisch kann eine Infektionsquelle darstellen, ebenso wie das Abschmecken beim Zubereiten von Fleisch. Eine Bedeutung besitzen auch Toxoplasma-Oozysten aus Katzenkot. Die infektiösen (sporulierten) Stadien sind nicht im Fell von Katzen oder in den üblicherweise täglich gereinigten Kotschüsseln zu erwarten, insbesondere dann nicht, wenn die Katze nur im Hause gehalten und nicht mit rohem Fleisch gefüttert wird. Bei hygienischem Umgang mit Katzen müssen diese nicht aus der Nähe einer Schwangeren entfernt werden. Vorsicht ist jedoch bei der Garten- oder Feldarbeit geboten, da Oozysten im Boden enthalten sein und zu oralen Infektionen führen können. Zur Prophylaxe in der Mutterschaftsvorsorge gehört auch die gegebenenfalls wiederholte Untersuchung auf Toxoplasmaantikörper, um eine frische Infektion frühzeitig zu erkennen.

Auch Empfänger von Organtransplantaten müssen serologisch überwacht werden, um eine aktive Infektion frühzeitig erkennen zu können. Bei HIV-infizierten Patienten besteht ebenfalls ein Erkrankungsrisiko, und zwar zum einen durch eine Erstinfektion, zum anderen durch Reaktivierung einer latenten Infektion oder einer zuvor behandelten Toxoplasmose. Daher wird eine Chemoprophylaxe empfohlen.

Kokzidiose

Definition

Kokzidiosen sind Erkrankungen, die durch Kokzidien verschiedener Arten ausgelöst werden. Die Erreger kommen weltweit vor und werden entweder wechselseitig zwischen Tier und Mensch oder von Mensch zu Mensch übertragen. Die Infektionen können beim Menschen intestinale Störungen auslösen oder einen latenten Verlauf nehmen.

Epidemiologie

Sarcocystis bovihominis kommt in Deutschland bis zu 100% und Sarcocystis suihominis bis zu 70% im Muskelfleisch von Tieren vor. Da rohes oder ungenügend erhitztes Fleisch oft gegessen wird, kann sich der Mensch häufig damit infizieren. Beim Kochen, Brühen und bei Frostung sterben die Parasiten ab, für Pökelung jedoch ist das nicht eindeutig abgeklärt.

8 Toxoplasmose, Kokzidiose und Pneumozystose

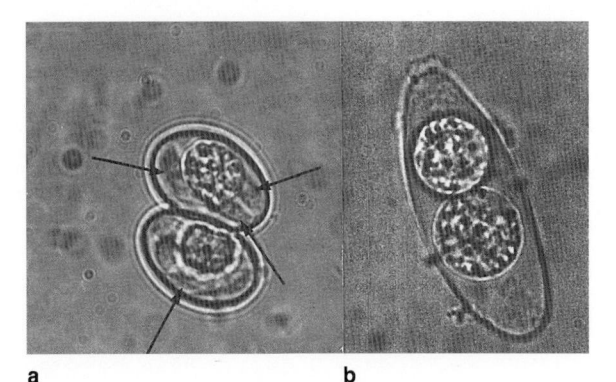

Abb. 8.6 Sporulierte Oozysten von **a** Sarcocystis und **b** Isospora belli. Die Pfeile weisen auf die Sporozoiten hin.

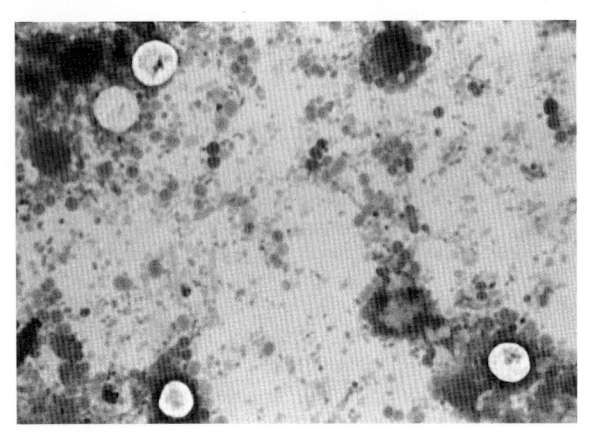

Abb. 8.7 Kryptosporidien (vier Sporozysten) im menschlichen Stuhl. Negativfärbung nach Heine.

Infektionen mit Isospora belli und Cryptosporidium kommen durch orale Aufnahme kontaminierter Nahrung und Wasser zustande. Infektionsquelle mit Kryptosporidien sind Kälber, deren Kot häufig die Erreger enthält.

Entwicklung und Pathogenese

Die Kokzidien gehören zur Protozoenklasse der Apicomplexa (Sporozoa im engeren Sinne) und werden mit Toxoplasma zu den Coccidida zusammengefaßt. Beim Menschen sind mehrere Arten von Bedeutung.

Sarcocystis bovihominis (S. b.) und *S. suihominis* (S. s.) wurden früher als Isospora hominis bezeichnet. Der Mensch infiziert sich durch den Verzehr rohen Fleisches vom Rind (S. b.) oder Schwein (S. s.), das die bis zu 5 mm langen Sarcocystiszysten enthält. Die Zystenwand wird im Darmkanal aufgelöst, und die freiwerdenden Merozoiten dringen in das Darmepithel ein. Es kommt zur geschlechtlichen Vermehrung (Gamogonie). Die Oozyste (Abb. 8.**6a**) gelangt in das Darmlumen und wird mit dem Stuhl ausgeschieden und sporuliert. Aus der Oozyste entstehen zwei freie Sporozysten, die je vier Sporozoiten enthalten. Werden die Sporozysten durch Rinder bzw. Schweine aufgenommen, bilden sich nach Schizogonie die Zysten in der Muskulatur.

Die Infektion des Menschen mit *Isospora belli* (Abb. 8.**6b**) kommt durch orale Aufnahme sporulierter Oozysten (20 × 30 μm groß) mit Nahrung oder Wasser zustande. Im Darmepithel entwickeln sich die Parasiten, und der weitere Zyklus verläuft wahrscheinlich ohne Zwischenwirte.

Bei *Cryptosporidium* werden mehrere Arten beschrieben, Cryptosporidium muris und C. parvum werden bei Säugern gefunden. Die Infektion des Menschen kommt durch orale Aufnahme von Oozysten (4–7 μm groß) mit Nahrung oder Wasser zustande (Abb. 8.**7**). Nach Auflösung der Oozystenhülle werden die bananenförmigen Sporozoiten von Darmepithelzellen becherförmig umgeben (extrazytoplasmatisch). Zunächst durchlaufen die Parasiten eine Schizo- und danach eine Gamogonie und werden als Oozysten, die in der Sporozystenhülle vier Sporozoiten enthalten, mit dem Stuhl ausgeschieden.

Die beiden Sarcocystisarten sind bei Rind und Schwein stark verbreitet und lassen sich als Oozysten im menschlichen Stuhl in 1–10% nachweisen. Isospora belli ist besonders in südlichen Ländern mit 3–4% verbreitet. Auch bei AIDS-Patienten sind die Parasiten festgestellt worden.

Die Häufigkeit von Cryptosporidium beträgt in Deutschland unter Personen mit gastrointestinalen Störungen und Homosexuellen zwischen 0,6 und 1,8% und liegt in südlichen Ländern teilweise beträchtlich höher. Bei Patienten mit Störungen des Immunsystems steigt die Rate von 6% (Patienten mit Leukämie und Lymphadenopathiesyndrom) auf 17% (AIDS-Patienten) an. Der Parasit ist daher ein opportunistischer Keim.

Der Pathogenitätsmechanismus der genannten Kokzidienarten ist nur wenig bekannt. Durch den Befall der Darmepithelzellen werden diese zerstört, und es kommt zur Zottenatrophie und klinisch zu Durchfall. Die mögliche Mitwirkung von Toxinen wird diskutiert.

Krankheitsbild

Sarcocystis bovihominis führt nicht zu einer Erkrankung, jedoch kann *Sarcocystis suihominis* einige Stunden nach Aufnahme stark infizierten Fleisches heftige Darmstörungen und Brechdurchfall mit hohem Wasserverlust auslösen. Im Blutbild sind Leukozytose mit Linksverschiebung, Lymphopenie und Verminderung der Eosinophilen festzustellen. Die mitunter dramatischen Verläufe dauern meistens 1–2 Tage.

Isospora belli wurde als Ursache für Durchfall, Anorexie, Gewichtsverlust, verbunden mit Schüttelfrost und Fieber, beschrieben. Nach einer Inkubation von 6–12 Tagen kann der Durchfall über Monate anhalten oder rezidivierend auftreten. Bei AIDS-Patienten kommt es zu Malabsorption, Steatorrhö und starkem Flüssigkeitsverlust.

Kryptosporidien führen bei immunkompetenten Personen entweder zu latenten Infektionen, oder es kommt nach einer Inkubationszeit von einigen Tagen bis zu 1 Woche zu einem kurzzeitigen, wäßrigen Durchfall mit leichter Beeinträchtigung des Allgemeinzustandes. Fieber tritt gewöhnlich nicht auf, und die Erkrankung endet nach wenigen Tagen bis zu 2 Wochen. Im Blutbild kann mitunter eine Lymphopenie, meist jedoch keine Leukozytose nachgewiesen werden. Bei Patienten mit Immunsuppression (vor allem bei AIDS) verläuft die Infektion gewöhnlich mit monatelang anhaltenden massiven Durchfällen und schweren Allgemeinstörungen. Elektrolytstörungen, vor allem Hypokaliämie und Malabsorption, können lebensbedrohlich sein. Auch Besiedelungen der Schleimhäute der Atemwege sind beschrieben worden.

Diagnostik und Differentialdiagnostik

Bei kurzzeitigem Durchfall ist ein Erregernachweis nicht notwendig bzw. entfällt, da Oozysten bzw. Sporozysten von Sarcocystis erst 2–3 Wochen nach der Infektion im Stuhl nachzuweisen sind. Das Vorliegen eines positiven Parasitenbefundes bei immunkompetenten Personen ist daher ohne klinische Relevanz. Das gilt auch, wenn Cryptosporidium vorkommt und kein Durchfall vorliegt.

Auf Cryptosporidium und Isospora belli sollten insbesondere Patienten mit Immundefizienz (z. B. AIDS) oder solche nach immunsuppressiver Therapie sowie Personen mit Durchfallerkrankungen unklarer Genese untersucht werden. An Material ist Stuhl, fixiert in 4%iger Formaldehydlösung oder Methiolat-Formalin-Lösung oder nicht fixiert sowie Darmschleimhaut (formalinfixiert) einzusenden. Bei Verdacht auf Kryptosporidiose ist eine Biopsie nicht notwendig, da die Erreger im Stuhl sicherer nachgewiesen werden können. Für die Kokzidiosen gibt es keine als Routineuntersuchung geeigneten serologischen Nachweisverfahren.

Differentialdiagnostisch kommen alle mehr als 2 Tage dauernden Durchfälle in Frage, wobei Verläufe ohne stärkere Allgemeinstörungen für Kryptosporidiose sprechen; bei deutlicheren Beschwerden kommt mehr Isospora in Betracht. Durchfall bei Patienten mit Immundefizienz spricht neben anderen Erregern in hohem Maß für Kryptosporidiose.

Therapie

Eine Therapie ist bei Sarkosporidienbefall nicht notwendig, da klinische Erscheinungen in 1–2 Tagen verschwinden. Bei Infektion mit Isospora belli wird auch ohne Vorliegen von Durchfall Sulfadoxin in Kombination mit Pyrimethamin (Fansidar) oder Trimethoprim/Sulfamethoxazol (Bactrim) empfohlen. Werden Kryptosporidien nachgewiesen, so ist nur bei klinischer Symptomatik eine Therapie einzuleiten. Spezifische Medikamente stehen dazu nicht zur Verfügung. Therapeutisches Ziel ist die Rekonstitution des normalen Blut- und Extrazellulärvolumens. Nach ersten immunmodulatorischen Therapieversuchen scheint Interleukin 2 eine zusätzliche Besserung zu bewirken.

Prophylaxe

Wegen der relativ geringen klinischen Bedeutung von Sarcocystis muß nicht auf Rohfleisch verzichtet werden. Es sollte jedoch verhindert werden, daß menschlicher Stuhl in Ställe und mit ungeklärten Abwässern auf Weiden gelangt, damit die Infektion von Rind und Schwein niedriggehalten wird.

Durch Hygienemaßnahmen bei der Nahrungs- und Wasseraufbereitung sowie der Abwasserentsorgung kann einer Infektion mit Isospora und Cryptosporidium vorgebeugt werden. Patienten mit Immunsuppression müssen den Kontakt zu Tieren, insbesondere zu Kälbern, meiden, da deren Kot häufig Kryptosporidien enthält.

Pneumozystose

Definition

Die Pneumozystose ist eine Erkrankung, die durch Pneumocystis carinii ausgelöst wird. Der Erreger kommt weltweit bei Mensch und Tier vor. Die Infektion verläuft entweder latent oder als Pneumonie. Diese trat früher überwiegend bei Säuglingen auf und befällt jetzt häufig Patienten mit Immunschwäche.

Epidemiologie

Pneumocystis carinii scheint bei Tier und Mensch weit verbreitet zu sein. Werden z. B. gesunde Ratten immunsupprimiert, so entwickeln sie eine tödliche Pneumozystose. Untersuchungen mit monoklonalen Antikörpern deuten darauf hin, daß die Erreger von Tier und Mensch Unterschiede aufweisen. Trotzdem sind Übertragungen zwischen verschiedenen Wirten, so u. a. die Infektion mit Pneumocystis, vom Menschen auf thymuslose Mäuse beschrieben worden. Serologische Befunde, die allerdings mit Zurückhaltung zu beurteilen sind, zeigen, daß fast 100% der 4jährigen Kinder Antikörper aufweisen. Eigene Untersuchungen an Bronchiallavagen und Lungengewebe mittels Grocott-Färbung zeigen, daß Pneumocystis bei Patienten ohne Pneumonie sehr selten nachzuweisen ist, was nicht bedeutet, daß die Infektion selten vorkommt. Gehäuft klinische Ausbrüche wurden in der Zeit nach dem zweiten Weltkrieg bei Kindern beobachtet. Das sind zur Zeit seltene Ausnahmen. Die Infektion wird jetzt häufig bei Patienten mit

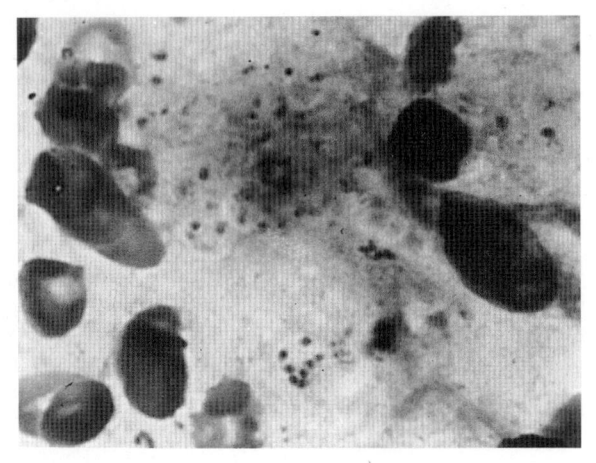

100 8 Toxoplasmose, Kokzidiose und Pneumozystose

Abb. 8.8 Pneumocystis carinii. Schleimballen mit Trophozoiten und intrazystischen Körperchen (Mitte, unten). Giemsa-Färbung.

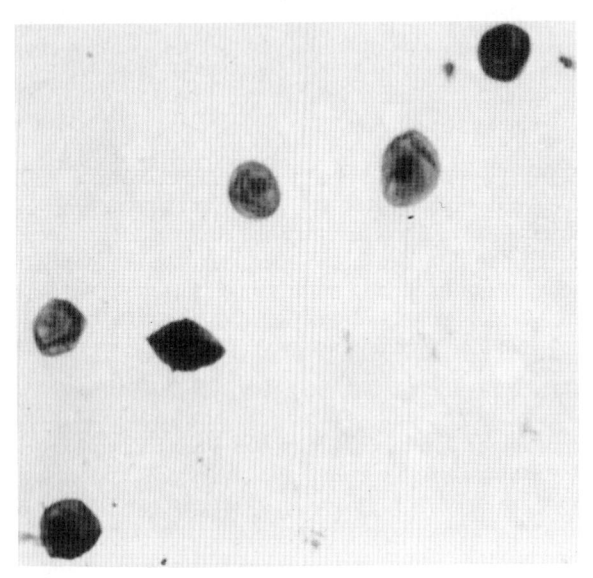

Abb. 8.9 Pneumocystis carinii. Zysten mit Wandverdickungen. Grocott-Färbung.

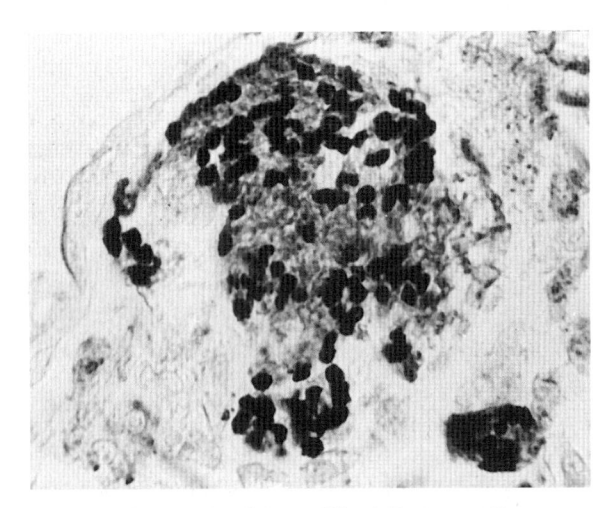

Abb. 8.10 Lungenalveole, angefüllt mit Zysten von Pneumocystis carinii. Grocott-Färbung.

Immunsuppression oder -defizienz beobachtet, z. B. entwickeln 25% von leukämischen Kindern eine Pneumozystose. 80% der AIDS-Patienten machen diese Infektion durch, wobei aufgrund der Chemoprophylaxe die Tendenz sinkend ist. Die Infektionswege sind kaum bekannt. Versuchsergebnisse an gnotobiotischen Tieren deuten jedoch darauf hin, daß die Übertragung auf aerogenem Wege stattfindet. Auch ein konnataler Übertragungsweg ist bei Tieren beschrieben worden.

Entwicklung und Pathogenese

Die systematische Einordnung des Erregers Pneumocystis carinii ist wegen widerstreitender Ansichten noch nicht geschehen. Die meisten Autoren rechnen ihn den Protozoen zu. Neue genetische Untersuchungsbefunde deuten darauf hin, daß Pneumocystis zu den Pilzen gehört. Eine endgültige Zuordnung ist damit aber noch nicht gerechtfertigt. Drei verschiedene Formen des Erregers sind zu unterscheiden. Trophozoiten sind rundlich bis länglich, 1,5–6 µm groß und nach Giemsa anfärbbar (Abb. 8.**8**). Die sich daraus bildende Präzyste ist rund mit einem Durchmesser von 4–6 µm, und in ihrem Inneren sind Vorstadien der intrazystischen Körperchen zu erkennen. Zysten sind ebenfalls rund, 4–9 µm groß, und nach Grocott oder mit Toluidinblau sind die Zystenhüllen anfärbbar (Abb. 8.**9**). Diese weisen Wandverdickungen auf, die die Zysten kaffeebohnenartig erscheinen lassen. Im Inneren der Zysten sind nach Giemsa-Färbung 2–8 meist rundliche, 1–2 µm große intrazystische Körperchen (Sporozoiten, Merozoiten, Endozoiten) erkennbar. Der Entwicklungszyklus ist weitgehend unbekannt. Es wird angenommen, daß die Infektion aerogen zustandekommt. Bei der Infektion löst sich die Zystenhülle auf, die intrazystischen Körperchen verlassen die Zyste und wandeln sich vermutlich in Trophozoiten um. Diese legen sich mit pseudopodial verzweigten Filamenten an die Pneumozyten der Alveolarwand an. Möglicherweise verwandelt sich der Parasit dann in die Präzyste (Abb. 8.**9**).

Durch die Anheftung der Parasiten an die Pneumozyten werden diese geschädigt, und es kommt zur Desquamation in das Alveolarlumen, wobei jedoch meistens weder Gewebsnekrosen noch ausgedehnte Entzündungsreaktionen auftreten. Die Schädigung der Alveolarwand und die Vermehrung der Parasiten nimmt so stark zu, daß die Alveolen ausgefüllt werden; dadurch wird der Gasaustausch zunehmend erschwert, was zum Tod führen kann (Abb. 8.**10**).

Die Pneumonie gehört bei immungeschwächten Patienten zum diffusen Typ und war bei den früher häufigen Fällen bei Kindern vom interstitiellen plasmazellulären Typ. Durch die Chemoprophylaxe mit Pentamidin-Aerosol kommt es jetzt häufiger zu disseminiertem Organbefall.

Krankheitsbild

Die Erkrankung verläuft ohne spezifische Symptome und ist recht variabel. Gleichzeitig können andere konkurrierende infektiöse und nichtinfektiöse Prozesse ablaufen.

Bei Kleinkindern, bei denen die Krankheit früher endemisch auftrat, nimmt sie einen über Wochen schleichenden Anfang. Husten ist variabel und Fieber kann fehlen oder gering sein. Darauf stellen sich Tachypnoe, starke Dyspnoe und typischer unproduktiver Husten mit Spasmen ein sowie eine periorbitale und periorale Zyanose.

Derzeit nimmt die Erkrankung bei Kindern und Erwachsenen häufig einen abrupten Anfang mit hohem Fieber, Tachypnoe und Husten, Eine mediastinale Lymphadenopathie wird beobachtet. Röntgenologisch festgestellte Lungeninfiltrate unterliegen einem raschen Wandel. Der bei AIDS-Patienten mehr schleichende, bei immunsupprimierten Kindern und Erwachsenen fulminante Prozeß dauert 7–90, im Mittel 13 Tage und kann durch Hypoxie zum Tode führen.

Diagnostik und Differentialdiagnostik

Patienten mit Immunschwäche und unklarem Lungenbefund sowie Fieber (AIDS, Malignome, immunsuppressive oder zytostatische Therapie, Früh- und Neugeborene) sind auf Pneumozystose zu untersuchen. Bei Verdacht sind die entsprechenden diagnostischen Maßnahmen umgehend einzuleiten. Gegebenenfalls sind derartige Patienten als Notfälle zu betrachten, so daß mitunter eine spezifische Therapie noch vor dem Vorliegen labordiagnostischer Befunde eingeleitet wird. Die röntgenologische Thoraxuntersuchung ist durchzuführen, jedoch sind ausgeprägte pneumonische Infiltrate erst im Spätstadium der Erkrankung sichtbar.

Für die parasitologische Diagnostik wird Bronchiallavage aus den Bereichen gewonnen, in denen Erkrankungsherde vermutet werden; auch Biopsiematerial, das in physiologische Kochsalzlösung überführt wird, kann für die Untersuchung verwendet werden. Sputum ist nicht geeignet, auch in induziertem Sputum kann man aufgrund eigener Erfahrungen nur selten Pneumozystoseerreger nachweisen. Post mortem kann auch Sektionsmaterial der Lunge untersucht werden. Das Material ist umgehend an erfahrene Laboratorien einzusenden, falls nötig kann man es 2 Tage im Kühlschrank lagern. Zum Nachweis der Zysten wird die Grocott-Silberfärbung sowie die Anfärbung mit fluoreszierenden Antikörpern und für die Trophozoiten und intrazystischen Körperchen die Giemsa-Färbung empfohlen. Wird Pneumocystis direkt festgestellt, so ist das in der Regel als Ursache für eine Pneumonie zu werten. Die Anfärbung mittels monoklonaler Antikörper gegen Pneumocystis befindet sich in der Entwicklung. Bisher gibt es keine zuverlässigen Routinemethoden zum Nachweis im Serum zirkulierender Antikörper oder zirkulierenden Antigens. Differentialdiagnostisch sind andere Pneumonien in Betracht zu ziehen. Bei AIDS-Patienten kommen als Infektionen solche mit Zytomegalievirus, Myko- und anderen Bakterien in Frage sowie auch ein pulmonales Kaposi-Sarkom und ein Bronchialkarzinom.

Therapie

Sowohl der Nachweis des Erregers als auch der begründete klinische Verdacht im Notfall stellen eine Indikation für die sofortige Behandlung dar.

Für die Therapie hat sich Trimethoprim plus Sulfamethoxazol bewährt. Bei fortgeschrittenen Fällen kann man allein oder zusätzlich Pentamidin-Isothionat (Lomidine) geben, jedoch ist es mit erheblichen Nebenwirkungen belastet. Bei Patienten mit erworbenem Immundefektsyndrom muß aufgrund des T-Zell-Defekts und der Persistenz von Pneumocystiszysten mit Rezidiven gerechnet werden. Bei AIDS-Patienten liegt diese Rate bei 30–50% der Fälle.

Prophylaxe

Pneumocystis carinii scheint bei Tier und Mensch weit verbreitet zu sein und gilt als opportunistischer Erreger. Daher ist nur eine Chemoprophylaxe möglich. Da anzunehmen ist, daß bei spezifischer Therapie größere Mengen von Parasiten ausgeatmet werden, ist empfohlen worden, die Patienten für 3–6 Tage nach Therapiebeginn von anderen mit Immunmangel abzusondern.

Literatur

Toxoplasmose

Aspöck, H., H. Flamm, O. Picher: Die Toxoplasmose-Überwachung während der Schwangerschaft – 10 Jahre Erfahrung in Österreich. Mitt. öst. Ges. Tropenmed. Parasitol. 8 (1986) 105
Bundesgesundheitsamt: Toxoplasmose. Erkennung und Verhütung. Ratschläge an Ärzte – Merkblatt Nr. 20. Dtsch. Ärzteverlag, Köln 1980
Decoster, A., et al.: Anti-P 30 IgA antibodies as prenatal markers of congenital toxoplasma infection. Clin. exp. Immunol. 87 (1992) 310
Groß, U., A. Roggenkamp, K. Janitschke, J. Heesemann: Improved sensitivity of the polymerase chain reaction for the detection of toxoplasma gondii in biological and human clinical specimen. Europ. J. clin. Microbiol. 11 (1992) 33
Janitschke, K.: Empfehlungen zur Vorgehensweise bei der Untersuchung auf Toxoplasma-Antikörper in der Schwangeren- und Kinder-Vorsorge. Labor-Med. 15 (1991) 447
Piekarski, G.: Toxoplasmose. Therapiewoche 38 (1988) 1863
Pohle, H. D., D. Eichenlaub: ZNS-Toxoplasmose bei AIDS-Patienten. AIDS-Forsch. 2 (1987) 3
Remington, J. S., G. Desmonts: Toxoplasmosis. In Remington, J. S., J. O. Klein: Infectious Diseases of the Fetus and Newborn Infant. Saunders, Philadelphia 1989 (p. 89)
Werner, H.: Toxoplasma gondii – Toxoplasmose. Hyg. u. Med. 13 (1988) 41

Kokzidiose

Burchard, G. D.: Klinische Bedeutung, Epidemiologie und Laboratoriumsdiagnostik enteraler Infektionen mit Kryptosporidien. Immun. u. Infekt. 14 (1986) 51
Janitschke, K., G. Palme, U. Ziegler: Bericht über eine Infektion mit Isospora belli. Med. Welt 27 (1976) 927

Kimmig, P.: Darmerkrankungen durch Kokzidien: Isospora, Sarcocystis, Cryptosporidium. Verdauungskrankheiten 5 (1987) 129

Werner, H., K. Janitschke: Bildtafeln für die Laboratoriumsdiagnose von Pneumocystis und Cryptosporidium. Ärztl. Lab. 33 (1987) 20

Pneumozystose

Dietrich, M.: Die Pneumocystis-carinii-Pneumonie. Klinik. Diagnostik. Therapie. Prophylaxe. Springer, Berlin 1989

Szabados, A., R. Hoffmann, M. Luther, E. Göbel, G. Schierz, F. Deinhard: Die Pneumocystis-carinii-Pneumonie: Klinische, diagnostische und therapeutische Aspekte. Dtsch. Ärztebl. 81 (1984) 2359

Werner, H., K. Janitschke: Bildtafeln für die Laboratoriumsdiagnose von Pneumocystis und Cryptosporidium. Ärztl. Lab. 33 (1987) 20

Young, L. S.: Pneumocystis Carinii Pneumonia. Pathogenesis, Diagnosis, Treatment. Lung Biology in Health and Disease, Vol. 22. Dekker, New York 1984

Ziefer, A., T. Jacobs, H. M. Seitz: Pneumocystis-carinii-Pneumonie – ein Überblick. Immun. u. Infekt. 14 (1986) 170

9 Schistosomiasis (Bilharziose) und andere Trematodeninfektionen

Th. Löscher

Trematoden (Saugwürmer, „Egel", engl. flukes) sind die Ursache sehr unterschiedlicher Krankheiten des Menschen, die vor allem in den Tropen vorkommen und deren Verbreitung in besonderer Weise von soziokulturellen Faktoren wie hygienischen Bedingungen und Ernährungsgewohnheiten abhängt. Auch wenn Infektionen durch Nematoden weltweit deutlich häufiger sind, so kommt den Trematodeninfektionen aufgrund ihres gehäuften Auftretens in vielen Gebieten und der zum Teil sehr ernsten Krankheitsfolgen eine ebenso große Bedeutung zu. Einige Arten spielen zudem eine Rolle als Parasiten von Nutz- und Wildtieren.

Der Mensch ist bei Trematodeninfektionen stets als Endwirt befallen. Die Adultwürmer sind mit Ausnahme der Schistosomen (Pärchenegel) zwittrig und kommen je nach Art in den Blutgefäßen (Schistosomen), im Darm (Darmegel), in den Gallengängen (Leberegel), in der Lunge (Lungenegel) und gelegentlich in anderen Organen vor. Schädigungen und Krankheitserscheinungen entstehen bei der Schistosomiasis überwiegend durch die von den weiblichen Adulten abgelegten Eier, bei den anderen Arten fast ausschließlich durch die Adultwürmer selbst bzw. durch die Migration der zu Adulten heranwachsenden Infektionslarven.

Alle Trematoden benötigen zur Entwicklung *Schnecken* als Zwischenwirte. Dabei ist jede Trematodenart an bestimmte Schneckenarten gebunden. Die Infektion der Zwischenwirtsschnecken erfolgt durch *Mirazidien* (Wimpernlarven), welche aus den Eiern schlüpfen, die vom Endwirt ausgeschieden werden. Nach dem Eindringen bzw. der Aufnahme des Mirazidiums in die Schnecke kommt es zu einer Vermehrung über eine zweite Larvengeneration (Sporozysten oder Redien) und schließlich zur Bildung einer weiteren, dritten Larvengeneration, den *Zerkarien* (Ruderschwanzlarven). Diese schwärmen aus den Schnecken ins umgebende Wasser aus und können sich aktiv fortbewegen. Bei der Schistosomiasis dringen diese Infektionslarven durch die Haut in den Endwirt ein. Bei allen anderen Trematoden erfolgt eine Enzystierung in Form von *Metazerkarien*, je nach Art entweder an Wasserpflanzen oder in einem zweiten Zwischenwirt (Fische, Krabben, Krebse). Dabei handelt es sich lediglich um Transportwirte, da keine weitere Vermehrung erfolgt. Zur Infektion kommt es, wenn befallene Pflanzen oder Transportwirte als Nahrungsmittel roh oder ungenügend gekocht gegessen werden oder wenn mit Metazerkarien kontaminiertes Wasser getrunken wird. Die Infektionslarven werden dann im Darm aus den Metazerkarien freigesetzt. Nach einer Wanderungs- und Reifungsphase erreichen die aus Infektionslarven heranwachsenden Adultwürmer ihre arttypische Organlokalisation.

Schistosomiasis (Bilharziose)

Definition

Der Begriff Schistosomiasis umfaßt eine Gruppe von chronischen Krankheiten, die im wesentlichen durch drei verschiedene humanpathogene Trematodenarten der Gattung Schistosoma verursacht werden. Nach dem Krankheitsbild und der bevorzugten Lokalisation der Adultwürmer in urogenitalen oder mesenterialen Venen lassen sich zwei Hauptformen der Schistosomiasis unterscheiden:

- die urogenitale Schistosomiasis oder Blasenbilharziose, verursacht durch Schistosoma haematobium,
- die intestinale Schistosomiasis oder Darmbilharziose, verursacht durch Schistosoma mansoni und Schistosoma japonicum.

Zudem kommen noch die beiden Arten Schistosoma intercalatum und Schistosoma mekongi als regional bedeutsame Erreger einer intestinalen Schistosomiasis vor. Gelegentliche Infektionen des Menschen durch weitere zoonotisch verbreitete Schistosomenarten sind ohne epidemiologische Bedeutung.

Abgesehen von einem akuten, fieberhaften Invasionsstadium nach dem gleichzeitigen Eindringen einer größeren Zahl von Infektionslarven handelt es sich um primär chronische Krankheitsbilder, deren Pathogenese nahezu ausschließlich auf den von Adultwürmern abgelegten Eiern beruht.

Die Krankheitsbilder sind seit langem bekannt und bereits in altägyptischen Papyri erwähnt (Blutharnen). Verkalkte Schistosomeneier konnten in über 3000 Jahre alten ägyptischen Mumien nachgewiesen werden. Schistosomen als Krankheitserreger beim Menschen wurden erstmals 1851 von Theodor Bilharz beschrieben.

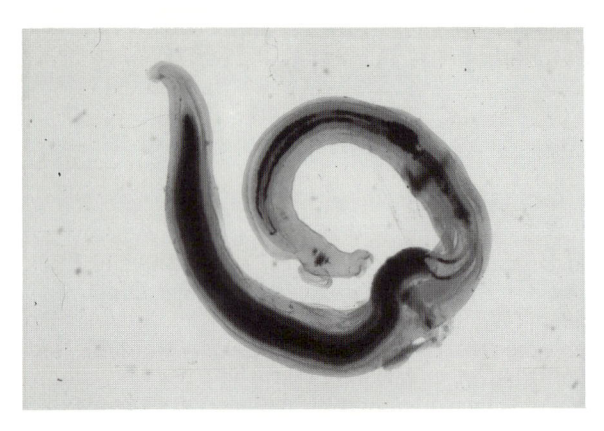

Abb. 9.1 Pärchen von Schistosoma japonicum.

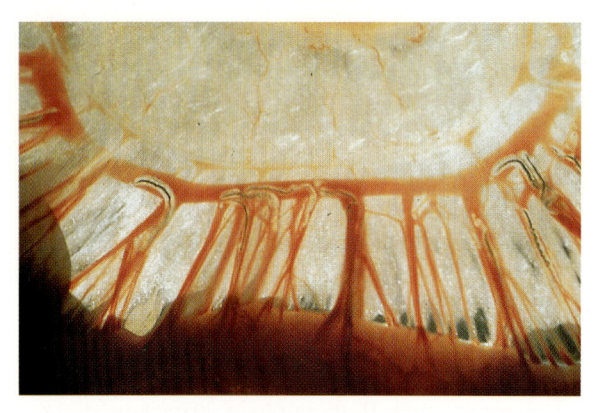

Abb. 9.2 Adultwürmer von Schistosoma mansoni in Mesenterialvenen (experimentelle Infektion beim Hamster).

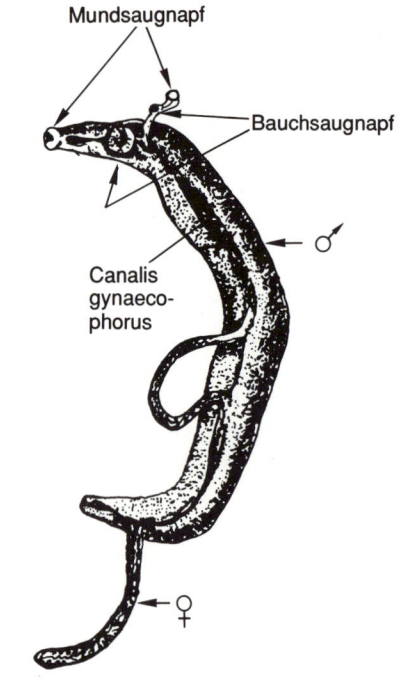

Abb. 9.3 Schistosomenpärchen.

Erreger und Entwicklungszyklus

Schistosomen sind getrenntgeschlechtliche Trematoden der Familie Schistosomatidae. Entwicklung und Lebenszyklus stimmen bei den verschiedenen Arten im wesentlichen überein. Die adulten Würmer (Abb. 9.1) halten sich in der Regel paarweise vereint im Lumen von Blutgefäßen auf (Adernegel). Je nach Art sind sie bevorzugt in mesenterialen Venen (S. mansoni, S. japonicum, S. intercalatum, S. mekongi) oder in vesikalen und anderen Venen des kleinen Beckens (S. haematobium) lokalisiert (Abb. 9.2). Dies ist jedoch nicht absolut spezifisch. So kommen Adulte von S. haematobium nicht selten auch in mesenterialen Venen und intestinale Schistosomenarten in Venen des kleinen Beckens vor. Abhängig vom Infektions- und Krankheitsstadium finden sich Adultwürmer auch in Gefäßen von Lunge und Leber, gelegentlich auch in anderen Organen.

Nach der Reifung eines Wurmpaares legt das geschlechtsreife Weibchen die Eier in das Gefäßlumen ab. Durch das Endothel dringen sie ins umgebende Gewebe. Ein Teil der Eier wandert schließlich in das Lumen von Harnblase, Ureteren oder Darm und wird mit dem Urin oder Stuhl ausgeschieden. Zur Weiterentwicklung müssen die Eier in Wasser gelangen, wo unter geeigneten Bedingungen die aktiv beweglichen Mirazidien schlüpfen. Nach deren Eindringen in geeignete Zwischenwirtsschnecken entwickeln sich in einer Vermehrungsphase über zwei Generationen von Sporozysten zahlreiche Zerkarien. Diese infektiösen Gabelschwanzlarven schwärmen aus der Schnecke ins umgebende Wasser und dringen beim Kontakt mit einem geeigneten Endwirt (Mensch, geeignete Säugetierwirte) durch die intakte Haut ein; gelegentlich auch über die Mundschleimhaut. Während oder kurz nach der Penetration verliert die Zerkarie ihren Ruderschwanz und wandelt sich in ein Schistosomulum um. Die Schistosomula gelangen auf venösem oder lymphatischem Weg in den venösen Blutkreislauf und über das rechte Herz in das Kapillarbett der Lunge, von wo aus sie hämatogen oder möglicherweise auch transdiaphragmal in die Leber wandern. In den intrahepatischen Pfortaderästen erfolgt die vollständige Reifung und Paarung der Adulten, die dann paarweise vereint entgegen dem venösen Blutstrom bis in kleine mesenteriale Venen (Darmbilharziose) einwandern oder über Anastomosen in die Venengeflechte des kleinen Beckens gelangen (Blasenbilharziose). Die Entwicklung von der Zerkarieninvasion bis zum Beginn der Eiausscheidung dauert etwa 30–40 Tage; bei verzögerter Entwicklung auch länger.

Adultwürmer

Die Adultwürmer variieren in der Länge je nach Art zwischen 6 und 28 mm (Tab. 9.1). Der kräftiger entwickelte männliche Adultwurm ist von hellgrau-weißlicher Farbe, dorsoventral abgeplattet und bildet mit seinen ventral eingerollten Körperrändern einen Kanal (Canalis gynaecophorus), der den dünnen fadenförmigen und meist etwas längeren weiblichen Wurm umfaßt (Abb. 9.3). Beide Geschlechter haben

Tabelle 9.1 Morphologische Merkmale der humanpathogenen Schistosomenarten

	S. haematobium	S. mansoni	S. japonicum	S. intercalatum	S. mekongi
Männliche Adulte					
Größe (Länge × Dicke)	10–15 × 1 mm	6–13 × 1 mm	12–20 × 0,5 mm	11–14 × 0,4 mm	6–15 × 0,4 mm
Tegument	feinhöckerig	höckerig	glatt	höckerig	glatt
Testes	4 (selten 5)	4–13	6–7 (selten 8)	4–6	6–7
Weibliche Adulte					
Größe (Länge × Dicke)	20–26 × 0,25 mm	7–17 × 0,25 mm	12–28 × 0,3 mm	10–14 × 0,2 mm	6–20 × 0,25 mm
Lage der Ovarien	im hinteren Körperdrittel	in der vorderen Körperhälfte	in der Körpermitte	in der hinteren Körperhälfte	in der vorderen Körperhälfte
Eizahl im Uterus	10–100	1–2	50–200	5–50	>50
Eier					
Form	spindelförmig mit Endstachel	spindelförmig mit Seitenstachel	rundelliptisch ohne Stachel	spindelförmig mit Endstachel	rundelliptisch ohne Stachel
Größe	110–170 × 40–70 µm	115–180 × 50–70 µm	70–100 × 50–65 µm	140–240 × 50–85 µm	50–65 × 30–50 µm

einen oralen und einen ventralen Saugnapf. Letzterer dient zur Anhaftung am Gefäßendothel. Die Mundöffnung liegt im Zentrum des oralen Saugnapfes und führt über einen kurzen Ösophagus zu zwei langen Darmschenkeln, die sich vor dem Hinterende wieder vereinigen und blind enden. Ingestierte und verdaute Erythrozyten im Darmkanal geben den weiblichen Würmern die typische schwärzliche Färbung. Das beim Hämoglobinabbau entstehende hämatinartige Pigment kann als Ablagerung in Phagozyten der Leber und Milz zu finden sein.

Die wichtigsten morphologischen Kriterien zur Differenzierung der verschiedenen Arten sind bei den männlichen Würmern die Beschaffenheit der Oberfläche sowie die Zahl und Lage der Testes; bei den weiblichen Würmern die Lage der Ovarien, die Länge des Uterus und die Zahl der darin enthaltenen Eier (Tab. 9.**1**).

Das azelluläre synzytiale Integument der Schistosomen wird von einer mehrschichtigen Plasmamembran begrenzt, die in erster Linie aus zwei doppelten Lipidschichten besteht. Vor allem die äußere Lipidschicht scheint von wesentlicher Bedeutung für den Stoffwechsel und das Überleben der Würmer zu sein. Eine Mimikri durch Absorption und Integration von wirtseigenen Molekülen (z. B. Immunglobuline, andere Proteine, Lipide) an diese Schicht sowie deren regelmäßige Abstoßung und Erneuerung werden als wichtige Evasionsmechanismen angesehen, die die Würmer in der exponierten intravasalen Umgebung vor den Abwehrmechanismen des Wirtes schützen.

Die Lebensdauer der Schistosomen liegt im Durchschnitt bei 3–5 Jahren. Eine abnehmende Ausscheidung vitaler Eier bei unbehandelten Infizierten, die endemische Gebiete verlassen haben, kann noch über 5–10 Jahre nachweisbar sein; in Extremfällen sogar noch nach bis zu 40 Jahren.

Eier
Die großen ovalen Schistosomeneier besitzen alle einen terminalen oder lateralen Stachel, der bei den kleineren rundlichen Eiern der asiatischen Schistosomen erheblich zurückgebildet ist.

Im Gegensatz zu anderen Trematodenarten fehlt ein Deckel. Position und Ausprägung des Stachels ermöglichen zusammen mit der Eigröße und -form eine Artdifferenzierung (Tab. 9.**1**, Abb. 9.**4**). Die Zahl der von den weiblichen Adulten abgelegten Eier ist je nach Art unterschiedlich. Schätzungen der täglichen Eiproduktion eines Wurmpaares bei Infektionen des Menschen belaufen sich auf 200–1000 für S. haematobium, 250–400 für S. mansoni und 1500–3500 für S. japonicum. Bei experimentellen Infektionen mit S. intercalatum liegt diese Zahl je nach Wirt bei 160–410. Die Eier werden bevorzugt in den kleinsten von den Adulten erreichbaren Venen des urogenitalen bzw. intestinalen Systems abgelegt und liegen meist kettenförmig hintereinander. Eier von S. japonicum sind von einer Schleimsubstanz umgeben, die am Gefäßendothel haftet. Bei den großen Eiern von S. haematobium, S. mansoni und S. intercalatum wird die initiale Anheftung möglicherweise durch den Stachel begünstigt. Die durchsichtige oder gelbliche Eischale besteht aus Proteinen und besitzt multiple Mikroporen, durch die zahlreiche Proteine und Glykoproteine zum Teil mit enzymatischer Aktivität sezerniert werden. Histolytische Enzyme sind an der Passage durch die Gefäßwand und das umgebende Gewebe beteiligt. Klinisch bedeutsam ist der Teil der Eier, der nicht die Mukosa des Darmes oder der Harnwege erreicht und ausgeschieden wird, sondern der entweder lokal im Gewebe liegenbleibt oder bereits intravasal verschleppt wird und mit dem venösen Blutstrom in die Leber oder andere Organe gelangt.

Frisch abgelegte Eier enthalten ein unreifes Mirazidium, das 6–10 Tage zur Reifung benötigt und für etwa 2–3 Wochen vital bleibt. Mit dem Stuhl oder Urin ausgeschiedene Eier sind gewöhnlich reif. Bei Austrocknung und bei hohen Temperaturen sterben sie rasch ab. Mirazidien schlüpfen nicht innerhalb des Körpers oder in unverdünntem Stuhl oder Urin. Dies ist erst möglich, wenn die Eier in Wasser mit nicht zu hohem Salzgehalt gelangen. Der Schlüpfvorgang wird stimuliert durch Licht sowie durch geeignete Temperatur (18–35 °C) und pH-Bedingungen. Die Eischale reißt in der Längsachse auf und das Mirazidium entschlüpft durch aktive Bewegung.

Mirazidien und Zwischenwirtsstadien

Zahlreiche Zilien verleihen dem Mirazidium eine ausgeprägte Beweglichkeit, die ihm ermöglichen, im Wasser Strecken von bis zu über 10 m rasch und in vorwiegend linearen Bewegungen zurückzulegen sowie Hindernissen auszuweichen. Mirazidien sind im allgemeinen positiv phototaktisch und negativ thermotaktisch; ihre Bewegungs- und Verhaltensmuster sind zudem meist denen der lokal vorherrschenden Zwischenwirtsschnecken angepaßt. Sie werden durch Ekdysteroide und andere chemotaktische Moleküle der Schnecken angelockt. Zur Weiterentwicklung müssen die Mirazidien innerhalb von 4–8 Stunden in einen geeigneten Zwischenwirt eindringen; spätestens nach 32 Stunden sterben sie ab. Die Penetration erfolgt nach Anheftung der apikalen Papille des Mirazidiums am Epithel der Schneckenweichteile mit Hilfe von Sekreten anteriorer und lateraler Drüsen und ist innerhalb von 5–10 Minuten abgeschlossen. Nach dem Eindringen verliert das Mirazidium seine mit Zilien besetzte Membran und wandelt sich in eine schlauchförmige *primäre Sporozyste* (Muttersporozyste) um. Sie ist mit Keimzellen gefüllt und rupturiert nach ihrer Reifung, wobei zahlreiche *sekundäre Sporozysten* (Tochtersporozysten) freigesetzt werden. Diese wandern in Leber und Ovotestis der Schnecke, wo jede wiederum zahlreiche Zerkarien produziert. Aus einem Mirazidium können in optimal geeigneten Zwischenwirten bis zu mehreren tausend Zerkarien entstehen. Die Entwicklung ist stark von der Temperatur abhängig und kann von 3 Wochen bis zu mehreren Monaten dauern. Die Auswanderung der reifen Zerkarien wird in erster Linie durch helles Sonnenlicht stimuliert. Aus einer Schnecke können täglich bis zu mehreren hundert Zerkarien ausschwärmen.

Zerkarien und Schistosomula

Die 400–600 µm langen Zerkarien bestehen aus einem kopfartigen Körper mit einem ausgeprägten oralen und einem ventralen Saugnapf sowie einem langen, gegabelten Schwanz (Abb. 9.**5**). Sie sind positiv phototaktisch und schwimmen aktiv zur Wasseroberfläche. Während sie bei S. japonicum meist dort verbleiben, sinken sie bei S. haematobium und S. mansoni immer wieder passiv hinab, um anschließend erneut hochzuschwimmen. Ihre seitliche Beweglichkeit ist auf wenige Meter begrenzt; mit Wasserströmungen können sie allerdings über größere Distanzen verschleppt werden. Zerkarien können zwar bis zu 3 Tage überle-

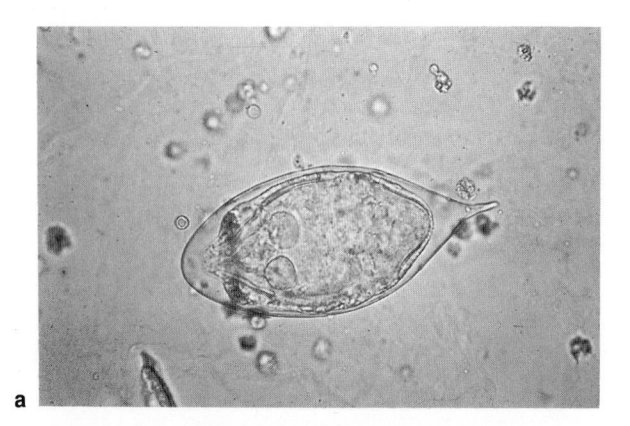

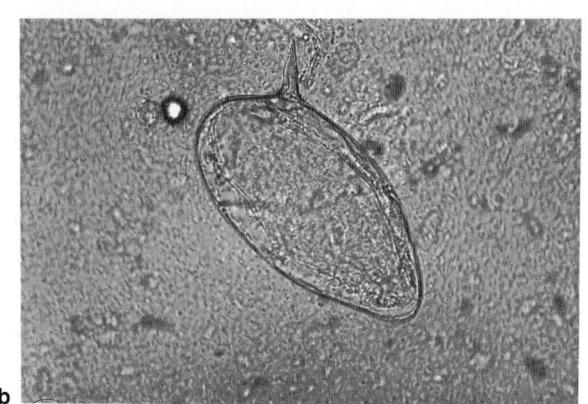

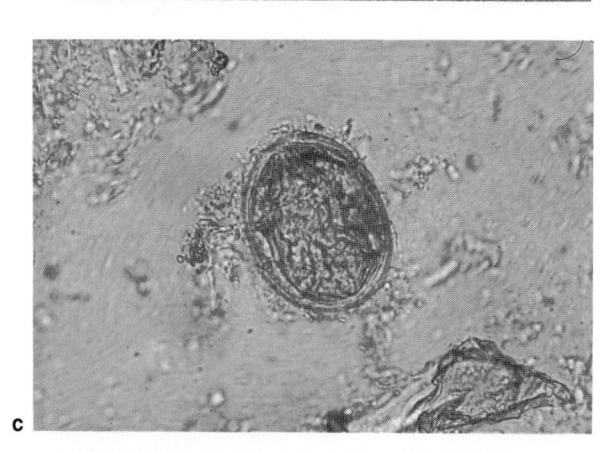

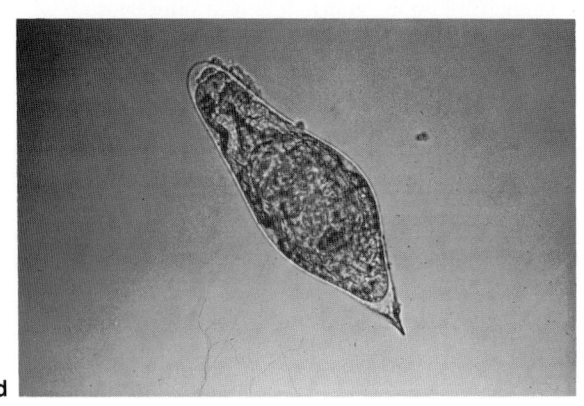

Abb. 9.4 Ei von **a** Schistosoma haematobium, **b** Schistosoma mansoni, **c** Schistosoma japonicum, **d** Schistosoma intercalatum.

ben, nach über 12 Stunden verlieren sie jedoch rasch ihre Infektiosität. Die Infektion wird eingeleitet durch die Anheftung der Zerkarie an der Haut des Endwirts mittels ihres oralen oder ventralen Saugnapfes. Die Penetration der intakten Haut erfolgt meist innerhalb von wenigen Minuten und wird unterstützt durch keratolytische Enzyme der präazetabulären Drüsen und aktive Bewegungen des Zerkarienkörpers. Die gleichzeitige Umwandlung in ein Schistosomulum ist charakterisiert durch die Abstoßung des Schwanzes und den Verlust der Glykokalyx. Innerhalb weniger Stunden bildet sich das den Adulten ähnliche mehrschichtige Tegument mit den beiden typischen doppelten Lipidschichten. Nach wenigen Tagen erreichen die Schistosomula die Lunge und beginnen zu wachsen. Die definitive Reifung erfolgt in der Leber, wobei die vollständige Reifung der weiblichen Würmer nur nach der Paarung mit einem männlichen Adulten möglich ist.

Epidemiologie

Die Schistosomiasis stellt weltweit die bedeutendste Wurminfektion dar und gehört zu den wichtigsten Tropenkrankheiten überhaupt. Sie ist über weite tropische und subtropische Gebiete verbreitet. Die Zahl infizierter Menschen wird auf über 200 Millionen geschätzt. Mehr als 1 Milliarde Menschen leben in Endemiegebieten von derzeit 76 Ländern der Erde; ca. 500–600 Millionen sind aufgrund ihrer Lebensbedingungen exponiert.

Die Endemiegebiete der einzelnen Schistosomenarten sind an das Vorkommen geeigneter Zwischenwirte (Süßwasserschnecken) gebunden. Die Verbreitung der Erkrankung hängt jedoch im wesentlichen von menschlichen Verhaltens- und Lebensbedingungen ab.

Geographische Verbreitung

Schistosoma haematobium (Abb. 9.**6**) kommt in allen afrikanischen Ländern (außer Ruanda, Burundi und Lesotho) einschließlich Madagaskar, Mauritius und Sansibar sowie im Nahen Osten (Iran, Irak, Saudi-Arabien, Libanon, Syrien, Jordanien, Türkei, Nord- und Südjemen) vor. Ein kleiner isolierter Herd einer S.-haematobium-artigen Infektion besteht an der indischen Westküste (um Gimvi im Staat Maharashtra). Der einzige ehemalige europäische Herd in Südportugal ist seit längerem erloschen. Die Zahl Infizierter wird auf ca. 90 Millionen geschätzt. Die Prävalenz ist besonders hoch im Niltal und einigen Gebieten West- und Ostafrikas (bis 100%).

Schistosoma mansoni (Abb. 9.**7**) ist vor allem im subsaharischen Afrika verbreitet (außer Mauritius und Somalia). Die Endemiegebiete entsprechen weitgehend denen von S. haematobium. Fokale Verbreitungsgebiete bestehen zudem im Nildelta, in Libyen und auf der arabischen Halbinsel. S. mansoni wurde ursprünglich durch afrikanische Sklaven im 16. Jahrhundert nach Amerika importiert und ist heute an der südamerikanischen Ostküste (Brasilien, Surinam,

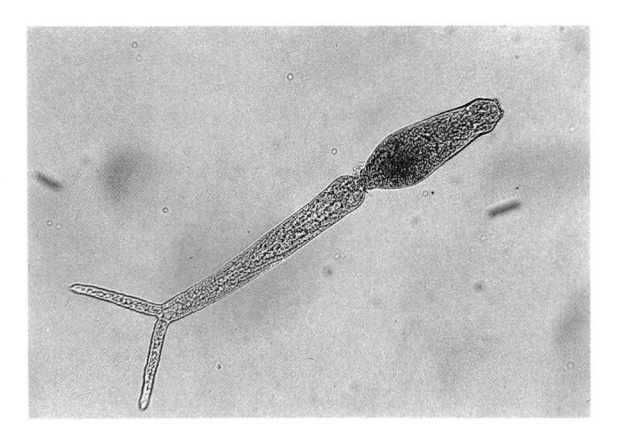

Abb. 9.**5** Zerkarie von Schistosoma mansoni.

Venezuela) und in der Karibik (Dominikanische Republik, Puerto Rico, Guadeloupe, Martinique, St. Lucia, Montserrat) endemisch. Weltweit sind vermutlich 100 Millionen Menschen infiziert. Im subsaharischen Afrika und im Niltal sind Doppelinfektionen mit S. haematobium häufig.

Schistosoma intercalatum (Abb. 9.**7**) tritt in fokalen Endemiegebieten in Zentralafrika auf (Kamerun, Gabun, Zaire, Republik Kongo, Zentralafrikanische Republik). Sporadische Fälle (Nigeria, Ghana, Mali, Tschad, Äquatorial-Guinea, São Tomé) deuten auf eine Ausbreitung nach Westafrika durch Wanderungsbewegungen von Arbeitern, Nomaden und Flüchtlingen hin. Natürliche Hybride zwischen S. intercalatum und S. haematobium wurden in Kamerun und wahrscheinlich auch in Gabun beobachtet. Experimentell zeigen Hybride eine höhere Infektiosität für End- und Zwischenwirte und Heterosis gegenüber S. intercalatum. Möglicherweise ist dies der Grund für einen regionalen Rückgang von Infektionen mit S. intercalatum bei gleichzeitiger Zunahme von Infektionen mit S. haematobium und Hybriden.

Schistosoma japonicum (Abb. 9.**6**) ist auf Ostasien beschränkt. Ausgedehnte Endemiegebiete finden sich in China, vor allem entlang und südlich des Jangtse, sowie auf den Philippinen (Samar, Leyte, Mindoro, Bohol, Mindanao, Südluzon). Ein kleiner fokaler Herd besteht auf Sulawesi (Celebes) um den Lindusee und im Naputal. In Japan sind seit 1977 keine menschlichen Neuinfektionen mehr aufgetreten. Durch massive Bekämpfungskampagnen ist die Zahl infizierter Menschen von über 33 Millionen (vor 1950) auf derzeit ca. 5 Millionen zurückgegangen. Die Zuverlässigkeit der aus China gemeldeten Zahlen ist jedoch nicht bekannt. In Taiwan tritt ein zoophiler Stamm von S. japonicum auf, der nicht zu menschlichen Infektionen führt.

In Malaysia und Thailand wurde in den letzten Jahren ein neuer geographischer Stamm S.-japonicum-artiger Schistosomen (S. malayensis) identifiziert, der zu Infektionen des Menschen führen kann.

Schistosoma mekongi (Abb. 9.**6**) ist eine S. japonicum nahe verwandte Art, die in Laos und Kambodscha

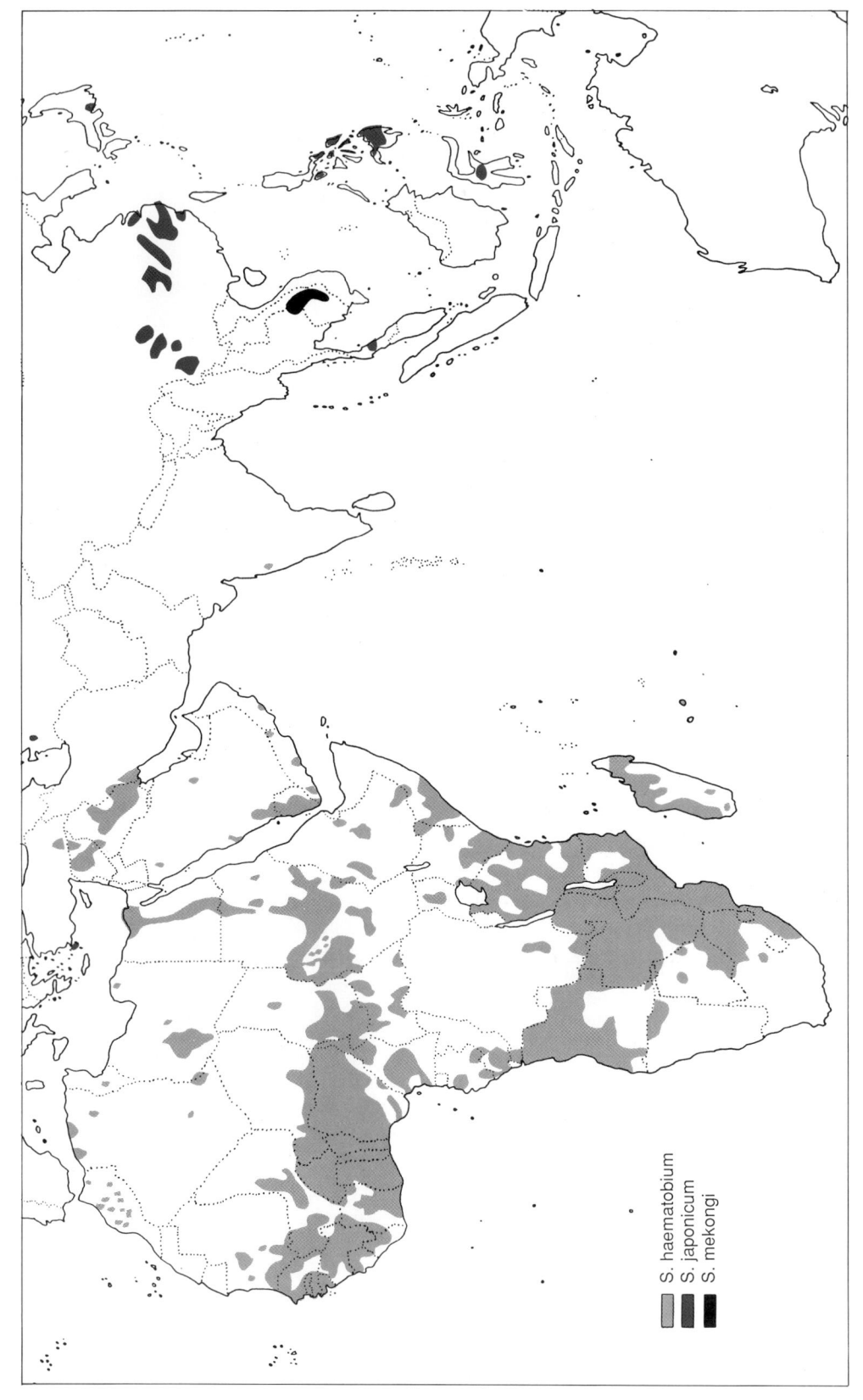

9 Schistosomiasis (Bilharziose) und andere Trematodeninfektionen

Abb. 9.6 Verbreitung von Schistosoma haematobium, Schistosoma japonicum und Schistosoma mekongi.

Schistosomiasis (Bilharziose)   109

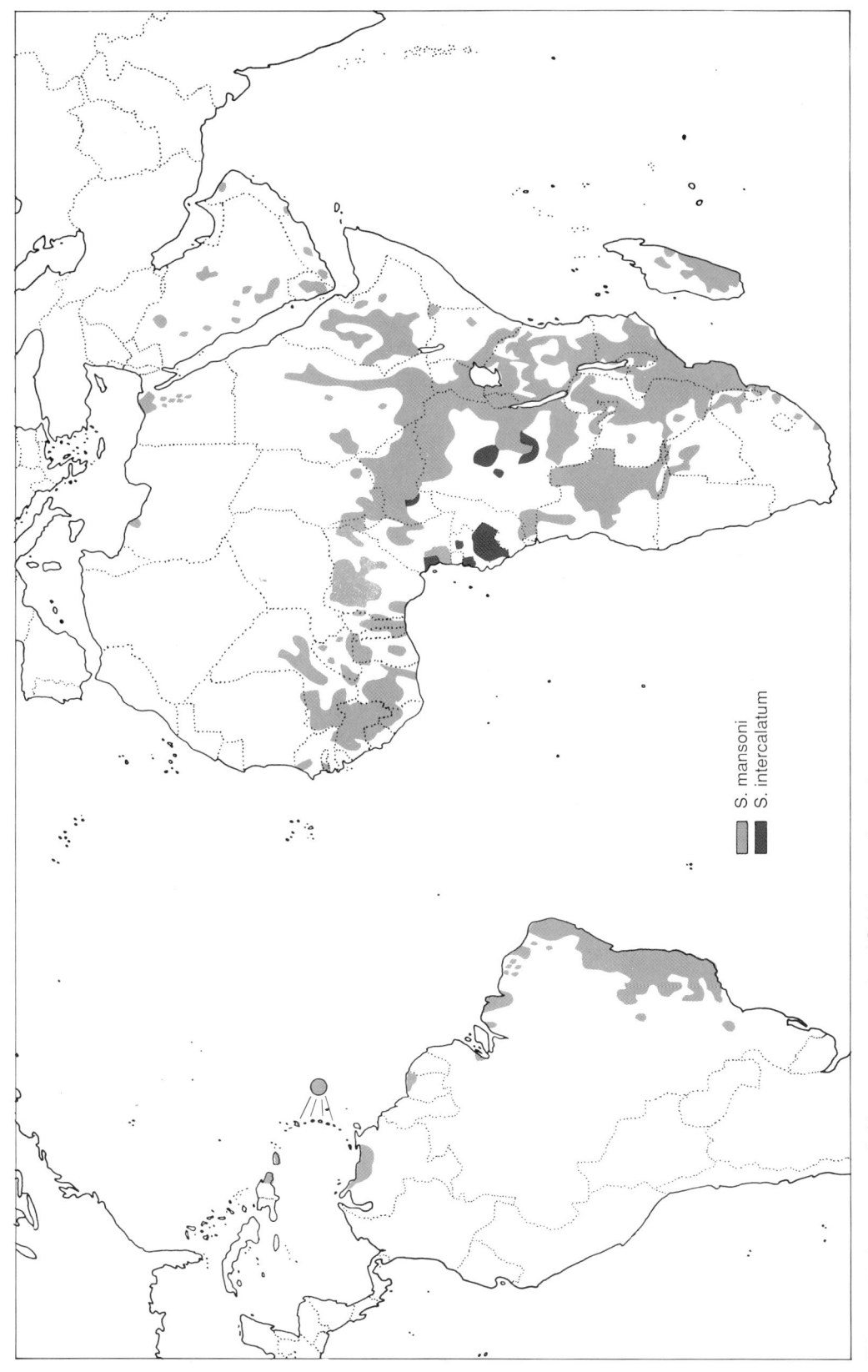

Abb. 9.7 Verbreitung von Schistosoma mansoni und Schistosoma intercalatum.

entlang des Mekong sowie fokal in Thailand vorkommt.

Zusätzlich zu den fünf humanpathogenen Schistosomenarten sind selten Infektionen des Menschen durch normalerweise nur zoonotisch verbreitete Spezies beschrieben (S. mattheei, S. bovis, S. curassoni, S. spindale, S. magrebowiei, S. rodhaini). Patente Infektionen mit Entwicklung bis zur Geschlechtsreife und Eiausscheidung sind jedoch fraglich. Bei den Fällen mit Nachweis typischer Eier im Stuhl scheint es sich um reine Darmpassage nach dem Verzehr befallener tierischer Leber zu handeln (Scheinparasitismus). Lediglich bei S. mattheei, einem Parasit von Rindern und anderen Huftieren im südlichen Afrika, sind aktive Infektionen mit Eiausscheidung gesichert. Diese treten jedoch nur bei gleichzeitiger Infektion mit S. haematobium auf, wobei es zu einer Hybridisierung der beiden Arten kommt. Die im Urin und Stuhl ausgeschiedenen Eier zeigen daher zumindest teilweise eine intermediäre Morphologie.

Übertragungs- und Verbreitungsfaktoren

Verbreitung, Häufigkeit und Intensität der Infektion beim Menschen hängen in erster Linie von drei Faktoren ab:

– Vorkommen und Dichte von als Zwischenwirte geeigneten Schneckenpopulationen,
– Ausmaß der Kontamination von Gewässern mit Urin oder Stuhl infizierter Menschen oder Tiere,
– Kontakthäufigkeit der Bevölkerung mit infiziertem Wasser.

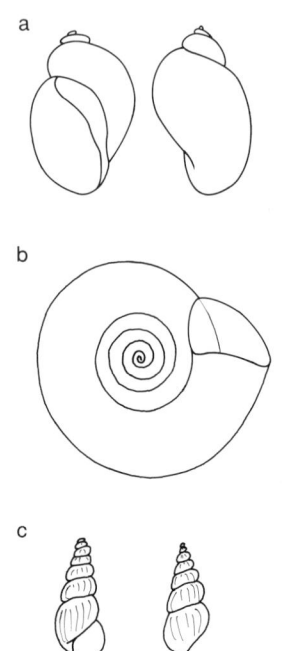

Abb. 9.8 Zwischenwirtsschnecken **a** der Gattung Bulinus für Schistosoma haematobium, **b** der Gattung Biomphalaria für Schistosoma mansoni, **c** der Art Oncomelania hupensis für Schistosoma japonicum.

Reservoir

Bei S. haematobium, S. mansoni und S. intercalatum ist der Mensch das einzige bedeutsame Reservoir. Gelegentliche Infektionen bei Affen (S. haematobium und S. mansoni) und bei Nagern (S. mansoni und S. intercalatum) kommen vor; sie spielen epidemiologisch wahrscheinlich keine Rolle.

Anders ist die Situation bei S. japonicum; bei über 40 verschiedenen Arten von Säugetieren wurden natürliche Infektionen beschrieben. Rinder und Wasserbüffel sind in vielen Regionen die wichtigsten tierischen Ausscheider von Eiern. Auch Hunde, Schweine, Ziegen und einige Arten von Nagern sind bedeutsame Kontaminationsquellen der Umgebung. In allen Gebieten, in denen die Schistosomiasis japonica des Menschen noch ein öffentliches Gesundheitsproblem darstellt, sind menschliche Infektionen jedoch das wichtigste Reservoir. Auf den Philippinen wird der Anteil der durch Tiere verursachten Umgebungskontamination auf ca. 25% geschätzt.

Zumindest in einem Teil der Verbreitungsgebiete von S. mekongi sind Infektionen bei Hunden nicht selten. Das wichtigste Reservoir scheint aber der Mensch zu sein.

Schneckenpopulation

Zwischenwirte von S. haematobium, S. mansoni und S. intercalatum sind rein aquatische Lungenschnecken der Gattungen *Bulinus* (Zwischenwirte von S. haematobium und S. intercalatum) und *Biomphalaria* (Zwischenwirte von S. mansoni). Sie bevorzugen stehende oder langsamfließende Gewässer wie Teiche, Tümpel, Sümpfe, Morast, Wassergräben, Drainagen oder Reisfelder und halten sich vor allem im seichten Wasser der Uferzonen auf. Sie kommen jedoch auch am Rande von Flüssen, großen Seen und breiten Bewässerungskanälen vor. Obwohl sie sich normalerweise nur im Wasser aufhalten, können die meisten Arten die Eintrocknung von nichtpermanenten Gewässern für kürzere Perioden überleben, insbesondere in feuchtem Schlamm oder unter abgestorbener Vegetation. Bei einigen Arten können einzelne Exemplare sogar bis zu mehrmonatige Trockenperioden überstehen. Da es sich um Hermaphroditen handelt, ist eine einzige Schnecke in der Lage, das erneut gefüllte Gewässer wieder zu bevölkern.

Die Taxonomie der Gattungen Bulinus und Biomphalaria ist komplex und zum Teil noch im Fluß. Sie beruht nicht nur auf morphologischen, sondern auch auf biochemischen und genetischen Unterschieden. Bulinusarten sind 5–20 mm große, ei- bis spindelförmige Turmschnecken mit linksdrehendem Gehäuse; die 7–30 mm großen Biomphalariaarten haben ein scheibenförmiges, posthornartiges Gehäuse (Abb. 9.8).

Die wichtigsten Zwischenwirte für S. haematobium sind Arten der Bulinus-africanus-Gruppe (subsaharisches Afrika), des Bulinus-truncatus/tropicus-Komplexes (Nordafrika und vorderer Orient), der Bulinusforskalii-Gruppe (Arabien und Mauritius) und der Bulinus-reticulatus-Gruppe (Äthiopien, Jemen, subsaharisches Afrika). Arten aller Gruppen kommen als Zwischenwirte in Westafrika vor. Als Zwischenwirte von S. intercalatum sind bisher Arten der Bulinus-africanus-Gruppe und von Bulinus forskalii beschrieben. Zwischenwirt der S.-haematobium-artigen Schistosomen in Indien scheint Ferrissia tenuis zu sein.

Die Eignung verschiedener Bulinusarten als Zwischenwirt für unterschiedliche geographische Stämme von S. haematobium ist sehr spezifisch. Selbst innerhalb einer Art besteht eine enge Adaptation an den lokal vorkommenden S.-haematobium-Stamm. Für die Eignung als Zwischenwirt spielt zudem die chromosomale Ploidie der Schnecken eine wichtige Rolle; so sind nur tetraploide Bulinus-truncatus-Arten hochempfänglich für die Infektion mit lokalen Parasitenstämmen.

Als Zwischenwirte von S. mansoni sind in Süd- und Mittelamerika nur drei Arten von Biomphalaria bedeutsam: B. glabrata, B. straminea und B. tenagophila. Aufgrund einer hohen Empfänglichkeit ist B. glabrata am wichtigsten für die Übertragung der Infektion. Auch hier liegt eine hohe Spezifität zwischen Schneckenart und Parasitenstamm vor. In Afrika sind mindestens vier verschiedene Gruppen von Arten und Unterarten beteiligt: B. alexandrina (Nildelta), B. pfeifferi (subsaharisches Afrika und Vorderer Orient), B. choanomphala (Viktoriasee und andere große Seen) und B. sudanica (Äquatorialafrika). Die Spezifität für S.-mansoni-Stämme unterschiedlicher geographischer Herkunft scheint bei den afrikanischen Biomphalariaarten nicht so ausgeprägt.

Zwischenwirte von S. japonicum sind amphibische Kiemenschnecken der Gattung *Oncomelania*. Es handelt sich dabei um verschiedene, geographisch völlig voneinander getrennte Stämme bzw. Unterarten der Spezies Oncomelania hupensis mit spezifischer Empfänglichkeit nur gegenüber dem jeweiligen geographischen S.-japonicum-Stamm: O. hupensis hupensis (China), O. hupensis nosophora (Japan), O. hupensis quadrasi (Philippinen) und O. hupensis lindoensis (Sulawesi). Oncomelania-hupensis-Arten sind kleine, 3–14 mm lange, getrenntgeschlechtliche Schnecken mit spitzem, turmförmigem Gehäuse (Abb. 9.**8**) und einem verschließbaren Deckel (Operkulum). Sie halten sich nicht nur im Wasser auf, sondern kriechen auch auf feuchten Böden und auf Pflanzen umher. Sie sind jedoch auf eine ständig feuchte Umgebung angewiesen und kommen in Gebieten mit ausgeprägten Trockenperioden nicht vor. Ihr bevorzugtes Habitat sind feuchter Schlamm und Morast, wie er typischerweise an den Rändern bewässerter Reisfelder vorkommt, sowie die Rand- und Uferzonen von Teichen, kleinen Wasserläufen und Bewässerungsgräben.

Der einzige bisher bekannte Zwischenwirt von S. mekongi ist die rein aquatische Kiemenschneckenart Tricula aperta. Robertsiella kaporensis scheint der Zwischenwirt für S. malayensis zu sein.

Infektion des Menschen

Die Verbreitung der verschiedenen Schistosomenarten wird zwar grundsätzlich durch das Vorkommen der als Zwischenwirte geeigneten Süßwasserschnecken begrenzt; entscheidend für die Verbreitung der Erkrankung ist jedoch das menschliche Verhalten, das durch verschiedene sozioökonomische und soziokulturelle Faktoren bestimmt wird.

Der Kontakt mit Wasser, das infektionstüchtige Zerkarien enthält, erfolgt beim Baden, Spielen, Waschen und Durchwaten sowie bei Arbeiten in und an verseuchten Gewässern; gelegentlich auch durch Trinken von zerkarienhaltigem Wasser. Besonders schwere Infektionen werden bei Kindern beobachtet, die in der Nähe stark befallener Gewässer wohnen, sowie bei dem Teil der Bevölkerung, der aufgrund seiner Arbeit ständigem und intensivem Kontakt mit Wasser ausgesetzt ist. Dies trifft vor allem zu für bestimmte landwirtschaftliche Tätigkeiten (Reisbauern, Arbeiten in Bewässerungsanlagen), Fischer und Wäscherinnen. Gelegenheitsinfektionen von normalerweise nicht Exponierten und Reisenden von außerhalb der Endemiegebiete werden typischerweise bei speziellen Arbeiten (Bewässerungs- und Brunnenbau), beim Wassersport, der Jagd und militärischen Einsätzen erworben.

Betroffen sind bei allen Arten der Schistosomiasis vor allem ländliche Bevölkerungsgruppen mit niedrigem Lebensstandard und schlechten hygienischen Bedingungen. Städtische Bevölkerungsgruppen können allerdings ebenso betroffen sein, wenn die Voraussetzungen eines intensiven Kontaktes mit infiziertem Wasser und einer intensiven fäkalen Kontamination desselben Wassers vorliegen. In den meisten Gebieten korreliert die Verbreitung mit der Bevölkerungsdichte. Allerdings sind erhebliche Unterschiede der Prävalenz zwischen benachbarten Gebieten mit anscheinend völlig gleichen Voraussetzungen möglich. Dies liegt am ehesten an unbekannten bzw. nicht untersuchten Faktoren, die die Verteilung und Übertragungsintensität der Schneckenpopulationen beeinflussen. Das männliche Geschlecht ist in der Regel häufiger betroffen; wahrscheinlich spiegelt dies nur eine höhere geschlechtsspezifische Expositionsrate wider. Unabhängig von anderen Faktoren besteht eine typische Altersverteilung. Prävalenz und Intensität der Infektion nehmen ab etwa dem 5. Lebensjahr ständig zu und erreichen zwischen dem 10. und 19. Lebensjahr ein Maximum. Die Prävalenz bei dieser Altersgruppe kann in stark betroffenen Gebieten nahezu 100% betragen. Vor allem die Intensität der Infektion nimmt danach deutlich ab, während die Prävalenz meist erst nach dem 30. Lebensjahr wesentlich zurückgeht. Dem Rückgang der Reinfektionsrate nach dem 15.–30. Lebensjahr scheinen sowohl ein verminderter Mensch-Wasser-Kontakt wie auch das Entstehen einer teilweisen Immunität zugrunde zu liegen.

Stark infizierte Kinder und Jugendliche spielen eine entscheidende Rolle für die Aufrechterhaltung des

Infektionskreislaufes. Einerseits scheiden sie große Mengen vitaler Eier aus, andererseits ist Wasser für sie von besonderer Attraktivität zum Baden und Spielen. Die Zeit des hauptsächlichen Mensch-Wasser-Kontaktes fällt meist mit dem Maximum der Zerkarienausschüttung während des späten Vormittags und des frühen Nachmittags zusammen. Für die Kontamination von Gewässern mit eihaltigen Fäkalien und die Infektion der Zwischenwirtsschnecken ist das Urinieren und Defäzieren direkt ins Wasser oder in unmittelbarer Nähe besonders effektiv und scheint noch wichtiger zu sein als die Einleitung ungeklärter Abwässer oder die Düngung von Reisfeldern.

Einen wesentlichen Einfluß auf die Epidemiologie hat die Anlage von Bewässerungssystemen und Stauseen, die die Ausbreitung der Zwischenwirtsschnecken und damit häufig auch die der Schistosomiasis begünstigen.

Pathogenese
Wie bei fast allen Wurminfektionen kommt es auch bei der Schistosomiasis nicht zu einer eigentlichen Vermehrung der Erreger im menschlichen Wirt, sondern die Zahl der vorhandenen Wurmpaare wird durch das Ausmaß von Infektion und Reinfektion und durch die Überlebensdauer der Würmer bestimmt. Die vorhandenen Adulten produzieren über einen Zeitraum von mehreren Jahren eine große Zahl von Eiern, von denen ein Teil mit dem Stuhl oder Urin ausgeschieden wird und ein Teil im Körper verbleibt. Letzterer ist ganz überwiegend für die Pathogenese der chronischen Schädigungen und Krankheitsbilder von Bedeutung. Die Entstehung und das Ausmaß von Krankheitserscheinungen hängt jedoch nicht nur von der Stärke der Infektion ab, sondern auch von anderen Faktoren wie dem Stadium und der Dauer der Infektion sowie der Art und dem Ausmaß von Reaktionen des Wirtsorganismus auf die Infektion.

Bei der Penetration der Haut durch Zerkarien kann es zu einer akuten Hypersensitivitätsreaktion kommen. Diese ist gekennzeichnet durch Pruritus mit Erythem oder makulopapulösem Exanthem am Ort der Penetration. Es liegt eine entzündliche Reaktion mit Ödem und Infiltration von Neutrophilen, Monozyten und Eosinophilen vor. Die *Zerkariendermatitis* tritt bei disponierten Menschen vor allem nach wiederholter Exposition durch Zerkarien derselben Schistosomenart auf. Besonders häufig und ausgeprägt ist die Reaktion nach der Penetration von Zerkarien nicht humanpathogener Schistosomatiden (Arten der Gattungen Heterobilharzia und Schistosomatidium), die normalerweise bei Vögeln, insbesondere Wasservögeln (Trichobilharziaspezies) und anderen Tieren vorkommen. Dies scheint daran zu liegen, daß diese Zerkarien am Ort der Penetration verbleiben und absterben, während die Zerkarien humanpathogener Schistosomen meist rasch die Haut verlassen.

Ein akutes Stadium der Schistosomiasis mit einer fieberhaften Allgemeinerkrankung, dem sog. *Katayama-Syndrom,* kann sich einige Wochen nach einer Infektion mit einer großen Zahl von Zerkarien manifestieren. Es handelt sich um ein serumkrankheitartiges Syndrom, das durch die gleichzeitige Heranreifung vieler Adulter in der Lunge, den Beginn der Ablage einer großen Anzahl von Eiern, eine Leukozytose mit ausgeprägter Eosinophilie und rasch ansteigende Antikörperspiegel gekennzeichnet ist. Pathogenetisch scheint hierbei die gleichzeitige Anwesenheit von zirkulierenden Schistosomenantigenen und von hohen Antikörperspiegeln vor allem der IgM-Klasse, die schließlich zur Bildung zirkulierender Immunkomplexe führt, bedeutsam.

Die Schädigungen während des chronischen Stadiums werden durch die im Körper zurückbehaltenen Eier und die dagegen ausgelösten Reaktionen des Organismus bestimmt. Der Anteil der über Darm- und Blasenschleimhaut ausgeschiedenen Eier wird auf etwa die Hälfte der insgesamt produzierten geschätzt. Auch wenn dies individuell sehr variabel ist, wird in jedem Fall ein signifikanter Anteil im Gewebe zurückgehalten. Die Eier bleiben nicht nur in der Nachbarschaft der Adulten in und um die kleinen Venen von Darm und Urogenitaltrakt liegen, sondern werden mit dem Blutstrom auch in andere Organe, insbesondere in Leber und Lunge, verschleppt. Sie bleiben dort in den präsinusoidalen Portalvenen bzw. in den pulmonalen Arteriolen hängen. Es wird geschätzt, daß im chronischen Stadium der intestinalen Schistosomiasis etwa ein Drittel der Eier die Leber erreicht. Jedes Ei bildet einen Herd für eine umschriebene granulomatöse Entzündung, der eine zellvermittelte Immunreaktion vom verzögerten Typ zugrundeliegt. Das im Ei enthaltene Mirazidium produziert während seiner ca. 3- bis 4wöchigen Lebensdauer verschiedene antigenetisch wirksame Proteine und Glykoproteine, die als lösliche Eiantigene (soluble egg antigens = SEA) bezeichnet werden. SEA, die über die Eischale sezerniert werden und auch in abgestorbenen Eiern noch enthalten sind, scheinen über eine Stimulation von T-Lymphozyten und unter Mitwirkung verschiedener Cytokine, (γ-Interferon, Interleukin 2, Interleukin 4 u.a.) der entscheidende Auslöser für die Bildung der typischen *Eigranulome* (Abb. 9.**9**) zu sein. Die Granulome stel-

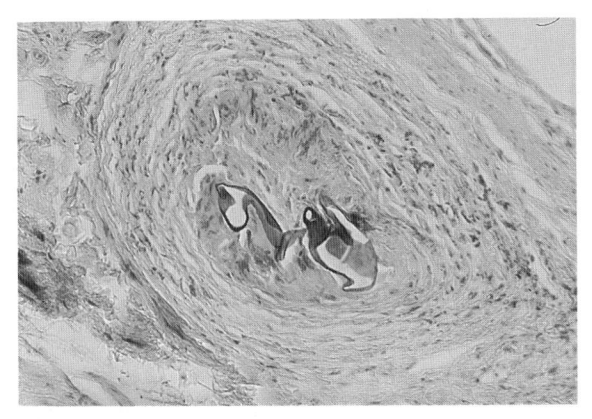

Abb. 9.**9** Granulom (Pseudotuberkel) um ein Ei von Schistosoma mansoni.

len ein kompaktes zelluläres Infiltrat um das Ei dar, bestehend aus Lymphozyten, Eosinophilen, Makrophagen und Fibroblasten. Bei S. japonicum finden sich zudem zahlreiche Plasmazellen und zum Teil auch nekrotische mikroabszeßartige Läsionen in den Granulomen. Dies spricht dafür, daß hier zusätzlich antikörperabhängige und immunkomplexinduzierte Reaktionen an der Pathogenese beteiligt sind. Die granulomatöse Reaktion geht im weiteren Verlauf in eine ausgeprägte Fibrosierung über. Die an der Granulombildung beteiligten Lymphozyten und Makrophagen bilden fibrinogene Cytokine wie fibroblastenstimulierender Faktor I (FsF I), die zu einer Einwanderung und Aktivierung von Fibroblasten und einer erheblichen Steigerung der Kollagensynthese im Bereich der Eigranulome führen.

Der chronisch granulomatöse Entzündungsprozeß und die fibrös-bindegewebige Umwandlung wesentlicher Anteile des Gewebes im Urogenital- und Darmtrakt sowie in anderen betroffenen Organen wie Leber und Lunge ist die Grundlage der pathologischen Veränderungen, die schließlich eine Obstruktion der ableitenden Harnwege und der portalen und pulmonalen Zirkulation nach sich ziehen. In der Leber entsteht hierbei eine für die intestinale Schistosomiasis typische periportale Fibrose mit Entwicklung einer portalen Hypertonie und ihren Folgen. Allerdings entwickelt nur ein Teil der Patienten mit S.-mansoni- und S.-japonicum-Infektionen eine Leberfibrose. Die Gründe hierfür liegen nicht nur in der Infektionsstärke, d. h. in der Dichte vorhandener Eier begründet, sondern auch in noch nicht völlig geklärten molekularen und genetischen Faktoren. So wird bei bestimmten Histokompatibilitäts-(HLA-)Haplotypen die Entwicklung einer schistosomiasisassoziierten portalen Hypertension gehäuft beobachtet.

Die fibrotischen Veränderungen sind nicht so endgültig und irreparabel, wie man früher angenommen hat. Bei einem wesentlichen Teil der mit modernen wirksamen Medikamenten behandelten Patienten können sich die Veränderungen signifikant zurückbilden. Auch im Spontanverlauf chronischer Infektionen kann in späteren Phasen eine Zunahme des Kollagenabbaus beobachtet werden, was eine Rückbildung der Fibrose zu begünstigen scheint. Diese Befunde deuten darauf hin, daß die Fibrogenese bei der Schistosomiasis ein dynamischer Prozeß ist, der potentiell beeinflußbar und zumindest teilweise reversibel ist.

Immunologie

Immunologische Vorgänge spielen nicht nur eine wichtige Rolle bei der Pathogenese der akuten wie chronischen Krankheitsmanifestationen (s. dort), sondern auch bei der Entstehung einer Protektion gegenüber Re- bzw. Superinfektionen. Die Schistosomiasis geht mit einer ausgeprägten humoralen und zellulären Immunantwort einher. Es kommt zur Bildung von Antikörpern aller wichtigen Immunglobulinklassen (IgG, IgA, IgM und IgE) gegen Antigene aller Entwicklungsstadien im Menschen (Schistosomula, Adulte, Eier) und zur Aktivierung verschiedener immunkompetenter Zellpopulationen. Es ist seit längerem bekannt, daß im Verlauf der Infektion eine zumindest teilweise protektive Immunität entstehen kann, die zu einer Reduzierung von Re- und Superfektionen und damit zu einer Begrenzung der Wurmlast führt. Diese Abwehrvorgänge sind vor allem gegen das Schistosomulastadium gerichtet und können zur Abtötung eines Großteils der eingedrungenen Zerkarien noch im Hautniveau oder in der Lunge führen. Beteiligt an der Zerstörung von Schistosomula sind antikörperabhängige Zytotoxizitätsmechanismen. Die Bindung von Eosinophilen an die Oberfläche von Schistosomula mit nachfolgender Degranulation und Schädigung der Parasiten erfolgt unter Vermittlung von Antikörpern der IgG_1- und IgG_3-Subklasse. Ein anderer wichtiger Mechanismus beruht auf der Anwesenheit von IgE-Antikörpern als Vermittler und Auslöser der Abtötung von Schistosomula durch Makrophagen und Mastzellen. Diese Abwehrreaktionen können durch die Anwesenheit blockierender IgM-, IgG_2- und IgG_4-Antikörper gehemmt werden.

Die Ergebnisse von Reinfektionsstudien nach Behandlungskampagnen zeigen, daß sich eine erworbene Immunität nur langsam im Laufe der Infektion entwickelt. Auch in Endemiegebieten mit kontinuierlicher Übertragung ist die Reinfektionsrate bei Kindern hoch und nimmt bei Jugendlichen deutlich ab. Erst im Erwachsenenalter liegt bei der Mehrzahl der Infizierten eine effektive Immunität vor mit fehlender oder geringer Reinfektion trotz anhaltender Exposition. Als Ursache dafür wird angenommen, daß in den ersten Jahren der Infektion die Bildung von Antikörpern mit blockierender Wirkung im Vordergrund steht (IgM, IgG_2 und IgG_4), während mit Protektion assoziierte Antikörper (IgE, IgG_1 und IgG_3) erst spät, d. h. bei Jugendlichen und Erwachsenen überwiegen. Dieser sequentielle Ablauf scheint ebenso wie die Entstehung und das Ausmaß einer protektiven Immunität durch genetische Faktoren kontrolliert.

Zirkulierende Immunkomplexe sind nicht nur an der Pathogenese der akuten Schistosomiasis (Katayama-Syndrom) beteiligt, sondern sie können auch während des chronischen Infektionsstadiums nachweisbar sein. Zur ihrer Bildung tragen sowohl zirkulierende lösliche Antigene von Adulten (CSA) wie lösliche Eiantigene (SEA) bei. Ihre Mitwirkung bei der Entstehung von nekrotisierend entzündlichen Gewebereaktionen um Eier von S. japonicum ist wahrscheinlich; die Bedeutung bei der Pathogenese des bei Schistosomiasis gehäuft auftretenden nephrotischen Syndroms ist umstritten. Zumindest bei der fortgeschrittenen hepatolienalen Schistosomiasis mansoni ist die Entstehung einer Glomerulonephritis mit der Ablagerung von Immunkomplexen in den Glomeruli korreliert. Es wird angenommen, daß die zirkulierenden Immunkomplexe nicht mehr ausreichend von der Leber und ihren Kupffer-Sternzellen eliminiert werden.

Urogenitale Schistosomiasis (Blasenbilharziose)

Pathologie

Die Eier von S. haematobium werden im Vergleich zu denen von S. mansoni und S. japonicum weniger häufig mit dem Blutstrom in andere Organe verschleppt; sie neigen jedoch besonders dazu, auf ihrem Weg durch die Wandschichten der ableitenden Harnorgane steckenzubleiben. Im Durchschnitt verbleiben weit über 50% der abgelegten Eier im Körper. Von den pathologischen Veränderungen ist entsprechend dem bevorzugten Habitat der Adultwürmer besonders die Harnblase und der distale Anteil der Ureteren betroffen. Da S.-haematobium-Adulte ihren intravasalen Standort meist über längere Zeit beibehalten, kann eine größere Zahl von Eiern in einem begrenzten Bereich kumulieren. Dies erklärt die fokale Verteilung der Läsionen in den ableitenden Harnwegen. Zwischen der Anzahl der im Gewebe vorhandenen Eier und dem Ausmaß der pathologischen Veränderungen besteht eine eindeutige Korrelation. Allerdings sind im Einzelfall noch zusätzliche Faktoren bedeutsam, wie das Ausmaß der Abwehrreaktion des Körpers.

Bereits im Frühstadium, d. h. zu Beginn der Eiausscheidung, ist die Blasenschleimhaut hyperämisch und kann Petechien aufweisen. Die Eigranulome, die sich um die in der Wand von Blase und Ureteren verbleibenden Eier bilden, erreichen oft makroskopisch sichtbare Größe und stellen sich als bis zu 1–2 mm große Knötchen, sog. *Pseudotuberkel* dar. Die Tuberkel verschmelzen häufig zu nodulären oder polypoiden Läsionen, die ulzerieren und zu lokalisierten Schleimhautblutungen führen können. Begünstigt durch Fibrosierung, gleichzeitige Hyperplasie der Mukosa und Hypertrophie der Blasenmuskulatur bilden sich papillomatöse und granulomatöse Wucherungen. Mit fortschreitender Fibrosierung zeigt die Schleimhaut bräunlich-gelbliche Flecken von leder- oder sandbelagartigem Aussehen und rauher Oberfläche. Diese bevorzugt im Trigonum lokalisierten *Sandflecken* (sandy patches) sind pathognomonisch für die S.-haematobium-Infektion. Durch die Verkalkung der intramural abgestorbenen Eier können große, zum Teil schalenförmige Kalkeinlagerungen in der Blasenwand entstehen. Der zunehmende Ersatz der chronisch entzündeten Wandschichten durch fibröses Bindegewebe führt zu einer Verdickung der Blasenwand, die nicht selten begleitet ist von einer narbigen Schrumpfung. Dabei können das Trigonum und der Blasenhals derart nach vorn gezogen werden, daß es zu einer Obstruktion des Blasenhalses kommt mit der Gefahr einer ein- oder beidseitigen Hydronephrose.

Bei einem Teil der Patienten mit Blasenveränderungen liegen ähnliche pathologische Veränderungen auch in den Ureteren vor, insbesondere im unteren Drittel. Durch Eigranulome, entzündliche und narbige Veränderungen kann sich eine zunehmende Stenose entwickeln, die zur Erweiterung und Deformierung besonders des distalen Ureters führt mit nachfolgender Hydronephrose und postrenalem Nierenversagen. Ursachen einer Hydronephrose sind jedoch nicht nur die Ureterstenose und die Blasenhalsobstruktion, sondern es kann sich bei einem Befall der Ureterwand auch zunächst eine atonische Dilatation entwickeln, die bei längerem Bestehen ebenso zu einer Hydronephrose mit Rückstau bis ins Nierenbecken führt.

Eier und Eigranulome sind meist auch in anderen Beckenorganen vorhanden. Bei den männlichen Genitalorganen sind Samenblase und Prostata am häufigsten betroffen, seltener auch Urethra, Hoden, Nebenhoden und Samenstränge. Bei Frauen werden Eigranulome am ehesten im Gewebe von Vulva, Vagina und Zervix gefunden, während die inneren Genitalorgane wie Uterus und Ovarien nur wenig beteiligt sind. Fast regelmäßig sind Eier von S. haematobium auch in der Mukosa und Submukosa des Kolons nachweisbar, insbesondere in der Appendix und im Rektosigmoid. Die Anzahl der Eier und das Ausmaß der pathologischen Veränderungen sind jedoch in der Regel gering.

Eier von S. haematobium können zudem in nahezu allen sonstigen Organen des Körpers gefunden werden. Dies ist einerseits möglich durch die Verschleppung von Eiern mit dem Blutstrom, andererseits durch die Wanderung von Wurmpärchen außerhalb des Urogenitalsystems. Klinisch relevante pathologische Veränderungen sind aber selten. Auch in der Niere werden gelegentlich Eigranulome und in Einzelfällen sogar Adultwürmer gefunden. Nierenschädigungen und das gehäufte Auftreten von Pyelonephritiden scheinen jedoch ausschließlich Folge einer obstruktiven Uropathie zu sein. Eine Assoziation zwischen Glomerulonephritis und S.-haematobium-Infektion ist umstritten.

Zwischen dem Auftreten von *Blasenkarzinomen* und der S.-haematobium-Infektion besteht in einem Teil der Endemiegebiete eine eindeutige Korrelation. Blasenkarzinome gehören in einigen dieser Länder zu den häufigsten Malignomen und sind z. B. in Ägypten für etwa ein Viertel aller Krebserkrankungen verantwortlich. Im Gegensatz zu sonstigen Blasenkarzinomen handelt es sich vorwiegend um Plattenepithelkarzinome mit solidem, nodulär exophytischem oder infiltrierendem Wachstum ohne die sonst vorherrschenden weichen, leicht verletzlichen und stark vaskularisierten, papillären Läsionen. Eine eindeutige Assoziation besteht jedoch nicht in allen Endemiegebieten, so daß zusätzliche Faktoren für die Karzinogenese angenommen werden.

Krankheitsbild

Frühmanifestationen (akute Schistosomiasis haematobia)

Als frühes Symptom einer Infektion kann am Ort der Zerkarienpenetration eine Zerkariendermatitis (S. 117) auftreten, die bei S.-haematobium-Infektionen gewöhnlich nur gering ausgeprägt ist und rasch wieder abklingt. Bei den meisten Infizierten ist sie entweder nicht vorhanden oder wird nicht bemerkt.

Etwa 4–6 Wochen nach einer gleichzeitigen Penetration einer größeren Zahl von Zerkarien kommt es gelegentlich zu einer Allgemeinerkrankung mit Abgeschlagenheit, Gliederschmerzen, Kopfschmerzen, uncharakteristischen abdominellen Schmerzen und wechselndem, meist geringgradigem Fieber (Katayama-Syndrom). Bei S.-haematobium-Infektionen treten diese akuten Krankheitserscheinungen deutlich seltener und weniger ausgeprägt auf als bei der intestinalen Schistosomiasis.

Chronische Schistosomiasis haematobia
In Endemiegebieten kann die chronische urogenitale Schistosomiasis in zwei Stadien eingeteilt werden, die fließend ineinander übergehen:

- ein *aktives Stadium* bei jüngeren Menschen mit aktueller und progredienter Eiablage in verschiedenen Organen, akuten oder subakuten Krankheitserscheinungen und signifikanter Eiausscheidung;
- ein *inaktives Stadium* bei älteren Menschen mit fehlender oder nur noch geringer Eiausscheidung und ausgeprägten, zum Teil irreversiblen pathologischen Veränderungen.

Leichte Infektionen verlaufen häufig völlig asymptomatisch. Auch bei ausgeprägteren Infektionen mit wesentlichen pathologischen Veränderungen können klinische Krankheitserscheinungen in beiden Stadien über längere Zeit fehlen oder nur minimal ausgeprägt sein. In endemischen Gebieten entwickelt sich jedoch bei einem wesentlichen Teil der Infizierten eine chronische Erkrankung, die auch beim Sistieren von Re- und Superinfektion einen chronisch progredienten Verlauf nehmen und Folgeerkrankungen wie obstruktive Uropathie und Blasenkarzinom nach sich ziehen kann.

Am häufigsten ist die Beteiligung der Blase. Die ersten Symptome treten frühestens 10–12 Wochen nach der Infektion auf. Es kann jedoch auch Jahre dauern, bis sich die ersten Krankheitserscheinungen manifestieren. Die Beschwerden beginnen typischerweise mit Schmerzen während der Miktion und erhöhter Miktionsfrequenz. Bald kommt dazu eine Hämaturie, die meist auf die letzte Harnportion beschränkt ist, sog. *terminale Hämaturie*. Vor allem bei Kindern in Endemiegebieten ist die Hämaturie ein nahezu regelmäßiges Frühsymptom. Eine Makrohämaturie ist allerdings ein inkonstantes Symptom und tritt meist nur intermittierend auf, während die Mikrohämaturie in der Regel auch zwischen solchen Episoden nachweisbar bleibt. Bei stärkeren Infektionen kommt es häufig zu gesteigertem Harndrang; Pollakisurie, Enuresis und/oder Inkontinenz können sich entwickeln. Schmerzen sind oft in der Harnröhre lokalisiert, aber auch suprapubisch und perineal. Sie können sehr ausgeprägt sein, aber auch völlig fehlen. Der Urin enthält in wechselnder Zahl Erythrozyten, Leukozyten und S.-haematobium-Eier. Es besteht eine Proteinurie; solange keine bakterielle Sekundärinfektion vorliegt,

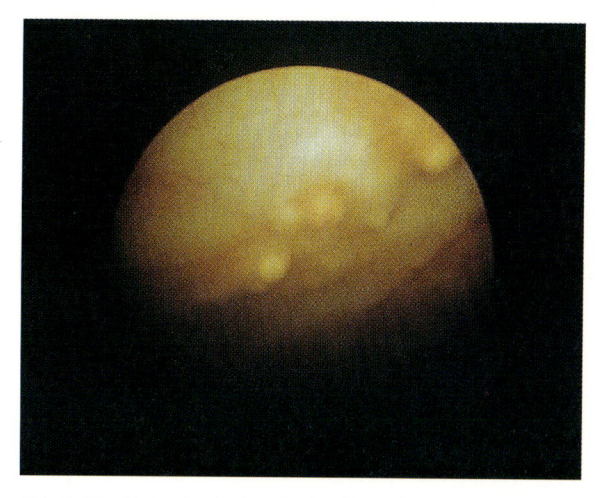

Abb. 9.**10** Zystoskopischer Befund bei Schistosomiasis haematobia.

ist der Urin-pH sauer. Das Ausmaß von Hämaturie und Proteinurie korreliert mit der Intensität der Infektion. Zystoskopisch zeigt sich als häufigste und früheste Veränderung eine Hyperämie der Schleimhaut mit oder ohne petechiale Hämorrhagien. Mit zunehmender Akkumulation von Eiern in der Schleimhaut entstehen kleine gelbliche, in Gruppen angeordnete Knötchen (Pseudotuberkel), die anfangs von einer hyperämischen Zone umgeben sind. Sie entsprechen Eigranulomen und sind bevorzugt im Bereich des Trigonums und der Ureterostien zu finden (Abb. 9.**10**). Bei länger bestehenden Infektionen entwickeln sich aufgrund einer zunehmenden Fibrosierung die typischen *Sandflecken*. Weitere, vor allem bei stärkeren Infektionen vorkommende Veränderungen sind noduläre oder polypoide Läsionen, Ulzera, fleckförmige Schleimhautblutungen, papillomatöse und granulomatöse Wucherungen.

Bei einem Teil der Infizierten entwickelt sich eine ein- oder beiderseitige *obstruktive Uropathie*. Diese ist meist durch eine Beteiligung der Ureterostien oder der Ureterwand bedingt, während die Blasenhalsobstruktion durch fibrotische Schrumpfung der Blasenwand als alleinige Ursache wohl weniger bedeutsam ist als früher angenommen. Die Obstruktion kann zu vesikoureteralem Reflux, Stauung und Dilatation des Ureters, Hydronephrose und Niereninsuffizienz führen. Die obstruktive Uropathie kann bis in weit fortgeschrittene Stadien asymptomatisch verlaufen. Bakterielle Sekundärinfektionen werden begünstigt, und eine Pyelonephritis ist nicht selten die Ursache einer akuten Dekompensation der Niereninsuffizienz und von Todesfällen durch Sepsis und akutes Nierenversagen. Chronische Salmonelleninfektionen werden wie bei anderen Schistosomeninfektionen gehäuft beobachtet und können insbesondere bei Patienten mit obstruktiver Uropathie zu persistierender Bakteriämie und Bakteriurie führen. In einigen Regionen (z. B. Ägypten) ist die S.-haematobium-Infektion mit dem gehäuften Auftreten einer Nephrolithiasis assoziiert, insbesondere bei Patienten mit obstruktiver Uropathie. Es handelt sich meist um Phosphatsteine mit bevorzugter Lokalisation in den Ureteren.

Das klinische Bild des *Blasenkarzinoms* bei Patienten mit S.-haematobium-Infektion unterscheidet sich nicht wesentlich von dem der urogenitalen Schistosomiasis. Miktionsbeschwerden und Hämaturie sind hinweisende Symptome. Im Gegensatz zu anderen Blasentumoren ist eine Lokalisation im Trigonum selten. Eine lymphatische Metastasierung tritt weniger häufig und später auf als bei sonstigen Blasentumoren; eine hämatogene Metastasierung ist selten.

Intestinale Schistosomiasis (Darmbilharziose)

Pathologie

Die intestinale Schistosomiasis wird durch Infektionen mit S. mansoni, S. japonicum, S. intercalatum und S. mekongi hervorgerufen. Die möglichen Schädigungen betreffen vor allem die Leber und das Pfortadersystem, den Darmtrakt, die Lunge und gelegentlich das ZNS. Gravierende pathologische Veränderungen mit ernsthaften Krankheitsbildern treten im wesentlichen bei der Schistosomiasis mansoni und der Schistosomiasis japonica auf. Klinisch relevante Schädigungen scheinen bei Infektionen mit S. intercalatum auf den Darmtrakt beschränkt zu sein. Bei S.-mekongi-Infektionen sind zwar schwerwiegende hepatolienale Erkrankungen beobachtet worden, Signifikanz und Häufigkeit dieser Einzelfälle sind derzeit jedoch noch nicht eindeutig zu beurteilen. Insgesamt scheint die Infektion mit S. mekongi klinisch milder als die mit S. japonicum zu verlaufen.

Entscheidend für die pathologischen Veränderungen aller chronischen Krankheitsstadien sind die im Gewebe verbleibenden Eier und die von diesen ausgelöste granulomatöse Entzündungsreaktion mit Bildung von Pseudotuberkeln und nachfolgender Fibrose. Das Ausmaß der Schädigungen korreliert in erster Linie mit der Stärke der Infektion, d. h. mit der Zahl vorhandener Wurmpärchen. Eine wesentliche Rolle spielen auch die Dauer der Infektion sowie Ausmaß und Art der Abwehrreaktionen des Körpers.

Ein Teil der Eier wird in der Darmwand zurückgehalten und führt zu einer chronischen granulomatösen Entzündung. Obwohl Eier häufig auch in den Wandschichten des Dünndarms zu finden sind, treten signifikante Läsionen fast nur im Dickdarm auf. Ihre Verteilung ist meist fokal mit dazwischenliegender unauffälliger Schleimhaut. Das distale Kolon bis zum Rektosigmoid ist meist stärker betroffen. Je nach Stadium und Ausmaß der Läsionen finden sich eine Hyperämie der Schleimhaut, erhabene Knötchen, Ulzerationen und Blutungen (Abb. 9.11), in fortgeschrittenem Stadium auch große, papillomartige oder tumorartige granulomatöse Wucherungen, sog. *Bilharziome*. An Stellen hoher Eikonzentrationen im Gewebe nimmt die Schleimhaut ein feingranuläres Aussehen an, ähnlich den sog. Sandflecken bei der Blasenbilharziose. Bei der Schistosomiasis mansoni kommt vor allem in Ägypten eine bevorzugt bei jungen Männern auftretende *Polyposis* des Kolons vor. Histologisch entsprechen diese Polypen entzündlichen Läsionen an Stellen hoher Eikonzentration mit glandulärer Proliferation und nekrotischen Ulzerationen. Eine adenomatöse Hyperplasie, Tendenzen zur malignen Entartung oder eine Assoziation zu kolorektalen Malignomen wurden nicht beobachtet. Durch häufige Blutungen und eine exsudative Enteropathie sind jedoch erhebliche enterale Blut- und Eiweißverluste möglich. In späten Stadien der Darmbilharziose können fibrotische Wandverdickungen ganzer Kolonabschnitte entstehen, die als Pseudotumoren im Abdomen tastbar sind und erhebliche Motilitätsstörungen verursachen, aber nur selten zu Stenose oder Ileus führen.

Entscheidend für Morbidität und Mortalität der intestinalen Schistosomiasis in den Endemiegebieten sind jedoch nicht die Manifestationen am Darm selbst, sondern die schwerwiegenden Krankheitsbilder der *hepatolienalen Schistosomiasis*. Eier und Eigranulome in der Leber finden sich bei allen humanpathogenen Schistosomenarten. Die Entwicklung einer hepatolienalen Schistosomiasis mit portaler Hypertension tritt jedoch nur bei Infektionen mit S. mansoni und S. japonicum sowie gelegentlich auch mit S. mekongi auf. Bei Infektionen mit S. mansoni und S. japonicum verbleibt im Vergleich zu den anderen Schistosomenarten ein wesentlich größerer Teil der Eier nach der Ablage intravasal und wird mit dem portalen Blutstrom in die Leber verschleppt. Auch die granulomatös-fibrotische Reaktion um die Eier, die in den präsinusoidalen Pfortaderverzweigungen hängenbleiben, ist ausgeprägter als bei den anderen Schistosomenarten. Es entsteht eine chronische Phlebitis und Periphlebitis der intrahepatischen Portalvenenäste, die im wesentlichen auf das Periportalfeld begrenzt bleibt. Das dazwischenliegende Leberparenchym ist in der

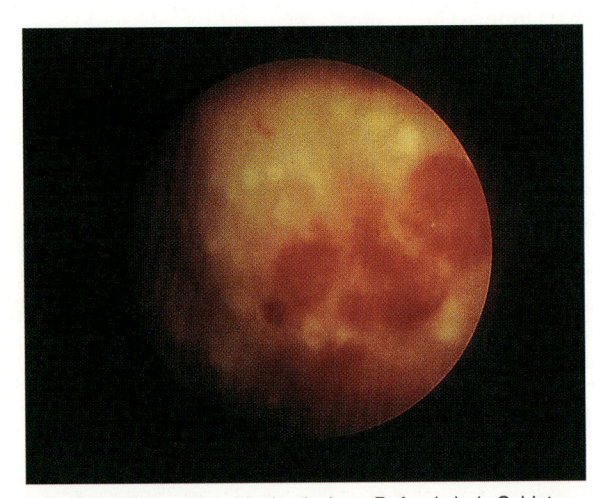

Abb. 9.11 Rektosigmoidoskopischer Befund bei Schistosomiasis mansoni.

Regel nicht mitbetroffen und die lobuläre Architektur bleibt erhalten. Im weiteren Verlauf manifestiert sich eine progressive periportale Fibrose, die bei fortgeschrittener hepatolienaler Erkrankung das typische Bild der *Tonpfeifenstielfibrose* nach Symmers bietet. Das dichte weißliche Bindegewebe um die intrahepatischen Pfortaderäste und das erhaltene rötliche Leberparenchym ergeben auf der Leberschnittfläche ein makroskopisches Bild, „als ob eine Anzahl weißer Tonpfeifenstiele in verschiedenen Richtungen durch das Organ gestoßen wurden" (Abb. 9.**12**). Die periportale Fibrosierung des gesamten Organs führt zu einer *präsinusoidalen portalen Hypertension*. Die Folgen sind eine Ausbildung von portosystemischen Kollateralen mit Ösophagus- und Magenfundusvarizen, Aszitesbildung, Splenomegalie mit Hypersplenismus und splenomegaler Markhemmung. Ein zirrhotischer Umbau findet in der Regel nicht statt, so daß die Leberparenchymfunktionen erhalten bleiben.

Über portosystemische Kollateralen gelangen Eier vermehrt in die Lunge und bleiben in den pulmonalen Arteriolen hängen. Es entstehen diffus verteilte Eigranulome sowie eine chronische Arteriitis, die zu *pulmonaler Hypertonie* und schließlich zu einem *Cor pulmonale* führen können. Während eine klinisch relevante pulmonale Schistosomiasis bei Infektionen mit S. mansoni oder S. japonicum in der Regel erst nach Ausbildung portosystemischer Kollateralen auftritt, können die Eier von S. haematobium die Lunge direkt über den Abfluß der Vesikal- und Beckenvenen in die untere Hohlvene erreichen.

Eine *ZNS-Beteiligung* bei der Schistosomiasis japonica beruht vorwiegend auf intrazerebralen Granulomen um ein oder mehrere Eier und kann zu Epilepsien und anderen fokalneurologischen Erscheinungen führen. Eine ZNS-Beteiligung bei S. mansoni- und selten auch bei S. haematobium-Infektionen manifestiert sich dagegen vorwiegend als segmentale Myelopathie. Als mögliche Wege, auf denen die Schistosomeneier das ZNS erreichen, werden arterielle Embolien und eine Verschleppung über klappenlose Anastomosen des Plexus vertebralis mit viszeralen Beckenvenen und Hämorrhoidalvenen diskutiert.

Bei fortgeschrittener hepatolienaler Schistosomiasis besteht oft eine Abwehrschwäche mit erhöhter Disposition gegenüber Sekundärinfektionen. Hieran scheint neben Panzytopenie und Hypo- oder Dysproteinämie auch eine Immunsuppression vor allem der zellulären Immunantwort beteiligt zu sein. Das gehäufte Auftreten von *chronischen Salmonelleninfektionen* wird möglicherweise zudem durch eine Adhärenz der Salmonellen am Tegument adulter Schistosomen und eine Persistenz in deren Darmkanal begünstigt. In einigen Gebieten besteht eine auffällige Korrelation zwischen hepatolienaler Schistosomiasis mansoni und *chronischer Hepatitis B*. Die Ursachen hierfür sind derzeit nicht völlig geklärt. Das gleichzeitige Auftreten ist mit einer hohen Inzidenz einer aktiven Hepatitis und oft rascher Entwicklung einer Leberinsuffizienz korreliert.

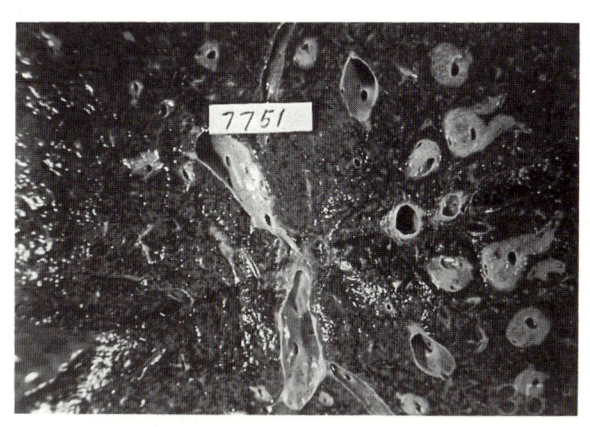

Abb. 9.**12** Tonpfeifenstielartige Fibrose der Leber (nach Symmers) bei hepatolienaler Schistosomiasis mansoni.

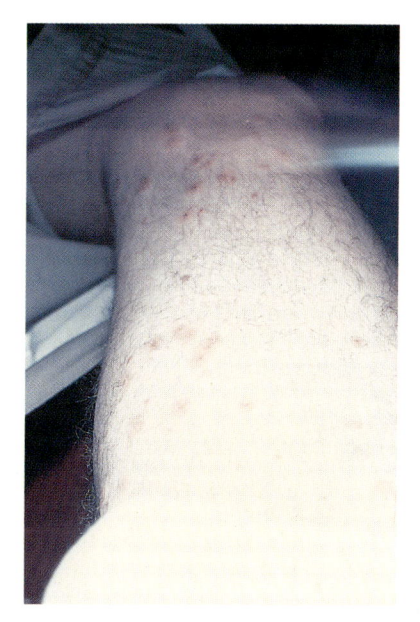

Abb. 9.**13** Zerkariendermatitis.

Krankheitsbild

Zerkariendermatitis

Am Ort der Zerkarieninvasion der Haut kommt es nicht selten bereits nach wenigen Minuten zu Juckreiz. Vor allem bei Menschen, die durch vorangegangene Infektionen sensibilisiert wurden, kann sich innerhalb einiger Stunden ein erythematöses, makulöses oder papulöses Exanthem manifestieren (Abb. 9.**13**) mit gelegentlicher pustulöser oder hämorrhagischer Komponente. Die Reaktion klingt innerhalb weniger Tage wieder ab. Sie verläuft gewöhnlich milder als die Zerkariendermatitis durch nicht humanpathogene Schistosomatidenarten und wird häufig nicht bemerkt.

Akute Schistosomiasis (Katayama-Syndrom)

Dieses akute fieberhafte Anfangsstadium manifestiert sich nur bei einem kleinen Teil der Infizierten und ist am ehesten zu erwarten bei stärkeren Erstinfektionen, d. h. bei nichtimmunen Individuen mit erstmaliger oder geringer vorheriger Infektion und beim gleichzeitigen Eindringen einer größeren Zahl von Zerkarien (sog. Schneckenfieber). Das Katayama-Fieber tritt daher vor allem bei Reisenden und Zuwanderern aus nichtendemischen Gebieten auf, während es bei der einheimischen Bevölkerung von Endemiegebieten seltener beobachtet wird. Am häufigsten und am stärksten ausgeprägt ist das Katayama-Fieber bei S.-japonicum-Infektionen. Die Inkubationszeit liegt in der Regel bei 4–6 Wochen, sie kann jedoch zwischen 2 und 12 Wochen schwanken. Gelegentlich können die Symptome auch bereits 2–3 Tage nach einer Infektion mit sehr vielen Zerkarien auftreten.

Die Erkrankung beginnt meist mit langsam ansteigendem Fieber, das differentialdiagnostisch an Typhus oder Brucellose denken läßt. Es ist jedoch auch ein plötzlicher Beginn mit hohem Fieber, Schüttelfrösten und ausgeprägtem Krankheitsgefühl möglich. Die häufigsten Symptome sind re- und intermittierendes Fieber, Abgeschlagenheit, Kopf-, Nacken- und Gliederschmerzen, trockener Husten, Oberbauchschmerzen, Übelkeit und breiige Durchfälle. Bei einigen Patienten treten zudem blutige Diarrhöen mit Tenesmen, periorbitale Ödeme und Benommenheit auf. Die Leber ist meist vergrößert und druckdolent. Bei einem Teil der Fälle besteht zudem eine Splenomegalie. Radiologisch können rasch wechselnde und sich spontan zurückbildende Lungeninfiltrate nachweisbar sein. Gelegentlich treten im EKG vorübergehend Rückbildungsstörungen auf. Diagnostisch bedeutsam ist die nahezu regelmäßig vorhandene und meist ausgeprägte Bluteosinophilie. Eine Eiausscheidung ist bei Erstinfektionen zu diesem Zeitpunkt häufig noch nicht nachweisbar (Präpatenzperiode), während zirkulierende Antikörper meist schon vorhanden sind. In dieser Situation kann die Immundiagnostik neben der Expositionsanamnese einen wesentlichen Hinweis auf die Ätiologie geben. Die Erkrankung verläuft normalerweise selbstlimitierend und klingt nach 1–2 Wochen spontan ab. Bedrohliche Verläufe bei massiver Exposition und bei Erstinfektionen von Nichtimmunen sind jedoch möglich, und Todesfälle aufgrund kardialer und zerebraler Komplikationen sind bei massiven Infektionen mit S. japonicum und selten auch mit anderen Schistosomenarten beschrieben. Die parenterale Gabe von Corticosteroiden in hoher Dosis kann hier lebensrettend sein.

Chronische intestinale Schistosomiasis
Leichte Infektionen verlaufen meist asymptomatisch. In Endemiegebieten ist sowohl bei der Schistosomiasis mansoni als auch bei der Schistosomiasis japonica die Mehrzahl der Menschen mit parasitologisch gesicherter Infektion beschwerdefrei. Abdominelle Schmerzen und blutige Diarrhöen sowie uncharakteristische Beschwerden wie Müdigkeit oder allgemeines Krankheitsgefühl treten bei Infizierten gehäuft auf. Eine *Hepatosplenomegalie* wurde in großen Untersuchungsserien bei Schistosomiasis mansoni in 27%, bei Schistosomiasis japonica in 31% der Fälle gefunden. Diese klinischen Symptome und Befunde können bereits wenige Wochen nach einer ausgeprägten erstmaligen Infektion beginnen, häufig entwickeln sie sich jedoch erst im Laufe von Monaten bis Jahren während anhaltender Super- und Reinfektionen. Klinische Symptome und Befunde fortgeschrittener Krankheitsstadien mit Leberfibrose und portaler Hypertension entstehen in der Regel erst nach einer Infektionsdauer von mehreren Jahren. Insgesamt erfolgt diese Entwicklung rascher bei Schistosomiasis japonica (im Durchschnitt nach 3–5 Jahren), während es bei der Schistosomiasis mansoni typischerweise etwa 5–15 Jahre dauert. Bei sehr schweren Infektionen, insbesondere mit S. japonicum, ist es möglich, daß sich dieses fortgeschrittene Stadium auch bereits innerhalb eines Jahres einstellt.

Die Beteiligung des *Intestinaltrakts* kann schon während des akuten Stadiums (Katayama-Syndrom) zu einem akuten dysenterischen Krankheitsbild führen, das durch den Beginn der Eiausscheidung und die Wanderung der Eier durch die Darmschleimhaut verursacht wird. Auch im chronischen Stadium können neben den uncharakteristischen abdominellen Beschwerden dysenterische Episoden auftreten, die nicht selten einer Amöbiasis ähnlich sind. Die bei der Schistosomiasis mansoni vorkommende *Polyposis* des Kolons geht mit blutigen Durchfällen, Tenesmen und einem erheblichen enteralen Blut- und Eiweißverlust einher, der zu Anämie, abhängigen Ödemen und Trommelschlegelfingern führt. Große granulomatöse Läsionen (Bilharziome) im Kolon und im Rektosigmoid, die mit Tumoren oder chronisch entzündlichen Darmerkrankungen zu verwechseln sind, können zu Blutungen, Passagestörungen, Ileus, Invagination oder Rektumprolaps führen.

Eine *hepatoliene Schistosomiasis* mit portaler Hypertension kann sich in Endemiegebieten bei bis zu 10% der S.-japonicum-Infektionen entwickeln; bei S. mansoni liegt dieser Anteil deutlich niedriger. Meist kommt es zu einer parallelen Vergrößerung von Leber und Milz, wobei häufig eine überproportionale Zunahme des linken Leberlappens auffällt. Leber und Milz sind anfangs weich und zeigen eine glatte Oberfläche. Mit zunehmender Vergrößerung nimmt ihre Konsistenz zu, und die Leberoberfläche wird höckrig. Die Hepatomegalie kommt mit Fortschreiten der Erkrankung zum Stillstand und kann sich teilweise wieder zurückbilden. Die Entstehung einer kleinen Schrumpfleber wie bei alkoholischer oder postentzündlicher Leberzirrhose ist jedoch selten. Die Splenomegalie nimmt in schweren Fällen weiter zu. Der untere Milzpol erreicht häufig die Nabelhöhe und kann bis ins Becken reichen (Abb. 9.**14**). Typische Symptome in dieser Phase sind zunehmende allgemeine Schwäche, abdominelle Beschwerden, Gewichtsverlust, Muskelatrophie, Anämie und wechselndes Fieber. Nicht selten entwickeln sich Amenorrhö, Infertilität, Libidoverlust und Impotenz. Aufgrund des Hypersplenismus besteht eine Panzytopenie. Die Infektionsanfälligkeit ist vermehrt. Chronische persistierende Salmonelleninfektionen mit anhaltendem Fieber und positiver Blutkultur, aber negativer Stuhlkultur treten gehäuft auf. Wenn sich die hepatolienale Schistosomiasis bereits im Kindesalter manifestiert, kann sie mit Entwicklungsverzögerung, Zwergwuchs und mentaler Retardierung einhergehen.

Ein Teil der Patienten ist weitgehend beschwerdefrei, bis die Erkrankung weit fortgeschritten ist und sich die Folgen und Komplikationen der *portalen Hypertonie* manifestieren: Aszites, abhängige Ödeme, Ösophagus- oder Magenvarizenblutung mit Hämatemesis und Meläna und die Ausbildung weiterer portosystemischer Kollateralen (periumbilikale Varikosis, Caput medusae). Die biochemischen Leberfunktionen sind trotz ausgeprägter portaler Hypertension meist gut erhalten. Zeichen der Leberinsuffizienz wie Ikterus, Leberhautzeichen, Gerinnungsstörungen und Enzephalopathie sind selten. Die Entwicklung eines Leberkomas ist jedoch begünstigt, wenn weitere Faktoren wie Varizenblutung, gleichzeitige Hepatitis B, Sekundärinfektion, Operationen, Mangel- oder Fehlernährung hinzukommen. Die häufigste Todesursache ist die massive Varizenblutung, gefolgt von Leberkoma und Sekundärinfektionen wie Sepsis und Pneumonie.

Eier und Eigranulome in der Lunge finden sich bei Infektionen mit allen Schistosomenarten. Eine klinisch manifeste pulmonale Lungenbeteiligung tritt jedoch meist nur bei länger bestehender hepatolienaler Schistosomiasis auf und wird am ehesten bei schweren Infektionen mit S. mansoni beobachtet, weniger häufig bei S. japonicum und nur selten bei S. haematobium. Durch massive Eiembolisierung und progressive Vaskulitis kann sich eine *pulmonale Hypertonie* entwickeln. Hauptsymptome sind rasche Ermüdung, Palpitationen sowie zunehmende Dyspnoe bei Belastung und schließlich auch in Ruhe. Mit steigender Druckerhöhung im kleinen Kreislauf entwickeln sich eine Rechtsherzbelastung mit Dilatation der Pulmonalarterie, Hypertrophie des rechten Ventrikels und schließlich eine Rechtsherzinsuffizienz *(Cor pulmonale).*

Durch die hämatogene Verschleppung von Eiern und Wanderungen der Adultwürmer ist grundsätzlich eine Beteiligung aller Organe möglich. Klinisch relevante pathologische Veränderungen sind bei einer Anzahl weiterer ektoper Lokalisationen wie Haut, Magen, Pankreas, Genitalorgane, Perikard, Myokard, Schilddrüse oder Augen beschrieben. Die klinische Symptomatik hängt im Einzelfall von der Lokalisation und dem Ausmaß der Eigranulome ab. Am bedeutsamsten sind ektope Läsionen im ZNS. Bei der Schistosomiasis japonica können Eiembolien und Granulome zu einer *zerebralen Schistosomiasis* führen, über die bei Untersuchungen von hospitalisierten Patienten mit Schistosomiasis japonica in 1–4% berichtet wurde. Häufigstes Symptom sind epileptische Krampfanfälle, seltener sind fokale motorische und sensible Ausfälle, Hirnnervenstörungen, Hirndruckzeichen oder apoplektiforme Bilder. Bei S.-mansoni- und S.-haematobium-Infektionen manifestiert sich eine ZNS-Beteiligung meist als akute oder chronische Myelitis, die bevorzugt als *transverse Myelitis* zu segmentalen sensorischen und motorischen Ausfällen führt. Typischerweise beginnt diese Komplikation mit Schmerzen im Lumbalbereich und an den unteren Extremitäten gefolgt von sensomotorischen Defiziten einschließlich Blasen- und Mastdarmlähmung. Bei Beteiligung des Zervikalmarks kann sich innerhalb weniger Tage eine Tetraplegie entwickeln.

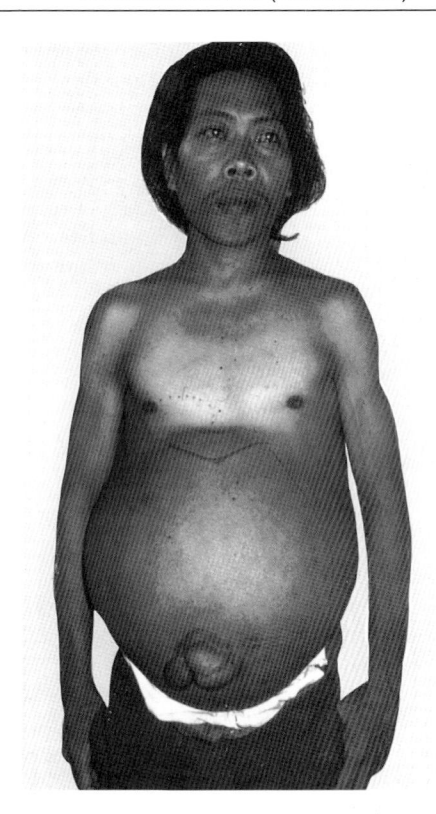

Abb. 9.14 28jähriger philippinischer Patient mit hepatolienaler Schistosomiasis japonica und dekompensierter portaler Hypertension.

In einigen Endemiegebieten wird bei Patienten mit hepatolienaler Schistosomiasis mansoni gehäuft eine Glomerulonephritis beobachtet, insbesondere dann, wenn zudem eine chronische Salmonelleninfektion besteht. Meist ist eine Proteinurie über lange Zeit die einzige klinisch faßbare Manifestation. Nur bei einem Teil dieser Patienten entwickelt sich ein nephrotisches Syndrom mit ausgeprägter Hypoproteinämie und generalisierten Ödemen. Der Übergang in eine fortgeschrittene oder terminale Niereninsuffizienz ist eher selten. Allerdings sind die Veränderungen auch nach Behandlung der Grunderkrankung meist irreversibel.

Diagnostik

Da nur bei einem Teil der Infizierten Krankheitserscheinungen vorliegen, kann sich der Verdacht auf eine Infektion bereits dann ergeben, wenn eine entsprechende Exposition, d.h. Kontakt mit kontaminiertem Süßwasser stattgefunden hat. Dies gilt für Einwohner von Endemiegebieten wie für Reisende, die solche Gebiete besucht haben. Bei kurz zurückliegender Erst- oder Reinfektion muß eine noch mögliche Präpatenz (Zeit zwischen Infektion und Beginn der Eiausscheidung) berücksichtigt und die Diagnostik gegebenenfalls wiederholt werden.

Eine beweisende Diagnose ist nur möglich durch den Nachweis der charakteristischen Eier oder der aus den Eiern geschlüpften Mirazidien. Auch Therapiekontrollen beruhen auf dem Nachweis von Eiern und der Beurteilung ihrer Vitalität. Diese kann aufgrund der Zilienbeweglichkeit und Flammzellaktivität, anhand von Supravitalfärbungen oder mit Mirazidienschlüpfverfahren (Kap. 46) beurteilt werden. Immundiagnostische Methoden erlauben lediglich die Stellung einer Verdachtsdiagnose; ihre Aussagekraft ist insbesondere in Endemiegebieten und bei der Therapiekontrolle erheblich eingeschränkt.

Parasitologische Untersuchungen

Urinuntersuchung

Die Ausscheidung von S.-haematobium-Eiern (Abb. 9.4a) beginnt frühestens 30−40 Tage nach einer erstmaligen Infektion, gelegentlich erst nach mehreren Monaten. Bei hoher Eiausscheidung gelingt der Einachweis bereits bei der Untersuchung der letzten Portion (10−50 ml) eines Spontanurins. Das durch einfache Sedimentation oder Zentrifugation gewonnene Sediment sollte quantitativ mikroskopisch durchgemustert werden. Da die Eiausscheidung sehr variieren kann, sollte die Untersuchung gegebenenfalls mehrfach durchgeführt werden. Bei geringer Eiausscheidung sind Anreicherungsverfahren erforderlich. Dazu wird *Sammelurin* untersucht, der am besten in der Zeit zwischen 9 und 16 Uhr gesammelt wird, da das Maximum der Eiausscheidung um die Mittagszeit liegt. Man kann den gesamten Urin in einem großen Spitzglas sedimentieren lassen (ca. 1 Stunde) und das gesamte Sediment nach dem Dekantieren quantitativ untersuchen. Dies ist jedoch zeitaufwendig, und bei sedimentreichem Urin (Entzündung, Hämaturie, Salze) kann ein mehrfaches Waschen des Sediments (mit kalter 0,9%iger NaCl-Lösung) erforderlich sein. Am praktikabelsten ist die Filtration durch einen Polycarbonatfilter (Kap. 46). Diese Methode ermöglicht zudem eine Quantifizierung der Eiausscheidung und eine Beurteilung der Vitalität aufgrund einer Supravitalfärbung mit Trypanblau. Urinproben sollten innerhalb von 1−2 Stunden untersucht werden, da sonst die Mirazidien zu schlüpfen beginnen. Falls das nicht möglich ist, sollte ein Fixativ (z. B. Formalin) oder eine Salzlösung (10%ige NaCl-Lösung in einer Menge von ca. 10−15% des Urinvolumens) zugegeben werden. Gelegentlich sind auch Eier von S. mansoni oder S. intercalatum im Urin zu finden.

Stuhluntersuchung

Der direkte Nachweis der Eier von S. mansoni, S. japonicum, S. mekongi oder S. intercalatum (Abb. 9.4b−c) bei der mikroskopischen Durchmusterung eines einfachen dünnen Stuhlausstrichs gelingt meist nur bei ausgeprägten Infektionen mit hoher Eiausscheidung. In der Regel sind daher Anreicherungsmethoden erforderlich. Bewährt für Untersuchungen unter Feldbedingungen und in einfach ausgerüsteten Labors hat sich der dicke Stuhlausstrich nach *Kato-Katz*. Allerdings werden hierbei nur etwa 50 mg Stuhl untersucht. Eine deutlich höhere Sensitivität zeigen die etwas aufwendigeren *Sedimentationsverfahren*, wie die Merthiolat-Jod-Formalin-(MIF-)- oder die Sodiumacetat-Formalin-(SAF-)Konzentration (Kap. 46), bei denen ca. 1 g Stuhl untersucht wird. Da eine einmalige negative Untersuchung eine Infektion keineswegs ausschließen kann, sind gegebenenfalls mehrere Untersuchungen erforderlich.

Biopsien

Die Untersuchung von Biopsien der Darm- oder Blasenschleimhaut ist eine sensitive Methode und der parasitologischen Stuhl- oder Urinuntersuchung beim Nachweis leichter Infektionen eindeutig überlegen. Allerdings setzt die bioptische Untersuchung eine invasive Materialgewinnung durch Proktosigmoidoskopie oder Zystoskopie voraus, die für Bekämpfungskampagnen und unter einfachen medizinischen Bedingungen nicht geeignet und mit der Gefahr von Komplikationen belastet ist. Die Diagnostik mittels Darm- oder Blasenbiopsie sollte daher nur in Einzelfällen eingesetzt werden, wenn ein begründeter Verdacht besteht und mehrfache Stuhl- bzw. Urinuntersuchungen mittels Anreicherungsverfahren negativ geblieben sind. Die Biopsate sollten bei der endoskopischen Untersuchung bevorzugt im Bereich verdächtiger Veränderungen entnommen werden. Bei unauffälligem makroskopischem Befund empfiehlt sich die Entnahme von mehreren Biopsien an verschiedenen Stellen, in der Blase vor allem im Trigonumbereich. Die Untersuchung der Biopsate erfolgt am besten frisch oder nach Transport in physiologischer Kochsalzlösung als *Quetschpräparat* (Abb. 9.15). Hierzu wird jedes Biopsat unfixiert und ungefärbt zwischen zwei Objektträgern so gequetscht, daß es bei 100- bis 200facher Vergrößerung quantitativ durchgemustert werden kann. Dadurch sind alle im Biopsat enthaltenen Eier sichtbar; Artdifferenzierung und Beurteilung der Vitalität sind rasch und zuverlässig möglich. Histo-

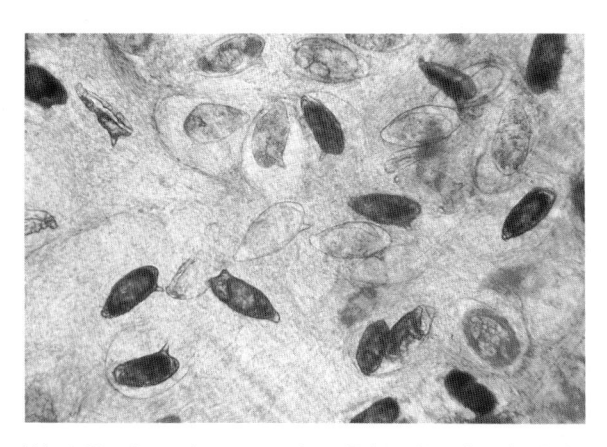

Abb. 9.15 Quetschpräparat einer Rektumbiopsie mit vitalen und abgestorbenen Eiern von Schistosoma mansoni.

logische Schnittpräparate (Abb. 9.9) zeigen nur Anschnitte eines Teils der Eier; die Beurteilung von Morphologie und Vitalität ist erheblich erschwert. Eine Hilfe bei der Artdifferenzierung in histologischen Schnitten kann die Ziehl-Neelsen-Färbung sein, bei der sich die Eischale von S. mansoni, S. japonicum und S. intercalatum rot anfärbt, nicht jedoch die von S. haematobium und S. mattheei.

Schistosomeneier können auch in Leberbiopsaten nachweisbar sein; eine Leberbiopsie allein zur Diagnostik der Schistosomiasis ist jedoch auf keinen Fall indiziert.

Immundiagnostik

Zum Nachweis von Antikörpern stehen verschiedene Verfahren zur Verfügung (Kap. 46). Als Antigene werden meist Adultwurm- oder Eiantigene verwendet, bei der Serodiagnostik frischer Infektionen auch Zerkarienantigen. Bei ca. 80–90% der Infizierten lassen sich spezifische Antikörper nachweisen, die innerhalb der Schistosomenarten kreuzreagieren. Im chronischen Infektionsstadium zeigen Eiantigene eine etwas höhere Sensitivität als Adultwurmantigene. Kreuzreaktionen mit anderen Helminthiasen kommen vor. Antikörper lassen sich auch nach parasitologischer Heilung meist noch über längere Zeit nachweisen. Wesentliche Nachteile der Antikörperbestimmung sind die fehlende Unterscheidungsmöglichkeit zwischen aktiver und spontan oder nach Therapie ausgeheilter Infektion sowie die fehlende Korrelation zu Befallintensität und Morbidität. Methoden zum Antikörpernachweis sind daher am ehesten geeignet für epidemiologische Untersuchungen, zur Vorauswahl vor parasitologischen Untersuchungen und zur Verdachtsdiagnose sehr leichter, parasitologisch nicht nachweisbarer Infektionen. Bei Erstinfektionen können sie den einzigen diagnostischen Hinweis während der 1- bis 3 monatigen Präpatenzzeit geben, solange noch keine Eier ausgeschieden werden.

Methoden zum Nachweis von zirkulierenden Antigenen zeigen eine Korrelation mit der Befallintensität bzw. dem Ausmaß der Eiausscheidung. Ihre Eignung zur Therapiekontrolle bedarf derzeit allerdings noch weiterer Untersuchungen. Bei leichten Infektionen und im akuten Stadium ist ihre Sensitivität deutlich geringer als die des Antikörpernachweises.

Sonstige Untersuchungsmethoden

Die Laboruntersuchungen weisen bei der akuten Schistosomiasis (Katayama-Syndrom) fast regelmäßig eine meist ausgeprägte Bluteosinophilie (10–70%) auf, häufig mit gleichzeitiger Leukozytose (10000–30000/µl). Die Blutsenkungsgeschwindigkeit ist erheblich beschleunigt; vor allem das Serum-IgM und weniger ausgeprägt die IgG- und IgE-Spiegel sind vermehrt. Serumtransaminasen, alkalische Phosphatase und Lactatdehydrogenase sind meist mäßig erhöht.

Im chronischen Stadium ist die Bluteosinophilie weniger ausgeprägt und nur bei etwa der Hälfte der Patienten vorhanden. Im übrigen sind die hämatologischen und biochemischen Laborparameter bei der Mehrzahl der Infizierten ohne Krankheitserscheinungen unauffällig. In fortgeschrittenen Erkrankungsstadien liegt sowohl bei der urogenitalen als auch bei der intestinalen Schistosomiasis eine Anämie vor, die Blutsenkungsgeschwindigkeit ist mäßig beschleunigt, Serum-IgG- und IgE-Spiegel sind deutlich vermehrt. Bei hepatolienaler Erkrankung bestehen zudem häufig Leukopenie und Thrombopenie, Hypoalbuminämie und Hypergammaglobulinämie; die Serumtransaminasen und die alkalische Phosphatase sind meist erhöht, der Bilirubinspiegel liegt außer bei dekompensierter hepatolienaler Schistosomiasis im Normbereich. Während die Blasenbilharziose auch im asymptomatischen Stadium meist mit einer Proteinurie einhergeht, weckt diese bei der intestinalen Schistosomiasis stets den Verdacht auf der Glomerulopathie. Ein rascher Anstieg der Retentionswerte ist sowohl bei der obstruktiven Uropathie wie bei der hepatolienalen Schistosomiasis stets ein ernstzunehmendes, prognostisch oft ungünstiges Zeichen.

In Endemiegebieten ist der Nachweis einer Mikrohämaturie mittels Fertigreagenz-Teststreifen eine einfache und kostengünstige Methode, um die Verdachtsdiagnose einer S.-haematobium-Infektion zu stellen. Diese auch von nichtmedizinischem Personal anwendbare Testmethode zeigte beim Einsatz im Rahmen von Bekämpfungsprogrammen eine Sensitivität von über 90% und eine Spezifität von ca. 80% im Vergleich zum Einachweis mittels quantitativer Urinfiltration bei Kindern und Jugendlichen.

Sonographische Untersuchungen haben sich sowohl bei der Blasenbilharziose wie auch bei der hepatolienalen Schistosomiasis als aussagekräftige nichtinvasive Methoden zur Diagnostik und zur Verlaufskontrolle nach Therapie erwiesen. Bei S.-haematobium-Infektionen zeigt sich meist eine irregulär verdickte Blasenwand, zum Teil mit Hydroureter und Hydronephrose. Bei einer hepatolienalen Beteiligung ist das normale Schallmuster der intrahepatischen Portalvenen und ihrer Äste durch tubuläre echodichte Bänder von 10–20 mm Breite ersetzt, die sich im Querschnitt als runde oder ovale Ringstruktur darstellen.

Differentialdiagnostik

Das akute Stadium des Katayama-Syndroms kann ein ähnliches klinisches Bild wie Typhus abdominalis (Typhoides Fieber) oder Paratyphus (Paratyphoides Fieber) zeigen. Differentialdiagnostisch bedeutsam ist das Fehlen einer Eosinophilie beim Typhus. Weitere fieberhafte Erkrankungen wie Malaria, Sepsis, Miliartuberkulose, Amöbenleberabszeß, viszerale Leishmaniose und Brucellose müssen unterschieden werden. Fieber und Eosinophilie treten auch bei einigen anderen Helminthiasen auf, wie Trichinose, Leberegelinfektionen im akuten Stadium, viszerales Larvamigrans-Syndrom oder tropisches Eosinophiliesyndrom bei Filariosen. Bei pulmonaler Beteiligung sind eosinophile Pneumonien anderer Genese, wie die

Löffler-Pneumonie im akuten Invasionsstadium von Askariasis, Ankylostomiasis oder Strongyloidiasis, eine Hypersensitivitätspneumonitis oder hypereosinophile Syndrome abzugrenzen.

Im chronischen Stadium der urogenitalen Schistosomiasis müssen andere Ursachen einer schmerzlosen Hämaturie wie Nierentuberkulose oder Tumoren der ableitenden Harnwege oder der Prostata bedacht werden. Dabei ist die in einigen Gebieten häufige Assoziation zwischen Blasenkarzinom und chronischer Blasenbilharziose zu berücksichtigen. Eine zytologische und nach Möglichkeit auch zytoskopische Abklärung ist bei jedem klinischen Verdacht erforderlich. Auch die Ultraschalluntersuchung kann frühzeitig verdächtige Befunde ergeben.

Die chronischen Durchfälle und abdominellen Schmerzen bei der chronischen intestinalen Schistosomiasis müssen von zahlreichen anderen Ursachen wie Amöbiasis, Morbus Crohn, Colitis ulcerosa oder Pankreatitis unterschieden werden. Bei fortgeschrittener hepatolienaler Schistosomiasis sind alle Erkrankungen zu berücksichtigen, die ebenfalls zu Hepatosplenomegalie und portaler Hypertension führen können. Dies sind in erster Linie die alkoholische und postentzündliche Leberzirrhose, chronisch aktive Virushepatitiden, Leberkarzinom, Lebermetastasen, Kala-Azar, das tropische Splenomegaliesyndrom, Pfortaderthrombose, Budd-Chiari-Syndrom und Hämoblastom. Bei der hohen Inzidenz von asymptomatischen Infektionen mit S. mansoni oder S. japonicum in vielen Endemiegebieten darf nicht jede gleichzeitige Hepatosplenomegalie und portale Hypertension kritiklos der Schistosomiasis zugeordnet werden. Typisch für die hepatolienale Schistosomiasis ist eine bis in weit fortgeschrittene Stadien meist gut erhaltene Leberparenchymfunktion.

Besonders schwierig ist die Diagnose und Differentialdiagnose der ZNS-Manifestationen bei S.-japonicum- und S.-mansoni-Infektionen. Weder der parasitologische Nachweis einer intestinalen Schistosomiasis noch eine positive Immundiagnostik kann mit einer ätiologischen Diagnose gleichgesetzt werden. In der Regel handelt es sich daher lediglich um eine klinische Verdachtsdiagnose nach Ausschluß anderer möglicher Ursachen wie Neoplasien, Neurozystizerkose oder zerebrale Paragonimiasis.

Therapie

Antiparasitäre Therapie

Für die spezifische Therapie stehen heute hochwirksame und atoxische Medikamente zur Verfügung, die oral und in einer Eindosis- oder Eintagestherapie gegeben werden können und daher sowohl für Einzel- wie auch für Massenbehandlungen geeignet sind. Eine Behandlung und Nachbeobachtung unter stationären Bedingungen ist nicht mehr erforderlich.

Aufgrund der guten Wirksamkeit und Verträglichkeit kann eine Behandlung auch bei sehr leichten oder nur serologisch diagnostizierten Infektionen indiziert sein.

Praziquantel (Biltricide) ist derzeit das Mittel der Wahl bei allen Arten und Krankheitsstadien der Schistosomiasis. Es zeigt eine hohe Wirksamkeit gegen alle Schistosomenarten. Bei Infektionen mit S. haematobium ist die einmalige orale Gabe von 40 mg/kg ausreichend. Bei S. mansoni und S. intercalatum ergibt eine Aufteilung der Dosis in 2 Dosen von 20 mg/kg an einem Tag eine etwas bessere Wirksamkeit als die Einmaldosis. Bei S.-japonicum- und S.-mekongi-Infektionen ist eine Dosierung von 3mal 20 mg/kg an einem Tag empfehlenswert. Die parasitologischen Heilungsraten liegen zwischen 75 und 100%, die Reduktion der Eiausscheidung bei über 95%. Die Nebenwirkungen sind auch bei Patienten mit fortgeschrittenen Erkrankungsstadien gering. Oberbauchschmerzen, Diarrhö, Schwindel und Nausea sind möglicherweise Folge der Abtötung der Parasiten. Lediglich bei der Behandlung in der akuten Phase mit ausgeprägtem Katayama-Syndrom wurde in Einzelfällen über eine kritische Zustandsverschlechterung berichtet. Hier ist eine gleichzeitige Gabe von Corticosteroiden, gegebenenfalls in hohen Dosen, erforderlich.

Oxamniquin (Mansil) ist nur gegen S. mansoni wirksam, insbesondere gegen die in Westafrika und Südamerika vorkommenden Stämme. Es wird in einer einmaligen oralen Dosis von 15 mg/kg verabreicht. Die parasitologische Heilungsrate liegt bei 70–100%, die Reduktion der Eiausscheidung bei 95–97%. Bei Infektionen, die außerhalb von Südamerika oder Westafrika erworben wurden, ist zur Erzielung vergleichbarer Erfolgsraten eine höhere Dosierung von 60 mg/kg in 3–4 Dosen über 2 Tage verteilt empfehlenswert. Als mögliche Nebenwirkungen werden vorübergehendes Fieber und selten auch Halluzinationen und Krampfanfälle beobachtet. Persistierende Nebenwirkungen oder Schädigungen wurden ebensowenig wie bei Praziquantel berichtet. Bei den in Ägypten und einigen anderen afrikanischen Endemiegebieten häufigen Doppelinfektionen mit S. haematobium ist Praziquantel vorzuziehen. Bei Patienten, die mehrfach mit Oxamniquin behandelt worden waren, sind resistente S.-mansoni-Adulte isoliert worden. Resistenzen gegen Praziquantel wurden bislang nicht beschrieben.

Metrifonat (Bilarcil) ist nur gegen S. haematobium wirksam. Es wird in einer oralen Einmaldosis von 7,5 mg/kg gegeben. Die Behandlung wird in wöchentlichen Abständen 2mal wiederholt. Die Heilungsraten liegen zwischen 40 und 90%, die Reduktion der Eiausscheidung bei über 90%. Die Erfolgsraten zeigten bei verschiedenen Studien zum Teil große Unterschiede und scheinen zum Teil von der Befallstärke abzuhängen. Vor allem bei ausgeprägten Infektionen sind daher Nachkontrollen empfehlenswert. Metrifonat wird aufgrund seiner guten Verträglichkeit und der niedrigen Kosten häufig bei Massenbehandlungen im Rahmen von Bekämpfungsprogrammen eingesetzt.

Alle antiparasitär wirksamen Substanzen haben keine ovizide Wirkung. Für Therapiekontrollen muß daher berücksichtigt werden, daß vitale Eier auch bei parasitologischer Heilung noch bis zu 4 Wochen nach Behandlung nachweisbar sein können. Bei persistierender Hämaturie nach Therapie sollte stets an ein Blasenkarzinom gedacht werden.

Sonstige Therapie

Bei bedrohlich verlaufendem Katayama-Syndrom ist eine kurzfristige hochdosierte Corticosteroidgabe erforderlich. Durch die Behandlung der zerebralen Schistosomiasis japonica können Krampfanfälle begünstigt werden; die gleichzeitige Gabe von Antikonvulsiva und Dexamethason ist daher empfehlenswert.

Die fortgeschrittenen Stadien der urogenitalen Schistosomiasis mit obstruktiver Uropathie oder Nephrolithiasis können eine chirurgische Behandlung mit Entfernung stenosierender oder obstruierender Läsionen oder Konkremente erforderlich machen. Bei Blasenkarzinomen ist die frühzeitige Diagnose und Resektion entscheidend, bei portaler Hypertension mit Ösophagusvarizenblutungen eine endoskopische Sklerosierung empfehlenswert. Shuntoperationen sollten nur für Fälle mit rezidivierenden und sonst nicht behandelbaren Blutungen reserviert bleiben.

Prognose

Mit den neueren hochwirksamen Medikamenten zur antiparasitären Therapie der Schistosomiasis ist die Prognose ausgezeichnet, solange noch keine ausgeprägten Schädigungen wie obstruktive Uropathie mit bereits fortgeschrittener Niereninsuffizienz, hepatolienale Schistosomiasis mit schwerer portaler Hypertonie, Cor pulmonale oder schwerwiegende ZNS-Manifestationen vorliegen. Erst in den letzten Jahren konnte anhand von gut dokumentierten Verlaufskontrollen gezeigt werden, daß sich auch diese weit fortgeschrittenen und früher für irreversibel gehaltenen Veränderungen wesentlich zurückbilden können. So wurde bei Patienten mit ausgeprägter obstruktiver Uropathie eine vollständige Rückbildung von Hydroureter und Hydronephrose allein nach medikamentöser Therapie beobachtet. Zystoskopische und sonographische Untersuchungen zeigten das vollständige Verschwinden von Granulomen der Blasenwand. Besonders eindrucksvoll ist bei der intestinalen Schistosomiasis mansoni die weitgehende oder vollständige Rückbildung einer Polyposis des Kolons, auch wenn diese extrem ausgeprägt ist. Bei hepatolienaler Schistosomiasis kommt es zu einer signifikanten Verkleinerung der Leber und bei einem Teil der Patienten auch der Milz. Selbst bei Schistosomiasis mansoni mit dekompensierter portaler Hypertension trat eine signifikante Besserung auf mit zum Teil vollständiger Rückbildung eines Aszites und Abnahme der periportalen Fibrose. Es ist daher sinnvoll und mit den neueren Medikamenten auch ohne Risiken möglich, die weit fortgeschrittenen Stadien der chronischen Schistosomiasis zu behandeln. Insbesondere vor operativen Maßnahmen bei obstruktiver Uropathie und dekompensierter portaler Hypertension sollte nach Möglichkeit abgewartet werden, ob eine signifikante Besserung nicht bereits nach konservativer Therapie eintritt.

Bekämpfung und Prophylaxe

Die individuelle Prophylaxe beruht ausschließlich auf einer *Expositionsprophylaxe,* d. h. der Vermeidung von Kontakt mit kontaminiertem Süßwasser. In Endemiegebieten sind alle natürlichen und künstlichen Gewässer (Seen, Bewässerungssysteme, Reisfelder, Sümpfe, Flüsse) als potentiell verseucht anzusehen; das Baden, Durchwaten, Waschen oder Trinken von solchem Wasser sollte konsequent vermieden werden. Eine Abtötung von Zerkarien in Brauch- oder Trinkwasser ist möglich durch Chlorierung, Erhitzen oder Filtrierung. Nach Aufbewahrung von möglicherweise kontaminiertem Wasser in schneckensicheren Behältnissen sind die Zerkarien nach spätestens 3 Tagen abgestorben. Bei Laborinfektionen tötet die möglichst umgehende Benetzung der Haut mit 70%igem Alkohol noch nicht eingedrungene Zerkarien sofort ab.

Die gezielte Chemotherapie hat sich vor allem seit der Einführung der neueren hochwirksamen und gut verträglichen Medikamente als die wichtigste Komponente erfolgreicher Bekämpfungsprogramme erwiesen. Bei entsprechend hoher Prävalenz in einer endemischen Region kann die Behandlung der gesamten hauptsächlich betroffenen Bevölkerungsgruppe (meist Schulkinder) effektiv und kostengünstig sein. Dabei sind parasitologische Untersuchungen nur zur Feststellung der Prävalenz erforderlich, allerdings werden auch Nichtinfizierte mitbehandelt. In die selektive Bevölkerungsbehandlung werden alle parasitologisch positiven Einwohner eingeschlossen. Dies ist medizinisch und ethisch sinnvoll. Allerdings sind Machbarkeit und Wirksamkeit durch die für die Diagnostik erforderlichen Ressourcen und die Empfindlichkeit der angewendeten Methoden begrenzt. Bei der S.-haematobium-Infektion stehen mit dem Hämaturienachweis durch Teststreifen und der Urinfiltration sensitive und relativ kostengünstige Screening- und Nachweismethoden zur Verfügung, während die bei der intestinalen Schistosomiasis anwendbaren Methoden (dicker Ausstrich nach Kato-Katz, Anreicherungsmethoden) weniger sensitiv und arbeitsaufwendiger sind. Die *selektive Bevölkerungsbehandlung* wird heute bevorzugt angewendet und ist in der Lage, Morbidität, Infektionsintensität und Übertragung rasch und nachhaltig zu beeinflussen.

Die früher im Vordergrund der Bekämpfungsmaßnahmen stehende Molluskizidanwendung wird heute in der Regel nur als zusätzliche Maßnahme zur Reduktion bestimmter lokal und/oder saisonal begrenzter Übertragungsherde eingesetzt. Eine alleinige Anwendung von Molluskiziden (Niclosamid u. a.) erfordert eine häufige Wiederholung, ist ökologisch bedenklich und zeigt nur einen langsamen Effekt auf die Infektionsintensität und keinen auf die Erkrankung. Eine Schneckenbekämpfung ist auch möglich durch Beeinflussung des Habitats, wie Entfernung der Vegetation oder Zementierung von Bewässerungskanälen oder Beschleunigung des Wasserflusses.

Alle Bekämpfungsprogramme sollten zudem Maßnahmen zur Gesundheitserziehung und zur Verbesserung der hygienischen Bedingungen und der Wasserversorgung umfassen, die darauf zielen, über die Infektionsvermeidung aufzuklären, die Kontamination von Gewässern mit Fäkalien zu reduzieren und sicheres Wasser zur Verfügung zu stellen. Eine wirksame Impfung ist trotz der rasch fortschreitenden Forschung und einiger aussichtsreicher Entwicklungen in nächster Zeit noch nicht zu erwarten.

Fasziolose

Definition
Die Fasziolose ist eine verbreitete Zoonose bei Rindern, Schafen und anderen Herbivoren. Zu sporadischen Infektionen des Menschen kommt es in erster Linie durch den Genuß eßbarer Wasserpflanzen wie Brunnenkresse. Bei stärkerem Befall können durch eine initiale Gewebewanderung und die Besiedelung der Gallenwege sowie durch ektope Lokalisationen akute und chronische Krankheitsbilder entstehen.

Erreger und Entwicklungszyklus
Fasciola hepatica, der große Leberegel, ist ein zwittriger, blattförmiger Egel von 2–4 cm Länge und ca. 1 cm Breite, dessen Oberfläche mit zahlreichen Tegumentdornen besetzt ist. Charakteristisch ist zudem der ausgeprägte Kopfzapfen mit dem Mundsaugnapf an seiner Spitze und einem größeren Bauchsaugnapf vor seiner Basis. Die Adulten leben vorwiegend in den proximalen Gallengängen der herbivoren Endwirte und produzieren Eier, die über die Gallenwege und den Darm mit dem Stuhl ausgeschieden werden. Aus den Eiern schlüpfen nach einer 1- bis 2wöchigen Reifung Mirazidien, die in geeignete Zwischenwirtsschnecken eindringen. Dies sind in erster Linie verschiedene Arten der Gattung Lymnaea und weitere amphibische wie aquatische Schnecken einiger anderer Gattungen der Familie Lymnaeidae. Die im Schneckengewebe nach einer Vermehrung über mehrere Redienstadien entstehenden Zerkarien enzystieren sich nach Verlassen der Schnecke an feuchter Vegetation wie Wasserpflanzen oder Gräsern als sehr dauerhafte Metazerkarien, die über Monate infektionstüchtig bleiben können. Nach der Ingestion der Metazerkarien durch den Endwirt exzystieren die Larven im Duodenum, penetrieren die Darmwand und dringen über die freie Bauchhöhle und die Leberkapsel ins Leberparenchym ein. In mehreren Wochen wandern die heranwachsenden juvenilen Würmer zu den großen und mittleren Gallengängen, wo sie sich zu geschlechtsreifen Adulten entwickeln. Die Präpatenzzeit bis zum Beginn der Eiausscheidung liegt bei 3–4 Monaten. Die Lebensdauer der Adulten in Rindern und Schafen liegt bei 3–5 Jahren.

Fasciola gigantica, der Riesenleberegel, ist länger (bis zu 7,5 cm) und schmaler als Fasciola hepatica. Entwicklungszyklus, Klinik, Diagnostik und Therapie sind weitgehend gleich.

Epidemiologie
Die Fasziolose ist weltweit zoonotisch bei Rindern, Schafen und anderen herbivoren Nutz- und Wildtieren verbreitet. Infektionen des Menschen treten in der Regel sporadisch oder als Familieninfektion auf und erfolgen durch den Verzehr roher Salate oder Gemüse von wildwachsenden Pflanzen, insbesondere von Brunnenkresse, seltener durch Trinken von metazerkarienhaltigem Wasser. Sie kommen vor allem in Gebieten mit entsprechenden Ernährungsgewohnheiten vor, wie in Frankreich, Kuba, Peru, im Nildelta oder im Nahen Osten. Sporadische Fälle werden zudem in zahlreichen anderen Ländern in Europa, Mittel- und Südamerika, Afrika und Asien beobachtet. Wenige Fälle menschlicher Infektionen mit Fasciola gigantica sind aus Gambia, Vietnam, Irak, Usbekistan und Hawaii berichtet.

Pathogenese und Pathologie
Die Schwere des Krankheitsbildes hängt im wesentlichen von der Parasitenzahl ab. Die Invasion und Wanderung der Larven und ihre Heranreifung kann ein akutes Krankheitsstadium verursachen. Die Passage durch die Leberkapsel führt zu einer schmerzhaften Perihepatitis. Da der Mensch kein optimaler Wirt für Fasciola hepatica ist, stirbt ein Teil der juvenilen Egel vor Erreichen der Gallengänge im Leberparenchym ab und hinterläßt mit nekrotischem Material gefüllte eosinophile Abszesse, die sich meist spontan zurückbilden und fibrosieren. Durch bakterielle Sekundärinfektionen können jedoch pyogene Leberabszesse entstehen. Nach Erreichen der proximalen Gallengänge kann sich ein chronisches Krankheitsstadium manifestieren. Bei stärkerem Befall entwickeln sich fokale chronisch entzündliche Veränderungen in und um die befallenen Gallengänge mit Epithelhyperplasie und Nekrosen. Als Folge entstehen zystische Erweiterungen und Stenosen der Gallenwege. Die Gallenblase kann ebenfalls betroffen sein und enthält nicht selten Adulte. Die pathologischen Veränderungen können zu chronischer oder rezidivierender Cholangitis oder Cholezystitis, zu Cholelithiasis und zu Leberabszessen führen. Bei sehr starken Infektionen wurden auch eine erhebliche Zerstörung von Leberparenchym und eine ausgeprägte Hämobilie mit Meläna beobachtet. Die Entwicklung einer biliären Zirrhose und einer portalen Hypertension kann bei schweren Infektionen von

Weidetieren auftreten; solche Verläufe sind beim Menschen jedoch nicht gesichert.

Nicht selten erreichen einzelne juvenile Egel auf ihrer Wanderung nicht die Leber, sondern dringen in andere Organe ein. Solche ektopen Lokalisationen verursachen eine lokale Entzündung mit Nekrose, Abszeßbildung oder Fibrose und können je nach Lokalisation und Ausmaß zu organspezifischen Krankheitserscheinungen führen.

Eine akute Nasopharyngitis kann durch die Anheftung von juvenilen Adulten an der Nasen-Rachen-Schleimhaut entstehen, wenn diese beim Verzehr roher Leber von infizierten Schlachttieren aufgenommen werden (arabisch Halzoun).

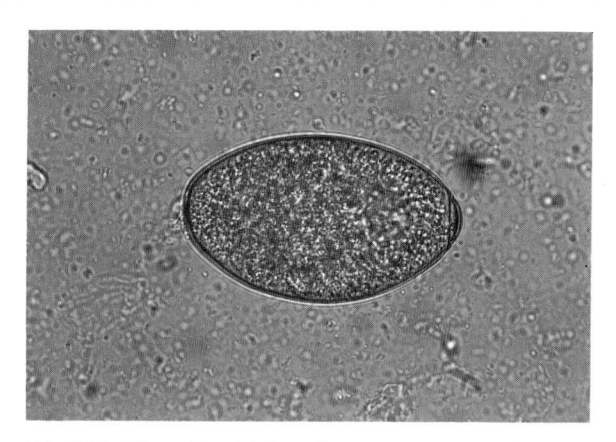

Abb. 9.16 Ei von Fasciola hepatica.

Krankheitsbild

Die Mehrzahl der geringgradigen akzidentellen Infektionen verläuft asymptomatisch. Klinische Krankheitserscheinungen im *akuten Stadium* entstehen vorwiegend dann, wenn gleichzeitig viele Larven eingedrungen sind, oder bei Wanderungen zu ektopen Lokalisationen. Nach einer Inkubationszeit von 2–6 Wochen kommt es zu Fieber, rechtsseitigen und epigastrischen Oberbauchschmerzen und Übelkeit, zum Teil mit Erbrechen. Zusätzlich können eine Urtikaria und andere allergische Manifestationen auftreten. Die Leber ist meist vergrößert und druckdolent, es besteht eine Leukozytose mit deutlicher Eosinophilie; Leberenzyme und Cholestaseparameter sind meist mäßig erhöht. Auch Lungeninfiltrate, vor allem mit rechts basaler Lokalisation, sind nicht selten. Die Symptome bilden sich zum Teil nach 1–2 Wochen spontan zurück, sie können jedoch auch über Monate anhalten oder remittieren.

Symptome des *chronischen Stadiums* manifestieren sich nach einem völlig variablen Intervall von Monaten bis Jahren nach der Infektion, oder sie schließen sich direkt an das akute Stadium an. Am häufigsten sind chronische oder intermittierende Entzündungen und Obstruktionen der Gallengänge, die zu anhaltenden oder kolikartigen Schmerzen, Fieber, Nausea, Erbrechen und ikterischen Episoden führen können.

Komplikationen im akuten wie im chronischen Stadium sind bakterielle Sekundärinfektion der Gallenwege, Leberabszesse und die aberrante Migration einzelner Egel zu ektopen Lokalisationen in anderen intra- und extraabdominalen Organen wie Pankreas, Darmwand, Haut, Herz, Lunge, Muskulatur oder ZNS mit der Folge von lokalen entzündlichen Reaktionen oder einer Abszeßbildung. Sowohl im akuten wie im chronischen Stadium der Erkrankung sind bei sehr schweren Infektionen und aufgrund von Komplikationen bedrohliche Verläufe möglich, Todesfälle sind vereinzelt beobachtet worden.

Die *Prognose* ist gut, außer bei extrem starken Infektionen und schwerwiegenden Komplikationen. Bei vielen Patienten kommt es zu einer Spontanheilung durch eine meist frühzeitige Ausstoßung oder ein Absterben der Adulten, die zum Teil verkalken.

Diagnostik und Differentialdiagnostik

Die definitive Diagnose beruht auf dem Nachweis der typischen Eier (Abb. 9.16) im Stuhl oder im Gallensaft. Bei intrahepatischen Zysten oder Abszessen ohne Abfluß können Eier gelegentlich nur mittels Punktion nachgewiesen werden. Die großen (130–160 × 60–90 µm) Eier sind hellbraun gefärbt, besitzen einen Deckel und sind bei der Ablage noch unreif. Sie sind von den Eiern des großen Darmegels Fasciolopsis buski schwer zu unterscheiden. Zum Nachweis der im Stuhl oft nur spärlich vorhandenen Eier sind Anreicherungsverfahren durch Sedimentation (Kap. 46) sowie gegebenenfalls mehrfache Untersuchungen empfehlenswert. Bei negativen Stuhluntersuchungen sollte bei entsprechendem Verdacht auch Galle untersucht werden, die möglichst nach choleretischer Stimulation (Magnesiumsulfat, Cholecystokinin) endoskopisch oder über eine Duodenalsonde gewonnen wird. Werden Eier zufällig im Stuhl gefunden, muß eine Scheininfektion nach dem Genuß infizierter Leber von Schlachttieren durch wiederholte Untersuchung und leberfreie Diät ausgeschlossen werden.

Serologische Untersuchungen sind vor allem im akuten Stadium der Erkrankung, wenn aufgrund der Präpatenzzeit eine Eiausscheidung noch fehlen kann, und bei ektoper Lokalisation hilfreich. Kreuzreaktionen mit anderen Trematoden müssen berücksichtigt werden.

Die Differentialdiagnose umfaßt vor allem andere mit Fieber, Hepatomegalie und Eosinophilie einhergehende Erkrankungen wie Clonorchiasis, Opisthorchiasis, Schistosomiasis und Echinokokkose, aber auch Virushepatitis, Cholelithiasis und Tumoren von Gallenwegen und Pankreas. Diagnostisch wegweisend ist oft eine entsprechende Expositionsanamnese wie der Genuß von Brunnenkresse.

Therapie

Praziquantel zeigt im Gegensatz zu allen anderen Trematodeninfektionen nur eine geringe Wirksamkeit gegen Fasciola hepatica. Dagegen sind mit Triclabendazol bei einer allerdings kleinen Zahl bisher behandelter Patienten sehr gute Therapieerfolge erzielt worden. Triclabendazol (Fasinex) ist ein in der Veterinärmedizin seit einigen Jahren sehr erfolgreich als Fasziolid angewandtes Benzimidazolderivat. Die klinischen Prüfungen beim Menschen sind derzeit noch nicht abgeschlossen. Eine Dosierung von 10 mg/kg in einmaliger postprandialer Gabe, an einem oder an zwei hintereinander folgenden Tagen gegeben, wurde bisher angewendet.

Albendazol scheint beim Menschen weniger wirksam zu sein. Die früher häufig verwendeten Medikamente wie Emetin oder Bithionol sind mit hoher Toxizität und einer fraglichen Wirksamkeit belastet.

Bei bedrohlichen Krankheitsbildern im akuten Stadium oder als Folge von ektopen Lokalisationen kann zusätzlich eine kurzfristige hochdosierte Therapie mit Corticosteroiden erforderlich sein, bei bakteriellen Sekundärinfektionen eine entsprechende antibiotische Therapie.

Prophylaxe und Bekämpfung

Die individuelle Prophylaxe besteht darin, den Verzehr von Brunnenkresse und anderen ungekochten wildwachsenden Pflanzen zu vermeiden. Die Bekämpfung beruht auf Maßnahmen zur Vermeidung und Behandlung der Infektion von Weidetieren und der Anwendung von Molluskiziden und anderen Methoden zur Schneckenbekämpfung.

Clonorchiasis und Opisthorchiasis

Definition

Infektionen durch die kleinen Leberegel Clonorchis sinensis (chinesischer Leberegel) und Opisthorchis felineus oder Opisthorchis viverrini (Katzenleberegel) sind vor allem in Ostasien sehr verbreitet und Ursache chronischer Krankheitsbilder, die durch den Befall des Gallengangsystems hervorgerufen werden.

Erreger und Entwicklungszyklus

Die zwittrigen Adulten der beiden eng miteinander verwandten Gattungen Clonorchis und Opisthorchis sind kleine, 10–20 mm lange und bis zu 5 mm breite, dünne lanzettförmige Egel von rötlicher Farbe und glatter Oberfläche. Sie besitzen einen oralen und einen kleineren ventralen Saugnapf und können anhand der unterschiedlichen Form und Lage von Testes, Ovarien und Vitellarien differenziert werden.

Die Adultwürmer leben in den distalen Gallengängen des Menschen und zahlreicher fischfressender Säugetiere wie Hunde und Katzen und produzieren eine große Zahl von Eiern. Diese werden mit dem Stuhl ausgeschieden und enthalten ein unreifes Mirazidium. Gelangen sie ins Wasser, werden die Eier von als Zwischenwirt geeigneten Wasserschnecken der Familie Bithyniidae aufgenommen. Im Darm der Schnecke schlüpft aus den kleinen, gedeckelten Eiern ein Mirazidium, das ins Gewebe der Schnecke eindringt und sich über mehrere Redienstadien zu mehreren tausend Zerkarien entwickelt, die die Schnecke verlassen, aktiv in verschiedene Süßwasserfische eindringen und sich im Muskelfleisch der Fische als Metazerkarien enzystieren. Eine große Zahl karpfenartiger Weißfische (Zypriniden) und andere Süßwasserfische sind als zweiter Zwischenwirt geeignet. Werden diese Fische roh oder ungenügend gekocht gegessen, exzystiert sich aus jeder Metazerkarie eine Larve, die im Duodenum retrograd in die Gallengänge einwandert, innerhalb von 4–6 Wochen zu einem Adultwurm heranreift und mit der Eiablage beginnt.

Epidemiologie

Geographische Verbreitung

Es wird geschätzt, daß über 50 Millionen Menschen mit kleinen Leberegeln infiziert sind. Abhängig von den Ernährungsgewohnheiten findet sich in einigen Endemiegebieten eine hohe Prävalenz. Clonorchis sinensis kommt in China, Japan, Korea, Taiwan und Nordvietnam vor. Opisthorchis viverrini ist in Nordthailand, Laos und Kambodscha verbreitet. Teilweise liegt die Prävalenz bei über 90%. Opisthorchis felineus ist vor allem in Sibirien endemisch sowie in anderen Teilen der ehemaligen Sowjetunion und Osteuropa. Die Prävalenz erreicht in einigen Gebieten Westsibiriens 85%. Sporadische Fälle treten zudem in Zentral- und Südeuropa sowie in Indien, Korea, Japan, Vietnam und auf den Philippinen auf.

Übertragungs- und Verbreitungsfaktoren

Reservoir sind der Mensch und zahlreiche fischfressende Säugetiere wie Feliden, Kaniden, Wieselartige, Nager u. a. Der Mensch ist vor allem in Regionen mit hoher Prävalenz das wichtigste Reservoir, in einigen Gebieten spielen Hunde und Katzen eine wesentliche Rolle. Von großer Bedeutung sind die Möglichkeit und das Ausmaß der Kontamination von Fischgewässern mit menschlichen oder tierischen Fäkalien.

Die Infektion des Menschen wird nur durch Süßwasserfische erworben. Zahlreiche als Speisefische beliebte Arten sind als zweiter Zwischenwirt geeignet. Häufig werden diese Fische in den Endemiegebieten in Teichen gezüchtet oder in Flüssen gefangen, die massiv mit menschlichen und tierischen Fäkalien kontaminiert sind. Dies geschieht durch Defäkation ins

Wasser oder in unmittelbarer Nähe, durch Zufluß oder Einleitung von Latrinen und durch Einschwemmung von unbehandelten Fäkalien, die zur Düngung von Feldern benützt werden. Die geeigneten Zwischenwirtsschnecken wie Parafossarulus manchouricus (Clonorchis sinensis), Bithynia leachi (Opisthorchis felineus) und andere Bithyniaarten (Opisthorchis viverrini) sind in den Endemiegebieten fast in allen Gewässern in großer Zahl vorhanden. Entscheidend für die Infektion des Menschen sind jedoch bestimmte Ernährungsgewohnheiten, wie die Vorliebe für rohe oder nicht vollständig durchgekochte oder durchgebratene Fischgerichte. In Gebieten mit hoher, zum Teil über 90%iger Prävalenz sind derartige Gerichte ein fester Bestandteil der Ernährung und werden von einem Großteil der Bevölkerung regelmäßig gegessen. Regionale Beispiele sind Koi Pla, ein Gericht aus rohem gehacktem Fisch, eingelegt in eine Brühe aus Salz und Gewürzen in Nordostthailand; Yu shun Chuk, ein Salat aus rohen Fischstreifen in Südchina; Sashimi und Sushi, Gerichte aus rohem Fisch in Japan; oder gesalzener Rohfisch in Westsibirien. Auch Pökeln, Räuchern oder Trocknen von Fisch sind keine zuverlässigen Methoden, um die Metazerkarien abzutöten.

Entsprechend den für die Infektion verantwortlichen Ernährungsgewohnheiten sind Häufigkeit und Stärke der Infektion bei Kindern geringer. Durch ständige Re- und Superinfektion steigt die Infektionsstärke langsam an und erreicht erst im 3. oder 4. Lebensjahrzehnt ihr Maximum. Die Krankheitserscheinungen des chronischen Stadiums manifestieren sich daher meist erst im mittleren Lebensalter.

Pathogenese und Pathologie

Nach der im Duodenum erfolgenden Freisetzung der Larven aus Metazerkarien wandern sie durch die Papilla Vateri in das Gallengangsystem ein und erreichen vorwiegend die mittleren Gallengänge, zum Teil auch die Gallenblase und den Ductus pancreaticus. Die durchschnittliche Lebensdauer der adulten Würmer wird auf 5–10 Jahre geschätzt. Eine Eiausscheidung wurde bei infizierten Menschen jedoch noch 50 Jahre nach Verlassen der Endemiegebiete festgestellt.

Krankheitserscheinungen treten meist erst bei einem stärkeren Befall mit mehreren hundert Adultwürmern auf; im Extremfall können Infektionen mit mehreren tausend Würmern vorliegen. Die pathologischen Veränderungen scheinen auf der mechanischen Irritation durch die Adulten und möglicherweise auch auf toxischen Wirkungen ihrer Stoffwechselprodukte zu beruhen, während die in großer Zahl abgelegten Eier wohl keine pathogenetische Bedeutung haben. Es kommt zu einer Erweiterung der Gallengänge mit Hypertrophie des Gallengangepithels und fibrösen Wandverdickungen. Bei stärkeren Infektionen tritt eine vermehrte Schleimbildung auf. Histologisch zeigen sich eine Hyperplasie des Gallengangepithels und eine fokale entzündliche Infiltration des periduktalen Gewebes mit partieller Fibrosierung. Bei ausgeprägten und lang anhaltenden Infektionen entwickeln sich multiple zystische Erweiterungen der Gallenwege, die sowohl zu perlschnurartig aufgetriebenen intrahepatischen Gallengängen als auch zur Bildung großer Zysten führen können. Das sonstige Lebergewebe und das Pfortadersystem ist in der Regel nicht betroffen. Die Gallenblase kann vergrößert sein und Adultwürmer, Gallenschlamm oder stark viskose Galle enthalten, wodurch es zu einer partiellen oder intermittierenden Obstruktion des Ductus cysticus kommen kann. Adultwürmer im Ductus pancreaticus führen zu chronischer Entzündung, Dilatation und Fibrosierung.

In einigen Endemiegebieten wird bei Patienten mit chronischer Clonorchiasis oder Opisthorchiasis gehäuft die Entwicklung eines vom Gallengangepithel ausgehenden Adenokarzinoms beobachtet. Die Bedeutung von Clonorchiasis und Opisthorchiasis als Präkanzerose ist jedoch umstritten. Wahrscheinlich sind zusätzliche Faktoren für die Karzinogenese erforderlich.

Krankheitsbild

Ein *akutes Stadium* manifestiert sich nur, wenn gleichzeitig oder kurz hintereinander eine größere Zahl von Metazerkarien aufgenommen wurde. Etwa 1–3 Wochen nach dem Genuß von massiv befallenem Fisch können variables Fieber, Durchfälle und epigastrische oder rechtsseitige Oberbauchbeschwerden auftreten. Die Leber ist vergrößert, und meist besteht eine Leukozytose mit Eosinophilie. Bei Erstinfektionen ist die Diagnose zu diesem Zeitpunkt schwierig, da noch keine Eier im Stuhl nachweisbar sind. Die Eiausscheidung beginnt meist erst einige Wochen später.

In der Regel verläuft die Infektion jedoch primär chronisch. Im *chronischen Stadium* kommt es abhängig von der Infektionsstärke nur bei einem Teil der Infizierten zu Krankheitserscheinungen. Uncharakteristische Symptome sind Meteorismus und Verdauungsstörungen. Bei schwerem Befall und fortschreitenden pathologischen Veränderungen können variables Fieber, eine zunehmende Hepatomegalie und abdominelle Schmerzen auftreten, die meist im rechten Oberbauch und im Epigastrium lokalisiert sind. Typisch sind auch Episoden kolikartiger Schmerzen im Epigastrium oder im rechten Oberbauch.

Komplikationen sind intermittierende Cholestase und bakterielle Sekundärinfektionen, die Entstehung einer Cholelithiasis und von Leberabszessen sowie die Entstehung eines cholangiogenen Leberkarzinoms. Die Ausbildung einer Leberzirrhose mit Einschränkung der Leberparenchymfunktion ist selten. Ein Befall des Ductus pancreaticus kann mit leichter bis schwerer Pankreatitis und Abszeßbildung einhergehen.

Diagnostik

Entscheidend ist der Nachweis der typischen Eier im Stuhl oder im Gallensaft. Die kleinen (20–30 × 15 µm) gelbbraunen Eier (Abb. 9.**17**) besitzen einen

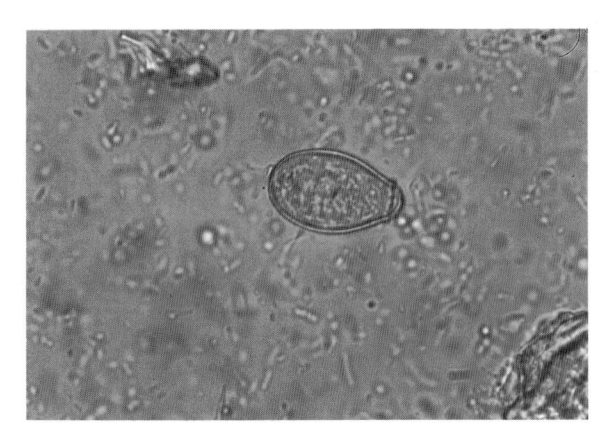

Abb. 9.17 Ei von Clonorchis sinensis.

Deckel und sind aufgrund ihrer deutlichen Schulterung unterhalb des Deckels und eines ausgeprägten Fortsatzes der Eischale gegenüber dem Deckel von den sonst sehr ähnlichen Eiern der kleinen Darmegel zu unterscheiden. Eine morphologische Unterscheidung zwischen Clonorchis sinensis, Opisthorchis viverrini und Opisthorchis felineus ist nicht zuverlässig möglich. Dies spielt für Klinik, Verlauf und Therapie jedoch keine Rolle. Zur genauen Identifikation ist es erforderlich, die nach einer Behandlung abgehenden Adultwürmer zu sammeln.

Bei ausgeprägtem Befall sind die ausgeschiedenen Eier so zahlreich, daß eine Diagnose nicht selten bereits im dünnen Stuhlausstrich gelingt. Bei geringer Eiausscheidung sind Anreicherungsmethoden mittels Sedimentation erforderlich (Kap. 46). Eier können auch durch Untersuchung von Gallensaft nachgewiesen werden; dies ist in der Regel jedoch nicht erforderlich. Bei einem Gallengangverschluß distal der Lokalisation der Adultwürmer kann eine Ausscheidung von Eiern im Stuhl fehlen. Dann ist der Einachweis nur mit perkutaner Punktion der erweiterten Gallengänge möglich.

Antikörper lassen sich bei den meisten Patienten mit verschiedenen serologischen Testverfahren nachweisen (Kap. 46). Eine Beurteilung von Befallstärke, Therapieerfolg oder eventueller Reinfektion nach Therapie ist jedoch nicht möglich. In Anbetracht der Chronizität und der hohen Prävalenz der Infektion, der hohen Re- und Superinfektionsrate und der relativ guten Sensitivität der parasitologischen Nachweismethoden spielt die Immundiagnostik keine wesentliche Rolle.

Differentialdiagnostik

Im akuten Stadium muß an andere fieberhafte Erkrankungen mit abdominellen Schmerzen, Durchfällen und eosinophiler Leukozytose, wie Katayama-Syndrom, akute Paragonimiasis, Fasziolose oder Trichinose gedacht werden. Im chronischen Stadium sind andere intestinale Parasitosen, ein peptisches Ulkusleiden und eine Cholelithiasis zu berücksichtigen. Bei pyogenen Komplikationen sollten eine Cholangitis oder Cholezystitis anderer Genese, ein Amöbenleberabszeß oder Malignome der Leber ausgeschlossen werden. Dabei ist auf das gehäufte Auftreten von cholangiogenen Leberkarzinomen bei der Clonorchiasis zu achten.

Therapie und Prognose

Mittel der Wahl ist *Praziquantel* (Biltricide), das in einer Dosis von 3mal 25 mg/kg an einem Tag gegeben wird. Die Heilungsraten liegen zwischen 90 und 100%. Abdominelle Schmerzen, Diarrhö, Kopfschmerzen und Schwindel sind häufige, aber milde, rasch und vollständig reversible Nebenwirkungen, die vor allem bei stärkeren Infektionen beobachtet werden und möglicherweise als Folge der Abtötung der Parasiten auftreten. Bei pyogener Cholangitis oder Leberabszessen ist eine entsprechende antibiotische Therapie notwendig. Abflußstörungen der Gallenblase und der Gallengänge können eine zusätzliche chirurgische Therapie erfordern.

Bei leichteren Infektionen und nach einer Behandlung mit Praziquantel ist die *Prognose* ausgezeichnet. Auch erhebliche Veränderungen an den Gallenwegen können sich langsam zurückbilden. Bleibende Stenosen und ausgeprägte Zysten der Gallenwege mit rezidivierenden pyogenen Cholangitiden können trotz parasitologischer Heilung erhebliche Probleme verursachen. Das sekundäre Cholangiokarzinom hat meist eine schlechte Prognose.

Bekämpfung und Prophylaxe

Die Infektion läßt sich zuverlässig vermeiden, wenn nur vollständig durchgekochter oder durchgebratener Fisch gegessen wird. Die Metazerkarien werden auch durch Einfrieren bei mindestens −10 °C über 5 Tage und durch Einlegen von Fischfilet in eine 10%ige Kochsalzlösung über mindestens 1 Woche abgetötet.

Die Bekämpfung beruht in erster Linie auf Maßnahmen der Gesundheitserziehung und Aufklärung über das Vermeiden der mit Infektionsgefahr verbundenen Ernährungsgewohnheiten sowie auf der Verhinderung der fäkalen Kontamination von Fischteichen.

Paragonimiasis

Definition

Verschiedene Arten von Lungenegeln der Gattung Paragonimus sind zoonotisch verbreitet und aufgrund bestimmter Ernährungsgewohnheiten vor allem in Ostasien eine Ursache von Infektionen des Menschen, die vorwiegend zu chronischen Lungenerkrankungen, aber auch zu schwerwiegenden Erkrankungen anderer Organe, insbesondere des ZNS, führen können.

Erreger und Entwicklungszyklus

Weltweit wurden sieben gesicherte und weitere taxonomisch fragliche oder synonyme Spezies oder Subspezies der Gattung Paragonimus als Ursache von Infektionen des Menschen beschrieben (Tab. 9.2). Paragonimus westermani ist der bei weitem wichtigste Erreger menschlicher Erkrankungen. Die zwittrigen Adulten sind fleischige, rötlichbraune und plump bohnenförmige Egel von 8–16 mm Länge, 4–8 mm Breite und 2–6 mm Dicke. Sie leben in Zysten der Lunge, gelegentlich auch in anderen Organen und produzieren Eier, die normalerweise mit dem Sputum ausgehustet oder verschluckt und mit dem Stuhl ausgeschieden werden. In Eiern, die in Süßgewässer gelangt sind, entwickelt sich innerhalb von ca. 3 Wochen ein Mirazidium, das nach dem Schlüpfen in eine geeignete Zwischenwirtsschnecke eindringt. Verschiedene Schnecken sind als erster Zwischenwirt für Paragonimusspezies geeignet, in der Mehrzahl Wasserschnecken der Familien Thiaridae, Pleuroceridae und Hydrobilidae. Die nach einer Vermehrung über mehrere Redienstadien entstehenden Zerkarien verlassen die Schnecke und gelangen in Süßwasserkrabben oder Krebse, die als zweite Zwischenwirte dienen, und enzystieren sich als Metazerkarien im Muskelfleisch und verschiedenen Organen dieser Schalentiere. Wenn infizierte Krabben oder Krebse vom Menschen oder einem anderen geeigneten Endwirt roh gegessen werden, exzystieren sich die Metazerkarien im Duodenum, wandern durch die Darmwand in die Bauchhöhle und dringen in die Bauchwand oder in die Leber ein, wo sie während 1–2 Wochen zu jungen Adulten heranreifen. Sie wandern anschließend durch das Zwerchfell in den Pleuraspalt und dringen in die Lunge ein, wo sie sich innerhalb einer vom Wirt gebildeten Kapsel zur Geschlechtsreife entwickeln und 8–10 Wochen nach der Infektion mit der Eiablage beginnen. Die Lebensdauer der Adulten kann 10–20 Jahre betragen. Die Mehrzahl stirbt jedoch innerhalb von wenigen Jahren ab.

Epidemiologie

Geographische Verbreitung

Die Häufigkeit der Paragonimiasis ist nicht bekannt. Es wird geschätzt, daß mindestens 3 Millionen Menschen infiziert sind. Es können im wesentlichen drei Großräume der Verbreitung unterschieden werden. Das bei weitem wichtigste Verbreitungsgebiet ist Ost- und Südostasien. Wesentliche Endemiegebiete sind China, Taiwan, Japan, Korea, Laos, Thailand und die Philippinen. Ein zweites Verbreitungsgebiet in Afrika betrifft Kamerun, das Tal des Zaireflusses, Gambia und Nigeria. Ein drittes Verbreitungsgebiet besteht in Süd- und Mittelamerika in den Ländern Kolumbien, Costa Rica, Mexiko und Peru.

Übertragungs- und Verbreitungsfaktoren

Katzen, Hunde und eine große Zahl weiterer fleischfressender Tiere spielen als Reservoir und als Ursache der fäkalen Kontamination von Süßgewässern wahrscheinlich eine größere Rolle als der Mensch. Die Infektion des Menschen wird erworben durch den Verzehr von rohen oder ungenügend gekochten Krabben und Krebsen. Der Verzehr derartiger Gerichte entspricht meist den üblichen Ernährungsgewohnheiten in endemischen Gebieten. Beispiele sind das Einlegen roher Krabben in Wein in China, Kung Plah (rohe Krebssalate) und Nam Prik Poo (Krabbensauce) in Thailand, Kinulao (roher Krabbensalat) und Sinugba (leicht angebratene Krabben) auf den Philippinen oder Ke Jang (rohe Krabben in Sojasauce) in Korea. Zudem wird Saft von rohen Krabben und Krebsen in Japan und Korea sowie in einigen Gebieten Afrikas als Volksmedizin verwendet. Eine Infektion ist auch möglich durch eine Kontamination der Hände oder von Küchengeräten mit Metazerkarien bei der Verarbeitung von Krabben und Krebsgerichten vor dem Kochen. Metazerkarien können bis zu 3

Tabelle 9.2 Paragonimusarten als Erreger von Infektionen und Erkrankungen beim Menschen (nach Yokogawa u. Sodeman)

Paragonimusspezies (Synonyma)	Verbreitung
Paragonimus westermani	China, Taiwan, Laos, Korea, Japan, Thailand, Philippinen, Malaysia, Indonesien, Indien, Sri Lanka, GUS*
P. skrjabini (P. szechuanensis)	China
P. miyazakii	Japan
P. heterotremus (P. tuanshanensis)	China, Thailand, Laos
P. africanus	Kamerun, Nigeria, Elfenbeinküste, Südafrika
P. uterobilateralis	Kamerun, Nigeria, Liberia, Guinea, Gabun
P. mexicanus (P. peruvianus) (P. ecuadoriensis)	Mexiko, Guatemala, Panama, Kolumbien, Peru, Ecuador, Costa Rica, Honduras, Venezuela, San Salvador, Nicaragua, Kanada

* Gemeinschaft unabhängiger Staaten (ehemalige UdSSR)

Wochen nach ihrer Freisetzung aus toten oder verletzten Schalentieren im Wasser überleben, so daß eine Infektion über Trinkwasser erfolgen kann. Eine Übertragung ist auch möglich durch die Aufnahme unreifer Egel beim Genuß von rohem Fleisch paratenischer Wirte wie Schwein, Wildschwein, Kaninchen und Hühner. Durch Hungersnöte kann es aufgrund einer Änderung der Ernährungsgewohnheiten zum endemischen Auftreten in Gebieten kommen, in denen Infektionen normalerweise nur zoonotisch verbreitet sind. Eine derartige epidemische Häufung trat 1967–1970 während des nigerianischen Bürgerkrieges auf.

Pathogenese und Pathologie

Die juvenilen Adulten verursachen in der Lunge eine Entzündungsreaktion mit einem Infiltrat von Neutrophilen und Eosinophilen. Es kommt zu einer Nekrose des umgebenden Lungenparenchyms und zur Bildung einer dünnen Bindegewebekapsel. Diese sog. Wurmzysten sind etwa 1–2 cm groß und enthalten ein oder zwei Adulte. Durch Ruptur der Wand eng benachbarter Zysten können auch größere Zysten entstehen. Nach Beginn der Eiausscheidung rupturiert die Zystenwand meist in das Bronchialsystem, und die Eier können mit dem Sputum abgehustet werden. In und um die Zysten liegen zahlreiche Eier, die zu einer granulomatösen Umgebungsreaktion führen (Eigranulome). Selten finden sich gleichzeitig mehr als 20 Zysten in der Lunge. Sie können in allen Regionen der Lunge auftreten, die rechte Lunge ist jedoch bevorzugt betroffen. Die Wurmzysten mit typischer schokoladenbrauner Farbe sind anfangs dünnwandig, später tritt eine zunehmende Fibrosierung und Wandverdikkung auf. In manchen Zysten sterben die Würmer rasch ab, und es kommt zu einer vollständigen Fibrosierung, zum Teil mit Verkalkung. Andere Zysten können mit oder ohne vitale Adulte über Jahre persistieren und zur Entstehung von Atelektasen, Bronchiektasen, chronischen Kavernen und bakteriellen Sekundärinfektionen führen.

Nicht selten kommt es zu einer Wanderung einzelner juveniler Würmer in andere Organe. Im betroffenen Gewebe entsteht eine entzündliche Umgebungsreaktion, die zu Granulomen und Abszessen, aber auch zur Bildung von Wurmzysten wie in der Lunge führen kann. Klinisch am bedeutsamsten ist die Migration zum Gehirn, die bei Paragonimus-westermani-Infektionen als häufigste extrapulmonale Manifestation auftritt. Dabei ist die Okzipital- und Temporalregion bevorzugt betroffen. Die Größe der Läsionen liegt zwischen wenigen Millimetern und mehreren Zentimetern. Andere häufigere ektope Lokalisationen finden sich im subkutanen Gewebe oder in der Bauchwand sowie in Peritoneum, Pleura, Zwerchfell, Leber, Darmwand, Genitalorganen, Myo- und Perikard und Muskulatur.

Krankheitsbild

Die Krankheitsbilder können unterschieden werden in ein akutes und ein chronisches Stadium sowie in solche der pulmonalen und der extrapulmonalen Paragonimiasis. Ob überhaupt Krankheitserscheinungen auftreten, hängt von der Zahl der Würmer ab und davon, welche Organe befallen sind. Am häufigsten ist ein Befall der Lunge. Hierbei sind leichte Infektionen oft asymptomatisch. Bei ektopen Lokalisationen, insbesondere im ZNS, kann bereits ein einziges Wurmexemplar zu schwerwiegenden Krankheitsbildern führen.

Bei einem Teil der Patienten entwickelt sich während der Migrationsphase ein *akutes Krankheitsstadium*. Hierbei kommt es wenige Tage bis mehrere Wochen nach der Infektion zu Fieber, zum Teil mit Schüttelfrost, Nachtschweiß, Durchfällen, abdominellen und thorakalen Schmerzen, Husten und Dyspnoe. Auch eine Urtikaria oder andere allergische Manifestationen sind möglich. Die Symptome können mehrere Wochen anhalten und bilden sich in der Regel spontan zurück. Meist bestehen gleichzeitig eine Eosinophilie und eine mäßige Leukozytose. Bei der Mehrzahl der Infizierten ist jedoch kein akutes Stadium aufgetreten oder erinnerlich.

Symptome des *chronischen pulmonalen Stadiums* manifestieren sich nach einigen Monaten, zum Teil erst nach Jahren. Leichte Infektionen können asymptomatisch verlaufen. Die Krankheitserscheinungen sind ähnlich wie bei einer chronischen Bronchitis oder bei Bronchiektasen. Leitsymptome sind chronischer Husten und ein typischerweise zähgelatinöses Sputum mit rostbrauner Farbe und häufig blutiger Tingierung. Der Husten ist anfangs meist trocken, später eher produktiv und tritt zum Teil in Hustenattacken auf. Das Sputum wird oft nur in geringen Mengen ausgehustet, eine Expektoration umfaßt 0,5–5 ml. Die tägliche Sputummenge liegt im Durchschnitt bei etwa 25 ml. Periodische Hämoptysen sind häufig, vor allem bei fortgeschrittenen Erkrankungen, und werden zum Teil durch körperliche Belastung induziert; bedrohliche Hämoptysen treten jedoch selten auf. Weitere Symptome sind Dyspnoe, thorakale Schmerzen, wechselndes Fieber, Schwäche und Gewichtsverlust. Bei den meisten Patienten ist das Allgemeinbefinden jedoch nicht wesentlich beeinträchtigt, solange keine Komplikationen wie Bronchopneumonie, Pleuritis, Empyem, Pneumothorax oder Lungenabszeß auftreten. Im Röntgenbild der Lunge finden sich anfangs fleckförmige Infiltrate, später können ringförmige Verschattungen, noduläre und streifige Infiltrate, Atelektasen, Kavernenbildung, Verkalkungen, Pleuraverdickungen und Ergüsse dazukommen. Eine sog. Korona, d. h. ein Ringschatten mit sichelartiger Verdichtung entlang einer Seite seiner äußeren Begrenzung, gilt als pathognomonischer Befund. Eine bessere Darstellung dieser kavernenartigen Hohlräume gelingt durch Tomographie oder Computertomographie.

Eine *zerebrale Paragonimiasis* tritt häufiger bei Kindern auf. Der Verlauf kann akut oder chronisch sein. Ein akuter Verlauf manifestiert sich unter dem Bild einer Meningoenzephalitis mit Fieber, Kopfschmerzen, Erbrechen, Sehstörungen, Lähmungen und Krampfanfällen. Häufig liegen Hirndruckzeichen mit Stauungspapille sowie eine eosinophile Pleozytose vor. Gelegentlich kommt es zu Subarachnoidalblutungen. Todesfälle während des akuten Stadiums sind nicht selten. Im übrigen kommt es zur spontanen Besserung innerhalb von 1–2 Monaten mit der Möglichkeit von Rückfällen innerhalb von 1–2 Jahren. Bei chronischen Verläufen stehen Krampfanfälle und Lähmungen im Vordergrund.

Bei der *abdominalen Paragonimiasis* entstehen Beschwerden durch Entzündung oder Abszeßbildung um ektope Würmer in Leber, Milz oder Bauchhöhle. Dies kann mit erheblichen Schmerzen einhergehen, bis zum Bild eines akuten Abdomens. Ausgeprägte Adhäsionen sind nicht selten Folge der zum Teil spontan abklingenden peritonealen Beteiligung. Bei einer Migration in die Darmwand können die entstehenden Zysten in den Darm rupturieren. Blut und Paragonimuseier können im Stuhl erscheinen.

Die *kutane Paragonimiasis* geht mit wandernden Knoten oder Schwellungen im subkutanen Gewebe einher, zum Teil mit Fieber und Bluteosinophilie. Dieses Syndrom einer tiefen subkutanen Larva migrans wird besonders häufig in China, vor allem bei Infektionen mit Paragonimus skrjabini, und in Ecuador beobachtet.

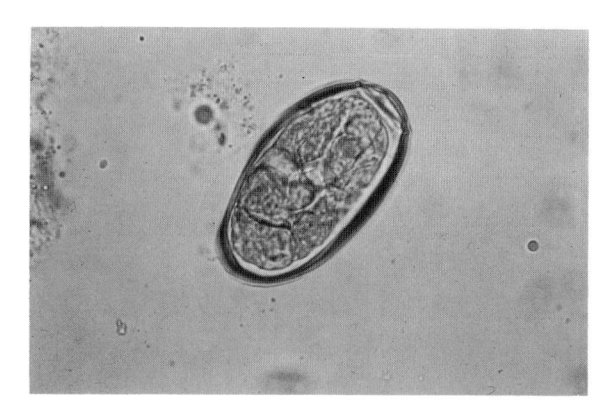

Abb. 9.18 Ei von Paragonimus westermani.

Diagnostik

Chronischer Husten mit gelatinösem, zum Teil blutig tingiertem Sputum legt zusammen mit dem Verzehr von rohen Krabben oder Krebsen in Endemiegebieten den Verdacht auf eine Paragonimiasis nahe. Auch im chronischen Stadium besteht meist eine Bluteosinophilie.

Eine beweisende Diagnose ist nur möglich durch den Nachweis der charakteristischen, etwa 90 × 55 µm großen, gedeckelten Eier (Abb. 9.**18**) im Sputum oder im Stuhl sowie gelegentlich auch in Pleuraergüssen, Punktaten oder Biopsaten. Die Eier der verschiedenen Paragonimusspezies können nicht sicher unterschieden werden. Eine Differenzierung ist nur möglich anhand der Adulten, die gelegentlich in Biopsaten, Resektionspräparaten, autoptisch oder sehr selten im Sputum aufgefunden werden.

Serologische Untersuchungen sind mit verschiedenen Testverfahren möglich (Kap. 46) und weisen eine hohe Sensitivität und Spezifität auf. Bei zerebraler Beteiligung können Antikörper meist auch im Liquor nachgewiesen werden.

Differentialdiagnostik

Die Lungentuberkulose ist die wichtigste Differentialdiagnose der pulmonalen Paragonimiasis. wobei beide Erkrankungen auch gemeinsam auftreten können. Bei zerebraler Paragonimiasis sind andere eosinophile Enzephalomeningitiden und Raumforderungen wie zerebrale Schistosomiasis japonica, Gnathostomiasis, Angiostrongyliasis und Toxokariasis, aber auch Hirntumoren, Hirnabszesse und zerebrovaskuläre Erkrankungen zu berücksichtigen. Ein subkutanes Larvamigrans-Syndrom kann auch bei Infektionen mit tierischen Hakenwürmern, Strongyloidiasis, Toxokariasis, Dirofilariose, Fasziolose und Myiasis auftreten.

Therapie und Prognose

Mittel der Wahl ist *Praziquantel* (Biltricide), das in einer Dosis von 3mal 25 mg/kg täglich über 3 Tage gegeben wird. Die Heilungsrate liegt bei annähernd 100%. Nach dieser Behandlung kommt es bei den meisten Patienten zu einer Rückbildung der Expektoration und zu einem Sistieren der Eiausscheidung innerhalb von wenigen Wochen. Auch die radiologischen Veränderungen bilden sich innerhalb von einigen Monaten häufig völlig zurück. Nebenwirkungen sind meist geringfügig und vorübergehender Natur. Lediglich bei Patienten mit zerebraler Beteiligung wurden akute Verschlechterungen, die möglicherweise auf einer akuten entzündlichen Reaktion nach der Abtötung von Adulten mit ektoper Lokalisation im ZNS beruhten, nach Therapie beobachtet. Durch eine gleichzeitige Gabe von Corticosteroiden kann dies verhindert oder abgemildert werden.

Während auch ausgeprägte pulmonale Manifestationen nach einer Therapie mit Praziquantel in der Regel eine gute *Prognose* aufweisen, stellt eine zerebrale Beteiligung immer eine ernste Komplikation dar.

Bekämpfung und Prophylaxe

Die persönliche Prophylaxe besteht darin, keine rohen oder ungenügend gekochten Krabben oder Krebsgerichte zu essen, vor allem nicht in bekannten Endemiegebieten. Auch eine Marinierung oder Pökelung ist keine Garantie für die Abtötung der Metazerkarien. Bei den Bekämpfungsmaßnahmen ist eine entsprechende Aufklärung und Gesundheitserziehung entscheidend. Allerdings ist es in einigen Gebieten sehr schwierig, eine Änderung der traditionellen Ernährungsgewohnheiten herbeizuführen.

Intestinale Trematodeninfektionen

Intestinale Trematodeninfektionen kommen vor allem in Ostasien und Südostasien vor. Bei mehr als 50 verschiedenen Arten wurden Infektionen des Menschen beschrieben. Von wesentlicher epidemiologischer und klinischer Bedeutung sind jedoch nur der große Darmegel Fasciolopsis buski und die kleinen Darmegel Heterophyes heterophyes, Metagonimus yokogawai und Echinostomaarten.

Die Diagnose der intestinalen Trematodeninfektionen beruht auf dem Einachweis im Stuhl. Die Größe und Morphologie der Eier erlaubt meist keine eindeutige Differenzierung der verschiedenen Arten. Sie ist nur anhand der Adultwürmer möglich, wenn diese z. B. nach einer Behandlung mit dem Stuhl abgehen und gesammelt werden. Praziquantel scheint bei allen Arten am besten wirksam.

Fasziolopsiasis

Erreger und Entwicklungszyklus

Der große Darmegel Fasciolopsis buski ist die größte beim Menschen vorkommende intestinale Trematodenart. Die fleischigen, tiefroten Adulten sind längsoval, 5–7 cm lang und 1–2 cm breit und leben im Dünndarm von Mensch und Schwein. Der Entwicklungszyklus entspricht dem von Fasciola hepatica. Das Mirazidium, das sich in den Eiern im Wasser innerhalb von 4–8 Wochen entwickelt, dringt nach dem Schlüpfen in kleine planorbide Wasserschnecken der Gattungen Lymnaea, Segmentina, Hippeutis und Gyraulus ein. Die Zerkarien enzystieren sich an der Oberfläche verschiedener Wasserpflanzen. Nach der Ingestion mit eßbaren Pflanzen exzystieren die Metazerkarien im Duodenum und reifen zu Adulten. Die Präpatenz bis zum Beginn der Eiausscheidung beträgt ca. 3 Monate; die Lebensdauer der Adulten liegt bei etwa 1 Jahr.

Epidemiologie

Die Infektion ist endemisch in Zentral- und Südchina sowie in Taiwan, Thailand, Burma, Laos, Bangladesh und Indien. Sporadische Infektionen kommen auch in Japan, Malaysia und auf den Philippinen vor.

Der Mensch und Schweine stellen das wesentliche Reservoir dar. Infektionen von Hunden und anderen Tieren sind epidemiologisch ohne Bedeutung. Die Fasziolpsiasis des Menschen ist im wesentlichen auf die endemischen Regionen begrenzt, in denen regelmäßig Süßwasserpflanzen gegessen werden. Eine wichtige Rolle spielt der Anbau solcher Pflanzen in Teichen, die einerseits geeignete Zwischenwirtsschnecken enthalten und in die andererseits Fäkalien von Menschen oder Schweinen gelangen können bzw. wo diese zur Düngung eingeleitet werden. Einige dieser Pflanzen werden auch an Schweine verfüttert.

Die Infektion des Menschen erfolgt durch den Genuß roher Wasserpflanzen wie Wassernuß (Trapa natans), Wasserdistel, Wasserbambus oder Brunnenkresse. Auch beim Schälen dieser Pflanzen mit den Zähnen können die Metazerkarien verschluckt werden. Die Prävalenz ist in den meisten Regionen bei Kindern am höchsten.

Pathogenese und Pathologie

Die Adulten haften mit ihren Saugnäpfen an der Mukosa von Duodenum und Jejunum. Bei stark ausgeprägten Infektionen findet sich auch ein Befall von Ileum und Kolon. Am Ort der Haftung entsteht eine Entzündungsreaktion mit kleinen, oberflächlichen Ulzerationen, gelegentlich auch mit tiefen Erosionen und Hämorrhagien. Die Entzündung und möglicherweise toxische Sekretionsprodukte der Egel verursachen eine Hypersekretion der Mukosa mit zum Teil ausgeprägter Schleimbildung. Bei ausgedehntem Befall kann es zu einer exsudativen Enteropathie mit enteralem Eiweißverlust und ausgeprägter Malabsorption kommen.

Krankheitsbild

Die Mehrzahl der Infektionen ist leicht und asymptomatisch. Bei stärkeren Infektionen treten 2–3 Monate nach der Aufnahme von Metazerkarien wechselnde Durchfälle und krampfartige abdominelle Schmerzen auf, die vorwiegend im Epigastrium lokalisiert sind, häufig dem Nüchternschmerz peptischer Ulzera entsprechen und durch Nahrungsaufnahme gebessert werden. Die Stühle sind meist faulig-übelriechend und können unverdaute Nahrung enthalten. Bei mäßigem Befall können sich diese Symptome nach einigen Monaten trotz persistierender Infektion spontan zurückbilden. Bei schweren Infektionen mit Hunderten oder Tausenden von Würmern kann sich vor allem bei Kindern ein schwerwiegendes Krankheitsbild mit zunehmender Abmagerung, Erbrechen, generalisierten Ödemen, Aszites und Ileus entwickeln. In Einzelfällen können extrem ausgeprägte Infektionen zu raschem Verfall mit Kachexie, Anasarka und schließlich zum Tod führen.

Diagnostik

Die Diagnose erfolgt durch den Nachweis der großen (130–140 × 80–85 µm) gedeckelten Eier im Stuhl. Morphologisch sind die Eier nicht sicher von den Eiern von Echinostomaspezies und Fasciola hepatica zu unterscheiden. Bei ausgeprägten Infektionen können Adulte gelegentlich auch im Stuhl oder im Erbrochenen gefunden werden. Eine Eosinophilie und eine Leukozytose sind bei stärkeren Infektionen häufig nachweisbar.

Therapie und Prophylaxe

Mittel der Wahl ist Praziquantel in einer Einmaldosis von 15 mg/kg. Niclosamid (150 mg/kg bis maximal 6 g an 2 Tagen) und Tetrachloräthylen (einmalig 0,1 mg/kg) sind ebenfalls wirksam.

Die Prophylaxe besteht in einer Vermeidung des Verzehrs roher Wasserpflanzen und ihrer Früchte. Durch Überbrühen der Wassernüsse mit kochendem Wasser lassen sich die Metazerkarien abtöten.

Heterophyiasis

Erreger und Entwicklungszyklus

Über 10 verschiedene Arten der Familie Heterophyidae wurden bei Menschen gefunden. Am häufigsten sind die beiden Arten Heterophyes heterophyes und Metagonimus yokogawai, winzige, nur 1–2 mm lange zwittrige Egel, die im Dünndarm des Menschen und verschiedener fleischfressender Säugetiere und Vögel vorkommen. Die Eier werden mit dem Stuhl ausgeschieden und gelangen ins Wasser. Erste Zwischenwirte sind verschiedene Süß- und Brackwasserschnecken. Die nach einer Vermehrung über ein Sporozysten- und ein Redienstadium aus der Schnecke schwärmenden Zerkarien können sich in zahlreichen Arten von Süß- und Brackwasserfischen enzystieren. Nach Ingestion dieser Fische durch einen geeigneten Endwirt exzystieren die Metazerkarien im Dünndarm und wachsen in 1–2 Wochen zu Adulten heran, die mit der Eiablage beginnen. Die Lebensdauer der Adulten beträgt nur wenige Monate.

Epidemiologie

Verbreitungsgebiete sind vor allem Ost- und Südostasien; Heterophyes heterophyes und andere Heterophyesspezies treten zudem im Nildelta, im Iran und an der Westküste von Indien auf; Metagonimus yokogawai kommt auch in Sibirien, Israel, Spanien und den Balkanländern vor. Die Infektion des Menschen entsteht beim Verzehr von rohem, gepökeltem oder mariniertem Fisch.

Pathogenese und Pathologie

Die Adulten verursachen an ihrer Anheftungsstelle an der Dünndarmmukosa eine entzündliche Reaktion und kleine Ulzerationen. Heterophyesarten können gelegentlich in die Mukosa einwandern, und es kommt zu einer granulomatös entzündlichen Umgebungsreaktion oder einer Enzystierung der Adulten und ihrer Eiablagerungen in der Dünndarmwand. Von dort können die Eier und sehr selten auch Adulte mit dem Blutstrom in andere Organe verschleppt werden und im ZNS und im Myokard zu embolisch bedingten Eigranulomen führen.

Krankheitsbild

Leichtere Infektionen sind meist asymptomatisch. Bei starkem Befall kann es zu schleimigen Durchfällen

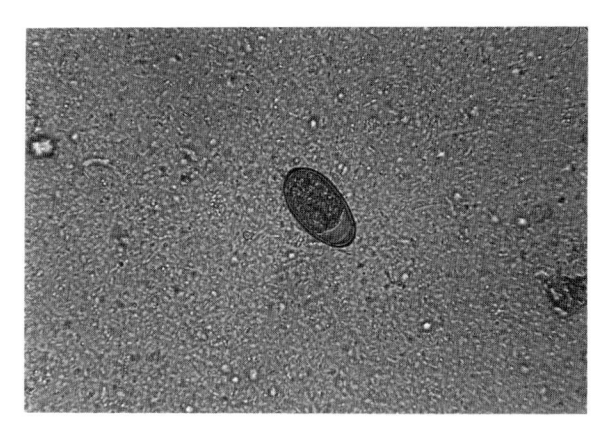

Abb. 9.19 Ei von Heterophyes heterophyes.

kommen, zum Teil mit ausgeprägten abdominellen Schmerzen besonders im Epigastrium, Übelkeit und Gewichtsabnahme. Bei hämatogener Verschleppung ins Hirn sind fokale neurologische Symptome mit Krampfanfällen und Hämorrhagien möglich. Eine kardiale Beteiligung kann sich als zunehmende Herzinsuffizienz, endokarditische Klappenschädigung oder bei massiven koronaren Eiembolien als plötzlicher Herztod manifestieren.

Diagnostik

Die Diagnose beruht auf dem Nachweis der kleinen, ca. 30 × 15 µm großen gedeckelten Eier im Stuhl (Abb. 9.19). Eine Anreicherung mit Sedimentationsverfahren ist vor allem zum Nachweis schwächerer Infektionen zu empfehlen. Die Eier der verschiedenen Arten der Familie Heterophyidae können nicht voneinander unterschieden werden. Eine Artdifferenzierung ist nur möglich anhand der nach Therapie abgegangenen Adultwürmer. Zudem ähneln die Eier denen der Clonorchis- und Opisthorchisarten. Die befruchteten Eier der kleinen Leberegel haben jedoch keine völlig ovale Eischale, sondern weisen eine ausgeprägte Schulterung unterhalb des Operkulums auf (Abb. 9.17).

Therapie und Prognose

Praziquantel ist das Mittel der Wahl und zeigt in einer Einmaldosis von 20 mg/kg eine ausgezeichnete Wirkung mit hoher Heilungsrate. Niclosamid und Tetrachloräthylen sind ebenfalls wirksam. Die Prognose ist außer bei den seltenen zerebralen und kardialen Beteiligungen gut.

Prophylaxe und Bekämpfung

Die individuelle Prophylaxe wie die Bekämpfungsmaßnahmen beruhen auf der Vermeidung des Verzehrs von rohen und ungenügend gekochten Fischen bzw. auf entsprechender Aufklärung und Gesundheitserziehung.

Echinostomiasis

Erreger und Entwicklungszyklus

Die Echinostomiasis ist eine Infektion mit Darmegeln der Gattung Echinostoma und eng verwandter Gattungen. Über 10 verschiedene Arten wurden bei menschlichen Infektionen gefunden. Die häufigsten Arten sind Echinostoma ilocanum (synonym: E. lindoense), E. malayanum, E. revolutum und Hypoderaeum conoideum. Die 5–15 mm langen Adulten sind häufige Intestinalparasiten zahlreicher Wasservögel und Säugetiere. Der Zyklus entspricht weitgehend dem bei Heterophyiasis. Erste Zwischenwirte sind verschiedene Wasserschnecken, zweite Zwischenwirte sind verschiedene Süßwasserfische und Schnecken.

Epidemiologie

Die Echinostomiasis ist verbreitet in Indonesien, auf den Philippinen, in Thailand und Taiwan. Die Infektion des Menschen erfolgt durch den Verzehr von rohen oder ungenügend gekochten Schnecken oder Fischen. Rohe oder marinierte Schnecken (Pila) sind in den Endemiegebieten ein beliebtes Gericht.

Pathogenese und Krankheitsbild

Die Adulten haften an der Dünndarmmukosa fest und können entzündliche Veränderungen und kleine Ulzerationen verursachen. Symptome bestehen nur bei stark ausgeprägten Infektionen und umfassen uncharakteristische abdominelle Beschwerden, Meteorismus und leichte Durchfälle. Bei Kindern können stärkere Durchfälle, Bauchschmerzen, Anämie und Ödeme ähnlich wie bei der Fasziolopsiasis auftreten.

Diagnostik, Therapie und Prophylaxe

Die 80–150 × 50–90 µm großen ovalen Eier können im Stuhl nachgewiesen werden, gegebenenfalls nach Anreicherung. Eine zuverlässige Artdifferenzierung anhand der Eier ist nicht möglich. Eine Unterscheidung von den Eiern von Fasciolopsis buski und Fasciolaarten kann schwierig sein. Die Behandlung entspricht der bei der Fasziolopsiasis. Heilungsraten und Prognose sind gut. Prophylaxe und Bekämpfung basieren auf der Vermeidung des Verzehrs von rohen Schnecken und Fischen.

Literatur

Chen, M. G., K. E. Mott: Progress in Assessment of Morbidity due to Schistosomiasis. WHO, Genève 1989

Doumenge, J. P., K. E. Mott, C. Cheung, D. Villenave, O. Chapuis, M. F. Perrin, G. Reaud-Thomas: Atlas of the Global Distribution of Schistosomiasis. WHO, Genève 1987

Jordan, P., G. Webbe: Schistosomiasis: Epidemiology, Treatment and Control. Heinemann, London 1982

Junghanns, T., N. Weiss: Akute Schistosomiasis bei Tropenreisenden. Dtsch. med. Wschr. 117 (1992) 935–940

Löscher, T., H. D. Nothdurft, L. Prüfer, F. von Sonnenburg: Praziquantel in Clonorchiasis and Opisthorchiasis. Trop. Med. Parasitol. 32 (1981) 234–236

Mahmoud, A. A. F.: Schistosomiasis. Clinical Tropical Medicine and Communicable Diseases, Vol 2, No 2. Baillière Tindall, London 1987

Mott, K. E., H. Dixon: Collaborative study on antigens for immunodiagnosis of schistosomiasis. Bull. WHO 60 (1982) 729–753

Savioli, L., K. E. Mott: Urinary schistosomiasis on Pemba island: low-cost diagnosis for control in a primary health care setting. Parasitol. Today 5 (1989) 333–337

Wegner, D. H. G.: Experience with praziquantel treatment. In Miller, M. J., E. J. Love: Parasitic Diseases: Treatment and Control. CRC-Press, Boca Raton 1989

Wessely, K., H. L. Reischig, M. Heinermann, R. Stempka: Human fascioliasis treated with triclabendazole (Fasinex) for the first time. Trans. roy. Soc. trop. Med. Hyg. 82 (1988) 743–745

Yokogawa, M., W. A. Sodeman: Current status of paragonimus and paragonimiasis. In Miller, M. J., E. J. Love: Parasitic Diseases: Treatment and Control. CRC-Press, Boca Raton 1989

10 Infektionen mit Nematoden und Zestoden

Th. Löscher

Wurmerkrankungen (Helminthiasen) zählen weltweit zu den häufigsten Erkrankungen. Sie sind vor allem in tropischen Entwicklungsländern extrem verbreitet. Meist ist die Prävalenz und Intensität der Infektion bei Kindern am höchsten. Häufig besteht ein Mehrfachbefall. Die Epidemiologie der häufigsten Wurminfektionen zeigt im allgemeinen eine negativ binominale Verteilung. Dabei ist die Intensität der Infektion bei der Mehrzahl der Infizierten gering, und nur bei einem kleinen Teil liegt ein starker Befall vor. Dieser Teil der Population ist nicht nur in besonderer Weise von den Folgen und Krankheitserscheinungen betroffen, sondern stellt in vielen Fällen auch das epidemiologisch bedeutsame Reservoir und die wichtigste Verbreitungsquelle der Infektion dar.

Helminthiasen werden durch *Nematoden* (Rund- oder Fadenwürmer), *Trematoden* (Saugwürmer, Egel) und *Zestoden* (Bandwürmer) verursacht. Alle Nematoden sowie die zu den Trematoden gehörenden Schistosomen sind getrenntgeschlechtlich. Die sonstigen den Menschen befallenden Trematoden und alle Zestoden sind zwittrig. Einige Nematoden (Filarien, Trichinen u. a.) sowie alle Trematoden und Zestoden sind bei ihrer Entwicklung auf einen Wirtswechsel angewiesen (Zyklus). Die geschlechtliche Vermehrung findet im Endwirt, die ungeschlechtliche im Zwischenwirt statt. Der Mensch ist außer bei den larvalen Zestodeninfektionen und einigen larvalen Nematodeninfektionen als Endwirt infiziert. Von praktischer Bedeutung ist die Unterscheidung von *intestinalen* und *blut-* bzw. *gewebeinvasiven* Wurminfektionen. Bei einigen intestinalen Wurminfektionen kommt es initial ebenfalls zu einer gewebeinvasiven Migrations- oder Entwicklungsphase.

Die Befallstärke wird in der Regel durch die Zahl eingedrungener Infektionsstadien bestimmt. Nur bei wenigen Helminthiasen kommt es ohne erneute Re- bzw. Superinfektion zu einer echten Vermehrung durch endogene oder exogene *Autoinfektion* (z. B. Strongyloidiasis, intestinale Capillariasis, Hymenolepiasis, Enterobiasis) oder zu einer Zunahme der Parasitenmasse (larvale Zestodeninfektionen).

Bei einigen Helminthiasen können schwerwiegende Krankheitserscheinungen und Komplikationen bereits bei geringer Infektionsstärke entstehen, im allgemeinen ist das Ausmaß der pathologischen Veränderungen und der klinischen Symptomatik jedoch von der Befallstärke abhängig. Vor allem bei den häufigen Mehrfachinfektionen (Polyparasitismus) kann auch eine geringere Befallstärke ohne akute oder offensichtliche Krankheitserscheinungen zu erheblichen Folgen führen oder beitragen, wie z. B. Malnutrition, Entwicklungsstörungen, allgemeine Abwehrschwäche oder vermehrte Anfälligkeit gegenüber anderen Erkrankungen.

Die definitive Diagnose beruht meist auf dem Nachweis der Parasiten bzw. ihrer Geschlechtsprodukte (Eier, Larven) in Blut, Gewebe oder Ausscheidungen (Stuhl, Urin, Sputum u. a.). Im Falle von Neu- oder Reinfektionen ist dabei die *Präpatenzzeit* zwischen Infektion und Beginn der Bildung der Geschlechtsprodukte zu berücksichtigen. Vor allem bei den larvalen Nematoden- und Zestodeninfektionen ist eine parasitologische Diagnose oft schwierig und auf invasive Methoden zur Materialgewinnung angewiesen. In diesen Fällen kann immundiagnostischen und anderen indirekten Untersuchungsmethoden besondere Bedeutung zukommen.

Intestinale Nematodeninfektionen

Intestinale Nematoden sind extrem häufig in Gebieten, in denen aufgrund eines niedrigen sozioökonomischen Standards schlechte allgemeine hygienische Bedingungen vorherrschen. Wichtigste Voraussetzungen für die Verbreitung sind die Umgebungskontamination mit menschlichen Fäkalien und der Kontakt der Bevölkerung mit fäkal kontaminierten Böden, Nahrungsmitteln und Wasser. Die Infektion erfolgt entweder durch die orale Aufnahme infektiöser Eier oder Larven oder durch das Eindringen von Infektionslarven durch die Haut.

Die intestinalen Nematodeninfektionen können rein intestinal (z. B. Enterobiasis und Trichuriasis) oder mit einer initialen Gewebewanderung (z. B. Askariasis, Hakenwurminfektion und Strongyloidiasis) verlaufen. Bei Infektionen mit einer intensiven Gewebephase besteht meist eine Bluteosinophilie und eine starke Vermehrung des IgE im Blut. Die definitive Diagnose erfolgt in der Regel durch den Nachweis von Eiern oder Larven im Stuhl. Immundiagnostische Methoden spielen für die Diagnostik keine wesentliche Rolle. Die neueren Benzimidazolcarbamate erlauben eine meist zuverlässige und gut verträgliche Behandlung.

Enterobiasis (Oxyuriasis)

Definition

Die weltweit sehr häufige Infektion mit dem Madenwurm (engl. pinworm) Enterobius vermicularis kommt vor allem im Kindesalter vor und tritt oft als Gruppeninfektion auf. Häufigstes Symptom ist ein perianaler, insbesondere nachts auftretender Pruritus.

Erreger und Entwicklungszyklus

Die kleinen weißlichen Madenwürmer (Oxyuren) leben im Dickdarm des Menschen. Die weiblichen Adulten sind 8–12 mm lang, 0,3–0,5 mm dick und besitzen ein lang ausgezogenes spitzes Schwanzende (Abb. 10.1). Die nur 2–5 mm langen Männchen weisen ein ventral eingerolltes Hinterende auf und sterben bald nach der Begattung ab. Die graviden weiblichen Adultwürmer können ca. 3–6 Wochen im Darm überleben (im Extremfall bis zu 3 Monaten), bis sie nachts durch den Analkanal wandern, 5000–15 000 Eier auf der perianalen Haut ablegen und anschließend in der Regel absterben. Die farblosen ovalen, einseitig etwas abgeplatteten Eier sind 50–60 × 20–30 µm groß und besitzen eine durchscheinende, mehrschichtige Eischale mit klebriger Oberfläche (Abb. 10.2). Die Eier sind bereits bei der Ablage embryoniert und erlangen nach wenigen Stunden der Oxygenierung außerhalb des Darmes ihre Infektionstüchtigkeit, die sie meist innerhalb weniger Tage wieder verlieren. Unter günstigen, d.h. kühlen und feuchten Bedingungen, können die Eier jedoch 2–3 Wochen infektiös bleiben, im Extremfall bis zu 2 Monaten (unter Laborbedingungen bis zu 4 Monaten).

Die Infektion erfolgt durch das Verschlucken der Eier. Die Larve schlüpft im Duodenum und reift unter zwei- bis dreimaliger Häutung heran, während sie durch den Dünndarm zum Zökum wandert. Die Eiablage der graviden Weibchen beginnt in der Regel 3–4 Wochen nach der Infektion, gelegentlich jedoch bereits nach einer Woche.

Da die Eier im Gegensatz zu anderen intestinalen Nematodeninfektionen bereits kurz nach der Ablage infektiös sind und keine Reifungsphase in der Umgebung benötigen, ist eine *Autoinfektion* möglich durch eine fäkal-orale Schmierinfektion des Infizierten selbst. Schließlich ist in Einzelfällen auch eine Retroinfektion beobachtet worden, bei der eine Larve auf der Perianalhaut schlüpft, durch den Anus zurückwandert und im Zökum zum Adultwurm heranreift. Eine derartige Reinvasion scheint jedoch ein seltenes Phänomen zu sein.

Epidemiologie

Geographische Verbreitung

Die Enterobiasis ist weltweit in allen Klimazonen verbreitet und kommt in allen Bevölkerungsschichten und Altersgruppen vor. Die weltweite Prävalenz wird auf ca. 10% geschätzt, bei Kindern ca. 15–30% und im Erwachsenenalter 0–5%. Unter geeigneten Bedingungen kann die Prävalenz vor allem im Kindesalter regional 100% erreichen. Entsprechend der bevorzugt in Innenräumen stattfindenden Übertragung ist die Infektion im allgemeinen häufiger in gemäßigten Klimazonen und in städtischen Gebieten. Allerdings zeigen gezielte Untersuchungen auch in den ländlichen Gebieten tropischer Entwicklungsländer in einigen Gemeinden oder Populationen fokal hohe Prävalenzen. Zudem kann es trotz guter hygienischer Bedingungen zu Ausbrüchen in Familien, Kindergärten, Schulen und anderen Gemeinschaftseinrichtungen kommen, die durch ständige Re- und Autoinfektion über Jahre anhalten können.

Übertragungs- und Verbreitungsfaktoren

Der Mensch ist das einzige Reservoir; gelegentliche Infektionen bei Affen sind epidemiologisch ohne Bedeutung. Infektionen durch andere zoonotisch verbreitete Arten von Oxyuridae sind beim Menschen nicht beobachtet worden.

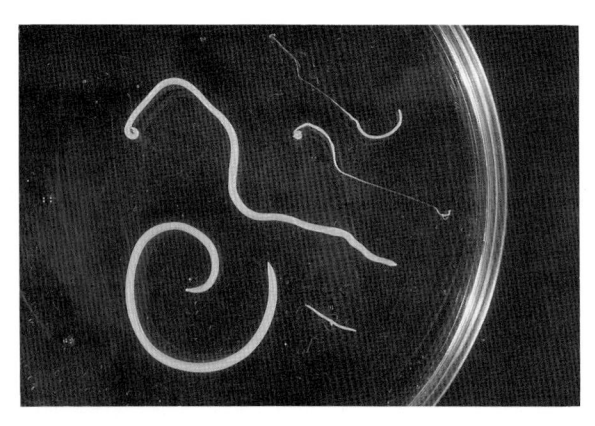

Abb. 10.1 Adultwürmer von Ascaris lumbricoides (♀ und ♂), Trichuris trichiura (♀ und ♂) und Enterobius vermicularis (♀).

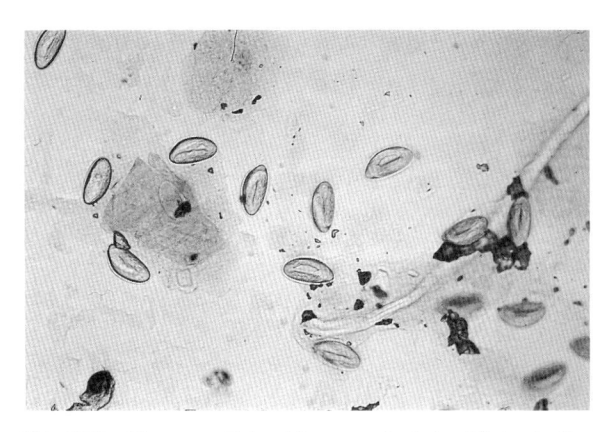

Abb. 10.2 Eier von Enterobius vermicularis (Klebestreifen-Analabklatschpräparat).

Die Übertragung kann erfolgen
- direkt als fäkal-orale Schmierinfektion,
- über mit Eiern kontaminierte Gegenstände oder Nahrungsmittel und
- durch das Einatmen und Verschlucken von Eiern, die in die Luft aufgewirbelt worden sind.

Die Übertragung von Mensch zu Mensch erfolgt bei Kindern am ehesten direkt, z. B. durch Händeschütteln und Spielen oder über gemeinsame Spielsachen. Die Infektion kann auch beim Kontakt mit Unterwäsche, Schlafanzügen oder Bettwäsche von Infizierten erworben werden. Durch Eier im Staub von Kindergärten und Klassenzimmern oder durch das Aufschütteln von Bettwäsche können mehrere Familien- oder Gemeinschaftsmitglieder gleichzeitig infiziert werden. Bei männlichen Homosexuellen sind Infektionen durch oroanalen Verkehr möglich.

Eine Autoinfektion ist vor allem bei Kindern häufig, z. B. durch die direkte Übertragung infektiöser Eier über die Hände (besonders unter den Fingernägeln) in den Mund, oft als Folge des nächtlichen Analpruritus.

Die Verbreitung wird begünstigt durch hohe Bevölkerungsdichte, enges Zusammenleben und mangelnde persönliche Hygiene. Besonders häufig ist die Infektion in Kindergärten, bei Schulkindern und in Gemeinschaftseinrichtungen, insbesondere solchen für geistig Behinderte. Häufig heilt die Infektion spontan ab. Durch ständige Autoinfektion oder Reinfektion, ausgehend von anderen infizierten Familien- bzw. Gemeinschaftsmitgliedern oder von Staubinfektionen, ist es jedoch möglich, daß die Infektion über einen langen Zeitraum aufrechterhalten wird oder rezidiviert. Kontinuierliche Infektionen können in einzelnen Individuen zu einem ausgeprägten Befall führen und eine erhebliche Umgebungskontamination (bis zu 50 000 Eiern pro m^2) nach sich ziehen. Die Mehrzahl der Infektionen ist leicht mit wenigen bis einigen Dutzend Würmern. Bei schweren Infektionen können Tausende von Adulten vorhanden sein.

Da vitale Trophozoiten von Dientamoeba fragilis in abgelegten Enterobius-vermicularis-Eiern gefunden werden, scheint die gleichzeitige Übertragung einer Infektion mit diesem intestinalen Protozoon wahrscheinlich.

Pathogenese und Pathologie

Die Adultwürmer halten sich bevorzugt im Zökum auf sowie in den oberen Kolonabschnitten und im distalen Ileum. Bei ausgeprägten Infektionen können das gesamte Kolon und auch die oberen Dünndarmabschnitte betroffen sein. Folge der Anheftung des Vorderendes der Adulten an der Darmschleimhaut sind lediglich geringe entzündliche Reizungen und minimale Ulzerationen, die sich manchmal sekundär infizieren. Gelegentlich kommt es zu einer oberflächlichen Invasion der Mukosa mit einer granulomatösen eosinophilen Infiltration. Eine Invasion oder Obstruktion der Appendix kann zur akuten oder chronischen Entzündung führen. Allerdings finden sich nicht selten Adultwürmer in der Appendix ohne jede entzündliche Reaktion.

Durch die Migration und die Sekrete der weiblichen Adultwürmer sowie durch die abgelegten Eier kommt es zu einer Reizung der Perianalhaut und benachbarter Organe wie der Vulva. Gelegentlich wandern Adulte in die Vagina und selten auch in Uterus, Eileiter oder gar in die Peritonealhöhle oder die ableitenden Harnwege ein. Als Folge können entzündliche Reizungen oder granulomatöse Läsionen um Adulte oder abgelegte Eier entstehen. In Einzelfällen wurde über ektope Lokalisationen von hämatogen oder lymphogen verschleppten Eiern in Leber, Lunge oder anderen Organen berichtet.

Krankheitsbild

Die Mehrzahl der Infektionen ist leicht und asymptomatisch. Das häufigste Symptom auch bei leichteren Infektionen ist ein nächtlicher oder anhaltender *perianaler Pruritus*, der zusammen mit Kratzeffekten zu ekzematösen perianalen und perinealen Hautläsionen führen kann. Bakterielle Sekundärinfektionen sind dann nicht selten. Bei stärkeren Infektionen können uncharakteristische abdominelle Schmerzen, Durchfälle, Tenesmen und Nausea auftreten. Die Signifikanz zahlreicher weiterer Symptome, die der Enterobiasis zugeschrieben werden, wie Schlaflosigkeit, Konzentrationsstörungen, Nervosität, Unruhezustände, Appetitlosigkeit, Gewichtsabnahme u. a. ist fraglich.

Bei Frauen und Mädchen besteht oft auch ein Pruritus der Vulva. In einigen Fällen entwickelt sich eine *Vulvovaginitis* mit Ausfluß. Insgesamt ist die Enterobiasis eine der häufigsten Ursachen einer Vulvovaginitis im Kindes- und Jugendalter. In einigen Untersuchungen wurde zudem eine Assoziation mit dem Vorliegen einer Enuresis und mit rezidivierenden Harnwegsinfekten beschrieben. Weitere Komplikationen sind akute, subakute oder chronische bzw. chronisch rezidivierende Appendizitis, selten auch Endometritis, Salpingitis und peritoneale Reizungen oder Granulome.

Die hämatologischen und biochemischen Laborbefunde sind bei der Enterobiasis in der Regel unauffällig. Eine Bluteosinophilie und eine Vermehrung des Serum-IgE tritt nur bei Komplikationen mit ektoper und gewebeinvasiver Lokalisation auf.

Diagnostik und Differentialdiagnostik

Der Verdacht auf eine Enterobiasis ergibt sich vor allem bei perianalem Pruritus, juveniler Vulvovaginitis, Infektionen in der Umgebung und wenn die kleinen, beweglichen weißen Adultwürmer auf dem Stuhl aufgelagert entdeckt werden. Bei Verdacht sollten die typischen Eier mittels perianalem Abstrich bzw. Abklatschpräparat gesucht werden. Hierzu wird ein Cellophan-Klebestreifen (z. B. Tesafilm) morgens nach dem Aufwachen vor dem Stuhlgang und vor dem Waschen mit der Klebeseite mehrmals auf die Perianalhaut (nicht in den Anus) angedrückt, evtl. mit

Hilfe eines Spatels. Anschließend wird der Klebestreifen auf einen Objektträger geklebt (zur besseren Transparenz kann zuvor ein Tropfen Toluol aufgetropft werden) und bei ca. 100facher Vergrößerung durchgemustert. Bei einmaliger Untersuchung lassen sich über die Hälfte der Infektionen feststellen. Bei negativem Resultat sind mehrfache Wiederholungen angezeigt. Zum sicheren Ausschluß ist eine Wiederholung an bis zu 7 aufeinanderfolgenden Tagen empfehlenswert. Die parasitologische Stuhluntersuchung zeigt nur eine geringe Sensitivität. Gelegentlich können Eier auch im Urin oder in Vaginalabstrichen gefunden werden.

Eine Diagnose ist auch möglich anhand der (meist weiblichen) Adultwürmer, wenn diese auf dem Stuhl, auf der Perianalhaut, bei der Proktoskopie oder der vaginalen Untersuchung entdeckt werden. Sie müssen von anderen weißlichen und eigenbeweglichen Helminthen wie Trichuris trichiura oder Bandwurmgliedern unterschieden werden.

Bei nachgewiesenen Infektionen sollten nach Möglichkeit sämtliche Mitglieder der Familie oder sonstiger Gemeinschaften untersucht werden, unabhängig vom Vorliegen von Smyptomen.

Differentialdiagnostisch ist an andere Ursachen eines perianalen Pruritus zu denken wie Proktitis, Hämorrhoiden, Kandidiasis, Strongyloidiasis, Infektion mit Taenia saginata oder Diabetes mellitus.

Therapie und Prognose

Zahlreiche Anthelminthika sind bereits in einer Einmaldosis wirksam: Pyrvinium (Molevac) 5 mg Base/kg, Pyrantel (Helmex) 10 mg Base/kg, Mebendazol (Vermox) 100 mg oder Albendazol (Zentel) 200–400 mg. Bei sporadischen Einzelinfektionen führt die einmalige Behandlung meist zum Erfolg. Da die Wirkung gegen Larvenstadien gering ist und bereits abgelegte Eier nicht erfaßt werden, sollte die Behandlung jedoch sicherheitshalber nach ca. 2 Wochen wiederholt werden.

Wenn die Enterobiasis trotz mehrfach wiederholter Therapie persistiert bzw. rezidiviert, liegt meist eine Gruppeninfektion vor, bei der die Reinfektion bzw. Umgebungskontamination durch andere nicht behandelte Gemeinschafts- bzw. Familienmitglieder erfolgt. Dabei ist zu berücksichtigen, daß geringgradige Infektionen schwierig zu diagnostizieren sein können. Daher ist eine Behandlung aller Beteiligten empfehlenswert einschließlich derer, bei denen ein Nachweis der Infektion nicht gelang bzw. nicht erfolgte. In besonders hartnäckigen Fällen bewährte sich eine konsequente Gemeinschafts- bzw. Familienbehandlung mit Albendazol 400 mg einmalig oral mit fünfmaliger Wiederholung in 4wöchigen Abständen.

Die Enterobiasis ist in der Regel harmlos und klingt häufig spontan ab. Auch gelegentliche Komplikationen hinterlassen nach erfolgter Behandlung keine Folgen. Ein nicht seltenes Problem ist die ständige Reinfektion innerhalb von Familien oder anderen Gemeinschaften, die zu einer empfindlichen Störung des Gemeinschaftslebens bis zu neurotischem Verhalten und übertriebenen Hygienemaßnahmen führen kann.

Prophylaxe und Bekämpfung

Zur Vermeidung einer Re- bzw. Autoinfektion ist vor allem bei Kindern auf Maßnahmen der persönlichen Hygiene wie konsequentes Händewaschen nach dem Stuhlgang, kurze Fingernägel, Tragen von Schlafanzug oder Unterwäsche während des Schlafes, Kochen der benutzten Unter- und Bettwäsche zu achten.

Die Prophylaxe einer Ausbreitung innerhalb von Familien, Gruppen und Gemeinschaftseinrichtungen umfaßt neben Aufklärung und Beachtung hygienischer Maßnahmen die Identifikation von Infizierten durch gezielte und wiederholte Befragung (nach verdächtigen Symptomen) und Untersuchung (Perianalabstrich) sowie die konsequente Gruppenbehandlung beim Auftreten von Infektionen bei Gemeinschaftsmitgliedern.

Trichuriasis

Definition

Die Infektion mit dem Peitschenwurm Trichuris trichiura (engl. whipworm) ist nahezu weltweit verbreitet und stellt vor allem in den Tropen eine der häufigsten Wurminfektionen dar. Bei stärkerem Befall verursachen die den Dickdarm parasitierenden Adultwürmer ein chronisches Krankheitsbild mit Durchfällen, Tenesmen, Anämie und Gewichtsverlust sowie Entwicklungsstörungen bei Kindern.

Erreger und Entwicklungszyklus

Die 3–5 cm langen weißlichen Adultwürmer von Trichuris trichiura (Synonym: Trichocephalus dispar) weisen ein peitschenartiges, fadenförmig verdünntes Vorderende auf (Abb. 10.**1**) mit einer wesentlich dickeren hinteren Körperhälfte, die die Intestinal- und Genitalorgane enthält und die bei den männlichen Adulten spiralförmig eingerollt ist. Von jedem weiblichen Wurm werden pro Tag zwischen 2000 und 20000 Eier abgelegt. Dabei nimmt die Eiproduktion pro Wurm bei zunehmender Befallstärke ab. Die ovalen ca. 50–55 × 20–25 µm großen Eier besitzen zwei typische pfropfartige Eipole, die dem Ei ein charakteristisches faßförmiges Aussehen verleihen (Abb. 10.**3**). Vor allem die äußere Schicht der dreischichtigen Eischale ist durch Gallenfarbstoffe gelbbraun bis dunkelbraun gefärbt. Die mit dem Stuhl ausgeschiedenen Eier sind noch nicht embryoniert. Die Heranreifung einer infektionstüchtigen Larve im Ei dauert bei warmen und feuchten Außenbedingungen 2–4 Wochen, bei kälteren Temperaturen wesentlich länger. Embryonierte Eier können mehrere Monate, unter günstigen Bedingungen (hohe Feuchtigkeit) sogar jahrelang infektionstüchtig bleiben.

Die Infektion erfolgt durch die orale Aufnahme embryonierter Eier, meist über fäkal kontaminierte

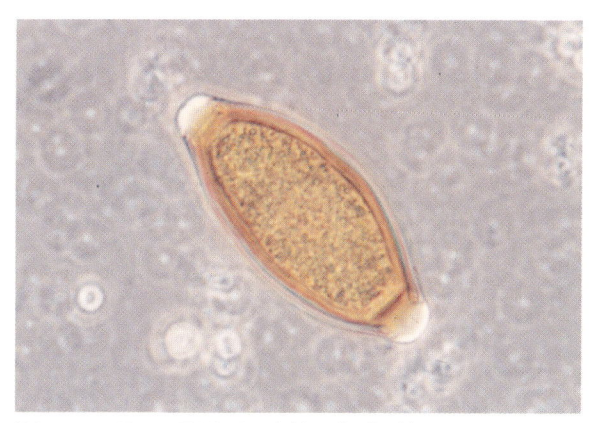

Abb. 10.3 Ei von Trichuris trichiura im Stuhl.

Böden oder Nahrungsmittel. Die Larve schlüpft im Dünndarm und macht wahrscheinlich eine erste etwa einwöchige Reifungsphase in der Dünndarmmukosa durch, bevor sie zu ihrer endgültigen Lokalisation darmabwärts ins Zökum wandert, wo ihre weitere Reifung intraepithelial erfolgt. Während das dünne Vorderende intraepithelial verbleibt, ragt das Hinterende der geschlechtsreifen Adulten in das Darmlumen. Die Zeit zwischen Infektion und Beginn der Eiablage (Präpatenz) beträgt 2–3 Monate. Die mittlere Lebensdauer der Adulten liegt bei 1–3 Jahren, in Einzelfällen bei über 10 Jahren.

Epidemiologie

Geographische Verbreitung

Die Trichuriasis ist eine der häufigsten Nematodeninfektionen und tritt oft gleichzeitig mit anderen intestinalen Nematodeninfektionen auf, insbesondere gemeinsam mit der Askariasis. Es wird geschätzt, daß ca. 800 Millionen Menschen infiziert sind. Aufgrund hygienischer und sozioökonomischer Bedingungen ist die Trichuriasis heute vor allem in den wärmeren Klimazonen verbreitet, sie kommt jedoch auch in gemäßigten Zonen vor. Die Prävalenz in tropischen Entwicklungsländern liegt bei 20–80%, in einigen Gebieten bei über 90%.

Übertragungs- und Verbreitungsfaktoren

Der Mensch ist der einzige natürliche Wirt; seltene Infektionen bei Affen sind epidemiologisch bedeutungslos. Akzidentelle und experimentelle Infektionen des Menschen mit dem Schweinepeitschenwurm Trichuris suis sind zwar möglich, die Geschlechtsreife mit Eiproduktion wird jedoch nur selten erreicht. In Einzelfällen wurde auch Trichuris vulpis, ein Parasit von Hunden und anderen Kaniden, beim Menschen gefunden.

Die einzige Infektionsquelle ist die Kontamination der Umgebung mit menschlichen Fäkalien. Eine Übertragung direkt von Mensch zu Mensch ist nicht möglich, da die Eier nach ihrer Ablage erst im Freien reifen müssen. Die Kontamination von Böden mit infektiösen Eiern kann ein erhebliches Ausmaß erreichen. Die orale Aufnahme embryonierter Eier erfolgt in erster Linie über die Hände oder Gegenstände nach Kontakt mit kontaminierten Böden sowie über kontaminierte Nahrung. Die Infektion über verunreinigtes Trinkwasser scheint demgegenüber nur eine geringe Rolle zu spielen, da die Eier in Wasser rasch sedimentieren und relativ bald absterben.

Ausgeprägte Infektionen bei Kindern werden besonders durch das Spielen auf fäkal stark kontaminierten Böden erworben. Die bei Kleinkindern, psychischen Störungen und geistigen Behinderungen aber auch in bestimmten Kulturkreisen verbreitete Geophagie kann zu besonders schwerem Befall führen. Die Kontamination von Nahrungsmitteln wie rohe Salate und Gemüse erfolgt in erster Linie durch die Verwendung von menschlichen Fäkalien zur Düngung, insbesondere als Kopfdüngung. Für die Verbreitung und den Transport von Eiern spielen auch Fliegen eine Rolle sowie Geflügel, dem die Möglichkeit zur Aufnahme menschlicher Fäkalien gegeben ist und mit dessen Kot vitale Eier wieder ausgeschieden und weiter verbreitet werden können.

Hohe Bevölkerungsdichte mit engem Zusammenleben und schlechte hygienische Bedingungen mit fehlenden sanitären Einrichtungen und hoher Umgebungskontamination durch menschliche Fäkalien sind die wichtigsten Verbreitungsbedingungen. Sie finden sich sowohl in den ländlichen Regionen wie in den urbanen Slumgebieten von Entwicklungsländern und entsprechen im wesentlichen den Verbreitungsbedingungen von Askariasis und Hakenwurminfektionen. Trichuriseier sind im Vergleich zu denen von Ascaris lumbricoides empfindlicher gegenüber Austrocknung, Kälte, UV-Strahlung und Immersion in Gewässern. Die Prävalenz der Trichuriasis ist daher in feuchtwarmen Gebieten meist ähnlich hoch wie die der Askariasis, in Regionen mit trockenem oder aridem Klima oder mit kalten Jahreszeiten geringer.

In Endemiegebieten steigt die Prävalenz mit dem Beginn einer wesentlichen Exposition etwa im 2. Lebensjahr rasch an. Die Intensität der Infektion erreicht gewöhnlich ihr Maximum zwischen dem 5. und 10. Lebensjahr, um anschließend langsam abzusinken. Bei Erwachsenen ist die Intensität wesentlich geringer, die Prävalenz bleibt bei kontinuierlicher Transmission jedoch hoch. Trotz hoher Prävalenz liegt auch im Kindesalter nur bei einem kleinen Teil der Infizierten (meist 5–15%) ein ausgeprägter Befall vor. Dieser Teil ist nicht nur am ehesten von Krankheitserscheinungen betroffen, sondern auch in erster Linie an der Umgebungskontamination und Verbreitung der Infektion beteiligt.

Pathogenese und Pathologie

Die Adultwürmer sind in erster Linie im Zökum und den oberen Kolonabschnitten lokalisiert. Bei stärkerem Befall sind zunehmend auch die distalen Kolonabschnitte bis zum Rektum und auch das terminale Ileum betroffen. Das Ausmaß pathologischer Veränderungen korreliert im wesentlichen mit der Befallstärke. Ab einem Befall von 100–200 Adultwürmern ist mit klinischen Manifestationen zu rechnen. Schwerwiegende Krankheitserscheinungen treten im allgemeinen erst bei Infektionen mit mehr als 500 Würmern auf. In Extremfällen können mehrere tausend Adulte vorhanden sein.

Das dünne Vorderende der Adulten haftet in der Mukosa des Dickdarmes und ist von einer Infiltration eosinophiler und monolymphozytärer Zellen umgeben. Zum Teil finden sich oberflächliche Epithelläsionen in diesem Bereich. Die dazwischenliegende Schleimhaut und die Architektur der Lieberkühn-Krypten ist meist nicht verändert, die Zahl der schleimproduzierenden Becherzellen ist normal oder vermehrt. Bei stärkerem Befall finden sich vermehrt Epithelläsionen, fokale neutrophile Infiltrationen und kleine petechiale oder subepitheliale Blutungen. Stellenweise kann es zur Kryptenhyperplasie und zur Verminderung der Becherzellen kommen; Kryptenabszesse wie bei der Colitis ulcerosa fehlen jedoch. In der Regel sind die Veränderungen auch bei starkem Befall auf die Mukosa beschränkt; nur gelegentlich findet sich eine diffuse Infiltration der Lamina propria und der Submukosa mit eosinophilen oder mononukleären Zellen. Bei ausgeprägten Infektionen ist die Schleimhaut des gesamten Kolons und des terminalen Ileums betroffen. Vor allem im Rektumbereich kann es dann zu einer massiven ödematösen Verdickung der Schleimhaut kommen, zum Teil mit ausgeprägter Blutungsneigung.

Die bei schweren Infektionen häufige Eisenmangelanämie beruht auf einer Kombination von intestinalen Blutungen und der Ingestion von Blut durch die Adultwürmer, die auf ca. 5 µl pro Wurm täglich geschätzt wird.

Krankheitsbild

Die überwiegende Zahl der leichten Infektionen ist asymptomatisch, oder es bestehen lediglich uncharakteristische abdominelle Beschwerden. Bei stärkerem Befall kann es zu chronischen Durchfällen, Meteorismus, Übelkeit, intermittierendem Erbrechen, Anämie und Gewichtsverlust kommen, insbesondere wenn gleichzeitig eine Askariasis oder Hakenwurminfektion vorliegt. Schmerzen im Epigastrium und in der Ileozäkalregion sind häufig.

Bei Kindern mit intensivem Befall des gesamten Kolons kann sich ein *dysenterisches Syndrom* entwickeln mit schleimigblutigen Durchfällen und Tenesmen. Typisch ist ein schmerzhafter Stuhldrang auch bei leerer Ampulle des Rektums, wobei die reflektorische Peristaltik wohl durch die geschwollene Rektumschleimhaut ausgelöst wird. Dies führt nicht selten zu einem *Prolaps* des ödematös verdickten *Rektums*, der einer rektorektalen Intussuszeption entspricht und der im Gegensatz zum Rektalprolaps anderer Genese meist einfach bzw. spontan reponierbar ist. Häufig liegt bei akuten Exazerbationen gleichzeitig eine Amöbiasis oder Shigellose vor. Bedrohliche Verläufe sind dann nicht selten, ebenso wenn sich bereits eine fortgeschrittene Kachexie und/oder eine schwere Anämie entwickelt hat.

Zudem bestehen bei anhaltenden und ausgeprägten Infektionen im Kindesalter häufig chronische Zeichen der Malnutrition mit Wachstumsstörung und Entwicklungsverzögerung; dabei kommt es nicht selten zur Bildung von Trommelschlegelfingern. Seltenere Komplikationen sind die Invagination des Ileums oder höherer Kolonabschnitte und eine akute Appendizitis.

Bei der Mehrzahl der Fälle liegt eine leichte bis mäßiggradige Bluteosinophilie vor, bei ausgeprägten Infektionen besteht meist eine Eisenmangelanämie.

Diagnostik und Differentialdiagnostik

Die Diagnose beruht auf dem Nachweis der typischen Eier im Stuhl. Die zahlreich ausgeschiedenen Eier sind meist schon im dünnen Stuhlausstrich zu sehen. Bei sehr leichten Infektionen mit weniger als 1000 Eier pro Gramm Stuhl (EPG) können Anreicherungsverfahren hilfreich sein. Die Eiausscheidung korreliert in etwa mit der Befallstärke und erreicht bei schweren Infektionen 20 000–30 000 EPG.

Adultwürmer können bei ausgeprägtem Befall und dysenterischen Krankheitsbildern meist proktoskopisch oder auf der prolabierten Rektumschleimhaut entdeckt werden, während sie im Stuhl seltener zu sehen sind.

Differentialdiagnostisch ist an andere intestinale Wurminfektionen, insbesondere an Hakenwurminfektionen zu denken. Bei dysenterischem Syndrom kann die Unterscheidung von einer Amöbendysenterie allein aufgrund klinischer Kriterien schwierig oder unmöglich sein. Chronisch entzündliche Darmerkrankungen, akute Appendizitis sowie Shigellose, Balantidiasis und andere enterale Infektionen müssen ebenfalls berücksichtigt werden.

Therapie und Prognose

Mittel der Wahl sind Benzimidazolcarbamate wie Mebendazol (Vermox) und Albendazol (Zentel). Eine orale Eindosisbehandlung mit 100 mg Mebendazol oder 200–400 mg Albendazol führt abhängig von der Infektionsstärke zu Heilungsraten von 50–80% und zu einer Reduktion der Eiausscheidung von 70 bis über 90%. Dies ist ausreichend für die Behandlung leichter und asymptomatischer Infektionen sowie für den Einsatz dieser Breitspektrum-Anthelminthika bei Bekämpfungsprogrammen.

Zur Erzielung hoher Heilungsraten von 90–100% ist jedoch eine mehrfache Gabe erforderlich mit 2mal 100 mg Mebendazol oder 1mal 400 mg Albendazol täglich über insgesamt 3 Tage. Dies ist für die individuelle Behandlung, insbesondere bei stärkeren oder symptomatischen Infektionen, vorzuziehen. Bei leichteren Infektionen scheint die einmalige Gabe von 500–600 mg Mebendazol ebenso wirksam zu sein.

Oxantel (10–20 mg/kg KG einmalig oral) zeigt im Gegensatz zu dem chemisch eng verwandten Pyrantel eine spezifische und selektive Wirksamkeit gegen Trichuris trichiura. Bei stärkeren und symptomatischen Infektionen ist eine Wiederholung der Therapie an insgesamt 3 Tagen empfehlenswert. Oxantel kann mit dem gegen Askariasis und andere intestinale Nematodeninfektionen wirksamen Pyrantel kombiniert werden.

Andere bei intestinalen Nematodeninfektionen angewandte Antehlminthika wie Piperazin, Pyrvinium, Levamisol oder Tiabendazol sind bei der Trichuriasis ungenügend wirksam.

Auch schwerwiegende Krankheitserscheinungen heilen nach spezifischer Therapie und Korrektur eines Eisenmangels in der Regel folgenlos ab. Die Wachstums- und Entwicklungsverzögerung bei Kindern wird meist rasch aufgeholt.

Prophylaxe und Bekämpfung

Individuelle Prophylaxe und Bekämpfungsmaßnahmen entsprechen denen bei der Askariasis. Eine dauerhafte Reduktion oder gar Eradikation der Trichuriasis ist nur zu erreichen, wenn es gelingt, die Umgebungskontamination mit menschlichen Fäkalien und ihre Verwendung als unvorbehandelter Dünger dauerhaft zu unterbinden.

Askariasis

Definition

Die weltweit verbreitete Askariasis ist die häufigste intestinale Parasitose. Während der initialen Gewebewanderung sind akute Krankheitserscheinungen mit Husten, Fieber und pulmonalen Infiltraten möglich. Die chronische intestinale Infektion kann bei stärkerem Befall zu intestinalen Beschwerden und Malnutrition führen. Bedrohliche Komplikationen treten vor allem bei Kindern durch intestinale Obstruktion oder Einwanderung in die Gallenwege auf.

Erreger und Entwicklungszyklus

Die Askariasis wird verursacht durch den Spulwurm Ascaris lumbricoides, die größte intestinale Nematodenart des Menschen. Der Mensch ist der einzige Wirt. Infektionen von Tieren unter natürlichen Bedingungen sind fraglich. Infektionen des Menschen durch die nah verwandte Art Ascaris suum (Schweinespulwurm) kommen gelegentlich vor; die Entwicklung bleibt jedoch meist auf larvalem Stadium stehen, die Geschlechtsreife wird nur selten erreicht. Andere tierische Spulwurmarten wie der Hundespulwurm Toxocara canis können die Ursache eines viszeralen oder okulären Larva-migrans-Syndroms sein (S. 154).

Die langen, zylindrisch runden Adultwürmer von Ascaris lumbricoides (Weibchen 20–45 cm lang und 3–6 mm dick, Männchen 15–30 cm lang und 2–4 mm dick) sind rötlich oder gelblich-braun mit spitz zulaufenden Körperenden (Abb. 10.**1**). Die fein quergerillte Kutikula ist durch den Turgor der Pseudozölomflüssigkeit prallelastisch gespannt, die beiden Exkretionskanäle sind über die ganze Länge als weißliche Längsstreifen erkennbar. Um die Mundöffnung stehen drei große Lippen mit fein gezäheltem Rand. Das Hinterende des Männchens ist ventral eingerollt und mit zwei Spicula und zahlreichen Papillen besetzt. Der Körper der weiblichen Würmer wird in erster Linie von den paarigen Ovarien und Uteri eingenommen, die mehrere Millionen Eier enthalten können. Die Vulva mündet etwa ein Drittel der Körperlänge vor dem Vorderende.

Die Adulten parasitieren im Dünndarm des Menschen. Von jedem Weibchen werden täglich ca. 200 000 Eier abgelegt, die mit dem Stuhl ausgeschieden werden. Ein Teil der Eier ist unbefruchtet (meist etwa 15%). Die befruchteten Eier (Abb. 10.**4**) sind bei der Ablage noch nicht embryoniert. Die Heranreifung zu infektiösen Zweitlarven dauert unter optimalen Bedingungen (20–30°C, hohe Feuchtigkeit) etwa 3 Wochen, bei kälteren Temperaturen bis zu mehreren Monaten. Unter günstigen Bedingungen können die Eier jahrelang infektionstüchtig bleiben. Die Infektion erfolgt durch die orale Aufnahme der embryonierten Eier. Nach Andauung der Eihülle durch den Magensaft schlüpft die rhabditiforme Zweitlarve im oberen Dünndarm und beginnt eine gewebeinvasive Wanderungsphase. Sie penetriert die Dünndarmmukosa und gelangt auf dem Blutweg über Leber und rechtes Herz zur Lunge, wo sie nach etwa 14 Tagen die Alveolarwand durchdringt und nach ein- bis zweimaliger Häutung als etwa 2 mm große Dritt- oder Viertlarve über die Trachea in den Ösophagus wandert, um schließlich im Dünndarm nach einer letzten Häutung zum Adultwurm heranzuwachsen. Die Präpatenzzeit von der Infektion bis zum Beginn der Eiablage beträgt 2–3 Monate. Die Lebensdauer der Adulten liegt bei 1–2 Jahren.

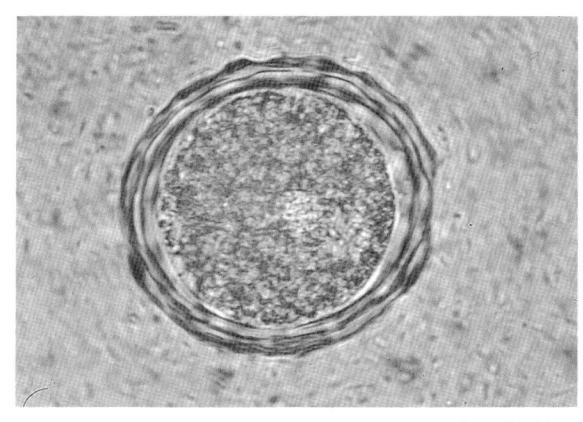

Abb. 10.4 Ei von Ascaris lumbricoides (befruchtet) im Stuhl.

Epidemiologie

Geographische Verbreitung

Die Askariasis ist ubiquitär verbreitet. Die Zahl Infizierter wird auf über eine Milliarde geschätzt, d. h. auf ca. ein Viertel der Weltbevölkerung. Die Verbreitung wird durch schlechte hygienische Verhältnisse, hohe Bevölkerungsdichte und feuchte Böden begünstigt. Betroffen sind vor allem Populationen mit niedrigem sozioökonomischen Standard. Die Prävalenz ist besonders hoch in den periurbanen Slumgebieten und ländlichen Regionen von Entwicklungsländern. Sie erreicht regional 70−90%, vor allem bei Kindern. Aufgrund unterschiedlicher klimatischer und ökologischer Bedingungen kann ein fokales oder saisonales Verteilungsmuster bestehen. In Industrieländern liegt die Prävalenz heute meist unter 1%.

Übertragungs- und Verbreitungsfaktoren

Die Infektion erfolgt durch die orale Aufnahme embryonierter Eier. Bei Kindern geschieht dies in erster Linie über die Hände beim Spielen auf Böden die mit eihaltigen menschlichen Fäkalien kontaminiert sind, bei Kleinkindern auch durch Geophagie. Bei Erwachsenen stehen meist Infektionen über kontaminierte Nahrungsmittel im Vordergrund. Die wichtigste Rolle spielen rohe Salate, Gemüse oder Obst, die mit fäkalienhaltiger Erde oder Abwasser verunreinigt sind. Meist ist dies die Folge der Verwendung von menschlichen Fäkalien oder Abwasser als Dünger, insbesondere wenn diese ohne Vorbehandlung als Kopfdüngung oder Berieselung ausgebracht werden. Die Infektion kann auch durch verunreinigtes Trinkwasser, eihaltige Erde oder Staub übertragen werden. Kontaminierte Erde an Schuhen oder Füßen kann durch Menschen und Tiere verbreitet werden. Kakerlaken, Mistkäfer und andere koprophage Arthropoden können infektiöse Eier aufnehmen und wieder ausscheiden und damit zur Verbreitung beitragen.

Der Mensch ist einziger Wirt und Reservoir zugleich. Wie bei der Trichuriasis findet keine direkte Übertragung von Mensch zu Mensch statt, sondern die Infektionsquelle ist die Umgebungskontamination mit menschlichen Fäkalien. Die Eier sind äußerst widerstandsfähig, außer gegen direkte Sonneneinstrahlung, hohe Temperaturen ($>40°C$) und Austrocknung. In feuchter Erde können die Eier jahrelang infektiös bleiben. Eine besonders ausgeprägte Umgebungskontamination mit mehreren Hundert infektiöser Eier pro Gramm Erde findet sich typischerweise auf feuchten und schattigen Erdböden in der direkten Umgebung von Wohnstätten, wo Kleinkinder spielen und uneingeschränkt defäzieren, wobei sie sich selbst ständig reinfizieren.

In Gebieten mit intensiver und ganzjähriger Übertragung steigt die Prävalenz im 2. bis 3. Lebensjahr steil an und bleibt zwischen dem 4. und 14. Lebensjahr meist unverändert hoch. Die Intensität der Infektion ist im Vorschulalter am höchsten. Bei Erwachsenen sind Prävalenz und Intensität meist deutlich geringer. In Gebieten mit ausgeprägten Trockenperioden findet man eine ausgeprochen saisonale Übertragung nur während der feuchten Jahreszeiten.

Pathogenese, Pathologie und Immunologie

Bei der Invasion der Darmmukosa und ihrer Passage durch die Leber lösen die Infektionslarven eine fokale granulomatöse Reaktion mit einer eosinophilen Infiltration aus, die in der Regel jedoch nicht zu faßbaren klinischen Erscheinungen führt. Diese Erscheinungen können in der Lunge deutlich ausgeprägter sein, insbesondere bei gleichzeitiger Invasion zahlreicher Larven und wenn eine Sensibilisierung des Wirtsorganismus vorliegt, wie sie bei wiederholter saisonaler Exposition gehäuft beobachtet wird. Es entwickelt sich dann eine seröse Exsudation in die Alveolen und eine peribronchiale entzündliche Infiltration, vorwiegend mit Eosinophilen. Vor allem um abgestorbene Larven findet man eosinophile Granulome. Gleichzeitig kann es zu einer gesteigerten Schleimsekretion und zu Bronchospasmen kommen. Experimentelle Befunde sprechen für eine kausale Beteiligung von spezifischen IgE-Antikörpern, Mastzellen und Immunkomplexen.

Die Adultwürmer sind bevorzugt im Jejunum lokalisiert. Sie haften nicht fest an der Schleimhaut, sondern stützen sich lediglich gegen die Darmwand ab und bewegen sich spiralförmig vorwärts. Adulte, die in den Dickdarm gelangen, werden ausgeschieden; gelangen sie in den Magen, werden sie in der Regel erbrochen. Komplikationen wie Dünndarmileus, Volvulus oder Einwanderung in die Gallenwege beruhen auf ihrer Größe und ihrer Neigung zu Wanderungen, insbesondere auch in kleine Öffnungen wie die Papilla Vateri oder die Appendix. Fieber, scharf gewürzte Speisen und bestimmte Medikamente wie Anästhetika, Tetrachloräthylen und bei Kleinkindern möglicherweise auch Mebendazol scheinen die Migration zu begünstigen. Das Auftreten von Krankheitserscheinungen und Komplikationen hängt in erster Linie von der Befallstärke ab. Bei der Mehrzahl der Infektionen sind nur wenige bis einige Dutzend Adulte vorhanden. Die Gefahr einer mechanischen Darmobstruktion ist vor allem bei Infektionen mit mehr als 100 Adulten gegeben, bei Kleinkindern bereits bei einer geringeren Anzahl. Bei schwerem Befall können mehrere hundert Würmer vorhanden sein.

Ein stärkerer Befall scheint insbesondere bei Kindern zu einer Malnutrition mit Eiweißmangel beizutragen. Allerdings liegen meist zusätzlich noch andere Faktoren wie geringe Eiweißzufuhr und weitere parasitäre Infektionen vor.

Von Infizierten werden spezifische Antikörper aller Immunglobulinklassen gegen Ascarisantigene gebildet, vor allem solche der IgM-, IgG- und IgE-Klasse. Zudem kommt es häufig zu einer unspezifischen polyklonalen Aktivierung des IgE-Systems. Bei einigen Individuen entwickelt sich eine ausgeprägte Hypersensitivität gegen Ascarisantigene. Eine protektive Immunität, die Re- oder Superinfektionen verhindert, entsteht nicht. Allerdings kann die Zahl der zur vollständigen Reifung gelangenden Infektionslarven durch die Immunantwort erheblich reduziert werden. Die Begrenzung der Infektionsintensität erfolgt dabei durch die Abtötung der Larven während der Leber- und Lungenpassage. Antikörperabhängige wie direkte zytotoxische Mechanismen scheinen hierbei eine wesentliche Rolle zu spielen.

Krankheitsbild

Etwa 1–2 Wochen nach der Infektion können sich während der Migrationsphase akute Krankheitserscheinungen einer *pulmonalen Askariasis* manifestieren (Löffler-Syndrom). Am häufigsten treten ein trockener Husten und subfebrile Temperaturen oder mäßiggradiges Fieber auf. Weitere Symptome sind Dyspnoe und retrosternales Brennen. Gelegentlich kommt es auch zu hohem Fieber, Schüttelfrost, asthmoiden Hustenattacken, blutig tingiertem Sputum, urtikariellen Exanthemen oder angioneurotischen Ödemen. Häufig sind auskultatorisch trockene Rasselgeräusche zu hören. Radiologisch können weiche, unscharf begrenzte Infiltrate rasch wechselnder Lokalisation zu sehen sein (Abb. 10.**5**). Meist besteht eine Bluteosinophilie, zum Teil mit einer Leukozytose. Alle Symptome klingen in der Regel spontan innerhalb von 1–2 Wochen ab.

Die *intestinale Askariasis* führt bei leichten Infektionen meist zu keinen Symptomen. Ein stärkerer Befall kann mit uncharakteristischen gastrointestinalen Beschwerden einhergehen. Bei Kindern bestehen am ehesten abdominelle Schmerzen, die meist im Bereich des Nabels lokalisiert werden, bei Erwachsenen eher kolikartige oder einem peptischen Ulkusleiden ähnliche Schmerzen im Epigastrium.

Vor allem bei Kindern mit starkem Befall treten nicht selten ernsthafte Komplikationen auf. Am häufigsten sind *mechanische Obstruktionen* durch Knäuel von zahlreichen Adultwürmern, die zu einem partiellen oder totalen Dünndarmileus führen, der meist im terminalen Ileum lokalisiert ist. Das Krankheitsbild beginnt typischerweise akut mit rezidivierenden kolikartigen Bauchschmerzen und Erbrechen. Bei der Untersuchung findet man ein gebläthtes und schmerzhaftes Abdomen, hochgestellte Darmgeräusche und die radiologischen Zeichen des Dünndarmileus mit Spiegelbildung. Als weitere Komplikationen können sich Invagination, Volvulus, hämorrhagische Infarzierung von Darmabschnitten und Perforation entwickeln. Insgesamt stellt die Askariasis in vielen Entwicklungsländern die häufigste Ursache intestinaler Obstruktionen dar.

Eine andere bei Kindern nicht seltene Komplikation ist die Einwanderung von Adultwürmern in die *Gallenwege*, die zu Obstruktion, Cholangitis, Pankreatitis und Leberabszeß führen kann. Häufigstes Symptom sind plötzlich beginnende, heftige Schmerzattacken im rechten Oberbauch, die zum Teil mit galligem Erbrechen einhergehen. Wenn keine spontane Ausstoßung erfolgt, können sich rasch Fieber und Ikterus entwickeln.

Weitere Komplikationen sind Appendizitis, intestinale Perforation und Peritonitis. Erbrochene Adultwürmer können selten auch durch die Eustachische Tube in das Mittelohr einwandern oder durch Einwanderung in die Trachea zu einem akuten Atemwegsverschluß führen.

Diagnostik

Die Diagnose erfolgt durch den Nachweis der typischen, rundovalen $45-70 \times 35-50\,\mu m$ großen Eier (Abb. 10.**4**) im Stuhl. Unbefruchtete Eier sind länglicher (ca. $90 \times 40\,\mu m$). Die Schale befruchteter wie unbefruchteter Eier ist meist von einer unregelmäßigen Eiweißschicht bedeckt und durch Gallepigmente goldbraun gefärbt. Da die Eier sehr zahlreich im Stuhl ausgeschieden werden, sind sie in der Regel bereits in einfachen Stuhlausstrichen zu entdecken. Lediglich bei sehr leichten Infektionen sind Anreicherungen erforderlich. Eine Quantifizierung der Eiausscheidung erlaubt eine ungefähre Beurteilung der Befallstärke, die bei weniger als 10 000 Eier pro Gramm Stuhl als leicht und bei mehr als 50 000 als schwer eingestuft werden kann.

Häufig wird die Diagnose auch anhand von Adultwürmern gestellt, die anal oder oral ausgeschieden oder bei einer Röntgenkontrastuntersuchung des Dünndarms entdeckt wurden. Zur Diagnose von Komplikationen wie mechanischer Obstruktion oder Gallenwegsinvasion durch Adulte sind endoskopische und sonographische Untersuchungen hilfreich.

Bei pulmonaler Askariasis während der Migrationsphase ist die Diagnose schwierig, wenn kein gleichzeitiger intestinaler Befall vorliegt. Gelegentlich können

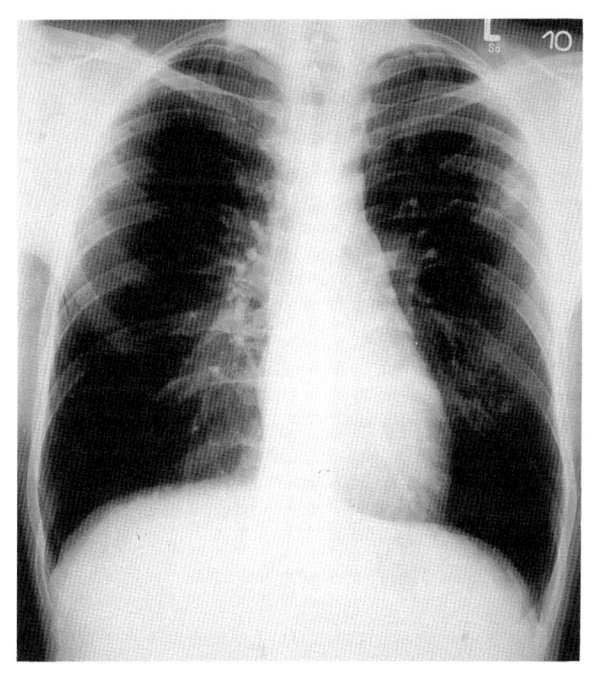

Abb. 10.**5** Rechtsseitiges parakardiales Infiltrat bei pulmonaler Askariasis.

Larven im Sputum oder Magensaft gefunden werden. Ansonsten muß die Präpatenzzeit abgewartet werden. Eine Bluteosinophilie ist während der Migrationsphase häufig, insbesondere wenn Symptome einer pulmonalen Askariasis vorliegen. Sie klingt innerhalb einiger Wochen ab und ist bei chronischer intestinaler Askariasis meist nicht mehr vorhanden.

Differentialdiagnostik

Die Differentialdiagnose der pulmonalen Askariasis umfaßt andere Helminthiasen mit pulmonaler Migrationsphase wie Hakenwurminfektionen, Strongyloidiasis, Toxokariasis oder Schistosomiasis, das tropische eosinophile Syndrom mit pulmonaler Beteiligung bei Filariosen sowie eosinophile Pneumonie und andere nichtinfektiöse hypereosinophile Syndrome bei Vaskulitiden, Lymphomen und Hämoblastosen.

Die intestinale Askariasis ist von anderen intestinalen Parasitosen, von peptischen Läsionen des Magens oder Duodenums sowie von Gallenwegs- und Pankreaserkrankungen abzugrenzen.

Therapie

Die zur Verfügung stehenden Anthelminthika sind nur gegen die adulten Würmer zuverlässig wirksam. Eine spezifische Behandlung der larvalen Askariasis während des pulmonalen Migrationsstadiums ist nicht möglich. Bei sehr ausgeprägten Symptomen sind Corticosteroide meist wirksam.

Mittel der Wahl zur Behandlung der intestinalen Askariasis sind Benzimidazolcarbamate. Sie sind auch gegen andere, häufig gleichzeitig bestehende intestinale Nematodeninfektionen wirksam. Eine Einzeldosis von 400 mg Albendazol (Zentel) oder 200 mg Mebendazol (Vermox) zeigt Heilungsraten von 80–100%. Bei Mebendazol ist zur gleichzeitigen Mitbehandlung von Trichuriasis und Hakenwurminfektionen eine Dosierung von 2mal 100 mg täglich über 3 Tage vorzuziehen. Andere Benzimidazolderivate wie Fenbendazol oder Flubendazol sowie Piperazin, Levamisol und Pyrantel (Helmex) sind ebenfalls wirksam.

Bei partieller intestinaler Obstruktion sollte zunächst eine konservative Therapie versucht werden mit Ruhigstellung des Darmes durch nasogastrale Absaugung, Infusionstherapie und Gabe von Piperazin über eine nasogastrale Sonde (150 mg/kg bis maximal 3,5 g; ggf. weitere Dosen von 65 mg/kg bis maximal 1 g in 12stündigen Intervallen). Beim Versagen dieser Behandlung, bei eindeutigen klinischen und radiologischen Zeichen einer totalen Obstruktion, bei akutem Abdomen oder weiteren Komplikationen wie Perforation, Peritonitis, Volvulus oder Invagination ist eine umgehende chirurgische Intervention erforderlich. Dabei kann gegebenenfalls versucht werden die Adultwürmer vom Ileum in das Zökum zu massieren. Insbesondere bei Ischämiezeichen ist eine Resektion des betroffenen Darmabschnitts mit End-zu-End-Anastomose jedoch nicht zu umgehen.

Die Gallenwegsinvasion sollte ebenfalls zunächst konservativ behandelt werden mit Spasmolytika und einer Therapie wie bei der partiellen intestinalen Obstruktion. Falls möglich, sollte eine Extraktion mittels ERCP versucht werden. Beim Versagen dieser Maßnahmen ist eine chirurgische Intervention erforderlich.

Prognose

Nach einer Behandlung kommt es auch bei ausgeprägtem Befall meist innerhalb kurzer Zeit zu einer vollständigen Rückbildung aller Symptome ohne Folgeerscheinungen. Auch die Zeichen einer Malnutrition bilden sich häufig rasch zurück.

Mechanische Obstruktionen oder eine Gallenwegsinvasion haben jedoch stets eine ernste Prognose. Die Inzidenz dieser Komplikationen lag in verschiedenen Untersuchungsserien bei 0,5–2 pro 1000 Infizierte pro Jahr. In einigen Gebieten mit hoher Askariasisprävalenz stellen sie den häufigsten Anlaß für Laparatomien im Kindesalter dar. Insgesamt wird die Zahl der Todesfälle durch Askariasiskomplikationen auf ca. 20 000 pro Jahr geschätzt.

Prophylaxe und Bekämpfung

Die individuelle Prophylaxe besteht aus persönlicher Hygiene (Händewaschen nach Kontakt zu kontaminierten Böden) und in der Vermeidung von Nahrungsmitteln wie ungekochtem Gemüse, Salaten und Obst, wenn die Möglichkeit einer Kontamination mit menschlichen Fäkalien besteht (Kopfdüngung, Berieselung mit Abwasser).

Entscheidend für die Eradikation oder zumindest dauerhafte Reduktion der Askariasis ist die Besserung der hygienischen und sanitären Verhältnisse. Von besonderer Bedeutung ist dabei die sichere Entsorgung menschlicher Fäkalien und die Vermeidung der Ausbringung von unbehandelten Fäkalien oder Abwässern zur Düngung. Eine rasche, aber meist nur vorübergehende Reduktion läßt sich durch eine Massenbehandlung erreichen, die meist gleichzeitig gegen andere intestinale Helminthiasen gerichtet ist. Dabei ist weniger eine vollständige Heilung als eine nachhaltige Verringerung der Befallstärke und damit der Morbidität und der Übertragungsintensität anzustreben. Bei entsprechend hoher Prävalenz kann die wiederholte Behandlung der gesamten Population oder bestimmter Gruppen mit hoher Prävalenz und Infektionsintensität wie Kinder und Kleinkinder wirksam und kostengünstig sein. Bei niedrigerer Prävalenz kann eine gezielte Behandlung der bei Screeninguntersuchungen festgestellten Infektionen sinnvoller sein. Diese Maßnahmen sollten jedoch stets im Rahmen von Bekämpfungsprogrammen mit Aufklärung und Gesundheitserziehung kombiniert werden.

Hakenwurmkrankheit (Unzinariasis)

Definition

Die in warmen Ländern sehr häufigen Infektionen des Menschen mit Hakenwürmern werden durch die beiden Arten Ancylostoma duodenale (Ankylostomiasis) und Necator americanus (Nekatoriasis) verursacht. Die chronische intestinale Infektion mit den im Dünndarm blutsaugenden Adultwürmern geht mit einem chronischen Blut- und Eiweißverlust einher, der zu einem schweren chronischen Krankheitsbild führen kann mit ausgeprägter Eisenmangelanämie, allgemeiner Schwäche, Malnutrition, Ödemen und Entwicklungsstörungen bei Kindern.

Erreger und Entwicklungszyklus

Die Adultwürmer von Ancylostoma duodenale und Necator americanus sind kleine weißliche, in situ durch aufgenommenes Blut oft rötlich gefärbte Fadenwürmer, die den Dünndarm des Menschen parasitieren. Die weiblichen Adulten messen bei A. duodenale $10-13 \times 0,6$ mm, bei N. americanus $9-11 \times 0,4$ mm, die männlichen $8-11 \times 0,4-0,5$ mm bzw. $7-9 \times 0,3$ mm. Das Vorderende ist besonders bei N. americanus hakenförmig nach dorsal abgebogen. Eine zuverlässige Unterscheidung ist anhand der Mundbucht und der kaudalen Bursa der männlichen Adulten möglich. Die große, stark keratinisierte Mundbucht ist bei A. duodenale mit zwei großen Zahnpaaren ausgestattet, bei N. americanus mit zwei gebogenen Schneideplatten. Die von den weiblichen Adulten abgelegten ovalen Eier haben eine dünne hyaline Schale und sind $50-60 \times 40-45$ μm groß (Abb. 10.**6**). Die durchschnittliche Eiproduktion pro Adultwurm liegt bei ca. 10000 pro Tag für N. americanus und 20000–30000 für A. duodenale. Sie hängt jedoch von der Befallstärke ab und ist niedriger bei stärkerem Befall. Die Eier sind bei der Ausscheidung mit dem Stuhl meist in einem 4- bis 8zelligen Stadium und embryonieren unter geeigneten Bedingungen innerhalb von 1–2 Tagen. Danach schlüpft die etwa 300 μm lange rhabditiforme Erstlarve, die sich von Kotbestandteilen und Bakterien ernährt. Nach zweimaliger Häutung entwickelt sie sich weiter zur infektiösen filariformen Drittlarve. Die gesamte Entwicklung dauert 5–10 Tage, bei ungünstigen Bedingungen auch länger. Die etwa 600 μm lange Infektionslarve ist von der letzten nicht abgestreiften Larvenhülle umgeben, die einen Schutz gegen Austrocknung darstellt. Obwohl sie keine Nahrungssubstrate aufnimmt, kann sie abhängig von den Bodenverhältnissen bis zu mehreren Monaten überleben. Sie wandert bevorzugt vertikal nach oben und ist äußerst empfindlich gegen Eintrocknung. Auf feuchten Böden hält sie sich daher bevorzugt an der Oberfläche auf und kann auch an feuchten Pflanzen aufwärts wandern. Bei zunehmender Eintrocknung kann sie auch in tiefere Bodenschichten vordringen (bis zu 1 m Tiefe). Unter typischen tropischen Bedingungen mit periodischem Niederschlag und hohen Temperaturen sind die Energiereserven durch wiederholte vertikale Wanderung rasch erschöpft, und die Larven sterben innerhalb weniger Wochen ab.

Die Infektion des Menschen erfolgt durch die perkutane Invasion der Larve, bei A. duodenale auch durch das Verschlucken von Larven mit Nahrung oder Wasser. Anschließend kommt es zu einer Gewebewanderung ähnlich wie bei der Askariasis. Die Larve erreicht über den Blutstrom die Lunge und durchbricht die Alveolarmembran. In den Alveolen erfolgt die Reifung zur Viertlarve, die über das Flimmerepithel von Bronchien und Trachea in den Rachen transportiert und verschluckt wird. Im Dünndarm reift sie nach nochmaliger Häutung zum Adultwurm heran. Die Präpatenzzeit zwischen der Infektion und dem Beginn der Eiausscheidung liegt bei 40–60 Tagen. Bei A. duodenale tritt gelegentlich eine verzögerte Entwicklung auf. Die Larven können entweder in der Muskulatur oder nach bereits vollendeter Gewebewanderung im Dünndarm über Monate, im Extremfall sogar mehrere Jahre persistieren, bevor sie ihre endgültige Wanderung und Entwicklung abschließen. Die Lebensdauer der Adultwürmer liegt bei durchschnittlich 4–5 Jahren. Es sind jedoch Infektionen mit anhaltender Eiausscheidung bis zu 15 Jahren nach Verlassen von Endemiegebieten gesichert.

Epidemiologie

Geographische Verbreitung

Hakenwurminfektionen sind weltweit über weite tropische und subtropische Gebiete verbreitet, vor allem in niederschlagsreichen Regionen. Die Zahl infizierter Menschen wird auf ca. 900 Millionen geschätzt. Die Prävalenz kann in einigen Gebieten bis zu 90% betragen. Die Ankylostomiasis, inkorrekt auch als altweltliche Hakenwurminfektion bezeichnet, wird in Südeuropa, Nordafrika, dem Mittleren und Fernen Osten sowie fokal in Südamerika gefunden. Die früher als neuweltlich bezeichnete Infektion durch Necator americanus kommt nicht nur in Süd- und Mittelamerika und im Süden der USA vor, sondern ist auch im subsaharischen Afrika, in Indien, Südostasien und in

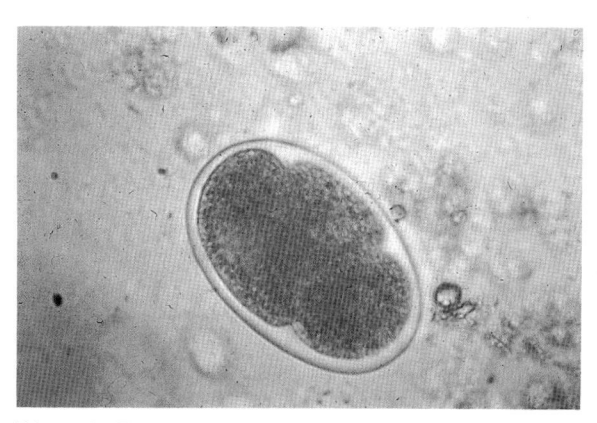

Abb. 10.**6** Ei von Ancylostoma duodenale im Stuhl.

Ozeanien verbreitet. Heute werden in vielen Gebieten beide Spezies nebeneinander gefunden, zum Teil beim selben Patient. Die Differenzierung beider Arten spielt für klinische Belange einschließlich der Diagnostik und Therapie keine wesentliche Rolle.

Übertragungs- und Verbreitungsfaktoren

Der Mensch ist das einzige Reservoir. Entscheidend für die Verbreitung ist die Umgebungskontamination mit menschlichen Fäkalien, insbesondere durch die Defäkation im Freien. Auch die Düngung mit unbehandelten menschlichen Fäkalien und Abwässern spielt eine Rolle. Die Penetration der Haut erfolgt vorwiegend an den Füßen und im Knöchelbereich beim Barfußlaufen auf kontaminierten Böden. Dabei sind eine feuchte und schattige Umgebung und sandige lockere Böden besonders geeignet. Eier und Larven werden durch direkte Sonneneinstrahlung, Austrocknung und bei Temperaturen unter 10°C rasch abgetötet. In Gewässern oder im flüssigen Inhalt von Abortgruben können sich die Eier nicht weiterentwickeln. Besonders bedeutsam ist die Defäkation in der Nachbarschaft von Wohn- oder Arbeitsstätten, die zu einer erheblichen Kontamination des Bodens mit Larven führen kann; dies gilt ebenso für die kontinuierliche Düngung mit menschlichen Fäkalien. Ein besonders hohes Risiko besteht bei der in ländlichen Regionen einiger tropischer Entwicklungsländer üblichen Benutzung von Defäkationsplätzen im Freien, insbesondere wenn diese regelmäßig und oft barfuß benutzt werden.

Die Hakenwurminfektion beginnt in Endemiegebieten meist nach dem Säuglingsalter und befällt alle Altersklassen. Die Prävalenz und Infektionsintensität steigt im Kindesalter kontinuierlich an, um je nach Verhaltens- und Expositionsmustern bei Erwachsenen wieder abzufallen oder auf hohem Niveau zu persistieren. Bei der Verwendung unbehandelter menschlicher Fäkalien als Dünger kann die Hakenwurminfektion eine Berufsinfektion von Kleinlandwirten und Plantagenarbeitern darstellen.

Wie bei den meisten intestinalen Nematodeninfektionen sind die Bevölkerungsschichten mit niedrigem sozioökonomischem Standard am stärksten betroffen.

Pathologie, Pathogenese und Immunologie

Am Ort des Eindringens der Larve kann vor allem bei sensibilisierten Personen eine entzündliche Reaktion der Kutis und zum Teil auch der Subkutis mit einer neutrophilen und eosinophilen Infiltration entstehen.

Die pulmonale Larvenwanderung geht mit einer eosinophilen und leukozytären Infiltration im Bereich der alveokapillären Membran einher, die insgesamt weit weniger ausgeprägt ist als bei der Askariasis.

Die heranreifenden Würmer und Adulten parasitieren vorwiegend das Jejunum, bei schwerem Befall den gesamten Dünndarm. Sie heften sich mittels ihrer Zähne oder Schneideplatten fest an der Mukosa an, nehmen dabei einen Schleimhautpropf fest in ihre Mundbucht auf und saugen Blut. An der Anheftungsstelle entstehen kleine Erosionen und Ulzerationen, die dazwischenliegende Schleimhaut ist meist unauffällig. Die Adultwürmer können ihre Anheftungsstelle wechseln, und um die Anheftungsstelle kann es zu einer neutrophilen und eosinophilen Infiltration kommen. Der Blutverlust entsteht sowohl durch die direkte Blutaufnahme der Adulten als auch durch Blutungen an der Anheftungsstelle. Der tägliche Blutverlust pro Wurm beträgt bei Ancylostoma duodenale 0,1–0,5 ml, bei Necator americanus 0,03–0,25 ml. Pathogenetisch entscheidend ist der chronische Blut- und Eiweißverlust. Dieser hängt vor allem von der Befallstärke und der Dauer der Infektion ab. Mit klinischen Symptomen ist meist ab etwa 25–30 Adultwürmern von Ancylostoma duodenale und etwa 100 von Necator americanus zu rechnen. Dabei spielen jedoch der allgemeine Ernährungszustand, das Ausmaß der Eisen- und Eiweißzufuhr mit der Nahrung, die Eisenreserven sowie der Verlust von Blut und Eiweiß durch zusätzliche Erkrankungen und Infektionen eine wesentliche Rolle.

Eine zuverlässige protektive Immunität entsteht nicht. Die Beobachtung, daß es im Erwachsenenalter trotz kontinuierlicher Transmission zu einer Abnahme der Befallstärke kommt und die Reinfektionsrate nach Behandlung meist gering ist, deutet auf eine erworbene Immunität, die in der Lage ist, die Infektionsstärke zu begrenzen.

Krankheitsbild

An der kutanen Eintrittsstelle, meist an den Füßen oder Händen, kann sich ein stark juckendes Erythem entwickeln, zum Teil mit kleinen geröteten Papeln (ground itch), gelegentlich auch mit Ödem, Bläschenbildung und bakterieller Sekundärinfektion. Innerhalb weniger Tage bilden sich diese Erscheinungen in der Regel spontan zurück.

Während der pulmonalen Migrationsphase kann sich bei besonders sensibilisierten Menschen und dann, wenn eine größere Anzahl von Larven eingedrungen ist, etwa 1–2 Wochen nach der Infektion eine *Pneumonitis* mit trockenem Husten, Fieber und einer ausgeprägten Bluteosinophilie – zum Teil mit erheblicher Leukozytose – manifestieren.

Im chronischen Stadium ist die Mehrzahl der Infektionen leicht und asymptomatisch. Bei Kleinkindern können jedoch auch leichtere Infektionen schwerwiegende Krankheitsbilder verursachen. Ein stärkerer Befall kann zu uncharakteristischen Oberbauchbeschwerden führen. Es treten Inappetenz, Völlegefühl und epigastrische Schmerzen auf, die oft denen bei peptischen Ulzera entsprechen. Häufig bestehen Meteorismus, vermehrte Flatulenz und chronische Obstipation, bei schwerem Befall auch Durchfälle. Das Abdomen bei Kleinkindern ist meist erheblich aufgetrieben. Die klinisch bedeutsamste Krankheitserscheinung ist jedoch die Entwicklung einer zunehmenden hypochromen und mikrozytären *Eisenmangelanämie,* die aufgrund ihrer langsamen Entwicklung und entsprechender Anpassung extreme Ausmaße annehmen kann mit Hämoglobinwerten unter 3 g/dl. Symptome sind Blässe von Haut und Schleimhäuten, Apathie, rasche Ermüdbarkeit und Belastungsdyspnoe. Durch den chronischen Eiweißverlust kommt es zu einer Hypalbuminämie mit Ödemen und Depigmentierungen der Haut und der Haare wie bei Kwashiorkor. Bei ausgeprägter Anämie besteht eine chronische Mehrbelastung des Herzens mit Ruhetachykardie und systolischen Strömungsgeräuschen, Palpitationen und thorakalen Schmerzen, Ruhedyspnoe, Hypotonie und Kollapszuständen. Die fortschreitende Hypertrophie und Dilatation geht mit einer chronisch progredienten Herzinsuffizienz und zum Teil mit einer Koronarinsuffizienz einher und kann schließlich zum Tod durch Herzversagen führen.

Chronische Infektionen im Kindesalter sind häufig von Wachstums- und Entwicklungsstörungen begleitet. Bei stärkeren Infektionen kommt es während der Schwangerschaft häufig zu einer raschen Verschlimmerung der Anämie mit signifikant erhöhter mütterlicher wie kindlicher Sterblichkeit.

Diagnostik

Die Diagnose beruht auf dem Einachweis im Stuhl. Stärkere Infektionen können bereits im dünnen Stuhlausstrich diagnostiziert werden. Bei geringem Befall mit einer Eiausscheidung von weniger als 500 Eier pro Gramm Stuhl sind Anreicherungsverfahren wie der dicke Stuhlausstrich nach Kato-Katz oder die noch sensitivere Flotation oder Sedimentation erforderlich. Die Eier der beiden Arten sind morphologisch nicht sicher zu unterscheiden. Eine Unterscheidung ist möglich anhand der filariformen Larven, die mittels Koprokultur innerhalb von 5–6 Tagen gezüchtet werden können. Auch die Adultwürmer können für eine Differenzierung gewonnen werden, wenn der Stuhl nach der Verabreichung einer anthelmintischen Behandlung und eines Laxans gesiebt wird.

Im Stuhl läßt sich häufig okkultes Blut nachweisen, insbesondere dann, wenn eine Anämie besteht. Meist liegt eine Bluteosinophilie vor, die vor allem während der Migrationsphase und noch einige Wochen danach sehr ausgeprägt sein kann.

Spezifische Antikörper können mit verschiedenen Verfahren nachgewiesen werden. Durch die erheblichen Kreuzreaktionen mit anderen Helminthiasen, die Persistenz der Antikörper nach Therapie und die hohe Prävalenz der Infektion in vielen Gebieten ist die diagnostische Aussagekraft jedoch wesentlich eingeschränkt.

Differentialdiagnostik

Hakenwurminfektionen sind abzugrenzen von anderen intestinalen Nematodeninfektionen, die häufig gleichzeitig bestehen, sowie von anderen mit intestinaler Symptomatik, Anämie und Eosinophilie einhergehenden Helminthiasen wie Schistosomiasis und Leberegelinfektionen. Hypalbuminämie und Ödeme finden sich auch bei Kwashiorkor und nephrotischem Syndrom. Eisenmangelanämien anderer Genese sind zu berücksichtigen.

Therapie und Prognose

Mittel der Wahl sind die Benzimidazolcarbamate Mebendazol und Albendazol. Eine Einmaldosis von 300–400 mg zeigt abhängig von der Befallstärke Heilungsraten von 70–100% und eine Reduktion der Eiausscheidung um 80–100%. Dies ist ausreichend für die Behandlung leichter und asymptomatischer Infektionen sowie für Bekämpfungsprogramme. Zuverlässiger ist eine wiederholte Gabe von 2mal 100 mg Mebendazol oder 1mal 200 mg Albendazol täglich über 3 Tage. Dies führt auch bei schwerem Befall zu annähernd 100%igen Heilungsraten. Ebenfalls wirksam sind Levamisol 150 mg bzw. 2,5 mg/kg als Einmaldosis, Pyrantel (Helmex) 10–20 mg/kg als Einmaldosis und Bephenium 5 g als Einmaldosis bei Ancylostoma duodenale und in wiederholter Gabe an 3 Tagen bei Necator americanus.

Bei Eisenmangelanämie sind zusätzlich eine Eisensubstitution und vitamin- und eiweißreiche Kost erforderlich. Bei schwerer Anämie mit Hämoglobinwerten unter 4–5 g/dl ist eine Bluttransfusion angezeigt, bevorzugt mit Erythozytenkonzentrat. Bei Kleinkindern und Patienten in kritischem Zustand besteht hierbei die Gefahr einer akuten Volumenüberlastung; Transfusionen sollten daher besonders langsam und unter Kreislaufüberwachung erfolgen.

Die Prognose unbehandelter schwerer Infektionen mit ausgeprägter Anämie und kardialer Beteiligung ist ernst. Fatale Verläufe werden vor allem bei Kindern häufig durch interkurrente Infektionen wie Malaria, Durchfallerkrankungen oder Masern präzipitiert. Bei rechtzeitiger Behandlung kommt es auch in schweren Fällen in der Regel zur folgenlosen Ausheilung mit Ausnahme fortgeschrittener kardialer Schädigungen.

Prophylaxe und Bekämpfung

Die individuelle Prophylaxe besteht in der Vermeidung von Barfußlaufen auf potentiell infizierten Böden. Zudem sollten keine ungekochten Nahrungsmittel verzehrt und kein unaufbereitetes Wasser getrunken werden, wenn eine fäkale Kontamination nicht auszuschließen ist.

Die Bekämpfungsmaßnahmen entsprechen weitgehend denen bei der Askariasis. Entscheidend ist bei allen intestinalen Nematodeninfektionen die Verhinderung der Umgebungskontamination mit menschlichen Fäkalien. Gesundheitserziehung, der Bau von Latrinen mit Anleitung und Überwachung ihrer hygienischen Benutzung und Sauberhaltung sind wichtige durch die Gemeinden selbst durchführbare Maßnahmen. Vor der Verwendung menschlicher Fäkalien als Dünger sollte eine mehrwöchige Kompostierung zur Abtötung von Helmintheneiern und Larven durchgeführt werden; bei Abwässern kann eine drastische Reduzierung durch mehrfache Sedimentation in Stabilisierungsteichen erreicht werden.

Der Effekt von Massenbehandlungskampagnen scheint bei den Hakenwurminfektionen weniger lange anzuhalten als bei anderen intestinalen Nematodeninfektionen. Dabei spielt möglicherweise das Phänomen einer verzögerten Larvenentwicklung bei Ancylostoma duodenale eine Rolle, da die bisher meist für Massenbehandlungen angewendeten Anthelminthika keine larvizide Wirkung zeigen. Ob dies auch für die wiederholte Anwendung des zumindest experimentell larviziden Albendazols zutrifft, bleibt abzuwarten.

Infektionen durch tierische Hakenwurmarten

Die Larven der normalerweise bei Hunden und Katzen vorkommenden Hakenwurmart Ancylostoma brasiliense können ebenfalls die Haut des Menschen penetrieren. Sie machen jedoch keine weitere Reifung und Entwicklung durch, sondern verbleiben in der Haut, wo sie einige Zeit überleben und zu einem kutanen Larva-migrans-Syndrom führen können (S. 155).

Eine weitere normalerweise bei Hunden vorkommende Art, Ancylostoma caninum, kann gelegentlich ebenfalls Ursache eines kutanen Larva-migrans-Syndroms sein. Zudem wurden in Einzelfällen unreife Adulte von Ancylostoma caninum oder eng verwandten Arten im Intestinaltrakt von Patienten mit akuter eosinophiler Enteritis gefunden.

Ancylostoma ceylanicum, eine weitere bei Hunden und Katzen vorkommende Art, kann beim Menschen zu patenten intestinalen Infektionen mit Eiausscheidung führen und wird gehäuft in Neuguinea sowie sporadisch in Südostasien und in Surinam gefunden. Die Befallstärke ist gering, Krankheitssymptome fehlen oder sind geringfügig.

Strongyloidiasis

Definition

Die Infektion durch den Zwergfadenwurm Strongyloides stercoralis ist in den Tropen und Subtropen fokal verbreitet. Die den oberen Dünndarm befallenden Adultwürmer sind die Ursache gastrointestinaler Beschwerden. Durch wandernde Larven sind zudem Hauterscheinungen und pulmonale Symptome möglich. Durch interne und externe Autoinfektion kommt es zu einer chronisch persistierenden Infektion. Bei Immunkompromittierten kann sich ein bedrohliches Hyperinfektionssyndrom mit Generalisierung entwickeln.

Erreger und Entwicklungszyklus

Die parthenogenetischen weiblichen Adulten sind 2–2,5 mm lang und 30–50 µm dick. Sie sind vorwiegend in der Mukosa des Duodenums und oberen Jejunums lokalisiert und legen voll embryonierte Eier in die Mukosa und die Krypten der Darmwand. Die kleinen (0,7 mm × 14 µm) männlichen Adultwürmer werden nur gelegentlich gefunden oder fehlen ganz. Die 300–500 µm langen rhabditiformen Erstlarven (Abb. 10.7) schlüpfen bereits in der Darmmukosa oder während ihrer Passage durch den Darmkanal. Bei stark beschleunigter Darmpassage, z. B. bei wäßrigen Durchfällen, können im Stuhl auch die dünnschaligen larvenhaltigen Eier gefunden werden. Unter feuchtwarmen Außenbedingungen entwickeln sich die Erstlarven innerhalb weniger Tage zu 500–700 µm langen, freilebenden filariformen Drittlarven. Diese können ohne weitere Entwicklung im Boden verbleiben. Unter geeigneten Bedingungen mit hoher Luftfeuchtigkeit und warmen Temperaturen können sie sich jedoch zu freilebenden, nichtparasitischen, etwa 1 mm langen Adulten entwickeln (indirekter Entwicklungszyklus). Diese legen Eier, aus denen wiederum rhabditiforme Larven schlüpfen. Bei günstigen Bedingungen können mehrere freilebende Vermehrungszyklen ablaufen. Bei Veränderung der Außenbedingungen wie zunehmender Eintrocknung oder Mangel an Nährsubstraten entwickeln sich die infektiösen filariformen Larven nicht weiter. Die Überlebensdauer der Infektionslarven, die entweder direkt oder aus dem freilebenden Zyklus entstanden sind, hängt von den Außenbedingungen ab; bei Eintrocknung sterben sie rasch ab. Die Infektion erfolgt wie bei Hakenwürmern durch eine Penetration der intakten Haut. Der anschließende Migrationszyklus über das rechte Herz, die Lunge, das Bronchialsystem und die Passage in den Ösophagus entspricht ebenfalls dem bei Hakenwürmern. 2–3 Wochen nach der Infektion erreichen die Adulten den Dünndarm und beginnen mit der Eiproduktion.

Von besonderer Bedeutung ist die *interne Autoinfektion* für die Persistenz und die Pathogenese der Strongyloidiasis. Dabei entwickeln sich die rhabditiformen Larven noch im Intestinaltrakt zu filariformen Infektionslarven. Die Autoinfektion scheint in erster Linie während der Passage durch den Dickdarm stattzufinden und wird durch Obstipation und verminderte Peristaltik begünstigt. Die filariformen Larven dringen durch die Mukosa ein, erreichen über Lymph- und

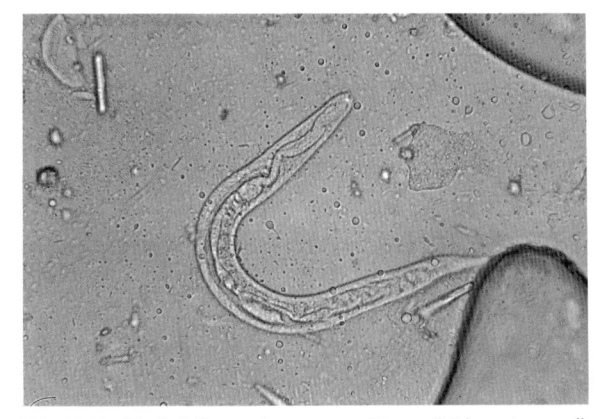

Abb. 10.7 Rhabditiforme Larve von Strongyloides stercoralis im Stuhl.

Blutgefäße die Lunge und dann erneut den Dünndarm, um hier zu weiteren Adulten heranzureifen. Dieser interne Autoinfektionszyklus scheint bei den meisten Infizierten auf niedrigem Niveau kontinuierlich abzulaufen und ist für die lange Persistenz der Infektion verantwortlich. Wenn dieser durch spezifische und unspezifische Abwehrmechanismen kontrollierte Zyklus z. B. durch Immunsuppression außer Kontrolle gerät, kann es zu einer massiven Autoinfektion mit einem Hyperinfektionssyndrom kommen. Die im Stuhl enthaltenen filariformen Larven dringen häufig auch durch die Haut, insbesondere in der Perianal- und Gesäßregion, ein und machen ebenfalls eine Migrationsphase mit Lungenpassage und Heranreifung neuer Adulter durch *(externe Autoinfektion)*.

Epidemiologie

Geographische Verbreitung

Die Strongyloidiasis ist in vielen tropischen und subtropischen Gebieten verbreitet. Zum Teil besteht ein fokales Verbreitungsmuster, abhängig von geeigneten Außenbedingungen wie Temperatur und hohe Luftfeuchtigkeit. Die Prävalenz liegt meist unter 15%, kann lokal jedoch 30% überschreiten. In gemäßigten Zonen tritt die Infektion nur sporadisch auf, insbesondere als Familien- oder Gemeinschaftsinfektion, vor allem in Einrichtungen für geistig Behinderte.

Übertragungs- und Verbreitungsfaktoren

Infektionen mit Strongyloides stercoralis kommen fast nur beim Menschen vor; gelegentlich auch bei Affen. Strongyloides fuelleborni, ein bei Affen verbreiter Erreger, ist in einigen Gebieten Afrikas und in Papua-Neuguinea ein häufiger Erreger von Infektionen beim Menschen und kann bei Kleinkindern zu schweren, bedrohlichen Erkrankungen führen.

Die Übertragung durch Penetration der Haut erfolgt vorwiegend an den unteren Extremitäten, z. B. beim Barfußlaufen auf feuchten Böden. Da Strongyloideslarven und insbesondere freilebende Generationen besonders empfindlich gegen Austrocknung und extreme Temperaturen sind, ist die Verbreitung der Strongyloidiasis im Vergleich zu der der Hakenwurminfektionen noch mehr auf ständig feuchte tropische Gebiete begrenzt.

Pathogenese, Pathologie und Immunologie

An der kutanen Eintrittspforte bildet sich häufig eine entzündliche Reaktion mit lymphozytärer und eosinophiler Infiltration. Bei der Lungenpassage treten ähnliche entzündliche Reaktionen wie bei der Askariasis und der Hakenwurminfektion auf.

Die im Duodenum und oberen Jejunum tief in der Mukosa verankerten Adulten führen zu einer entzündlichen Infiltration im Bereich der Anheftungsstellen mit ödematöser Schwellung der Schleimhaut, Ulzerationen und petechialen Blutungen. Diese Reaktionen werden durch lytische Sekrete der Würmer und Sekundärinfektionen ausgelöst. Vor allem in den unteren Dünndarmabschnitten und im Dickdarm können bei ausgeprägter interner Autoinfektion Ulzerationen, Blutungen und gelegentlich sogar Perforationen entstehen.

In der Regel kommt es zu einer humoralen wie zellulären Immunantwort, die bei einem wesentlichen Teil der Infizierten jedoch weder zu einer Elimination der Infektion noch zu einer protektiven Immunität führt, sondern lediglich an der Kontrolle der Autoinfektion beteiligt scheint. Die Entwicklung eines Hyperinfektionssyndroms wird durch Unterernährung, Eiweißmangel, immunsuppressive Therapie (Corticosteroide, Transplantation) oder Grunderkrankungen wie Malignome, HTLV-I und HIV-Infektion begünstigt; gelegentlich findet sich jedoch keine faßbare Abwehrschwäche.

Bei einer Generalisierung ist eine Invasion aller Organe möglich; Larven können in großer Zahl im Körper vorhanden sein, insbesondere in Lunge, Leber, Darmwand und gelegentlich auch im ZNS.

Krankheitsbild

Die Präpatenzzeit von der Infektion bis zur Ausscheidung der Larven oder Eier mit dem Stuhl liegt bei etwa 3 Wochen. Aufgrund der meist kontinuierlichen internen Autoinfektion persistiert die Infektion bei vielen Patienten über viele Jahre oder gar lebenslang. Die Häufigkeit einer Spontanheilung ist nicht genau bekannt. Im Vergleich zu anderen intestinalen Nematodeninfektionen treten bei einem größeren Prozentsatz der Infizierten (ca. 50%) klinische Symptome auf.

An den Eintrittspforten der filariformen Infektionslarven bilden sich vor allem bei bereits durch vorherige bzw. länger bestehende Infektion sensibilisierten Menschen häufig strichförmige, juckende Erytheme *(Larva currens)*, die innerhalb von 1–2 Tagen wieder verschwinden. Bei Infektionen durch freilebende Larven sind diese meist am Fuß oder Knöchel lokalisiert, bei externer Autoinfektion bevorzugt im Perianalbereich und am Gesäß, nicht selten aber auch in anderen Körperregionen, z. B. am Rumpf.

Während der Lungenpassage kann es bei ausgeprägtem Befall etwa 1 Woche nach Infektion zu einer Pneumonitis mit trockenem Husten und anderen Symptomen des *Löffler-Syndroms* wie bei Askariasis oder Hakenwurminfektionen kommen.

Die *chronische intestinale Infektion* geht bei einem Teil der Patienten mit variablen gastrointestinalen Symptomen einher. Am häufigsten sind anhaltende oder rezidivierende abdominelle Schmerzen, oft im Epigastrium und ähnlich wie bei peptischen Duodenalulzera, sowie wechselnde Diarrhöen, gelegentlich mit blutigen oder schleimigen Beimengungen. Durchfälle können mit Obstipation abwechseln. Bei anhaltender Autoinfektion können rezidivierende Pneumonitiden auftreten. Als Folge der externen Autoinfektion sind rezidivierende Erscheinungen einer Larva currens nicht selten.

Bei ausgeprägten Infektionen können wechselndes Fieber, Schwäche und Gewichtsabnahme bestehen. Weitere Symptome sind Übelkeit, Erbrechen und eine reaktive Arthritis, wohl als Folge der Ablagerung von Immunkomplexen.

Vor allem bei erheblichen Störungen der zellulären Immunabwehr kann die Kontrolle der kontinuierlichen Autoinfektion versagen. Dann entwickelt sich ein *Hyperinfektionssyndrom* mit generalisierter Strongyloidiasis, die sich mit profusen wäßrigen Diarrhöen, Malabsorption mit enteralem Eiweißverlust und Ödemen, schwerer Pneumonie, hämorrhagischer Panenteritis und/oder Enzephalomeningitis manifestieren kann und unbehandelt einen fatalen Verlauf nimmt.

Diagnostik und Differentialdiagnostik

Die Diagnose wird durch den Nachweis der beweglichen Larven im Stuhl oder im Duodenalsaft gestellt. Dabei muß beachtet werden, daß diese potentiell infektiös sind. Da die Ausscheidung der Larven wechselt und in einigen Fällen sehr spärlich sein kann, sind mehrfache Untersuchungen angezeigt. Eine gewisse Anreicherung ist durch Sedimentationsverfahren möglich. Ergiebiger ist eine Anreicherung mittels Koprokultur. Bei generalisierten Infektionen können Larven auch im Sputum und gelegentlich im Liquor nachgewiesen werden.

Fast immer besteht eine deutliche Bluteosinophilie, während der Lungenpassage oft zusätzlich eine Leukozytose. Immundiagnostische Methoden (ELISA) zeigen eine gute Sensitivität und sind als Screeningtest z. B. vor geplanten immunsuppressiven Maßnahmen empfehlenswert. Die Spezifität ist durch Kreuzreaktionen jedoch beeinträchtigt, vor allem mit Filariosen und Hakenwurminfektionen. Bei ausgeprägter Immundefizienz können Antikörper fehlen.

Die Differentialdiagnose umfaßt andere intestinale und gewebeinvasive Helminthiasen. Ausgeprägte oder disseminierte Infektionen müssen von einem filarienassoziierten tropischen Eosinophiliesyndrom und einer akuten Trichinose abgegrenzt werden.

Therapie, Prognose und Prophylaxe

Am wirksamsten ist Tiabendazol in einer Dosierung von 2mal 25 mg/kg täglich über 3 Tage. Bei einem Hyperinfektionssyndrom sollte die Behandlung über 5–7 Tage durchgeführt werden. Tiabendazol verursacht relativ häufig Nebenwirkungen wie Nausea, Erbrechen, Kopfschmerzen und Schwindel. Therapieversager sind nicht selten und wurden in einigen Studien in bis zu 30% der Fälle beobachtet. Alternativ kann Mebendazol 2mal 200 mg oder Albendazol 400 mg täglich über 7 Tage gegeben werden.

In jedem Fall sind mehrfache Therapiekontrollen über einen längeren Zeitraum angezeigt. In hartnäckigen therapieresistenten Fällen kann eine Behandlung mit hohen Dosen von 50–60 mg/kg Mebendazol täglich (in 3 Tagesdosen) oder 12–15 mg/kg Albendazol täglich (in 2 Tagesdosen) über einen Zeitraum von 4 Wochen versucht werden.

Die Prognose der Strongyloidiasis bei Immunkompetenten ist im allgemeinen gut, auch wenn die endgültige chemotherapeutische Eradikation in einigen Fällen schwierig sein kann. Ein Hyperinfektionssyndrom bei Immunkompromittierten hat stets eine ernste Prognose und endet unbehandelt meist fatal. Die rechtzeitige Erkennung und Behandlung der Infektion, gegebenenfalls vor einer immunsuppressiven Therapie, ist daher von besonderer Wichtigkeit. Die individuelle Prophylaxe und die Bekämpfungsmaßnahmen entsprechen denen bei der Hakenwurminfektion. Zur Vermeidung von Infektionen bei Labor- oder Krankenhauspersonal müssen Vorsichtsmaßnahmen gegen einen Kontakt mit larvenhaltigem Stuhl oder Sputum getroffen werden (Handschuhe).

Trichostrongyliasis

Definition

Verschiedene bei Tieren verbreitete Trichostrongylusarten sind die Ursache für weltweit auftretende Infektionen des Menschen, die zu gastrointestinalen Krankheitserscheinungen führen können.

Erreger und Entwicklungszyklus

Die 4–8 mm langen Adultwürmer parasitieren im Dünndarm von Mensch und zahlreichen Tieren. Die von den weiblichen Adulten abgelegten Eier werden mit dem Stuhl ausgeschieden. Nach der Embryonierung im Freien schlüpft nach 1–2 Tagen eine Larve, die innerhalb von 2–4 Tagen zur Infektionslarve reift. Diese wird oral aufgenommen und entwickelt sich im Darmtrakt ohne eine Gewebepassage zum Adultwurm. Die Präpatenz liegt bei etwa 25 Tagen.

Epidemiologie

Es wird geschätzt, daß weltweit ca. 5 Millionen Menschen infiziert sind. Die höchsten Befallsraten wurden im Iran (bis zu 70%) sowie in Ägypten, der Türkei, in Zentralafrika, Indien, China, Indonesien, Korea und Japan beobachtet. Die beiden vorherrschenden Arten sind Trichostrongylus colubriformis und Trichostrongylus orientalis.

Die Infektion wird durch rohe Nahrungsmittel wie Salate oder Gemüse erworben, wenn diese mit larvenhaltigen Fäkalien von infizierten Tieren kontaminiert sind. Gelegentlich scheinen auch Infektionen als Folge einer Larvenpenetration durch die Haut möglich. Die Infektion zirkuliert zwischen Wiederkäuern und anderen Pflanzenfressern und wird meist beim Grasen aufgenommen.

Pathologie und Krankheitsbild

Die Adulten parasitieren vorwiegend den oberen Dünndarm und verursachen eine Hyperämie und petechiale Blutungen im Bereich ihrer Anheftungsstelle an der Mukosa.

Die meisten Infektionen sind leicht und asymptomatisch. Bei einem ausgeprägten Befall mit bis zu mehreren hundert Würmern können epigastrische Schmerzen, Übelkeit und wechselnde Durchfälle auftreten. Gelegentlich wurde über Anämien und Gallenwegsentzündungen als mögliche Komplikation bei starkem Befall berichtet.

Diagnostik und Therapie

Die Eier werden im Stuhl nachgewiesen. Da die Ausscheidung oft gering ist, sind Anreicherungsverfahren hilfreich. Die Eier ähneln denen von Hakenwürmern. Sie sind jedoch größer (85 × 115 µm), haben eine dikkere Eischale und sind weiter embryoniert (mindestens 16zelliges Morulastadium).

Therapeutisch sind Pyrantel, Bephenium oder Mebendazol wirksam in einer Dosierung wie bei Hakenwurminfektionen.

Intestinale Capillariasis

Definition

Die in einigen Gebieten Südostasiens vorkommende Infektion mit Capillaria philippinensis wird durch den Verzehr roher Süßwasserfische erworben. Durch endogene Autoinfektion ist eine starke intestinale Vermehrung der Parasiten möglich, die zu einer schweren lebensbedrohlichen Enteritis führen kann.

Erreger und Entwicklungszyklus

Die kleinen weißlichen Adultwürmer von Capillaria philippinensis (Weibchen 2–5 mm lang, Männchen 1,5–4 mm) finden sich im Darmtrakt des Endwirts. Die weiblichen Adulten legen sowohl Eier wie Larven ab. Die 42 × 20 µm großen Eier ähneln denen von Trichurisarten (Abb. 10.**8**) und werden mit dem Stuhl ausgeschieden. Die Embryonierung im Freien dauert ca. 1–2 Wochen. Wenn embryonierte Eier von Süß- oder Brackwasserfischen aufgenommen werden, schlüpft die Larve im Darmtrakt und reift innerhalb von 3 Wochen zu einer für Endwirte infektiösen Larve heran. Die Infektion des Endwirts erfolgt durch den Verzehr larvenhaltiger Fische. Die Adulten reifen im Intestinaltrakt des Endwirts heran und beginnen etwa 2 Wochen nach der Infektion mit der Ei- und Larvenablage. Die von den weiblichen Adulten produzierten Larven verbleiben im Intestinaltrakt und reifen innerhalb von 1–2 Wochen zu einer neuen Generation von Adulten heran. Durch diese kontinuierliche endogene Autoinfektion kann es zu einer erheblichen Vermehrung der Befallsstärke ohne erneute Infektion kommen.

Epidemiologie

Erkrankungen des Menschen traten bisher vor allem auf den Philippinen auf, zum Teil mit einer lokalen epidemischen Häufung. Weitere Fälle wurden in Thailand beobachtet sowie Einzelfälle in Japan, Iran und Ägypten.

Die Infektion erfolgt durch den Verzehr roher oder ungenügend gekochter Süß- oder Brackwasserfische. Fischfressende Vögel stellen wahrscheinlich das natürliche Endwirtreservoir dar. Experimentelle Infektion bei Nagern und Affen sind möglich, wurden aber unter natürlichen Bedingungen nicht gefunden.

Pathogenese und Pathologie

Durch die endogene Autoinfektion können beim Menschen alle Stadien im Darmtrakt vorhanden sein. Die pathologischen Veränderungen sind im wesentlichen auf das Jejunum beschränkt. Sowohl Adultwürmer wie Larven können in ausgeprägten Fällen in großer Zahl im Darmlumen und den Krypten gefunden werden. Es kommt zu einer Atrophie der Krypten, Schädigung des Mikrovillussaums und einer Infiltration der Mukosa mit mononukleären Zellen. Bei starkem Befall kann sich ein ausgeprägter Flüssigkeits-, Elektrolyt- und Eiweißverlust durch die massiv geschädigte Dünndarmmukosa entwickeln.

Krankheitsbild

Abhängig von der Befallsstärke treten diffuse abdominelle Schmerzen, Durchfälle und eine erheblich gesteigerte Peristaltik auf. Mit zunehmender Schwere der Infektion kommt es zu massiven voluminösen wäßrigen *Diarrhöen* und einem enteralen *Eiweißverlustsyndrom*. Bei diesen Patienten entwickelt sich ein rascher Verfall mit Gewichtsverlust, Ödemen und Elektrolytverschiebungen. Als Folge von Exsikkose und ausgeprägten Hypokaliämien entstehen Hypotonie, Tachykardie und Herzrhythmusstörungen. Todesfälle sind bei unbehandelten Infektionen nicht selten.

Diagnostik und Differentialdiagnostik

Die Diagnose beruht auf dem Nachweis von Eiern, Larven oder Adultwürmern im Stuhlausstrich oder nach Anreicherung durch Sedimentation. Wiederholte Untersuchungen können erforderlich sein. Häufig findet sich eine Bluteosinophilie.

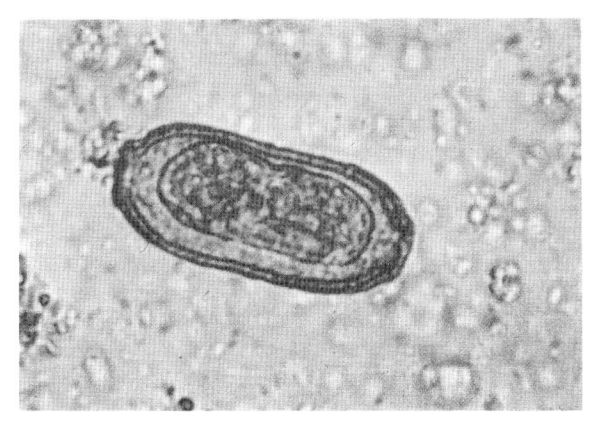

Abb. 10.**8** Ei von Capillaria phillippinensis im Stuhl.

Die Differentialdiagnose umfaßt andere infektiöse Gastroenteritiden, Strongyloidiasis und tropische Sprue.

Therapie, Prognose und Prophylaxe

Mittel der Wahl sind Benzimidazolcarbamate wie Mebendazol 2mal 200 mg täglich oder Albendazol 400 mg täglich, jeweils über 3 Wochen. Bei zu kurzer Behandlungsdauer sind Rezidive häufig. In schweren Fällen ist eine supportive Behandlung mit Flüssigkeits-, Elektrolyt- und Eiweißersatz mitentscheidend.

Die Prognose ist bei unbehandelten Fällen ernst. Die Letalität lag bei epidemieartigen Ausbrüchen bei über 5%. Bei rechtzeitiger Behandlung heilt die Infektion jedoch in der Regel folgenlos aus.

Entscheidend für die Prophylaxe ist die Vermeidung des Verzehrs von rohen oder ungenügend gekochten Süß- und Brackwasserfischen.

Hepatische Capillariasis

Capillaria hepatica ist ein weltweit häufiger Parasit von Nagern und gelegentlich auch anderer Säugetiere. Infektionen des Menschen sind selten. Die 5–10 cm langen Adulten sind in der Leber lokalisiert und legen ihre ca. 60 × 30 µm großen Eier, die denen von Capillaria philippinensis ähneln, in das Leberparenchym ab. Die Eier werden erst freigesetzt nach dem Tod und der Verwesung des Wirts oder wenn er von fleischfressenden Tieren verzehrt und verdaut wird und die Eier mit dem Stuhl ausgeschieden werden. Die Eier können nur im Freien, d. h. bei Luftzutritt, embryonieren und sind nach 4–6 Wochen infektiös. Werden sie oral aufgenommen, schlüpfen die Larven im Dünndarm, penetrieren die Mukosa und gelangen über die Portalgefäße in die Leber, wo sie innerhalb von ca. 4 Wochen zu Adulten reifen. Die weiblichen Adulten legen Tausende von Eiern und sterben meist innerhalb weniger Wochen ab.

Bisher wurden weltweit etwa 30 Fälle beim Menschen publiziert. Meist waren Kleinkinder betroffen, bei denen es zu einer schweren eosinophilen Hepatitis mit hohem Fieber, ausgeprägter Hepatomegalie und eosinophiler Leukozytose kam. In Einzelfällen wurde eine Disseminierung von Adulten und Eiern auch in die Lunge und andere Organe gefunden. Die Diagnose wurde durch den Nachweis der Eier oder Anschnitte der Adultwürmer im Leberpunktat oder anderen Organbiopsien gestellt; in einem Teil der Fälle erst bei der Autopsie. Therapeutisch scheint Tiabendazol in einer Dosierung wie bei Strongyloidiasis wirksam zu sein. Die Infektion wird am ehesten durch intensiven Boden-Hand-Mund-Kontakt oder Geophagie erworben. Der gelegentliche Nachweis von Capillaria-hepatica-Eiern im Stuhl entspricht einer Scheininfektion nach dem Verzehr infizierter Leber.

Larvale Nematodeninfektionen

Bei den larvalen Nematodeninfektionen des Menschen handelt es sich um zoonotisch verbreitete Parasitosen, bei denen der Mensch als Fehl- oder Zufallswirt betroffen ist und keine Rolle bei der Verbreitung und Aufrechterhaltung des Infektionszyklus spielt. Mit Ausnahme der Trichinose und mit Einschränkungen auch der Angiostrongyliasis costaricensis entwickeln sich die aufgenommenen Infektionslarven im Menschen nicht weiter. Die Krankheitserscheinungen entstehen durch die Migration der Larven in verschiedenen Geweben. Je nach Lokalisation kann ein kutanes, subkutanes oder viszerales Larva-migrans-Syndrom unterschieden werden. Typisch ist die meist ausgeprägte granulomatöse Entzündungsreaktion, die von den nicht an den Menschen adaptierten Larven verursacht wird.

Schwerwiegende Krankheitsbilder werden dann ausgelöst, wenn empfindliche Strukturen oder Organe (z. B. ZNS oder Augen) betroffen sind oder eine massive Invasion vieler Larven stattfindet (z. B. Trichinose).

Trichinose

Definition

Infektionen des Menschen durch die zoonotisch verbreiteten Trichinen können abhängig von der Befallstärke zu schweren Krankheitsbildern mit Fieber, Ödemen und Myositis sowie zu kardialen und zerebralen Komplikationen führen.

Erreger und Entwicklungszyklus

Die Infektion erfolgt durch den Verzehr von rohem oder ungenügend gekochtem Fleisch, das Larven von Trichinella spiralis enthält. Die bei der Verdauung durch den Magensaft freigesetzten Larven reifen im Epithel des oberen Dünndarms innerhalb weniger Tage zu kleinen weißlichen Adultwürmern. Die Weibchen sind ca. 3–4 mm lang und 70–90 µm dick (Männchen 1,6 mm × 40 µm). Die Weibchen sind vivipar und beginnen bereits 4–7 Tage nach der Infektion mit der Ablage der 100–160 × 6–7 µm großen Larven. Die Larvenproduktion erfolgt meist über 2–4 Wochen, kann jedoch bis zu 3 Monate andauern. Insgesamt werden pro Weibchen im Durchschnitt ca. 1500 Larven freigesetzt, die die Mukosa passieren und in die Blutbahn gelangen, dort zirkulieren und schließlich in die quergestreifte Muskulatur einwandern, wo sie sich enzystieren und jahrelang überleben können (Abb. 10.9). Zur Weiterverbreitung muß die infizierte Muskulatur von einem neuen Wirt aufgenommen werden.

Epidemiologie

Die Infektion ist weltweit zoonotisch verbreitet. Infektionen des Menschen sind vor allem dort möglich, wo rohes oder ungenügend gekochtes Fleisch von Schweinen, Wildschweinen oder anderen Reservoirwirten wie Bären (gelegentlich auch Pferde) verzehrt wird. Die meisten Krankheitsfälle werden aus Europa und den USA gemeldet.

Erkrankungen treten sporadisch und häufig auch als Gruppeninfektion auf, z.B. bei Kleinepidemien nach dem gemeinsamen Genuß infizierter Nahrungsmittel wie Schweinehack, Rohschinken und rohe oder ungenügend geräucherte Wurstwaren.

Pathogenese und Pathologie

Das Ausmaß pathologischer Veränderungen und die Schwere des Krankheitsbildes hängen in erster Linie von der Zahl aufgenommener Larven ab.

Die Reifung der Adulten im Darm und der Beginn der Larveninvasion lösen eine eosinophile Infiltration der Mukosa aus. Die wesentlichen Veränderungen werden jedoch durch die hämatogene Generalisation der Larven und ihre Einwanderung in die Muskulatur verursacht. Am stärksten betroffen sind die Muskeln mit der stärksten Durchblutung wie Zwerchfell, Zunge, Masseter, äußere Augenmuskeln und Interkostalmuskulatur. Die Larven wandern zwar durch zahlreiche Organe wie Herz und Hirn, sie enzystieren sich jedoch ausschließlich in der quergestreiften Muskulatur. Parasitierte Muskeln zeigen eine intensive entzündliche Reaktion mit Hyperämie, Ödembildung und neutrophiler und eosinophiler Infiltration. Um die Larve bildet sich eine Sarkolemmembran, die sich zu einer Zyste um die Larve ausbildet. Im weiteren Verlauf klingt die Infiltration um diese Zyste ab, und es kann innerhalb von einigen Monaten zu einer Verkalkung kommen. Die Lebensdauer der Larven ist sehr variabel. Einzelne Larven können mehr als 10 Jahre vital bleiben.

Die Wanderung durch das Myokard kann zu erheblicher entzündlicher Infiltration zum Teil mit Nekrosen und narbiger Abheilung führen. Bei schweren Infektionen können die Larven in allen Organen vorhanden sein, auch im Gehirn und im Liquor, und vorübergehend ausgeprägte entzündliche Reaktionen auslösen.

Krankheitsbild

Leichte Infektionen sind meist asymptomatisch. Bei stärkerem Befall kann es 2–7 Tage nach der Infektion zu Durchfällen und abdominellen Beschwerden kommen (intestinale Phase). Nach ca. 1 Woche treten hohes Fieber, zum Teil mit Schüttelfrösten, ausgeprägte Myalgien und periorbitale Ödeme auf (Invasionsphase). Bei einem Teil der Patienten bestehen urtikarielle oder makulopapulöse Exantheme und subunguale Splitterblutungen. Weitere Symptome sind Konjunktivitis mit subkonjunktivalen Blutungen, Kopfschmerzen, trockener Husten, Petechien und schmerzhafte Bewegungsstörungen der Augenmuskeln. Gefährliche Komplikationen sind Myokarditis, Enzephalitis und Sekundärinfektionen (Bronchopneumonie, Sepsis). Bedrohliche Herzrhythmusstörungen, Kreislaufversagen, psychotische Zustände, Eintrübung bis zum Koma und Krampfanfälle können in diesen Fällen auftreten und zu fatalen Verläufen führen.

Diagnostik und Differentialdiagnostik

Die Diagnose kann durch den Nachweis der Larven im Blut (z.B. mit Hilfe der Membranfiltration) oder in der Muskelbiopsie bewiesen werden. Wenn möglich sollte auch versucht werden, Larven in den als Infektionsquelle verdächtigten Nahrungsmitteln nachzuweisen. Serologisch lassen sich oft frühzeitig Antikörper finden, in einigen Fällen jedoch erst in der 3. oder 4. Krankheitswoche. Es liegt nahezu regelmäßig eine Leukozytose mit hoher Eosinophilie und eine erhöhte Serumkreatinkinase vor. Die Differentialdiagnose umfaßt vor allem andere Krankheitsbilder mit Fieber, Myositis und Bluteosinophilie wie Katayama-Syndrom bei akuter Schistosomiasis, Strongyloidiasis, andere larvale Nematodeninfektionen und hypereosinophile Syndrome bei Kollagenosen, Vaskulitiden und Myositiden.

Therapie, Prognose und Prophylaxe

In symptomatischen Fällen ist eine möglichst frühzeitige Therapie mit Tiabendazol (2mal 25mg/kg täglich über 1 Woche) empfehlenswert. Mebendazol (3mal 20 mg/kg täglich) und Albendazol 1–2mal 400 mg täglich) über jeweils 2 Wochen werden ebenfalls empfohlen. Der Effekt einer anthelminthischen Therapie auf den Krankheitsverlauf, die Letalität und auf bereits enzystierte Larven ist jedoch nicht bekannt. In schweren Fällen ist eine initial hochdosierte Gabe von Corticosteroiden wichtig.

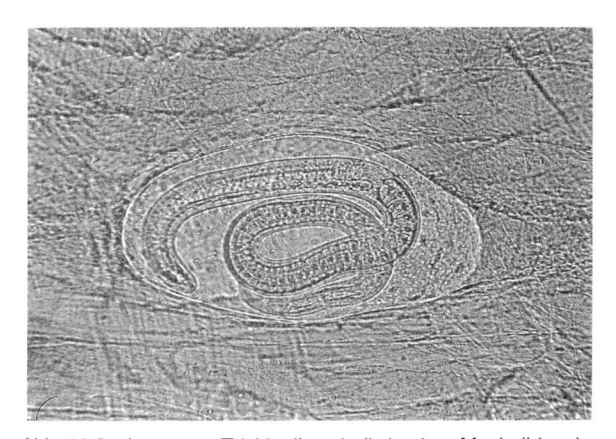

Abb. 10.9   Larve von Trichinella spiralis in einer Muskelbiopsie.

Bei schwerwiegendem Krankheitsverlauf mit kardialen oder zerebralen Komplikationen ist die Prognose ernst. Bei Kleinepidemien mit hohen Befallsraten wurde eine Letalität von bis zu 5% beobachtet. Sonst ist die Prognose günstig und es kommt bei den meisten Patienten zu einer folgenlosen Abheilung aller Symptome im Laufe von 2–6 Monaten. Gelegentlich können chronische Myalgien und rheumatiforme Beschwerden persistieren. In Einzelfällen wurde über anhaltende oder rezidivierende neurologische und psychiatrische Auffälligkeiten berichtet.

Prophylaktische Maßnahmen umfassen das Abkochen oder Durchbraten von Fleisch und die konsequente Trichinenschau von Schlachttieren und erlegtem Jagdwild. Durch Einfrieren (−15 °C über 20 Tage) werden Trichinenlarven abgetötet. Allerdings ist der arktische Stamm Trichinella spiralis nativa relativ resistent gegenüber kalten Temperaturen.

Toxokariasis (viszerales Larvamigrans-Syndrom)

Definition

Durch eine Infektion mit Toxocara canis und anderen bei Tieren verbreiteten Spulwurmarten kann es beim Menschen zu einem viszeralen oder okulären Larvamigrans-Syndrom kommen. Dabei sind durch Larvenwanderungen in verschiedenen Organen, insbesondere in Leber, Lunge, ZNS und Augen, sehr variable Krankheitsbilder möglich.

Erreger und Entwicklungszyklus

Der Hundespulwurm Toxocara canis wird als die häufigste Ursache eines viszeralen Larva-migrans-Syndroms angesehen. Das Syndrom kann aber auch durch andere Mitglieder der Familie Ascaridae, wie Toxocara cati und Baylisascaris procyonis, verursacht werden. Eier von Toxocara canis werden vor allem von Welpen und laktierenden Hündinnen mit dem Stuhl ausgeschieden. Der Vermehrungszyklus entspricht im wesentlichen dem der Askariasis. Allerdings kommt es nicht nur zu einer fäkal-oralen Infektion der Hunde; zusätzlich ist bei Toxocara canis eine transplazentare Infektion der Welpen häufig, da adulte Hunde meist mit Toxocara-canis-Larven infiziert sind, die im Gewebe ruhen (arretierte Entwicklung) und die während der Trächtigkeit aktiviert werden.

Toxocara-canis-Eier benötigen zu ihrer Embryonierung im Freien ca. 3–5 Wochen und enthalten dann eine infektionstüchtige Larve.

Epidemiologie

Die Infektion des Menschen erfolgt durch die orale Aufnahme embryonierter Toxocaraeier. Insbesondere Kleinkinder sind gefährdet, wenn sie in mit Hunde- oder Katzenkot kontaminierten Spielplätzen oder Sandkästen spielen. Zudem ist auch eine Infektion über Nahrungsmittel und Wasser möglich, wenn diese mit Toxocaraeiern kontaminiert sind.

Die Toxokariasis ist bei ihren natürlichen Endwirten weltweit verbreitet. Die Infektionsraten bei Hunden erreichen in vielen Gebieten 100%. Infektionen des Menschen treten entsprechend den Expositionsmöglichkeiten sporadisch auf.

Darüber hinaus scheint auch eine Infektion durch den Verzehr von rohem oder ungenügend gekochtem Fleisch paratenischer Transportwirte wie Kaninchen und andere Haustiere möglich, da sie in ihrer Muskulatur Larven mit arretierter Entwicklung enthalten können.

Pathogenese, Pathologie und Immunologie

Aus den oral aufgenommenen Toxocaraeiern schlüpfen im menschlichen Dünndarm die 350–450 µm langen Zweitlarven und dringen durch die Darmmukosa ein. Hämatogen und über aktive Gewebewanderung können sie in nahezu sämtliche Organe gelangen. Betroffen sind insbesondere Leber und Lunge, aber auch Herz, Nieren, Milz, Gehirn, Augen und andere Organe. Die klinischen Erscheinungen hängen von der Zahl eingedrungener Larven, von dem befallenen Gewebe oder Organ und schließlich vom Ausmaß der Abwehrreaktion des Körpers ab. Die Entzündungsreaktion um vitale Larven kann sehr gering sein. Vor allem beim sensibilisierten Organismus und während bzw. vor dem Absterben einer Larve kann es jedoch zu ausgeprägten eosinophilen granulomatösen Entzündungsreaktionen kommen. Bei einem Befall des Auges kann bereits eine einzige Larve zu erheblichen entzündlichen Schädigungen der Retina führen. Um abgestorbene Larven bildet sich meist eine fibrotische Reaktion, gelegentlich mit Verkalkungen.

Die Infektion führt zur Bildung spezifischer Antikörper, insbesondere der IgG- und IgE-Klasse, sowie zu einer zellvermittelten Immunantwort, die zum Teil mit dem Ausmaß der granulomatösen Entzündungsreaktion korreliert.

Krankheitsbild

Aufgrund seroepidemiologischer Untersuchungen ist anzunehmen, daß die meisten Infektionen asymptomatisch verlaufen. Bei einer Infektion mit einer größeren Anzahl von Larven kann es zu abdominellen Schmerzen, Fieber und pulmonalen Symptomen mit Husten und Brochialspasmen kommen. Meist liegen eine Leukozytose mit ausgeprägter Eosinophilie und eine IgE-Vermehrung im Blut vor. Weitere mögliche Symptome hängen von der jeweiligen Organlokalisation ab und können Lymphadenopathie, Splenomegalie, Pleuritis, kardiale Symptome und fokale neurologische Manifestationen wie Krampfanfälle, Paresen und transverse Myelitis umfassen.

Bei *okulärem Larva-migrans-Syndrom* findet sich typischerweise ein einseitiger und schmerzloser Befall mit in der Regel nur einer einzigen Larve. Es können periphere retinale Entzündungsherde oder zentrale Makulaläsionen (Abb. 10.**10**) mit Visusstörungen, Retinaablösungen oder Uveitiden vorliegen. In ausge-

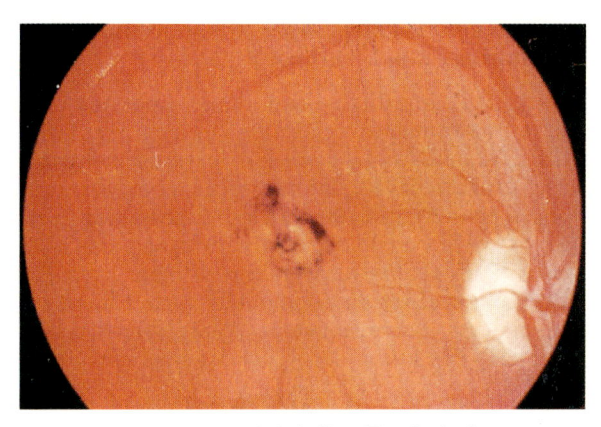

Abb. 10.10 Fundoskopie bei okulärer Toxokariasis.

prägten Fällen kann es zur vollständigen Erblindung kommen.

Diagnostik und Differentialdiagnostik

Der Nachweis der Larven gelingt intra vitam nur selten. Gelegentlich werden sie in Leberbiopsien, im Liquor oder in Pleuraergüssen gefunden. Serologische Untersuchungen können die Diagnose zu einem gewissen Grad wahrscheinlich machen oder ausschließen. Die höchste Spezifität zeigt die Verwendung eines exkretorisch-sekretorischen Kulturantigens von Zweitlarven im ELISA. Im Gegensatz zu anderen Antigenen bestehen keine Kreuzreaktionen mit Askariasis. Diese sind jedoch mit anderen Helminthiasen möglich; zudem bleiben Antikörper auch nach asymptomatischen Infektionen wohl jahrelang nachweisbar.

Differentialdiagnostisch ist das viszerale Larva-migrans-Syndrom von larvalen Nematodeninfektionen, Invasionsstadien bei intestinalen Nematodeninfektionen sowie von hypereosinophilen vaskulitischen und paraneoplastischen Syndromen abzugrenzen. Die Symptome der okulären Toxokariasis müssen von Retinoblastomen und Chorioretinitiden anderer Genese unterschieden werden.

Therapie, Prognose und Prophylaxe

Die Behandlung ist in erster Linie symptomatisch. Der Stellenwert einer anthelminthischen Therapie ist nicht definiert. Dennoch wird eine Behandlung mit Tiabendazol in einer Dosierung von 25 mg/kg 2mal täglich über 5 Tage empfohlen. Alternativ kann Diethylcarbamazepin in einer Dosierung von 6–9 mg/kg täglich in 3 Tagesdosen über 2–3 Wochen versucht werden. Durch Corticosteroide lassen sich die entzündlichen Reaktionen und das Ausmaß der Granulombildung in einigen Fällen des viszeralen wie auch des okulären Larva-migrans-Syndroms günstig beeinflussen.

Das viszerale Larva-migrans-Syndrom ist eine selbstlimitierende Erkrankung, allerdings können die Symptome über Monate bis Jahre persistieren oder rezidivieren. Einzelne Todesfälle durch zerebrale oder kardiale Komplikationen sind beschrieben. Beim okulären Larva-migrans-Syndrom können in ausgeprägten Fällen trotz rechtzeitiger Corticosteroidbehandlung bleibende Schädigungen und Vernarbungen persistieren.

Die Prophylaxe umfaßt Maßnahmen zur regelmäßigen Entwurmung von Hunden und Katzen sowie die Fernhaltung dieser Haustiere von Kinderspielplätzen und Sandkästen.

Kutanes Larva-migrans-Syndrom

Definition

Die kutane Infektion mit Larven des Hundehakenwurms Ancylostoma brasiliense, aber auch die Larven zahlreicher anderer Helminthen können ein Larva-migrans-Syndrom der Haut mit wandernden, juckenden Schwellungen verursachen.

Erreger und Entwicklungszyklus

Die häufigste Ursache eines kutanen Larva-migrans-Syndroms ist Ancylostoma brasiliense, eine bei Hunden, Katzen und anderen Feliden und Kaniden vorkommende Hakenwurmart. Die Larven zahlreicher anderer Helminthen, die ebenfalls zu einer perkutanen Invasion oder Migration befähigt sind, können ebenfalls Ursache des kutanen Larva-migrans-Syndroms sein. Vor allem normalerweise zoonotisch verbreitete Arten der Familien Ancylostomatidae, Gnathostomatidae, Strongyloididae und Ascarididae können zu ausgeprägten kutanen und subkutanen Migrationen der im Larvenstadium verbleibenden Infektionslarven führen, da eine weitere Reifung zum Adultwurm im Menschen nicht möglich ist. Demgegenüber ist ein kutanes Larva-migrans-Syndrom durch die Larven humanpathogener Helminthen wie Hakenwürmer, Strongyloides stercoralis oder Schistosomen wesentlich geringer ausgeprägt, da sie sich rasch weiterentwickeln.

Die Eier von Ancylostoma brasiliense embryonieren innerhalb weniger Tage nach der Ablage. Die nach dem Schlüpfen heranreifende Drittlarve bleibt unter günstigen Bedingungen mehrere Wochen lebensfähig.

Epidemiologie

Die kutane Larva migrans ist nahezu weltweit verbreitet; sie tritt jedoch bevorzugt in tropischen und subtropischen Gebieten auf. Ein Infektionsrisiko besteht insbesondere dort, wo mit einer intensiven fäkalen Kontamination durch Hunde und Katzen zu rechnen ist.

Die Infektion wird erworben durch den direkten Hautkontakt mit larvenkontaminierten Böden, z.B. beim Barfußlaufen. Die Infektion wird auch häufig von Touristen an kontaminierten Stränden aquiriert.

Pathogenese und Pathologie

Die Drittlarven von Ancylostoma brasiliense halten sich nach ihrer Invasion normalerweise nur im Stratum germinativum der Haut auf. Ihre Wanderung verursacht eine monozytäre und eosinophile Infiltration, zum Teil auch die Bildung eosinophiler Granulome. Die entzündliche Infiltration rund um die Migrationsstrecke der Larve persistiert typischerweise noch mehrere Tage bis einige Wochen, auch wenn die Larve bereits weitergewandert oder abgestorben ist. Selten können die Larven auch die Haut verlassen und andere Organe erreichen, oder sie werden hämatogen in die Lunge transportiert, wo sie zu lokalen entzündlichen Läsionen führen können. Selten finden sich Larven auch in der Muskulatur und in den vorderen Augenabschnitten. Die Larve stirbt meist innerhalb einiger Wochen ab, kann jedoch auch Monate vital und mobil bleiben. Eine Weiterentwicklung bis zur Geschlechtsreife ist nicht möglich.

Krankheitsbild

Die häufigste Eintrittstelle ist an der Fußsohle, gefolgt von Knöcheln, Unterschenkeln, Händen, Gesäß und Armen. Eine Invasion ist jedoch an jeder Hautregion möglich. Häufig wandern mehrere Larven gleichzeitig ein. Die Symptome beginnen meist innerhalb weniger Stunden, zum Teil allerdings erst nach mehreren Tagen. Es findet sich zunächst eine juckende Papel, die bei weiterer Migration der Larve in einzelne oder multiple erythematöse, irregulär gewundene Gänge übergeht (Abb. 10.11). Die Larven bewegen sich pro Tag wenige Millimeter bis mehrere Zentimeter vorwärts. Es besteht meist ein intensiver Juckreiz, der durch Kratzeffekte Sekundärinfektionen begünstigt. In einigen Fällen kommt es zu einer ausgeprägten hyperergischen Lokalreaktion mit Ödemen und Bildung von Vesikeln oder großen flüssigkeitsgefüllten Bullae. Selten bestehen gleichzeitig systemische Symptome mit Fieber, Husten und urtikariellen Exanthemen.

Diagnostik und Differentialdiagnostik

Die Diagnose wird klinisch anhand des typischen Erscheinungsbildes gestellt. In Hautbiopsien gelingt der Larvennachweis nur selten, daher sollte in der Regel darauf verzichtet werden. Eine Bluteosinophilie liegt nur in der Minderzahl der Fälle vor.

Differentialdiagnostisch sind eine Impetigo und andere Pyodermien, ringförmige Tinea corporis (ringworm), Skabies und andere Ektoparsitosen, Myiasis sowie urtikarielle Reaktionen gegenüber Insekten, Quallen oder Pflanzen zu erwägen. Eine kutane Larva migrans bei Strongyloidiasis ist vorwiegend am Gesäß oder Rumpf lokalisiert, zeigt eine weniger irreguläre Wanderung und verschwindet meist rasch. Eine Larva migrans bei Gnathostomiasis, Paragonimiasis oder Faszioliasis verläuft in der Regel tiefer im subkutanen Gewebe.

Therapie, Prognose und Prophylaxe

In weniger stark ausgeprägten Fällen kann zunächst eine topische Applikation von Tiabendazol versucht werden in einer Konzentration von 10–15% in inerter Salben- oder Suspensionsgrundlage, gegebenenfalls mit 3% Salicylsäure. Dies sollte 2mal täglich auf die Hautläsionen, insbesondere um den proximalen Bereich der Migration, über 7–10 Tage appliziert werden. In ausgedehnten oder hartnäckigen Fällen wird Tiabendazol oral in einer Dosis von 25 mg/kg 2mal täglich über 5 Tage gegeben. Albendazol scheint ebenfalls wirksam. Bei bakterieller Superinfektion kann eine zusätzliche lokale und systemische Antibiotikabehandlung erforderlich sein.

Ohne Behandlung kann die Migration über mehrere Wochen bis Monate anhalten.

Die Prophylaxe besteht in einer Vermeidung des Kontakts mit potentiell kontaminierten Böden. Dazu gehört das Tragen von Schuhen und die Vermeidung sonstiger Hautkontakte, z. B. an Badestränden die Benutzung von Liegen oder Unterlagen. Zudem sollten Spielplätze, Sandkästen und Strände vor einer Kontamination durch Hunde- oder Katzenkot geschützt und eine regelmäßige Entwurmung dieser Tiere durchgeführt werden.

Gnathostomiasis

Definition

Der Befall mit Larven von Gnathostoma spinigerum führt beim Menschen zu einem subkutanen und visceralen Larva-migrans-Syndrom.

Erreger und Entwicklungszyklus

Die Adulten von Gnathostoma spinigerum parasitieren in der Magenwand von Kaniden, Feliden und anderen fischfressenden Tieren. Die 1–5 cm langen Adulten legen Eier ab, die mit den Fäzes ausgeschieden werden. Nach einer Embryonierung im Süßwasser schlüpfen Larven, die vom ersten Zwischenwirt, Kleinkrebsen der Gattung Cyclops, aufgenommen werden und zur weiteren Entwicklung in einen zweiten Zwischenwirt, verschiedene Fische, Frösche, Vögel und Reptilien, gelangen müssen. Dort entsteht

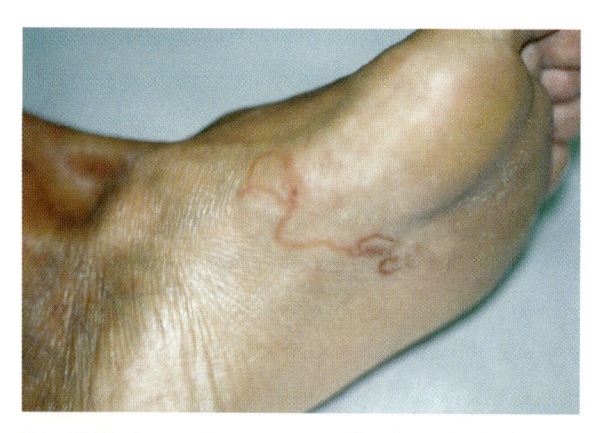

Abb. 10.11 Larva-migrans-cutanea-Syndrom durch Ancylostoma-brasiliense-Larven.

eine Infektionslarve in der Muskulatur, die nach Aufnahme durch den Endwirt wieder zu Adulten heranreift. Bei der Infektion eines Menschen mit infektiösen Drittlarven können sich diese nicht weiterentwickeln und wandern umher.

Epidemiologie

Die Infektion ist relativ häufig in Gebieten, wo regelmäßig rohe Fischgerichte gegessen werden, insbesondere in Thailand und Japan sowie China, Indien, Indonesien, Malaysia, den Philippinen, Vietnam und Israel.

Die Infektion des Menschen erfolgt durch die orale Aufnahme infizierter und roh oder ungenügend gekocht gegessener Fische oder Frösche. Die Infektion kann auch durch den Genuß von rohem oder ungenügend gekochtem Fleisch paratenischer Wirte wie Geflügel oder selten Schweine erworben werden.

Pathologie, Pathogenese und Immunologie

Nach dem Eindringen der Drittlarven durch die Magenschleimhaut wandern diese zunächst bevorzugt zum subkutanen Gewebe, nicht selten jedoch auch in andere Organe. Die Wirtsreaktion um die wandernden oder stationären Larven ist durch ein zum Teil ausgeprägtes Ödem und eine Infiltration von mononukleären und eosinophilen Zellen gekennzeichnet. Bei starken granulomatösen Reaktionen sind Hämorrhagien und Nekrosen möglich. Bei einer Invasion des ZNS kommt es zu einer eosinophilen Enzephalitis oder Myelitis mit Blutungen und Nekrosen.

Krankheitsbild

Die Krankheitserscheinungen hängen von der Lokalisation ab. Innerhalb der ersten 1–2 Tage kann die Invasion der Magenwand zu akuten Schmerzen, Erbrechen, Urtikaria und Fieber führen. Diese Symptome bilden sich in der Regel spontan zurück. Die häufigste Manifestation ist ein tiefes *subkutanes Larva-migrans-Syndrom*, bei dem es zu rezidivierenden subkutanen Schwellungen kommt, die meist über einige Tage anhalten und mit einem ausgeprägten Ödem, vor allem im Gesichts- und Kopfbereich, verbunden sein können. Bei viszeralem Larva-migrans-Syndrom sind die Krankheitserscheinungen äußerst variabel, abhängig von der Organlokalisation. Mögliche Symptome sind abdominelle und thorakale Schmerzen, Husten, Dyspnoe und Hämoptysen. Bei pulmonaler Migration kann es zu Pleuritis mit Ergußbildung und spontanem Pneumothorax kommen.

Bei *zerebraler Gnathostomiasis* treten heftige Kopfschmerzen, Meningismus und Eintrübung bis zum Koma auf. Todesfälle sind nicht selten. Bei der spinalen Form findet sich eine aufsteigende oder transverse Myelitis mit häufig ausgeprägten segmentalen Schmerzen, Sensibilitätsstörungen und Lähmungen. Bei *okulärer Gnathostomiasis* kann es zu ausgeprägtem Lidödem, Exophthalmus, subkonjuktivalen Blutungen und retinaler Schädigung kommen.

Diagnostik und Differentialdiagnostik

Ein direkter Nachweis der Larven ist meist schwierig. Larven werden gelegentlich im Sputum oder Urin, in Hautabszessen oder Wunden gefunden. Bei okulärer Gnathostomiasis können Larven öfter auf der Retina oder im Glaskörper gesehen werden. Der Nachweis von Antikörpern mittels ELISA hat eine hohe Sensitivität; Kreuzreaktionen mit anderen Helminthiasen sind jedoch nicht selten. In der Regel besteht eine ausgeprägte Eosinophilie, häufig mit Leukozytose. Bei ZNS-Befall findet sich meist eine eosinophile Pleozytose.

Bei subkutaner Gnathostomiasis muß differentialdiagnostisch an andere Ursachen subkutaner Schwellungen gedacht werden wie Paragonimiasis, Myiasis oder Zystizerkose und an andere subkutane oder kutane Larva-migrans-Syndrome (Toxokariasis, S. 154). Die zerebrale Gnathostomiasis ist von anderen eosinophilen Enzephalomeningitiden abzugrenzen (Angiostrongyliasis cantonensis, s. unten).

Therapie, Prognose und Prophylaxe

Albendazol in einer Dosierung von 400 mg täglich über 3 Wochen zeigt bei subkutaner Gnathostomiais gute klinische Erfolge. Andere Anthelminthika sind ohne wesentliche Wirkung. Bei schwerwiegenden Komplikationen können Corticosteroide in einigen Fällen eine rasche Besserung bewirken. Im Auge oder unter der Haut sichtbare Larven sollten operativ entfernt werden.

Die Prognose ist in den meisten Fällen günstig, und es kommt zu einer spontanen Rückbildung ohne Residuen. Allerdings können die Krankheitserscheinungen über Monate, gelegentlich sogar über 1–2 Jahre rezidivieren. Die Prognose bei einer ZNS-Invasion ist stets ernst, Todesfälle sind nicht selten.

Die Prophylaxe besteht darin, rohe und ungenügend gekochte Fische, Frösche und Fleisch von potentiellen Transportwirten zu vermeiden.

Angiostrongyliasis cantonensis

Definition

Bei einer Infektion des Menschen mit Angiostrongylus cantonensis als Fehlwirt kann es durch in das ZNS einwandernde Parasiten zu einer eosinophilen Meningitis oder Enzephalitis kommen, die meist spontan wieder abklingt, gelegentlich aber bedrohliche Komplikationen verursachen kann.

Erreger und Entwicklungszyklus

Die 2–3 cm langen Adulten von Angiostrongylus cantonensis parasitieren normalerweise in den Pulmonalarterien von Ratten. Aus den von den weiblichen Adulten abgelegten Eiern schlüpfen Erstlarven, die in den Bronchialbaum penetrieren, hochgehustet, verschluckt und mit den Fäzes ausgeschieden werden. Zur weiteren Entwicklung müssen sie von Schnecken aufgenommen werden, in denen sie nach zweimaliger Häutung zu infektiösen Drittlarven heranreifen. Wenn infizierte Zwischenwirtschnecken von Ratten gefressen werden, dringen die Larven über Darmmukosa, Leber und Blutkreislauf in das ZNS ein, wo die Reifung zu jungen Adulten erfolgt, die über Subarachnoidalraum, Gehirn- und Jugularvenen das rechte Herz und schließlich die Lungenarterien der Ratte erreichen. Werden die Larven von ungeeigneten Wirten wie Mensch, Rinder oder Schweine aufgenommen, können sie ebenfalls das ZNS erreichen. Sie entwickeln sich jedoch nicht weiter und sterben bald ab. In Fischen, Krabben und Krebsen, die Drittlarven über die Ingestion infizierter Zwischenwirtschnecken aufgenommen haben, können die Larven ohne weitere Entwicklung über lange Zeit persistieren und infektiös bleiben (paratenische Wirte).

Epidemiologie

Angiostrongylus cantonensis ist vor allem in Südostasien und in Ozeanien verbreitet und kommt auch in Hawaii, Neuguinea, Australien, Indien, Sri Lanka, Seychellen, Madagaskar, Reunion und Mauritius vor sowie vereinzelt in Japan, Ägypten, Elfenbeinküste, Puerto Rico, Kuba und New Orleans. Die meisten Erkrankungen des Menschen wurden in Thailand, Indonesien, Taiwan, auf Tahiti und anderen südpazifischen Inseln beobachtet.

Der Mensch infiziert sich durch den Verzehr roher Zwischenwirtschnecken (z. B. Pila in Thailand) oder paratenischer Transportwirte (z. B. rohe Süßwasserkrebse im Südpazifik). Infektionen sind auch über rohe Salate, Gemüse, Obst oder Wasser möglich, wenn diese mit Drittlarven aus zerfallenen Schnecken, Fischen, Krabben oder Krebsen kontaminiert sind. Zudem können Infektionslarven beim Sammeln und Zubereiten von Zwischenwirtschnecken über die Hände aufgenommen werden. Abhängig von Ernährungsgewohnheiten und jahreszeitlich unterschiedlicher Verfügbarkeit der Schnecken und Krustentiere findet sich oft eine saisonale Häufung, zum Teil mit mehreren gleichzeitigen Erkrankungen in einer Familie.

Pathogenese, Pathologie und Immunologie

Das Ausmaß der Schädigungen hängt in erster Linie von der Zahl der Parasiten ab, die das ZNS erreichen. Während lebende Larven und Würmer relativ geringe entzündliche oder mechanische Läsionen verursachen, führen absterbende unreife Adulte zu einer granulomatösen entzündlichen Reaktion mit ausgeprägter eosinophiler Infiltration. Autoptisch wurden Würmer im Hirngewebe, Subdural- und Subarachnoidalraum sowie im Auge und selten auch in der Lunge gefunden.

Im Laufe der Infektion werden spezifische Antikörper gebildet, und es kommt zur Ausbildung einer zellvermittelten Immunreaktion. Es ist jedoch nicht klar, ob dies mit einer beschleunigten Abtötung der Würmer oder mit einer protektiven Immunität assoziiert ist.

Krankheitsbild

Die Inkubaktionszeit beträgt 1–2 Wochen. Häufigstes Symptom sind Kopfschmerzen, die zum Teil extrem ausgeprägt sein können. Meningismus, Nausea und Erbrechen können dazutreten. Meist besteht kein Fieber. Ein typisches Krankheitszeichen sind asymmetrische Parästhesien an den Extremitäten und am Rumpf mit brennenden Schmerzen und ausgeprägter Berührungsempfindlichkeit. In einigen Gebieten treten gehäuft eine Fazialisparese sowie andere Hirnnervenstörungen (N. opticus, N. abducens) auf. Bei Kindern mit Befall durch eine große Zahl von Larven sind am ehesten schwerwiegende Verläufe mit Bewußtseinsstörungen und Krämpfen zu erwarten. Gelegentlich kommt es zu einer Pneumonitis oder dem Befall eines Auges.

Diagnostik und Differentialdiagnostik

Larven sind nur selten im Liquor nachweisbar. Die Diagnose muß daher klinisch gestellt werden aufgrund von Krankheitsbild, Exposition und einer konstant vorhandenen eosinophilen Pleozytose des Liquors bei nur mäßig erhöhtem Eiweißgehalt und normaler Glucose. Bei einem Teil der Patienten besteht eine Bluteosinophilie und eine mäßige Leukozytose.

Serologische Untersuchungen (ELISA) können zur Bestätigung der Verdachtsdiagnose beitragen.

Differentialdiagnostisch sind andere Helminthiasen mit zerebraler Beteiligung wie Gnathostomiasis, Paragonimiasis, Zystizerkose und Schistosomiasis japonica sowie andere Ursachen einer aseptischen Meningitis abzugrenzen.

Therapie, Prognose und Prophylaxe

Albendazol, Levamisol und Tiabendazol wurden in verschiedenen Dosierungsschemata angewandt und als wirksam angesehen. Kontrollierte Studien stehen allerdings noch aus. Die Therapie ist daher in erster Linie symptomatisch. Wiederholte Lumbalpunktionen können bei ausgeprägten Zephalgien entlastend wirken. Der Nutzen von Corticosteroiden ist fraglich.

Meist bilden sich die Krankheitserscheinungen spontan und ohne Folgen zurück. Todesfälle sind jedoch aufgetreten, vor allem bei Kleinkindern.

Die Prophylaxe der Infektion besteht im Verzicht auf nicht durchgekochte Schnecken, Fische, Krabben oder Krebse.

Angiostrongyliasis costaricensis

Definition

Bei einer Infektion des Menschen mit Angiostrongylus costaricensis kann es zu einer abdominalen eosinophilen Angiostrongyliasis kommen, die durch ausgeprägte abdominelle Schmerzen, Fieber, Übelkeit und Erbrechen charakterisiert ist.

Erreger und Entwicklungszyklus

Der Entwicklungszyklus von Angiostrongylus costaricensis ähnelt dem von Angiostrongylus cantonensis. Die Adultwürmer parasitieren jedoch die Mesenterialvenen von Ratten. Aus den dort abgelegten Eiern schlüpfen Larven, die die Darmwand penetrieren, mit dem Stuhl ausgeschieden werden und zur weiteren Entwicklung ebenfalls in geeignete Zwischenwirtschnecken gelangen müssen. Die infektiösen Drittlarven werden von den Schnecken ausgeschieden, so daß es zu einer Kontamination von Böden, Pflanzen und Wasser kommen kann.

Epidemiologie

Die Infektion kommt bei Nagern in Süd- und Mittelamerika sowie im Süden der USA vor. Fälle menschlicher Erkrankungen wurden vor allem in Costa Rica sowie in Mexiko, Honduras, El Salvador, Venezuela und Brasilien beobachtet.

Die Übertragung erfolgt durch kontaminierte und roh verzehrte Nahrungsmittel wie Salate und Gemüse sowie möglicherweise auch durch kontaminiertes Wasser.

Pathogenese, Pathologie und Immunologie

Nach der Ingestion infektiöser Larven durch den Menschen dringen diese in die mesenterialen Lymphorgane ein, um dort zu Adulten heranzureifen, die in die Mesenterialarterien einwandern. Als Folge kommt es zu Granulomen im Bereich der abdominalen Lymphgefäße sowie zu einer Arteriitis, zum Teil mit Thrombosierungen und Infarzierungen. Die Adulten können auch beim Menschen geschlechtsreif werden und Eier ablegen, die eosinophile Granulome in der Darmwand hervorrufen. Eine Bildung und Ausscheidung von Erstlarven scheint beim Menschen jedoch nicht stattzufinden. Die Granulome bestehen aus Lymphozyten, Plasmazellen und Eosinophilen. Im Laufe der Infektion werden spezifische Antikörper gebildet, deren Bedeutung für Pathogenese und Protektion nicht geklärt ist.

Krankheitsbild

Die Inkubationszeit ist nicht bekannt. Erkrankungen treten vor allem bei Kindern auf und können das Bild einer akuten Appendizitis imitieren. Häufigstes Symptom sind zum Teil ausgeprägte abdominelle Schmerzen, bevorzugt in der Ileozökalregion. Zusätzlich können Fieber, Nausea und Erbrechen auftreten. Die Krankheitserscheinungen klingen meist innerhalb von 1–2 Wochen spontan ab, können jedoch über Wochen und Monate rezidivieren. Gelegentlich treten bedrohliche Komplikationen wie Ileus, Darminfarkte oder Perforationen auf. Selten können Adulte und Eier auch in anderen Organen, wie der Leber, Granulome und klinische Erscheinungen auslösen.

Diagnostik und Differentialdiagnostik

Der direkte Nachweis der Parasiten ist schwierig und gelingt gelegentlich in Darmbiopsien. Meist findet sich eine eosinophile Leukozytose. Der Nachweis von Antikörpern mittels ELISA oder Präzipitintest ist möglich, die diagnostische Wertigkeit jedoch fraglich.

Differentialdiagnostisch sind akute chirurgische Abdominalerkrankungen in Betracht zu ziehen, insbesondere eine akute Appendizitis sowie andere Ursachen eosinophiler Granulome oder Entzündungen des Darmtrakts wie Toxokariasis, Strongyloidiasis, Askariasis oder Trichuriasis.

Therapie, Prognose und Prophylaxe

Eine spezifische Therapie steht nicht zur Verfügung. In Einzelfällen wurde über klinische Erfolge mit Mebendazol oder Albendazol berichtet. Chirurgische Interventionen können bei den Komplikationen erforderlich sein.

Bei unkomplizierten Fällen ist die Prognose gut und die spontane Abheilung ohne Residuen die Regel. Komplikationen wie Darminfarzierung oder Perforation können jedoch zu Todesfällen führen.

Die Prophylaxe besteht darin, den Genuß von möglicherweise kontaminierten ungekochten Nahrungsmitteln und Trinkwasser zu vermeiden.

Zestodeninfektionen

Infektionen des Menschen durch Zestoden sind nicht so häufig wie die durch Nematoden und Trematoden. Dennoch stellen sie in vielen Gebieten ein bedeutsames Problem der öffentlichen Gesundheit dar. Einerseits werden durch einige larvale Zestodeninfektionen ernsthafte Erkrankungen des Menschen hervorgerufen, andererseits sind Zestodeninfektionen von wesentlicher veterinärmedizinischer und ökonomischer Bedeutung.

Der Lebens- und Vermehrungszyklus der Zestoden ist auf einen Wirtswechsel angewiesen. Dabei können ein oder zwei Zwischenwirte erforderlich sein, bevor es zur Ausbildung des adulten Stadiums mit geschlechtlicher Vermehrung im Endwirt kommt.

Der Mensch kann durch Zestoden entweder als Endwirt mit dem Adultstadium oder als Zwischenwirt mit dem Larvenstadium infiziert sein. Bei Infektionen mit Taenia solium und Hymenolepis nana kann der Mensch sowohl Zwischenwirt wie Endwirt sein.

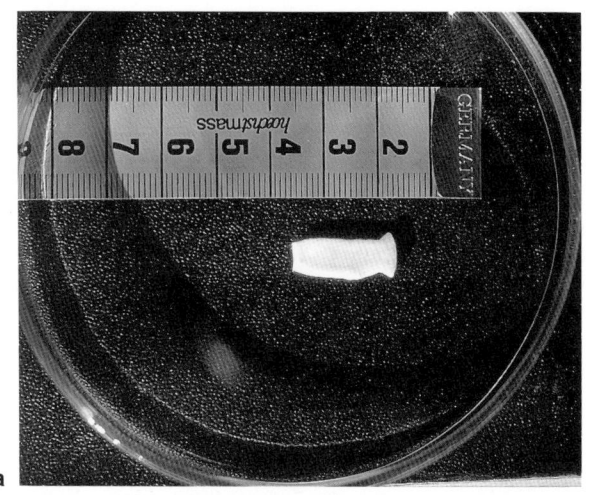

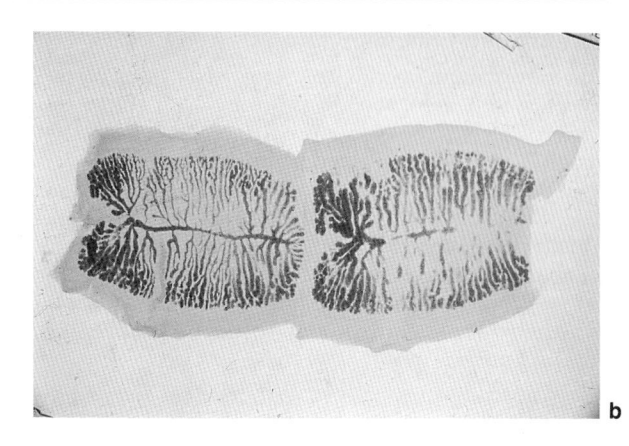

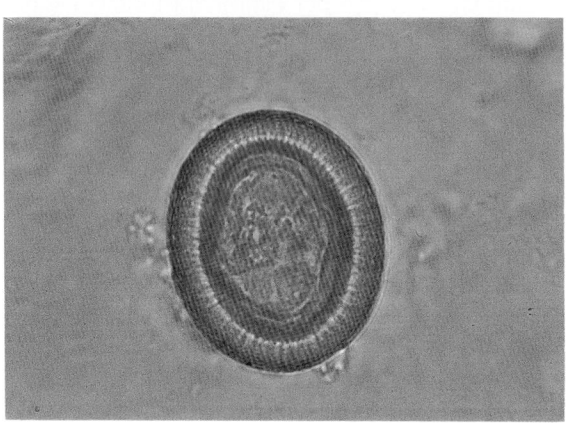

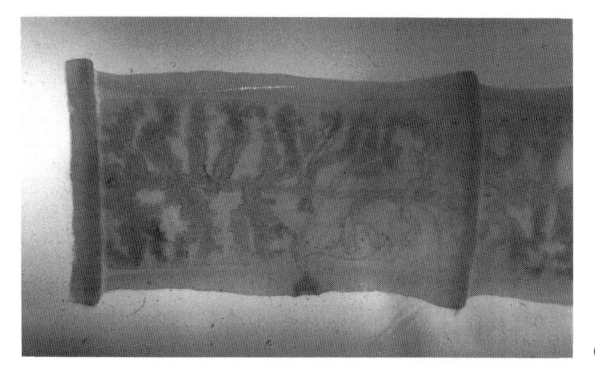

Abb. 10.12 **a** Taenia saginata. Proglottide. **b** Uterusäste bei zwei Proglottiden (Tuscheinjektion). **c** Ei im Stuhl. **d** Taenia solium. Uterusäste einer Proglottide.

Täniasis

Definition

Bei Infektionen mit den Adultwürmern des Schweinebandwurms Taenia solium und des Rinderbandwurms Taenia saginata ist der Mensch als Endwirt befallen mit meist fehlenden oder geringgradigen Krankheitserscheinungen. Bei einem Befall mit Taenia solium besteht jedoch ein Risiko für den Infizierten selbst wie für andere, daß eine Ansteckung als Zwischenwirt erfolgt und eine Zystizerkose mit der Gefahr schwerwiegender Krankheitserscheinungen auftritt.

Erreger und Entwicklungszyklus

Die bis zu 3 m bzw. 9 m langen weißgelblichen Adultwürmer von Taenia solium und Taenia saginata kommen ausschließlich im Dünndarm des Menschen vor (bei T. solium gelegentlich auch bei Affen). Der Kopf (Skolex) hat vier Saugnäpfe und ist bei T. solium mit 22–30 Haken bewaffnet, bei T. saginata unbewaffnet. Die Adulten bestehen aus mehreren tausend Bandwurmgliedern (Proglottiden; Abb. 10.**12a**). Die länglichen graviden terminalen Endglieder von T. solium sind ca. 12×5 mm groß (T. saginata 20–30×5–7 mm) und besitzen einen tubulären Uterus, der an jeder Seite bis zu 10 Seitenäste (T. saginata 12–30 Seitenäste) aufweist und 50000–100000 Eier enthält (Abb. 10.**12b** und **d**). Die runden, ca. 30–40 μm großen Eier der beiden Taeniaarten sind morphologisch nicht zu unterscheiden (Abb. 10.**12c**). Ein Adultwurm stößt pro Tag etwa 10 Proglottiden ab. Diese werden mit dem Stuhl ausgeschieden. Glieder von T. saginata können auch aktiv durch den Anus wandern und zeigen im Freien noch für einige Zeit eine erhebliche Eigenbeweglichkeit. Die Eier können durch die Kontraktionen der Proglottiden teilweise entleert werden und sind bei der Ablage vollständig embryoniert und für den Zwischenwirt infektiös. Werden die Eier oder die Proglottiden von einem Schwein oder Rind aufgenommen, schlüpft die Larve (Onkosphäre) im Darmtrakt aus dem Ei, penetriert die Mukosa und wandert zur Muskulatur. Dort entsteht nach 2–4 Monaten die 3–10 mm große Finnenblase (Cysticercus), die den invaginierten Skolex enthält. Nach Genuß von infiziertem (finnigem) rohem oder ungenügend erhitztem Schweine- oder Rindfleisch stülpt sich der Skolex im Dünndarm aus und wächst innerhalb von 3–4 Monaten zum Adultwurm heran. Von entscheidender Bedeutung ist die Infektiosität der Eier von T. solium nicht nur für Schweine, sondern auch für den Menschen und für zahlreiche Säugetiere (Hunde, Katzen, Bären u. a.). Während sich bei T. saginata das larvale Zwischenwirtstadium nur in

Rindern entwickeln kann, führt das Verschlucken von Taenia-solium-Eiern auch beim Menschen zu einer larvalen Infektion (Zystizerkose, S. 164f).

Epidemiologie

Taenia saginata ist weltweit verbreitet. Es wird geschätzt, daß 40–60 Mill. Menschen infiziert sind. Hohe Prävalenzen bis zu 10% finden sich in Zentral- und Ostafrika. Die Befallsrate bei Rindern liegt in Industrieländern meist unter 5% (in einigen afrikanischen Regionen bei bis zu 80%).

Taenia solium ist weniger häufig und zeigt eine mehr fokale Verbreitung mit einer Prävalenz bis zu 3% in Mittel- und Südamerika und über 0,5% in einigen Gebieten von Afrika, Indien, China und Südostasien. Die Zahl infizierter Menschen wird auf ca. 6 Millionen geschätzt.

Die Verbreitung der Infektion bei Rindern und Schweinen beruht ausschließlich auf der Kontamination ihrer Weideflächen und Stallungen mit menschlichen Fäkalien. Die Infektion des Menschen hängt in erster Linie von individuellen und regionalen Ernährungsgewohnheiten ab, die den Verzehr von ungenügend gekochtem oder durchgebratenem Rind- oder Schweinefleisch umfassen. Als Infektionsquelle für T. solium spielt in Südostasien auch der Genuß von ungenügend erhitztem Hundefleisch eine Rolle.

Pathogenese und Krankheitsbild

Meist liegt eine Infektion mit nur einem Adultwurm vor; bei Taenia solium sind häufiger mehrere Exemplare vorhanden. Die Lebensdauer der Adulten liegt bei mehr als 20 Jahren, ein spontaner Abgang ist selten.

Die Mehrzahl der Infizierten ist beschwerdefrei. Ein perianaler Pruritus ist das häufigste Symptom bei Taenia-saginata-Infektionen. Gelegentlich bestehen uncharakteristische abdominelle Beschwerden mit epigastrischen oder periumbilikalen Schmerzen, Inappetenz und Gewichtsverlust. Sehr seltene Komplikationen sind subakute Appendizitis und Cholangitis bei einer Einwanderung von Proglottiden.

Die wesentliche Komplikation ist die Entwicklung einer Zystizerkose (S. 164f) bei der Taenia-solium-Infektion.

Diagnostik

Die Infektion wird meist dadurch bemerkt, daß die Bandwurmglieder im Stuhl entdeckt werden. Sie werden vom Patienten meist als bandnudelartig beschrieben. Bei Taenia saginata wird häufiger ihre Eigenbeweglichkeit beobachtet. Die Proglottiden sollten in jedem Fall differenziert werden. Hierzu werden die Bandwurmglieder unter Beachtung der Infektionsgefahr (Handschuhe) in Wasser oder physiologischer Kochsalzlösung gesäubert und zur Zählung der Uterusäste zwischen zwei Objektträgern gequetscht. Bei fixierten oder schlecht erhaltenen Proglottiden kann mittels einer feinen Kanüle über die seitliche Genitalöffnung etwas Tusche in den Uterus injiziert werden. Die Zahl der Seitenäste beträgt bei T. saginata mehr als 12, bei T. solium maximal 10. Eine Differenzierung ist auch anhand des Vaginalsphinkters möglich, der nur bei Proglottiden von T. saginata vorhanden ist.

Die runden, ca. 30–40 μm großen Taenieneier sind meist nur spärlich im Stuhl vorhanden und am ehesten mit Hilfe einer Anreicherung durch Sedimentationsverfahren nachweisbar. Da die Eier von T. saginata aufgrund ihrer klebrigen Oberfläche bei der Passage von Bandwurmgliedern häufig in der Perianalregion haften bleiben, stellt der Nachweis von Eiern mittels Analabklatschpräparat (S. 137f) eine wesentlich empfindlichere Nachweismethode dar.

Therapie, Prognose und Prophylaxe

Mittel der Wahl ist Praziquantel (Cesol) in einer einmaligen Dosis von 10 mg/kg. Die Heilungsraten liegen bei annähernd 100%. Niclosamid (Yomesan) in einer Einmaldosis von 2 g ist ebenfalls wirksam, die Heilungsrate ist jedoch niedriger.

Die Prognose ist ausgezeichnet solange es bei Taenia-solium-Infektionen nicht zu einer Zystizerkose gekommen ist.

Die Prophylaxe besteht darin, kein rohes oder ungenügend gekochtes Schweine- oder Rindfleisch zu essen. Einfrieren für mindestens 10 Tage tötet die Zystizerken ebenfalls ab.

Wichtigste Bekämpfungsmaßnahme ist die Verhinderung der Kontamination von Weideflächen mit menschlichen Fäkalien.

Diphyllobothriasis

Definition

Infektionen des Menschen durch Diphyllobothrium latum und andere Fischbandwurmarten werden durch den Verzehr roher Fische erworben und können zu einem Vitamin-B_{12}-Mangel mit megaloblastärer Anämie führen.

Erreger und Entwicklungszyklus

Die Adultwürmer von Diphyllobothrium latum und verwandten Arten parasitieren im Dünndarm des Menschen und verschiedener fischfressender Tiere. Die Adultwürmer können eine Länge von mehr als 12 m erreichen und bestehen aus Tausenden von Bandwurmgliedern (Proglottiden). Der unbewaffnete Skolex besitzt zwei Sauggruben, die ihm zur Festheftung an der Darmmukosa dienen. Die reifen endständigen Bandwurmglieder sind ca. 10–15 mm breit, 3–5 mm lang und besitzen einen rosettenförmigen Uterus (Abb. 10.**13a**). Die Eier werden bereits im Darmtrakt abgelegt und mit dem Stuhl ausgeschieden. Sie sind ca. 60×40 μm groß und mit einem Deckel

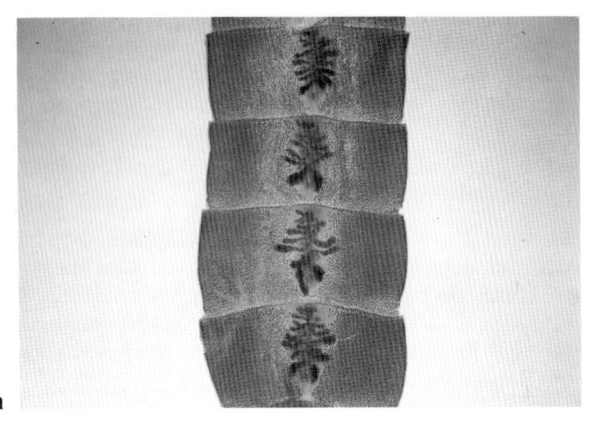

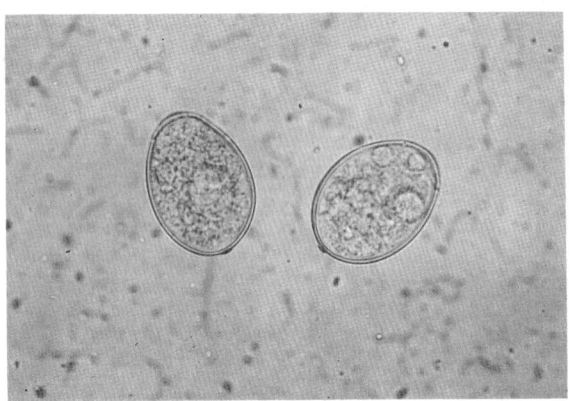

Abb. 10.13 **a** Diphyllobothrium latum. Proglottiden. **b** Eier im Stuhl.

sowie einem gegenüberliegenden, kleinen knopfartigen Fortsatz der Schale versehen (Abb. 10.**13b**). Für die weitere Entwicklung müssen die Eier in Süß- oder Brackwasser gelangen, wo sie innerhalb von ca. 2 Wochen embryonieren. Danach schlüpft eine Erstlarve (Coracidium), die in winzige Kleinkrebse der Gattungen Cyclops oder Diaptomus zur weiteren Entwicklung gelangen muß. Die Larve durchbohrt die Darmwand des Krebses und gelangt in die Leibeshöhle, wo sie sich zum Prozerkoid entwickelt. Wird der Krebs von einem Fisch aufgenommen, wandert das Prozerkoid in seine Muskulatur und reift zum Plerozerkoid (Sparganum) heran. Werden die als zweiter Zwischenwirt dienenden Fische von Raubfischen aufgenommen, wandern die Plerozerkoide in den neuen Zwischenwirt, wodurch sich viele Larven ansammeln können (Stapelwirt). Werden mit Plerozerkoiden infizierte Fische roh oder ungenügend gekocht verzehrt, verbleibt das Plerozerkoid im Dünndarm und wächst zum adulten Bandwurm heran, der innerhalb von 3–5 Wochen mit der Eiproduktion beginnt. Die Adultwürmer können 10 Jahre oder länger überleben und produzieren eine immense Anzahl von Eiern.

Epidemiologie

Infektionen mit Diphyllobothrium latum sind verbreitet in Europa und Westasien, insbesondere in Finnland und im Nordwesten von Rußland, sowie seltener auch in Kanada und Alaska. Infektionen mit Diphyllobothrium latum oder eng verwandten Arten wurden zudem in Afrika, Ostasien, Papua-Neuguinea, Australien und Südamerika beobachtet. Die kleinere und kaum pathogene Art Diphyllobothrium pacificum ist vor allem in Peru und Chile verbreitet.

Reservoirwirte sind zahlreiche fischfressende Tiere wie Hunde, Katzen und Bären.

Die Infektion wird durch den Genuß von rohen oder ungenügend gekochten bzw. ungenügend marinierten oder gesalzenen Fischen erworben. Zahlreiche Süß- und Meerwasserfische können infiziert sein.

Pathogenese

Meist ist nur ein Adultwurm vorhanden, eine Mehrfachinfektion ist jedoch möglich. Durch den Befall entstehen keine signifikanten intestinalen Läsionen. Pathogenetisch bedeutend ist allein die ausgeprägte Absorption von Vitamin B_{12} durch den Adultwurm, insbesondere bei Diphyllobothrium latum.

Krankheitsbild

Die meisten Infektionen sind asymptomatisch. Gelegentlich sind uncharakteristische abdominelle Beschwerden vorhanden. Durch den Vitamin-B_{12}-Entzug aus der Nahrung kann eine *megaloblastäre Anämie* und eine *Enzephalomyeloneuropathie* entstehen. Bei etwa der Hälfte der Infizierten sind die Vitamin-B_{12}-Spiegel reduziert; eine wesentliche Anämie entwickelt sich jedoch nur bei einem kleinen Teil der Infizierten. Bei einigen wenigen Patienten kann es zu einer ausgeprägten Anämie kommen mit Blässe, Glossitis, Dyspnoe und Tachykardie. Bei anhaltenden Infektionen können auch neurologische Erscheinungen des Vitamin-B_{12}-Mangels entstehen wie Parästhesien, sensible und motorische Störungen und selten auch eine Atrophie des N. opticus. Neurologische Krankheitserscheinungen sind selten auch ohne manifeste Anämie vorhanden.

Diagnostik und Differentialdiagnostik

Die Diagnose erfolgt durch den Nachweis der großen gedeckelten Eier im Stuhl. Da die Eiausscheidung spärlich und wechselnd sein kann, sind Anreicherungen mittels Sedimentation und eine wiederholte Untersuchung empfehlenswert. Gelegentlich werden auch Bandwurmglieder mit dem Stuhl ausgeschieden und können dann differenziert werden. Immundiagnostische Verfahren spielen keine Rolle.

Die Differentialdiagnose umfaßt andere intestinale Parasitosen sowie andere Ursachen einer Anämie und eines Vitamin-B_{12}-Mangels.

Therapie, Prognose und Prophylaxe

Sowohl Niclosamid (Yomesan) in einer einmaligen Dosis von 2 g wie auch Praziquantel (Cesol) in einer Einmaldosis von 10 mg/kg zeigen Heilungsraten zwischen 90 und 100%. Da der Skolex gelegentlich eine

Behandlung überleben kann, sind mehrere Stuhlkontrollen nach frühestens 6 Wochen empfehlenswert.

Nicht nur bei manifester megaloblastärer Anämie, sondern auch beim Vorliegen eines subklinischen Vitamin-B_{12}-Mangels ist eine entsprechende Substitution zu empfehlen.

Die Prognose nach erfolgreicher Behandlung ist ausgezeichnet. Auch eine ausgeprägte megaloblastäre Anämie und andere Folgen des Vitamin-B_{12}-Mangels bildet sich in der Regel vollständig zurück.

Die Infektion läßt sich verhindern, wenn kein roher oder ungenügend gekochter Fisch gegessen wird oder wenn der Fisch für mehrere Tage bei mindestens $-10\,°C$ eingefroren wird.

Hymenolepiasis

Definition
Bei der Infektion mit dem Zwergbandwurm Hymenolepis nana ist der Mensch sowohl als End- wie als Zwischenwirt befallen. Der vorwiegend bei Kindern auftretende Befall kann zu abdominellen Schmerzen und Durchfällen führen.

Erreger und Entwicklungszyklus
Die nur 2–4 cm langen und ca. 1 mm breiten Adulten sind mit ihrem hakenbewehrten Kopf an der Dünndarmmukosa angeheftet und haben bis zu 200 Proglottiden. Die graviden Endglieder sind breiter als lang, sie desintegrieren bereits im Darm und setzen pro Segment ca. 100–200 Eier frei. Die ca. 30–50 µm großen runden Eier (Abb. 10.14) enthalten eine Onkosphäre, die von einer Embryophore mit mehreren Polfäden umschlossen wird. Wenn die Eier mit dem Stuhl ausgeschieden und von Flöhen oder bestimmten Käferarten aufgenommen werden, so entwickelt sich in diesen ein Zystizerkoid. Die in den Eiern enthaltene Onkosphäre kann jedoch auch im Darm von Menschen und Nagern schlüpfen und sich in der Darmwand zu einem Zystizerkoid entwickeln, das nach 5–6 Tagen in das Darmlumen auswandert, den Skolex ausstülpt und innerhalb von 2–3 Wochen zu einem Adultwurm heranwächst. Dabei ist nicht nur eine Infektion von Mensch zu Mensch möglich, sondern einige Eier können bereits im Darm schlüpfen und somit zu einer *endogenen Autoinfektion* führen.

Epidemiologie
Der Zwergbandwurm ist der häufigste Bandwurm des Menschen und vor allem in wärmeren Regionen verbreitet. Die Zahl Infizierter wird auf 75 Millionen geschätzt. Die Prävalenz ist am höchsten bei Kindern und kann in einigen Gebieten 20% erreichen. In Gemeinschaftseinrichtungen, wie Waisenhäuser und Einrichtungen für geistig Behinderte können regelrechte Epidemien auftreten.

Die Infektion erfolgt vor allem als direkte fäkalorale Schmierinfektion von Mensch zu Mensch, da die Eier bereits bei der Ablage infektiös sind und im Freien nicht lange infektiös bleiben. Eine Übertragung durch fäkal kontaminierte Nahrungsmittel und Wasser ist jedoch nicht selten. Eine Infektion durch akzidentelle Ingestion der eigentlichen Zwischenwirte (Flöhe, Käfer) ist ebenfalls möglich, spielt aber wohl nur eine geringe Rolle.

Der Mensch ist das wesentliche Reservoir, jedoch scheinen auch einige an Nager adaptierte Stämme den Menschen infizieren zu können.

Pathogenese, Pathologie und Krankheitsbild
Das Ausmaß pathologischer Veränderungen hängt in erster Linie von der Zahl der Adultwürmer ab, die bei ausgeprägtem Befall bis zu mehreren Hundert betragen kann. Leichtere Infektionen sind in der Regel asymptomatisch. Durch die Autoinfektion kann jedoch besonders bei Kindern ein starker Befall mit heftigen Bauchkrämpfen, Durchfällen und Anorexie entstehen. Dann liegt nicht selten eine mäßiggradige Bluteosinophilie vor. Die Infektion wird durch den Ernährungszustand und eine zunehmende Immunität kontrolliert. So kommt es mit zunehmendem Alter meist zu einer spontanen Abheilung. Infektionen bei Erwachsenen sind daher auch in Endemiegebieten weit seltener als bei Kindern.

Diagnostik
Im Stuhl lassen sich die meist zahlreichen Eier einfach nachweisen. Bei leichten Infektionen können Anreicherungen hilfreich sein.

Therapie und Prophylaxe
Mittel der Wahl ist Praziquantel (Cesol) in einer Einmaldosis von 25 mg/kg, da es nicht nur gegen die Adulten, sondern auch gegen die Zystizerkoide in der Darmwand wirkt. Die Heilungsraten liegen damit bei über 95%. Niclosamid (Yomesan) wirkt nur gegen die Adulten, daher ist eine Gabe von 2 g täglich über 7 Tage notwendig, gegebenenfalls mit Wiederholung nach ca. 3 Wochen. Stuhlkontrollen sind erst 4 Wochen nach Therapie sinnvoll.

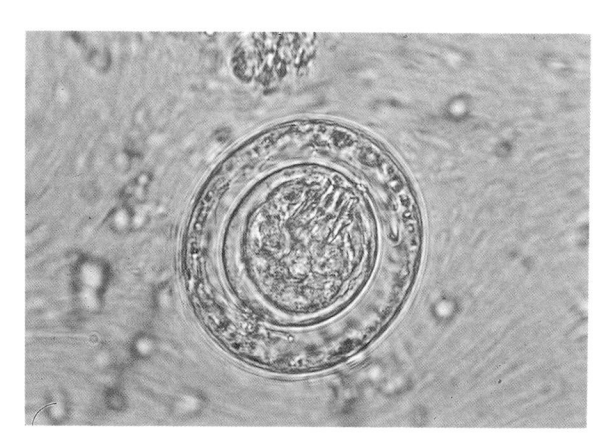

Abb. 10.14 Ei von Hymenolepis nana im Stuhl.

Wie bei anderen fäkaloral direkt übertragbaren Infektionen sind persönliche Hygiene und die sichere Beseitigung menschlicher Fäkalien entscheidend für die Vermeidung einer Infektion. Bei Gruppeninfektionen in Gemeinschaftseinrichtungen ist eine Behandlung aller Gemeinschaftsmitglieder sinnvoll.

Dipylidiasis

Definition
Dipylidium caninum ist ein weltweit verbreiteter Bandwurm bei Hunden und Katzen, der gelegentlich zu sporadischen Infektionen vor allem bei Kindern führt.

Erreger und Entwicklungszyklus
Der Adultwurm von Dipylidium caninum (Gurkenkernbandwurm) ist 10–70 cm lang und 2–4 mm breit. Er parasitiert im Dünndarm und besteht aus bis zu 200 Gliedern. Die reifen terminalen Bandwurmglieder sind etwa 13×2 mm groß und von elliptischer, gurkenkernartiger Form. Sie sind angefüllt mit kapselartigen Eipaketen, die 8–20 Eier enthalten (Abb. 10.**15**). Abgelöste Glieder sind eigenbeweglich und wandern aktiv aus dem Anus aus oder werden mit dem Stuhl ausgeschieden. Die Eipakete werden freigesetzt, wenn die Glieder eintrocknen. Geeignete Zwischenwirte sind die Larvenstadien des Hunde-, Katzen- und Menschenflohs sowie Haarlinge (Trichodectesarten) von Hunden und Katzen. Wenn die Eier von diesen ingestiert werden, schlüpft eine Larve (Onkosphäre), die sich in der Körperhöhle des Zwischenwirts innerhalb von ca. 3 Wochen zu einem Zystizerkoid entwickelt und bis in das Adultstadium der Ektoparasiten überlebt. Wird ein befallener Floh vom Endwirt gefressen, stülpt sich der Skolex des Zystizerkoids im Dünndarm aus und wächst innerhalb von 2–3 Wochen zum adulten Bandwurm heran.

Epidemiologie
Ein Befall ist bei Hunden und Katzen sehr häufig. Eine Infektionsgefahr für den Menschen besteht vor allem bei enger Wohngemeinschaft mit Hunden und Katzen, insbesondere wenn diese stark mit Flöhen befallen sind. Die Infektion des Menschen erfolgt durch die orale Aufnahme der Ektoparasiten, meist vom Fell der Haustiere. Infektionen finden sich bevorzugt bei Kindern und Kleinkindern.

Krankheitsbild
Die meisten Infektionen sind asymptomatisch. Uncharakteristische gastrointestinale Beschwerden mit Verdauungsstörungen, Durchfällen, abdominellen Schmerzen und Analpruritus sind am ehesten bei Kindern mit Mehrfachbefall zu erwarten. Generalisierter Pruritus, urtikarielle Exantheme, Gewichtsabnahme und eine Bluteosinophilie wurden in einigen Fällen beschrieben.

Diagnostik
Meist wird die Diagnose dadurch gestellt, daß die weißlichen, gurkenkernförmigen und zum Teil noch eigenbeweglichen Bandwurmglieder im Stuhl oder in den Windeln von Kleinkindern entdeckt werden. Im Stuhl können auch Eipakete nachweisbar sein, während die einzelnen ca. 25–40 µm großen Eier nur selten gefunden werden.

Therapie und Prophylaxe
Niclosamid wirkt zuverlässig in einer Einmaldosis wie bei Täniasis. Praziquantel ist ebenfalls wirksam. Prophylaktische Maßnahmen umfassen die Bekämpfung von Ektoparasiten und die regelmäßige Entwurmung von Hunden und Katzen.

Zystizerkose

Definition
Die Zystizerkose ist eine Infektion mit dem Larvenstadium von Taenia solium, wobei der Mensch als Zwischenwirt befallen ist. Beim Befall des ZNS können schwerwiegende Krankheitserscheinungen mit Krampfanfällen und anderen neurologischen Symptomen auftreten.

Erreger und Entwicklungszyklus
Siehe Täniasis (S. 159 f).

Epidemiologie
Die Zystizerkose ist verbreitet in Gebieten mit niedrigem hygienischen Standard, in denen häufig ungenügend gekochtes Schweinefleisch verzehrt wird (Neu-Guinea, Mexiko, Indonesien, China).

Zur Infektion kommt es durch die Ingestion von Taenia-solium-Eiern, die von einem Schweinebandwurmträger ausgeschieden werden, meist über kontaminierte Nahrung und Wasser, seltener als direkte Schmierinfektion. Taenia-solium-Eier können auch durch Fliegen und andere Insekten verschleppt wer-

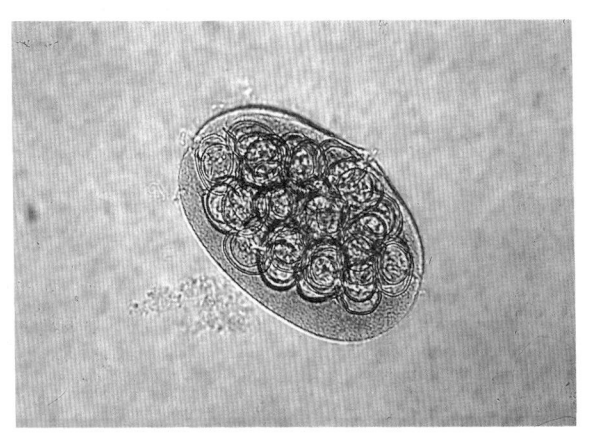

Abb. 10.**15** Eikapsel von Dipylidium caninum im Stuhl.

den. Besonders gefährdet ist der Schweinebandwurmträger selbst durch eine anoorale Autoinfektion, d. h. durch eine fäkal-orale Schmierinfektion, die von seinem eigenen eihaltigen Stuhl ausgeht. Dabei ist zu berücksichtigen, daß Taenia-solium-Eier bereits bei der Ablage infektiös sind (S. 160). Eine interne Autoinfektion eines Schweinebandwurmträgers, z. B. durch Hochwürgen oder Erbrechen von Proglottiden oder Eiern in den Magen, Andauung und Freisetzung einer Onkosphäre, wurde vermutet, aber nie bewiesen.

Pathogenese, Pathologie und Immunologie

Die im Dünndarm freigesetzten Larven (Onkosphären) penetrieren die Mukosa und werden hämatogen vor allem in Muskulatur, Subkutis und Gehirn verschleppt, wo sie sich innerhalb von 3−4 Monaten zu den 5−10 mm (gelegentlich bis 5 cm) großen Zystizerken (Finnenblase mit eingestülptem Skolex) entwikkeln. Während subkutane und muskuläre Zystizerken *(disseminierte Zystizerkose)* ohne wesentliche pathogenetische Bedeutung sind, können zerebrale und okuläre Zystizerken *(Neurozystizerkose)* als raumfordernder und/oder entzündlicher Prozeß zu erheblichen Symptomen führen. Weitere seltenere Lokalisationen sind Spinalkanal, Myokard, Lunge und Knochen.

Zystizerken verursachen, solange sie vital sind, häufig nur eine geringe entzündliche Reaktion. Vor allem beim Absterben der Zystizerken kann es zu einer intensiven lymphozytären und eosinophilen Umgebungsinfiltration kommen, die dann nicht selten zu erstmaligen Krankheitserscheinungen oder zu einer Verschlechterung bestehender Symptome führt.

In den meisten Fällen werden vom Patienten spezifische Antikörper gebildet. Die Bedeutung der Immunantwort für Pathogenese und protektive Immunität beim Menschen ist nicht geklärt.

Krankheitsbild

Die Manifestationen der *Neurozystizerkose* sind sehr variabel und abhängig von Lokalisation, Größe und Zahl der Zystizerken und ihrem Zustand. Bei einem wesentlichen Teil der Infizierten (bis zu 50%) bestehen trotz computertomographisch nachweisbarer Zystizerken keine Symptome.

Am häufigsten sind Krampfanfälle, die in fokaler oder generalisierter Form auftreten können. Krampfanfälle treten bevorzugt bei kortikaler Lokalisation und bei partiell verkalkten Zysten auf. Weitere häufige Symptome sind organische Psychosyndrome mit psychotischen Symptomen und Wesensveränderung sowie Hydrocephalus internus mit zunehmenden Hirndruckzeichen (Kopfschmerzen, Erbrechen, Hirnnervenparesen, Sehstörungen).

Intraspinale Zystizerken können zu einem Kompressionssyndrom mit sensiblen und motorischen Ausfällen führen.

Die *okuläre Zystizerkose* manifestiert sich mit Schmerzen im Bereich der Orbita, Skotomen und Visusverlust. Ophthalmoskopisch finden sich Ödeme, intraokuläre Blutungen, Chorioretinitis, Iridozyklitis und Ablatio.

Diagnostik

Computertomographie oder Kernspintomographie sind entscheidend für die Verdachtsdiagnose und Lokalisation der Neurozystizerkose (Abb. 10.**16**). Bei gleichzeitiger disseminierter Zystizerkose kann die Infektion durch die Exstirpation zugänglicher (subkutaner) Zystizerken nachgewiesen werden. Okuläre Zystizerken können beim Sitz in der vorderen oder hinteren Augenkammer sichtbar sein. Antikörper sind bei disseminiertem Befall mittels ELISA oder anderer Verfahren in fast allen Fällen nachweisbar, bei der häufig isolierten Neurozystizerkose jedoch nur in 70−90%. Eine gleichzeitige Untersuchung von Serum und Liquor ist empfehlenswert. Durch den Nachweis von Antikörpern gegen speziesspezifische Glykoproteine mittels Western blot können Kreuzreaktionen z. B. mit Echinokokkose ausgeschlossen werden. Typische Liquorveränderungen (eosinophile Pleozytose) fehlen häufig. Bei einem Teil der Patienten besteht eine Bluteosinophilie.

Therapie, Prognose und Prophylaxe

Durch eine Therapie mit Praziquantel (3mal 25 mg/kg täglich über 14 Tage) oder Albendazol (15 mg/kg täglich in 2 Tagesdosen über 7−14 Tage) ist bei der Mehrzahl der Fälle von symptomatischer Neurozystizerkose eine vollständige Rückbildung möglich. Da unter der Therapie Exazerbationen der Symptomatik auftreten können, müssen ggf. Dexamethason und Antikonvulsiva gegeben werden. Bei Hydrocephalus

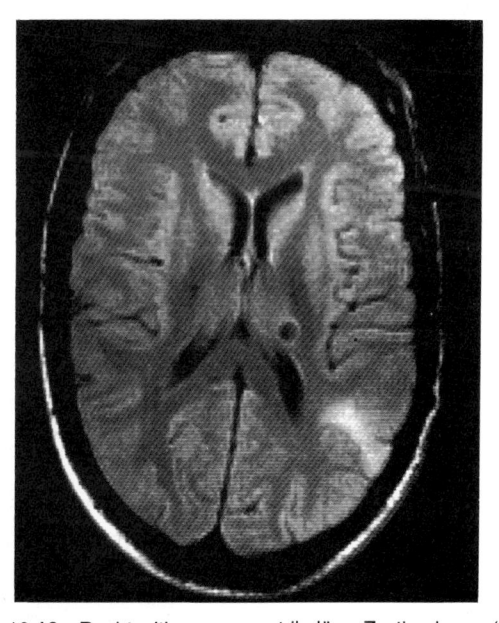

Abb. 10.**16** Rechtseitige paraventrikuläre Zystizerkose (kraniale Kernspintomographie).

internus und Therapieversagen sind meist neurochirurgische Maßnahmen erforderlich. Okuläre Zystizerken sollten wenn möglich operativ entfernt werden, da eine medikamentöse Therapie zu irreversiblen Schädigungen führen kann.

Die Letalität der unbehandelten symptomatischen Neurozystizerkose lag in einigen Studien bei 50%, wobei die Überlebenszeit im Einzelfall extrem variabel ist. Durch die Möglichkeiten der Chemotherapie und die Verbesserung neurochirurgischer Maßnahmen hat sich die Prognose wesentlich verbessert.

Prophylaxe s. Täniasis (S. 161).

Echinokokkose

Definition

Echinococcus granulosus ist der Erreger der zystischen Echinokokkose, bei der raumfordernde Zysten in Leber, Lunge und anderen Organen heranwachsen. Echinococcus multilocularis verursacht die alveoläre Echinokokkose, die mit einer tumorartigen Durchwucherung der Leber einhergeht.

Erreger und Entwicklungszyklus

Die Echinokokkose des Menschen wird fast ausschließlich durch die beiden Arten E. granulosus und E. multilocularis verursacht. E. vogeli ist ein Parasit, der in Süd- und Zentralamerika gelegentlich eine polyzystische Echinokokkose der Leber hervorruft. Die kleinen, nur 2–11 mm langen, meist drei-, seltener zwei- bis siebengliedrigen Adultwürmer von E. granulosus finden sich im Dünndarm von Hunden und anderen Kaniden (kleiner Hundebandwurm). Die 1–5 mm langen meist fünf-, seltener zwei- bis sechsgliedrigen Adulten von E. multilocularis parasitieren den Dünndarm von Füchsen (kleiner Fuchsbandwurm), seltener auch von Hunden und Katzen. Meist liegt ein Befall mit einer größeren Zahl von Adulten vor (20–1000, im Extremfall bis über 200 000). Die terminalen Bandwurmglieder, die etwa 200–1000 reife Eier enthalten, werden mit dem Stuhl ausgeschieden. Die Eier sind relativ resistent gegen Umwelteinflüsse und können unter günstigen Bedingungen mehrere Monate infektionstüchtig bleiben. Die Eier müssen zur weiteren Entwicklung von geeigneten Zwischenwirten aufgenommen werden. Zwischenwirte für E. granulosus sind zahlreiche Huftiere, insbesondere Wiederkäuer, Schweine und Pferde sowie Primaten und Marsupialia. Zwischenwirte für E. multilocularis sind verschiedene Nagetiere, insbesondere Mäuse. Die Infektion erfolgt durch die orale Aufnahme der Eier. Durch Magensaft und Dünndarmsekret wird die Hakenlarve (Onkosphäre) aus dem Ei freigesetzt. Sie penetriert die Dünndarmmukosa und wird passiv in die Leber transportiert, bei E. granulosus auch in andere Organe. Am Ort der endgültigen Lokalisation entwickelt sich aus der Onkosphäre das larvale Metazestodengewebe (Finnenstadium). Zunächst bildet sich in der Hakenlarve ein Hohlraum, der mit einem Keimepithel ausgekleidet ist. Bei E. granulosus entsteht durch expansives Wachstum eine Zyste, in der durch endogene Sprossung der Keimschicht Tochterzysten und Brutkapseln heranwachsen können, die ebenfalls mit Keimepithel ausgekleidet sind. Bei fertilen Zysten werden vom Keimepithel der Brutkapseln und zum Teil auch der Zystenwand Protoskolizes (Bandwurmkopfanlagen) gebildet (Abb. 10.17), die beim Abreißen der stielartigen Verbindung zum Keimepithel als sog. Hydatidensand am Boden der Zysten sedimentieren.

Bei E. multilocularis entwickelt sich eine teils solide, teils kleinblasige (alveoläre) Sprossung des Keimepithels mit infiltrativem Wachstum in das Lebergewebe. Ausgehend vom Keimepithel der Bläschen kann es ebenfalls zur Bildung von Brutkapseln und Protoskolizes kommen.

Nach Ingestion von fertilem Metazestodenmaterial durch geeignete Endwirte schließt sich der Zyklus mit dem Heranwachsen von Adulten aus den Protoskolizes.

Epidemiologie

Geographische Verbreitung

Echinococcus granulosus ist weltweit verbreitet. Die globale Inzidenz neu diagnostizierter menschlicher Erkrankungen wird auf mehr als 100 000 pro Jahr geschätzt. Besonders betroffen sind Südamerika (Uruguay, Chile, Argentinien), Nordafrika (Tunesien, Marokko, Algerien), Ostafrika (Nordwestkenia), der Nahe Osten sowie Süd- und Südosteuropa.

Echinococcus multilocularis ist auf die nördliche Hemisphäre begrenzt. Verbreitungsgebiete finden sich in Mitteleuropa (Süddeutschland, Frankreich, Schweiz, Österreich), der Sowjetunion, China, Japan sowie Alaska und Kanada. Sporadische Fälle wurden zudem aus Bulgarien, der Tschechoslowakei, Jugoslawien, Türkei, Griechenland, Tunesien, Iran, Irak und Indien mitgeteilt. Die Inzidenz neu diagnostizierter Erkrankungen liegt auch in den Endemiegebieten unter 1/100 000 pro Jahr.

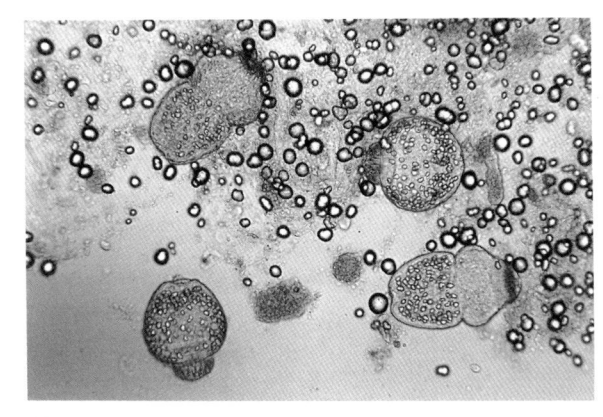

Abb. 10.17 Protoskolizes von Echinococcus granulosus (Zystenflüssigkeit).

Übertragungs- und Verbreitungsfaktoren

Der Mensch wird als Zwischenwirt (Fehlwirt) mit dem Larvenstadium (Finne) befallen. Die Infektion erfolgt durch die orale Aufnahme der vom Endwirt (Hund bzw. Fuchs, selten Katzen) mit dem Kot ausgeschiedenen Eier bei direktem Kontakt (Hundeschnauze, Tierfell), als Schmierinfektion oder über mit Eiern kontaminierte Nahrungsmittel. Bei E. multilocularis wird angenommen, daß der Verzehr von ungekochten wildwachsenden pflanzlichen Nahrungsmitteln wie Waldbeeren (z. B. Walderdbeeren, Heidelbeeren) oder Pilze eine wesentliche Rolle spielt, da diese am ehesten mit Fuchslosung kontaminiert sein können.

Für die Epidemiologie der zystischen Echinokokkose des Menschen ist in erster Linie der domestische Hund-Schaf-Zyklus von Bedeutung. Die Erkrankung tritt daher vor allem in Gebieten mit intensiver Schafhaltung auf, wenn dort Hausschlachtungen und Verfütterung von rohen Schlachtabfällen an Hunde vorherrschen.

Echinococcus multilocularis zirkuliert ganz überwiegend in einem Fuchs-Nagetier-Zyklus. In Alaska spielen auch Schlittenhunde eine epidemiologische Rolle. Sporadische Infektionen von Hunden und Katzen können eine bedeutsame Ansteckungsquelle für den Menschen sein.

Pathogenese und Pathologie

Zysten von Echinococcus granulosus finden sich am häufigsten in der Leber. Durch den möglichen Weitertransport von Onkosphären können jedoch oft auch die Lunge und seltener sämtliche anderen Organe primär befallen sein. Die kontinuierlich wachsenden Zysten (Hydatiden) sind mit einer wasserklaren bis gelblichen Flüssigkeit (Zysten- oder Hydatidenflüssigkeit) gefüllt und können durch die Bildung von Tochterzysten eine multipel gekammerte Struktur annehmen. Abhängig von Organlokalisationen und Raumverhältnissen können Zysten einen Durchmesser von 30 cm und mehr erreichen (Peritonealraum, Leber, Lunge). Die Zystenwand besteht aus einer inneren, zellreichen Keimschicht (Keimepithel) und einer mehrschichtigen, azellulären äußeren Kutikularmembran (Laminarschicht), die vor allem in parenchymatösen Organen von einer mehr oder weniger dicken, wirtseigenen Bindegewebsschicht (Perizyste) umgeben ist. Histologisch zeigt die Wand von Zysten, die nicht sekundär infiziert oder degenerativ verändert sind, einen typischen Aufbau mit der lamellär geschichteten, azellulären und PAS-positiven Kutikularschicht. Fertile Zysten, die Bandwurmkopfanlagen (Protoskolizes) ausbilden, finden sich regional unterschiedlich in 10–60% der Fälle. Mit zunehmendem Alter der Zyste können sich regressive Veränderungen mit partieller oder vollständiger Degeneration, Verkalkungen und Undichtigkeit der Zystenwand ausbilden. Derartige Zysten neigen besonders zu bakterieller Sekundärinfektion. Durch den erhöhten Innendruck besteht bei sehr dünnwandigen Zysten oder bei degenerativen Wandveränderungen die Gefahr einer Ruptur. Einzelne Zysten können auch vollständig absterben, kollabieren und sich spontan zurückbilden.

Bei Echinococcus multilocularis kommt es zu einer Proliferation des Keimepithels mit infiltrativem Wachstum direkt in das umgebende Lebergewebe. In den zunächst soliden Keimschichtsprossen entstehen Hohlräume, die zum Teil kommunizieren und ein verzweigtes tubuläres System bilden. Hieraus entwickelt sich durch zystische Erweiterung ein multivesikuläres (alveoläres) Gewebe mit Bläschen bis zu wenigen Millimetern (maximal 1–2 cm) Durchmesser, die mit einer gelatinösen Grundsubstanz gefüllt sind. Durch Abschnürung von Keimepithelsprossen ist eine lymphogene oder hämatogene Metastasierung möglich. Die alveoläre Echinokokkose ist beim Menschen in mehr als 95% der Fälle steril (keine Bildung von Protoskolizes).

Krankheitsbild

Die klinische Symptomatik ist äußerst variabel und abhängig von Lokalisation (Organbefall), Ausdehnung, Proliferationstendenz und Sekundärveränderungen des Parasitengewebes sowie von der Wirtsreaktion. Zysten von Echinocous granulosus sind vorwiegend in der Leber (30–75%) und in der Lunge (10–60%) lokalisiert, sie können jedoch in nahezu sämtlichen Organen auftreten (Niere, Milz, Pankreas, Gehirn, Herz, Knochen u. a.) und sind häufig multipel in einem oder mehreren Organen vorhanden. Echinococcus multilocularis befällt primär fast ausschließlich die Leber; per continuitatem und über lymphogene oder hämatogene Metastasierung können jedoch auch benachbarte Strukturen (Peritoneum, Zwerchfell, Retroperitoneum, Abdomen- und Thoraxwand) und entfernte Organe (Lunge, Gehirn, Milz, Niere) befallen werden.

Bei der *zystischen Echinokokkose* von Leber und Lunge treten mit zunehmender Größe uncharakteristische Beschwerden auf, wie abdominelle oder thorakale Schmerzen, Husten und Dyspnoe. In Organen mit besonderer Empfindlichkeit gegenüber raumfordernden Prozessen (Gehirn, Orbita, Spinalkanal, Myokard) können bereits kleine Zysten zu gravierenden Symptomen führen. Eine spontane oder traumatische Zystenruptur kann akute allergische Reaktionen bis zum anaphylaktischen Schock auslösen sowie zur *Sekundärechinokokkose* mit Aussaat von Tochterblasen und Protoskolizes, vor allem in Peritoneum oder Lunge führen. Bei Anschluß an das Bronchialsystem kann es hierbei auch zum Aushusten von Hydatidenflüssigkeit, evtl. mit Tochterzysten, Brutkapseln und/ oder Protoskolizes kommen (Abb. 10.**17**). Weitere Komplikationen sind bakterielle Sekundärinfektion (Abszeß), Gefäßarrosion (Hämoptysen) und zunehmender Gallenwegsverschluß durch Kompression oder Einbruch in die Gallenwege mit rezidivierenden Cholangitiden und intermittierenden Koliken und Ikterus.

Die *alveoläre Echinokokkose* verläuft häufig unter dem klinischen Bild eines Leberkarzinoms und wird meist erst diagnostiziert, wenn eine schon ausgedehnte Infiltration zur Verlegung der ableitenden Gallenwege führt mit zunehmendem Ikterus, Allgemeinsymptomen und Gewichtsverlust. In fortgeschrittenen Fällen entwickelt sich nicht selten eine sekundäre biliäre Zirrhose, und es kommt schließlich zum Leberversagen. Bei zusätzlichem Befall anderer Organe wie Lunge oder Gehirn können Symptome wie Dyspnoe, Hämoptysen oder neurologische Symptome (sensomotorische Störungen, Krampfanfälle, Psychosyndrome, Bewußtseinsstörungen) im Vordergrund stehen.

Diagnostik und Differentialdiagnostik

Die Verdachtsdiagnose einer zystischen Echinokokkose wird bei pulmonalen Zysten radiologisch (Abb. 10.**18a**), bei einem Befall der Leber oder anderer parenchymatöser Organe sonographisch, computertomographisch oder kernspintomographisch gestellt (Abb. 10.**18b**). Verkalkungen im Bereich der Zystenwand finden sich sehr häufig bei Zysten der Leber und anderer parenchymatöser Organe, jedoch nur sehr selten bei Lungenzysten. Differentialdiagnostisch müssen Echinococcus-granulosus-Zysten von anderen zystischen Raumforderungen unterschieden werden, wie sie bei benignen oder malignen Tumoren, genuinen Zysten oder polyzystischer Erkrankung auftreten können. Verkalkungen sind nicht pathognomonisch für die Echinokokkose. Auch das typische Bild multipel septierter Zysten durch die Bildung von Tochterzysten kann bei anderen Erkrankungen wie polyzystischer Erkrankung oder Karzinoiden gefunden werden. Sekundärinfizierte Leberzysten müssen von pyogenen und amöbenbedingten Leberabszessen abgegrenzt werden.

Eine alveoläre Echinokokkose der Leber stellt sich als meist unscharf begrenzte Raumforderung mit heterogener, teils solider teils kleinzystischer Struktur dar, die differentialdiagnostisch oft nicht von einem Leberzellkarzinom oder von einer diffusen Metastasierung zu unterscheiden ist (Abb. 10.**19**). Nicht selten liegen zentrale hypodense bis liquide Nekrosezonen vor. Zudem finden sich bei der Mehrzahl der Patienten feinfleckige bis amorphe Verkalkungen mit bevorzugt perinekrotischer Anordnung.

Serologisch lassen sich mit verschiedenen Methoden (ELISA, IHA, IFT, RAST u.a.) in über 90% der Fälle spezifische Antikörper nachweisen. Bei Verwendung ungereinigter Antigene von Echinococcus granulosus und/oder Echinococcus multilocularis sind Kreuzreaktionen zwischen den beiden Echinococcusarten und mit anderen Helminthiasen häufig. Der Nachweis von Antikörpern gegen das Echinococcusantigen 5 ist taeniidaespezifisch (Kreuzreaktionen mit Zystizerkose) und zeigt eine gute Sensitivität bei der Immundiagnostik der zystischen Echinokokkose. Dies gilt ebenso für den noch etwas sensitiveren Nachweis von Antikörpern gegen niedermolekulare Glykoproteinfragmente des Echinococcusantigens 4 mittels Western blot. Antikörper gegen das Echinococcus multilocularis-Antigen Em2 sind bei über 95% der Patienten mit alveolärer Echinokokkose nachweisbar und weisen eine hohe, allerdings nicht vollständige

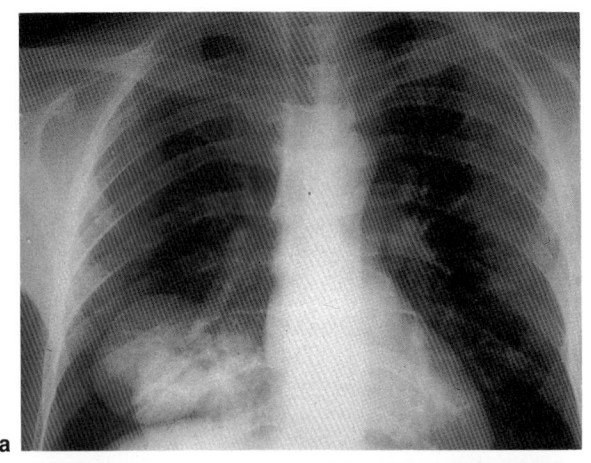

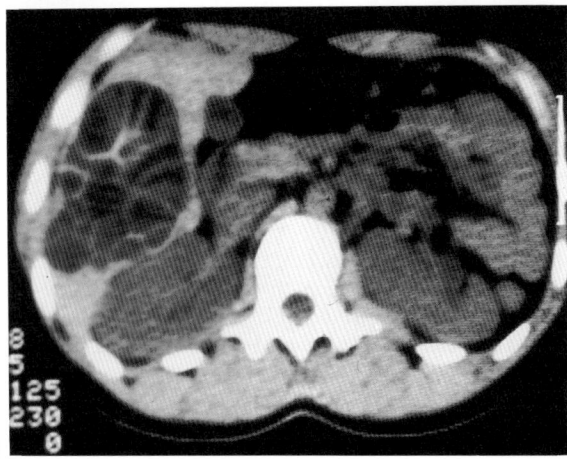

Abb. 10.**18** Echinococcus granulosus. **a** Zysten im Unterlappen der rechten Lunge. **b** Multipel gekammerte Zyste im rechten Leberlappen (abdominale Computertomographie).

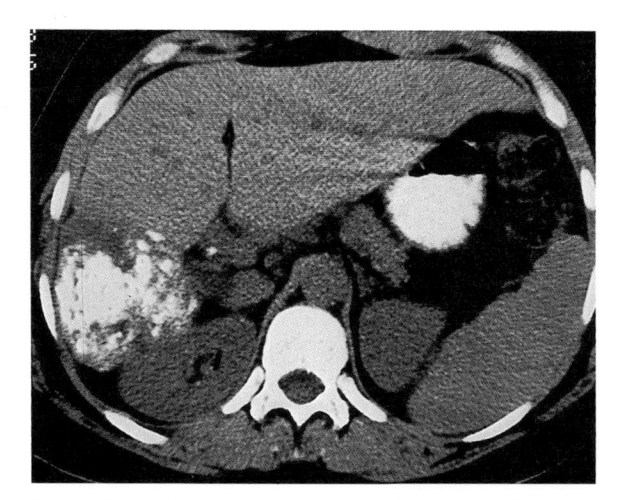

Abb. 10.**19** Infiltration des rechten Leberlappens durch Larvengewebe von Echinococcus multilocularis mit ausgedehnten Verkalkungen (abdominale Computertomographie).

Spezifität für eine Echinococcus-multilocularis-Infektion auf.

Eine definitive parasitologische oder histologische Diagnose ist in der Regel nur anhand von Biopsien oder Operationsmaterial möglich. Während bei der alveolären Echinokokkose perkutane Biopsien durchgeführt werden können, sind Punktionen von Echinococcus-granulosus-Zysten kontraindiziert, da sie das Risiko anaphylaktischer Reaktionen und einer Aussaat bergen.

Therapie

Die radikale operative Entfernung ist die Therapie der Wahl bei der zystischen Echinokokkose. Leberzysten werden vorwiegend durch Zystektomie mit stumpfer Enukleation oder durch Perizystektomie entfernt. Um Zystenrupturen und eine Umgebungskontamination mit der Gefahr einer Sekundärechinokokkose zu vermeiden, werden die Zysten dabei nach Möglichkeit vorher unter Sicht punktiert, abgesaugt und – bei fehlendem Anschluß an die Gallenwege – mit skoliziden Lösungen wie 20%iger NaCl- oder 95%iger Äthanollösung sterilisiert. Bei multiplen Zysten, sehr großen vielkammerigen Zysten und Sekundärinfektion ist zur radikalen Entfernung meist eine Leberteilresektion erforderlich. In den letzten Jahren wurden unkomplizierte intrahepatische Zysten auch perkutan mittels ultraschallgezielter Feinnadelpunktion abpunktiert und mit einer ein- oder zweimaligen Injektion von 95%igem Äthanol abgetötet. Voraussetzungen für eine erfolgreiche und komplikationslose Anwendung dieses einfachen und kostengünstigen Verfahrens sind ein ausreichendes Leberparenchymfenster (mindestens 2 cm Parenchym zwischen Zyste und Leberkapsel) zur Vermeidung einer Ruptur sowie ein fehlender Anschluß an das Gallenwegsystem (Gefahr einer sklerosierenden Cholangitis).

Lungenzysten werden wenn möglich in toto enukleiert; rupturierte oder infizierte Zysten werden durch Segment- oder Keilresektion entfernt, bei zentralem Sitz und multiplen Zysten kann eine Lobektomie erforderlich sein.

Die alveoläre Echinokokkose ist zum Zeitpunkt der Diagnose in einem hohen Prozentsatz (42 bis über 90%) nicht bzw. nicht radikal operabel. Bei Begrenzung auf einen Leber- bzw. Lungenlappen kann durch Hemihepatektomie oder Lobektomie eine Heilung erreicht werden. Allerdings sind Rezidive auch bei anscheinend radikaler Entfernung nicht selten, möglicherweise aufgrund lymphogener oder hämatogener Metastasierung. Partielle Resektionen und palliative Maßnahmen zur Galleableitung (bilio- und hepatodigestive Anastomosen, Endlosdrainagen) können die Überlebenszeit bei nicht radikal operablen Patienten signifikant verlängern. Bei intraktablem Budd-Chiari-Syndrom oder fortgeschrittener biliärer Zirrhose kann eine Lebertransplantation die einzig erfolgversprechende Therapie darstellen; in Einzelfällen kam es dabei jedoch zu einem Rezidiv im Transplantat oder zu einer Progression in anderen Organen mit zum Teil besonders raschem Wachstum, möglicherweise aufgrund der Immunsuppression.

Bei Inoperabilität, nach nicht oder fraglich radikalen Operationen sowie nach Zystenruptur mit möglicher Sekundärechinokokkose ist eine hochdosierte orale Behandlung mit Mebendazol oder Albendazol angezeigt. Aufgrund der hohen Rezidivrate ist eine Therapie der alveolären Echinokokkose auch bei anscheinend radikaler Operation oder nach Lebertransplantation empfehlenswert. Mebendazol (Vermox forte) wird kontinuierlich in einer Dosis von 3mal 20 mg/kg täglich verabreicht (Einnahme mit möglichst fetthaltigen Mahlzeiten zur besseren Resorption). Aufgrund einer sehr variablen Bioverfügbarkeit sind Plasmaspiegelbestimmungen empfehlenswert (Mindestwirkspiegel 250 nmol/l 1–4 Std. nach Einnahme). Das besser bioverfügbare Albendazol wird ebenfalls intraprandial in einer Dosis von 10–15 mg/kg täglich in 2 Tagesdosen (Erwachsene 2mal 400 mg täglich) gegeben in Zyklen von je 4 Wochen Dauer mit jeweils 14tägiger Pause. Die gesamte Therapiedauer beträgt bei zystischer Echinokokkose 3 Monate, bei unzureichendem Effekt auch länger (bis zu 1 Jahr). Bei alveolärer Echinokokkose scheint in den meisten Fällen nur eine parasitostatische Wirkung vorzuliegen, so daß eine Dauertherapie erforderlich ist. Bei günstigem Verlauf ist ein Absetzversuch nach frühestens 2 Jahren gerechtfertigt.

Prognose

Die Prognose der zystischen Echinokokkose ist sehr variabel und hängt von Zahl, Lokalisation, Progredienz, Sekundärveränderungen und Operabilität der Zysten ab. Die Wachstumspotenz einzelner Zysten ist inter- und intraindividuell sehr verschieden. Die durchschnittliche Zunahme des Durchmessers innerhalb eines Jahres betrug in einer Untersuchungsserie ca. 20%. Allerdings können Zysten auch über längere Zeit unverändert persistieren, und vor allem bei älteren Patienten ist nicht selten (bis zu 30%) eine spontane Rückbildung einzelner Zysten zu beobachten. Die perioperative Letalität liegt bei 1–4% und kann bei Komplikationen (Ruptur, Sekundärinfektion) und Rezidivoperationen auf über 10% ansteigen. Postoperative Rezidive wurden in 2–14% der Fälle beobachtet.

Die alveoläre Echinokokkose hat stets eine ernste Prognose, und ca. 90% der nicht radikal operablen Patienten starben vor der Einführung der Chemotherapie innerhalb von 10 Jahren nach Diagnosestellung. Die Überlebenszeit ist durch die parasitostatische Therapie mit Benzimidazolen wesentlich verlängert. Todesfälle sind meist Folge von Komplikationen bei bereits weit fortgeschrittenem Befall, gelegentlich auch von einem Versagen der Chemotherapie mit weiterer Progression.

Prophylaxe und Bekämpfung

Die individuelle Prophylaxe beruht auf hygienischem Umgang mit potentiell infizierten Endwirten (Hunde, gelegentlich auch Katzen), Vorsicht beim Abbalgen von Füchsen (Handschuhe) und der Vermeidung von ungekochten Nahrungsmitteln, die mit Kot dieser Tiere kontaminiert sein können; in Endemiegebieten des Fuchsbandwurmes betrifft dies auch Waldbeeren und Pilze.

Die Bekämpfungsmaßnahmen umfassen Aufklärung, Kontrolle der Hundepopulation und regelmäßige Entwurmung (Praziquantel) von Hunden und Katzen sowie die sichere Beseitigung von Schlachtabfällen.

Literatur

Bundy, D. A. P., E. S. Cooper: Trichuris and trichuriasis in humans. Advanc. Parasitol. 28 (1989)

Crompton, D. W. T., M. C. Nesheim, Z. S. Pawlowski: Ascariasis and Its Prevention and Control. Taylor & Francis, London 1989

Cross, J. H.: Intestinal capillariasis. Parasitol. Today 6 (1990) 26–28

Grove, D. I.: Strongyloidiasis: A Major Roundworm Infection in Man. Taylor & Francis, London 1989

Löscher, T., F. von Sonnenburg: Parasitosen. In Riecker, G.: Therapie innerer Krankheiten. Springer, Berlin 1991

Pawlowski, Z. S.: Intestinal helminth infections. Clin. trop. Med. commun. Dis. 2 (1987)

Schade, G. A., K. S. Warren: Hookworm Disease: Current Status and New Directions. Taylor & Francis, London 1990

Schubert, S.: Familienbehandlung mit Albendazol bei chronisch-rezidivierendem Enterobius vermicularis-Befall des Erwachsenen. Mitt. öst. Ges. Tropenmed. Parasitol. 13 (1991) 191–198

Van den Bossche, H., D. Thienpont, P. G. Janssens: Chemotherapy of Gastrointestinal Helminths. Handbook of Experimental Pharmacology, Vol. 77. Springer, Berlin 1985

11 Onchozerkose

P. F. H. Stingl

Definition

Die Onchozerkose des Menschen (Synonym: Flußblindheit; engl. river-blindness) ist eine parasitäre Erkrankung, welche durch die Filarie Onchocerca volvulus hervorgerufen und durch Kriebelmücken (Simulien) übertragen wird. An Onchozerkose leiden ca. 20 Millionen Menschen. Die Erkrankung ist wegen ihrer oft schweren Symptomatik die wichtigste Filariose des Menschen.

Epidemiologie

Der Zusammenhang von Flüssen mit dem Auftreten der Onchozerkose wurde von der Bevölkerung endemischer Gebiete schon seit langem erkannt. Onchozerkose bedeutet für viele Regionen der Welt gravierende sozialökonomische Probleme. Diese entstehen durch Landflucht aus verseuchten, jedoch oft ertragreichen Produktionsgebieten. Brachliegen wirtschaftlich bedeutender Agrarlandschaften, Verlust der ländlich sozialen Infrastruktur und Urbanisationstendenz sind alarmierende Zeichen im Entwicklungsprozeß dieser Länder. Bis heute hält die Angst vor Onchozerkose die Einheimischen oft von der Besiedlung und Bewirtschaftung fruchtbarer Täler ab. Nicht weniger bedeutend sind auch die Auswirkungen moderner technischer Entwicklung auf die Krankheitsverbreitung. Stauseen zur Energiegewinnung und Bewässerungsanlagen stellen z.B. vielerorts hervorragende Brutplätze für die Übertragermücke der Onchozerkose dar.

Die Mehrzahl der Onchozerkosepatienten leben in Afrika. Weitere Endemiegebiete sind der Nordjemen, Mittel- und Südamerika (Tab. 11.1).

In hyperendemischen Regionen sind 5–10% der Bevölkerung durch Onchozerkose erblindet, und eine weit größere Zahl leidet an Sehminderung.

Die Flußlandschaft des Obervoltabeckens in Westafrika sowie Gebiete des Südsudans zählen zu den mit Onchozerkose am meisten verseuchten Zonen der Welt.

Tabelle 11.1 Geographische Verteilung der Onchozerkose

Afrika	fast alle Länder zwischen 15° Nord und 15° Süd
Amerika	Mexiko, Guatemala, Venezuela, Kolumbien, Nordbrasilien, Ecuador
Asien	Nordjemen, Südwest-Saudi-Arabien

Ätiologie und Übertragung

Die Übertragung der Onchozerkose erfolgt von Mensch zu Mensch durch Kriebelmücken der Gattung Simuliidae. In Westafrika ist es der Artenkomplex Simulium damnosum, in Ostafrika und im Jemen sind es die Artenkomplexe Simulium damnosum und Simulium naevei (Abb. 11.1). Der hauptsächliche Vektor in Mittel- und Südamerika ist Simulium ochraceum. Die Kriebelmücken sind durch ihre Bruteigenschaften an die Flüsse gebunden, wodurch die Erkrankungsverbreitung im wesentlichen auf die Bewohner der Flußgebiete beschränkt ist.

Die Simulien unterscheiden sich in der Wahl ihres Fortpflanzungsmilieus grundsätzlich von anderen Insektenvektoren, denn sie bevorzugen raschfließendes Wasser. Die Eiablage erfolgt auf Blättern von Wasserpflanzen. Die Larvenentwicklung läuft über sieben Stadien ab. Die Larven ernähren sich von kleinsten Partikeln wie Algen, Bakterien und Schwebestoffen, die sie filtern. Über das Puppenstadium bilden sich die adulten Tiere.

Die morphologische Betrachtung der Erreger wurde mit der Entwicklung von Techniken zur Befreiung unbeschädigter lebender Würmer aus Knotengewebe verfeinert. Die 3–12 cm langen männlichen und die 20–70 cm langen weiblichen erwachsenen Würmer

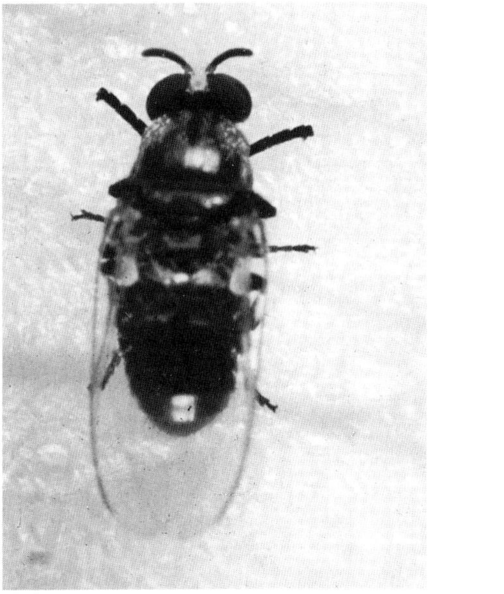

Abb. 11.1 Überträger für Onchocerca volvulus: Simulium damnosum. Länge Kopf – Abdomenende ca. 2,8–3,0 mm (Foto D. H. Connor, Washington D.C.).

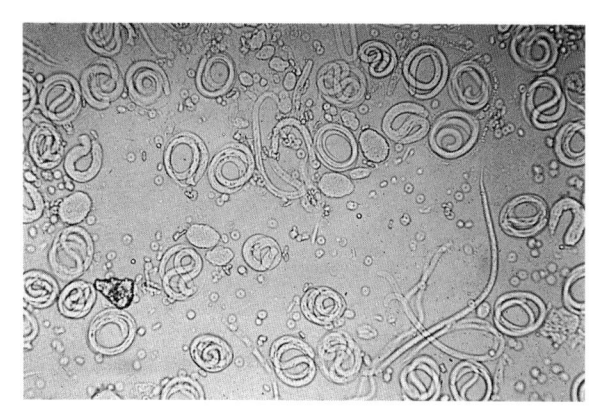

Abb. 11.2 Mikrofilarien von Onchocerca volvulus. Lichtmikroskopischer Nachweis aus dem „skin snip".

leben aufgeknäult in überwiegend subkutanen Bindegewebeknoten, den Onchozerkomen. Während ihres 5–15 Jahre dauernden Lebens produzieren die erwachsenen Weibchen Millionen von Larven, die Mikrofilarien (Abb. 11.2). Diese Mikrofilarien sind ca. 300 µm lang und ca. 8 µm dick und besitzen einen gebogenen Schwanzteil sowie einen nukleusfreien, etwas aufgetriebenen Kopfteil. Sie wandern vom Ort ihrer Entstehung auf noch ungeklärte Weise in das Haut- und Augengewebe. Die Mikrofilarien leben ca. 6–30 Monate. Dann sterben sie ab und lösen im Gewebe immunologische Vorgänge aus, die wahrscheinlich für den Erkrankungspathomechanismus verantwortlich sind.

Die Mikrofilarien werden unter chemotherapeutischer Behandlung gelegentlich im Urin, im Liquor cerebrospinalis, im Speichel und in der Tränenflüssigkeit gefunden. Ferner wurde beobachtet, daß Mikrofilarien im Mutterleib auf die Frucht übergehen können. Die Mikrofilarien von Onchocerca volvulus zeigen keine ausgeprägte zirkadiane Periodizität, wie sie bei manchen Blutfilarien bekannt ist.

Werden lebende Mikrofilarien von den ausschließlich am Tage stechenden Simulienweibchen bei der Blutmahlzeit aufgenommen, so entwickeln sie sich in Abhängigkeit von der Außentemperatur (18–35 °C) in 6–14 Tagen in der Flugmuskulatur über das erste und zweite zum dritten Larvenstadium zur sog. Infektionslarve, die beim erneuten Stich der Mücke auf einen anderen Menschen übertragen werden kann. Der Mensch ist als alleiniges Infektionsreservoir anzusehen. Die in den Menschen gelangte Infektionslarve wächst in 1–3 Jahren zum erwachsenen Wurm, der Makrofilarie heran.

Vorkommen

Das Vorkommen der Onchozerkose hängt u. a. vom Verbreitungsgrad der Simulien, der Konzentration infektiöser Larven in diesen Fliegen und der Lebensspanne der weiblichen Vektoren ab. Das Verbreitungsmuster der Onchozerkose hat somit multifaktorielle Ursachen. Eine bedeutende Rolle spielen dabei die geoklimatische Umwelt, die Ökologie des Vektors sowie die Lage der menschlichen Ansiedlungen zum Brutplatz. Die sozioökonomische Struktur der Bevölkerung bestimmt vorrangig den Kontakt Mensch – Insekt. Expositionsdauer und Morbidität stehen in einem linearen Verhältnis.

Häufigkeitsunterschiede bei den Krankheitszeichen wurden zwischen afrikanischen und südamerikanischen Endemiezonen festgestellt. Innerhalb Afrikas bestehen klinische Unterschiede zwischen Wald- und Savannenzonen.

So wurde in Westafrika festgestellt, daß Mikrofilarien von Patienten aus Waldgebieten keine Reifung zur infektiösen Larve in Simulium damnosum aus Savannengebieten erfahren und umgekehrt. Diese Beobachtung deutet auf unterschiedliche Parasit-Vektor-Komplexe hin.

In hyperendemischen Savannenzonen sind bereits 38–45% der Kinder zwischen dem 2. und 10. Lebensjahr Mikrofilarienträger. Jenseits des 20. Lebensjahres sind dort nahezu alle Bewohner infiziert. Männer weisen meist eine höhere Mikrofilariendichte auf als Frauen. Oft zeigen 50% der Einwohner dieser Gebiete durch Onchozerkose bedingte Krankheitszeichen; 20–30% der Infizierten leiden an Sehminderung und 2–10% erblinden ein- oder beidseitig.

In feuchten Waldzonen verläuft die Onchozerkose milder, die Mikrofilariendichte ist dort geringer, und die Blindenraten sind niedriger.

In Mittel- und Südamerika erscheint die Onchozerkose in zwei unterschiedlichen klinischen Formen. Während in Guatemala und Mexiko zahlreiche Knoten im oberen Körperteil, vorwiegend an Kopf und Schultern, lokalisiert sind und das Krankheitsbild aus einer meist mild verlaufenden Onchodermatitis besteht, ähnelt die Klinik in Venezuela, Kolumbien und Ecuador im wesentlichen der in Savannenzonen Afrikas.

Pathogenese

Der Pathogenese der Onchozerkose liegen primär Mikrofilarien produzierende erwachsene Würmer zugrunde. Die Adulten selbst sind eingekapselt in Bindegewebeknoten (Onchozerkome), und es wird allgemein angenommen, daß ihnen keine wesentliche pathogenetische Bedeutung zukommt. Die von ihnen produzierten Mikrofilarien, die zu Millionen in das Hauptorgan gelangen, sind jedoch das Hauptangriffsziel der Wirtantwort. Es sind vor allem die degenerierenden, sterbenden und toten Mikrofilarien, welche die Schlüsselfunktion für die Auslösung der Gewebereaktionen innehaben; dies wird besonders deutlich während und nach mikrofilarizider Therapie mit Diäthylcarbamazin. Unbekannt ist bisher die Wirtantwort auf die beim Stich der Kriebelmücke in die Haut eindringenden infektionsreifen Larven.

Bisherige Untersuchungen lassen eine unterschiedliche Wirtantwort auf Onchocerca volvulus erkennen. Bei der Analyse von klinischem Erscheinungsbild,

Hautmikrofilariendichte und dermatohistologischem Befund stehen auf der einen Seite Patienten mit hoher Mikrofilariendichte (100 und mehr Mikrofilarien pro 1 mg Hautgewebe) und geringen bis fehlenden mikro- und makroskopischen Hautveränderungen; auf der anderen Seite finden sich Patienten mit ausgeprägter Klinik, niedriger Hautmikrofilariendichte und ausgeprägter Abwehrreaktion im dermatohistologischen Bild. Eine ähnlich unterschiedliche Wirtantwort auf Mikrofilarien von Onchocerca volvulus wurde auch im vorderen Augenabschnitt beobachtet. Diese Befunde deuten auf ein klinisch-immunologisches Spektrum bei Onchozerkose hin, das Ähnlichkeiten mit dem der Lepra und der Leishmaniose aufweist. Dem Zustand einer relativen Immuntoleranz steht eine reaktive bis hyperreaktive Wirtabwehr gegenüber; die Erkrankungsvariante „Typ Sowda" im Jemen macht das Vorkommen einer hyperreaktiven Wirtantwort besonders deutlich; auch Europäer entwickeln reaktive Formen der Onchozerkose. Eine echte, erworbene Immunität wurde bei Onchozerkose bisher nicht nachgewiesen.

Der Abwehrmechanismus gegen Mikrofilarien von Onchocerca volvulus beruht nach bisherigen Kenntnissen auf einer antikörperbedingten, Phagozyten-Zytotoxizitätsreaktion. Eine wesentliche Rolle scheint dabei den eosinophilen Gewebegranulozyten, ihrem Degranulationsprozeß und der dabei erfolgenden Freisetzung von Major basic protein (MBP) zuzukommen.

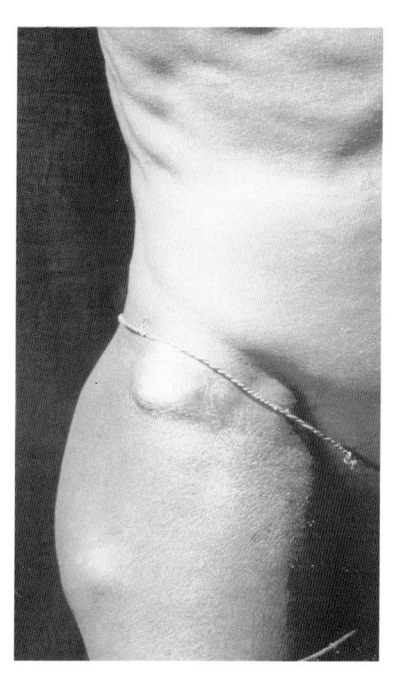

Abb. 11.3 Onchozerkome, adulte Filarien von Onchocerca volvulus enthaltend (meist weibliche Würmer).

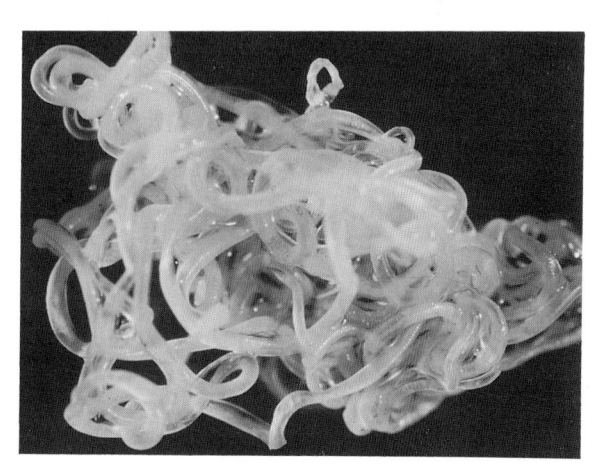

Abb. 11.4 Mit Hilfe der Kollagenasetechnik aus Onchozerkomen isolierte adulte Würmer (Foto D. H. Connor, Washington D.C.).

Krankheitsbild

Die Onchozerkose führt im wesentlichen zu vier klinischen Manifestationen: subkutane Knoten (Onchozerkome), Dermatitis (Onchodermatitis), sklerosierende Lymphadenitis und Augenbefall.

Onchozerkome

Die um die Makrofilarien sich bildenden kirschkern- bis pflaumengroßen Bindegewebekapseln sind häufig subkutan gelegen, meist gut tastbar oder sogar sichtbar (Abb. 11.3). In Afrika sind sie vorwiegend über dem Beckenkamm, den Trochanteren, dem Kreuz- und Sitzbein zu finden, in Mittel- und Südamerika oftmals im Kopf-, Schulter- und Thoraxbereich. Meist sind sie über Knochen und Gelenken angeordnet, und oft sind mehrere miteinander verwachsen. Die Onchozerkome sind schmerzlos, überwiegend frei beweglich und können prallelastisch oder sehr hart sein. Die Knotenzahl nimmt bei Männern und Frauen mit dem Alter zu. Kopfknoten und Thoraxknoten sind bei afrikanischen Kindern unter 10 Jahren relativ häufig.

Ein Großteil der Knoten ist nicht tastbar, weil sie in tieferen Gewebestrukturen zwischen den Muskeln oder an Knochen und Gelenken lokalisiert sind. Auch sind manche Makrofilarien noch nicht oder erst unzureichend eingekapselt, so daß sie palpatorisch nicht erfaßbar sind. Gewöhnlich enthalten die Onchozerkome einen oder mehrere ineinander geknäuelte adulte Filarien (Abb. 11.4). Da sich oft Knoten mit ausschließlich graviden Weibchen finden, kann angenommen werden, daß eine Kopulation entweder vor der Einkapselung zustande kommt oder die Männchen die Weibchen lediglich zur Kopulation aufsuchen und daraufhin die Knoten wieder verlassen. Die Lebenszeit der Makrofilarien beträgt bis zu 15 Jahre.

Hautveränderungen

Die Hautveränderungen bei Onchozerkose werden unter dem Begriff Onchodermatitis zusammengefaßt. Dabei handelt es sich um unterschiedlichste Hautveränderungen. Als erstes Symptom tritt meist Juckreiz auf, vor allem im Abdominal-, Gesäß-, Becken- und

174   11 Onchozerkose

Tabelle 11.2 Klassifikation der klinischen Zeichen und Hauterscheinungen bei Onchozerkose

Reaktive klinische Zeichen
(bedingt durch Mikrofilarienabtötung und Elimination)
- Hautödem
- Juckreiz
- papulöses Exanthem
- akute Lymphadenitis

Chronische klinische Zeichen
(bedingt durch lange Krankheitsdauer und Gewebedegeneration)
- Hyperkeratose
- Pigmentstörungen
- Hautatrophie
- atrophierte Lymphknoten

Oberschenkelbereich. Der Juckreiz kann mild, aber auch sehr stark sein, intermittierend auftreten oder permanent vorhanden sein und ist oft einziges klinisches Zeichen der Onchozerkose. Erste objektivierbare Hautveränderung ist gewöhnlich eine Pigmentationsstörung. Es finden sich makulöse, unscharf begrenzte, hyper- oder hypopigmentierte Hautareale im Abdominal-, Becken- und Oberschenkelbereich. Bei zunehmender Infektionsdauer manifestiert sich die Onchozerkose als papulöse („gale filarienne"), schuppende („lizard skin"), ödematöse („elephant skin") und depigmentierte („lepard skin") Dermatitis (Tab. 11.2, Abb. 11.5–11.7). Diese wird begleitet von

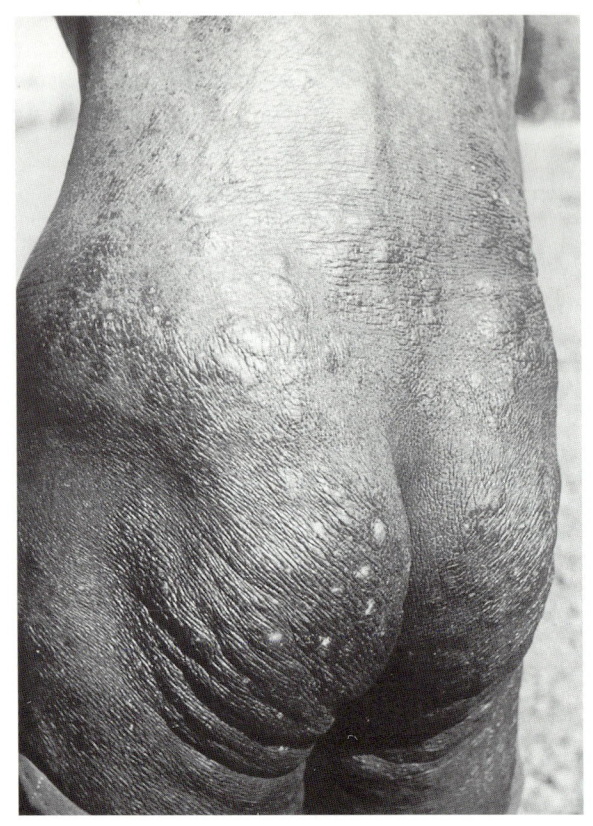

Abb. 11.6 Ödematöse Onchodermatitis („elephant skin"). Patient aus dem Südsudan.

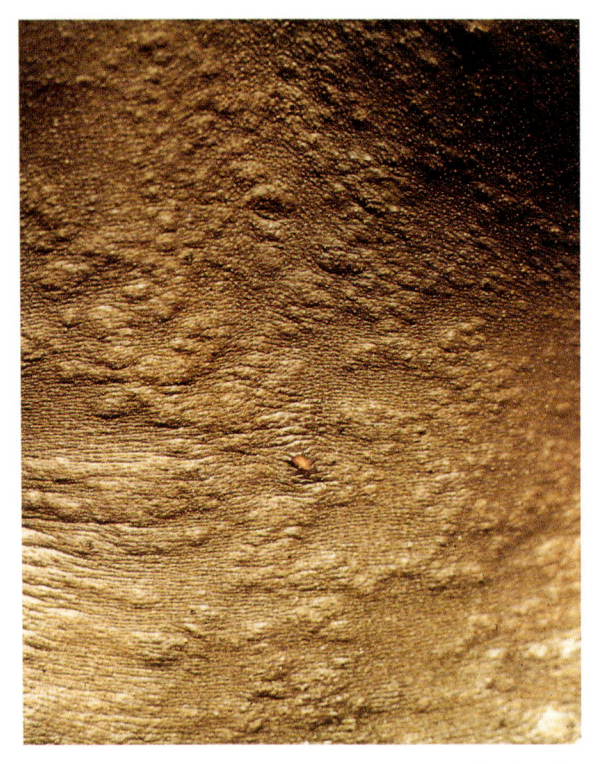

Abb. 11.5 Papulourtikarielle Onchodermatitis („gale filarienne") bei Mazotti-Reaktion. Patient aus dem Südsudan.

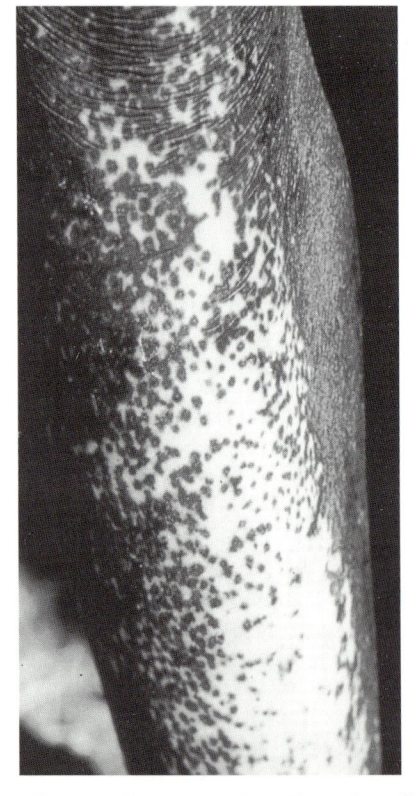

Abb. 11.7 Fleckige Depigmentation über dem Schienbein („lepard skin"). Patient aus Sierra Leone.

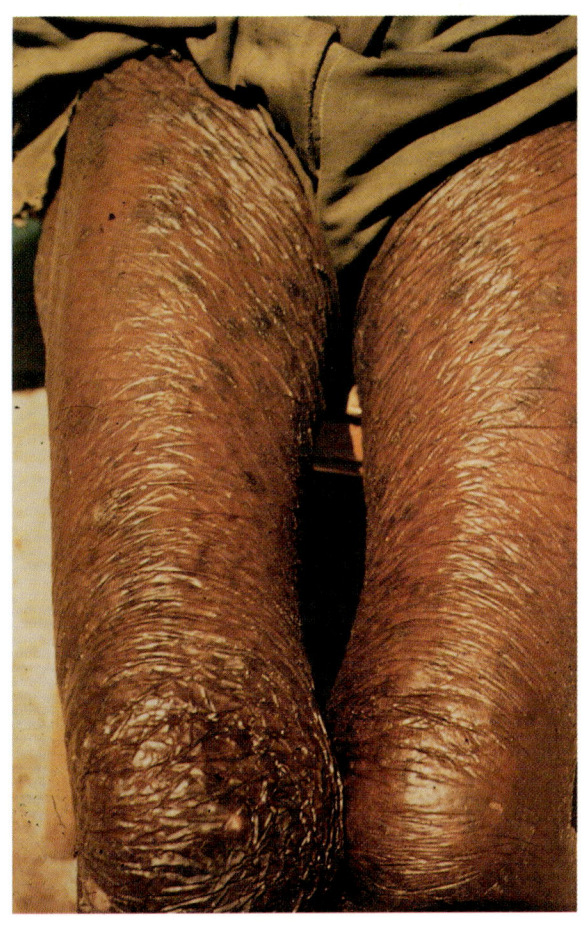

Abb. 11.8 Ausgeprägte Hautatrophie bei chronischer Onchozerkose. Patient aus dem Südsudan.

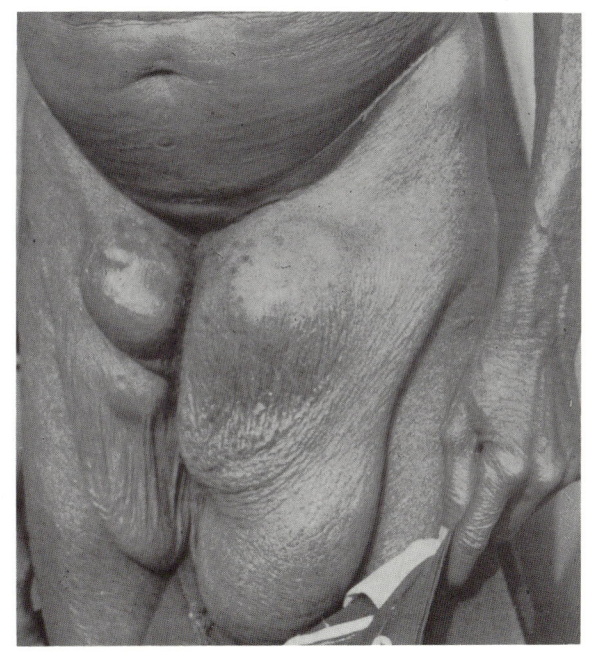

Abb. 11.9 Lymphknotenpakete mit elastoseartiger Hautveränderung („hanging groins"). Patient aus Sierra Leone.

Kratzeffekten, die oft zu Exkoriationen, Ulzerationen und Sekundärinfektionen der Haut führen. Des weiteren entwickelt sich eine Hautatrophie, bei der die Epidermis glänzend, brüchig und pergamentpapierähnlich erscheint (Abb. 11.8).

Durch elastoseartige Hautveränderungen können sich, wahrscheinlich als Folge einer durch Onchozerkose bedingten Lymphadenitis, Hautlappen bilden, die vorwiegend im Bereich der Leistengegend oft bis zur Mitte der Oberschenkel reichen (Abb. 11.9). Auch ohne Behandlung entwickeln manche Patienten ein juckendes, papulourtikarielles Exanthem; bei anderen Patienten wiederum tritt das Exanthem nur während mikrofilarizider Behandlung mit Diäthylcarbamazin auf. Diese Komplikation ist als die nach dem Erstbeschreiber benannte „Mazotti-Reaktion" bekannt.

Dermatohistologisch finden sich in unbehandeltem Zustand morphologisch intakte Mikrofilarien vorwiegend im Korium. Das umgebende diffuse zelluläre Infiltrat besteht aus Lymphozyten, Histiozyten, Plasmazellen, Mastzellen und eosinophilen Granulozyten. Auffallend sind Lymphgefäßerweiterung und Blutgefäßschlängelung. Generell ist schon frühzeitig eine Fibrosierungstendenz mit typischer perivaskulärer Fibrose nachweisbar. Bei längerem Krankeitsverlauf finden sich Hyperkeratose, Akanthose, Parakeratose und Pigmentschwund (Abb. 11.10).

Nach oraler wie topischer mikrofilarizider Behandlung mit Diäthylcarbamazin sind folgende dermatohistologische Veränderungen feststellbar:

- Migrationstendenz in die Epidermis und morphologischer Zerfall der Mikrofilarien;
- deutliche Zunahme eosinophiler Gewebegranulozyten;
- Ausbildung eines perimikrofilariellen, zellulären Entzündungsfiltrats;
- ausgeprägte Affinität der eosinophilen Granulozyten und freien eosinophilen Granula zu desintegrierenden Mikrofilarien;
- Auftreten von parakeratotischen Herden mit darin eingeschlossenen zerfallenden Mikrofilarien;
- Formation intraepidermaler Mikroabszesse, die neutrophile Leukozyten, eosinophile Granulozyten und zerfallende Mikrofilarien enthalten.

Zusammenfassend kann angenommen werden, daß die mikrofilarizide Behandlung einen bereits behandlungsunabhängig bestehenden, kontinuierlich und langsam ablaufenden Wirtabwehrmechanismus stark intensiviert und akzeleriert.

Im Jemen wurde die als *Sowda* bezeichnete und meist auf nur eine Körperhälfte bzw. eine Extremität begrenzte Onchozerkose erstmals beschrieben. Die Hautveränderungen dieser Form der Onchozerkose bestehen aus diffusem Ödem, Hyperpigmentierung, papulöser Dermatitis und regionaler Lymphadeno-

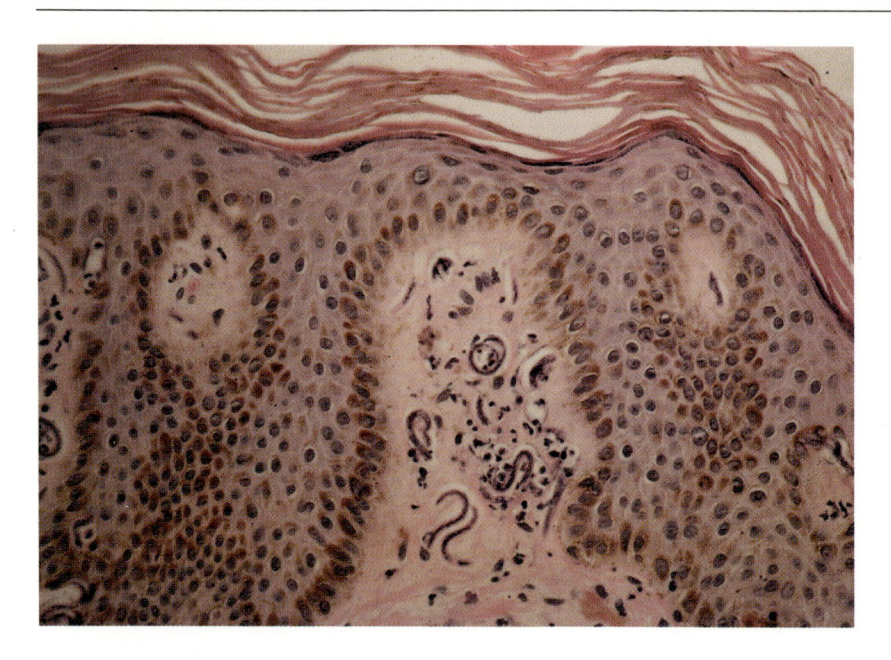

Abb. 11.**10** Akkumulation von Onchocerca-volvulus-Mikrofilarien im Stratum papillare. Migrationstendenz in die Epidermis. Hyperkeratose, Akanthose.

pathie. Klinisch entwickelt sich meist das Bild einer hyperpigmentierten Pachydermie. Mikrofilarien sind im Hautgewebe nur vereinzelt nachweisbar oder fehlen gänzlich. In Afrika wurde Sowda bisher in Kamerun und im Nordsudan (Abu Hamed Fokus) registriert.

Dermatohistologisch zeigt Sowda ein ausgeprägtes zelluläres Infiltrat, bestehend aus vielen Plasmazellen, einigen Lymphozyten, eosinophilen Granulozyten und Histiozyten, das sich perivaskulär konzentriert. Ferner finden sich ein interstitielles Ödem, Sklerosierungszeichen, Hyperkeratose, Parakeratose und Akanthose. Mikrofilarien sind sehr selten oder überhaupt nicht nachweisbar.

Lymphadenopathie

Onchozerkosebedingte Lymphadenopathien sind von besonderem Interesse, da sie zu Adenolymphozelen („hanging groins") und zu genitaler Elephantiasis führen können. Mehrfach wurde auf eine Lymphknotenbeteiligung bei Onchozerkose hingewiesen. In der Hauptsache handelt es sich hierbei um vergrößerte, teils schmerzhafte, inguinale und femorale Lymphknoten, die entweder einzeln oder in Form von Lymphknotenpaketen erscheinen. Die Lymphadenopathie befindet sich meist im direkten Einzugsgebiet von Körperregionen mit Onchodermatitis und hoher Mikrofilariendichte. Selten sind oberflächliche Lymphknoten anderer Körperstellen betroffen. Relativ zahlreich sind Inguinalhernien und Hydrozelen mit Onchozerkose vergesellschaftet. Adenolymphozelen sind häufig bei Onchozerkosepatienten in Zaire, Zentralafrika, Tschad, Kamerun, Nigeria und anderen westafrikanischen Regionen festzustellen; im Jemen und in Südamerika sind sie bisher unbekannt.

Augenläsionen

Mikrofilarien von Onchocerca volvulus können aus der umgebenden Haut in die Augenstruktur einwandern und dabei die vorderen Abschnitte des Auges befallen. Aber auch Läsionen im Bereich des hinteren Augenabschnitts kommen vor. Untersuchungen mit der Spaltlampe zeigen oft lebende oder tote Mikrofilarien in der Kornea, der vorderen und hinteren Augenkammer und im Glaskörper (Kap. 42).

Systemischer Befall

Über den Befall der inneren Organe bei Onchozerkose ist wenig bekannt. Mikrofilarien von Onchocerca volvulus wurden in den Blutgefäßen der Leber, der Niere, der Milz und der Lunge beobachtet. Vorwiegend nach Chemotherapie können Mikrofilarien im Blut, im Liquor, in der Tränenflüssigkeit, im Sputum und im Vaginalfluor gefunden werden. Auch in den Nierenglomeruli, den Lungenalveolen und im Plexus choroideus wurden Mikrofilarien entdeckt. Ebenso wurde bereits auf die Möglichkeit einer transplazentaren Infektion bei Schwangeren mit schwerer Onchozerkose hingewiesen. Erwachsene Würmer konnten jedoch bisher in inneren Organen nicht gefunden werden. Lediglich bei einem Patienten fanden sich adulte Filarien in der Wand der Aorta thoracalis.

Diagnostik

Für die sichere Diagnose ist der Nachweis von Mikrobzw. Makrofilarien und ihre morphologische Identifikation erforderlich. Der Mikrofilariennachweis ist prinzipiell erst nach der Präpatenzzeit, also 10–30 Monate nach Inokulation der Infektionslarven möglich.

Lichtmikroskopischer Erregernachweis aus der Hautprobe

Der Mikrofilariennachweis gelingt meist in einer ca. 4 mm^2 großen Hautprobe („skin snip"; Abb. 11.**2**). Ohne Lokalanästhesie wird diese mit Nadel und Skalpell oder mit Hilfe einer modifizierten Sklerastanze (Typ Walzer) entnommen. Die Hautbiopsie sollte dabei gerade die Spitzen der Hautpapillen erreichen und nicht die tiefergelegenen größeren Blutgefäße mit einbeziehen, da bei gleichzeitigem Vorliegen einer Blutfilariose dadurch ein falsch positives Ergebnis entstehen kann. Die bevorzugte Körperstelle für Hautbiopsien ist regional unterschiedlich. In der Regel gilt bei Afrikanern der Becken-, Gesäß- und Oberschenkelbereich, bei Mittel- und Südamerikanern die Region über der Skapula und bei Jemeniten die Region des mittleren und unteren Drittels der Wade als erfolgversprechendes Areal für die Entnahme der Hautprobe.

Das kleine Hautstückchen wird sofort nach der Entnahme in die mit 0,9%iger NaCl-Lösung gefüllte Kammer einer Mikrotiterplatte gelegt, mit Tesafilm verschlossen, um einer Austrocknung vorzubeugen, und die Flüssigkeit nach 30 Minuten bzw. 24 Stunden bei 50- bis 80facher Vergrößerung auf ausgewanderte Mikrofilarien untersucht. Die Mikrofilariendichte als Anzahl der Mikrofilarien pro 1 mg Haut ist ein Maß für die Infektionsintensität. Bei ausgeprägten Infektionen findet man 200 Mikrofilarien und mehr in 1 mg Hautprobe. Es wird angenommen, daß stark infizierte Personen zwischen 50 und 200 Millionen Mikrofilarien im gesamten Integument beherbergen.

Nach einem Verdauungsprozeß der Hautprobe mit Kollagenase wird eine noch größere Testempfindlichkeit erwartet. Vorausgesetzt, daß der Skin snip ohne größere Blutbeimengungen entnommen wurde, müssen die Onchocerca-volvulus-Mikrofilarien lediglich von den in einigen afrikanischen Regionen vorkommenden Dipetalonema-streptocerca-Mikrofilarien unterschieden werden. Dazu werden die Mikrofilarien mit Giemsa- oder Hämatoxylinlösung gefärbt, um die typischen morphologischen Merkmale zu erkennen (Tab. 11.**3**).

Für den Bereich der Reisemedizin kann die Onchozerkosediagnostik u. U. Probleme bieten, weil wegen der langen Reifungsdauer der Würmer über lange Zeit der Erregernachweis nicht eindeutig geführt werden kann.

Makrofilariennachweis durch Nodulektomie

In den exstirpierten Onchozerkomen sind Makrofilarien nach dem Aufschneiden ohne Schwierigkeiten zu identifizieren. Es handelt sich meistens um ein Knäuel von weißen, fadenförmigen Würmern. Die Befreiung der Würmer geschieht am besten durch Verdauung der umgebenden Bindegewebskapseln mit der Kollagenasetechnik. Einige Knoten enthalten neben Makrofilarien auch Mikrofilarien.

Mazotti-Test

Obwohl es sich um einen indirekten Nachweis der Onchozerkose handelt, kommt der Mazotti-Reaktion selbst bei niedriger Mikrofilariendichte eine hohe diagnostische Sensitivität zu. Nach oraler Gabe von 25–50 mg Diäthylcarbamazin entwickelt ein Großteil der Patienten 15–90 Minuten nach Einnahme deutlichen Juckreiz. Dieser Juckreiz beginnt meist am Ort höchster Mikrofilariendichte, d. h. bei Afrikanern im Bereich des unteren Stamms, über dem Gesäß und an den Oberschenkeln. Gefolgt wird dieser Pruritus meist bald von einer papulourtikariellen Dermatitis, einer schmerzhaften Anschwellung der Lymphknoten und Photophobie, Jucken, Brennen und Tränen der Augen. Die Mazotti-Reaktion erreicht ihren Höhepunkt 12–24 Stunden nach der Einnahme von Diäthylcarbamazin und ist nach 48–72 Stunden wieder abgeklungen.

Mazotti-Reaktionen können aber auch sehr ausgeprägt sein und mit Fieber, Kopfschmerz, Husten, Muskel- und Gelenkschmerzen sowie starkem Schwindel einhergehen. Bei Patienten mit hoher Mikrofilariendichte wurden durch Gabe von Diäthylcarbamazin sogar Lungenödem, Kollaps, Bewußtlosigkeit, Schock und Tod ausgelöst. Jedem Mazotti-Test muß der Versuch des direkten Erregernachweises im Skin snip vorangehen. Der Mazotti-Test ist kontraindiziert bei Patienten mit höherer Mikrofilariendichte.

Die Mazotti-Reaktion hängt mit hoher Wahrscheinlichkeit direkt oder indirekt mit der Abtötung der Mikrofilarien zusammen. Der genaue immunpathologische Vorgang ist noch ungeklärt. Die Mazotti-Reaktion besitzt hohe Spezifität und Sensitivität. Es gibt sehr wenige falsch negative und mit Ausnahme der Dipetalonema-streptocerca-Infektion keine falsch positiven Ergebnisse.

Tabelle 11.**3** Merkmale zur Unterscheidung der in der Haut des Menschen vorkommenden Mikrofilarien (aus Büttner, D. W.: Internist 25 [1984] 229)

	Onchocerca volvulus	Dipetalonema streptocerca
Länge	ca. 300 μm	ca. 200 μm
Dicke	5–9 μm, häufig drei Kerne nebeneinander	3–5 μm, nur zwei Kerne nebeneinander
Vorderende	8–12 μm, ohne Kerne	3–5 μm, ohne Kerne
Hinterende	spitz, 10–15 μm, ohne Kern	stumpf, Kerne bis zum Ende, gebogen wie ein Spazierstockgriff

Aus der Notwendigkeit heraus, für gesundheitsstrukturschwache Endemiegebiete eine einfache, sensitive und kostengünstige Diagnostikmethode zu entwikkeln, wurde die Möglichkeit eines Epikutantests mit Hilfe topischer Applikation des Mikrofilarizids Diäthylcarbamazin an Onchozerkosepatienten im Südsudan geprüft. Dabei entwickelte sich bei 92% aller Tests 8–24 Stunden nach begrenzter (2–4 cm^2 Hautfläche) Einwirkung einer 10- bzw. 20%igen Diäthylcarbamazin-Niveacreme eine Hautreaktion im Sinne einer lokalisierten Mazotti-Reaktion.

Serologische Nachweisverfahren

Serologischen Methoden kommt bei der Diagnose der Onchozerkose bisher nur eine geringe Bedeutung zu. Fachinstitute, die serologische Nachweisverfahren für Onchozerkose entwickelt haben und durchführen, greifen meist auf heterogene Filarienspezies als Antigenquelle zurück, z. B. Dirofilaria immitis (Hund) und Dirofilaria viteae (Mastomys natalensis). Denn bis heute fehlen weitgehend noch spezifische und definierte Antigene, da für Onchozerkose kein geeignetes Tiermodell zur Verfügung steht, um Ausgangsmaterial zur Antigenherstellung in ausreichender Menge zu produzieren.

Auch erschweren Kreuzreaktionen bei dem allgemein herrschenden Polyparasitismus in Entwicklungsländern die Befundinterpretation. Eine exakte serologische Differentialdiagnose zwischen Infektionen mit verschiedenen Filarienarten ist bisher nicht möglich. Sensitivitäts- und Spezifitätsuntersuchungen ergaben, daß sich IHA, IFAT und IgG-ELISA oder besser Kombinationen dieser Tests am besten zur Onchozerkosediagnostik eignen.

Differentialdiagnostik

Hautläsionen der Onchozerkose können mit zahlreichen Hautkrankheiten verwechselt werden. Vor allem die juckende Onchodermatitis ist abzugrenzen von einer Dipetalonema-streptocerca-Infektion (welche die unteren Extremitäten allerdings selten befällt), von Skabies, Prickly heat, Kontaktdermatitiden, Sycosis cruris und bakteriellen Hautinfektionen. Ferner kommen Verwechslungen mit Dermatomykosen, Lepraläsionen, chronischen Ekzemen und den Depigmentationen bei Treponematosen (Frambösie, Pinta) und Vitiligo vor.

In die Differentialdiagnose der Onchozerkome sind Lipome, Fibrome, Lymphknoten, Ganglien, Exostosen, Fremdkörpergranulome sowie Talg- und Dermoidzysten einzuschließen.

Die parasitologische Differentialdiagnose betrifft die Unterscheidung von Onchocerca-volvulus- und Dipetalonema-streptocerca-Mikrofilarien, die beide das Hautorgan des Menschen bewohnen.

Therapie

Im wesentlichen werden derzeit zwei Behandlungsmethoden angewandt: die Chemotherapie mit Mikro- und Makrofilariziden und die Exstirpation der Onchozerkome.

Medikamentöse Therapie

Für die Chemotherapie stehen im wesentlichen drei Medikamente zur Verfügung: Ivermectin, Diäthylcarbamazin (DEC) und Suramin.

Ivermectin. Das 1982 für die Behandlung der Onchozerkose des Menschen entdeckte Ivermectin, ein Avermectin, schuf eine neue Dimension für Behandlung und Bekämpfung und gilt heute als das Mittel der Wahl; es wirkt mikrofilarizid. Bereits eine orale Einmaldosis von 100–200 µg/kg Körpergewicht, die in Jahresabständen wiederholt werden soll, bewirkt eine Reduktion des Mikrofilarienreservoirs im Haut- und Augengewebe um 90% von 2–3 Monaten (60–80% innerhalb von 3–4 Tagen). Bis zu einem Jahr bleibt die Hautmikrofilarienrate auf einem niedrigen Stand, steigt dann – allerdings sehr langsam – wieder an. Im Vergleich zu Diäthylcarbamazin sind die Behandlungsreaktionen seltener und verlaufen milder; selten ist eine reversible Hypotonie. Ivermectin erfüllt wichtige Voraussetzungen für den Einsatz bei Massenbehandlungen.

Diäthylcarbamazin (Hetrazan, Banocide, Notezine) ist ein wirkungsvolles Mikrofilarizid ohne Effekt auf die adulten Würmer. Der genaue Wirkmechanismus ist noch unklar. Einige Untersuchungen weisen auf eine Stimulation der Wirtabwehrmechanismen in Form einer Phagozytenzytotoxizität hin. Die orale Verabreichung von 300 mg/Tag tötet die Mehrzahl der Hautmikrofilarien innerhalb von 7–10 Tagen ab. Dabei wird zur besseren Verträglichkeit ein stufenweiser Therapieplan empfohlen: 1. Tag 50 mg, 2. Tag 2mal 50 mg, 3. Tag 3mal 50 mg, 4. Tag 2mal 100 mg, 5.–10. Tag 3mal 100 mg.

Die Therapie mit Diäthylcarbamazin ist leider von teilweise ausgeprägten Nebenwirkungen im Sinne einer Mazotti-Reaktion begleitet (s. oben). Patienten mit Augenbefall laufen Gefahr eines behandlungsinduzierten, irreversiblen Augenschadens. Für die Suppression der Mazotti-Reaktion eignen sich Corticosteroide. Höhere Dosen haben allerdings negativen Einfluß auf die mikrofilarizide Wirkung des Diäthylcarbamazins. Da Diäthylcarbamazin keine Wirkung auf die adulten Würmer besitzt, erreicht die Hautmikrofilariendichte 1–2 Jahre posttherapeutisch wieder den prätherapeutischen Stand. Dann rezidivieren auch die Hautsymptome. Somit sollte sich der Einsatz von Diäthylcarbamazin auf die zahlreichen milden Infektionen beschränken. Begleitende augenärztliche Kontrollen sind dabei unumgänglich.

Suramin (Bayer 205, Germanin, Moranyl, Antrypol) besitzt eine sehr gute makrofilarizide Wirkung. Es wird intravenös einmal pro Woche verabreicht. Die wöchentliche Dosis für einen normalgewichtigen Erwachsenen beträgt für die Dauer von 7 Wochen 0,2 g, 0,4 g, 0,6 g, 0,8 g, 1 g, 1 g, 1 g. Diese Behandlung tötet auch die Mehrzahl der Haut- und Augenmikrofilarien ab. Nachteilig für Entwicklungsländer ist, daß

Suramin trocken und unter Lichtabschluß gelagert werden muß. Des weiteren ist eine Behandlung mit erheblichen toxischen und allergischen Nebenwirkungen verbunden: Albuminurie, verschiedenartige Hauterscheinungen, Appetitstörung, Fieber, Gliederschmerzen, Müdigkeit, allgemeines Krankheitsgefühl, Kollaps, Übelkeit, Erbrechen und sogar Schock. Bei stärkerer Symptomatik wie Nierenfunktionsstörung, Ulzeration der Mundschleimhaut und exfoliativer Dermatitis ist die Behandlung sofort abzubrechen. Suraminempfindlichkeit und alle schweren Erkrankungen, insbesondere der Nieren, stellen eine absolute Kontraindikation dar. Aber auch bei Beachtung der Kontraindikationen und sorgfältiger Therapieüberwachung lassen sich Todesfälle nicht vermeiden. Diese Gründe verbieten die massentherapeutische Anwendung von Suramin.

Operative Therapie

Die Nodulektomie war eine häufig angewandte Behandlungsform bei Onchozerkose in Guatemala und Mexiko, wo Onchozerkome vorwiegend im Kopfbereich lokalisiert sind und sich die Nodulektomie deshalb günstig auf die Verhinderung von Augenläsionen auswirkt. Im wesentlichen wird der Nodulektomie außerhalb des Kopfbereiches jedoch nur eine geringe Wirkung beigemessen, denn es werden gewöhnlich nur die oberflächlichen, palpablen Knoten entfernt; viele adulte Filarien liegen jedoch im tieferen Gewebe, oder sie sind nicht eingekapselt und daher nicht auffindbar. Obwohl es sich sicher lohnt, Knoten zu entfernen, kommt diese Methode aber meist zu spät, um den Krankheitsverlauf zu stoppen und Augenkomplikationen abzuwehren. Auch ist die Entfernung von Knoten nahe den Gelenkkapseln chirurgisch bei weitem nicht problemlos. Ferner ist diese Methode zeitraubend und zu teuer, als daß sie für die routinemäßige Anwendung in den Endemiegebieten heutiger Entwicklungsländer geeignet wäre.

Prophylaxe

In den Endemiegebieten sollte der Kontakt mit den Überträgermücken reduziert und weitestgehend vermieden werden. Wichtig ist, die Körperexposition durch Kleidung zu minimieren und Repellenzien zu verwenden. Bei kurzfristiger Exposition (z. B. von Touristen) kann das Infektionsrisiko als sehr gering eingeschätzt werden.

Die einzige Grundlage der Bekämpfung der Onchozerkose besteht heute in der Reduzierung des Vektorreservoirs. Dies geschieht mit Hilfe von Larvaziden und Adultiziden. Dabei stellt die Vektorreinvasion ein nicht zu vernachlässigendes Problem dar, denn die Flugweite der Simulien kann unter günstigen (Wind-)Bedingungen bis zu 300 km von der Brutstelle reichen.

Neben der Vektorbekämpfung ist die gleichzeitige Reduzierung des Mikrofilarienreservoirs in der Bevölkerung notwendig; zum einen, damit nach der Bekämpfungsmaßnahme eine eventuelle Reinvasion von Kriebelmücken nicht eine erneute Übertragung einleiten kann, und zum anderen, um die subjektiven Beschwerden des Patienten zu lindern bzw. zu beseitigen. Da aber die Onchozerkose vorwiegend in Teilen der Welt vorkommt, wo die Arztdichte am geringsten ist und funktionierende Gesundheitsdienste oft nicht existieren, ist die konsequente Durchführung der kurativen Komponente der Krankheitsbekämpfung bisher nur selten zu realisieren.

Literatur

Anderson, J., H. Fuglsang: Ocular onchocerciasis. Trop. Dis. Bull. 74 (1977) 257

Aziz, M. A., et al.: Ivermectin in onchocerciasis. Lancet 1982/II, 1456

Büttner, D. W.: Onchocerciasis. Internist 25 (1984) 229

Connor, D. H., D. W. Gibson, R. C. Neafie, B. Merighi, A. A. Buck: Sowda-Onchocerciasis in North Yemen: a clinicopathologic study of 18 patients. Amer. J. trop. Med. Hyg. 32 (1983) 123

Fawdry, A. L.: Onchocerciasis in southern Arabia. Trans. roy. Soc. trop. Med. Hyg. 51 (1957) 253

Gibson, D. W., D. Heggie, D. H. Connor: Clinical and pathologic aspects of onchocerciasis. In Sommers, S. C., P. P. Rosen: Pathology Annual, Vol. 15, Part 2. Appleton-Century-Crofts, New York 1980 (p. 195)

Goa, K. L., D. Mc Tavish, St. P. Clissold: Ivermectin – a review of its antifilaricidal activity, pharmacokinetic properties and clinical efficacy in onchocerciasis. Drugs 42 (1991) 640

Greene, B. M., H. R. Taylor, E. J. Brown, R. L. Humphrey, T. J. Lawley: Ocular and systemic complications of diethylcarbamazine therapy for onchocerciasis: association with circulating immune complexes. J. infect. Dis. 147 (1983) 890

Hawking, F.: Diethylcarbamazine. A review of literature. World Health Organization, Genève 1978 (p. 142)

Mackenzie, C. D., J. F. Williams, B. M. Sisley, M. W. Steward, J. O'Day: Variations in host responses and the pathogenesis of human onchocerciasis. Rev. infect. Dis. 7 (1985) 802

Mazotti, L.: Possibliadad de utilizar como medio diagnostico en la onchocercosis las reacciones alergicas consecutivas a la administracion de Hetrazan. Rev. Inst. Salubr. Enferm. trop. 9 (1948) 235

Meyers, W. M., R. C. Neafie, D. H. Connor: Onchocerciasis: Invasion of deep organs by onchocerca volvulus. Autopsy findings. Amer. J. trop. Med. Hyg. 26 (1977) 65, 657

Schulz-Key, H., E. J. Albiez, D. W. Büttner: Isolation of living adult O. volvulus from nodules. Tropenmed. u. Parasitol. 28 (1977) 428

Stingl, P.: Studien über Onchocerciasis in Sierra Leone und im Südsudan. Habil. München 1986

Stingl, P., M. Ross, D. W. Gibson, J. Ribas, D. H. Connor: A diagnostic patchtest for onchocerciasis using topical diethylcarbamazine. Trans. roy. Soc. trop. Med. Hyg. 78 (1984) 254

Waldschmidt, U.: Vergleich serologischer Tests (ELISA, KBR, IHA; RAST, IFAT) zum Nachweis der Onchocercose. Diss. München 1983

World Health Organization: Expert Committee on Onchocerciasis. Third Report. WHO, techn. Rep. Ser. 752 (1987)

12 Filariosen

W. Höfler

Definition

Filariosen sind Infektionen mit gewebebewohnenden Nematoden aus der Familie Filariidae, die durch blutsaugende Arthropoden übertragen werden (Tab. 12.1). Die von den Weibchen geborenen Larven – Mikrofilarien – werden im Blut oder in der Haut gefunden (Tab. 12.2). Die Blutmikrofilarien von Wucheria, Brugia und Loa loa weisen ein tagesperiodisches Verhalten auf. Sie erscheinen entweder in der Nacht oder am Tag in der peripheren Zirkulation, während sie sich in der Zwischenzeit in der Lungenstrombahn aufhalten. Diese Tagesperiodik ist auf die Aktivitätsphase der jeweils übertragenden Insekten abgestimmt und wird wahrscheinlich durch die Steilheit des arteriovenösen Sauerstoffdruckgradienten gesteuert.

Generelle Labordiagnostik

Die Labordiagnostik beruht auf der Serologie und dem Mikrofilariennachweis. Die angewandten Verfahren sind bei den verschiedenen Filariosen die gleichen. Eventuell zu beachtende Besonderheiten werden bei den einzelnen Infektionen erwähnt.

Immundiagnostik

Infektionen mit Filarien haben eine kräftige Produktion von Serumantikörpern gegen verschiedene Filarienantigene zur Folge. Zudem zirkulieren Parasitenantigene im peripheren Blut. Der Antigennachweis wird bisher in der Routinediagnostik kaum eingesetzt. Speziesspezifische Filarienantigene mit ausreichender Empfindlichkeit konnten bisher nicht identifiziert werden. Andererseits können wegen der intensiven Kreuzreaktivität beliebige Filarien-Rohantigene zum Nachweis von Antikörpern gegen alle Filarienarten verwendet werden. So eignen sich z. B. Rohextrakte der Hundefilarie Dirofilaria immitis zum Nachweis von Antikörpern gegen die verschiedenen menschenpathogenen Filarienarten mit hoher Sensitivität. Kreuzreaktionen auch mit Strongyloides und anderen Nematoden kommen vor. Praktisch dient die Serologie als Suchtest vor der aufwendigeren parasitologischen Diagnostik, die sich bei negativem Ergebnis erübrigt. Bei der Verlaufskontrolle nach Behandlung sind signifikante Titerveränderungen erst nach Monaten zu erwarten.

Tabelle 12.1 Übersicht über die Filariosen des Menschen

Erreger	Geographische Verbreitung	Sitz der erwachsenen Filarien	Wichtige Krankheitszeichen	Zwischenwirte
Wuchereria bancrofti	in den meisten tropischen Ländern	im Lymphsystem	Lymphangitis-adenitis, Funikulitis, Hydrozele, chylöse Ergüsse, Elephantiasis	Culex-, Anopheles- und Aedes-Arten
Brugia malayi	indisch-malaiischer Raum, Ostasien	im Lymphsystem	Lymphangitis/-adenitis, Elephantiasis	Mansonia-, Anopheles- und Aedes-Arten
Brugia timori	Südostindonesien	im Lymphsystem	Lymphangitis/-adenitis, Elephantiasis	Anopheles barbirostris
Loa loa	afrikanisches Regenwaldgebiet	wandert im Bindegewebe, besonders subkutan	flüchtige Hautschwellungen, zuweilen Filarien in der Augenbindehaut	Chrysops-Arten
Onchocerca volvulus	tropisches Afrika und Amerika	im Subkutangewebe	Knoten unter der Haut, juckende Dermatitis, Augenstörungen	Simulium-Arten
Mansonella perstans	tropisches Afrika und Amerika	im peritonealen Bindegewebe	keine oder unspezifisch allergisch	Culicoides-Arten
Mansonella streptocerca	tropisches Afrika	Bindegewebe der Haut	Dermatitis	Culicoides-Arten
Mansonella ozzardi	Süd- und Mittelamerika	im peritonealen Bindegewebe	keine oder unspezifisch allergisch	Culicoides-Arten und Simulium

Tabelle 12.2 Differentialdiagnose der Mikrofilarien

Art	Zeitliches Auftreten in der peripheren Zirkulation	Länge bei Formolfixierung		Kennzeichen in hämatoxylingefärbten „dicken Tropfen"
Im Blut nachweisbare Arten				
– Wuchereria bancrofti	typische Form nachts, subperiodische Form mehr tagsüber	274–322 µm	große Formen mit Scheide	Lagerung in glatten Windungen; Kernsäule auffallend locker, Schwanzende kernfrei; kernfreier Kopfabschnitt kurz (½–1 Wurmbreite)
– Brugia malayi	nachts	240–298 µm		Lagerung unregelmäßig; Kernsäule dicht, Schwanz hat am Ende und kurz vorher je eine kleine Anschwellung mit je 1 Kern; kernfreier Kopfabschnitt lang (etwa 2 Wurmbreiten)
– Brugia timori	nachts	im Mittel 310 µm		Kopfabschnitt lang (etwa 3 Wurmbreiten)
– Loa loa	tagsüber	280–330 µm		Lagerung unregelmäßig; Kernsäule dicht; im Schwanz Kerne bis ans Ende; kernfreier Kopfabschnitt kurz
– Mansonella ozzardi	dauernd	im Mittel 223 µm	kleine Formen ohne Scheide	Schwanzende spitz, letztes Stück kernfrei
– Mansonella perstans	dauernd	165–216 µm		Schwanzende stumpf mit Endknöpfchen, Kerne bis ans Ende, im Vorderende Kerne zweireihig
In der Haut nachweisbare Arten				
– Mansonella streptocerca		nur wenig länger als M. perstans		ohne Scheide, ähnlich M. perstans, aber Schwanz bogenförmig gekrümmt und im Vorderende Kerne einreihig
– Onchocerca volvulus		308–337 µm		ähnlich W. bancrofti, aber ohne Scheide; Schwanzende spitz und kernfrei

Mikrofilariennachweis (Abb. 12.1)

Bei hoher Mikrofilariendichte genügt die mikroskopische Betrachtung eines Tropfens Citratblut bei 80- bis 100facher Vergrößerung. Eine Artunterscheidung ist damit aber nicht möglich.

Bei niedriger Mikrofilariämie sind Anreicherungsverfahren anzuwenden:

Mikrohämatokrit. Mehrere Mikrohämatokritröhrchen werden zentrifugiert, dann in die Rille einer Blutkörperchenzählkammer gelegt. Bei mikroskopischer Betrachtung sieht man die sich bewegenden Mikrofilarien in der Schicht oberhalb der Blutkörperchensäule. Auch hier ist eine Artbestimmung nicht möglich.

Zentrifugation. 3 ml Citrat- oder EDTA-Blut werden mit 6 ml einer 2%igen wäßrigen Formalinlösung gemischt und 10 Minuten bei 3000 UpM zentrifugiert. Nach Abkippen des Überstandes wird das Sediment mit 1 Tropfen 0,1%iger Methylenblaulösung (Merck 1283) aufgeschwemmt und mikroskopiert. Die Scheiden färben sich dabei nicht an.

Dicker Tropfen. Er wird wie bei der Untersuchung auf Plasmodien aus Kapillarblut hergestellt und nach guter Lufttrocknung in Wasser oder physiologischer Kochsalzlösung enthämoglobinisiert. Nach erneutem Trocknen wird das Präparat 1 Minute mit Methanol fixiert, anschließend mit auf 56 °C erwärmtem Delafield-Hämatoxylin (Merck 9252) gefärbt und danach mit Wasser abgespült.

Filtration. 3 ml antikoaguliertes Blut werden mit dem gleichen Volumen Methylenblaulösung (Merck 1283) gemischt und 1 Stunde stehengelassen. Danach wird es durch ein Polycarbonatfilter (Nucleopore 3 µm) gepreßt. Nach mehrmaligem Nachspülen mit Wasser wird das Filter mit einer Pinzette entfernt und auf den Objektträger gelegt. Statt der Inkubation mit Methylenblau kann an dem Filter auch eine Färbung mit Delafield-Hämatoxylin durchgeführt werden.

Bei einer verfeinernden Modifikation wird das Blut nach der Inkubation mit Methylenblau einer Dichtegradientenzentrifugation in isoosmolarer Percoll-Lösung von 1,090 g/ml unterworfen.

Hautmikrofilarien werden durch Entnahme kleiner Epidermisstückchen mittels einer modifizierten Sklerastanze entnommen.

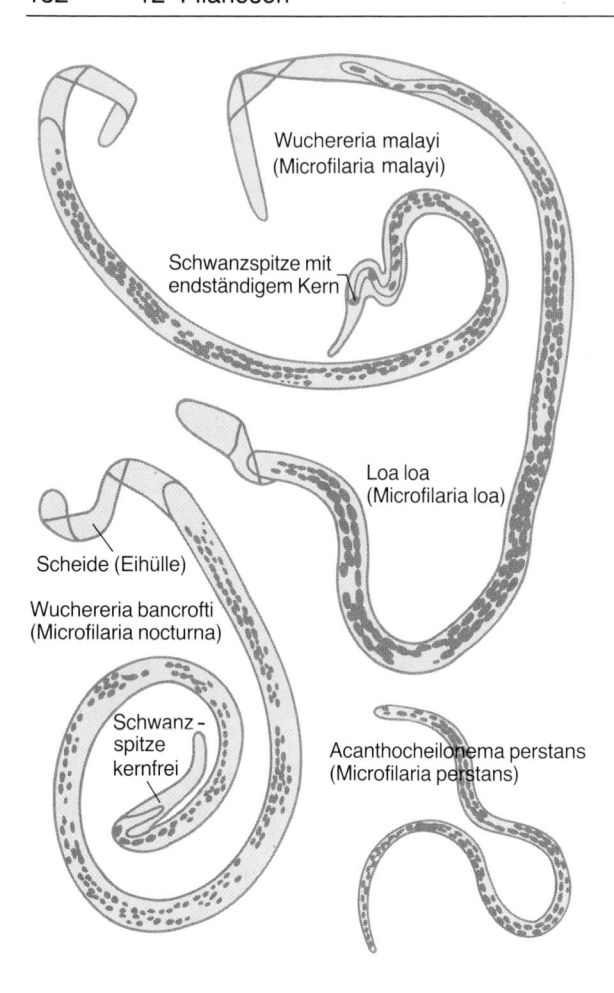

Abb. 12.1 Mikrofilarien aus menschlichem Blut (nach Bayer).

Lymphatische Filariose

Die Infektion mit den in Lymphknoten und Lymphgefäßen lebenden Filarienarten Wuchereria bancrofti, Brugia malayi und Brugia timori kann zu rezidivierenden entzündlichen Reaktionen im Lymphsystem und schließlich zur Blockade mit chronischem Lymphödem bis zur Elephantiasis führen. Die geographische Verbreitung ist in Abb. 12.2 dargestellt. Etwa 900 Millionen Menschen leben in Endemiegebieten, etwa 90 Millionen sind infiziert, etwa 90% davon mit Wuchereria bancrofti.

Wuchereria-bancrofti-Filariose

Epidemiologie
Der Mensch ist das einzige Erregerreservoir. Mikrofilarienrate und -dichte sind in einer Population mit der Intensität der Übertragung korreliert. Obwohl die Infektion meist in der frühen Kindheit erfolgt, ist die Mikrofilarienprävalenz bei kleinen Kindern niedrig, steigt ab dem 5. Lebensjahr an, erreicht zwischen dem 10. und 20. Lebensjahr ihren Gipfel und fällt dann wieder. Für die lokal sehr unterschiedliche Übertragungsintensität sind die Eignung der jeweiligen Vektoren als Zwischenwirt und ihr Kontakt zum Menschen entscheidend, wobei biologische und sozioökonomische Faktoren zusammenwirken.

Ätiologie und Übertragung
Die 50–100 mm langen Weibchen und die etwa halb so großen Männchen liegen zusammengeknäuelt in den Sinus der Lymphknoten und den Lymphgefäßen, überwiegend der unteren Extremität und intraabdominal. Die etwa 300 µm langen, gescheideten Mikrofilarien mit kernfreiem Schwanzstück zirkulieren überwiegend nachtperiodisch im peripheren Blut. Überträger sind in städtischen Gebieten Culex- und Aedesmücken, auf dem Land Anophelesarten. Jenseits des 165. Meridians erscheinen die Mikrofilarien am Tag im peripheren Blut, jedoch mit weniger ausgeprägtem Maximum, außerdem in zwei isolierten Herden auf den Nikobaren. Überträger dieser tagsubperiodischen Varietäten sind Aedesarten. Eine ebenfalls von

Lymphatische Filariose 183

Brugia malayi
Brugia timori

Wuchereria bancrofti

lymphatische Filariosen

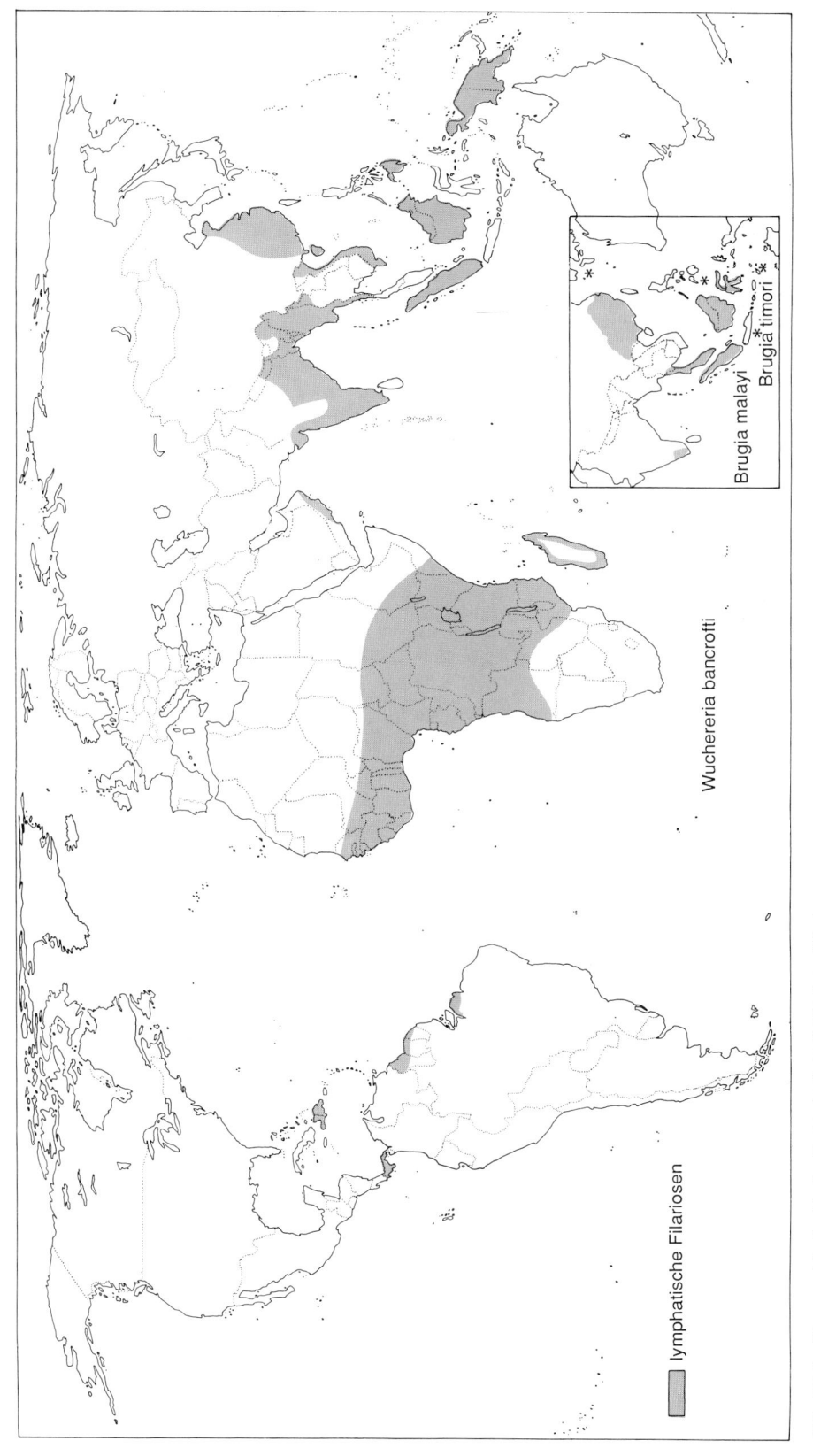

Abb. 12.2 Geographische Verbreitung der lymphatischen Filariosen.

Aedesmücken übertragene nachtsubperiodische Form kommt in Dschungelgebieten in Thailand vor.

Die Entwicklung im Überträger benötigt unter günstigen Bedingungen 10–14 Tage; das dann 1500 μm große metazyklische dritte Larvenstadium wandert in die Stechborstenscheide, um beim Stechakt aktiv in die Stichwunde einzudringen. Die ersten Mikrofilarien erscheinen frühestens nach 7 Monaten, meist erst nach 1–2 Jahren im Blut.

Die Lebensdauer der Adulten wird mit 10–18 Jahren angenommen, ihre Fruchtbarkeitsperiode mit 5–10 Jahren, die Lebensdauer der Mikrofilarien mit 6–18 Monaten.

Pathologie und Pathogenese

Die Anwesenheit adulter Würmer führt zunächst zu Dilatation und Schlängelung der Lymphgefäße mit pseudopolypöser Endothel- und Bindegewebeproliferation, Beeinträchtigung der Klappenfunktion und damit zu reversibler Behinderung des Lymphabflusses. Der Tod von Würmern verursacht eine stärkere entzündliche Reaktion mit Nekrosen und Granulombildung aus Epitheloidzellen, Fremdkörperriesenzellen, Plasmazellen und Eosinophilen. Die Reste toter Würmer werden resorbiert oder verkalken. Auch diese Veränderungen sind in frühen Stadien noch reversibel, durch zunehmende Obliteration und Fibrose kommt es aber schließlich zu irreversibler chronischer Lymphstauung.

Filarieninfektionen provozieren humorale und zellvermittelte Immunreaktionen, die den erwähnten pathologischen Veränderungen zugrunde liegen. Allgemein ist die Immunantwort bei lymphatischer Filariose meist relativ schwach, ganz besonders bei asymptomatischen Patienten mit höherer Mikrofilariämie. Offenbar handelt es sich dabei um eine spezifische Suppression der humoralen und zellulären Immunantwort, die für Wirt und Parasit gleichermaßen günstig ist. Die Erfahrung, daß der Krankheitsverlauf bei Immigranten rascher und heftiger zu sein pflegt als bei im Endemiegebiet Geborenen, spricht dafür, daß diese pränatal eine gewisse Immuntoleranz erwerben. Diese ist bei Patienten mit progredienter Schädigung des Lymphsystems beeinträchtigt und noch mehr beim tropischen pulmonalen Eosinophiliesyndrom (TPE), bei dem extrem hohe Titer von spezifischen IgE- und IgG-Antikörpern zur völligen Eliminierung zirkulierender Mikrofilarien, vor allem in der Lunge, mit hyperergischen Symptomen führen. Ob bakterielle Sekundärinfektion, besonders durch Streptokokken, an der Pathogenese der Schädigung des Lymphsystems beteiligt sein mag, ist nicht entschieden. Dagegen ist es wahrscheinlich, daß neben Adulten und Mikrofilarien auch heranwachsende Würmer (Larvenstadien L3 und L4) die rezidivierenden entzündlichen Exazerbationen des Frühstadiums induzieren, da diese bei kurzfristig Exponierten wenige Wochen nach Verlassen des Endemiegebietes trotz fortbestehender Infektion aufhören oder wenigstens seltener werden.

Krankheitsbild

Nicht alle Infizierten werden krank. Einige haben weder Symptome noch Mikrofilarien im Blut. Andere sind trotz z. T. hoher Mikrofilariämie ebenfalls klinisch unauffällig – abgesehen von erhöhter Eosinophilenzahl. Dieser Zustand kann über Jahre, manchmal lebenslang fortbestehen.

Akute Manifestationen (Filarienfieber)

Das frühe Stadium der Krankheit ist durch rezidivierende, fieberhafte Attacken von Lymphadenitis, Lymphangitis, Funikulitis, Epididymitis und Orchitis charakterisiert.

Die Inkubationszeit beträgt nach den Erfahrungen bei amerikanischen Truppen im pazifischen Einsatz 3–16 Monate, in Einzelfällen auch nur wenige Wochen. Bei im Endemiegebiet Geborenen treten klinische Symptome erst im 2., meist erst um das 10. Lebensjahr auf.

Unter Frösteln, Fieber und Kopfschmerzen kommt es zu schmerzhafter Schwellung eines oder mehrerer Lymphknoten inguinal, axillär oder epitrochlear. Die sich anschließende Lymphangitis schreitet typischerweise zentrifugal fort. Das Lymphgefäß ist als schmerzhafter Strang tastbar, die Haut darüber gespannt, gerötet und geschwollen. An den distalen Abschnitten der betroffenen Extremität bildet sich ein Lymphödem, das nach Abklingen der Attacke wieder zurückgeht. Lymphadenitis tiefer abdominaler Lymphknoten kann ein akutes Abdomen vortäuschen.

Häufiger und besonders typisch für die Wuchereriainfektion sind analoge Veränderungen an Lymphgefäßen des männlichen Genitales. Eine Funikulitis beginnt mit Unterbauchschmerz und schmerzhafter Schwellung des Samenstrangs, die vom äußeren Leistenring nach unten fortschreitet. Nach mehrfachen Rezidiven kann der fibrös verdickte Samenstrang an eine inkarzerierte Hernie denken lassen. Die Nebenhoden sind geschwollen, weich und empfindlich, die Testikel von schwammiger, ödematöser Konsistenz. Oft ist das ganze Skrotum gerötet, heiß und geschwollen.

Die Attacken dauern wenige Tage bis 2 Wochen, machen den Patienten arbeitsunfähig und bettlägerig. Sie rezidivieren über viele Jahre unregelmäßig, manchmal noch im Stadium chronischer Obstruktion. Bei Immigranten verläuft die Krankheit eher anhaltend mit immer heftigeren Exazerbationen und frühzeitiger Obstruktion.

Chronische Läsionen

Chronische Läsionen sind Folge der Lymphstauung nach jahrelangem Verlauf. Sie treten im Endemiegebiet kaum vor dem 15. Lebensjahr auf, bei Eingewanderten aber schon nach wenigen Jahren.

Variköse Lymphknoten imponieren als schwammige Tumoren und können bei Lokalisation in der Leiste Anlaß zur Verwechslung mit einer Hernie geben.

Lymphvarizen, dilatierte und stark geschlängelte Lymphgefäße, treten bevorzugt an der Bauchhaut und an den Oberschenkeln hervor, können aber auch in den ableitenden Harnwegen bestehen. Wenn sie bei Blockade des Ductus thoracicus platzen, führen sie zu dem auffälligen Symptom der Chylurie, wobei ein milchig trüber, manchmal blutig tingierter Urin entleert wird, der bei Erkalten gerinnt und nicht selten Mikrofilarien enthält. Gelegentlich verursacht ein chylurisches Gerinnsel auch eine Miktionsbehinderung.

Beim Lymphskrotum ist die Skrotalhaut ödematös angeschwollen und weist zahlreiche oberflächliche, mit klarer oder getrübter Flüssigkeit gefüllte Bläschen auf, die leicht verletzlich sind.

Hydrozele als Folge lange bestehender und rezidivierender Lymphangitiden im Genitale ist die am häufigsten zu beobachtende Spätläsion in Wuchereria-bancrofti-Gebieten. Die Hydrozelenflüssigkeit hat eine strohgelbe Farbe und enthält oft Mikrofilarien. Bei hochsitzender Blockade ist die Lichtdurchlässigkeit durch Ansammlung von Chylus zwischen den Blättern der Tunica vaginalis herabgesetzt (Chylozele). In hochendemischen Gebieten kann die Prävalenz von Hydrozele schon bei 12jährigen 5% betragen, steigt mit dem Alter an und erreicht bei alten Männern über 80%.

Elephantiasis ist die extremste Form des chronischen Lymphödems infolge weitgehender Blockade des Lymphabflusses. Sie kommt bei Wuchereriainfektion nicht so häufig vor wie bei Brugiainfektion. Betroffen sind vor allem die Beine und das Skrotum, selten Vulva, Mamma und Arme. Doppelseitiger Befall findet sich eher an den unteren Extremitäten. Zunächst handelt es sich noch um reversible, eindrückbare Ödeme mit glatter, gespannter Haut. Später kommt es zu zunehmender Fibrosierung, die Haut wird dick, derb, verrukös und bildet grobe Falten (Abb. 12.3). Mazeration in den tiefen Furchen führt bei mangelhafter Pflege zu bakterieller Sekundärinfektion und Geschwürbildung. Der Umfang des Beines kann schließlich auf das Dreifache anwachsen.

Auch eine Elephantiasis des Skrotums erreicht manchmal enorme Ausmaße, so daß der Penis in einem von der ausgezogenen und umgestülpten Vorhaut gebildeten Kanal liegt, durch den der Urin abfließt. Die Skrotalhaut ist verdickt, derb, grob gefeldert und verrukös verändert.

Diagnostik und Differentialdiagnostik

Klinisches Bild und Exposition sind wegweisend. Die Symptome an Lymphknoten und Lymphgefäßen des frühen Stadiums sind sehr charakteristisch, vor allem wegen des rezidivierenden Verlaufs und des zentrifugalen Fortschreitens der Lymphangitis. Bei Funikulitis und Epididymitis muß eine bakterielle Ursache durch bakteriologische Untersuchung ausgeschlossen werden. Variköse Lymphknoten müssen von einer Hernie unterschieden werden. „Hanging groins" bei Oncho-

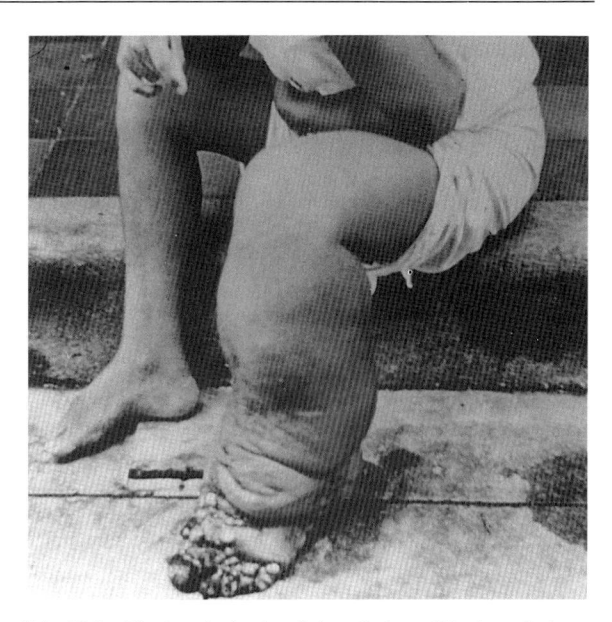

Abb. 12.3 Elephantiasis des linken Beines (Wuchereria bancrofti) (Foto: Meddia, Amsterdam).

zerkose (S. 176) sind vergrößerte Lymphknoten in Falten von atrophischer Haut.

Bei chronischem Lymphödem eines Europäers ist zunächst an andere Ursachen zu denken (angeboren, bakteriell, Tumoren, Bestrahlung). Eine nur die Beine betreffende endemische Elephantiasis ist bei Barfußgängern in hochgelegenen Gebieten mit vulkanischem Gestein in ost- und westafrikanischen Ländern, Indien, Nepal und Ecuador bekannt. Die Lymphbahnen werden dabei durch Aluminiumsilicatpartikel zerstört. Die Elephantiasis des Skrotums ähnelt nur sehr oberflächlich einer Skrotalhernie, bei der Penis und Hauttextur unverändert sind.

Zusätzlich zur klinischen Diagnostik kommt die Lymphangiographie in Betracht.

Labordiagnostik

Erhöhte Eosinophilenzahl kann als Hinweis dienen, vor allem im Stadium der Frühsymptome; später ist sie meist normal.

In der Serodiagnostik sind hohe Titer verwertbar, aber nicht artspezifisch. Der Mikrofilariennachweis bleibt derzeit das – relativ – beste Verfahren, um die Diagnose zu sichern, doch können klinische Symptome schon während der Präpatenzperiode, bevor Mikrofilarien im Blut erscheinen, bestehen. Im Spätstadium mit Blockade des Lymphabflusses gelangen Mikrofilarien oft nicht mehr ins Blut. Sie können dann eventuell durch Punktion von Lymphvarizen, einer Hydrozele oder in chylurischem Urin gefunden werden.

Beim Nachweis im Blut muß die – ganz überwiegende – Nachtperiodik beachtet werden. Das läßt sich durch den Provokationstest mit Diäthylcarbamazin umgehen. Dabei wird Blut 15 Minuten nach Gabe von

6 mg/kg Hetrazan bzw. 30 Minuten nach 2 mg/kg entnommen. Bei Einheimischen in Onchozerkosegebieten ist aber Zurückhaltung geboten.

Die Mikrofilarienausbeute ist in Kapillarblut höher als in Venenblut und in Kapillarblut vom Ohrläppchen höher als vom Finger.

Eine diagnostische Lymphknotenbiopsie wird wegen des Risikos einer Verschlechterung des Lymphabflusses nicht empfohlen.

Therapie

Mittel der Wahl ist das gegen Adulte und Mikrofilarien gut wirksame Diäthylcarbamazin (Hetrazan, Banocide, Notecine) mit einschleichender Dosierung und unter Corticosteroidschutz (Tab. 12.3). Mit einer Gesamtdosis von 72 mg/kg ist eine Radikalsanierung möglich. Als unerwünschte Reaktionen können dabei Kopfschmerz, Appetitlosigkeit, Fieber, schmerzhafte Lymphknotenschwellung, Lymphangitis und Abszesse auftreten.

Hydrozele und Elephantiasis des Skrotums bieten gute Erfolgsaussichten für eine chirurgische Korrektur. Im frühen Stadium eines chronischen Extremitätenlymphödems können Hochlagerung, Tragen von Stützstrümpfen und Lymphmassage Erleichterung bringen und bei konsequenter Anwendung das Fortschreiten verzögern.

Prophylaxe

Vektorkontrolle mit Insektiziden, Beseitigung und Behandlung von Brutplätzen hat sich, z. T. als Nebeneffekt der Malariabekämpfung, in mehreren Ländern als wirksam erwiesen. Nach Möglichkeit sollte sie durch Chemotherapie ergänzt werden. Eine Massenchemoprophylaxe mit Diäthylcarbamazin – 12 Monate lang einmal monatlich 6 mg/kg KG oder auch Zufuhr im Kochsalz – hat verschiedentlich die Mikrofilarienrate in der Bevölkerung erfolgreich reduziert. Auch mit einer Einmaldosis von 100 µg/kg KG Ivermectin ist dies möglich. Zur Individualprophylaxe eignen sich Repellenzien und Schlafen unter dem Moskitonetz.

Tabelle 12.3 Behandlung mit Diäthylcarbamazin (Hetrazan, Banocide, Notecine) bei lymphatischer Filariose, Loa loa, Mansonella streptocerca

1. Tag 1mal 50 mg	
2. Tag 3mal 50 mg	
3. Tag 3mal 100 mg	
ab 4. Tag 3mal 150 mg	
Gesamtdosis bei	
– Brugia	36 mg/kg (7 Tage)
– Wuchereria	72 mg/kg (14 Tage)
– Loa loa	126 mg/kg (23 Tage)
– Mansonella streptocerca	126 mg/kg (23 Tage)

Zusätzlich zur Milderung allergischer Reaktionen (insbesondere bei Loa loa und Mansonella streptocerca):
3mal tägl. 1–2 mg Betamethason. Beginn 2 Tage vor Diäthylcarbamazin, nach 7 Tagen Dosis schrittweise reduzieren.

Brugiafilariosen

Epidemiologie

Brugia malayi kommt herdweise verstreut in Südasien, Südostasien und Ostasien von Indien bis Korea vor, Brugia timori nur auf Timor und einigen benachbarten Inseln (Abb. 12.2).

Ätiologie und Übertragung

Die adulten Würmer sind etwas kleiner als Wuchereria bancrofti. Die gescheideten Mikrofilarien sind an zwei einzelnen Kernen im Schwanzteil erkennbar (Tab. 12.2). Diejenigen von Brugia timori sind deutlich größer, haben einen langen, kernfreien Kopfteil, zirkulieren nachtperiodisch und werden von Anopheles barbirostris übertragen. Die häufigere nachtperiodische Form von Brugia malayi wird durch Anopheles- und Mansoniaarten wohl nur von Mensch zu Mensch übertragen, während die von Mansonia- und Coquillettidiamücken übertragene subperiodische Form ein tierisches Reservoir in verschiedenen Affenarten hat und auch in Karnivoren und Hauskatzen vorkommt.

Pathologie und Pathogenese

Sie stimmen weitgehend mit Wuchereria bancrofti überein, so daß hier nur klinische Besonderheiten hervorzuheben sind.

Krankheitsbild

Die Präpatenzperiode ist mit 3½ Monaten eher kürzer als die klinische Inkubationszeit, die meist 8–16 Monate dauert.

Frühe Manifestationen. Da sich die Adulten im Gegensatz zu Wuchereria bancrofti nicht im Lymphsystem des Abdomens und des Genitales ansiedeln, beschränkt sich die rezidivierende Lymphangitis und Lymphadenitis auf die Extremitäten, vor allem die Beine. Seltener sind die Arme, gelegentlich einmal die Mammae betroffen, nie das Genitale. Bei Brugia timori kann zunächst eine Lymphadenitis in der Leiste beginnen, nach deren Abheilung weiter unten am Bein lokalisierte Lymphknoten erkranken. Nicht selten kommt es zur Abszedierung von Lymphknoten mit einem relativ sauberen Ulkus. Vorher bestehende Allgemeinsymptome pflegen dann zu sistieren.

Chronische Läsionen. Elephantiasis manifestiert sich meist an den Beinen unterhalb des Knies, manchmal an den Armen unterhalb des Ellenbogens, selten an einer Mamma. Der Beinumfang nimmt nur etwa um das Doppelte zu, die Konsistenz ist nicht so derb wie bei Wuchereria bancrofti, und auch die Hautveränderungen sind meist nicht so ausgeprägt.

Therapie

Diäthylcarbamazin ist gut wirksam. Meist genügt eine Gesamtdosis von 36 mg/kg.

Tropische pulmonale Eosinophilie (okkulte Filariose)

Diese ungewöhnliche Manifestation wurde erstmals in Indonesien beobachtet, kommt vor allem in Südostasien vor, ist aber auch aus Ostafrika und Brasilien bekannt.

Pathogenese und Pathologie

Die Krankheit wird auf eine Überempfindlichkeit gegen Filarienantigen, insbesondere gegen Mikrofilarien, zurückgeführt. Mikrofilarien werden durch eine IgG- und IgE-vermittelte Hypersensibilitätsreaktion zerstört. Vergrößerte Lymphknoten zeigen Follikel- und Pulpahyperplasie mit Ansammlungen von Eosinophilen, Epitheloid- und Riesenzellen um Reste von Mikrofilarien. Die Lungenalveolen sind von Eosinophilen durchsetzt, außerdem finden sich in Lungen, Leber und Milz bis 5 mm große eosinophile Granulome. Später kommt es zu ausgeprägter Lungenfibrose.

Krankheitsbild

Lymphknoten, besonders inguinal, aber auch generalisiert, können bis zu 5 cm groß werden, sind unempfindlich, fest und verschieblich. Befall der Lungen äußert sich in Mattigkeit, Bewegungsdyspnoe, meist nächtlichem Asthma, Husten mit zähem, mukopurulentem Auswurf, manchmal Bluthusten. Splenomegalie und nicht sehr hohes Fieber können hinzutreten, selten Perikarditis, eosinophile Pleuritis, in Einzelfällen neurologische Symptome. Ein möglicher Zusammenhang mit Kardiomyopathie und Endomyokardfibrose ist nicht gesichert. Bei langem Bestehen kommt es durch Fibrose zu meist obstruktiver Einschränkung der Lungenfunktion.

Diagnostik und Differentialdiagnostik

Das auffälligste Hinweissymptom ist die immer erhöhte, oft extrem hohe Eosinophilenzahl, die einen Ausschluß von Tuberkulose und auch Asthma erlaubt, ebenso von Morbus Hodgkin, an den man bei vielen vergrößerten Lymphknoten denken könnte. Strongyloides, Migrationsphase von Ascaris- und Hakenwurminfektion müssen durch Stuhluntersuchung ausgeschlossen werden, Toxocara durch Serologie. Röntgenologisch kann man bei etwa 20% disseminierte noduläre Infiltrate von 5 mm Durchmesser im Mittel- und Unterfeld oder vermehrte Streifenzeichnung sehen.

Die Eosinophilenzahl ist immer stark erhöht. Mikrofilarien sind im Blut nicht nachweisbar; dafür sind aber die Titer in der Filarienserologie immer sehr hoch. Die charakteristischen histologischen Veränderungen lassen sich durch Lymphknoten- oder Lungenbiopsie feststellen.

Therapie

Diäthylcarbamazin ist in der Dosierung wie bei Wuchereria bancrofti sehr wirksam, doch sind Rezidive nicht selten.

Chronische Einschränkung der Lungenfunktion ist irreversibel.

Loa-loa-Filariose

Epidemiologie

Die Infektion mit Loa loa (Wanderfilarie) ist auf die west- und zentralafrikanische Regenwaldregion zwischen Benin und Angola im Westen und Südsudan bis Uganda im Osten beschränkt.

Übertragung und Entwicklung

Überträger sind auf das schattige, feuchte Biotop tropischer Wälder angewiesene Bremsen (Tabaniden) der Gattung Chrysops. Die bei dem schmerzhaften Stich der weiblichen Fliegen mit dem Blut aufgenommenen Mikrofilarien entwickeln sich in 10 Tagen im abdominalen Fettkörper zu etwa 2 mm langen metazyklischen Larven. Diese dringen beim nächsten Stich aktiv durch die Stichwunde in die Haut ein. Die ersten Mikrofilarien erscheinen nach frühestens 6 Monaten im Blut, oft sehr viel später. Die Lebensdauer der adulten Würmer beträgt bis 17 Jahre.

Ein charakteristisches Merkmal der weißlichen adulten Würmer sind zahlreiche kleine, unregelmäßig verteilte, knopfartige Erhebungen der Kutikula. Das Weibchen ist 5–7 cm lang und 0,5 mm dick, das Männchen mißt 3–3,5 cm und ist etwas dünner. Die Adulten wandern einzeln im subkutanen Bindegewebe. Die über die Lymphe ins Blut gelangenden Mikrofilarien sind etwa 300 µm lang, besitzen eine Scheide und zirkulieren tagperiodisch im Blut.

Pathogenese

Die Infektion muß nicht mit Krankheitserscheinungen verbunden sein. Auch Patienten mit vielen Würmern und hoher Mikrofilariendichte im Blut sind nicht selten symptomlos. Das dürfte – analog den Verhältnissen bei lymphatischer Filariose – Folge einer spezifischen Immunsuppression sein. Umgekehrt sind niedrige oder fehlende Mikrofilariämie und hohe Antikörpertiter eher mit klinischen Symptomen korreliert, die als Hypersensitivitätsreaktionen Typ 1 gegen lebende und tote adulte Würmer und gegen tote Mikrofilarien interpretiert werden. Sie pflegen bei Zugereisten häufiger und ausgeprägter zu sein als bei Einheimischen eines Endemiegebietes.

Krankheitsbild

Schon die gleichzeitige Invasion mehrerer Larven kann eine heftige Lokalreaktion in Form einer juckenden, geröteten, entzündlichen Schwellung hervorrufen, die etwa eine Woche andauert. Die Wanderung der heranwachsenden Würmer verursacht manchmal flüchtige, kleine, urtikarielle Papeln.

Das Wandern der adulten Würmer im subkutanen Bindegewebe in Faszienlogen verursacht oft keinerlei Symptome, kann aber auch mit Schmerzen, prickelnden und juckenden Empfindungen oder juckenden Knötcheneruptionen verbunden sein. Zuweilen zeichnet sich ein Wurm reliefartig als geschlängelte Linie ab, um nach wenigen Minuten wieder zu verschwinden. Um absterbende Würmer kann sich ein chronischer Abszeß bilden.

Gar nicht selten wird ein Wurm beim Durchwandern der Konjunktiva zufällig entdeckt, meist ist das aber mit Augenbrennen, Juckreiz, Tränenfluß, konjunktivaler Injektion und Anschwellen des Lides verbunden (Abb. 12.4).

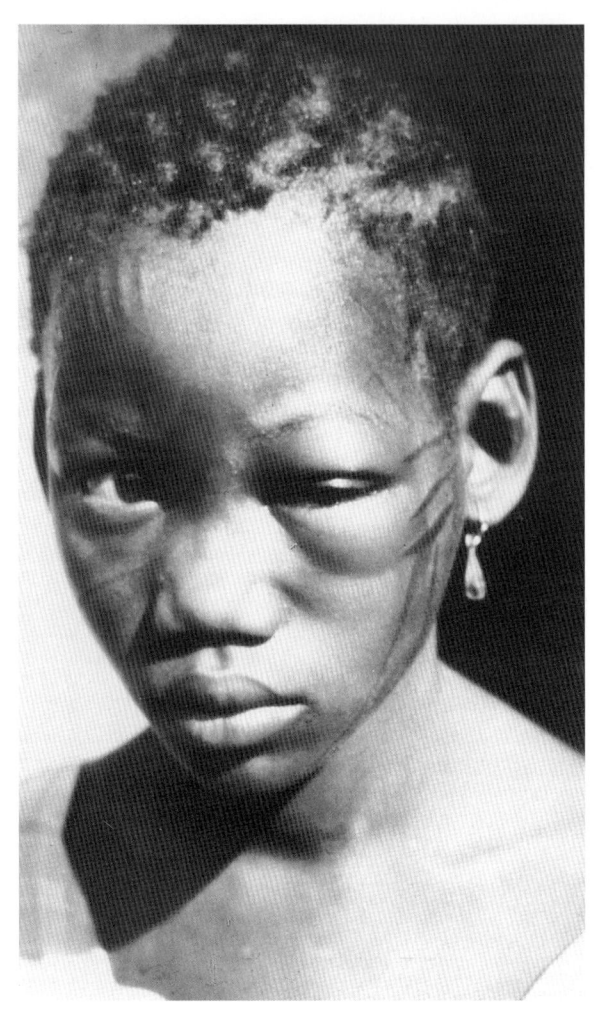

Abb. 12.5 Periorbitale Calabar-Schwellung (Foto: Sammlung des Tropenmedizinischen Instituts der Universität Tübingen).

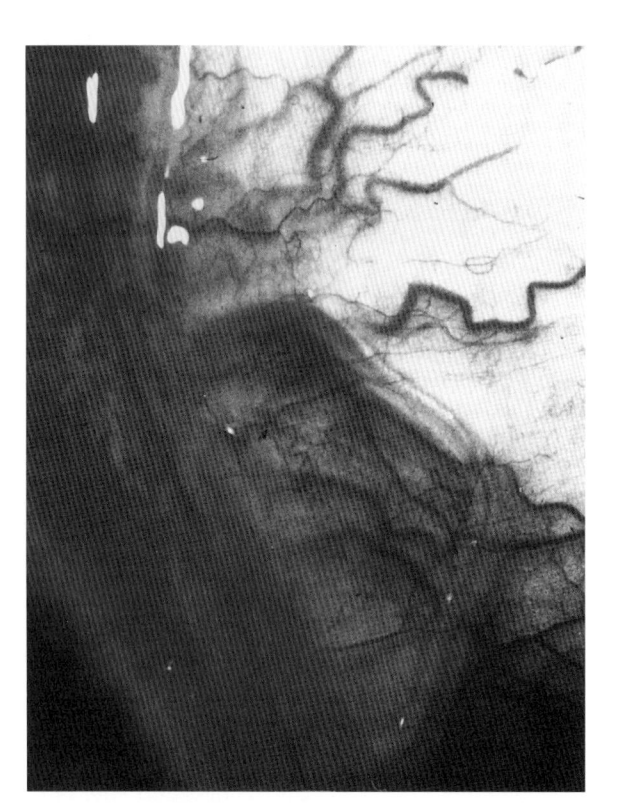

Abb. 12.4 Adulte Loa loa in der Konjunktiva (Foto: Sammlung des Tropenmedizinischen Instituts der Universität Tübingen).

Die häufigste und charakteristischste Manifestation sind die Calabar- oder Kamerun-Schwellungen, prallelastische, nicht eindrückbare, lokalisierte Ödeme, die rasch auftreten und in 1–3 Tagen langsam zurückgehen. Sie sind nicht schmerzhaft, aber jucken, und die Haut kann leicht gerötet sein. Die Schwellungen können – meist einzeln – an jeder Körperstelle vorkommen, bevorzugt aber an den Unterarmen, am Handrücken und im Gesicht (Abb. 12.5).

Zum erstenmal erscheinen sie frühestens 3 Monate nach der Infektion, oft aber sehr viel später, und auch die Häufigkeit der in unregelmäßigen Abständen auftretenden Rezidive ist sehr variabel.

Diese Symptome sind lästig und zeitweise behindernd, wenn die entzündliche Schwellung auf Faszien, Gelenkkapseln oder Sehnenscheiden übergreift. Gefährlich kann die Lokalisation in Kehlkopfnähe werden, wenn sich ein kollaterales Glottisödem entwickelt. Eine Schwellung um die Urethra kann zur Miktionsbehinderung führen.

Eine seltene, aber zugleich die gefährlichste Komplikation ist eine Enzephalitis, die oft tödlich endet oder bleibende neurologische Schäden hinterläßt. Leichtere Fälle äußern sich in psychoneurotischen Störungen wie Schlaflosigkeit, Reizbarkeit, Depression und Kopfschmerzen. Schweren, akut verlaufenden Fällen mit tiefem Koma, manchmal auch Netzhautblutungen liegt ein Hirnödem zugrunde. Mikrofilarien können im Liquor nachweisbar sein. Bei mehr subakutem bis chronischem Verlauf wurden autoptisch nekrotisierende Granulome um degenerierende Mikrofilarien gefunden. Auch eine rezidivierende Chorioretinitis kann dabei vorkommen.

Wohl die Mehrzahl der Enzephalitisfälle wurde durch unvorsichtige Behandlung mit Diäthylcarbamazin bei extrem hoher Mikrofilariämie ausgelöst. Als kritische Schwelle gilt eine Mikrofilariendichte von mehr als 50/µl.

Vereinzelt wurden auch andere neurologische Symptome wie vorübergehende Hemiparese, aufsteigende Paralyse, Ausfälle peripherer Nerven beschrieben.

Andere seltene Manifestationen sind akute Polyarthritis mit Mikrofilarien im Exsudat und eine wahrscheinlich immunkomplexbedingte Nephropathie mit Proteinurie und leichter Hämaturie.

Ein möglicher Zusammenhang mit Endomyokardfibrose ist eine noch offene Frage.

Diagnostik und Differentialdiagnostik

Nur Calabar-Schwellungen legen bei Herkunft aus einem Endemiegebiet die klinische Diagnose nahe. Differentialdiagnostisch kommen Phlegmone, Insektenstiche oder ein angioneurotisches Ödem in Betracht. Gegenüber Phlegmone und Insektenstichen liefert die oft sehr hohe, manchmal extreme Eosinophilie (bis 10 000/µl) einen wesentlichen Hinweis, gegenüber einer Phlegmone auch die Flüchtigkeit der Calabar-Schwellungen. Bei bekannter Exposition ist Loa loa wahrscheinlicher als ein Quincke-Ödem. Die sonstigen Hautsymptome (Pruritus, Prurigo, Urtikaria) kommen auch bei anderen Filarieninfektionen, bei Strongyloides und bei Allergien vor. Bei den anderen, ungewöhnlicheren Manifestationen wird man zuerst den näherliegenden Diagnosen nachgehen. Bei primärem Verdacht auf eine eosinophile Leukämie (wegen der hohen Eosinophilenzahl) sollte man wegen der weniger eingreifenden Untersuchungsmethoden zuerst versuchen, eine Loa-loa-Filariose auszuschließen. Die ätiologische Diagnose hilft aber wegen der nicht sehr spezifischen Serologie und der Unsicherheit des Mikrofilariennachweises oft nicht weiter.

Die Eosinophilenzahl ist fast immer deutlich, in manchen Fällen erheblich erhöht.

Der Nachweis von Mikrofilarien gelingt nicht immer. Klinische Symptome können schon bestehen, lange bevor die ersten Mikrofilarien erscheinen, und gerade in Fällen mit ausgeprägter Symptomatik kann die Mikrofilariendichte sehr niedrig sein.

Die günstigste Tageszeit für die Blutabnahme sind die Mittagsstunden zwischen 10 und 14 Uhr, Nachweisverfahren S. 181.

Therapie

Diäthylcarbamazin hat eine rasche und gute Wirkung gegen Mikrofilarien und unreife Stadien. Die Wirkung gegen die Adulten ist nicht ganz so zuverlässig, doch werden auch sie zum großen Teil abgetötet. Für eine radikale Sanierung sind manchmal zwei oder mehr Kuren erforderlich.

Die Standarddosierung beträgt 3mal täglich 2 mg/kg 3 Wochen lang bis zu einer Gesamtdosis von 126 mg/kg (Tab. 12.**3**). Wiederholte 7tägige Kuren sind als effektiv empfohlen worden.

In jedem Fall sollte man mit einer niedrigen Dosis von 25 – 50 mg beginnen und kann, wenn keine stärkeren Reaktionen auftreten, innerhalb von 4 Tagen auf die volle Dosis steigern. Zu rechnen hat man mit Fieber, Kopf- und Gelenkschmerzen, Pruritus, morbilliformem Exanthem und selten, bei extrem hoher Mikrofilariämie, mit enzephalitischen Symptomen. Um absterbende Adulte können in der Haut und subkutan noduläre Reaktionen entstehen, denen eosinophile Granulome zugrunde liegen. Diese hyperergischen Reaktionen lassen sich durch zusätzliche Behandlung mit 3mal täglich 1 – 2 mg Betamethason mildern oder verhüten. Grundsätzlich ist das bei hoher Mikrofilariendichte (von 50/µl und mehr) zu empfehlen, wenn man sich nicht überhaupt entschließt, solche Patienten, falls sie symptomlos sind, unbehandelt zu lassen. Außer Corticosteroiden haben offenbar auch Analgetika und Antihistaminika einen günstigen Einfluß auf die Behandlungsreaktionen.

Mit Mebendazol (45 Tage je 300 mg) läßt sich ein langsamer Abfall der Mikrofilariämie ohne hyperergische Reaktionen erreichen, doch sind die Erfahrungen noch begrenzt, ebenso bei Ivermectin.

Vereinzelt hat man bei übermäßig stark reagierenden Patienten durch Apherese (Eigenblutaustausch mit Entfernung des mikrofilarienhaltigen „buffy coat" vor der Retransfusion) die Mikrofilariendichte so weit reduzieren können, daß eine gefahrlose Behandlung möglich war.

Prophylaxe

Da Diäthylcarbamazin auch gegen die infektiösen Larven und heranwachsende Würmer wirkt, ist, wie experimentell gezeigt wurde, eine Chemoprophylaxe möglich (z. B. monatlich 3 Tage lang je 2 – 3mg/kg), doch findet sie keine breitere Anwendung. Das Risiko von Bremsenstichen läßt sich wirksam durch Gebrauch von Repellenzien und Tragen heller Kleidung herabsetzen.

Infektionen mit Mansonellaarten

Im Gegensatz zu den anderen Filarieninfektionen können den Mansonellaarten kaum einigermaßen umschriebene charakteristische Krankheitsbilder zugeordnet werden. Da sie keine gefährlichen oder zu Behinderung führenden Manifestationen verursachen, sind sie auch längst nicht so gut erforscht. Insbesondere sind die Kenntnisse über Prävalenz, Inkubation, Präpatenz und Immunpathologie beschränkt. Als allgemeine Regel kann gelten, daß völlig symptomlose Infektionen bei Einheimischen der Endemiegebiete wesentlich häufiger sind als bei Zugereisten und daß bei diesen die Manifestationen meist ausgeprägter sind.

Die Mikrofilarien sind deutlich kürzer und dünner als bei den anderen Filarien und besitzen keine Scheide (Tab. 12.**2**).

Mansonella perstans

Epidemiologie

In Afrika verläuft die Nordgrenze für Mansonella perstans (Dipetalonema, Tetrapetalonema, Acanthocheilonema, Filaria perstans) etwa entlang dem 20. Breitengrad von Mauretanien bis zum Sudan, von da nach Süden bis zum südlichen Kenya, die Südgrenze von Angola über Simbabwe bis nach Mosambik. In der Neuen Welt kommt die Infektion in Südmexiko, Mittelamerika, Venezuela, Trinidad, Guyana, Surinam, Amazonien, an der Ostküste Brasiliens und im nördlichen Argentinien vor. Allein in Afrika wird die Zahl der Infizierten auf mindestens 19 Millionen geschätzt.

Ätiologie und Übertragung

Die adulten Würmer leben in serösen Höhlen, im Perikard, den Mesenterien, im perirenalen und retroperitonealen Bindegewebe; gelegentlich wurden sie auch in subkutanen Zysten gefunden. Vermutlich wechseln sie, wie Loa loa, häufig ihren Aufenthaltsort. Die Weibchen sind 70–80 mm lang und 0,13 mm dick, die Männchen etwa halb so groß. Die etwa 200 µm langen, ungescheideten Mikrofilarien zirkulieren im Blut und haben einen deutlich hervortretenden terminalen Kern im stumpfen Hinterende. Die Mikrofiliariendichte unterliegt unregelmäßigen Schwankungen ohne erkennbare Tagesperiodik.

Überträger sind Stechgnitzen der Gattung Culicoides.

Krankheitsbild

Wohl die meisten Infektionen bleiben symptomlos, vor allem bei Einheimischen. Die häufigsten Symptome sind Pruritus, Urtikaria, subkutane Ödeme, die Calabar-Schwellungen ähneln, außerdem Arthralgien mit intermittierenden Gelenkschwellungen. Charakteristisch und nicht selten sind abdominale Schmerzen, meist im rechten Oberbauch, wohl durch wandernde Adulte hervorgerufen; die Leber ist manchmal deutlich geschwollen. Gelegentlich wurden auch Pleuritis und Perikarditis, sehr selten neurologische und psychische Symptome beschrieben, in einzelnen Fällen mit Mikrofilarien im Liquor.

Diagnostik und Differentialdiagnostik

Wenn bei den erwähnten Symptomen eine Eosinophilie besteht und der Patient aus Afrika oder Südamerika kommt, liegt die klinische Verdachtsdiagnose nahe. Bei Herkunft aus Afrika kommen differentialdiagnostisch Loa loa, Onchozerkose, Mansonella streptocerca in Betracht, bei Herkunft aus Südamerika Mansonella ozzardi, u. U. auch Onchozerkose.

Die Eosinophilenzahl ist fast immer erhöht. Die Mikrofilarien unterscheiden sich von Mansonella ozzardi durch den endständigen Kern im abgestumpften Hinterende, das bei Mansonella ozzardi kernfrei und spitz ist. Die Serologie ist unspezifisch, kann aber den klinischen Verdacht stützen.

Therapie und Prophylaxe

Symptomlose Infektionen bedürfen keiner Behandlung. Diäthylcarbamazin ist gut wirksam (Gesamtdosis 75 mg/kg). Als Mittel der Wahl gilt jetzt aber Mebendazol (Vermox) in der Dosierung: 30 Tage je 200–500 mg.

Schutz gegen Mückenstiche mit Repellenzien.

Mansonella ozzardi

Epidemiologie

Die neuweltliche Filarie Mansonella ozzardi (Tetrapetalonema, Filaria ozzardi) kommt auf Haiti und den Kleinen Antillen vor, in Mexiko, Panama, dem nördlichen Südamerika, Nordargentinien und Paraguay.

Ätiologie und Übertragung

Die adulten Würmer halten sich im mesenterialen und retroperitonealen Fett- und Bindegewebe und in der Peritonealhöhle auf. Sie sind etwa halb so groß wie Mansonella perstans. Die 207–232 µm langen, ungescheideten Mikrofilarien haben ein zugespitztes, kernfreies Hinterende und zirkulieren aperiodisch im Blut. Gelegentlich können sie auch in einem Hautsnip angetroffen werden, sind aber wegen ihrer Kleinheit mit denen von Onchocerca nicht zu verwechseln.

Überträger sind Stechmücken der Gattungen Simulium und Culicoides. Die Prävalenzraten können sehr hohe Werte erreichen.

Krankheitsbild

Wenn überhaupt Symptome auftreten, entsprechen sie weitgehend denen der Mansonella-perstans-Infektion: Pruritus, Prurigo, Urtikaria, gelegentlich auch subkutane Ödeme; abdominale Beschwerden, Hepatomegalie, Arthralgien, manchmal auch inguinale Lymphadenopathie. Eine Besonderheit sind Parästhesien und Kältegefühl in den Extremitäten, insbesondere unterhalb der Knie.

Diagnostik und Differentialdiagnostik

Auch hier ergibt sich der klinische Verdacht bei entsprechenden Symptomen, insbesondere der Haut und des Abdomens, aus erhöhter Eosinophilenzahl und Herkunft aus einem Endemiegebiet. Die differentialdiagnostische Abgrenzung von Onchozerkose und Mansonella-perstans-Infektion ist durch den Mikrofilariennachweis möglich.

Therapie und Prophylaxe

Diäthylcarbamazin ist wirkungslos. Die erfolgreiche Behandlung eines Falles mit Ivermectin (Einmaldosis von 140 µg/kg) wurde berichtet.

Schutz vor Mückenstichen durch Anwendung von Repellenzien.

Mansonella streptocerca

Epidemiologie

Das Vorkommen von Mansonella streptocerca (Dipetalonema, Agamofilaria, Acanthocheilonema, Filaria streptocerca) ist auf West- und Zentralafrika, von der Elfenbeinküste bis Angola, beschränkt.

Ätiologie und Übertragung

Die adulten Würmer – das 27 mm lange Weibchen und das 17 mm lange Männchen – halten sich in der Haut im Bereich von Thorax und Schultern auf, ebenso wie die 180–240 µm großen Mikrofilarien. Deren charakteristischstes Merkmal ist eine hirtenstabähnliche Krümmung des kernhaltigen Hinterendes.

Der Überträger ist Culicoides grahami.

Krankheitsbild

Die klinischen Manifestationen ähneln einer milde verlaufenden Onchozerkose: Pruritus, pruriginöse Effloreszenzen, manchmal papulovesikulös, außerdem hypopigmentierte Flecken. Oft ist die Haut verdickt (mit histologisch nachweisbarer Fibrose). Diese Hautveränderungen betreffen den oberen Thoraxbereich, die Schultern und Oberarme. Auch vergrößerte axilläre Lymphknoten von gummiartiger Konsistenz kommen vor. Vereinzelt wurden auch Augensymptome – Schmerzen und verschwommenes Sehen – beschrieben, doch führt die Infektion, im Gegensatz zur Onchozerkose, nicht zu schweren Augenschäden oder Erblindung.

Diagnostik und Differentialdiagnostik

Nach dem klinischen Bild kann man an Onchozerkose und andere nichtparasitäre juckende Dermatosen denken. Für Mansonella streptocerca spricht jedoch die Konzentration der Manifestationen auf Thorax, Schultern und Oberarme. Die hypopigmentierten Maculae sind kleinflächiger und zahlreicher als bei Lepra und nicht hypästhetisch.

Die Eosinophilenzahl ist fast immer deutlich erhöht. Mikrofilarien sind in Hautsnips nachweisbar, doch weniger aktiv als diejenigen von Onchocerca, so daß die Behandlung mit Kollagenase sicherere Ergebnisse bringt.

Der Mazzotti-Test fällt positiv aus. Nach Verabreichung von 50 mg Diäthylcarbamazin kommt es nach einigen Stunden zu Hautrötung und zum Aufschießen von Prurigoknötchen. Im Gegensatz zur Onchozerkose werden dabei auch Adulte abgetötet, um die sich ausgedehntere papuläre Effloreszenzen bilden.

Therapie und Prophylaxe

Diäthylcarbamazin ist sicher wirksam gegen Mikrofilarien und Adulte (Tab. 12.**3**), so daß die Aussichten auf eine radikale Heilung sehr gut sind. Die Wirksamkeit von Ivermectin ist nach bisherigen Erfahrungen weniger überzeugend.

Schutz gegen Mückenstiche durch Anwendung von Repellenzien.

Dirofilariosen

Menschliche Infektionen mit tierpathogenen Filarien aus der Gattung Dirofilaria sind in tropischen und subtropischen Regionen aller Weltteile gefunden worden.

Pulmonale Dirofilariose

Der Erreger Dirofilaria immitis parasitiert im rechten Ventrikel von Katzen, Hunden und wilden Kaninen; die Mikrofilarien zirkulieren im Blut und können über Culex- und Anophelesmücken auf den Menschen übertragen werden, wobei der Haushund das epidemiologisch entscheidende Reservoir darstellt. Die meisten Infektionen wurden in den USA, Australien und Japan beobachtet. Die wohl anfänglich im Herzen angesiedelten heranwachsenden Würmer sterben ab, bevor sie das Adultstadium erreichen, und werden in die Lungenstrombahn gespült, wo sie einen Infarkt in der Lungenperipherie verursachen, mit granulomatöser Entzündung und zentraler Nekrose. Klinisch kann sich das mit Fieber, Husten und blutigem Auswurf manifestieren. Die meisten Infektionen werden aber zufällig bei einer Röntgenaufnahme als umschriebener Rundherd entdeckt und zunächst als Neoplasma gedeutet. Die richtige Diagnose kann erst durch Biopsie oder im Operationspräparat gestellt werden.

Eine Chemotherapie ist nicht bekannt.

Subkutane Dirofilariose

Erreger sind Dirofilaria tenuis, ein Parasit von Waschbären, und Dirofilaria repens, ein Katzen- und Hundeparasit, die beide durch Culex- und Anophelesmücken übertragen werden. Menschliche Infektionen mit Dirofilaria tenuis kommen in den USA vor, solche mit Dirofilaria repens in Südeuropa, der ehemaligen UdSSR, den USA, Südamerika sowie in asiatischen und afrikanischen Ländern. Auch wenn die Würmer das Adultstadium erreichen, erscheinen im Blut des inadäquaten Wirts Mensch keine Mikrofilarien.

Um degenerierende Würmer bilden sich Abszesse, später Granulome von Epitheloidzellen, Riesenzellen und Eosinophilen, die sich klinisch als schmerzhafte, gerötete, manchmal wandernde subkutane Knoten manifestieren. Dirofilaria tenuis wird auch öfter in der Konjunktiva oder den Augenlidern gefunden. Die Diagnose wird durch Biopsie oder operative Entfernung gestellt.

Drakunkulose

Epidemiologie

Die Infektion mit Dracunculus medinensis (Medinawurm, Guinea-worm, Fil d'Avicenne), einem den Filarien verwandten gewebebewohnenden Nematoden, hat ihr heutiges Hauptverbreitungsgebiet in semiariden und semihumiden Gebieten mit ausgeprägter Trockenzeit des tropischen Afrika – von Mauretanien, Guinea ostwärts über Kamerun, Zentralafrika bis Südsudan, Südäthiopien – und im westlichen Indien. Kleinere Endemieherde existieren in Pakistan, Iran, Saudi-Arabien, Jemen und Irak.

Für die Übertragung geeignete Biotope sind flache, natürliche Tümpel, die sich in trockenen Gebieten zu Anfang der Regenzeit füllen oder in feuchteren Gebieten als Residuen periodischer Fließgewässer gegen Ende der Trockenzeit zurückbleiben, ebenfalls ungeschützte Brunnen, in die über die Füße vergossenes Wasser zurückfließen kann, und im indischen Hauptverbreitungsgebiet begehbare Treppenbrunnen. Die ausgeprägt saisonale Übertragung ergibt sich aus dem einjährigen Reproduktionszyklus der Würmer, der niederschlagsbedingt unterschiedlichen Nutzung der Wasserressourcen und der vom Wasserstand abhängigen Vektorendichte (Abb. 12.**6**). In der Feuchtsavanne liegt das Übertragungsmaximum gegen Ende der Trockenzeit, in der Trockensavanne am Beginn der Regenzeit. Da keine Immunität erworben wird, erkrankt in einem betroffenen Dorf ein hoher Prozentsatz der Bevölkerung jedes Jahr innerhalb eines Zeitraums von wenigen Monaten. Die jährliche Inzidenz wird auf mindestens 10 Millionen geschätzt.

Ätiologie und Übertragung

Der für die Krankheitserscheinungen verantwortliche weibliche Wurm erreicht eine Länge bis 80 cm, das nur 1–3 cm große Männchen stirbt bald nach der Kopulation ab. Die reifen Weibchen halten sich im Unterhautbindegewebe – zu 90% der unteren Extremitäten – auf und gelangen gegen Ende der Lebensdauer von etwa 12 Monaten mit ihrem Vorderende bis dicht unter die Hautoberfläche, wo sich eine Blase bildet, die nach 1–3 Tagen platzt. Bei Wasserkontakt der befallenen Partie kommt das Vorderende des Wurms ein Stück aus dem Ulkus heraus und entleert eine große Zahl von 600 µm großen Larven. Dieser Vorgang wiederholt sich bei erneutem Wasserkontakt mehrfach, bis nach etwa 4 Wochen alle Larven ausgestoßen sind. Der dann abgestorbene Wurm kommt

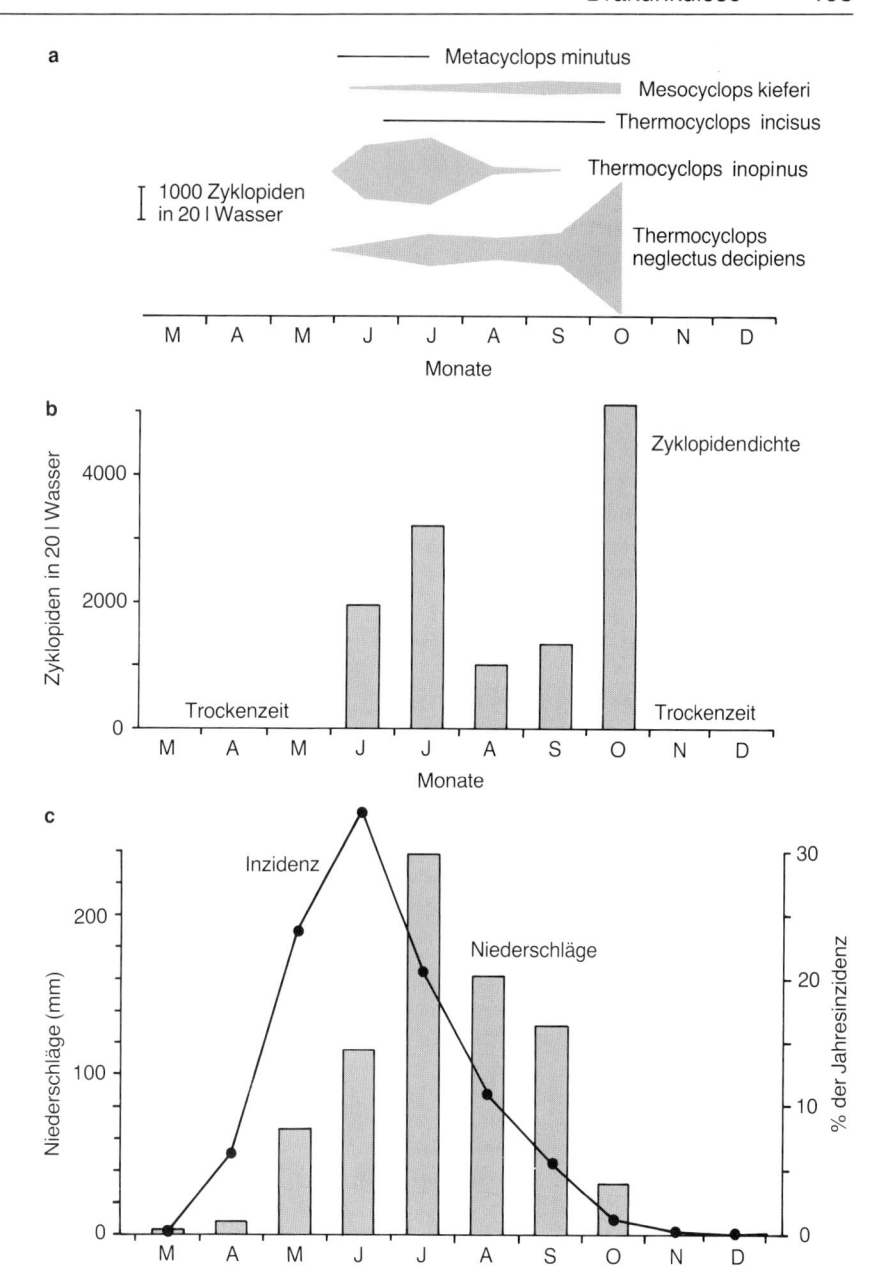

Abb. 12.6 Drankunkulose in einem Dorf der Trockensavanne in Burkina Faso. Auf die Monate Mai bis August entfällt die Hauptaktivität im Hirseanbau (Rodung, Aussaat, Jäten).
a Thermocyclops inopinus.
b Cyclopsdichte im Zweijahresdurchschnitt. Obwohl während der ganzen Regenzeit Zyklopiden vorhanden sind, fällt das Übertragungsmaximum mit dem Auftreten der hier dominierenden Art Thermocyclops inopinus am Anfang der Regenzeit zusammen.
c Monatliche Inzidenz im Vierjahresdurchschnitt (nach Steib).

danach vollends heraus oder kann vorsichtig herausgezogen werden, oder er wird resorbiert.

Die ins Wasser entleerten Erstlarven werden von 2–4 mm großen Ruderfußkrebschen der Gattung Cyclops aufgenommen und erreichen nach zwei Häutungen in etwa 14 Tagen das infektionsfähige Stadium. Cyclopskrebse, die beim Trinken von so verseuchtem Wasser verschluckt wurden, werden im Magen aufgelöst, und die freigesetzten Dracunculuslarven wandern durch die Wand des Duodenums ins retroperitoneale Bindegewebe, wo nach etwa 3 Monaten die Kopulation erfolgt.

Pathogenese

Freisetzung von Erstlarven im Gewebe durch vorzeitiges Absterben reifer Weibchen oder wenn ein durch unvorsichtige Extraktionsversuche abgerissener Wurm sich in den Wurmkanal zurückzieht, führt zu heftiger entzündlicher Reaktion mit Bildung eines sterilen Abszesses. Häufig entwickelt sich als Folge bakterieller Sekundärinfektion eine Phlegmone.

Krankheitsbild

Die Inkubationszeit beträgt etwa 1 Jahr. Als erstes sichtbares Krankheitszeichen entsteht über dem oberflächennahen Vorderende des Wurmes eine flüssigkeitsgefüllte Blase von 1–2 cm Durchmesser. Wenige Tage zuvor können Frösteln, Fieber, Übelkeit, Erbre-

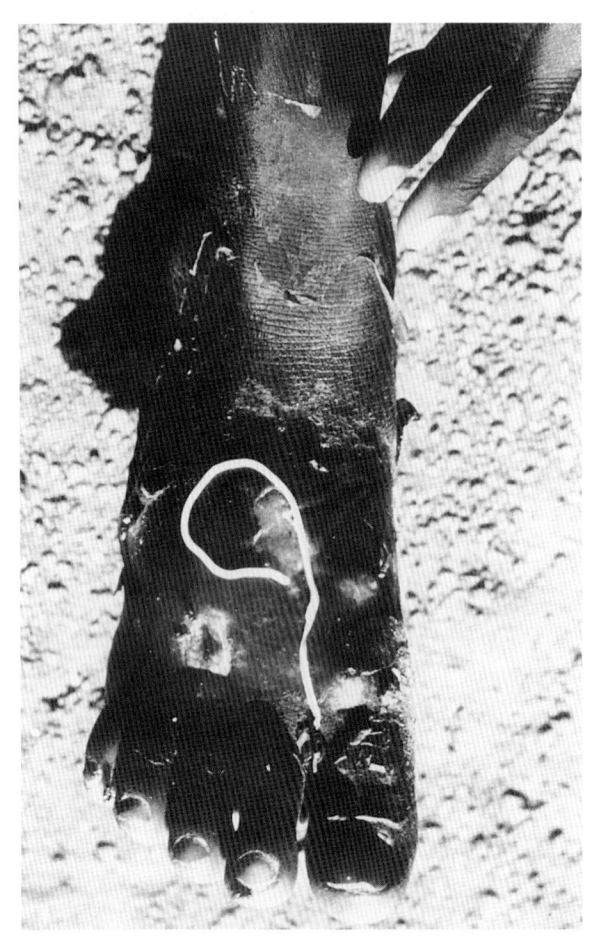

Abb. 12.7 Mehrfache Medinawurmulzera mit Phlegmone des Fußrückens (Foto: Sammlung des Tropenmedizinischen Instituts der Universität Tübingen).

chen, Schwindel, Urtikaria, Asthma und schmerzhafte Schwellung der betroffenen Partie auftreten. Nach Aufplatzen der Blase bleibt ein Ulkus, in dem das Vorderende des Wurmes sichtbar ist (Abb. 12.7). Wenn dessen Uterus nach wiederholtem Wasserkontakt entleert ist, heilt das Geschwür in unkomplizierten Fällen rasch ab.

In mindestens 30% der Fälle kommt es aber durch bakterielle Sekundärinfektion zur Phlegmone, die mehrwöchige Arbeitsunfähigkeit, u. U. in Gelenknähe Ankylosen oder Kontrakturen der Achilles- oder Kniesehnen zur Folge haben kann. Das Guineawurmulkus kann auch Eintrittspforte für eine Tetanusinfektion werden.

Betroffen ist zu über 90% die untere Extremität, ganz überwiegend Unterschenkel und Fuß. Meist handelt es sich um einen oder zwei Würmer, in Einzelfällen wurden auch mehr als 50 beobachtet.

Seltene, ungewöhnliche Lokalisationen können zu ernsthaften Komplikationen führen: orbital zum Verlust des Auges, retroplazentar bei Schwangeren zu Blutungen, im Skrotum zu Epididymoorchitis, in Gelenken zu Ankylose, im Perikard zu konstriktiver Perikarditis, im Vertebralkanal zu Paraplegie.

Diagnostik
Das eindeutige Bild bietet keine diagnostischen Schwierigkeiten.

Therapie
Bei dem traditionellen Verfahren wird nach einem kalten Wasserbad das heraustretende Stück des Wurmes in ein gespaltenes Stäbchen geklemmt, vorsichtig wenige Zentimeter herausgezogen und aufgewickelt. Das Stäbchen wird dann mit Heftpflaster fixiert, das Ulkus mit einem Lokalantiseptikum behandelt und mit sterilem Verband abgedeckt. Unter täglicher Wiederholung der Prozedur kann so der Wurm in 2–4 Wochen entfernt werden, doch kann er dabei abreißen, was zu heftiger entzündlicher Reaktion und häufig zu bakterieller Sekundärinfektion führt.

Einen wesentlichen Fortschritt brachte die medikamentöse Behandlung mit Benzimidazolen. Mittel der Wahl ist heute Metronidazol (Flagyl) in der Dosierung von 400 mg für 10–20 Tage oder 40 mg/kg für 3 Tage. Die Entfernung des Wurmes geht damit rascher – durchschnittlich in der halben Zeit – und ist weniger schmerzhaft. Entscheidend ist dabei wohl der antiphlogistische Effekt der Medikamente, der die entzündlich bedingte Adhärenz des Parasiten im Gewebe verhindert.

Gelegentlich läßt sich ein ganz oberflächlich liegender, sichtbarer und palpabler Wurm nach einer Inzision auf einmal entfernen.

Phlegmonen und Abszesse müssen chirurgisch behandelt werden.

Prophylaxe
Die Pollution von Tümpeln und Brunnen läßt sich durch das Insektizid Temephos, das in einer den Wirkstoff langsam freisetzenden und für Menschen unschädlichen Zusammensetzung angewandt wird, beseitigen oder durch Einsetzen von cyclopsfressenden Barbenarten reduzieren.

Abkochen von Trinkwasser ist in den meisten betroffenen Gebieten wegen des Mangels an Feuerholz nicht durchführbar. In den letzten Jahren wurden überzeugende Erfolge durch Filtrieren mittels lokal hergestellter engmaschiger Filter aus Kunststoffgewebe erreicht. Als improvisiertes Filter genügt eine doppelte Lage von Hemdenstoff.

Wegen der saisonal begrenzten Übertragung ist die Sanierung lokaler Trinkwasserquellen im Prinzip einfach, sofern nicht durch zugewanderte Infizierte eine erneute Verseuchung eintritt. Eine Ausrottung der Drakunkulose wird auf Dauer nur durch Versorgung der ländlichen Bevölkerung mit Leitungswasser zu erzielen sein.

Literatur

Ciba Foundation Symposium 127: Filariasis. Chichester, New York 1987

Dissanaike, S.: Filarial infections. In Gilles, H. M.: Recent Advances in Tropical Medicine. Churcill-Livingstone, Edinburgh 1984

Duke, B.: Loiasis. In Gilles, H. M.: Recent Advances in Tropical Medicine. Churcill-Livingstone, Edinburgh 1984

Ottensen, E. A.: Filariases and tropical eosinophilia. In Warren, K. S., A. A. F. Mahmoud: Tropical and Geographical Medicine. McGraw-Hill, New York 1984

Steib, K.: Der Einfluß klimatologischer und ökologischer Faktoren auf das Auftreten der Dracunculose. In Fricke, W., E. Hinz: Räumliche Persistenz und Diffusion von Krankheiten. Geographisches Institut der Universität, Heidelberg 1987

World Health Organization: Lymphatic filariasis. WHO, techn. Rep. Ser. 702 (1984)

13 Salmonellosen (Typhoide Fieber und Enteritiden)

H. D. Pohle

Definition

Unter der Bezeichnung Salmonellosen werden alle lokalen oder systemischen Auseinandersetzungen des Körpers mit Bakterien der Gattung Salmonella zusammengefaßt. Dies gilt unabhängig davon, ob das Infektionsgeschehen klinisch apparent oder inapparent abläuft und welche pathogenetischen Prinzipien ihm zugrunde liegen.

Nomenklatur und Terminologie

Die salmonellaabhängigen Krankheitsbilder werden in zwei Hauptgruppen unterschieden: die durch Salmonella typhi und Salmonella paratyphi A, B und C hervorgerufenen typhoiden und die durch eine Vielzahl anderer Salmonellatypen verursachten enteritischen (nichttyphoiden) Erkrankungen. Bei den einen handelt es sich um Anthroponosen, bei den anderen um Zoonosen.

Zu den typhoiden Salmonellosen zählen im Sinne der geläufigen deutschen Nomenklatur der Typhus abdominalis und der Paratyphus abdominalis der Typen A, B und C.

Die Bezeichnung Typhus charakterisierte ursprünglich keine ätiologische Einheit, sondern einen durch Fieber und Benommenheit (griech. typhos = Nebel, Dunst) gekennzeichneten akuten Krankheitszustand. Fleckfieber, Rückfallfieber, Brucellose, Typhus abdominalis und andere in der vorbakteriologischen Zeit ursächlich noch nicht unterscheidbare Infektionskrankheiten wurden hierunter subsumiert. Mitte des 19. Jahrhunderts wurden außerhalb Deutschlands das „enteric fever" (jetziger Typhus abdominalis deutscher Sprachregelung) und das „relapsing fever" (Rückfallfieber) aus diesem Sammelbecken ausgegrenzt und der Begriff Typhus (exanthematicus) für das Fleckfieber reserviert. Die berühmte Fleckfieberepidemie 1848 in Oberschlesien wurde von dem von der preußischen Regierung bestellten Gutachter Rudolf Virchow insofern fehlinterpretiert, als er Fleckfieber und den gleichzeitig vorkommenden Typhus abdominalis als unterschiedliche Erscheinungsformen einer Ätiologie ansah und an dem gemeinsamen Begriff „Typhus" festhielt. So konnte es geschehen, daß mit Ausnahme des deutschen Sprachraumes seit über einem Jahrhundert weltweit der Begriff „Typhus" für das Fleckfieber und die Bezeichnung „Typhoides Fieber" für die durch Salmonella typhi hervorgerufene Infektionskrankheit verwendet werden, während man hier für letztere den Typhusbegriff weiter beansprucht. Wer in der internationalen Literatur über Typhus abdominalis (deutscher Provenienz) nachlesen möchte, muß unter „typhoid fever" suchen, um durch das unter „Typhus" geführte Fleckfieber nicht verwirrt zu werden.

Nachfolgend werden die international üblichen Bezeichnungen „Typhoides bzw. Paratyphoides Fieber" an die Stelle der deutschen Bezeichnung „Typhus" bzw. „Paratyphus abdominalis" treten. Von dieser Regel wird nur dort abgewichen werden, wo abgeleitete Namensgebungen zu festen Begriffen geworden sind und so Umsetzungen Verständnisschwierigkeiten auslösen könnten (z. B. Typhusbakterien-Dauerausscheider, S. 207).

Auch der Begriff der „enteritischen Salmonellosen" ist im deutschen Sprachgebrauch noch neu und noch nicht umfassend genug, weil er extraintestinale Infektionen durch Enteritis-Salmonellen nicht erkennbar mit einbezieht.

Noch vor wenigen Jahrzehnten sprach man von Lebensmittelvergiftung durch lebensmittelvergiftende Bakterien und benutzte in Unkenntnis des breiten ätiologischen Spektrums diesen Ausdruck synonym für die akute Gastroenteritis salmonellosa. Durch die im Bundesseuchengesetz verankerte Bezeichnung „Enteritis infectiosa" wurde dieser Begriff zunächst ersetzt und durch die zusätzliche Einführung der „übrigen Formen einschließlich mikrobiell bedingter Lebensmittelvergiftung" in zwei Gruppen aufgeteilt. Die Mehrheit aller in der Bundesrepublik nach diesem Gesetz gemeldeten Fälle von Enteritis infectiosa ist auf Infektionen mit Enteritis-Salmonellen zurückzuführen. Dies bedeutet keineswegs, daß die Enteritis-Salmonellen im ätiologischen Spektrum infektiöser Magen-Darm-Erkrankungen auch tatsächlich an erster Stelle stehen, sondern nur, daß jene Fälle bevorzugt gemeldet werden, die durch die routinemäßigen mikrobiologischen Verfahren am leichtesten diagnostiziert werden können.

Die seuchenrechtliche Bezeichnung Enteritis infectiosa ist mit den klinischen Gegebenheiten der intestinalen Salmonellainfektion ebensowenig deckungsgleich wie die Bezeichnung Enteritis salmonellosa, handelt es sich doch in den wenigsten Fällen um eine exklusive Betroffenheit des Dünndarms. Der auch übliche Ausdruck Gastroenteritis impliziert eine Beteiligung des Magens (Übelkeit, Erbrechen), die aber nicht entzündlicher Natur ist. In der angloamerikanischen Literatur wird daher bevorzugt von Enterocolitis salmonellosa gesprochen, einer Namensgebung, die den tatsächlichen pathologisch-anatomischen Verhältnissen am ehesten gerecht wird.

Mikrobiologie

Die Gattung Salmonelleae gehört zum Stamm der Enterobacteriaceae. Die Beschreibung des ersten Vertreters dieser Gattung erfolgte 1877 durch Klein (Bacterium suipestifer). Eberth und Gaffky (1880–1884) gelang die Entdeckung und Charakterisierung des Typhusbakteriums. Die Beschreibung des Bacterium cholerae suis durch Salmon (1886) in den USA führte später zur Übernahme seines Namens als Genusbezeichnung in die Taxonomie.

Salmonellabakterien sind meist bewegliche, peritriche, sporenlose, aerobe bzw. fakultativ anaerobe, gramnegative Kurzstäbchen, die bestimmte biochemische und antigenetische Gemeinsamkeiten haben. Die biochemischen bedeuten, daß sie Mannit, Maltose und Sorbit vergären, aber Harnstoff, Lactose und in den meisten Fällen auch Saccharose nicht zerlegen. Sie können Gelatine nicht verflüssigen und produzieren auch kein Indol. Antigenetisch unterscheidet man nach O-(Körper-)Antigenen und H-(Geißel-)Antigenen. Bei den H-Antigenen gibt es eine spezifische (1. Phase) und eine unspezifische Phase (2. Phase). Manche Stämme verfügen über zusätzliche Oberflächenantigene (Vi-Antigene), die man früher fälschlicherweise als Virulenzmerkmale interpretierte. In dem von Kauffmann und White geschaffenen Antigenitätsschema werden die über 2000 Salmonellatypen nach ihren O- und H-Antigenen klassifiziert. Die somatischen O-Antigene werden mit arabischen Ziffern, die spezifischen H-Antigene mit kleinen lateinischen Buchstaben, die unspezifischen H-Antigene wiederum mit arabischen Ziffern gekennzeichnet. Typen mit gemeinsamen O-Antigenen werden in Gruppen zusammengefaßt, die mit großen Buchstaben benannt werden. Die so möglichen Antigenformeln erlauben die Einordnung jedes Isolats und sind damit von großer epidemiologischer Bedeutung. Beispiele: S(almonella) typhi: Gruppe D, O-AG 9, 12; H-AG d, unspezifische Phase fehlt. Oder S. typhi murium: Gruppe B, O-AG 1, 4, 5, 12; H-AG i, 1, 2.

Zur Typenbestimmung werden salmonellaverdächtige Isolate von der Kulturplatte auf dem Objektträger mit polyvalenten Antiseren gegen Salmonellen probeagglutiniert. Bei positivem Ausfall werden dann gruppen- und schließlich antigenspezifische Antiseren zur endgültigen Differenzierung eingesetzt. Die Methodik der serologischen Bestimmung eines unbekannten Bakterienstamms wurde von Gruber in die Diagnostik eingeführt. Die Umkehrung dieser Methode, nämlich der Nachweis von Antikörpern im Serum mit Hilfe vorrätig gehaltener Bakterientypen, stammt von Widal.

Unglücklicherweise werden die beiden absolut gegensätzlichen Antigen-Antikörper-Reaktionen weltweit unter der Bezeichnung Gruber-Widal-Reaktion zusammengefaßt. Von der Widal-Reaktion versprach man sich lange Zeit große diagnostische Hilfe als Suchtest bei unklaren salmonellaverdächtigen Zustandsbildern. Die klinische Erfahrung zeigt, daß dieser Untersuchung keine wesentliche Aussagekraft zuzuerkennen ist. Selbst das Typhoide Fieber verläuft häufig seronegativ. Bei den enteritischen Salmonellosen kommt dem Ausfall des „Widals" seit jeher klinisch überhaupt keine Bedeutung zu.

Die serologisch determinierten Salmonellatypen werden überwiegend nach dem Ort der Erstisolierung benannt. Dieser ist in den meisten Fällen rein zufällig und erlaubt daher keine epidemiologischen Rückschlüsse. Einige Salmonellatypen werden aber auch nach den Krankheitsbildern bezeichnet, die von ihnen ausgelöst werden können (z. B. Salmonella typhi, Salmonella typhi murium, Salmonella cholerae suis).

Für klinisch-diagnostische Zwecke sind nur Kulturverfahren erfolgversprechend einsetzbar. Als Untersuchungsmaterialien kommen je nach Krankheitsbild neben Stuhl- und Harnproben Blut, Gallensaft, Exsudate, Wundsekrete usw. in Betracht.

Die mikrobiologischen Verfahren der Salmonellaisolierung wurden im deutschen Sprachraum unter der Bezeichnung TPE-Diagnostik (Typhus, Paratyphus, Enteritis) zusammengefaßt. Sie beruhen auf einer systematischen Abfolge von Anreicherung, Selektionierung und Differenzierung verdächtiger Isolate aus Untersuchungsmaterialien. Hierfür werden auf die biochemischen Eigenschaften von Salmonellen ausgerichtete spezielle Kulturplatten und Röhrchensätze verwendet. In modern eingerichteten mikrobiologischen Laboratorien beschränkt sich die Diagnostik z. B. von Stuhlproben nicht mehr allein auf das TPE- oder auch auf das um die Bakterienruhr erweiterte TPER-Schema, weil dieses nicht geeignet ist, andere darmpathogene Bakterien (z. B. enteropathogene Escherichia coli, Campylobacterarten, Yersiniaarten) nachzuweisen.

Epidemiologie

Salmonellabakterien können bei allen Wirbeltieren vorkommen. Hinsichtlich ihres Standortes und ihrer Pathogenität weisen viele von ihnen eine deutliche Wirtspezifität auf. Diese wiederum nimmt Einfluß auf die Verbreitung der einzelnen Spezies. Salmonella (S.) typhi z. B. ist streng humanpathogen. Dieser Erreger wird bei Tieren nicht gefunden. Seine Verbreitung wird entscheidend durch das hygienische und ökologische Verhalten des Menschen bestimmt. S. typhi murium ruft bei Mäusen ein Krankheitsbild hervor, welches dem des Typhoiden Fiebers beim Menschen vergleichbar ist. Zwar ist S. typhi murium für den Menschen auch pathogen. Dieser reagiert aber unmittelbar an der Eintrittspforte je nach Lokalisation mit Enteritis oder einer Wundeiterung (S. 211). Unabhängig von den artspezifischen pathogenetischen Gegebenheiten ist festzuhalten, daß Salmonellen in erster Linie über den Darm der infizierten Wirbeltiere in die Umwelt gelangen. Mit Darminhalt kontaminierte Gegenstände, Nahrungsmittel, Trinkwasser, Badewasser usw., aber auch Hände und evtl. Fliegen sind die Infektionsquellen für Infektionen beim Menschen. Hierbei ist zu beachten, daß je nach pathogenetischer Reaktion sehr unterschiedliche Infektionsdosen erforderlich sein können. Salmonellatypen, die beim Menschen zu enteritischen Manifestationen führen, können durch unmittelbaren fäkal-oralen Kontakt kaum in ausreichender Dosis übertragen werden. Sie bedürfen der extrakorporalen Anreicherung gewöhnlich in Nahrungsmitteln. Fäkale Schmierinfektionen mit Enteritis-Salmonellen von Wunden (z. B. nach Hüftgelenktotalendoprothese) führen schon in vergleichsweise geringen Erregerkonzentrationen zu eitrigen Komplikationen. Die beim Menschen zum Typhoiden oder Paratyphoiden Fieber, also zu Allgemeininfektionen führenden S. typhi bzw. S. paratyphi A, B und C rufen schon in sehr geringen Dosen Infektionen hervor, Dosen, wie sie bei fäkal-oralem Kontakt ohne zwischenzeitliche Anreicherung üblich sind (z. B. Infektion bei der Pflege eines Erkrankten, durch kontaminiertes Trinkwasser, kopfgedüngtes Gemüse oder von Fliegen kontaminierte andere Nahrungsmittel).

Salmonella typhi. Die nur für den Menschen pathogene S. typhi war und ist ständiger Begleiter der Menschheit seit Anbeginn in allen Zonen der Erde. Über den Stuhl infizierter Personen ausgeschieden, werden diese Bakterien für andere nur dort bedeutsam, wo ihnen Bevölkerungsdichte und niedriges hygienisches Niveau die Arterhaltung sichern. Die Verbreitung von S. typhi stieg mit der Verstädterung der Menschheit an und fiel erst wieder ab, als allgemeinhygienische Maßnahmen (z. B. fließendes Wasser, Kanalisation) wieder mit der soziologischen Entwicklung Schritt hielten. Rückfälle treten immer dann auf, wenn diese Errungenschaften durch Kriege oder andere Katastrophen verlorengehen. So entwickelte sich z. B. in Berlin 1945/46 eine Salmonella-typhi-Epidemie, die Tausende erfaßte und viele Bakterienausscheider hinterließ, von denen immer noch einige Hundert in der Stadt wohnen.

Die Verbreitung von S. typhi ist somit ein Gradmesser des zivilisatorischen Niveaus, ihre weltweite Ausrottung muß deshalb als utopisch bezeichnet werden. Das von ihr ausgelöste Typhoide Fieber ist demzufolge keine Tropenkrankheit im engeren Sinne, sondern eine Krankheit, die dort vorkommt, wo Populationsdichte und allgemeiner hygienischer Standard kontrastieren. Dies trifft allerdings für viele Länder zu, die in subtropischen und tropischen Bereichen liegen.

Die Inzidenz des Typhoiden Fiebers ist in den hochzivilisierten Staaten Europas und Amerikas derzeit verschwindend gering im Vergleich zu den unterentwickelten Ländern, in welchen diese Infektionskrankheit noch mehr oder weniger endemisch vorkommt. Asien, Südamerika und Vorderer Orient sind wegen der hier herrschenden besonderen Bedingungen (Kopfdüngung, Wasserwirtschaft bei Reisplantagen, Überflutung von Brunnen, gemeinsame Benutzung von Flußwasser für Trinkwassergewinnung und Abwasserentsorgung) stärker betroffen als z. B. Afrika. In diesen unterentwickelten Ländern werden vor allem Kinder betroffen, weil diese Altersstufen für die fäkal-orale Infektionsweise besonders exponiert sind. Ausbrüche in den entwickelten Ländern gehen meist auf den Erreger dauerausscheidende Personen zurück, die mit der Zubereitung von Nahrungsmitteln betraut sind oder deren Ausscheidungen in Abwassersysteme gelangen, die Anschluß an Trinkwasserbrunnen, Badegewässer usw. gefunden haben.

In der (alten) Bundesrepublik werden schon seit Jahrzehnten jährlich weniger als 500 Fälle von Typhoidem Fieber gezählt. Mehrheitlich handelt es sich bei den Erkrankten um Touristen aus Endemieländern oder um Gastarbeiter bzw. Asylanten. Autochthone Einzelfälle gehen auf direkte Kontakte zu bekannten oder bisher unbekannten Dauerausscheidern zurück. In jüngster Zeit resultieren solche Fälle auch gelegentlich aus dem Baden in innerstädtischen Kanal- bzw. Flußsystemen, die mit Abwassern kontaminiert sind. Als besondere Infektionsquelle sind Seemuscheln zu erwähnen, die oft auf Bänken geerntet werden, welche in der Nähe von Abwasserleitungen in seichten küstennahen Bereichen liegen. In ihnen scheint sich S. typhi nicht nur zu halten, sondern auch zu vermehren. Trinkwasserbrunnen können bei abschüssigem Gelände manchmal über längere Entfernungen durch Latrinen oder Sickergruben kontaminiert werden. Die für das Typhoide Fieber erforderliche geringe Infektionsdosis läßt derart kontaminiertes Trinkwasser schon zur Infektionsquelle werden, bevor Wassertrübung oder -geruch die fäkale Verunreinigung erkennen lassen. Zentrale Wasserversorgungssysteme in Großstädten unterentwickelter Länder können aus kontaminierten Brunnen gespeist werden, ohne daß z. B. der Hotelgast dies erfährt oder dem entnommenen Trinkwasser ansieht.

Vom Trinkwasser ausgehende Epidemien können einen explosionsartigen Charakter annehmen, vielleicht auch deshalb, weil das unmittelbar getrunkene oder als Vehikel für andere Kaltspeisen verwendete Wasser einen verdünnenden bzw. puffernden Effekt auf die sonst abtötende Magensalzsäure hat. Hinzu kommt, daß Wasser und wäßrige Nahrungsmittel nur eine sehr kurze Verweildauer im Magen haben.

Salmonella paratyphi A, B und C. Das Paratyphoide Fieber B (Schottmüller) ist oft ein Begleitphänomen des Typhoiden Fiebers. Es folgt diesem in einem Verhältnis von etwa 1 : 15, bleibt nach Abklingen der Salmonella-typhi-Epidemie länger vertreten, was wahrscheinlich damit zusammenhängt, daß die Rate des Dauerausscheidertums von S. paratyphi B deutlich höher ist, als die von S. typhi. Die Verbreitung von S. paratyphi B ist wie die der S. typhi weltweit. Die Verbreitungsmodalitäten sind identisch. Mischinfektionen von S. typhi mit S. paratyphi B kommen vor.

S. paratyphi A wird zwar oft durch Urlaubsrückkehrer nach Zentraleuropa eingeschleppt, aber der Erreger ist hier nie heimisch geworden. Wie auch bei S. typhi und S. paratyphi B ist der Mensch als ausschließliches Reservoir anzusehen, und dementsprechend sind auch die Verbreitungswege. Das Vorkommen des Erregers erstreckt sich auf den Südosten Europas sowie auf alle subtropischen und tropischen Länder inklusive der Südstaaten der USA. Erkrankungsfälle in der Bundesrepublik werden gehäuft bei Touristen und Asylsuchenden vom indischen Subkontinent und dem Vorderen Orient beobachtet.

Neben der eigentlichen S. paratyphi C (Neukirch-Hirschfeld) wird als Erreger des Paratyphoiden Fiebers C auch die sehr nahestehende S. cholerae suis in den beiden Variationen Kunzendorf und America mit einbezogen. S. paratyphi C hat keine epidemiologische Bedeutung für Nord- und Mitteleuropa. Hierhin wurde sie nur während der Weltkriege verschleppt. Endemisch kommt sie auf dem Balkan, im Vorderen Orient, im Fernen Osten, in Zentralafrika und Mittelamerika vor. Die ihrer Epidemiologie unterliegenden Gesetzmäßigkeiten sind wenig bekannt, weil sie pathogenetisch zwischen den typhoiden und den Enteritis-Salmonellen steht (S. 209) und somit auch bei Tieren gefunden werden kann.

Enteritis-Salmonellen. Alle Enteritis-Salmonellen haben ihren natürlichen Standort im Tierreich. Demzufolge sind Nahrungsmittel tierischer Herkunft die primären Quellen der menschlichen Infektionen. Sekundäre Quellen sind Nahrungsmittel nichtanimalischer Herkunft, die durch tierische Nahrungsmittel oder fäkal von Tieren oder infizierten Menschen kontaminiert worden sind. Die Entwicklung des internationalen Lebensmittelhandels (besonders mit Schlachttieren, Viehtrockenfutter, Eipulver, Milchprodukten, Gefrierfleisch) hat der Ausbreitungsdynamik der Enteritis-Salmonellen ebenso Vorschub geleistet wie die heute übliche Massentierhaltung, die unzureichende Hygiene bei der Herstellung, der Verpackung und dem Transport von Lebensmitteln, die Aufnahme neuartiger Nahrungsmittel in den Konsum (z. B. Känguruhfleisch, Pampashasen, Schalen- und Krustentiere – speziell aus abwasserverseuchten Küstengewässern). Hinzu kommen Gemeinschaftsverpflegung, Massentourismus und schließlich eine den Kontaminationsgefahren mit Salmonellen nicht gerecht werdende Küchenhygiene. Die Enteritis-Salmonellosen wurden so zu einer Zivilisationsseuche.

Salmonellen können über kontaminiertes Frisch- oder Gefrierfleisch, besonders Tausaft von Tiefkühlhühnern, an Küchengeräte und -arbeitsflächen gelangen und diese über Monate zu Trägern vermehrungsfähiger Keime machen. Sie gelangen beim Anrichten in Speisen und erreichen in ihnen, sofern ausreichende Erhitzung unterbleibt, infektionstüchtige Konzentrationen. Ihre Bildung ist u. a. von der Temperatur und der Dauer abhängig. Die irrtümliche Einschätzung vieler Laien, daß die Aufbewahrung von Speisen im Kühlschrank das Erregerwachstum unterdrückt, führt zu einer Aufbewahrungsdauer, die jene in herkömmlichen Speisekammern bei weitem überschreitet. Die durch die Kühltemperaturen verlangsamte Erregervermehrung wird so durch die Dauer wieder ausgeglichen.

In der (alten) Bundesrepublik werden jährlich etwa 30000 Erkrankungsfälle an Enteritis-Salmonellose gemeldet; davon entfallen ca. 50% auf die Monate August bis Oktober. Über 80% aller Erkrankungen sind nur auf 10 verschiedene Salmonellentypen zurückzuführen. Unter ihnen führte über viele Jahre S. typhimurium, welche zeitweise für nahezu jede zweite Erkrankung verantwortlich zu machen war. In den letzten Jahren traten in Europa, Nord- und Südamerika immer mehr Infektionen mit S. enteritidis in den Vordergrund, die überwiegend auf den Genuß transovariell infizierter roher Hühnereier zurückzuführen sind. Neben diesen beiden Hauptvertretern häufen sich Infektionen mit S. infantis und S. panama. Vergleicht man Morbidität und Lebensalter, so wird in der Altersgruppe 1–4 Jahre eine vierfach höhere Krankheitshäufigkeit deutlich, als sie dem relativen Anteil dieser Altersstufe an der Gesamtbevölkerung zukommt. Umgekehrt ist dieses Verhältnis bei den über 60jährigen, bei denen die Erkrankungshäufigkeit noch nicht einmal 50% des Durchschnittswertes erreicht, die Letalität jedoch stark ansteigt. Die jährlichen Meldezahlen repräsentieren wahrscheinlich noch nicht einmal 10% des tatsächlichen Vorkommens. Waren es in den Nachkriegsjahren Explosivepidemien, die von einem kontaminierten Massennahrungsmittel tierischer Herkunft (z. B. Käse) ausgingen, so hat sich heute die Salmonellenepidemiologie weitgehend verselbständigt. Zwar können nach wie vor Fleisch und Fleischprodukte, Milch und Milchprodukte, Geflügel, Kartoffelsalat usw. bei Einzelfällen oder Gruppenerkrankungen als Infektionsquellen identifiziert werden, doch verlaufen bei den meisten Fällen die epidemiologischen Ermittlungen ergebnislos.

Pathogenese und Immunität

Die unterschiedlichen pathogenetischen Abläufe der Salmonellainfektion beim Menschen sind von paradigmatischer Aussagekraft für die Auseinandersetzung des Makroorganismus Mensch mit seiner mikroorganismischen Umwelt.

Das Typhoide Fieber ist der Prototyp einer zyklischen Infektionskrankheit mit den für diese determinierenden Stadien der Inkubation, Generalisation, Organmanifestation und Immunität. Aus der bei allen Menschen für S. typhi bestehenden Allgemeinempfindlichkeit – also der genotypisch festgelegten Reaktionsweise auf bestimmte Erreger (hier S. typhi und S. paratyphi) im Sinne einer immunologisch gesteuerten Allgemeininfektion – wird nach überstandener Infektion eine phänotypisch festgelegte allgemeine Unempfänglichkeit (erworbene Immunität), die nicht vererbbar ist. An die Stelle der allgemeinen ist nun eine lokale Empfänglichkeit getreten, d. h. im Körper verbliebene oder nachträglich inokulierte Salmonella-typhi-Bakterien können nun nur noch Lokalinfektionen am Ort des Erregeraufenthalts hervorrufen.

Diese zyklische Reaktionsweise des Körpers ist entwicklungsgeschichtlich jünger einzuschätzen, als jene, bei welcher der menschliche Körper a priori nur noch im Sinne einer Lokalinfektion reagiert. Letzteres trifft für alle Salmonellatypen mit Ausnahme der typhoiden und paratyphoiden zu. Wie bei allen bakteriellen Lokalinfektionen entwickelt sich keine antikorpuskuläre (wohl aber ggf. eine antitoxische) Immunität, d. h., Salmonellainfektionen sind auch mit dem identischen Typ beliebig reproduzierbar. Ebenso ist bei entsprechenden Voraussetzungen auch bei der Salmonellalokalinfektion der Übergang zur septischen (nicht zu verwechseln mit der zyklischen) Allgemeininfektion möglich und kommt auch häufig vor.

Typhoide und Paratyphoide Fieber
Die mit der Nahrung aufgenommenen Keime werden, sofern sie die Magenbarriere überwunden haben, im Darm von wandständigen genetisch spezifisch determinierten Makrophagen aufgespürt, inkorporiert, in die regionalen Mesenteriallymphknoten verschleppt und den dort befindlichen T-Zellen präsentiert. Letztere vermehren sich ebenso wie die Erreger, die nach gewisser Zeit über den Lymphweg in die Blutbahn entlassen werden. Den Zeitraum von der Inokulation bis zum Beginn der hämatogenen Generalisation bezeichnet man als das *Inkubationsstadium*. Dieses ist stets asymptomatisch.

Das *Generalisationsstadium* ist zunächst nur durch unspezifische Allgemeinerscheinungen gekennzeichnet, z. B. Fieber, Kopfschmerzen und Schlafstörungen. Seine Dauer ist im Vergleich zu anderen zyklischen Infektionskrankheiten ungewöhnlich lang, es kann bei Unbehandelten mehrere Wochen betragen. Gegen Ende verdeutlichen sich die Betroffenheit des abdominalen lymphatischen Gewebes (Milztumor, Vergrößerung der Mesenteriallymphknoten und der darmständigen Peyer-Plaques-Lymphknoten) und die Roseolenbildung an der Haut.

Das nun beginnende *Organmanifestationsstadium* ist durch Lokalsymptome der betroffenen Organe (vor allem Darm) und durch das spontane Sistieren der Bakteriämie charakterisiert. Ulzerationen von Lymphfollikeln in der Darmwand entlassen jetzt den Erreger in das Darmlumen. Mit gewisser Regelmäßigkeit läßt er sich auch im Harn nachweisen, was einerseits auf Herdbildungen in den Nieren zurückgeführt wird, andererseits wahrscheinlich aber als Ausdruck einer lymphogenen Verschleppung vom Darm zu den Nieren zu werten ist. Signifikante Keimzahlen werden im Harn zu dieser Zeit nicht beobachtet.

Die jetzt vorliegende erworbene allgemeine Unempfänglichkeit ermöglicht dem Körper, die betroffenen Organe bzw. Organbereiche im Sinne der unspezifischen granulozytären – also eitrigen – Erregereliminierung zu reinigen. Hierbei kann es zu lokalen Komplikationen kommen (Darmperforation, Darmblutung) wie auch zu eitrigen Reaktionen in sinusoidalen Organen (Knochenmark) oder in der Gallenblase, welche über die Freisetzung von Erregern aus dem Makrophagensystem der Leber infiziert wird. Derartige eitrige Komplikationen können unmittelbar im Anschluß an die akute Erkrankung wie auch noch nach Jahren und Jahrzehnten später auftreten. Jede eitrige Organmanifestation kann bei vorliegender Immunität nun auch zum Herd einer (posttyphösen) Sepsis werden. An Häufigkeit führt hier die cholangiogene Salmonella-typhi-Sepsis.

Nicht immer ist die nach Ablauf der Salmonella-typhi- oder Salmonella-paratyphi-Infektion bzw. -Erkrankung bestehende Immunität ausreichend tragfähig. Die Persistenz der Erreger im Körper über lange Zeit, manchmal lebenslang, schafft die Voraussetzung zum Rezidiv, also einer erneuten Erkrankung nach Infektion mit dem schon im Körper vorhandenen Erreger.

Zwar ist jeder Mensch bei der Erstauseinandersetzung mit S. typhi oder S. paratyphi als allgemeinempfänglich anzusehen, doch ist die Reagibilität unterschiedlich. Kinder zeigen einen vergleichsweise blanden Verlauf, und auch bei den Erwachsenen beträgt die typische klinische Apparenz nur ca. 10%. Die pathogenetischen Gegebenheiten der Infektion mit S. paratyphi A bzw. B sind von denen mit S. typhi nicht verschieden. Der Ablauf des paratyphoiden Fiebers ist durchschnittlich geraffter und klinisch nicht so schwerwiegend. Von S. paratyphi C und ihren Varianten sind sowohl zyklische wie auch enteritische Verlaufsbilder bekannt.

Enteritis-Salmonellosen
Enteritis-Salmonellen vermögen enteroinvasive und enterotoxische Effekte auszulösen. Beide Eigenschaften sind graduell und im Verhältnis zueinander nicht nur typ-, sondern sogar stammabhängig. Der Manifestationsort der enteroinvasiven Wirkung ist der untere Dünn- und obere Dickdarm. Hier gelangen die Erreger ohne wesentliche Zerstörungen des Darmepithels in die Submukosa, wo sie sich vermehren und eine Entzündungsreaktion hervorrufen. Dies begründet die klinische Unterschiedlichkeit zu den ulzerativen (epithelzerstörenden) Shigelleninfektionen, bei denen blutig-eitrige Stühle zum Regelbefund gehören. Die enterotoxische Komponente begünstigt offenbar die epitheliale Haftung der Erreger. Sie ist klinisch gekennzeichnet durch allgemeine Toxinwirkungen (Erbrechen, Kopfschmerz und andere vegetative Symptome) und durch lokal ausgelöste profuse wäßrige Entleerungen auf dem Boden einer toxininduzierten extrem gesteigerten Wasser- und Elektrolytsekretion des gesamten Dünndarms (Enterosorption).

Die klinische Manifestationsschwere ist von der Infektionsdosis und individuellen Faktoren (Lebensalter, vorbestehende Magen-Darm-Krankheiten, antitoxische Immunitäten usw.) abhängig.

Bei der Infektionsdosis sind die unterschiedlichen Anteile von Erregerzahl und Enterotoxingehalt bedeutsam. Die kleinste noch wirksame Keimzahl wird wiederum durch Typ- und Stammeigenschaften bestimmt. Sie schwankt zwischen 10^4 und 10^9 Erregern. Dies macht deutlich, daß Enteritis-Salmonellen im Regelfall der extrakorporalen Anreicherung bedürfen, um diese Infektionsdosen zu erreichen. Enterale Salmonellaerkrankungen als Folge von Schmierinfektionen (fäkal-orale Infektionsweise) können daher nur bei einem Ausnahmeverhalten des Patienten (z. B. Säugling mit Ernährungsstörungen) zustande kommen. Die Zeit zwischen der Zufuhr der Infektionsdosis und dem Auftreten erster Krankheitserscheinungen schwankt zwischen wenigen Stunden (bei überwiegend enterotoxischer Wirkung) und etwa 3 Tagen; mehrheitlich liegt sie bei 8–12 Stunden. Sie wird beeinflußt von der Art des Nahrungsmittels, anderer Beikost und Getränken, Magenfunktion usw. So wird verständlich, daß die klinischen Erscheinungsbilder im Hinblick auf die vielfältigen äußeren und individuellen Faktoren von bagatellhaft-blande bis zu schweren cholera- oder dysenterieähnlichen Verläufen variieren können.

Der pathogenetische Ablauf der Salmonellenenteritis folgt dem einer typischen Lokalinfektion. Demzufolge ist auch mit keiner gegen den Erreger gerichteten postinfektiösen lokalen Immunität zu rechnen. Die Infektion ist auch mit dem identischen Typ grundsätzlich beliebig wiederholbar. Jedoch sind immunologische Reaktionen mit den allerdings unterschiedlichen Enterotoxinen der Erreger wahrscheinlich. Hieraus resultiert nicht nur eine gewisse Abschirmung gegenüber den toxischen Effekten bei Reexposition, sondern wegen der bahnenden Wirkung der Enterotoxine auf den Infektionsablauf – auch eine abschwächende – auf den enteritischen Verlauf. So ließe sich die klinische Inapparenz sich ständig wiederholender Reinfektionen bei Einwohnern hygienisch unterentwickelter Länder erklären.

Pathogenetische Sonderformen

Werden einer noch allgemeinempfänglichen Person S. typhi oder S. paratyphi auf parenteralem Wege zugeführt (kontaminiertes Spritzbesteck, Infusion, Transfusion), entwickelt diese trotzdem einen typischen zyklischen Infektionsablauf. Dieses Verhalten ändert sich, sobald eine bereits immune Person davon betroffen ist. Hier kommt es zur lokalen oder systemischen eitrigen Reaktion. Spritzenabszesse sind kein seltenes Vorkommnis bei sehr alten Typhusbakterien-Dauerausscheidern, die der regelmäßigen Injektionsbehandlung aus anderer Indikation bedürfen und deren körperliche Hygiene unzureichend geworden ist. Derartige Lokalprozesse können ebenso zum Herd einer Typhusbakteriensepsis werden wie nach überstandenem Typhoiden Fieber im Körper verbliebene Lokalinfektionen mit S. typhi (z. B. cholangiogene Sepsis).

Die parenterale Exposition mit Enteritis-Salmonellen führt zu Folgeerscheinungen, wie sie für alle Eitererreger charakteristisch sind. Die praktische Bedeutung dieser Möglichkeit ist erheblich, weil die Verbreitung von Enteritis-Salmonellen in den meisten Populationen kontinuierlich zunimmt. Von der mütterlich-fäkalen Infektion des Nabelstumpfes des Neugeborenen bis zur fakultativen Kontamination von Operationswunden, Unterschenkelgeschwüren, Venenkathetern usw. ergibt sich ein breites Spektrum parenteraler Herdbildungen. Die oft unterbleibende Erregeridentifizierung und Polyresistenz vieler weitverbreiteter Enteritis-Salmonellen gegenüber den gebräuchlichen Antibiotika wirken sich für den Betroffenen dann mitunter verhängnisvoll aus.

Enterale Infektionen mit Enteritis-Salmonellen gehen initial oft mit einer kurzfristigen akzidentellen Bakteriämie einher. Der Erregergehalt pro Milliliter Blut ist minimal. Gewöhnlich ist diese Form der Bakteriämie schon spontan abgeklungen, bevor das mikrobiologische Untersuchungsverfahren abgeschlossen ist. Derartige akzidentelle Bakteriämien dürfen in ihrer klinischen Gewichtung nicht mit einer Salmonellasepsis gleichgesetzt werden, obwohl im Einzelfall die Abgrenzung schwierig sein kann (S. 211).

Die pathogenetische Einschätzung des zyklischen Infektionsablaufs bei S. typhi und S. paratyphi als entwicklungsgeschichtlich jung und des Ablaufs als Lokalinfektion bei den Enteritis-Salmonellen als evolutiv ausgereifter und somit älter, wird durch jüngste klinische Beobachtungen in beeindruckender Weise gestützt. Die mit der HIV-Infektion einhergehenden immunologischen Defekte – speziell im Bereich der zellvermittelten Immunität – bewirken bei den Betroffenen (ca. 5–7% aller AIDS-Patienten) Infektionsabläufe mit Enteritis-Salmonellen, die jenen mit S. typhi bei immunkompetenten und allgemeinempfänglichen Menschen sehr ähnlich sind. Aus oralen Infektionsdosen, die nicht zu enteritischen Zustandsbildern geführt haben müssen oder können, entwickeln sich bei diesen Patienten wochen- und monatelang anhaltende Salmonellabakteriämien geringer Keimdichte, die nahezu ausschließlich durch eine kontinuierliche Erhöhung der Körpertemperatur gekennzeichnet sind. Nur bei gezielter mikrobiologischer Untersuchung werden solche Zustände ätiologisch geklärt, denn septische Absiedelungen, wie man sie bei immunkompetenten Personen unausweichlich zu erwarten hätte, bleiben aus. Die Ausschaltung eines genotypisch festgelegten, für bestimmte Antigene der Enteritis-Salmonellen kodierten, zellulär-immunologischen Apparates versetzt den Betroffenen immunologisch in einen evolutiv jüngeren Zustand. Die nun eigentlich erforderliche Erlernung des immunologischen Umgangs mit den Erregern kommt bei den AIDS-Patienten nicht mehr zum Zuge, weil sie definitionsgemäß zu keinen ausreichenden zellulären Reaktionen mehr fähig sind. Insofern entspricht das immunologische Verhalten des mit Enteritis-Salmonellen infizierten AIDS-Patienten einer Umkehrung des Ablaufs der Salmonella-typhi-Infektion beim Immunkompetenten.

Pathologie

Infektionen mit S. typhi bzw. S. paratyphi. Die vom Darmlumen zu den Mesenteriallymphknoten gelangten Erreger vermehren sich hier intrazellulär. Nach Einsetzen der hämatogenen Generalisation siedeln sie sich in Organen mit lymphoretikulärem Gewebe an. Davon sind besonders die Peyer-Plaques im terminalen Ileum und Zäkum, aber auch Milz, Leber und Knochenmark betroffen. Hier kommt es zu einer knötchenförmigen Proliferation retikulohistiozytärer Zellelemente, deren Hauptmerkmal Erreger enthaltende Makrophagen (Rindfleischzellen) sind. Sie drängen die ortsständigen Lymphozyten zurück (markige Schwellung). Im weiteren Verlauf stellen sich Gewebenekrosen und -zerfall ein, die sich am entscheidenden Manifestationsorgan, dem Dünndarm, als Schleimhautulzerationen verdeutlichen. Analoge

Veränderungen finden sich in der Leber (Typhusgranulome, Typhome). Aus den Erregern freigesetzte Endotoxine werden für degenerative Schädigungen an Herz- und Skelettmuskulatur (Zenker-Degeneration) und die Vigilanzstörungen verantwortlich gemacht.

Infektionen mit Enteritis-Salmonellen. In den Entzündungsprozeß sind Dünn- und Dickdarm einbezogen. Hingegen findet sich für die dem Magen zugeschriebenen Symptome kein pathologisch-anatomisches Korrelat. Die entzündlichen Veränderungen können in allen Schweregraden vorkommen, im leichtesten Fall in Form einer katarrhalischen Schwellung, im schwersten in Form der hämorrhagisch-ulzerativen Darmwandinfiltration. Eine Mitbeteiligung des lymphoretikulären Gewebes – wie bei den typhoiden Salmonellen – gibt es nicht. Der Entzündungsprozeß ist unspezifisch und läßt deshalb keine ätiologische Deutung zu.

Typhoides Fieber (Typhus abdominalis)

Krankheitsbild

Nach einer asymptomatischen Inkubationszeit von 1–3 Wochen beginnt die Erkrankung allmählich mit Anstieg der Körpertemperatur. Dem Betroffenen wird dies häufig so wenig bewußt, daß er nachträglich nicht in der Lage ist, den exakten zeitlichen Beginn seines Krankseins anzugeben. Initiale Schüttelfröste schließen ein Typhoides Fieber im Regelfall aus, können aber durch antipyretisch wirkende Medikamente provoziert werden (Tab. 13.1).

Die Temperatur erhöht sich staffelförmig von Tag zu Tag (Abb. 13.1), d. h., die Abendtemperatur steigt kontinuierlich an, die nächtlichen Remissionen erreichen niemals den Ausgangswert des vorangegangenen Tages. Schweißausbrüche kommen vor. Die Patienten klagen über Abgeschlagenheit, Inappetenz, Kopf- und Muskelschmerzen, außerdem über Schlafstörungen und beängstigende Träume. Innerhalb weniger Tage hat die Körpertemperatur ihren Höhepunkt bei etwa 40 °C erreicht; hier verweilt sie mit einer Schwankungsbreite von wenigen Zehntelgraden über 1–3 Wochen. Das klinische Vollbild des Typhoiden Fiebers ist nun erreicht. Der Erkrankte liegt teilnahmslos im Bett, meist auf dem Rücken, döst vor sich hin; sein Gesichtsausdruck ist müde und schlaff; er ist zwar ansprechbar, reagiert aber oft desinteressiert oder

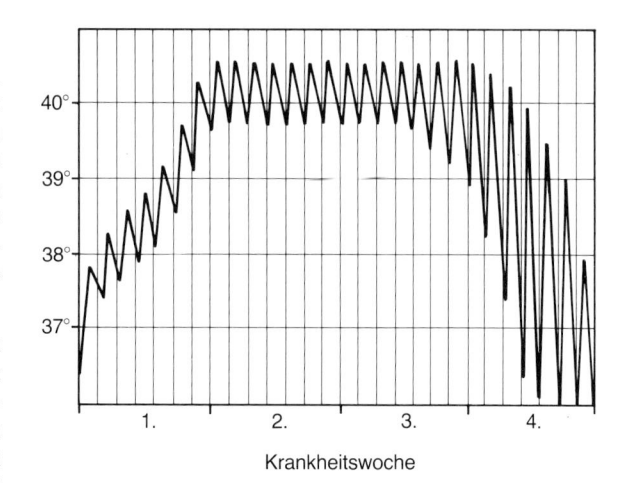

Abb. 13.1 Schematische Fieberkurve des unbehandelten Typhoiden Fiebers.

Tabelle 13.1 Stadien des Typhoiden Fiebers (nach Höring)

	I	II	III	IV
Dauer	1–3 Wochen	1–3 Wochen	2–5 Wochen	Jahre
Pathogenetisches Stadium	Inkubation	Generalisation	Organmanifestation	Krankheitsimmunität
Klinisches Stadium	prodromale	incrementi acmes	decrementi	Rekonvaleszenz
Fieber	frei, subfebril	staffelförmig zur Kontinua	amphibolicum	fieberfrei
Symptome	–	Milztumor, Roseolen	Darmerscheinungen	–
Pathologisch-anatomische Stadien	(Primäreffekt)	markige Schwellung	Ulzeration, Reinigung	Restitutio ad integrum
Widal-Reaktion	–	– +	+ + + + +	+ ± –
Typhusbakteriennachweis	–	Blut	Stuhl und Urin (auch Sputum)	(bei Bakterienausscheidern in Galle, Stuhl, Urin)

gereizt, seine Antworten sind nicht immer konkret. Er ißt nicht und muß zum Trinken ermuntert werden. Nicht selten bestehen trockener Reizhusten und eine hartnäckige Obstipation.

Die körperliche Untersuchung zeigt dem Erfahrenen viel, für den Unkundigen ist sie wenig ergiebig: Die Haut ist heiß und trocken, das Gesicht ist blaß, die Lippen sehen auffallend livide aus. Der Pharynx zeigt eine an die Lymphfollikel gebundene stärkere trockene Rötung, die Zunge ist in eigenartiger Weise belegt (Typhuszunge). Der graugelbe Belag spart die Zungenränder und -spitze so aus, daß der belagfreie Bereich der Form eines „W" entspricht. Es besteht eine gewisse Nackensteifigkeit und auch die Augenbulbi mögen druckschmerzhaft sein. Vermißt wird ein Herpes-simplex-Rezidiv an den Lippen oder anderswo, das im Ablauf so vieler hochfieberhafter Erkrankungen sonst selten ausbleibt. Auskultatorisch hört man über den dorsalen Lungenabschnitten oft ein leicht verschärftes Atemgeräusch und vorübergehendes Entfaltungsknistern. Auch bronchitische Geräusche können vorkommen. Die Herzfrequenz ist niedrig und steht im auffallenden Kontrast zur Temperaturhöhe. Trotz 40°C Rektaltemperatur überschreitet sie 100 Schläge/min selten. Der Puls ist weich und dikrot.

Mit anhaltender Dauer dieses „Status typhosus" kommen weitere Befunde hinzu. Die sonographisch schon früh als vergrößert erkennbare Milz wird schließlich fühlbar, sie ist von nicht allzu derber Konsistenz. Das Abdomen ist meteoristisch und wirkt aufgetrieben. Versetzt man die Ileozäkalgegend mit der palpierenden Hand in rhythmische Bewegungen, so lassen sich gurrende oder quatschende Geräusche auslösen.

Nur wenige Laboruntersuchungen (abgesehen von bakteriologischen) geben zu diesem Zeitpunkt verwertbare Hinweise. Im peripheren Blut besteht eine Leukopenie (2000–4000/µl), bei Linksverschiebung, relativer Lymphopenie und absolutem Mangel an eosinophilen Granulozyten. Die Blutsenkung ist geringgradig beschleunigt, leichte Aktivitätssteigerungen der Leberenzyme weisen auf eine hepatotische Mitbeteiligung hin. Auch Erhöhungen der Serum- bzw. Harnamylasewerte können beobachtet werden. Die Diazoprobe im Harn ist positiv (70%). Gegen Ende der hochfebrilen Kontinua, die durchschnittlich 1–3, im Ausnahmefall aber auch 6 Wochen anhalten kann, ändert sich die Symptomatik: Das Sensorium hellt langsam auf, der Zungenbelag stößt sich ab, an der Bauchhaut, seltener auch an Rücken und Extremitäten zeigen sich bei der Mehrzahl aller Fälle die sog. Typhusroseolen: hellrote, stecknadelkopfgroße, nichtjuckende, auf Glasspateldruck abblassende Flecken mit angedeuteter Hofbildung. Die zuvor herrschende Obstipation weicht der Entleerung von „erbsenbreiartigen" Stühlen, der Milztumor bildet sich allmählich zurück. Jetzt droht die Gefahr der Darmblutung oder -perforation. Die Ileozäkalgegend wird zunehmend druckschmerzhafter. Der Meteorismus nimmt zu. Der Gesamteindruck des Patienten ist „abdominal." Beim bisher unbehandelt gebliebenen Patienten hat sich bis zu dieser Phase der Gesamtzustand wesentlich verschlechtert. Wegen unzureichender Nahrungszufuhr bei erheblich gesteigertem Stoffwechsel sind Fettdepots und Muskulatur weitgehend eingeschmolzen. Die Augen liegen tief und sind haloniert. Der Hautturgor ist herabgesetzt, es besteht eine erhebliche Neigung zu peripheren Phlebothrombosen, zur aszendierenden eitrigen Parotitis, zum Kreislaufkollaps.

Vor dem Einsetzen morgendlicher Fieberremissionen (Stadium amphibolicum) wird die Heilung eingeleitet. Die Komplikationsgefährdung erreicht aber nun ihren Höhepunkt. Die Teilnahmslosigkeit und Inappetenz weichen dem Normalverhalten, der Puls wird eher schneller als der Temperatur angemessen ist, die Patienten sind jetzt oft nur noch schwer im Bett zu halten. Im peripheren Blut treten die ersten eosinophilen Granulozyten auf (Morgenröte der Besserung!), aus der relativen Lymphopenie wird eine relative Lymphozytose. Wenn Komplikationen ausbleiben, ist nun mit langsamer Erholung zu rechnen.

Prognostisch bedeutsam ist der weitere Temperaturverlauf. Unterschreitet die Temperatur nach scheinbarer Normalisierung nicht wenigstens einmal morgens 36,5°C (rektal) oder liegt sie über 24 Stunden kontrolliert nicht einen ganzen Tag unter 37°C, sondern steigt sogar abends noch bis 37,5°C rektal an, ist mit dem Auftreten eines Rezidivs zu rechnen.

Eine charakteristische, aber fakultative Folgeerscheinung des unkompliziert abgelaufenen Typhoiden Fiebers ist die diffuse Alopezie. Selbst bei totalem Haarausfall ist sie stets rückbildungsfähig und führt zu einem Haarwuchs, der meist kräftiger ist, als er zuvor war.

Das geschilderte Vollbild des Typhoiden Fiebers wird nur im Ausnahmefall zu beobachten sein. Dies deshalb, weil auch beim spontanen Ablauf der Allgemeininfektion mit S. typhi alle Apparenzgrade körperlicher Betroffenheit vorkommen können. Klinisch inapparente Verläufe (ambulatorische) gibt es ebenso wie leichte Krankheitsbilder (Typhus laevissimus oder abortivus). Sie werden meist bei Umgebungsuntersuchungen nachträglich identifiziert. Verlaufsunterschiede bestehen aber auch in Abhängigkeit vom Lebensalter. Bei Neugeborenen und Säuglingen, deren immunologischer Apparat noch ungenügend funktionsfähig ist, entwickelt sich keine zyklische Allgemeininfektion, sondern ein septisches Zustandsbild mit Absiedelungen an den Hirnhäuten, Nieren usw. Findet die Infektion bei erregerausscheidenden Müttern schon intrauterin statt, bleibt sie erscheinungsfrei. Der Erreger ist dann im Mekonium nachweisbar. Erstauseinandersetzungen schwangerer Frauen mit S. typhi führen häufig zum Abort. Perinatale Infektionen verlaufen oft besonders schwer. Hingegen ist das Kindesalter – etwa bis zum 10. Lebensjahr – durch leichte bzw. abortive Krankheitsbilder gekennzeichnet. Im frühen und mittleren Erwachsenenalter zeigt sich dann die typische Verlaufsform, welche durch den „Greisentyphus" abgelöst wird, ein blandes fieberhaftes, oft völlig fehlbewertetes Zustandsbild, das durch eine ungewöhnlich hohe Komplikationsrate (z. B. Peritonitis nach Darmperforation oder massive intestinale Blutung) belastet ist.

Rezidive

Rezidive sind Zweiterkrankungen auf dem Boden einer endogenen Reinfektion bei unzureichend entwickelter Immunität. Klinisch entsprechen sie meist der Originalerkrankung, wobei als Faustregel gilt, daß die Schwere der Ersterkrankung und des Rezidivs jeweils in einem reziproken Verhältnis stehen. Dies erklärt, daß manche Patienten das Rezidiv als eigentliche Krankheit ansehen und die vorangegangene leichte Ersterkrankung damit in keine Verbindung bringen. Auch unbegreiflich lange Inkubationszeiten lassen sich so besser verstehen.

Bei antibiotisch unbehandelt gebliebenen Patienten ist in bis zu 20% aller Fälle innerhalb der ersten 12 Tage nach Entfieberung mit einem Rezidiv zu rechnen. Hat eine antibiotische Therapie (Chloramphenicol) stattgefunden, ist diese Möglichkeit bis zu einem Monat nach Entfieberung gegeben. Veränderungen der Rezidivhäufigkeit in Abhängigkeit von der Antibiotikatherapie sind schwer zu objektivieren. Es besteht der Eindruck, daß z. B. die Chloramphenicolbehandlung die Rezidivneigung deutlich erhöht. Der erste Rückfall erhöht die Wahrscheinlichkeit eines zweiten, der zweite die eines dritten usw. Mehr als vier Rezidive kommen jedoch kaum vor.

Komplikationen

Bei den Komplikationen ist zu unterscheiden zwischen jenen, die krankheitsspezifisch sind, und solchen, die sich aus Epiphänomenen ergeben. Die gefürchtetsten spezifischen Komplikationen sind Darmblutung und -perforation. Mit beiden ist grundsätzlich vom Ende der hochfebrilen Kontinua bis ins Stadium amphibolicum zu rechnen. Blutungen unterschiedlicher Stärke und Dauer treten wesentlich häufiger auf als Perforationen. Ihre relative Häufigkeit ist von zahlreichen Faktoren (z. B. Lebensalter, Chemotherapie) abhängig. Bei unbehandelten schweren Krankheitsverläufen mußte man früher bei 25% aller Fälle ernsthafte Blutungen und bei 5% Perforationen einkalkulieren. Durch eine zeitgerechte Chemotherapie sind diese Sätze auf unter 5% bzw. unter 1% gesenkt worden. Setzt die Chemotherapie aber erst ein, wenn sich der Patient bereits im Stadium amphibolicum befindet, bleibt sie ohne Einfluß auf die Komplikationsrate. Letale Ausgänge des Typhoiden Fiebers in der Bundesrepublik sind fast ausnahmslos auf die eitrige Peritonitis nach Perforation oder unstillbare Blutungen aus zahlreichen Ulzerationen zurückzuführen.

Da bei älteren Menschen diese uncharakteristischen oder gar fehlenden Komplikationen die ersten Krankheitszeichen darstellen können, gelangen derartige Patienten meist zunächst in chirurgische Abteilungen. Von den Erfahrungen des Chirurgen hängt es ab, ob die Möglichkeit eines Typhoiden Fiebers bedacht und die notwendigen diagnostischen, therapeutischen und umgebungspräventiven Schritte eingeleitet werden.

Die Perforations- bzw. Blutungsquellen liegen meist in den letzten 30–50 cm des Dünndarmes, kommen aber auch im Kolon vor. Klinisch äußert sich die Perforation mit den typischen Zeichen einer lokalisierten Peritonitis: Schmerzhaftigkeit und Abwehrspannung im rechten Unterbauch. Im peripheren Blut tritt an die Stelle der Leukopenie eine Leukozytose mit erheblicher Linksverschiebung. Okkulte Blutungen finden sich bei vielen Patienten mit Typhoidem Fieber, sie haben keine klinische Relevanz. Massenblutungen werden selten beobachtet, sie erfordern dann meist heroische operative Interventionen (S. 206). Bei einer intestinalen Massenblutung findet sich initial meist ein plötzlicher Temperatur- und Blutdruckabfall. Dieses Warnsymptom ist sehr ernst zu nehmen, weil mit dem Beginn der Blutentleerungen nur noch wenig Zeit zur Substitution bleibt, um den Kreislauf bis zur Operation zu stabilisieren.

Unmittelbar aus dem Typhoiden Fieber kann sich eine akute eitrige Salmonella-typhi-Cholezystitis bzw. ein -Empyem entwickeln. Ihre klinische Symptomatik ist typisch, die Abgrenzung von anderen intraabdominalen Komplikationen bereitet keine Probleme.

Patienten mit Typhoidem Fieber neigen zu tiefen, meist blanden Thrombosen. Diese bilden sich während der Zeit der Kontinua, das thrombotische Material enthält S. typhi. Die Verschleppung von Thromben in die Lungen verursacht Infarkte, die einschmelzen können. Im Sputum, selbst auf einer Hustenplatte, läßt sich dann S. typhi nachweisen. Die sich hieraus ergebenden hygienischen Vorsichtsmaßnahmen müssen beachtet werden.

Eitrige Absiedelungen in der Muskulatur kommen vor, häufiger aber finden sich Osteomyelitiden, vorzugsweise Spondylitiden. Ähnliche Manifestationen können sich an der Schilddrüse, den Gonaden oder den Nieren einstellen. Sie können klinisch über lange Zeit völlig inapparent bleiben und sich manchmal erst nach Jahren oder Jahrzehnten verdeutlichen.

Neben dem schon erwähnten Haarausfall müssen mit dem Typhoiden Fieber noch eine Reihe weiterer Folgeerscheinungen korreliert werden, die aber selten sind: Ertaubung, periphere Neuritis, hämolytisches Syndrom.

Diagnostik

Wie immer beruht die diagnostische Hauptleistung im Darandenken. Ein Verdacht sollte bei jedem Kranken aufkommen, bei dem unklares Fieber, Bradykardie und Leukopenie vorliegen. Die Bestätigung des Verdachts erfordert den Nachweis des Erregers. Dies gelingt im Stadium der Kontinua mit großer Zuverlässigkeit aus dem Blut mit Hilfe konventioneller Blutkulturen oder Blut-Galle-Kulturen. Gegen Ende der Kontinua und besonders während des amphibolen Stadiums ist der Nachweis im Stuhl zu führen. Über wenige Tage kann der Erreger noch im Blut und schon im Stuhl vorhanden sein (Tab. 13.1).

Diese pathogenetisch begründeten Gegebenheiten sollten diagnostisch berücksichtigt werden. Es wäre unzweckmäßig, sich im Verlauf der Kontinua auf Stuhlkulturen zu verlassen, weil darin S. typhi noch nicht enthalten sein können (Ausnahme: es handelt sich schon um ein Rezidiv, dann stammen die im Darminhalt befindlichen Erreger aus der amphibolen Phase der Primärerkrankung). Es ist deshalb angezeigt, in jedem Fall mehrfach Blut, Stuhl und Harn kulturell zu untersuchen.

Die Widal-Reaktion spielt als diagnostische Maßnahme eine völlig untergeordnete Rolle. Sie hat weder eine beweisende noch eine ausschließende Bedeutung, weil unspezifische positive Reaktionen ebenso vorkommen, wie auch trotz eindeutiger Infektion die quantitativ ausreichende Bildung agglutinierender Antikörper entweder unterbleiben oder sehr verzögert auftreten kann.

Differentialdiagnostik

Das differentialdiagnostische Spektrum wird von den Kardinalsymptomen umschrieben. Dies können sein: Fieber, Benommenheit, Meningismus, Reizhusten, relative Bradykardie, Milztumor, Meteorismus, Palpationsschmerz im rechten Unterbauch, Hautveränderungen, Leukopenie mit Aneosinophilie. Bei diesen Gegebenheiten muß gedacht werden an Sepsis, insbesondere in Form der Sepsis lenta, Miliartuberkulose, infektiöse Mononukleose, Brucellose, Leptospirose, Yersiniose, Ornithose und andere „atypische" Pneumonien, ZNS-Infektionen, unkomplizierte Influenza, die Hepatitis A in der frühen Phase, immunpathogenetische Erkrankungen, neoplastische bzw. hämatologische Leiden, aber auch Infektionskrankheiten tropischer Länder wie Malaria, Kala-Azar oder Rickettsiose.

Therapie

Allgemeine Therapie

Vor der Einführung wirksamer Antibiotika beruhte die Behandlung des an Typhoidem Fieber Erkrankten ausschließlich auf symptomatischen, diätetischen und vor allem pflegerischen Maßnahmen. Ernährung und Pflege waren bei den oft über viele Wochen anhaltenden Fieberzuständen und den von ihnen und dem Grundleiden abhängigen mannigfaltigen Komplikationen von entscheidender Bedeutung. Die heute vergleichsweise baldige Entfieberung nach Beginn der spezifischen Therapie hat die Situation grundlegend verändert. Nach wie vor ist aber auf eine der Körpertemperatur angemessene Flüssigkeits- und Elektrolytzufuhr zu achten.

Die Kost sollte sich bis in die Rekonvaleszenzzeit auf leicht aufschließbare, ballastarme Nahrungsmittel beschränken. Bis eine Woche nach Entfieberung ist feste Bettruhe einzuhalten (Myokardose). Die häufig bestehende Obstipation regelt sich meist von selbst. Drastische Abführmaßnahmen (Einläufe, Laxanzien) sind wegen der Perforationsgefahr möglichst zu vermeiden. Dies gilt auch für die Therapieversuche mit Antipyretika (speziell Salicylate). Sie können u. a. durch Wasserverlust erhebliche Kreislaufreaktionen auslösen, begünstigen die Blutungsneigung und verstärken die Obstipation.

Spezifische Therapie

Die therapeutische Idealvorstellung verfolgt die Unterbrechung des Krankheitszustandes bei gleichzeitiger Eliminierung des auslösenden Erregers. Die Erfahrungen lehren, daß diese Ziele nur unvollkommen erreichbar sind. Das Krankheitsbild des Typhoiden Fiebers wird nicht allein durch die unmittelbare Erregerwirkung, sondern auch weitgehend durch die einmal in Gang gesetzten immunologischen Reaktionen geprägt. Eine allein von der chemotherapeutischen Empfindlichkeit der Erreger bestimmte Substanzwahl wird deshalb scheitern müssen. Dies gilt selbst wenn bedacht worden sein sollte, daß wirksame Antibiotikumkonzentrationen intrazellulär erreicht werden müssen. Es ist wichtig zu wissen, daß die in der industriellen Werbung hervorgehobene chemotherapeutische Wirkung einer neuen Substanz auch gegen S. typhi (auf der Kulturplatte) nicht mit der Wirkung bei Typhoidem Fieber gleichgesetzt werden darf.

Das Antibiotikum erster Wahl bei Typhoidem Fieber oder Paratyphoidem Fieber ist das Chloramphenicol. Es wirkt gleichermaßen bakteriostatisch wie immunsuppressiv und führt innerhalb von 48 Stunden zu einer wesentlichen subjektiven Besserung und mehrheitlich nach einer Verzögerungszeit (lag period) von 3–4 Tagen zur Entfieberung. Bei Ausbleiben der Entfieberung nach oraler Verabfolgung bis zum 5. Tag sollte die Therapie parenteral fortgesetzt werden. Die anfängliche parenterale Gabe ist möglichst zu vermeiden, weil mit schweren Kollapserscheinungen im Sinne einer Herxheimer-Reaktion gerechnet werden muß. Bei Einzelfällen (1%) ist auch trotz schließlich parenteraler Zufuhr die Entfieberung innerhalb der kurmäßigen Chloramphenicolbehandlung nicht zu erreichen. Diese tritt dann trotz Ablaufs der Therapie danach spontan ein. Derartige Verzögerungen der Entfieberung stellen keine Indikation dar, zusätzlich zu Chloramphenicol eine Corticosteroidbehandlung (s. unten) einzuleiten. Chloramphenicol ist nicht geeignet, die Erreger aus dem Körper zu eliminieren, Rückfälle völlig auszuschließen oder einem späteren Ausscheidertum überzeugend vorzubeugen. Auch unter laufender Therapie lassen sich, abhängig vom Erkrankungsstadium, anfangs oft noch Erreger im Blut bzw. später im Stuhl nachweisen.

Dosierung: die durchschnittliche Tagesdosis beträgt 30–50 mg/kg KG, also beim Erwachsenen 2–3 g/Tag. In den ersten beiden Lebenswochen sollten 25 mg/kg KG nicht überschritten werden. Mehr als 2 g/Tag sollten auch bei älteren Kindern nicht verabfolgt werden. Wegen der Gefahr einer Herxheimer-Reaktion ist besonders bei Kindern und Schwerstkranken zu einer dosiseinschleichenden Behandlung zu raten (1. Tag 50%, 2. Tag 75%, ab 3. Tag 100% der vollen Tagesdosis). Die tägliche Menge ist grundsätzlich oral in 3–4

Teildosen in 6- bzw. 8stündigen Intervallen zuzuführen. Bezüglich der Therapiedauer schwanken die Literaturangaben zwischen 6 und 14 Tagen. Die eigenen Erfahrungen mit einer 6- bis 10tägigen Kurdauer sind voll zufriedenstellend. Eine schematische Verlängerung der Therapiedauer bei verzögerter Entfieberung über die angegebene Zeit hinaus ist nicht ratsam, weil von ihr keine zusätzliche Wirkung zu erwarten ist.

Neben dem Chloramphenicol haben sich klinisch bisher nur Cotrimoxazol, die Ampicilline und neuerdings einige Gyrasehemmer (Ciprofloxacin, Ofloxacin) bewährt. Diese Substanzgruppen wirken ausschließlich antibakteriell, ihnen fehlt die erwünschte immunologische Nebenwirkung des Chlamphenicols. Demzufolge ist der Wirkungseintritt unzuverlässig, bis zur Entfieberung vergehen durchschnittlich 5–6 Tage. Auch Kombinationen mit Chloramphenicol führen zu keiner schnelleren Entfieberung.

Über die Häufigkeit von Rezidiven und Ausscheidertum nach Anwendung dieser Ersatztherapeutika oder ihren Kombinationen mit Chloramphenicol im Vergleich zu diesem allein finden sich in der Literatur weit divergierende Meinungen. Unter anderem wird berichtet, daß nach Ciprofloxacintherapie die Ausscheiderrate geringer sei.

Dosierung Cotrimoxazol: Erwachsene durchschnittlich 2,0 g/Tag, Kinder und Kleinkinder entsprechend weniger. Ampicillin: bis zum 12. Lebensjahr 120 mg/kg KG täglich, danach 6–8 g/Tag. Amoxicillin: bis zum 12. Lebensjahr 60 mg/kg KG täglich, danach 3–4 g/Tag. Cotrimoxazol oder Ampicillin bzw. Amoxicillin sind oral über eine Dauer von 14 Tagen zu verabfolgen. Ciprofloxacin bei Erwachsenen 1,0–1,5/Tag über 14 Tage.

Die weltweite schnelle Zunahme multiresistenter Stämme von Typhusbakterien (Chloramphenicol, Ampicillin, Cotrimoxazol), speziell deren epidemische Ausbreitung in Asien, zwingt dazu, die Indikation für das seit Jahrzehnten erstrangig eingeordnete Chloramphenicol individuell anzupassen. Zwar beinhaltet die In-vitro-Resistenz nicht in jedem Fall eine In-vivo-Wirkungslosigkeit, doch ist dies im Einzelfall nicht vorhersehbar. Insbesondere bei fortgeschrittenen Erkrankungsfällen aus Zentral- und Südamerika, Indien und Südostasien ist deshalb die primäre Therapie mit einem der modernen Gyrasehemmer ratsam. Bei Kindern und Jugendlichen aus diesen geographischen Bereichen ist die an sich bestehende Kontraindikation zu relativieren.

Nicht immer reicht die immunsuppressive Wirkung des Chloramphenicols aus, um den schwerst beeinträchtigenden Status febrilis typhosus (pathogenetisch Höhepunkt der Generalisationsphase) rechtzeitig zu durchbrechen. Durch die Verabfolgung von Corticosteroiden kann eine dramatische Besserung bewirkt werden (Temperaturabfall, Aufklarung des Bewußtseins, Wiederaufnahme der Nahrungs- und Flüssigkeitszufuhr). Ihre routinemäßige Anwendung ist nicht angezeigt, ihre Indikation sollte schwersten Verläufen vorbehalten sein. Während der amphibolen Phase der Erkrankung ist wegen möglicher Blutungen aus Darmgeschwüren oder der Gefahr ihrer Perforation von einer Steroidtherapie dringend abzuraten. Liegen beim Therapeuten keine Erfahrungen mit dem Krankheitsbild des Typhoiden Fiebers vor, sollte im Hinblick auf die allein aus körperlichen Befunden abzuleitende Stadienzuordnung wegen der Gefahr einer Fehlentscheidung mit einer Steroidtherapie Zurückhaltung geübt werden.

Dosierung: Patienten mit Typhoidem bzw. Paratyphoidem Fieber können bereits auf vergleichsweise geringe Dosen Prednison bzw. Prednisolon (bei Erwachsenen 15–20 mg) heftig reagieren (Temperatursturz bis zur Hypothermie, Hypotonie). Die Behandlung ist deshalb einschleichend zu beginnen, sofort nach Entfieberung zu reduzieren und wenige Tage später zu beenden. Tageshöchstdosis beim Erwachsenen 1,0 mg/kg KG, bei Kindern altersentsprechend weniger. Andere Corticosteroide sind dosisäquivalent zu verwenden.

Die Therapie des Paratyphoiden Fiebers unterscheidet sich nicht von jener des Typhoiden Fiebers.

Rezidivprophylaxe und -behandlung

Die therapeutischen Prinzipien entsprechen denen der Ersterkrankung. Wegen der relativen Häufigkeit dieser Rezidive (10–20%) wird von manchen Therapeuten eine vorbeugende zweite Chemotherapiephase (Sicherheitskur) empfohlen, die vom 11. bis zum 17. Tag nach Entfieberung laufen sollte, weil in diesen Zeitraum statistisch die meisten Rezidive fallen. Sinn und Wirksamkeit solcher Sicherheitskuren sind sehr zu bezweifeln, weil es nicht möglich ist, auf antibiotischem Wege sämtliche Erreger aus dem Körper zu entfernen. Die eigenen Beobachtungen zeigen, daß durch Sicherheitskuren die Rezidivneigung nur zeitlich gedehnt wird.

Therapie der Komplikationen

Blutungen aus sich reinigenden Darmgeschwüren sind keine Besonderheit. Nur bei erheblichen Blutverlusten ist die Substitutionsbehandlung mit Bluttransfusionen angebracht. Auf die Blutungsneigung ist medikamentös kaum Einfluß zu nehmen, weil ihr keine Gerinnungsstörung zugrundeliegt, sondern ulzerativ-nekrotisierende Darmwandveränderungen. Darmparalysierende Maßnahmen (z. B. durch Opiumtinktur oder Loperamid) vermindern zwar die Stuhlfrequenz, aber nicht notwendigerweise auch den Blutverlust. Perforationen in die freie Bauchhöhle (Luftunterkuppelung) bedürfen der Drainage, gedeckte Perforationen werden konservativ behandelt. Operativ-rekonstruktive Maßnahmen (Resektionen, Übernähungen) haben wegen der oft vorliegenden Multiplizität von Blutungs- bzw. Perforationsstellen und der Zundrigkeit des entzündeten Darmgewebes nur begrenzte Erfolgsaussichten und sind mit einer ungewöhnlich hohen Letalität behaftet. Bei sonst unbeherrschbarer Blutung aus dem Ileozäkalbereich sollten aber trotzdem Resektion und Ileotransversostomie nicht unversucht bleiben. Hier gilt die Erfahrung, daß der Aufschub einer unabwendbaren, weil allein lebensrettenden Operation die Letalität von Tag zu Tag ansteigen läßt.

Unmittelbar der akuten Erkrankung sich anschließende eitrige Entzündungen der Gallenwege, besonders bei präexistenter Choleszystopathie, müssen antibiotisch behandelt werden. Die Vormachtstellung des Chloramphenicols entfällt hier wie bei allen eitrigen posttyphösen Lokalprozessen. Der Erreger befindet sich jetzt extrazellulär, eine zusätzliche immunsuppressive Wirkung ist nicht erwünscht. Die Substanzwahl kann jetzt nach Pharmakokinetik und Erregerempfindlichkeit ausgerichtet werden. In Einzelfällen (Gallenblasenempyem, -perforation) ist die Cholezystektomie unumgänglich.

Posttyphöse Manifestationen an Knochenmark und anderen Organen (Lunge, Schilddrüse usw.) sind je nach Lokalisation und chemotherapeutischer Erreichbarkeit konservativ oder kombiniert operativ anzugehen.

Die Myokardose bzw. Myokarditis ist weitgehend therapierefraktär. Nach Ablauf der eigentlichen Infektion kann eine Corticosteroidtherapie versucht werden. Im übrigen gelten die bei Herzinsuffizienz und -rhythmusstörungen anzuwendenden Therapieformen.

Bei allen chirurgischen Interventionen sind ärztliches und pflegerisches Personal der operativen Abteilung auf die Infektions- bzw. Kontaminationsgefahren aufmerksam zu machen, die von Stuhl, Harn, Drainagen und Wundsekreten der Patienten ausgehen.

Prognose

Vor Einführung einer wirksamen Antibiotikumbehandlung betrug die Letalität an Typhoidem Fieber 10–15% aller manifest Erkrankten. Seitdem das Chloramphenicol zur Verfügung steht, ist sie auf 1–2% abgesunken. Tödliche Verläufe folgen vor allem Darmperforationen oder Massivblutungen, seltener auch der Myokardose. Betroffen sind vor allem ältere Menschen oder solche mit anderen Grundleiden oder Unterernährung.

Erreger-Dauerausscheidung

Die vorübergehende oder in die Rekonvaleszenz fallende Ausscheidung von S. typhi bzw. S. paratyphi bedarf keiner Therapie. Eine vorübergehende (temporäre, passagere, transitorische) Ausscheidung liegt vor, wenn bei Personen ohne Krankheitsvorgeschichte gelegentlich von Umgebungsuntersuchungen S. typhi bzw. S. paratyphi im Stuhl und/oder Harn nachgewiesen worden sind und wenn dieser Befund nur über einen begrenzten Zeitraum reproduziert werden kann. Die Rekonvaleszenzausscheidung (Stuhl und/oder Harn) schließt sich unmittelbar an die manifeste Erkrankung an. Hält sie länger als 10 Wochen an, spricht man von Dauerausscheidung.

Liegt ein solches Dauerausscheidertum vor, sind in jedem Individualfall die pathogenetischen Zusammenhänge zu klären. Bei den Dauerausscheidern unterscheidet man solche, bei denen es zu einer posttyphösen Besiedelung vorgeschädigter Organe gekommen ist, und solche, bei denen keine Vorschädigungen vorliegen. Bei ersteren kann es sich im hepatobiliärintestinalen Bereich handeln um chronisch entzündliche Veränderungen des intra- und extrahepatischen Gallengangsystems mit besonderer Bevorzugung der Gallenblase (z. B. bei Cholezystolithiasis), Divertikulosis bzw. Divertikulitis, Morbus Crohn, alle Formen entzündlicher Erkrankungen des Dünn- und Dickdarmes einschließlich der chronischen Appendizitis. Bei der Ausscheidung über den Harn (dann analog anderen Erregern von Lokalinfektionen in signifikanter Keimzahl) handelt es sich gewöhnlich um entzündliche Prozesse an den Nieren und ableitenden Harnwegen (z. B. bei Nephrolithiasis). Auch Patienten mit nach außen durchgebrochenen und fistelnden Salmonella-typhi-Osteomyelitiden sind formal als Dauerausscheider einzuordnen.

Diesen Formen gegenüber stehen Personen mit einer Ausscheidung über den Stuhl, bei denen keine faßbaren Vorschädigungen am Verdauungsapparat nachweisbar sind. Bei ihnen erfolgt die Ausscheidung aus der Leber über den Gallensaft in den Stuhl. Die Erreger persistieren im Makrophagensystem der Leber, aber auch in den Hepatozyten, aus welchen sie aus noch unbekannten Gründen freigesetzt werden können.

Die Kenntnis dieser Zusammenhänge verdeutlicht, daß der Einsatz von Antibiotika allein ohne Einfluß auf das Dauerausscheidertum bleiben muß. Literaturangaben über die Sanierung von Typhusbakterien-Dauerausscheidern ausschließlich auf antibiotischem Wege sind mit Vorsicht zu bewerten. Einerseits ist eine vorübergehende Absenkung der Keimdichte im Stuhl durch Antibiotika unter die routinemäßige Nachweisgrenze ebenso zu bedenken wie andererseits Interventionen vom Betroffenen selbst (Unterschiebung von Fremdmaterial, unkontrollierte Zufuhr von Antibiotika zum Zeitpunkt der Untersuchung).

Die Häufigkeit des Dauerausscheidertums ist von vielen Faktoren abhängig und deshalb weltweit auch unterschiedlich. Für die Bundesrepublik gilt, daß die Dauerausscheidung mit höherem Lebensalter leichter erworben wird und daß hier Frauen wegen bestehender Vorschädigungen an den Gallenwegen wesentlich häufiger betroffen sind. Durchschnittlich kann für S. typhi eine Ausscheiderrate von 1–3% und für S. paratyphi A bzw. B von 3–6% eingesetzt werden. S. paratyphi C führt nach zyklischem Verlauf nur selten zu einer Ausscheidung über den Darm, ein Ausscheidertum ist nur nach enteritischem Infektionsablauf zu erwarten und dann auch zu werten wie bei den anderen Enteritis-Salmonellen.

Zur pathogenetischen Deutung und zu der auf diese zu beziehenden Therapie sind Dauerausscheider einem eingehenden Untersuchungsprogramm zu unterwerfen. Bei Ausscheidung über den Stuhl steht hier die bakteriologische Untersuchung des durch Sondierung gewonnenen Gallensaftes an erster Stelle. Lassen sich darin die Erreger nachweisen, kann auf eine weiterführende Diagnostik im distalen Verdauungstrakt in den meisten Fällen verzichtet werden. Das diagnostische Interesse ist auf die Funktion und die anatomische Integrität der abführenden Gallenwege zu konzentrieren. Bei etwa 90% aller Stuhlausscheider liegt eine chronische Cholezystopathie vor, bei 85% davon eine Cholezysto- oder/und Cholangiolithiasis.

Zur Behandlung verspricht hier ein kombiniertes operativ-chemotherapeutisches Vorgehen beste Aussicht auf Erfolg. Als Antibiotika kommen alle jene in Betracht, die empfindlich sind und deren Pharmakokinetik bakterizide Konzentrationen am Herd erwarten läßt (z. B. Ampicillin, Ciprofloxacin). Die früher propagierte hochdosierte Therapie mit Penicillin G muß heute als überholt bezeichnet werden. Die Antibiotikumgabe sollte 24 Std. präoperativ einsetzen und dann über wenigstens 2 Wochen anhalten. Eine sofortige Keimfreiheit z. B. nach Cholezystektomie ist nicht zu erwarten, ein endgültiges Urteil sollte erst nach 6 Monaten gefällt werden. Die Wiederholung der Antibiotikumtherapie innerhalb dieses Zeitraums kann hilfreich sein. Eine absolute Sanierungsgarantie kann auch bei diesem Vorgehen nicht gegeben werden. Bei bereits inveterierter intrahepatischer Begleitcholangitis – und diese findet sich oft bei über Jahrzehnte verzögerter Operation – ist mit einer Sanierung kaum noch zu rechnen (ca. 20%). Da hiervon besonders ältere Personen betroffen sind, ist die Operationsindikation unter dem Aspekt einer Sanierung zu relativieren.

Lassen sich Erreger im Gallensaft nachweisen, ohne daß gleichzeitig Vorschädigungen im hepatobiliären Apparat vorliegen, handelt es sich um eine sog. Leberausscheidung, die durch keine antibiotische Therapie zu beseitigen ist. Mit dieser Möglichkeit ist bei 5–8% aller Dauerausscheider zu rechnen.

Seltener beruht die Dauerausscheidung auf intestinalen Vorschädigungen. Bei diesen Fällen lassen sich die Erreger zwar im Stuhl, nicht jedoch im Gallensaft nachweisen. Grundsätzlich ist auch hier nur von einem kombinierten Vorgehen – kausal gegen die Vorschädigung und antibiotisch gegen die Salmonellainfektion – am ehesten Erfolg zu erwarten. Gewöhnlich handelt es sich bei den Vorschädigungen aber um chronische Prozesse, die einer sanierenden Therapie nur im Ausnahmefall zuzuführen sind.

Dauerausscheidungen von S. typhi bzw. S. paratyphi über die Harnwege sind so zu werten wie chronische Harnwegsinfektionen mit anderen Erregern. Auch hier ist mit einer Sanierung erst dann zu rechnen, wenn die infektionsbegünstigenden lokalen Veränderungen (Lithiasis, Hydronephrose, Zystozele, Prostatahypertrophie, aber auch Schistosomiasis usw.) beseitigt worden sind. Die Erfolgsaussichten sind ebenso kritisch einzuschätzen wie jene bei Harnwegsinfektionen mit üblichen Erregern.

Prophylaxe und Meldepflicht

In Ländern, wo Typhoides und Paratyphoides Fieber nicht endemisch vorkommen, und dies sind solche mit hohem Hygiene- und sonstigem Lebensstandard wie z. B. die Bundesrepublik, bestehen für die Einwohner nur äußerst geringe Gefahren, sich an Ort und Stelle mit typhoiden bzw. paratyphoiden Salmonellen zu infizieren. Bei der überwiegenden Mehrzahl aller Erkrankungsfälle handelt es sich um importierte Infektionen. Akut erkrankte Personen außerhalb eines Krankenhauses sind meist noch nicht ansteckungsfähig, in der Klinik lassen Absonderung und Desinfektion keine Kontaktfälle zu.

Die hauptsächlichen Gefahren gehen von Dauerausscheidern und solchen Personen aus, die bei einer Reise in Endemiegebiete eine ambulatorische oder abortive Infektion unerkannt durchstanden haben und noch temporäre Ausscheider sind. Die meisten Dauerausscheider von typhoiden bzw. paratyphoiden Salmonellen sind amtlich aktenkundig und müssen ihren Lebensablauf unter hygienisch wirksamen Auflagen gestalten. Sie müssen jeden Wechsel von Wohnung oder Arbeitsstätte bekanntgeben, bei Behandlungen in Praxis oder Klinik über ihr Ausscheidertum spontan informieren, dürfen nicht bei der Herstellung, Behandlung oder beim Inverkehrbringen bestimmter Nahrungsmittel oder in Küchen von Gemeinschaftseinrichtungen tätig sein usw. Für ihr häusliches Leben werden ihnen Anweisungen gegeben, welche die Körperpflege, die Toilettenhygiene usw. betreffen. Tatsächlich kommt es trotzdem immer wieder einmal vor, daß autochthone Fälle von Typhoidem Fieber auf bekannte, seltener auf noch unbekannte einheimische Dauerausscheider zurückzuführen sind.

Die Expositionsprophylaxe hat ihre Hauptbedeutung in den Endemiegebieten. Die heute bereits vielen Touristen geläufige Zurückweisung von Trinkwasser und allen Nahrungsmitteln, die nicht zuvor abgekocht oder konfektioniert geliefert wurden (Mineralwasser, Bier), der Verzicht auf Eiswürfel, Speiseeis, rohe Milch und jegliche Kaltspeisen oder aufgewärmte Gerichte, die Zurückhaltung beim Baden in Gewässern mit Abwassereinleitungen usw. haben sich als sehr wirksam erwiesen. Importierte Erkrankungsfälle betreffen gehäuft Reisende mit unterdurchschnittlich ausgeprägtem Hygieneanspruch und solche, die sich den Eß- und Trinkgewohnheiten der einheimischen Bevölkerung um jeden Preis anschließen wollten.

Zur aktiven Immunisierung gegen Typhoides Fieber steht seit einigen Jahren ein oraler Lebendimpfstoff zur Verfügung (Typhoral L). Er besteht aus einer Suspension attenuierter Salmonella-typhi-Bakterien des Stammes Ty 21a. Die Attenuierung beruht auf einer inkompletten Kapselbildung des Erregers, die wiederum die Folge eines Enzymdefekts ist. Zur Impfung werden am 1., 3. und 5. Tag jeweils mindestens 1 Milliarde dieser Bakterien oral in magensaftresistenten Kapseln verabfolgt. Wegen der unvollständigen Zellwand werden die Impfkeime im Intestinaltrakt osmotisch zerstört. Bei Feldversuchen konnte über einen Beobachtungszeitraum von 3 Jahren eine durchschnittliche Schutzrate von 67% beobachtet werden. Dieser Lebendimpfstoff ist somit wesentlich wirksamer als alle zuvor vorhandenen und zum Teil sehr umstrittenen oral oder parenteral verabfolgbaren Totimpfstoffe. Einen absoluten Schutz gegen Erkrankung kann er aber nicht gewähren.

Nach dem Bundesseuchengesetz ist in Deutschland jeder Fall des Verdachtes einer Erkrankung, einer Erkrankung und eines Todesfalles an Typhoidem bzw. Paratyphoidem Fieber (Typhus abdominalis bzw. Paratyphus) innerhalb von 24 Stunden nach erlangter Kenntnis gegenüber dem für den Aufenthalt des Betroffenen zuständigen Gesundheitsamt meldepflichtig. Die Pflicht gilt auch für alle Ausscheider von S. typhi bzw. S. paratyphi A, B und C. Rechtsverordnungen der einzelnen Bundesländer regeln Krankenhausbehandlungspflicht sowie Art und Ort des zur Behandlung bestimmten Krankenhauses. Darüber hinaus wird die Art und die Zahl der erforderlichen bakteriologischen Kontrollen nach akuter Erkrankung festgelegt, ab wann ein Betroffener als erregerfrei bzw. Dauerausscheider einzustufen und wie im letzteren Fall mit ihm weiter zu verfahren ist. Weitere Vorschriften betreffen die Desinfektion von Ausscheidungen, Räumen und kontaminierten Gegenständen.

Paratyphoide Fieber (Paratyphus abdominalis A, B und C)

Die paratyphoiden Salmonellosen sind mit Ausnahme des ambivalenten C-Typs wie die typhoide Salmonellose auf den Menschen beschränkt. Ihr klinischer Ablauf ist dem des Typhoiden Fiebers so ähnlich, daß eine symptomatologische Abgrenzung im Individualfall nicht möglich ist. An Häufigkeit steht das Paratyphoide Fieber B an erster Stelle.

Paratyphoides Fieber B (Schottmüller)

Im Vergleich zum Typhoiden Fieber ist der Verlauf zeitlich geraffter. Die Inkubationszeit ist durchschnittlich kürzer (8–12 Tage). Die Erkrankung beginnt oft gleich mit hohem Fieber, und im Gegensatz zum Typhoiden Fieber kann sich auch ein Herpesrezidiv einstellen. Vigilanzstörungen, relative Bradykardie und Leukopenie sind weniger deutlich ausgeprägt. Ein wichtiges Merkmal ist die Roseolenbildung, die vergleichsweise großfleckig (Linsengröße) ausfallen und den gesamten Stamm und die angrenzenden Extremitätenbereiche betreffen kann. Die febrile Kontinua geht früh in die amphibole Phase über. Die charakteristischen Erbsenbreistühle sind heftiger und der Enteritis-Salmonellose ähnlicher; Verwechslungen damit sind deshalb nicht ungewöhnlich. Die Neigung zu Rezidiven (3–4%), Perforationen oder Blutungskomplikationen ist geringer, die zur Thrombose und zur Cholezystitis hingegen höher als beim Typhoiden Fieber.

Diagnostik, Differentialdiagnostik und Therapie sind dem Typhoiden Fieber analog. Die Prognose ist wegen der geringeren Komplikationswahrscheinlichkeit günstiger. Die besonders häufige Einbeziehung der Gallenwege als Organmanifestation begründet eine höhere Ausscheiderrate nach überstandener Infektion.

Paratyphoides Fieber A

Die klinische Symptomatologie ist von jener des Typhoiden Fiebers überhaupt nicht zu unterscheiden. Herpesrezidive kommen allerdings vor. Die exakte Diagnose beruht ausschließlich auf der bakteriologischen Differenzierung der im Blut bzw. Stuhl und/oder Harn nachgewiesenen Erreger.

Paratyphoides Fieber C

Die Infektion mit S. paratyphi C kann zu typhoiden wie auch enteritischen Verlaufsbildern führen. Im ersten Fall bleibt der pathogenetische Ablauf sozusagen in der Generalisationsphase stecken. Klinische Darmerscheinungen einschließlich der histopathologischen Veränderungen an den Peyer-Plaques treten nicht auf, demzufolge kommt es auch zu keiner Ausscheidung der Erreger über den Darminhalt. Die Diagnose gelingt nur während der febrilen Kontinua durch den kulturellen Nachweis der Erreger im Blut. Das enteritische Verlaufsbild unterscheidet sich nicht von jenen, wie sie in unterschiedlicher Ausprägung bei den meisten Enteritis-Salmonellosen vorkommen können. Der Erreger kann dann im Stuhl nachgewiesen werden; es kommt aber auch hier wie bei allen Enteritis-Salmonellosen zu keiner echten Dauerausscheidung. Bemerkenswert ist, daß typhoide Verläufe besonders im Gefolge anderer Infektionskrankheiten (Malaria, Rickettsiose, Influenza, Hepatitis, Shigellose usw.) aufzutreten pflegen. Je nach Verlaufsbild gelten die für das Typhoide Fieber bzw. die Enteritis-Salmonellose angegebenen therapeutischen Verhaltensweisen.

Enteritische Salmonellosen

Krankheitsbild

Wie bei allen Lokalinfektionen kann es auch bei der Salmonellenenteritis keine echte Inkubationszeit geben. Die Dauer von der Inkorporation bis zu etwaigem Auftreten von Krankheitserscheinungen ist unter anderem abhängig von der Infektionsdosis (in diesem Fall von der Keimzahl und der Menge extrakorporal gebildeter Enterotoxine), vom Säurebildungsvermögen des Magens, von säurepuffernden Nahrungsbestandteilen, von der Verweildauer im Magen, Vorschädigungen im übrigen Intestinaltrakt usw. Die Zufuhr einer massiven Infektionsdosis kann innerhalb von 6—8 Stunden zu klinischen Erscheinungen führen, während kleine Infektionsdosen – wenn überhaupt – dazu mehrere Tage benötigen können. Dies hängt auch damit zusammen, daß die Enteropathogenität der einzelnen Salmonellatypen, manchmal sogar einzelner Stämme eines Typs, sehr unterschiedlich ausgeprägt sein kann und daß die Empfänglichkeit auch vom Lebensalter und zuvor erworbenen antienterotoxischen Immunitäten abhängig ist. Aus Freiwilligenversuchen weiß man, daß bei Reexposition mit einem Teststamm jeweils erheblich höhere Erregermengen zugeführt werden müssen, um Krankheitserscheinungen auszulösen. Personen mit Vorschädigungen am Gastrointestinaltrakt (perniziöse Anämie, Zustand nach Magenresektion) pflegen schon auf kleinste Infektionsdosen heftig zu reagieren, dies gilt auch für solche, deren bakterieller Implantationsantagonismus durch eine vorangegangene antibiotische Therapie zerstört worden ist (Klinikpatienten), oder solchen, deren unspezifische lokale Abwehr defekt ist (Agranulozytose, Leukämie, immunsuppressive Therapie).

Bei betont enterotoxisch geprägtem Verlauf beginnt die Erkrankung unvermittelt mit Übelkeit, Kopfschmerzen und Erbrechen. Sehr bald danach, manchmal schon gleichzeitig, setzen profuse wäßrige Entleerungen (Erbsensuppe- bis Reiswassertyp, 10- bis 30mal pro Tag) ein, die nach Quantität und den damit verbundenen Wasser- und Elektrolytverlusten sehr an Cholera erinnern können (Cholera nostras).

Der bevorzugt dysenterisch, also enteroinvasiv geprägte Verlauf beginnt mit Fieber, Leibkrämpfen und Meteorismus. Nach Stunden, manchmal erst nach einem Tag, setzen dann oft drang- und schmerzhafte gehäufte Entleerungen von kleinen Portionen eines zunehmend schleimhaltigen, viskösen Stuhls ein, der nur selten etwas blutig inbibiert ist.

Im Regelfall liegen Mischbilder und Übergangsformen vor, wobei ein überwiegend enteroinvasives Verhalten der Enteritis-Salmonellen verlaufsbestimmend wirkt. Treten keine Komplikationen ein, bilden sich alle Krankheitszeichen innerhalb von 1—5 Tagen zurück. Primär chronische Verläufe gibt es nicht; jedoch können vorbestehende Darmerkrankungen den Gesamtablauf verlängern oder aber durch die Infektion verschlimmert werden.

Erhöhungen der Körpertemperatur auf 38—39 °C werden nur bei jedem zweiten Patienten beobachtet. Sie halten meist nur 1—3 Tage an. Schüttelfröste gehören nicht zum Ablaufbild der unkomplizierten enteritischen Salmonellose. Bleibt die Körpertemperatur erhöht, muß an bakteriämische Komplikationen gedacht werden, dies besonders dann, wenn Schüttelfröste hinzugetreten sind. Dies gilt auch für lokale Komplikationen im Intestinaltrakt (z. B. abszedierende Divertikulitis). Die Möglichkeit einer simultanen Infektion von Enteritis-Salmonellen mit typhoiden Salmonellen ist zu bedenken, wenn es zum typischen staffelförmigen Temperaturanstieg in der Rekonvaleszenzphase einer akuten Enteritis-Salmonellose kommt. Die Variabilität des enteritischen Krankheitsbildes ist sehr groß. Das Spektrum spannt sich von nahezu inapparenten (abortiven) Verläufen, die sich nur in vorübergehender Inappetenz und einigen konsistenzverminderten Stühlen äußern, bis zu schwersten Intoxikations- bzw. Wasser- und Elektrolytverlustsyndromen. Die weit überwiegende Mehrzahl aller Fälle akuter Salmonellaenteritis gelangt überhaupt nicht in ärztliche Behandlung, weil sich die Erscheinungen schnell spontan zurückbilden. Wegen besonders ausgeprägter Verlaufsschwere in Kliniken eingewiesene Patienten stellen eine negative Auswahl dar, die nicht repräsentativ für die vielen hundert Erkrankungsfälle sind, die z. B. in der Bundesrepublik täglich neu auftreten.

Der körperliche Untersuchungsbefund ist wenig ergiebig. Abgesehen von den eventuell vorliegenden Zeichen der Wasserverarmung ist bei Herpetikern fast immer ein Herpesrezidiv zu beobachten. Die Zunge ist bei unkompliziertem Verlauf feucht, aber bräunlich belegt. Die Haut ist trocken, das Abdomen leicht meteoristisch aufgetrieben und diffus druckschmerzhaft. Isolierte Druckschmerzhaftigkeiten finden sich oft im Ileozäkal- und Sigmabereich. Letzteres läßt sich gewöhnlich als walzenförmige schmerzhafte Resistenz in der Tiefe palpieren. Die Peristaltik ist gesteigert, gurrende und plätschernde Geräusche im Kolonverlauf, selbst bei allgemeiner Exsikkose, weisen auf die gestörte Wasseraufnahme der Darmwand hin.

Die üblichen Laboruntersuchungen sind zur Diagnose einer Enteritis-Salmonellose nicht hilfreich. Fast immer besteht eine mäßige bis starke Leukozytose mit Linksverschiebung und toxischer Granulation. Die Blutsenkungsgeschwindigkeit steigt erst im Verlauf an. Leichte Aktivitätssteigerungen der Serumtransaminasen können als Ausdruck einer hepatischen Reaktion gewertet werden. Wie auch beim Typhoiden Fieber finden sich häufig Erhöhungen der Serum- und Harnamylasewerte. Harnpflichtige Substanzen im Serum, Elektrolyte, Hämatokrit und Erythrozytenzahl sind Parameter des Salz- und Wasserhaushaltes des Körpers. Ihre Beachtung ist bei Säuglingen, Kleinkindern und älteren Patienten von überragender

Bedeutung, weil bei diesen Altersstufen den intestinalen Verlusten fast immer eine inadäquate orale Substitution gegenübersteht.

Komplikationen

Wie bei den typhoiden Salmonellosen ist auch hier zu unterscheiden nach solchen Komplikationen, die sich unspezifisch aus der Krankheitsschwere ergeben (Folgen der Wasser- und Elektrolytverluste wie periphere Thrombosen, zerebrale Insulte, Herzrhythmusstörungen, Blutdruckabfall, renale Insuffizienz, hypostatische Pneumonie), und solchen, die der Invasivität des auslösenden Erregers zuzuschreiben sind. Da letztere keineswegs an die gleichzeitige oder vorangehende Ausprägung gastrointestinaler Manifestationen gebunden sein müssen, seien sie hier nur insoweit erwähnt, als sie lokale Folgen der intestinalen Infektion darstellen (extraintestinale Salmonellainfektionen s. unten).

Darmvorschädigungen bilden die Voraussetzung für lokale Komplikationen. Alle Formen der erosiven und ulzerativen Kolitis können durch Salmonellen erheblich und anhaltend verschlechtert werden. Dies gilt auch für die Divertikulosis oder das Kolonkarzinom. Gedeckte oder freie Perforationen nach Abszeßbildung mit generalisierter oder lokaler Peritonitis, Fistelbildung, Douglas-Abszeß usw. können ebenso vorkommen wie die Durchwanderungsperitonitis ohne Perforation oder eine akute Appendicitis salmonellosa, die erhebliche differentialdiagnostische Schwierigkeiten bereiten kann, weil Leukozytose, Temperaturerhöhung und lokale Druckschmerzhaftigkeit auch zum Ablauf der unkomplizierten Enteritis salmonellosa gehören können. Dies ist der Grund, weshalb manche Patienten mit akuter Enteritis salmonellosa primär in chirurgische Hände gelangen, es erklärt aber auch, weshalb es leider immer wieder vorkommt, daß die Appendizitis im Ablauf einer intestinalen Salmonellose verspätet diagnostiziert wird.

Extraintestinale Manifestationen durch Enteritis-Salmonellen

Akzidentelle Bakteriämien während der Initialphase der intestinalen Infektionen sind recht häufig und dürfen nicht kritiklos einer septischen Ausbreitung gleichgesetzt werden. Sie repräsentieren kurzfristige, meist nur zufällig und einmalig erkannte Phänomene. In die Bewertung ist nicht nur die Reproduzierbarkeit mittels Blutkultur einzubeziehen, sondern auch das Lebensalter des Betroffenen sowie präexistente Krankheiten. Säuglinge und alte Menschen haben per se eine ungewöhnlich hohe Neigung, über den Magen-Darm-Trakt aufgenommene Enteritis-Salmonellen, ohne daß es zu erkennbaren intestinalen Erscheinungen kommen muß, bakteriämisch im Körper zu verbreiten und Absiedelungen zu ermöglichen. Lymphogen werden die Erreger zu den Mesenteriallymphknoten verschleppt, bilden hier einen Sepsisherd, von dem auf lymphangitischem Wege der septische Prozeß in Gang gehalten wird.

Unabhängig vom Lebensalter können alle intestinalen Komplikationen bei und nach Enteritis-Salmonellose auch zum Sepsisherd werden.

Ein besonderer Weg der Sepsisherdbildung ist bei Neugeborenen zu beobachten, die sich während des Geburtsvorganges mit Salmonellen äußerlich kontaminiert haben und bei denen sich eine Nabelvenensepsis ausbilden kann.

Hämatogene Manifestationen von Enteritis-Salmonellen können also unter unterschiedlichen Bedingungen zustande kommen, und keineswegs müssen deshalb neben dem Keimnachweis im peripheren Blut in jedem Fall auch positive Stuhlkulturen erwartet werden.

Die Salmonellensepsis der Neugeborenen und Säuglinge während der ersten Lebenswochen wird häufig erst an der hauptsächlichen Absiedelung, nämlich der Meningitis purulenta salmonellosa, erkannt. Bei Erwachsenen unterscheidet sich das Absiedelungsbild wenig von dem anderer Enterobakterien (Lungenmetastasen mit abszedierender Einschmelzung und Durchbruch in den Pleuraraum, Nierenabszesse, Leberabszesse, Endocarditis ulcerosa, Gelenkempyeme usw.). Wie bei jeder anderen Bakteriämie können vorgeschädigte Organe oder im Blutstrom gelegene Wanddefekte von Gefäßen zum sekundären Herd einer Sepsis werden. Dabei kann die initiale Bakteriämie akzidenteller und scheinbar harmloser Natur gewesen sein, sie wird in der Mehrheit der Fälle gar nicht als solche erkannt. Hierzu zählen Hämatome, bösartige Tumoren wie z.B. Hypernephrom oder Ovarialkarzinom, rheumatisch veränderte Herzklappen, arteriosklerotische Gefäßplaques, Venenverweilkatheter usw. Die von solchen Sekundärherden ausgehenden Sepsisverläufe entsprechen oft dem Lentatyp und können sich erst Wochen bis Monate nach der Primärinfektion verdeutlichen.

Wie die typhoiden Salmonellen haben auch die Enteritis-Salmonellen die besondere Eigenschaft, sich im Rahmen akzidenteller Bakteriämien in Organen mit sinusoidaler Blutversorgung (z.B. Knochenmark) anzusiedeln und hier klinisch über Jahre und Jahrzehnte zu persistieren. Besonders betroffen sind Wirbelsäule, Rippen und Tibia. Häufig werden derartige Herde anläßlich von Röntgenuntersuchungen aus anderer Indikation zufällig entdeckt. Bei anderen Fällen deckt die planmäßige Suche bei einer Lentasepsis durch Salmonellen den verantwortlichen Knochenherd auf, der aber auch durch das Ausmaß seiner lokalen Destruktion durch Schmerzen oder Spontanfrakturen von sich aus auf sich aufmerksam machen kann.

Bei Patienten mit Sichelzellanämie ist die Inzidenz der Salmonellaosteomyelitis überdurchschnittlich hoch. Wahrscheinlich sind die für diese Krankheit charakteristischen Knocheninfarkte dafür verantwortlich zu machen, sei es, daß sie sich während akzidenteller Salmonellabakteriämien gerade bilden oder sekundär während einer solchen Phase besiedelt werden. Unbekannt ist, warum Sichelzellpatienten eine besondere Neigung zu Salmonellabakteriämien haben. Eine gehäufte klinische Inzidenz von Infektionen mit Enteritis-Salmonellen wird auch bei anderen Krankheiten gefunden, die mit hämolytischen Erscheinungen einhergehen können (Leukämie, Malaria, Bartonellose).

Beteiligungen der Nieren kommen im Ablauf der Akutinfektion mit Enteritis-Salmonellen häufig vor. Meist handelt es sich nur um eine Ausscheidungsbakteriurie, die auf hämatogenem, häufiger aber wohl auf lymphogenem Wege unterhalten wird. Die ausgeschiedenen Keimzahlen sind minimal. Steigen sie auf 10^5 Keime pro Milliliter Harn an, liegt eine echte Harnwegsinfektion mit Salmonellen vor, die bei vorgeschädigten Harnwegen aus der symptomatischen Bakteriurie entstanden ist.

Infektionen der Gallenwege kommen im Gegensatz zu den typhoiden Salmonellen bei Enteritis-Salmonellen nicht vor. Im Gallensaft von Patienten bei oder nach Salmonellaenteritis lassen sich keine Erreger nachweisen. Als Ausnahme ist hier die immunologisch modifizierte Auseinandersetzung mit Enteritis-Salmonellen bei AIDS-Kranken zu erwähnen. Hier verlaufen Infektionen mit Enteritis-Salmonellen sehr ähnlich dem Typhoiden Fieber. Akute und chronische Salmonella-Cholangiocholezystitiden kommen vor.

Besonders hinzuweisen ist auf die Rolle der Enteritis-Salmonellen als Erreger von Wundinfektionen. Der ständig zunehmenden Verbreitung dieser Erreger in der Bevölkerung geht ein entsprechender Promillesatz von Menschen parallel, in deren Stuhl Enteritis-Salmonellen nachweisbar sind. Sie beinhalten nicht nur eine Gefahr für andere im Falle der Nahrungsmittelkontamination, sondern auch für den Betroffenen selbst, wenn bei ihm bestehende Wunden fäkal kontaminiert werden. So werden z. B. S. typhi murium und S. dublin immer häufiger als Eitererreger in Operations- und anderen Wunden nachgewiesen.

Diagnostik

Die symptomatologische Diagnose einer akuten Enteritis infectiosa bereitet keine Schwierigkeiten. Sie läßt aber keine Rückschlüsse auf die Ätiologie zu. Die ätiologische Diagnose beruht ausschließlich auf dem Erregernachweis im Stuhl bzw. während der akuten Phase auch gelegentlich im Harn. Einmalige Stuhluntersuchungen reichen nicht aus, um eine Salmonellaätiologie auszuschließen. Die Ausbeute aus mehreren zu verschiedenen Zeiten abgesetzten Stuhlportionen ist wesentlich höher. Es sollten wenigstens drei Stuhlproben mikrobiologisch untersucht werden. Auch bei gegebener Salmonellaätiologie muß der Erregernachweis nicht immer gelingen. Hier spielen Keimzahl und Überlebensfähigkeit in der Stuhlprobe, Dauer bis zur Verarbeitung, Verarbeitungstechniken usw. eine große Rolle. Es ist auch wichtig, den untersuchenden Mikrobiologen auf die aktuelle Bedeutung seiner Befunde im gegebenen Fall aufmerksam zu machen, weil er gewöhnlich routinemäßig weit mehr Stuhlproben zu bewerten hat, deren Einsendungsindi-

kation aber ausschließlich epidemiologischen Auflagen folgt. Die weite Verbreitung der Enteritis-Salmonellen in der Population birgt die Möglichkeit in sich, daß eine bei einer diarrhoischen Symptomatik isolierte Salmonellaspezies ursächlich gar nicht verantwortlich ist, weil eine zufällig bestehende Erregerausscheidung mit einer anders zu begründenden intestinalen Problematik zusammengetroffen ist.

Serologische Agglutinationstests (Widal) sind bei Infektionen mit Enteritis-Salmonellen diagnostisch wertlos. Selbst der „Eigen"-Widal, d. h. der Agglutinationsversuch des Stuhlisolats mit dem Serum des Patienten, fällt häufig negativ aus. Die klinikübtichen humoralen Untersuchungsparameter (Blutsenkung, Blutbild usw.) können die typischen Veränderungen einer akuten entzündlichen Reaktion aufweisen, sind aber ohne jede spezifische Signifikanz bei der Diagnose.

Der Salmonellanachweis in anderen Materialien (Blut, Liquor, Eiter, Wund- und Fistelsekret) ist im Falle des Fehlens verdachtbegründender anamnestischer Merkmale (z. B. Enterokolitis, Meningitis beim Neugeborenen, Osteomyelitis beim Sichelzellpatienten usw.) immer ein unerwartetes Ereignis.

Differentialdiagnostik

Das Krankheitsbild der akuten Enteritis salmonellosa läßt sich klinisch nicht zuverlässig von dem anderer Ätiologien abgrenzen. Ihr Spektrum umfaßt eine Vielzahl verschiedener Erreger und/oder die von ihnen evtl. gebildeten Toxine:

- Viren: Rotaviren, Astroviren, Coronaviren, Norwalk-Agens, Enteroviren, Adenoviren, Influenza-, Mumps-, Masern-, Röteln-, Hepatitis-infectiosa-Viren, HIV, Zytomegalieviren.
- Bakterien: enteropathogene Escherichia coli, Shigellen, Vibrionen, Yersinien, Campylobacterarten, Klostridien, Pseudomonaden, Klebsiellen, Staphylokokken, Citrobacter, Proteus, Providencia.
- Protozoen: Entamoeba histolytica, Balantidium coli, Lamblia intestinalis, Isosporaarten, Plasmodium falciparum.
- Mykotoxine, Nahrungsmittel-Denaturierungsprodukte usw.

Neben der ätiologischen ist die symptomatologische Differentialdiagnose zu bedenken, deren Umfang nahezu unüberschaubar ist. Hierzu gehören Vergiftungen (Pilze, Methanol, Schwermetallsalz), Medikamentenschäden (Chemotherapeutika, Laxanzien), metabolische Störungen (diabetische Azidose, Urämie), gastrogene, chologene und pankreatogene Diarrhöen, entzündliche Darmerkrankungen (Kolitis, Morbus Crohn, Divertikulitis, Appendizitis), stenosierende Kolonerkrankungen usw.

Stärkere granulozytäre Beimengungen im Stuhl finden sich z. B. bei enteritischen Salmonellosen, auch bei Shigellosen und Amöbiasis, aber nicht bei viraler Ätiologie, bei Lambliasis und enterotoxischen Ursachen. Protozoologische Ätiologien lassen sich gewöhnlich mikroskopisch identifizieren.

Intoxikationen mit Staphylokokkentoxinen setzen innerhalb weniger Stunden nach Zufuhr ein, verlaufen afebril und sind hauptsächlich durch Erbrechen gekennzeichnet.

Therapie

Akute Enteritis salmonellosa

Die Behandlungsmaßnahmen bei akuter Enteritis salmonellosa beruhen auf folgenden Prinzipien:

- Unterbrechung der Zufuhr der auslösenden Ursache.
- Elimination aufgenommener Erreger und Toxine.
- Substitution enteraler Wasser- und Mineralverluste.
- Schmerzlinderung und andere symptomatische Maßnahmen.

Übelkeit, Erbrechen oder wenigstens Inappetenz unterbrechen durch Nahrungskarenz die weitere Zufuhr der auslösenden Ursache in den meisten Fällen spontan. In einer frühen Phase der Erkrankung lassen sich aufgenommene Erreger und vor allem Toxine durch die einmalige Verabfolgung eines dünndarmwirksamen Abführmittels (Rizinusöl) quantitativ erheblich vermindern. Bei enterotoxischen Verläufen ist in 90%, bei enteroinvasiven in 60% danach mit Beschwerdefreiheit zu rechnen. Diese Methode ist nicht anwendbar bei Säuglingen, Kleinkindern, älteren oder bereits extrem wasserverarmten Patienten. Desinfizienzien und schwer oder gar nicht lösliche Chemotherapeutika werden zwar empfohlen, doch fehlt jeglicher Beweis der Wirksamkeit, der wissenschaftlichen Ansprüchen gerecht wird. Auch die Verabfolgung systemisch wirkender Chemotherapeutika ist problematisch. Cotrimoxazol, Ciprofloxacin und Antibiotika sind vor allem geeignet, enterogenen bakteriämischen Komplikationen vorzubeugen; auf enterotoxische Phänomene haben sie keinen unmittelbaren Einfluß. Die krankheitsverkürzende Wirkung auf enteroinvasive Verläufe wird nur deutlich, wenn diese erheblich sind und auch nur, wenn der vorliegende Erreger gegenüber der eingesetzten Substanz empfindlich ist. Zum Zeitpunkt des akuten Geschehens kann aber im Regelfall weder die Erregerspezies noch deren chemotherapeutische Empfindlichkeit bekannt sein. Hinzu kommt, daß durch eine Chemotherapie die Ausscheidungsdauer von Salmonellen unzweifelhaft verlängert wird. Die somit nur mögliche „blinde" Therapie sollte deshalb jenen Fällen vorbehalten bleiben, bei denen entweder fulminante enteroinvasive Symptome im Vordergrund stehen oder bei denen vom Lebensalter (Säuglinge, Kleinkinder, alte Menschen) oder vom Grundleiden (myeloische Insuffizienz, Immunsuppression) her in hohem Maße mit einer septischen Ausbreitung gerechnet werden muß. Wegen der ätiologischen Vielfalt und der nicht abschätzbaren und sich auch ständig wandelnden chemotherapeutischen Empfindlichkeit kann die Substanzwahl nur örtlich und zeitlich bekannten statistischen Angaben folgen. Derzeit ist vor allen anderen Substanzen den systemisch wirkenden Gyrasehemmern der Vorzug zu geben; bei den Ampicillinen und Cotrimoxazol ist in unterschiedlichen, teilweise aber sehr hohen Anteilen mit Resistenz zu rechnen. Chloramphenicol ist im Zweifelsfall eine auch hier sehr gut wirkende Substanz, obwohl nicht in allen Fällen eine Empfindlichkeit der Erreger unterstellt werden kann. Wenigstens während der ersten beiden Tage ist die parenterale Verabfolgung zu bevorzugen, weil Erbrechen und schnelle Magen-Darm-Passage die ausreichende orale Dosierung unsicher machen können. Die Dauer der Therapie ist auf wenige Tage zu begrenzen.

Auf die Anwendung von Antidurchfallmitteln (Aktivkohle, Kaolin, Pectine usw.) sollte verzichtet werden. Sie sind zwar geeignet, durch physikalisch-chemische Reaktionen die Konsistenz des Darminhaltes zu verbessern, doch ist dieser Effekt für den Krankheitsablauf bedeutungslos. Das postulierte Erreger- und Toxinbindungsvermögen ist bei therapeutischen Dosen weder von selektiver noch von quantitativ nennenswerter Wirkung. Hingegen bereitet das Wasserbindungsvermögen dieser Substanzen dem Körper zusätzliche Verluste.

Die Substitution eingetretener Wasser- und Elektrolytdefizite sollte möglichst auf oralem Wege forciert werden. Hierzu bieten sich Brühe, dünner schwarzer Tee, verdünnter Orangensaft, Cola-Getränk, Schleimsuppen usw. an. Der Bedarf kann bis zu 5 l/Tag erreichen. Einfach ist auch eine Lösung herzustellen, die aus 5 Teelöffeln Traubenzucker und je 1 Teelöffel Kochsalz und Natriumbicarbonat pro Liter Wasser zusammengesetzt ist. Alkoholhaltige Getränke sind zu meiden. Bei starkem Erbrechen oder bereits eingetretener schwerer Exsikkose – insbesondere wiederum bei Säuglingen und alten Menschen – ist die parenterale Substitution unumgänglich.

Die gestörte Darmmotilität sollte nur ausnahmsweise vorsichtige spasmolytische Maßnahmen veranlassen. Eine länger anhaltende medikamentöse Paralyse des Darms, sei es durch Opiumtinktur, Loperamid, Codein, Atropin usw., beinhaltet Gefahren wie Ileus, toxisches Megakolon, Durchwanderungsperitonitis, längere Verweildauer von Erregern und Toxinen sowie den Kontrollverlust über die sich evtl. in Litermengen im Darmlumen ansammelnden Exsudate.

Hinsichtlich der Behandlung von Komplikationen inklusive der bakteriämischen Folgeerscheinungen wie auch der eitrigen Lokalprozesse gelten die anerkannten Methoden der konservativen bzw. operativen Medizin bzw. ihrer Kombinationen. Auch im Falle chirurgischer Interventionen ist immer simultan eine antibiotische Therapie durchzuführen. Gewöhnlich sind zum Zeitpunkt der Operation Erregeridentität und Empfindlichkeitsverhalten bekannt, ansonsten ist die Wahl zu treffen, wie bei Enteritis vorgeschlagen. Ausdrücklich sei darauf verwiesen, daß eine blinde Monotherapie mit Ampicillin wegen der sehr ausgeprägten Resistenzbildung gegenüber dieser Substanz nicht mehr empfohlen werden kann. Die Dauer der antibiotischen Behandlung ist von den Gegebenheiten des Einzelfalls abhängig zu machen; sie wird im Durchschnitt etwa 10–14 Tage betragen, kann sich aber z. B. bei Salmonellenosteomyelitis über mehrere Monate erstrecken.

Prognose
Auf die Vielzahl der enteralen Salmonellainfektionen bezogen, muß die Prognose als äußerst günstig bezeichnet werden. Dies besagt aber nichts beim Individualfall. Säuglinge und alte Menschen z. B. werden durch die orale Aufnahme von Enteritis-Salmonellen in höchstem Maße gefährdet, nicht nur wegen der Gefahr der septischen Ausbreitung, sondern auch wegen der schnell eintretenden Wasser- und Elektrolytverluste oder wegen der unbeherrschbaren Verschlimmerung präexistenter Grundleiden. Die Meningitis purulenta salmonellosa bei Neugeborenen geht mit einer hohen Sterblichkeit einher, im Überlebensfall oft mit erheblichen Defektheilungen. Alte Menschen können an einem zerebralen Insult erkranken und an ihm sterben, nur weil die zuvor bestehende labile zerebrovaskuläre Blutversorgung durch Fieber, Wasserverlust und Blutdruckabfall zusammengebrochen ist. Die amtlichen Todesursachenstatistiken sind auf das Grundleiden bezogen; die evtl. im Spiele gewesene Salmonellaenteritis wird vom Arzt oft nicht erkannt und geht auch wenn festgestellt gar nicht in die Statistik ein. Diese Problematik und die Tatsache, daß die zu fordernde Bezugszahl aller an Salmonellainfektion Erkrankten nicht einmal zuverlässig geschätzt werden kann, beschränkt die Letalitätsangaben auf Klinikkollektive, die a priori eine negative Selektion darstellen. Und auch hier bestehen erhebliche Unterschiede, abhängig davon, ob es sich um eine Infektionsklinik, eine Klinik für chronisch Kranke oder um eine Neugeboreneneinheit handelt. In letzteren kann sich eine Salmonellakleinstepidemie verheerend auswirken.

Ausscheidung von Enteritis-Salmonellen

Ein Ausscheidertum vergleichbar mit dem nach typhoider Salmonellose gibt es bei den enteritischen Salmonellosen nicht. Insbesondere kommt eine Leber- bzw. Gallenwegsausscheidung nicht vor. Die Ansiedelung und Vermehrung von Enteritis-Salmonellen im Intestinaltrakt endet im Regelfall spontan, es sei denn, daß besondere Vorschädigungen einer Persistenz Vorschub leisten.

Normalerweise pflegen von hundert Ausscheidern von Enteritis-Salmonellen nach 4wöchiger Beobachtungszeit nur noch 50 stuhlpositiv zu sein. Die Regressionskurve ist hyperbelähnlich, sie nähert sich nach weiteren 8 Wochen der Nullinie, erreicht diese aber abhängig vom relativen Anteil intestinal Vorgeschädigter erst nach 1–2 Jahren. Dabei ist es unerheblich, ob anfangs klinische Symptome bestanden haben und um welchen Serotyp es sich handelt.

Chemotherapeutische Sanierungsversuche sind bei solchem Spontanverlauf schwer zu objektivieren. Eine selektive Ausrottung der unerwünschten Salmonellen aus dem Darminhalt ist nicht möglich. Jedes Chemotherapeutikum hemmt die spontane Elimination durch Selbstreinigungsprozesse der ortsständigen Darmflora und schädigt diese selbst. Günstigenfalls ist eine Verminderung der Gesamtkeimzahl des Stuhls unter die Nachweisgrenze der ohnehin in der Minderzahl vorhandenen Salmonellen möglich. Nach Aussetzen der chemotherapeutischen Suppression werden die Salmonellen wieder nachweisbar werden, möglicherweise sogar in höherer Keimdichte. Diese chemotherapieabhängige Störung des natürlichen Implantationsantagonismus der Darmflora ist auch dafür verantwortlich zu machen, daß die vorübergehende Ausscheiderrate nach akuter Enteritis salmonellosa bei Behandelten wesentlich höher ist als bei Unbehandelten.

Sanierungsversuche mit Lactulose oder anderen das Darmmilieu verändernden Substanzen werden widersprüchlich beurteilt. Eine zuverlässige Wirkung wird von keinem Untersucher geltend gemacht. Doppelblindstudien liegen nicht vor.

Prophylaxe und Meldepflicht
Die Enteritis-Salmonellen haben ihr Hauptreservoir bei Tieren. Demzufolge obliegen die allgemeinen prophylaktischen Maßnahmen den Veterinärmedizinern und der von ihr vertretenen Lebensmittelhygiene. Hier geht es um Katasteruntersuchungen bei Tierbeständen, Kontrollen von Lebensmittelherstellung, -transport und -aufbewahrung und den Ausschluß sekundärer Kontaminationen. Die epidemiologische Entwicklung der letzten Jahrzehnte hat allerdings gezeigt, daß diese Vorfeldhygiene der Ubiquität von Salmonellen und den vielfältigen Eindringmöglichkeiten in die menschliche Population nicht mehr gewachsen ist. Enteritis-Salmonellen sind, wenn auch in unterschiedlichem Maße, ständige Kontaminanten vielerlei Lebensmittel und finden sich daher bei 0,1 und 1,0% vorübergehend in den Stuhlproben erscheinungsfreier Einwohner auch hochzivilisierter Populationen. Auch eine hierauf ausgerichtete betonte persönliche Hygiene des einzelnen kann die Infektionsgefahr nur vermindern, aber innerhalb vernünftiger Grenzen nicht völlig verhindern.

Eine sorgfältige Küchenhygiene und der Verzicht auf die Zufuhr rohen oder unzureichend gegarten Fleisches, auf lange Aufbewahrungszeiten nach Erwerb oder Zubereitung von nicht konfektionierten Gerichten aus Fleisch, Geflügel, Eiern (z. B. Frikadellen in Gaststätten), Milch, von Salaten oder Kaltspeisen usw. sind zweifellos ebenso geeignet, die Infektionsgefahren zu mindern, wie der vorsichtige Umgang mit rohen Muscheln, Krebsen und diversen importierten Nahrungsmitteln.

Entsprechend dem Bundesseuchengesetz sind alle Fälle von Enteritis infectiosa (gleich welcher Ätiologie) im Verdachts-, Erkrankungs- und Todesfall meldepflichtig. Der Meldepflicht unterliegt außerdem jeder Ausscheider von Salmonellen, wobei als Ausscheider jede Person angesehen wird, die Krankheitserreger ausscheidet, ohne krank oder krankheitsverdächtig zu sein. Das Bundesseuchengesetz regelt darüber hinaus die beim angesprochenen Personenkreis bestehenden Tätigkeits- und Beschäftigungsverbote sowie die daraus resultierenden Untersuchungspflichten. Weitere gesetzliche Bestimmungen über die Beobachtung, Behandlung und Absonderung, über Kontrolluntersuchungen, über das Verhalten bei Ausscheidung usw. sind durch Ausführungsvorschriften der einzelnen Bundesländer festgelegt.

Literatur

Alexander, M.: Salmonellosen. In Hornbostel, H., W. Kaufmann, W. Siegenthaler: Innere Medizin in Praxis und Klinik, 4. Aufl., Bd. III. Thieme, Stuttgart 1991 (S. 13.19)

Candy, D. C. A., J. Stephen: Salmonella. In Farthing, M. J. G., G. T. Keusch: Enteric Infection. Chapmann & Hall, London 1988 (p. 289)

Höring, F. O., H. D. Pohle: Salmonellosen. In Bock, H. E., W. Gerok, F. Hartmann: Klinik der Gegenwart, Bd. II. Urban & Schwarzenberg, München 1981 (S. E 147)

Hook, E. W.: Salmonella species (including typhoid fever). In Mandell, G. L., R. G. Douglas, J. E. Bennett: Infectious Diseases, 3rd. ed. Churchill Livingstone, Edinburgh 1990 (p. 1700)

Hornick, R. B.: Typhoid fever. In Evans, A. S., H. A. Feldman: Bacterial Infections of Humans. Plenum, New York 1982 (p. 659)

Hrúzik, J.: Salmonella-Infektionen. In Brüschke, G.: Handbuch der Inneren Erkrankungen, Bd. V: Infektionskrankheiten. Fischer, Stuttgart 1983

Keusch, G. T.: Salmonellosis. In Wilson, J. D., E. Braunwald, K. J. Isselbacher, R. G. Petersdorf, J. B. Martin, A. S. Fauci, R. K. Root: Principles of Internal Medicine, 12th ed. McGrav-Hill, New York 1990 (p. 609)

Mandal, B. K.: Modern treatment of typhoid fever. J. Infect. 22 (1991) 1–4

Minter, D. M., P. H. Rees, H. A. Reid, F. C. Rodger, D. J. Weatherall, G. B. White: Salmonelloses. In Manson's Tropical Diseases, 18th ed. Baillière Tindall, London 1982 (p. 380)

Pohle, H. D.: Typhus abdominalis und Paratyphus. In Krück, F., W. Kaufmann, H. Bünte, E. Gladtke, R. Tölle: Therapie-Handbuch, 3. Aufl. Urban & Scharzenberg, München 1989 (S. 1537)

Rische, H., P.-F. Mahnke, E. F. Rißmann: Salmonella-Infektionen. In Ocklitz, H. W., H. Mochmann, B. Schneeweiß: Infektiologie, 2. Aufl. Fischer, Stuttgart – New York 1978 (S. 291)

14 Shigellosen (bakterielle Ruhr, bakterielle Dysenterie)

M. Alexander

Definition

Die Shigellose (bakterielle Ruhr) ist eine durch verschiedene Shigellen (Shigella dysenteriae, Shigella flexneri, Shigella boydii, Shigella sonnei) ausgelöste, meist lokalisierte Infektion des Dickdarms, die akut auftritt und mit Fieber, blutig-schleimigen Stühlen und Tenesmen einhergeht. Bei Shigella dysenteriae spielen außerdem Toxine eine große Rolle. Die schwerste Ruhrform, die durch Shigella dysenteriae Typ 1 verursacht wird, tritt in Europa nicht auf.

Epidemiologie

Die bakterielle Ruhr ist weltweit besonders in Ländern mit schlechtem Hygienestandard sehr stark verbreitet. In den Entwicklungsländern kommen häufig Epidemien vor, wobei alle Altersstufen betroffen sind. Shigella dysenteriae tritt nahezu ausschließlich in tropischen und subtropischen Gebieten auf, sicher nicht in Europa; Shigella boydii hat ihr hauptsächliches Verbreitungsgebiet in Vorderasien und Nordafrika; Shigella flexneri und Shigella sonnei kommen auch bei uns vor. Der Mensch ist das einzige Erregerreservoir für Shigellen. Sie werden mit dem Stuhl ausgeschieden und fäkal-oral oder auf den Umwegen über Wasser oder Nahrungsmittel übertragen. Die bakterielle Ruhr ist eine Erkrankung der warmen Jahreszeiten. Dementsprechend sind Länder mit heißem Klima besonders betroffen.

Durch Bestimmung der Serotypen lassen sich epidemiologische Zusammenhänge erforschen.

In den USA kamen 1980 47,4 Fälle pro 1 Million Einwohner, in Israel 1500 Fälle pro 1 Million Einwohner vor.

Bereits geringe Erregerdosen sind ausreichend, um eine Ruhrinfektion zu veranlassen. Bei Auftreten eines Falles in einem Haushalt infizieren sich etwa 20% der Familienangehörigen, besonders Kinder unter 5 Jahren. Bei 10% der Patienten ließen sich die Erreger auf den Fingern nachweisen. Es wird angenommen, daß Shigellen eine stärkere Resistenz gegenüber Magensäure aufweisen als Salmonellen. Bereits 200 Bakterien reichen aus, um 25% gesunder Freiwilliger zu infizieren.

Aus epidemiologischen Gründen überwiegen Epidemien in Kinderkrippen, Kinderheimen und Schulen.

Die Übertragung erfolgt fäkal-oral. Infektionsquelle sind in erster Linie Ruhrkranke oder Personen, die Shigellen ausscheiden. Außerdem kommen häufig direkte oder indirekte Kontaminationen von Gegenständen und Nahrungsmitteln sowie mechanische Verschleppungen von Stuhlpartikeln durch Insekten (Fliegen) auf Nahrungsmittel vor. Die Shigellen überleben außerhalb des Körpers in den Stuhlausscheidungen nur kurze Zeit, können sich jedoch in Speisen vor allem bei Kühllagerung längere Zeit halten.

Der Erreger wurde 1898 von Kiyoshi Shiga entdeckt. Damit war eine Abgrenzung zwischen der bakteriellen Ruhr (Dysenterie, Shigellose) und der Amöbenruhr möglich.

Shigellen sind gramnegative, fakultativ aerobe, sporenlose, geißelfreie, unbewegliche Stäbchenbakterien. Sie gehören zur Familie der Enterobacteriaceae und lassen sich durch morphologische, biochemische und serologische Eigenschaften von den übrigen Enterobacteriaceae abgrenzen. Antigenetisch werden sie in vier Serogruppen (A–D) und mehr als 30 unterschiedliche Serotypen (heute als Biovare oder Serovare bezeichnet) eingeteilt.

Die vier Serogruppen (Vergärungsgruppen) sind:
– A (Shigella dysenteriae),
– B (Shigella flexneri),
– C (Shigella boydii) und
– D (Shigella sonnei, früher E-Ruhr genannt).

Erreger der klassischen bakteriellen Ruhr ist Shigella dysenteriae Typ 1.

Alle Shigellen fermentieren Glucose, bilden aber bis auf wenige Ausnahmen kein Gas, fermentieren keine Lactose und bilden kein H_2S. Alle Shigellen setzen bei Autolyse ein Endotoxin frei, nur Shigella dysenteriae bildet auch ein Exotoxin.

Das Shigellatoxin ist hitzelabil, wird durch proteolytische Enzyme zerstört und hat ein Molekulargewicht von 72 000 Dalton. Shigella dysenteriae hat von allen Shigellenspezies die größte Virulenz und kommt in tropischen und subtropischen Ländern vor. Auch Shigella flexneri und boydii werden vorwiegend in tropischen und subtropischen Ländern gefunden, während Shigella sonnei bei uns ebenfalls endemisch ist.

Die Bakterienruhr ist seit der Antike bekannt. Insbesondere Massenunterkünfte mit engem Kontakt und unzureichenden hygienischen Verhältnissen sowohl im Gefolge von Kriegen und Naturkatastrophen als auch ärmliche Lebensbedingungen in unterentwickelten Ländern oder in Haftanstalten haben zu Epidemien geführt.

1987 trat bei einer Massenversammlung in einem Camp in den USA eine große Epidemie auf, bei der 50% von 12 700 Teilnehmern erkrankten und die Erreger anschließend in drei Staaten der USA weitere Ausbrüche verursachten. Die Letalität der Pandemie infolge Infektion mit Shigella dysenteriae, die 1971

Mexiko und fünf weitere mittelamerikanische Länder betraf, lag bei 8–15%.

Die Letalität ist besonders hoch bei Kindern unter einem Jahr und kann nicht so gut durch orale Rehydratation bekämpft werden wie bei den enteritischen Erkrankungen. In den unterentwickelten Ländern steht sie in Relation zum Ernährungszustand. Jährlich kommen weltweit (ohne China) etwa 140 Millionen Erkrankungen vor.

Die Art des epidemischen Auftretens läßt sich durch folgende Eigenschaften des Erregers erklären:

– Shigellen werden in der Natur nur beim Menschen isoliert und haben – im Gegensatz z. B. zu den enteritischen Salmonellen – keine natürlichen Zwischenwirte.
– Shigellen sind für den Menschen extrem pathogen. Bereits etwa 200 Mikroorganismen rufen beim Erwachsenen in der Regel eine Erkrankung hervor, während bei anderen Erregern von Durchfallerkrankungen ungefähr 10^{10} Organismen hierfür erforderlich sind.
– Shigellen sind relativ widerstandsfähig und können über Wochen in Nahrungsmitteln und über mehrere Stunden auf Bleirohren oder auf kontaminierten Händen überleben.

Diese Eigenschaften erlauben die rasche Ausbreitung fäkal-oral von Mensch zu Mensch oder durch Kontaminierung von Wasser und Nahrungsmitteln.

Besonders in den Tropen überträgt die einfache Hausfliege die Mikroorganismen von infiziertem Stuhl auf Nahrungsmittel. Durch Insektizide konnte die Häufigkeit der Erkrankungen vorübergehend reduziert werden; sie nahm aber wieder zu, wenn die Fliegen gegen die Insektizide resistent wurden.

Nahrungsmittel, infiziertes Wasser, Stuhl, Hände und Fliegen sind somit die „klassischen" Ansteckungsquellen. Ruhr ist eine Seuche der Unhygiene. Die venerische Übertragung bei Homosexuellen ist ebenfalls möglich.

Pathogenese

Die bakterielle Ruhr ist eine Lokalinfektion des Kolons. Weniger als 100 Erreger genügen in manchen Fällen, um die Krankheit auszulösen. Die Erreger werden oral aufgenommen und passieren zunächst den Magen und den Dünndarm, wobei es nicht zu einer Gewebeinvasion oder entzündlichen Reaktion kommt. Möglicherweise ist ein spezifisches Enterotoxin für die initialen Krankheitserscheinungen – manchmal Übelkeit und Erbrechen sowie in jedem Falle Bauchkrämpfe und wäßrige Durchfälle – verantwortlich. Diese Symptome ähneln denjenigen toxininduzierter Erkrankungen und gehen bei vielen Patienten dem Einsetzen der eigentlichen, kolitisbedingten Ruhrdurchfälle voraus. Wenn die Mikroorganismen im Dickdarm angelangt sind, durchdringen sie die Schleimhaut, wobei die Region des rektosigmoidalen Übergangs am meisten betroffen ist.

Studien mit Shigellenmutanten haben gezeigt, daß zur Entstehung dieses Erkrankungsstadiums zwei Schritte notwendig sind:

– das Eindringen der Erreger in Epithelzellen und
– die Vermehrung der Mikroorganismen in der Submukosa und Lamina propria mit Zerstörung der Epithelzellen und Ausbreitung der Infektion in angrenzende Gewebeabschnitte.

Das Invasionsvermögen der Shigellen scheint durch Plasmide kodiert zu sein.

Es gibt komplexe Beziehungen zwischen einem großen Plasmid (220 kD) und dem Chromosom, das die verschiedenen Stadien der Infektion reguliert. Hierfür stehen mindestens sieben verschiedene Loci auf dem Plasmid und drei auf dem Chromosom zur Verfügung. Die Lipopolysaccharide der gramnegativen Bakterien sind ein wichtiger Bestandteil der Zellwand und begünstigen die Resistenz dieser Erreger gegenüber Phagozytose und Serumantikörpern. Rauhformen haben ihre Lipopolysaccharidstruktur verloren und ebenso ihre Virulenz im Tierversuch. Die genetische Information, die bei Shigella flexneri für die O-Antigen-Biosynthese erforderlich ist, ist chromosomal lokalisiert und verschieden von derjenigen der Shigella sonnei und Shigella dysenteriae.

Ein schmales 9-kD-Plasmid ist bei Stämmen von Shigella dysenteriae Typ 1 assoziiert mit der Bildung von O-Antigenen. Mutanten, die dieses Plasmid verloren haben, zeigen einen Rauhtyp und eine herabgesetzte Virulenz. Das Shiga-Toxin verhindert die Eiweißsynthese in eukaryotischen Zellen, indem es auf die Ribosomenuntereinheit 60S einwirkt.

Shiga-Enterotoxin und Neurotoxin sind eng verwandte Eiweiße und könnten auch identisch sein. Es handelt sich um Exotoxine. Shiga-Toxin beeinflußt die Schwere der bakteriellen Ruhr durch Erzeugung von Gefäßschädigungen, die blutige Stühle und eine intestinale Ischämie zur Folge haben.

Eine Kolondysfunktion, die zu einer Störung der Wasserresorption durch die Darmschleimhaut führt, spielt eine wesentliche Rolle bei der Entwicklung der Durchfälle.

Vor allem im distalen Kolon und Rektum entsteht eine diffuse Entzündungsreaktion mit massivem Austritt von Granulozyten, oberflächlicher Epithelulzeration und Mikroabszessen.

In der 1. Krankheitswoche findet sich pathologisch-anatomisch ein Ödem der Mukosa. In der 2.–3. Woche treten Ulzera, in der 4. Woche punktförmige Blutungen auf. Dadurch kommt es zu blutig-eitrigschleimigen Stuhlentleerungen. Geschwüre und Mikroabszesse können entstehen.

Trotz des starken Entzündungsprozesses kommt es nur extrem selten zur Darmperforation, da die Erkrankung auf Mukosa und Submukosa beschränkt ist. Diese Begrenzung hängt vermutlich mit der Intensität der entzündlichen Abwehrreaktion zusammen, die auch das seltene Eindringen von Shigellen in die Blutbahn, trotz der invasiven Eigenschaften dieser Erreger, erklärt.

Die Seltenheit von Bakteriämien bei Ruhr wird auch darauf zurückgeführt, daß die Shigellen ziemlich empfindlich gegenüber komplementabhängigen bakteriziden Reaginen sind.

Für die Pathogenese scheint eine Gruppe von Zytotoxinen, die von den Shigellen – und auch von Escherichia coli – gebildet werden, eine wesentliche Rolle zu spielen. Der Prototyp dieser Toxine, das Shiga-Toxin, wurde erstmals 1903 aus Shigella dysenteriae Typ 1 isoliert und besitzt zytotoxische und enterotoxische Auswirkungen.

Sowohl das Shiga-Toxin als auch die von enterohämorrhagischen Escherichia-coli-Stämmen gebildeten shigaähnlichen Toxine bestehen aus einer enzymatisch-aktiven A-Untereinheit und multiplen B-Untereinheiten. Die A-Untereinheiten sind N-Glykosidasen, welche die Proteinsynthese behindern. Die kleineren B-Untereinheiten stehen mit der Bindung an Zellen in Zusammenhang.

Es besteht Grund zu der Annahme, daß Shiga-Toxin die Prostacyclinsynthese, welche die Thrombozytenaggregation hemmt, steigert.

In Mäuseversuchen wurde festgestellt, daß nach hohen oralen Dosen von Shiga-Toxin in der 2. Woche nach der Inokulation sekretorisches IgA gebildet wurde, während dies bei geringen Dosen erst in der 3. Woche der Fall war. Gastrointestinales IgG wurde nur bei den höchsten Toxindosen gefunden, während deutliches Serum-IgG und geringe Serum-IgA-Anstiege bei allen Tieren nachweisbar waren.

Die meisten anderen Shigellen produzieren tausendfach weniger Zytotoxin als Shigella dysenteriae. Einige Shigellaisolate bilden sowohl Shiga-Toxin als auch shigaähnliche Toxine. Die Enterotoxine wirken bereits während der Dünndarmpassage der Bakterien, die Zytotoxine nach der Epithelinvasion der Bakterien im Kolon. Shigella dysenteriae Typ 1 bildet wesentlich mehr Zytotoxin als andere Shigellen und verursacht auch die schwersten Verläufe.

Die Induktion einer lokalen Prostaglandinsynthese ist möglicherweise ein weiterer bedeutsamer Faktor für die Pathogenese der Shigellose. Es wird vermutet, daß das Shigellaendotoxin eine Prostaglandin-E-abhängige Synoviaentzündung und pathologische Ansammlung von Gelenkflüssigkeit triggert und damit die bei Ruhr gelegentlich auftretenden Gelenkerscheinungen auslöst. Die Neurotoxine werden resorbiert und können zu Nervenlähmungen führen.

Krämpfe kommen auch bei Infektionen mit Shigella flexneri bzw. Shigella sonnei vor, obwohl diese Erreger kein Shiga-Toxin bilden. Shiga-Toxin wurde auch nicht bei neurologischen Manifestationen im Liquor nachgewiesen. Es wird angenommen, daß andere Toxine für die Neurotoxizität verantwortlich sind.

Bei Shigella flexneri ist die Fähigkeit, Kongorot zu binden, mit der Virulenz assoziiert. Diese Erreger haben ein hämbindendes 101-kD-Protein auf ihrer Zelloberfläche ebenso wie enteroinvasive Escherichia coli-Stämme. Außerdem spielt bei Shigella flexneri eine Superoxiddismutase wahrscheinlich eine wichtige Rolle in der Pathogenese. Katalasen haben dagegen keine große Bedeutung für die Virulenz.

Ausschlaggebend für die Schwere des Krankheitsbildes ist neben dem Erregertyp auch die Abwehrlage des Patienten. Eine Krankheitsimmunität wird nicht erworben.

Krankheitsbild

Die Inkubationszeit variiert – je nach Menge und Virulenz der eingedrungenen Erreger – zwischen einigen Stunden und 5 Tagen, im Durchschnitt zwischen 36 und 72 Stunden. Unspezifische Krankheitserscheinungen wie Fieber zwischen 38 und 40 °C, Bauchkrämpfe und wäßrige Durchfälle beginnen akut.

Innerhalb von 24 Stunden lokalisieren sich die Beschwerden auf den Unterbauch, und es kommt zu den für Ruhr typischen häufigen Darmentleerungen, wobei der Stuhl mit Blut, Eiter und Schleim versetzt ist. 25–30 (bei Shigella dysenteriae-Infektionen u. U. bis 100) Stuhlentleerungen pro Tag sind keine Seltenheit. Vor, während und nach dem Stuhlgang bestehen heftige krampfartige Schmerzen im Bereich des Colon descendens, die bis zum After ausstrahlen (Tenesmen). Bei Säuglingen und Kleinkindern und auch bei alten Menschen kann aufgrund der starken Krämpfe ein Rektalprolaps entstehen.

Die Stühle weisen einen süßlich-faden Geruch auf. Auskultatorisch werden lebhafte Darmgeräusche wahrgenommen. Häufig findet sich eine Druckschmerzhaftigkeit, u. U. mit Abwehrspannung besonders im Bereich des Colon descendens.

Die Shigellen erreichen im Dickdarm Konzentrationen von 10^6 bis 10^{10} Erregern pro Gramm Stuhl. Meist enthält der Stuhl Erythrozyten und Leukozyten.

Bei Infektionen mit Shigella dysenteriae fällt die Periode mit den wäßrigen Stühlen in der Regel aus, und es kommt sofort zu stark blutig-schleimigen Durchfällen, oft ohne eigentliche Stuhlbeimengungen.

Die Ulzerationen können bis zur Lamina propria fortschreiten. Pseudomembranen, bestehend aus einem fibrinösen Exsudat, das Leukozyten, Erythrozyten und Schleim enthält, kommen vor.

Die Zunge ist trocken und stark belegt. Wenn sich eine deutliche Exsikkose entwickelt, läßt sich die Haut in Falten abheben. Die Milz ist nicht geschwollen. Bei der Rektoskopie zeigt sich das Bild einer erosiven Proktitis mit Erythem und Verletzlichkeit der Schleimhaut, gelegentlich auch mit flachen Geschwüren.

Bei gesunden Erwachsenen dauert die Erkrankung in der Regel weniger als 1 Woche, wobei das Fieber einige Tage anhält. Die bakterielle Ruhr kann jedoch klinisch unterschiedlich verlaufen: vom subklinisch bleibenden Ausscheidertum über die eben erwähnten klassischen Krankheitsbilder bis zu schweren toxischen Zuständen. Letztere kommen besonders bei der Infektion mit Shigella dysenteriae vor. Bei mittelschweren Erkrankungsfällen klingen die Darmerscheinungen nach 10 Tagen ab, die Entleerungen werden im Laufe dieser Zeit seltener, die Tenesmen lassen nach. Rezidive können vorkommen. Fälle, bei denen die Symptome bis zu 10 Monate lang anhielten, stellen ausgesprochene Raritäten dar.

Die *Prognose* ist für Säuglinge und Kleinkinder deutlich schlechter als für Erwachsene. Die Angaben über die Letalität variieren in der Literatur zwischen 1 und 12%, abhängig von der jeweiligen Epidemie, dem Ernährungszustand, der Abwehr, dem Lebensalter der Erkrankten und den Pflegemöglichkeiten. In der dritten Welt besteht eine besonders hohe Letalität für Säuglinge, die durch Dehydratation und Ernährungs- und Elektrolytstörungen gefährdet sind. Bei unterernährten Patienten verläuft die Erkrankung schwerer und langwieriger als bei gesunden Personen.

Eine schwerwiegende *Komplikation* ist das toxische Megakolon, das bei Infektionen mit Shigella dysenteriae auftritt und zu einer massiven Erweiterung des Kolons führt. Die Pathogenese ist unklar. Weiterhin kann es zu Kolonperforationen und Peritonitis und zur Enteropathie mit Eiweißverlusten kommen.

Die wichtigste Komplikation in bezug auf die Volksgesundheit ist die Einwirkung der Shigellose, insbesondere der Infektion mit Shigella dysenteriae, auf den Ernährungszustand der Säuglinge und Kleinkinder in den Ländern der dritten Welt.

Die Shigellose kann den Ernährungszustand auf mindestens vier Wegen beeinflussen, durch

– die metabolischen Folgen der Infektion (Fieber, Katabolismus),
– Eiweißverluste infolge der Entzündung der Darmschleimhaut,
– mangelhafte Nahrungsaufnahme infolge Anorexie,
– verminderte Resorption der Nahrungsstoffe.

Der Tod an Shigellose tritt besonders bei Kindern unter 5 Jahren – in extremem Maße bei Kindern unter 1 Jahr – und bei älteren Menschen auf.

Die Shigellen können häufig noch 1–3 Monate nach dem Abklingen der akuten Krankheitserscheinungen aus dem Stuhl isoliert werden. Dauerausscheidung kommt jedoch außer bei unterernährten Kindern selten vor.

Die Shigellose vermag auch extraintestinale Symptome hervorzurufen, besonders bei Shigella-dysenteriae-Infektionen.

Neurologische Symptome wurden bei 18–45% der Patienten mit Infektion infolge Shigella dysenteriae beschrieben. Besonders bei Kindern treten Krämpfe auf. Andere neurologische Symptome sind Lethargie, Verwirrtheit und starke Kopfschmerzen, die als Zeichen der Enzephalopathie gewertet werden.

Nachbeobachtungen von Kindern, die im Rahmen einer bakteriellen Ruhr Krämpfe gehabt haben, erbrachten keine besondere Häufigkeit von Krämpfen oder Fieberkrämpfen.

Bei Nachuntersuchungen von 111 Kindern wurde bei 3,3% eine schlechte Koordination der feinen Handbewegungen festgestellt.

Besonders bei Kindern wurde eine shigellenbedingte Kolpitis mit blutigem vaginalen Ausfluß beobachtet. Außerdem werden bei Kindern auch Symptome von seiten des Respirationstraktes wie Husten, Schnupfen und Pleuraschmerzen beschrieben, wobei jedoch nicht auszuschließen ist, daß diese auf begleitende Virusinfekte zu beziehen sind.

Während die Shigellensepsis selbst selten ist und bei Erwachsenen im wesentlichen nur bei Patienten mit Immundefizienz vorkommt, können die durch bakterielle Ruhr entstandenen Schleimhautulzerationen im Bereich des Darmes eine Eintrittspforte für andere Erreger sein, z. B. für Escherichia coli oder Klebsiellen. Diese Komplikation tritt am häufigsten bei Kleinkindern auf, die im Rahmen einer Bakterienruhr in ca. 10% der Fälle eine gramnegative Sepsis entwickeln.

Außerdem kommt bei Kleinkindern und Säuglingen eine Shigellabakteriämie vor. Es handelt sich meist um schlecht ernährte, dehydrierte Kinder mit niedrigem Serumalbumin, Leukopenie und persistierenden wäßrig-blutigen Durchfällen, meist ohne Fieber, vorwiegend bei Infektion mit ampicillinresistenten Shigellastämmen.

In Bangladesh kam die Shigellensepsis besonders bei unterernährten Kindern unter einem Jahr, die ohne Brustnahrung aufwuchsen, vor.

Schwere Shigellenkolitis zusammen mit Endotoxinämie vermag zu einem hämolytisch-urämischen Syndrom bzw. zu einer akuten Glomerulonephritis zu führen. Obwohl in diesen Fällen zirkulierende Immunkomplexe nachgewiesen werden, bleibt deren Bedeutung für die Pathogenese unklar, weil ähnliche Immunkomplexe auch im Serum von Patienten gefunden werden, die lediglich die klassischen klinischen Symptome der Ruhr aufweisen.

Das hämolytisch-urämische Syndrom entwickelt sich in der Regel am Ende der 1. Krankheitswoche. Die Patienten werden oligurisch, manchmal anurisch mit Niereninsuffizienz. Die Hämolyse ist oft schwerwiegend und tritt rasch ein mit Absinken des Hämatokrits um 10% in 24 Stunden. Bluttransfusionen können erforderlich sein. Die Hyperkaliämie spielt meist keine große Rolle, weil die Patienten aufgrund ihrer Unterernährung einen Kaliummangel aufweisen und wegen der Durchfälle viel Kalium im Stuhl verlieren. Trotzdem kann eine Peritonealdialyse oder Hämodialyse über mehr als 3 Wochen notwendig sein.

Im Rahmen dieses Syndroms kommt auch eine Thrombozytopenie (mit Werten von 30 000–100 000 Thrombozyten) vor.

Leukämoide Reaktionen treten bei Shigella-dysenteriae-Infektionen mit und ohne hämolytisch-urämisches Syndrom auf.

Weiterhin kann es zur Perforation der Dickdarmgeschwüre in die Bauchhöhle mit Peritonitis, zum Subileus und zu periproktitischen Abszessen kommen.

Nach einer Shigelleninfektion entsteht bei Erwachsenen gelegentlich ein *Reiter-Syndrom*. Diese Komplikation wird vor allem bei Vorliegen des Histokompatibilitätsantigens HLA-B27 beobachtet. Bei Patienten, die dieses Antigen aufweisen, ist das Reiter-Syndrom meist deutlich ausgeprägt und von längerer Dauer. Selbst in der gleichen Familie erkranken jedoch nicht alle HLA-B27-positiven Patienten am Reiter-Syndrom, so daß anzunehmen ist, daß noch andere Faktoren hinzukommen müssen, um dieses Krankheitsbild auszulösen.

Es handelt sich um eine hyperergische Reaktion auf die Shigellenendotoxine, die etwa 10–14 Tage nach Beginn der bakteriellen Ruhrerkrankung auftritt. Klinisch bestehen Konjunktivitis, Urethritis und Polyarthritis. Die Polyarthritis betrifft meist mehrere Gelenke, geht mit starken Schmerzen, Schwellung und Rötung einher und kann bis zu 6 Monaten anhalten. Die Prognose ist jedoch gut. Das Reiter-Syndrom wurde zuerst als Nachkrankheit bei Ruhr beschrieben, kommt aber auch als Folge anderer Darminfektionen vor.

Diagnostik

Klinisch ist der akute Beginn der Erkrankung mit Fieber von 38–40 °C und Durchfällen, die zuerst wäßrig, dann blutig-eitrig-schleimig sind, typisch. Die Stuhlentleerungen sind sehr häufig und von quälenden Tenesmen begleitet. Wie bei den meisten bakteriellen Lokalinfektionen zeigt sich im Blutbild eine Leukozytose mit Linksverschiebung. Die Diagnostik muß weitgehend auf der Basis klinischer Befunde erfolgen (Abb. 14.1).

Die proktoskopische und rektoskopische Untersuchung ergibt eine starke hyperämische, leicht verletzliche Mukosa mit multiplen, scharf abgegrenzten Schleimhautblutungen, fleckförmigen Auflagerungen von fibrinösem Exsudat und Verlust der normalen transversalen Schleimhautfalten (Abb. 14.2). Nach Möglichkeit sollten bei der Proktoskopie oder Rekto-

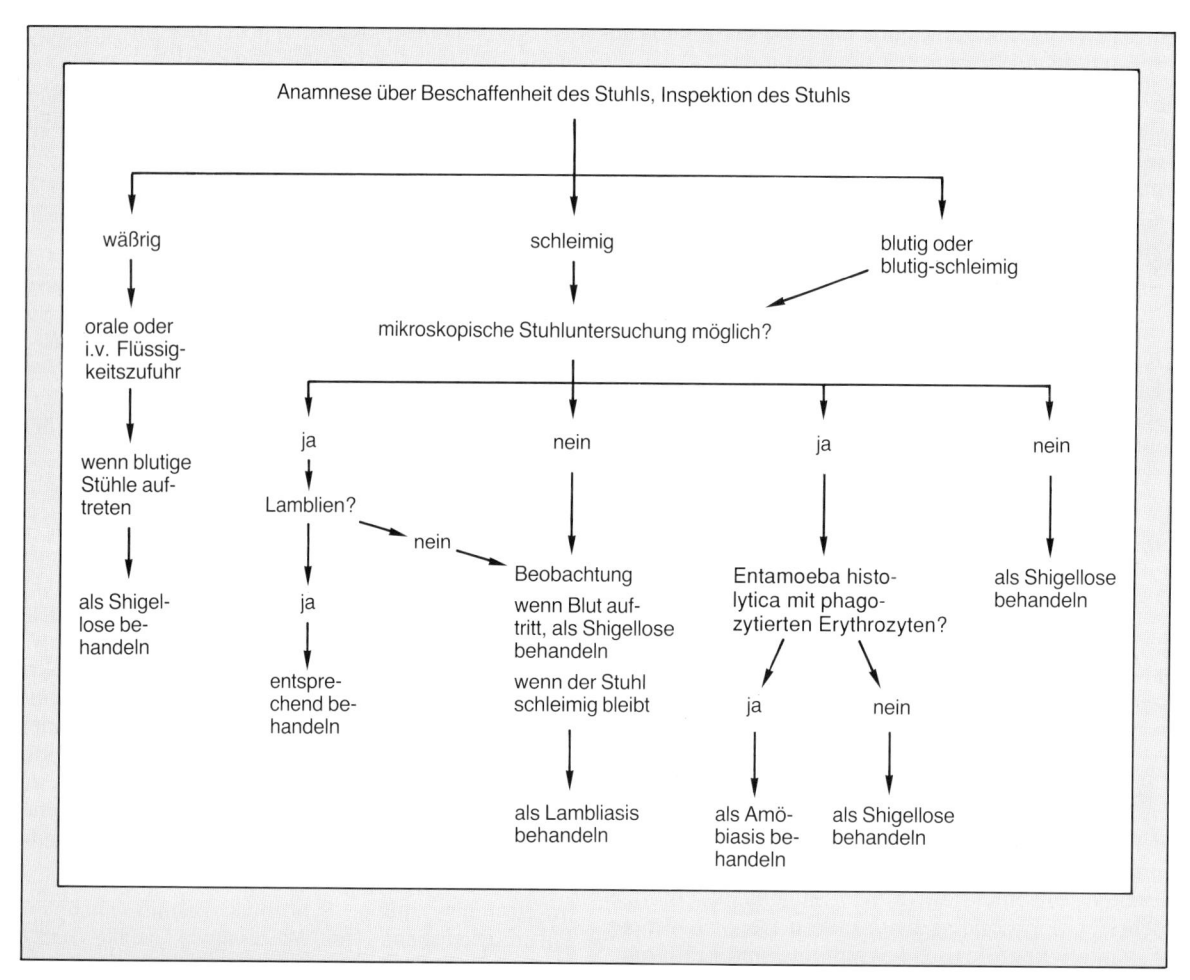

Abb. 14.1 Diagnostik der Shigellose.

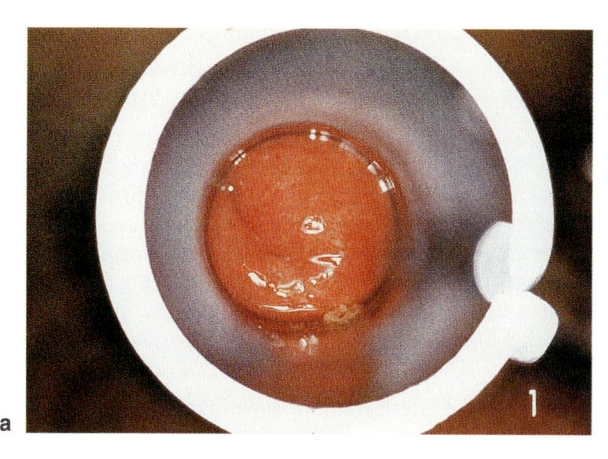

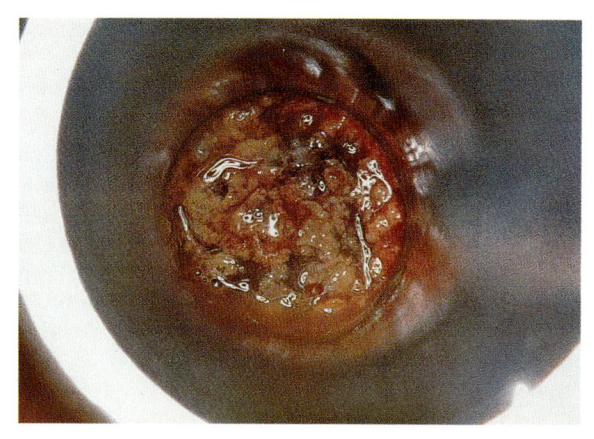

Abb. 14.2 Rektoskopisches Bild, **a** bei Shigella flexneri, **b** bei Shigella dysenteriae Typ 1.

skopie Rektalschleimhautabstriche durchgeführt werden, da die kulturelle Untersuchung des Rektalschleims zu ergiebigeren Kulturergebnissen führt als die routinemäßige Untersuchung von Stuhlproben. Die Rektoskopie muß mit besonderer Vorsicht durchgeführt werden, weil Perforationsgefahr besteht. Günstiger ist daher eine Proktoskopie. Stehen lediglich Stuhlproben zur Verfügung, so sollten insbesondere die blutig-schleimigen Anteile mikrobiologisch untersucht werden. Die Untersuchung auf Leukozyten wird ebenfalls mit flüssigem Stuhl, der Blut oder Schleim enthält, durchgeführt. Das Material wird zur mikrobiologischen Untersuchung auf Blut-Xylose-Lysin-Deoxycholat und auf Salmonella-Shigella-Agar ausgestrichen. Auf dem Salmonella-Shigella-Medium lassen sich alle Shigellenarten außer Shigella dysenteriae Typ 1 leicht anzüchten.

Ausgewählte Kolonien, die verdächtig auf Shigellen sind, sollten auf dreifachen Zucker-Eisen-Agar oder Lysin-Eisen-Agar gebracht und dann gegebenenfalls mit polyvalenten Antiseren auf Shigellen getestet werden.

Es ist wichtig, daß der Stuhl oder der Rektalabstrich sofort mikrobiologisch verarbeitet wird, weil die Keime bei längeren Transporten zugrunde gehen. Bewährt hat sich das direkte Ausstreichen des mittels Analabstriches oder bei der Rektoskopie gewonnenen Materials auf Nährböden.

Weiterhin ist es sinnvoll, eine geringe Menge flüssigen, blutig-schleimigen Stuhls auf einem Objektträger auszustreichen und mit Methylenblau zu färben. Bei der Untersuchung sollten sich zahlreiche Granulozyten finden. Obwohl dieser Befund nicht spezifisch für die Shigelleninfektion ist, sondern auch bei einigen Patienten mit Salmonellenenteritis, Campylobacterenteritis, Colitis ulcerosa oder Amöbiasis vorkommt, kann der Nachweis zahlreicher Leukozyten in der Stuhlprobe bei entsprechendem klinischen und epidemiologischen Befund ein wichtiger diagnostischer Hinweis sein.

Die somatischen Antigene sind bei den meisten Shigellenserotypen komplex gebaut, so daß man durch Agglutination in entsprechenden Immunseren verschiedene Antigenfaktoren nachweisen kann. Neben den thermostabilen O-Antigenen besitzen manche Shigellenarten thermolabile Hüllenantigene (H-Antigene), wodurch die serologische Bestimmung erschwert wird. Da man mit verschiedenen Variationen der Antigenstruktur rechnen muß, gelingt die vollständige Typendifferenzierung oft nur in Speziallaboratorien. Serologische Agglutinationsmethoden (Ruhr-Widal) geben oft falsch negative Resultate. Eine verläßliche serologische Methode ist die Hämagglutination.

Differentialdiagnostik

Die bakterielle Ruhr ist eine Kolitis und unterscheidet sich von den Enteritiden durch das Auftreten von frischem Blut, Eiter und Schleim im Stuhl und durch Tenesmen.

Die Amöbenruhr beginnt schleichend, verläuft nicht so akut und zeigt nicht so hohes Fieber wie die Shigellose; der Stuhl riecht bei der Amöbiasis nicht so fade wie bei der bakteriellen Ruhr.

Die seltene Balantidienruhr ist nur durch den Erregernachweis abgrenzbar. Die Balantidien lassen sich als Protozoen wegen ihrer Größe und ihrer lebhaften Bewegungen schon bei geringer Vergrößerung im frischen Stuhlpräparat in der NaCl-Aufschwemmung unter dem Mikroskop erkennen.

Weiterhin sind differentialdiagnostisch abzugrenzen: Colitis ulcerosa, Divertikulitis, Darmkarzinome, Morbus Crohn, Durchfälle infolge Urämie oder exogener Intoxikationen (Arsen, Quecksilber), Darmtuberkulose, Kolitiden bei Anwendung von oralen Breitspektrumantibiotika, insbesondere Lincomycin. Außerdem muß besonders in den Tropen an Cholera und Infektionen durch Salmonellen, Campylobacter, Staphylokokken, Yersinien, Escherichia coli und Viren gedacht werden, die jedoch alle mehr den Dünndarm als den Dickdarm befallen und daher eher mit wäßrigen als mit blutig-schleimigen Durchfällen einhergehen.

Therapie

Bei den meisten Patienten, vor allem bei gesunden Erwachsenen, kommt es auch ohne Antibiotikagabe zu einer spontanen Ausheilung. Bei Kindern und Erwachsenen mit schwerer Symptomatik verkürzt eine antiinfektiöse Therapie sowohl die Dauer der Erkrankung als auch die Bakterienausscheidung im Stuhl. Das häufige Auftreten einer durch Plasmide übertragenen Antibiotikaresistenz bei Shigellen hat die Therapie kompliziert. Die früher als Mittel der Wahl angesehenen Sulfonamide besitzen nur noch eine unzuverlässige Wirksamkeit.

Voraussetzungen für eine erfolgreiche antiinfektiöse Therapie:

– Die Erreger müssen auf das betreffende Medikament empfindlich sein.
– Das Medikament muß sowohl im Stuhl als auch im Blut vorhanden sein.

Deshalb sind sowohl nichtresorbierbare als auch besonders gut resorbierbare Medikamente, wie z. B. Amoxicillin, ungeeignet.

Für den Einsatz der Therapeutika in der dritten Welt müssen weiterhin folgende Kriterien erfüllt sein:

– Sicherheit für Kinder.
– Verfügbarkeit für orale Anwendung.
– Beweis der Wirksamkeit in kontrollierten Studien.
– Wirksamkeit in vitro gegen die Mehrzahl der in dem betreffenden Gebiet isolierten Stämme.
– Preisgünstigkeit.

Diese Kriterien werden von Aminopenicillinen, Cotrimoxazol und Nalidixinsäure erfüllt (Tab. 14.**1**).

Die Resistenz der Shigellen ist meist extrachromosomaler Natur. So waren nach Untersuchungen von Altwegg von 107 Isolaten 77% resistent gegen Tetracyclin, 33% gegen Trimethoprim-Sulfamethoxazol und 31% gegen Ampicillin. In den USA erwiesen sich 32% der Stämme als resistent gegen Ampicillin und 20% der in Verbindung mit Reisen in fremde Länder erworbenen Shigellen als resistent gegen Cotrimoxazol. Gegen Chinolone gab es keine Resistenzen, auch nicht bei Auslandsaufenthalten.

In Kurdistan wurden bei Kindern in 55,5% der Fälle Resistenzen gegen Tetracycline und in Teheran ebenfalls bei Kindern in 68,3% der Fälle Resistenzen gegen Cotrimoxazol beobachtet.

Ekwall u. Svenungsson sahen in Schweden gute Ergebnisse bei der Behandlung mit einer Kombination von Pivampicillin (0,25 g) und Pivmecillinam (0,20 g) 3mal 2 Tabletten täglich über 14 Tage.

Je nach lokaler Resistenzsituation werden heute bei Kindern und schwer erkrankten Erwachsenen Aminopenicilline oder Benzylpyrimidinsulfonamide über 7 Tage verordnet. Man gibt z. B. bei Erwachsenen und Schulkindern 3 g Amoxicillin täglich oral in 8stündigen Intervallen, bei Kleinkindern und Säuglingen täglich 100–200 mg/kg KG eines Aminopenicillins parenteral.

Beim Cotrimoxazol liegt die Tagesdosis für Erwachsene bei 320 mg Trimethoprim und 1600 mg Sulfonamid. Kinder erhalten 5–6 mg Trimethoprim und 25–30 mg Sulfonamid pro kg Körpergewicht und Tag. In beiden Fällen erfolgt die Verabreichung in 2 Einzelgaben mit 12stündigem Abstand. Bei Niereninsuffizienz mit Serumkreatinin von 1,3–2,5 mg/dl sollte Dosisreduzierung auf Dreiviertel, bei Kreatininwerten über 2,5 mg/dl auf die Hälfte der Normaldosis erfolgen.

Bei Erwachsenen kommen auch Tetracycline (z. B. Doxycyclin 200 mg/Tag), Neomycin (2 g/Tag oral) oder Paromomycin (2 g/Tag oral) sowie in schweren Fällen Chinolone in Frage. Ciprofloxacin, Ofloxacin und Norfloxacin eignen sich besonders für Gebiete, in denen Antibiotikaresistenz häufig ist. Man verordnet für Ciprofloxacin bei Erwachsenen in der Regel 2mal 500 mg/Tag per os (2mal 250 mg/Tag bis 2mal 750 mg/Tag), je nach Schwere des Falles und Körpergewicht des Patienten.

Williams u. Richards berichten über gute Erfolge mit einer einzigen Dosis von 750 mg Ciprofloxacin oral.

Vom Ofloxacin erhalten Erwachsene 2mal 200 mg/Tag bis 2mal 400 mg/Tag per os, vom Norfloxacin 2mal 400 mg/Tag per os. Gleichzeitige symptomatische Maßnahmen wie Bettruhe, Diät und u. U. Spasmoanalgetika sind wichtig. Ausschlaggebend für den Verlauf ist ein adäquater Ersatz von Flüssigkeit und Elektrolyten.

Es muß immer wieder auf die Bedeutung der oralen Flüssigkeits- und Elektrolytzufuhr hingewiesen werden, die bei Ruhr durchaus möglich ist, weil in der Regel kein Erbrechen besteht.

Bei Kindern mit Krämpfen gibt man Natriumphenobarbital 10 mg/kg Körpergewicht und sorgt für eine Herabsetzung der Temperatur durch physikalische Maßnahmen und kleine Dosen von Acetylsalicylsäure.

Antidiarrhoika, z. B. Loperamid, sind bei Patienten mit Shigellose kontraindiziert, da sie die Dauer der Erkrankung und der Erregerausscheidung mit dem Stuhl verlängern. Nur bei Patienten mit bedrohlichem Rektumprolaps oder mit sehr starken Bauchkrämpfen sollten Antidiarrhoika gegeben werden.

Die optimale Behandlung des toxischen Megakolons ist umstritten. In entwickelten Ländern wird oft eine partielle oder totale Kolektomie durchgeführt. Bei Kindern in tropischen Ländern würde das resultierende Ileostoma ein unlösbares Problem für die weitere Ernährung darstellen. Deshalb sollte die Therapie in diesen Fällen nach Möglichkeit konservativ sein und eine antibiotische Behandlung gegen Anaerobier (Metronidazol) und Enterobacteriaceae (Gentamicin) einschließen. Eine enterale Ernährung sollte so früh wie möglich erfolgen.

In Ländern der dritten Welt mit schlechter medizinischer Grundversorgung ist eine frühzeitige antibioti-

Tabelle 14.1 Dosierung bei antiinfektiöser Therapie der Shigellose in Entwicklungsländern

Medikament	Kinder	Erwachsene
Ampicillin	100 mg/kg tägl., geteilt in 4 Dosen über 5 Tage	4mal 500 mg tägl., über 5 Tage oder 4 g als einmalige Dosis
Cotrimoxazol	8 mg/kg Trimethoprim + 40 mg/kg Sulfamethoxazol tägl., geteilt in 2 Dosen über 5 Tage	160 mg Trimethoprim + 800 mg Sulfamethoxazol 2mal tägl. über 5 Tage
Nalidixinsäure	55 mg/kg tägl., geteilt in 4 Dosen über 5 Tage	4mal 500 mg tägl. über 5 Tage

sche Therapie wichtig, weil sie die Komplikationsrate und die Letalität herabsetzt (Tab. 14.1).

Beim Reiter-Syndrom werden Salicylate und Glucocorticoide eingesetzt.

Prophylaxe

Ruhrpatienten sind im Verdachts-, Erkrankungs- und Todesfall dem zuständigen Gesundheitsamt zu melden. Ebenso ist die Ausscheidung von Shigellen meldepflichtig.

Nach Abschluß einer eventuellen Antibiotikatherapie bzw. vor Wiederaufnahme bestimmter beruflicher Tätigkeiten (z. B. Koch, Krankenpfleger, Lehrer) sind fünf negative Stuhlkontrollen erforderlich, die an aufeinanderfolgenden Tagen eingeschickt werden können.

An der Entwicklung von Impfstoffen wird gearbeitet. Geeignet wäre eine orale Impfung, die zur Entwicklung von sekretorischem IgA in den Darmzellen führen würde. Es zeigte sich, daß die Impfung mit abgeschwächten Shigellastämmen häufige Dosierungen (jährliche Boosterimpfungen) erforderlich macht. Es fehlt das Wissen über die molekulare Basis der Attenuation. Bei einigen Patienten trat dosisabhängig Erbrechen auf. Derzeit ist noch kein Impfstoff für die klinische Anwendung auf dem Markt.

Prophylaxe ist nur durch Beachtung der sich aus der Epidemiologie dieser Erkrankung ergebenden Hygienemaßnahmen möglich.

In Endemiegebieten spielt auch die Fliegenbekämpfung eine wichtige Rolle. Bei Auslandsreisen, vor allem in subtropische und tropische Gebiete, müssen entsprechende Vorsichtsmaßregeln, auch in bezug auf Wasser und Lebensmittel, eingehalten werden.

Dauerausscheider unterliegen der Überwachung durch die Gesundheitsämter.

Literatur

Altwegg, M.: Zur Resistenzlage bei Shigellen. Klin. Wschr. 116 (1986) 1848

Bennish, M., J. Harris, B. J. Wojtyniak, M. Struelens: Death in shigellosis: incidence and risk-factors in hospitalized patients. J. infect. Dis. 161 (1990) 500

Cantey, J. R.: Shiga-toxin an expanding role in the pathogenesis of infections diseases. J. infect. Dis. 151 (1985) 766

Clements, D., C. J. Ellis, R. N. Allan: Persistent shigellosis. Gut 29 (1988) 1277

Duncan, B.: Shigella sepsis. Amer. J. Dis. Child. 135 (1981) 151

Ekwall, E., B. Svenungsson: Pivampicillin/pivmecillinam in the treatment of shigella carriers. Scand. J. infect. Dis. 22 (1990) 623

Keusch, G. T.: Shigellosis. In Warren, K., A. Mahmoud: Tropical and Geographical Medicine, 2nd ed. McGraw-Hill, New York 1990

Kirkpatrick, M.: Management of dysentery by community health workers. Lancet 1988/II, 1425

Lee, L. A.: Hyperendemic shigellosis in the United States: a review of surveillance data for 1967–1988. J. infect. Dis. 164 (1991) 894

Levine, M.: Enteric infections. Lancet 335 (1990) 958

Park, J. W.: Treatment of shigellosis. J. Pediat. 119 (1991) 841

Struelens, M., D. Patte, I. Kabir, A. Salam, S. Nath, T. Butler: Shigella septicemia: prevalence, presentation, risk factors, and outcome. J. infect. Dis. 152 (1985) 785

Tauxe, R., N. Puhr, J. Wells, N. Hargrett-Bean, P. Blake: Antimicrobial resistance of shigella isolates in the USA: the importance of international travellers. J. infect. Dis. 162 (1990) 1107

Williams, H., J. Richards: Single-dose ciprofloxacin for shigellosis. Lancet 1990/I, 1343

Zvulunov, A., M. Lerman, S. Ashkenazi, R. Weitz, M. Nitzan, G. Dinari: The prognosis of convulsions during childhood shigellosis. Europ. J. Pediat. 149 (1990) 293

15 Cholera

K. E. Gyr und R. Steffen

Definition

Die Cholera ist eine akute, potentiell lebensbedrohliche Erkrankung mit wäßriger Diarrhö, Erbrechen und Dehydratation verschiedenen Ausmaßes. Unbehandelt führt die Krankheit in vielen Fällen zu Schock und Tod.

Epidemiologie

Die Erreger der endemischen und epidemischen Cholera gehören der Gruppe Vibrio cholerae O1 an mit den beiden Serotypen Ogawa und Inaba. Diese wiederum lassen sich in den klassischen und den *Biotyp* El Tor unterteilen. Der Typ El Tor zeigt eine erhöhte Tendenz zur Endemie, eine geringere Kontagiosität und ein längeres Überleben in der Umgebung als der klassische Choleraerreger; er ist der Hauptkeim der aktuellen weltweiten Cholerapandemie.

Vibrio cholerae O1 ist ein gramnegatives, leicht gekrümmtes Stäbchen mit einer endständigen Geißel und einer Größe von 0,5 × 1,5−3 µm. Es ist lebhaft beweglich und im Schleim des Darmes in „Fischzug"-form zu finden.

Seit Jahrhunderten ist die Cholera im Delta von Ganges und Bramaputra beheimatet und hat häufig auch die benachbarten Gebiete mitbetroffen. Aber erst im 19. Jahrhundert begann sich die Cholera über den indischen Subkontinent hinaus auf die ganze Welt auszudehnen. Bis 1923 sind sechs Pandemien aufgetreten, die auch Europa und die Vereinigten Staaten heimgesucht haben. Die gegenwärtige siebte Pandemie unterscheidet sich von allen früheren dadurch, daß sie nicht durch den klassischen Choleravibrio, sondern durch den Biotyp El Tor hervorgerufen wird. Dieser Choleraerreger wurde 1906 von Gottschlich bei Pilgern isoliert, die nicht wegen Cholera, sondern meist wegen Dysenterie in der Quarantänestation El Tor im Sinai gestorben sind. Vibrio El Tor galt zunächst als apathogen, bis er 1937 bei einer Choleraepidemie in Sulavesi (Celebes), isoliert werden konnte. Dort blieb der Erreger endemisch. 1961 begann seine Ausbreitung infolge politischer Wirren und Bewegungen von Bevölkerungsgruppen und militärischem Personal. Die El-Tor-Cholera dehnte sich sukzessive über den indonesischen Archipel und die Philippinen bis nach China aus, erreichte über Malaysia Thailand, Kambodscha, im Jahre 1964 Vietnam und setzte sich danach in Bangladesh und Indien fest. In diesem Gebiet brachte der Vibrio El Tor den klassischen Erreger zum Verschwinden. In der Folge erreichte die Cholera auf dem Landweg Pakistan, Afghanistan, Iran und 1966 den Irak. 1970 wurde sie in Afrika beobachtet und konnte dort erstmals in der Geschichte südlich der Sahara Fuß fassen. 1971 traten die ersten Fälle in Europa auf. Vereinzelte Fälle wurden am Golf von Mexiko beobachtet. Im übrigen ist der amerikanische Kontinent bis in die jüngste Zeit, d. h. bis zum Auftreten einer Epidemie in Peru 1991, von der Cholera verschont geblieben.

Die Cholera ist eine ausgesprochene Wanderseuche. Sie folgt den Hauptverkehrswegen zu Lande und zu Wasser. Sie begleitet Karawanen, Pilgerzüge, religiöse Feste. Mit dem Aufkommen von raschen Verkehrsmitteln wie Motorschiffen, Bahn, Automobil und Flugzeugen war die Cholera fähig, in kurzer Zeit weite Distanzen zu überspringen. So wurde die Cholera per Flugzeug nach Guinea eingeschleppt. In Westafrika folgte die Cholera zunächst den Küsten, erfaßte die Hafenstädte und Fischerdörfer, um dann den Flüssen entlang immer weiter ins Landesinnere vorzudringen. Heute ist die Cholera zu einem weltweiten Gesundheitsproblem geworden. 1988 wurden der WHO 44 120 Fälle gemeldet, wobei eine große Dunkelziffer anzunehmen ist. Die Krankheit ist im Moment mit Ausnahme von Südamerika eher im Abnehmen begriffen.

In Tab. 15.**1** ist die Häufigkeit der wichtigsten Erreger der bakteriellen Diarrhö in zwei Choleraendemiegebieten aufgeführt. Vibrio cholerae O1 ist für 3−6% der Diarrhöfälle verantwortlich, wobei eine starke saisonale Variabilität zu beobachten ist. Vibrio cholerae wird nur sehr selten in Industrieländern als Ursache der Diarrhö angetroffen. Von 1975 bis 1981 wurden in Europa und den Vereinigten Staaten 119 Patienten mit Cholera beobachtet.

Pathogenese

Unter den infektiösen Durchfallerkrankungen ist die Pathogenese der Cholera und der Escherichia-coli-Diarrhö heute am besten erforscht und bekannt. Um das charakteristische klinische Krankheitsbild überhaupt bewirken zu können, müssen die Vibrionen verschiedene Barrieren wie Magensäure, Darmmotilität und Pankreasenzyme überwinden und sich an der Dünndarmmukosa festsetzen. Nach einer Latenz von Stunden bis Tagen beginnen die Organismen, das Choleratoxin auszuscheiden. Das Toxin besteht aus fünf „B-Subunits", die im Zentrum die „A-Subunit" einschließen. Die B-Subunits binden sich an den G_{M1}-Gangliosid-Rezeptor der Dünndarmzellen. Die A-Subunit ist dann in der Lage, in die Zellen einzudringen und mit dem A_1-Anteil die Adenylcyclase an der basolateralen Membran irreversibel zu stimulieren und damit die Bildung von zyklischer Adenosinmonophosphorsäure (AMP) zu bewirken. Das zyklische

Tabelle 15.1 Wichtige Erreger der akuten infektiösen Diarrhö in Dhaka und Bangkok (aus Stoll, B. J., et al.: Brit. med. J. 285 [1982] 1185; Echeverria, P., et al.: Diagn. Microbiol. infect. Dis. 1 [1983] 193)

Erreger	Dhaka 1979/1980	Bangkok 1980/1981
Enterotoxigene Escherichia coli (ETEC)	20%	5%
Campylobacter jejuni	14%	1%
Shigella	12%	27%
Salmonella	0%	3%
Vibrio cholerae 01	6%	3%
Vibrio parahaemolyticus	nicht gesucht	19%
Andere (einschließlich keine Erreger)	48% (u. a. Parasiten)	42% (u. a. Aeromonas hydrophila, Plesiomonas shigelloides)

AMP seinerseits bewirkt eine verminderte intestinale Absorption von Natrium und Chloridionen sowie gleichzeitig eine Sekretion von Chlorid und Bicarbonat. Insgesamt resultiert daraus eine massive wäßrige Sekretion und Diarrhö. Neuere Untersuchungen haben ergeben, daß möglicherweise das Choleratoxin nicht allein für das Vollbild der Choleradiarrhö verantwortlich ist. Anscheinend vermögen Vibrionen, die das Gen für die Bildung der A-Subunit nicht mehr besitzen, trotzdem eine Diarrhö zu verursachen.

Krankheitsbild

Die Inkubationszeit der Cholera beträgt 1–3 Tage, gelegentlich aber bis zu 10 Tagen. Nur ein Teil der infizierten Personen entwickelt die Krankheit. Bei der klassischen Cholera beträgt das Verhältnis von Infekt zu Krankheit ca. 2:1, bei der El-Tor-Cholera 4:1. Die El-Tor-Cholera scheint häufiger benigne zu verlaufen als die klassische Form.

Bei leichtem Verlauf entleert der Patient wäßrigen Stuhl von meist weniger als 1000 ml pro Tag, zu Beginn begleitet von leichten Bauchkrämpfen. In der entleerten Flüssigkeit ist fäkales Material zu erkennen. Eine bedeutsame Dehydratation tritt meist nicht auf. Klinisch ist der Verlauf der leichten Form von leichten Diarrhöen anderer Ätiologie nicht zu unterscheiden. Die Krankheit sistiert meist innerhalb von 48 Stunden, selten dauert sie bis 5 Tage.

Das Vollbild der Cholera ist charakteristisch und beängstigend. Die Krankheit beginnt abrupt oder auch allmählich mit voluminösen wäßrigen Entleerungen, die nur zu Beginn noch etwas fäkales Material aufweisen und typischerweise reiswasserähnlichen Charakter annehmen. Der Durchfall wird zu Beginn meist von massivem Erbrechen begleitet. Nausea fehlt oder ist nur wenig ausgeprägt. Das Stuhlvolumen erreicht sein Maximum in den ersten 24 Stunden mit Werten bis zu 1000 ml/Std. beim Erwachsenen, beträgt aber in der Regel weniger als 500 ml/Std. Bei adäquatem Flüssigkeitsersatz hört der Durchfall nach 1–6 Tagen spontan auf.

Die großen Stuhlvolumina führen bei mangelhaftem Flüssigkeitsersatz zu schweren Elektrolyt- und Flüssigkeitsdefiziten. Tab. 15.2 macht deutlich, daß wegen der Elektrolytzusammensetzung des Cholerastuhls neben schwerer Exsikkose ein Kaliummangel sowie eine Azidose auftreten können.

Alle Symptome und Komplikationen sind Folge der enormen enteralen Verluste. So ergeben sich bei fehlender oder inadäquater Behandlung die Zeichen der Exsikkose mit vermindertem Hautturgor, Heiserkeit, eingefallenen Bulbi, trockenen Schleimhäuten, kalten Extremitäten, flachem Puls, Hypothermie und Hypotension.

Unter dem Bild des Schocks und Nierenversagens, der Azidose und der Hypokaliämie führt die Krankheit unbehandelt in bis zu 50% zum Tode. Bei adäquater Therapie beträgt die Letalität unter 2%. Seltene Komplikationen sind Lungenödem bei inadäquater Flüssigkeitstherapie (ohne Alkali), paralytischer Ileus und intrauteriner Fruchttod.

Tabelle 15.2 Elektrolytgehalt des Stuhls bei Cholera und ETEC-Diarrhö* im Vergleich zur oralen Rehydratationslösung der WHO (ORS) (aus Molla, A. M., et al.: Bailleres clin. Gastroenterol. 1 [1987] 377)

Erreger	Na^+ mmol/l	K^+ mmol/l	Cl^- mmol/l	HCO_3^- mmol/l
Cholera	88	30	86	23
ETEC*	53	37	24	18
ORS**	90	20	80	30

* Enterotoxigene Escherichia coli
** Enthält zusätzlich 111 mmol/l Glucose

Bei Kindern verläuft die Krankheit besonders alarmierend. So werden Fieber, Krämpfe, Bewußtseinstrübungen und Hypoglykämien öfter angetroffen als beim Erwachsenen. Die Elektrolytverschiebungen wirken sich zudem schwerer aus. Dazu kommt, daß die Cholera als Krankheit der Armen meist unterernährte Kinder befällt. Die Letalität ist entsprechend hoch. Cholerapatienten sind zudem vermehrt empfindlich gegenüber anderen Infekten.

Diagnostik und Differentialdiagnostik

Die Diagnose der Cholera beruht auf dem Nachweis der Erreger im Stuhl. Sehr effizient und einfach ist der Nachweis von Vibrio cholerae im Dunkelfeldmikroskop. Die Vibrionen zeigen eine charakteristische, sternschnuppenartige Beweglichkeit. Diese Motilität kann mit einem spezifischen Antiserum blockiert werden.

Vibrio cholerae kann auch ohne Schwierigkeiten kultiviert werden, nur muß beim Transport darauf geachtet werden, daß der Erreger empfindlich gegen Wärme, Austrocknung und saures pH ist. Als Kulturmedien können Gelatinepräparate, Fleischagar, MacConkey-Platten, Monsurplatten oder TCBS (thiosulphate citrate bile salt) verwendet werden.

Die bakteriologische Diagnose ist vor allem aus epidemiologischen Gründen interessant, beeinflußt aber die Indikation zur Therapie kaum, die allein durch die Klinik, insbesondere die Gefahr der Exsikkose, gegeben ist.

Bezüglich Laborparameter ist das Krankheitsbild durch die Zeichen der Exsikkose und der Elektrolytstörungen gekennzeichnet. So steigen Hämoglobin und Hämatokrit massiv an, das Serumkalium fällt ab. Der pH-Wert kann sehr tiefe Werte erreichen bei entsprechend niedriger Bicarbonatkonzentration (metabolische Azidose).

Differentialdiagnostisch kommen alle Infektionen mit enterotoxigenen Keimen wie enterotoxigene Escherichia coli (ETEC) und gewisse hormonal aktive Tumoren des Magen-Darm-Trakts wie das Vipom in Frage.

Therapie

Flüssigkeitsersatz, Antibiotika und eventuelle Motilitäts- und Sekretionshemmer sind therapeutische Prinzipien, die auch bei der Cholera diskutiert werden müssen.

Flüssigkeits- und Elektrolytersatz

Das entscheidende Prinzip in der Behandlung jeder wäßrigen Diarrhö, insbesondere aber der Cholera, sind die Korrektur der Exsikkose und Elektrolytstörungen sowie der fortwährende Ersatz der enteralen Verluste. Korrektur und Ersatz durch intravenös verabreichte Elektrolytlösungen erwiesen sich wohl als effektiv, nicht aber als praktisch angesichts des oft enormen Volumenbedarfs im Falle von Epidemien. In den 60er Jahren konnte experimentell nachgewiesen werden, daß Glucose und gewisse neutrale Aminosäuren wie Glykokoll die Absorption von Natrium zu steigern vermögen und daß dieser Mechanismus auch bei Cholera intakt bleibt. Diese Beobachtung erwies sich als eine der größten Durchbrüche in der Therapie der infektiösen Diarrhö und führte zum heute von der Weltgesundheitsorganisation propagierten Konzept der oralen Rehydrierungsbehandlung. Es hat sich gezeigt, daß die orale Korrektur- und Ersatzbehandlung z. B. mit der WHO-Rehydratationslösung (Tab. 15.**3**) und ähnlichen Präparaten annähernd so wirksam ist wie die komplizierte i. v. Therapie. In Tab. 15.**4** sind die Richtlinien für die orale Korrektur des Volumendefizits und der Elektrolytstörungen angegeben. Einfache klinische Kriterien erlauben eine Abschätzung des Exsikkosegrades und damit die Schätzung des Flüssigkeitsdefizits in Prozent oder ml/kg KG. Die leichte Dehydratation (Flüssigkeitsdefizit 40–50 ml/kg/KG) manifestiert sich vorwiegend durch Durst und Ruhelosigkeit, die mittelschwere Exsikkose (Flüssigkeitsdefizit 60–90 ml/kg KG) verursacht zusätzlich eine Tendenz zu Hypotonie, trockener Haut, einen schnellen flachen Puls, und die schwere Exsikkoseform (Flüssigkeitsdefizit 100–110 ml/kg KG) Benommenheit, Hyperpnoe, Blutdruckabfall und Oligurie.

Nach Korrektur des anfänglichen Defizits ist eine Erhaltungstherapie mit oraler Rehydratationslösung (ORS) einzuleiten. Im allgemeinen wird bei einer Stuhlfrequenz von mehr als einer Entleerung pro 2 Stunden das Stuhlvolumen 1:1 ersetzt. Falls die Verluste nicht genau bestimmt werden können, werden 10–20 ml/kg KG/Std. verabreicht. Beträgt die Stuhlfrequenz weniger als eine Entleerung pro 2 Stunden, sind pro Tag 100 ml/kg KG oral zu verabreichen. Diese Zahlen sind als Richtlinien zu verstehen und müssen im Einzelfall angepaßt werden. Es versteht sich auch, daß bei schwerer Exsikkose und massivem Erbrechen zu Beginn oft mit intravenöser Flüssigkeitsgabe begonnen werden muß. Gerade bei Kindern ist entscheidend, daß die Nahrungszufuhr möglichst nicht unterbrochen wird, um die oft bereits vorhandene Malnutrition nicht noch weiter zu verschärfen. Es konnte gezeigt werden, daß selbst bei Cholera ein erheblicher Prozentsatz oral eingenommener Nahrungsmittel resorbiert wird.

Tabelle 15.**3** Orale Rehydratationslösung (WHO)

NaCl	3,5 g/l
Trinatriumcitratdihydrat	2,9 g/l
KCl	1,5 g/l
Glucose	20 g/l
Na^+	90 mmol/l
K^+	20 mmol/l
Cl^-	80 mmol/l
HCO_3	30 mmol/l
Glucose	111 mmol/l
Osmolarität	330 mosmol/l

Tabelle 15.4 Richtlinien der Rehydratationsbehandlung (WHO 1984)

Grad der Dehydratation	Altersgruppe	Flüssigkeit	Volumen	Zeit
Leicht 4–5% KG	alle	orale Lösung	50 ml/kg	innerhalb 4 Std.
Mäßig schwer 6–9% KG	alle	orale Lösung	100 ml/kg	innerhalb 4 Std.
Schwer ≥ 10% KG	Kinder ≤ 2 Jahre	i.v. Ringer-Lactat-Lösung	70 ml/kg	innerhalb 3 Std.
		falls Exsikkose persistiert: weiterfahren mit oraler Lösung 20 ml/kg pro Std.		
	Kinder > 2 Jahre und Erwachsene	i.v. Ringer-Lactat-Lösung	100 ml/kg	innerhalb 4 Std.

Tabelle 15.5 Wirkung von Reis-ORS (50 g/l) auf Stuhlvolumen und ORS-Einnahme

Ort der Studie	Reduktion des Stuhlvolumens (%)		Reduktion in der ORS-Einnahme (%)
	erste 24 Std.	total	erste 24 Std.
Indien	13	15	0
Ägypten	34	–	22
Bangladesh	24	–	31
Indien	42	49	31

ORS orale Rehydratationslösung (WHO)

In jüngster Zeit wurden neue Typen von oralen Lösungen beschrieben, die „Super-ORS". Wird anstelle von Zucker Reiswasser mit einem hochmolekularen Kohlenhydratanteil eingesetzt, dann wird nicht nur eine der üblichen ORS ebenbürtige Rehydratation erreicht, sondern eine Abnahme des Stuhlvolumens beobachtet. Die „Super-ORS" wirkt dadurch antidiarrhoisch (Tab. 15.5).

Antibiotika

Antibiotika sind als adjuvante Therapie zusätzlich zur Flüssigkeitsbehandlung zu empfehlen, aber nicht unbedingt notwendig. Es konnte in Studien gezeigt werden, daß mit Antibiotika die Dauer der Diarrhö und der Ausscheidung der Vibrionen abnimmt und damit der Flüssigkeitsbedarf gesenkt werden kann. Letzteres ist vor allem bei Epidemien ausschlaggebend.

Die WHO empfiehlt als Antibiotikum der ersten Wahl Tetracyclin 500 mg alle 6 Stunden für 3 Tage (Erwachsene). Als Alternative kommen Doxycyclin, Furazolidon, Erythromycin und Trimethoprim-Sulfamethoxazol in Frage.

Die Suche nach antisekretorischen Substanzen erscheint attraktiv, hat aber bis heute keine wirklich brauchbaren Ergebnisse gebracht. Bisher zeigten nur Chlorpromazin, Berberin und Nicotinsäure eine meßbare Hemmung des Stuhlvolumens. Die Wirkung ist bescheiden und oft mit erheblichen Nebeneffekten verbunden. Andere Substanzen wie Somatostatin, Indometacin, Chloroquin erwiesen sich als wirkungslos.

Motilitätshemmer sind bei Cholera nicht angezeigt.

Prophylaxe

Die fäkal-orale Übertragung der Cholera macht die Wichtigkeit einer sauberen Wasserversorgung und einer effektiven Abwasserbehandlung deutlich. Entsprechend haben Reisende auf sauberes Trinkwasser zu achten. Patienten nach Magenresektion scheinen wegen der geschwächten Säurebarriere eine größere Anfälligkeit für Cholera aufzuweisen. In solchen Fällen wie auch bei anderen Risikopatienten mag eine Antibiotikaprophylaxe mit Tetracyclin oder Doxycyclin gerechtfertigt sein; generell ist sie aber nicht angebracht.

Seit Beginn dieses Jahrhunderts wird die parenterale inaktivierte Ganzzellvakzine zur Impfung verwendet. In größeren Feldstudien wurde eine beschränkte Wirksamkeit gezeigt. Die Dauer des Schutzes ist aber

Tabelle 15.6 Versuchsresultate mit einer oralen Choleravakzine in Bangladesh (aus Clemens, J. D., et al.: J. infect. Dis. 158 [1988]; Lancet 335 [1990] 270)

	Subunit B + Ganzzellvakzine	Ganzzell-vakzine
Population (63 498): 2–15 Jahre, Frauen > 15 Jahre	21 141	21 137
Impfschutz 6 Monate	85%*	58%*
12 Monate	62%	53%
24 Monate	60%	58%
36 Monate	50%	52%
Verminderung an Arztvisiten 1. Jahr	26%*	22%*
Verminderung der Spitalaufnahmen 1. Jahr	48%*	33%*
Reduktion der Mortalität 1. Jahr	26%**	23%**

Kontrollgruppe: 21 220 mit Escherichia coli K12
 * $p < 0{,}05$
 ** Statistisch signifikant in den Patienten über 15 Jahre

auf wenige Monate beschränkt. Zudem sind die Impfungen mit erheblichen Nebenwirkungen verbunden.

Inaktivierte orale Vakzine. Kürzlich wurden in Bangladesh zwei orale Totimpfstoffe in großen Feldstudien getestet (Tab. 15.6). Die Kombination der Ganzzellvakzine mit der Choleratoxin-Subunit B erwies sich nur nach 6 Monaten besser als die Ganzzellvakzine allein. Der Schutz betrug bei beiden nach 2 Jahren ca. 60%, nach 3 Jahren ca. 50%. Bevor diese Vakzine allgemein angeboten werden kann, bedarf sie wesentlicher Verbesserungen.

Orale Lebendvakzine. Zur Zeit werden verschiedene gentechnologische Wege versucht, um einen avirulenten Lebendimpfstoff zu erhalten. Durch Entfernung der für die toxische Subunit A verantwortlichen Gene bei einem pathogenen Stamm von Vibrio cholerae O1 ist ein Impfstoff entstanden (CVD103 HgR), der in Pilotversuchen eine gute Protektion ergab. Mit Spannung darf hier der weiteren Entwicklung entgegengesehen werden.

Literatur

Clemens, J. D., J. R. Harris, D. A. Sack, J. Chakraborty, F. Ahmed et al.: Field trial of oral cholera vaccines in Bangladesh: results of one year of follow-up. J. infect. Dis. 158 (1988) 60

Clemens, J. D., D. A. Sack, J. R. Harris, F. van Loon, J. Chakraborty et al.: Field trial of oral cholera vaccines in Bangladesh: results from three-year follow-up. Lancet 335 (1990) 270

Gyr, K. E., A. Barz: Imported gastrointestinal diseases in industrialized nations. Baillieres clin. Gastroenterol. 1 1987) 425

Levine, M. M., C. Ferrecio, A. Schuster: New developments in enteric vaccines. Baillieres clin. trop. Med. Commun. Dis. 3 (1988) 591

Levine, M. M., D. Herrington, G. Losonsky, B. Tall, J. B. Kaper et al.: Safety, immunogenicity and efficacy of recombinant live oral cholera vaccines, CVD 103 and CVD 103-H_gR. Lancet 1988/II, 467

Marbet, U. A., K. Gyr: Infektiöse Diarrhoe. Schweiz. med. Wschr. 116 (1986) 1375

Rabbani, G. H.: Cholera. Clin. Gastroenterol. 15 (1986) 507

Steffen, R., I. Boppart: Traveller's diarrhoea. Baillieres clin. Gastroenterol. 1 (1987) 361

Turnberg, L. A.: Pathophysiology of diarrhoea in enteric infections. Baillieres clin. trop. Med. Commun. Dis. 3 (1988) 391

Wanke, Ch. A., A. A. M. Lima, R. L. Guerrant: Infectious diarrhoea in tropical and subtropical regions. Baillieres clin. Gastroenterol. 1 (1987) 335

16 Escherichia-coli- und Campylobacter-Enteritis sowie andere bakterielle Durchfallerkrankungen

R. Steffen

Definition

Diarrhö wird üblicherweise definiert als mindestens drei flüssige Stühle innerhalb von 24 Stunden. Bei ausschließlich gestillten Kindern ist diese Definition unbefriedigend, hier akzeptiert man, was die Mutter als Diarrhö bezeichnet. Eine persistierende Diarrhö liegt vor, wenn die Symptome über mindestens 14 Tage anhalten. Risikofaktoren für die persistierende Diarrhö sind vor allem Blut- und/oder Schleimbeimischung zum Stuhl, Infekte des oberen Respirationstraktes, Mangelernährung, Vitamin-A-Defizienz und vorgehende antibiotische Behandlung.

Epidemiologie

Durchfall gehört zu den wichtigsten Gesundheitsproblemen in der dritten Welt. Besonders betroffen sind Kleinkinder, bei den weniger als 3 Jahre alten beträgt die Inzidenz üblicherweise 3–4, in einzelnen Ländern 10 Durchfallepisoden jährlich. Daraus resultiert eine Krankheitsdauer von 20–60 Tagen pro Jahr. In Gebieten, in denen kein garantiert sauberes Trinkwasser zu finden ist und in denen unzureichende hygienische Verhältnisse vorherrschen, sind Diarrhöen in dieser Altersgruppe die häufigste Todesursache. In einzelnen Gegenden erreichen deswegen 25% der Kinder den 5. Geburtstag nicht. Die Mortalität betrug zu Beginn der 80er Jahre 22/1000 für < 1jährige, 20/1000 für 1jährige und 6/1000 für 2- bis 4jährige Kinder. Weltweit sterben täglich 12 600 Kinder an infektiöser Diarrhö. Die Diarrhö verursacht in Ländern der dritten Welt 51% des gesamten Verlustes an Lebensjahren.

Die Weltgesundheitsorganisation bemüht sich mittels seines Programms „Control of Diarrhoeal Diseases (CDD)", dies zu mindern. Unter den 500 Millionen Kindern unter 5 Jahren haben 68% Zugang zu lebensrettenden oralen Rehydratationssalzen (ORS), und 38% erhalten im Falle einer Diarrhö eine orale Rehydratationstherapie (ORT). Weitere Schwerpunkte in diesem Programm liegen in der Verbesserung der ORS, in der Prüfung neuer Impfstoffe, welche fast die Hälfte der schweren Erkrankungsfälle verhindern werden, sowie in der Gesundheitserziehung, speziell in der Betonung des vorbeugenden und der therapeutischen Effekts des Stillens. Mit der Flasche aufgezogene oder mangelernährte Kinder zeigen klar eine schlechtere Prognose. Bis vor kurzem war es die anerkannte Strategie, in der Therapie der Diarrhö auf den Einsatz von Antibiotika und von anderen Medikamenten zu verzichten, außer wenn eine symptomatische Infektion mit Shigellaarten, Entamoeba histolytica oder Vibrio cholerae vorliegt.

Pathogene Erreger der Diarrhö bei Einheimischen in Entwicklungsländern

Es mangelt an mikrobiologisch-epidemiologischen Übersichtsarbeiten über die Genese tropischer Durchfallerkrankungen bei Autochthonen. Je nach untersuchter Region dominiert der eine oder der andere Erreger; zwischen den einzelnen Arbeiten bestehen große Unterschiede in bezug auf Methodik und untersuchtes Kollektiv. Schwer zu deuten sind besonders jene Arbeiten, in denen keine Kontrollgruppe ohne Symptome untersucht wurde, denn die Prävalenz potentiell pathogener Keime ist bei diesen ebenfalls oft hoch. Entsprechend vorsichtig schließen Wanke u. Mitarb. (1987) auf die in Tab. 16.1 dargestellten Häufigkeiten. Die Erreger der Reisediarrhö sind in Tab. 16.2 und S. 232 dargestellt.

Im Unterschied dazu herrschen in Industrienationen als Erreger akuter Durchfallerkrankungen je nach Sozialstatus und Altersgruppe unterschiedliche Erreger vor; besonders häufig sind Campylobacter, Salmonellen und Rotaviren.

Durchfälle durch Escherichia coli

Wesentliche Unterschiede bestehen speziell in bezug auf die Escherichia-coli-Serotypen der normalen Darmflora in Industrienationen und in den Tropen. Es ist unbekannt, welche Faktoren darüber entscheiden, warum einzelne Serotypen an gewissen Orten dominieren. Beim Wechsel von einem Gebiet ins andere tritt innerhalb weniger Tage mehrfach ein weitgehender Wechsel in der Escherichia-coli-Darmflora auf.

Enterotoxigene Escherichia coli (ETEC). Pathogenetisch bedeutsam ist die unterschiedliche Toxinproduktion. Zwei Stämme bilden verschiedene, hitzelabile (LT-1, LT-11a, LT-116), sekretorische Toxine, von denen eines antigenetisch und durch die Stimulation der Adenylcyclase dem Choleratoxin ähnlich ist. Das andere läßt sich hingegen durch Anticholeratoxin nicht neutralisieren, sein Wirkmechanismus ist noch nicht schlüssig geklärt. Erwachsene sind in Endemiegebieten dagegen immun. Das hitzestabile (STa, STb) Toxin ist ein kleineres, schwach antigenetisches, schwach immunogenes Protein, das rasch in der Mukosa Guanylatcyclase stimuliert, was eine intestinale Sekretion bewirkt. In den ETEC-Stämmen können LT und ST einzeln oder kombiniert vorkommen, letzteres führt zu schwererer Erkrankung.

16 Escherichia-coli-, Campylobacter-Enteritis und andere bakterielle Durchfallerkrankungen

Tabelle 16.1 Anteil verschiedener pathogener Keime bei tropischen Diarrhöen von Autochthonen (nach Stoll u. Mitarb. 1982, Wanke u. Mitarb. 1987)

Pathogen	Anteil (%)	Bemerkungen
Escherichia coli, enterotoxigen (ETEC)	30–40	weltweit
– hitzelabil (LT)	3–44	oft asymptomatisch
– hitzestabil (ST)	2–14	
– kombiniert (LT/ST)	7–9	
Escherichia coli, enteropathogen (EPEC)	?	besonders bei 2- bis 5jährigen
Escherichia coli, enteroinvasiv (EIEC)	selten	ebenfalls weltweit, evtl. in Käse
Vibrio cholerae O1	variabel	Bangladesh 0,4%, Hospitalisierte in Kalkutta 31%
Non-O1-Vibrio cholerae	?	Konsum von Krustentieren
Non-Choleravibrio	variabel	Japan 25%, Vibrio parahaemolyticus
Aeromonas	?	kontrovers, oft ohne Symptome
Shigella	1–12	
Salmonella	1–5	
Clostridium difficile	?	Symptome nach Störung der normalen Darmflora
Clostridium perfringens	selten	Darmbrand, „pig-bel"
Campylobacter		
– jejuni, coli	7–14	bis 39% bei Asymptomatischen
Rotavirus		bei Erwachsenen kleiner Anteil
Norwalk	3–46	
Giardia lamblia	?	
Entamoeba histolytica	?	
	1–2	

Tabelle 16.2 Ätiologie der Reisediarrhö. Bereich der Isolationsraten (%) diverser pathogener Keime in verschiedenen Studien

	Asien	Zentralamerika	Nord-/Ostafrika	Westafrika
Enterotoxigene Escherichia coli	20–34	28–72	31–75	42
Salmonella	11–15	0–16	0	4
Shigella	4–7	0–30	0–15	7
Campylobacter	2–11	selten	selten	1
Aeromonas hydrophila	1–57	kA	kA	0
Vibrio parahaemolyticus	1–16	selten	selten	selten
Giardia lamblia	<5	0–9	kA	0
Entamoeba histolytica	<5	0–9	kA	2
Rotavirus	kA	?–36	0	selten
Diverse	0–10	0–5	0–8	14
Multiple	9–22	kA	kA	10
Kein Pathogen nachweisbar	33–53	15–30	15–55	40
Anzahl Studien	8	15	3	1

kA keine Angabe

Nach einer Inkubationszeit von 1–9 Tagen bereiten ETEC variable Krankheitsbilder von der asymptomatischen Infektion bis zum Vollbild einer Cholera. Dies kann von Bauchkrämpfen und Fieber begleitet sein und dauert knapp 1 Woche. Im Stuhl finden sich in der Regel weder Erythrozyten noch Leukozyten. Diagnostische Analysen lohnen sich im allgemeinen nicht, zumal die Infektion spontan abheilt und der Nachweis von ETEC aufwendig ist.

Therapeutisch genügt es meistens, oral zu rehydrieren.

Enteropathogene Escherichia coli (EPEC). Gewisse Serotypen zählen dazu, die wohl weder Toxine (außer evtl. einem shigaähnlichen, das bei engem Kontakt in geringen Mengen übertragen wird) produzieren, noch invasiv sind, jedoch charakteristische Läsionen mit Zerstörung der Mikrovilli im Dünndarm bilden. Klinisch führen die EPEC am ehesten zu andauernder, wäßriger Diarrhö ohne Blut- und Schleimbeimischung zum Stuhl, gelegentlich aber mit Fieber und mit Erbrechen. Diese Infektion bewirkt eine Immunität. Der Nachweis ist schwierig. Abgesehen von adäquater Hydrierung kann sich eine antibiotische Therapie als nützlich erweisen, wobei die multiplen Resistenzen berücksichtigt werden müssen.

Enteroadhärente Escherichia coli (EAEC). Sie sind vor allem bei Kindern, aber auch bei Reisenden nachgewiesen worden. Einzelne der Stämme gehören zu typischen EPEC-Serotypen. EAEC sind typischerweise nicht invasiv, können aber trotzdem blutig-schleimige Durchfälle bewirken und zeigen somit kein charakteristisches Krankheitsbild.

Enteroinvasive Escherichia coli (EIEC). Sie dringen in die Kolonmukosa ein, vermehren sich dort und bewirken dadurch ein dysenterisches Bild mit Bauchschmerzen, Fieber, weiteren toxischen Zeichen sowie Blut- und Schleimbeimischungen zum Stuhl. In Schleimklumpen finden sich reichlich Leukozyten. Sofern weder Shigellen noch Campylobacter oder Salmonellen in solchen Stuhlproben gefunden werden, sind ursächlich EIEC möglich; der Beweis ist aber aufwendig.

Enterohämorrhagische Escherichia coli (EHEC, 0157: H7). Sie bilden ein Verotoxin, das mit demjenigen der Shigellen verwandt ist.

Diarrhöen durch Campylobacter

Innerhalb der Gattung dominiert Campylobacter jejuni als Enteritiserreger mit einem Anteil von über 95%; Campylobacter coli und besonders Campylobacter laridis (früher nalidixinsäureresistenter, thermophiler Campylobacter) spielen hierbei eine geringe Rolle. Campylobacter fetus verursacht systemische Infektionen bei Immundefizienten, dies meistens ohne Enteritis. Campylobacter-like organisms (CLO, nämlich Campylobacter cinaedi und Campylobacter fennelliae) hat man mit Proktokolitis bei Homosexuellen, den CLO-Campylobacter pylori (früher pyloridis) mit Magen- und Duodenalulzera, Dyspepsie und Gastritis Typ B assoziiert. Die CLO sind eine eigenständige Spezies und weisen Ähnlichkeiten zu Wolinella succinogenes auf.

Campylobacter jejuni. Wahrscheinlich sind Hühner der Hauptvektor, die den Erreger, welcher aus der Darmflora diverser Haus- und Wildtiere stammt, in Entwicklungsländern auf den Menschen übertragen. Zudem können nichtpasteurisierte Milch, Käse, Geflügel, Fleisch, selten auch Wasser eine Campylobacter-jejuni-Infektion verursachen. Von Mensch zu Mensch ist die Verbreitung vor allem bei nicht an Toiletten gewöhnten Kindern, die früh exponiert sind, beobachtet worden. Die in Freiwilligenstudien nachgewiesene allmähliche Immunität erklärt, warum in der dritten Welt diese Infektion – wie auch andere – fast ausschließlich bei Kindern gefunden wird.

Nur unterschiedliche Virulenzfaktoren vermögen die diversen Krankheitsbilder zu erklären. Bereits 500 Organismen können zu Symptomen führen, andererseits sind Campylobacter auf Magensäure sehr empfindlich. Nach der Magenpassage heften sie sich an die Ileum- und Jejunummukosa an und bereiten nach 3–5 Tagen, wohl durch Toxine, diverse Krankheitsbilder, nämlich akute Diarrhö, Dysenterie, rezidivierende oder persistierende Diarrhö (oft Mischinfektionen) oder bei Homosexuellen eine Proktokolitis. Ein asymptomatischer Verlauf ist besonders in den Tropen möglich. In Stuhlproben finden sich bisweilen Leukozyten oder Erythrozyten. In zwei Dritteln der kulturell positiven Fälle erkennt man im Grampräparat oder bei Phasenkontrastmikroskopie mit Campylobacter zu vereinbarende Organismen. Meistens genügt eine symptomatische Therapie, bei längerem Verlauf hat sich Erythromycin bewährt, das möglicherweise bei frühem Einsatz die selten begleitende Arthritis vermeiden kann. Nach 7 Wochen findet man den Erreger im Stuhl fast nie mehr.

Campylobacter pylori. Dieser Erreger verursacht keine Diarrhö, sondern mit zunehmendem Alter, wie erwähnt, Gastritiden; dies auch in Afrika. Neben zahlreichen Antibiotika ist dagegen das topisch antimikrobielle Agens Wismutsubsalicylat wirksam.

Weitere Erreger der Durchfallerkrankungen

Nur die allerwichtigsten unter den bisher nicht erwähnten Erregern der Enteritis seien kurz dargestellt:

Aeromonas, besonders Aeromonas hydrophila, kann mit Süß- oder Salzwasser, möglicherweise auch mit Nahrungsmitteln aufgenommen werden. Der Keim wird in den Tropen oft bei Gesunden nachgewiesen. Er produziert hitzestabile und -labile Toxine. Klinisch bewirkt er Diarrhö oder Dysenterie.

Clostridium difficile spielt in den Tropen, wo Antibiotika frei erhältlich sind, eine unklare Rolle bei epidemischer Diarrhö; bei hospitalisierten Patienten ist dieser Erreger weltweit bedeutsam. Er bewirkt während oder bis 8 Wochen nach Antibiotikatherapie eine Kolitis unterschiedlichen Grades, die zu einem toxischen Megakolon oder zur Perforation führen kann. Therapeutisch sind die Einstellung der Antibiotikagabe, die Rehydratation und eventuell Vancomycin oder Metronidazol angebracht.

Clostridium perfringens. Nahrungsmittelvergiftungen mit Typ A treten typischerweise nach Ritualen mit dem Genuß von Fleisch oder Geflügel (z. B. in Melanesien) auf. Nach einer Inkubationszeit von 4–24 Stunden kommt es zur wäßrigen Diarrhö mit Bauchschmerzen. Vor allem Typ C verursacht die nekrotisierende Enteritis. Zur Behandlung genügt bei Typ A die Gabe von Flüssigkeit und Elektrolyten, bei Typ C kann eine Resektion nötig werden, sofern eine Toxämie oder andere Komplikationen auftreten. Mit 2–3 Dosen Toxoidimpfstoff in monatlichen Abständen läßt sich dagegen eine 2- bis 3jährige Immunität erreichen.

Reisediarrhö

Die Reisediarrhö ist eigentlich eine harmlose, meist selbstlimitierende Gesundheitsstörung. Trotzdem ist sie bedeutsam, vermag sie doch bei privatem oder geschäftlichem Auslandsaufenthalt den Betroffenen in seiner Bewegungsfreiheit enorm einzuschränken und damit zu frustrieren.

Epidemiologie

Man unterscheidet drei Risikostufen: Ein geringes Risiko (< 8% Inzidenz pro 14 Tage Aufenthalt) findet sich bei Reisen nach Nordamerika, Nord- und Zentraleuropa, Australien und Neuseeland. Ein mittelhohes Risiko (8–20%) läßt sich in den europäischen Mittelmeerländern, auf den meisten pazifischen Inseln, in Israel, Japan und Südafrika nachweisen. In Entwicklungsländern besteht ein Risiko von >20–56% (Abb. 16.1).

Diverse individuelle Faktoren beeinflussen die Inzidenz: Personen, die in Industrienationen leben, sind viel häufiger betroffen als solche, die ihren Wohnsitz in Gebieten mit häufiger infektiöser Diarrhö haben. Die daraus resultierende allmähliche Immunität ist aber auf einige Monate beschränkt. Jugendliche, besonders die 20- bis 29jährigen, weisen eine überdurchschnittliche Inzidenz auf, vielleicht weil sie mehr Appetit haben und dadurch mehr pathogene Keime aufnehmen. Auch Kleinkinder zeigen eine hohe Inzidenz und oft einen schweren langwierigen Verlauf, dies wohl bedingt durch eine noch unvollständig vorhandene Immunabwehr. Es besteht kein geschlechtsspezifischer Unterschied. Einzelne leiden bei jeder Reise an massiver Reisediarrhö, was oft kryptogen bleibt und allenfalls durch einen Mangel an unspezifischen gastrointestinalen Abwehrmechanismen, z. B. im Bereich der Magensäurebarriere, erklärt werden kann.

Pathogenese

Gemäß Tab. 16.2 dominieren auch hier die durch Escherichia coli bedingten Durchfälle. Die trifft besonders auf den Sommer und die Regenzeit zu, während im Winter und in Trockenperioden Campylobacter an Bedeutung gewinnt. Speziell bei gleichbleibender Methodik scheinen die Unterschiede im Erregerspektrum von einem Kontinent zum anderen gering zu sein. Dutzende von pathogenen Keimen sind als Erreger der Reisediarrhö postuliert worden, die meisten spielen aber nur eine geringe Rolle.

Auch wenn bisher in mikrobiologischen Stuhlanalysen ein pathogenes Agens nur in der Hälfte bis zu zwei Dritteln der Fälle gefunden wird, so darf daraus nicht geschlossen werden, bei den übrigen würde keine infektiöse Genese vorliegen. Kontrollierte Studien mit antimikrobiellen Medikamenten zeigen, daß ein Großteil auch der bislang ungeklärten Fälle sich durch die aktiven Substanzen beeinflussen läßt. Es ist obsolet zu glauben, Jet lag, Reisefieber, Klimawechsel, Staub, fremde Öle und Weine seien wesentliche Ursachen der Reisediarrhö. Sie ist fast immer bedingt durch den Konsum fäkal kontaminierter Speisen oder Getränke.

Krankheitsbild

Die Reisedurchfälle beginnen früh, üblicherweise wird der größte Zuwachs an neuen Patienten am 3. Aufenthaltstag verzeichnet. Untergruppen, in denen die Diarrhö von Erbrechen (15% aller Fälle), Nausea, Fieber (15%), Bauchkrämpfen (50%), Blut- (15%) oder Schleimbeimischungen (20%) zum Stuhl begleitet ist, unterscheiden sich darin nicht. Meistens verläuft das mit zahlreichen Synonyma bezeichnete Übel in harmloser Art; nur 25% der Patienten berichten über sechs oder mehr tägliche Stuhlentleerungen. Schwere Verlaufsformen kommen in Gebieten mit hoher Inzidenz und bei abenteuerlichem Reisestil ohne Rücksicht auf hygienische Grundregeln gehäuft vor. Die Gesundheitsstörung dauert unbehandelt in den Tropen durchschnittlich 4 Tage, in Gebieten mit geringerer Inzidenz weniger lange. In etwa 1% der Fälle kommt es zur chronischen Diarrhö. Über Todesfälle ist bisher nie berichtet worden.

Therapie

Da in den Tropen üblicherweise beim Auftreten einer auch hartnäckigen Diarrhö keine diagnostischen Untersuchungen durchgeführt werden, unterscheidet sich die Selbsttherapie grundsätzlich von der eventuell nach der Rückkehr durchgeführten fundierten Behandlung. Die klinischen Symptome geben keinen zuverlässigen Aufschluß über den Erreger. Wie Tab. 16.3 zeigt, erbringt der Motilitätshemmer Loperamid in der Selbsttherapie der unkomplizierten Reisediarrhö die schnellste Heilung: über 40% der Patienten waren bereits nach 4 Stunden davon befreit. Bei schwerem Verlauf mit über sechs wäßrigen Stühlen innerhalb 24 Stunden scheint die Kombination des Motilitätshemmers Loperamid plus Antibiotikum am wirksamsten, ergab sich doch so eine durchschnittliche Krankheitsdauer von 1 Stunde. Sie ist auch angebracht, wenn die Diarrhö nach 48 Stunden Therapie mit einem Motilitätshemmer nicht sistiert. Bei dysenterischen Formen, charakterisiert durch Fieber und/oder Blutbeimischung zum Stuhl, sind hingegen Motilitätshemmer klar kontraindiziert, es kommen hier nur antimikrobielle Substanzen in Frage, vornehmlich TMP/SMX (Trimethoprin/Sulfamethoxazol; allerdings zunehmend Resitenzen, speziell im Fernen Osten) oder Chinolon. Die für Kinder in der dritten Welt als Mittel der ersten Wahl verschriebene orale Rehydratationstherapie ist bei der Diarrhö des Reisenden – außer wiederum bei Kindern und bei Betagten, bei denen die Dehydratation bedrohlich werden kann – nicht angezeigt; es genügt meistens, genügend gezuckerte Flüssigkeit und zwecks Elektrolytersatz etwas Salzgebäck einzunehmen. Sie kann in den ersten Stunden der Behandlung eine unerwünschte Zunahme der Defäkationsfrequenz bewirken. Möglicherweise bewirkt der Ersatz der Glucose durch polymere Substrate, wie sie im Reis enthalten sind, eine schnellere Linderung der Symptome, wodurch die Rehydratationstherapie auch für den Reisenden Vorteile bieten würde. In der Selbsttherapie der Reisediarrhö haben Saccharomyces cerevisiae Hansen CBS 5926 und

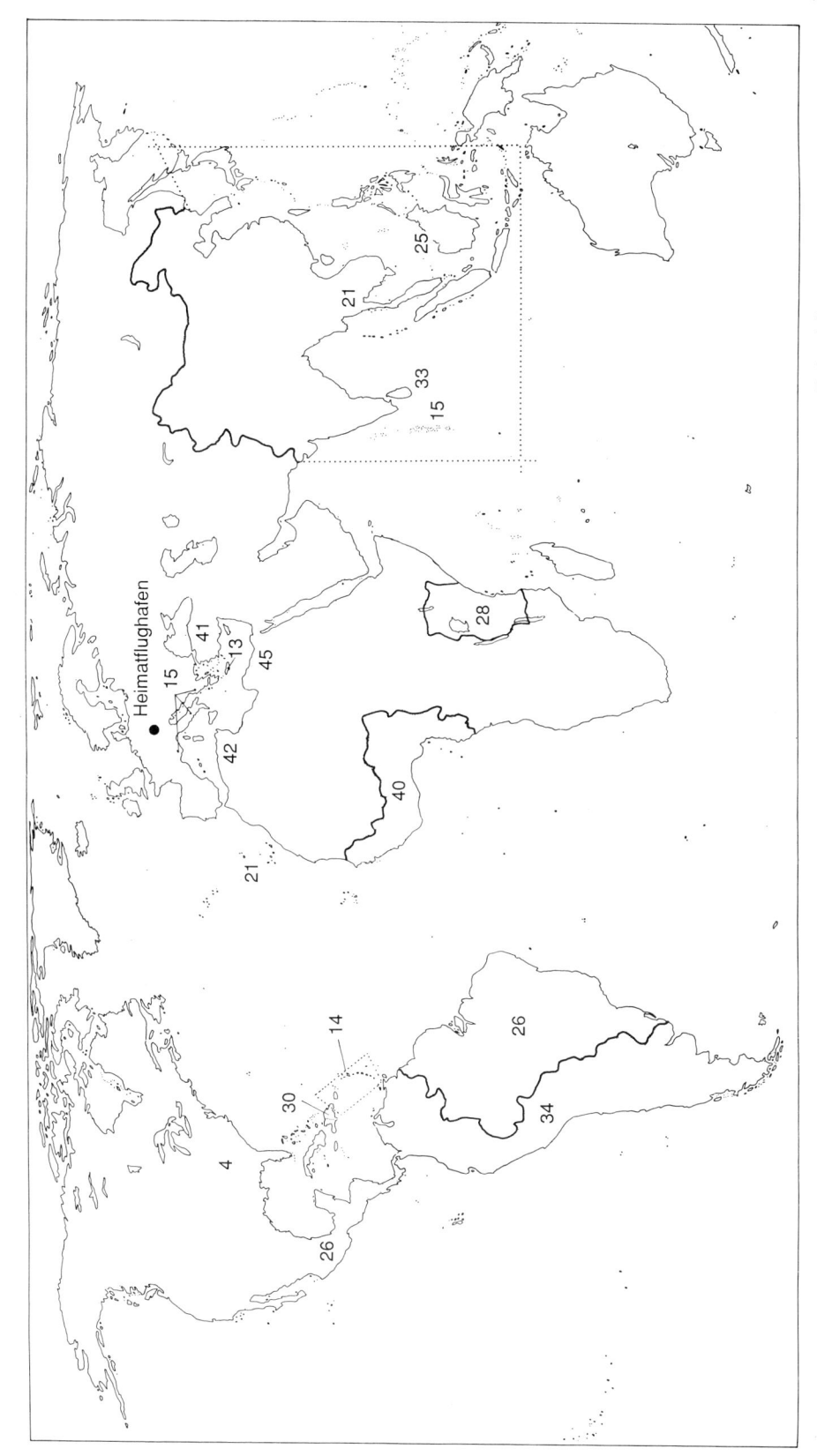

Escherichia-coli-, Campylobacter-Enteritis und andere bakterielle Durchfallerkrankungen

Abb. 16.1 Inzidenz (%) der Reisediarrhö bei über 20 000 Touristen während eines Aufenthaltes von 14 Tagen an verschiedenen Reisezielen.

Tabelle 16.3 Anteil geheilter Patienten bei Selbsttherapie der Reisediarrhö (%)

Präparat	Alle Patienten Anteil geheilter Patienten (%) ab Beginn der Therapie						Unkomplizierte Diarrhö		Dysenterie	
	n	4 Std.	8 Std.	24 Std.	48 Std.	Signifikanz zu Plazebo	n	Heilung (%) 48 Std.	n	Heilung (%) 48 Std.
Wismutsubsalicylat	58	19,0	46,6	62,1	75,5	p 0,002	49	81,6*	9	44,4
Doxycyclin	85	11,8	29,4	63,5	87,1	p 0,0001	67	89,6*	18	77,8
Loperamid	94	41,5**	48,9	69,1	76,6	p 0,0001	78	80,8*	16	50,0
Mecillinam	81	11,1	29,6	60,5	80,2	p 0,003	68	82,4*	13	69,2
SF 68	79	12,7	25,3	43,0	67,1	p 0,24	63	66,6	16	68,7
TMP/SMX	40	22,5	45,0	67,5	82,5	p 0,006	31	83,9*	9	77,8
Plazebo	93	11,8	18,3	39,8			77	57,1	16	43,8
Total	530						433		97	

* p < 0,05 im Vergleich zu Plazebo.
** p < 0,001 im Vergleich zu anderen aktiven Substanzen oder Plazebo.

Streptococcus faecium SF 68 keinen eindeutigen Nutzen erbracht; auch die Medizinalkohle scheint nicht wirksam zu sein. Dem differenzierten Reisenden wird man somit zwei Medikamente für die Reiseapotheke empfehlen, nämlich einen Motilitätshemmer, heute am ehesten Loperamid, und eine antimikrobielle Wirksubstanz.

Prophylaxe

Es muß betont werden, daß keine heute verfügbare Impfung die Inzidenz der Reisediarrhö vermindert. Um so wichtiger ist die Expositionsprophylaxe, die sich auf die Formel „boil it, cook it, peel it, or forget it" zusammenfassen läßt. Ihr Nutzen hat sich klar nachweisen lassen.

Umstrittener ist die medikamentöse Prophylaxe der Reisediarrhö, obgleich Einigkeit darüber besteht, daß sie für die Mehrheit der Reisenden nicht angebracht ist. Unter bestimmten Umständen (Tab. 16.4) können aber Ausnahmen erwogen werden. Es kommen nur antimikrobielle Medikamente in Frage, nachdem halogenierte Hydroxychinoline wegen der subakuten myelooptischen Neuropathie, die sie verursachten, obsolet geworden sind, Aethacridin und Lactobacilli keinen eindeutig nachweisbaren Nutzen erbrachten, und Motilitätshemmer prophylaktisch angewandt die Inzidenz der Diarrhö auf Reisen eher steigerten. Sofern man sich zur medikamentösen Prophylaxe der Reisediarrhö entschließt, soll diese angesichts möglicher Nebenwirkungen und von Interaktionen mit der Malariaprophylaxe auf 2 Wochen beschränkt sein. Vorzugsweise werden dann Cotrimoxazol oder neuerdings eher Chinolon empfohlen.

Literatur

Carpenter, C. C. J., W. B. Greenough, N. F. Pierce: Oral-rehydration therapy – the role of polymeric substrates. New Engl. J. Med. 319 (1988) 1346–1348

Ericsson, C. D., T. F. Patterson, H. L. DuPont: Clinical presentation as a guide to therapy for travelers'diarrhea. Amer. J. med. Sci. 294 (1987) 91–95

Editorial: Preventing travellers' diarrhoea. Lancet 1988/2, 144

Fathing, M. J. G., H. L. DuPont, S. Guandalini, G. T. Keusch, R. Steffen: Prevention and Treatment of Travellers' diarrhoea. Gastroenterol. int. (1992) in press

Grados, O., N. Bravo, R. E. Black, J. P. Butzler: Paediatric campylobacter diarrhoea from household exposure to live chickens in Lima, Peru. Bull. WHO 66 (1988) 369–374

Guerrant, R. L.: Diarrhea in developed and developing countries. Rev. infect. Dis. 12, Suppl. 1 (1990) 41–50 (1989)

Kozicki, M., R. Steffen, M. Schär: "Boil it, cook it, peel it, or forget it": does this rule prevent travellers'diarrhoea? Int. J. Epidemiol. 14 (1985) 169–172

Loosli, J., K. Gyr, H. Stalder, G. A. Stalder, W. Vischer, J. Voegtlin, M. Gasser, B. Reichlin: Etiology of acute infectious diarrhea in a highly industrialized area of Switzerland. Gastroenterology 88 (1985) 75–79

Nelson, J. D.: Etiology and epidemiology of diarrheal diseases in the United States. Amer. J. Med. 78 (1985) 76–79

Ørskov, F., R. B. Sack, I. Ørskov, J. L. Froelich: Changing fecal escherichia coli flora during travel. Europ. J. clin. Microbiol. 3 (1984) 306–309

Pitzinger, B., R. Steffen, A. Tschopp: Incidence and clinical features of travellers' diarrhea in infants and children. Pediat. infect. Dis. 10 (1991) 719–23

Tabelle 16.4 Mögliche Indikation zur medikamentösen Prophylaxe der Reisediarrhö

Gefährdung durch Reisediarrhö, z. B.
– Digitalis-, Diuretikatherapie (wegen Elektrolytstörungen)
– frühere zerebrovaskuläre Durchblutungsstörungen
– Colitis ulcerosa

Patienten mit reduzierter Immunabwehr
– Immundefizienz inkl. HIV
– fehlende Magensäurebarriere
– häufige schwere Reisediarrhö bei früheren Aufenthalten in Entwicklungsländern

Evtl. Personen mit besonderen Aufgaben anläßlich Kurzaufenthalt
– Sportler
– Politiker, Diplomaten, Militärpersonen
– Geschäftsleute

Ronsmans, C., M. Bennish, T. Wierzba: Diagnosis and management of dysentery by community health workers. Lancet 1988/II, 552–555

Rouvroy, D., J. Bogaerts, O. Nsengiumwa, M. Omar, L. Versailles, J. Haot: Campylobacter pylori, gastritis, and peptic ulcer disease in central Africa. Brit. med. J. 295 (1987) 1174

Schmidt, G., G. Börsch, M. Wegener, D. Ricken: Campylobacter pylori. Dtsch. med. Wschr. 47 (1987) 1875–1877

Shahid, N. S., D. A. Sack, M. Rahman, A. N. Alam, N. Rahman: Risk factors for persistent diarrhoea. Brit. med. J. 297 (1988) 1036–1038

Steele, T. W.: Campylobacter infection: a changing scene. Med. J. Aust. 145 (1986) 491–492

Steffen, R.: Infektiöse Diarrhö – Stellenwert von Prophylaxe und Therapie. Wehrmed. u. Wehrpharm. 2 (1987) 181–184

Steffen, R.: Worldwide efficacy of bismuth subsalicylate in the treatment of travelers' diarrhea. Rev. infect. Dis. 12 (1990) S80–S86

Steffen, R., I. Boppart: Travellers'diarrhoea. Bailiéres clin. Gastroenterol. 1 (1987) 361–375

Stoll, B. J., R. I. Glass, M. Imadadul Huo, M. U. Khan, J. E. Holt, H. Banu: Surveillance patients attending a diarrhoeal disease hospital in Bangladesh. Brit. med. J. 285 (1982) 1185–1188

Wanke, C. A., A. A. M. Lima, R. L. Guerrant: Infectious diarrhoea in tropical and subtropical regions. Bailiéres clin. Gastroenterol. 1 (1987) 335–359

World Health Organization: Programme for control of diarrhoeal diseases. Eight programme report 1990–91. WHO/CDD 92.38, Geneva 1992

17 Tropische Enteropathien

K. Fleischer

Definition

Die tropische Enteropathie ist histopathologisch dadurch definiert, daß die Dünndarmschleimhaut von mehr als 80% aller Menschen, die in den Tropen leben, sich mäßig bis deutlich unterscheidet von der Dünndarmschleimhaut von Menschen in gemäßigten Zonen. Es handelt sich um eine chronische, unspezifische Entzündung, verglichen mit dem normalen Schleimhautbild bei Bewohnern Europas oder Nordamerikas. Betroffen sind neben den Einheimischen auch Europäer, die längere Zeit – über 6 Monate – in den Tropen leben.

Epidemiologie

Geographische Verbreitung

Die histopathologisch definierte tropische Enteropathie wurde von Baker u. Mitarb. 1962 erstmalig in Indien und von Klipstein 1968 in der Karibik mit größeren Reihen von Dünndarmbiopsien beschrieben. Lindenbaum prägte 1966 bei seinen Untersuchungen in Pakistan den Ausdruck tropische Enteropathie. Seither hat eine Fülle von Studien, insbesondere aus Indien, Pakistan, Sri Lanka und Thailand, aus Puerto Rico, Haiti und Peru sowie Uganda, Sambia, Nigeria und Simbabwe gezeigt, daß diese Veränderung den üblichen Zustand der Dünndarmmukosa der allermeisten Tropenbewohner darstellt.

Das klinische tropische Malabsorptionssyndrom erfaßt nur einen geringen Teil der Menschen mit tropischer Enteropathie. Es tritt in dichtbevölkerten Regionen mit ungenügender Trinkwasserversorgung und -hygiene, schlecht funktionierender Fäkalentsorgung und hoher Kontamination von Lebensmitteln auf, in städtischen Ballungsgebieten und Küstenregionen somit häufiger als in ländlichen Gebieten. Ein wesentlicher Unterschied zwischen den Kontinenten ist nicht zu erkennen.

Die tropische Sprue dagegen als angenommen schwerste klinische Form der tropischen Enteropathie ist vornehmlich beschrieben in Asien, insbesondere in Indien und Nepal, Südchina, Vietnam, Burma, Indonesien und auf den Philippinen. Sie kommt ebenfalls vor in der Karibik, besonders Puerto Rico und Haiti, und wurde früher auch in den Südstaaten der USA wie auch in südlichen mediterranen Regionen beobachtet. Lange Zeit wurde angenommen, daß die tropische Sprue in Afrika nicht vorkommt, bis sie vereinzelt doch beschrieben wurde, etwa in Simbabwe und Nigeria. Sie ist auf diesem Kontinent jedoch selten und stellt sich in der Regel weniger ausgeprägt dar.

Betroffene Personengruppen

Tropenbewohner. Die tropische Enteropathie ist bei mehr als 80% aller Tropenbewohner in unterschiedlichem Schweregrad nachzuweisen ohne signifikanten Einfluß von Region, Ernährungsform, Hygienestandard oder sozialem Stand. Chronische Darmstörungen in Form einer tropischen Malabsorption sind dagegen bei Personengruppen mit schlechten Hygienebedingungen und Wohnverhältnissen wesentlich häufiger als bei Personen mit günstigen Lebensbedingungen. Die tropische Sprue ist während der letzten 25 Jahre selten geworden. Sie kam während der beiden Weltkriege besonders in Indien und Südostasien in Epidemien vor und war in sog. Spruehäusern ein wiederkehrendes Ereignis. Heute ist ein epidemisches Auftreten nicht mehr zu beobachten. Frauen und Männer können in gleicher Weise betroffen werden, während Kinder sprueartige Erkrankungen nur im Rahmen von schweren Mangel- und Fehlernährungen zeigen.

Europäer, die längere Zeit – 6 Monate und länger – in den Tropen leben, entwickeln ebenfalls in bis zu 80% die histopathologischen Veränderungen der tropischen Enteropathie. Lindenbaum u. Mitarb. zeigten dies als erste 1966 an Peace-Corps-Freiwilligen in Pakistan, die bevölkerungsnah lebten. Bei Personen mit hohem westlichen Lebensstandard in Botschaften und Handelsmissionen, bei Militärpersonal wie bei Technikern treten die Dünndarmveränderungen ebenfalls häufig auf. Sie wurden bereits 6 Wochen nach der Ankunft in den Tropen nachgewiesen. Ein tropisches Malabsorptionssyndrom ist dagegen ein bei Europäern relativ seltenes Krankheitsbild. In sehr unterschiedlichen Schweregraden ist es zum einen vergesellschaftet mit schwieriger Trinkwasserversorgung, zum anderen spielen individuelle Abwehrschwächen, insbesondere eine erniedrigte Magensäurebarriere, eine wesentliche Rolle. Die tropische Sprue war in der Kolonialzeit und während des zweiten Weltkrieges ein häufiger Grund für die Repatriierung aus Südostasien und Indien, während sie heute nur noch vereinzelt vorkommt. Jugendliche Einzelreisende, die unter schlechten Bedingungen längere Zeit Asien und neuerdings Lateinamerika bereisen, sind eine Gruppe, unter denen die Erkrankung vermehrt vorkommt.

Pathogenese

Infektiöse Ätiologie

Die Ätiologie der subklinischen tropischen Enteropathie und der klinischen tropischen Malabsorption ist nicht eindeutig geklärt, jedoch weisen die epidemiologischen Daten und die erfolgreiche antibiotische Therapie deutlich auf eine infektiöse Ursache hin. Eine akute Infektion des oberen Dünndarmes – viral, bakteriell oder/und parasitär – führt zu einer Stase im Darm mit Schädigung der Enterozyten und Erhöhung der Enteroglucagonproduktion. In der Folge kommt es zu einem vermehrten Wachstum enterotoxinbildender, koliformer Keime. Eine andauernde oder wiederholte Belastung des Jejunums mit Fäkalkeimen durch infiziertes Trinkwasser oder fäkoorale Kontamination unterhält die Infektion.

Untersuchungen zur tropischen Enteropathie bei Afrikanern, Europäern mit wenigstens 6 Monaten Verweildauer in den Tropen und europäischen Kontrollen zeigten, daß Afrikaner wie Europäer, die nur fäkalbelastetes Oberflächenwasser zur Verfügung hatten, beinahe zu 100% signifikant schwerere Zeichen einer Jejunitis hatten als die Gruppen mit sauberem Tiefbrunnenwasser.

Bei einem kleinen Teil von tropischer Enteropathie Betroffener ergeben sich aus der strukturellen Veränderung auch funktionelle Störungen, die zur Malabsorption von Nahrungsstoffen, insbesondere Fett, Kohlenhydraten, fettlöslichen Vitaminen und Folsäure führen. Für die Einheit von tropischer Enteropathie, Malabsorption und Sprue und ihre infektiöse Ursache spricht, daß

- das pathoanatomische Substrat in unterschiedlicher Schwere identisch ist;
- Neugeborene in den Tropen eine normale Dünndarmmukosa haben, aber nach wenigen Wochen bereits Veränderungen einer tropischen Enteropathie zeigen;
- Personen aus gemäßigten Klimazonen, die in den Tropen arbeiten, überwiegend eine tropische Enteropathie und seltener eine tropische Malabsorption oder Sprue erwerben, die einige Monate nach der Rückkehr in Struktur und Funktion wieder verschwinden;
- alle Schweregrade auf die gleiche Therapie ansprechen.

Diätetische Ätiologie

Diätetische Faktoren werden von einigen Autoren als ursächlich angenommen. In den Regionen Asiens mit vermehrtem Vorkommen von tropischer Malabsorption und Sprue werden überwiegend ungesättigte Fette verzehrt, während im Mais essenden Afrika vermehrt gesättigte Fette verwendet werden. Ungesättigte Fettsäuren können die normale Darmflora und die Elektrolytabsorption der Enterozyten stören und damit das Wachstum koliformer Bakterien begünstigen. Ernährungsepidemiologische Untersuchungen lassen diese Erklärung nicht als ausreichend erscheinen. Im Lauf der Erkrankung auftretende Ernährungsmängel durch Malabsorption verschiedener Substanzen sind Folge und nicht Ursache der strukturellen und funktionellen Mukosastörung.

Pathologie

Dünndarmmukosa

Entscheidend für die Diagnose tropische Enteropathie ist die Untersuchung der Schleimhaut des oberen Jejunums. Nach einer standardisierten Klassifikation lassen sich die Zeichen der chronischen, unspezifischen Entzündung einteilen in Schweregrade 0–3, wobei 0 der normalen Mukosa in Europa entspricht mit fingerförmigen Zotten, einer Zotten-Krypten-Relation von 5:3, einem kubischen Enterozytensaum mit regelrechtem Bürstensaum und einer gehörigen Zahl von Becherzellen. Bei der tropischen Enteropathie finden sich fortschreitend in den drei Stadien eine zunehmende Verplumpung und Abflachung der Zotten, eine Vertiefung der Krypten, ein zunehmender Verlust des Bürstensaums, eine Vermehrung der Becherzellen und eine zunehmende entzündliche Infiltration von Lamina propria und Epithelsaum (Abb. 17.1). Eine weitgehend abgeflachte Schleimhaut – Grad 3 – mit zerstörtem Bürstensaum und schwerer entzündlicher Infiltration entspricht einer tropischen Sprue und ist dem Bild einer einheimischen Sprue vergleichbar.

Malabsorption

Mit den morphologischen Veränderungen gehen funktionelle Störungen der Absorption einher. Nur bei einem kleinen Teil der betroffenen Personen sind sie

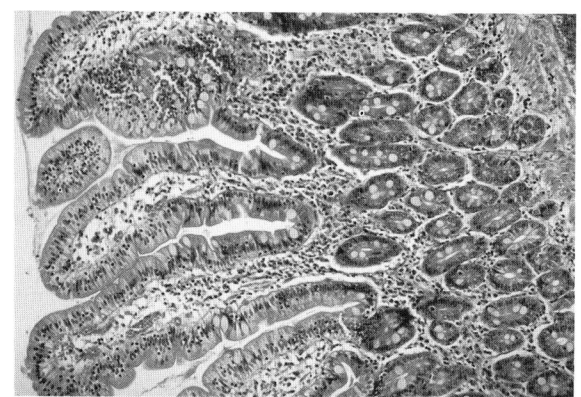

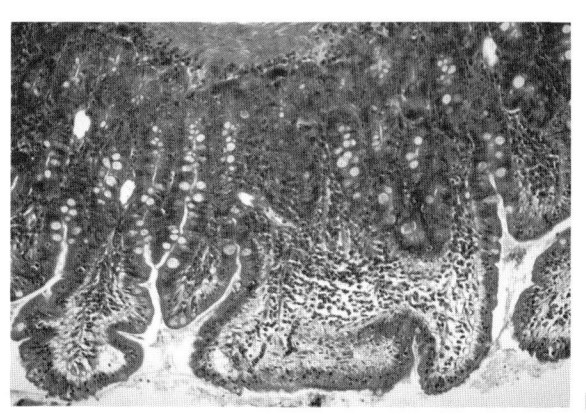

Abb. 17.1 Histologisches Bild des Jejunums bei tropischer Enteropathie, **a** Grad 1, **b** Grad 3.

jedoch so ausgeprägt, daß sie zum tropischen Malabsorptionssyndrom oder gar zur tropischen Sprue führen. Zwischen der Schwere der morphologischen und funktionellen Veränderung besteht keine feste Korrelation, jedoch geht mit schweren Schleimhautveränderungen auch regelmäßig ein klinischer Befund einher.

Die Malabsorption erfolgt bei Kohlenhydraten, Fett, fettlöslichen Vitaminen und Folsäuren im oberen und mittleren Jejunum, während sie bei Vitamin B_{12} überwiegend im distalen Ileum erfolgt.

Die Malabsorption von Kohlenhydraten ist durch die Störung aller Disaccharidasen im Bürstensaum verursacht und bedeutet einen sekundären Lactasemangel, der vom primären Lactasemangel, der genetisch bedingt bei vielen Tropenbewohnern vorkommt, zu unterscheiden ist.

Die Malabsorption von Fett mit Steatorrhö in der Folge kommt häufig, aber keineswegs regelmäßig vor. Die Ursachen sind nicht ausreichend geklärt, doch scheinen Störungen der Gallensalzdekonjugation nicht der Grund zu sein. Unter den fettlöslichen Vitaminen sind Malabsorption von Vitamin A und D häufig. Xerophthalmien kommen bei tropischer Malabsorption und Sprue vermehrt vor, wobei nicht ein primärer Mangel, sondern eine vermehrte Ausscheidung von Vitamin A besteht. Bei Vitamin D konnte im Vergleich oraler und parenteraler Gaben gezeigt werden, daß die Aufnahme und nicht der Metabolismus gestört ist.

Von großer Bedeutung ist die Störung der Folsäureabsorption aus der Nahrung, bei der die Hydrolyse der Polyglutamatform in den Enterozyten beeinträchtigt ist. Folsäure in der Monoglutamatform ist aber ein wesentlicher Faktor für den Aufbau der Enterozyten. Der Folsäuremangel trägt daher zur Fortdauer der morphologischen Störung bei. Die Regeneration der Enterozyten durch orale, kristalline Folsäure unterstreicht diesen Zusammenhang. Da der Mensch außer in den Erythrozyten keine Speicher von Folsäure besitzt, treten Folsäuremangelzeichen mit megaloblastärer Anämie etwa 4 Monate nach Einsetzen eines Malabsorptionssyndroms auf.

Die Malabsorption von Vitamin B_{12} ist selten, da der distale Dünndarm kaum betroffen wird. Die Vorräte an Vitamin B_{12} in der Leber haben eine Erschöpfungsgrenze von 1–3 Jahren.

Krankheitsbild

Das tropische Malabsorptionssyndrom und die tropische Sprue sind äußerst variabel in ihrem Verlauf und reichen von einer selbstlimitierenden Darmstörung bis zur sich lang hinziehenden Erkrankung mit Auszehrung und Tod.

Betroffen sind neben einheimischen Personen Europäer, die über mehrere Monate bis Jahre in den Tropen lebten. Eine Inkubationsperiode ist nicht festlegbar. Alle Patienten berichten, daß sie dort wenigstens einmal, meist aber mehrfach Schübe akuten Durchfalls erlebten. Diese entsprachen in Dauer und Art zunächst einer selbstlimitierenden Reisediarrhö, waren aber der Anfang von langdauernden Darmstörungen. Diesen fehlt zwar der akute Druck der häufigen, wäßrigen Entleerungen und der Kreislaufeinschränkung aus der Elektrolytverarmung und Dehydratation, um so mehr aber belasten sie den Betroffenen durch ihren chronischen Verlauf.

Die angegebenen Beschwerden lassen sich in drei Gruppen einteilen: Durchfälle, Oberbauchbeschwerden und psychische Veränderungen (Abb. 17.2).

Anhaltende breiige Entleerungen stehen an erster Stelle der Angaben der Tropenreisenden. Wochen relativer Ruhe mit nur 1–2 weichen Stühlen pro Tag wechseln ab mit Phasen, in denen drei oder vier und mehr massige, übelriechende Stühle abgesetzt werden. Sie sind ab und zu schleimig, aber ohne Beimischung von Blut. Häufiger sind sie fettglänzend und kleben dann an der Toilettenschüssel, ohne sich abspülen zu lassen. Ein solcher Stuhl unterscheidet sich makroskopisch mit seiner matschigen Konsistenz deutlich vom pastös-volumigen Stuhl des Vegetariers oder des Maisessers mit hohem Fasergehalt und noch mehr von der geformten, relativ trockenen, kleinen Entleerung des fleischessenden Europäers.

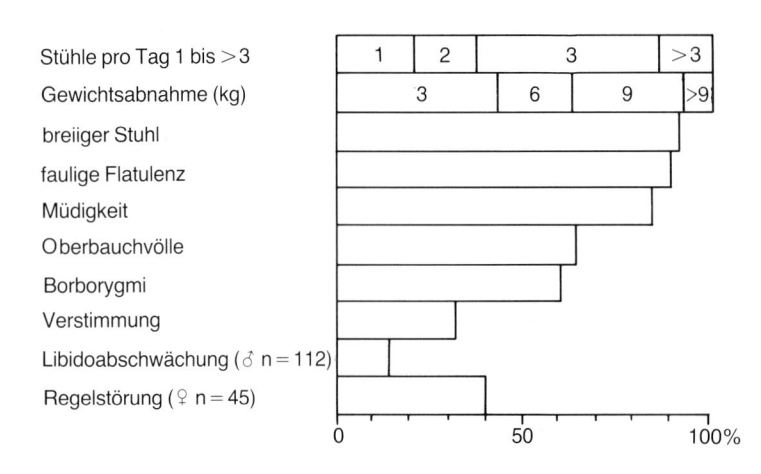

Abb. 17.2 Symptome bei tropischer Enteropathie unter Tropenrückkehrern (n = 157).

Andauerndes Druckgefühl im Oberbauch, Borborygmi, Appetitminderung und eine fortschreitende Gewichtsabnahme bilden die zweite Gruppe der Beschwerden. Bei der tropischen Sprue sind sie so ausgeprägt, daß ein marantischer Zustand entsteht. Ein fester Bezug zwischen den Eß- und Trinkgewohnheiten und der häufigen und fäkulenten Flatulenz läßt sich nicht herstellen. Wenigstens die Hälfte der Tropenrückkehrer gibt an, daß Alkohol die Beschwerden zwar verstärkt, daß diese aber auch unter voller Karenz nicht verschwinden.

Die Betroffenen klagen immer wieder über eine unerklärbare Müdigkeit und Antriebslosigkeit. Es fallen Zeichen der reaktiven Verstimmung und Reizbarkeit auf. Eine negative Beurteilung des abgelaufenen Tropenaufenthalts und eine pessimistische Sicht der Wiedereingliederung im Heimatland überwiegt. Schlafstörungen, morgendlicher Kopfschmerz und allgemeines Unlustgefühl werden häufig von Personen angegeben, die bei der Ausreiseuntersuchung das Bild einer ausgeglichenen und positiv gestimmten Persönlichkeit geboten hatten. Schließlich klagt ein Teil der Patienten über Libidoabschwächung und Regelstörungen.

Bei der körperlichen Untersuchung fehlen typische Zeichen. Stets vorhanden ist eine Hyperperistaltik, meist verbunden mit diffusem Druckschmerz der Dünndarmregion oberhalb des Nabels. Der Allgemeinzustand ist reduziert mit Abnahme von Unterhautfettgewebe, einem Leitzeichen der tropischen Sprue. An sekundären Störungen fallen gehäuft eine mäßige Anämie, Mundwinkelrhagaden, eine Glossitis – kaum aber eine belegte Zunge – und ein Analekzem auf.

Diagnostik

Eine eingehende Befragung sollte stattfinden zu Region und Dauer des Aufenthalts, Beschäftigung im Büro oder Außendienst, Reisetätigkeit im Land, Wohnverhältnissen, etwa im Bungalow, im Hotel oder im Baucamp, Herkunft und Kontrolle des Trinkwassers, Benützung von Haushaltsfiltern, Kochen durch Familienangehörige, einheimischen Koch oder Kantine sowie Freizeitbeschäftigungen. Weiterhin sind Durchfallschübe in Schwere und Dauer, Erholung des Darmes bei Europaurlauben, Gewichtsverluste und Reaktionen auf Arzneimittel zu klären. Eine genaue Befragung zu den laufenden Durchfällen, Oberbauchbeschwerden und zu Störungen der sexuellen Aktivität führen zum Verdacht eines tropischen Malabsorptionssyndroms.

Labordiagnostik

Die Stuhluntersuchung muß neben der weithin geübten Stuhlkultur auf pathogene Keime – die hier negativ bleibt – eine dreimalige Aufschwemmung und Konzentration von körperwarmem Material auf Parasiten einschließen. Eine Lambliasis ist häufig mit einem tropischen Malabsorptionssyndrom vergesellschaftet, ebenso wie Darminfestationen mit fakultativ pathogenen oder apathogenen Amöbenarten.

Im roten Blutbild zeigt sich häufig eine geringe, makrozytäre Anämie, in der Serumeiweißelektrophorese ist das β-Globulin erhöht, während Leukozyten und Immunglobuline normal bleiben.

Die Serumfolsäure kann erniedrigt sein. Sie ist aber ein schwankender, vielen Einflüssen ausgesetzter Parameter von unsicherer Aussagekraft. Verläßlich ist dagegen die Bestimmung der Erythrozytenfolsäure als Gradmesser für einen Folsäuremangel. Die Messung geschieht im hydrolysierten Vollblut durch einen Radioimmunassay wie bei der Bestimmung aus Serum. Sie ist unter 200 ng/ml erniedrigt und sinkt proportional der Schwere der tropischen Enteropathie und der Malabsorption.

Der Schweregrad der Malabsorption kann bestimmt werden durch Absorptionstests. Die orale Belastung mit 25 g D-Xylose und die Erniedrigung ihrer Ausscheidung im 5-Stunden-Sammelurin bzw. die Serumwerte der 1. und 2. Stunde geben eine globale Aussage über die funktionelle Störung der Kohlenhydratabsorption. Zur Differenzierung eines Lactasemangels sind ein abgeflachter Lactosetoleranztest mit Durchfallreaktion im Vergleich zu einem regelrechten Glucosetoleranztest sinnvoll. Die Fettabsorption kann global durch eine orale Vitamin-A-Belastung mit anschließend erniedrigtem Serumspiegel geprüft werden. Die Fettausscheidung im Stuhl ist ein weiterer Gradmesser bei Patienten mit Steatorrhö. Die Absorptionstests müssen stationär unter kontrollierten Diätbedingungen durchgeführt werden, unterliegen einer hohen individuellen Schwankungsbreite und spielen in der ambulanten Betreuung von Patienten mit tropischer Malabsorption keine Rolle.

Dünndarmbiopsie

Die Diagnose tropische Enteropathie stützt sich wesentlich auf die Morphologie der Dünndarmbiopsie. Diese sollte zur Unterscheidung von einer Duodenitis, die auch durch andere Störungen hervorgerufen sein kann, distal des Treitz-Bandes aus dem oberen Jejunum gewonnen werden. Da die Standardgastroskope eine Biopsie distal des unteren Duodenalknies nur schwer erlauben, ist eine Saugbiopsiesonde nach Baumgartner-Classen, die wie eine Duodenalsonde blind eingeführt, vorgeschoben und auf ihren Sitz radiologisch kontrolliert wird, besser geeignet. Hiermit können in einem Gang am nüchternen Patienten ambulante oder stationäre Mehrfachbiopsien in verschiedenen Höhen durchgeführt werden. Um ein rasches Einführen der weichen Sonde durch den Pylorus zu gewährleisten, empfiehlt sich die vorausgehende Gabe von Metoclopramid. Die Sonde wird durch einen Führungsdraht versteift, der nach der Plazierung zurückgezogen wird. Komplikationen treten bei der wenig belastenden Methode kaum auf. Alternativ kann ein verlängertes Duodenoskop zur Biopsie unter Sicht verwendet werden. Der Pathologe wird mit konventioneller HE- und Tri-PAS-Färbung die Schwere der Jejunitis mit Veränderung des Enterozytensaumes, der Zotten-Krypten-Relation und der zellulären Infiltration beurteilen. Mit immunhistochemischen Methoden kann die Aktivität von Lactase und anderen Disaccharidasen im Bürstensaum geprüft werden.

Differentialdiagnostik

Organstörungen. Die Differentialdiagnose der tropischen Enteropathieformen umfaßt die gesamte Gruppe der Krankheiten, die zu einem Malabsorptionssyndrom führen können. Da es sich um eine Ausschlußdiagnose handelt, wird man der individuellen Anamnese und der Exposition besondere Aufmerksamkeit widmen. Bei Europäern in den Tropen sind Subazidität, hepatobiliäre Erkrankungen und exokrine Pankreasinsuffizienz, oft durch fettreiche Nahrung und Alkoholabusus bedingt, häufig. Vorausgegangene Operationen im gastroduodenalen und biliären Bereich, Medikamentenbelastung und -unverträglichkeit sind weitere Ursachen von chronisch unspezifischen Schleimhautstörungen. Chronische Pankreaserkrankungen sind bei Europäern in tropischen Ländern häufig. Die besonders in Ostafrika auftretende tropische Pankreasfibrose, die meist mit einem Malabsorptionssyndrom einhergeht, ist in ihrer Ätiologie nicht genügend geklärt. Die Tuberkulose des Ileums kommt in Afrika häufiger vor, ist aber bei europäischen Tropenrückkehrern eine Rarität. Der verbreitete primäre Lactasemangel des Erwachsenen in Tropenländern muß beachtet werden.

Parasitosen. Parasitäre Infestationen des Dünndarms können für die Entstehung eines Malabsorptionsbildes verantwortlich sein. Strongyloides stercoralis, der Zwergfadenwurm, kann bei massivem Befall durch die Besiedelung der Jejunumschleimhaut eine eosinophile Infiltration und eine Störung der Absorption mit Diarrhö, kolikartigen Leibschmerzen, Hypomotilität und Lebervergrößerung hervorrufen. Die Diagnose geschieht durch den Nachweis der Larven im Stuhl und im Dünndarmsaft. Der Befall mit Hakenwürmern, Spulwürmern, Peitschenwürmern, Schistosomen oder Amöben führt dagegen nicht zur Malabsorption. Bei schwerem Befall mit Giardia lamblia, insbesondere von Kindern aus nichtendemischen Gebieten, ist sie aber möglich. Wesentlich häufiger tritt dieser Parasit als opportunistischer Kommensale auf, der sich auf einer vorgeschädigten Schleimhaut festsetzt und zum Fortbestehen der primären Störung beiträgt. Parasitäre Ursachen müssen daher bei Verdacht auf eine tropische Enteropathie ausgeschlossen oder gezielt behandelt werden.

Malabsorption und HIV-Infektion. Die Pathogenese der anhaltenden Durchfälle bei AIDS-Erkrankungen, vornehmlich in Afrika, ist nicht genügend verstanden. Sie ist eine wesentliche Ursache der „slim disease" und eines der drei Hauptzeichen der klinischen Falldefinition von AIDS in Afrika. Die wenigen bisherigen Untersuchungen der Dünndarmschleimhaut berichten über eine mit dem Verlauf der Erkrankung fortschreitende chronische, unspezifische Jejunitis, die mit einer zunehmenden Abflachung der Zotten und Abnahme der Zotten-Krypten-Relation einhergeht. Die Absorptionstests von D-Xylose und fettlöslichen Vitaminen zeigen wechselnde, aber überwiegend eingeschränkte Ergebnisse im Sinne eines tropischen Malabsorptionssyndroms. Dieses wird durch den Befall mit opportunistischen Erregern wie Kryptosporidien, Isospora belli, Sarcocystis hominis, Mycobacterium avium intracellulare, Zytomegalievirus und anderen nicht signifikant verschlechtert.

Therapie

Die Therapie von tropischer Malabsorption und tropischer Sprue besteht in erster Linie in einer Unterbrechung der angenommenen Ursache, nämlich der Dauerbelastung des Jejunums mit Fäkalkeimen aus Trinkwasser und Speisen. Die Heimreise nach Europa oder ein längeres Verbleiben hier nach Tropeneinsatz sind dazu notwendig. Nach Stabilisierung von Befinden, Stuhlgang und Laborwerten sollte mit dem nächsten Tropenaufenthalt wenigstens 3 Monate gewartet werden.

Die medikamentöse Therapie besteht vor allem aus kristalliner, oraler Folsäure, die von den geschädigten Enterozyten gut resorbiert wird. Eine Dosis von 10 mg pro Tag, in 5-mg-Tabletten morgens und abends, hat sich bewährt (Abb. 17.3). Dies sollte über mindestens 6 Wochen durchgeführt werden. Bei stärkeren Störungen muß die bakterielle Kontamination des Jejunums durch ein orales Antibiotikum beseitigt werden. Mit Oxytetracyclin über 8–10 Tage wurden gute Erfahrungen gemacht. Hefe- und Kolikeimpräparate zeigen eine ungenügende Wirkung, können aber nach der Antibiotikagabe verabreicht werden.

Die Kost soll eiweißreich, fettreduziert und nicht faservermehrt sein. Alkohol sollte in der ersten Phase der Therapie gemieden werden. Ein Behandlungsversuch mit den Bestandteilen Folsäure und Tetracyclin ist ex juvantibus gerechtfertigt bei entsprechender Anamnese, klinischem Bild und Ausschluß anderer Ursachen ohne Dünndarmbiopsie. Sie kann bei Bedarf wiederholt werden.

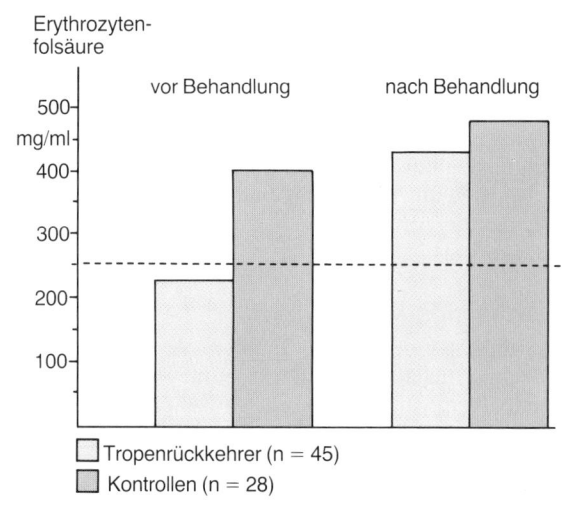

Abb. 17.3 Erythrozytenfolsäure vor und nach Behandlung bei tropischer Enteropathie.

Prophylaxe

Die Prophylaxe der tropischen Enteropathien ergibt sich aus dem epidemiologischen Muster der Erkrankung. Die Kontrolle der Wasserreservoire in Dachtanks, die Sandfilterung und Chlorierung von Oberflächenwasser, das Abkochen und die Haushaltsfilterung von Trinkwasser, die Küchen-, Hände- und Toilettenhygiene von Mitarbeitern und Haushaltspersonal sind entscheidende Faktoren der Vorbeugung. Diese werden berücksichtigt vor allem durch die Einweisung von Tropenreisenden in praktische Hygiene und die Schulung von verantwortlichen europäischen und einheimischen Mitarbeitern von Baucamps und Projekten in angemessenen Techniken von Trinkwasseraufbereitung und Abwasserbeseitigung. Die Erhaltung der Gesundheit bei Tropeneinsätzen erfordert für die Reisenden wie für die Patienten über die Reiseapotheke hinaus eine gute Vorbereitung der Lebensumstände.

Literatur

Baker, S. J., M. Ignatius, V. I. Mathan, S. K. Vaish, C. C. Chacko: Intestinal biopsy in tropical sprue. In Wolstenholme, G. E. W., M. P. Cameron: Intestinal Biopsy. London 1962 (p. 84)

Batman, P. A., A. R. O. Miller, S. M. Forster, J. R. W. Harris, A. I. Pinching, G. E. Griffin: Jejunal enteropathy associated with human immunodeficiency virus infection: quantitative histology. J. clin. Pathol. 42 (1989) 275–281

Cook, G. C.: Aetiology and pathogenesis of postinfective tropical malabsorption (tropical sprue). Lancet 1984/I, 721–723

Fleischer, N. K. F.: Tropische Enteropathie bei Tropenrückkehrern und Afrikanern. Trop. Med. Parasitol. 32 (1981) 141–143

Harries, A. D., N. J. Beeching: Chronic diarrhoea in adults in the tropics: a practical approach to management. Trop. Doct. 21 (1991) 56–60

Klipstein, F. A.: Progress in gastroenterology: tropical sprue. Gastroenterology 54 (1968) 275

Klotz, F., M. Guisset, J. M. Debonne: Diarrhée, chronique au retour d'Afrique noire «penser à la sprue tropicale»! Méd. trop. 51 (1991) 467–470

Lindenbaum, J., T. H. Kent, H. Sprinz: Malabsorption and jejunitis in American Peace Corps volunteers in Pakistan. Ann. intern. Med. 65 (1966) 1201

Montgomery, R. D., I. M. Chesner: Post-infective malabsorption in the temperate zone. Trans. roy. Soc. Trop. Med. Hyg. 79 (1985) 322–327

Simon, G. L., S. L. Gorbach: The human intestinale microflora. Dig. Dis. Sci., Suppl. 31 (1986) 147S–162S

Westergaard, H.: The sprue syndromes. Amer. J. Med. Sci. 290 (1985) 249–262

18 Meningitis

D. Eichenlaub

Meningitis ist eine erregerbedingte Entzündung der Leptomeninx, der weichen Häute des Gehirns und des Rückenmarks. Sie kann mehr oder weniger rasch und ausgeprägt auf das angrenzende neurale Gewebe übergreifen; dann kommt es zum Bild der Meningoenzephalitis und der Meningoenzephalomyelitis. Die Erreger sind sehr vielfältig: Viren, Bakterien, Pilze, einzellige (protozoische) und vielzellige (metazoische) Parasiten. Sie haben sehr unterschiedliche pathogene Eigenschaften und treffen auf Wirtsorganismen mit ganz verschiedenen immunbiologischen Voraussetzungen. So kann, wie im Fall der akuten eitrigen Meningitis, die Erkrankung in wenigen Tagen zum Tod führen, sie kann subakut, chronisch oder rezidivierend verlaufen und, wie bei wenigen parasitären Erkrankungen, spontan ausheilen.

Eine akute Meningitis äußert sich durch Fieber, allgemeines schweres Krankheitsgefühl, zunehmenden Kopfschmerz und Nackensteife. Sie ist immer ein Notfall der Diagnostik und Therapie. Wenige Stunden können das Schicksal des Kranken entscheiden. Neben der geographischen und der unmittelbar an den Symptomen orientierten Anamnese und dem aktuellen klinischen Befund ist die sofortige Untersuchung des Liquor cerebrospinalis die wichtigste diagnostische Maßnahme.

Die Meningitis oder eine Meningoenzephalitis ist immer bedrohlich, weil sie auch bei nur lokalisierter Ausdehnung kritische Areale und Bahnen so schädigen kann, daß es zu zentralen oder peripheren Ausfällen kommt. Wegen der knöchernen Hirnschale führt die Entwicklung eines entzündlichen Ödems zur Steigerung des Hirndrucks mit seinen fatalen Folgen. Ähnliches gilt für die Raumverhältnisse im Lumbalkanal, wo vorwiegend parasitär bedingte lokale Entzündungsreaktionen durch die Druckwirkung zu einer Querschnittmyelitis führen können.

Akute bakterielle Meningitis

Definition
Die akute bakterielle Meningitis ist eine akute eitrige exsudative Entzündung, die sich zunächst um die pialen Gefäße ausbreitet, rasch auf die angrenzenden Rindenareale übergreift und in ebensolcher Form auch das Rückenmark einbezieht. Das entzündliche Ödem führt zu Kompressionserscheinungen mit Abplattung der Hirnoberfläche, mit Behinderung der Blut- und der Liquorzirkulation und zu weiteren zunehmenden Zeichen des Hirndrucks, wie lokalisierten oder generalisierten Krampfanfällen, und schließlich zu Einklemmung, Koma und Tod.

Epidemiologie
In jeder menschlichen Population sind diejenigen Keime endemisch, die zu den klassischen und häufigsten Meningitiden führen: Meningokokken, Pneumokokken und Haemophilus influenzae.

Die purulente Meningitis ist eine ausgesprochene Erkrankung des Kleinkindesalters. Ihre Häufigkeit hängt also entscheidend von der Bevölkerungsstruktur ab. In den hochindustrialisierten Gesellschaften ist die eitrige Meningitis eine seltene Erkrankung geworden; in den kinderreichen Armenpopulationen in den meisten Gebieten der nichtindustrialisierten Welt gehört die Meningitis dagegen zu den häufigen Erkrankungen. Die Inzidenz ist in den verschiedenen Bevölkerungsschichten sehr unterschiedlich. In den USA erkranken besonders die Kinder schwarzer Eltern mit niedrigem Einkommen und schlechter Wohngegend; in Berlin sind türkische Kinder 4- bis 7mal häufiger betroffen als deutsche. In den Subtropen und Tropen trifft es die Kinder der Slumbewohner (Favelas, Shanty towns).

Für die (epidemische) Meningokokkenmeningitis herrschen teilweise besondere Verhältnisse (s. dort).

Es fällt auf, daß mit zunehmender Industrialisierung und mit dem allgemeinen Wohlstand die Meningokokkenmeningitis zurückgeht – sie verliert ihre „population at risk" – dafür nimmt die Haemophilus-influenzae-Meningitis relativ zu. Dies gilt heute für die Vereinigten Staaten wie für die Bundesrepublik Deutschland.

Die „klassischen" Krankheitsbilder, Meningokokken-, Pneumokokken- und Hämophilusmeningitis betreffen zu etwa 30% Säuglinge jenseits des Neugeborenenalters und machen etwa 70% aller Erkrankungen der bis zu 15jährigen aus, wobei die Hämophilusmeningitis sehr selten jenseits des 6.–8. Lebensjahres beobachtet wird.

Die Neugeborenenmeningitis hat dagegen ein völlig anderes Erregerspektrum: Enterobacteriaceae allgemein, häufig sind Salmonellen, Streptokokken der Gruppe B und auch Listerien.

Jenseits des ersten Lebensmonats beherrschen die drei klassischen Erreger (Meningokokken, Pneumokokken und Haemophilus influenzae) nahezu ausschließlich die eitrige Meningitis durch das gesamte Kindesalter. Bei jüngeren Erwachsenen ist die Meningitis eine relativ seltene Erkrankung, während sie jenseits des 50. Lebensjahres wieder deutlich zunimmt, und zwar mit Keimen, die denen der Neugeborenenmeningitis ähnlich sind, also gramnegative Stäbchen, meist aus dem Gastrointestinaltrakt stammend. Bei Alkoholikern aller Altersstufen haben die Pneumokokken als Pneumonie- und Meningitiserreger ihren besonderen Rang.

Pathogenese (Tab. 18.1)

Die drei genannten klassischen Erreger mit ihrer Polysaccharidkapsel, in der reinsten Form die Meningokokken, verursachen den Prototyp einer zyklischen Infektionskrankheit. Das heißt, vom Herd der natürlichen Ansiedelung (Nasopharynx) kommt es unter noch ungenügend definierten Bedingungen (der Adhäsion durch Pili und der Penetration) zu einer für die Meningitisgenese obligaten hämatogenen Generalisation mit verschiedenen möglichen Organmanifestationen, so an der Haut, an der Synovia der Gelenke und am eindrucksvollsten an den Meningen, wobei diese die bedeutendste, aber nicht in jedem Fall obligate Manifestation ist. Die Erkrankung ist im klassischen Verlauf mit phasenhaften immunologischen Vorgängen verbunden. Es kommt zur Bildung von Antikörpern, die bereits in der Generalisationsphase zu einer Beendigung der Krankheit führen können, bevor sie sich also meningeal manifestiert; und es ist altbekannt, daß die Meningokokkenmeningitis auch vor der chemotherapeutischen Ära nie in 100% tödlich endete, sondern abhängig von der Epidemie und der Schärfe der Beobachtung, lediglich in 30–70%, wobei allerdings oft schwere Defektheilungen resultierten.

Tabelle 18.1 Pathogeneseformen der eitrigen Meningitis

Zyklisch	Meningitis als Organmanifestation einer zyklischen Infektionskrankheit (Beispiel Meningokokkenmeningitis)
Septisch-metastatisch	durch bakterielle Absiedelung entstandene Meningitis oder Herdenzephalitis im Rahmen einer Sepsis (z. B. Staphylokokken- oder Escherichia-coli-Sepsis). Typische Pathogeneseform der Neugeborenen-Meningitis
Fortgeleitet	aus eitrigen oder osteomyelitischen Herden der anatomischen Nachbarschaft (z. B. Siebbeinzellen, Ohrknochengebiet) direkt auf die Hirnhäute fortgeleiteter Krankheitsprozeß

Der zweite Typus der Pathogenese ist die septische Generalisation von einem Entzündungsherd aus, der bei Neugeborenen der schlecht versorgte Nabel oder eine sub partu erworbene Infektion mit Streptokokken der Gruppe B sein kann; beim Erwachsenen geht sie häufig von einer Pyelonephritis, meist aber vom Gastrointestinaltrakt (Divertikulitis, Cholezystitis) aus oder z. B. vom Endokard als sekundärem Sepsisherd. Im Gegensatz zur zyklischen Infektionskrankheit kommt es bei der Sepsis nicht zur Entwicklung einer Immunität. Im unbehandelten Fall sterben diese Kranken alle.

Der dritte Typ der Pathogenese ist schließlich die fortgeleitete oder Kollateralmeningitis. Dazu gehören die häufig traumatisch bedingten Entzündungen bei einer Schädelbasisfraktur oder bei einer Kalottenfraktur mit entsprechender Verletzung der Galea. Ebenso wichtig ist die Kollateralmeningitis, die von einer Sinusitis z. B. der Siebbeinzellen oder des Sinus sphenoidalis oder von einer Mastoiditis ausgeht. Zunächst entsteht eine lokalisierte Entzündung am Ort der Durchwanderung, die sich zum Hirnabszeß entwickeln kann, ebenso können die Keime mit dem Liquor verbreitet werden.

In diese Kategorie gehören auch die bei neurochirurgischen Eingriffen erworbenen Infektionen und diejenigen, die von Manipulationen in meningennahen Regionen, meist der Wirbelsäule, ihren Ursprung nehmen. Erreger sind häufig Staphylokokken, auch Pneumokokken, vor allem bei Liquorfisteln, und – nach Injektionen in den Bereich der Wirbelsäule – Pseudomonaden.

Krankheitsbild

Das Krankheitsbild der Meningitis hängt weitgehend von der Pathogeneseform ab. Der eigentlichen meningitischen Symptomatik kann ein grippeartiges Kranksein von Stunden bis mehreren Tagen vorausgehen, wobei die Kopfschmerzen meist nicht beherrschend sind. Der Beginn der Meningitis ist gekennzeichnet durch hohes Fieber, zunehmende, pochende, bald unerträgliche Kopfschmerzen, das Positivwerden der meningitischen Zeichen (Kernig, Brudzinski), Benommenheit, ausgeprägte motorische Unruhe, Bettflucht, Verkennung der Umgebung, Erbrechen, Bewußtlosigkeit, Krampfanfälle.

Abweichend sind die Verläufe bei Säuglingen und Kleinkindern, die lediglich apathisch, trinkfaul, dysphorisch oder schläfrig sein können, ohne daß sich die als klassisch geltende meningitische Symptomatik zeigt. Bei alten Menschen wird eine Meningitis häufig als fieberhafter Verwirrtheitszustand oder Apoplex verkannt.

Komplikationen

Hirnabszeß und subdurale Effusionen wurden bereits genannt. Es kann zu einer Verlegung der Liquorpassage kommen, welche die Ableitung des Ventrikelliquors notwendig macht. Eine der schwersten akuten

Komplikationen ist eine Sinusthrombose, die meist zum Tod führt. Auch ein Hirnabszeß mit erheblicher Raumforderung endet tödlich, wenn es an der Möglichkeit zur operativen Intervention fehlt. Spätkomplikationen sind z. B. eine Minderung des Gehörs oder schwere neurologische und psychische Schäden.

Diagnostik

Meist liegt eine Leukozytose vor. Die Blutsenkungsreaktion kann beschleunigt sein, besonders stark dann, wenn eine septische oder durch Sinusitis oder Mastoiditis verursachte Pathogenese zugrunde liegt. Eine Hyponaträmie kann auf einen entzündungsbedingten Hypopituitarismus hinweisen.

Besondere Untersuchungsmethoden

Wenn sich nach der geschilderten Symptomatik auch nur der Verdacht auf eine Meningitis ergibt, muß sofort durch Lumbalpunktion Liquor gewonnen werden. Die Indikation zu dieser in der Hand des Geübten einfachen Untersuchung kann nicht weit genug gestellt werden. Dies gilt besonders auch für das oligosymptomatische Bild im Säuglingsalter und für das hohe Lebensalter.

Der Gang der Liquoruntersuchung ist in Tab. 18.2 dargestellt. Besonders bei schweren fortgeschrittenen Krankheitsbildern soll die Punktionsnadel mit ausreichendem Kaliber gewählt werden, da ein stark eitriger Liquor trotz seines erhöhten Druckes ein enges Lumen nicht passieren kann.

Im typischen Fall ist der Liquordruck erhöht, der Liquor selbst ist leicht trübe bis eitrig. Bei der bakteriellen Meningitis ist die Zellzahl in der Regel deutlich erhöht, über 1000/3 Zellen, meist um 10 000–20 000/3 und weit darüber, die überwiegend granulozytär sind. Es gibt aber wichtige Ausnahmen (Tab. 18.3). Liquor-

Tabelle 18.3 Nichtvirale Erkrankungen mit lymphozytärer Liquorpleozytose

Meningitis tuberculosa
Listeriose
Brucellosemeningitis
Zeckenrückfallfieber
Leptospirose
Lyme-Borreliose
Lues cerebrospinalis
Rickettsiosen
Histoplasmose
Kryptokokkenmeningitis

eiweiß und -lactat sind erhöht, der Zucker erniedrigt. Der Liquorzucker beträgt normalerweise ca. ⅔ des Blutzuckerwertes und sollte immer mit diesem gemeinsam bestimmt werden. Im Methylenblau- und im Grampräparat ist nach Bakterien zu suchen. Wegen der Möglichkeit einer Kryptokokkenmeningitis ist stets auch ein Tuschepräparat anzufertigen. Zum Nachweis einer tuberkulösen Meningitis ist eine Ziehl-Neelsen-Färbung oder eine andere für säurefeste Stäbchen geeignete Färbung anzuwenden. Wenn die Voraussetzungen gegeben sind, ist sofort eine Liquorkultur auf verschiedenen Medien anzulegen, ebenso eine Blutkultur, mit den entsprechenden Bestimmungen der Empfindlichkeit gegen Antibiotika. Der Liquor sollte nach Möglichkeit sofort verarbeitet und nicht nativ in der Kälte oder in der Wärme aufbewahrt werden, da besonders die Meningokokken rasch ihre Anzüchtbarkeit und nach ca. 24 Stunden auch ihre Anfärbbarkeit verlieren.

Differentialdiagnostik

Je nach Region muß in erster Linie eine Malaria ausgeschlossen werden. Auch an einen Typhus (Typhoides Fieber) ist zu denken, besonders wegen des gemeinsamen Merkmals der Verwirrtheit. Beim Typhus sind die Kopfschmerzen nicht so beherrschend und unerträglich zunehmend. Bei den Rickettsiosen dagegen müssen die starken Kopfschmerzen und die gelegentlichen meningealen Zeichen zusammen mit den unterschiedlichen Exanthemen vor allem gegen eine Meningokokkenmeningitis abgegrenzt werden. Bei den Rickettsiosen sind die Leukozyten im peripheren Blut niedrig; die Lumbalpunktion kann eine mäßige lymphozytäre Pleozytose zeigen.

Therapie

Die gezielte Chemotherapie, die immer intravenös gegeben werden sollte, wird bei den einzelnen Krankheitsbildern besprochen. Mit der antibiotischen Therapie sollte keinesfalls vor der Gewinnung des Liquors und vor der Abnahme einer Blutkultur begonnen werden. Ideal ist die sofortige bakterioskopische Identifizierung des Erregers und die gezielte Monotherapie. Häufig ist unter den Arbeitsbedingungen in tropischen Regionen eine umfangreiche Diagnostik nicht möglich. Dann muß eine empirische Therapie eingeleitet

Tabelle 18.2 Systematik der Liquoruntersuchung

Druck	normal, erhöht
Aspekt, Farbe	klar, trübe, eitrig, xanthochrom, blutig
Zellzahl, Zellart	in der Fuchs-Rosenthal-Zählkammer
Chemische Untersuchung	– Glucose (im Vergleich mit dem Blutzucker) – Eiweiß – Lactat
Mikroskopische Untersuchung	– Sedimentfärbung: Methylenblau, nach Gram – Tuschepräparat: Kryptokokken? – Nativpräparat: Amöben? – Liquorzytologie: Tumorzellen, Eosinophile?
Mikrobiologische Untersuchung	– Kultur auf verschiedenen Medien: Bakterien, Pilze? – Antigennachweis durch Latexagglutination oder Gegenstromelektrophorese – Empfindlichkeitsbestimmung gegen Antibiotika

werden, die sich am Lebensalter, an der Anamnese, am klinischen Befund und an den Liquorparametern orientiert, die unter den gegebenen Umständen erhoben werden können. Wichtig ist die adjuvante Therapie nach allen Regeln der Intensivüberwachung und Bilanzierung. Die eventuelle operative Intervention wurde bereits erwähnt.

Prognose

Generell hängt die Prognose von zahlreichen Faktoren ab. Zu ihnen gehören der Erreger, die immunbiologische Situation des Wirtsorganismus (einschließlich Lebensalter, Ernährungszustand), die ärztliche und pflegerische Erfahrung, die Verfügbarkeit der spezifischen und der adjuvanten Therapie.

Die beste Prognose hat die Meningokokkenmeningitis, bei der unter optimalen Bedingungen die Gesamtletalität bei ca. 3% liegen kann. Die schlechteste Prognose haben die Meningitiden mit gramnegativen Erregern bei Neugeborenen und alten Menschen mit einer Letalität um 70%. Im einzelnen Fall hängt die Prognose davon ab, wann die Diagnose gestellt und wann eine gezielte antibiotische und kompetente adjuvante Therapie eingeleitet wurden. Bessert sich das Krankheitsbild nicht entsprechend der Erwartung, so muß an Komplikationen wie einen Hirnabszeß, eine Passagebehinderung des Liquors und bei unter 2jährigen Kindern auch an subdurale Ergüsse gedacht werden. In diesen Fällen ist eine CT-Untersuchung anzustreben, welche die Indikation zu einem operativen Eingriff erleichtern kann. Bei der fortgeleiteten Meningitis hängt die Prognose wesentlich von der operativen Sanierung einer Sinusitis oder Mastoiditis ab. Bei älteren Patienten muß an die septische Pathogenese und somit an einen eitrigen Prozeß, meist im Bauchraum, gedacht und nach Möglichkeit eine operative Intervention angestrebt werden.

Meningokokkenmeningitis

Epidemiologie

Unter den heutigen Bedingungen vieler Regionen der Subtropen und der Tropen ist die Meningokokkenerkrankung wegen ihres epidemiologischen Potentials die wichtigste unter den eitrigen Meningitiden. Dies hat keine ethnischen, sondern gut definierbare und geradezu prognostizierbare soziale Gründe.

Auch jahreszeitliche und damit verbundene klimatische Bedingungen spielen in der saisonalen Häufung der Erkrankungen ebenso wie für den Ausbruch von Epidemien eine entscheidende Rolle. Weltweit wird grundsätzlich die höchste Zahl der Erkrankungen gegen Ende einer trockenen kalten Periode beobachtet. Dies bedeutet für Europa die Monate Februar bis April, in anderen Regionen völlig unterschiedlich die letzten Monate und Wochen einer (kalten) Trockenzeit. Dies gilt besonders für die Sahelzone, den „Meningitisgürtel", der südlich der Sahara quer über den afrikanischen Kontinent zieht; es gilt ebenso für die Beispiele großer Epidemien in Chile 1940/41 und in Brasilien für die Jahre 1970–1973, für die Epidemien der Serogruppe C und für das Jahr 1974 in São Paulo für die Epidemie der Serogruppe A.

Die erste Genickstarreepidemie wurde im Frühjahr 1805 durch Viesseux in Genf beschrieben, es folgten Ausbrüche während des ganzen 19. Jahrhunderts in verschiedenen Teilen Europas und auch der Vereinigten Staaten von Amerika, vor allem in Bevölkerungen mit sehr dichter Besiedelung und in Rekrutenunterkünften. Die Meningokokkenmeningitis galt als ausgesprochene Krankheit der Kinder und der Rekruten.

Aus den tropischen Regionen waren damals keine Erkrankungen bekannt. Es wurde aber festgestellt, daß die Amerikaner afrikanischer Herkunft besonders stark betroffen waren. Die Frage der Rassendisposition ist durch vielfältige Untersuchungen schließlich vollständig der Tatsache der *sozialen* Disposition gewichen, vor allem in den Vereinigten Staaten. Dort wurde festgestellt, daß die purulente Meningitis vor allem Kinder der armen schwarzen Bevölkerung in schlechten Wohngebieten betrifft.

Wie unterschiedlich die Fachwelt und die Fachpresse verschiedene regionale Epidemien wahrnehmen, wurde niemals deutlicher als im Jahre 1974. Damals herrschten eine Epidemie in Brasilien und eine Epidemie in Finnland. Über die Epidemie in Brasilien erfuhr die Weltöffentlichkeit lange Zeit nahezu nichts, weil die dortigen Behörden keine brauchbaren Zahlen an die Weltgesundheitsorganisation meldeten und weil diese folglich nicht in der Lage war, die wirkliche Situation zu publizieren. Aus Finnland dagegen, wo in diesem Epidemiejahr insgesamt 700 Erkrankungen bekannt wurden, erschienen ausführliche Berichte in der internationalen Literatur. Von einer einzigen in größerem Rahmen bekannt gewordenen Veröffentlichung der brasilianischen Epidemie wurde im Jahr 1974 im Journal of Infectious Diseases berichtet, also noch über die brasilianische Epidemie der Serogruppe C der Jahre 1971–1973, während über die im Jahr 1974 folgende große brasilianische Epidemie der Serogruppe A vor allem wegen der restriktiven Informationspolitik der damaligen brasilianischen Behörden sehr wenig bekannt wurde.

Tatsache ist, daß im Jahr 1974 in ganz Finnland insgesamt 700 Erkrankungen auftraten, im Großraum São Paulo dagegen in der Epidemiesaison 1974/75 ca. 60 000 Erkrankungen.

Die Krankheitsinzidenz in der am schwersten betroffenen finnischen Provinz betrug 26 auf 100 000 Einwohner; sie lag damit niedriger als diejenige, die Jahr für Jahr in Berlin in der Kreuzberger türkischen Kinderpopulation festgestellt werden kann.

Die Epidemie der Serogruppe A von São Paulo in der Saison 1974/75 war die größte urbane Epidemie in der Geschichte der Meningokokkenerkrankung mit einer Inzidenz von 350–500 Erkrankungen auf 100 000 Einwohner.

Zur Krankheitsdisposition wurde festgestellt, daß vor allem Personen zu generalisierenden Meningokokkenerkrankungen neigen, die besondere immunologische Defizite, z. B. einen Mangel an den höheren Komplementfraktionen (C5 usw.), haben. Solche Untersuchungen sind nur unter optimalen Laborbedingungen möglich und werden bei einzelnen Individuen und Familienangehörigen in entwickelten Ländern, z. B. Finnland, festgestellt. In den Gebieten der großen Epidemien fallen diese sehr seltenen, teils hereditären immunologischen Defizite nicht auf, weil dort andere disponierende Momente das Bild vollkommen beherrschen: Armut, Wohnenge, Unterernährung, Anämie, Parasitosen.

Meningokokken (Neisseria meningitidis) sind gramnegative Diplokokken, die im Liquorpräparat typischerweise intrazellulär, aber auch extrazellulär gefunden werden (Abb. 18.1). Gelegentlich ist der Befund äußerst spärlich, oder man weist die Keime nur kulturell im Liquor oder im Blut nach. Die Polysaccharidkapsel der Meningokokken ist Träger ihrer antigenen Eigenschaften. Verschiedene Serogruppen lassen sich unterscheiden; die wichtigsten sind A, B, C, X, Y, Z und W 135. Innerhalb der Serogruppen können wiederum Serotypen differenziert werden; so scheint der Serotyp 2 der Serogruppe A für eine besondere Pathogenität zu stehen. In Europa und zur Zeit auch in den USA und in Brasilien wird die Serogruppe B am häufigsten als Erreger der Meningokokkenmeningitis isoliert. Diese Serogruppe hat bisher keine Epidemien verursacht. Für Epidemien typisch sind die Serogruppen C und insbesondere die Serogruppe A (Sahelzone, Brasilien).

Pathogenese

Der Mensch ist das einzige Reservoir der Meningokokken, die nach der Infektion mit bestimmten Oberflächenstrukturen (Pili) an entsprechenden Rezeptoren von Zelloberflächen im Nasopharynx haften und diesen für Tage bis Wochen und Monate besiedeln, meist ohne irgendwelche Symptome zu verursachen. Ein analoger Mechanismus gilt für Haemophilus influenzae. Die Keime werden durch Tröpfcheninfektion von Mensch zu Mensch übertragen. Gelegentlich kommt es zu einer Pharyngitis, dem Meningokokkenkatarrh. Bereits die asymptomatische Kolonisation oder die Pharyngitis reichen aus, eine spezifische Immunantwort hervorzurufen. Dieser Vorgang – oder auch eine episodische Bakteriämie – ist die häufigste Art der Auseinandersetzung mit dem Keim, dessen verschiedene Serogruppen wechselnd bei wenigstens 3% einer jeden menschlichen Population endemisch sind. Ähnliche Verhältnisse der Wirt-Keim Beziehung gelten für Pneumokokken und Haemophilus influenzae. Diaplazentar übertragene Antikörper schützen das Neugeborene und den jungen Säugling während der ersten Lebensmonate.

Der eigentliche Prozeß der Meningokokkenerkrankung beginnt mit dem Durchdringen der Schleimhautbarriere, die zur hämatogenen Generalisation des Keims führt. Von einer definierbaren Inkubationszeit kann also nicht gesprochen werden. In der Phase der Bakteriämie, die mehrere Tage dauern kann, sind die Symptome unspezifisch, wie auf S. 243 geschildert. Es kann zu ersten sichtbaren Manifestationen an der Haut in Form von Roseolen und petechialen Blutaustritten kommen, die eine direkte erregerbedingte Vaskulitis darstellen (Abb. 18.2). Auch größere Hautblutungen und -nekrosen, meist in der Region der großen Gelenke und der Akren, sind in weitgehend symmetrischer Anordnung mit landkartenartigen Umrissen und scharfer Begrenzung zu beobachten.

Ebenso kann es zu mutilierenden Nekrosen an Fingern, Nase und Lippen kommen. Auch einzelne oder mehrere Gelenke können in dieser Phase durch eine Synovitis einbezogen sein. Die Hautmanifestationen sieht man je nach Hautfarbe des Erkrankten und Aufmerksamkeit des Beobachters in 60–80%. Der Phagozytose entgehen die im Blut kreisenden Meningokokken wahrscheinlich durch ihre Kapselpolysaccharidstruktur; ebenso scheinen die Kapselpolysaccharide die Penetration in den Liquorraum bzw. zu den Leptomeningen zu vermitteln. Dies gilt außer für Meningokokken auch für Pneumokokken, Haemophilus influenzae und andere Keime.

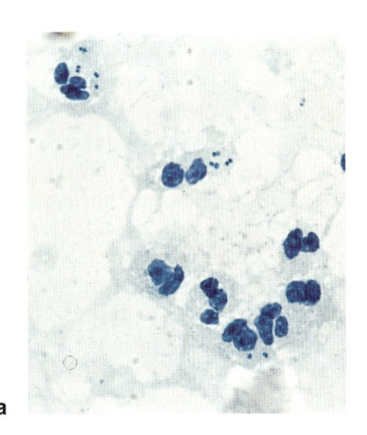

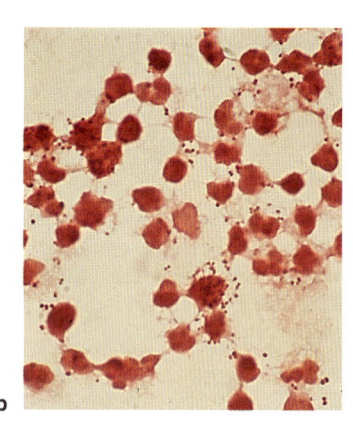

Abb. 18.1 Meningokokken im Liquorsediment mit vorwiegend intragranulozytärer Lagerung. **a** Methylenblaufärbung, **b** Gramfärbung (Prof. Dr. P. Emmerling, Krankenhaus München-Schwabing).

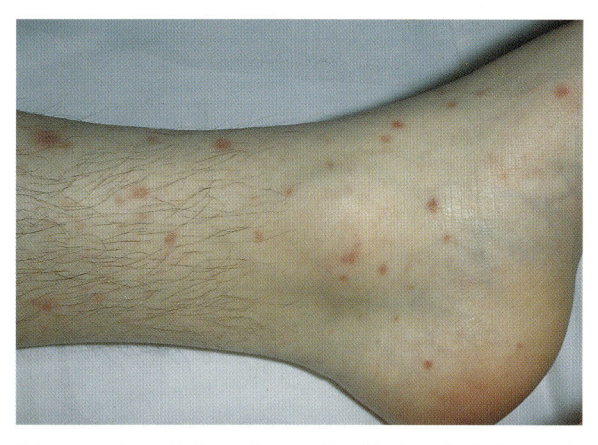

Abb. 18.2 Petechiale und roseoläre Hautmanifestationen der Meningokokkenbakteriämie.

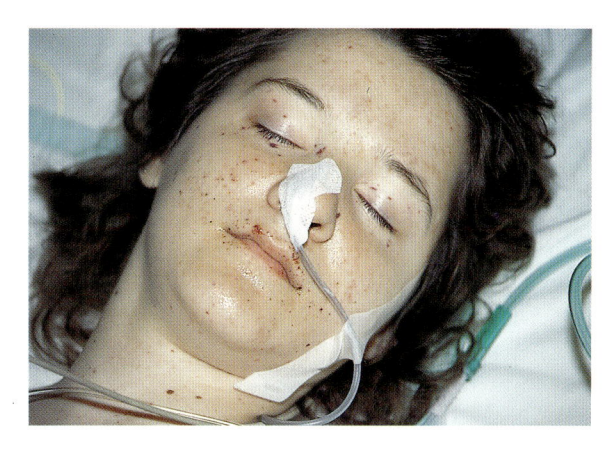

Abb. 18.3 16jährige Patientin mit Waterhouse-Friderichsen-Syndrom, 24 Stunden nach akutem Krankheitsbeginn. Petechien und beginnende Nekrosen im Gesicht.

Krankheitsbild

Die meningeale Symptomatik wurde bereits auf S. 243 geschildert. Die Schwere der Meningitis und vor allem der Auswirkung auf das umgebende Gehirngewebe wird offenbar durch verschiedene Cytokine vermittelt. Das bakterielle Lipopolysaccharidendotoxin fördert die Freisetzung von Tumornekrosefaktor und trägt so entscheidend zur Schwere des Verlaufs bei.

Waterhouse-Friderichsen-Syndrom. Der eben geschilderte Pathomechanismus bestimmt offenbar den manchmal foudroyanten Krankheitsverlauf in der Generalisationsphase, der mit Purpura und großflächigen Haut- und Schleimhautblutungen, Ausbildung großer retroperitonealer Hämatome und raschem Verfall zum Tod im Schock führen kann, bevor sich überhaupt eine Meningitis entwickelt. Solche Patienten können eine überwältigende Keimzahl im Blut haben, und es lassen sich hohe Konzentrationen von Meningokokkenantigen, bei dem es sich um Polysaccharid- und Lipopolysaccharid-Kapselkomplexe der Erreger mit der obengenannten Endotoxinkomponente handelt, im Serum nachweisen. Die genannten Erscheinungen, die teilweise Ausdruck einer Verbrauchskoagulopathie sind, können nicht allein der Meningokokkenerkrankung zugeordnet werden; die Nebennierenrindenapoplexie ist dabei ein sekundäres Phänomen bei erheblicher Einblutungsneigung in den Retroperitonealraum. Die Abb. 18.3 zeigt eine Patientin 24 Stunden nach Krankheitsbeginn im Vollbild des Waterhouse-Friderichsen-Syndroms mit petechialen Hämorrhagien und größeren Einblutungen am ganzen Körper im hämorrhagischen Schock mit Nachweis einer massiven retroperitonealen Blutung und schwerer Thrombozytopenie.

Immunologisch geprägte Veränderungen an Gelenken, Gefäßen und Augen treten bei einer kleinen Zahl der Patienten ca. 5 Tage nach Einleitung der Therapie auf und sind durch Antigen-Antikörper-Komplexe geprägt. Sie betreffen einzelne oder mehrere Gelenke, die Haut in Form einer allergischen Vaskulitis oder mit papulösen oder bullösen Eruptionen, oder sie verursachen am Auge eine Episkleritis.

Auch die eosinophile Liquorpleozytose bei gesicherter Meningokokkenmeningitis ist hier zu erwähnen. Sie wurde bei der brasilianischen Epidemie im Hospital Emilio Ribas in Sao Paulo bei ca. 4% der Patienten beobachtet. Auch bei sehr hoher Zellzahl (10000–100000) betrug der Anteil der Eosinophilen 60–99% bei der ersten Punktion im nach Pappenheim gefärbten Liquorsediment. Der Anteil der Eosinophilen sank nach Einleitung der Therapie rasch ab, schneller als die Zahl der Neutrophilen. Eine Bluteosinophilie war ebensowenig festzustellen wie eine Beziehung zu anderen Ursachen einer Liquoreosinophilie, wie z. B. bei der Neurozystizerkose.

Therapie

Therapie der Wahl ist Penicillin G. In Kurzinfusionen erhalten Erwachsene 4mal 5 Mill. Einheiten pro 24 Stunden; die Kinderdosis von 200 000–300 000 Einheiten Penicillin G pro kg Körpergewicht in 24 Stunden wird auf 4–6 Kurzinfusionen aufgeteilt. Da einzelne penicillinresistente Meningokokkenstämme beschrieben wurden (Südafrika, Großbritannien, Spanien), ist auf die klinische Wirkung und auf die Empfindlichkeitsbestimmung zu achten. Wie auch bei Penicillinallergie kommen alternativ Chloramphenicol, bei Erwachsenen 2(–3) g/24 Stunden oder z. B. Cefotaxim in Betracht. Die Dauer der Therapie muß sich nach der Klinik (Bewußtseinszustand, Entfieberung) und nach dem Liquorbefund richten. Beim unkomplizierten Verlauf reicht eine Therapiedauer von 5–8 Tagen aus; dies wurde in großem Maßstab während der brasilianischen Epidemie bestätigt.

Bei unter 2jährigen Kindern kann es zu subduralen Ergüssen kommen, die als Komplikation die Fieberphase verlängern, oder zu entsprechenden neurologischen Zeichen einschließlich einer (erneuten) Bewußtseinstrübung führen. Bei entsprechendem Verdacht müssen solche Ergüsse z. B. sonographisch lokalisiert und in der Regel wiederholt punktiert werden.

Eine an die intravenöse antibiotische Therapie anschließende orale „Sicherungsbehandlung" mit demselben oder einem anderen Antibiotikum ist obsolet.

Zur Frage der Heparinanwendung wurde festgestellt, daß beim Phänomen der disseminierten intravasalen Koagulation die Heparinanwendung keinen Vorteil bringt. Wichtiger wurde die möglichst frühzeitige Einleitung der Therapie und die Korrektur der hämodynamischen Störungen genommen. Mit zunehmender Erfahrung wurde Heparin lediglich noch bei Patienten eingesetzt, bei denen trotz antibiotischer Therapie die Hautläsionen an Größe zunahmen und die Thrombozyten weiter abfielen.

Prognose

Zwischen Therapiebeginn und Prognose herrscht keine lineare Beziehung. Zwar sollte so früh wie möglich mit der gezielten Behandlung begonnen werden; man muß jedoch feststellen, daß es zwei Gruppen von Patienten gibt, die an der Meningokokkenerkrankung sterben: die einen sind diejenigen, die erst sehr spät (oder nie) in ärztliche Behandlung kommen, die anderen sind Patienten, die bereits während des ersten Tages nach Krankheitsbeginn ärztlich behandelt werden, weil sie einen foudroyanten Krankheitsverlauf haben. Bei ihnen ist die Letalität am höchsten.

Es ist eine alte Tatsache, daß in Epidemien die Letalität sinkt, z.B. von sonst ca. 15% auf 6% und auf der Höhe der Epidemie der Serogruppe A sogar unter 4%. Dies liegt daran, daß in Epidemiezeiten auch die leichtesten Erkrankungen (Meningitis levissima, Jochmann), die sonst spontan ausgeheilt wären, diagnostiziert und somit statistisch erfaßt werden.

Prophylaxe

Impfung

Seit ca. 20 Jahren stehen Impfstoffe zur Verfügung, die aus gereinigten sauren Kapselpolysacchariden der Meningokokken-Serogruppen A und C bestehen. Ihr Molekulargewicht beträgt mehr als 1 Mill. Dalton. Sie sind instabile Polymere, die nur im lyophilisierten Zustand bei einer Temperatur von −20°C haltbar sind. Depolymerisation bedeutet Wirkungsverlust. Diese Bedingung der konstant erhaltenen hochpolymeren Struktur ist die fundamentale Voraussetzung der Antigenität. Die Vakzinen sind serogruppenspezifisch, führen also nicht zur Kreuzimmunität. Nach Injektion von 50 µg des betreffenden Impfstoffes, auch in simultaner Applikation, treten hämagglutinierende und in Anwesenheit von Komplement bakterizide Antikörper im Serum auf, die etwa in der 2.−3. Woche ihren höchsten Titer erreichen, um dann innerhalb mehrerer Monate bis weniger Jahre wieder zu schwinden. Immunglobuline A, G, und M werden gebildet. Versuche bei amerikanischen Rekruten ergaben eine gute Schutzwirkung des Serogruppe-C-Impfstoffs.

Eine Schutzwirkung bei Kindern unter 2 Jahren, also bei der am stärksten gefährdeten Altersgruppe, ist nicht zu erwarten. Eine epidemiologische Wirkung der Impfung wurde nie nachgewiesen. Auch haben Untersuchungen gezeigt, daß die Antikörperbildung bei solchen Individuen am schlechtesten ist, die zu der am stärksten gefährdeten Gruppe gehören, nämlich neben den unter 2jährigen auch Kinder, die unterernährt, anämisch und durch Parasitosen geschwächt sind. Auch im afrikanischen Meningitisgürtel hat sich herausgestellt, daß größer angelegte Impfaktionen, die epidemiologisch wirksam sein könnten, an verschiedenen Faktoren scheitern. Dazu gehören die medizinische Infrastruktur, die Finanzmittel, das Problem der Aufrechterhaltung der Kühlkette, geübtes Personal usw.

Über Nebenwirkungen der Impfung wurde aus Brasilien nichts berichtet, bei angeblich 80 Millionen verimpfter Dosen. Aus Finnland kamen Berichte über mäßige Allgemeinsymptome wie Myalgien oder Abgeschlagenheit, teils auch Rötung oder Schwellung am Ort der Injektion und Fieber bis 40°C. Anaphylaktische Reaktionen waren extrem selten, in Finnland 0,8 auf 100 000 Geimpfte.

Zusammenfassend ist über die Impfung zu sagen, daß sie bei jenen Bevölkerungsgruppen die beste Antikörperproduktion hervorruft, die am wenigsten durch die Meningitis gefährdet sind, nämlich gesunde junge Männer (auch wenn die besondere Risikosituation von Rekruten aufgrund ihrer veränderten Lebenssituation nicht in Abrede gestellt werden soll). Dagegen ist die Antikörperbildung bei der wirklichen Risikopopulation (unterernährte Kinder in Endemiegebieten) unbefriedigend, und bei der größten Gefährdetengruppe, bei den Kindern unter 2 Jahren, ist sie ungenügend.

Es stehen einzeln oder kombiniert Impfstoffe der Serogruppen A und C zur Verfügung. Man injiziert je 50 µg. Praktisch kann diese Impfung erforderlich sein, wenn, wie z.B. in den vergangenen Jahren, von Mekkapilgern ein Impfzertifikat verlangt wird. Auch aus psychologischen Gründen kann diese Impfung eine Bedeutung haben, wenn von ängstlichen Mitarbeitern internationaler Unternehmen z.B. in arabischen Ländern oder in Nigeria oder in Brasilien die Impfung kategorisch verlangt wird. Sie ist dann für den impfenden Arzt eine psychologische Rückversicherung und ebenso wohl für die besorgten Eltern mitreisender Kinder. Gleichwohl muß man davon ausgehen, daß Erkrankungen unter Touristen extrem selten sind. Es wurden einzelne Erkrankungen bei Ausländern im afrikanischen Meningitisgürtel beschrieben als extreme Seltenheit bei solchen Personen, die lange Zeit mitten in der betroffenen Bevölkerung unter einfachen Bedingungen gewohnt hatten.

Neuerdings wurden auch Impfstoffe gegen die Serogruppen Y und W 135 entwickelt. Dagegen stehen der Produktion eines wirksamen und verträglichen Impfstoffs aus den Kapselantigenen der Serogruppe B, welche die meisten Erkrankungen in Europa und zur Zeit auch in den USA und in Brasilien verursacht, noch erhebliche Probleme entgegen.

Chemoprophylaxe

Die Chemoprophylaxe ist nur für enge Kontaktpersonen (Familienkontakte) zu erwägen. Dabei ist folgendes zu bedenken: Nach dem Auftreten der Sulfonamidresistenz vieler Meningokokkenstämme Anfang der 60er Jahre wurde das wichtigste und tatsächlich epidemiologisch wirksame Mittel zur Kontrolle der Meningokokkenerkrankung, nämlich das Sulfadiazin, in den Hintergrund gedrängt. Seither wurden, vor allem von Pädiatern, Penicillinpräparate zur Chemoprophylaxe oral verabreicht, bis sich herausstellte, daß die Speichelspiegel bei zumutbarer Dosierung nicht ausreichen, um die Meningokokken aus dem Nasopharynx zu eliminieren. Diese Methode war als durchaus erfolgreich angesehen worden, was nicht verwundert, da bei der geringen Meningitisinzidenz eine zweite Erkrankung in derselben Familie ohnehin höchst unwahrscheinlich ist. (Ein auch mit den Mitteln der Chemoprophylaxe nicht einfach lösbares Problem ist allerdings in Populationen mit niedriger Meningitisinzidenz ein familiärer Immundefekt.) Dem Penicillin folgten in armen Ländern das Tetracyclinderivat Minocyclin, in Ländern wie den USA und in Mitteleuropa das Rifampicin als Chemoprophylaktika in der unmittelbaren Umgebung von Erkrankten. Auch diese Methode wird als erfolgreich angesehen; ein epidemiologischer Nachweis für den Erfolg der Chemoprophylaxe fehlt. In Epidemiegebieten, wo monatelang der hochpathogene Epidemiekeim in der gesamten Bevölkerung grassiert, ist eine Chemoprophylaxe, zumal mit einem Tetracyclinpräparat, vor allem bei Kindern sehr problematisch. Auch hier entsteht der Eindruck, daß es sich eher um eine psychologische Maßnahme handelt, um die Familienangehörigen und die behandelnden Ärzte zu beruhigen.

Pneumokokkenmeningitis

Epidemiologie

Weltweit spielt die Pneumokokkenmeningitis eine nahezu so wichtige Rolle als Krankheit des Kindesalters wie die sporadische Meningokokkenerkrankung und die Haemophilus-influenzae-Meningitis. Sie betrifft aber viel stärker auch alle anderen Lebensalter und ist bei Erwachsenen in vielen Regionen die häufigste Meningitisform.

Pneumokokken sind grampositive bekapselte Diplokokken von länglicher, kerzenflammenähnlicher Gestalt, die extrazellulär einzeln gelagert oder zu kurzen Ketten verbunden, meist aber in Diploform mit ihren Schmalseiten zusammengelagert sind (Abb. 18.4).

Pathogenese

Verschiedene Arten der Pathogenese sind möglich: als zyklische Infektionskrankheit analog der Meningokokkenerkrankung, als septisch-metastatische Herdenzephalitis im Gefolge einer Lobär- bzw. Segmentpneumonie oder aber fortgeleitet von einem eitrigen Prozeß im Bereich der Nasennebenhöhlen oder als otogene Meningitis. Andere disponierende Faktoren sind besonders unter tropischen Bedingungen bedeutsam; dazu gehört eine eingeschränkte Funktion der Milz bei Sichelzellkrankheit, besonders bei der im Norden Ghanas häufigen Hb-S-C-Variante.

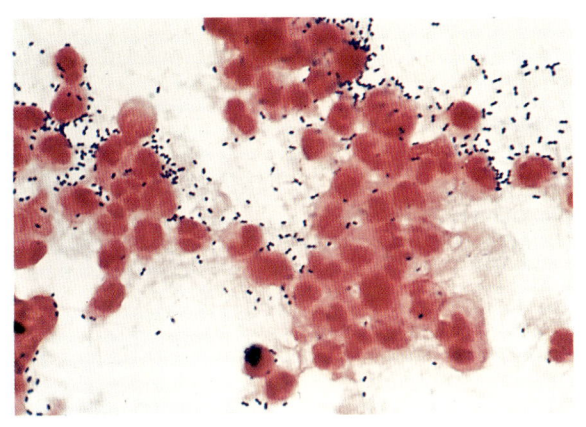

Abb. 18.4 Pneumokokken im Liquorsediment, Gramfärbung (Prof. Dr. P. Emmerling, Krankenhaus München-Schwabing).

Nach Schädeltrauma mit Liquorfistel sind Pneumokokken die häufigste Ursache einer eitrigen Meningitis, die in unregelmäßigen Abständen mehrfach auftreten kann, wenn es nicht gelingt, die Liquorfistel operativ zu beseitigen.

Die Pneumokokkenerkrankung und -meningitis ist auch eine typische Erkrankung von Alkoholikern in allen Lebensaltern.

Krankheitsbild

Die klinischen Erscheinungen unterscheiden sich nicht wesentlich von anderen eitrigen Meningitiden. Bei Splenektomierten und bei sehr schwerem Verlauf können, ähnlich wie bei der Meningokokkenerkrankung, petechiale Hautblutungen auftreten. Die Pneumokokkenmeningitis hat, auch wenn sie antibiotisch behandelt wird, eine hohe Letalität: im Kindesalter um 25%, bei Erwachsenen und älteren Menschen, vor allem wenn eine disponierende Grundkrankheit vorliegt, um 40–60%. Zu dieser hohen Letalität trägt auch der erhebliche Anteil an schweren Komplikationen gerade der Pneumokokkenmeningitis bei: Abszeßbildung, Verlegung der Liquorpassage, Sinusthrombose u.a.

Therapie

Die antibiotische Therapie besteht wie bei der Meningokokkenmeningitis in der Gabe von Penicillin G 4mal 5 Mill. Einheiten pro 24 Stunden in Kurzinfusionen. Da einzelne resistente Stämme bekannt geworden sind, muß besonders auf die klinische Wirkung der Therapie und auf die Empfindlichkeitsbestimmung der aus Liquor oder Blutkultur isolierten Keime geachtet werden. Bei verminderter Empfindlichkeit oder bei Penicillinallergie ist Chloramphenicol für Erwachsene mit 2 (−3) g/24 Std. das Mittel der Wahl.

Prophylaxe

Eine Umgebungsprophylaxe, wie sie für enge Kontaktpersonen bei Meningokokken- oder Hämophilusmeningitis empfohlen wird, ist bei der Pneumokokkenmeningitis nicht erforderlich. Dagegen sind Menschen, die splenektomiert wurden, sei es posttraumatisch oder vor allem wegen zugrundeliegender hämatologischer Erkrankungen, und auch Personen mit funktioneller Asplenie wie bei fortgeschrittener Hb-S-C-Krankheit besonders gefährdet, von einer schweren und rasch lebensbedrohlich verlaufenden Pneumokokkenerkrankung betroffen zu werden. Dies gilt besonders für die ersten beiden Jahre nach der Splenektomie. Für sie und für andere gefährdete Personen, wie Alkoholkranke oder ältere Menschen mit Grundkrankheiten wie Diabetes, Leber- oder Nierenleiden, wird eine Impfung mit polyvalenter Pneumokokkenvakzine empfohlen. Auch eine medikamentöse Prophylaxe, z. B. mit Penicillin, kann in Gefährdungssituationen empfehlenswert sein. Es muß aber betont werden, daß es trotz polyvalenter Impfung und unter laufender Antibiotikaprophylaxe zu schwersten generalisierten Pneumokokkenerkrankungen mit Meningitis gekommen ist.

Haemophilus-influenzae-Meningitis

Haemophilus influenzae Typ b, der Erreger dieser Meningitis des Kindesalters, die nach dem 6. Lebensjahr nur äußerst selten beobachtet wird, ist ein gramnegatives kokkoides Stäbchenbakterium (Abb. 18.5). Die Pathogenese folgt den Regeln der zyklischen Infektionskrankheit. Wird diese Meningitisform jedoch bei älteren Kindern oder bei Erwachsenen gefunden, muß eine besondere Pathogenese, z. B. eine Otitis mit Fortleitung oder eine besondere Disposition, also ein Immundefekt im weitesten Sinne, angenommen und gesucht werden (Sichelzellanämie mit Beeinträchtigung der Milzfunktion, immunsuppressive Therapie, Morbus Hodgkin).

Hauptproblem in der Pädiatrie ist die Resistenzentwicklung seit Anfang der 70er Jahre gegen Ampicillin durch β-Lactamase-bildende Stämme; später wurden auch Resistenzen gegen Chloramphenicol festgestellt, so daß neuerdings eine Kombination beider genannten Präparate oder die Anwendung eines Cephalosporins der dritten Generation, z. B. Cefotaxim, empfohlen werden muß.

Für eine eventuelle Umgebungsprophylaxe mit Antibiotika gelten dieselben Prinzipien, wie sie bei der Meningokokkenerkrankung diskutiert wurden. Zur Prävention wird die Impfung mit dem Polysaccharidimpfstoff empfohlen.

Eitrige Meningitis ohne Erregerbefund

Wird bei einer eitrigen Meningitis kein Erreger nachgewiesen, muß in erster Linie an eine Meningokokkenerkrankung gedacht werden, bei welcher der Liquor nicht sofort gefärbt oder bakteriologisch angelegt werden konnte. Unter den Arbeitsbedingungen in den meisten tropischen Ländern kann bei einer Meningokokkenmeningitis nur in 30−40% mit dem bakterioskopischen oder bakteriologischen Keimnachweis gerechnet werden. Diese Überlegung gilt allerdings nicht für die Neugeborenenperiode, in der die Meningokokkenmeningitis nicht vorkommt und in der immer eine septische Entstehung mit problematischen Keimen vorliegt (Escherichia coli, B-Streptokokken, Listerien, Salmonellen).

In seltenen Fällen kann es sich bei einer eitrigen Meningitis ohne Keimnachweis um eine Erkrankung mit freilebenden Amöben handeln, vor allem um Naegleriaarten, z. B. Naegleria fowleri, die in warmem Wasser (in Flüsse zurückgeleitetes Kühlwasser von Kraftwerken) vorkommen und zu einer unmittelbar rhinogen fortgeleiteten purulenten Meningitis führen können. Im gefärbten Liquorsediment sind diese Amöben nicht zu erkennen, dagegen sind sie im feuchten Nativpräparat an ihrer amöboiden Beweglichkeit zu identifizieren. In unklaren Fällen muß man also das Nativpräparat des Liquorsediments in die Diagnostik einbeziehen. Die Letalität der Naegleriameningitis beträgt 95%. Nur wenige Patienten, die Amphotericin B bzw. Miconazole in hohen Dosen systemisch und intrathekal erhielten, haben überlebt.

Wenn bei einer viralen oder auch bei einer tuberkulösen Meningitis, die gewöhnlich ein lymphozytäres Zellbild verursachen, sehr früh nach Einsetzen der meningitischen Symptomatik punktiert wird, kann ein granulozytäres Bild gefunden werden, allerdings mit nur mäßiger Pleozytose. Bei Nachpunktion am folgenden Tag wird dann die erwartete lymphozytäre Pleozytose deutlich.

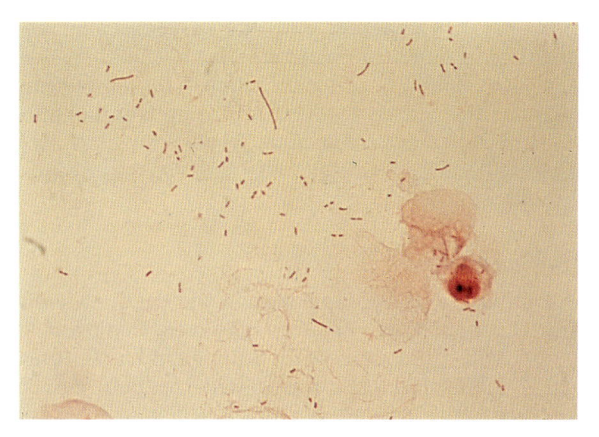

Abb. 18.5 Haemophilus influenzae im Liquorsediment, Gramfärbung (Prof. Dr. P. Emmerling, Krankenhaus München-Schwabing).

Lymphozytäre Meningitis

Die lymphozytäre oder seröse oder aseptische Meningitis als typische virale Meningitis z. B. durch Echo- oder Coxsackieviren soll hier nur erwähnt werden. Sie geht mit mäßig ausgeprägten meningealen Reizerscheinungen einher, zu denen oft eine starke Photophobie kommt, und heilt auch ohne ärztliches Zutun spontan und meist folgenlos aus. Ihr Liquorbefund ist gekennzeichnet durch eine Pleozytose bis ca. 2000/3 überwiegend lymphozytärer Zellen, durch mäßige Eiweißvermehrung und fehlende Verminderung des Zuckers im Liquor. Es gibt aber ernsthafte Krankheitsbilder, die auf den ersten Blick ähnlich harmlos aussehen können, in Wirklichkeit aber entschiedenes Handeln erfordern.

Dazu gehört in erster Linie die tuberkulöse Meningitis, an die gedacht werden muß, wenn zu den meningealen Zeichen Augenmuskelstörungen aufgrund der Lokalisation an der Hirnbasis hinzukommen. Der Liquor zeigt in der Regel eine lymphozytäre Pleozytose bis zu wenigen hundert Zellen pro Mikroliter. Bemerkenswert ist dabei die meist ausgeprägte Verminderung des Liquorzuckers und die deutliche Erhöhung des Liquorproteins (Kap. 19).

Eosinophile Meningitis, eosinophile Liquorpleozytose

Da unter tropischen Bedingungen parasitäre Erkrankungen mit möglicher Einbeziehung des Zentralnervensystems relativ häufig sind, sollte, wenn keine zytologische Methodik zur Verfügung steht, das frische Liquorsediment nach Pappenheim gefärbt werden. Die Differentialdiagnose der eosinophilen Liquorpleozytose ist in Tab. 18.4 dargestellt.

Tabelle 18.4 Differentialdiagnose der eosinophilen Liquorpleozytose

- Sonderform der Meningokokkenmeningitis
- Parasitäre Meningitis, Meningoenzephalitis als Manifestation verschiedener Parasitosen
    - Angiostrongylus cantonensis: westpazifische Inseln, Japan, Philippinen, Thailand
    - Larva migrans visceralis: Toxocara canis
    - Cysticercus cellulosae: Larvenstadium des Schweinebandwurms; weltweit, hauptsächlich aber auf den westpazifischen Inseln, Südostasien
    - Schistosomiasis: Myelitis im Lumbalbereich

Literatur

Apicella, M. A.: Neisseria meningitidis. In Mandel, G. L., R. G. Douglas, J. E. Bennett: Principles and Practice of Infectious Disease. Churchill Livingstone, Edinburgh 1990 (pp. 1600–1613)

Artenstein, M. S.: Meningococcal infections. 4th Stabilty of group A and group C polysaccharide vaccines. Bull. WHO 45 (1971) 287

Artenstein, M. S., R. Gold, J. G. Zimmerly, F. A. Whyle, H. Schneider, C. Harkins: Prevention of meningococcal disease by group C polysaccharide vaccine. New Engl. J. Med. 282 (1970) 417

Beutler, B., A. Cerami: Cachectin: More than a tumor necrosis factor. New Engl. J. Med. 316 (1987) 379

Durand, M. L., S. B. Calderwood, D. J. Weber, S. I. Miller, F. S. Southwick, V. S. Caviness, M. N. Swartz: Acute bacterial meningitis in adults. A review of 493 episodes. New Engl. J. Med. 328 (1993) 21–28

Edwards, E.: Immunological investigations of meningococcal disease. II: Some characteristics of group C antigen of neisseria meningitidis in the sera of patients with fulminant meningococcemia. J. infect. Dis. 129 (1974) 538

Eichenlaub, D.: Über die Meningokokken-Meningitis-Epidemie in Brasilien. Bundesgesundheitsblatt 20 (1977) 174

Galazka, A.: Meningococcal disease and its control with meningococcal polysaccharide vaccines. Bull. WHO 60 (1982) 1

Hirsch, A.: Die Meningitis cerebro-spinalis epidemica. Hirschwald, Berlin 1866

Langer, B., J. M. Ferreira, D. Feitoza, L. E. Puech-Leao, J. Bueno Neto: Alteracoes de coagulacao sanguinea na doenca meningocica. Rev. Ass. med. bras. 21 (1975) 265

Lapeyssonnie, L.: La méningite cérébro-spinale en Afrique. Bull. Org. mond. Santé 28 (1963) Suppl.

Morais, J. S., R. S. Munford, J. B. Risi, E. Antezana, R. A. Feldman: Epidemic disease due to serogroup C neisseria meningitidis in Sao Paulo, Brasil. J. infect. Dis. 129 (1974) 568

Pizzi, M.: A severe epidemic of meningococcus meningitis in Chile, 1941 and 1942. Amer. J. publ. Hlth 34 (1944) 231

Ross, S. C., P. Densen: Complement deficiency states and infection: epidemiology, pathogenesis and consequences of neisserial and other infections in an immune deficiency. Medicine 63 (1984) 243

Viesseux, M.: Memoire sur le maladie qui a regré à Genève au printemps de 1805. J. Méd. Chir. Pharm. 11 (1805) 163

19 Tuberkulose

D. Eichenlaub

Die Tuberkulose ist keine Tropenkrankheit im geographisch-klimatischen Sinne, sondern ein Beispiel dafür, wie sich das regionale Krankheitsspektrum historisch mit den sozialen Bedingungen ändert. Der hier vorliegende Beitrag setzt klinisches, nosologisches Grundwissen voraus und wendet es auf die Arbeitsbedingungen in tropischen und subtropischen Regionen an. Die Interferenz von Tuberkulose und HIV-Infektion wird ihrer wachsenden Bedeutung entsprechend behandelt.

Definition

Die Tuberkulose als chronisch verlaufende Erkrankung der Lunge und anderer Organe verursacht hohe Morbidität und Mortalität in der Bevölkerung subtropischer und tropischer Regionen. Ihr Erreger, Mycobacterium tuberculosis, wird in der Regel durch Tröpfcheninfektion von Mensch zu Mensch übertragen. Bei Großviehhaltung und mangelnder Milchhygiene ist auch eine Übertragung der bovinen Erreger auf den Menschen möglich (sog. Fütterungstuberkulose).

Epidemiologie

Tuberkulose ist eine behandelbare und prinzipiell heilbare Krankheit. Ihre starke Abnahme auf der nördlichen Hemisphäre und ihre Zunahme in Entwicklungsländern haben komplexe, aber auch definierbare soziale Ursachen. Wo eine umfassende medizinische Versorgung aller Erkrankten aus ökonomischen und strukturellen Gründen nicht möglich ist, muß wenigstens die epidemiologisch wichtigste Maßnahme angestrebt werden: die Erkennung und Behandlung der offenen Lungentuberkulose.

Sogenannte atypisch wachsende Mykobakterien haben keinen Einfluß auf die Epidemiologie und Morbidität der menschlichen Tuberkulose, spielen aber teils bei der fortgeschrittenen HIV-Infektion (Mycobacterium avium/intracellulare), teils als Erreger dermatologischer Krankheitsbilder (M. ulcerans, M. balnei) eine Rolle.

Unabhängig von klimatischen Bedingungen gibt es Tuberkulose in jeder menschlichen Bevölkerung. Wenn auch historisch und geographisch unbegrenzt, hat die Tuberkulose doch klare epidemiologische Merkmale: Sie breitet sich dort besonders aus, wo Armut, Wohnungsnot, erzwungene Bevölkerungsbewegungen, Mangelernährung, Alkoholismus und Drogensucht herrschen.

In den Industriestaaten nehmen Morbidität und Mortalität der Tuberkulose stetig ab, während sie in den Armutsgebieten der Erde zunehmen. Selbst in Entwicklungsländern, in denen durch aktive Maßnahmen eine Reduktion der Tuberkuloseinzidenz erreicht werden konnte, muß jetzt durch die HIV- und AIDS-Problematik mit einem Rückschlag gerechnet werden.

Auch in hochindustrialisierten Staaten, am sichtbarsten in den USA, zeichnet sich seit 1986 eine „dramatische Umkehr" des Trends ab. Als wesentliche Ursache dieser Zunahme wird die HIV-Epidemie angesehen (S. 261).

So ist die Tuberkulose heute eines der wichtigsten Gesundheitsprobleme in den meisten subtropischen und tropischen Regionen. In der Mortalität übertrifft die Tuberkulose die Malaria. Mit der möglichen Ausnahme der Masern sterben in Entwicklungsländern jedes Jahr mehr Menschen an Tuberkulose als an jeder anderen erregerbedingten Krankheit.

Tabelle 19.1 Geschätzte Inzidenz (Neuerkrankungen) an offener Lungentuberkulose in Entwicklungsländern im Jahr 1990 (aus Murray, C. J. L., K. Styblo, A. Rouillon: Bull. int. Un. Tuberc. 65 [1990] 6)

Region	Geschätzte Fallzahl*			Inzidenz**
	niedrig	mittel	hoch	
Afrika südlich der Sahara	296 000	521 000	745 000	103
Ost- und Südostasien	1 142 000	2 298 000	3 455 000	79
Nordafrika und westliches Asien	53 000	146 000	239 000	54
Südamerika	57 000	160 000	263 000	54
Mittelamerika und Karibik	30 000	83 000	136 000	54
Summe	1 578 000	3 208 000	4 838 000	77

* Bezogen auf die Annahme, daß in einer Bevölkerung von 100 000 Einwohnern 39 (niedrig), 49 (mittel) oder 59 (hoch) Fälle offener Tuberkulose pro 1% des durchschnittlichen jährlichen Erkrankungsrisikos auftreten.
** Auf 100 000 Einwohner und Jahr.

Von der Weltbank seit 1988 geförderte Studien ergaben für das Jahr 1990 Schätzungen der Inzidenz (Neuerkrankungen) an offener Lungentuberkulose (Tab. 19.1), an allen Formen der Tuberkulose (Tab. 19.2) und die Zahl der Tuberkulosetodesfälle (Tab. 19.3). Aufgrund von Stichprobenuntersuchungen an repräsentativen Bevölkerungsgruppen wurde das durchschnittliche jährliche Infektionsrisiko ermittelt: Die Wahrscheinlichkeit, daß eine Person im Verlauf eines Jahres mit Mycobacterium tuberculosis infiziert oder reinfiziert wird, ist nach diesen Schätzungen in Afrika südlich der Sahara 1,5–2,5%, in Asien 1–2%; im Vergleich dazu in den Niederlanden 0,012%. Die Gefährdung in den genannten tropischen Regionen kann also mehr als 100mal höher als in Mitteleuropa sein.

Epidemiologisch entscheidend sind die Personen mit offener, durch Tröpfcheninfektion übertragbarer Lungentuberkulose und die Reduktion ihrer Zahl durch „Fallfindung", Therapie und präventive Maßnahmen. Jede Person mit unerkannter und unbehandelter offener Tuberkulose infiziert jährlich 10–14 andere; daraus resultieren jährlich 0,6–1,2 Neuerkrankungen.

Während in den hochindustrialisierten Staaten in den letzten Jahrzehnten die Tuberkuloseneuerkrankungen jedes Jahr um 6–7% abnahmen, ist seit 1986 besonders in den Armenbevölkerungen der Großstädte, beispielhaft in New York, eine deutliche Zunahme festzustellen. Diese Zunahme betrifft besonders Kinder und junge Erwachsene von ethnischen Minderheiten, Einwanderern und Flüchtlingen und ist verbunden mit Obdachlosigkeit, zunehmendem Drogengebrauch und Immigration aus Ländern mit hoher Tuberkuloseprävalenz und Wohnungsenge in den Armenvierteln. Der beherrschende Faktor dieser Zunahme des Tuberkuloseproblems ist aber die HIV-Infektion.

Ätiologie (Mikrobiologie)

Erreger der Tuberkulose sind die 1882 von Robert Koch entdeckten Tuberkelbazillen, Mycobacterium tuberculosis (früher: Typus humanus), und, von untergeordneter Bedeutung, M. bovis (früher: Typus bovinus). „Säurefest" ist die Familie der Mykobakterien, jedoch nicht ausnahmslos und nicht ausschließlich; auch Nokardien können unterschiedlich säurefest sein. Bei der Färbung nach Ziehl-Neelsen wird ein hitzefixierter Ausstrich mit Carbolfuchsin bedeckt, erhitzt, gespült und mit Salzsäurealkohol entfärbt. Dabei geben die hochmolekularen Lipidstrukturen der Mykobakterien den Farbstoff auch unter Einwirkung von Säure und Alkohol nicht wieder ab. Nach Gegenfärbung mit Methylenblau sind sie bei Ölim-

Tabelle 19.2 Geschätzte Inzidenz (Neuerkrankungen) aller Formen der Tuberkulose in Entwicklungsländern im Jahr 1990 (aus Murray, C. J. L., K. Styblo, A. Rouillon: Bull. int. Un. Tuberc. 65 [1990] 6)

Region	Geschätzte Fallzahl*			Inzidenz**
	niedrig	mittel	hoch	
Afrika südlich der Sahara	656 000	1 156 000	1 655 000	229
Ost- und Südasien	2 535 000	5 102 000	7 670 000	174
Nordafrika und westliches Asien	117 000	323 000	530 000	120
Südamerika	129 000	356 000	584 000	120
Mittelamerika und Karibik	66 000	185 000	302 000	120
Summe	3 503 000	7 122 000	10 741 000	171

* Bezogen auf die Annahme, daß auf jeden Fall offener Lungentuberkulose 1,2 Fälle geschlossener Lungentuberkulose und extrapulmonaler Tuberkulose kommen.
** Auf 100 000 Einwohner und Jahr.

Tabelle 19.3 Geschätzte Zahl der Todesfälle und Mortalität an allen Formen der Tuberkulose in Entwicklungsländern im Jahr 1990 (aus Murray, C. J. L., K. Styblo, A. Rouillon: Bull. int. Un. Tuberc. 65 [1990] 6)

Region	Geschätzte Todesfälle			Mortalität*
	niedrig	mittel	hoch	
Afrika südlich der Sahara	266 000	528 000	790 000	104
Ost- und Südostasien	771 000	1 709 000	2 646 000	58
Mittelamerika und Karibik	28 000	88 000	148 000	57
Südamerika	41 000	125 000	211 000	42
Nordafrika und westliches Asien	33 000	99 000	166 000	37
Summe	1 139 000	2 549 000	3 961 000	61

* Auf 100 000 Einwohner und Jahr.

mersion als rote Stäbchen von 2–4 μm Länge und 0,2–0,5 μm Durchmesser mit inhomogener, granulärer Struktur erkennbar.

Es wird geschätzt, daß 10 000 säurefeste Stäbchen in einem Milliliter Sputum enthalten sein müssen, um ein färberisch positives Resultat zu ergeben.

Mykobakterien sind obligate Parasiten, überwiegend des Menschen, aber auch von Primaten, die in seiner Umgebung leben, und von Wirbeltieren in seiner Nähe, vor allem Rind, Hund und Katze. Als epidemiologisch bedeutsames Reservoir spielt nur der Mensch eine Rolle.

Mykobakterien sind aerobe, nichtsporenbildende, nichtbewegliche Stäbchen, die sehr langsam, mit einer Generationszeit von 15–20 Stunden auf Spezialnährböden wachsen und für die Bildung differenzierbarer Kolonien 4–6 Wochen benötigen.

Pathogenese

Die Begriffe Infektion und Erkrankung müssen streng getrennt werden. Auf das Infektionsereignis, gewöhnlich durch Inhalation in der unmittelbaren Nähe eines offen Tuberkulösen, folgt nur selten eine klinisch erkennbare Erkrankung – und zwischen Infektion und Erkrankung können Jahre und Jahrzehnte vergehen. Wenn die Infektion haftet, aber nicht zur Erkrankung führt, spricht man von einer latenten, stummen, inaktiven Tuberkulose, im anderen Fall von manifester oder aktiver Tuberkulose. Um die Jahrhundertwende wurde in Mitteleuropa nachgewiesen, daß bei sorgfältiger Sektionstechnik bei 70 bis über 90% der Gestorbenen tuberkulöse Herde festzustellen waren.

Es gilt die Regel, daß von den Infizierten (gemessen am Positivwerden der Tuberkulinreaktion) 3–5% innerhalb eines Jahres eine aktive Tuberkulose entwickeln und 5–15% später klinisch erkranken. Die Progression von der Infektion zur Krankheit wechselt mit dem Grad der Exposition, d. h. mit der Enge des Kontaktes; sie ist überdies sehr stark altersabhängig. Säuglinge, Adoleszenten und junge Erwachsene sowie über 60jährige haben Progressionsraten um 8–20%, wobei die Säuglinge am stärksten betroffen sind. Dagegen zeigen Kinder bis zur Pubertät und Erwachsene jenseits des 25. Lebensjahres die geringste Progressionsrate mit etwa 2–3%. Säuglinge, vor allem im 1. Lebenshalbjahr, haben nicht nur die höchste Progressionsrate, sondern auch die schwersten Krankheitsbilder mit miliarer Ausbreitung und tuberkulöser Meningitis.

Gewöhnlich folgt der Inhalation und dem Angehen der Infektion im Primärstadium der Tuberkulose ein unspezifisch exsudativ-entzündlicher Primärherd in der Lunge mit einer zugehörigen Lymphknotenreaktion am Hilus, der Ghon-Primärkomplex. Er heilt in der Regel nach Wochen bis Monaten wieder aus, kann früh am Ort der peripheren Entzündung und der hilären Lymphknotenreaktion in Verkalkung übergehen, die röntgenologisch nachweisbar bleibt. Vor dem Wirksamwerden einer zellulären Immunreaktion, also vor der Konversion zur positiven Tuberkulinhautreaktion als Ausdruck einer Reaktion vom verzögerten Typ, können sich die Tuberkelbakterien praktisch ungehindert vermehren. Sie werden zwar in Makrophagen aufgenommen, beeinträchtigen jedoch in diesen die Interaktion zwischen Phagosomen und Lysosomen und entgehen so der Inaktivierung. Diese Art der latenten Infektion kann Jahre und Jahrzehnte anhalten. Vom Augenblick der Infektion an, während der gesamten Phase des Primärkomplexes und vor Eintreten der Tuberkulinkonversion kann es im Weg der sog. Frühgeneralisation lymphogen oder hämatogen zur klinisch stummen (präallergischen) Erregerausbreitung in andere Lymphknotenregionen (mediastinal, supraklavikulär) und in andere Organe kommen – in die Epiphysenregion der langen Röhrenknochen, in Wirbelkörper, Niere, Leber, Milz, Meningen – und in die dorsalen Lungenoberfelder.

Hypersensitivitätsreaktion – Bildung der zellvermittelten Immunität

Der Makrophagen-Antigen-Komplex aktiviert Lymphozyten, die wiederum über Lymphokine Makrophagen aktivieren und an den Ort der Vermehrung des infektiösen Agens bringen. Die aktivierten Makrophagen produzieren lytische Enzyme mit mykobakterizider Eigenschaft, die beim Freiwerden auch zur Gewebenekrose führen. Die Epitheloidzellen im tuberkulösen Granulom sind stimulierte Makrophagen. Die Langhans-Riesenzellen sind Makrophagenverbände, die sich um das Antigen formieren.

Von der Infektion bis zur Ausbildung der Hypersensitivitätsreaktion vom verzögerten Typ und bis zur Tuberkulinkonversion vergehen 6–12 Wochen. Mit dieser erworbenen Hyperergie ist das Sekundärstadium der Tuberkulose erreicht. Etwa gleichzeitig etabliert sich die zellvermittelte Immunität: Makrophagen limitieren die Vermehrung der Mykobakterien. So kann der Zustand der Infektion – ohne Krankheitszeichen – lange Zeit im Gleichgewicht bleiben.

Krankheitsbilder

In Europa ausgebildeten Ärzten fehlt die zunächst wichtigste Voraussetzung für eine effiziente Arbeit auf dem großen klinischen Gebiet der Tuberkulose: Sie denken nicht daran! Wer in Armutsgebieten arbeitet, muß sich immer vor Augen halten, daß die Tuberkulose alltäglich vorkommt, daß sie wenigstens 100mal häufiger ist als heute in Mitteleuropa und daß eine unbegrenzte Vielzahl von Symptomen aller Organe und Körperregionen auf die Tuberkulose weist. Studien an großen Patientenkollektiven in Kenia und Tansania haben ergeben, daß fast 90% der dort diagnostizierten Tuberkulosen die Lunge betreffen; die häufigsten extrapulmonalen Formen sind Erkrankungen der (Hals-)Lymphknoten, der Knochen und Gelenke, der serösen Häute Pleura, Perikard und Peritoneum.

Lungentuberkulose

Als chronische Erkrankung kann die Tuberkulose über längere Phasen klinisch inapparent verlaufen. Wenn keine ausgeprägte Organsymptomatik vorliegt, können die Beschwerden sehr uncharakteristisch sein: Schwäche, Abgeschlagenheit, vermehrter Nachtschweiß, mäßiges Fieber um 38 °C oder auch nur subfebrile Temperatur über Wochen. Kommt Husten hinzu, der über Wochen anhält, mit Auswurf und Hämoptyse verbunden ist, muß eine Tuberkulosediagnostik zwingend eingeleitet werden (S. 257).

Im Säuglings- und frühen Kindesalter kann die Primärinfektion der Lunge, zumal um die Zeit der Tuberkulinkonversion, zu einer ungewöhnlich ausgeprägten, verdrängenden hilären Lymphadenitis oder zu einer raschen lymphohämatogenen Streuung mit miliarer und meningealer Erkrankung führen. Auch kann in diesem Alter schon, wenn auch selten, die lokale Infektion der Lunge zu einer verkäsenden, kavernisierenden Form, also zu einer lebensbedrohlichen und kontagiösen Krankheit werden. Die häufigste Form der chronischen Organtuberkulose der Lunge sind infraklavikulär sich projizierende Herde im posterioren Oberlappenbereich, wobei zeitweise einzelne oder mehrere einseitige oder doppelseitige Herde mit mehr exsudativer Entzündung mit zirrhotisch-fibrosierenden Phasen wechseln. Es ist die aktive exsudative und in Verkäsung und kavernisierende Einschmelzung übergehende Lungentuberkulose mit Einbruch in Bronchien und Drainage des hochinfektiösen Kaverneninhaltes in die Außenwelt, welche die epidemiologisch relevante Verbreitung des Keims bestimmt und daher die ganze diagnostische und therapeutische Aufmerksamkeit erfordert.

Die Bronchial- und Trachealtuberkulose, die im Röntgenbild nur geringfügige oder gar keine Veränderungen verursacht, ist wegen der Bakterienausscheidung ein wichtiges Krankheitsbild und unterstreicht die Notwendigkeit häufiger Sputumuntersuchung. Gerade diese besondere Form ist bei den HIV-positiven Patienten zu beachten.

Die Lungentuberkulose kann mit anderen Lungenerkrankungen kompliziert sein: Silikose, Tumoren, abszedierende Pneumonien, Mykosen.

Extrapulmonale Tuberkulose

Die Manifestationen an der *Haut* und an den *Schleimhäuten* sind der mikrobiologischen und der histologischen Diagnostik zugänglich.

Auch die *Lymphknotentuberkulose*, die besonders häufig als Konglomerattuberkulose der Halslymphknoten auftritt und früher oder später zur Fistelbildung oder zum thorakalen Senkungsabzeß führt, ist in der Regel der histologischen und mikrobiologischen Diagnostik zugänglich. Der Nachweis von Streptokokken oder anderer Eitererreger im Fistelsekret schließt die Tuberkulose nicht aus.

Eine *Pleuritis* ist in tropischen Ländern wegen der hohen Tuberkuloseprävalenz und vor allem bei jüngeren Menschen immer in erster Linie als eine tuberkulöse Pleuritis anzusehen. Sie kann mit oder ohne Lungentuberkulose einhergehen. Die Schwelle zur antituberkulösen Therapie sollte gerade bei der Pleuritis sehr niedrig angesetzt werden, auch wenn färberisch im Pleurapunktat keine säurefesten Stäbchen nachzuweisen sind. Es sollte auch bedacht werden, daß das Zellbild im Sediment bei stark entzündlicher Reizung von unerfahrenen Untersuchern leicht mit einem Tumorbefund verwechselt wird. Auf diese möglichen (und häufig begangenen) Irrwege sei ausdrücklich hingewiesen. Je einfacher die Arbeitsbedingungen sind, desto eher sollte man im Zweifel eine antituberkulöse Therapie einleiten, die sich aus dem Verlauf dann meist als richtig erweist.

Auch bei der exsudativen – oder später bei der konstriktiven – *Perikarditis* ist in erster Linie an eine Tuberkulose zu denken, mit ähnlichen Therapiekriterien wie bei der Pleuritis.

Die *Peritonitis tuberculosa* kann sich entweder durch Aszites ankündigen oder durch unspezifische, wechselnde abdominale Beschwerden, bei denen gelegentlich dann eine Probelaparotomie durch die stumpfe, sandpapierartige Veränderung der serösen Oberflächen die Diagnose auf einen Blick ermöglicht.

Bei abdominaler Symptomatik ist auch an eine isolierte oder ausgebreitete *Darmtuberkulose* zu denken, welche die peritonealen Oberflächen nicht unbedingt einbezieht.

Die *Urogenitaltuberkulose* muß vor allem beim Vorliegen einer Mikro-(oder Makro-)Hämaturie bedacht und dabei in erster Linie gegenüber der Schistosomiasis abgegrenzt werden. Eine wiederholt nachgewiesene Mikrohämaturie ist bei Ausschluß einer Schistosomiasis hochverdächtig auf das Vorliegen einer Urogenitaltuberkulose.

Die *Leber* kann, wie alle anderen Organe, bei der Miliartuberkulose betroffen sein. Bei intrahepatischen Verkalkungen ist auch an die grobknotige, pseudotumoröse Lebertuberkulose zu denken.

Knochen- und Gelenktuberkulosen sind häufig Ursache schwerer körperlicher Behinderung. Die Tuberkulose der Wirbelsäule betrifft meist zwei benachbarte Wirbelkörper mit Schmälerung des Zwischenwirbelraums und vor allem ventralen Wirbelkörperdestruktionen, die bei verspäteter Diagnosestellung zum Bild des Pott-Gibbus führen. Zur Tuberkulose der Wirbelsäule gehören die Senkungsabszesse, die bei röntgenologischer Darstellung die Verdachtsdiagnose stützen können. Deszendieren sie ventral der Psoasmuskulatur, können sie in der Leistenregion als sog. kalte Abszesse klinisch in Erscheinung treten. Die Tuberkulose der Wirbelsäule kann aber auch zur Destruktion der Wirbelbögen, zur lokal ausgelösten Meningomyelitis und zu Kompressionserscheinungen des Rückenmarks bis zur vollständigen Querschnittlähmung führen.

Die Tuberkulose der *Tonsillen*, an die man bei unklaren Befunden im HNO-Bereich denken sollte, ist zu erwähnen, ebenso die tuberkulöse *Otitis media* und die spezifische Entzündung der Nasennebenhöhlen.

Die Lungentuberkulose und die hier angedeuteten Bilder extrapulmonaler Tuberkulose sind in der Regel Organtuberkulosen; es kann aber im Sekundärstadium auch zu Krankheitserscheinungen auf hyperergischer Grundlage kommen, zu akuten, stark exsudativen Entzündungen an Pleura, Perikard und Peritoneum, ferner zu Phänomenen wie der Keratoconjunctivitis phlyctaenulosa und zum Erythema nodosum.

Miliartuberkulose

Dieser Tuberkuloseform liegt pathogenetisch eine vorübergehende oder dauernde Beeinträchtigung der zellulären Immunität zugrunde, meist aufgrund konsumierender Erkrankungen. Sie ist charakterisiert durch eine anhaltende oder intermittierende lymphogene und hämatogene Streuung von Tuberkulosebakterien mit der Ausbildung unzähliger miliarer Herde (milium = Hirsekorn) in verschiedenen Organen. Abhängig von der aktuell verbleibenden zellulären Immunreaktion werden histologisch typische miliare Granulome ausgebildet, die z. B. zum Bild der Miliartuberkulose der Lunge, aber auch zu entsprechenden ophthalmoskopisch nachweisbaren Veränderungen am Augenhintergrund und zu verschiedensten Organlokalisationen, z. B. auch an den Meningen und am Gehirn, führen können. Mit fortschreitendem Krankheitsbild kann die Tuberkulinhautreaktion negativ werden.

Klinisch liegt bei der Miliartuberkulose ein schweres fieberhaftes Kranksein, zunächst ohne Organbefund, vor, bei dem differentialdiagnostisch zunächst an Typhus, Endocarditis (Sepsis) lenta und Malaria zu denken ist. Die immunologisch extreme, areaktive Krankheitsentwicklung der Miliartuberkulose ist die Landouzy-Sepsis, bei der die schwerstkranken Patienten rasch verfallen und meist ominös fieberfrei sind und bei der als Folge der zellulären Areaktivität auch keine Granulome mehr gebildet werden. So kann das finale Bild bei AIDS aussehen.

Bei noch unklarem Krankheitsbild und Verdacht auf eine Miliartuberkulose ist der beste diagnostische Zugang die Leberbiopsie, durch welche die miliaren Granulome histologisch wesentlich früher nachgewiesen werden können, als sie röntgenologisch in der Lunge erscheinen.

Meningitis tuberculosa und Tuberkulome des Zentralnervensystems

Am Zentralnervensystem manifestiert sich die Tuberkulose als Meningitis, aber auch in Form von Tuberkulomen, Konglomerattuberkeln, oder, selten, als Abszeß. Die Meningitis entsteht entweder unmittelbar hämatogen, so besonders bei Säuglingen und kleinen Kindern, aber auch in jedem anderen Lebensalter, oder sie entsteht durch Aktivierung intrakranieller oder spinaler latenter Herde aus bislang areaktiven Einschlüssen von Mykobakterien in Mikrogliazellen (als Monozytenabkömmlinge). Seltener entsteht eine zentralnervöse Manifestation der Tuberkulose durch übergreifende osteomyelitische Prozesse in der Nachbarschaft, z. B. Spondylitis tuberculosa, Mastoiditis tuberculosa oder Schädeldachtuberkulose.

Begünstigend in der Pathogenese der tuberkulösen Meningitis wirken andere Erkrankungen mit vorübergehender Depression der zellulären Immunität (und Negativwerden der zuvor positiven Tuberkulinreaktion), wie Masern oder Windpocken oder andere virale und bakterielle Erkrankungen, zumal in einer Situation der Mangelernährung oder bei zunehmender Immunsuppression im Verlauf der HIV-Infektion.

In Regionen mit hoher Tuberkuloseprävalenz muß bei intrakraniellen raumfordernden Prozessen im (frühen) Kindesalter, aber auch in jedem anderen Lebensalter an Tuberkulome und Konglomerattuberkel gedacht werden. Vor 100 Jahren machten die Tuberkulome in Deutschland noch 30–50% aller raumfordernden Prozesse des Schädelinnenraumes aus, heute ist ihr Anteil weit unter 1% gesunken, während ihr Anteil in Indien im Jahre 1968 mit 20% angegeben wurde.

Symptomatik. Da die Meningitis tuberculosa, wie andere Meningitisformen auch, im frühen Kindes- und besonders im Säuglingsalter zum einen häufig ist und zum anderen, gemessen am Verlauf bei älteren Kindern und Erwachsenen, atypisch und symptomenarm ablaufen kann, sei zu diesem Problem besonders auf die pädiatrische Literatur verwiesen. Prinzipiell geht es darum, den frühest möglichen Zeitpunkt der Lumbalpunktion nicht zu versäumen.

In der Regel beginnt die tuberkulöse Meningitis weniger dramatisch als eine klassische eitrige Hirnhautentzündung. Wochenlange uncharakteristische Beschwerden, Abgeschlagenheit, Lustlosigkeit, Phasen von Kopfschmerz, Wesensveränderungen, Fieberschübe und Gewichtsabnahme können der definitiven schweren Krankheitsentwicklung vorangehen, auch Symptome von seiten der Pleura und des Peritoneums mit (flüchtigen) Pleuraergüssen oder Bauchschmerzen. Im typischen Verlauf wird der Patient konstant fieberhaft, die anfangs episodisch dumpfen Kopfschmerzen nehmen an Intensität bis zur Unerträglichkeit zu. Die Patienten werden bettlägerig, apathisch; sie können halluzinieren oder andere psychotische Züge entwickeln. Zu den Kopfschmerzen kommen andere Symptome der meningealen Reizung, wie Übelkeit, Schwindel und Erbrechen. Die meningitischen Zeichen werden positiv. Da die tuberkulöse Meningitis betont die basalen Meningen und die von ihnen umhüllten Strukturen betrifft, hat der Kliniker in dieser Phase sorgfältig mehrmals am Tag nach Hirnnervensymptomen zu suchen. Am häufigsten wird er eine ein- oder beiderseitige Abduzensschwäche und -parese sich entwickeln sehen oder Okulomotoriusstörungen beobachten. Je einfacher die diagnostischen Voraussetzungen sind, desto wichtiger für die Diagnosestellung sind diese bei guter Untersuchungstechnik unübersehbaren basalen Hirnnervenzeichen.

Liquordiagnostik. Die Indikation zur Lumbalpunktion soll bei fieberhaftem Verlauf und wenn sich ophthalmoskopisch kein Anhalt für eine Stauungspapille ergibt, großzügig gestellt werden. Der Liquor cerebrospinalis ist in der Regel wasserklar, bei fortgeschrittener Entzündung oder nach vorhergegangenen Punktionsversuchen u. U. xanthochrom. Die Zellzahl beträgt wenige Dutzend bis einige Hundert, in Einzelfällen auch bis mehrere tausend Drittel lymphomonozytäre Zellen. Im frühen Krankheitsstadium kann aber noch ein granulozytäres Zellbild vorherrschen. Dieser Befund, der sich bei Kontrolle in eine lymphozytäre Pleozytose umwandelt, darf keinesfalls dazu führen, daß die tuberkulöse Meningitis allein aufgrund der Gestalt der Entzündungszellen ausgeschlossen wird! Der Eiweißgehalt des Liquors ist, wie bei den eitrigen Meningitiden, mittelgradig bis stark erhöht. Am auffälligsten ist in diesem Kontext die starke Erniedrigung des Liquorzuckers. Diese Zuckererniedrigung ist das wichtigste Differentialkriterium gegenüber den sog. serösen viralen lymphozytären Meningitisformen.

Zur weiteren Diagnostik und Differenzierung wird das Liquorsediment mit Methylenblau, nach Gram und auf säurefeste Stäbchen (Ziehl-Neelsen, Kinyoun) gefärbt. Ein Tuschepräparat des nativen Liquors gehört zum diagnostischen Prozedere, um eine Kryptokokkenmeningitis nicht zu übersehen. Läßt man den Liquor stehen, kann sich in Stunden oder über Nacht ein sog. Spinnwebsgerinnsel aus Fibrinfasern bilden, das dann sorgfältig herausgehoben, auf den Objektträger gebracht und nach dem Trocknen ebenfalls nach Ziehl-Neelsen gefärbt wird. Die Wahrscheinlichkeit, jetzt doch noch säurefeste Stäbchen nachzuweisen, ist beim Spinnwebsgerinnsel erhöht.

Nach Möglichkeit ist der Liquor auch kulturell auf Mykobakterien (und natürlich auf andere bakterielle Erreger) zu untersuchen.

Im Gegensatz zur tuberkulösen Meningitis können einzelne intrakranielle Tuberkulome oder auch größere Konglomerattuberkel allenfalls eine mäßige Pleozytose, aber keine Eiweiß- oder Zuckerveränderung im Liquor verursachen, wenn sie die meningealen Oberflächen nicht erreichen. Ein unauffälliger Liquor schließt also eine tuberkulöse Gehirnerkrankung nicht aus.

Therapieindikation und Krankheitsverlauf. Keinesfalls darf die Therapieindikation vom mikroskopischen (oder gar vom kulturellen) Nachweis von säurefesten Stäbchen im Liquor abhängig gemacht werden. Vielmehr ergibt sich die Indikation zur Behandlung aus der Anamnese, dem klinischen Bild, vor allem wenn Augenmuskelstörungen vorliegen, und dem Liquorbefund mit mäßiger bis mittelgradiger lymphozytärer Pleozytose, Eiweißvermehrung und auffallender Zuckererniedrigung. Wird diese Therapieindikation versäumt oder um wertvolle Tage verzögert, schreitet das Krankheitsbild rasch fort und führt innerhalb weniger Tage zu schweren, vorwiegend basalen neurologischen Ausfällen, zu den Folgen der Liquorpassagebehinderung und im Verlauf von Tagen oder Wochen zu einem dramatisch tödlich endenden Krankheitsbild.

In jeder Phase der tuberkulösen Meningitis oder anderer tuberkulöser Gehirnerkrankungen, also auch während der antituberkulösen Therapie, kann es zu einer Entzündungsreaktion der Gefäße mit obliterierender Arteriitis aufgrund einer Intimawucherung kommen. Tuberkulome und tuberkulöse Abszesse können auch während der Chemotherapie erheblich an Größe zunehmen und zu topischen neurologischen Symptomen oder, wie die meningealen Entzündungsvorgänge und -folgen selbst, zu Liquorpassagebehinderung, akutem Hydrozephalus oder zu einer Querschnittsymptomatik führen.

Diagnostik und Differentialdiagnostik

Unter den Arbeitsbedingungen in den Tropen werden die optimalen diagnostischen Voraussetzungen in aller Regel nicht oder nicht konstant und zuverlässig zur Verfügung stehen: Anamneseerhebung, kompetente klinische Beurteilung, färberische Diagnostik des Sputums und anderer Materialien, zuverlässige Varia- und mykobakteriologische Kulturtechniken (Loewenstein-Jensen, Bactec), Differenzierung der isolierten Keime und Empfindlichkeitsbestimmung, optimale Röntgentechnik einschließlich Computertomographie, Schichtuntersuchung usw. Daher ist aller Wert auf eine Vereinheitlichung, Standardisierung und optimale Nutzung der vorhandenen diagnostischen Möglichkeiten zu legen.

Eine serologische Diagnostik der Tuberkulose ist (heute) nicht praktikabel.

Für die bakteriologische Methodik sind der Loewenstein-Jensen-Agar und die Bactec-Methode heute so sensibel und spezifisch, daß ein Tierversuch (Meerschweincheninokulation) in aller Regel nicht mehr notwendig ist.

Unter einfachen Arbeitsbedingungen ist das wichtigste Instrument der Diagnostik die mikroskopische Untersuchung des nach Ziehl-Neelsen oder Kinyoun gefärbten Sputums.

Die Röntgenmethode erfordert gegenüber der Sputumfärbung einen ungleich höheren Aufwand an Investition, Wartungs- und Materialkosten. Sie erfordert auch wesentlich mehr Übung als die mikroskopische Methode und verleitet vor allem unerfahrene Untersucher zu einer gewissen Überdiagnose der Tuberkulose.

Zur Differentialdiagnose der Lungeninfiltrate s. Tab. 19.**4**.

Tuberkulintestung

Die Tuberkulinreaktion besagt bei richtiger Technik, d. h. beim Mendel-Mantoux-Test streng intrakutane Injektion von 0,1 ml Tuberkulin (Tab. 19.**5**) und bei positivem Ausfall und richtiger Ablesung papulöse Reaktion (also nicht nur Rötung) von mindestens 6 mm Durchmesser, 48–72 Stunden nach Injektion, daß das betreffende Individuum sich mit Mykobakterienantigen immunologisch auseinandergesetzt hat, entweder durch Infektion oder durch BCG-Impfung.

Tabelle 19.4 Differentialdiagnose pulmonaler Infiltrationen

Krankheitsbild	Bemerkungen
Tuberkulose	Mycobacterium tuberculosis
Andere Mykobakteriosen	z. B. Mycobacterium kansasii
Andere bakterielle und viral bedingte Lungeninfiltrate	
Eosinophiles Lungeninfiltrat	sog. Löffler-Infiltrat (s. Helminthiasen)
Paragonimiasis	Hämoptyse Nachweis der Eier im Sputum Geographie
Histoplasmose	mikroskopischer, kultureller Pilznachweis Serologie Geographie: vor allem USA, Afrika
Parakokzidioidomykose	Morbus Lutz-Splendore-Almeida Geographie: Südamerika
Schistosomiasis	Nachweis der Eier im Stuhl Geographie
Sarkoidose	

Tabelle 19.5 Tuberkulintestung

Tine-Test: Intrakutanstempel	5 TE GT (PPD)
Mendel-Mantoux-Test: intrakutane Injektion	0,1 TE GT (PPD) 1 TE 10 TE

TE Tuberkulineinheiten, GT gereinigtes Tuberkulin,
PPD purified protein derivative.

Tabelle 19.6 Ursachen einer negativen Tuberkulinreaktion

- Keine Infektion, keine Sensibilisierung durch Mykobakterien
- Unwirksames Tuberkulin (Wärmeeinfluß)
- Fehlerhafte (subkutane) Applikation
- Geringe individuelle (genetische) Reaktion
- Depression der Tuberkulinsensitivität:
  Masern, Malnutrition, Keuchhusten, Kachexie
  schwere, areaktive Formen der Tuberkulose
  (Landouzy-Sepsis), Miliar- oder Meningealtuberkulose
  immunsuppressive Therapie (Corticoide)
  fortgeschrittene HIV-Infektion, AIDS

Die Tuberkulinreaktion muß kritisch interpretiert werden: Ihr positiver Ausfall beweist nicht das Vorliegen einer aktiven, behandlungsbedürftigen Tuberkulose, und ihr negativer Ausfall schließt eine solche nicht aus (Tab. 19.6).

Therapie und Prognose

Oberstes Ziel der Therapie ist die Verminderung der Streuquellen in einer Bevölkerung; die wirksame Behandlung der kavernisierten, offenen, bakterienstreuenden Lungentuberkulose ist dann erreicht, wenn der aktive Krankheitsprozeß so weit zurückgedrängt werden kann, daß die Bakterienausscheidung auf Dauer unterbunden wird. Dieses Ziel ist nur erreichbar, wenn durch die richtige Wahl der Art, Dauer und Zeitfolge der Chemotherapie alle Bakterien erreicht werden: die extrazellulär in der dünnen, liquiden käsigen Schicht der Kavernenwand gelegenen, die sich dort rasch vermehren, wie auch die in soliden käsigen Nekrosen extrazellulär oder in Makrophagen intrazellulär eingeschlossenen, ruhenden Bakterien.

Die chemotherapeutische Ära der Tuberkulose begann Mitte der 40er Jahre mit der Einführung des Streptomycins. Über Jahre hinweg waren Streptomycin (SM) und Paraaminosalicylsäure (PAS) die einzig wirksamen Medikamente, die jedoch auch in kombinierter Anwendung und über 2 Jahre gegeben, das Auftreten von Resistenzen nicht verhindern konnten. 1952 kam das wesentlich effektivere Isoniazid (Isonicotinsäurehydrazid, INH) hinzu und 1970 schließlich das Rifampicin (RMP).

Die zunächst 2jährige Behandlungsdauer konnte mit der zunehmenden Effektivität neuer Medikamentenkombinationen auf Kurzzeitbehandlungen von 8 Monaten oder 6 Monaten reduziert werden.

Die wichtigsten antituberkulös wirksamen Medikamente sind: Isonicotinsäurehydrazid, Isoniazid (INH), es wirkt bakterizid auf extra- und intrazelluläre Keime und ist sehr kostengünstig. Rifampicin (RMP, Rifa) wirkt ebenfalls bakterizid gegen intra- und extrazelluläre Keime, auch bei geringer Stoffwechselleistung der Mykobakterien; entscheidender Nachteil sind die hohen Kosten. Pyrazinamid (PZA), wie das INH ein Nicotinsäurederivat, wirkt stark bakterizid im sauren Milieu, auch intrazellulär; seinen größten Nutzen entfaltet es während der ersten beiden Monate der Therapie; es ist teuer. Streptomycin (SM) war das erste Aminoglykosid. Es ist nur extrazellulär wirksam und ist zwar kostengünstig, muß aber injiziert werden. Ethambutol (EMB) und Thiacetazon wirken intra- und extrazellulär bakteriostatisch.

In Tab. 19.7 sind die genannten Medikamente mit Dosierungen für Erwachsene und Kinder und mit den wichtigsten Nebenwirkungen aufgezählt.

Kurzzeitbehandlungsschemata

Optimale Ergebnisse können nur erreicht werden, wenn verschiedene Voraussetzungen erfüllt sind, vor allem die konstante Verfügbarkeit der Medikamente und die absolut zuverlässige Kooperation der Patienten.

Bei medikamentensensitiven Mykobakterien kann das folgende 6-Monate-Behandlungsschema angewandt werden:

2 Monate INH, RMP, PZA und entweder SM oder EMB;
4 Monate INH und RMP.

Tabelle 19.7 Die wichtigsten Medikamente mit Dosierung und Nebenwirkungen

Medikament	Dosis pro Tag Erwachsene	Kinder	Nebenwirkungen
Isoniazid (INH)	300 mg	5–10 mg/kg	Polyneuritis bei Pyridoxinmangel, Hepatose
Rifampicin (RMP)	600 mg	10–20 mg/kg	Hepatose, flu-like syndrome
Streptomycin (SM)	0,75–1 g	15–20 mg/kg	VIII. Hirnnerv, Niere
Pyrazinamid (PZA)	1,5–2 g	30–35 mg/kg	Hepatose, Hyperurikämie
Ethambutol (EMB)	15 (–25) mg/kg	15 mg/kg	Neuritis n. optici
Thiacetazon	150 mg	2–3 mg/kg	Dermatitis exfoliativa, Hepatose

Verschiedene afrikanische Länder wenden zur Zeit folgendes Schema bei offener Lungentuberkulose an:

2 Monate SM, RMP, INH, PZA;
6 Monate INH, Thiacetazon.

Bei der geschlossenen Lungentuberkulose und bei extrapulmonalen Tuberkulosen gilt folgendes Regime:

1 Monat SM, INH, Thiacetazon;
11 Monate INH, Thiacetazon.

Wer sich mit Tuberkulose praktisch beschäftigt, muß wissen, daß der „Erfolg" nicht durch die Art und Zeitwahl des einen oder anderen Behandlungsschemas gewährt oder gefährdet wird, sondern durch Faktoren wie Kosten und Verfügbarkeit der Medikamente; Konstanz der Bezugsmöglichkeit, des Preises; medizinische Versorgungsstruktur; Akzeptanz durch die Patienten; Durchhalten einer Medikamenteneinnahme trotz Nebenwirkungen, und dies über viele Monate; Prioritäten in den nationalen Gesundheitsdiensten; örtliche Traditionen der Therapie usw.

Die besten Erfolge sind zu erwarten, wenn es ein klar definiertes und ständig kontrolliertes Ziel im diagnostischen wie im therapeutischen Vorgehen gibt, wenn der Kampf gegen die Tuberkulose eine hohe Priorität hat und wenn die Methoden möglichst standardisiert und innerhalb des nationalen Gesundheitswesens sorgfältig abgestimmt sind.

Die in Tab. 19.8 aufgeführten, sehr unterschiedlichen Behandlungsschemata sind Beispiele regional unterschiedlicher Methoden und ein Beleg dafür, daß die

Tabelle 19.8 Therapeutische Regime unter Mangelbedingungen

Kombinationen	Erwachsenendosen	Bemerkungen
Isoniazid (INH) Thiacetazon für 12–18 Monate	300 mg und 150 mg täglich	kostengünstigste effektive Kombination
Isoniazid (INH) Ethambutol (EMB) für 18 Monate	300 mg und 15 mg/kg täglich	am wenigsten toxische Kombination
Isoniazid (INH) Rifampicin (RMP) Pyrazinamid (PZA) Streptomycin für 2 Monate gefolgt von Isoniazid (INH) Thiacetazon für 6–7 Monate	300 mg 600 mg 2 g und 1 g täglich 300 mg und 150 mg täglich	wahrscheinlich die beste Kombination für eine Kurzzeitbehandlung in Entwicklungsländern
Isoniazid (INH) Rifampicin (RMP) für 12 Monate	300 mg und 600 mg täglich	sehr effektiv
Isoniazid (INH) Rifampicin (RMP) für 1 Monat, gefolgt von Isoniazid (INH) Rifampicin (RMP) 2mal wöchentlich für 8 Monate	300 mg und 600 mg täglich 900 mg und 600 mg	effektives Regime für die ambulante Therapie unter einfachen Bedingungen

optimalen Therapieformen oft aus Gründen zu hoher Kosten oder bestimmter Mängel in der Infrastruktur nicht zu verwirklichen sind.

Heute ist zu beachten, daß in Regionen mit hoher HIV-Prävalenz erhebliche Bedenken gegen das Thiacetazon bestehen, weil es bei HIV-positiven Patienten häufiger schwere Unverträglichkeitsreaktionen an der Haut verursacht.

Corticosteroide und Tuberkulosetherapie

Eine klare Indikation besteht bei der tuberkulösen Meningitis, analog auch bei ausgedehnten Tuberkulomen, zumal wenn nach Therapiebeginn durch die Antigenfreisetzung die Zeichen der Raumforderung noch zunehmen. Hier kann mit einer täglichen Initialdosis von 60 mg Prednisolon gelegentlich eine dramatische Besserung erreicht werden. Mit der allmählichen Dosisreduktion sollte nach ca. 2 Wochen begonnen werden.

Eine Corticosteroidtherapie kann auch bei der Perikarditis erwogen werden. Bei schwersten pulmonalen Krankheitsbildern mit bedrohlicher Hypoxie bei Miliartuberkulose, bei massiver bronchogener Streuung und ausgedehnter käsiger Pneumonie kann Prednisolon 60–80 mg/Tag, u. U. auch über wenige Tage in hoher Dosierung von 0,5–1 g, lebensrettend wirken.

Ob Corticosteroide bei Pleuritis oder Peritonitis die Exsudation oder später die Narbenbildung vermindern, ist nicht gesichert.

Prophylaxe

Der auf Dauer wichtigste Faktor der Prävention, die Besserung der allgemeinen Lebensverhältnisse, vor allem der Wohnung und der Ernährung, unterliegt ökonomischen und politischen Bedingungen, auf welche die Medizin keinen bestimmenden Einfluß hat.

Die BCG-Impfung wird vielfach als ein Instrument der epidemiologischen Kontrolle angesehen, sie wird nahezu weltweit angewandt, ist aber ebenso umstritten.

BCG (Bacille Calmette-Guérin) ist ein über lange Jahre (1906–1919) attenuiertes Isolat von Mycobacterium bovis.

Die heute von verschiedensten Herstellern angebotenen BCG-Stämme sind keineswegs bakteriologisch identisch. Wenn man die seit den 30er Jahren ausgeführten zehn randomisierten kontrollierten Studien über die BCG-Impfung nebeneinander stellt, ergeben sich Schutzraten von 0–80 % bei den sehr unterschiedlichen Impfpopulationen. Auch neuere Fallkontroll- und -kohortenstudien haben diese hohe Variabilität bestätigt.

Die Bedingungen der BCG-Anwendung sind bis heute nicht international standardisiert. Einzelne Mitteilungen über die Wirksamkeit oder Unwirksamkeit der BCG-Impfung dürfen aufgrund der vorliegenden unsicheren Ergebnisse keinesfalls von einer Studienpopulation auf eine andere übertragen oder für größere Bevölkerungsgruppen verallgemeinert werden.

Impfprogramme sind im allgemeinen das Ergebnis gesundheitspolitischer Entscheidungen, auf welche die kurative Medizin zumindest kurzfristig keinen Einfluß nehmen kann. Der vor Ort tätige Arzt sollte in erster Linie darauf achten, daß in seinem Bereich die meist spärlichen Resourcen nicht einseitig für BCG-Programme verwendet und so der diagnostischen und kurativen Medizin entzogen werden.

Der Eindruck ist nicht immer von der Hand zu weisen, daß die BCG-Impfung gelegentlich als ein Instrument eingesetzt wird, um vom wirklichen, wachsenden und immer weniger bezahlbaren Problem der Tuberkulose abzulenken.

Ein weiteres bekanntes Problem ist die Unmöglichkeit, in einer BCG-geimpften Population die Tuberkulinreaktion als diagnostisches Instrument einzusetzen.

Da die BCG-Impfung im allgemeinen bei Säuglingen oder im Kleinkindesalter angewandt wird, das epidemiologische Problem, nämlich die offene, bakterienstreuende Tuberkulose aber die ältere Generation betrifft, ist die Frage nach wie vor aktuell, ob die Prävention der Tuberkulose (sprich die BCG-Impfung) wirklich besser ist als deren Behandlung, also eine konsequente Anwendung der Prinzipien des Case finding und vor allem auch des Case holding.

Epidemiologische Aspekte der Prophylaxe und Therapie

Die angewandten Methoden, nämlich BCG-Impfung bei Kleinkindern, aktive Fallsuche (case finding) und Chemotherapie wenigstens bei offener Lungentuberkulose, führen zur Zeit nicht zu einer Verminderung der Krankheitsbürde in den Armenbevölkerungen, sondern bestenfalls zu einer Verlangsamung der Zunahme. Man muß davon ausgehen, daß nicht mehr als ein Drittel oder die Hälfte der Patienten mit offener, ansteckungsfähiger Lungentuberkulose überhaupt identifiziert und behandelt wird. Bei den mit einer Standardchemotherapie Behandelten wird das epidemiologische Ziel, die bakteriologische Konversion des Sputums, also die Beendigung der Ansteckungsfähigkeit, in weniger als 50 % erreicht.

HIV-Infektion und Tuberkulose

In Afrika, wo die Prävalenz der HIV-Infektion in manchen Städten 10–15% erreicht und wo 50% der 20- bis 40jährigen mit Mycobacterium tuberculosis (latent) infiziert sind, wurde schon Ende der 80er Jahre eine Zunahme der Tuberkulose festgestellt. Dieser Zusammenhang ist auch für Brasilien gesichert; er ist anzunehmen für Mexiko und Haiti und prinzipiell für alle Regionen, in denen HIV-Infektion und Tuberkulose interferieren. In São Paulo steht die Tuberkulose an erster Stelle der lebensbedrohlichen Infektionssyndrome bei AIDS-Patienten, bei ca. 50% von ihnen wird eine aktive Tuberkulose diagnostiziert. Auch für Afrika wurde die Assoziation von Tuberkulose und HIV-Infektion quantifiziert: In Simbabwe und Äthiopien wird eine Tuberkulose bei etwa einem Drittel der Patienten mit einer HIV-Infektion gefunden. 17–55% der Tuberkulosepatienten in verschiedenen zentral- und ostafrikanischen Ländern sind HIV-positiv.

Durch die HIV-Pandemie muß also mit einer weltweiten Zunahme der Tuberkulose gerechnet werden. Durch Untersuchungen in Europa und in den Vereinigten Staaten ist nicht nur eine vermehrte Reaktivierung latenter Tuberkulosen anzunehmen, sondern auch eine höhere Zahl frischer Infektionen. Dabei wurde der nosokomiale Infektionsmodus wiederholt genannt.

In den USA wurde 1986 eine Trendwende der bis dahin stetig jedes Jahr um 6% betragenden Abnahme der Tuberkuloseneuerkrankungen beobachtet und für 1990 bereits eine Zunahme um 9,4% gegenüber 1989 festgestellt. Diese Trendumkehr markiert zweifellos den Beginn einer dramatischen Entwicklung in denjenigen Bevölkerungsgruppen der nördlichen Industriemetropolen, die den betroffenen Bevölkerungen auf der südlichen Hemisphäre soziologisch vergleichbar sind. Die stärkste Zunahme wird bisher in der Risikobevölkerung in Teilen von New York beschrieben. Dort stieg die Zahl der Neuerkrankungen in der Zeit von 1980 bis 1989 um 68% an. Der Anstieg bei der schwarzen und hispanischen Bevölkerung ist etwa viermal so stark wie bei Weißen.

Zum klinischen Bild der Tuberkulose bei HIV-Infizierten weisen Beobachtungen in Zentral- und Ostafrika, in Haiti und Brasilien darauf hin, daß nach der Infektion (oder Reaktivierung) eine raschere Progression zu aktiven und aperten Formen der Tuberkulose eintritt, daß ferner bei den Lungentuberkulosen ungewöhnliche klinische und radiologische Bilder auffallen und daß schließlich wesentlich mehr extrapulmonale Tuberkulosen beobachtet werden, als dies vor der HIV-Pandemie der Fall war. Zahl und Schwere der extrapulmonalen Tuberkulosen nehmen mit dem Fortschreiten der HIV-bedingten Immunsuppression zu. Tuberkulosepatienten, die HIV-infiziert, aber noch nicht im Vollbild AIDS sind, haben in 24–45% extrapulmonale Manifestationen der Tuberkulose, während Tuberkulosekranke mit dem Vollbild AIDS zu 70% extrapulmonale Tuberkulosemanifestationen aufweisen. Bei der Lungentuberkulose soll das typische Bild der kavernösen Oberfeldtuberkulose seltener sein, dagegen scheinen atypische Infiltrate und negative Röntgenbefunde bei nachgewiesener Mykobakterienausscheidung aufzufallen.

Bei den extrapulmonalen Tuberkulosen werden besonders Perikarditis, Peritonitis, mediastinale Lymphadenopathie, miliare Streuung, Meningitis, zerebrale Tuberkulome sowie der Befall des Knochenmarks, der Milz und die Urogenitaltuberkulose häufiger beobachtet.

Bei der Interferenz von Tuberkulose und HIV-Infektion gibt es auch Hinweise darauf, daß eine floride Tuberkulose die Progression der HIV-Infektion erheblich beschleunigen kann.

Bei der Chemotherapie der Tuberkulose sind aufgrund von Beobachtungen in Afrika, Brasilien und Haiti sowie in Europa und den USA bei AIDS-Patienten die üblichen Medikamente in normaler Dosierung wirksam. Nach Abschluß eines Behandlungsschemas ist bei HIV-positiven Patienten jedoch mit einer erhöhten Zahl von Rückfällen zu rechnen.

Die Häufigkeit der Tuberkulose bei HIV-positiven und AIDS-Patienten bringt eine besondere Gefahr der Übertragung in AIDS-Ambulanzen und Krankenstationen mit sich. So wird von der Übertragung mehrfach resistenter Tuberkulosebakterien unter hospitalisierten AIDS-Patienten in New York und anderen Regionen der USA berichtet. Bei AIDS-Patienten kommt es häufiger zu Hypersensitivitätsreaktionen der Haut, vor allem auf Thiacetazon. Auch exfoliative Dermatitis und Stevens-Johnson-Syndrom wurden wiederholt beschrieben. Die Therapieempfehlungen der Tuberkulose bei gleichzeitig bestehender HIV-Infektion sind in Tab. 19.**9** zusammengestellt.

Für die staatlichen Tuberkulosekontrollprogramme hat die Auswirkung der HIV-Pandemie auf die Tuberkulosemorbidität ernste Konsequenzen. Für Sambia wurde von der Weltgesundheitsorganisation geschätzt, daß die Kosten für Tuberkulosemedikamente von US$ 350 000 im Jahr 1988 auf US$ 650 000 im Jahr 1991 angestiegen sind.

In Afrika und Brasilien und in Regionen, die vergleichbare epidemiologische Bedingungen haben, gehört eine Tuberkulosechemoprophylaxe in das Repertoire der medikamentösen Maßnahmen bei HIV-Infizierten. Die Frage, bei welchen HIV-Infizierten man zu welchem Zeitpunkt eine Tuberkulosechemoprophylaxe beginnen soll und mit welchen Medikamenten, ist angesichts der großen regionalen und sozialen Unterschiede nicht einheitlich zu beantworten. Die Tuberkulose bei HIV-Infizierten tritt oft vor anderen opportunistischen Erkrankungen auf.

Tabelle 19.9 Empfohlene Behandlungsregime der Tuberkulose bei HIV-Infizierten (aus Barnes, P. F., et al.: New Engl. J. Med. 324 [1991] 1644)

Initiale Therapie	
– kein Verdacht auf Medikamentenresistenz	INH, RMP, PZA
mögliche Medikamentenresistenz	INH, RMP, PZA, EMB
Langzeittherapie	
– medikamentenempfindliche Keime	INH, RMP, PZA für 2 Monate und INH, RMP für 7 Monate; oder für 6 Monate nach Negativwerden der Kultur*
– bei INH-Resistenz oder Unverträglichkeit	RMP, EMB (evtl. plus PZA) für 18 Monate; oder für 12 Monate nach Negativwerden der Kultur*
– bei RMP-Unverträglichkeit	INH, PZA, EMB für 18–24 Monate; oder noch 12 Monate lang nach Negativwerden der Kultur*

* Das jeweils längere Behandlungsschema ist zu wählen.

Es kann epidemiologisch und individualmedizinisch wertvoll sein, bei vorliegender Tuberkulose nach einer HIV-Infektion und umgekehrt bei bekannter HIV-Infektion nach der Tuberkulose zu fahnden, um auf weitere gezielte diagnostische und therapeutische Interventionen einschließlich der Chemoprophylaxe oder möglichst frühzeitigen Therapie der Tuberkulose oder lebensbedrohlicher Infektionssyndrome der HIV-Infektion vorbereitet zu sein.

HIV-Infektion und BCG-Impfung

Die BCG-Impfung von Neugeborenen und Kleinkindern wird von der Weltgesundheitsorganisation und von nationalen Gesundheitsdiensten propagiert. Grundsätzliche Einwände wurden oben bereits erörtert.

Bei der hohen HIV-Seroprävalenz schwangerer Frauen in zentral- und ostafrikanischen Großstädten muß mit einer großen Zahl HIV-infizierter Neugeborener gerechnet werden. Durch die Assoziation von HIV-Infektion und Tuberkulose sind diese Kinder auch vermehrt tuberkulosegefährdet. Die theoretisch wohlbegründeten Bedenken, daß bei HIV-Infizierten, vor allem bei manifester Einschränkung der zellulären Immunitätsreaktion, eine generalisierte Mycobacterium-bovis-Infektion mit schwerem Kranksein auf eine BCG-Impfung folgen könnte, haben sich bisher nur in Einzelbeobachtungen bestätigt, so daß allein daraus zur Zeit keine generelle Ablehnung der BCG-Impfung abgeleitet werden könnte.

Eine Studie zur BCG-Impfung bei Neugeborenen HIV-positiver und HIV-negativer Mütter in Kigali, Ruanda, ergab: Regionale Lymphadenitis und Suppuration waren ein seltenes Ereignis und bei HIV-positiven Säuglingen nicht häufiger als bei HIV-negativen. Bei späterer Tuberkulintestung zeigten sich allerdings signifikante Unterschiede: Kinder HIV-seropositiver Mütter, die (im Alter von 15 Monaten) HIV-positiv waren, reagierten zu 48,5% nicht auf die Tuberkulintestung; Kinder HIV-positiver Mütter, die im Alter von 15 Monaten HIV-negativ waren, reagierten zu 17% nicht auf Tuberkulin; und Kinder HIV-negativer Mütter, die mit 15 Monaten ebenfalls einen negativen HIV-Test hatten, reagierten lediglich in 9% nicht auf Tuberkulin. Ähnlich wie bei einer Studie mit HIV-infizierten Erwachsenen in Uganda war bei diesen Kindern also der Anteil der HIV-positiven mit einer negativen Tuberkulinreaktion wesentlich höher als bei den HIV-seronegativen Kindern.

In einem gemeinsamen Statement empfahlen WHO und UNICEF im Jahr 1989 für asymptomatische HIV-infizierte Kinder, die in Gebieten mit hoher Tuberkulosegefährdung leben, die BCG-Impfung bei der Geburt oder so bald wie möglich danach in Übereinstimmung mit den allgemeinen pädiatrischen Impfstandards. Bei Säuglingen, bei denen eine symptomatische HIV-Infektion vermutet wird, sollte die BCG-Impfung nicht angewendet werden, da mit dem Risiko einer disseminierten BCG-Erkrankung gerechnet werden muß.

Das Problem unhygienischen Umgangs mit Injektionsbestecken und die daraus resultierende Möglichkeit einer HIV-Übertragung gilt bei der BCG-Impfung ebenso wie z. B. bei den Streptomycininjektionen zur Tuberkulosetherapie.

Literatur

Barnes, P. F., A. B. Bloch, P. T. Davidson, D. E. Snider jr.: Tuberculosis in patients with human immunodeficiency virus infection. New Engl. J. Med. 324 (1991) 1644–1650

Cauthen, G. M., A. Pio, H. G. ten Dam: Annual Risk of Tuberculous Infection. World Health Organization, Genève 1988

Des Prez, R. M., C. R. Heim: Mycobacterial diseases. Mycobacterium tuberculosis. In Mandell, G. L., R. G. Douglas, J. E. Bennett: Principles and Practice of Infectious Diseases, 3rd ed. Churchill Livingstone, New York 1990

Fine, P. E. M.: The BCG story: Lessons from the past and implications for the future. Rev. infect. Dis. 11, Suppl. 2 (1989) 353–359

Harries, A. D.: Tuberculosis and human immunodeficiency virus infection in developing countries. Lancet 1990/I, 387–390

Murray, C. J. L., K. Styblo, A. Rouillon: Tuberculosis in developing countries: burden, intervention, and cost. Bull. int. Un. Tuberc. 65 (1990) 6–26

Styblo, K.: The potential impact of AIDS on the tuberculosis situation in developed and developing countries. Bull. int. Un. Tuberc. 63 (1988) 25–28

Styblo, K.: Overview and epidemiologic assessment of the current global tuberculosis situation with an emphasis on control in developing countries. Rev. infect. Dis. 11, Suppl. 2 (1989) 339–346

U.S. Department of Health and Human Services: Tuberculosis in developing countries. Morbid. Mort. wkly Rep. 39 (1990) 561–569

U.S. Department of Health and Human Services: Nosocomial transmission of multidrug-resistent tuberculosis among HIV-infected persons – Florida and New York, 1988–1991. Morbid. Mortal. wkly Rep. 40 (1991) 585–591

WHO: BCG immunization and paediatric HIV infection. Wkly epidem. Rec. 67 (1992) 129–132

20 Lepra
P. F. H. Stingl

Definition

Lepra (engl.: leprosy) ist eine meist chronisch verlaufende, bakterielle Erkrankung, verursacht durch das Mycobacterium (M.) leprae. Man unterscheidet bakterienreiche und bakterienarme Lepraformen. Zu den bakterienreichen Lepraformen zählen die lepromatöse, die borderline-lepromatöse und die Borderline-borderline-Lepra; bakterienarm sind die borderline-tuberkuloide und die tuberkuloide Lepra. Lepra ist infektiös. Langfristiger, enger Kontakt mit Leprakranken und die Empfänglichkeit für M. leprae werden als wichtige Voraussetzungen für eine Übertragung angesehen. Lepra befällt Haut und Schleimhäute, periphere Nerven, Augen und viele andere Gewebestrukturen, niemals aber Gehirn und Rückenmark. Die Klinik erstreckt sich von fast asymptomatisch bis hin zu schweren Körperdeformitäten, Sehverlust und Siechtum. Die Art der Krankheitsmanifestation wird von der Immunitätslage des Infizierten bestimmt.

Epidemiologie

Geographische Verbreitung und Vorkommen

Früheste schriftliche Überlieferungen berichten von Lepra in Indien bereits im Jahre 600 v. Chr. Lepra war im gesamten Mittelalter in den meisten Regionen Europas endemisch und in Skandinavien bis Ende des 19. Jahrhunderts prävalent. Heute kommt Lepra fast ausschließlich in Gebieten vor, in denen die Bewohner meist am Existenzminimum leben – also den sog. Entwicklungsländern Südamerikas, Afrikas und Asiens. Höchste Prävalenzzahlen finden sich in Indien und Afrika. Die gegenwärtige Lage in China, das früher ein gewaltiges Lepraproblem zu bewältigen hatte, ist unbekannt.

Die genaue Prävalenz von Lepra ist unbekannt. 5–6 Millionen Kranke weltweit kann gegenwärtig als realistische Schätzung gelten. 3 Millionen Patienten sind registriert. 30% leiden an irreversiblen Körperschäden. Die Häufigkeit bakterienreicher, infektiöser Lepraformen variiert regional beträchtlich. So gehören in Afrika nur ca. 5% dieser Lepraform an, wogegen in Südamerika, in der ehemaligen UdSSR, in Japan, Indien und Südostasien zwischen 15 und 60% der Leprakranken an lepromatöser und borderline-lepromatöser Lepra leiden. Dieser Tatbestand läßt eine Rassendisposition vermuten, könnte aber auch das Ergebnis der Endemiebestandsdauer in einem Volk, verbunden mit natürlicher Selektion sein. Epidemische Befallsmuster können bei Völkern beobachtet werden, in denen sich Lepra erst seit relativ kurzer Zeit ausbreitet.

Bei allen epidemiologischen Betrachtungen darf die Verhältnismäßigkeit nicht unberücksichtigt bleiben. Denn nur ein Bruchteil aller exponierten Menschen erkrankt an Lepra. Die überwiegende Mehrheit ist gegen Lepra resistent. Sicher erscheint nur, daß sich Lepra überall dort ausbreitet, wo Menschen unter primitiven Bedingungen – übermäßig eng zusammen und mit unzulänglicher persönlicher Hygiene – leben. Obwohl in den vergangenen Jahrzehnten immer wieder Lepra in die Industrieländer eingeführt wurde, blieb die Ausbreitung in der ansässigen Bevölkerung aus; das bedeutet aber keinesfalls, daß nicht Kontaktpersonen infiziert worden sind.

Vereinzelte endemische Lepraherde existieren bis heute in einigen Industrieländern: in Südeuropa, in Südstaaten der USA und bei den Ureinwohnern in Australien. Erfahrungsgemäß besteht für Touristen in lepraendemischen Zonen ein zu vernachlässigendes Erkrankungsrisiko.

Das Alter gewährt keinen Schutz vor Lepra. Höchste Inzidenzraten finden sich allerdings zwischen dem 10. und 20. Lebensjahr. Dies kann Ausdruck sowohl größerer Exposition als auch erhöhter Empfänglichkeit sein. Das Überwiegen des männlichen Geschlechts ist u. U. auf die soziale Vorrangstellung der Männer in Entwicklungsländern zurückzuführen; sie sind zahlreichen Ansteckungsmöglichkeiten ausgesetzt, stellen sich meist bereitwilliger einer Untersuchung, und diese wird oft gründlicher durchgeführt als bei Frauen. Auch die lepromatöse Lepra wird bei Männern häufiger diagnostiziert (M:F = 1,6:1); Jungen und Mädchen sind allerdings gleichermaßen betroffen.

Die Einstellung der Bevölkerung wirkt sich sicherlich auf die Verbreitung der Lepra aus. Manche Patienten mit schweren, meist infektiösen Krankheitsformen verstecken sich aus Angst vor Entdeckung, oder sie werden nicht selten von ihren Angehörigen versteckt und bilden somit ein fortwährendes Infektionsreservoir.

Das Klima hat keinen bedeutenden Einfluß auf die Lepraverbreitung. Klimaabhängige Sozialfaktoren fallen indessen ins Gewicht. Immunitätsschwächende Begleiterkrankungen könnten Auswirkungen auf die individuelle Empfänglichkeit für Lepra haben; so finden sich doppelt so hohe Raten bakterienreicher Lepraformen in hyperendemischen Onchozerkoseregionen in Burkina Faso.

Die Geschichte der Lepra in Europa zeigt, daß die Endemie lange vor der Verfügbarkeit spezifischer Chemotherapie nahezu vollständig verschwand. Unsere sozioökonomische Entwicklung gilt hierfür sicher als ein nicht unwesentlicher Eradikationsfaktor.

Erreger

Das 1874 vom norwegischen Arzt Armauer Hansen (1841–1912) entdeckte Mycobacterium (M.) leprae ist ein säure- und alkoholfestes, grampositives, stäbchenförmiges Bakterium. In Größe und Form ähnelt es dem M. tuberculosis. Die mikroskopische Identifikation erfolgt durch Ziehl-Neelsen-Färbung: M. leprae ist in Leprahautläsionen zu finden und liegt dort oft zu vielen zusammengruppiert meist intrazellulär in Makrophagen. Abgestorbene und degenerierende Bakterien erscheinen fragmentiert und granuliert und färben sich ungleichmäßiger und schwächer; diese Erscheinung findet sich nach Chemotherapie. Die Konzentration der im Hautgewebe liegenden M. leprae schwankt zwischen Tausenden pro Gesichtsfeld bei unbehandelter lepromatöser Lepra und vereinzelten Stäbchen bei den anderen Lepraformen. M. leprae vermehrt sich insbesondere in Geweben, die eine niedrigere Körpertemperatur aufweisen. Außerhalb des menschlichen Körpers überlebt das M. leprae u. U. 5–8 Tage.

Alle Versuche, M. leprae in vitro zu züchten, schlugen bisher fehl. Dieser Tatbestand macht das Experimentieren mit dem Lepraerreger bis heute schwierig. Dazu kommt eine sehr lange Reproduktionszeit; M. leprae teilt sich nur alle 10–14 Tage. Das erklärt die meist lange, oft viele Jahre dauernde Inkubationszeit. 1960 gelang die In-vivo-Kultur mittels Einimpfung von M. leprae in Mäusepfoten. Experimentelle lepromatöse Lepra konnte erzeugt werden durch Inokulation von M. leprae in thymektomierte Mäuse. 1971 gelang die Infektion des südamerikanischen Gürteltiers Dasypus novemcinctus mit Lepra. Dieses Tiermodell dient derzeit als Hauptquelle von M. leprae für die biochemische und immunologische Lepraforschung, nicht zuletzt für die Entwicklungsphase einer Vakzine.

Infektiosität und Übertragung

Der genaue Übertragungsmechanismus ist noch nicht vollständig aufgeklärt. Als einzige Infektionsquelle gilt bisher der an Lepra erkrankte Mensch. Seit kurzem wird die Frage einer Zoonose diskutiert, nachdem in Mangabey-Affen aus Nigeria, in einem Schimpansen aus Sierra Leone und in Armadillos aus Louisiana und Texas Erreger entdeckt wurden, die von M. leprae nicht zu unterscheiden sind. Die lepromatösen und Borderline-Leprafälle stellen aber sicherlich auch weiterhin die wichtigste Infektionsquelle dar. Die Morbiditätsrate unter Kontaktpersonen der lepromatösen Lepra ist 5- bis 7mal höher als die bei Kontakt mit tuberkuloider Lepra. Bisher wurde fast ausschließlich langfristiger und enger Kontakt mit Leprakranken als wichtigste Übertragungsvoraussetzung angesehen. Aus neueren Beobachtungen ist jedoch zu schließen, daß die individuelle Empfänglichkeit für M. leprae von weit größerer Bedeutung zu sein scheint. Subklinische Infektionen können nicht ausgeschlossen werden.

Während man lange Zeit annahm, daß Lepraerreger fast ausschließlich durch versehrte oder sogar unversehrte Haut eindringen, steht jetzt die Tröpfcheninfektion im Vordergrund der Übertragung. Immunsupprimierte Mäuse konnten mit Hilfe M.-leprae-beladener Aerosole infiziert werden. Wesentliche Austritts- und Eintrittspforte ist die Nasen-, Rachen- und Kehlkopfschleimhaut. Des weiteren spielen ulzerierende Lepraknoten unbehandelter, bakterienreicher Lepra sicher eine bedeutende Rolle als Austrittspforte für M. leprae.

Insekten sind nie eindeutig als Überträger der Lepra nachgewiesen worden. In Ländern mit hohem Lepravorkommen und einer Vielzahl von stechenden Insekten läßt sich eine mechanische Übertragung jedoch bisher nicht ganz ausschließen, nachdem M. leprae in den Mundwerkzeugen von Fliegen, Moskitos und Wanzen entdeckt wurde.

Die Mutter-Kind-Übertragung ist möglich, da M. leprae vereinzelt in der Milch von Müttern mit lepromatöser Lepra zu finden ist; die transplazentare Infektion von Kindern unbehandelter lepromatöser Mütter konnte nachgewiesen werden.

Pathogenese und Klassifikation

Der Weg des in den Organismus gelangten Lepraerregers ist bisher nur unvollständig geklärt. Das weitere Schicksal des inokulierten M. leprae hängt von der Wirtantwort ab. Die Mehrheit der Infizierten eliminiert die Lepraerreger vollständig ohne erkennbare Krankheitszeichen. Andere Infizierte erreichen keine ausreichende Widerstandskraft und entwickeln manifeste Leprazeichen. Die Art der klinischen Manifestation hängt wiederum vom Grad der Wirtantwort ab. Dabei spielen T-Lymphozyten die entscheidende Rolle. Die unterschiedlich gestörte, lepraspezifische Immunantwort führt zu einem weiten Erkrankungsspektrum, das aus fünf klinisch, histologisch, bakteriologisch und immunologisch unterschiedlichen Lepraformen besteht (Abb. 20.1).

Die erste Reaktion auf M. leprae kann sich klinisch in einer unbestimmten Lepraform, der sog. indeterminierten Lepra, zeigen. Sie heilt entweder spontan oder entwickelt sich in eine der klassischen Lepraformen.

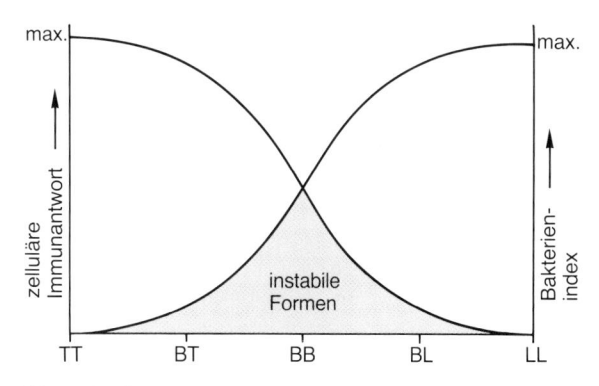

Abb. 20.1 Erkrankungsspektrum der Lepra. TT tuberkuloide Lepra, BT borderline-tuberkuloide Lepra, BB Borderline-borderline-Lepra, BL borderline-lepromatöse Lepra, LL lepromatöse Lepra.

Diese bestehen aus zwei polaren Formen, der tuberkuloiden Lepra (TT) bei hoher Resistenzlage und der lepromatösen Lepra (LL) bei lepraspezifischer Anergie. Dazwischen stehen die interpolaren oder sog. instabilen Formen, die Borderline-Lepragruppen.

Die instabilen Lepraformen können im Verlauf des Krankheitsgeschehens ihren Standort verändern, entweder hin zur tuberkuloiden oder hin zur lepromatösen Seite, je nachdem, ob die zelluläre Abwehr steigt oder fällt; dies kann durch Behandlung oder andere die Immunität beeinträchtigende Faktoren geschehen. Immunologische Untersuchungen lassen im lepromatösen Spektrumsbereich auf einen spezifischen Defekt der zellulären Immunität schließen, wogegen bei der tuberkuloiden Lepraform ein hoher Grad an zellulärer Immunität vorhanden ist. Bei defekter lymphozytärer Abwehr fehlt die Aktivierung der Makrophagen, deren Aufgabe letztendlich die Erregerelimination ist. Der Abwehrdefekt scheint genetisch bedingt zu sein; eineiige Zwillinge erkranken an derselben Lepraform. Die Lymphozytenfunktion ist jedoch gegenüber anderen Antigenen voll erhalten.

Für die Praxis in Leprabekämpfungsprogrammen genügt für Therapieentscheidung und Prognose meist die Einteilung der Lepra in bakterienreiche (BB, BL, LL) und bakterienarme Formen (BT, TT).

Histopathologie

Prädilektionsgewebe für pathologische Veränderungen bei Lepra sind die Haut und die peripheren Nerven.

Bei *indeterminierter* Lepra finden sich diffuse histiozytäre und mäßige lymphozytäre Infiltrationen im Hautläsionsbereich. Die Diagnose Lepra erfordert den Nachweis von mindestens einem M. leprae, nach dem am besten in Hautnerven gesucht wird.

Die histologischen Zeichen bei *tuberkuloider* Lepra sind Granulombildungen, bestehend aus epitheloiden Zellen (Histiozyten), zahlreichen Lymphozyten und Langhans-Riesenzellen. Meist sind keine Erreger nachweisbar. Die Hautnerven erscheinen geschwollen und sind von Lymphozyten umgeben. Gelegentlich finden sich intraneutrale Granulombildungen, die als ursächlich für die Entwicklung irreversibler Nervenschädigungen anzusehen sind (Abb. 20.2).

Bei *lepromatöser* Lepra besteht die zelluläre Reaktion in der Dermis aus einer diffusen Anhäufung von Makrophagen, die zahlreiche – oft massenhaft – M. leprae enthalten, aber außer Lage sind, diese abzutöten und zu eliminieren. M. leprae vermehren sich in diesen Zellen und entwickeln dadurch eine charakteristische Zellmorphologie, sog. Schaumzellen oder Virchow-Zellen. Daneben finden sich Monozyten und Plasmazellen, aber keine oder nur sehr vereinzelte Lymphozyten. Eine subepidermale, infiltrationsfreie Zone ist charakteristisch. Die Hautnerven enthalten zahlreiche M. leprae, ohne anfänglich Schaden zu nehmen, denn die Granulombildung fehlt bei lepromatöser Lepra. Erst weitere Progression führt langsam zur Schädigung des Peri- und Endoneuriums. Die unbehandelte lepromatöse Lepra verläuft progredient. Leprabakterien und begleitende Infiltration finden sich dann in den Hoden, der Leber, der Milz und im Knochenmark. Ferner sind die Schleimhäute des oberen Respirationstraktes befallen: Nase, Gaumen, peritonsillares Gewebe, Zungenwurzel, Kehlkopf, Trachea.

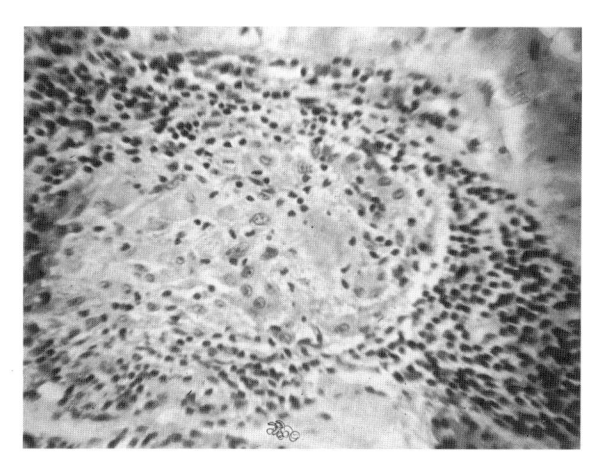

Abb. 20.2 Intraneurale Granulombildung bei tuberkuloider Lepra.

Das histopathologische Substrat bei den *interpolaren Borderline-Lepraformen* hängt ab vom jeweiligen Standort im Klassifikationsspektrum. Dementsprechend finden sich histopathologische Zeichen sowohl der tuberkuloiden als auch der lepromatösen Lepra.

Krankheitsbild

Die Inkubationszeit der Lepra variiert durchschnittlich zwischen 1 und 3 Jahren. Jedoch wurden Fälle bekannt, bei denen 20–30 Jahre vergingen, bevor Krankheitszeichen erschienen.

Indeterminierte Lepra

Dies ist die früheste Erkrankungsmanifestation der Lepra. Ob sich alle Lepraformen über dieses Stadium entwickeln, ist bisher unklar. Indeterminierte Lepra erscheint als leicht hypopigmentierte, makulöse, meist einzelne Hautläsion. Bei Hellhäutigen erscheint sie erythematös. Nicht immer sind eindeutige Zeichen von Sensibilitätsstörungen nachweisbar.

Tuberkuloide Lepra

Die Klinik der tuberkuloiden Lepra bleibt durch ihre hohe Resistenzlage auf die Organbereiche Haut und periphere Nerven begrenzt. Es erscheinen gut abgegrenzte, am Rande oft papulös elevierte, sensibilitätsgestörte, vereinzelt und asymmetrisch angeordnete Hautläsionen. Die gemeinsamen Zeichen Hypopigmentierung und Sensibilitätsstörung kommen ausschließlich bei Lepra vor (Abb. 20.3). Nie sind Lepraläsionen depigmentiert. Auf heller Haut erscheinen sie oft erythematös. Die Läsionsoberfläche ist meist trocken und haarlos.

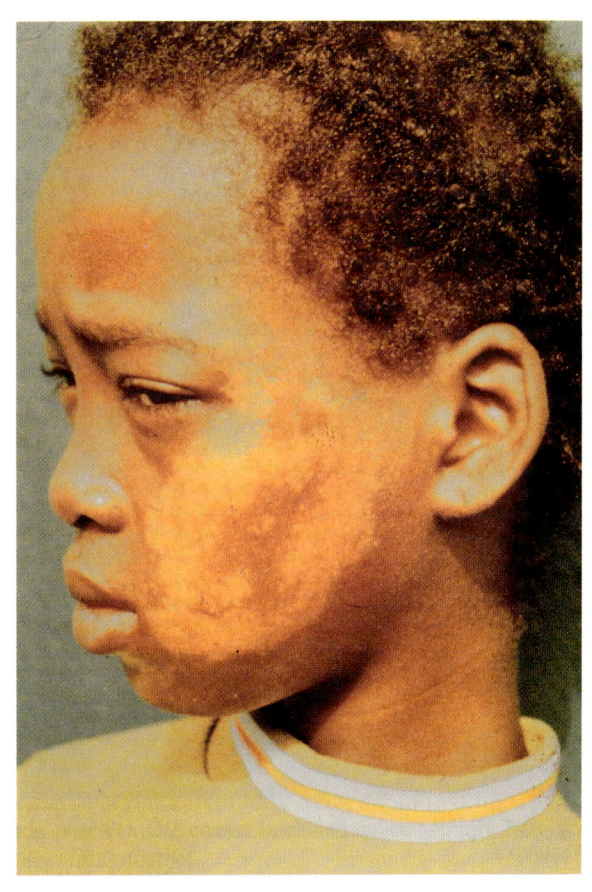

Abb. 20.3 Tuberkuloide Lepra (TT). Patientin aus Westafrika.

Die Hauptstämme peripherer Nerven sind meist unilateral an Prädilektionsstellen verdickt, und es kommt zu entsprechenden sensorischen, motorischen und autonomen Ausfällen. Als Ausdruck motorischer Störungen entwickeln sich Krallenhand, Schwurhand, Fallhand, Fallfuß und die Fazialisparese. Muskelschwächen im Innervationsbereich befallener Nerven existieren meist lange vor Auftreten manifester Lähmungen. Die Schädigung der autonomen Nervenfasern ist an der Hauttrockenheit durch reduzierte Schweißdrüsenfunktion erkennbar. Der Befall der Augennerven führt unbehandelt zu meist irreversiblen Augenschäden, mitunter sogar zu vollständiger Erblindung (Kap. 42).

Lepromatöse Lepra
Diese Lepra ist gekennzeichnet durch eine fehlende körpereigene Widerstandskraft gegen M. leprae. Das klinische Bild wird von der sich beinahe unbegrenzt ausbreitenden, enormen Masse der Leprabakterien bestimmt. Frühe Hautläsionen sind makulös, papulös oder beides. Später bilden sich knotige und flächenhafte Infiltrationen. Typisch ist ihre symmetrisch angeordnete Vielzahl. Die Hautläsionen der lepromatösen Lepra zeigen weder Hypopigmentation noch Sensibilitätsstörungen. Prädilektionsstellen sind Ohrmuscheln, Stirn, Nasen-, Wangen- und Kinnpartie, Brust und Außenseite der Unterarme. Die meist auch symmetrisch befallenen peripheren Nerven sind verdickt und schmerzhaft, bei längerem Krankheitsverlauf fibrosieren sie und erscheinen dann hart und dünn. Störungen der kleinen Hautnerven entwickeln sich typischerweise vorwiegend im Bereich kühlerer Körperregionen. Wenn Hautläsionen ulzerieren, finden sich im Sekret massenhaft M. leprae. Ist die Gesichtshaut infiltriert, bilden sich oft tiefe Furchen anstelle natürlicher Hautfalten sowie ein beiderseitiger Augenbrauenverlust. Unbehandelte lepromatöse Lepra führt zur Bakterieninvasion der Augen, der Hoden, der Knochen und der Schleimhäute des oberen Respirationstrakts. Frühes Zeichen bei Kindern kann eine leicht schmerzende Schwellung der Nasenspitze und der Ohrmuscheln sein. Ulzerationen im Bereich des knorpeligen Nasengerüsts haben einen Nasenkollaps zur Folge. Befall des knöchernen Schädels führt zur Zerstörung der Spina nasalis anterior und des Processus alveolaris; darauf folgt oft der Verlust der oberen Schneidezähne (sog. Facies leprosa).

Die Kombinationen folgender Faktoren sind ursächlich für Läsionen im Bereich der Extremitäten anzusehen: Bakterieninvasion der Knochen; neurotrophisch bedingte Atrophie; wiederholte Traumata infolge bestehender Analgesie; Fehlbelastung bei bestehender Knochenabsorption aufgrund von Lähmungen und Kontrakturen; sekundärinfizierte, trophische Ulzera und Verletzungswunden; Periostitis/Osteomyelitis; hormonell bedingte Osteoporose.

Weit verbreitet sind schmerzlose Plantarulzera an druckbeanspruchten Stellen (Abb. 20.4). Nierenschäden entstehen durch Immunkomplexablagerungen; das Nierenversagen ist die häufigste Todesursache bei lepromatöser Lepra.

Eine besondere Form ist die erstmals in Mexiko beschriebene und in Mittelamerika vorkommende, rein diffuse lepromatöse Lepra, genannt Lucio-Lepra. Große Bereiche des Integuments sind diffus infiltriert und erscheinen sklerodermieartig. Gänzlich fehlen knotige Veränderungen.

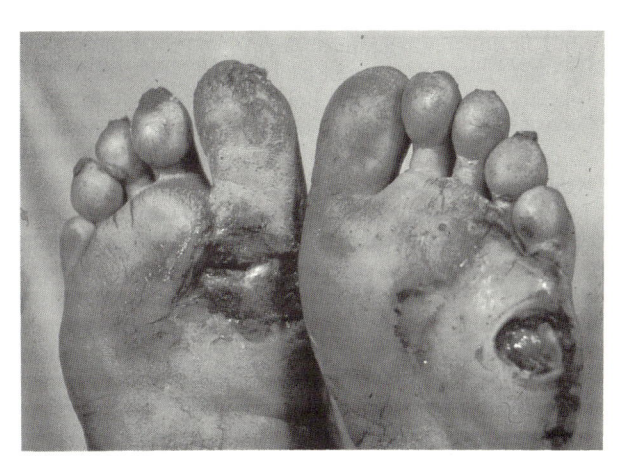

Abb. 20.4 Plantarulzera bei Lepra. Patient aus Ostafrika.

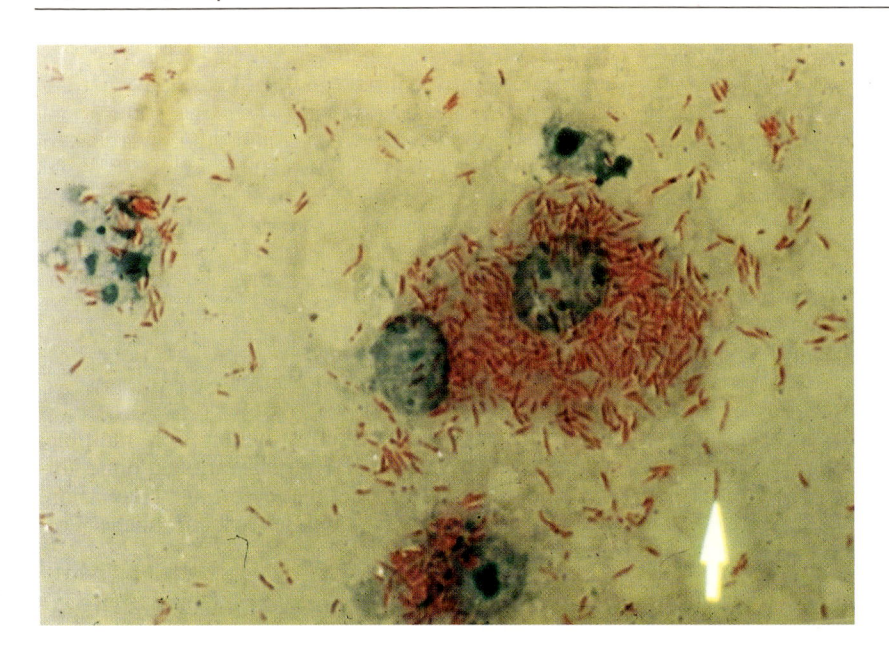

Abb. 20.7 Solide anfärbbare, morphologisch intakte Lepraerreger (M. leprae) im Hautausstrich vor Chemotherapie.

Tabelle 20.2 Bakterienindex. Bewertungsmaßstab der Bakteriendichte im Hautgewebeausstrich

Bakterienzahl pro Gesichtsfeld(er)	Bewertung
1000 und mehr / 1	6 +
100 – 1000 / 1	5 +
10 – 100 / 1	4 +
1 – 10 / 1	3 +
1 – 10 / 10	2 +
1 – 10 / 100	1 +

aus der Haut. Dem Nachweis von M. leprae in der Nase kommt jedoch Bedeutung für die Beurteilung der Infektiosität zu. Anstelle eines Nasenabstrichs kann man den Patienten auch durch die Nase auf ein Plastiktuch blasen lassen und davon einen Ausstrich machen.

Die *Hautbiopsie* dient dem Nachweis histologischer Lepraveränderungen und der Krankheitsklassifizierung. Die Biopsie ist dem aktiven Teil der Hautläsionen zu entnehmen, d. h. dem Läsionsrand bei tuberkuloider und Borderline-Lepra bzw. dem Läsionszentrum bei lepromatöser Lepra. Der 2stündigen Fixation mit FMA-Lösung folgt die Lagerung in 70%igem Alkohol. Die FMA-Lösung (nach Lowy) besteht aus 100 ml 40%igem Formaldehyd, 20 g Quecksilberchlorid, 30 ml Eisessig, aufgefüllt auf 1000 ml mit destilliertem Wasser. (Beginne mit Auflösung von Quecksilberchlorid in Wasser unter Wärmeeinwirkung.) Die Färbung erfolgt am besten nach der Methode Fite-Faraco.

Die *Histologie peripherer Nerven* kann bei Fehlen ausreichender Leprazeichen mitunter aufschlußreich sein. Die Materialentnahme (ca. 1 cm Meßlänge) erfolgt z. B. aus dem bei Lepra oft verdickten Abschnitt des R. cutaneus n. radialis an der Radialseite des Handgelenks oder des N. auricularis magnus bzw. des N. peroneus superficialis am Fußrücken. Für die Lagerung des Biopsiematerials eignet sich 10%ige Formalinlösung.

Pilocarpintest. Anhidrose ist ein charakteristisches Zeichen tuberkuloider Hautläsionen. Der Prüfung der Schweißfunktion dient der Pilocarpintest. Je 0,2 ml einer Pilocarpinlösung (1:1000) werden intradermal in die verdächtige Läsion und in die benachbarte, gesund erscheinende Haut injiziert. Beide Regionen werden daraufhin mit Jodlösung eingepinselt und nach Trocknung mit Stärkepulver bestreut. Ausreichende Schweißdrüsenfunktion färbt Stärke blau, fehlende Schweißdrüsenfunktion weist auf Lepra hin.

Histamintest. Dem Nachweis einer Schädigung autonomer Nervenfasern dient auch der Histamintest. Nach Aufbringen eines Tropfens einer Histamindiphosphatlösung (1:1000) im Zentrum der verdächtigen Hautläsion erfolgt Stichelung. Intakte Haut entwickelt eine Soforthautreaktion in Form von Rötung und einer Urtikaria; bei tuberkuloider Lepra bleibt diese Reaktion aus.

Der *Lepromintest* ist kein Diagnostiktest. In lepraendemischen Zonen reagieren auch viele gesunde Erwachsene positiv. Der Lepromintest kann dennoch u. U. nützlich sein für die individuelle Lepraklassifikation und Prognosestellung. Ein positiver Lepromintest bei Leprakranken läßt eine hohe, ein negativer Lepromintest eine schwache oder fehlende zelluläre Immunantwort auf M. leprae vermuten. Nach intradermaler Applikation von 0,1 ml einer standardisierten Suspension hitzegetöteter Leprabakterien (160 Mill. M. leprae/ml) entwickelt sich bei positivem Ausfall eine verzögerte Hypersensitivitätsreaktion in Form erythematöser Infiltration. Das Testergebnis erscheint nach 48–72 Stunden als sog. Fernandez-Reaktion, nach 3–4 Wochen als sog. Mitsuda-Reaktion. Der Mitsuda-Reaktion kommt dabei größerer Aussagekraft zu. Ihr

Testergebnis ist meist stark positiv bei TT-Lepra, schwach positiv bei BT-Lepra und negativ bei BB-, BL- und LL-Lepra.

Ein ELISA-Test mit hoher Spezifität für Antikörper gegen ein aus der Bakterienzellwand kürzlich isoliertes Phenolglykolipidmolekül (PGL) erscheint erfolgversprechend als serologisches Nachweisverfahren. Die Antikörpertiter steigen von der tuberkuloiden zur lepromatösen Lepra an. Es besteht keine Kreuzreaktion mit M. tuberculosis. Die Entwicklung eines spezifischen Tests zur Erfassung subklinischer Leprainfektionen ist zur Erlangung detaillierter epidemiologischer Kenntnisse von absoluter Wichtigkeit. Hoffnungsvolle Versuche werden derzeit auf der Basis monoklonaler Antikörpertechniken unternommen.

Differentialdiagnostik

Lepra ist von alters her mit zahlreichen Krankheiten verwechselt worden. Jede falsch positive Diagnose ist unerträglich, weil sie den Patienten mit einem oft unwiderruflichen und lebenslangen Stigma belegt. Die Erhebung der Anamnese stößt vor allem in Entwicklungsländern infolge mangelnder Bildung auf Schwierigkeiten. Die Prüfung der peripheren Nerven und der Oberflächensensibilität erfordert besonders unter Feldbedingungen nicht zu unterschätzende Erfahrung. Bei allen differentialdiagnostischen Erwägungen sind aber immer die Hauptkriterien der Lepra, nämlich sensibilitätsgestörte Hautläsionen und Befall der peripheren Nerven, einzubeziehen.

Im wesentlichen kommt makulösen, infiltrativen und nodulösen Hautläsionen sowie einigen Neuropathien differentialdiagnostische Bedeutung zu.

Differentialdiagnostisch wichtig sind Nävi, Vitiligo, partieller Albinismus, Dermatomykosen – vor allem Tinea versicolor – Leukodermien, onchozerkosebedingte Hypo- bzw. Depigmentationen sowie Pigmentationsstörungen bei der Pinta, vor allem in Mittel- und Südamerika. Viele lassen sich durch den negativen Ausfall der Sensibilitätsprüfung, den vorhandenen Juckreiz oder die Depigmentation ausschließen. Vor allem die Lepra indeterminata mit oft fehlender Sensibilitätsstörung wird vielerorts als Einzelherd der Tinea versicolor angesehen und auch umgekehrt. Auch ist immer an einen gleichzeitigen Befall zu denken. Pyodermien und das in Entwicklungsländern häufige Skabiesekzem täuschen dem Ungeübten oft Lepraläsionen vor, aber sie können sich vor allem gegenseitig überdecken. Bei Kindern führen die Pityriasis simplex und trockene Streptodermien im Gesicht zur Verwechslung mit Lepra. Das Granuloma anulare und das in Nigeria vorkommende Granuloma multiforme wird wegen Verwechslung oft jahrelang als Lepra behandelt; das makroskopische und histologische Bild des letzteren entspricht dem der tuberkuloiden Lepra, aber es unterscheidet sich durch Juckreiz und fehlende Sensibilitätsstörung.

Die knotigen Veränderungen der lepromatösen Lepra müssen abgegrenzt werden von Fibromen, Lipomen, knotigen Keloiden, Fremdkörpergranulomen, Lymphknoten, Talg- und Dermoidzysten, Histoplasmose, Onchozerkomen und u. U. von der Neurofibromatose Recklinghausen. Von den kutanen Leishmaniosen ahmt die Leishmaniasis cutanea diffusa die lepromatöse Lepra täuschend nach; selbst ihr histologisches Bild entspricht dem der lepromatösen Lepra, nur finden sich anstelle der Mykobakterien Leishmanien.

Die leicht erhabenen Läsionen der Borderline-Lepra sind u. U. abzutrennen von Psoriasis vulgaris, Blastomykosis, Lichen planus, Pityriasis rosea, Lupus vulgaris und manchen Hauterscheinungen der Lues. Die Luesserologie ergibt häufig falsch positive Ergebnisse bei lepromatöser Lepra; der Treponema-pallidum-Immobilisationstest verläuft bei Abwesenheit einer Lues jedoch negativ.

Trophische Plantarulzera sind häufig bei Lepra, aber sie finden sich auch bei Frambösie, Lues und bei Diabetes mellitus.

Differentialdiagnostisch wichtige Neuropathien sind die Syringomyelie, traumatisch bedingte Neuropathien, die Meralgia paraesthetica (Bernhardt-Syndrom) und die Neuritis hypertrophicans (Déjerine-Sottas). Die Kontrakturen der Finger sind von denen der Frambösie zu unterscheiden. Knochenläsionen und Mutilationen finden sich neben der Lepra auch bei Sichelzellanämie und beim Myzetom.

Therapie

Versuche, die Lepra zu behandeln, sind so alt, wie die Krankheit selbst. Heute steht eine effiziente Chemotherapie der Lepra zur Verfügung. Lepra ist heilbar!

Wegen Fehlens primärpräventiver Maßnahmen muß sich die Leprabekämpfung auch weiterhin auf eine möglichst frühe Erfassung und medikamentöse Behandlung der Kranken konzentrieren. Dadurch können schwerwiegende körperliche Krankheitsfolgen größtenteils vermieden werden.

Im wesentlichen stehen derzeit vier Medikamente für die Chemotherapie der Lepra zur Verfügung: Dapson, Rifampicin, Clofazimin, Ethionamid/Protionamid.

Seit 1947 wurde *Dapson* (Servidapson; 4,4-Diaminodiphenylsulfon, DDS) aus der chemischen Gruppe der Sulfone für die Leprabehandlung eingeführt. Dapson wirkt bakteriostatisch und schwach bakterizid. Neuerdings häufen sich die Berichte über eine weltweit zunehmende primäre und sekundäre Resistenzentwicklung; bisher höchste Raten wurden in Burma mit über 40% festgestellt. Sekundärresistenzen entstehen aufgrund einer Monotherapie, unregelmäßiger Medikamenteneinnahme und Niedrigdosierung. Klinische Zeichen der Sekundärresistenzentwicklung sind frisch auftretende Haut- und Nervenläsionen und ein Anstieg des Bakterienindex. Dieser Zustand darf nicht mit dem Erythema nodosum leprosum verwechselt werden. Aber auch dapsonempfindliche M. leprae persistieren vereinzelt trotz langjähriger und regelmäßiger Therapie. Seltene Nebenwirkungen von Dapson sind hämolytische Anämien, Methämoglobinämien, exfoliative Dermatitiden und selten Hauthyperpigmentierungen bei Dunkelhäutigen.

Rifampicin (Rimactan) zeichnet sich gegenüber M. leprae durch eine ausgeprägte Bakterizidie aus. Bereits nach Nüchterneinnahme einer Einzeldosis von 600 mg an 2 aufeinanderfolgenden Tagen sinkt der morphologische Index bei lepromatöser Lepra in kurzer Zeit auf Null. Rifampicin hat u. a. eine schnelle Heilwirkung auf nasale Symptome und ulzerierende Lepraknoten. Als Nebenwirkungen können Rotbraunfärbung von Urin, Sputum und Schweiß, Nausea, gelegentlich unspezifische Abdominalbeschwerden und sehr selten Lebertoxizität auftreten. Bei der heute in Lepraprogrammen allgemein praktizierten monatlichen Applikation von Rifampicin wurden bisher keine ernsten Toxizitätserscheinungen beobachtet. Dagegen wird – allerdings vereinzelt – über Rifampicinresistenz berichtet.

Seit 1962 gibt es *Clofazimin* (Lampren). Es wirkt bakteriostatisch, etwas bakterizid. Clofazimin besitzt einen guten antiinflammatorischen Effekt. Es eignet sich für die Behandlung des Erythema nodosum leprosum oder als Mittel der Wahl bei Patienten mit lepromatöser Lepra, die zu reaktiven Phasen neigen. Mit Dosen von 100 mg täglich treten praktisch keine Nebenwirkungen auf. Die Therapie des Erythema nodosum leprosum erfordert jedoch eine höhere Dosierung (Therapie der Leprareaktionen s. unten), und höhere Dosen können zu Rotbraunfärbung der Haut führen. Diese Erscheinung stört allerdings meist nur hellhäutige Patienten. Sehr vereinzelt treten Abdominalschmerzen und akute Diarrhöen als Folge der Clofaziminablagerungen in der Submukosa des Intestinums auf.

Protionamid und Ethionamid wirken in Dosen von 250–500 mg täglich bakterizid. Höhere Dosen verursachen oft gastrointestinale Nebenwirkungen. Vor allem Asiaten, insbesondere Chinesen, sind davon betroffen. Protionamid oder Ethionamid werden in Kombination mit anderen Lepramedikamenten dann eingesetzt, wenn Clofazimin kontraindiziert ist. Über Resistenzentwicklung wurde nach 2jähriger Monotherapie berichtet.

Für die chemotherapeutische Behandlung der Lepra empfiehlt die Weltgesundheitsorganisation heute die Anwendung einer Kombinationstherapie, bestehend aus zwei oder drei Arzneimitteln, um einer Resistenzentwicklung vorzubeugen. Die Kombinationswahl hängt dabei von der Erkrankungsklassifikation des Patienten ab. Hierfür genügt die Einteilung in Lepraformen mit nachweisbaren Lepraerregern und in Lepraformen ohne nachweisbare Lepraerreger. Die Behandlung der Lepraformen *mit nachweisbaren Lepraerregern* (normalerweise BB, BL, LL) erfordert die Kombination von drei Medikamenten:

– Rifampicin 600 mg 1mal im Monat,
– Dapson 100 mg (1–2 mg/kg) 1mal täglich,
– Clofazimin 300 mg 1mal im Monat oder 50 mg 1mal täglich.

Dieses Behandlungsschema ist mindestens 2 Jahre beizubehalten (Abb. 20.**8**).

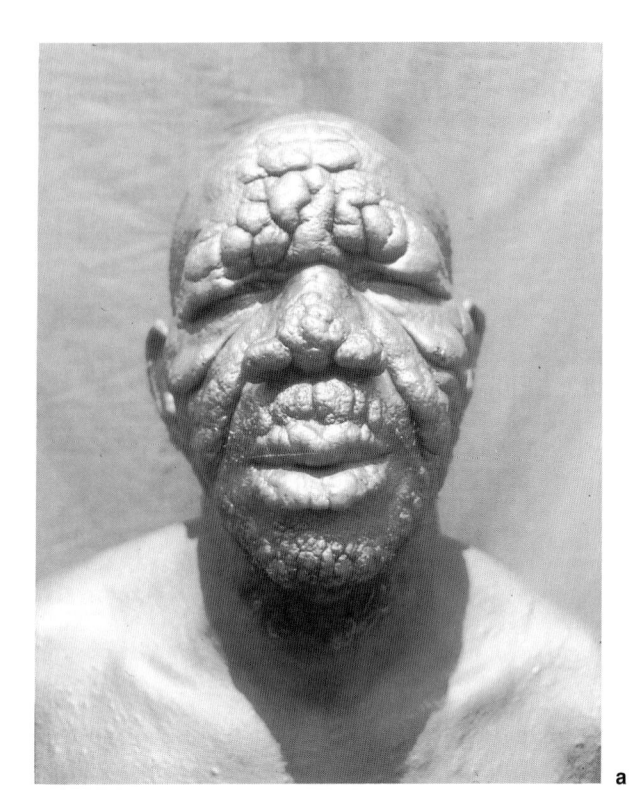

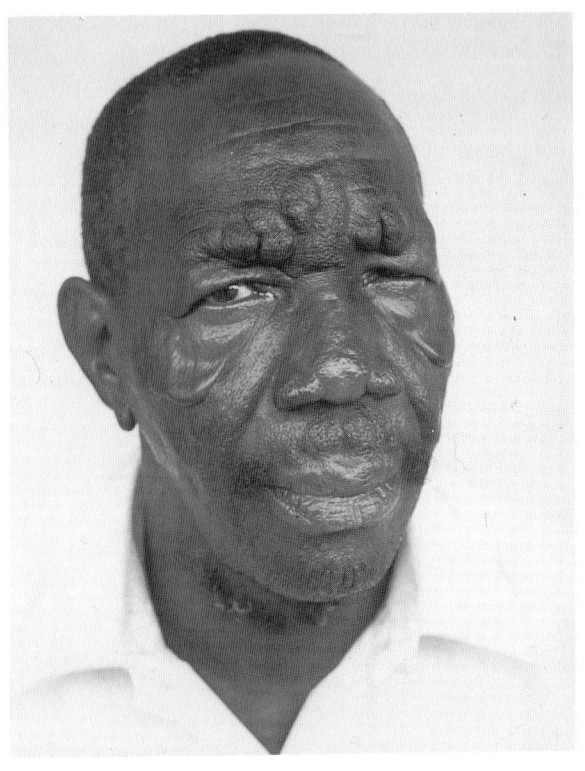

Abb. 20.**8** Lepromatöse Lepra, **a** vor Chemotherapie, **b** nach 4 Monaten kombinierter Chemotherapie mit Rifampicin, Dapson und Clofazimin. Patient aus Westafrika.

Die Behandlung der Lepraformen *ohne nachweisbare Lepraerreger* (normalerweise indeterminiert, BT, TT) erfordert die Kombination von zwei Medikamenten:

- Rifampicin 600 mg 1mal im Monat,
- Dapson 100 mg (1–2 mg/kg) 1mal täglich.

Dieses Behandlungsschema ist mindestens 6 Monate beizubehalten.

Die Leprachemotherapie erfordert regelmäßige Kontrollen in bezug auf Nebenwirkungen, regelmäßige Einnahme, Bakterienstatus und Resistenzentwicklung. Nach Behandlungsabschluß sind insbesondere bei BB-, BL- und LL-Lepra halbjährliche bis jährliche bakteriologische Kontrollen empfehlenswert.

Möglichkeiten der Immuntherapie werden gegenwärtig untersucht und sind noch Gegenstand der Diskussion.

Jede *Leprareaktion* gilt als medizinischer Notfall, weil sie unbehandelt zu irreversiblen Körperschäden führen kann. Sofortige und fachkundige Behandlung ist damit angezeigt. Die meist eingeleitete Leprachemotherapie muß während der reaktiven Phase beibehalten werden. Wichtig ist, interkurrente Infekte, z. B. Malaria, bronchopulmonale Infekte u. a. mitzubehandeln. Für die Behandlung der Leprareaktionen werden hauptsächlich Acetylsalicylsäure und Corticosteroide eingesetzt. Gut wirksam beim Erythema nodosum leprosum sind Clofazimin (3mal 100 mg/Tag) oder Thalidomid (nicht bei Frauen im gebärfähigen Alter, teratogener Effekt!) in einer Dosis von 3mal 100 mg/Tag. Mit Thalidomid können Corticosteroide geringgehalten werden, oder es kann auf sie ganz verzichtet werden. Bei Patienten aus Entwicklungsländern ist immer zu bedenken, daß eine Corticosteroidbehandlung zur Exazerbation einer Amöbiasis, Strongyloidiasis oder Tuberkulose führen kann. Andererseits führt eine gleichzeitige Rifampicintherapie zu einer reduzierten Steroidwirkung. Die durch Leprareaktionen verursachte Iridozyklitis verlangt nach sofortiger Lokaltherapie mit Cortison und Atropin. Weiteres über die Behandlung von Augenkomplikationen bei Lepra in Kap. 42.

Bei therapieresistenter, schmerzhafter Nervenschwellung ist gegebenenfalls die Nervendekompression mit Hilfe einer Nervenscheideninzision in Betracht zu ziehen. Eine Ruhigstellung durch Schienung hat sich bei Lepraneuritiden immer bewährt.

Wichtig für die erfolgreiche Führung eines Leprapatienten ist die Prävention von Deformitäten und Körperbehinderungen. Gesundheitserzieherische Maßnahmen sind dabei durchaus bedeutungsvoll. Die Verhütung von Sekundärschäden bei Vorliegen trockener Haut, Gefühllosigkeiten und/oder Lähmungen im Bereich der Hände, Füße und Augen steht im Mittelpunkt aller Präventivmaßnahmen bei Lepra. Physiotherapie, Beschäftigungstherapie, prothetische Hilfsmittel und Rehabilitationschirurgie sind unverzichtbar in Lepraprogrammen; allerdings sind diese Maßnahmen aus finanziellen und personellen Gründen nicht immer durchführbar.

Prophylaxe

Logistische Probleme in Entwicklungsländern sprechen derzeit gegen eine Chemoprophylaxe.

Die Möglichkeiten einer Immunprophylaxe mittels einer Vakzine werden gegenwärtig überprüft. Feldversuche größeren Stils mit BCG (Bacillus Calmette-Guérin) wurden bisher in Burma, Uganda, Papua-Neuguinea und Indien durchgeführt. Ihre Ergebnisse sind allerdings widersprüchlich. Alles in allem wurde die Schutzwirkung als zu gering erachtet, als daß BCG für die Immunprophylaxe weltweit propagiert werden könnte.

Die Wirkung einer Vakzine, bestehend aus BCG plus abgetöteten M. leprae (kultiviert im Neunbindengürteltier) wird derzeit in Malawi, Indien und auf den Philippinen überprüft. Erste histopathologische Untersuchungen ließen erkennen, daß 80% der wiederholt geimpften LL- bzw. BL-Patienten histologische Zeichen der BL- bzw. BB- oder BT-Lepra entwickelten und daß die Lepraerreger eliminiert wurden. Diese kombinierte Vakzine scheint den Funktionsdefekt der Makrophagen bei lepromatöser Lepra auf bisher noch ungeklärte Weise zu korrigieren.

Große Hoffnung bei der Erforschung einer Lepravakzine wird auf gentechnologisch hergestellte M-leprae-Antigene gesetzt.

Bekämpfung

Bis vor wenigen Jahrzehnten war die Isolation von Leprakranken in sog. Leprosarien die fast ausschließliche Methode der Wahl der Leprabekämpfung. Diese Absonderung der Patienten ist nach heutigem Maßstab inhuman und schon deshalb unvertretbar, da heute eine effiziente medikamentöse Therapie möglich ist. Außerdem brachte die Isolation nirgendwo den durchschlagenden Erfolg. Im Gegenteil, die Isolationsstrategie veranlaßte viele, meist infektiöse Leprafälle, unterzutauchen, was der Krankheitsausbreitung eher förderlich war. Ferner ist Isolation kostspielig, und Entwicklungsländer können sich derartige Strategien nicht leisten.

Seit 20 Jahren setzt weltweit eine Neuorientierung ein. Heute besteht die dominierende Antileprastrategie aus Methoden der sekundären Prävention. Ihr Ziel ist die Erfassung möglichst vieler Patienten in möglichst frühem Erkrankungsstadium – unter besonderer Berücksichtigung der infektiösen, bakterienreichen Lepraformen – und Durchführung einer ambulanten Chemotherapie. Besonderes Augenmerk gilt dabei familienexponierten Kindern. Primärpräventive Maßnahmen stützen sich auf die Verbesserung der allgemeinen Lebensbedingungen der Menschen heutiger Entwicklungsländer.

Die bloße Existenz von Medikamenten alleine genügt jedoch keinesfalls, Lepra nachhaltig zu bekämpfen. Notwendig sind Maßnahmen, die den Patienten Therapiezugang ermöglichen. Dies bedarf eines funktionierenden Basisgesundheitsdienstes. Nur dieser ermöglicht regelmäßige Behandlung, breite und dauerhafte Aufklärung der Bevölkerung über Lepra, Abbau von Vorurteilen, dauerhafte, aktive Suche nach Kranken, Motivation der Kranken zu regelmäßiger Behandlung und kontinuierliche soziale Hilfeleistungen für Leprakranke und ihre Familien. Leider existiert die zur Erreichung dieser Zielsetzung notwendige Infrastruktur in vielen lepraendemischen Regionen heutiger Entwicklungsländer nicht. Auch ist der politische Wille, Lepra mit Nachdruck zu bekämpfen, oft nicht in genügendem Ausmaß vorhanden. Zwar bestehen heute vielerorts Lepraprogramme, doch erfährt bisher nur jeder vierte der geschätzten 12 Millionen Leprakranken regelmäßige, richtige und ausreichende Behandlung.

Literatur

Binford, H. C., M. W. Meyers, G. P. Walsh: Leprosy. J. Amer. med. Ass. 247 (1982) 2283

Bryceson, A., R. E. Pfaltzgraff: Leprosy for Students of Medicine. Churchill Livingstone, Edinburgh 1973

Duncan, M. E., R. Melsom, J. M. H. Pearson: A clinical and immunological study of four babies of mothers with lepromatous leprosy, two of whom developed leprosy in infancy. Int. J. Leprosy 51 (1983) 7

Frenken, J. H.: Diffuse Leprosy of Lucio and Latapi. Blaine Ethridge, Detroit 1963

Geater, J. G.: The fly as potential vector in the transmission of leprosy. Leprosy Rev. 46 (1975) 279

Jopling, N. H.: Handbook of Leprosy. Heinemann, London 1984

Kirchheimer, W. F., E. E. Storrs: Attempts to establish the armadillo (dasypus novemcinctus, linn.) as a model for the study of leprosy. Report of lepromatoid leprosy in an experimentally infected animal. Int. J. Leprosy 39 (1971) 693

Pearson, J. M. H.: The problem of dapsone-resistent leprosy. Int. J. Leprosy 49 (1981) 417

Prost, A.: Lepromatous leprosy and onchocerciasis. Brit. med. J. 1979/I, 589

Rees, R. J. W., A. C. Dougall: Air-borne infection with mycobacterium leprae in mice. Int. J. Leprosy 44 (1976) 99

Ridley, S.: Skin Biopsy in Leprosy. Documenta Geigy. Ciba-Geigy, Basel 1977 (p. 13)

Shepard, C. C.: The first decade in experimental leprosy. Bull. WHO 44 (1971) 821

Skinsnes, S. G.: The immunological spectrum of leprosy. In Cochrane, R. G., T. F. Davey: Leprosy in Theory and Practice, 2nd ed. Wright, Bristol 1964 (p. 156)

World Health Organization: Leprosy. WHO techn. Rep. Ser. 716 (1985)

World Health Organization: Wkly epidemiol. Rec. 67 (1992) 153–160

21 Pest

H. M. Seitz

Definition

Die Pest ist die beim Menschen durch eine hohe Letalität gekennzeichnete Infektion mit dem gramnegativen Bakterium Yersinia pestis. Nagetiere bilden das natürliche Erregerreservoir. Damit ist die Pest eine Zoonose. Überträger sind verschiedene Flaharten. Durch sie wird in der Regel auch der Mensch infiziert. Bei ihm kommt es zur Beulenpest oder zur noch gefährlicheren Lungenpest. Diese Form kann ohne die Beteiligung von Flöhen direkt von Mensch zu Mensch übertragen werden.

Erkrankungs- bzw. Verdachtsfälle sind den nationalen und internationalen Gesundheitsbehörden zu melden.

Epidemiologie

Wohl keine Seuche hat die Menschheit in solche Schrecken versetzt wie die großen Seuchenzüge der Pest. Der „Schwarze Tod" im Mittelalter hat, wie verläßliche Chroniken belegen, die Bevölkerung weiter Landstriche in Asien und Europa dezimiert. Die Pest als die „Plage" schlechthin lebt im Sprachgebrauch vieler Völker fort.

Es gibt auch heute noch zahlreiche Pestherde, so z. B. in den Steppen der Mongolei, im Euphrat- und Tigrisgebiet, in Südafrika, in Kenia und Tansania in der Umgebung des Kilimandscharo, auf Madagaskar, im nördlichen Afrika, im Westen der Vereinigten Staaten von Nordamerika und in Südamerika, z. B. in Peru, Bolivien und Brasilien (Abb. 21.**1**). 1987 sind der Weltgesundheitsorganisation 1043 Pestfälle gemeldet worden. Die letzte größere Epidemie in Europa ist 1945 in Korsika aufgetreten mit 42 Erkrankten und 25 Toten.

Die epidemiologische Grundlage der genannten Vorkommen ist die sog. Naturpest oder Waldpest (engl.: sylvatic plague). Als Enzootie zirkuliert der Erreger in Nagetierpopulationen, die relativ resistent gegen die Erkrankung sind. Ohne in Erscheinung zu treten, kann der Erreger so über Jahre in geographisch meist sehr eng umschriebenen Gebieten präsent sein. Charakteristisch ist, daß bei einer Änderung der Populationszusammensetzung bei den Nagetieren, z. B. nach starker Vermehrung in Jahren mit besonders reichlichem Futterangebot oder in einem Hungerjahr mit verstärkter Wanderungstendenz der Nager, das Pestbakterium übergreift auf empfindlichere Nagetierpopulationen, deren Mitglieder dann der Infektion nach kurzer Zeit erliegen (Epizootie). So war z. B. das Eindringen der Pest in die empfindliche Hausrattenpopulation mit einem folgenden allgemeinen Rattensterben im Mittelalter regelmäßig der Vorbote für die drohende Pestseuche. Die Flöhe verlassen die verendenden Tiere und infizieren auf der Suche nach Nahrung den Menschen oder auch Haustiere. Unabhängig von den Flöhen wird die Übertragung der Pest, wenn beim infizierten Menschen nach der Beulenpest die sekundäre, offene Pestpneumonie entsteht. Dann werden aerogen massenhaft Bakterien ausgeschieden, die, vom Nichtinfizierten eingeatmet, zur primären Pestpneumonie führen. Eine Besonderheit der ostafrikanischen Pest ist, daß dieser Übergang in die aerogen infektiöse Pest äußerst selten ist. Gründe hierfür sind nicht bekannt.

In Einzelfällen können Haustiere eine Rolle spielen, z. B. Katzen. Auch bei größeren Epidemien gibt es Hinweise auf die Beteiligung von Haustieren in der Übertragungskette, z. B. Ziegen, bei denen nicht selten ein reichlicher Befall mit dem Rattenfloh Xenopsylla cheopis zu finden ist. Der Hund kann die Infektion relativ leicht überwinden. Die Präsenz von Antikörpern in Hundepopulationen gibt einen recht guten Einblick in die Aktivität der Pestübertragung und kann bei epidemiologischen Untersuchungen als wichtiger Parameter herangezogen werden.

Erreger

Der Erreger der Pest, Yersinia pestis (früher Pasteurella pestis), gehört zur Familie der Enterobacteriaceae. Aufgrund der unterschiedlichen Fähigkeit zum Glycerinabbau und zur Nitratreduktion können drei Varianten unterschieden werden: Yersinia pestis var. orientalis, Yersinia pestis var. mediaevalis und Yersinia pestis antiqua. Das bis 2 μm lange Stäbchenbakterium ist gramnegativ, beweglich oder unbeweglich und wächst, da es recht anspruchslos ist, auf vielen Nährböden, vor allem auf Blutagar. Die färberische Darstellung, z. B. in Ausstrichpräparaten, ist dadurch charakterisiert, daß sich vor allem nach Alkoholfixierung das Plasma zu beiden Enden des Bakteriums hin retrahiert und dann als bipolare Anfärbung zu erkennen ist. Für die Pathogenität des Erregers ist eine Reihe von Antigenen bzw. Endotoxinen entscheidend, die zum Teil durch Plasmide kodiert sind. Ein oder mehrere Toxine schädigen vor allem die Endothelzellen und sind damit hochwirksame Gefäßgifte. Die schnelle Vermehrung der Pestbakterien ist ein weiterer wichtiger Faktor für die Pathogenese.

Epidemiologisch ist die Widerstandsfähigkeit des Keimes wichtig. Im günstigen Mikroklima von Nagerhöhlen kann er Monate überleben. Innerhalb der Nagetierpopulationen übertragen Flöhe die Pestbakterien, Kannibalismus mag ebenfalls eine gewisse Rolle spielen. Etwa 30 Floharten eignen sich als Überträger für die Pestbakterien. Besonders effizient ist der sog. Pestfloh, Xenopsylla cheopis, der als die häufigste

276   21 Pest

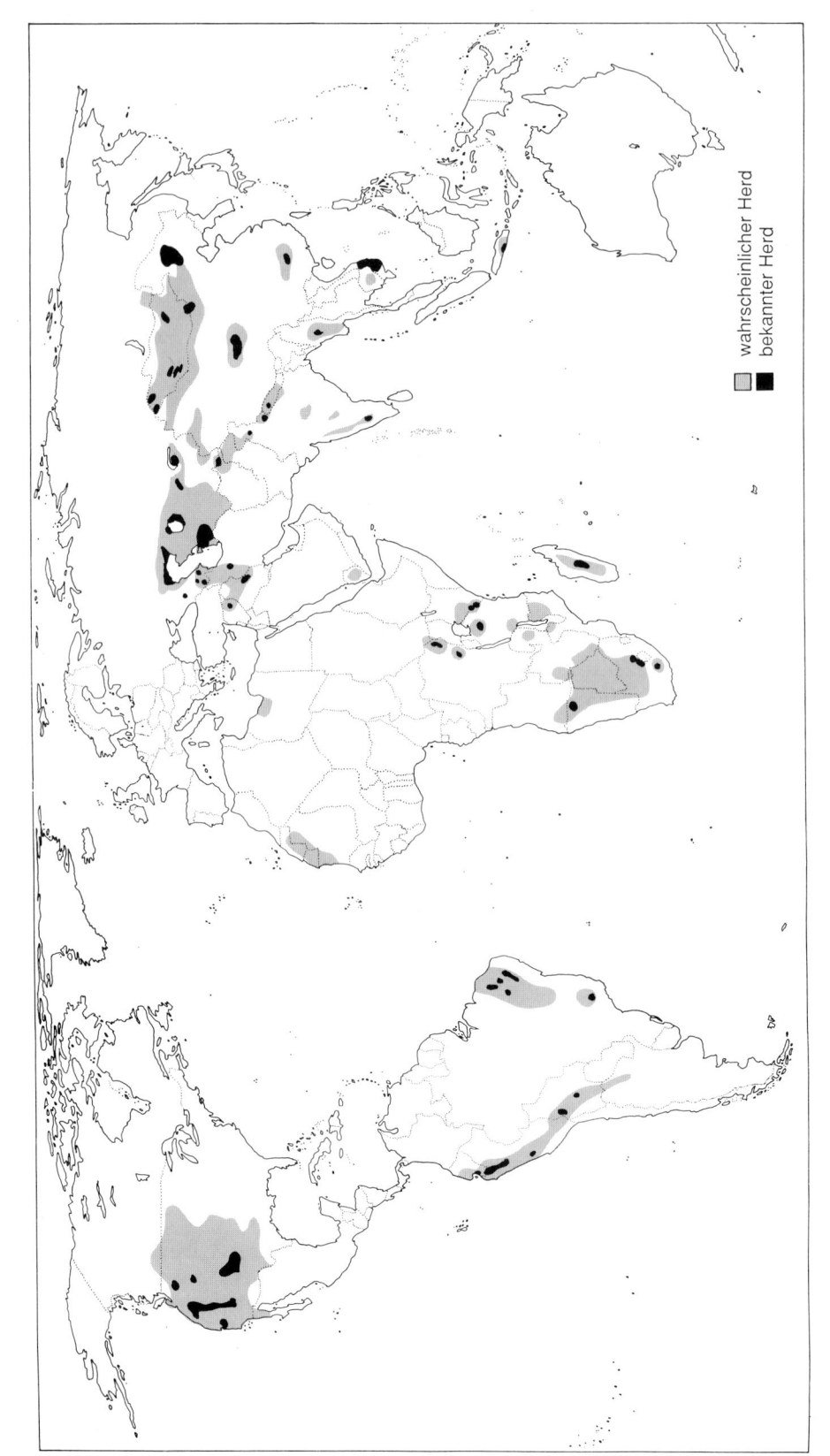

Abb. 21.1 Verbreitung der Pest, bekannte und wahrscheinliche Herde.

Infektionsquelle für den Menschen angesehen wird. Er ist vor allem mit der Hausratte, Rattus rattus, vergesellschaftet, die wegen ihrer menschennahen Lebensweise häufig das letzte Glied in der Übertragungskette bildet, die von einem Naturherd zum Einbruch in die menschliche Bevölkerung führt. Eine Übertragung der Pest von Mensch zu Mensch unter Vermittlung des Menschenflohs Pulex irritans ist möglich, aber wahrscheinlich selten, denn Pulex irritans ist ein schlechter Pestüberträger.

Nimmt ein Floh beim Blutsaugen Pestbakterien auf, so vermehren sich diese in seinem Verdauungstrakt. Bei späteren Blutmahlzeiten kann der Floh die Bakterien an neue Wirte weitergeben. Besonders gefährlich sind „blockierte" Flöhe. Bei ihnen haben die durch die Vermehrung entstandenen und durch Koagulasebildung verklumpten Bakterienmassen den Verdauungstrakt in Höhe des Proventrikulus verlegt, was durch reusenartige Chitinstrukturen an dieser Stelle begünstigt wird. Der hungrige, todgeweihte Floh macht dann immer wieder forcierte Saugversuche, pumpt dabei den Inhalt seines Proventrikulus in die Stichwunde und bringt so dem Gestochenen große Mengen von Bakterien bei.

Pathogenese

Die Infektion des Menschen kann auf verschiedenen Wegen zustande kommen: durch den Stich eines infizierten Flohs, durch die aerogene Übertragung von Pestbakterien oder durch den Kontakt mit infizierten Tieren, wie er für Jäger und Fallensteller typisch ist, besonders wenn erlegte Tiere abgehäutet werden.

Den verschiedenen Eintrittsorten der Erreger entsprechend entstehen, wenigstens zu Beginn der Erkrankung, unterschiedliche klinische Bilder. Bei der Infektion über die Haut, d. h. durch Flohstich oder Kontakt mit infiziertem Material, entsteht meist eine Beulenpest (Bubonenpest). Im Gegensatz zur Tularämie ist die Inokulationsstelle meist nicht zu erkennen. In den Lymphknoten, in die die Lymphe aus dem Gebiet der Eintrittsstelle abfließt, vermehren sich die Bakterien schnell. Die Toxine zerstören sowohl die Blut- als auch die Lymphgefäße. Es kommt zu Nekrosen im Lymphknoten, die von Ödemen und Hämorrhagien begleitet sind und die auch das umliegende Gewebe erfassen können. Nebeneinanderliegende Lymphknoten können verschmelzen. Das zerstörte Lymphgewebe bildet keine echte Barriere für die Ausbreitung der Bakterien, so daß, wenn der Patient länger überlebt, mehrere Bubonen hintereinander auftreten können.

Durch hämatogene Generalisation entsteht aus der Bubonenpest die septikämische Pest. Die Bakterien vermehren sich in allen Organen, so auch der Lunge. Die dann entstehende Pestpneumonie kann, wenn Bakterien in die Alveolen übertreten, zu einer Infektionsquelle durch massenhaft ausgehustete Bakterien werden. Der so Infizierte entwickelt die sog. primäre Pestpneumonie, bei der die Bakterien sich zunächst in der Lunge vermehren und von hier im Körper ausbreiten. Die große Lungenoberfläche bietet ihnen besonders günstige Proliferationsbedingungen.

Krankheitsbild

Die Inkubationszeit bei der Pest ist kurz, in der Regel 2–4 Tage (primäre Pestpneumonie). Nach Infektion mit hohen Bakterienzahlen über die Lunge sind Inkubationszeiten von weniger als 24 Stunden möglich.

Die Symptome setzen meist abrupt ein. Bei schnellem Temperaturanstieg bis 40°C treten ein schweres Krankheitsgefühl, Schüttelfrost und quälende Kopf- und Gliederschmerzen auf. Das Fieber ist als Kontinua während der gesamten Krankheit ausgeprägt, vereinzelt kommt auch ein remittierender Fiebertyp vor. Schmerzen in den Leisten oder den Achselhöhlen sind nicht selten die Anzeichen für die sich entwickelnden Pestbeulen, die Bubonen. Diese sind sehr druckschmerzhaft und zunächst hart, werden im weiteren Verlauf schnell teigig-weich und können einschmelzen. Die über den Bubonen liegende Haut ist ödematös gerötet, manchmal hämorrhagisch durchtränkt und heiß. Die Pestbeulen sind gewöhnlich in den Leisten (70%) und Achselhöhlen (20%) oder am Hals (vor allem bei Kindern) zu finden (Abb. 21.**2**). Grundsätzlich können aber alle Lymphknoten zu Bubonen umgewandelt werden.

Als Ausdruck der toxischen Schädigung des Herzens ist meist ein schneller, flacher, oft arrhythmischer Puls zu beobachten. Milz und Leber sind vergrößert. Eine Schwellung des Gesichts und gerötete Konjunktiven bei einem insgesamt ängstlichen Gesichtsausdruck sind typisch für die fortgeschrittene Erkrankung (Facies pestica).

Führt die Erkrankung nicht schnell zum Tod, so entwickelt sich in einem Teil der Fälle eine Meningitis, zu dem ohnehin vorhandenen Kopfweh eine Nackensteifigkeit. Im Liquor besteht eine Pleozytose, nicht selten gelingt es, Bakterien nachzuweisen.

Final kommt es nicht selten zu Bewußtseinstrübung, zu Delirium und Koma.

Bei der primären Lungenpest sind die allgemeinen Krankheitserscheinungen die gleichen, sie treten nur früher auf. Typisch sind schon zu Beginn der Erkrankung eine ausgeprägte Dyspnoe und Husten mit dünnflüssigem, blutig-serösem Auswurf, der schon nach kurzer Zeit massenhaft Pestbakterien enthalten kann.

Die verschiedenen Manifestationen der Pest gehen fast stets abschließend in eine allgemeine Septikämie über, die unter schnellem Verfall des Patienten, oft begleitet von massiven Blutungen in die Haut als akutes toxämisches Kreislaufversagen zum Tode führt.

Die überstandene Erkrankung hinterläßt eine sehr gute Immunität, die wahrscheinlich lebenslang erhalten bleibt.

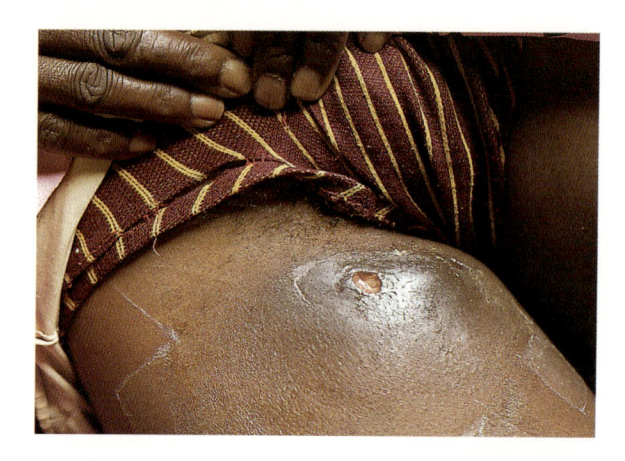

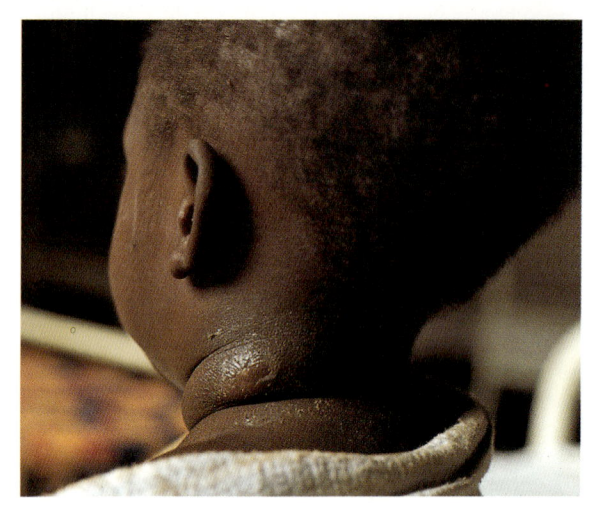

Abb. 21.2 Pest. **a** Bubo am Oberschenkel, zum Teil spontan durchgebrochen. Weitere vergrößerte Lymphknoten und Hämorrhagien in der Umgebung deutlich sichtbar. **b** Bubo am Hals.

Diagnostik und Differentialdiagnostik

Bei seltenem und sporadischem Auftreten vereinzelter Fälle, wie sie in der Umgebung von isolierten Naturherden typisch sind, ist die Diagnose meist schwierig, auch wenn sich retrospektiv betrachtet ein typisches Krankheitsbild geboten hat. Wo eine Pestinfektion überhaupt möglich ist, sollte jede schwere, fieberhafte Erkrankung differentialdiagnostisch an eine Pest denken lassen, vor allem, wenn schmerzhafte, vergrößerte Lymphknoten zu beobachten sind. Andere fieberhafte Erkrankungen sind in Betracht zu ziehen: Malaria tropica, Typhus, Rückfallfieber, Fleckfieber, Brucellosen.

Von den unspezifischen Laborbefunden sei auf die auffallend hohe Leukozytose hingewiesen: Werte über 40 000 Leukozyten/µl sind nicht selten.

Der klassische Diagnoseweg besteht in dem Nachweis der Pestbakterien im Aspirat aus einer punktierten Pestbeule. Hierzu wird der Randbereich einer Bubo mit einer Spritze, die 0,5 ml sterile Kochsalzlösung enthält, punktiert. Tritt bei der Aspiration kein Material in die Spritze ein, kann die Kochsalzlösung injiziert und wieder angesaugt werden. Vom gewonnenen (und im positiven Fall hochinfektiösen) Material können Ausstriche (wenigstens zwei) angefertigt werden. Diese müssen möglichst sofort in wasserfreiem Methanol fixiert werden; denn nur diese Fixation erzeugt die Plasmaretraktion, die zur charakteristischen bipolaren Anfärbung der Bakterien führt. Nach Fixierung, die auch eine Desinfektion der Präparate bewirkt, werden die Ausstriche nach Wayson (Abb. 21.**3**), notfalls nach Giemsa, gefärbt. Ähnlich kann mit Sputum (hochinfektiös!) verfahren werden.

Färbelösung nach Wayson: 0,2 g basisches Fuchsin in 10 ml Methanol lösen, ebenso 0,7 g Methylenblau in 10 ml Methanol. Beide Lösungen zusammengeben und 200 ml destilliertes Wasser mit 5% Zusatz von Phenol zugeben. Färbezeit der getrockneten und fixierten Ausstriche 1 min, dann abwaschen mit destilliertem Wasser.

Zur Anzüchtung der Erreger aus Bubonenaspirat, Sputum oder Blut eignen sich vor allem Blutagarplatten. Eine Typisierung der Yersinien mit Phagen ist in Speziallaboratorien möglich. Auch ein Tierversuch ist möglich durch Inokulation von Punktionsmaterial. Besonders empfindlich ist die Maus, die der Infektion schnell erliegt.

Eine serologische Diagnose ist mit Hilfe eines indirekten Hämagglutinationstests möglich, bei dem F1-Antigen verwendet wird, das allen Pestbakterienstämmen gemeinsam ist. Ab dem 5. Tag nach der Infektion sind positive Ergebnisse zu erwarten (Titer 1:16). Der Antikörpernachweis eignet sich auch für seroepidemiologische Untersuchungen. In den letzten Jahren sind ELISAs entwickelt worden, ebenfalls mit F1-Antigen. Sie scheinen besonders zuverlässig, haben jedoch den Nachteil, daß positive Reaktionen erst 3–4 Tage nach dem Anstieg der IHA-Titer auftreten.

Therapie

Die Letalität der unbehandelten Pest wird mit mehr als 50% angegeben. Pestfälle, auch Verdachtsfälle,

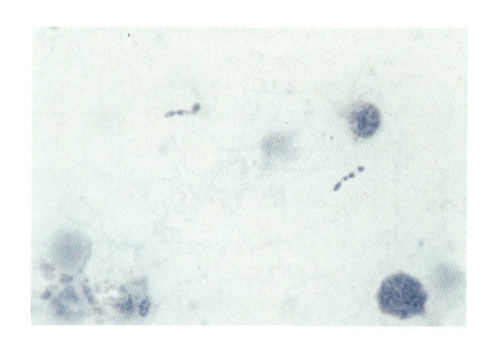

Abb. 21.**3** Lymphknotenpunktat aus der Leistengegend. Wayson-Färbung nach Alkoholfixierung. Zwei Gruppen von typischen Pestbakterien mit bipolarer Anfärbung. Ähnliche, wenn auch nicht so klare Bilder sind mit der Giemsa-Färbung zu erreichen.

sollen isoliert werden, auch wenn die reine Bubonenpest nicht unmittelbar ansteckend ist, solange die Bubonen noch geschlossen sind. Zur Behandlung kann eine Reihe von Antibiotika (kein Penicillin) verwendet werden. Eine sehr gute Wirkung haben die Tetracycline, die gewöhnlich als Mittel der ersten Wahl angesehen werden. Verabreicht werden 4mal täglich 0,5–1 g, bei Schwerkranken, wenn möglich, zunächst als Infusion.

Das wirksamste Antibiotikum ist das Streptomycin. Wegen der Nebenwirkungen und der erforderlichen hohen Dosen sollte die Anwendung kritischen Fällen vorbehalten sein. Dann ist jedoch eine Initialdosis von 1 g zu verabreichen, gefolgt von 0,5-g-Dosen in 4stündigen Abständen (Gesamttagesdosis etwa 30 mg/kg Körpergewicht). Im allgemeinen sollte 10 Tage behandelt werden, da sonst Rückfälle auftreten. Eine Überwachung der Nierenfunktion mit Hilfe des Serumkreatinins ist zu empfehlen. Bei Einschränkung der Nierenausscheidung sollte die Dosis reduziert oder ein anderes Antibiotikum gewählt werden. Bei der Streptomycinanwendung werden in kurzer Zeit große Mengen Bakterien zerstört. Damit besteht die Gefahr eines Endotoxinschocks. Diese wird von einigen Autoren so hoch eingeschätzt, daß sie von der Streptomycinbehandlung abraten bzw. eine niedrigere Dosierung in Kombination mit anderen Antibiotika empfehlen.

Auch das Chloramphenicol zeichnet sich durch einen schnellen Wirkungseintritt aus. Vor allem bei meningitischen Formen hat es sich bewährt. Die Initialdosis beträgt 25 mg/kg Körpergewicht, dann werden pro Tag 60 mg/kg Körpergewicht verabreicht, am besten in vier Dosen aufgeteilt.

Resistenzen der Pestbakterien gegen die genannten Antibiotika sind bisher nicht beobachtet worden.

Von den ebenfalls wirksamen Sulfonamiden sind hohe Dosen (6 g täglich, in mehrere Gaben aufgeteilt) erforderlich. Ihre Wirkung setzt nur langsam ein, so daß sie zur Behandlung von Schwerkranken nicht geeignet sind.

Dehydratation und Schockzustände müssen, soweit möglich, nach den Regeln der Intensivmedizin behandelt werden. Die Verwendung von Corticosteroiden und von Heparin bei der häufig vorhandenen disseminierten intravasalen Gerinnung scheint keine günstige Wirkung zu haben.

Prophylaxe

Es besteht die Möglichkeit einer Impfung. Sie wird für stark Exponierte empfohlen. Die Totvakzine wird zweimal im Abstand von 8–12 Tagen verabreicht. Die erzielte Schutzwirkung ist keine absolute, sie hält etwa 6 Monate an.

Eine Chemoprophylaxe ist z. B. bei unerwartet exponiertem Pflegepersonal oder bei Angehörigen eines Pestkranken zu erwägen. Verabreicht werden Tetracyclin (15–30 mg/kg Körpergewicht) oder Sulfonamid (40 mg/kg Körpergewicht).

Bekämpfung

Die Bekämpfung eines Pestausbruchs ist eine Angelegenheit der Gesundheitsbehörde. In den meisten Ländern existieren entsprechende Maßnahmenkataloge. Auch die Weltgesundheitsorganisation hat Empfehlungen veröffentlicht. Erste Maßnahme wird stets eine Flohbekämpfung durch geeignete Insektizide sein. Danach kann eine Dezimierung der Rattenpopulation versucht werden. Diese ist außerordentlich aufwendig und wenn keine guten sanitären Voraussetzungen vorhanden sind oder geschaffen werden können, in der Regel erfolglos. In vielen Naturherden kann die Pest erfahrungsgemäß nicht ausgerottet werden.

Literatur

Bahmanyar, M., D. C. Cavanaugh: Plague manual. World Health Organization, Genève 1976

Defoe, D.: Ein Bericht vom Pestjahr (A journal of the plague year 1665). Jonas, Marburg 1987

Pollitzer, R.: Plague. WHO Monogr. Ser. 22 (1954)

Williams, J. E., M. K. Gentry, C. A. Braden, G. L. Tyndal, P. L. Altieri, S. Berman, D. M. Robinson: A monoclonal antibody for the specific diagnosis of plague. Bull. WHO 66 (1988) 77–82

World Health Organization: Human plague in 1982. Wkly epidemiol. Rec. 58 (1983) 265–266

22 Tetanus, Gasbrand, Anthrax

B. Velimirovic

Tetanus

Definition

Tetanus (Wundstarrkrampf, Lockjaws) ist eine akute, spastische Krankheit, verursacht durch Exotoxin, das auf das Zentralnervensystem einwirkt und eine krampfhafte Starre der Muskulatur auslöst. Tetanus ist genaugenommen keine tropische Krankheit, kommt aber heute vor allem in den Tropen vor und ist dort von großer Bedeutung.

Epidemiologie

Verursacht wird Tetanus durch Clostridium tetani, einen schlanken, 2–5 µm langen, grampositiven, stäbchenförmigen, anaeroben, sporenbildenden Bazillus. Die terminalen, runden Sporen sind eigenständig (charakteristische Trommelschlegelform) und lebhaft beweglich unter anaeroben Verhältnissen; optimale Wachstumsbedingungen bestehen bei um 37 °C. Die Sporen sind widerstandsfähig gegen Hitze und Desinfektion.

Tetanus ist weltweit verbreitet mit großen geographischen Unterschieden. Clostridium wird in der gedüngten Erde, in Darminhalt und Fäzes von Pferden, seltener beim Rind (das neutralisierende Antikörper besitzt) und anderen Tieren gefunden, auch in Darm und Fäzes von Menschen. Der Erreger in Fäzes ist erst in der Erde (Naturdünger) gefährlich, wo die Sporen lange überleben können. Bei einer Verletzung, welche die Vorbedingung für eine Infektion ist, und bei Verunreinigungen, auch mit Straßenschmutz, werden die Sporen mit Fremdkörpern unter die Haut gebracht (Holzsplitter, Nägel, Dornen, Brandwunden, bei Schußverletzung als sekundäre Infektion, Bißverletzung; Abort bei Frauen). Die Wunden müssen nicht unbedingt offen sein; auch unsichtbare oder kaum sichtbare Bagatellverletzungen, kleine Stichwunden, z. B. bei Drogensüchtigen, oder Ohrläppchenperforationen können gefährlich sein. In etwa 20% der Fälle bleibt die Eintrittsstelle unbekannt. Die Inkubationszeit liegt zwischen 3 Tagen und mehreren Wochen, selten sogar bei 6 Monaten, in 80% der Fälle zwischen 6 und 14 Tagen. Eine kürzere Inkubation (höhere Toxinmenge) hat eine ungünstigere Prognose. Eine Übertragung von Mensch zu Mensch gibt es nicht. In entwickelten Ländern ist die Krankheit nur noch bei älteren, nichtimmunisierten Personen zu sehen, in tropischen und subtropischen Gebieten dagegen ist sie noch häufig. 1990 betrug die Morbidität in Asien und Afrika zwischen 10 und 50/100 000. Nach Schätzungen der WHO sterben weltweit jährlich über 1 Million Menschen an Tetanus. In endemischen Gebieten gibt es „hot spots", Gebiete mit vielen Pferden, wo somit die Sporenverseuchung besonders groß ist. In einigen tropischen Ländern ist die Krankheit seltener in der Regenzeit, vermutlich weil dann weniger landwirtschaftliche Arbeiten durchgeführt werden können. Nach einer Analyse von 1962 Tetanusfällen aus Dakar waren die häufigsten Ursachen Wunden am Fuß, sehr häufig auch Ohrperforierungen und – in abfallender Frequenz – andere Stellen, Umbilikuswunden (die für eine große Zahl von Todesfällen verantwortlich waren), dann dermatologische Ursachen, Zirkumzision, aber auch nichtsterile i. m. Injektionen, Geburtsverletzungen und chirurgische Interventionen (offene Frakturen). Die Anwendung traditioneller Heilmittel nach Skarifikationen der Haut wie auch die immer populärer werdenden nichtsterilen Injektionen durch traditionelle Heiler können die Infektion übertragen.

Pathogenese

Clostridium tetani (es gibt 10 antigene Typen) vermehrt sich in der Eintrittsstelle, insbesondere bei starker Verschmutzung oder später Versorgung der Wunde, und produziert seine Exotoxine: ein hochpotentes Tetanospasmin, das tonische Krämpfe auslöst, und ein zweites Toxin, Tetanolysin, mit hämolytischer und evtl. auch kardiotoxischer Wirkung. Sie binden sich an die Rezeptorenganglioside der Neuronen und wandern ca. 5 mm pro Stunde die peripheren Nerven entlang bis zum Zentralnervensystem. Die Exotoxine wirken wie Strychnin hemmend auf die Vorderhornzellentätigkeit der Medulla spinalis und beseitigen die reziproke Innervation, so daß die ausgehenden Impulse eine übertriebene Reaktion verursachen. Die motorischen Nerven im Gehirnstamm sind kurz; daher werden die Gehirnnerven sehr früh betroffen und verursachen Muskelspasmen, z. B. der Kaumuskulatur (M. masseter). Tonische Spasmen entstehen durch den gesteigerten Tonus der Muskeln in der Nähe der Infektionseintrittsstelle. An Neuronen gebundenes Tetanustoxin kann durch nichts entfernt werden.

Krankheitsbild

Tetanus in den Tropen bietet keine Besonderheiten, außer daß er anscheinend wegen des jugendlichen Alters der Patienten weniger schwer zu verlaufen scheint. Die Sterblichkeit (ohne Berücksichtigung von neonatalem Tetanus) beträgt etwa 30% trotz der bescheidenen therapeutischen Möglichkeiten.

Die wesentlichen Symptome sind Rigidität, Trismus (Kieferklemme, Krämpfe der Zunge und Kaumuskulatur – „Risus sardonicus", grinsender Eindruck durch Spasmen der mimischen Muskulatur; Abb. 22.1), Dysphagie, Opisthotonus durch Spasmen der Nacken-, Rücken- und Bauchmuskeln. Die Glieder bleiben meistens frei, der Gang ist aber erschwert. Fieber kann um 38 °C liegen. Eine Einteilung in Schweregrade und klinische Gruppen ist künstlich. Wenn die Eintrittspforte am Kopf ist, beginnt die Krankheit schneller, und der Verlauf ist schwerer. Oft zeigt sich eine komplizierte Überaktivität des sympathischen Nervensystems. Tonische Muskelrigidität fehlt nie und persistiert während des ganzen Verlaufs der Krankheit. Die Krampfanfälle sind schmerzhaft, treten in immer kürzeren Intervallen auf, und der Patient, der immer bei Bewußtsein bleibt, fürchtet jeden weiteren Paroxysmus. Der Tod erfolgt durch Atemlähmung, Asphyxie, Glottis-, Bauchmuskulatur- bzw. Zwerchfellähmung und Koma.

Diagnostik und Differentialdiagnostik

Die Diagnose ist klinisch leicht. Der Labornachweis von Klostridien aus dem die Wunde umgebenden Gewebe ist schwierig, und serologisch erhält man nur eine schwache Antwort. Die schnelleren Methoden beruhen auf dem Nachweis des IgG-Klasse-Antikörperspiegels und dem ELISA-Test, die beide in spezialisierten Laboratorien durchgeführt werden könnten, in der Praxis aber oft an fehlenden Möglichkeiten scheitern. Den Toxinnachweis erhält man nach mehreren Tagen aus einem Kulturfiltrat im Tierversuch an Mäusen. Der Catecholaminplasmaspiegel ist erhöht.

Differentialdiagnostisch besteht nur anfänglich Ähnlichkeit mit Hypokalzämie, Tetanie, intrakranieller Hämorrhagie, Tollwut, Spasmen nach anderen Erkrankungen, Meningoenzephalitis, Vergiftungen (Strychnin-Starrkrampf, bei dem auch die Glieder betroffen sind), Nebenwirkungen von Medikamenten (Dopaminantagonisten).

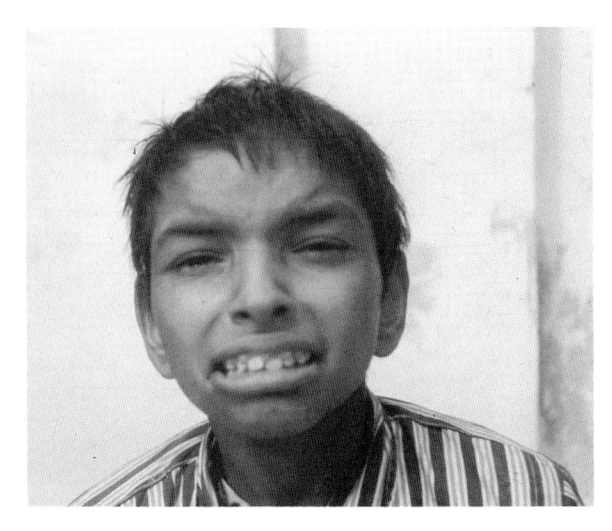

Abb. 22.1 Trismus bei Tetanus.

Therapie

Nach gründlicher Wundsanierung wird möglichst sofort humanes Tetanusimmunglobulin (Tetagam, Tetaglobulin, Tetanobulin) intramuskulär verabreicht: 5000–10 000 IE, an den folgenden Tagen je 3000 IE. Die Dauer der Behandlung richtet sich nach der Schwere der Erkrankung. Falls Tetanusimmunglobulin nicht erhältlich ist, gibt man Tetanusantitoxin in einer einmaligen großen Dosis (als Anfangsdosis 10 000, evtl. bis 200 000 IE) intramuskulär oder 50 000 IE intravenös zur Neutralisierung des noch nicht gebundenen oder neu gebildeten Toxins. Vorher soll eine Testdosis wegen einer möglichen anaphylaktischen Reaktion subkutan und dann auch intramuskulär appliziert werden. Auch bei Ekzem, Asthma und anderen allergischen Zuständen soll immer 1 ml Adrenalin oder 1:1000-Lösung in der Spritze sein; falls innerhalb von 30 Minuten keine Reaktion erfolgt, kann die volle Dosis gegeben werden. Clostridium tetani ist zwar hochempfindlich gegen Penicillin G, die Wirkung hoher Dosen (z. B. 2–3 Mill. IE i. v. alle 4 Std.) auf Symptome und Letalität ist unsicher, da vom Effekt der Immunglobuline schwer abzutrennen.

Unspezifische Therapie: Sedativa (Barbiturate, Neuroleptika, Diazepam) 1–5 mg/kg/KG und Tag, Muskelrelaxanzien (Curare) zur Unterdrückung der Krampfanfälle und Betablocker zur Supprimierung der symptomatischen Hyperaktivität. Magnesiumsulfat und Ganglienblocker zur Senkung des erhöhten Catecholaminspiegels werden empfohlen. Tracheotomie und Freihalten der Respirationswege sowie künstliche Beatmung sind oft notwendig, sind aber in tropischen Ländern nur selten möglich.

Trotz aller Bemühungen ist die Letalität noch immer hoch (um 50%). Corticosteroide werden im Falle von Serumkrankheit verwendet. Parenterale oder nasogastrische Ernährung kann notwendig sein.

Die Problematik des Tetanus in tropischen Ländern ist durch mangelnde therapeutische Möglichkeiten verstärkt. Die Therapie ist außerdem teuer.

Prophylaxe

Die aktive Impfung gegen Tetanus wird heute routinemäßig in aller Welt im Kindesalter durchgeführt (meist als Tripleantigen in Kombination mit Diphtherie und Pertussis oder als Doubleantigen DT). Grundimmunisierung mit zwei Dosen Tetanustoxoid (Adsorbatimpfstoff Aluminiumhydroxid 0,5 ml) im Abstand von 4 Wochen. Eine Auffrischungsimpfung ist nach 6–12 Monaten zur Erzeugung eines langjährigen Impfschutzes angezeigt. Die früher empfohlene Boosterung nach 5 oder weniger Jahren hat sich außer bei Schwangeren in Entwicklungsländern als unnötig erwiesen, die Auffrischungsdosis nach 10 Jahren ist für einen raschen Titeranstieg von Tetanusantikörpern ausreichend. Die Methode, nach jeder Verletzung Tetanusbooster zu geben, führte eher zu unnötiger Hyperimmunisierung und sonst seltenen Reaktionen. In manchen Ländern wird die Auffrischungsimpfung beim Schuleintritt und beim Abgang von der Schule vorgenommen. Als vollimmunisiert kann nur eine Person gelten, die eine komplette Grundimmunisierung und eine Auffrischungsimpfung erhalten hat. Der Immunstatus kann durch Bestimmung des Antikörpertiters festgestellt werden. Nur bei einer Dosis von > 0,1 E/ml ist der Schutz ausreichend.

Die Impfung kann in allen Altersgruppen vorgenommen werden. Eine Auffrischung ist aber vor allem bei potentiell exponierten Personen indiziert, bei denen ein erhöhtes Risiko für eine Traumatisierung besteht, wie z. B. Militär, Polizei, Katastrophenschutz; bei Gärtnern, Landwirten und Personen die in ständigem Kontakt mit Tieren und deren Ausscheidungen stehen. Die Auffrischung ist auch dann angebracht, wenn die Grundimpfung nicht vollständig war. Auch ein Booster mit Tetanusadsorbat ist angezeigt, falls der Impfstatus unsicher ist oder die letzte Impfung länger als 5 Jahre zurückliegt (Tab. 22.1).

Die Prophylaxe im Verletzungsfall richtet sich nach dem Stand der Immunisierung. Das jeweilige Vorgehen ist auf Tab. 22.1 dargestellt. Nach Wundversorgung sind folgende Dosierungen angezeigt:

Tetanustoxoid: 0,5 ml intramuskulär (nur bei fehlender oder ungenügender Grundimmunisierung und bei länger als 5–10 Jahre gemäß Tab. 22.1 zurückliegender Auffrischimpfung.

Tetanusimmunglobulin: 250 IE (1 ml) intramuskulär (kontralateral zum Toxoid). Bei schweren Verbrennungen oder Wunden, die chirurgisch nicht optimal zu versorgen sind, 500 IE (2 ml). Bei Verbrennungen ist nach 36–48 Stunden eine weitere Gabe von 250 IE (1 ml) indiziert.

Neonataler Tetanus

Definition
Neonataler Tetanus ist eine besondere Tetanusform, die bei Neugeborenen, Frühgeburten und Säuglingen auftritt.

Normales Saugen und Weinen in den ersten 2 Lebenstagen. Beginn der Krankheit erst zwischen dem 2. und 28. Tag. Unvermögen zu Saugen, gefolgt von Rigidität und/oder Krämpfen. Eine Wunde fehlt, der Infektionsweg ist nicht identifizierbar.

Epidemiologie
Die WHO rechnet, daß die Hälfte aller neonatalen Todesfälle in den tropischen und einigen subtropischen Ländern und ein Viertel der gesamten Kindersterblichkeit durch neonatalen Tetanus verursacht werden. Trotz unvollständiger Erfassung schätzte 1991 die WHO, daß 440 000 Neugeborene pro Jahr daran sterben. Die Mortalität in ländlichen Gebieten einiger Entwicklungsländer geht bis zu 60/1000 Lebendgeborenen, vor allem dort, wo die sog. traditionelle Medizin praktiziert wird (Verwendung von Kuhmist, Erde, Asche auf die Nabelschnurwunde). Die Krankheit wurde in erster Linie bei den wenig gebildeten Schichten beobachtet, welche die unterschiedlich zugänglichen Gesundheitsdienste unregelmäßig aufsuchten.

Im Jahre 1989 konnte die routinemäßige Überwachung des neonatalen Tetanus nicht mehr als 2–8% der Fälle aufdecken (verglichen mit den Sterblichkeitsstudien). Deswegen wird von der WHO das separate Melden von neonatalem Tetanus verlangt, in tropischen Ländern zumindest durch das sog. Sentinel-(Beobachter-)System in ausgewählten Ambulatorien und Kinderkrankenhäusern. Weniger als 30% der Mütter wurden 1990 mit zwei oder mehr Dosen Tetanustoxoid geimpft.

In Europa kommt – außer in der Türkei – diese Form von Tetanus nicht mehr vor, ist aber in den Entwicklungsländern häufig und hängt vom Grad des Immunisationsschutzes bei schwangeren Frauen ab.

Krankheitsbild
Unvermögen zu Saugen aufgrund des Trismus, Steifheit der Nackenmuskulatur, Opisthotonus, Verstopfung, Spasmen, Kontrakturen sind die Symptome.

Tabelle 22.1 Zusammenfassende Übersicht über die Tetanusprophylaxe in der Routinewundbehandlung

Stand der Tetanusimmunisation (Dosen)	Saubere, kleine Wunden		Alle anderen Wunden	
	TT[1]	TIG	TT[1]	TIG
Unsicher	ja	nein	ja	ja
0–1	ja	nein	ja	ja
2	ja	nein	ja	nein[2]
3 oder mehr	nein[3]	nein	nein[4]	nein

[1] Für Kinder < 7 Jahre wird DPT (DT, falls das Pertussisvakzin kontraindiziert ist) dem Tetanustoxoid allein vorgezogen. Für Personen ≧ 7 Jahre wird Tetanusadsorbat dem reinen Tetanustoxoid vorgezogen.

[2] Ja, falls Wunden > 24 Stunden alt.

[3] Ja, falls 10 Jahre seit der letzten Dosis vergangen sind.

[4] Ja, falls > 5 Jahre seit der letzten Dosis vergangen sind (häufige Auffrischungsimpfungen werden nicht benötigt und können Nebenwirkungen hervorrufen).

TT Tetanustoxoid, TIG Tetanusimmunglobulin.

Zum Unterschied von Spasmen meningealer Natur fehlt das Fieber, und die Fontanella ist nicht ausgebeult. Trotz Serumtherapie und der Verabreichung von Sedativa (Diazepam) stirbt in 80% der Fälle das Neugeborene innerhalb von wenigen Tagen.

Differentialdiagnostik
Differentialdiagnostisch ist an Meningitis, Enzephalitis, seltener Tetanie, sich langsam entwickelnde intrakranielle Hämorrhagie zu denken.

Prophylaxe
Neonataler Tetanus kann durch die Immunisierung der Mütter mit Tetanustoxoid und durch eine hygienische Entbindung und Pflege danach durch ausgebildete Hebammen verhindert werden (derzeit ist nach WHO solche Pflege nur bei 52% der Geburten in den Entwicklungsländern gegeben). Die Immunisierung ist wirkungsvoller als die allgemeine Verbesserung der Partum- und Post-partum-Praktiken. Die Säuglinge ausreichend immunisierter Mütter sind in den ersten 6 Monaten nach der Geburt vor Tetanus geschützt. Im Jahre 1989 hat die Weltgesundheitsorganisation eine Resolution verabschiedet mit dem Ziel, den neonatalen Tetanus bis 1995 durch eine mindestens 90%ige (besser noch 100%ige) Impfung der Frauen im gebärfähigen Alter zu eliminieren. Die empfohlene Tetanustoxoid-Immunisation für Frauen besteht aus fünf Dosen: beim ersten Kontakt mit den Gesundheitsdiensten so früh wie möglich während der Schwangerschaft, mit einem 4wöchigen Abstand zur zweiten, einem 6monatigen zur dritten Dosis, spätestens 2 Wochen vor der Entbindung. Der Schutz beginnt 15 Tage nach der zweiten Injektion, die vierte soll 1 Jahr danach oder während der nächsten Schwangerschaft und die fünfte 1 Jahr nach der vierten Dosis oder ebenfalls während der nächsten Schwangerschaft erfolgen. Die Mütter sollten einen eigenen Impfpaß erhalten. Falls nicht geimpft wurde oder der Nabel bereits kontaminiert ist, werden 750–1500 IE des Antitoxins empfohlen.

Gasbrand

Definition
Gasbrand (Gasödem) ist eine toxische Myonekrose mit der Entwicklung von Gasgangrän. Die Krankheit kommt bei Mensch und Tier vor; sie ist keine spezifische Tropenkrankheit, in den Tropen jedoch wesentlich häufiger.

Epidemiologie
Die Infektion erfolgt durch traumatische Verunreinigung der Wunden mit Erde. Klostridiensporen sind in der Natur weitverbreitet; sie befinden sich in der Erde, im Staub und Schmutz oder in Kleiderfetzen, aber auch saprophytisch im menschlichen oder tierischen Darm. Diese Infektion ist bei kriegerischen Auseinandersetzungen typisch. Auch eine endogene atoxische Infektion aus dem eigenen Darm des Patienten kann bei Operationen vorkommen und als Sonderform bei nicht antibiotisch geschützten, nichtprofessionellen Aborten (Septikämie und Gangrän des Uterus). Die Inkubationszeit beträgt zwischen einigen und 48 Stunden, seltener 3–4 Tage. Es sind aber auch Fälle mit einer Inkubationszeit von 30 Tagen und länger bekannt. Viele Stämme sind hitzeresistent.

Erreger sind verschiedene Klostridien, grampositive, bekapselte Stäbchen: Clostridium perfringens Typ A (in 60–80% der Fälle), auch C. welchii genannt, C. novyi Typen A und B, C. oedematiens (30–60%); selten andere Typen: C. histolyticum, C. septicum, C. sordellii, C. bifermentans, C. hallax, C. sporogenes. Es gibt weitere zytotoxische Klostridien und Typen, die Gasgangrän oder Enterotoxämie verursachen, aber nicht beim Menschen. Die Infektion wird nicht direkt vom Tier auf den Menschen übertragen.

Pathogenese
Clostridium perfringens vermehrt sich nicht in gesunden Geweben, sondern nur unter anaeroben Bedingungen. Der Bazillus verursacht Lysis und Zerfall der Zellmembranen von Muskulatur und Verbindungsgewebe einschließlich des Kollagens, seltener Nekrosen oder Hämolyse mit Gasentwicklung durch verschiedene toxische Enzyme. Es gibt 22 verschiedene Serotypen des Clostridium perfringens, unterteilt in fünf Gruppen (A–E) nach der Kombination der produzierten Toxine. Nur ein vom Typ A produziertes α-Toxin (eine Lecithinase) ist für Gasgangrän verantwortlich und weist die höchste Virulenz auf. Es gibt noch 12 andere Toxine und einige Enterotoxine mit verschiedenen pathogenen Eigenschaften (unterschiedliche Formen der Nekrose). Die Gasgangrän wird meistens von C. perfringens verursacht. C. novyi Typ A und B bildet ein sulzig-glasiges Ödem mit oder ohne Gasblasen und produziert eine besonders toxische Form der Gangrän. C. septicum erzeugt blutigseröse Ödeme. Das Exsudat hat einen intensiven Geruch, der bei Myonekrosen süßlich ist. Die bakteriämische Propagation führt schnell zur Sepsis, die Absorption der Toxine in den Kreislauf zu Toxämie und Schock. In vivo produzieren die Bakterien eine Kapsel, so daß die Phagozytose gehemmt wird.

Krankheitsbild
Akut zunehmender Wundschmerz, Fieber, Ödeme, gelbbraune bis blauschwarze Verfärbung, hämorrhagische Sekretion, Gasbildung um die Wunde (Abb. 22.2), Krepitus bei der Palpation und in unbehandelten Fällen Gangrän sind die Zeichen. Bei ständiger

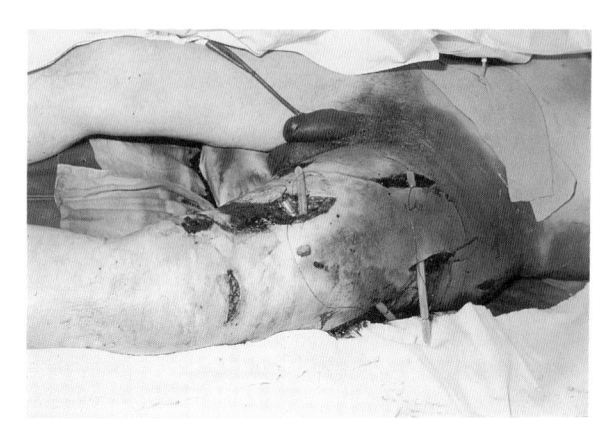

Abb. 22.2 Gasbrand bei einem 68jährigen Patienten.

Progression kann es innerhalb von Stunden zum Tode kommen.

Diagnostik und Differentialdiagnostik

Die Diagnose basiert auf dem klinischen Bild und dem mikroskopischen Erregernachweis in nekrotischem Gewebe aus der Wunde, in Venenblut, Exsudat, Stuhl, Lebensmitteln (bei intestinaler Form s. Darmbrand).

Für die Kultur wird ein Teilchen des nekrotischen Gewebes mit einer Kapillartube entnommen; danach wird eine anaerobe Kultur auf verschiedenen Agartypen angelegt. Einige besondere Charakteristika helfen bei der Labordiagnostik (Doppelzonenhämolyse). Gasgangrän kann durch einen (oder mehrere) Klostridientypen und in Verbindung mit aeroben Organismen und anaeroben Streptokokken (Mischinfektion) verursacht werden, was die Untersuchung im Laboratorium kompliziert. Nur Clostridium perfringens ist nicht mobil. Tierversuche werden an Meerschweinchen gemacht. Neue diagnostische Methoden sind die Demonstration der verschiedenen Enterotoxine im Stuhl und exakte Diagnose mittels Gaschromatographie (Fettsäurenanalyse), die in den Tropen nicht leicht durchgeführt werden können. Serologische Tests sind nicht hilfreich.

Differentialdiagnostisch kommen u. a. Phlegmonen und Abszesse mit Gasbildung bei Infektionen mit Proteus, Streptokokken und Staphylokokken in Frage. Durch anaerobe Bakterien wird eine Zellulitis, bei der die Muskeln nicht beteiligt sind, verursacht.

Therapie

Gründliche chirurgische Wundsäuberung, breite Öffnung der Wunde, um dem Sauerstoff Zutritt zu ermöglichen. Die Behandlung mit Sauerstoffüberdruck (2–3 Atmosphären in besonderen hyperbaren Kammern), mit der in Europa gute Erfolge erreicht wurden, ist in den Tropen nur selten möglich, außerdem ist die Wirkung dieser Methode bei kürzerer Exposition fraglich, da Clostridium perfringens eine Sauerstoffexposition von 72 Stunden überleben kann. Amputationen können notwendig sein.

Spezifische Therapie: Penicillin G 20(–40) Mill. IE täglich als Infusion gilt als wirksamste Antibiotikatherapie. Bei Penicillinallergie Chloramphenicol oder Cephalosporine. Die Wirkung polyvalenter Gasbrandantitoxine ist unsicher. Ohne Behandlung ist die Prognose sehr schlecht, und die Letalität liegt trotz optimaler Therapie zwischen 40 und 60%.

Prophylaxe

Antitoxische Sera werden heute größtenteils durch Antibiotika ersetzt, z. B. Penicillin G 5–20 Mill. IE täglich. Die frühzeitige Wundversorgung ohne Primärverschluß suspekter Wunden ist die wichtigste prophylaktische Maßnahme.

Darmbrand

Definition

Darmbrand (Enteritis necroticans, Enterotoxämie, „pig-bel"-Krankheit) ist eine akute, durch Enterotoxin verursachte, diarrhöische Erkrankung, ausgelöst durch mit Clostridium perfringens kontaminierte Nahrungsmittel. Sie besteht aus zwei Formen, der Enterotoxämie (Lebensmittelvergiftung) und der Enteritis necroticans in den Tropen.

Epidemiologie

Die durch Clostridium perfringens verursachte Lebensmittelvergiftung kann überall vorkommen. Die Infektion erfolgt durch den Verzehr kontaminierter Nahrungsmittel, die nicht genug gekocht wurden, oder durch fäkale Kontamination. Es wurde auch die Möglichkeit einer Infektion durch Fliegen postuliert, vor allem durch Fleischfliegen. Die Kreuzinfektion über Küchengeräte ist möglich. Sporen überleben normale Kochtemperaturen und entwickeln und vermehren sich in der Nahrung. Die Enteritis necroticans wurde erstmals nach dem Zweiten Weltkrieg im Jahre 1946 in Hamburg, Lübeck und Rostock bei 400 Personen, vor allem Kindern, nach dem Konsum von verdorbenem Fleisch demonstriert und dann in den Jahren 1950 bis 1966 als identisch mit der „pig-bel"-Krankheit von Neuguinea erkannt. Die Inzidenz in Papua-Neuguinea liegt bei 500/100 000.

Heute wird der Erreger als Variante von Clostridium perfringens betrachtet. Die Inkubationszeit kann sehr kurz sein, 45–80 Minuten, aber auch 14–24 Stunden. Es gibt keine sekundären Fälle und keine besonderen beruflichen oder geographischen Konzentrationen. Die meisten Fälle werden im Sommer beobachtet. Die Zahl der betroffenen Personen kann höher sein als bei Salmonella und Staphylococcus, die Krankheit wird aber nicht immer korrekt diagnostiziert. Die am häufigsten infizierten Speisen sind Hühner- und Putenfleisch und Wurstwaren.

Die Erkrankung kommt in Europa nur sehr selten vor und betrifft hier Erwachsene, vor allem Frauen im 4.–6. Jahrzehnt. Die Bakterien aus älteren Kulturen überleben (bei langsamer Abkühlung) saure pH-Reaktionen im Magen. Große Mengen von Bakterien sind notwendig, mindestens 10 Mill. Keime pro Gramm, um die Krankheit zu verursachen.

Die meisten Stämme von Clostridium perfringens, verantwortlich für Nahrungsmittelvergiftungen, sind vom Typ A und zu 18% nicht hämolytisch. Einige Stämme sind hitzeempfindlich, können aber für 10 Minuten 100°C überleben. Enteritis necroticans wird durch β-Toxin, das von C. perfringens Typ C produziert wird, verursacht.

Pathogenese

Bei Enteritis necroticans kommt es zu Nekrosen im Dünndarm. Die maximale toxische Aktivität findet im Ileum statt, die minimale im Duodenum (Unterschied zu Choleratoxin). Sie zeichnet sich durch die Inhibition vom Glucosetransport aus.

Die Diarrhöwirkung toxinnegativer Stämme von Clostridium perfringens wurde bei Freiwilligen nachgewiesen. Das Enterotoxin von Clostridium perfringens ist im Stuhl kranker Personen vorhanden.

Krankheitsbild

Das Krankheitsbild bei der Enterotoxämie ist durch plötzlich auftretende wäßrige Durchfälle mit starken kolikartigen abdominalen Schmerzen und das Fehlen von Nausea und Erbrechen sowie von Fieber, Schüttelfrost und Kopfschmerzen charakterisiert. Die Krankheit ist mild und dauert meistens nur etwa 24 Stunden. Seltene Todesfälle wurden nur bei hospitalisierten, schwachen Patienten gesehen.

Enteritis necroticans dagegen ist eine schwere Erkrankung mit blutigem Durchfall, Erbrechen und nicht selten Schock mit sehr hoher Letalität von 40%, meistens durch Peritonitis als Folge von Darmperforation.

Diagnostik und Differentialdiagnostik

Die Diagnose ist oft epidemiologisch hinweisend, aber die Isolierung des Erregers aus Nahrungsmitteln und Patienten ist unbedingt notwendig. Falls keine Lebensmittelreste vorhanden sind, ist die Isolierung des Organismus vom selben serologischen Typ aus den Fäzes der meisten Erkrankten hinweisend (nicht aber von den Kontrollpersonen). Kultur und eventueller Nachweis des Enterotoxins im Stuhl wären nutzbringend.

Differentialdiagnostisch ist es wichtig, daran zu denken, daß die nekrotisierende Enterokolitis als Nahrungsmittelinfektion auch in Europa vorkommt und daß sie neben Clostridium perfringens noch durch viele andere Bakterien und virale Pathogene verursacht werden kann, z. B. Bacillus cereus, Klebsiella, Enterobacter und enterotoxigene Escherichia coli. Die Diarrhö bei Cholera ist profuser. Salmonellosis hat eine längere Inkubationszeit und geht gewöhnlich mit Fieber einher.

Therapie

Chirurgische Maßnahmen (Resektion, Bypass) können indiziert sein. Antibiotika sind von unsicherer Wirkung – evtl. Penicillin, Ampicillin, Chloramphenicol.

Prophylaxe

Es gibt keine effektive immunologische Prävention. Die beste Prophylaxe bei Säuglingen ist die Muttermilch. Wo keine Muttermilch vorhanden ist und bei Frühgeburten und Kindern mit einem Geburtsgewicht von weniger als 2000g, hat ein Ernährungszusatz von oralen Immunglobulinpräparaten (IgA und IgG) ermutigende Resultate gebracht. Die Immunglobuline dienen zur Substitution der Antikörper, die das Kind normalerweise durch die Muttermilch bekommt.

Eine Prävention der durch Lebensmittel übertragenen intestinalen Krankheiten ist durch entsprechendes Kochen mit schnellem Abkühlen zu erreichen, falls das Fleisch nicht gleich konsumiert wird. Schnelles Aufwärmen auf eine innere Temperatur von mehr als 75°C ist erforderlich. Vor allem solche Personen, die im Lebensmittelgewerbe und in Küchen tätig sind, müssen über die Fleischaufbewahrung aufgeklärt werden.

Anthrax

Definition

Anthrax (Pustula maligna, Milzbrand, Brandbeule, Charbon, Carbunculo, Woolsorters' disease) ist eine akute bakterielle zoonotische Infektion mit Befall von Haut, Lunge und Darm, charakterisiert durch hämorrhagische Entzündungen.

Epidemiologie

Anthrax wird durch Bacillus anthracis, einen aeroben, sporenbildenden, grampositiven, exotoxinproduzierenden Erreger verursacht. Die Fähigkeit, Sporen zu bilden, erlaubt dem Bazillus, in dieser Dauerform sehr lange in der Umwelt zu überleben und Desinfektionsmaßnahmen zu widerstehen, welche die meisten Bakterien vernichten. Eine Persistenz von 90 Jahren in der Erde wurde bestätigt, kann jedoch vermutlich noch länger sein. Anthrax ist weltweit verbreitet, ist also genaugenommen keine tropische Krankheit, heute jedoch vorwiegend in den Tropen und Subtropen anzutreffen, aus denen sie auch in andere Erdteile eingeschleppt wird. Das Reservoir ist kontaminierte Erde. Betroffen sind vor allem Herbivoren: Rinder, Pferde, Schafe, Ziegen, Schweine, seltener andere Tiere. Sogar Elefanten können die Krankheit übertragen. Feline Wildtiere dagegen sind relativ resistent. Stechfliegen (Bremse, Tabanidae) können die Infektion mechanisch übertragen. Die Verbreitung hängt von der Prävalenz bei Tieren ab. Die Inzidenz hat sich überall in der Welt vermindert, und die Literaturangaben stützen sich meistens auf ältere Schätzungen. Derzeit kommt Anthrax bei Menschen in Europa (etwa 700 Fälle pro Jahr), in der ehemaligen UdSSR, in der Türkei und weniger häufig in Spanien und Italien, im Mittleren Osten und ganz Asien, Afrika und Südamerika vor, selten in Nordamerika und im pazifischen Raum, dort vor allem auf den Philippinen. Nach fast allen Tierseuchengesetzen besteht Meldepflicht für Anthrax, trotzdem sind die Daten weltweit unvollständig. Die Infektion erfolgt über Haut, Lungen oder die Nahrung, meist durch Sporen (seltener vegetative Keime, da diese im Magensaft vernichtet werden). Übertragung über die Haut geschieht durch den direkten Kontakt mit Kontaminierten, mit Blut, Haaren, Tierhäuten (auch getrocknet können diese jahrelang Sporen enthalten), mit Knochen, Garnen und anderen ähnlichen Produkten während der Verarbeitung, z. B. beim Weben, oder im direkten Kontakt mit dem Fleisch von infizierten Tieren. Tropische Temperaturen begünstigen die Sporulation. Durch Einatmen des Aerosols mit Bazillen oder Sporen kommt es zur Infektion über die Lungen, falls die Aerosolpartikel kleiner als 5 µm sind. Die Sporen entfalten und vermehren sich in den Alveolen. Sie werden durch Makrophagen phagozytiert und in die regionalen Lymphdrüsen gebracht. Die Inhalationsdosis muß massiv sein, d. h. >1000 Sporen. Eine solche Infektion ist in der Stadt Sverdlovsk in der ehemaligen UdSSR im Jahre 1979 nach einem Unfall in einer militärischen Einrichtung bekanntgeworden. Die Infektion breitet sich beim Verzehr von infiziertem Fleisch über den gastrointestinalen Trakt in den Darm aus, wo sie über die Schleimhaut zu den regionalen Lymphdrüsen gelangt, in denen sich die Sporen vermehren. Diese können auch über den oralen Mukus transportiert werden und zur zervikalen Lymphdrüsenform führen. Die intestinale Form kommt häufig in Afrika vor. Es ist keine Infektion durch Milch bekannt. Die Inkubationsdauer beträgt 48 Stunden oder mehr, für gewöhnlich aber 2–5 Tage. Eine Übertragung von Mensch zu Mensch ist nicht möglich.

Epidemiologisch unterscheidet man eine landwirtschaftliche und eine industrielle Infektion. Besonders sind Veterinäre, deren Assistenten, nomadische Hirten, Schlachter usw. einer Infektion ausgesetzt. In der Industrie sind es jene Angestellten, die mit Wolle, Textilien und Leder und in der Düngemittelherstellung arbeiten. Die Krankheit wurde auch bei Teppichknüpfern und Webern beschrieben. Oftmals ist es nicht möglich, der Exposition nachzugehen. Wahrscheinlich ist die Krankheit auf die Umweltkontamination zurückzuführen. Die Immunität ist schwach, wiederholte Infektionen sind bekannt.

Pathogenese

Anthraxbazillen vermehren sich 2 Stunden nach der Infektion an der Eingangsstelle. Sie sind zahlreich unter den zentralnekrotischen Stellen der Haut zu finden. Die Hautläsion ist ein nekrotisierendes Ulkus, begleitet von seröser Entzündungsreaktion, hämorrhagischem Ödem und Lymphadenitis. Metastatische Läsionen und hämatogene Dissemination entstehen beim Eindringen in die Blutbahn. Bei Lungenanthrax erfolgt die Primärläsion nicht in den Alveoli oder Bronchien, sondern sie ist eine hämorrhagische Lymphadenitis der bronchopulmonalen oder mediastinalen Drüsen. Postmortal finden sich ein massives Lungenödem, Hydrothorax und hämorrhagische Flüssigkeit im Mediastinum. Bei der gastrointestinalen Form sind lokale Läsionen auf der Serosa (hämorrhagische Enteritis) und die typische septische, brandig verfärbte, weiche, geschwollene, nekrotische Milz zu finden. Bei perakutem Verlauf sind pathologisch anatomische Veränderungen selten, sonst findet man teerartiges, ungeronnenes Blut, Blutungen in allen Organen, sulzige Massen und Nekrosen.

Die Virulenz des Bacillus anthracis ist unterschiedlich und hängt von der Zahl der Erreger im Inokulum und von mindestens zwei weiteren Faktoren ab: einem Exotoxin und dem kapsulären Polypeptid. Das Toxin selbst besteht aus mindestens drei Komponenten: Ödemfaktor, protektivem Antigen und letalem Faktor. Keiner dieser Faktoren allein ist toxisch, aber in synergistischer Wirkung sind sie höchst pathogen. Die unterschiedlichen Konzentrationen der individuellen Toxinkomponenten führen zu Unterschieden in der pathogenen Wirkung. Das Toxin verursacht vaskuläre Permeabilität und das Austreten von Erythrozyten und Flüssigkeit bis zum oligämischen Schock, der für gewöhnlich die Todesursache ist.

Krankheitsbild

Die Krankheit kommt in drei Hauptformen vor: Haut-, Lungen- und Darmmilzbrand.

Die *kutane Form* ist die häufigste. Ein kleines rötliches Bläschen entwickelt sich nach 1 bis höchstens 7 Tagen auf den unbedeckten Hautpartien an der Stelle einer Abschürfung, Verletzung, Schnittwunde oder auch durch Kratzen und Einreiben in die Haut, etwa in der Hälfte der Fälle an den oberen Extremitäten, im Gesicht, an den Lippen, den Augenbrauen oder im Nacken. Die Papulae können aber überall entstehen, an Genitalien, Brüsten usw. Sie entwickeln sich in 12–48 Stunden zu Vesikeln, anfänglich mit seröser Flüssigkeit gefüllt, die schnell dunkel oder bläulichschwärzlich wird, mit kollateraler Entzündung und hartem Ödem (Abb. 22.**3**). Bei regionaler Lymphdrüsenschwellung ist das Fieber mäßig. Die Läsion ist nicht schmerzhaft. Mehrere Tochtervesikel können neben der Originalläsion entstehen. Diese werden zu Pusteln (Pustula maligna), auf denen sich schwarzer Schorf von etwa 1–3 cm im Durchmesser bildet (Anthrax griech. schwarz). Nach etwa 2–3 Wochen fällt die Kruste ab, und die Läsion heilt mit einer Narbe. Bei hämatogener Verbreitung kommt es zu Bakteriämie mit hohem Fieber, Toxämie, die in 5–20% der Fälle zum Tode führt. Bis 80% der Fälle von Hautanthrax heilen spontan. Subklinische Infektionen kommen vor.

Die *pulmonale Form* (Hadernkrankheit) beginnt mit milden respiratorischen Symptomen, nichtproduktivem Husten, Zeichen einer atypischen Pneumonie oder Influenza. Das Röntgenbild zeigt eine Mediastinalexpansion. Nach einigen Tagen mit transitorischer Besserung (Diskrepanz zwischen dem subjektiven und objekten Befinden), während welcher der Patient gut orientiert, munter, nicht unruhig ist, kommt es zu stürmischer Dyspnoe, Zyanose, Stridor, pleuralem Exsudat, hohem septischen Fieber. Der Patient stirbt meistens binnen 24 Stunden. Nicht alle Personen entwickeln nach der Inhalation von Sporen die klinische Krankheit; vermutlich schützt die subklinische Infektion nach dem Einatmen kleinerer Sporenmengen vor neuer Infektion.

Die *intestinale Form* ist sehr selten und wird meistens klinisch nicht erkannt. Sie zeichnet sich durch lokale ulzerative Läsionen, häufig im ileozäkalen Teil des Darmes, aber auch im Jejunum, etwa 2–5 Tage nach dem Verzehr des infizierten Fleisches aus. Hauptsymptome sind Nausea, Erbrechen, Anorexia, Fieber, Schwindelgefühl, abdominale Schmerzen, Diarrhö, Leberbeteiligung. Diese Form entwickelt sich zu einer allgemeinen Infektion und Sepsis, zu Toxämie, Schock (als Folge des massiven Flüssigkeitsverlustes), Nieren- und Herzversagen bis zum Tod in über 50% der Fälle.

Die *meningeale Form* bei etwa 3–5% der Fälle, eine andere Art, die aber selten vorkommt, ist durch Septikämie aus Haut- und Lungenform entstanden. Sie führt mit dem typischen Bild der bakteriellen Meningitis in 2–4 Tagen zum Tod. Mildere Fälle der Haut- und Darmform sind beschrieben worden, ihre genaue Inzidenz ist jedoch unbekannt.

Auch die äußerst seltene *renale Form* wurde beschrieben. Jede Form kann zur Septikämie führen.

Diagnostik und Differentialdiagnostik

Die mikroskopische Bestätigung des Bacillus anthracis aus Eiter, Exsudat der Läsionen, Liquor, Vomitus, Fäzes und Hämoptyse oder Autopsiematerial ist leicht. Die Bazillen sind 4–10 µm große Stäbchen (unter den größten der bekannten Bakterien) mit scharf abgekanteten Enden; bei der Färbung sieht man bambusstabähnliche Ketten. Die Färbung erfolgt nach Old oder mit Methylenblau, die Sporenfärbung nach Giemsa. Bakterien sind außer im Fall einer Sepsis bis kurz vor dem Tod nicht sehr zahlreich im Blut, eine Kultur muß aber in jedem Falle angelegt werden. Die Sporen befinden sich in der Mitte des Stäbchens. Fluoreszenz-Antikörpertechnik und ELISA sowie die Inokulation in Labortiere, die ca. 48 Stunden darauf verenden, bestätigen die Diagnose.

Differentialdiagnostisch sind abzugrenzen: kutane Diphtherie (häufig in den Tropen), pustulöse Dermatitis durch Staphylokokken, Ecthyma contagiosum (Berufsrisiko in der Viehzucht), kutane Form von Pest (in Pestgebieten), Pneumonie bei Lungenpest, alle Ursachen für Pneumonie und verschiedene enterische Erkrankungen bei der intestinalen Form.

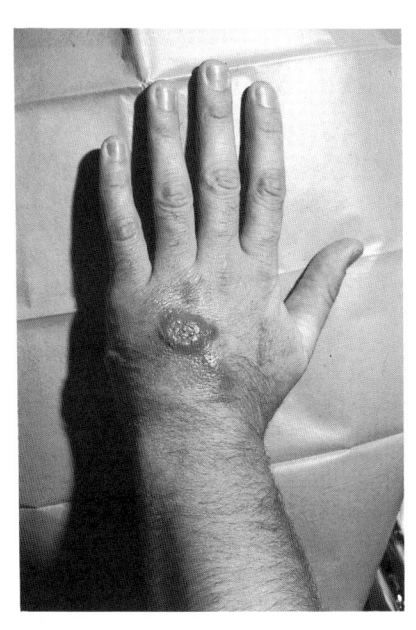

Abb. 22.**3** Anthrax.

Therapie

Penicillin ist das Mittel der Wahl. Die Behandlung soll bei begründetem Verdacht möglichst frühzeitig beginnen, ohne den Laborbefund abzuwarten.

Kutane Form. In leichteren Fällen Penicillin oral 2 Mill. IE täglich für 5–7 Tage, sonst Benzylpenicillin (z. B. Procain- oder Benzathinpenicillin) intramuskulär 1–4 Mill. IE täglich für ca. 1 Woche. Alternativ (z. B. bei Penicillinallergie) kann Tetracyclin oral 2 g täglich über 5–7 Tage gegeben werden. Auch Erythromycin ist wirksam.

Pulmonale und intestinale Form. Hier ist die Infusionstherapie mit hohen Dosen Penicillin G indiziert, 10–20 Mill. IE täglich.

Prophylaxe

Antibiotische Prophylaxe ist bei Laborinfektion oder in einer epidemischen Situation angezcigt. Der Anthraximpfstoff ist der erste in der Medizin entwikkelte Impfstoff. Er wird für Hochrisikopersonen in endemischen Gebieten empfohlen. Es handelt sich um einen zellfreien Impfstoff aus nichtvirulenten, nichtverkapselten Organismen, adsorbiert auf Aluminiumhydroxid-Gel, parenteral in drei Dosen mit 2wöchigem Abstand zu geben. Eine Auffrischung ist nach 6 Monaten und dann einmal pro Jahr notwendig. Die Dekontamination der Erde mit 5%igem Hydrochlorid-Paraformaldehyddampf ist schwierig. In Risikoindustriebetrieben sollten entsprechende Installationen zum Absaugen der Luft für die Verminderung des sporenhaltigen Staubs und/oder Sterilisation der Produkte eingesetzt werden. Die infizierten Tiere sollten abgesondert, desinfiziert, sterilisiert und vernichtet, nicht behandelt werden, mit Ausnahme von besonders wertvollen Tieren. Regionen, wo Milzbrand aufgetreten ist, sollten bis zum Abschluß der hygienischen Maßnahmen gesperrt werden. Nach dem Tierseuchengesetz besteht Meldepflicht für Milzbrand. Tote Tiere sollten verbrannt oder mit einem Zusatz von Kalk tief begraben werden. Die beste Vorbeugung ist die jährliche Impfung der Tiere in endemischen Gebieten.

Literatur

Tetanus

Ajjan, N.: La vaccination. Institut Merieux, Lyon 1985
Benenson, A.: Control of communicable disease in man. American Public Health Association, Washington 1985
McComb, J. A.: Tetanus. In Steele, J. H.: Zoonoses. Bacterial, Rickettsial and Mycotic Diseases, Vol. II. CRC Press, Boca Raton/Florida 1980 (pp. 89–108)
Pontecorvo, M.: Vaccines, Sera, Immunoglobulines. Minerva Medica, Torino 1987
Rey, M.: Vaccinations. Masson, Paris 1980
Rügheimer, E.: Tetanus. In Lawin, P.: Praxis der Intensivbehandlung, 5. Aufl. Thieme, Stuttgart 1989

Gasbrand

Evans, A. S., H. A. Feldman: Bacterial Infection of Humans – Epidemiology and Control. Plenum Press, New York 1984
Haagsma, I.: Clostridial disease in Europe (Gasgangrene). In Steele, J. H.: Zoonoses. Bacterial, Rickettsial, and Mycotic Disease, Vol. I. CRC Press, Boca Raton/Florida 1980 (pp. 230–236)

Anthrax

Velimirovic, B.: Anthrax in Europe. Rev. sci. techn. int. Epiz. 3 (1984) 527–559
Velimirovic, B.: Anthrax in recommended diagnostic techniques and requirements for biological products. Off. int. Epiz. 1–15 (1989) 1
Velimirovic, B.: Anthrax in current therapy. In Kass, E., R. Platt: Infectious Diseases, Vol. III. Decker, Toronto 1990 (pp. 318–321)
Whitford, H. W.: Anthrax. In Steele, J. H.: Zoonoses. Bacterial, Rickettsial and Mycotic Diseases, Vol. II. CRC Press, Boca Raton/Florida 1980 (pp. 31–66)

23 Malleus

B. Velimirovic

Definition

Malleus (Glanders, „farcy", Rotz) ist eine sehr seltene infektiöse Krankheit von Pferden, Mauleseln und Eseln, die ausnahmsweise auf den Menschen übertragen werden kann.

Epidemiologie

Der Erreger ist Malleomyces mallei (früher Pseudomonas mallei, Loefflerella mallei, Actinobacillus mallei).

Die Krankheit kam vor der Ära von Sulfonamiden und Antibiotika auch in Europa und den USA als Berufskrankheit vor (letzter Fall 1965) und ist noch selten in Afrika und Asien (Indien, Indonesien, China) vorhanden. Der Mensch ist offensichtlich nicht sehr empfindlich, denn die Krankheit entwickelt sich auch bei Menschen, die in engem Kontakt zu den oben genannten Tieren stehen, extrem selten. Bei Pferden ist sie charakterisiert durch Noduli, Granuloma am nasalen Septum mit profuser Sekretion, Ulzeration, Eiterung und Pneumonie. Menschen infizieren sich über die Haut direkt von den Ulzera der Tiere oder durch das Sekret. Eine große Zahl von Bazillen ist für die Übertragung notwendig. Dagegen sind Laborinfektionen leichter möglich. Mensch-zu-Mensch-Ansteckung wurde beobachtet. Die Abnahme der Inzidenz ist überall konstant und deutlich (vermutlich die Reduktion der Zahl von Pferden, Motorisierung, Verbesserung der veterinärmedizinischen Überwachung). In vielen Ländern ist die Krankheit verschwunden.

Krankheitsbild

Nach einer Inkubation von 1–5 Tagen kommt es beim Menschen zu Fieber, zu Pusteln meistens an Gesicht, Mund, Augen, gefolgt von Lymphangitis mit Pyämie und multiplen, mit Bazillen gefüllten Abszessen. Es zeigen sich granulomatöse Läsionen, pneumonische und pleuritische Manifestationen. Die Krankheit ist extrem schmerzhaft. Chronische Formen mit Exazerbation und Remissionen über Jahre sind bekannt, aber sehr selten. Unbehandelt führt die Krankheit in 1–3 Wochen zum Tode.

Diagnostik und Differentialdiagnostik

Bei Pferden ist die Diagnose möglich durch den Mallein-Hauttest mit verzögerter Reaktion. Auch bei Menschen ist diese Reaktion sehr oft positiv. Gramnegative, nichtmobile Stäbchenbakterien, die keine Sporen produzieren, können aus dem Eiter oder als Kultur auf Loeffler-Serum und Blutagar isoliert werden. Zur Identifizierung sind Testzusammenstellungen API 20 NE (Merieux) vorhanden. Inokulation in Meerschweinchen oder Hamster. Von den serologischen Methoden werden Komplementfixation und Agglutinationstest am meisten verwendet. Letzterer ist sensitiver, aber die Komplementfixation ist besser geeignet zur Unterscheidung von Malleomyces mallei und Malleomyces pseudomallei.

Differentialdiagnostisch sind Syphilis, Tuberkulose, Epithelioma, Granuloma inguinale, Donovanosis, Mykosen, Frambösie, Erysipel, Lymphangitis, Melioidosis und Sepsis abzugrenzen.

Therapie

Die Behandlung ist unbefriedigend. Früher wurden vor allem Sulfonamide verwendet. Penicillin und Streptomycin waren ohne signifikante Resultate. Andere Antibiotika werden versucht (Cephalosporine).

Prophylaxe

Die beste Maßnahme ist die Eliminierung der infizierten Pferde (die nicht behandelt werden dürfen), gefolgt vom Mallein-Test beim gesunden Bestand der Tiere im Krankheitsgebiet. Desinfektion von Stallungen. Malleomyces mallei ist gegen chemische und physikalische Mittel (Hitze) empfindlich. Außerhalb des Körpers kann das Stäbchenbakterium bei Raumtemperatur einige Monate, im Wasser etwa 1 Monat überleben.

Literatur

Steele, J. H.: Glanders. In Steele, J. H.: Zoonoses. Bacterial, Rickettsial and Mycotic Diseases, Vol. I. CRC Press, Boca Raton/Florida 1980 (pp. 339–362)

24 Melioidosis

B. Velimirovic

Definition

Melioidosis (Whitmore-Krankheit, Pseudomorve, Glanders-like disease, Stanton's disease) ist eine seltene sporadische Krankheit der Säugetiere und des Menschen, charakterisiert durch multiple Abszesse in verschiedenen Organen.

Epidemiologie

Erreger ist Pseudomonas (Malleomyces) pseudomallei (Bacillus whitmori, früher Loefflerella pseudomallei, Pfeifferella whitmori).

Die Krankheit kommt praktisch nur in Südostasien vor (Vietnam, China, Thailand, Burma, Malaysia, Indonesien, auf den Philippinen, Guam, in Neuguinea und tropischen Teilen Australiens [Queensland]). Sporadische Fälle wurden auch in folgenden Ländern beobachtet: Türkei, Iran, Indien, Tschad, Niger, Burkina Faso (Obervolta), Bahamas, Aruba, Mexiko, Panama, Ecuador und Venezuela. In erster Linie sind Personen betroffen, die in Kontakt mit dem Boden und mit oberflächlichen Gewässern sind, vor allem in Reisfeldern, auf Flußbänken und neuen Plantagen, wo der Erreger in der Natur saprophytisch lebt. In der Erde (im Laboratorium) kann er bis 30 Monate überleben. In manchen Gebieten haben 2–16% der ländlichen Bevölkerung (oder mehr) Antikörper, zeigen jedoch keine Krankheitssymptome. Auch in endemischen Gebieten ist die Krankheit trotz intensiven Kontaktes mit dem Boden und mit Wasser nicht sehr häufig. Als intermediäres Reservoir werden Ratten, Pferde, Rinder (aber nicht Büffel), Schafe, Ziegen und Schweine betrachtet, auch Hunde und Affen können infiziert sein. Bei Affen, die in die USA eingeführt worden waren, kam es erst nach einer Latenzzeit von bis zu 3½ Jahren zur Krankheit.

Die Inkubationszeit ist bei Tieren wegen der Latenzzeit unsicher, bei Menschen kann sie 2 Tage bis mehrere Monate bzw. Jahre nach der Exposition dauern. In extremen Fällen brach die Krankheit bis 24 Jahre nach dem Verlassen des endemischen Gebietes aus. Der genaue Weg der Infektion kann selten verfolgt werden. Sie geht meistens in der Regenzeit vor sich durch den Kontakt mit Erde und Wasser mit infizierten Wunden (auch kleinen Hautabschürfungen) und Verbrennungen; seltener durch Ingestion von kontaminiertem Wasser oder das Einatmen von Staub, wie durch eine Anzahl von Fällen bei amerikanischen Helikopterpiloten in Vietnam gezeigt wurde. Während des Vietnamkrieges gab es perakute Fälle zunächst bei französischen, dann bei amerikanischen Soldaten, die mit Verbrennungen oder Verletzungen in schlammigen Reisfeldern lagen, oder deren Abtransport ins Krankenhaus sich verzögert hatte. Aufgrund serologischer Studien fand man, daß es etwa 25000–250000 Fälle unter den 2,5 Millionen amerikanischen Soldaten gab, die von 1965–1973 in Vietnam gedient hatten. Die Übertragung von einer Person auf die andere oder von Tier zu Tier wird als extrem selten bezeichnet. Eine einzige sexuelle Übertragung und seltene Laborinfektionen sind bekannt. Man glaubt, daß bei Geschwächten, Erschöpften, Drogensüchtigen (bei Morphiumsüchtigen wurde der erste Fall überhaupt identifiziert) und Alkoholikern sowie eventuell bei metabolisch Kranken die Infektion begünstigt wird.

Pathogenese

Die Infektion geht aus von der entzündeten Eingangsstelle – Wunde – über Lymphangitis, Lymphadenitis und septische Verbreitung auf alle anderen viszeralen Organe; Bildung von miliaren und großen Abszessen in Leber, Milz, Lungen, bei chronischen Formen auch in Knochen. Ein thermostabiles Prinzip mit Endotoxincharakter, ein thermolabiles Exotoxin und ein proteolytisches Enzym sind vermutlich für die Letalität verantwortlich.

Krankheitsbild

Es gibt eine Reihe von klinischen Formen (weswegen die Krankheit den Namen „großer Imitator" bekam), und zwar von den am häufigsten inapparenten bis zu subakuten und perakuten Formen. Man unterscheidet die lokalisierten, pulmonalen, extrapulmonalen und septikämischen Formen, die ineinander übergehen können. Am häufigsten ist die inapparente chronische Form, wie aus serologischen Untersuchungen der Bevölkerung in endemischen Gebieten hervorgeht. Am wichtigsten dagegen ist die septikämische Form und die akute Lungenkrankheit. In perakuter Form beginnt die Erkrankung sehr heftig, mit hohem septischen Fieber, Schüttelfrost, Prostration, und bei Kindern auch mit Diarrhö und Kollaps, Dyspnoe mit Husten und mit mukopurulenter Expektoration. Im Röntgenbild sind deutliche Schatten mit unscharfen Grenzen und schnell einsetzender Zerfall (Kavernen) erkennbar. Dieser führt meistens in einigen Tagen zum Tod. Die Letalität der septikämischen Melioidosis ist etwa 85–95%. Selten gibt es auch langandauernde und subaktue chronische Lungen- und intestinale Formen, bei welchen der Patient die akute Phase überleben kann, die aber jederzeit zur Exazerbation führen können. Bei der lokalisierten Krankheit kann es zu Hauteruptionen oder zu einem oder mehreren subkutanen Abszessen und zu Pyomyositis, kommen; die Letalität der Patienten mit nichtdisseminierter

Form liegt bei 20%. Endokarditis und Enzephalitis kommen vor.

Diagnostik und Differentialdiagnostik

Die Diagnose ist immer schwierig, vor allem die Isolierung des gramnegativen Stäbchenbakteriums (bis drei mobile Flagellae) in Sputum, Blut, Eiter und in der Kultur. An eine Verwechslung mit Pseudomonas cepacia sollte gedacht werden. Der Erreger wird in Blut und Sputum, in der Bläschenflüssigkeit und im Eiter der Abszesse gefunden. Titer >1:80 und die Steigerung bis 1:640 des Antikörpertiters im serologischen Test (Agglutination, Hämagglutination und indirekte Immunfluoreszenz) werden als Beweis betrachtet. Die serologischen Tests sind nicht sehr sensitiv; die beste Methode ist Hämagglutination mit melioidinsensibilisierten Erythrozyten. Pseudomonas pseudomallei ist serologisch verschieden von Pseudomonas mallei. Sie sind nicht leicht zu unterscheiden, und falls überhaupt, dann nur durch die Charakterisierung des isolierten Stäbchenbakteriums. Für die Identifizierung sind Testzusammenstellungen API 20 NE (Merieux) vorhanden. Das Agens ist pathogen für die meisten Labortiere. Man sollte an die Möglichkeit einer Melioidosis bei suppurativen Lungenkrankheiten und unklaren Symptomen bei Immigranten aus Südostasien sowie bei mit Tieren tätigen Personen auch nach vielen Jahren denken. Ein ELISA-Test für den Nachweis des Pseudomonas-pseudomallei-Exotoxins wurde unlängst entwickelt.

Differentialdiagnostisch sind Lungentuberkulose mit Kavernen, Empyem, Typhus, Osteomyelitis, evtl. Lungenkrebs und Lungenmykosen zu bedenken.

Therapie

Der Erreger ist resistent gegen viele Antibiotika. Bewährt hat sich Tetracyclin (2–3 g täglich) kombiniert mit Cotrimoxazol (20 mg Sulfamethoxazol und 4 mg Trimethoprim pro kg täglich) über 4–8 Wochen. Chloramphenicol (3 g täglich) und Cephalosporine wie Ceftazidim (Cascan) haben sich ebenfalls als wirksam erwiesen.

Prophylaxe

Spezifische Impfstoffe sind nicht vorhanden. Tragen von Gummistiefeln beim Kontakt mit Gewässern und Schlamm ist angezeigt.

Literatur

Clayton, A. J., R. S. Lisella, D. G. Martin: Melioidosis: a serological survey in military personnel. Milit. Med. 138 (1973) 24–26

Groves, M. G.: Melioidosis. In Steele, J. H.: Zoonoses. Bacterial, Rickettsial and Mycotic Diseases, Vol. I. CRC Press, Boca Raton/Florida 1979 (pp. 465–472)

Kishimoto, R. A., G. L. Brown, E. B. Blair, D. Wenkheimer: Melioidosis: serologic studies on US Army personnel returning from Southeast Asia. Milit. Med. 136 (1971) 694–508

Leelarasamee, A., S. Bovornkitti: Melioidosis: Review and Update. Rev. infect. Dis. 11 (1989) 413–425

25 Tropische Treponematosen (außer venerischer Syphilis)

B. Velimirovic

Definition

Endemische Treponematosen sind eine Gruppe von infektiösen, aber nicht venerischen Krankheiten, die Frambösie, Pinta und endemische Syphilis mit einschließen und vorwiegend Kinder in subtropischen und tropischen Gebieten befallen.

Epidemiologie

Bevor die Massenbehandlungskampagne der WHO und der UNICEF 1950–1969 gestartet wurde, schätzte man, daß etwa 160 Millionen Menschen mit Frambösie, 1 Million mit endemischer Syphilis und 0,7 Millionen mit Pinta infiziert waren. Die Kontrolltätigkeit war sehr erfolgreich und führte fast zum Verschwinden dieser Krankheiten. Vernachlässigen der Überwachung (surveillance) und Nichtbehandlung der Kontaktpersonen brachten in den letzten 15 Jahren in einigen Ländern von Westafrika, Asien (Indonesien) und im pazifischen Raum (Papua-Neuguinea, Trobriand-Inseln) ein Wiedererscheinen der Frambösie und der endemischen Syphilis. Die Resultate bei Pinta waren besser.

Treponematosen sind heute meistens bei isolierten, medizinisch unterversorgten Bevölkerungsgruppen unter besonderen Umwelt- und Klimabedingungen und bei niedrigem sozioökonomischen Status zu finden.

Die Ätiologie aller Treponematosen bleibt eine Frage der Diskussion. Derzeit spricht man von drei Arten:

- endemische Syphilis (Treponema pallidum subsp. endemica),
- Frambösie (Treponema pertenue; neue Bezeichnung: Treponema pallidum subsp. pertenue),
- Pinta (Treponema carateum).

Bei Treponema pallidum und pertenue handelt es sich um denselben Erreger, $0,1–0,4 \times 5–20\,\mu m$, und es ist nicht mehr berechtigt, ihn in zwei Spezies zu teilen. Die Unterschiede im klinischen Bild reflektieren phänotypische Veränderungen im Bakterium als Folge von Wirt-Umwelt-Selektionsfaktoren. Einige Autoren erkennen nur Treponema pallidum an, dazu die intraspezifischen Stämme, die weder morphologisch noch serologisch unterschieden werden sollten. Bei allen Theorien werden Mutationen in der Evolution des Erregers angenommen. Treponemen sind noch nicht auf künstlichen Medien kultiviert worden, doch vermutet man Antigenähnlichkeiten. Komplette Kreuzimmunität besteht zwischen Stämmen, die verantwortlich sind für venerische und nichtvenerische Syphilis, weniger zwischen Treponema pallidum und Treponema pertenue.

Pathogenese

Gemeinsame Charakteristiken der Treponematosen sind Exsudat mit dichter lymphozytärer, plasmozytärer Infiltration und Makrophagen im Korium sowie spätere Proliferation der Fibroblasten und Endarteriitis. Bei allen Treponematosen kommt es zu früher Dissemination durch den Blutstrom, so daß alle Organe betroffen werden können. Es gibt aber deutliche Präferenzen: Treponema pertenue für die Epidermis, Treponema pallidum für mesenchymale Gewebe. Die Läsionen können in der Initialphase (primäres und sekundäres Stadium) wieder verschwinden, in der Folge kann es zu dauerhaften Gewebedestruktionen kommen: chronische Degeneration, Atrophie, Gumma, Lokalnekrosen. Die Heilung erfolgt durch Fibrose. Bei diesen großen Läsionen sind Treponemen zahlreich zu finden, die Infektiosität ist beträchtlich und die Dauer der Krankheit lang.

Endemische Syphilis

Definition

Die endemische Syphilis (nichtvenerische Syphilis, Lues innocentium; lokale Namen: Bejel, Njovera, Dichuchwa, Siti, Balash, Irkintja, Vrenjga usw.) ist eine nichtvenerische Krankheit, vor allem bei Kindern in Gebieten mit schlechten sozioökonomischen und unhygienischen Wohnbedingungen. Sie wird als Schmierinfektion übertragen.

Epidemiologie

Es gibt historische Berichte über eine frühere Prävalenz in Schottland (sibbens), in Irland (button scurvy) und in Norwegen (radesyge). Vor dem Zweiten Weltkrieg gab es letzte Foci in Bosnien, seitdem ist die Krankheit jedoch ausgerottet. Die Übertragung erfolgte durch Haut-zu-Haut-, Mund-zu-Mund- oder Fingerkontakt, durch Trink- und Eßgeschirr und Küssen zwischen Kindern und infizierten Erwachsenen, durch Pfeifen, durch Fliegen usw. Der Mensch ist das einzige Reservoir; die Infektion erfolgt weder durch den Geschlechtsverkehr noch ist sie kongenital. Sie ist für die nomadische Bevölkerung (Ausnahme war Bosnien) in ariden, semiariden, trockenen Gebieten von Afrika und einigen Ländern des Mittleren Ostens typisch. Man glaubt, daß der Mangel an Vitamin B_2 die Infektion begünstigt. Die Inkubationszeit beträgt 14 Tage bis 3 Monate, die Infektiosität Wochen oder Monate, solange Läsionen der Haut und Schleimhauteruptionen andauern. Die Übertragungsweise ist der bei Frambösie ähnlich. Man vermutet, daß mit dem Verschwinden der endemischen Syphilis die Immunität gegen epidemische Syphilis verlorengeht. Endemische Syphilis ist derzeit im Sahelgebiet und bei Pygmäen in Grenzgebieten der Zentralafrikanischen Republik und Zaire bekannt. Wie weit sie derzeit noch bei Beduinen, bei der nomadischen Bevölkerung in Saudi-Arabien wie auch im Jemen, Irak, Iran, Afghanistan, der ehemaligen UdSSR und China vorkommt, die zu 80% serologisch positiv waren, ist ungewiß.

Krankheitsbild

Ein Primäraffekt fehlt meistens, doch sind sekundäre Zeichen vorhanden: anguläre Stomatitis, diskrete Plaques an der Mundschleimhaut und leicht blutende Ulzerationen sind häufig. Auch der Kehlkopf und die anogenitale Region können betroffen werden. Kutane Infektionen sind seltener und entwickeln eine rundliche papillomatöse Form. Condyloma lata sind häufig. Der Allgemeinzustand ist gut; frühe Knochenveränderungen können vorkommen. Nach der Heilung der Läsionen, nach 6–9 Monaten, gehen die meisten Fälle in das latente Stadium über, mit der Entwicklung von Gummata auf der Haut oder Periostitis der Nase oder der langen Knochen, die jahrelang persistieren. Säbelform der Tibia und Noduli wie bei Frambösie wurden beobachtet.

Es kommt nie zum Befall des kardiovaskulären und des Zentralnervensystems (Aortitis). Einige der beschriebenen Fälle betreffen wahrscheinlich die Folgen von venerischer Syphilis. Bei endemischer Syphilis bleibt die Fertilität unverändert.

Diagnostik und Differentialdiagnostik

Der Verdacht fällt auf endemische Syphilis bei syphilisähnlichen Läsionen bei Kindern zwischen 4 und 10 Jahren (zu alt für kongenitale und zu jung für venerische Syphilis) oder bei einem Ulkus an der Brustwarze einer Frau, die ein solches Kind gestillt hat. Die Diagnose ist am leichtesten durch Umschlagen der Unterlippe und eine Inspektion der Zunge zu stellen. Mikroskopische Dunkelfelduntersuchung zeigt mobiles Treponema pallidum. Serologische Tests wie bei Syphilis sind im Frühstadium der Krankheit positiv, und sie sind die einzige Möglichkeit, bei länger bestehender Krankheit zu einer Diagnose zu kommen. Im chronischen Stadium haben sie die Tendenz, untypisch (schwächer reaktiv) zu werden. Die Inokulation in Kaninchen bestätigt die Diagnose der Treponematose.

Differentialdiagnostisch kommen venerische Syphilis bei älteren Personen, Leishmaniose, Herpes labialis, Stomatitis und Gingivitis anderer Ätiologie in Frage.

Therapie

Wie bei Frambösie oder Syphilis werden 2,4–3,8 Mill. IE Penicillin verabreicht. Die Behandlung ist auch bei solchen Fällen zwingend, die sehr diskrete minimale Läsionen aufweisen, weil man nicht unterscheiden kann, ob es sich nicht um venerische Syphilis mit schweren Spätfolgen handelt.

Auch bei der Behandlung von endemischer Syphilis kann es 1–2 Stunden nach der Penicillingabe zur Jarisch-Herxheimer-Reaktion (plötzliches Fieber, Hauterscheinungen, Kollaps) durch das Absterben großer Erregermengen und Freisetzung ihrer Antigene kommen.

Prophylaxe

Aufklärung über allgemeine Hygiene, vor allem keine gemeinsame Benützung von Trink- und Eßgeschirren, Behandlung der venerischen Syphilis.

Frambösie

Definition

Frambösie (Yaws, Pian; lokale Namen: Buba, Bouba, Parangi usw.) ist eine rezidivierende nichtvenerische Treponematose, charakterisiert durch frühe ansteckende Hautläsionen und späte nichtansteckende destruktive Läsionen.

Epidemiologie

Erreger ist Treponema pertenue. Die Inkubation dauert 3–4 Wochen, manchmal bis 3 Monate. Die Übertragung erfolgt weder kongenital noch venerisch, sondern durch direkten Kontakt mit dem Sekret der Haut. Läsionen treten meistens in der Kindheit bei 4- bis 14jährigen intrafamiliär auf. Seltener kann die Infektion auf indirektem Wege über Wäsche, Kleider,

Decken erfolgen. Vermutet wird auch eine Übertragung durch die nichtstechenden Fliegen Hippelates pallipes. Ein tierisches Reservoir (Wirt) erscheint möglich, da man einen Stamm von Treponema pertenue entdeckt hat, der als Naturinfektion bei Affen (Baboon) in Senegal, Guinea und Zaire vorgekommen ist.

Die Krankheit tritt in feuchten, heißen, bewaldeten, subtropischen Gebieten und vermehrt während der Regenzeit unter ungenügenden hygienischen und Wohnbedingungen auf, aber auch weniger häufig und mit weniger Symptomen in den Savannen. Auch in ehemaligen hyperendemischen Gebieten wurden nicht alle Familien oder Stammesmitglieder krank, sondern nur etwa 10–30%. Für jeden aktiven Fall schätzt man 2–4 Personen mit latenter Infektion. In den letzten 20 Jahren begann die Inzidenz von Frambösie wieder zu steigen, vor allem im südlichen Ghana (42000 Fälle 1982), in Togo, Benin, Senegal, Burkina Faso (früher Obervolta), Elfenbeinküste und Nigeria, vermutlich durch Infektionen aus nichtbehandelten Reservoiren von Kontaktpersonen oder latenten Fällen. In Südamerika findet man die Krankheit in Surinam, Kolumbien, Ecuador und Brasilien, gelegentlich fokal auf den Karibischen Inseln. In Neuguinea begann das Wiederaufleben der Infektion im Jahre 1977. Bei den Pygmäen liegt die serologische Prävalenz um 91%, in den anderen erwähnten Gebieten zwischen 20 und 30%. Es wurde beobachtet, daß die Krankheit in höhergelegenen tropischen Gebieten milder verlief.

Krankheitsbild

Frambösie ist die am meisten polymorphe Form der endemischen Treponematosen. Man unterscheidet primäre, sekundäre und tertiäre Formen und – laut WHO – frühe, späte und undeterminierte Typen. Die primäre Phase zeichnet sich durch Entstehen einer Papel und durch eine Muttereffloreszenz an der Eintrittsstelle (in 90% der Fälle an den unteren Extremitäten) aus, wo oft vorher schon Wunden vorhanden sind. Die Papel entwickelt sich zu einer oberflächlichen 3–4 cm großen Ulzeration mit spontaner Heilungstendenz. Die sekundäre Phase beginnt 3 Wochen nach der primären Läsion und ist durch Roseolen charakterisiert, die aber an der schwarzen Haut nicht sichtbar sind, weiter durch zahlreiche (6–50 oder mehr) rötliche, himbeerartige Frambösiome (franz. framboise = Himbeere) überall am Körper, vor allem an feuchten Stellen und den periumbilikalen Regionen. Sie treten in Schüben auf, sind von Juckreiz begleitet und dauern 1,7–3,5 Jahre. Die Läsionen erscheinen häufig auch an Handflächen und Fußsohlen mit schmerzhaften Rhagaden ("crab yaws") und Fissuren, sind dort aber trocken und hyperkeratotisch (Abb. 25.1–25.3). Weitere Manifestationen finden sich an den Schleimhäuten von Lippen, Mund, Zunge und Genitalien. Frambösiden sind trockene, papulosquamöse Läsionen, die zusammen mit oder nach Frambösiomen auftreten und arm an Treponemen sind. Weiterhin kann es zu folgenden Veränderungen kommen: Osteoperiostitis mit spezifischen Lokalisationen, Daktylitis mit Hypertrophie der ersten zwei Phalangen, sehr seltene und nur in Afrika gesehene tumorartige Hypertrophie der Nasenknochen und der Siebbeine, Osteoperiostitis der Tibia.

Die tertiäre Phase tritt entweder bald oder nach Jahren auf und ist besonders selten. Sie geht mit Knochendestruktionen und -deformationen einher, die zu

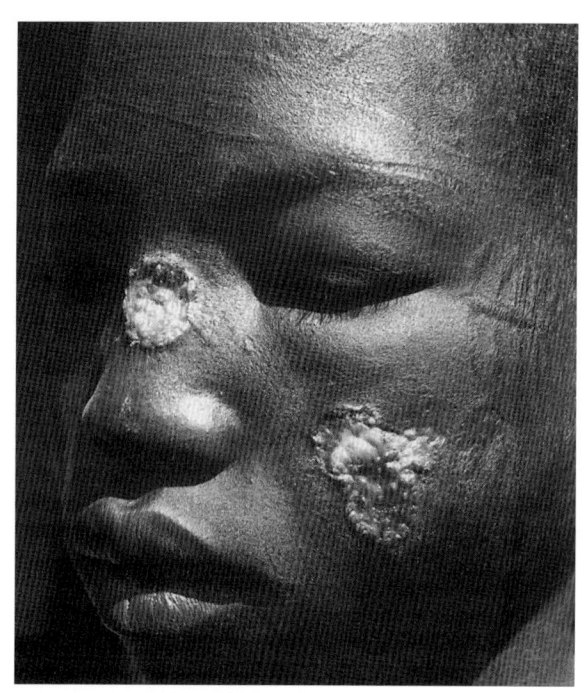

Abb. 25.1 Frambösie. Papillom im Gesicht.

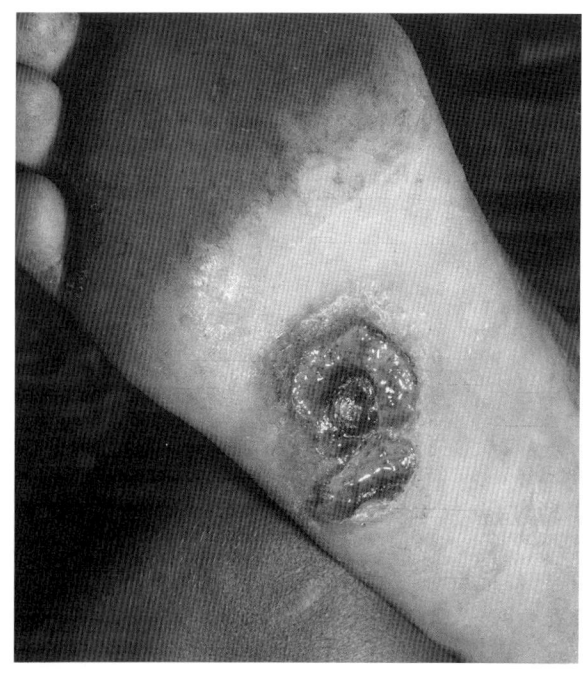

Abb. 25.2 Frambösie. Papillom ("crab yaws") am Fuß.

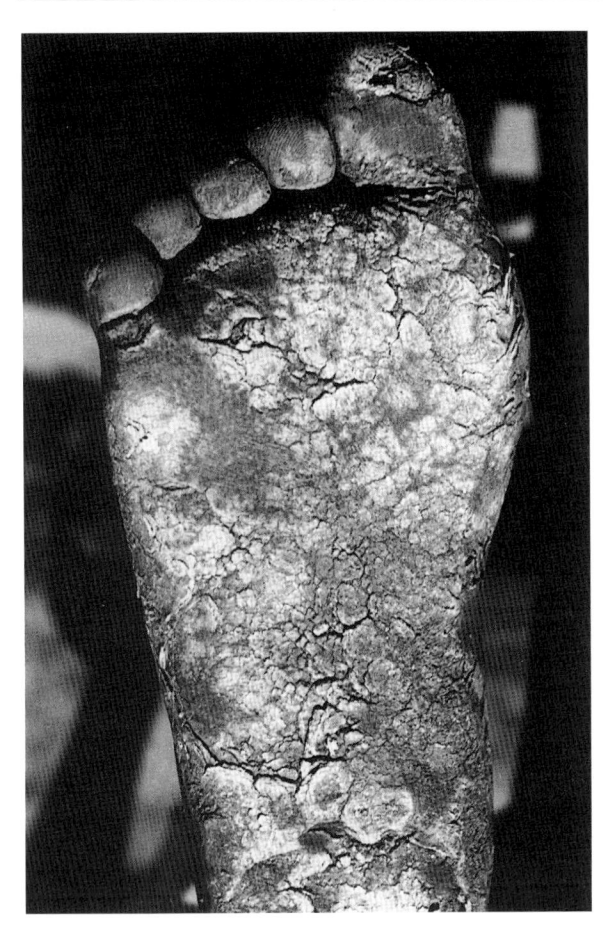

Abb. 25.3 Frambösie. Plantare Hyperkeratose.

schmerzhaften Behinderungen führen können. Manchmal finden sich noduläre, juxtaartikuläre Veränderungen. Gangosa ist eine destruktive ulzerative Rhinopharyngitis. Kardiovaskuläre und neurologische Läsionen kommen nie vor. Späte Läsionen können sich intermittierend auch nach 15–27 Jahren manifestieren. Spontanheilung ist in allen Phasen möglich, mit Restdeformationen in der dritten oder späten Phase.

Diagnostik und Differentialdiagnostik

In den meisten Fällen wird die Diagnose klinisch gestellt. Mikroskopische Dunkelfelduntersuchungen der serösen Flüssigkeit des Ulkus oder aus dem Frambösiom sind möglich.

Screeningtests: VDRL (veneral disease research laboratory), Floculation-Test, RPR-Tests (cardagglutination) und klassische serologische Untersuchungen, TPI für spezifische Treponemaantikörper, Immunfluoreszenz mit adsorbiertem Serum (FTA-ABS), Mikrohämagglutination (MHA-TP) zur Bestätigung. Auch die Western-blot-Methode, ELISA und der Radioimmunpräzipitationstest stehen jetzt zur Verfügung. Die serologischen Tests sind am Anfang der klinischen sekundären Phase positiv, sind aber bei allen Treponematosen wie bei Syphilis gleich. Histologisch findet man Treponema leicht in frischen Läsionen.

Differentialdiagnostisch sind zu bedenken: Syphilis, Lepra, Mykosen, Impetigo, Sichelzellanämie, Leishmaniose; in der tertiären Phase Osteomyelitis, bei Knoten Onchozerkose. Die persistierende Seropositivität (auch nach Therapie) für viele Jahre oder auch lebenslänglich kann diagnostischen Zweifel an den Screeninguntersuchungen für Syphilis bei Immigranten aufkommen lassen.

Therapie

Sie ist einfach und besteht aus einer einzigen Injektion Procainpenicillin G 1,2 Mill. IE für Erwachsene oder Benzathinpenicillin für Kinder, unter 10 Jahren 600 000 IE, darüber 1,2 Mill. IE. Auch latente Fälle und Kontaktpersonen sollten unbedingt behandelt werden. Bei eventuellem Wiederaufleben der Krankheit bei einer Person in der latenten Phase ist eine prompte Behandlung erforderlich.

Die Gefahr einer Verbreitung in Europa durch die Einschleppung latenter Fälle besteht nicht. Die erste WHO-Kampagne in Brasilien zeigte, daß eine Dosis besser war als zwei Dosen (2,4 Mill. IE). Mit dieser Methode gelang in Westsamoa die Eliminierung der Krankheit und eine radikale Reduktion im Iran. Dagegen wurden in Indonesien niedrigere Heilungsraten erzielt, wo Kontaktpersonen und latente Fälle nicht behandelt worden waren. Ein schwaches Ansprechen auf Penicillin, aber keine Resistenz wurde in Neuguinea beobachtet. Das wirft die Frage auf, ob es regionale oder persönliche Unterschiede in bezug auf die Empfindlichkeit gegen Penicillin gibt oder Unterschiede in der Immunantwort, wobei der Erreger durch eine Veränderung der molekulären Struktur dem therapeutischen Erkennen entgeht. Trotzdem muß man die Möglichkeit der Resistenz von Treponemen im Auge behalten. Die Entdeckung eines Plasmids in Treponema pallidum und die beobachtete Resistenz auf Erythromycin weisen darauf hin. Als alternative Antibiotika sind Tetracyclin und Erythromycin in Erwägung zu ziehen, obwohl Allergien auf Penicillin extrem selten sind.

Prophylaxe

Prophylaktische Wirkung haben verbesserte hygienische Bedingungen, Hebung des Lebensstandards sowie die medizinische Versorgung der Bevölkerung. An einem Impfstoff wird gearbeitet. Die Entwicklung der Immunität nach der aktiven Gabe von attenuiertem Treponema pallidum wurde demonstriert, auch konnte das antigene Profil des Nichols-Stammes geklärt werden. Es gibt mindestens 22 verschiedene Polypeptidantigene. Zwei pathogene Moleküle wurden identifiziert sowie drei Proteine, die für die Bindung an die Zelle verantwortlich sind. Die endgültige Charakterisierung der Komponenten ist aber noch nicht abgeschlossen. Die Expression des Treponemaantigens in Escherichia coli gelang zwar, die ersten

Impfungen versagten jedoch. Man befürchtet, daß ein Impfstoff ohne kompletten Schutz gegen die symptomatischen oder diskreten Krankheitsformen zu einer Persistenz der Infektion und Hypersensitivierung mit einer Entwicklung von Gummata führen könnte.

Bekämpfung

Die Einführung von billigen, lange wirkenden Penicillinpräparaten zu Anfang der 50er Jahre löste eine Revolution in der Behandlung und Bekämpfung der Frambösie aus. Nach einer erfolgreichen versuchsweisen Massenkampagne auf Haiti und in Indonesien in Jahren 1949/1950 hatte die WHO beschlossen, ihre Politik von Bekämpfung auf Ausrottung umzustellen. Bis 1965 waren 152 Millionen Menschen in 49 Ländern untersucht und mehr als 46 Millionen Fälle behandelt worden. Zu Beginn der 60er Jahre unternahm die WHO eine Auswertung durch Spezialteams, die zu folgendem Ergebnis kamen: Obwohl in Entwicklungsländern ein bemerkenswerter anfänglicher Rückgang von endemischen Treponematosen als Folge von Massenkampagnen (mehr als 300 Millionen Personen wurden mit Penicillin behandelt) vor sich gegangen war, ist die Frambösie in keinem größeren Gebiet unter dem Einfluß gemeindeweiter Verwendung von langwirkendem Penicillin ganz ausgemerzt worden. Es gab weitaus mehr hartnäckige Infektionen und Übertragungen auf niedrigem Niveau, als man ursprünglich angenommen hatte. Die chronische Natur der Krankheit mit ihren langen Latenzperioden, die eine frühe Erkennung und Überwachung von mindestens 90% der Bevölkerung praktisch unmöglich machte, war der Hauptgrund für den Mißerfolg. Deshalb wird eine Ausrottung dieser Krankheit, die aufgrund von verbesserten sozioökonomischen Bedingungen Tendenzen zum Verschwinden zeigt, neuerlich skeptisch diskutiert.

Pinta

Epidemiologie

Treponema carateum ist unter den Treponemata am wenigsten invasiv. Pinta (Carate, Mal del pinto, Bluestain disease) war nur bei der unterprivilegierten eingeborenen Bevölkerung in den tropischen Flachlandgebieten von Amerika (Mexiko, ganz Zentralamerika, Norden von Südamerika bis zu den nördlichen Teilen des Amazonasbeckens in Brasilien) endemisch. Die Infektion erfolgt durch direkten Kontakt, meistens innerhalb einer Familie. Eine mechanische Übertragung durch die Fliege Hippelates pallipes wurde ebenfalls erwogen, da die Krankheit in höhergelegenen Gebieten, wo die Fliege nicht verbreitet ist, nicht vorhanden war. Die Inkubationszeit beträgt 7–21 Tage, ein tierisches Reservoir fehlt. Die Inzidenz steigt bei den Altersgruppen von 4 bis zu 14 Jahren; Reinfektionen sind möglich. Pinta ist durch sozioökonomische Veränderungen eine schnell verschwindende Krankheit. Von etwa 191 000 registrierten Fällen in Mexiko Anfang der 60er Jahre sank ihre Zahl auf nur 175 in den Jahren 1980–1983; heute ist Pinta wahrscheinlich nur in isolierten, entlegenen Gebieten von Südmexiko, Kolumbien und in gewissen Gegenden von Amazonien anzutreffen.

Pathogenese

Es handelt sich um eine nichtinvasive Entzündung, eine direkte Infiltration, bestehend aus Plasmazellen und Lymphozyten im Korium, Hyperkeratose und Pigmentschwund oder Pigmentvermehrung in papillären und subpapillären Strata.

Krankheitsbild

Die rötlichen bis bräunlichen Läsionen, unregelmäßig geformten und auch konfluierenden Papillen sind an nichtbedeckten Körperteilen zu finden. Beim Kratzen kommt es zu serösem Exsudat. Neben der zuerst auftretenden Papula können sich weitere Läsionen (Pintide) entwickeln, vor allem im sekundären Stadium, etwa 5–12 Monate nach der Initialläsion, und sie können mit generalisierten Lymphadenopathien assoziiert sein. Im Mund kann es zu hyperchromen Stellen kommen. Das tertiäre Stadium ist durch Hyper- oder Depigmentationen gekennzeichnet. Diese können grau mit blauem Ton, fast schwarz, rot, violett oder kupferfarben, aber auch weißlich sein, was der Krankheit den Namen gegeben hat („pintar" = anmalen). Die Hyperchromasie ist nach der Behandlung reversibel. Die betroffenen Stellen sind nicht über das Niveau der Haut erhaben, sie sind keratotisch mit Hautatrophie. Die subjektiven Beschwerden sind gering, es gibt keine Organbeteiligung. In späteren Phasen, nach jahrelanger Krankheit, verstärken sich die dauerhaften, oft symmetrischen depigmentierten Stellen, gefolgt von Hyperkeratosen, die etwa 40 Jahre persistieren können. Es gibt keine latente Phase.

Diagnostik und Differentialdiagnostik

Die klinische Diagnose ist aufgrund der charakteristischen Färbung am leichtesten zu stellen. Eine mikroskopische Dunkelfelduntersuchung ist angeraten. Treponema carateum ist im serösen Exsudat vor allem in den Initialphasen reichlich vorhanden. Die serologische Untersuchung 2–4 Monate nach Beginn ergibt einen hohen Titer. Bei der histologischen Untersuchung der Epidermis findet sich ebenfalls Treponema carateum.

Differentialdiagnostisch kommen Mykosen, Vitiligo, Lepra und andere Hautaffektionen in Frage.

Therapie
Die Therapie wird mit einer einzigen Penicillindosis, wie bei Frambösie, durchgeführt.

Prophylaxe
Prophylaxe ist nicht notwendig. Daten neuer Publikationen deuten darauf hin, daß die Krankheit vermutlich in den nächsten Jahren weiterhin radikal abnehmen wird.

Literatur
The International Symposium on Yaws and Other Endemic Treponematoses. Rev. inf. Dis. 7, Suppl. 2 (1985) S 217–S 351

Narain, J. P.: Extent of yaws problem in India. J. commun. Dis. 18 (1986) 128–131

Perine, P. L., D. R. Hopkins, P. L. A. Niemal et al.: A Handbook for the Endemic Treponematoses: Yaws, Endemic Syphilis, and Pinta. World Health Organization, Genève 1984

World Health Organization: Endemic treponematoses. Wkly, epidemiol. Rec. 27 (1986) 198–202

26 Donovanosis

B. Velimirovic

Definition
Donovanosis (Granuloma inguinale) ist eine chronische, langsam fortschreitende Erkrankung mit mäßiger Infektiosität, meistens durch Geschlechtskontakt übertragen. Sie ist charakterisiert durch granulomatöse und ulzerierende Prozesse an den Genitalien und deren Umgebung, mit geringer Tendenz zu spontaner Heilung.

Epidemiologie
Donovanosis kommt in Südindien, vor allem in Madras und den Orissa-Staaten, in Indonesien, bei der einheimischen Bevölkerung Nordaustraliens, in Papua-Neuguinea und auf den umliegenden Inseln, in der Karibik und in Südamerika vor. Ihr Auftreten ist überwiegend auf die Tropen konzentriert. In Papua-Neuguinea ist die Erkrankung besonders häufig. Das oft beschriebene Vorkommen bei den Ureinwohnern jener Länder ist auf den niedrigen sozioökonomischen Status und den der persönlichen und Sexualhygiene zurückzuführen. Die Krankheit tritt am häufigsten bei zur Promiskuität neigenden Männern im geschlechtsreifen Alter (20–40 Jahre) auf (in Indien 70% aller Fälle), aber auch bei Frauen, und gelegentlich können auch Kinder befallen werden. Individuelle Anfälligkeit scheint dabei eine große Rolle zu spielen. Die relative Seltenheit der Ansteckung des Sexualpartners (ca. 1 : 100) ist hervorzuheben.

Die Erreger sind gramnegative Bakterien, $0{,}5-1{,}5 \times 1-2\,\mu m$, die als Donovania granulomatis oder Calymmatobacterium granulomatis bezeichnet werden (Abb. 26.**1**). Die biologisch-taxonomische Eingliederung des Mikroorganismus ist noch unklar. Es besteht eine Ähnlichkeit mit Klebsiella rhinoscleromatis.

Pathologie
Die Pathologie präsentiert sich ähnlich wie bei Rhinosklerom. Die Läsionen befinden sich oberflächlich im Korium, weniger in den subkutanen Schichten. Es bilden sich diffuse entzündliche Zellinfiltrate und Zellnester im Retikulum mit ausgedehnter nekrotischer Zerstörung des befallenen Gewebes im weiteren Verlauf. Sie enthalten Leukozyten, Lymphozyten, Plasmazellen und Makrophagen, in denen sich die Donovan-Körperchen befinden. In der Folge kommt es zu Epidermiswucherungen und proliferierender Gefäß- und Bindegewebeneubildung. Die Noduli sind oft um Haarfollikel und apokrine Drüsen lokalisiert.

Krankheitsbild
Die Inkubationszeit ist variabel: sie kann von einigen Tagen bis 4 oder 5 Monate dauern, meistens jedoch zwischen 42 und 50 Tage. Die Läsion erscheint in 90% aller Fälle an den äußeren Geschlechtsteilen, während die Ausbreitung auf die Leisten- oder kruroskrotale Gegend sekundär ist. Perianale und anale Formen der Donovanosis sind bei Homosexuellen nachweisbar. Initialläsionen beginnen mit Bläschen, Erosion oder Papel, am häufigsten als kleine dunkelblaue Knoten auf der Haut, im feuchten Epithel des Genitales, bei Frauen an Klitoris, Vagina und Labia, und verbreiten sich dann auf inguinale, anale oder orale Gebiete. Der Knoten nekrotisiert, und in der Folge entwickelt sich ein kleiner, relativ schmerzloser ulzerierender Abszeß. Das Ulkus ist samtartig, sanguinös und mit serosanguinolentem Exsudat ohne Blutungen oder mit einer dünnen Kruste bedeckt (Abb. 26.**2**). Die Krank-

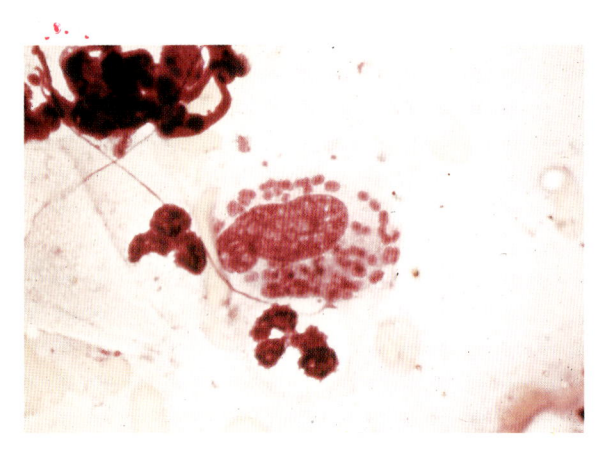

Abb. 26.**1** Donovanosis. Donovania granulomatis in einem Monozyten.

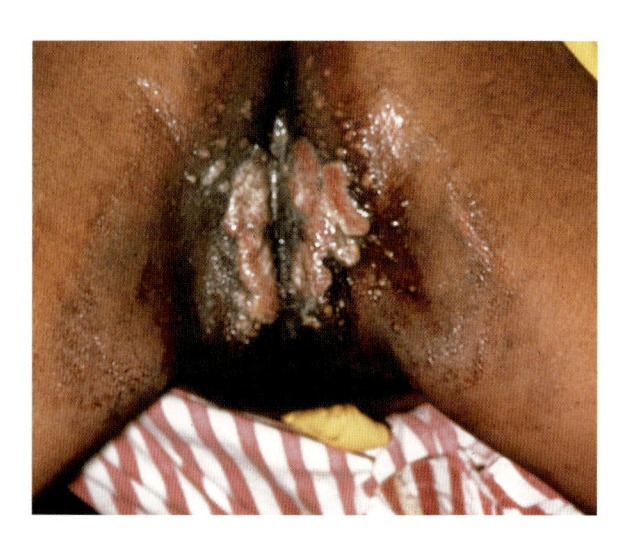

Abb. 26.**2** Donovanosis. Ulzera am Genitale.

heit breitet sich kontinuierlich aus, oder sie bildet Kontaktinfektionen durch Selbstinokulation. Es kann zu einer sekundären bakteriellen Infektion und sehr selten zu einer Reaktion der regionalen Lymphdrüsen kommen. Selbst bei ausgedehnten Geschwüren sind die Lymphdrüsen meistens nicht beteiligt, es tritt kein Fieber auf. Extragenitale Läsionen bei lange bestehenden genitalen Granulomen sind fast ausschließlich in der oralpharyngealen Gegend zu finden. Meistens sind Lippen, Gingiva, Palatum, Pharynx, Nasenhöhle, Larynx oder Wangen befallen. Derartige extragenitale Läsionen findet man bei etwa 6% der Fälle. Organmanifestationen sind vereinzelt beschrieben worden, z. B. an den Knochen, Gelenken, an Harnblase, Cervix uteri, Leber und Lunge. Bei voll entwickelter Donovanosis unterscheidet man die Formen:

- hypertrophisch verrukös,
- sklerotisierend oder vernarbend,
- exuberant proliferierend,
- nekrotisch destruktiv.

Allgemeine Symptome sind Fieber und Arthralgie im prodromalen Stadium. Das Befinden des Kranken ist im allgemeinen nur bei der letzten Form beeinträchtigt, meistens durch Fieber, toxische Symptome und Anämie. Die Läsionen zeichnen sich durch ihren charakteristischen Geruch aus. Die Erkrankung ist eminent chronisch und dauert ohne Behandlung jahrelang; sie kann zur vollkommenen Zerstörung der Genitalien führen. In fortgeschrittenen Phasen sind die Kranken schwer leidend und von der Gesellschaft ausgestoßen. Eine sekundäre Infektion kann zum Tode führen. In der Regel beginnt die Heilung im Zentrum, während sich die Zerstörung des Gewebes an den Rändern weiter ausbreitet. Folgezustände sind Pseudoelephantiasis der Genitalien bei 15–20% der Patienten, Striktur an der Scheide, an der Urethra oder Analöffnung, rektovaginale Fisteln, verschiedene Deformationen der Genitalien und des Skrotums, Adhäsionen in der oralen Gegend mit Regurgitation der Nahrung usw. sowie Sterilität und Pseudokarzinomatose. Eine depigmentierte Narbe bleibt nach Ausheilung des Ulkus.

Diagnostik

Wiederholte bakteriologische Untersuchungen (giemsagefärbter Ausstrich) reichen in der Regel für die Diagnose aus. Die Kultur wird im Dottersack befruchteter Hühnereier und auf dotterhaltigen Nährböden vorgenommen. Man findet in den Monozyten die Donovan-Körperchen mit und ohne Kapsel. Die Kapselform ist ovoid, bohnenförmig $1-1,5\,\mu m$ lang und $0,5-0,7\,\mu m$ breit. Der blaue, bazillenartige Kern ist von rosigem Material umgeben, mit dunkelblauen oder schwarzen Chromatineinschlüssen. Die nicht kapselartige Form ist morphologisch vielfältig, $0,6\,\mu m$ groß und hat meistens eine kokkoide, bazilläre oder diplokokkoide Gestalt. Die Donovan-Körperchen können in 90–95% aller Läsionen nachgewiesen werden, man muß aber in mehr als einem Abstrich suchen.

Differentialdiagnostik

Donovanosis kann mit anderen venerischen Erkrankungen zusammen vorkommen, in 10–20% der Fälle mit Syphilis, Ulcus molle und Lymphogranuloma venereum. Differentialdiagnostisch muß man durch makroskopische und serologische Untersuchungen von primärer, sekundärer und tertiärer Syphilis unterscheiden. Eine Herpesinfektion kann eine beginnende Donovanosis vortäuschen. Bei Ulcus molle beträgt die Inkubationszeit nur 1–3 Tage. Wichtig ist die Unterscheidung von Lymphogranuloma venereum (Lymphogranuloma inguinale), mit der die Donovanosis oft nomenklatorisch oder klinisch verwechselt wird. Lymphogranuloma venereum ist im Gegensatz zur Donovanosis eine Erkrankung der Lymphdrüsen. Entzündliche Strikturen des Rektums, bei Lymphogranuloma venereum häufig, sind bei Donovanosis unbekannt. Hyperproteinämie und ein umgekehrtes Verhältnis von Albumin und Globulin, bei Lymphogranuloma venereum charakteristisch, kommt bei Donovanosis nicht vor. Das Fehlen einer Ulzeration bei Filariose kann eine Pseudoelephantiasis leicht abgrenzen. Tuberkulöse und durch Amöben verursachte Geschwüre sind in der genitoinguinalen Gegend selten. Schwierig könnte die Differentialdiagnose eines Epithelioms sein, da dieses nicht selten ist und bei etwa 6% der Fälle zusammen mit Donovanosis vorkommt. Eine histologische Untersuchung dürfte die Diagnose klären.

Therapie

Tetracyclin oral 4mal 500 mg täglich über 10–20 Tage oder Cotrimoxazol oral, 2 Tabletten täglich über 15 Tage. Penicillin ist unwirksam. Da die regelmäßige Einnahme von Tabletten oft nicht gewährleistet ist, wird auch Streptomycin intramuskulär empfohlen, 2mal 1 g täglich innerhalb von 10–20 Tagen.

Literatur

Holmes, K. K., P. A. Mardh, P. F. Sparling: Sexually Transmitted Diseases. McGraw-Hill, New York 1984

Kuberski, T.: Granuloma inguinale (Donovanosis). Sex. transmitt. Dis. 7 (1980) 29

27 Tropische Mykosen

G. Stüttgen*

Von den bisher weit über 100 000 beschriebenen Pilzarten sind nur etwa 100 für Mensch und Tier pathogen bzw. fakultativ pathogen. Diese medizinisch bedeutsamen Pilze haben die Fähigkeit, beim Ortswechsel auf lebendes Gewebe parasitäre Eigenschaften anzunehmen und somit aus dem in der Kultur ablaufenden saprophytären Leben in eine neue Phase einzutreten.

Pathogene Pilzinfektionen befallen zuvor gesunde Menschen; man spricht dementsprechend von *obligat pathogenen* Pilzen. Abzugrenzen davon sind die *opportunistischen* Pilzinfektionen, die sich nur bei solchen Menschen entwickeln, die durch eine kongenitale Anomalie oder eine nachfolgende Erkrankung für das Angehen einer Pilzinfektion prädisponiert sind. Im Vordergrund stehen dabei Erkrankungen des Immunsystems, Lymphome, Leukämien, Stoffwechselerkrankungen und aus heutiger Sicht besonders die erworbene Immuninsuffizienz (AIDS). Solche opportunistischen Erreger produzieren keine Exotoxine und synthetisieren wenig Endotoxine, doch ist das Spektrum der sezernierten Enzyme, insbesondere Proteasen, für das weitere Angehen der Infektion im Organismus und für die Entwicklung einer entsprechenden Krankheit unumgänglich.

Über die immunologische Abwehr werden solche Infektionen im allgemeinen in Grenzen gehalten oder gehen im Vorfeld der Infektion nicht an.

Die Unterteilung in Ektomykosen als Pilzinfektion an der Haut oder den sichtbaren Schleimhäuten und in Endomykosen als Infektion der inneren Organe hat sich eingebürgert.

H. Rieth (1975) hat den Versuch unternommen, die für den praktischen Gebrauch schwer zu handhabende Pilznomenklatur zu vereinfachen. Unterschieden wurde dabei in Mykosen durch Dermatophyten, Mykosen durch Hefen, Mykosen durch Schimmel und in die Rubrik sonstiger Pilze (Tab. 27.**1**).

Wie bei allen Einteilungsprinzipien ist eine solche Wertung in ständiger Bewegung und richtet sich nach dem jeweiligen Erkenntnisstand. Die vorgenommene Einteilung in oberflächliche Mykosen, subkutane tiefe Mykosen und schließlich systemische Mykosen entspricht den Gepflogenheiten der klinischen Darstellung in den weiterführenden Monographien. Die Identifikation des Pilzes in der Kultur, im Abstrichpräparat, in der Histologie und schließlich aufgrund serologischer Reaktionen steht im Vordergrund.

Die Entwicklung tropischer Mykosen wird durch den exogenen Faktor Klima, biologisch-ökologische Faktoren, Bodenbeschaffenheit und den Bewachsungstyp der Landschaft besonders geprägt. Hohe Luftfeuchtigkeit und hohe Temperaturen begünstigen die Entwicklung von oberflächlichen Dermatomykosen durch Hydratisierung der Hornschicht. Es handelt sich hier also um eine Optimierung der Situation für ubiquitär mögliche Infektionen. Nur wenige oberflächliche Pilzinfektionen sind ausschließlich in den Tropen beheimatet (Piedra, Tinea nigra). Anders liegt die Situation bei den subkutanen tiefen und den systemischen Mykosen (Tab. 27.**2**). Hierbei wird der Infektionsverlauf durch den Erregertyp und die Reaktionsbereitschaft des Organismus geprägt. Charakteristisch für die tiefen Mykosen ist die Bildung von Granulomen. Käsige Nekrosen und Verkalkungen können sich in der Folge entwickeln.

Auch eine Pilzerkrankung entwickelt sich über

- Adhärenz der Erreger,
- Invasion des Gewebes,
- Kolonisierung und Ausbreitung der Erreger.

Die Abwehrreaktion gegen Pilzelemente wird über Stimulation des mononukleären Phagozytensystems ausgelöst. Dazu gehören γ-Interferon, Interleukin 2, M-CSF und GM-CSF. Während die hemmenden Effekte humoraler Antikörper auf Pilzelemente unsicher sind, besteht wenig Zweifel über solche Wirkungen der zellulär vermittelten Immunität. Weiterhin kann durch Pilze der alternative Weg zur Komplementaktivierung ausgelöst werden, der sich auch auf polymorphe Granulozyten auswirkt, die zu Beginn einer Pilzinfektion häufig das erste Abwehrzeichen sind.

Die hohe Fluktuation der Menschenmassen beim modernen Tourismus schlägt sich auch bei den Pilzinfektionen aus den Tropen nieder. Nach Rückkehr in die Heimat können sich in den Tropen erworbene Erkrankungen weiterentwickeln. Patienten mit einem immunologischen Handikap, sei es durch eine Therapie, sei es durch eine Erkrankung, bedürfen einer besonderen Aufklärung und insbesondere einer sorgfältigen Nachuntersuchung, auch nach relativ kurzem Tropenaufenthalt.

Beispielhaft darf darauf verwiesen werden, daß auf den Intensivstationen in unserem gemäßigten Klima die Infektionsmöglichkeiten von Endomykosen ausgehen, die an Pflanzen oder Blumenerde haften und als Erreger opportunistischer Infektionen bei in der Abwehr geschwächten Personen ein Gefahrenmoment geworden sind.

---

* Unter Mitarbeit von Prof. Dr. Ney Romiti, Santos (Brasilien)

Tabelle 27.1 Mykosen – Erreger, befallene Organe und Vorkommen (nach Braun)

Krankheit	Typ*	Erreger	Befallene Organe	Vorkommen
Trichophytie	D	Trichophyton-Arten	Haut, Haare, Nägel	weltweit
Favus		Trichophyton schönleinii	Haut, Haare, Nägel	weltweit
Mikrosporie	D	Microsporum-Arten	Haut, Haare, Nägel	weltweit
„Epidermophytie"	D	Epidermophyton floccosum und andere Pilze	Haut, Nägel	weltweit
Pityriasis versicolor	D	Pityrosporum furfur (Malassezia furfur)	Haut	weltweit
Tinea nigra	D	Cladosporium werneckii	Haut	Tropen
Piedra nigra	D	Piedraia hortai	Haare	Tropen, Subtropen
Piedra alba	D	Trichosporon-Arten	Haare	weltweit
Lobomykose	H	Loboa loboi	Haut	Mittel- und Südamerika
Nordamerikanische Blastomykose		Blastomyces dermatitidis	Haut, Atmungsorgane, generalisiert	Südosten und Mittelwesten der USA
Parakokzidioidomykose (südamerikanische Blastomykose)	H	Paracoccidioides brasiliensis	Haut, Lymphsystem, Atmungsorgane, Verdauungsorgane, generalisiert	Südamerika
Kandidiasis (Levurose)	H	Candida-Arten	Haut, Nägel, Haare, Ohr, Auge, Atmungsorgane, Verdauungsorgane, ZNS generalisiert	weltweit
Trichosporose	H	Trichosporon-Arten	Haut, Haare, Nägel, Atmungsorgane	weltweit
Geotrichose	S	Geotrichum-Arten	Haut, Atmungsorgane, Verdauungsorgane	weltweit
Skopulariopsidose	S	Scopulariopsis-Arten	Haut, Nägel, Verdauungsorgane, generalisiert	weltweit
Zephalosporiose	S	Cephalosporium-Arten (Acremonium)	Haut, Nägel, Maduramykose	Tropen Subtropen
Kladosporiose	S	Cladosporium trichoides	ZNS, generalisiert	weltweit
Aspergillose	S	Aspergillus-Arten	Haut, Haare, Nägel, Ohr, Auge, Atmungsorgane, ZNS, generalisiert	weltweit
Monosporiose	S	Monosporium apiospermum (Allescheria boydii)	Haut, Atmungsorgane, Ohr	weltweit
Chrysosporiose	S	Chrysosporium-Arten	Haut	Tropen, Subtropen
Vertizilliose	S	Verticillium-Arten	Haut	Tropen, Subtropen
Peyronelläose	S	Peyronellaea-Arten	Haut, Atmungsorgane	weltweit
Mucormykosen	S	Mucor, Absidia Rhizopus	Haut, Atmungsorgane ZNS, generalisiert	weltweit
Chromomykose**	H	Phialophora-Arten	Haut, Lymphsystem, ZNS, generalisiert	Tropen, Subtropen (Afrika, Südamerika)
Histoplasmose**		Histoplasma-Arten Histoplasma caps.	Haut, Atmungsorgane, Verdauungsorgane, Lymphsystem, generalisiert	USA, Zentralafrika
Kokzidioidomykose**		Coccidioides immitis	Haut, Atmungsorgane, generalisiert	Westen der USA, Mittel- und Südamerika
Rhinosporidiose**		Rhinosporidium seeberi	Nase, Atmungsorgane, Haut, generalisiert (Infektion beim Baden in öffentlichen Gewässern)	Tropen, Subtropen, endemisch in Indien und Sri Lanka
Sporotrichose**		Sporothrix schenckii	Haut, Lymphsystem, generalisiert	weltweit, häufig Südamerika, Indien

* D Dermatophyten, H Hefen, S Schimmel (nach Rieth).
** Nicht in das Schema aufgenommen.

Die Prinzipien der Diagnostik mykotischer Erkrankungen bei den klinischen Darstellungen seien vorangestellt (Tab. 27.**3**).

Vom epidemiologischen Gesichtspunkt aus ist der unterschiedliche Infektionsweg zu beachten, der sich einmal im Zuge der Verletzung der Haut oder der Schleimhäute wie beim Myzetom, der Chromomykose, Sporotrichose, Mucormykose und Rhinosporidiose und zum anderen durch inhalative Infektion bei den systemischen Mykosen wie Histoplasmose, Parakokzidioidomykose, Blastomykosen und Kryptokokkosen darstellt.

Das Einschleusen der Erreger über Haut und Schleimhäute erfolgt vornehmlich bei Personen, die beruflich

Tabelle 27.2 Synopsis von menschenpathogenen Pilzen, die nicht weltweit verbreitet sind, sondern vornehmlich eine Begrenzung auf bestimmte tropische Regionen aufweisen (aus Cottier, H.: Pathogenese, Bd. II. Springer, Berlin 1980)

Pilzspezies	Krankheitsbild(er)	Geographische Verbreitung	Bemerkungen
Trichophyton tonsurans	oft Tinea capitis	in Zentralamerika und Mexiko, z. T. auch USA, eher häufiger als in Zentraleuropa	anthropophil
Trichophyton schoenleinii	sog. Tinea favosa, vor allem am behaarten Kopf, mit Bildung von „Scutulae" (Favus der Kopfhaut)	Europa, Naher Osten u. a., selten in USA	anthropophil
Trichophyton concentricum	Tinea imbricata	nur in tropischen Ländern	
Trichophyton violaceum Trichophyton ferrugineum	„Ringelflechte"	vor allem in Osteuropa und Asien	
Sporothrix schenckii	Sporotrichose	vor allem in USA (Tal des Mississippi u. a.), jedoch weltweit verbreitet	der Pilz wächst mit Vorliebe auf Pflanzen, u. a. Flechten von der Gattung Sphagnum
Blastomyces dermatitidis (Zymonema dermatitidis)	Blastomykose i.e.S. (nordamerikanische Blastomykose), die sich u. a. an einer pulmonalen und einer disseminierten Form manifestiert	USA vor allem Täler des Mississippi und Ohio River; besonders bei Landarbeitern bekannt. Infektion aerogen oder perkutan	die meisten Individuen scheinen diesem Pilz gegenüber ziemlich resistent zu sein (große Zahl gesunder Blastomyces-positiver Menschen in jenen Gegenden; obligat menschenpathogener Saprophyt)
Coccidioides immitis	Kokzidioidomykose	der Pilz wächst in wüstenähnlichen Gebieten, z. B. im Südwesten der USA, in Mexiko und in Argentinien	das in der freien Natur wachsende Myzel setzt zahlreiche Arthrosporen frei, die bei Wind über weite Strecken getragen werden. Infektion aerogen oder allenfalls perkutan. In vivo bilden sich Sphaerulae mit Endosporen
Monosporium apiospermum Madurella mycetomii	Myzetome Myzetome	vor allem USA Afrika	manchmal werden beim „Eumyzetenmyzetom" auch Aspergillus, Penicillium, Acremonium, Phialophora u. a. isoliert; die pathogenetische Bedeutung dieser Pilze ist indessen noch unklar
Fonsecaea pedrosoi Fonsecaea compactum Phialophora verrucosa Cladosporium bantianum	Chromomykose („Chromoblastomykose")	tropische und subtropische Gebiete, u. a. in Afrika	nicht selten Lymphödem
Rhinosporidium seeberi	Rhinosporidiose	vor allem in Indien	Infektion hauptsächlich beim Baden bzw. Waschen in öffentlichen Gewässern
Histoplasma capsulatum var. duboisii	afrikanische Histoplasmose	Afrika	hyperergische Reaktionen im Sinne eines Erythema nodosum seltener als bei der retikuloendothelialen Zytomykose

Tabelle 27.3 Arbeitsgänge im Labor bei der Diagnostik mykologischer Erkrankungen

- Wahl, Entnahme und Transport von Untersuchungsmaterial
- Anfertigung und mikroskopische Untersuchung von Nativpräparaten aus dem Material
- Anlegen von Anreicherungskulturen
- Anlegen von Isolierungs- und Reinkulturen
- Bestimmung der Erregerquantität im klinischen Untersuchungsmaterial
- Differenzierung der Erreger (makroskopisch-morphologisch, mikroskopisch-morphologisch, biochemisch, serologisch, im Tierversuch, Typisierung)
- Prüfung der Sensibilität der Erreger gegenüber Antimykotika

über den Kontakt der unbedeckten Körperteile mit Erde bzw. Pflanzen an diesen Mykosen erkranken.

Die Infektion über den inhalativen Weg – den sporenhaltigen Staub – ist an die entsprechende Sporendichte gebunden. Im übrigen ist die gelegentliche Laborinfektion durch Einatmung, z. B. bei Geruchsidentifizierung von Erregern, für die inhalative Infektion charakteristisch.

Oberflächliche Mykosen

Der Begriff *Dermatomykosen* geht auf R. Virchow zurück, der erkannte, daß es sich um Pilze handelt, die zu ihrer Existenz Keratin benötigen. Im deutschsprachigen Bereich werden die Dermatomykosen traditionell in Epidermophytie, Trichophytie, Mikrosporie und Favus unterteilt.

Im angloamerikanischen Sprachbereich stellt man die jeweils befallene Körperregion in den Vordergrund, wie Tinea pedis, Tinea corporis usw.; unbenommen ist dabei die klassische Einteilung (Tab. 27.1).

Hautreaktionen auf den Pilzbefall wie Konfiguration der Schuppung und deren Intensität, Rötung, Papelbildung, Vesikulation sind nicht allein ein individuelles Charakteristikum des befallenen Patienten, sondern weisen auch auf den Typ der jeweiligen Pilzerkrankung hin. Die immunologische Reaktivität der Haut beim Vorliegen einer Dermatomykose scheint dabei nicht so vordergründig zu sein wie die Umgebungsfaktoren, unter denen sich eine Dermatomykose entwickelt.

Im Hinblick auf die Therapie ergeben sich in den Tropen keine besonderen Gesichtspunkte, es sei denn, daß weniger Salben als Tinkturen, Lotionen und Puder als Grundlagen der Antimykotika verwendet werden.

Pityriasis versicolor

Erreger ist Malassezia furfur.

Die Pityriasis versicolor ist weltweit verbreitet, zeigt aber im tropischen Raum und insbesondere auf der arabischen Halbinsel eine bevorzugte Prävalenz und befällt die Mehrzahl der dort lebenden Menschen.

Das Angehen der Infektion wird auf der durch Schweiß hydratisierten Hornschicht erleichtert. Die hinweisenden Hypopigmentierungen beruhen auf

- Pigmentierung der gesunden Haut durch die Sonne und gleichzeitig Absorption der UV-Strahlen durch den oberflächlichen Pilzrasen in der Hornschicht; weiterhin durch
- Hemmung der Dopa-Tyrosinase und damit der Melaninbildung in den Melanozyten durch Pilzprodukte.

Die Pityriasis versicolor ist eine sich auf die oberflächlichen Hautschichten beschränkende Pilzerkrankung, die durch eine feine, kleieförmige Schuppenbildung, eine typische Hypopigmentierung und das Fehlen entzündlicher Veränderungen charakterisiert ist.

Im Nativpräparat der Schuppen finden sich charakteristische hefeartige Sprossen mit Zellen von 8 μm Durchmesser und gelegentlichen verzweigten Hyphenfragmenten. Die Kultur erübrigt sich meist.

Intensivierung der Hornschichtabschuppung, auch Mauserung durch Waschen mit selenhaltigen Shampoos, weiterhin lokale Anwendung von Antimykotika, insbesondere vom Imidazoltyp. Bei ausgeprägten Fällen Kurzkur durch orale Einnahme von 400 mg Ketoconazol, nach 2 Stunden Transpiration durch forcierte Bewegung. Den sich bildenden Schweißfilm, in dem Ketoconazol angereichert ist, mindestens 12 Stunden belassen.

Zweimaliges Wiederholen der Prozedur in Abständen von 8 Tagen.

Tinea imbricata

Erreger ist Trichophyton concentricum blanchard.

Tinea imbricata kommt besonders in Brasilien (Amazonas), Guatemala und Mexiko (Bergregionen) sowie im pazifischen Raum vor.

Typische girlandenförmige, durch parallel konzentrische Konfiguration der Schuppenentwicklung gekennzeichnete oberflächliche Hautveränderungen.

Vorzugsweise sind bei dieser von Mensch zu Mensch übertragbaren Erkrankung der Stamm, die Extremitäten, das Gesicht befallen. Verschont bleiben Fußsohlen und der behaarte Kopf. Wenig Juckreiz, keine Entzündungszeichen.

Lokal werden Breitbandantimykotika angewendet.

Tinea nigra

Erreger ist der Schimmelpilz Hortaea werneckii. Er ist häufig in Indonesien und Indien. Dort ist bevorzugt die Nacken- und Brustregion befallen, während sonst die plamare und plantare Lokalisation im Vordergrund steht. Eine Hyperhidrose ebnet das Angehen der Infektion.

Bräunlich pigmentierte, scharf begrenzte oberflächliche makulöse Herde entwickeln sich ohne besonderen Juckreiz.

2%iger Salicylsäurespiritus ist zur Behandlung geeignet.

Piedra

Als Besonderheit in den Tropen, vergleichbar mit der in unseren Breitengraden sich entwickelnden Trichomycosis axillaris, beschränkt sich die Piedra als oberflächliche Pilzinfektion nur auf den Haarschaft außerhalb der Haarfollikel. Kein Befall der Körperhaut.

Unterteilung in schwarze und weiße Piedra.

Schwarze Piedra. Erreger ist Piedraia hortai. Er kommt vornehmlich in den tropischen Regionen von Fernost, Südamerika und Afrika vor. Das klinische Bild ist durch kleine, feste, dunkelfarbige Knötchen, die dem Haarschaft aufliegen, gekennzeichnet.

Behandelt wird nach Rasur mit 5%iger Benzylsäure und 5%igem Salicylspiritus.

Weiße Piedra. Erreger ist Trichosporon beigelii. Die Krankheit tritt vornehmlich in Südamerika auf, aber auch in vielen Regionen von Asien und Europa.

Im Gegensatz zur schwarzen Piedra lassen sich die haftenden Knötchen leichter ablösen. Neben der klinischen Differenzierung ist auch eine gute Unterscheidung in der Pilzkultur möglich:

- bei schwarzer Piedra tiefbraune bis schwarze Farbe mit sich verlierendem Rot;
- bei der weißen Piedra schnelles, hefeartiges Wachsen in der Kultur mit dunkelgelber Farbe.

Subkutane Mykosen

Prädisponierende Ursachen für die Entwicklung subkutaner Mykosen:

- Klima (tropisch/subtropisch),
- Exposition und Implantation der Erreger, herabgesetzte zellulärvermittelte Immunität.

Bei diesen Erkrankungen treten die Epidermisveränderungen der Hornschicht an Bedeutung völlig zurück. Im Vordergrund stehen die entzündlichen Veränderungen im Bindegewebe. Sekundär oder auch direkt durch die Erreger werden die epidermalen Zellen im Rete Malpighi destruktiv verändert.

In den Randgebieten wird häufig eine Proliferation der Retezapfen der Epidermis festgestellt. Der Schwerpunkt liegt im Bereich des Koriums mit granulomatösen Veränderungen.

Im Prinzip kann man davon ausgehen, daß die Epidermis mit in den Krankheitsprozeß einbezogen wird, sich aber durch die primären entzündlichen Veränderungen im Bereich des Koriums und der tieferen Hautschichten im Zuge mesenchymoepidermaler Interaktion reaktiv verändert.

Die subkutanen Mykosen entwickeln sich über eine Inokulation von Erregern, die im Erdboden vorliegen oder an Pflanzen haften.

Eine Verletzung ist Vorbedingung für das Eindringen der Erreger in die tieferen Hautschichten mit dem diesen dimorphen Pilzen eigenen Übergang vom saprophytären zum parasitären Wachstum.

Die Diagnose beruht auf der kulturellen Züchtung und Färbungen der histologischen Schnitte mittels der PAS-Reaktion kombiniert mit Alcianblau und Alciangrün.

Die Erfahrung hat gelehrt, daß granulomatöse Hauterkrankungen ohne ausreichende nosologische Einordnung stets auch hinsichtlich einer Pilzinfektion untersucht werden müssen.

Es handelt sich bei den subkutanen Mykosen um pathogene Erreger, bei denen die primäre Resistenz des Organismus bzw. die immunologische Abwehr nicht im Vordergrund stehen muß. Im Gegensatz dazu stehen die opportunistischen Infektionen, besonders vom Typ der Hefen, die weltweit recht gleichmäßig verteilt sind, wie Kryptokokkose, Torulose und auch die Schimmelpilzinfektion Aspergillose. Durch eine medikamentöse Immunsuppression werden diese Infektionen begünstigt, und bei herabgesetzter immunologischer Abwehr wird das Risiko einer Infektion signifikant erhöht.

Vom histopathologischen Gesichtspunkt ist bei den subkutanen, aber auch bei den systemischen Mykosen die Granulombildung ein Charakteristikum, das sich wie bei der Chromomykose mit einer Hyperplasie und bei der Histoplasmose mit einer Kalzifikation kombiniert. Bei der Sporotrichose ist eine Einkapselung der Herde charakteristisch.

Myzetom

Epidemiologie

Die Erkrankung ist in tropischen und subtropischen Ländern, insbesondere in Savannengebieten, verbreitet, wo dornige Akaziengewächse vorherrschen, z. B. in Mexiko, Venezuela, Nordafrika, den Sahelländern und Indien. Gelegentlich kommt sie aber auch in Europa vor, besonders im rumänisch-bulgarischen Raum.

Eine große Zahl verschiedener Erreger – Bakterien und Pilze – kann das klinische Bild eines Myzetoms (Madurafuß, Maduromykose, Mycetoma) verursa-

Subkutane Mykosen 305

chen. Zwei Typen können unterschieden werden: das bakteriell bedingte Aktinomyzetom durch aerobe Aktinomyzeten und das Eumyzetom durch echte Pilze (Tab. 27.**4**).

Pathogenese

Voraussetzung für die Entwicklung des Myzetoms ist eine Inokulation der Erreger, meist durch Verletzung, z. B. durch Dornen, insbesondere beim Barfußlaufen. Die Inkubationszeit kann Tage bis Monate betragen. Eine Übertragung von Mensch zu Mensch scheidet aus.

Krankheitsbild

Am häufigsten ist ein Fuß oder der Unterschenkel befallen, seltener die Hände oder andere Körperregionen. Zunächst entsteht eine kleine, meist schmerzlose Schwellung in der Haut, die sich in das subkutane Gewebe ausbreitet. Es entwickelt sich eine derbelastische, tumorartige Schwellung (Abb. 27.**1**), die fistelar-

Tabelle 27.**4** Verteilung der Erreger, die ein Myzetom auslösen können (nach Canizares)

Erreger	Verteilung
Aktinomyozeten	
– Nocardia brasiliensis	weltweit
– Nocardia caviae	weltweit
– Nocardia asteroides	weltweit
– Actinomadura madurae	Amerika, Afrika, Asien
– Actinomadura pelletieri	Afrika, Indien, Amerika
– Streptomyces somaliensis	Amerika, Afrika, Asien
Pilze	
– Madurella mycetomatis	Afrika, Indien, Amerika
– Madurella grisea	Amerika
– Cephalosporium-Arten	weltweit
– Pseudallescheria boydii	weltweit
– Pyrenchaeta romeroi	Mexiko, Südamerika, Afrika
– Leptosphaeria senegalensis	Senegal, Tschad
– Neotestudina rosatti	Somalia, Senegal
– Phialophora jeanselmei	Nordamerika, Martinique

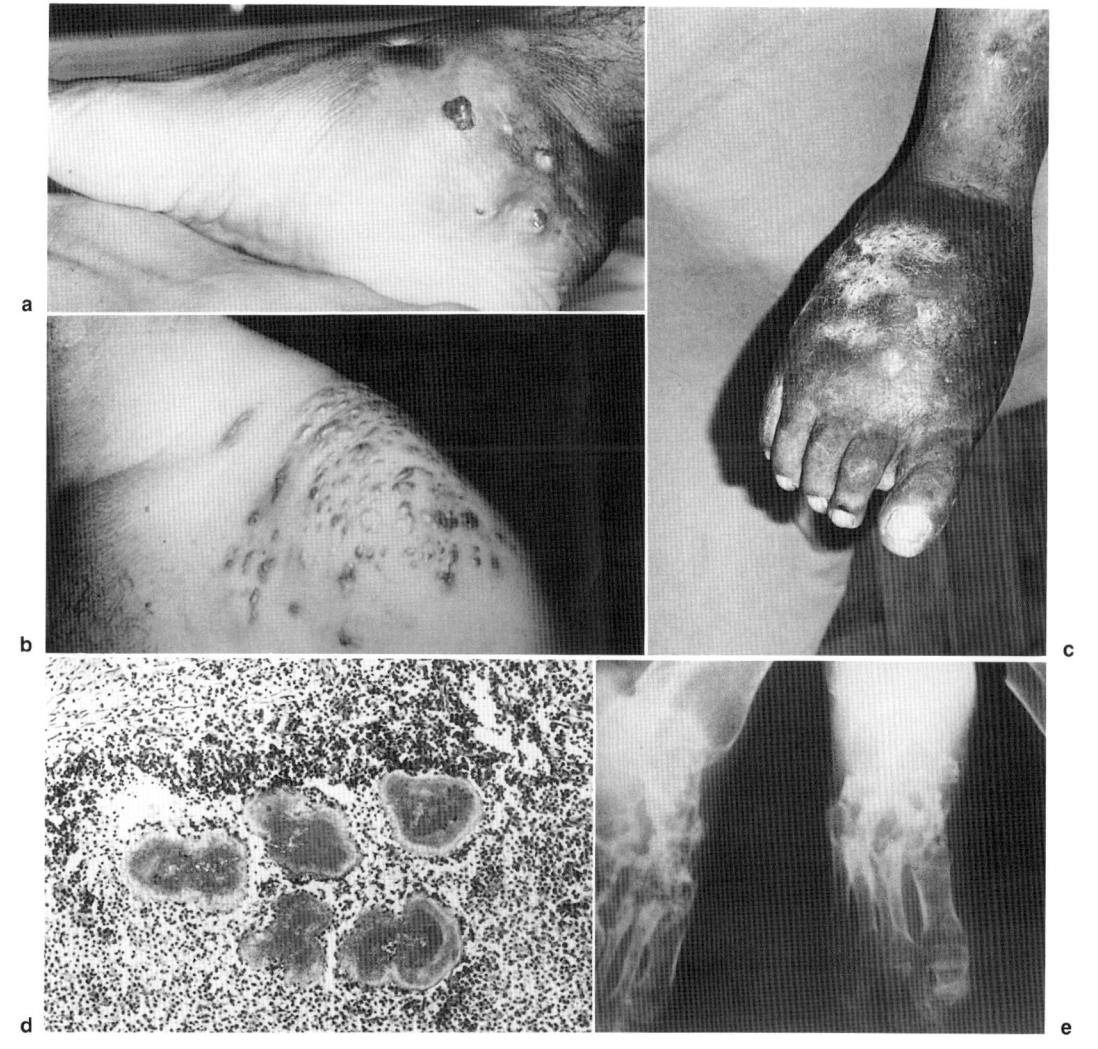

Abb. 27.**1** **a** Eumyzetom mit Fistel. **b** Myzetom in der Schulterregion. **c** Drusen in einem Abszeß. **d** Actinomyces israeli nachgewiesen. **e** Röntgenbild im Bereich eines Myzetoms. Knochenbefall vornehmlich in den Sprunggelenken.

tig durch die Haut nach außen durchbricht. Es entleert sich ein trübes, z. T. eitrig oder blutig tingiertes Sekret, das typische getreidekornartige Erregerkonvolute, sog. Pilzkörner (engl. grains) enthalten kann. Das Myzetom breitet sich langsam progredient und ohne Selbstheilungstendenz auf benachbarte Weichteile und Muskulatur aus und erfaßt dann häufig auch den Knochen mit typischen osteolytischen Herden (Abb. 27.1e). Bakterielle Superinfektionen sind häufig, insbesondere durch Staphylokokken. Eine lymphogene Ausbreitung des Myzetoms kommt gelegentlich vor. Eine hämatogene Ausbreitung und generalisierte Verlaufsformen sind sehr selten.

Diagnostik und Differentialdiagnostik

Charakteristisch sind die auch im Fistelsekret nachweisbaren Erregerkonvolute (Drusen), die eine körnige Konsistenz aufweisen und je nach Erregertyp unterschiedlich gefärbt sind.

Die Diagnose erfordert den kulturellen Nachweis des Erregers aus Fistelsekret, Pilzkörnern oder Gewebebiopsien. Farbe, Größe und Konsistenz der Pilzkörner können einen Hinweis auf die Art des Erregers geben (Tab. 27.5).

Differentialdiagnostisch ist das Myzetom von Tuberkulose, Staphylokokkenosteomyelitis und atypischen bakteriellen Granulomatosen abzugrenzen.

Therapie

Die Therapie richtet sich nach den jeweiligen Erregern und wird bei den Aktinomyzetomen mit Streptomycin (1 g täglich i. m.) und Cotrimoxazol durchgeführt. Bei den in Süd- und Mittelamerika vorkommenden Arten hat sich auch eine Kombinationstherapie mit Dapson und Rifampicin bewährt. Im Durchschnitt ist eine mehrmonatige Behandlung notwendig. Bei den Eumyzetomen haben sich Ketoconazol bewährt.

Tabelle 27.5 Verdacht eines Myzetoms anhand der Art der körnigen Erregerkonvolute (nach Mahgoub)

Farbe	Größe (mm)	Konsistenz	möglicher Erreger
Pilze			
– schwarz	1–3	hart	Madurella mycetomatis oder andere Madurella-Arten
– weiß	2	weich	Pseudallescheria boydii oder Acremonium-Arten oder Aspergillus nidulans
– weiß	0,5–1	hart	Neotestudina rosatii
Bakterien			
– gelb	0,5–1	hart	Streptomyces somaliensis
– weißlich	1–3	weich	Actinomadura madurae
– rot	0,5–1	hart	Actinomadura pelletieri
– beige	0,5	weich	Nocardia-Arten

Chromomykose

Epidemiologie

Die Erreger der Chromomykose (Chromoblastomykose, Dermatitis verrucosa, brasilianische Dermatitis verrucosa) sind Dermatiaceaearten mit entsprechenden saprophytären und parasitären Phasen, so vom Typ Phialophora, Fonsecaea pedrosoi, Cladosporium.

Eine Unterscheidung in verruköse Veränderungen mit sog. sklerotischen Zellen der Erreger, die der Erstbeschreibung der *Chromomykose* entsprechen, und zystisch-ulzerative Veränderungen mit runden Zellen und blassen Hyphen führten zum klinischen Bild der *Phäomykose*.

Weitere Krankheitsbilder dieser Gruppe sind die Kladosporiose des ZNS (Cladosporium trichoides) und die Phäosporotrichose mit subkutanen Abszessen (Phialophora gougerotii).

Die Mehrzahl der Erkrankungen stammt aus Brasilien, Süd- und Mittelamerika, Äquatorialafrika, Südafrika, Indien, Indonesien und Australien. In Finnland ist das feuchtheiße Klima in den vielgenutzten Saunen für eine Infektion verantwortlich gemacht worden (Ausnahme).

Eine touristische Infektion tritt sehr selten bei kurzfristigen Aufenthalten mit entsprechender Exposition in den genannten Regionen auf und schwerlich unter den Gegebenheiten einer normalen Urlaubsreise.

Pathogenese

Die Infektion erfolgt über Hautverletzungen, insbesondere an Füßen über Erdkontakt, vornehmlich bei Landarbeitern.

Krankheitsbild

Die Anfangsläsion der verrukösen Form besteht aus einem Knoten, der sich innerhalb von 5 Wochen entwickelt. Danach ist der weitere Verlauf durch blumenkohlartige, warzige Wucherungen charakterisiert. Die Veränderungen können zentral abheilen, während in den Randregionen ein Fortschreiten zu beobachten ist (Abb. 27.2). Über Verlegung des Lymphabflusses kann sich eine Elephantiasis entwickeln. Die Phäomykose führt zur Entwicklung zystischer Knoten und Ulzerationen.

Histologisch ist Chromomykose eine granulomatöse Entzündung mit Riesenzellen, Fibrose, Mikroabszesse; Durchmesser der Sporen 10 µm. Die Phäomykose ist eine granulomatöse Entzündung mit kollagener Umhüllung der Granulome; Durchmesser der Sporen 10 µm.

Diagnostik und Differentialdiagnostik

Die Diagnose wird durch die Serologie und Intradermaltests gesichert. In Nativpräparaten können die Hyphen der Erreger erkannt werden. Bei Anlegen

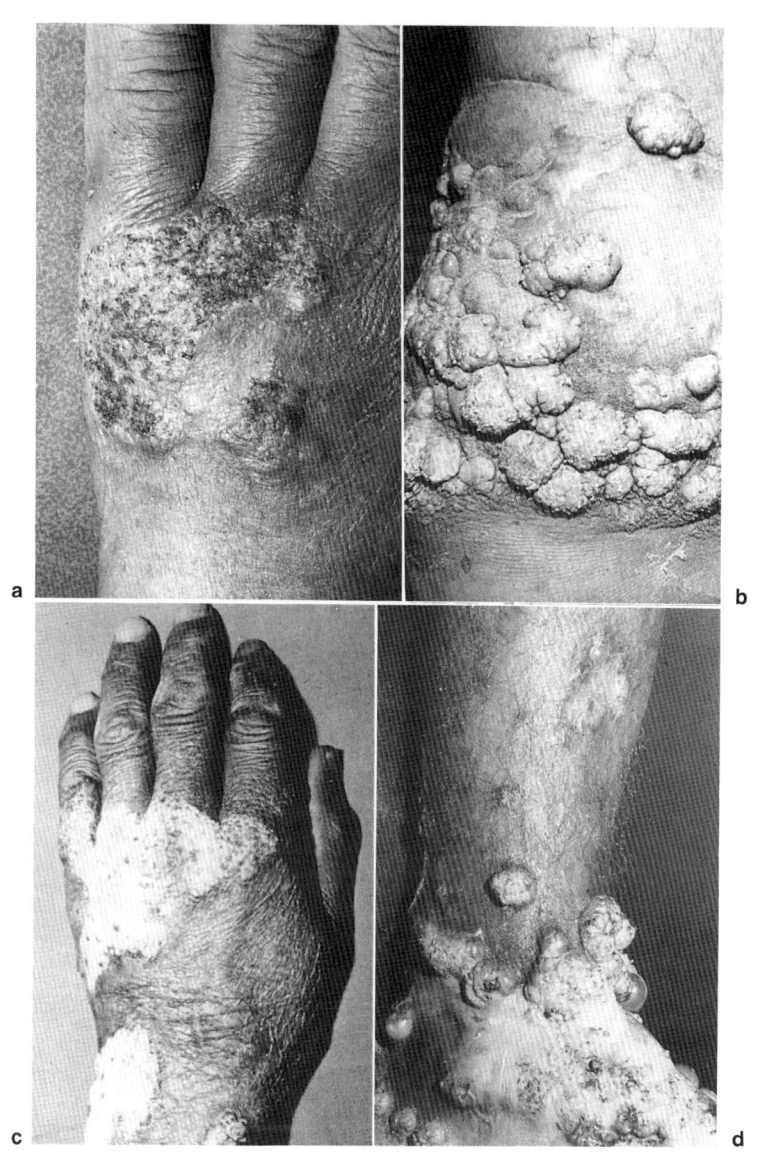

Abb. 27.2a–d Chromomykose. Charakteristische variable Ausprägung verruköser Formationen.

von Kulturen ist das Medium mit Chloramphenicol oder anderen Antibiotika zu versehen.

Die Inkubationstemperatur beträgt 30 °C. Probeexzisionen zeigen von den Riesenzellen aufgenommene rundliche Pilzelemente, die auch extrazellulär vorkommen.

Differentialdiagnostisch sind die Blastomykose, die papillomatöse Elephantiasis, die kutane Leishmaniose, aber auch Tuberkulose, Syphilis oder Frambösie zu bedenken.

Therapie
Therapeutisch hat sich Flucytosin in den Vordergrund geschoben. Auch Ketoconazol 200 mg täglich für mindestens 3 Monate ist wirksam; zu erwähnen ist Amphotericin B, 50 mg intraläsional 1mal wöchentlich für mehrere Monate. Schließlich bieten sich auch Itraconazol und Thiabendazol an.

Von besonderem Interesse ist die Wärmetherapie, die bei einer Gewebeerwärmung auf 40 °C mit Infrarotlicht zu einer Beeinträchtigung des Pilzwachstums führen kann.

Sporotrichose

Definition
Die subakute oder chronisch verlaufende Erkrankung ist durch knötchenartige Veränderungen im Bereich der Haut charakterisiert, die sich dem lymphatischen Abflußgebiet entsprechend darstellt. Prädilektionsstellen sind die Akren.

Epidemiologie
Erreger ist Sporothrix schenkii.

Die Erkrankung ist zwar weltweit verbreitet, zeigt aber eine besondere Häufung in den nicht besonders heißen, aber feuchten tropischen oder subtropischen Zonen in Brasilien, Kolumbien, Mexiko, im Mississippidelta sowie Indonesien, Südafrika und Australien. Obwohl der Pilz z. B. in Schwimmbädern in Berlin verschiedentlich nachgewiesen wurde, ist die Erkrankung in unseren Breiten sehr selten.

Die bisher größte Epidemie mit ca. 3000 Erkrankungen betraf Grubenarbeiter in südafrikanischen Goldminen. Die Infektion erfolgte über Hautverletzungen (Grubenholz). Der Erreger findet sich vornehmlich auf verrottendem Holz und abgestorbenen Pflanzen und bildet damit eine erhöhte Gefährdung von Land- und Forstarbeitern bzw. bei Kontakten mit infiziertem Holz.

Pathogenese

Die Infektion entwickelt sich in den oberen und tiefen Hautschichten, entweder lokalisiert oder lymphangitisch-aszendierend.

In einer Übersicht über 200 Patienten mit einer Sporotrichose in Japan betrug der Anteil der Sporotrichosefälle an der Gesamtzahl der ambulanten Patienten 0,15%. Das Verhältnis Mann zu Frau belief sich auf 1:2. In der Hälfte der Fälle handelte es sich um in der Landwirtschaft tätige Personen, und bei 78% der Patienten war in der Vorgeschichte eine Verletzung zu verzeichnen. Das Krankheitsbild war durch livide Knötchen, die erweichen können und ein Sekret absondern, charakterisiert.

Krankheitsbild

Am häufigsten ist die lymphangitische, aszendierende Form mit rosenkranzartigen, knotenförmigen, gut tastbaren Herden (Abb. 27.3). Neben der primären kutanen Sporotrichose in Form des kutaneolymphatischen Komplexes kann sich bei herabgesetzter Immunität langsam eine ulzerös konfluierende Form entwickeln. Der verruköse Typ ist offenbar Folge von Reinfektionen. Selten entsteht eine primäre pulmonale Form.

Im allgemeinen bleibt die Erkrankung in ihrer tuberkuloiden granulomatösen Form auf den Ort der Infektion beschränkt. Dabei liegen im Granulum Erreger nur in spärlicher Zahl vor. Der Vorgang der Generalisierung wäre als partiell opportunistische Infektion zu bezeichnen.

Diagnostik und Differentialdiagnostik

Die Diagnose erfolgt durch den Nachweis der Erreger im Gewebeschnitt. Der Sporotrichinhauttest ist in über 90% der Fälle positiv.

Differentialdiagnostisch sind andere granulomatöse Entwicklungen zu beachten, wie das Schwimmbadgranulom, die Blastomykose und die Tuberkulose. Vom klinischen Aspekt steht in gemäßigten Zonen das Aquariumgranulom, verursacht durch Mycobacterium marinum, im Vordergrund.

Therapie

Therapeutisch ist Kaliumjodid unübertroffen: bei Beginn 0,5–1 g oral in 100 ml Flüssigkeit aufgelöst, 3mal täglich nach Nahrungsmittelaufnahme; Steigerung über 300 mg/Dosis täglich bis zu einem Maximum von 3–5 g täglich. Bei den seltenen generalisierten

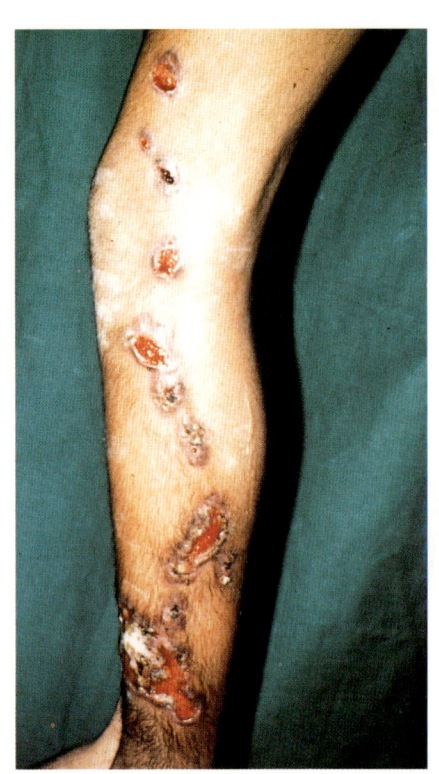

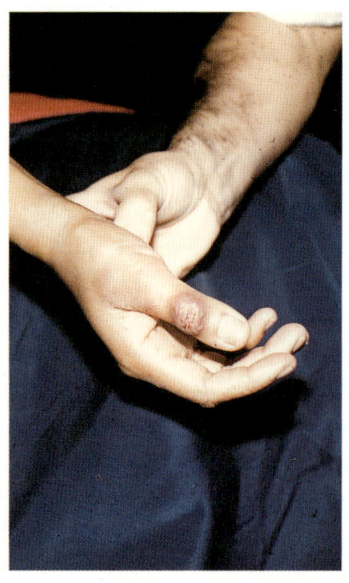

Abb. 27.3 **a** Knotig verruköse, ulzerierte Herde im Lymphabflußgebiet. **b** Einzelherd mit lymphagoger Streuung zum Unterarm hin.

Formen oder Jodunverträglichkeit wird Amphotericin B empfohlen (Tab. 27.**6**).

Lobomykose

Erreger ist Paracoccidioides loboi.

Die meisten menschlichen Erkrankungen an Lobomykose (Blastomykose vom Typ Jorge-Lobo) wurden in Brasilien, insbesondere in der Region um Bahia, festgestellt. Die Erkrankung wurde bisher vornehmlich bei Arbeitern in der Landwirtschaft, aber auch in der Gummigewinnung in den Amazonaswäldern beobachtet.

1975 konnte der Erreger, der hauptsächlich einer wasserreichen Bodenlandschaft bei ständigen Temperaturen über 24 °C und einer Regenmenge von jährlich über 2000 ml gefunden wird, auch in der zarten Rückenhaut von Frischwasserdelphinen des Amazonas und weiterhin auch Delphinen in der offenen See nachgewiesen werden. Damit schloß sich der Kreis des Erregernachweises in den tropischen Wassergebieten des Amazonas mit dem Vorkommen der Erkrankung in tropischen, von Delphinen bevorzugten Gewässern.

Es handelt sich um papulöse, vegetierende knötchenartige Hautläsionen mit keloidalem Aussehen (Abb. 27.**4**) und langsamen Wachstum. Bevorzugte Lokalisationen sind die Beine, der Rücken, das Gesicht und insbesondere die Ohren. Die Infektion ist auf die Kutis beschränkt und durch keloidale Granulome charakterisiert. Das befallene Gewebe ist von den Erregern dicht besetzt und somit diagnostisch gut erkennbar. Eine kulturelle Anzüchtung ist bisher nicht gelungen.

Tabelle 27.**6** Medikamente der Wahl für Pilzinfektionen

Infektionserreger	Medikamente der 1. Wahl	Alternative
Aspergillus	Amphotericin B mit oder ohne Flucytosin oder Rifampicin	keine verläßliche Alternative
Blastomyces dermatitidis	Ketoconazol, Itraconazol oder Amphotericin B	–
Candida	Amphotericin B mit oder ohne Flucytosin	Ketoconazol
Chromoblastomykose	Flucytosin	Ketoconazol
Coccidioides immitis	Ketoconazol oder Amphotercin B	Miconazol
Cryptococcus neoformans	Amphotercin B mit oder ohne Flucytosin	keine verläßliche Alternative
Histoplasma capsulatum	Ketoconazol, Itraconazol oder Amphotericin B	–
Mucor und andere Erreger der Mucormykose	Amphotericin	keine verläßliche Alternative
Paracoccidioides brasiliensis	Ketoconazol, Itraconazol oder Amphotericin B	Sulfonamide
Pseudoallescheria boydii	Ketoconazol oder Miconazol	keine verläßliche Alternative
Sporothrix schenckii	Jod	Amphotericin B

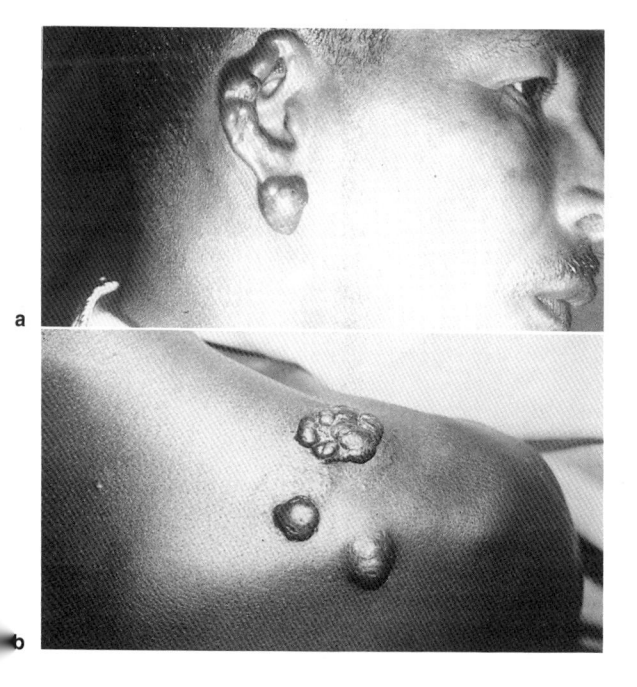

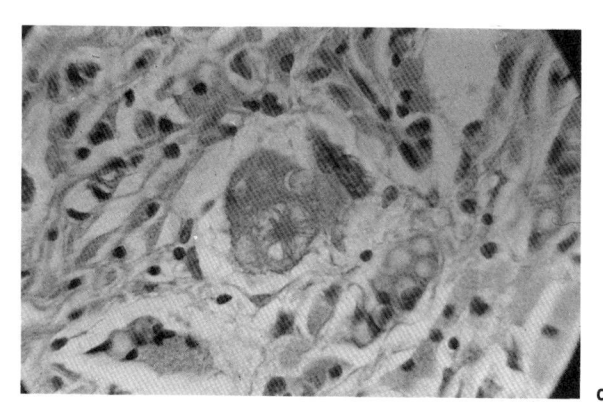

Abb. 27.**4** Lobomykose. **a, b** Charakteristische keloidale Herde am Ohr und an der Schulter. **c** Histologische Darstellung zahlreicher Pilzzellen (Loboa loboi).

Histologisch findet sich eine Häufing von großen Riesenzellen; Durchmesser der Sporen 10 μm.

Therapeutisch ist nur die chirurgische Exzision möglich. Eine wirksame Chemotherapie steht nicht zur Verfügung.

Rhinosporidiose

Erreger ist Rhinosporidium seeberi.

Charakteristisch für diese Erkrankung ist die granulomatöse tuberkuloide lokale Gewebereaktion.

Die Erkrankung wird vornehmlich in Indien, Sri Lanka (dort endemisch, offenbar von Dorfteichfischen und Wasserinsekten ausgehend), aber auch in den tropischen Regionen Asiens und Südamerikas gefunden. Sowohl bei Menschen als auch bei Pferden, Rindern und Wasservögeln wurden zystische polypöse Wucherungen in den Schleimhäuten der oberen Atemwege und an den Augenlidern beschrieben. Nasopharyngeale Polypen beruhen auf dem kontinuierlichen parasitären Wachstum der erythrozytenähnlichen großen, runden, ovalären Zellen, die schließlich als reife Sporangien mit einem Durchmesser von 300–350 μm und etwa 20000 Sporen nach Platzen zur weiteren Ausbreitung im Gewebe führen.

Neben der Schleimhaut können auch normal basig der Haut aufsitzende Tumoren, die sich an allen Körperstellen entwickeln, vorkommen. Eine hämatogene Aussaat mit rhinosporidialen Zellen im Urin und Blut sowie Aszites wurde belegt. Schließlich wurde auch ein Granulombefall von Lunge, Leber und Milz beobachtet.

Differentialdiagnostisch müssen somit Nasenpolypen und Condylomata acuminata bei dieser Erkrankung in Erwägung gezogen werden.

Die differentialdiagnostische Abklärung ist durch Methoden wie PAS- und Alcianblaufärbung oder durch Kulturen im seborrhoischen Medium möglich.

Die Therapie beruht auf der chirurgisch-plastischen Entfernung der Tumormassen.

Phykomykosen

Erreger der Phykomykosen (Mucormykosen, Entomophthoromykosen) ist einmal der Genus Basidiobolus – B. meristosporus, B. haptosporus – mit der Entwicklung der subkutanen Phykomykose, dem „creeping granuloma" oder dem eosinophilen Granulom. Diese Erreger sind kaum obligat pathogen und erlauben damit die Einordnung als opportunistische Infektion. Die anderen Erreger, Coniodobulus coronatus und Basiodobolustypen, sind besonders im Bereich der Nasenschleimhäute als Ursache der Zygomykose oder Rhinoentomophthoromykose bekannt.

Subkutane Phykomykose. Die Erkrankung beginnt als bretthart subkutane Infiltration, die sich weiter ausbreitet. Subkutis und Muskelfaszien werden involviert. Die Gesäßregion ist besonders befallen. Es gibt auch eine rhinopharyngeale, orbitale und orokutane Phykomykose.

Die Erkrankung ist in Indonesien, Nigeria und Uganda beschrieben worden. Männer werden häufiger als Frauen befallen; Kinder und Adoleszente stehen im Vordergrund.

Die sich entwickelnden Granulome durch Basidiobolustypen sind durch eine ausgeprägte Eosinophilie charakterisiert; Riesenzellen sind die Regel.

Die Diagnose erfordert Biopsien mit Pilznachweis. Differentialdiagnostische Schwierigkeiten bietet das Lymphödem bei Filarieninfektionen. Therapeutisch bietet sich wie bei der Sporotrichose Kaliumjodid an.

Rhinoentomophthoromykose. Der Erreger Coniodobulus coronatus kommt vornehmlich in den Böden tropischer Regenregionen in Nigeria, Indien, Kolumbien, Brasilien vor. Die Inhalation der Sporen wird für die Krankheit verantwortlich gemacht (Schleimhauthaftung).

Der Schwerpunkt der klinischen Veränderungen sind nasale Obstruktionen, die mit chronisch granulomatösen Schwellungen einhergehen.

Phäohyphomykose. Erreger sind Phialophoraarten.

Initialherde sind Knoten von etwa 1 cm Durchmesser oder verruköse Ulzerationen in verschiedener Größe.

Diese Pilzerkrankung gehört zu den opportunistischen Erkrankungen und zeigt keine besondere geographische Prävalenz. Die sich entwickelnden Herde abszedieren, und die Ulzerationen haben eine unregelmäßige Kontur mit Lymphknotenbefall. Eine Absiedelung mit Entwicklung viszeraler Herde ist möglich.

In den dunkelbraun pigmentierten Herden sind braune Hyphen histologisch nachweisbar.

Cercosporamykose. Der Erreger ist Cercospora apii. Bisher ist lediglich ein Einzelfall einer progressiven verrukösen ulzerierenden kutanen und subkutanen Form einer Mykose in Indonesien beschrieben worden. Die Erkrankung begann in der frühen Kindheit. Der Erreger konnte kultiviert werden.

Protothekose. Erreger ist Prototheca mit einem Lebenszyklus wie der der Grünalgen. Vorkommen vornehmlich in Reisfeldern und Sumpfgebieten.

Diese seltene Erkrankung ist in Afrika, China, Vietnam, Neuseeland, Panama und den USA beschrieben worden. Sie gehört zu den opportunistischen Infektionen und zeigt dementsprechend eine individuell variable Entwicklung.

Im Prinzip bleibt diese Erkrankung auf die Haut beschränkt und weist Granulome und eine Dermatitis auf. Der Erreger dringt offenbar über Hautdefekte ein.

Als Therapie sind lediglich plastisch-chirurgische Eingriffe möglich.

Der Formenkreis der Phykomykosen ist selten; entsprechend gibt es auch wenige Literaturangaben. Sie wurden hier aber angesprochen, weil Immunsuppressionen (AIDS) mit einer Stimulation dieser Krankheitsbilder einhergehen können.

Systemische Mykosen

Prädisponierende Ursachen für systemische Mykosen sind

- Exposition gegenüber Erregern,
- Alter, Rasse, Geschlecht (überwiegend Befall von Männern)
- hormonelle Situation,
- vorausgehende Infektionen,
- defekte Phagozytose,
- herabgesetzte zellulärvermittelte Immunität,
- Ernährungszustand.

Die systemischen Mykosen werden vornehmlich durch Inhalation der Erreger verursacht. Die Verlaufsform wird von der Charakteristik der Erreger und deren primärer Pathogenität bestimmt.

Die Erfahrung der letzten Jahre hat aber gezeigt, daß eine Immunsuppression – therapeutisch im Zuge der Behandlung einer inneren Erkrankung oder durch AIDS – einen besonderen pathogenetischen Stellenwert erhält.

Amerikanische Histoplasmose

Definition
Die amerikanische Histoplasmose (retikuloendotheliale Zytomykose) ist eine Erkrankung des retikulohistiozytären Systems, verursacht durch den Pilz Histoplasma capsulatum. Charakteristisch ist ein primärer Lungenbefall, der in eine progressive chronische maligne Form übergehen kann.

Epidemiologie
Die Erkrankung ist weltweit bekannt mit Schwerpunkt in den USA und in geringerem Maße im Vorderen Orient, in Europa, aber auch in Afrika. In der südlichen Mississippi- und Missouriregion liegt eine Durchseuchung der Bevölkerung bis zu 100% vor. Die Epidemiegebiete der Kokzidioidomykose und der Histoplasmose sind in den USA benachbart bzw. überlappen sich.

Pathogenese
Die Erreger der Histoplasmose zeigen ein dimorphes Wachstum mit Entwicklung von Mikrokonidien und Makrokonidien bis 15 µm. Diese entwickeln sich im Erdboden und insbesondere im Vogelkot. Fledermaushöhlen werden als besondere Beispiele stets angeführt. Eintrocknung und Staub führen zur Entwicklung der inhalativen Infektion. Die Erreger werden durch Makrophagen phagozytiert und können sich dann auf dem Blut- und Lymphweg generalisieren. Die Schwere der Erkrankung hängt von der Menge der inhalierten Pilzsporen ab. Die Inkubationszeit beträgt 10–18 Tage. Charakteristisch ist ein schweres Krankheitsgefühl und ein fleckförmiges Lungeninfiltrat in einer disseminierten Form. Die initiale Entzündung besteht aus Granulozyten und Lymphozyten. Anschließend entwickelt sich eine tuberkuloide Reaktion mit zentraler Nekrose; damit wird eine weitere Aussaat begrenzt. Organe mit einem besonderen Reichtum an retikulohistiozytären Zellen (mononukleäre Phagozyten) werden von den Erregern bevorzugt. Etwa 90% der Infektionen sind asymptomatisch oder nur subklinisch ausgeprägt.

Krankheitsbild
Das *akute Stadium* einer Histoplasmose dauert 1–3 Wochen; im allgemeinen folgt eine völlige Wiederherstellung. Nach 4–8 Wochen ist die positive Reaktion auf Histoplasmin die Regel.

Die akute disseminierte Histoplasmose als Folge eines Immundefekts zeichnet sich durch kontinuierliches Fieber, schweres Krankheitsgefühl und Gewichtsverlust aus. Bei Befall der Nebennierenrinde entwickeln sich die Symptome einer Addison-Krankheit. Auch Schleimhautveränderungen mit ulzerativen Veränderungen an Zunge, Mund und Pharynx weisen auf Immunstörungen hin. Eine chronische Meningitis mit Erregernachweis im Liquor ist bekannt.

Einen anderen Verlauf zeigt die *progressive disseminierte Histoplasmose,* eine Erkrankung mit respiratorischer Insuffizienz, die schließlich in eine chronische pulmonale Histoplasmose mit Fibrose übergeht. Diese Krankheitsform liegt etwa in 1% der Fälle vor. Sie ist offenbar über eine intestinale Infektion in der Kindheit zu erklären.

Auch bei immunsupprimierten Patienten, die sich durch einen negativen Histoplasmintest, aber positiven Erregerbefund auszeichnen, ist diese Verlaufsform von Hautveränderungen und Schleimhautläsionen gekennzeichnet (Abb. 27.**5**).

Reinfektionen sind bei Patienten, die bereits früher infiziert wurden und ihre Erkrankung überstanden haben, bekannt. Dann sind eine kürzere Inkubationszeit von 3–7 Tagen und granulomatöse Veränderun-

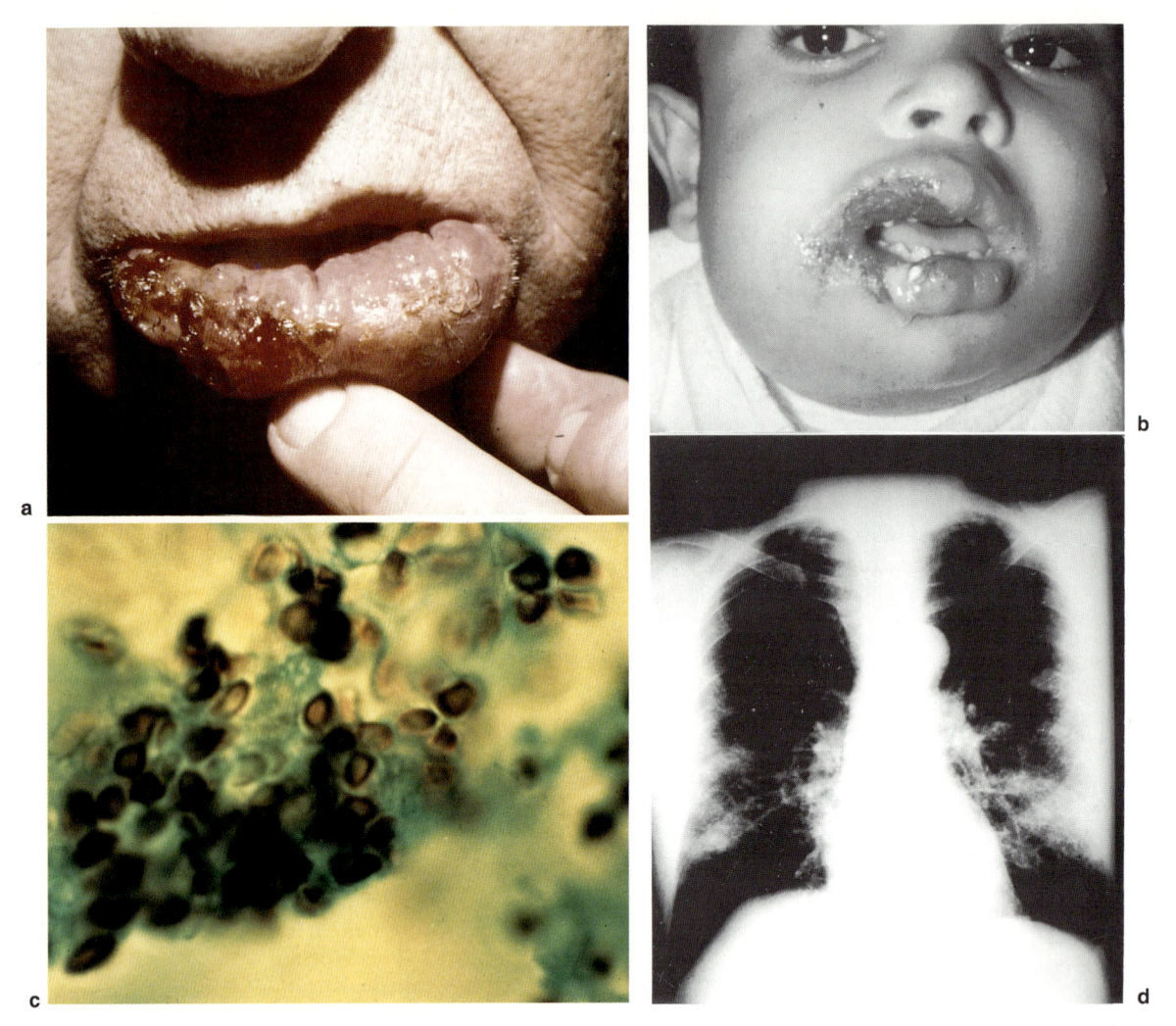

Abb. 27.5 Histoplasmose. **a, c** Charakteristischer Lippenschleimhautbefall. **b** Zum Teil intrazelluläre Anhäufung von Histoplasma-capsulata-Zellen im Gewebe. **d** Chronische Lungenveränderungen im Röntgenbild.

gen in der Lunge, einer miliaren Tuberkulose ähnlich, hinweisend.

Histologisch finden sich Granulome mit ausgeprägter leukozytärer Infiltration, Verkäsung, Verkalkung und Fibrose; charakteristischer heller Hof um Sporen in Histiozyten; Durchmesser der Sporen 3–15 µm.

Diagnostik und Differentialdiagnostik

Der Nachweis der Erreger in Abstrichpräparaten und Färbungen nach Giemsa bzw. Wright ist besonders bei der disseminierten Form leicht zu führen. Die Erreger liegen im Sputum, im Urin, in exzidierten Lymphknoten und ulzerierten Hautläsionen, im Knochenmark oder im peripheren Blut vor.

Bei der benignen Form steht die Serologie im Vordergrund (Titeranstieg). Diagnostische Hinweise kann auch der Intradermaltest mit 0,1 ml Histoplasmin bei positiven Reaktionen nach 12–72 Stunden geben.

Zum Nachweis zirkulierender Antikörper wird der Fluoreszenzantikörpertest heute häufig angewendet.

Differentialdiagnostisch sind die viszerale Leishmaniose, die disseminierte Tuberkulose, die Kokzidioidomykose u. a. in Erwägung zu ziehen; sie können durch die genannten diagnostischen Hilfsmittel abgegrenzt werden.

Therapie

Ketoconazol ist das Mittel der Wahl: 400 mg täglich oral sind solange angezeigt, bis sich die Krankheit zurückgebildet hat. Amphotericin B wird weiterhin angewendet und vor allem bei immunsupprimierten Patienten eingesetzt (Tab. 27.**6**). Beginn mit 0,25 mg/kg und Dosissteigerung bis zu 1 g täglich; Behandlungsdauer bis zu einer Gesamtdosis von 35 mg/kg Körpergewicht.

Afrikanische Histoplasmose

Erreger ist Histoplasma duboisii, 2- bis 3mal größer als Histoplasma capsulatum.

Diese Erkrankung entwickelt sich eigentlich nur in den Regenwäldern Zentral- und Westafrikas.

Das Krankheitsbild zeigt einmal eine lokalisierte Form mit einzelnen Hautknoten oder isolierten Knochenläsionen. Das andere Extrem ist die disseminierte Form mit Haut-, Subkutis-, Lymphknoten-, Knochen-, Gelenk-, Lungen- und viszeralem abdominalen Befall. Die Hautgranulome können sich nodulär ulzerativ und sogar ekzematös zeigen. Charakteristisch ist die hyperpigmentierte Umgebung. Subkutane Abszesse werden direkt durch die Chemotaxis des Erregers provoziert.

Auch bei dieser afrikanischen Histoplasmose gibt es eine generalisierte Form, die Leber, Milz und Lungen einschließen kann. Ähnlichkeiten zur amerikanischen Histoplasmose sind dann gegeben.

Zur Therapie ist auch hier Ketoconazol das Mittel der Wahl. 400–600 mg täglich für 6 Wochen führen zur Abheilung der afrikanischen Histoplasmose, die auch gut auf Amphotericin B reagiert.

Kokzidioidomykose

Definition

Die Kokzidioidomykose (Granuloma coccidioides, Wüstenrheumatismus) ist eine akute, subakute oder chronische Infektion, die in eine primär pulmonale und eine sekundäre disseminierte Form unterschieden wird.

Epidemiologie

Erreger ist Coccidioides immitis.

Die Erkrankung ist in Südkalifornien, Nevada, Neumexiko, Süd- und Nordtexas aber auch in Südamerika im Gran Chaco verbreitet. Im Vordergrund steht die Infektion in Arizona. Der Verdacht auf eine Kokzidioidomykose bei Rückkehr aus dem Endemiegebiet wird durch Husten und Mattigkeit, Nachtschweiß, Temperaturen und positiven Hauttest geweckt.

Pathogenese

Nach Einatmen der Arthrosporen entstehen Sporangien mit einem durchschnittlichen Durchmesser von 40 µm, in denen sich die Endosporen entwickeln, die die Voraussetzung zur Systematisierung im Organismus sind. Nach dieser Primärphase des Lungenbefalls kann im sekundären Stadium durch hämatogene und lymphogene Aussaat fast jedes Organ befallen werden; an der Haut stellen sich verruköse Herde ein.

Beachtenswert sind die bis in die heutige Zeit beschriebenen über 200 Fälle von Laborinfektionen.

Der Erreger bildet im Luftmyzel der Kulturen nach 5–8 Tagen charakteristische faßförmige Sporen. Diese brechen schon bei geringfügigen Luftbewegungen vom Myzel ab und können z. B. bei Eröffnungen der Kulturgefäße eingeatmet werden.

Krankheitsbild

Die Veränderungen werden in die primär pulmonale Form und sekundär disseminierte Form unterschieden. In etwa 10% der Fälle kommt es einige Tage nach der Infektion zu einem generalisierten makulösen Exanthem, das skarlatiniformen bzw. morbilliformen Charakter hat. Ein Erythema nodosum kann sich über Immunkomplexe entwickeln.

Die häufigste Todesursache bei der disseminierten Kokzidioidomykose ist die kokzidioidale Meningitis.

Histologisch sind Granulome mit zentraler Nekrose und Verkäsung zu finden. Durchmesser der Endosporen 2,0–5,0 µm.

Diagnostik

Der Hauttest auf Coccidioidin intrakutan führt zu Reaktionen vom verzögerten Typ. Diese Reaktion bleibt auch positiv, wenn die Erkrankung abgeklungen ist.

Serologisch nachweisbare Antikörper (z. B. Komplementfixation) entwickeln sich etwa 3 Monate nach den klinischen Symptomen und werden bei milderen Formen und bei asymptomatischem Verlauf nicht positiv. Antikörper vom IgM-Typ entwickeln sich in 50% der Fälle in der 1. Woche und zu 90% in der 3. Woche.

Zusammen mit dem Fluoreszenz-Antikörper-Inhibitionstest reichen die beschriebenen Untersuchungsmethoden aus, um den Erkrankungsverdacht schnell zu verifizieren.

Die Diagnose kann gesichert werden durch den Nachweis der Erreger, vorwiegend im Sputum. Eine Anzüchtung in Sabouraud-Medium gelingt in 1–2 Wochen.

Therapie

Amphotericin B steht im Vordergrund, doch entwickeln sich häufig Rezidive, für die sich eine chirurgische Resektion der chronisch pulmonalen Restherde anbietet. Ketoconazol (400–800 mg/Tag oral) wird bei der disseminierten Form ebenfalls mit Erfolg gegeben, bei meningealer Komplikation ist das Medikament nur in sehr hohen Dosen (2 g/Tag) wirksam (Tab. 27.**6**).

Parakokzidioidomykose

Definition

Befall der Mundschleimhaut mit einer charakteristischen regionalen und generalisierten Lymphadenopathie und Entwicklung eines Lymphknotenkomplexes sind die Frühzeichen der Parakokzidioidomykose

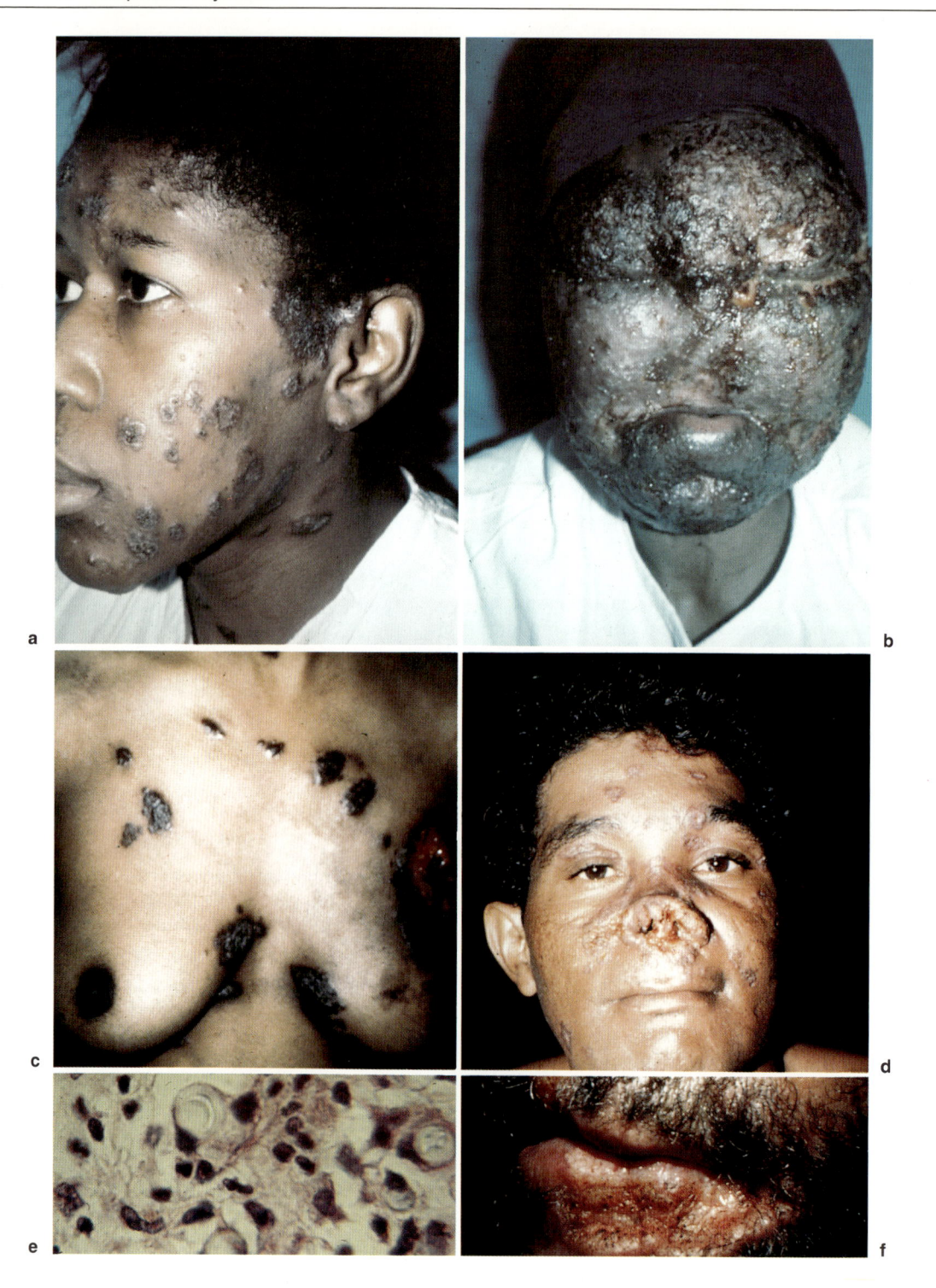

Abb. 27.6 Parakokzidioidmykose. **a, b** Disseminierte pigmentierte Herde mit krustöser Auflagerung. **c** Außergewöhnliche exsudative krustöse Form der systemischen Infektion. **d** Ulzerationen und disseminierte Herde.

(südamerikansiche Blastomykose) als Systemerkrankung.

Epidemiologie
Erreger ist Blastomyces brasiliensis.

Diese Mykose kommt nur in Süd- und Mittelamerika bis Mexiko vor.

Pathogenese
Jugendliche zwischen 4 und 20 Jahren sind bevorzugt befallen. Möglichkeiten des direkten Mundkontaktes für die Erregerübertragung werden diskutiert. Eine Übertragung von Mensch zu Mensch erscheint möglich.

Krankheitsbild
Die primären Läsionen liegen an der Mundschleimhaut vor, und es entwickelt sich das Bild einer „maulbeerartigen" Stomatitis. Von dort wandert die Infektion auf dem Lymph- bzw. Blutweg weiter und befällt vornehmlich die Lunge, deren direkte Infektion auch durch Inhalation diskutiert wird. Es entstehen unter Generalisierung vegetierende Veränderungen mit tuberösen ulzerösen Herden (Abb. 27.**6**).

Der Befall des Lymphsystems geht mit Zeichen einer immunologischen Abwehr einher. Eine viszerale Lymphadenopathie ist nicht selten, und als Besonderheit gilt der Befall der anorektalen Schleimhaut. Charakteristisch ist auch der Befall des Kehlkopfes. Ein granulomatöser Befall der Nebennieren führt zu addisonähnlichen Symptomen. Auch eine Osteomyelitis kann sich entwickeln. Selten kommt es zu einer basalen Meningitis. Einmal infiziert kann sich auch nach langer Latenzzeit einschließlich Ortswechsel in nichttropische Länder die Krankheit weiter entwickeln.

Histologische finden sich granulomatöse Entzündung mit Riesenzellen, Verkäsung, Fibrose, Mikroabszesse; Durchmesser der Pilze 4–30 µm (Steuerradformen bei multilateraler Sprossung).

Diagnostik
Die Diagnose ist abhängig vom Nachweis des Erregers, der in der Kultur bei 25 °C in der Myzelphase wächst. In der Hefephase (37 °C) zeigt sich die charakteristische „Steuerradform" im histologischen Präparat.

Serologische Nachweismethoden und auch der Intrakutantest mit Paracoccidioidin haben sich bewährt. Ein positives Ergebnis wird durch ein kleines Granulom mit Riesenzellen bei einer Entwicklungszeit von 10–15 Tagen belegt. Der Intrakutantest ist wichtig für die Differentialdiagnose zwischen Parakokzidioidomykose, kutaner Leishmaniose und Sporotrichose. Darüber hinaus sind komplementfixierende und präzipitierende Antikörper (IgM) von Bedeutung, da keine Kreuzreaktion mit der nordamerikanischen Blastomykose, Histoplasmose und weiteren granulomatösen Erkrankungen beobachtet wurde.

Differentialdiagnostik
Bei den Mundschleimhautveränderungen zeigen sich Ähnlichkeiten mit der mukokutanen Leishmaniose, der Espundia; der Lungenbefund erinnert an Tuberkulose.

Therapie
Die Behandlung der Wahl ist Ketoconazol 400 mg täglich für 90 Tage mit einer anschließenden Erhaltungsdosis von 200 mg 2mal täglich über 10 Monate.

Auch bei fortgeschrittenen schweren Fällen ist mit dieser Therapie ein Einhalt der weiteren Entwicklung und Beginn einer narbigen Abheilung zu erzielen.

Die folgenden Infektionen gelten nicht als tropische Erkrankungen, sollen aber in ihrer kurzen Erwähnung die differentialdiagnostischen Überlegungen zu tropischen Mykosen abrunden.

Blastomykose

Die Blastomykose (nordamerikanische Blastomykose, Gilchrist-Erkrankung) ist eine chronisch verlaufende Pilzerkrankung mit isoliertem und generalisiertem Befall.

Erreger ist Blastomyces dermatitidis.

Die Erkrankung kommt vor allem in Nordamerika von Mexiko bis Kanada vor. Sie ist auch in einigen Gebieten Mittel- und Südamerikas endemisch. Einzelfälle sind in Afrika und Europa beobachtet worden.

Unterschieden wird in

- primär kutane schankriforme Verlaufsform,
- primär viszerale Verlaufsform,
- primär kutane verruköse Verlaufsform.

Zweifellos sind die Lungen die Eintrittspforte für den Pilz, der allerdings in der freien Natur noch nicht nachgewiesen wurde. Da eine Häufung bei Personen in landwirtschaftlichen Berufen beobachtet wird, ist die Erregerinhalation in entsprechenden Regionen wahrscheinlich.

Offenbar gibt es eine primäre kutane Form über entsprechende Inokulation der Haut. Dieser Krankheitsverlauf ist von der primär pulmonalen und der disseminierten Form zu unterscheiden.

Die Erkrankung entwickelt sich ähnlich einer Lungentuberkulose mit Gewichtsverlust, Fieber, Nachtschweiß, Dyspnoe und Sputum.

Bei der systemischen Blastomykose ist die Haut offenbar generalisiert auf dem Blut-Lymph-Weg mit einbezogen. Darüber hinaus zeigen sich auch Veränderungen an den Knochen, im Urogenitalbereich und im zentralen Nervensystem. Die kutanen Läsionen entwickeln sich langsam über Monate oder Jahre mit zentralen narbigen Abheilungen.

Histologisch finden sich Hyperplasie der Epidermis, exsudativ-granulomatöse Entzündung, Mikroabszesse, Riesenzellen, Verkäsung, produktiv-zirrhotische Verlaufsformen; Durchmesser der Sporen 10 µm.

Zur Therapie hat sich Ketoconazol in einer Dosis von 400 mg täglich, insbesondere bei der kutanen Form, bewährt. Auch Amphotericin B und Hydrosystilbamidin wird verwendet. Bei Amphotericin B muß ist eine Dosis von 2 g täglich erforderlich, um ein Rezidiv zu verhüten.

Kombinationen zwischen den verschiedenen Therapeutika sind dem jeweiligen Fall anzupassen.

Kryptokokkose

Die Kryptokokkose (europäische Blastomykose, Busse-Buschke-Krankheit) ist eine chronisch verlaufende Erkrankung mit primär pulmonaler Beteiligung. Sie wird in eine pulmonale, zentralnervöse und kutane Form unterteilt.

Erreger ist der Hefepilz Cryptococcus neoformans.

Die Erkrankung ist weltweit verbreitet. Taubenfäkalien sind neben Holz und Pflanzen der natürliche Entwicklungsraum der Kryptokokken. Bei AIDS-Patienten ist die Kryptokokkose eine häufige opportunistische Infektion, die meist als Meningoenzephalitis verläuft.

Die Infektion erfolgt am häufigsten durch Inhalation. Die primäre pulmonale Läsion geht mit einem Lungengranulom nahe der Pleura einher.

Bei der systemischen Infektion können auch metastatische Hautläsionen auftreten. Die Einzelherde sind papulös pustulös oder zeigen sich in Ulzerationen mit Fisteln. Außer den Lungen können auch die hautnahen Schleimhäute und die Haut Infektionspforten sein. Ein morphologischer Unterschied zwischen hämatogenen und primär kutanen Läsionen besteht nicht.

Einzelherde und multiple Herde kommen vor.

Zur Diagnostik wird das entnommene Gewebematerial mit Silberimprägnation gefärbt; die kulturelle Anzüchtung gelingt bei meningealem Befall auch aus dem Liquor. Im Tuschepräparat können Kryptokokken mit ihrer typischen Kapsel rasch und einfach nachgewiesen werden.

Aktinomykose

Die Aktinomykose ist eine chronische suppurative bakterielle Erkrankung. Der Erreger Actinomyces israeli wird stets zusammen mit einer bakteriellen Begleitflora, die die Pathogenität der Aktinomyzeten als Mikroaerophile (moderate anaerobes) unterhält, gefunden.

Die Erkrankung kommt weltweit vor, zeigt aber in den Ländern der dritten Welt eine besondere Häufung. Sie kann im Hinblick auf die Erreger mit dem Myzetom in Zusammenhang gebracht werden.

In Abhängigkeit von der regionalen Entwicklung der Erkrankung wird in eine zervikofaziale, eine thorakale und eine abdominale Aktinomykose unterschieden. Ein Zusammenhang mit Zahnextraktionen und periodontalen Abszessen ist bekannt. Es wird zunächst die Maxilla oder Mandibula unter Periostitis und Osteomyelitis befallen. Von dort aus entwickelt sich die Infektion zu den subkutanen Regionen. Die thorakale Aktinomykose befällt primär die Lungen und kann sich von dort aus auf die Haut ausbreiten.

Das Krankheitsbild wird charakterisiert durch das jeweils befallene Organ, in dem eine bretthart Schwellung tastbar ist. Bei Lungenbefall sieht man im Röntgenbild meist beidseitig Läsionen in den unteren Lungenabschnitten. In diesem Fall sind sowohl die Pleura als auch die Rippen mit destruktiven Veränderungen beteiligt.

Histologisch finden sich purulente Granulome mit unregelmäßig gelappten Erregerkonvoluten; Durchmesser 150 µm.

Die Diagnose wird durch den Erregernachweis im Ausstrich (Drusen), in der Histologie und in einer Kultur gestellt. Differentialdiagnostisch ist ein breites Spektrum in Erwägung zu ziehen, wie Tuberkulose, maligne Neubildungen und weitere granulomatöse Pilzerkrankungen.

Therapeutisch bietet sich eine langfristige massive antibiotische Behandlung an, ggf. kann eine plastisch-chirurgische zusätzliche Hilfe den Krankheitsverlauf verkürzen.

Botryomykose

Die Botryomykose wird als bakterielle Erkrankung (Staphylokokken, Pseudomonas aeruginosa) hier nur erwähnt, weil die Ähnlichkeiten mit der Aktinomykose und auch dem Myzetom zu ihrer Beachtung zwingen. Es handelt sich um einen chronisch eiternden Prozeß, der häufig mit systemischen Erkrankungen wie Diabetes, Hepatitis, zystischer Fibrose verbunden ist.

Die Erkrankung ist nur an der Haut lokalisiert und hat klinisch viele Ähnlichkeiten mit dem Pyoderma gangraenosa in unseren Breitengraden.

Es entwickelt sich ein granulomatöses Gewebe, das Ähnlichkeiten mit einem tuberkuloiden Granulom aufweist. Die Behandlung besteht in einer massiven antibiotischen Therapie und einer chirurgischen Ausräumung der Herde.

Aspergillose

Die Aspergillose ist eine weltweit verbreitete Erkrankung. Die Infektion entwickelt sich über Inhalation und weist alle Zeichen einer opportunistischen Erkrankung auf.

Erreger sind Aspergillus fumigatus, A. niger, A. flavus, A. nidulans.

Die klinische Manifestation der Aspergillose wird durch die Eintrittspforte bestimmt. An der Lunge entwickelt sich chronisch nekrotisierend ein Aspergillom; in der Nasenschleimhaut kommen paranasale Aspergillome vor, und eine Direktaufnahme in den Blutkreislauf kann zur Endokarditis führen.

In der Haut führt die Infektion mit Aspergillus unter traumatischer Inokulation zu einer myzetomartigen Schwellung. Eine solche Erkrankung nach Verbrennung oder Verätzung mit nachfolgender Infektion durch Aspergillus fumigatus ist bekannt.

Unabhängig von diesen chronisch granulomatösen Verlaufsformen kann sich die Aspergillose auch als Ekzem, vornehmlich im äußeren Gehörgang, äußern. Auch können die Aspergillen als Allergene eine allergische Alveolitis und Asthma bronchiale auslösen.

Die Aspergillose spielt als Krankenhausinfektion bei immunsupprimierten Patienten eine besondere Rolle, zumal der Mensch als Aspergillus-fumigatus-Ausscheider gilt, ein Faktor, der über die Staubinhalation bzw. Aufnahme von Pflanzen oder Blumenerde von besonderer Bedeutung ist.

Kandidiasis

Die Kandidiasis ist eine akute oder subakute Infektion mit Läsionen im Mund, an Vagina, Haut, Nägeln (Nagelbett), Lunge und gelegentlich zu Endokarditis oder Meningitis führend.

Hefen der Gattung Candida sind weltweit verbreitet. Unter den klimatischen Bedingungen in den Tropen wird das Angehen einer Kandidiasis an der Haut als oberflächliche Mykose erleichtert, insbesondere wenn Allgemeinerkrankungen vorliegen, die eine Kandidiasis begünstigen, wie z. B. Diabetes mellitus.

Zum anderen tritt in Entwicklungsländern eine größere Anzahl von unbehandelten konsumierenden Erkrankungen auf, die systemische Candidainfektionen begünstigen. Dabei spielen auch Unterernährung und nutritiver Proteinmangel eine Rolle.

Das Auftreten eines Candidapilzrasens auf Schleimhäuten ist stets ein Indikator für eine lokale oder allgemeine Resistenzminderung. Bei AIDS-Patienten tritt neben oberflächlichen Candidainfektionen sehr häufig eine Candidaösophagitis auf.

Literatur

Aubry, P., J. L. Lecamus: Les histoplasmoses. Méd. trop. 46 (1986) 229

Gatti, F., C. de Vroey: Human Mycoses in Tropical Countries. Hlth Coop. Pap. 8 (1988)

Gemeinhardt, H.: Endomykosen – Schleimhaut-, Organ- und Systemmykosen. Fischer, Stuttgart 1989

Hay, R. J.: Tropical fungal infections. Baillieres clin. trop. Med. 4 (1989)

Jacobs, P. H., L. Nall: Antifungal Drug Therapy – A Complete Guide for the Practitioner. Dekker, New York 1990

Kaufmann, St. H. E.: Mechanismen der Infektabwehr gegen Bakterien, Pilze und Protozoen. In Gemsa, D., J. R. Kalden, K. Resch: Immunologie. Thieme, Stuttgart 1991

Magana, M.: Mycetoma. Int. J. Dermatol. 23 (1984) 221

Rieth, H.: Durch Pilze verursachte Krankheiten. In Nauck, E. G., et al.: Lehrbuch der Tropenkrankheiten, 4. Aufl. Thieme, Stuttgart 1975

Salfelder, K.: Farbatlas tiefer Mykosen beim Menschen. Schattauer, Stuttgart 1979

Sampaio, S. A. P.: Paracoccidioidomycosis: a review of epidemiology, clinical aspects and therapy. Proc. XVII World Congr. Dermatol. Berlin 1987

Vanbreuseghem, R., C. de Vroey, M. Iakashio: Pratical Guide to Medical and Veterinary Mycology. Masson, Paris 1978

Wachsmuth, E. D.: Visualization of fungi in histological sections. Virchows Arch. Abt. B 54 (1988)

28 Rickettsiosen

B. Velimirovic

Rickettsiosen sind eine Gruppe von verschiedenen Krankheiten, verursacht durch obligat intrazelluläre Erreger: gramnegative Rickettsien, pleomorphe bakterielle Organismen zwischen kleinsten Bakterien und großen Viren (0,03–0,5 × 0,8–2,0 μm). Es gibt vier Gattungen, die weiter in Gruppen aufgeteilt sind. Alle diese Krankheiten, mit Ausnahme von Fleckfieber und Wolhynischem Fieber, sind Zoonosen. Sie präsentieren sich mit unterschiedlichem klinischen Bild, gemeinsam dagegen haben sie Fieber und Exanthem (außer bei Q-Fieber). Rickettsien werden durch Hitze, chemische Desinfizienzien und Austrocknung in einigen Stunden bei Zimmertemperatur leicht zerstört. In den Fäzes von Läusen und Flöhen können sie über Monate infektiös bleiben.

Die Kontrollmaßnahmen für alle Rickettsiosen sind, mit Ausnahme von Q-Fieber (wo andere Ansätze notwendig sind), theoretisch einfach: sich von Arthropoden freihalten, was jedoch in der Praxis schwierig bis unmöglich ist. Vielversprechend ist deswegen die Strategie, durch genaue epidemiologische Überwachung die Inzidenz und Verbreitung zu erfassen und zu definieren. Dazu ist die Verbesserung der Diagnostik notwendig. Früher standen für die nichtspezifische Routinediagnostik nur der Weil-Felix-Test, die Agglutination und die Komplementbindungsreaktion zur Verfügung (Tab. 28.1). Heute ist die serologische Diagnostik mit Hilfe von reineren Antigenen wesentlich besser. Die verwendeten routinemäßigen Methoden sind: Komplementbindungstest, direkter oder indirekter Mikrohämagglutinationstest (und seine Modifikationen) und indirekte Immunfluoreszenz. Die spezifischen Reagenzien (ELISA usw.) erlauben die Bestimmung der spezifischen Antikörper: IgM im akuten Stadium der Krankheit und IgG später – oder in der Rückfallphase.

Ein höherer Lebensstandard, verbesserte Wohnverhältnisse und Hygiene haben in vielen Ländern zu einem deutlichen Rückgang der Rickettsiosen geführt.

Typhus exanthematicus

Epidemiologie

Erreger ist Rickettsia prowazeki. Typhus exanthematicus (klassischer epidemischer Typhus, Flecktyphus, Fleckfieber, Brill-Zinsser-Krankheit, Louse-borne typhus, Typhus exanthématique) tritt praktisch nur noch in tropischen und subtropischen Ländern (allerdings in höheren Lagen) auf, ist früher aber auch in Europa vorgekommen, zuletzt in großen Epidemien während der Weltkriege (Ostfront und Balkan). In letzter Zeit sind nur vereinzelte Fälle in wesentlich milderer Form als Brill-Zinsser-Krankheit, den späteren Rückfällen des klassischen Typhus, aufgetreten, bei denen eine lange Persistenz der Rickettsien – auch 20–30 Jahre – festgestellt worden ist. Der Rückgang des klassischen Typhus wurde in serologischen Studien bestätigt. Zum Beispiel sind in der ehemaligen UdSSR keine Antikörper bei Personen unter 30 Jahren gefunden worden, dagegen bei 2% in den Altersgruppen der 40- bis 49jährigen und zu 18,2% bei Personen, die älter waren als 50 Jahre. Die Krankheit kommt in China, in Afrika, in Burundi, Botswana, Tschad, Äthiopien, Gabun, Mali, Mosambik, Niger, Nigerien, Ruanda, Zaire und Sambia vor. Vier Foci in Afrika haben in der letzten Dekade ihre geographischen Grenzen deutlich geändert, so z. B. in Äthiopien, woher seit 1976 Tausende von Fällen nach einigen Jahren minimaler Inzidenz gemeldet wurden. In Burundi ging die Zahl der Fälle als Folge der verbesserten Kontrolltätigkeit drastisch zurück. Die Krankheit tritt weiterhin in Andenländern auf: in Bolivien, Guatemala, Kolumbien, Peru und Ecuador, allerdings in geringerem Ausmaß. Nur wenige Nachrichten kommen derzeit aus Asien (Iran und Afghanistan, China). Typhus begleitet Kriege, Fluchtbewegungen, Hunger und soziale Notlagen. Der Mensch ist das einzige Reservoir, in dem das Agens in den interepidemischen Zeiten persistiert. Allerdings wurden in den USA bei Flughörnchen (flying squirrel) Glaucomys volans und bei deren Ektoparasiten Rickettsien, die nicht von Rickettsia prowazeki zu unterscheiden sind, isoliert und daher diese serologisch als evtl. mögliche Wirte verdächtigt. Etwa 33 Fälle sind möglicherweise auf eine Infektion durch den Flughörnchenfloh zurückzuführen. Pediculus humanus humanus (vestimenti, corporis) ist der Hauptvektor. Durch Kratzen werden die Fäzes der Laus (während des Saugens abgesondert) in die Hautabschürfungen eingerieben. In der Laus vermehren sich die Rickettsien intrazellulär in den Magenzellen, gelangen nach deren Zerstörung in den Darm und werden mit den Fäzes ausgeschieden. Die

Tabelle 28.1 Rickettsien* (Ordnung: Rickettsiales, Genera**: Rickettsia [R.] und Coxiella)

Name	Erreger	Übertragung	Proteus (Weil-Felix) Ox 19	Ox 2	Ox K	CF***
		Laus				
Klassischer Typhus exanthematicus	R. prowazeki	Mensch – Laus – Mensch	+++	±	–	+++
Brill-Zinsser-Krankheit (Rückfalltyphus)	R. prowazeki	endogene Reaktivierung	O–+++	–	–	+++
Wolhynisches Fieber (trench fever)	Rochalimaea quintana (R. quintana)	Mensch – Laus – Mensch	–	–	–	+++
		Floh				
Typhus murinus	R. typhi, R. mooseri	Ratte – Floh – Mensch – Laus (möglich)	+++	+	–	+++
		Zecken				
Rocky Mountain spotted fever	R. rickettsi	Rodent – Zecke – Mensch	+++	+++	–	+++
Südafrikanisches Zeckenbißfieber	R. rickettsi var. pijperi		++	++	–	+++
Fièvre boutonneuse (mediterranean fever)	R. conori	Rodent – Zecke – Hund – Mensch	++	++	++	+++
Indisches Zeckenbißfieber	R. conori					
Amerikanisches Fieber (São Paolo)	R. rickettsi	Rodent – Zecke – Mensch				
North Queensland typhus	R. australis	Opossum – Zecke – Mensch				+++
		Milben				
Tsutsugamushi-Fieber (scrub typhus)	R. tsutsugamushi (orientalis)	Feldrodent – Milbenlarve – Mensch	–	–	+++	+++
Rickettsienpocken	R. akari	Maus – Milbe – Maus – Mensch	–	±	–	+++
		direkt durch tierische Produkte				
Q-Fieber	Coxiella burneti	aerogen und Tier – Mensch (manchmal Zecke)	–	–	–	+++

* Nur solche, die in den Tropen oder Subtropen auftreten.
** Genus Ehrlichia ist nur in Tieren relevant.
*** Komplementbindung.

Rickettsien in den schnelltrocknenden Fäzes sind sehr widerstandsfähig und dürften bei niedrigeren Temperaturen bis zu 6 Monate (etwa die Lebensspanne der Laus) überleben. Deswegen ist die Infektion in einigen Fällen durch Inhalation wahrscheinlich. Infektionen sind auch über die Konjunktiva, bei Blutabnahmen, Bluttransfusionen oder in Laboratorien möglich. Bei der Brill-Zinsser-Krankheit kann das Blut bis 20 Jahre lang die Läuse infizieren. Die Frage der langen Persistenz in den zwischenepidemischen Phasen ist noch nicht restlos geklärt. Die Läuse sind 2–6 Tage nach dem Saugen infektiös, sie sterben immer in etwa 2 Wochen. Die Inkubation beträgt 1–2 Wochen. Rikkettsien kreisen im Blut des kranken Menschen schon einige Tage vor dem Ausbruch und im unbehandelten Zustand noch nach dem Abklingen des Fiebers.

Pathogenese

Die Rickettsien werden durch die Blutbahn in die Endothelzellen der Kapillaren, Arteriolen und kleinen Venen gebracht; durch intrazellulären Parasitismus führen sie zu deren Zerstörung und zur Schädigung der Gefäßwände. Es kommt zu lokaler und ungleichmäßiger herdförmiger Infiltration der Lymphozyten und Plasmazellen in der Adventitia (Arteriitis). Entzündungs- und Nekroseherde, welche die Knötchen bei Miliartuberkulose imitieren, finden sich in der Haut (Exanthem), in den myokardviszeralen Organen und im Gehirn (Basalganglien, Medulla oblongata und Kortex). Die Milz ist vergrößert, die Lymphfollikel sind hyperplastisch, auch pneumonische Herde und Myokarditis sind nicht selten.

Krankheitsbild

Die Krankheit beginnt akut mit Schüttelfrost, kontinuierlichem Fieber bis 41 °C, starken Kopfschmerzen, Konjunktivitis, Schwere in den Gliedern, Zeichen der Verwirrung und Exanthem. Das Gesicht ist hochrot, auch gedunsen, und zeigt die typische Facies typhosa. Das Exanthem (2–4 mm groß) erscheint am 4.–5. Tag, besonders deutlich sichtbar am Rumpf, aber nicht im Gesicht, am Hals, in den Handflächen und an den Fußsohlen. Die Rötung beginnt als Makula, dann folgen zarte, stecknadelkopfgroße Petechien, seltener linsengroß, unscharf begrenzt, manchmal nur als subkutane Flecken. Das Exanthem ist leicht rötlich, manchmal sehr diskret, aber durch Druck leicht provozierbar. Anfänglich läßt es sich wegdrücken und wird später hämorrhagisch bräunlich. An der schwarzen Haut ist es schlecht zu erkennen. Die Zunge ist immer belegt, es besteht Foetor ex ore. Auch die Haut strömt einen intensiven Geruch aus. Die Milz ist gut tastbar. Das Fieber hält in günstigen, unbehandelten Fällen 10–15 Tage an und fällt lytisch ab. Das klinische Bild ist polymorph; die Krankheit kann auch kurz und mild verlaufen (vor allem bei Kindern). In etwa 10% der Fälle kann das Exanthem ganz fehlen. Anzeichen einer Bronchitis oder Bronchopneumonie werden praktisch immer präterminal angetroffen. In fulminanten, schweren und malignen Fällen können Lethargie, Delirium, Halluzinationen und andere psychische Erscheinungen, Krämpfe, Stupor, meningeale Symptome und Inkontinenz als Zeichen einer Enzephalitis auftreten. Der Tod erfolgt durch Toxämie am 12. oder 14. Tag oder später mit Myokarditis. In vielen Fällen bleibt ein Grad von Schwerhörigkeit zurück. Als Komplikationen können Mittelohrentzündung, Gangrän, arterielle und Venenthrombosen der Extremitäten vorkommen. Unterernährung erschwert den Verlauf und die Prognose. Vor der Antibiotikaära betrug die Letalität noch bis zu 20%, wesentlich mehr bei alten Menschen. Die Rekonvaleszenz geht langsam vonstatten, dauert 2–3 Monate, Haarausfall ist häufig. Es bleibt eine lange, vielleicht sogar lebenslängliche Immunität zurück.

Diagnostik und Differentialdiagnostik

Die Kultur auf embryonalen Eiern oder die indirekte Immunfluoreszenz (IgM) haben nur epidemiologischen Wert, dagegen ist die serologische Diagnose leicht. Die Agglutination (Weil-Felix-Reaktion) ist diagnostisch nützlich, wenn auch nicht spezifisch. Sie basiert auf der Fähigkeit des Serums, Proteus 19 zu agglutinieren, und ist am 7.–8. Tag positiv. Ein Titer 1:160–360 ist signifikant, kann auf 1:500 steigen, bis er ein Maximum in der 3. Woche erreicht. Die Diagnose kann auch histologisch aus der Exanthemläsion gestellt werden: Es zeigt sich das Bild einer Periarteriitis nodosa und einer Nekrose der kleinsten Blutgefäße, und es kommen kleine ($0,2-0,5 \times 0,8-2,0\,\mu m$) Rickettsien vor. Für epidemiologische Zwecke wurde auch die Xenodiagnose (nur im positiven Ergebnis diagnostisch) verwendet.

Differentialdiagnostisch sind Typhus abdominalis, andere Rickettsiosen, Influenza, Malaria, verschiedene Formen von Enzephalitis, Purpura bei septischer Meningitis, Masern und hämorrhagische Fieberkrankheiten abzugrenzen.

Therapie

Chloramphenicol und Tetracyclin sind rickettsiostatisch wirksam. Deswegen ist eine frühe Behandlung in der Phase der Entwicklung des Exanthems wichtig. Die Besserung tritt schnell ein, in späteren Phasen ist sie weniger deutlich. Angezeigt ist eine orale Dosis von Chloramphenicol 50 mg/kg KG oder Tetracyclin 25–50 mg/kg KG, verteilt auf drei Dosen innerhalb von 24 Stunden. In schweren Fällen ist auch eine i. v. Verabreichung möglich. Bei Kindern ist die Tetracyclinbehandlung (Doxycyclin) vorzuziehen. Die klinische Besserung tritt in 36–48 Stunden ein, und das Fieber verschwindet am 3. Tag, langsamer bei spät behandelten Patienten. Steroide in Kombination mit Antibiotika wurden nur bei schwerem toxischen Verlauf empfohlen.

Prophylaxe

Möglich ist eine aktive Immunisierung mit dem abgetöteten Impfstoff vom Cox-Typ, 1,0 ml s.c., drei Dosen in Intervallen von 7–14 Tagen, Auffrischungsdosis 1,0 ml jedes Jahr, falls notwendig. Lebende attenuierte Vakzine (Typ-E-Stamm) geben einen Schutz bis zu 5 Jahren, aber auch eine fieberhafte Reaktion. Größere Felderfahrung besteht nur bei dem Impfstoff vom Cox-Typ, der während des Zweiten Weltkrieges von den Alliierten verwendet wurde; der dadurch erhaltene Schutz schien ausgezeichnet zu sein. Die Impfung ist für das Gesundheitspersonal in endemischen Gebieten und für in Laboratorien beschäftigtes Personal zu empfehlen.

Typhus murinus

Definition

Typhus murinus (murines Fleckfieber, endemischer Typhus, Rattenfleckfieber, Stadttyphus, Flea-borne typhus) ist eine dem klassischen Fleckfieber ähnliche, aber mildere Erkrankung.

Epidemiologie

Erreger ist Rickettsia typhi murium (Rickettsia mooseri). Die Infektion ist endemisch in Ratten (vor allem Rattus rattus) und Mäusen und wird durch Flöhe übertragen. Die Übertragung von Rodent zu Rodent und auch auf Menschen geschieht durch infizierte Fäzes der Rattenflöhe Xenopsylla cheopis als Hauptvektor und anderer seltener Floharten wie z. B. Leptopsylla sengis (Mausfloh) und Ctenocephalus felis und canis (die nicht an Ratten parasitieren). Durch das Kratzen gelangen die Rickettsien in die Stichwunde. In der Natur können auch Milben und Läuse die Rickettsien übertragen. Auch die Menschenlaus,

Pediculus humanus, kann experimentell infiziert werden, ob sie aber eine epidemiologische Rolle spielt, ist nicht klar. Das Einatmen von Aerosol mit den getrockneten Flohfäzes kann die Infektion vermitteln (auch experimentell nachgewiesen).

Die Inkubationszeit beträgt gewöhnlich 12 Tage, kann aber auch kürzer sein. Die Verbreitung ist kosmopolitisch, es haben sich aber in der letzten Dekade epidemiologische Veränderungen ergeben. Typhus murinus wurde aus endemischen Foci in den tropischen Gebieten von Vietnam, Thailand, Mexiko und Guatemala, Ägypten, Äthiopien, Birma, Indonesien, Pakistan, China und Australien (Queensland) gemeldet. In sehr trockenen Jahren gibt es weniger Infektionen, da der Floh eine gewisse Feuchtigkeit für die Entwicklung braucht.

Pathogenese

Die generalisierte Endangitis ist bedingt durch Vermehrung der Rickettsien in vaskulären Endothelzellen. Die Infiltration von mononukleären Zellen, die um die kleinen Gefäße herum Knötchen (Noduli) bilden, ist für den Typhus murinus charakteristisch.

Krankheitsbild

Die Krankheit verläuft ähnlich wie beim klassischen Typhus, aber wesentlich milder. Die Inkubationszeit beträgt 8–12 Tage. Das Exanthem erscheint zwischen dem 2. und 8. Tag bei etwa 60% der Patienten und ist diskreter als beim klassischen Typhus. Das Fieber kann zwar auch bis 40°C steigen, ist aber von kurzer Dauer. Sehr intensive Kopfschmerzen sind das Hauptsymptom. In unbehandelten Fällen liegt die Letalität unter 2–5%, mit Antibiotika ist sie auf weniger als 1% gesunken.

Schwere Formen wurden nur bei älteren Menschen in der Zeit der Grasverbrennung (massive Invasion der Häuser durch Nagetiere) in Savannengebieten von Afrika gesehen. Rückfälle kommen vor, falls die Behandlung zu früh beendet wird. Nach der Krankheit bleibt eine solide Immunität.

Diagnostik

Man findet eine Leukopenie in der 1. und eine Leukozytose in der 2. Woche mit normalem Differentialbild vor. Antikörper erscheinen frühestens am 7. Tag, aber für gewöhnlich erst nach 2 Wochen. Die vierfache Steigerung des Titers ist diagnostisch signifikant. Der indirekte Immunfluoreszenztest ist sehr spezifisch und erlaubt, zwischen akuter Krankheit, IgM und Rückfällen, bei denen nur IgG-Antikörper nachgewiesen werden, zu unterscheiden.

Therapie

Antibiotika wie beim Typhus exanthematicus sind für 2 Wochen zu geben, auch wenn der Patient schon früher afebril wird. Sie sind ebenso wie bei anderen Rickettsien nur rickettsiostatisch.

Prophylaxe

Sie wird durchgeführt wie bei klassischem Typhus. Ein spezifischer Impfstoff gegen Rickettsia mooseri ist vorhanden, wird aber wenig angewendet.

„Fièvre boutonneuse"

Epidemiologie

Rickettsia conori, die afrikanische Form Rickettsia conori var. pijperi (verwandt mit Rickettsia rickettsi), ist morphologisch von anderen Rickettsien nicht zu unterscheiden. Sie ist verbreitet in Süd-, West- und Ostafrika, Sudan, Äthiopien, Somalia, Israel, Indien und China. Sie kommt auch noch gelegentlich in Südfrankreich und in anderen Mittelmeerländern vor. In der Natur sind kleine Nager, besonders Ratten und Hasen die Wirte. Die Übertragung erfolgt durch den Biß der Ixodeszecken und auch der Spezies Amblyomma und Haemaphysalis. Dem Fièvre boutonneuse (Marseille-Fieber, Kenia-Zeckenfieber, afrikanischer Zeckentyphus) sehr ähnliche, zeckenübertragene Rickettsiosen mit verschiedenen Vektoren sind in Nordpakistan, Indien und in Nordqueensland (Australien) beschrieben worden.

Krankheitsbild

Die Krankheit verläuft ähnlich wie beim murinen Typhus, aber viel milder; praktisch gibt es keine Letalität. Die Inkubationszeit beträgt 5–7 Tage. Ein makulopapilläres Exanthem erscheint zwischen dem 3. und 5. Tag und findet sich zum Unterschied vom klassischen Flecktyphus auch im Gesicht, an Handflächen und Fußsohlen. Ein Schorf entwickelt sich an der Bißstelle, der nekrotisiert und „schwarzer Fleck" („tache noire") genannt wird (Abb. 28.**1**). Die regionalen Lymphdrüsen sind beteiligt. Die Krankheit dauert 1–2 Wochen. Es gibt neben der benignen Form, die als Regel gilt, auch gelegentlich schwerere klinische Verläufe (vor allem bei alten Menschen in Afrika), mit Komplikationen, nicht selten mit Augenbeteiligung: Uveitis, Retinitis, Atrophie des N. opticus.

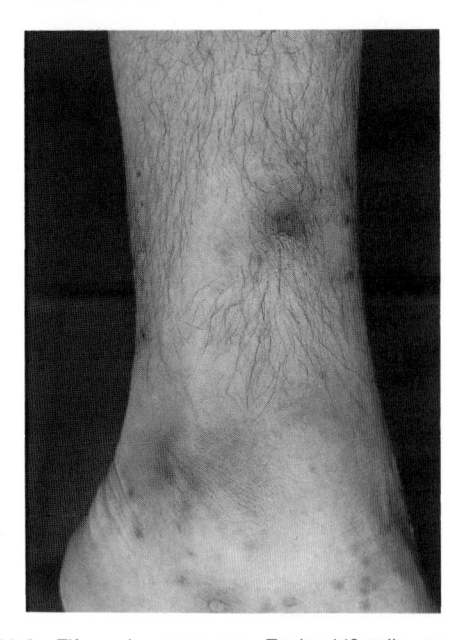

Abb. 28.1 Fièvre boutonneuse. Zeckenbißstelle am Unterschenkel.

Diagnostik und Differentialdiagnostik
Wie bei anderen Rickettsiosen.
Chloramphenicol und Tetracyclin, oral für 3–4 Tage sind meistens ausreichend.

Prophylaxe
Eine Impfung wurde entwickelt, die jedoch wegen der milden Verlaufsform der Erkrankung wenig angewendet wird.

„Rocky Mountain spotted fever"

Epidemiologie
Erreger ist Rickettsia rickettsi. Die Krankheit, die auch Felsen-, Gebirgsfleckfieber, Neue-Welt-Fleckfieber, Zeckentyphus, São-Paulo-Fieber, Fièvre pourprée américaine genannt wird, ist am besten aus den USA bekannt, wo noch jetzt bis zu 700 Fälle pro Jahr gemeldet werden (das sind dort 90% aller durch Rikkettsien verursachten Krankheiten). Betroffen sind vor allem Kinder von 5 bis 9 Jahren. Es gibt aber auch sehr begrenzte südamerikanische Foci, drei in Kolumbien und einen in Brasilien im Staate Minas Gerais. Auch in Mexiko kommt die Krankheit vor. Zeckentyphus existiert auch in Nordasien, West-, Zentral- und Ostsibirien und in der Mongolei. Die höchste Inzidenz wurde in Foci gesehen, wo die Zecken Dermacentor nuttalli und D. salivarnum als Vektor dienen.

Die Infektion bei Zeckenbiß geschieht durch das Zerdrücken der Zecke; die Fäzes sind zum Unterschied von Läusen in getrocknetem Zustand nicht infektiös. In der Natur geht die Infektion bei Zecken transovarial und bei den Larven transstadial vor sich.

Pathogenese
Im Unterschied zu anderen Rickettsien sind hier neben Zellzytoplasma auch die Zellkerne des Endothels betroffen. Perivaskuläre Infiltrate sind in allen Organen zu finden, gefolgt von Hämorrhagien, Nekrosen und Gangrän.

Krankheitsbild
Die Inkubation ist kurz und dauert 3–7 Tage. Die Symptome sind denen des klassischen Flecktyphus ähnlich: Fieber (88%), Kopfschmerzen (85%), Myalgia (85%), Rash (74%). An der Haut ist das Exanthem massiv hämorrhagisch. Ikterus, Erbrechen und Herzversagen sind häufig. Nach der Behandlung sind Rückfälle selten, aber möglich. Die Letalität betrug in der vorantibiotischen Zeit 15–30%, bei korrekter Behandlung liegt sie unter 2%.

Diagnostik und Differentialdiagnostik
Sie entsprechen den klassischen Flecktyphus. Antikörper (IgM) erscheinen schon nach wenigen Tagen.

Therapie
Chloramphenicol und Tetracyclin sind wirksam.

Prophylaxe
Vermeiden von Zeckengebieten, Tragen von Schutzkleidung, hohen Schuhen oder Stiefeln und Benützung von Repellenzien sind zu empfehlen. Früher wurde in den USA in endemischen Gebieten extensiv ein mit Formol inaktiviertes Vakzin verwendet, später ein im Dottersack gezüchtetes, aber beide waren nur schwach immunogen. Die Impfung mußte alle Jahre wiederholt werden. Ein neuer Impfstoff aus Rickettsien, die auf einer Zellkultur gezüchtet wurden, ist seit den frühen 80er Jahren vorhanden. Er wird praktisch nur für Laborpersonal verwendet.

Wolhynisches Fieber

Epidemiologie
Erreger des Wolhynischen Fiebers (Febris quintana, Fünftagefieber, Trench fever, Fièvre des tranchées) ist Rochalimaea quintana, früher Rickettsia quintana.

Die Übertragung erfolgt durch Inokulation der Fäzes von Körperläusen (Pediculus humanus) an der Saugstelle durch Kratzen. Ob es einen tierischen Wirt gibt, ist unbekannt. Das Bakterium ist vermutlich eine weitere Mutation der Rickettsien zu noch milderer labiler Form bei Menschen und in den übertragenden Läusen. Die Krankheit kam in den beiden letzten Weltkriegen in Europa und in Mexiko vor. Endemische Foci sollen noch in Polen, der ehemaligen UdSSR, Mexiko, Bolivien, Nordafrika, Burundi und Äthiopien bestehen.

Krankheitsbild
Nach einer Inkubationszeit von 7–30 Tagen beginnt die Krankheit plötzlich mit Fieber, Kopf-, Rücken- und Gliederschmerzen. Das Fieber kommt intermittierend alle 4–5 Tage. Das rosige Exanthem vom „rash"-Typ kann über längere Zeit andauern; die Krankheit führt nie zum Tode, es bleibt keine Immunität. Rückfälle sind auch nach Jahren möglich.

Diagnostik und Differentialdiagnostik
Die Weil-Felix-Reaktion ist negativ, die Komplementbindung positiv. Der ELISA ist sehr sensitiv. Die Kultur wird mit Patientenblut angelegt.

Therapie und Prophylaxe
Wie bei klassischem Flecktyphus.

Tsutsugamushi-Fieber

Epidemiologie
Tsutsugamushi-Fieber (japanisches Flußfieber, Scrub typhus) ist eine durch Rickettsia tsutsugamushi (Rickettsia orientalis) hervorgerufene akute Infektionskrankheit. Sie wird übertragen durch die frei lebenden Larven der Milben Trombicula akamushi, Leptotrombidium deliensis, Leptotrombidium fletcheri u. a., die in freier Natur, auf niedriger feuchter Vegetation und in Reisfeldern (ein paar Zentimeter über dem Grund) leben und vor allem kleine Nager und Ratten befallen. Auch Vögel werden von Milben befallen. Die Larven saugen nur einmal Blut. Mit unterschiedlicher Effizienz wird die Infektion erhalten und transovarial auf die Eier der Milben und von einem zum nächsten Entwicklungsstadium mitgeführt. Die Krankheit kommt in Südkorea, Japan, Südchina, Taiwan, Vietnam, Birma, Malaysia, Indien, Bangladesh, Pakistan (wo auch neue Stämme entdeckt wurden), Sri Lanka, Indonesien, China, Queensland (Nordostaustralien), Neuguinea, Pescadores-Inseln und in einigen pazifischen Inselstaaten vor. Die Abholzung der Wälder vergrößert die infizierten Gebiete, und die Infektion ist auch in sog. Grenzgebieten („fringe") bis an den Rand der sich ausbreitenden Städte vorgedrungen.

Pathogenese
Die Vermehrung der Rickettsien erfolgt an der Stelle des Bisses, an der sich in der Folge Schorf und Nekrosen bilden. Das vaskuläre Endothelium ist betroffen; typisch sind perivaskuläre Infiltrationen, aber ohne Affektion der Intima.

Krankheitsbild
Nach einer Inkubationszeit von 10 Tagen oder auch länger beginnt die Krankheit akut. Die Symptome sind ähnlich wie beim klassischen Flecktyphus, aber im Unterschied dazu sind die regionalen Lymphdrüsen regelmäßig betroffen. Ein Exanthem tritt in 65% aller Fälle auf und ist makulopapulös. Ohne Therapie dauert die Krankheit etwa 2 Wochen. Trotz des schweren klinischen Bildes war die Letalität auch vor der Entdeckung der Antibiotika sehr unterschiedlich, d. h., sie reichte von 0–65%. Die Krankheit verläuft bei Kindern milder. Frühe Rückfälle mit häufigen Komplikationen, bei denen die Augen betroffen sind, sind nicht ungewöhnlich, aber auch mit Myokarditis muß gerechnet werden. Die Immunität hält 1 Jahr an.

Diagnostik und Differentialdiagnostik
Wie bei den anderen Rickettsiosen werden serologische Tests durchgeführt (Unterschiede in Tab. 28.**1**). Im Weil-Felix-Test sind die Proteus-OX-K-Antikörper bei weniger als 50% der Patienten positiv. Die Komplementfixation ist wegen der Heterogenität der Stämme von begrenztem Nutzen. Der indirekte Immunfluoreszenztest ist sehr nützlich.

Therapie
Wie beim Fleckfieber.

Prophylaxe
Abgetötete und Lebendimpfstoffe wurden versucht, jedoch mit enttäuschenden Resultaten; ein wirksamer Impfstoff steht nicht zur Verfügung.

Rickettsienpocken

Rickettsienpocken (vesikuläre Rickettsiose, Rickettsial pox, Kew Garden spotted fever, Fièvre vésiculeuse) sind eine sehr milde, nur ein paar Tage andauernde Exanthemerkrankung, deren Erreger Rickettsia akari (Dermacentroxenus akari) ist und die durch Ratten- und vor allem Mäusemilben, Liponyssoides sanguineus (Allodermanyssus sanguineus), übertragen wird. Früher häufig in den USA, tritt sie heute nur noch selten in Äquatorialafrika, Korea und der ehemaligen UdSSR auf. Die Inkubationszeit beträgt 8–12 Tage. Das Fieber ist mäßig, das Exanthem den Windpocken ähnlich, erscheint nicht an Handflächen und Fußsohlen, heilt mit dunklem Schorf und hinterläßt pigmentierte Stellen.

Die Diagnose ist möglich durch die Isolierung von Rickettsia avari aus dem Inokulat auf Meerschweinchen oder Mäusen, durch die Kultur und mit Hilfe des Komplementbindungstests; der Weil-Felix-Test ist negativ.

Therapeutisch sind vor allem Tetracycline wirksam.

Q-Fieber

Epidemiologie

Das Q-Fieber (Schlachthausfieber, Query fever, Red river fever, Nine mile fever) ist eine Zoonose; Erreger ist Coxiella burneti (früher auch Rickettsia burneti). Zecken übertragen den Erreger auf Wild- und Nutztiere: Dermacentor, Rhipicephalus (Hundefloh), Haemaphysalis, Ixodes, Hyaloma und andere Spezies. Reservoire sind vor allem Rind, Schaf, Ziege, aber auch kleine Nagetiere, Tauben und andere Vögel. Der Mikroorganismus ist in der Natur sehr beständig und kann in den Fäzes der Zecken in trockenem Zustand lange (bis 1,5 Jahre) und im feuchten Boden der Stallungen bis 3 Monate überleben. Die Resistenz der Coxiella burneti auf physikalische und chemische Mittel ist eine besondere Eigenschaft, die bei anderen Rickettsien nicht besteht. Sie können weder mit 1%igem Phenol noch mit 1%igem Formalin abgetötet werden. Die Übertragung erfolgt durch die Luft (Staub), aber auch über alle tierischen Produkte wie Wolle und Milch, Lochien, Amnionflüssigkeit. Direkte Übertragung von Person zu Person ist möglich, da Urin und andere Exkrete des Menschen infektiös sind, kommt aber selten vor. Coxiella ist weltweit verbreitet, auch in Europa, den USA und China, häufig in Nordafrika. Die Krankheit kommt sporadisch oder in kleinen Epidemien vor. Die Ansteckung in Laboratorien ist nicht selten.

Krankheitsbild

Nach einer Inkubationszeit von 12–30 Tagen kommt es meistens abrupt zu Schüttelfrost und zu einer typhus- oder grippeähnlichen fieberhaften Krankheit mit retrobulbären Kopf- und Muskelschmerzen, Husten und Anzeichen einer atypischen Pneumonie mit minimalem physikalischen Befund bei etwa der Hälfte der Patienten. Das Fieber kann bis 3 Monate andauern und zeigt Tagesremissionen. Ein Exanthem fehlt. Subakute Endokarditis und Perikarditis können den Verlauf chronisch komplizieren, aber auch zum Tode führen. Auch Orchitis, Epididymitis, Darmblutungen und Arthritis können als Komplikationen vorkommen. Die Letalität bei unbehandelten Fällen beträgt weniger als 1%. Asymptomatische, subklinische wie auch chronische Infektionen sind häufig.

Diagnostik

Inokulation kann in Meerschweinchen oder in 5 Tage alten Hühnerembryos vorgenommen werden. Hämagglutination und Mikroagglutination auf dem Objektträger sind ab 7. Tag positiv. Spezifische und leicht durchführbare, mit bloßem Auge beurteilbare Methode ist die Mikroagglutination in der Mikrotiterplatte, mit gefärbtem Antigen der Phase II.

Therapie

Wie bei den anderen Rickettsiosen sind Tetracycline oder Chloramphenicol die wirksamsten Antibiotika, sprechen aber nicht so gut an.

Prophylaxe

Eine Isolation des Patienten ist nicht notwendig. Pasteurisieren der Milch (auch durch die „Flushmethode"), Schutzkleidung für Risikoberufe sind zu empfehlen. Impfung gegen das Q-Fieber ist die einzig wirkliche Prophylaxe; sie sind mit hoch immunogenen, stabilen, abgetöteten spezifischen Vakzinen vom Cox-Typ für Mitarbeiter in Laboratorien und für andere Risikoberufe empfohlen. Sie soll sensibilisierten Personen nicht gegeben werden wegen der Gefahr eines Abszesses an der Injektionsstelle. Durch die anfängliche Gabe einer kleinen Dosis intradermal kann die Sensibilität entdeckt werden. Eine sehr gut immunisierende, attenuierte Lebendvakzine wurde 1981 auf den Markt gebracht. Der Erfolg der Impfung kann durch einen positiven Hauttest nach 40 Tagen bestätigt werden.

Literatur

Benenson, A. S.: Rickettsioses, Tick Borne. American Public Health Association, Washington 1985

Burgdorfer, W., R. L. Anacker: Rickettsiae and Rickettsial Diseases. Academic Press, New York 1981

WHO Working Group on Rickettsial Diseases: Rickettsioses, a continuing disease problem. Bull. WHO 60 (1982) 157

29 Arbovirosen und andere Viruserkrankungen

E. Munz

Arbovirosen

Definition

Viren, die durch Arthropoden übertragen werden und apparente bzw. inapparente Infektionen hervorrufen, werden als Arboviren bezeichnet. Sie bilden eine große Gruppe von Erregern, deren gemeinsamer Parameter keine bestimmte Virusqualität entsprechend der üblichen Virusklassifizierung, sondern ein ökologisch-epidemiologisches Kriterium ist.

Epidemiologie

Arboviren vermehren sich in Wirbeltieren, von denen sie während der virämischen Phase durch blutsaugende Arthropoden aufgenommen und nach Ablauf einer Inkubationszeit auf neue empfängliche Wirbeltierwirte durch Biß oder Stich übertragen werden. Arboviren verbreiten sich demnach in Infektketten, in denen die Virusvermehrung in einem Vertebraten mit der in Arthropoden alterniert. Dieser biologische Übertragungsweg schlug sich in der Bezeichnung Arthropod-borne-Virus nieder. Bei manchen Arthropodenarten ist auch eine intraspezifische transovarielle bzw. sexuelle Übertragung möglich, was von großer epidemiologischer Bedeutung sein kann. Bei Milben und Zecken kann ein Arbovirus auch während der Metamorphose von Stadium zu Stadium (Larve, Nymphe, Imago) weitergegeben werden (sog. transstadielle Infektion). Eine mechanische Übertragung durch viruskontaminierte Stich- und Bißorgane von Arthropoden scheint vorzukommen, wenn diese kurz nach der Aufnahme von virushaltigem Blut auf einem anderen empfänglichen Wirbeltier saugen. Einige Arbovirosen werden allerdings nicht nur biologisch übertragen. Der Mensch kann sich auch durch Kontakt mit Organen und Blut Erkrankter und über Aerosole infizieren.

Als obligates Glied von Arbovirusinfektketten sind Mensch bzw. Haustier nicht vorgesehen, Arboviren verursachen vielmehr primär Infektionen von wildlebenden Vertebraten. Dabei vermehren sie sich in ihren natürlichen Wirten oftmals, ohne eine Krankheit zu erzeugen. Ein in diesen Wirbeltieren ablaufendes und ausreichend lange anhaltendes virämisches Stadium gibt den Arboviren jedoch die Chance, von neuen Arthropoden aufgenommen und weiterverbreitet zu werden. Die klinisch apparente Infektion von Mensch und Haustier ist biologisch gesehen meist ein Zufallsereignis und für den Erreger selbst eine Sackgasse seiner Verbreitung, besonders dann, wenn es zu einer tödlich verlaufenden Krankheit kommt.

Schildzecken (Ixodidae), Lederzecken (Argasidae), blutsaugende Stechmücken (Culicidae), Gnitzen (Ceratopogonidae) und Sandmücken (Phlebotomidae) können Vektoren für Arboviren sein. Mit dem Saugakt gelangt das virämische Blut oder Sekret des Wirbeltieres in den Verdauungstrakt der Arthropoden. Die Erreger durchdringen die Darmwand, wo eine erste Vermehrung stattfindet, und gelangen dann in die Speicheldrüse, dem Hauptmanifestations- und Vermehrungsorgan. Die Zeit von der Virusaufnahme bis zum „Infektiöswerden" der Stech-Biß-Organe und damit des Arthropoden wird als „extrinsische Inkubationszeit" bezeichnet. Sie ist temperaturabhängig; hohe Umgebungstemperaturen bewirken eine kürzere extrinsische Inkubationszeit als niedere. Die Vektoren werden durch ihre eigene Infektion und die in ihnen ablaufende Virusreplikation nicht oder kaum geschädigt und bleiben meist zeitlebens infektiös.

Eine wesentliche Rolle für die Übertragung von Arbovirosen spielen die betroffenen Wirbeltierspezies und die Intensität der in ihnen ablaufenden Virämie. Kleinnager leben nur relativ kurze Zeit, sie vermehren sich jedoch stark und sorgen so für ein ständiges Vorhandensein empfänglicher Individuen. Andere Verhältnisse bestehen bei größeren Säugern, die sich nur relativ langsam vermehren, aber als Verstärkungswirt für bestimmte Arboviren nötig sind. Nur bei wenigen Arboviren scheint der Mensch der einzige Vertebratenwirt zu sein. Entscheidend für die Infektiosität des Überträgers und damit überhaupt für die Existenz einer Arbovirose ist das Überschreiten eines Schwellenwertes einer aufgenommenen Virusmenge. Diese ist von dem aufgenommenen Blutvolumen und dessen Virusgehalt abhängig.

Arboviren persistieren in Zecken monate- oder jahrelang und in Moskitos praktisch lebenslang, d. h. 2–4 Monate, z. T. überwintern sie in diesen.

Eine Reihe von biologischen und ökologischen Faktoren beeinflussen die Virusübertragung durch Arthropoden. Die erste Voraussetzung ist die Empfänglichkeit der Arthropoden für eine bestimmte Virusspezies. Außerdem spielen ihre natürlichen Brut- und Lebensgewohnheiten, die Verbindung zu Mensch (oder Haustier) und die Biß- und Stechgewohnheiten (anthropophile bzw. zoophile Arthropoden) eine Rolle. Abiotische Fakten wie Temperatur, Feuchtigkeit usw. und die Populationsdichte der Arthropoden sind ebenso wie die Zahl der empfänglichen Wirbeltiere von Bedeutung. Zugvögel können zur Virusverbreitung beitragen, und bestimmte Ökosysteme und Biozönosen sind verantwortlich für die Entstehung und den Erhalt von Naturherden. Zeckenbedingte Arbovirosen werden durch lange Infestationszeiten bei Haustieren und deren Kontakt zu Menschen begünstigt.

Die wildlebenden empfänglichen Wirbeltiere werden in Haupt-, Zufalls-, Verbindungs- und Vermehrungswirte eingeteilt.

Hauptwirte sind essentiell für die Existenz des Virus in der Natur. Der Erreger lebt in einer „Symbiose" mit dem Wirbeltier, das nicht erkrankt, aber Antikörper bildet. Zu diesen Wirbeltierarten gehören Vögel, Nager, Insektenfresser, Affen, Kaninchen, Hasen, Reh- und Rotwild, Huftiere und Fledermäuse. Die Rolle der kleinen Beuteltiere, Faultiere und Reptilien ist noch nicht völlig geklärt. Als Zufallswirte gelten Tiere, von denen die Übertragung nicht regelmäßig weitergeht. Zufallswirte – meist Säuger – sind für Zecken wichtige Wirte, weil sie sich auf ihnen vermehren können. Hierzu gehört häufig auch der Mensch, der dann das Ende der Infektkette darstellt. Als sog. Verbindungswirte überbrücken bei Enzephalitiden Ziegen und Sperlinge die Lücke zwischen der Funktion der Hauptwirte und dem Menschen. Als Vermehrungswirte agieren Schweine für das Virus der japanischen Enzephalitis. Sie erhöhen das Infektionsrisiko für den Menschen.

Man unterscheidet prinzipiell zwei unterschiedliche ökologische Zyklen: den sylvatischen (Dschungel-) und den urbanen Kreislauf.

Beim sylvatischen Zyklus werden die Arboviren im Biotop der wildlebenden Vertebraten verbreitet. Der Mensch wird dann infiziert, wenn er in diesen zoonotischen Kreislauf eindringt und von zoophilen Vektoren gestochen bzw. gebissen wird.

Häufig wird er nicht zum Reservoir für weitere Übertragungen, sondern zum Endglied der Infektionskette. Einen Überblick über mögliche Infektketten vermittelt Abb. 29.1.

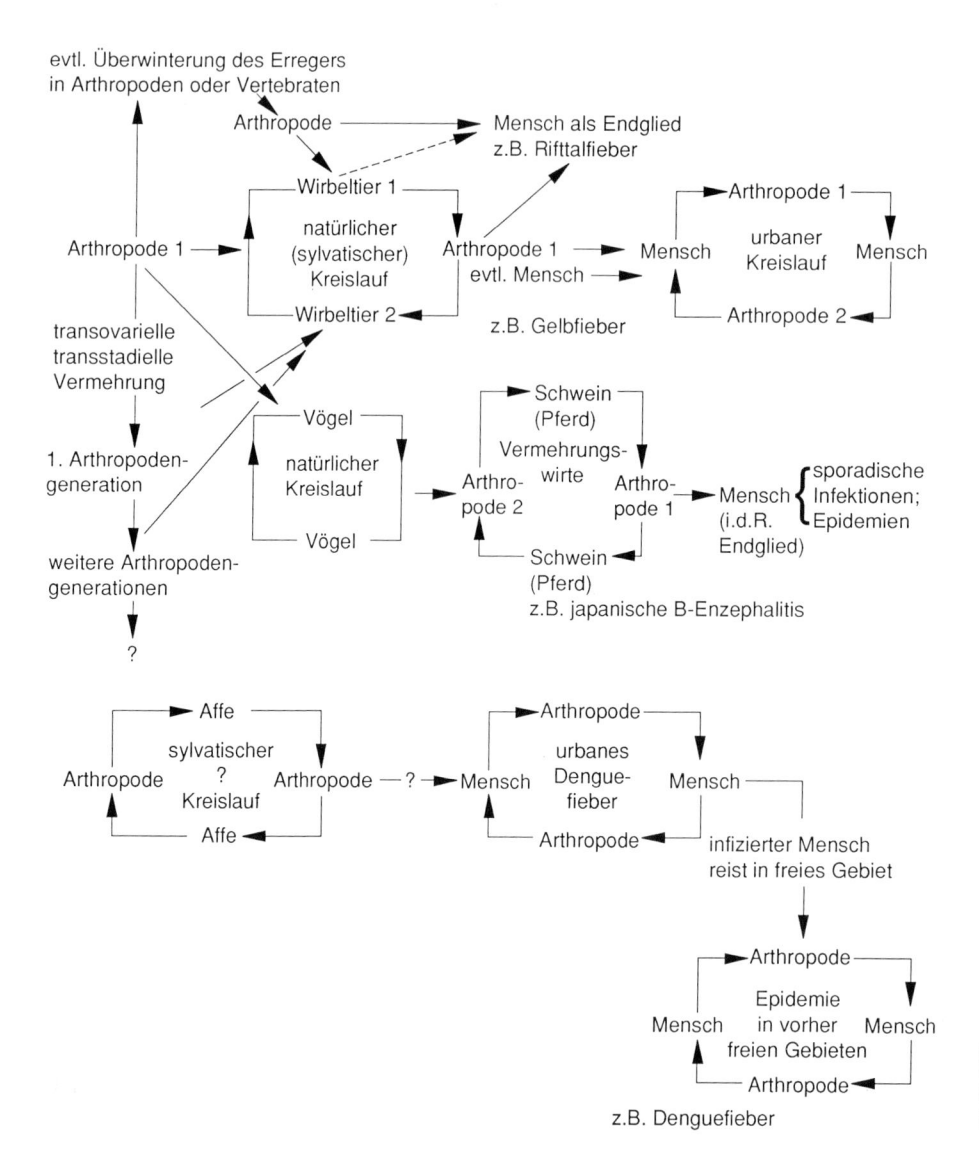

Abb. 29.1 Mögliche Infektketten von Arbovirosen bei Mensch und Tier (nach Metselar u. Simpson 1982).

Durch Nager übertragene Viruserkrankungen und andere Viruszoonosen

Die Virusinfektionen Südamerikas, Afrikas, Ostasiens und Osteuropas lassen spezielle saisonale oder geographische Besonderheiten erkennen.

Beim argentinischen und bolivianischen hämorrhagischen Fieber, beim Hantaan- und Lassa-Fieber werden die Erreger über den Urin, die Fäzes und Atemaerosole von latent infizierten Nagern ausgeschieden. Die Viren können aber auch in utero auf die Nachkommen übertragen werden, was zu einem dauerhaften Kreislauf in der Nagerpopulation führt.

Bei den Erregern des hämorrhagischen Kongo-Krim-Fiebers, des Lassa-Fiebers, des Marburg- und Ebola-Fiebers – deren Reservoir noch nicht bekannt ist – und teilweise auch bei den südamerikanischen Fiebern besteht darüber hinaus die potentielle Gefahr der Übertragung von Mensch zu Mensch, weil die Erreger in hoher Konzentration im Gewebe und in Körperflüssigkeiten vorhanden sind.

Die Epidemiologie der im tropischen Afrika vorkommenden Tanapocken und der Infektion des Menschen mit Affenpockenvirus, die zu einer der Variola ähnlichen Erkrankung führen kann, ist ebenfalls noch nicht völlig geklärt. Affen bzw. Nager gelten als Reservoire.

Klassifikation

Alle bekannten viralen Zoonoseerreger und die Erreger mit noch nicht geklärtem Erregerreservoir sind RNA-haltig. Sie werden, der internationalen Nomenklatur nach, acht Virusfamilien zugeordnet. Der Name Arbovirus blieb jedoch als ordnendes Kriterium in der klinischen Virologie und Epidemiologie bestehen. Etwa 71 der bisher erfaßten 530 Spezies dieser Erreger sind menschenpathogen, doch nur 25 sind für gefährliche Krankheiten verantwortlich (Tab. 29.**1**).

Familie „Togaviridae", Genus Alphavirus (frühere Gruppe A der Arboviren). Die Spezies der Familie Togaviridae sind sphärische, behüllte Partikel mit kubischer Kapsidsymmetrie. Der Durchmesser des Virions beträgt ca. 55–65 nm. Im Genus Alphavirus sind u. a. die Erreger von Enzephalitiden, das Chikungunya-, O'nyong-nyong-, Ross-River- und das Sindbis-Virus zusammengefaßt. Die meisten Alphaviren werden durch Moskitos übertragen.

Familie „Flaviviridae", Genus Flavivirus (frühere Gruppe B der Arboviren)

Hierzu gehören u. a. folgende, durch Moskitos und/oder Zeckenbiß weitergegebene Erreger: Das Denguevirus, das Virus der japanischen Enzephalitis, die Erreger der Kyasanurwald-Krankheit, der Murray-Valley-Enzephalitis, des hämorrhagischen Omsk-Fiebers, der St.-Louis-Enzephalitis und der Zeckenenzephalitis, das West-Nile-Virus und das Gelbfiebervirus als Typvertreter.

Die ca. 45 nm großen Erreger haben gemeinsame Antigenkomponenten. Seit 1984 werden sie nicht mehr der Familie Togaviridae zugerechnet.

Familie „Bunyaviridae"

Ca. 200 verschiedene, 90–100 nm große Spezies dieser Familie mit behüllter, helikaler Kapsidsymmetrie sind in vier Genera (Bunya-[128], Nairo-[24], Phlebo-[38] und Uuku-[6]Virus) zusammengefaßt, die wiederum ca. 16 mehr oder weniger stark serologisch unterschiedliche Gruppen und Subgruppen enthalten. Als Vektoren fungieren Moskitos, Zecken und Sandmükken. Das LaCrosse- und das California-Enzephalitis-Virus gehören zum Genus Bunyavirus, der Erreger des hämorrhagischen Kongo- bzw. Krim-Fiebers zum Genus Nairovirus, das Rifttalfiebervirus, das Dreitagefiebervirus (Pappatacivirus) u. a. gehören zum Genus Phlebovirus.

Seit 1987 gehören das Hantaan-Virus, im Genus Hantaan-Virus (vier Spezies), als Erreger des hämorrhagischen Fiebers mit renalem Syndrom bzw. des koreanischen hämorrhagischen Fiebers, das durch Nagetiere übertragen wird, und seine verwandten Erreger ebenfalls zu den Bunyaviren.

Familie „Reoviridae"

Zum Genus Orbivirus dieser Familie gehört u. a. das Virus des Colorado-Zeckenfiebers und des Kemerovo-Fiebers.

Die nichtbehüllten Virionen dieses Genus sind 60–80 nm groß, haben ein kubisches Kapsid und sind im Gegensatz zu anderen Arboviren ätherstabil.

Familie „Rhabdoviridae"

Die behüllten, geschoßförmigen, $60-95 \times 130-180$ nm großen Partikel mit helikaler Kapsidsymmetrie und einsträngiger RNA enthalten die Genera Lyssavirus (Tollwutvirus und verwandte Erreger) und Vesikulovirus.

Nicht alle hierher gehörenden Virusarten sind Arboviren.

Familie „Arenaviridae"

Die behüllten, 60–280 nm großen und nicht als Arboviren geltenden Spezies dieser Familie haben ein unsymmetrisches Kapsid mit Oberflächenprojektionen. Hauptwirte sind chronisch subklinisch bzw. latent infizierte Nager. Zu dieser Familie gehören die Viren des sog. Tacaribe-Komplexes – Tacaribe-Virus wurde aus Fledermäusen und Moskitos auf Trinidad isoliert –, das Virus des argentinischen (Junin-) und bolivianischen (Machupo-) hämorrhagischen Fiebers, das Lassa-Virus und das Virus der lymphozytären Choriomeningitis.

Familie „Filaviridae"

Dieser Familie werden das Marburg- und Ebola-Fieber-Virus zugeordnet. Es sind dies fadenförmige, dünne, aber lange Virionen (75×1400 nm), deren

Tabelle 29.1 Medizinisch wichtige Arboviren

Virus familie (Genus)		Leitsymptome		Reservoir	Vektor	Geographische Verbreitung
		benignes Fieber mit/ohne Exanthem, Muskel- u. Gelenkschmerzen, selten Beteiligung des ZNS, selten Blutungen	Fieber, Meningitis/ Enzephalitis	Fieber, Blutungen, z. T. Nieren- und Leberbefall, Schock		
Togaviridae (Alphavirus)	Chikungunya		Chikungunya in Südostasien	Mensch Affen? Nagetiere?	Mücken	Indien, Thailand, Ostasien, Afrika, Arabien
		östliche Pferdeenzephalitis		Vögel	Mücken	USA, Kanada, Mittel-, Südamerika, Philippinen
	O'nyong-nyong				Mücken	Afrika
		westliche Pferdeenzephalitis		Vögel	Mücken	USA, Kanada, Mittel-, Südamerika
	Ross River				Mücken	Australien, Südpazifik
		venezolanische Pferdeenzephalitis		Vögel Säuger	Mücken	Mittel-, Südamerika, Südstaaten der USA
	Sindbis			Vögel	Mücken	Afrika, Mittlerer Osten, Australien, Europa, Asien, Afrika
Flaviviridae (Flavivirus)	Dengue 1–4		Dengue 2, 3, 1, 4	Mensch Affen	Mücken	Ost-/Südostasien, Mittelamerika, Indonesien, Indien, südpazifische Inseln, Afrika, Karibik
		japanische Enzephalitis		Vögel	Mücken	Ostasien, Südostasien, UdSSR, Indien
	West Nile	West Nile		Vögel	Mücken	Afrika, Asien, Südeuropa, Mittlerer Osten
		Zeckenenzephalitis		Nagetiere, Vögel, Ziegen Rinder (Milch)	Zecken	UdSSR, China, Zentraleuropa
			Gelbfieber	Affen Mensch	Mücken	Afrika, Süd-, Zentralamerika
	Murray-Valley-Enzephalitis	Louping III		Vögel Schafe Nagetiere	Mücken Zecken	Australien, Neuguinea Britische Inseln
		Kyasanurwald-Krankheit	Kyasanurwald-Krankheit	kleine Nager Rinder Affen?	Zecken	Mysore (Indien)
		St.-Louis-Enzephalitis		Vögel	Mücken	USA, Karibik
			hämorrhagisches Omsk-Fieber	Haustiere	Zecken	UdSSR
		Rocio			Mücken	Brasilien
		Powassan		Nagetiere	Zecken	USA, Kanada
		Ilhéus		Vögel	Mücken	Mittel-, Südamerika
		Langat		Nagetiere	Zecken	Malaysia
Bunyaviridae (Bunyavirus)	Oropouche-Fieber					Brasilien
		LaCrosse		Nagetiere	Mücken	USA, Kanada
		Snowshoe-hare		Nagetiere	Mücken	USA, Kanada
		Jamestown Canyon		Nagetiere	Mücken	USA, Kanada
		California-Enzephalitis		Nagetiere	Mücken	USA, Kanada
		Tahyna		Nagetiere	Mücken	Zentraleuropa
(Phlebovirus)		Rifttalfieber	Rifttalfieber	Wiederkäuer	Mücken	Kenya, Uganda, Simbabwe, Südafrika, Sudan, Ägypten, Sinaihalbinsel
		California-Serogruppe		Ratten? Hunde? Katzen?		
	Papatacifieber			Mücken	Mücken	Mittelmeerraum, Arabien, Vorderasien
(Nairovirus)			hämorrhagisches Krim-Kongo-Fieber	kleine Säuger	Zecken	Nigeria, Zaire, Uganda, Bulgarien, Südrußland, Pakistan
Reoviridae (Orbivirus)	Coloradozeckenfieber	Coloradozeckenfieber		Nagetiere	Zecken	USA

natürlicher Wirt und sylvatischer Kreislauf noch nicht bekannt sind.

Familie „Poxviridae"

Hierher gehört der Erreger der Tanapocken, der identisch ist mit dem „Yaba-like"-Pockenvirus. Sie sind als noch nicht offiziell klassifizierte Pockenviren provisorisch im Genus „Yatapoxvirus" zusammengefaßt. Es ist wahrscheinlich, daß Affen als Reservoir und/oder Überträger eine Rolle spielen. Zum Genus Orthopoxvirus gehört das Affenpockenvirus. Es verursacht beim Menschen einer der Variola ähnliche Erkrankung.

Pathogenese

Arboviren vermehren sich in Wirbeltieren zuerst in regionalen Lymphknoten und dann im gesamten retikuloendothelialen System. Über ein virämisches Stadium gelangen die Erreger in die Hauptmanifestationsorgane, in denen die Virusvermehrung zu diagnostisch verwertbaren klinischen Symptomen führen kann. Serologisch sind Antikörper mittels Immunfluoreszenz-Antikörpertest (IFAT), Hämagglutinationshemmung (HAH), Komplementbindungsreaktion (KBR), im Enzyme-linked immunosorbent assay (ELISA) und im Virusneutralisationstest (VNT) nachweisbar.

HAH- und komplementbindende Antikörper sind für eine rasche Serodiagnose wichtig. Neutralisierende Antikörper erscheinen meist nicht so früh, sind jedoch jahrelang präsent und für eine solide spezifische Immunität verantwortlich. Transplazentar übertragene Antikörper bewirken nur einen auf wenige Monate beschränkten Schutz. Aufgrund antigener verwandtschaftlicher Beziehungen entstehen nach der Infektion mit bestimmten Arboviren auch teilweise heterogen wirksame, protektive Antikörper, die in vivo einen gewissen Schutz vor einer heterologen Infektion bzw. wenigstens vor einer Erkrankung vermitteln.

Krankheitsbilder

Die Mehrzahl der Arbovirusinfektionen des Menschen verläuft entweder subklinisch oder als unkomplizierte, fieberhafte Erkrankung mit und ohne Exanthem (Rash). Das Verhältnis inapparenter Infektionen zur Zahl der Erkrankungen kann bis 1:1000 betragen. Bei nicht durch Arthropoden übertragenen Viruskrankheiten ist dieses Verhältnis geringer.

Die Krankheitssymptome reichen von Fieberattacken bis zu hämorrhagischen Syndromen und Enzephalitiden. Die Inkubationszeiten betragen wenige Tage bis zu 3 Wochen. Die Symptomatik hängt vom befallenen Hauptmanifestationsorgan ab. Viele der Krankheitsnamen gehen auf dialektische Ausdrücke für die Symptome der Krankheit, auf den Ort der Erstisolierung des Erregers bzw. auf spezielle klinische Charakteristika zurück. Die klinischen Symptome lassen sich folgenden fünf Syndromen zuordnen, wobei Überschneidungen möglich sind:

- Fieberhafte Allgemeinerkrankung (systemische Fiebererkrankung, undifferenziertes Fieber). Die Namensgebung für dieses Krankheitsbild leitet sich vom Fehlen lokalisierbarer oder pathognomonischer Symptome ab. Die als mehr oder weniger starke Störung des Allgemeinbefindens empfundenen Symptome dauern etwa eine Woche und verschwinden ohne weitere Folgen.
- Fieberhafte Allgemeinerkrankungen mit besonderer Beteiligung der Gelenke. Mit dieser Namensgebung soll auf eine besonders auffallende klinische Symptomatik aufmerksam gemacht werden.
- Denguefieberartiges Syndrom. Seine Diagnose wird bei Fieber, allgemeinem Krankheitsgefühl, Leukopenie und einem generalisierten erythematösen oder makulopapulären Exanthem gestellt.
- Hämorrhagisches-Fieber-Syndrom. Dies ist ein klinischer Ausdruck für ein Krankheitsbild, das außer durch Fieber vor allem durch eine hämorrhagische Diathese wechselnder Schwere und Lokalisation bestimmt wird.
- Enzephalitiden. Arbovirusbedingte Enzephalitiden durchlaufen mehrere Stadien: Einem kurzen Prodromalsyndrom folgen wenige Tage währende, akute zentralnervöse Störungen und dann länger anhaltende subakute Krankheitssymptome, an die sich eine über Wochen hinziehende, häufig nicht komplikationslose Rekonvaleszenz anschließt (Kap. 31).

Bei den vier letzten Verlaufsformen wird oft ein biphasischer (sattelförmiger) Verlauf der Krankheit beobachtet: Einer ersten, plötzlich beginnenden Fieberphase als Ausdruck der Virämie folgt eine nur kurz andauernde Phase relativen Wohlbefindens und dann ein erneuter Fieberanstieg mit Zeichen gestörter Organfunktionen.

Diagnostik

Serologie

Es stehen zahlreiche zuverlässige serologische Untersuchungsmethoden zur Diagnose zur Verfügung. Ihr Nachteil liegt darin, daß ein statistisch abgesicherter Antikörperanstieg in mehreren Proben für den Kliniker häufig relativ spät kommt. Deshalb hat für ihn die Serodiagnose nicht die Bedeutung wie für den Epidemiologen.

Neben den klassischen Untersuchungsmethoden HAH, KBR, VNT, IFAT und AGPT – wichtige Antigen- und Immunserumreagenzien in Tab. 29.2 – werden jetzt vielfach ELISA-Tests und Radioimmunoassays eingesetzt. Sie reagieren zwar bei antigenverwandten Virusarten meist auch gruppenspezifisch, sind jedoch spezifisch gegenüber den relevanten Immunglobulintypen und erlauben eine wesentlich frühere und schnellere Diagnose als die anderen Tests, insbesondere beim IgM-capture-ELISA, für den eine einzige Probe zur Untersuchung genügt.

Bei manchen Infektionen gibt es bevorzugte serologische Untersuchungsmethoden. So wird der IFAT vor

Tabelle 29.2 Verfügbarkeit einiger Reagenzien für Diagnose und Identifizierung von virusbedingten hämorrhagischen Fiebern

Virusinfektion	Inaktiviertes Referenzantigen oder beschichtete Objektträger	Referenzantikörper	Monoklonale Antikörper
Gelbfieber	1, 5, 3	1, 5	5
Hämorrhagisches Denguefieber (4 Virustypen)	1, 5, 3	1, 5	5
Rifttalfieber	1, 2	2, 3	1
Hämorrhagisches Krim-Kongo-Fieber	1, 2, 4	1, 2, 3, 4	1, 2
Kyasanurwald-Krankheit	7	7	
Hämorrhagisches Omsk-Fieber	4	4	
Hämorrhagisches Junin-Fieber	1, 2	1, 2	2
Hämorrhagisches Machupo-Fieber	2	1, 2	
Hämorrhagisches Fieber mit Nierensyndrom	2, 3, 6	2, 3, 6	2
Lassa-Fieber	2, 3	2, 3	2
Ebola-Fieber	2, 3	2, 3	2
Marburg-Fieber	2, 3	2, 3	2

1 Yale Arbovirus Research Unit, Box 3333, New Haven, CT 06510, USA
2 Special Pathogens Branch, Centers for Disease Control, Atlanta, GA 30333, USA
3 Institut de Médicine Tropicale „Prince Léopold", B-2000 Antwerp, Belgium
4 Institute of Poliomyelitis and Viral Encephalitides, Moscow Oblast 143 782, Rußland
5 Vector-borne Virus Disease Division, Centers for Disease Control, Fort Collins, CO 80552, USA
6 Korea University Medical College, Seoul 110, Republic of Korea
7 National Institute of Virology, Pune, India

allem zum Nachweis von Antikörpern gegen Arenaviren eingesetzt, während die KBR bei Enzephalitiden einen Antikörperanstieg dann noch anzeigt, wenn schon klinische Symptome und hohe HAH-Antikörpertiter vorhanden sind. Die Hämagglutinationshemmung nutzt man als gruppenspezifische Reaktion zum Nachweis von Antikörpern gegen Alpha-, Flavi- und Bunyaviren. Von praktischem Vorteil ist, daß Virusantigen der Vertreter eines Genus zum Nachweis von Antikörpern der anderen Spezies desselben Genus benutzt werden kann.

Erregernachweis

Dem Virusnachweis im Blut (Vollblut, Serum), in Erythrozyten, Zerebrospinalflüssigkeit, Gewebeproben, Rachenspülflüssigkeit, Urin und anderen Proben während der fieberhaften, virämischen Phasen stehen erhebliche Schwierigkeiten entgegen: Die Probeentnahme ist nicht immer zur rechten Zeit möglich, und häufig bereitet ihr fachgerechter und schneller Transport in ein erfahrenes Laboratorium erhebliche Probleme. Auch ist damit zu rechnen, daß virusneutralisierende Antikörper und Interferonwirkungen eine Virusisolierung verhindern.

Bakteriosterile Proben werden auf 1–2 Tage alte Mäuse, auf Bruteier und auf Zellkulturen von Wirbeltieren und Arthropoden der verschiedensten Art und – für den Gelbfiebernachweis – intrathorakal in Moskitos verimpft.

Die Gefährlichkeit einer Reihe von Arboviren für den Menschen führte zum Erlaß von Vorschriften, die das Arbeiten mit ihnen im Laboratorium regeln. Die Vorsichtsmaßnahmen unterliegen je nach Land einer (geringgradig) unterschiedlichen Einteilung. Die WHO unterscheidet vier Risikogruppen. Maximale Sicherheitsmaßnahmen (Maximum Containment Laboratory Facilities and Practices for Susceptible Personnal) sind erforderlich beim Arbeiten mit den Flaviviren (Omsk- und Kyasanurwald-Fieber-Virus, Zeckenenzephalitisviren), den Bunyaviren (Erreger des hämorrhagischen Krim-Kongo-Fiebers), den Arenaviren (Junin-, Machupo- und Lassa-Virus) und den Filoviren (Marburg- und Ebola-Virus).

Differentialdiagnostik

Die Differentialdiagnose der Virusinfektionen des Menschen in den Tropen und Subtropen umfaßt – insbesondere bei unspezifischen Anfangssymptomen – eine Vielzahl von Erkrankungen, die durch Parasiten, vor allem Protozoen, Bakterien, Chlamydien oder Rickettsien, verursacht werden oder aber durch nicht typisch tropische, sondern weltweit vorkommende Virusarten. In die Überlegungen müssen Betrachtungen über die geographische Region, in der die Krankheit erworben wurde, genauso einfließen wie das Risiko beruflicher Expositionen.

Therapie

Da spezifische therapeutische Behandlungsmöglichkeiten noch kaum zur Verfügung stehen, ist meist eine symptomatische Behandlung angezeigt.

Die Therapie bei hämorrhagischen Fiebern sollte – falls dies möglich ist – den Regeln moderner Intensivmedizin folgen. Ribavirin zeigte beim Lassa-Fieber einen günstigen Einfluß auf die Letalität. Corticosteroide sind nach bisherigen Erfahrungen ohne Nutzen.

Für Kranke mit Zeichen einer Enzephalitis sind Maßnahmen, die Krämpfen, einem Hirnödem, einer Hyperpyrexie und bakteriellen Sekundärinfektionen (z. B. Pneumonie, Sepsis) entgegenwirken, einzuleiten.

Prophylaxe und Bekämpfung

Eine aktive und wirksame Immunisierung ist gegen Gelbfieber, Rifttalfieber, das hämorrhagische Omsk-Fieber und gegen die japanische Enzephalitis möglich.

Impfstoffe gegen zahlreiche andere virusbedingte Zoonosen und Arbovirosen befinden sich noch im Experimentier- bzw. Erprobungsstadium. Eine Immunprophylaxe gegen Lassa-Fieber und Infektionen mit Filoviren gibt es noch nicht.

Viele anthropophile Moskitos (z. B. Aedes aegypti) brüten in der Nähe von Häusern und stechen tagsüber. Deshalb empfiehlt es sich für Besucher endemischer Gebiete und besonders während einer Arboviroseepidemie, Mückenrepellentien zu verwenden.

Gegen nachtaktive Moskitos des sylvatischen Zyklus schützt man sich u. a. durch die Verwendung von Moskitonetzen, einer Kleidung, die die Körperoberflächen bedeckt, und mit Repellenzien. Pyrethrum und verschiedene organische Phosphate enthaltende Insektizide sind geeignet, Räume wenigstens für einen bestimmten Zeitraum insektenfrei zu halten.

Anhaftende Zecken sollten schnell entfernt werden. Dicht abschließende Kleidung empfiehlt sich für den Aufenthalt im Busch. Milben haften gerne entlang der Gürtellinie und sind hier zu suchen.

Fieberhafte Allgemeinerkrankungen

Denguefieber

Definition

Als Denguefieber wird ein akutes, durch Denguevirus Typ 1–4 (Familie Flaviviridae) hervorgerufenes, mit schmerzhaften Myalgien einhergehendes und häufig von einem biphasischen Fieber, Hautexanthem und gelegentlichen hämorrhagischen Symptomen wechselnder Stärke und Art begleitetes Krankheitsbild bezeichnet, das im Normalfall nach wenigen Tagen ausheilt (hämorrhagisches Denguefieber S. 346).

Epidemiologie

Denguefieber ist in allen tropischen und subtropischen Gebieten der Erde verbreitet. Es kommt nicht nördlich des 30. und südlich des 40. Breitengrades vor. In Ostasien sind die Virustypen 1–4, in der Pazifikregion (Polynesien) Typ 2, in Westafrika (Nigeria, Elfenbeinküste, Senegal) Typ 1 und 2, in Ostafrika (Kenia und Mosambik) Typ 2 und 3, in der Karibik die Typen 1–4 und in Mittelamerika und im Süden der USA die Typen 2 und 3 vorherrschend.

Denguefieber kann in sporadischer Form vorkommen. Gefürchtet sind explosionsartige Massenerkrankungen meist während oder nach Regenzeiten, so daß häufig ein saisonales Auftreten beobachtet wird. Hierbei können Tausende von Menschen in kürzester Zeit erkranken. Solche Massenerkrankungen werden durch Einschleppung eines neuen Virustyps, gegen den die Bevölkerung nicht immun ist, oder durch eine erhebliche Zunahme der nichtimmunen Bevölkerung durch Nachwuchs und Zuwanderung in einer seuchenfreien Zeit verursacht. Derartige Pandemien hat man in der Karibik, an der Ostküste Amerikas, in Ostafrika und Südostasien beobachtet. Denguefieber gilt deshalb als die bedeutendste Arbovirose des Menschen hinsichtlich Morbidität und Mortalität. Eine steigende Tendenz zur Urbanisation, eine rückläufige Vektorenkontrolle und der gesteigerte Luftverkehr, der über virämische Personen die Verschleppung des Erregers zu neuen, empfänglichen und weit entfernten Populationen ermöglicht, sind verantwortlich für die zunehmende Verbreitung des Denguefiebers. Abb. 29.2 gibt einen Überblick über die geographische Verteilung des Auftretens von Denguefieber und hämorrhagischem Denguefieber.

Erreger

Von den ca. 50 nm großen Dengueviren sind vier Serotypen bekannt. Bei den Serotypen 1–3 hat man darüber hinaus eine ganze Reihe von genotypischen Varianten oder sog. Topotypen gefunden. Antigene Beziehungen bestehen zum Gelbfieber- und West-Nile-Virus sowie zum Erreger der japanischen Enzephalitis.

Denguevirus ist im Vergleich zu anderen Arboviren in Versuchstieren oder Säugetierzellen schwierig zu züchten. Die Inokulation von Moskitos erwies sich dagegen als eine sehr sensitive, leicht durchzuführende und rasche Methode zur Virusisolierung aus klinischen Proben. Neuerdings werden für die Viruszucht verschiedene Moskitozellinien bevorzugt, die von Aedes albopictus (C6/36-Klon), Aedes pseudoscutellaris (AP 61) und Toxorhynchites amboinensis (TRA 284) abstammen und empfindlicher als Säugerzellen sind. Eine Virusreplikation ist in Moskitozellen nicht regelmäßig von einem zytopathischen Effekt begleitet. Sie wird deshalb – wie in infizierten Moskitos – mittels Immunfluoreszenz nachgewiesen (serotypspezifische monoklonale Antikörper). Auch ELISA-Methoden sind dafür einsetzbar.

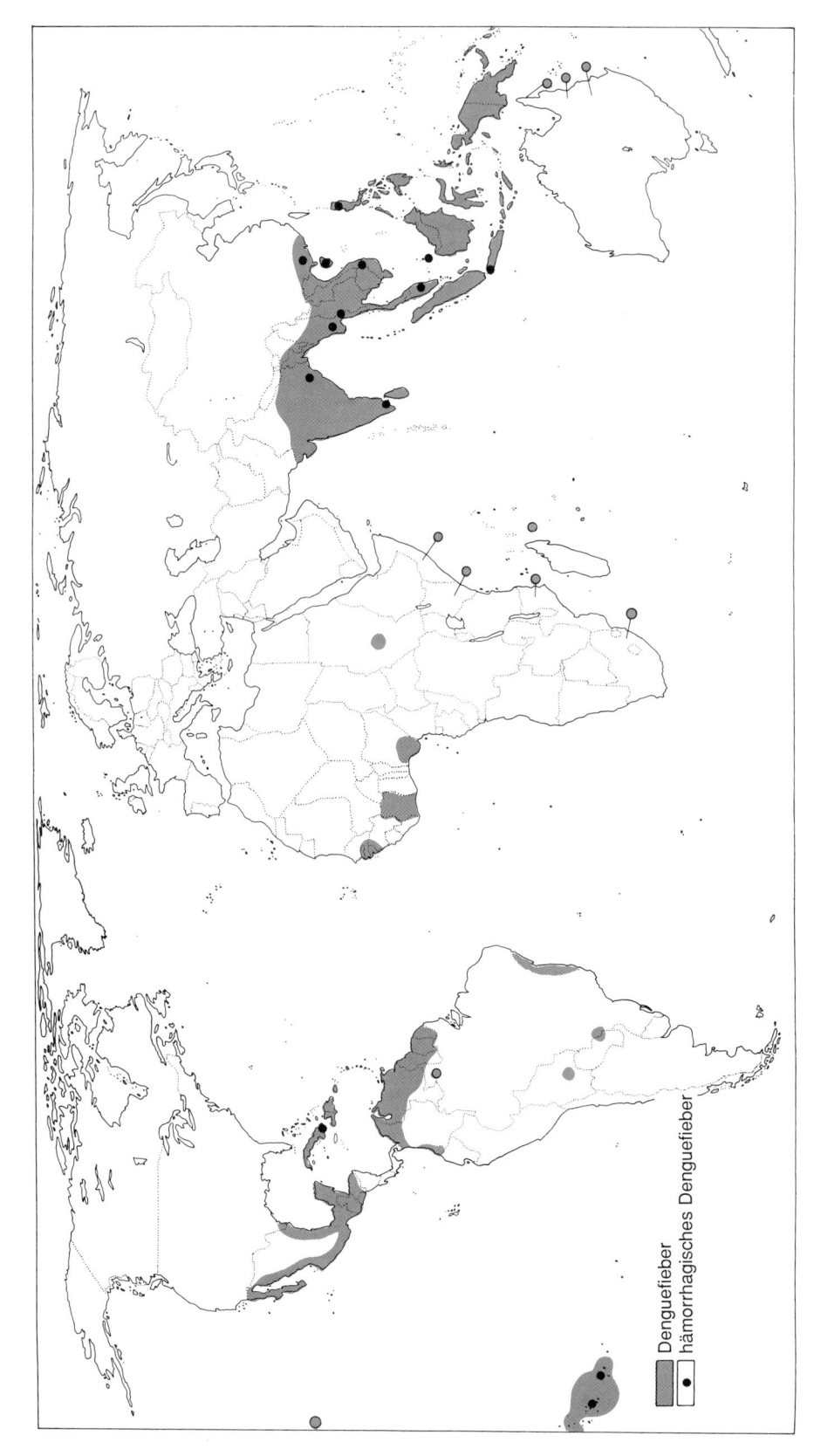

Abb. 29.2 Geographische Verteilung des Denguefiebers und des hämorrhagischen Denguefiebers.

Übertragung

Nach Beobachtungen in Südostasien kann ein Dschungelkreislauf des Erregers zwischen Affen und bestimmten Moskitos bestehen. Der Mensch wird jedoch als Hauptwirt des urbanen Denguefiebers betrachtet. Weibchen bestimmter Aedesspezies können Denguevirus auch vertikal übertragen. Hierbei wird das Ei während der Oviposition infiziert.

Aedes aegypti und albopictus gelten als wichtigste Virusüberträger im asiatischen und ostafrikanischen Raum. Andere Spezies, z. B. Aedes pseudoscutellaris und Aedes niveus, übernehmen diese Rolle in bestimmten subkontinentalen Gebieten.

Die Moskitos nehmen beim Blutsaugen das Virus während der virämischen Phase (1.–4. Fiebertag) auf. Aedes aegypti gilt per se als eine wenig empfängliche Mücke. Sie wird trotzdem zum wichtigsten Überträger bei Epidemien, weil es hier zu starken Virämien im Menschen kommt. Potentiellere Aedesarten können den Erreger auch dann übertragen, wenn sie nur wenig Virus aufnehmen. Diese Virus-Vektor-Beziehungen dürften wesentlich für die Selektion von Virusstämmen sein, die für Epidemien in städtischen Bezirken geeignet sind.

Die extrinsische Inkubationszeit in Aedesspezies beträgt 8–11 Tage, dann sind sie zeitlebens (2–4 Monate) infektiös.

Pathogenese

Der Erreger gelangt nach dem Stich zuerst zu den regionalen Lymphknoten, von dort zum retikuloendothelialen System, wo eine starke Virusvermehrung stattfindet. Über eine Virämie wird das Virus im Körper verbreitet. In der Haut sind die Endothelzellen der kleinen Gefäße geschwollen und perivaskuläre Infiltrate mit mononukleären Zellen nachweisbar.

Krankheitsbild

Die durchschnittliche Inkubationszeit beträgt 4 (2–7) Tage. Im Normalfall ist das Denguefieber eine schmerzhafte Erkrankung mit sattelförmigem Fieberverlauf von kurzer Dauer und vollständiger Genesung. Die Körpertemperatur steigt plötzlich an, die Patienten klagen über starke retroorbitale Kopf-, Knochen-, Gelenk- und Muskelschmerzen („breakbone fever"), schweres Krankheitsgefühl und sind hinfällig. Auffallend ist ein niederer Pulsschlag. Ebenfalls charakteristisch – jedoch nicht immer auftretend – ist der erythematöse Hautausschlag (Rash) zu Krankheitsbeginn, der zurückgeht, um bei erneutem Anstieg der Körpertemperatur dann wiederum als scharlach- oder masernartiges Exanthem aufzutreten, wobei die Extremitäten zuerst betroffen sind. Gleichzeitig kommt es zu einer allgemeinen Lymphknotenschwellung. Meist besteht eine Leukopenie, zum Teil auch eine Thrombozytopenie. Nasenbluten und petechiale Blutungen sind selten, bei Frauen werden gelegentlich Menorrhagien und Plazentablutungen beobachtet. Die zweite Fieberphase dauert 2–3 Tage, dann gehen die Krankheitssymptome zurück, das Exanthem verblaßt schuppig unter erheblichem Juckreiz. Die Rekonvaleszenz der häufig depressiven Patienten kann sich über Monate hinziehen. Selten wird eine bösartige und dann häufig letale Form des Denguefiebers beobachtet, bei der es zu schweren gastrointestinalen Blutungen kommt. Die Pathogenese dieses Denguefiebers ist nicht bekannt. Es kommt nicht zum hypovolämischen Schocksyndrom wie beim hämorrhagischen Denguefieber. In Indonesien hat man als Komplikation des Denguefiebers auch Enzephalopathien diagnostiziert.

Diagnostik und Differentialdiagostik

Eine klinische Diagnose des Denguefiebers ist häufig möglich. Sie gründet sich auf die Symptomatik und das epidemiologische Geschehen.

Der Erregernachweis erfolgt über die Beimpfung von Zellkulturen (Aedeszellen, Verozellen u. a.) oder die intrathorakale Infektion von lebenden Moskitos und einem 7–14 Tage später erfolgendem Antigennachweis mittels Immunfluoreszenz. Auch VNT oder IFAT unter Verwendung monoklonaler Antikörper sind zur Virusidentifikation geeignet. Mittels Polymerase-Kettenreaktion (PCR), Nucleinsäurehybridisierung und Sequenzierung ist es möglich, schnell und sicher Virusvarianten bzw. Topotypen zu identifizieren und ihr epidemiologisches Verhalten aufzuzeigen.

Antikörper werden durch typunspezifische HAH-Reaktionen oder typspezifische Virusneutralisationstests frühestens ab dem 4. Krankheitstag nachweisbar. Ein IgG-ELISA, der eine gute Übereinstimmung mit der HAH-Reaktion zeigt und für Reihenuntersuchungen geeignet ist, kann in Verbindung mit einem relativ serotypunspezifischen ELISA zum Nachweis von IgM-Antikörpern zur Differenzierung von Erst- und Zweitinfektionen eingesetzt werden bzw. für die Überwachung von Denguefieber und hämorrhagischem Denguefieber (IgM-Antikörper persistieren nur 60–90 Tage) dienen.

Differentialdiagnostisch ist an andere Arbovirosen wie Chikungunya-, Rifttal- und Phlebotomusfieber sowie an Masern und Influenza zu denken.

Therapie und Prophylaxe

Die Behandlung ist symptomatisch.

Die Denguevirusinfektion bewirkt eine langanhaltende homologe Immunität gegenüber dem Virustyp, der die Infektion auslöste. Gegenüber anderen Denguevirustypen wie auch gegen andere Flaviviren entwickelt sich nur eine schwache, kaum belastbare Kreuzimmunität. Mehrfachinfektionen, jeweils mit einem anderen Serotyp, sind demnach möglich.

Immunprophylaktische Maßnahmen sind noch nicht verfügbar. Attenuierte Lebendimpfstoffe, Spaltvakzinen und rekombinante Impfstoffe befinden sich in Erprobung.

334 29 Arbovirosen und andere Viruserkrankungen

Durch Impfungen ausgelöste mögliche synergistische Effekte sind beim Denguefieber nicht problemlos. Impfungen mit Lebendimpfstoffen sind deshalb mit einem Risiko belastet. Man fordert, daß zukünftige Impfstoffe als Immunogene alle vier Virustypen enthalten, an 6–12 Monate alte Kinder, die das Hauptkontingent der empfänglichen Bevölkerung darstellen, verimpft werden können und eine lange Immunität vermitteln. Es sollen protektive, aber nicht die Infektion stimulierende Antikörper provoziert werden.

Bekämpfung

Massenausbrüchen an Denguefieber kann man durch entsprechende Vektorenbekämpfung begegnen, wobei insbesondere die in der Nähe menschlicher Behausungen befindlichen Brutstätten von Aedes aegypti zu erfassen sind. Wirtschaftliche Schwierigkeiten vieler Länder verhindern jedoch oft eine routinemäßige und dauernde Vektorenkontrolle. Bei geringem Vorkommen von Denguefieber sinkt auch das öffentliche Interesse an entsprechenden Maßnahmen, sie setzen – häufig verspätet – erst ein, wenn eine Epidemie bereits begonnen hat.

Phlebotomusfieber

Definition

Das Phlebotomusfieber, auch Dreitage-, Papataci- oder Sandmückenfieber genannt, ist eine akute, gutartige, unter influenzaähnlichen Symptomen ablaufende Krankheit von kurzer Dauer, die durch verschiedene Serotypen (Sizilien, Neapel, Toskana) des Genus Phlebovirus, Familie Bunyaviridae, hervorgerufen wird.

Epidemiologie

Die Krankheit kommt im gesamten Mittelmeerraum, im Mittleren Osten, in Nordafrika, auf der arabischen Halbinsel einschließlich den Staaten am Roten Meer und am arabischen Golf, in der Türkei, im Iran, Irak, Afghanistan, im Himalayagebiet, in Bangladesh, Burma, China und im nördlichen Indien vor, wobei auch hochgelegene Gebiete (bis 4000 m) nicht ausgeschlossen sind. Pappacifieber ist auch in Portugal, Italien, auf dem Balkan und in Teilen von Südamerika bekannt (Abb. 29.3).

Sandmücken, in erster Linie Phlebotomus papatasi, sind die Überträger der Krankheit (Leishmaniasis S. 38). Phlebotomus papatasi ist anthropophil, d. h. bevorzugt Menschen als Nahrungsquelle, und sticht nachts. Tagsüber verstecken sich die Sandmücken in dunklen Ritzen. Die Larven entwickeln sich in sandigem Boden oder Mauerwerk.

Die Hauptaktivität der Mücken ist im späten Frühjahr oder Sommer zu beobachten, im Herbst und Winter verschwindet die Krankheit. Die extrinsische Inkubationszeit dauert etwa 6 Tage. Das Virus wird auch transovariell auf neue Generationen übertragen; Sandmücken sind demnach Vektoren und Reservoir zugleich.

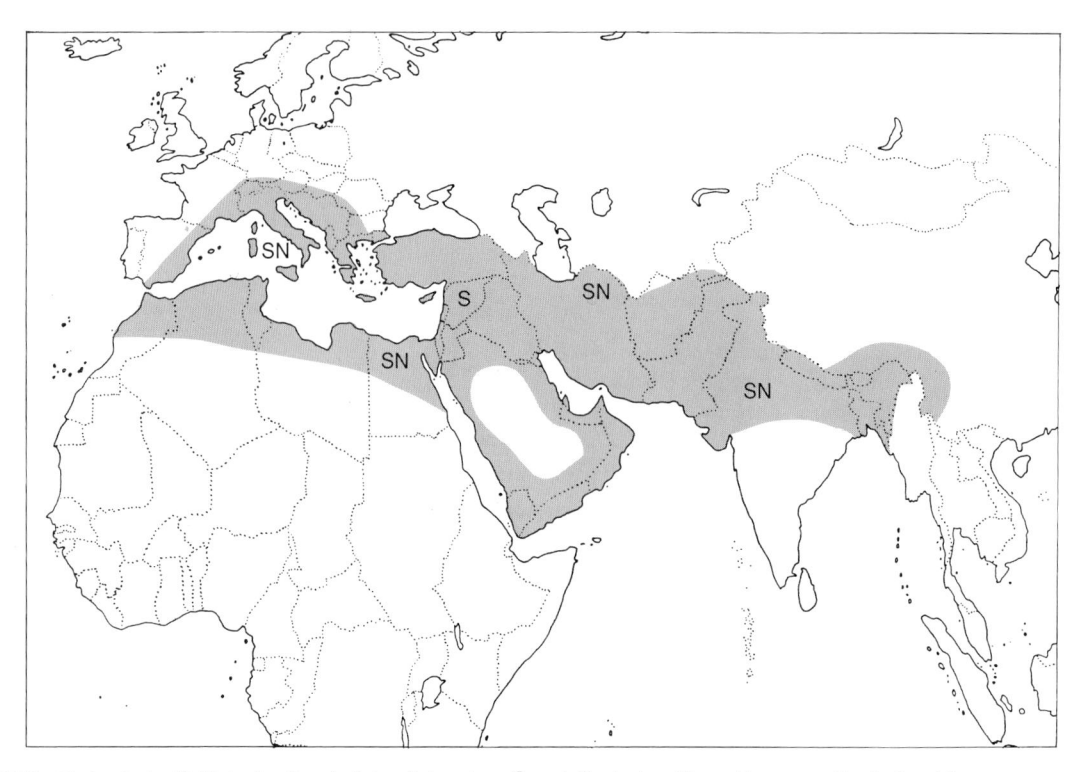

Abb. 29.**3** Endemische Gebiete des Sandmückenfiebervirus. S = sizilianisches Virus, N = neapolitanisches Virus.

In endemischen Gebieten ist die einheimische Bevölkerung infolge häufiger Reinfektionen immun. Deshalb tritt die Krankheit überwiegend bei noch empfänglichen Kindern oder bei zureisenden Fremden auf. Die Immunität ist typspezifisch, Zweitinfektionen sind deshalb möglich. Zum Denguevirus besteht keine Kreuzimmunität.

Krankheitsbild

Nach 3- bis 5tägiger Inkubationszeit kommt es zu einer dengueähnlichen Symptomatik, allerdings ohne Exanthem, mit plötzlichem Fieber, frontalen und retrobulbären starken Kopfschmerzen, Lichtscheu, Übelkeit, Erbrechen, heftigen Muskel- und Rückenschmerzen, Steifheit der Beine und einer Rötung des Gesichts. Nach 3 Tagen können diese Symptome zurückgehen, es wird jedoch gelegentlich auch ein biphasischer Fieberverlauf beobachtet, bei dem die Körpertemperatur vorübergehend für 1–2 Tage absinkt, um dann nochmals über wenige Tage anzusteigen, ehe die Symptome ganz verschwinden. Eine allgemeine Schwäche bleibt häufig über einige Wochen bestehen. Während der Erkrankung ist eine ausgeprägte Leukopenie mit Linksverschiebung, ein erhöhter Liquordruck mit Pleozytose und vermehrtem Proteingehalt feststellbar.

Diagnostik und Differentialdiagnostik

Die Symptomatik läßt nur eine Verdachtsdiagnose zu. Differentialdiagnostisch ist an Influenza, Denguefieber und andere Arbovirosen zu denken. Die Diagnose kann durch entsprechende Laboruntersuchungen abgesichert werden, in erster Linie durch den Antikörpernachweis. Eine Virusisolierung in Zellkulturen ist möglich.

Therapie und Prophylaxe

Die Behandlung der Krankheit erfolgt symptomatisch.

Die prophylaktische Mückenbekämpfung wird vielerorts immer problematischer, da die Insekten zunehmend gegen die verwendeten Mittel resistent werden.

West-Nile-Fieber

Als West-Nile-Fieber wird eine gutartige, durch Culexmücken übertragene und durch ein Flavivirus hervorgerufene Krankheit bezeichnet. Sie ist in Israel, Ägypten, Uganda, Zaire, Mosambik, Südafrika und Indien bekannt.

Der Erreger wird durch Culexspezies übertragen, die besonders wildlebende Vögel (z. B. Tauben und Krähen) befallen. Diese stellen auch das wichtigste Reservoir für das Virus, aber auch Halbaffen, Kamele und Pferde scheinen als Wirt in Frage zu kommen. Vom tierischen Reservoir gelangt das Virus schließlich über den Mückenstich zum Menschen, doch verlaufen die meisten Infektionen inapparent. In Ägypten und im Sudan wurden Serokonversionsraten von 40–70% gefunden.

Die Inkubation dauert 3–6 Tage. Es entwickelt sich ein unspezifisches Krankheitsbild mit Fieber, Kopf-, Muskel- und Gelenkschmerzen, Übelkeit, Erbrechen und gelegentlich Durchfall. Wie bei anderen Arbovirosen kann das Fieber einen sattelförmigen Verlauf haben und ein Exanthem beim Abfiebern auftreten. Komplikationen wie Enzephalitis oder Myokarditis sind extrem selten.

Eine symptomatische Behandlung ist bei schwerer verlaufenden Erkrankungen angezeigt. Diagnose, Differentialdiagnose und prophylaktische Maßnahmen S. 330.

Oropouche-Virus-Infektion

Das Oropouche-Virus gehört zur Simbugruppe der Familie Bunyaviridae und verursacht eine durch Moskitos übertragene, fieberhafte, aber gutartige Allgemeininfektion.

Die Krankheit ist von erheblicher Bedeutung im Amazonasgebiet Brasiliens, wo immer wieder explosionsartige Pandemien auftreten. Bei diesen urbanen Infektionen gilt Culicoides paraensis als der wichtigste Überträger. Das Virus wird auch noch durch andere Moskitos der Subfamilie Culicinae übertragen. Es besteht ein sylvatischer Kreislauf unter Wildsäugetieren und Vögeln. Aus Faultieren konnte das Virus isoliert werden. Angeblich erkranken Frauen doppelt so oft wie Männer.

Die gutartig verlaufende Krankheit beginnt nach 4- bis 8tägiger Inkubation mit Schüttelfrost. Kopf-, Muskel- und Gelenkschmerzen und hohes Fieber sind häufig beobachtete Symptome. Gelegentlich werden ein flüchtiges Exanthem und Symptome einer aseptischen Meningitis bemerkt. Inapparente Infektionen überwiegen.

Die klinische Diagnose muß sich auf Antikörpernachweise stützen. Die Therapie ist symptomatisch. Eine spezielle Prophylaxe gibt es nicht.

Fieberhafte Allgemeinerkrankungen mit besonderer Beteiligung der Gelenke

Fünf durch Moskitos übertragene Viren (die Erreger von Chikungunya, O'nyong-nyong, Mayaro, Ross River und Sindbis) können beim Menschen Arthritiden hervorrufen. Die Erreger sind morphologisch und serologisch miteinander verwandt. Die Virionen sind sphärisch und 60–65 nm groß. Sie gehören zum Genus Alphavirus, Familie Togaviridae, und sind ohne Schwierigkeiten in Zellkulturen und Saugmäusen zu isolieren.

Dengue- und West-Nile-Virus-Infektionen können zwar ähnliche Symptome auslösen, bei „Arthritis"virusinfektionen kommt es jedoch zu einer auffallend schmerzhaften symmetrischen Schwellung mehrerer Gelenke.

Die Diagnose dieser Infektionen erfolgt entsprechend der bei anderen Arbovirusinfektionen, ihre Behandlung geschieht symptomatisch. Impfstoffe stehen noch nicht zur Verfügung. Schutz vor Mückenstichen verhindert die Infektion.

Chikungunya

Definition
Chikungunya ist eine akute, gutartig verlaufende fieberhafte Infektion, die durch ein zum Genus Alphavirus, Familie Togaviridae, gehörendes, durch Moskitos übertragenes Virus hervorgerufen wird.

Der Name Chikungunya wurde in Tansania geprägt. Er bedeutet „sich zusammenkrümmen" und bezeichnet damit das Hauptsymptom, die qualvollen, etwa eine Woche andauernden Muskel- und Gelenkschmerzen.

Epidemiologie
Ausbrüche wurden in vielen Ländern Afrikas, Arabiens und Asiens beobachtet, so besonders auf den Philippinen, in Malaysia, Thailand, Kambodscha, Burma, Sri Lanka und Indien. In Afrika reicht das Verbreitungsgebiet von der Küste Westafrikas (Senegal, Gambia, Guinea) über Zentral- bis nach Ostafrika (Tansania) und südlich bis nach Südafrika. Antikörper wurden im Sudan, Äthiopien, Saudi-Arabien und Indonesien nachgewiesen.

In Afrika wird das Chikungunyavirus von Mensch zu Mensch durch Aedes aegypti, Aedes africanus und Aedes furcifer übertragen. Ein epizootischer Dschungelzyklus läuft in Meerkatzen und Pavianen, evtl. auch in Nagern ab, bei dem Aedes-africanus- und Mansoniaspezies mitwirken. In Asien wird das Chikungunyavirus beim urbanen Kreislauf durch Aedes aegypti verbreitet, außerdem wird auch eine mechanische Übertragung für möglich gehalten. Eine relative Stabilität des Erregers gegenüber Umwelteinflüssen und die Gewohnheit von Aedes aegypti, den Saugvorgang zu unterbrechen, um einen anderen Wirt zu stechen, begünstigen wahrscheinlich diesen für das Entstehen von explosiven Ausbrüchen mitverantwortlichen Übertragungsvorgang.

Culexarten können in Asien ebenfalls zur Verbreitung der Krankheit beitragen.

Krankheitsbild
Die Inkubationszeit beträgt 2–4 Tage. Bei plötzlichem Anstieg der Körpertemperatur entwickelt sich eine generalisierte Hautrötung mit Hitzegefühl (Flush). Das Fieber kann einen biphasischen Verlauf nehmen, so daß es während der fieberfreien Zeit für 1–3 Tage zu einem relativen Wohlbefinden kommt. Nach erneutem Temperaturanstieg sind bei Kindern Fieberkrämpfe möglich; Jugendliche und Erwachsene klagen über schwere Gelenk- und Muskelschmerzen; eine Lymphadenopathie ist häufig. Ein juckendes makulopapulöses Exanthem am Stamm und den Extremitäten geht dem Fieberabfall voraus oder begleitet ihn.

Chikungunya verläuft in der Regel gutartig. Länger anhaltende rheumatoide Gelenkschmerzen wechselnder Lokalisation und mit funktioneller Beeinträchtigung sind jedoch nicht selten.

In Indien und Südostasien hat man Chikungunya gleichzeitig mit hämorrhagischem Denguefieber beobachtet; es wird vermutet, daß dort Chinkungunya auch mit Anzeichen einer geringen Blutungsneigung (positiver Tourniquet-Test, Petechien, Epistaxis) einhergeht. In Afrika hat man derartige Beobachtungen nicht gemacht.

Diagnostik und Differentialdiagnostik
Die epidemiologische Situation erlaubt oft eine klinische Verdachtsdiagnose. Diese kann durch Virusisolierung und Antikörpernachweis bestätigt werden. Laborinfektionen durch Aerosole sind wiederholt beobachtet worden. Differentialdiagnostisch ist an Malaria und andere febrile Exantheme zu denken.

Prophylaxe
Ein inaktivierter Impfstoff befindet sich in Erprobung. Maßnahmen zur Verhinderung von Moskitostichen vermindern das Infektionsrisiko.

O'nyong-nyong

Definition
O'nyong-nyong ist eine durch Anophelesmücken übertragene, durch ein zum Genus Alphavirus, Familie Togaviridae, hervorgerufene und in Afrika behei-

matete harmlose Arbovirusinfektion. Der Name bedeutet „Gelenkbrechen".

Epidemiologie

Das Vorkommen der Krankheit ist auf Uganda und die angrenzenden Gebiete des Südsudans, von Zaire und Kenia beschränkt (Abb. 29.4). Der Nachweis von Antikörpern oder von Virusisolierungen wurde auch aus Malawi, Senegal, der Zentralafrikanischen Republik, Nigeria und Mosambik gemeldet.

O'nyong-nyong ist eine Zoonose, deren Reservoir Tiere des Waldes bzw. Dschungels sind. Man konnte das Virus aus Faultieren isolieren, es wird durch Aedes- und Culexspezies übertragen. Gelegentlich kann das Virus dem sylvatischen Kreislauf entweichen und dann im Rahmen eines urbanen Zyklus innerhalb der Bevölkerung zu Epidemien führen. Hierbei wirken Anopheles funestus und Anopheles gambiae als Überträger. Massenerkrankungen kommen allerdings nur in großen zeitlichen Abständen vor (z. B. 1959 und 1962), sporadische Fälle werden immer wieder gemeldet.

Krankheitsbild

Die Inkubationszeit beträgt 4–8 Tage. Die wesentlichen Symptome sind Schüttelfrost, Fieber (nicht regelmäßig), Kopf- und schwere symmetrische Gelenkschmerzen. Am 4. Tag der Krankheit entwickelt sich ein irritierendes makulopapulöses Exanthem, wobei der Kopf bzw. der Nacken zuerst und dann der Stamm und die Glieder befallen werden. Dieses Exanthem verschwindet nach einigen Tagen. Die oberflächlichen Lymphknoten sind vergrößert. Es besteht eine Leukopenie mit relativer Lymphozytose. Die Genesung beginnt nach einer Woche, Gelenkschmerzen können länger bestehen bleiben.

Diagnostik und Differentialdiagnostik

Es wird auf die allgemeinen Ausführungen verwiesen, in erster Linie ist an Chikungunya zu denken.

Therapie und Prophylaxe

Eine eventuelle Behandlung erfolgt symptomatisch. Impfstoffe stehen nicht zur Verfügung. In Endemiege-

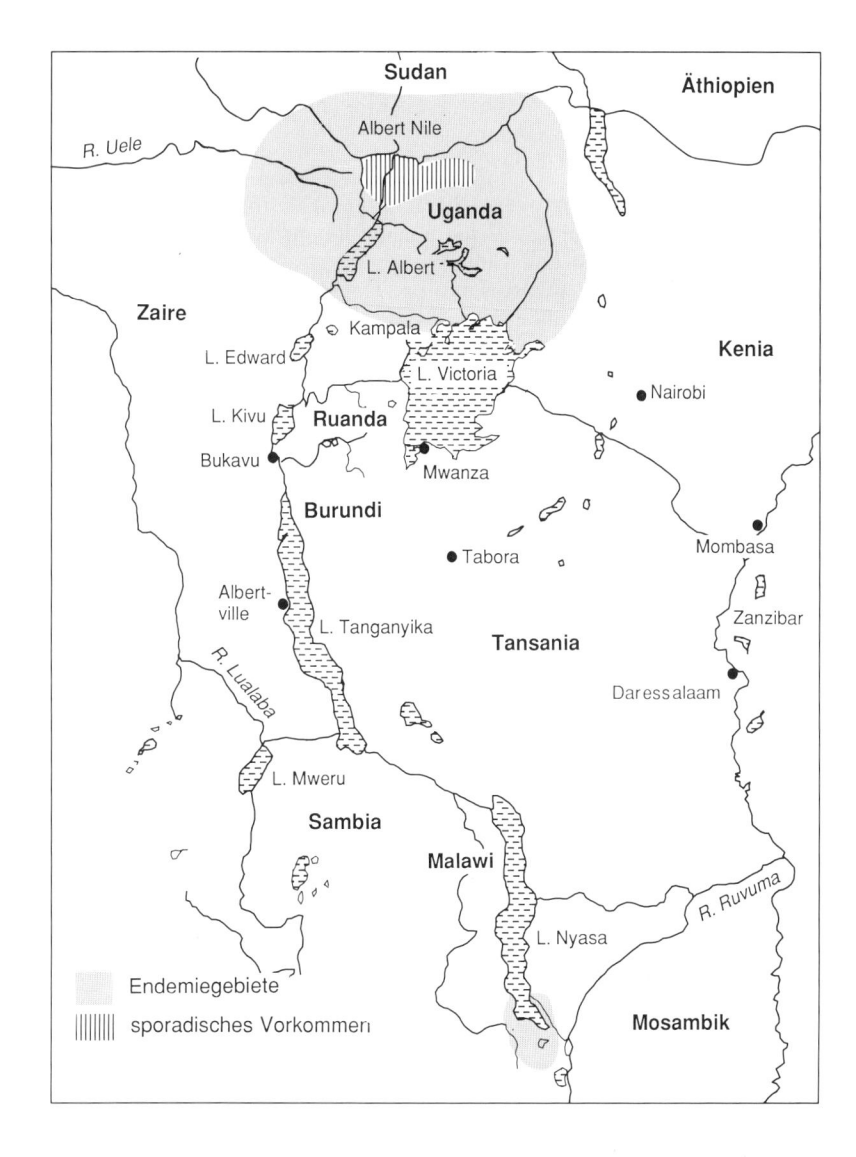

Abb. 29.4 Geographische Verbreitung des O'nyong-nyong-Fiebers.

bieten empfiehlt es sich, die üblichen Möglichkeiten der Mückenabwehr zu nutzen.

Ross-River-Virus-Infektion

Definition
Als Ross-River-Infektion (epidemische Polyarthritis) wird eine akute, fieberhafte, gutartige, durch ein zum Genus Alphavirus, Familie Togaviridae, zählendes Virus hervorgerufene und durch Stechmücken übertragene Krankheit bezeichnet, deren hervorstechendstes Symptom eine schmerzhafte Arthritis ist.

Epidemiologie
Die Ross-River-Infektion ist in Nord- und Ostaustralien, Neukaledonien, Neuguinea und im gesamten Pazifik verbreitet. Sie kommt dort hauptsächlich in den Monaten Dezember bis Juni vor. Antikörper fand man außerdem auf den Salomonen-Inseln, den Molukken und in Vietnam.

Neben sporadischen Fällen werden immer wieder Epidemien erheblichen Ausmaßes mit Zehntausenden von Erkrankten beobachtet, so z. B. 1979/80 auf den Fidschi-Inseln, auf Samoa, Tonga und den Cook-Inseln. Jugendliche und Erwachsene erkranken meist häufiger und schwerer als Kinder.

Bei der Verbreitung der Krankheit scheinen zugereiste virämische Personen oder Vögel mitgewirkt zu haben, von denen dann das Virus auf empfängliche Personen durch Aedes- und Culexspezies übertragen wurde. Das eigentliche Virusreservoir – in Australien wahrscheinlich Pferde und kleine Känguruhs – ist allerdings nicht sicher bekannt. Auf den pazifischen Inseln scheint der Mensch allein als Vermehrungswirt für explosive Ausbrüche verantwortlich zu sein.

Krankheitsbild
Die Krankheit dauert meist eine Woche. Nach einer 3–9 Tage dauernden Inkubationszeit entwickeln sich eine fieberhafte Myalgie und eine Arthralgie. Bei einigen Erkrankten tritt ein makulopapulöses Exanthem an den Gliedmaßen und am Stamm auf. Knie, Hand- und Fußknöchel sind schmerzhaft geschwollen. Es kommt zu Gelenkergüssen. Arthritische Schmerzen können über viele Monate bestehen bleiben. Eine symptomatische Behandlung ist angezeigt.

Diagnostik und Differentialdiagnostik
Eine klinische Verdachtsdiagnose ist bei epidemischem Vorkommen möglich, sie kann durch Antikörpernachweis abgesichert werden (IgM-ELISA). Die Differentialdiagnose umfaßt ein weites Spektrum infektiöser und nichtinfektiöser Erkrankungen (akutes rheumatisches Fieber, Reiter-Syndrom u. a.).

Prophylaxe
Impfstoffe stehen nicht zur Verfügung. Eine Mückenbekämpfung sollte durchgeführt werden.

Sindbis-Fieber

Definition
Unter Sindbis-Fieber wird eine akute, kurzdauernde, schmerzhafte, durch ein Togavirus hervorgerufene Krankheit verstanden, die durch Culexspezies von Mensch zu Mensch übertragen wird und in Vögeln ihr Reservoir hat.

Epidemiologie
Sindbis-Fieber hat man in ländlichen Gebieten vieler Länder Afrikas, des Mittleren Ostens, in Ostasien und Australien diagnostiziert. Das Virus ist auch in der UdSSR und der Tschechoslowakei, in Israel, Ägypten, Kamerun und Uganda isoliert worden. Ein geographischer Schwerpunkt für die Krankheit scheint im südlichen Afrika zu liegen, wo besonders Culex univittatus als Vektor fungiert. Welche Anophelesspezies in Asien hauptsächlich dafür verantwortlich sind, ist noch nicht geklärt. Zugvögel bilden das Reservoir für das Virus, Haustiere sind anscheinend nicht beteiligt.

Krankheitsbild
Die Inkubationszeit beträgt ca. 4 Tage. Es entwickeln sich rasch Fieber, Kopf- und Gelenkschmerzen und ein allgemeines Krankheitsgefühl. Diese Symptome halten 4–7 Tage an. Mit dem Fieberabfall kann es zu einem makulopapulösen, z. T. vesikulösen Exanthem, das besonders die Fußsohlen und Handflächen befällt, kommen. Die Krankheit ist gutartig, komplikationslos und bedarf nur selten einer symptomatischen Behandlung.

Mayaro-Fieber, Uruma-Fieber

Mayaro-Virus, ein Alphavirus der Familie Togaviridae, wurde 1954 in der gleichnamigen Provinz der Insel Trinidad aus infizierten Menschen isoliert. Als die wesentlichsten Krankheitssymptome gelten Fieber, Kopfschmerzen, Schüttelfrost, Gelenkschmerzen mit Schwellungen, Übelkeit und Hautrötungen

Die Krankheit scheint in der Karibik, in Bolivien, Nordbrasilien (Amazonasgebiet), Surinam und Kolumbien endemisch verbreitet zu sein. Sie wird durch Moskitos übertragen. Ein tierisches Reservoir (Affen, Vögel, Beuteltiere) wird vermutet. Die klinischen Erscheinungen heilen komplikationslos in 2–5 Tagen ab.

Infektion des Menschen mit Affenpocken- und Tanapockenvirus

Affenpocken

Definition
Unter Affenpocken beim Menschen versteht man ein den Pocken (Variola) ähnliches, jedoch durch eine geringere Kontagiosität und Letalität charakterisiertes Krankheitsbild, das durch das Affenpockenvirus (Genus Orthopoxvirus, Familie Poxviridae) hervorgerufen wird.

Epidemiologie
Klinische Fälle von Infektionen mit Affenpockenvirus hat man bisher nur in den tropischen Regenwaldgebieten von Kamerun, Liberia, Nigeria, Sierra Leone, Gabun, Zaire, der Elfenbeinküste und der Zentralafrikanischen Republik festgestellt. Von 1970 bis Ende 1986 wurden 404 Erkrankungen registriert, über 90% davon allein in Zaire. Im Gegensatz zur Variola ist die Infektion mit Affenpockenviren beim Menschen stets ein seltenes, nur wenige Personen in entlegenen Dörfern des Urwaldes betreffendes Ereignis.

Seroepidemiologische Untersuchungen lassen vermuten, daß 30% der Infektionen mit Affenpockenvirus bei Ungeimpften subklinisch verlaufen. Die Übertragung von Mensch zu Mensch ist weit seltener als bei Variola, die Infektkette reißt schnell ab.

Die Mehrzahl der Fälle ging von infizierten Tieren aus, seltener von engem menschlichen Kontakt im Haushalt oder Hospital. Neuere Untersuchungen zeigen, daß nicht Affen, sondern bestimmte Hörnchenspezies als Reservoir für das Affenpockenvirus (Antikörperprävalenzen von >90%) anzusehen sind, zumal aus Rotschenkelhörnchen das Virus auch isoliert werden konnte. Es wird nunmehr angenommen, daß das Affenpockenvirus in Rotschenkelhörnchen, die Bewohner der landwirtschaftlich genutzten Zone am Urwaldrand sind, kreist und daß Erdnager und Haustiere als Wirtstiere nicht in Betracht zu ziehen sind. Die Rolle der Affen im natürlichen Kreislauf des Erregers und ihre Mitwirkung bei seiner Übertragung auf den Menschen ist derzeit noch unklar. Es ist anzunehmen, daß sie nur Zufallswirte sind.

Pathogenese
Man nimmt an, daß die Regelinfektion über den oberen Respirationstrakt oder den Pharynx erfolgt. Die selteneren Mensch-zu-Mensch-Infektionen werden offensichtlich durch virushaltige Aerosole oder durch direkten Kontakt ausgelöst, auch eine kongenitale Übertragung wurde beobachtet.

Krankheitsbild
Die Infektion mit Affenpockenvirus hat beim Menschen eine ungewöhnlich große Ähnlichkeit mit der Variolavirusinfektion. Die Inkubationszeit beträgt etwa 12 Tage. Das klinische Bild beginnt mit Fieber, einem wenige Tage später auftretendem Erythem (Rash), starken Kopf- und Rückenschmerzen und schwerem Krankheitsgefühl. Fast gleichzeitig kommt es zur Ausbildung des typischen Pockenexanthems. Bei nichtimmunen Personen zeigt sich ein Monomorphismus, d. h., eine Form der Läsionen überwiegt zur selben Zeit, ihre Verteilung ist zentrifugal. Ein hoher Prozentsatz der Patienten entwickelt auch Pockenläsionen auf Schleimhäuten, und fast stets kommt es zu einer Lymphadenitis. Die Krankheit dauert 2–4 Wochen. Abgefallene Pockenkrusten hinterlassen hypopigmentierte, später hyperpigmentierte, jahrelang sichtbare Pockennarben. Die Schwere des Krankheitsbildes wird von der Zahl der Effloreszenzen beeinflußt. Bei ca. 70% der Erkrankten kam es zur Ausbildung von >100 Pockenläsionen mit schwerem Verlauf. Dies war besonders bei nicht-pockenschutzgeimpften Personen der Fall. Waren noch durch eine vorhergegangene Schutzimpfung vorhandene Immunitätsmechanismen wirksam, so verlief die Infektion mit Affenpockenvirus abgeschwächt. Bei Kindern wirkten sich Begleitinfektionen, wie z. B. Malaria, Masern, respiratorische Erkrankungen und Durchfälle, verschlimmernd auf die Affenpockenvirus-Infektion aus. Todesfälle bei der Infektion mit Affenpockenvirus hat man nur in Zaire beobachtet. Von 338 Patienten starben 33 (9,8%). Als seltene Spätkomplikation gelten Augenschäden bzw. Erblindung.

Diagnostik und Differentialdiagnostik
Zum Virus-(Antigen-)Nachweis dienen Bläschen- und Pustelinhalt bzw. homogenisierte Krusten. Häufig ist in diesen Materialien soviel Virus enthalten, daß eine sofortige elektronenmikroskopische Diagnose möglich ist. Die biologische Labordifferenzierung zum Variola- und Vakziniavirus erfordert Erfahrung. Eine eindeutige Bestimmung des Erregers ermöglichen molekularbiologische Methoden.

Differentialdiagnostisch ist in erster Linie an Varizellen zu denken; ihre Differenzierung zu einer modifizierten Infektion mit Affenpockenvirus bei Geimpften kann schwierig sein. Darüber hinaus kommen Masern, Syphilis, Tanapocken und Skabies in Frage.

Therapie und Prophylaxe
Die Therapie ist symptomatisch.

Die Seltenheit der Infektion des Menschen und die geringe Kontagiosität rechtfertigt nicht, die allgemeine Pockenschutzimpfung in Endemiegebieten wieder einzuführen.

Tanapocken

1957 und 1962 kam es bei mehreren hundert entlang des Tanaflusses in Kenia lebenden Personen zu einer pockenartigen Infektionskrankheit. Sie äußerte sich mit Fieber, Kopfschmerzen und war durch das Auftreten von nur einer oder wenigen, über 1 cm großen, ulzerativen Effloreszenzen am Oberkörper, Hals oder Kopf charakterisiert, die komplikationslos ausheilten. Als Erreger wurde ein Pockenvirus identifiziert.

Epidemiologische Untersuchungen zeigten, daß 9,2% der Bevölkerung am Tanafluß Antikörper besitzen. Die Krankheit ist auch in Zaire aufgetreten. Von 1979–1983 wurden 264 bestätigte Fälle registriert.

Da keine immunologischen Beziehungen zwischen Orthopockenviren und dem Tanapockenvirus bestehen, schützt eine durch das Vakziniavirus vermittelte Immunität gegen diese Infektion nicht.

Vermutlich bilden Affen das Reservoir für das Tanapockenvirus. Moskitos werden als Überträger diskutiert, doch werden auch Kontaktinfektionen für möglich gehalten. Für eine Mitwirkung von Affen im Kreislauf des Erregers spricht, daß 1965/66 eine Pokkenvirusinfektion bei gefangen gehaltenen Affen in Amerika beobachtet wurde, die auch auf Menschen übertragbar war und bei ihnen tanapockenvirusähnliche Effloreszenzen hervorrief. Die Ähnlichkeit der Pockenläsionen bei den Affen mit einer bereits 1958 in Yaba (Nigeria) bei Rhesusaffen festgestellten tumorartigen Pockeninfektion – subkutane, auch auf Menschen übertragbare Histiozytome – gab Anlaß, die Pockeninfektion in den USA als „Yaba-like disease" und ihren Erreger als „Yaba-like disease virus" zu bezeichnen.

Es gilt jetzt als gesichert, daß das Tanapockenvirus und das „Yaba-like disease virus" identisch und als eine Spezies zu betrachten sind. Sie unterscheiden sich von einem weiteren Pockenvirus, dem Yaba-Affen-Tumorvirus. Man hat vorgeschlagen, diese Pockenvirusspezies im Genus „Yatapoxvirus", Familie Poxviridae, zusammenzufassen.

Literatur

AGLMB (Ausschuß für Seuchen- und Umwelthygiene): Bekämpfungsmaßnahmen im Falle des Auftretens von Virusbedingtem Hämorrhagischem Fieber oder eines hierauf gerichteten Verdachts. Bundesgesundheitsblatt 24 (1981) 257

Beaty, B. J., D. H. L. Bishop: Bunyavirus – vector interactions. Virus Res. 10 (1988) 289

Bishop, D. H. L., C. H. Calisher, J. Casals: Bunyaviridae. Intervirology 14 (1980) 125

Clayton, A. J.: The transmission of exotic virus diseases through air travel. Bull. Inst. Pasteur 80 (1982) 161

Gubler, D. J.: Current research on dengue. In Harris, K. F.: Current Topics in Vector Research. Springer, Berlin 1987 (p. 37)

Halstead, S. B.: Antibody, macrophages, dengue virus infection, shock, and hemorrhage: a pathogenetic cascade. Rev. infect. Dis. 11 (1989) 830

Jezek, Z., F. Fenner: Human monkeypox. In Melnick, J. L.: Monographs in Virology. Karger, Basel 1988 (p. 96)

Jezek, Z., I. Arita, M. Szczeniowski, K. M. Paluku, K. Ruti, J. H. Nakano: Human tanapox in Zaire: clinical and epidemiological observations on cases confirmed by laboratory studies. Bull. WHO 63 (1985) 1027

Le Duc, J. W.: Epidemiology of hemorrhagic fever viruses. Rev. infect. Dis. 11 (1989) 730

Miller, B. R.: Arthropod-borne virus information exchange. Department of Health and Human Services, Fort Collins, USA, Juni 1988

Nawa, M., C. A. Torres, F. J. E. Paladin, T. E. Tupasi, Y. Kaneko: Development of a practicable method for isolation and identification of dengue viruses in developing countries. Jap. J. med. Sci. Biol. 40 (1987) 79

Rosen, L.: Disease exacerbation caused by sequential dengue infektions: myth or reality? Rev. infect. Dis. 11 (1989) 840

Stephenson, J. R.: Flavivirus vaccines. Vaccine 6 (1988) 471

U. S. Department of Health and Human Services: Laboratory safety for arboviruses and certain other viruses of vertebrates. Amer. J. trop. Med. Hyg. 29 (1980) 1359

World Health Organization: Arthropod-borne and rodent-borne viral disorders. Report of a WHO Expert Committee. WHO, tech. Rep. Ser. 719 (1985)

World Health Organization: Viral hemorrhagic fevers. Report of a WHO Expert Committee. WHO, tech. Rep. Ser. 721 (1985); deutsch: Virusbedingte hämorrhagische Fieber. Bundesgesundheitsblatt 29 (1986) 154, 284; 30 (1987) 100, 400; 31 (1988) 209, 347; 32 (1988) 59; 33 (1989) 100

30 Gelbfieber und andere hämorrhagische Fieber
E. Munz

Virale hämorrhagische Fieber (VHF) sind bedeutende Krankheiten des Menschen, die weltweit das Interesse der Öffentlichkeit und der Gesundheitsbehörden finden. Es handelt sich hierbei fast ausschließlich um Virusinfektionen der Tropen und Subtropen, die durch Fieber, Störungen der Gefäßpermeabilität und der Blutgerinnung mit hämorrhagischer Diathese verschiedener Stärke und/oder hypovolämische Schockzustände gekennzeichnet sind.

Zur Zeit sind 12 verschiedene Virusspezies als VHF-Erreger bekannt. Sie gehören vier verschiedenen Virusfamilien an (Tab. 29.1).

Das Gelbfieber ist als hämorrhagische Krankheit in der westlichen Welt schon seit Jahrhunderten bekannt. Beim „hämorrhagischen Fieber mit renalem Syndrom" wird vermutet, daß es in China schon vor 1000 Jahren auftrat. Andere Krankheiten dieser Art, wie z. B. das Rifttalfieber, die Marburg-Virus-Krankheit, das Ebola- und das Lassa-Fieber und das hämorrhagische Denguefieber sind vor 2–3 Jahrzehnten als eigenständige VHF erkannt worden.

VHF sind für die Gesamtpopulation einer Region oder eines Staates nicht so bedeutend wie z. B. Masern, sie geben jedoch wegen ihrer gefürchteten Letalität und der Schwierigkeiten beim gesundheitlichen „Management" den Gesundheitsbehörden vieler Länder ungewohnte Probleme auf.

VHF unterscheiden sich hinsichtlich ihrer Übertragungsmodi und der Art und Intensität ihres örtlichen Auftretens (ländliches bzw. städtisches, endemisches bzw. epidemisches Vorkommen). Sie werden durch Arthropoden, Nager oder durch Kontakt übertragen. Häufig ist der Mensch Endglied einer Infektionskette. Vertebraten stellen meist das Reservoir, z. T. ist es auch noch nicht bekannt (Ebola- und Marburg-Virus-Infektion). Bestimmte Säugetiere wirken als Verstärker der Viruszirkulation (sog. Amplifierwirte), wie z. B. Affen beim Gelbfieber oder Hauswiederkäuer beim Rifttalfieber und bei der Kyasanurwald-Krankheit. Beim Krim-Kongo-Fieber sind Zecken Vektor und Reservoir zugleich. Die komplexen Zusammenhänge der Übertragung dieser Krankheiten mit ihrer Einbindung in bestimmte Biotope und Ökosysteme erklärt ihre begrenzte geographische Verbreitung. Bis heute ist jedoch noch ungeklärt, warum Gelbfieber nicht in Asien vorkommt oder hämorrhagisches Denguefieber überwiegend in Ostasien, in der Karibik und im Pazifik festgestellt wird.

Eine kausale Behandlung der VHF ist bisher nur ausnahmsweise möglich. Ribavirin zeigte beim Lassa-Fieber erfolgversprechende Resultate. Die Wirkung von Interferon ist noch nicht gesichert. Spezifische Immunoglobuline wirken erfahrungsgemäß beim Junin-Fieber. Eine symptomatische Behandlung ist in vielen Fällen die einzige Möglichkeit, die Symptome entscheidend zu bessern, wie z. B. der Einsatz von Plasmaexpandern beim hämorrhagischen Denguefieber oder Gaben von Vollblut bei lebensbedrohenden Blutungen.

Einer Intensivbehandlung und -pflege stehen in vielen Ländern der dritten Welt jedoch häufig unüberwindliche Schwierigkeiten entgegen. Die extrem hohen Letalitätsziffern vieler einfacher Landhospitäler tropischer Länder dürften in hochtechnisierten Krankenhäusern niedriger liegen.

Die auch durch Kontakt mit Kranken übertragenen Infektionen erfordern Isolierungsmaßnahmen jedmöglicher Art. Bett- und Transportisolatoren können z. B. eine effektive biologische Barriere zwischen Patient und medizinischem Personal aufbauen. Selbst die einfachen Methoden des „barrier nursing", d. h. die Verwendung von Einwegschutzkleidung und Gesichtsmasken, bieten bereits einen hohen Schutz.

Fallweise ist zu prüfen, inwieweit Kontaktpersonen oder Verdachtsfälle in Quarantäne gehalten werden sollen. Ist die Anzahl hoch, kann dies jedoch organisatorische Schwierigkeiten mit sich bringen. Ebenso kann der Patiententransport national oder international Isolationsprobleme bereiten. Nur für das Gelbfieber gibt es hier „International Health Regulations". Meist ist es nicht nötig, erkrankte Personen in ihre Heimatorte zurückzufliegen, da die medizinische Versorgung in einem örtlichen Zentralkrankenhaus adäquat ist, den Flugstreß vermeidet und die Evakuierung nur neue Isolierprobleme mit sich bringt. Trotzdem ist es nicht vermeidbar, daß erkrankte Personen während der Inkubationszeit oder im uncharakteristischen Prodromalstadium mit dem Flugzeug heimkehren. Die Kenntnis der Inkubationszeiten, die Periode der Infektiosität und ein generelles Wissen um die Einschleppungsmöglichkeiten dieser Tropenkrankheiten besitzt deshalb für medizinisches Personal eine große Bedeutung.

Für die Bundesrepublik Deutschland sind vorgeschriebene bzw. empfohlene Einzelheiten über das ärztliche Handeln im Falle des Auftretens von „virusbedingtem hämorrhagischem Fieber oder eines hierauf gerichteten Verdachtes" im Bundesgesundheitsblatt 24, Nr. 15/16 (1981) S. 257–259 veröffentlicht. Diese Richtlinien wurden durch Empfehlungen der WHO ergänzt (1985), die im Bundesgesundheitsblatt 31, Nr. 9 (1988) S. 347–354; 32 (1989) S. 59–63 und S. 100–103 veröffentlicht wurden.

Gelbfieber

Definition

Gelbfieber ist eine Flavivirusinfektion des Menschen und einiger niederer Affenspezies in Südamerika und Afrika, die durch bestimmte Moskitos übertragen wird. Sie ist in ihrer schweren Verlaufsform neben Fieber durch lebensbedrohliche Leber- und Nierenfunktionsstörungen, Erbrechen, Gelbsucht sowie durch Blutungen und Schock charakterisiert.

Epidemiologie

Das Gelbfieber war bis zum frühen 20. Jahrhundert eine der gefährlichsten Seuchen der Menschheit. Als eine besonders verlustreiche Epidemie ist in der neueren Medizingeschichte die von Äthiopien 1960–1962 (ca. 100 000 Erkrankungen und 30 000 geschätzte Todesfälle) verzeichnet. Gelbfieber ist die erste Viruskrankheit des Menschen, deren Arbovirosecharakter 1881 von Finlay und amerikanischen Forschern unter Walter Reed erkannt wurde. Als Endemiezone Südamerikas gilt das Gebiet zwischen dem 90. und 40. Längengrad und dem 10.° nördlicher bzw. 40.° südlicher Breite (Abb. 30.1).

Der sog. Gelbfiebergürtel Afrikas umfaßt die Zone zwischen dem 16.° nördlicher und dem 10.° südlicher Breite sowie zwischen dem 18.° westlicher und 50.° östlicher Länge (Abb. 30.2). Im gesamten tropischen asiatischen Raum einschließlich Australien gibt es kein Gelbfieber, obwohl potentielle Vektoren vorhanden sind. Die Gründe hierfür kennt man nicht.

Mit der Möglichkeit des Vorkommens von Gelbfieber in Asien wird jedoch immer mehr gerechnet, weil virämische Personen oder Moskitos mit dem Flugzeug schnell geeignete Biotope erreichen können.

Aus den südamerikanischen Ländern werden jährlich einige Dutzend bis mehrere hundert Fälle (von 1965–1983 insgesamt 2230) gemeldet, wobei es alle 8–10 Jahre zu größeren Epidemien kommt. 70% der gemeldeten Fälle stammten aus Peru, der Rest verteilte sich auf Bolivien, Brasilien und Kolumbien.

In Afrika beträgt die Zahl der zwischen 1965 und 1983 gemeldeten Fälle 2841, sie drückt jedoch die tatsächliche Krankheitsinzidenz nur unvollkommen aus, wie man aus der Zahl von nachgewiesenen Serokonversionen schließt. Man rechnet generell mit einer um 10- bis 20fachen Zahl.

Epidemien werden offensichtlich nur sehr unvollständig erfaßt. Schätzungen ergaben, daß z. B. 1983 in Gambia 8400 Menschen an Gelbfieber erkrankten und 1400 davon starben. In Nigeria kam es 1986/87 zu ca. 10 000 Erkrankungen mit 5600 Todesfällen. Weitere Epidemien wurden 1987 in Mali, Mauretanien und Nigeria beobachtet.

Erreger

Das ca. 50 nm große Flavivirus kann in Mäusen, Hühnerembryonen und in mehreren Säugerzellinien, besonders in solchen, die von Affen stammen, sowie in Zellinien von Aedes pseudoscutellaris (MOS 61) und Aedes albopictus (C 6–36) vermehrt werden. Gelbfiebervirusstämme von Amerika und Afrika wurden bisher für immunologisch einheitlich gehalten. Mittels „Oligonukleotid-Fingerprinting" konnte jedoch gezeigt werden, daß Virusstämme aus unterschiedlichen geographischen Gebieten unterschiedliche DNA-Strukturen aufweisen, die heterogene Topotypen anzeigen. Afrikanische Gelbfiebervirusstämme besitzen eine Antigenkomponente, die südamerikanische Stämme nicht haben. Damit ist es künftig möglich, den Infektionsweg während einer Epidemie zu verfolgen. Mit monoklonalen Antikörpern und Polyacrylamid-Gel-Elektrophorese von Virusproteinen können ebenfalls Differenzen zwischen Virusstämmen nachgewiesen werden.

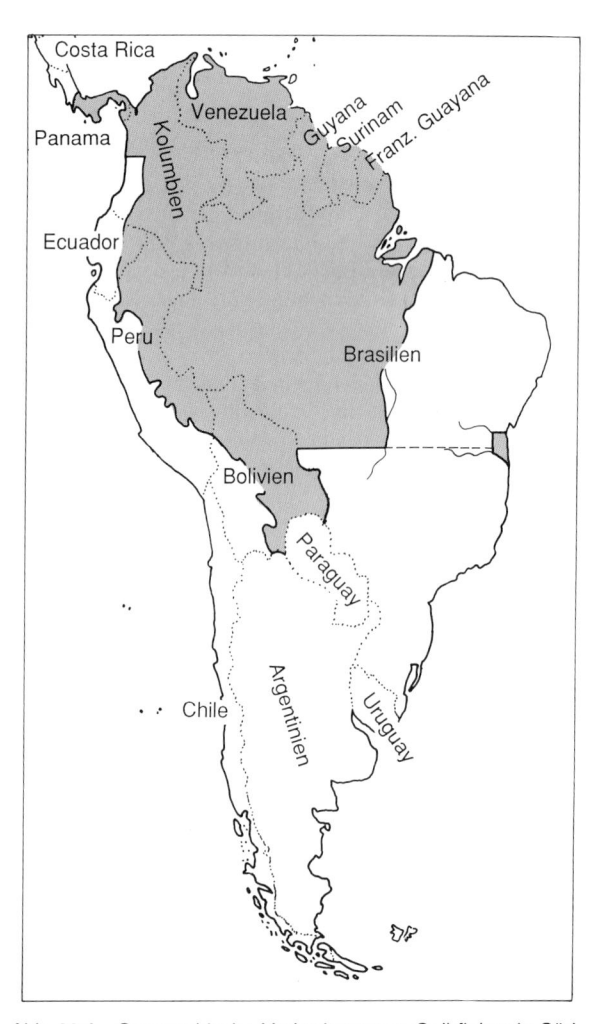

Abb. 30.1 Geographische Verbreitung von Gelbfieber in Südamerika.

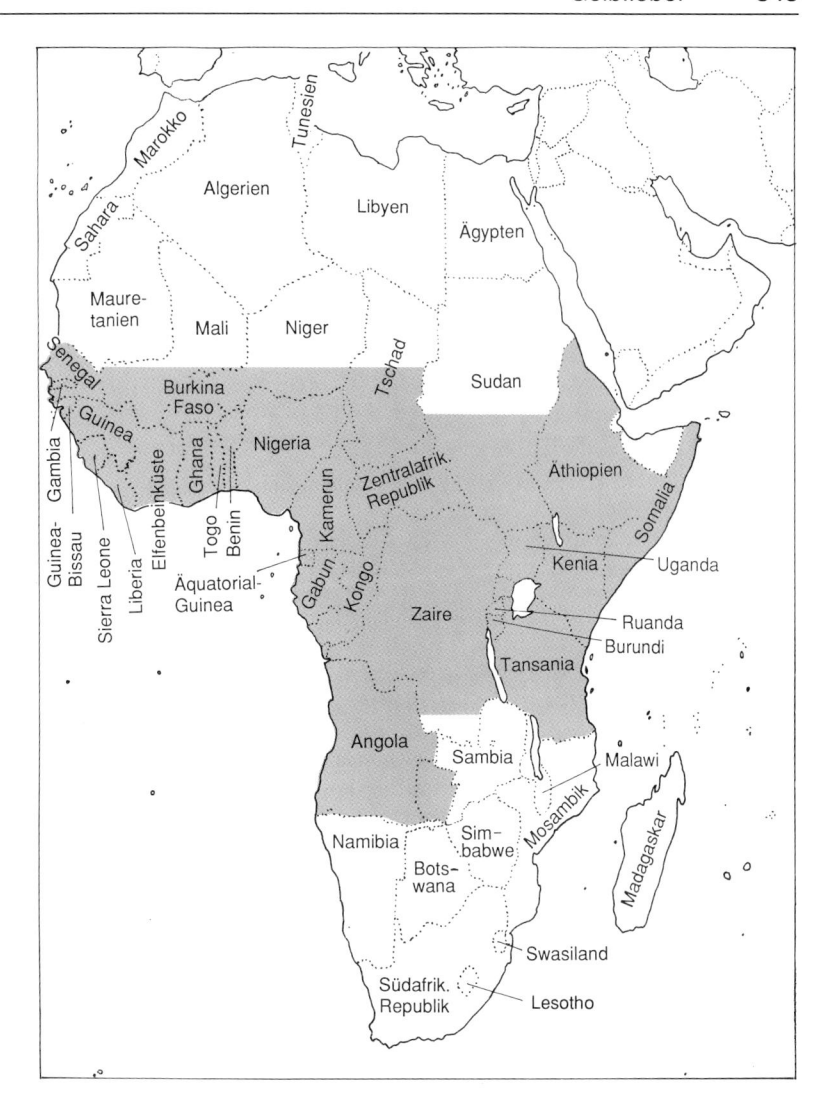

Abb. 30.2 Geographische Verbreitung von Gelbfieber in Afrika.

Übertragung

Die Krankheit wird als Zoonose der Affenpopulation im tropischen Urwald durch bestimmte Moskitos unterhalten, die nur selten Menschen stechen (enzootischer Zyklus). Wird das Virus von Affen auf empfängliche Menschen in Randgebieten des Dschungels (Galeriewälder, kleine Siedlungen) übertragen, so spricht man von Dschungelfieber. Um urbanes Gelbfieber handelt es sich, wenn die Krankheit überwiegend von Mensch zu Mensch übertragen wird. Größere Epidemien entstehen, wenn der Immunstatus einer Population durch nichtimmune Zuwanderer oder noch nicht immunisierte Neugeborene das Apparentwerden einer Infektion erlauben.

In Südamerika wird der Erreger im tropischen Regenwald durch lebenslang infizierte, tagsüber stechende Haemagogus- und Sabethesspezies innerhalb der Affenpopulation – hauptsächlich in Spinnen-, Woll- und Heuleraffen –, in Beuteltieren und Nagern verbreitet. Die Affen sind für das Virus hochgradig empfänglich und sterben zu einem hohen Prozentsatz an der Infektion. Häufig gehen Affenepizootien den Erkrankungen des Menschen voraus.

In Ost- und Zentralafrika wird das Gelbfiebervirus zwischen den in Baumkronen des Urwaldes lebenden Affen, z. B. Colobusspezies, durch Aedes africanus übertragen. In Westafrika sind Meerkatzen, Paviane und Pottos beteiligt, und den Galagosaffen (Buschbabys) kommt in Ostafrika anscheinend eine Reservoirrolle zu. Nach den derzeitigen Erkenntnissen gelangt das Gelbfiebervirus wie folgt aus seinem zoonotischen Kreislauf heraus: Infizierte Affen kommen zu Bananenplantagen und Rodungsplätzen am Rande des Urwaldes und werden von Aedes simpsoni gestochen, die ihrerseits dort lebende Meerkatzen und Paviane infizieren, aber auch die Krankheit auf nichtimmune Menschen übertragen (sylvatisches Gelbfieber). Erst wenn Aedes aegypti die weitere Übertragung von Mensch zu Mensch in Dörfern und Städten übernommen hat, spricht man von urbanem Gelbfieber. Die Infektion bei afrikanischen Affen verläuft meist inapparent.

In bestimmten Gebieten Westafrikas ist in die Übertragung des Virus vom Affen auf den Menschen auch Aedes africanus eingeschaltet, aber auch andere Aedesspezies der Savannengebiete. Aedes simpsoni scheint dort Menschen nicht zu stechen, dafür übernimmt z. B. Aedes furcifer die Überträgerrolle, evtl. nachdem das Virus durch Passagen in Vertebraten an Virulenz gewonnen hat.

Die extrinsische Inkubationszeit in den Überträgern beträgt bei 18 °C Umgebungstemperatur 8–12 Tage, bei höheren Temperaturen jedoch weniger (bei +37 °C nur 4 Tage). Bemerkenswert ist, daß man zwischen Aedesspezies genetisch bedingte Unterschiede in ihrer Kompetenz als Vektor nachweisen konnte.

Die epidemiologische Bedeutung der möglichen transovariellen Virusübertragung bei Aedesspezies und dem Virusnachweis in einer Rinderzecke (Amblyomma spec.) ist noch unklar.

Pathogenese und Pathologie

Es kommt beim Gelbfieber neben einer fettigen Degeneration zu ausgedehnten Nekrosen der Leberzellen in der Intermediärzone der Läppchen, während die Hepatozyten um die Zentralvene und in den peripheren Zonen der Läppchen weniger betroffen sind. Von den hier befindlichen, intaktbleibenden Zellen geht selbst nach ausgedehnten Nekrosen bei Genesung eine Parenchymregeneration aus, die stets zu einer Restitutio ad integrum führt. Die degenerierten Zellen erscheinen geschwollen und aus dem übrigen Zellverband herausgelöst. Ihr Plasma ist zu einem homogenen, eosinophilen Einschluß umgewandelt, sog. Councilman-Körperchen. Bei fulminantem Verlauf und bei Todesfällen nach längerer Krankheit sind jedoch diese Veränderungen nicht sehr deutlich ausgeprägt. Schließlich kommt es zu völliger Zellnekrose mit der Bildung von amorphem Detritus. Zellkernveränderungen in Form einer Kernwandhyperchromatie und gelegentlicher Bildung von Kerneinschlüssen, „Torres-bodies", sind ebenfalls manchmal nachweisbar. Ansammlungen von Pigment in geschwollenen Kupffer-Zellen werden „Villela-Körperchen" genannt.

In den Nieren finden sich Anzeichen einer Glomerulus- und Tubulusnekrose mit Schwellung und Desquamation in der Rinden- und Medullaschicht und evtl. mit Gallepigment beladene Zylinder in den distalen Abschnitten der Nephrone. Veränderungen der Basalmembran führen offensichtlich zu den klinisch bemerkenswerten Permeabilitätsstörungen. Im Herzmuskel und seinem Reizleitungssystem sind ebenfalls degenerative Veränderungen festzustellen.

Krankheitsbild

Die Mehrzahl der Gelbfieberfälle ist nur von kurzer Krankheitsdauer und geht in volle Genesung über. In endemischen Gebieten verlaufen die Infektionen bei der Lokalbevölkerung meist inapparent. Die Gefahr, infiziert zu werden, ist deshalb für nichtgeimpfte Zureisende besonders groß. Bei ihnen verläuft die Krankheit dann gehäuft mit schweren Symptomen.

Milde Verlaufsform

Die Inkubationszeit währt 3–6 Tage, ehe es zu plötzlichem Temperaturanstieg auf 39–40 °C mit erhöhter Pulsfrequenz, Kopfschmerzen, evtl. mit Myalgien (Lumbago), Übelkeit, Erbrechen, Nasenbluten und geringer Albuminurie kommt. Trotz epigastrischer Druckschmerzen ist die Leber nicht vergrößert. Eine charakteristische Bradykardie in Relation zur erhöhten Körpertemperatur ist als „Faget-Zeichen" bekannt. Nach mehreren Tagen beginnt die Genesung.

Klassisches Bild

Die oben beschriebenen Symptome treten in verstärkter Form auf: Schüttelfrost, epigastrische Bauch-, Rücken- und Gliederschmerzen, Erbrechen von Galle. Das ca. 2 Tage anhaltende hohe Fieber bei relativer Bradykardie fällt nach 3–4 Tagen wieder ab. Die unruhigen Patienten haben Durst, einen fötiden Mundgeruch, eine überwärmte erythematöse Haut zuerst des Gesichts, dann am Stamm („red stage"); Nasenbluten, Photophobie und Durchfall können hinzutreten. Ikterus und Oligurie können ab dem 4. Krankheitstag auftreten, ebenso Gaumenblutungen. Um diese Zeit kommt es zu einer nur Stunden oder 1–2 Tage anhaltenden Phase relativen Wohlbefindens, die Temperatur fällt, die Kopfschmerzen schwinden. Der Patient wird ruhig und schläft viel („period of calm"). Er kann genesen. Bei bösartigem Verlauf geht diese Phase in das Stadium des hepatorenalen Syndroms über („yellow stage") mit rapider Verschlechterung des Allgemeinzustandes. Die Temperatur steigt bei niederem oder fallendem Puls (bis 40/min) wieder an, es kommt zu kaffeesatzartigem Bluterbrechen (Vomito negro), Meläna oder Durchfällen, die frisches Blut enthalten, zu Blutungen aus mukösen Membranen und verschiedensten Körperöffnungen, in Organe und in die Haut. Dabei ist der Ikterus meist weniger intensiv, als der Name der Krankheit vermuten läßt. Nur bei fulminantem Verlauf wird eine vergrößerte Leber (die Milz ist meist nicht vergrößert) palpierbar und es kommt zu einem intensiven Ikterus. Die Urinausscheidung geht zurück, bzw. es kommt zu völliger Anurie. Die gestörten Leber- und Nierenfunktionen können zu einer schweren, prognostisch ungünstigen Toxämie führen, wobei nicht selten um den 6. Krankheitstag der Tod unter dem Zeichen einer Niereninsuffizienz oder Kreislaufschwäche (Blutdruckabfall, Hämokonzentration) im Delirium oder Koma eintritt. Todesfälle durch Herzversagen und metabolische Azidose werden besonders zwischen dem 10. und 15. Krankheitstag beobachtet.

In manchen Fällen treten zentralnervöse Störungen auf, die sich in Sprachschwierigkeiten, Nystagmus, Bewegungsstörungen, Tremor u. a. äußern. Sie sind Ausdruck einer metabolischen Enzephalopathie und eines zerebralen Ödems und nicht durch eine Virusvermehrung im Gehirn bedingt.

Zeichen einer Genesung sind eine zunehmende Urinausscheidung, Rückgang der Proteinurie und Gelbsucht. Die Rekonvaleszenz dauert häufig lange, doch erfolgt fast immer eine Restitutio ad integrum. Alle Infektionsformen führen zu einer lebenslangen soliden Immunität.

Bei fulminant verlaufendem Gelbfieber kommt es nicht zu einer Phase der Remission, der Tod tritt innerhalb von 2–3 Tagen unter Hyperpyrexie und akutem Leberversagen oder Anurie ein, während gelegentliche Spättodesfälle meist auf eine Herzschädigung oder Sekundärinfektionen von seiten der Niere oder Lunge zurückzuführen sind.

Die Letalität schwankt sehr. Es können über 50% der Erkrankten sterben, die Durchschnittsletalität dürfte jedoch bei 5–10% liegen.

Diagnostik

Es besteht eine Leukopenie (3000–4000 Zellen/μl) mit relativer Monozytose und Lymphozytose. Die Blutsenkung ist bei ausgeprägter Thrombozytopenie erhöht. Fibrinogen, Prothrombin und die Plasmakonzentrationen verschiedener anderer Gerinnungsfaktoren sind drastisch herabgesetzt; die Gerinnungszeit ist abnorm verlängert. In einigen Fällen kommt es zu einer disseminierten intravaskulären Gerinnungsstörung. Der Serumbilirubinspiegel kann Höchstwerte von über 40 mg/dl erreichen. Das Gesamtcholesterin und der Blutharnstoffgehalt sind drastisch erhöht, die Serumproteine erniedrigt. Die Leberenzymwerte (SGOT, SGPT) sind entsprechend der Leberschädigung besonders zwischen dem 5. und 10. Krankheitstag erhöht. Es kann eine Hypoglykämie bestehen. Bei fatalen Fällen wurden extrem hohe Harnstoff- und Kreatinwerte gemessen (über 100 mg/dl bzw. 5,9 mg/dl). Der Urin enthält am 4.–5. Krankheitstag hohe Albuminwerte (3–5 g/l) und tubuläre Zylinder. Extrem hohe Eiweißwerte, eine Peptonurie und evtl. nachweisbare Erythrozyten und Galle sind prognostisch ungünstig zu beurteilen.

Die in der Leber nachweisbaren histopathologischen Läsionen sind nicht pathognomonisch, da sie auch bei anderen Virushepatitiden und hämorrhagischen Fiebern gefunden werden. Trotzdem werden noch postmortale Leberbiopsien untersucht, da die Anordnung der Leberzellnekrosen und die sog. Councilman-Körperchen in Hepatozyten einem erfahrenen Untersucher wichtige Hinweise für das Vorliegen von Gelbfieber geben können (intravitale Leberbiopsien sind wegen Blutungsgefahr kontraindiziert!).

In gefrorenen, jedoch nicht fixierten Leberschnitten läßt sich Virusantigen mittels indirekter Immunfluoreszenz, ELISA und Radioimmunoassay nachweisen. Der Antigennachweis in Lebergewebe gelingt auch mittels Immunoperoxidasemethoden und „In-situ"-Nucleinsäurehybridisationen.

Der klassische Virusnachweis aus Blut oder Serum (meist bis zum 5. Krankheitstag) oder aus Organmaterial Verstorbener basiert auf der intrazerebralen Infektion von Saugmäusen. Ein letaler Ausgang wird durch vorherige Virusneutralisation mit einem Immunreferenzserum verhindert. Ergebnisse können frühestens nach 10–20 Tagen erwartet werden. Dieser Mäuseschutztest dient in endemischen Gebieten auch zur Überwachung der Seuchensituation durch die Untersuchung von Kinder- oder Affenseren. Der Virusnachweis durch intrathorakale Injektion von männlichen Aedes aegypti oder Toxorhynchitesmücken mit anschließender Immunfluoreszenz ist sensitiver als der in Saugmäusen, dauert aber auch 2 Wochen und ist Speziallabors vorbehalten. Etwa gleich sensitiv ist die Infektion von Arthropodenzellen; sie haben zudem den Vorteil, bei Feldversuchen verwendet werden zu können. Virusantigen wird hier mittels indirekter Immunofluoreszenz unter Verwendung von monoklonalen Antikörpern oder im ELISA nachgewiesen. Ein positives Ergebnis kann schon nach 3–4 Tagen erhalten werden. Der Nachweis zirkulierenden Antigens im Blut mittels ELISA ist bereits am ersten Krankheitstag innerhalb weniger Stunden möglich. Werden Virus-IgM-Immunkomplexe mittels Dithiothreitol dissoziiert, so können Virus- und IgM-Antikörper zur gleichen Zeit nachgewiesen werden.

Genusspezifische Antikörper zeigen die HAH- und KBR innerhalb von 24 Stunden ungefähr ab dem 5.–6. Krankheitstag an. Immunglobuline G werden ab dem 4. Tag der Krankheit in Virusneutralisationstests – meist im Mäuseschutz- oder im Plaquereduktionstest – nachgewiesen, wobei möglichst im Abstand von einer Woche gewonnene Serumpaare vergleichend zu untersuchen sind, um Titeranstiege zu belegen. Die virusneutralisierenden Antikörper sind über lange Zeiträume nachweisbar. Sehr hohe Antikörpertiter bei beginnender schwerer Krankheit schließen jedoch die Diagnose Gelbfieber aus.

Differentialdiagnostik

Sporadische und mild verlaufende Fälle sind ohne Laboruntersuchungen kaum zu diagnostizieren. Da nicht erkanntes Gelbfieber schwerwiegende epidemiologische Konsequenzen haben kann, ist in Endemiegebieten jede fieberhafte Erkrankung mit starken Kopfschmerzen, Myalgien und Übelkeit bzw. Erbrechen als verdächtig zu betrachten.

Während der uncharakteristischen Initialphase muß in erster Linie Malaria ausgeschlossen werden. Bei typischem Verlauf müssen zudem andere mit Ikterus einhergehende Infektionen bedacht werden: Virushepatitiden, Rückfallfieber und Leptospirose. Bei hämorrhagischen Krankheitsbildern ist an Lassa- und Ebola-Fieber, an die Marburg-Virus-Krankheit, an Junin- und Machupo-Virus-Krankheit sowie an Vergiftungen zu denken.

Therapie

Eine spezifische Therapie gibt es noch nicht. In Gegenden, wo Überträgermücken vorkommen, werden die Kranken gegen Mückenstiche durch entsprechende Vorkehrungen geschützt, um einer weiteren Verbreitung des Gelbfiebers vorzubeugen. Strenge Bettruhe und besondere Pflege sind wichtig. Die jeweils vorherrschende Symptomatik sollte nach allgemeinmedizinischen Regeln – wo möglich, unter Einsatz von Intensivmaßnahmen – behandelt werden. Die Urinausscheidung ist quantitativ zu überwachen.

Prophylaxe

Für individuelle und Massenprophylaxe gibt es eine Schutzimpfung mit lebendem, attenuiertem Gelbfiebervirus.

Der *17D-Impfstoff* geht auf einen Gelbfiebervirusstamm zurück, der von einem 1927 an der Krankheit gestorbenen Patienten in Ghana isoliert worden war. Er wurde in Zellkulturen, Mäusegehirnen und Hühnerembryonen so stark attenuiert, daß er durch eine nachweisbare Genomänderung seine viszero- und neurotropen Virulenzen verlor. Das Impfvirus wird in leukosefreien Hühnerembryonen vermehrt, gereinigt und gefriergetrocknet. Der jetzige 17D-Impfstoff wird von der WHO als sicher, wirksam und ungefährlich empfohlen. Der gefriergetrocknete, thermolabile Impfstoff wird vor der Anwendung in physiologischer Kochsalzlösung gelöst und subkutan appliziert. Die Impfung bewirkt eine sehr hohe, ab dem 7. Tag beginnende Serokonversion (mehr als 96%).

Der Gelbfieber-Lebendimpfstoff wird nur an Impfzentren abgegeben, die bei der WHO registriert und von der obersten Gesundheitsbehörde des Landes als Gelbfieberimpfstelle zugelassen sind.

Den Bestimmungen der WHO entsprechend sind im internationalen Reiseverkehr nur solche Gelbfieberimpfungen gültig, die mindestens 10 Tage und höchstens 10 Jahre zurückliegen; bei Wiederimpfung innerhalb dieser 10 Jahre wird die Impfung mit dem Tag der Wiederimpfung für weitere 10 Jahre gültig. Für die Impfung muß eine international gültige Bescheinigung ausgestellt werden, die das Datum der Impfung, die Unterschrift und die berufliche Stellung des die Impfung Ausführenden sowie den Hersteller und die Chargennummer des Impfstoffs und das Siegel der Impfstelle enthält.

Kranke, als inkubiert geltende und rekonvaleszente Personen sind von der Impfung zurückzustellen. Der Gelbfieberimpfstoff darf bei bekannter Allergie gegen Hühnereiweiß, bei Antikörpermangelerkrankung, AIDS, Leukämie, Lymphomen oder anderen bösartigen Erkrankungen des Lymphsystems oder Knochenmarks und bei Behandlung mit Medikamenten, die das Immunsystem schädigen oder das Zellwachstum hemmen sowie bei Strahlentherapie nicht angewandt werden. Notfalls kann bei einer bekannten Allergie gegen Hühnerprotein eine Impfung vorgenommen werden, wenn eine intrakutane Vortestung mit 1:10 verdünntem Impfstoff vertragen wird. Nur in dringenden Fällen sollte in den ersten 3 Monaten einer Schwangerschaft geimpft werden, obwohl bisher noch keine fruchtschädigenden Wirkungen des Gelbfieberimpfstoffs bekannt geworden sind. Kinder unter 6 Monaten sollen nicht geimpft werden.

In der Regel wird die Impfung symptomlos vertragen. Bei etwa 10% der Geimpften können leichte Lokalreaktionen wie Rötung oder Schwellung auftreten. Nach 4–6 Tagen werden bei weniger als 10% der Geimpften ein leichter Temperaturanstieg oder Kopf- und Gliederschmerzen beobachtet. Diese Erscheinungen halten höchstens 24 Stunden an. Allergische Reaktionen treten selten auf.

Bekämpfung

Urbanes Gelbfieber wird durch Ausrottung und Kontrolle von Aedes aegypti verhindert. Dabei werden die Brutstellen der Moskitos (Wasserbehälter usw.) mit Insektiziden behandelt. Ein Monitoringsystem gibt Auskunft über den sog. Aedesindex und damit über die Möglichkeit einer bevorstehenden Epidemie. Ausgedehnte Mückenbekämpfungsmaßnahmen durch Versprühen von Insektiziden sind dann angezeigt. Als sehr hilfreich und kostensenkend haben sich auch Maßnahmen zur Aufklärung der Bevölkerung über die Rolle der Mücken als Überträger erwiesen. Die Gefahr des Vordringens kompetenter Vektoren wächst schnell, wenn diese Maßnahmen vernachlässigt werden.

Hämorrhagisches Denguefieber

Definition

Unter hämorrhagischem Denguefieber bzw. Dengueschocksyndrom versteht man die nach einer Infektion mit einem Denguevirustyp oder nach aufeinanderfolgenden Infektionen mit mehreren Virustypen meist bei Kindern auftretenden lebensgefährlichen Krankheitsbilder, die zum einen durch Blutungen, zum anderen durch ein hypovolämisches Schocksyndrom gekennzeichnet sind.

Epidemiologie

Erstmals wurde man 1953 auf den Philippinen und 1957 in Thailand auf dieses Krankheitsbild aufmerksam, das derzeit als eine der wichtigsten Virusinfektionen des Kindesalters in Südostasien gilt. Sein Vorkommen ist auch in Burma, Laos, Kambodscha, Indonesien, Malaysia, Singapur, Vietnam und China nachgewiesen. Jährlich werden mehrere tausend Fälle in diesen Ländern registriert mit mehreren hundert

Todesfällen. Einige Länder melden in letzter Zeit bedrohlich zunehmende Inzidenzzahlen, z. B. Indonesien und Thailand (1987 170 000, davon 2337 Fälle mit Schocksyndrom und 896 Todesfälle).

1981 kam es auf Kuba zu einer schweren Epidemie von hämorrhagischem Denguefieber und auch in anderen Ländern der Karibik und im Pazifik wurden Fälle diagnostiziert.

Hämorrhagisches Denguefieber kommt dort vor, wo die Bevölkerung mehreren Virustypen (Typ 1–4) gleichzeitig oder nacheinander ausgesetzt ist. Eine heterologe Infektion ist wegen der kurzen Dauer der Kreuzimmunität zwischen verschiedenen Virustypen schon nach wenigen Monaten möglich.

Es wird angenommen, daß Erstinfektionen zu einer Sensibilisierung führen, so daß einige Monate später erfolgende heterologe Zweitinfektionen die bedrohliche Symptomatik pathologischer Immunmechanismen durch präexistierende nicht-virusneutralisierende (infektionsverstärkende) Antikörper auslösen. Dabei sollen infizierte Monozyten lösliche Faktoren (Cytokine und andere Mediatoren) abgeben, die die Gefäßpermeabilität erhöhen. Damit wird vor allem das bei Kleinkindern gefürchtete Dengueschocksyndrom erklärt. Man räumt – trotz beobachteter Ausnahmen – bei der Zweitinfektion dem Virustyp 2, d. h. einer Infektionsreihung 1–2, 3–2 oder 4–2 eine größere Wahrscheinlichkeit zur Schockauslösung ein als anderen möglichen Infektreihen. Maternale Antikörper sollen eine zweifache Rolle spielen: Sie schützen Säuglinge, erhöhen jedoch später das Risiko, an Dengueschocksyndrom nach Infektion mit Denguevirus Typ 2 zu erkranken.

Pathogenese

Hämorrhagisches Denguefieber ist bei folgenden Risikogruppen diagnostizierbar:

– Kinder < 1 Jahr nach Erstinfektion,
– Kinder im Alter von 3–7 Jahren nach Zweitinfektion (Mehrzahl der Fälle), aber auch Jugendliche,
– Kinder und Erwachsene in seltenen Fällen nach Erstinfektion mit Dengueviren.

Bemerkenswert ist, daß die Krankheit bei über 4 Jahre alten Mädchen häufiger ist als bei Jungen, d. h., ihr Auftreten steht nicht in Zusammenhang mit der Zahl der Expositionen der Geschlechter. Die prädisponierenden Faktoren hierfür sind nicht bekannt.

Bei der Krankheit laufen anscheinend zwei pathophysiologische Vorgänge ab. Der eine, mehr bei Erwachsenen gefundene Weg, führt nach generalisierter Störung der Gefäßpermeabilität zu Blutungen durch Thrombozytopenie und einer Verbrauchskoagulopathie, der andere aus dem gleichen Grund zu einer Hypovolämie durch Flüssigkeits-, Protein- und Elektrolytverlust in die serösen Körperhöhlen. Sein Resultat ist das besonders häufig bei Kindern auftretende Schocksyndrom. Man fand Plasmavolumina, die 20% des Normalwertes betrugen. In diesen Fällen ist die Hypovolämie und nicht die Blutung lebensbedrohlich. Es wird deshalb ein hämorrhagisches Denguefiebersyndrom mit und ohne Blutungen und vice versa unterschieden. Es gilt als gesichert, daß sich Dengueviren in monozytären Phagozyten, insbesondere in Kupffer-Zellen, Lungenmakrophagen und Monozyten der Haut und des Blutes vermehren. Damit im Zusammenhang wird diskutiert, ob zirkulierende, nichtneutralisierende, infektiöse Antikörperviruskomplexe, die sich an die Fc-Rezeptoren von Monozyten anlagern und phagozytiert werden, zu weiterer Zellzerstörung führen. Hierbei könnten aktivierte Monozyten das Komplementsystem aktivieren und die Gefäßpermeabilität beeinflussende Entzündungsfaktoren freisetzen. Neuere Studien weisen auf die Rolle eines gesteigerten Katabolismus der C3-Komplement-Fraktion und deren Spaltprodukte C3A und C5a hin (Bildung von Anaphylatoxinen, Histaminfreisetzung durch Mastzellen?). Auch die Stimulation von T-Lymphozyten zur Freisetzung von Lymphokinen durch virusinfizierte Makrophagen wird erwogen. Eine herabgesetzte Mitoseaktivität der Knochenmarkzellen, die Zerstörung polymorphkerniger Leukozyten und eine abnorme Hämostase sprechen ebenfalls für den Einfluß von Entzündungsfaktoren. Wahrscheinlich wird das komplexe Krankheitsbild durch das Zusammenwirken aller genannten Faktoren ausgelöst.

Die Pathogenese der neurologischen Störungen und Enzephalitiden wird mit bestimmten Virusstämmen bzw. einer genetisch bedingten Prädisposition in Zusammenhang gebracht.

Krankheitsbild

Die Krankheit beginnt wie das klassische Denguefieber, geht aber bereits am 4./5. Krankheitstag in einen bedrohlichen Zustand über. Es kommt zu Unruhe, Schweißausbruch, Tachykardie, Epistaxis und hämorrhagischen Manifestationen in der Haut (positiver Tourinquet-Test). Es entwickelt sich das Bild einer zunehmenden hämorrhagischen Diathese bzw. Koagulopathie und/oder eines hypovolämischen Schocksyndroms, das ohne entsprechende sofortige und intensive Gegenmaßnahmen in 50% letal enden kann. Auch bei Erwachsenen kann die Zahl der Todesfälle hoch sein. Zusätzliche Komplikationen sind zerebrale Blutungen, die Konvulsionen auslösen und evtl. Dauerschäden hinterlassen. Beim hypovolämischen Schock können große Mengen eiweißreicher Flüssigkeit in den serösen Körperhöhlen nachweisbar sein.

Von der WHO wird eine Einteilung des klinischen Bildes des hämorrhagischen Denguefiebers in vier Schweregrade vorgeschlagen:

I: konstitutionelle Symptome mit positivem Tourinquet-Test;
II: wie I, aber mit Spontanblutungen;
III: Kreislaufstörungen, erkennbar an schnellem und schwachem Puls, Blutdruckabfall;
IV: schwerer Schockzustand, kein meßbarer Blutdruck, kein peripherer Puls.

Diagnostik und Differentialdiagnostik

Hämorrhagisches Denguefieber wird diagnostiziert, wenn eine Dengueerkrankung bei Kindern unter 16 Jahren vorliegt, die durch eine Verschlimmerung des Zustandes nach 2 Tagen Fieber, eine Thrombozytenzahl von $< 100\,000/\mu l$ und einen Hämatokritwert in der akuten Phase von $\leq 120\%$ des Rekonvaleszenzwertes charakterisiert ist. Pleuraergüsse können zwar röntgenologisch nachgewiesen werden, der Hämatokritbestimmung kommt jedoch als wirtschaftlich vertretbare Technik bei Epidemien die Schlüsselrolle bei der Diagnose der Erkrankung zu.

Die Virusisolierung – sie ist nur bei Erstinfektionen erfolgversprechend – aus virämischem Blut oder virushaltigen Organen wird nach üblichen Methoden durchgeführt (S. 330), wobei für die Typbestimmung durch Immunofluoreszenz monoklonale Antikörper verwendet werden.

Eine Hypoproteinämie und ein erniedrigtes Serumnatrium sind in der Regel nachweisbar. Die Leberenzyme sind meist nur mäßig erhöht. Die Zahl der Thrombozyten sinkt auf $< 100\,000/\mu l$, ihre Aggregationsfähigkeit ist herabgesetzt, und eine erhöhte Freisetzung von β-Thromboglobulin und Thrombozytenfaktor 4 sind nachweisbar. Hämatokrit und Blutgerinnungszeit sind häufig drastisch erhöht.

Eine niedere Thrombozytenzahl, die bereits in Stufe I mit geringgradiger Hämokonzentration gefunden wird, eignet sich zur Differenzierung von klassischem Denguefieber. Beim Schocksyndrom sind verlängerte Prothrombinzeit und Konzentrationsverringerungen verschiedener Gerinnungsfaktoren feststellbar. Der Fibrinogenspiegel ist abgesunken, ebenso die Konzentration bestimmter Komplementfaktoren und Proaktivatoren, während andere Komplementfaktoren aktiviert werden.

Differentialdiagnostisch ist an Gelbfieber und andere hämorrhagische Fieber, aber auch an eine bakterielle Sepsis zu denken.

Therapie

Eine rechtzeitige Hospitalisierung ist zur Durchführung einer frühzeitigen Schockbekämpfung wichtig. Sie kann die Letalität drastisch senken. Hierzu dient eine kontrollierte, den klinischen Erfordernissen entsprechende parenterale Flüssigkeitsversorgung mit Plasmaexpandern und anderen Flüssigkeitsersatzmitteln unter laufender Hämatokritüberwachung. Auch Vollbluttransfusionen können angezeigt sein. Bei diesen Maßnahmen ist auf eine eventuelle Hypervolämie und Herzüberbelastung zu achten. Corticosteroide sind kontraindiziert, befürchtet wird eine Sepsis mit gramnegativen Bakterien.

Prophylaxe

Wie bei Denguefieber (S. 333)

Rifttalfieber

Definition

Rifttalfieber ist eine in Afrika vorkommende bedeutende Arbovirusinfektion der Hauswiederkäuer, charakterisiert durch Aborte und eine extrem hohe Letalität bei Jungtieren (enzootische Hepatitis). Erkrankungen des Menschen treten meist während oder nach Epizootien auf. Die Symptomatik ähnelt bei unkompliziertem Verlauf der des Denguefiebers.

Epidemiologie

Die Erkrankung wurde erstmals 1930/31 beim Menschen im Gefolge einer verlustreichen Epizootie bei Rindern und Schafen in Kenia im Gebiet des sog. Rifttals beobachtet. Panzootien und Pandemien traten in mehrjährigen Abständen immer wieder im südlichen Afrika auf. Derzeit gelten als Endemiegebiete Kenia, Uganda, Äthiopien, der Sudan, Zentralafrika und das gesamte südliche Afrika einschließlich Madagaskar. In den 70er und 80er Jahren kam es zu einer starken Verbreitung unter Wiederkäuern in westafrikanischen Ländern (Nigeria, Mauretanien, Mali, Gambia, Niger, Burkina Faso, Guinea, Senegal); bei der Bevölkerung wurden sporadische Fälle oder kleinere Epidemien beobachtet. Vom Sudan aus gelangte Rifttalfieber mit subklinisch infizierten Kamelen (?) den Nil entlang bis nach Ägypten (Abb. 30.**3**). Aufsehen erregte eine Rifttalfieber-Epidemie unter der Bevölkerung in Ägypten, als 18 000 Fälle klinisch erfaßt wurden, von denen 598 starben, 800 erblindeten und ebenfalls etwa 800 an einer Enzephalitis erkrankten. Die Zahl der Infizierten wurde auf mehrere Hunderttausend geschätzt.

Erreger

Das sphärische und behüllte Virus gehört zum Genus Phlebovirus der Familie Bunyaviridae und mißt 90–110 nm im Durchmesser. Seine lipidhaltige Hülle ist mit Glykoproteinspikes besetzt. Es sind zwei Stämme bekannt: das eigentliche Rifttalfiebervirus und das antigenverwandte (oder identische?), in einigen afrikanischen Ländern isolierte, aber weniger virulente Zingavirus.

Der Erreger läßt sich in Zellkulturen und Mäusen vermehren. Eine relativ gute Thermostabilität begünstigt eine Kontaktübertragung durch Aerosole.

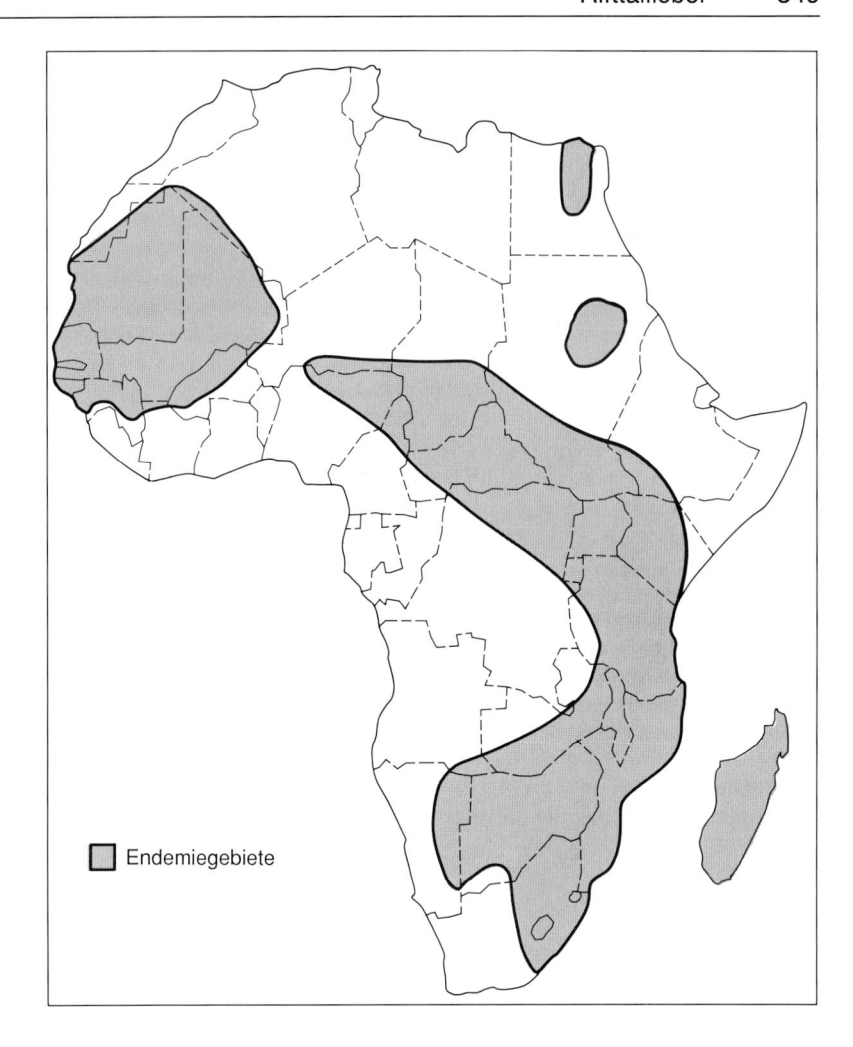

Abb. 30.3
Vorkommen von Rifttalfieber in Afrika.

Übertragung

Der Erreger wird in der Tierpopulation durch Aedes- und Culexmücken verschiedener Arten übertragen. Während bei Tieren die direkte Infektion keine wesentliche Rolle spielt, ist dieser Übertragungsweg für den Menschen von besonderer Bedeutung und scheint wesentlich häufiger zu sein als die Übertragung durch Stechmücken. Der Mensch infiziert sich dabei entweder über direkten Kontakt mit Organen und Blut erkrankter Tiere oder über Aerosole, die von erkrankten oder toten Schafen und Rindern ausgehen und dann eingeatmet werden. Dementsprechend sind Farmer, Metzger, Tierärzte und andere Personen, die mit diesen Tieren umgehen, in erster Linie gefährdet. Eine mechanische Virusübertragung durch Moskitos und Tabaniden ist ebenfalls möglich. Kontaktinfektionen von Mensch zu Mensch sind dagegen nicht sicher nachgewiesen, obwohl von der Untersuchung virushaltigen menschlichen Blutes oder Organmaterials eine hohe Infektionsgefahr ausgeht. Zahlreiche Laborinfektionen wurden bekannt.

Während trockener und relativ kalter Jahreszeiten tritt das Rifttalfieber selten auf. Die „Überwinterung" der Viren in bestimmten Überträgermücken und damit die Überbrückung interepidemischer Zeiten ist anscheinend auch durch eine transovarielle Übertragung innerhalb bestimmter Mückenspezies gesichert.

Eine Verschleppung der Krankheit durch infizierte Menschen und Tiere aus Afrika nach anderen Kontinenten ist denkbar. Bekannt wurde, daß zwei Amerikaner infiziert aus Kenia nach den Vereinigten Staaten zurückkehrten.

Aus den in Ägypten und Mauretanien gemachten Beobachtungen schließt man, daß Veränderungen der Umwelt (Staudämme, Bewässerungsanlagen u. a.) sich zugunsten einer starken Vermehrung der Überträgermücken auswirken und so eine der Voraussetzungen für eine explosionsartige Verbreitung des Erregers schaffen. Die in Endemiegebieten immer wieder im Abstand mehrerer Jahre beobachteten Massenerkrankungen bei Mensch und Tier werden mit einem Absinken der Immunität und einer damit verbundenen erhöhten Empfänglichkeit der Population erklärt. Warum jedoch in Ägypten seit 1980 kein Rifttalfieber mehr auftrat, ist unbekannt.

Pathogenese und Pathologie

Die wechselnde Schwere des klinischen Bildes wird zum einen durch unterschiedlich stark virulente Virusstämme erklärt, zum anderen sprechen in Ägypten gemachte Beobachtungen für einen negativen Einfluß gleichzeitig bestehender Schistosoma-mansoni-Infektionen: Bei 80% der letalen Fälle fanden sich Hinweise auf eine Bilharziose.

Neben einer direkten Schädigung von Leber- und Endothelzellen wird aufgrund von tierexperimentellen Beobachtungen auch ein genetisch bedingter Einfluß beim Menschen diskutiert. Bei den Hauswiederkäuern und bei der hämorrhagischen Form des Rifttalfiebers beim Menschen ist besonders die Leber betroffen. Es kommt zu Nekrosen der Hepatozyten in der Peripher- und Intermediärzone der Läppchen, die den Councilman-Körperchen ähnliche degenerative eosinophile Zytoplasmaeinschlüsse enthalten. Die Nierentubuli und die Milz lassen auf toxisch bedingte Veränderungen schließen. Ausgedehnte intestinale Blutungen infolge einer virusbedingten Vaskulitis der Gefäßendothelien, wahrscheinlich auch pathologischer Autoimmunreaktionen, sind auffallend.

Krankheitsbild

Die Mehrzahl der Infektionen des Menschen verursacht eine unspezifische fieberhafte Allgemeinerkrankung. Nach einer Inkubationszeit von 3–7 Tagen kommt es zu plötzlichem Temperaturanstieg, Schüttelfrost, retroorbitalen Kopfschmerzen, Gelenk- und Muskelschmerzen und Übelkeit. Pharynx und Konjunktiven sind gerötet. Das Krankheitsgefühl wird als schwer empfunden. Diese Symptome können nur wenige Tage dauern, um dann auszuheilen. Häufig wird jedoch auch ein biphasischer Fieberverlauf beobachtet. Die Patienten fühlen sich vorübergehend besser, die Symptome kehren jedoch wieder, und Genesung tritt erst um den 10. Krankheitstag ein.

Die Infektion verleiht eine Immunität über viele Jahre. Das Erscheinen von virusneutralisierenden Antikörpern beendet die Virämie und leitet die Genesung ein.

Schwere Verlaufsformen

Erste Fälle eines hämorrhagischen Krankheitsbildes und von Enzephalitiden wurden 1974/75 in Südafrika beobachtet. International bekannt wurden diese schweren Formen des Rifttalfiebers durch die 1977/78 in Ägypten und die 1987 in Mauretanien abgelaufenen Pandemien.

Die Krankheit beginnt in üblicher Form. Ab dem 2.–5. Krankheitstag kommt es jedoch zu petechialen Blutungen, Sklerenikterus und Hypotonie. Die Patienten werden zunehmend ikterisch, es treten Oligurie und schwere gastrointestinale Blutungen mit Meläna und Hämatemesis auf. Labordiagnostisch liegen eine Thrombozytopenie, verlängerte Gerinnungszeit und erhöhte Bilirubinwerte vor. Man nimmt an, daß dies aus einer direkten virusbedingten Schädigung des Gefäßendothels mit sekundärer disseminierter intravasaler Koagulopathie und Leberzellnekrosen resultiert.

Bei der enzephalitischen Form des Rifttalfiebers scheint eine Spätkomplikation der Erkrankung vorzuliegen. Bis zu 12 Tage nach Fieberabfall stellen sich Meningismus, motorische Ausfallerscheinungen, Verwirrtheit und schließlich Bewußtlosigkeit ein. Die Letalität kann 25% betragen, und bei Überlebenden sind Folgeerkrankungen zu befürchten.

Bei okulärer Beteiligung des Rifttalfiebers handelt es sich ebenfalls um eine Spätkomplikation, die 1–3 Wochen nach der fieberhaften Allgemeinerkrankung auftreten kann. Die Patienten klagen über vorübergehende Blindheit oder verschwommenes Sehen. Gesichtsfeldausfall, Retinavaskulitis und -blutungen, Infiltrate und Ödeme mit Retinaablösungen sind diagnostizierbar. Etwa bei 50% der Patienten bleiben dauernde Augenschäden, z. T. völlige Blindheit, zurück.

Diagnostik

Eine rasche Absicherung der klinischen Diagnose durch Laboruntersuchungen ist bei Massenerkrankungen zur Erleichterung von Kontrollmaßnahmen wichtig.

Der Erreger kann während der Fieberphase aus dem Blut, bei schwerem Verlauf auch aus Rachenspülflüssigkeit und dem Stuhl durch intrazerebrale Infektion von Saugmäusen mit nachfolgender Antigenbestimmung in der Komplementbindung oder in Zellkulturen (z. B. Vero) isoliert werden. Bei Autopsiefällen werden Leberproben untersucht, eine Isolierung aus dem Gehirn gelingt selten. Auch mit dem Agargel-Diffusionstest und ELISA kann Antigen im Serum nachgewiesen werden. Als sensitivste und einfachste Methode zum Virusnachweis gilt derzeit die Virusanzüchtung in Aedes-pseudoscutellaris-Zellen, in denen Virusantigen mittels indirekter Immunfluoreszenz nachgewiesen wird. Neuerdings kann auch durch Nucleinsäurehybridisierung Virus in infizierten Zellen identifiziert werden.

Die bei Arbovirusinfektionen üblichen serologischen Tests eignen sich auch beim Rifttalfieber ab dem 4. Krankheitstag zum Antikörpernachweis, wobei dem Nachweis von neutralisierenden Antikörpern eine beweisende Rolle zufällt.

Therapie

Eine spezifische Therapie des Rifttalfiebers gibt es nicht. Interferon, Virustatika (Ribaflavin) und Immunseren wurden bei schweren Fällen mit wechselndem Erfolg versucht.

Prophylaxe

Zur Impfung kann ein inaktivierter Zellkulturimpfstoff verwendet werden, der dreimal (Monat 1, 2 und 6) subkutan appliziert werden muß. Der noch in Erprobung befindliche Impfstoff wird in den USA, der

Republik Südafrika und in Ägypten hergestellt und nur zur Vakzinierung von Labor- und Militärpersonal und bei Epidemien abgegeben.

Impfungen von Rindern und Schafen sowie Handels- und Wanderrestriktionen können bei rechtzeitigem Einsatz wirksam die Ausbreitung von Rifttalfieber verhindern. Parallel dazu sind Maßnahmen zur Mückenbekämpfung und die unschädliche Beseitigung von Tierkadavern angezeigt.

Durch Zecken übertragene hämorrhagische Fieber

Hämorrhagisches Krim-Kongo-Fieber

Definition
Das hämorrhagische Krim-Kongo-Fieber ist eine akute, durch eine Spezies des Genus Nairovirus, Familie Bunyaviridae verursachte, akute Infektionskrankheit, die durch Fieber, konstitutionelle Symptome und eine hämorrhagische Diathese gekennzeichnet ist und durch Zecken übertragen wird.

Epidemiologie
Erste Beschreibungen der Krankheit stammen aus der ehemaligen UdSSR, wo man sie 1944/45 auf der Halbinsel Krim klinisch diagnostizierte und den Erreger aus dem Blut von Patienten und Zecken isolierte. 1956 wurde von einem erkrankten Kind im damaligen Belgisch-Kongo (Zaire) ein Virus isoliert, das sich später als eng verwandt mit dem Krim-Virus erwies.

Die Erkrankung ist weitverbreitet. Sie wurde in Afghanistan, Bulgarien, China, Ungarn, dem Irak und Iran, in Pakistan, aus Syrien, in der ehemaligen UdSSR und in Jugoslawien beschrieben. Meldungen über ihr Vorkommen liegen ferner aus Zentralafrika (Zaire) und dem östlichen (Kenia, Uganda), westlichen (Senegal, Nigeria) und südlichen Afrika vor. Virus oder Antikörper fand man ferner in Ägypten, Frankreich, Griechenland, Indien und in der Türkei.

Vektoren sind eine Vielzahl von ein-, zwei- oder dreiwirtigen Ixodeszecken, in Eurasien vor allem vom Genus Hyalomma (H. marginatum, H. anatolicum) aber auch Boophilus-, Dermacentor-, Rhipicephalus- und Haemophysalisspezies, die das Virus über Monate beherbergen können.

Innerhalb der Zeckenpopulation überlebt der Erreger – Beweise für alle Vektoren liegen nicht vor – durch eine transovarielle und transstadielle Weitergabe. Natürliche Vertebratenwirte sind Wildtiere (Hasen, Mäuse u. a.), aber auch Schafe, Ziegen und Rinder, die z. T. als Verstärkungswirte (Virusamplifier) wirken, aber nicht erkranken. Die Zecken übertragen das Virus mit dem Biß.

Gefährdete Personen sind vor allem in der Landwirtschaft beschäftigte Personen, Militär und Camper. Der Mensch kann sich aber auch durch Kontakt mit Blut bei der Betreuung von Patienten und über Aerosole infizieren.

In früheren Jahrzehnten trat die Krankheit epidemisch auf, oft erkrankten mehrere hundert Menschen. Derzeit werden weltweit nur sporadisch Fälle bekannt. Milde und inapparente Infektionen überwiegen. Das Verhältnis von behandlungsbedürftigen Erkrankungen zu Infektionen wird mit 1 : 5 angegeben.

Krankheitsbild
Die Inkubationszeit dauert 5–12 Tage, bei nosokomialen Infektionen ist sie kürzer. Plötzliches Fieber, Schüttelfrost, Kopf-, Muskel-, Leibschmerzen, Übelkeit und Erbrechen sind Zeichen des akuten Krankheitsbeginns. Gesichtsröte, Konjunktivitis und Pharyngitis stellen sich ein. Die Patienten sind z. T. somnolent. Das Fieber kann remittierend bzw. zweiphasig sein. Bei mehr als 25% der Fälle kommt es am 4.–5. Krankheitstag zu petechialen Blutungen der Haut und muköser Membranen bzw. zu teilweise profusen Blutungen aus Nase, Zahnfleisch, Gaumen, Uterus und dem Verdauungstrakt mit Kreislaufkollaps. Als prognostisch ungünstig gelten zentralnervöse Störungen wie Meningismus, Krampfanfälle und Koma als Folge zerebraler Blutungen. Schwangere sind besonders gefährdet, Aborte sind häufig. Eine Hepatomegalie wird bei der Hälfte der Patienten festgestellt. Es besteht eine Leukopenie und schwere Thrombozytopenie. Die Leberenzyme sind pathologisch verändert. Ikterus und Urämie treten im späteren Krankheitsverlauf auf.

Bei derartigen Verlaufsformen beträgt die Letalität ca. 15%, bei Epidemien oder nosokomialen Ausbrüchen bis zu 70%. Die in Eurasien beobachtete schwere Verlaufsform wird in Ost- und Westafrika nur selten beobachtet, hier sind subklinisch verlaufende Infektionen häufiger. In Südafrika dagegen besitzt das hämorrhagische Krim-Kongo-Fieber mit einer Letalität von 30% (bei 50 Fällen der Jahre 1981–1986) die gleiche Gefährlichkeit wie in Eurasien.

Die Genesung verläuft verzögert und ist nicht selten mit Komplikationen belastet: Erschöpfung, Haarausfall, Polyneuritiden, Ikterus, parasympathisch bedingte Veränderungen sowie Hör- und Sehstörungen.

Diagnostik

Der ca. 90–100 nm große Erreger des hämorrhagischen Krim-Kongo-Fiebers (Genus Nairovirus, Familie Bunyaviridae) bzw. seine Varianten können in einer Vielzahl von Zellkulturen vermehrt werden. Saugmäuse erkranken bzw. sterben nach intrazerebraler Infektion. Ein rascher und spezifischer Antigennachweis erfolgt mittels Immunfluoreszenz unter Verwendung monoklonaler Antikörper. Der günstigste Zeitpunkt der Virusisolierung aus Blut ist die fieberhafte virämische Phase zu Krankheitsbeginn.

Virus- bzw. Virusantigennachweis und Antikörperuntersuchungen sollten parallel laufen. Als Methode der Wahl für letztere gelten die Immunfluoreszenz auf virusinfizierten Zellen und ein schnell durchführbarer, sensitiver und verläßlicher ELISA.

IgM- und IgG-Antikörper können vom 7. Krankheitstag an mit Maxima in der 2.–3. Woche nachgewiesen werden. Erstere verschwinden nach ca. 4 Monaten, letztere können über Jahre persistieren; Zweitinfektionen scheinen nicht vorzukommen.

Therapie

Die Versorgung des Patienten mit Blutungen ist problematisch und erfordert höchste Vorsichtsmaßnahmen (Isolierstation bzw. „barrier nursing"), weil nosokomiale Infektionen mit einer hohen Letalität belastet sind. In der Regel werden dabei die Indexfälle zu spät erkannt, und das medizinische Personal kommt mit infektiösem Blut und anderen Sekreten des Patienten oder Aerosolen ungeschützt in Kontakt. Hämorrhagische Diathesen werden intensiv symptomatisch behandelt. Die Wirksamkeit von Immunplasma- bzw. Globulingaben zu Krankheitsbeginn ist noch nicht gesichert, die von antiviralen Mitteln nicht bekannt.

Prophylaxe

In Endemiegebieten ist Krankenhauspersonal auf die Möglichkeit des Vorkommens von hämorrhagischem Krim-Kongo-Fieber und dessen Gefährlichkeit hinzuweisen, damit es sich entsprechend verhält.

Serologische Übersichtsuntersuchungen der Bevölkerung und virologische Überprüfungen der Vektorpopulationen können dazu beitragen, eine mögliche Epidemiegefahr zu erkennen. Inaktivierte Vakzinen sind in der UdSSR und Bulgarien schon erfolgreich eingesetzt worden.

Gefährdete Personen sollten Zeckenrepellenzien benützen, und Haustiere sind mit Akariziden zu behandeln.

Kyasanurwald-Krankheit

Definition

Die Kyasanurwald-Krankheit (Kyasanur forest disease) ist eine in Indien beheimatete, durch Zecken übertragene Viruszoonose, die durch eine fieberhafte Allgemeinerkrankung, bei schwerem Verlauf durch Blutungen und enzephalitische Symptome gekennzeichnet ist.

Epidemiologie

Schon 1957 gab es Berichte über eine tödliche Krankheit bei Affen im Kyasanur-Urwald des Distrikts Shimoga im Staat Karnataka (früher Mysore) in Indien. Gleichzeitig kam es auch zu Erkrankungen der am Waldrand ansässigen Bevölkerung.

Der Erreger der Kyasanurwald-Krankheit gehört zum Genus Flavivirus, Familie Flaviridae, und ist mit dem Zeckenenzephalitisvirus, dem Erreger des hämorrhagischen Omsk-Fiebers, und dem West-Nile-Virus verwandt.

Die Erkrankung ist auf Indien beschränkt und betrifft derzeit die Distrikte Shimoga, Nord- und Südkanara und Chikamagaloor im Staate Karnataka.

Die Infektkette des Virus ist komplex. Verschiedene Zeckenspezies wie z. B. Ixodes- und Dermacentorspezies, vor allem jedoch Haemaphysalis-spinigera-Nymphen sind die Vektoren im sylvatischen Kreislauf, in dem als Hauptwirte vor allem Spitzmäuse, Stachelschweine, Erd- und Eichhörnchen und Ratten eingeschlossen sind, während Vögel und Fledermäuse als sog. Nebenwirte gelten und wahrscheinlich in erster Linie zur Verbreitung infizierter Zecken beitragen.

Bestimmte Affenarten, wie schwarzgesichtige Languren und südindische Mützenmakaken, sind hochgradig empfänglich und entwickeln eine starke Virämie. Der Infektionsdruck wird gefährlich, wenn die Zeckenpopulation sich explosiv vermehren kann. Dies ist dann der Fall, wenn Rinder, die selbst keine Erhaltungswirte für den Erreger sind, auf neue, von Affen besuchte Rodungsgebiete kommen. Die Ausbreitung der Krankheit war deshalb in Indien „man-made": Der Mensch störte den unbemerkt ablaufenden sylvatischen Kreislauf. Er selbst ist ein hochempfindlicher Zufallswirt, der im natürlichen Kreislauf des Erregers keine Rolle spielt, sondern wie die Affen das Endglied der Infektkette darstellt.

Die meisten Infektionen werden in den trockenen Monaten Januar bis Juni beobachtet, dem Höhepunkt der Zeckennymphenaktivität und des Arbeitsmaximums des Menschen in den Wäldern. Diese Zusammenhänge erklären, warum Waldarbeiter und Viehhirten besonders gefährdet sind.

Die Kyasanurwald-Krankheit kann epidemisch mit mehreren hundert bis tausend Erkrankten und einer ca. 8%igen Letalität auftreten oder auch nur sporadisch.

Krankheitsbild

Die Inkubationszeit beträgt 3–8 Tage. Es kommt zu plötzlichem Fieber, Kopfschmerzen und schwerer Myalgie mit Erschöpfungszuständen. Eine Konjunktivitis und papuläre bzw. vesikuläre Eruptionen am Gaumen werden deutlich. Erbrechen, Durchfall,

Dehydratation, Husten und pneumonische Symptome sowie eine allgemeine Lymphadenopathie treten hinzu. Gastrointestinale Blutungen und Hämoptysen treten bei schwerem Verlauf auf. Es besteht eine Hypotonie und Bradykardie. Nach etwa einer Woche Dauer gehen die Symptome zurück. Bei ca. 20% der Patienten kommt es nach einem fieberfreien Intervall von 1–2 Wochen wieder zu Fieber, schweren Kopfschmerzen, Nackensteife und anderen Symptomen einer Meningoenzephalitis. Die Letalität dieser Fälle beträgt 5–10%. Die Genesung dauert Wochen. Zweiterkrankungen scheinen nicht vorzukommen.

Diagnostik

Die Laboruntersuchungen zeigen eine Leukopenie, Thrombozytopenie und eine ausgeprägte Albuminurie mit Nierenzylindern im Urin. Der Eiweißgehalt des Liquors ist in der zweiten Krankheitsphase erhöht.

Das Virus kann in Affennieren- und HeLa-Zellen (u. a.) angezüchtet werden. Saugmäuse und Hamster sind empfänglich. Aus Blut kann Virus bis zum 12. Krankheitstag isoliert werden. Antikörper können mittels Hämagglutinationshemmung, Neutralisationstest, Immunfluoreszenz, Agargel-Diffusionstest und radialer Hämolyse nachgewiesen werden.

Therapie

Die Behandlung erfolgt symptomatisch. Eine Isolierung der Kranken ist nicht nötig, Kontaktinfektionen sind nicht bekannt geworden. Der Erreger ist jedoch für Laborpersonal sehr infektiös, die Laborinfektionen verlaufen jedoch meist mild. Trotzdem sollten strenge Sicherheitsmaßnahmen eingehalten werden.

Prophylaxe

In den Endemiegebieten sind alle Möglichkeiten, Zeckenkontakt zu vermeiden, auszuschöpfen (Repellenzien, entsprechende Kleidung). Nutztiere sollten mit Akariziden behandelt werden. Größte Vorsicht muß bei der Sektion von toten Affen walten. Inaktivierte, über infizierte Hühnerembryofibroblasten gewonnene Impfstoffe befinden sich in der Erprobung.

Hämorrhagisches Omsk-Fieber

Das hämorrhagische Omsk-Fieber ist eine durch Zecken oder Kontakt mit Bisamratten übertragene, selten lebensgefährliche, akute, fieberhafte Arboviruserkrankung (Genus Flavivirus, Familie Flaviviridae), bei der es zu einer hämorrhagischen Diathese kommen kann.

Die Krankheit wurde bisher nur in den feuchten Waldsteppen der nördlichen Bezirke von Omsk und im westlichen Sibirien beobachtet.

Der Erreger wird durch Zecken der Gattung Dermacentor übertragen. Ein sylvatischer Kreislauf unter wildlebenden Kleinsäugern wird vermutet.

Die Infektion des Menschen erfolgt durch Zeckenbiß und durch Kontakt mit Kadavern oder Fellen der Bisamratte. Derzeit kommt die Infektion nur sporadisch vor.

In der Mehrzahl der Fälle verläuft die Krankheit akut. Ihre Inkubationszeit beträgt 3–7 Tage. Sie beginnt plötzlich mit hohem Fieber, das in 30–50% der Fälle biphasisch ist. Die Symptome nach dem erneuten Fieberanstieg sind gewöhnlich schwerer als zu Krankheitsbeginn. Es kommt zu Kopfschmerzen, Erbrechen und einem Exanthem am Gaumen; Nasenbluten, Hämatemesis und Meläna können auftreten. Eine Hyperämie der Haut und Schleimhäute fällt auf. Im Regelfall dauert dieses Stadium einige Tage, die Genesung ist verzögert, jedoch vollständig. Die Letalität wird mit ca. 1–3% angegeben. Zweiterkrankungen und inapparente Infektionen scheinen nicht vorzukommen.

Der Erreger kann während der Fieberphase aus dem Blut isoliert werden. Antikörper werden nach den bei Arbovirusinfektionen üblichen Methoden festgestellt. Die Behandlung ist symptomatisch.

Durch Nagetiere übertragene hämorrhagische Fieber

Lassa-Fieber

Definition

Lassa-Fieber ist eine durch ein Arenavirus hervorgerufene Viruszoonose. Ihr Krankheitsbild variiert von milden fieberhaften Infektionen bis zu schweren, häufig letal verlaufenden Blutungs- und Schockzuständen.

Epidemiologie

Erste Opfer der Krankheit waren Missionsschwestern, die 1969 in Lassa (Nigeria) an einem hämorrhagischen Fieber unklarer Genese verstarben. Außer in Nigeria wurde die nach dem Ort ihres erstmaligen Auftretens benannte Krankheit in Liberia und Sierra Leone diagnostiziert. Der Nachweis von Serumantikörpern gelang darüber hinaus in Mali, Senegal, Zaire, Burkina Faso, Ghana und der Elfenbeinküste.

Das zur Familie der Arenaviridae gehörende Lassa-Fieber-Virus ist pleomorph, hat einen Durchmesser von 60–250 nm und in seinem Inneren ca. 25 nm große Granula. Es kann in Verozellen unter Bildung eines zytopathischen Effekts vermehrt werden. Seit 1984 hat man in Simbabwe, Mosambik und in West- und Zentralafrika vier antigenetisch differierende, z. T. weniger virulente Virustypen aus Nagern isoliert und Antikörper in Seren von Menschen gefunden.

Squirrel-Affen, Meerschweinchen und erwachsene Mäuse sind ebenfalls empfänglich.

Als Hauptreservoir für das Lassa-Fieber-Virus gelten die „Vielzitzenratte" Mastomys natalensis, die in zwei Varianten in vielen Ländern West- und Ostafrikas und des südlichen Afrikas vorkommt, und verwandte Spezies. Eine prä- oder perinatale Infektion dieser Nager führt zu einer Viruslatenz. Die Tiere erkranken nicht, scheiden jedoch lebenslang große Mengen Virus mit dem Urin aus. Mastomysspezies leben in enger Gemeinschaft mit der ländlichen Bevölkerung in deren Häusern und Vorratshütten und haben so genügend Gelegenheit, bei Tag und Nacht infektiösen Urin auf Betten, Böden und Lebensmittelvorräte auszuscheiden. Zwischen der Durchseuchungsrate der Mastomysratten, ihrer Zahl und der Antikörperprävalenz bei Menschen wurde ein direkter Zusammenhang festgestellt.

Primärfälle von Lassa-Fieber sind das Ergebnis einer oralen Infektion. Eine Übertragung von Mensch zu Mensch erfolgt hauptsächlich durch direkten Kontakt mit Erkrankten. Patienten scheiden das Virus mit dem Urin, Erbrochenem und Blut aus. Eine Übertragung durch Aerosole wird für ebenfalls möglich gehalten.

Pathogenese und Pathologie

Pathognomonische Veränderungen gibt es nicht. Am häufigsten werden nekrotische Veränderungen in der Leber, den Nebennieren und der Milz gefunden. Die diffus verteilten, herdförmigen, parenchymatösen Leberzellnekrosen zeigen auch eosinophile Einschlußkörperchen, die an Councilman-Körperchen beim Gelbfieber erinnern; allerdings entspricht die Verteilung der Veränderungen beim Lassa-Fieber nicht dem des Gelbfiebers. Es besteht eine akute Myokarditis, die Lunge zeigt pneumonische Veränderungen, die Nieren haben Nekrosen der Tubuli. Blutungen sind in verschiedenen Organen feststellbar, und Exsudate bzw. blutige Ergüsse finden sich in den großen Körperhöhlen.

Eine lange persistierende Virämie bei gleichzeitig vorhandenen Antikörpern spricht für einen prognostisch ungünstigen Verlauf. Mitverantwortlich sind gestörte zelluläre Immunfunktionen und eine daraus resultierende Dysfunktion vieler Organe. Die Virusverbreitung verläuft im Körper ungehemmt, der Erreger ist nur wenig interferonsensitiv.

Krankheitsbild

Die Mehrzahl der Infektionen verläuft subklinisch oder milde mit vollständiger Genesung. Nur bei einer Minderheit entwickelt sich das lebensbedrohliche Krankheitsbild eines hämorrhagischen Schocks. Die Letalität kann bei diesen Fällen 14–30% betragen.

Die Inkubationszeit beträgt 3–16 Tage. Die Krankheit beginnt schleichend mit Fieber und unspezifischen Symptomen. Als relativ typische Vorzeichen für einen schweren Verlauf gelten ab dem 7. Krankheitstag Ödeme im Gesicht, Konjunktivitis, ausgeprägte Myalgien, eine schmerzhafte ulzerierende Pharyngitis, z. T. mit Glottisödem, quälender Husten, Übelkeit und Erbrechen. Gelegentlich wird ein makulopapuläres Exanthem gesehen. Zeichen einer allgemeinen Blutungsneigung treten auf (Schleimhautblutungen, Pleura- und perikardiale Ergüsse). Es bestehen eine Bradykardie, eine Hypotonie, ferner eine Leukopenie und Albuminurie. Der Tod tritt im irreversiblen Schockzustand mit Hypovolämie und Anurie evtl. unter Krämpfen oder Somnolenz bis zum Koma ein. Das Zentralnervensystem ist allerdings nicht direkt beteiligt.

Keines der genannten Symptome oder ihre Kombination unterscheidet Lassa-Fieber jedoch eindeutig von anderen hämorrhagischen Fiebern. Eine Genesung setzt ab der 2. Krankheitswoche ein. Die Patienten sind extrem geschwächt, viele entwickeln eine vorübergehende Alopezie oder zeigen eine meist reversible Hörminderung.

Diagnostik und Differentialdiagnostik

Lassa-Fieber liegt vor, wenn bei einer fieberhaften Erkrankung der Erreger isoliert oder ein vierfacher Antikörperanstieg feststellbar ist. Eine Virusisolierung in Vero-E6-Zellen aus Blut, Rachenspülwasser und Urin ist innerhalb von 3 Tagen möglich, ein Virusantigennachweis mittels ELISA ab dem 4. Krankheitstag. Die virämische Phase dauert 1–2 Wochen, im Urin wurde der Erreger bis zu 63 Tagen nach Krankheitsbeginn in der Rekonvaleszenz nachgewiesen. Antikörper sind im Immunfluoreszenztest und ELISA ab der 2. Krankheitswoche nachweisbar.

Differentialdiagnostisch sind hämorrhagische Fieber anderer Genese genauso auszuschließen wie Malaria, Rickettsiosen und bakteriell bedingte Sepsis mit Koagulopathie.

Therapie

Die medizinische Betreuung muß unter entsprechenden Vorsichtsmaßnahmen erfolgen („barrier nursing").

Die Applikation von Immunplasma zur Behandlung von an Lassa-Fieber erkrankten Menschen ist problematisch, da keine standardisierten und sicher virusfreien Präparate zur Verfügung stehen. Sie sollten von Genesenen erst Monate nach ihrer Erkrankung gewonnen werden. Ribavirin zeigte bei mehrtägiger Verabreichung einen positiven Einfluß auf den Verlauf der Erkrankung mit erheblicher Senkung der Letalität, wenn es frühzeitig verabreicht wurde (30 mg/kg i. v. als erste Dosis, dann 16 mg/kg alle 6 Stunden über 4 Tage und 8 mg/kg i. v. alle 8 Stunden bis zu einer Gesamtdauer von 6 Tagen). Eine supportive Behandlung ist angezeigt, sie richtet sich nach Art und Grad der Symptomatik.

Prophylaxe

Das Vorkommen von Lassa-Fieber kann durch eine konsequente Bekämpfung der Überträgerratte drastisch gesenkt werden. Die Bevölkerung endemischer Gebiete sollte angehalten werden, Nahrungsmittel vor Nagern sicher zu verwahren.

Impfstoffe stehen noch nicht zur Verfügung, doch ließen Rekombinationsimpfstoffe bei tierexperimentellen Prüfungen eine Schutzwirkung erkennen. Prophylaktische Gaben von Ribavirin für besonders exponierte Personen werden empfohlen (600 mg oral alle 6 Stunden über 7 Tage).

Argentinisches hämorrhagisches Fieber

Definition

Das argentinische hämorrhagische Fieber (Junin-Fieber) ist eine gefährliche, fieberhafte, durch Nager übertragene Zooanthroponose, die durch ausgedehnte Blutungen, neurologische Symptome und Funktionsstörungen der Nieren gekennzeichnet ist. Der Erreger ist das zur Familie Arenaviridae gehörende Junin-Virus.

Epidemiologie

Diese Krankheit wurde bisher nur in Argentinien, hauptsächlich bei Landarbeitern der Pampas nordwestlich von Buenos Aires zwischen dem 33. und 37. Breitengrad Süd und dem 59.−64. Längengrad West diagnostiziert. Sie kommt aber auch in der Provinz Buenos Aires selbst und in den Provinzen Cordoba, La Pampa und Santa Fé vor. Insgesamt gilt ein Gebiet von 100 000 km^2 mit einer Bevölkerung von über 1 Million Menschen als endemisch. Nur etwa 4−6% der Landbevölkerung hat Antikörper gegen Junin-Virus, die überwiegende Mehrheit der Bevölkerung ist demnach gefährdet.

Es werden jährlich mehrere hundert bis über tausend Erkrankungen beobachtet. Der jahreszeitliche Gipfel liegt im Mai während der Mais- oder Weizenernte. Männer werden viermal häufiger betroffen als Frauen. Das Reservoir des Junin-Virus sind wildlebende kleine Nagetiere, aber auch Hausmäuse. Die Infektion verläuft bei ihnen latent mit einer wahrscheinlich lebenslangen Viruspersistenz und Ausscheidung des Erregers mit Urin und Speichel. Zur Infektion des Menschen kommt es über Hautverletzungen, in die das Virus bei Kontakt mit verunreinigten und infizierten Feldfrüchten gelangt, durch direkten Kontakt mit Nagern, wahrscheinlich auch durch Einatmen von infiziertem Staub oder alimentär. Von Mensch zu Mensch wird die Krankheit nur sehr selten übertragen.

Das Junin-Virus ist mit dem in Bolivien vorkommenden Machupo-Virus antigenetisch verwandt, in Zellkulturen und Saugmäusen züchtbar, pleomorph, von sehr variabler Größe (70−150 nm) und morphologisch von anderen Arenaviren nicht zu unterscheiden.

Pathogenese und Pathologie

Das Virus vermehrt sich im retikuloendothelialen System und in Phagozyten. Es kommt zu Störungen der Blutgerinnung. Eine allgemeine Permeabilitätsstörung der Kapillaren bewirkt Blutungen und hypovolämische Schockzustände.

Herdförmige Blutungen sind in vielen Organen, Ergüsse auch im Gehirn und im Bauch- und Brustraum nachweisbar. Das Endothel der venösen Kapillaren und das der Arteriolen ist geschwollen. Herdförmige eosinophile Nekrosen oft erheblichen Ausmaßes finden sich im Leberparenchym und in den distalen Nierentubuli. Zeichen einer intravaskulären Koagulopathie können vorhanden sein.

Krankheitsbild

Die Inkubationszeit wird mit 8−12 Tagen angegeben. Die Symptomatik entwickelt sich schleichend. Zuerst stellen sich Schüttelfrost, Kopf-, Muskel- und retroorbitale Schmerzen, Übelkeit und eine Hautüberempfindlichkeit ein, dann Fieber, eine konjunktivale Injektion und ein Ödem des Gesichts, ein petechialer Rash am Oberkörper und Lymphknotenschwellungen. Es treten Brust- und Bauchschmerzen und Ulzerationen im Mund und Pharynx auf. Am 6.−8. Krankheitstag kommt es bei ca. 35−50% der Fälle zu einer rapiden Verschlechterung: Der Blutdruck sinkt bei hohem Fieber ab, es gibt profuse Blutungen, Hämatemesis, Meläna und Hämaturie, die in Anurie übergehen kann. Störungen des Zentralnervensystems (bei ca. 20% der Fälle) äußern sich als Zungentremor, Psychosen und epileptiforme Anfälle. Der Tod tritt im Koma und hypovolämischen Schock oft innerhalb von 2−3 Tagen ein. Die Letalität kann 10−20% erreichen; es sind jedoch auch sehr milde Verlaufsformen bekannt.

In der verzögert verlaufenden Rekonvaleszenz kann es zu einer Alopezie und Störungen seitens des autonomen Nervensystems kommen. Zweitinfektionen sind wenig wahrscheinlich.

Als gelegentliche, gutartige, 4−6 Wochen nach der Erkrankung auftretende Spätkomplikation wird eine febrile Enzephalitis von ca. 5 Tagen Dauer angegeben, die meist bei solchen Patienten auftritt, die Immunplasma erhalten haben. Ihre Pathogenese ist unbekannt.

Diagnostik

Die Laboruntersuchungen zeigen eine ausgeprägte Albuminurie, Leukopenie und Thrombozytopenie. Die Blutungs- und Gerinnungszeiten sind verlängert, die Werte der Gerinnungsfaktoren II, VII und X und der Fibrinogenspiegel herabgesetzt.

Der Erreger kann während der Fieberphase aus dem Blut (7.−12. Krankheitstag), aber auch aus Rachenspülwasser und Urin in Vero- oder BHK-Zellen isoliert und durch Kombination mit immunhistochemischen Methoden bestimmt werden. Positive Ergebnisse können nach 1−3 Tagen und damit wesentlich schneller als über Mäuse- oder Meerschweinchenversuche erzielt werden. Antikörper werden im Neutralisationstest und in der Komplementbindungsreaktion, neuerdings bevorzugt mit der indirekten Immunofluoreszenz nachgewiesen. Die Verwendung von monoklonalen Antikörpern und von ELISA wird weitere Verbesserungen bringen.

Therapie

Erkrankte sollten isoliert werden. Auf seine Wirksamkeit geprüftes Immunplasma (Rekonvaleszentenserum) sollte in hohen Dosen appliziert werden. Rechtzeitig, d. h. im Frühstadium der Krankheit (vor dem 8. Krankheitstag) verabreicht, hat es einen günstigen Einfluß auf den Verlauf der Erkrankung. Anscheinend schaltet die neutralisierende Wirkung des Immunplasmas die Virusreplikation aus. Bei schweren Verläufen ist die supportive Therapie mitentscheidend.

Bolivianisches hämorrhagisches Fieber

Definition

Das bolivianische hämorrhagische Fieber (Machupo-Virus-Fieber) ist eine gefährliche, fieberhafte, durch Nager übertragene Zooanthroponose, die durch Blutungen und zentralnervöse Störungen gekennzeichnet ist und durch das Machupo-Virus hervorgerufen wird.

Epidemiologie

Die Krankheit ist im Nordosten Boliviens beheimatet.

Die ersten Ausbrüche des bolivianischen hämorrhagischen Fiebers verliefen in kleinen Städten oder Dorfgemeinschaften vor 40 Jahren epidemisch, derzeit tritt die Krankheit nur selten und sporadisch auf. Es erkranken vorwiegend in der Landwirtschaft beschäftigte Männer. Das Krankheitsmaximum liegt in den trockenen Monaten April bis September.

Das Reservoir des Machupo-Virus sind wildlebende kleine Nager, die bis in die Häuser gelangen. Sie sind latent infiziert und scheiden das Virus mit dem Urin aus. Der Mensch infiziert sich über kontaminierte Lebensmittel, virushaltiges Wasser und direkt durch Kontakt mit Nagern oder infektiöse Materialien, wobei der Erreger in Hautläsionen gelangt. Die Übertragung der Krankheit von Mensch zu Mensch ist ungewöhnlich.

Das Machupo-Virus gehört zur Familie der Arenaviridae und ist eng mit dem Junin-Virus verwandt, jedoch nicht identisch.

Pathologie

Blutungen im Intestinaltrakt und Zentralnervensystem, pneumonische Lungenveränderungen und eosinophile Einschlüsse in den Kupfferschen Leberzellen werden diagnostiziert.

Krankheitsbild

Es bestehen große Ähnlichkeiten zum argentinischen hämorrhagischen Fieber. Die Inkubationszeit beträgt 7–14 Tage, ehe es zu unbestimmten Prodromalerscheinungen (Fieber, Gesichtsrötung, Muskelschmerzen) kommt. Die Krankheitszeichen verstärken sich, insbesondere die Schmerzen in der Lumbalregion. Gleichzeitig stellen sich eine starke Überempfindlichkeit der Haut und schwere Konjunktivitis, Übelkeit und Erbrechen ein. Neurologische Symptome in Form starker Stirnkopfschmerzen, Tremor der Zunge und Lippen und Krampfanfälle werden beobachtet. Es kann zu Herzrhythmusstörungen und Tachykardie kommen. Nach ca. 10 Tagen gehen die Beschwerden in der Regel wieder zurück.

Insgesamt ist die Symptomatik jedoch nicht so lebensbedrohend wie die der Junin-Virus-Infektion, wenn auch die hämorrhagische Diathese bei 30%, evtl. mit Kreislaufkollaps, und zentralnervöse Störungen bei 50% der schweren Fälle auftreten. Hierbei kann es zu Todesfällen nach etwa 2wöchiger Krankheitsdauer kommen, besonders dann, wenn sich zusätzlich eine schwere Pneumonie entwickelt.

Diagnostik

Es besteht eine Leukopenie und Thrombozytopenie, evtl. eine Albuminurie und erheblicher Abfall der Natriumwerte im Serum. Erregerisolation und Antikörpernachweise werden nach den für Arenavirusinfektionen üblichen Regeln durchgeführt.

Therapie und Prophylaxe

Die Behandlung entspricht der Junin-Virus-Infektion.

Eine Nagerbekämpfung reduziert das Infektionsrisiko. Sie ist erfolgversprechend, weil die Überträger ihre Standorte in und um die Häuser haben. Impfstoffe stehen nicht zur Verfügung.

Hämorrhagisches Fieber mit renalem Syndrom

Definition

Unter dem Begriff „hämorrhagisches Fieber mit renalem Syndrom" (Hanta-Virus-Infektion) werden eine Reihe ähnlicher Erkrankungen (koreanisches hämorrhagisches Fieber, hämorrhagische Nephrosenephritis, Nephropathia epidemica, muroide Virusnephropathie) zusammengefaßt, die durch zum Genus Hanta-Virus, Familie Bunyaviridae gehörende Erreger verursacht werden.

Epidemiologie

Die Krankheit wurde schon vor 1000 Jahren in China beschrieben. Erst 1976 bzw. 1978 gelang es jedoch, die Virusnatur der Erkrankung und ihren Zoonosecharakter nachzuweisen. Der Erreger selbst wurde nach dem Hantaan-Fluß, der die Grenze zwischen Nord- und

Südkorea mitbildet, Hantaan-Virus genannt. Auf Empfehlung der WHO (1983) werden die Krankheitsbilder nunmehr als „hämorrhagische Fieber mit renalem Syndrom" bezeichnet.

Antikörper gegen die Gattung Hanta-Virus wurden in menschlichen Seren in folgenden Gebieten gefunden: Alaska, Brasilien, Kanada, Kolumbien, den USA, Burma, Taiwan, Hongkong, Indien, Malaysia, auf den Philippinen, in Thailand, in der Zentralafrikanischen Republik, Gabun, Nigeria, Uganda, Ägypten, auf den Fidschi-Inseln und auf Hawaii.

Bei Nagern fand man antikörperpositive Seren in Argentinien, Brasilien, den USA, in Ägypten, China, Japan, Korea, Malaysia, auf den Philippinen, in Thailand, auf den Inseln im Pazifik und in Westeuropa. Klinische Fälle wurden in den letzten Jahren aus Japan, Korea, China, Finnland, Schweden, Norwegen, der Tschechoslowakei, Österreich, Ungarn, Rumänien, Bulgarien, Jugoslawien, Belgien, Frankreich, Griechenland, Schottland und Deutschland mitgeteilt. In Korea werden jährlich mehrere hundert Krankheitsfälle beobachtet, deren Letalität ca. 5% beträgt. Mehrere tausend Fälle treten jedes Jahr in der ehemaligen UdSSR auf, in der Volksrepublik China hat man 1980 und 1981 jeweils 30000–40000 Fälle hospitalisiert, wovon ca. 7–15% verstarben. In Nord-, Ost- und Südosteuropa erkranken mehrere hundert Menschen pro Jahr, in Zentral- und Westeuropa kommt die Krankheit nur sporadisch vor.

Generell scheint in Ostasien die schwerere Form der Erkrankung aufzutreten, während die Mehrzahl der Fälle in Europa mild verläuft.

Erreger

Die für das Krankheitsbild verantwortlichen Erreger sind im Genus Hanta-Virus, Familie Bunyaviridae, zusammengefaßt. Serologische Untersuchungen führten zur Einteilung in 5 antigenetisch verschiedene Subtypen. Als Prototyp für schwere, im südasiatischen Raum vorkommende Erkrankungen gilt das Hantaan-Virus. Das eng verwandte Seoul-Virus ist für mildere Infektionen im urbanen Raum verantwortlich, in Skandinavien und Mitteleuropa ist der Serotyp das Puumala-Virus verantwortlich für die sog. Nephropathia epidemica. Hantaan-Virus und Puumala-Virus gelten als die antigenetischen Extreme der Virusisolate. Zwischen beiden Serotypen besteht eine einseitige Kreuzreaktivität: Antikörper gegen Puumala-Virus erkennen auch Hantaan-Virus, umgekehrt ist dies kaum der Fall. Deshalb sollen bei der Serodiagnostik beide Antigene verwendet werden.

Übertragung

Das Reservoir der Hanta-Viren sind verschiedene Nager (besonders Mäuse und Ratten). Diese scheiden als Folge einer chronisch inapparenten Infektion mit dem Speichel und den Fäkalien trotz Antikörperbildung etwa einen Monat lang, mit dem Urin mindestens 12 Monate große Mengen von Virus aus. Die Infektion des Menschen erfolgt durch orale oder respiratorische Aufnahme der von Nagern ausgeschiedenen Viren.

Übertragungen von Mensch zu Mensch sind nicht bekannt.

Pathologie

Hämorrhagische Manifestationen sind in vielen Organen nachweisbar, in erster Linie eine hämorrhagische interstitielle Nephritis bzw. Glomerulonephritis. Die Nierentubuli sind nekrotisch verändert und haben eosinophile Ablagerungen, die Basalmembranen sind zerstört. Die Nierenrinde zeigt Blutungen.

Krankheitsbild

Bis zu einem Drittel der Infektionen verlaufen inapparent und ca. zwei Drittel aller apparenten Fälle nach einer Inkubationszeit von 2–3 Wochen relativ mild. Fieber, Petechien, gering ausgeprägte Blutungen und eine Proteinurie sind die wesentlichsten Symptome, die ohne Folgen ausheilen. Bei 20–30% der Erkrankten nimmt die Infektion jedoch folgenden, mit einer Letalität von 1–5% belasteten Verlauf: Die febrile Phase (3–7 Tage Dauer) ist gekennzeichnet durch Fieber, Schüttelfrost, retroorbitale Schmerzen, schweres Krankheitsgefühl und Myalgien. Konjunktivale Blutungen und Petechien in der Achselhöhle, im Gesicht, am Gaumen und am Thorax treten hinzu. Im Anschluß kommt es zu einer plötzlich beginnenden, Stunden bis 2 Tage dauernden Phase mit Hypotonie, bei der Schocksymptome mit bedrohlichem Blutdruckabfall, Tachykardie und Bewußtseinsstörungen auftreten können. Es folgt eine 3–7 Tage anhaltende oligurische Phase, die von Hypertonie, Erbrechen, gastrointestinalen und zerebralen Blutungen, einer Hämaturie sowie selten einem Lungenödem begleitet sein kann. Hier entscheidet sich das Schicksal des Patienten. Das Überstehen der Krankheit wird durch eine diuretische Phase in der 5. Krankheitswoche angezeigt. Hierbei kommt es zu einer Diurese von 3–6 l/Tag. Die Genesung dauert Wochen. Die Nierenfunktionen kehren ganz allmählich zur Norm zurück. Eine Anämie kann über Monate persistieren.

Die europäische mildere Form wird als Nephropathia epidemica bezeichnet. Sie zeigt selten hämorrhagische Manifestationen und wird in drei Phasen eingeteilt: Nach einer uncharakteristischen Prodromalphase mit Fieber, Kopf- und Muskelschmerzen und Rachenrötung imponieren in der zweiten Phase schwere Allgemeinerscheinungen (Lumbalgien, kolikartige Bauchschmerzen). Die dritte Phase ist durch eine Niereninsuffizienz mit oder ohne Oligurie charakterisiert, ehe meist die Rekonvaleszenzphase beginnt.

Als extrarenale Komplikationen können akute Glaukomanfälle, eine Beteiligung des Zentralnervensystems (Krämpfe), Myokarditiden und intestinale Blutungen auftreten. Die Letalität liegt unter 0,5%.

Diagnostik

Initial besteht eine Leukozytose, die in der Oliguriephase von einer Leukopenie und Thrombozytopenie gefolgt wird. Es finden sich eine ausgeprägte Proteinurie, eine geringe Hämaturie, im Urinsediment atypische Uroepithelzellen.

Eine Virusisolation ist im Tierversuch (Mäuse) und in Zellkulturen aus Blut oder Serum zu Krankheitsbeginn möglich. Der serologischen Diagnose (Neutralisations- und Immunfluoreszenztests, Elisa) kommt eine größere Bedeutung zu. IgM-Antikörper erscheinen ab dem 5. Krankheitstag und sind nur wenige Wochen lang nachweisbar, während die spätestens 14 Tage nach Krankheitsbeginn auftretenden IgG-Antikörper über Jahre persistieren.

Therapie

Zeichen von Schock, Hypovolämie und Oligurie erfordern entsprechende intensivmedizinische Maßnahmen. Bei akutem Nierenversagen mit Urämie, Hyperkaliämie oder Lungenödem ist eine vorübergehende Hämodialyse erforderlich. Der Nutzen von Immunserum ist nicht gesichert. Zu Krankheitsbeginn verabreichtes Ribavarin (10–20 mg/kg/24 Std.) scheint im Gegensatz zu α-Interferon einen günstigen Effekt zu haben.

Prophylaxe

Die Bekämpfung der Nagetiere in ländlichen Gebieten ist problematisch und wenig erfolgversprechend. In städtischen Gebieten sollte ihre Ausrottung dagegen systematisch betrieben werden, damit Kontaktmöglichkeiten abnehmen.

Impfstoffe stehen noch nicht zur Verfügung.

Virusinfektionen mit unbekanntem bzw. vermutetem Erregerreservoir

Ebola- bzw. Maridi-Fieber

Definition

Unter Ebola- bzw. Maridi-Fieber wird ein fieberhaftes, häufig von einer extrem hohen Letalität begleitetes hämorrhagisches Syndrom verstanden, das durch ein der Familie der Filoviridae zugeordnetes Virus hervorgerufen wird und dessen Reservoir nicht bekannt ist.

Epidemiologie

Im September 1976 kam es fast gleichzeitig zum Ausbruch eines bisher unbekannten hämorrhagischen Fiebers in der Umgebung der im Südsudan gelegenen Städte Nzara und Maridi, bei dem von etwa 230 Erkrankten mehr als die Hälfte starben, sowie in Nordzaire. In Zaire lief die Epidemie vor allem in der Umgebung des Flusses Ebola und im Krankenhaus der Stadt Yambuku ab, wobei von 318 erkrankten Personen 280 starben. Weitere, allerdings kleinere Ausbrüche von Ebola-Fieber traten 1977/78 in Zaire, 1979 und 1983 im Südsudan auf.

Erreger

Das Ebola- bzw. Maridi-Fieber wird durch ein zur Familie Filoviridae zählendes, pleomorphes, fadenförmiges, ca. 90 × 300–1500 nm messendes Virus hervorgerufen, das morphologisch dem Marburg-Virus sehr ähnlich, aber nur gering mit ihm antigenetisch verwandt ist. Die in Zaire und im Sudan isolierten Virusstämme unterscheiden sich in ihrer Virulenz für den Menschen und für Versuchstiere sowie in ihren RNA-Strukturen deutlich voneinander, welhalb man von zwei Biotypen spricht.

Übertragung

Man vermutete, daß das fast gleichzeitige Auftreten der Erkrankung im Südsudan und Nordzaire durch Kontakte der Bevölkerung zustande gekommen sei. Der Nachweis unterschiedlich virulenter Erregertypen spricht jedoch gegen die Verschleppung der Krankheit über Hunderte von Kilometern, sondern eher für einen epidemiologischen Zufall beim Zustandekommen zweier als unabhängig anzusehender Epidemien.

Ein tierisches Erregerreservoir wurde noch nicht nachgewiesen. Infektionsquellen für die Indexfälle der bisher bekannt gewordenen größeren Ausbrüche an Ebola-Fieber waren nicht auffindbar. Antikörperprävalenzen von 4–30%, die anscheinend das Resultat subklinischer Infektionen sind, belegen, daß Ebola-Fieber auch endemisch verbreitet ist, so im Südsudan, in der Zentralafrikanischen Republik, in Kamerun, Gabun, Senegal, Uganda, Zaire und Kenia.

Die Übertragung des Ebola-Fiebers bedingt engen, direkten körperlichen Kontakt bei der Pflege der Kranken oder geschieht durch Berührung von Leichen bei den Bestattungsvorbereitungen durch Inokulation des Virus in Hautwunden. Gelegentlicher Kontakt mit Patienten besitzt nur ein geringes Ansteckungsrisiko, Tröpfcheninfektionen von Mensch zu Mensch sind unwahrscheinlich. Die mit einer extrem hohen Letalität belasteten Krankenhausinfektionen waren überwiegend durch die Verwendung unsteriler Spritzen bedingt.

Pathogenese und Pathologie

Das pantrope Virus bewirkt herdförmige Nekrosen in Leber, Milz, Lunge, in Nieren und Hoden und generalisierte Gefäßschädigungen. Immunpathologische Vorgänge scheinen nicht abzulaufen.

Zu Krankheitsbeginn besteht eine Leukopenie, später dann eine Leukozytose, bei der sog. Virozyten (aktivierte Lymphozyten und Lymphoblasten) nachweisbar sind, und eine schwere Albuminurie. Die Transaminasen sind erhöht. In der Leber sind eine fettige Degeneration und fokale Nekrosen mit eosinophilen zytoplasmatischen Einschlußkörperchen nachweisbar. Die Milz ist atrophisch, die Nieren zeigen Schädigungen des Glomeruloendothels und Nekrosen der Tubuli, die wahrscheinlich auf Durchblutungsstörungen beruhen. Weitere nicht pathognomonische Veränderungen finden sich in vielen Organsystemen.

Krankheitsbild

Die Inkubationszeit beträgt etwa 7–10 Tage. Mit plötzlichem Fieber entwickeln sich schwere Kopf-, Gelenk-, Muskel-, Brust- und Bauchschmerzen, herpetische Läsionen im Mund, eine Pharyngitis, evtl. trockener Husten, ferner Zahnfleischblutungen und eine konjunktivale Hyperämie. Gastrointestinale Symptome zeigen > 90% aller Fälle, wobei die Durchfälle bei fatalem Verlauf blutig werden und bei allgemeiner Blutungsneigung Epistaxis, Hämaturie, Hämoptysis, Hämatemesis, Metrorrhagien und Aborte auftreten (5.–7. Krankheitstag). Um diese Zeit kommt es auch zu einem masernartigen, auf weißer Haut sichtbaren, jedoch nicht hämorrhagischen Exanthem. Neurologische Symptome (Halbseitenlähmungen, Psychosen) sind häufig. Der Tod tritt meist um den 9. Krankheitstag ein. Sekundär- bzw. Tertiärfälle sind selten, die Infektkette reißt meist schnell ab. Die Rekonvaleszenz ist verzögert.

Die Immunität basiert auf der Bildung von Serumantikörpern. Zweitinfektionen wurden bisher nicht beobachtet.

Diagnostik und Differentialdiagnostik

Die klinische Diagnose ist unsicher, differentialdiagnostisch ist an Marburg-Virus-Krankheit, Lassa- und Gelbfieber sowie an andere hämorrhagische Fieber zu denken.

Der Erreger kann aus dem Blut und aus Organen Verstorbener in Saugmäusen, Meerschweinchen und Zellkulturen isoliert oder im Elektronenmikroskop auch direkt als Filovirus identifiziert werden. Als gebräuchlichste Serodiagnose gilt der Nachweis von Antikörpern im indirekten Fluoreszenztest (vorbereitete Objektträger sind bei den WHO Collaborating Centers zu erhalten). Die Untersuchungen sind unter größten Vorsichtsmaßnahmen in Hochsicherheitslabors durchzuführen.

Therapie

Die Pflege der Kranken sollte unter strengen hygienischen Vorsichtsmaßnahmen in Isolierstationen durchgeführt werden, wobei insbesondere der Kontakt mit Blut, Urin und anderen Exkreten zu vermeiden ist („barrier nursing").

Therapeutisch sind symptomatische Maßnahmen angezeigt. Möglicherweise haben zur Genesung eines in England nach einer Laborinfektion Erkrankten hohe Gaben von Rekonvaleszentenserum und Humaninterferon beigetragen.

Impfstoffe stehen nicht zur Verfügung. Evtl. ist eine prä- bzw. postexpositionelle Prophylaxe mit Immunserum von Pflegepersonal durchzuführen, wo entsprechendes Immunglobulin in ausreichender Menge vorhanden ist. Tierversuche verliefen allerdings in Kreuzschutzversuchen widersprüchlich.

Marburg-Virus-Infektion

Definition

Als Marburg-Virus-Krankheit wird eine erstmals 1977 fast gleichzeitig in der Bundesrepublik Deutschland und in Jugoslawien aufgetretene, von aus Uganda importierten grünen Meerkatzen ausgegangene Infektion mit einem bis dahin unbekannten Virus bezeichnet.

Epidemiologie

Innerhalb von wenigen Wochen erkrankten 1977 insgesamt 31 Personen, von denen 7 verstarben.

In Europa sind keine weiteren Fälle von Marburg-Virus-Krankheit mehr aufgetreten, doch konnten 1975 ein tödlich verlaufender Primärfall mit zwei Kontaktinfektionen in Südafrika und 1980 einer in Kenia beobachtet werden. Seither wurden keine weiteren Fälle von Marburg-Virus-Krankheit bekannt. Bei in Ostafrika durchgeführten seroepidemiologischen Untersuchungen wurden nur sehr selten Antikörper bei Menschen und Affen gefunden. Epidemiologie und geographische Verbreitung der Marburg-Virus-Infektion sind bislang noch unklar.

Der Erreger der Marburg-Virus-Krankheit gehört zur Familie der Filoviridae. Es sind fadenförmige, $900-4000 \times 70-80$ nm große Partikel, die morphologische Ähnlichkeiten mit den Ebola-Viren besitzen. Das Marburg-Virus vermehrt sich in Zellkulturen von Mensch, Affe und Hamster. Als Versuchstiere sind Meerschweinchen und Affen geeignet.

Die Infektion erfolgte bei den Primärfällen durch Kontakt bzw. Berührung von virushaltigen Affenorganen, Blut oder Zellkulturen. Sekundärfälle infizierten sich ebenfalls durch Blutkontakt, in einem Fall durch Geschlechtsverkehr.

Krankheitsbild

Die Inkubationszeit betrug 5–7 Tage. Die Krankheit begann plötzlich mit schweren Störungen des Allgemeinbefindens: Kopf-, Augen-, Muskelschmerzen, Erbrechen und Durchfall. Am 5.–7. Tag trat ein generalisiertes fleckig-papulöses Exanthem auf. Bei tödlichem Verlauf kam es ab dem 10.–12. Krankheitstag zu schwersten Hämorrhagien und Tod im Koma. Die Rekonvaleszenzzeit dauerte lange. Nachfolgeuntersuchungen zeigten, daß im Ejakulat und in der vorderen Augenkammer bis zu 83 bzw. 80 Tagen nach Krankheitsbeginn Virus enthalten sein kann.

Diagnostik

Die Laborbefunde zeigten eine schwere Koagulopathie, stets bestand eine ausgeprägte Leukopenie und Thrombozytopenie. Der Erreger konnte aus Blut und Organen isoliert und sogar direkt im Blut elektronenmikroskopisch nachgewiesen werden (Schnelldiagnose).

Die pathologisch-anatomischen Veränderungen bei den Sektionsbefunden waren nicht pathognomonisch. In fast allen Organen waren unregelmäßig angeordnete Parenchymnekrosen nachweisbar.

Prophylaxe

Als generelle Folgerung aus dem Auftreten der Marburg-Virus-Krankheit ergibt sich, daß der Umgang mit importierten Affen besondere Vorsichtsmaßnahmen erfordert. Strenge Isolier- und Vorsichtsmaßnahmen sind bei der Pflege von Erkrankten und bei Laboruntersuchungen einzuhalten.

Literatur

Brès, P. L. J.: A century of progress in combating yellow fever. Bull. WHO 64 (1986) 775

de Cock, K. M., A. Nasidi, J. Enriquez, R. B. Craven, B. C. Okafor: Epidemic yellow fever in eastern Nigeria. Lancet 1988 I, 630

Editorial: Hantavirus diseases. Lancet 336 (1990) 407

Gärtner, L., P. Emmerich, H. Schmitz: Hantavirusinfektionen als Ursache von akutem Nierenversagen. Dtsch. med. Wschr. 113 (1988) 937

Gajdusek, D. C.: Hemorrhagic fever with renal syndrome (Korean hemorrhagic fever, epidemic hemorrhagic fever, nephropathia epidemica). A newly recognized zoonotic plaque of the Eurasian landman with the possibility of related muroid virus nephropathies on other continents. In Mackenzie, J. S.: Viral Diseases in South-East Asia and the Western Pacific. Academic Press, Sydney 1982 (p. 576)

Gonzales, J. P.: Les arénavirus d'Afrique: un nouveau paradigme d'évolution. Bull. Inst. Pasteur 84 (1986) 67

Johnson, K. M., J. B. McCormick, P. A. Webb, E. S. Smith, L. H. Elliott, I. J. King: Clinical virology of Lassa fever in hospitalized patients. J. infect. Dis. 155 (1987) H. 3

Kliks, S. C., S. Nimmanitya, A. Nisalak, D. S. Burke: Evidence that maternal dengue antibodies are important in the development of dengue hemorrhagic fever in infants. Amer. J. trop. Med. Hyg. 38 (1988) 411

Kouri, G. P., M. G. Guzmán, J. R. Bravo, G. Triana: Dengue haemorrhagic fever/dengue shock syndrome: lessons from the Cuban epidemic, 1981. Bull. WHO 67 (1989) 375

Krippner, R., G. Hanisch, H. Kretschmer: Denguefieber mit hämorrhagischer Manifestation nach Thailandaufenthalt. Dtsch. med. Wschr. 115 (1990) 858

Le Duc, J. W.: Epidemiology of Hantaan and related viruses. Lab. Anim. Sci. 37 (1987) 413

Martini, G. A., R. Siegert: Marburg Virus Disease. Springer, Berlin 1971

Monath, T. P.: Yellow fever: a medically neglected disease. Report of a seminar. Rev. infect. Dis. 9 (1987) 165

Peters, C. J., C.-T. Liu, G. W. Anderson jr., J. C. Morrill, P. B. Jahrling: Pathogenesis of viral hemorrhagic fevers: Rift Valley fever and Lassa fever contrasted. Rev. infect. Dis. 11 (1989) 743

Swanepoel, R., D. E. Gill, A. J. Shepherd, P. A. Leman, J. H. Mynhardt, S. Harvey: The clinical pathology of Crimean-Congo hemorrhagic fever. Rev. infect. Dis. 11 (1989) 794

World Health Organization: Ebola hemorrhagic fever in Sudan, 1976. Report of a WHO/International Study Team. Bull. WHO 56 (1978) 247

World Health Organization: Ebola hemorrhagic fever in Zaire, 1976. Report of an International Commission. Bull. WHO 56 (1978) 271

World Health Organization: Hemorrhagic fever with renal syndrome: memorandum from a WHO meeting. Bull. WHO 61 (1983) 269

World Health Organization: Dengue hemorrhagic fever: diagnosis, treatment and control. WHO (1986) 58

World Health Organisation: Present status of yellow fever: Memorandum from a PAHO Meeting. Bull. WHO 64 (1986) 511

World Health Organisation: Yellow fever in 1987. Bull. WHO 67 (1989) 451

Zeier, M., L. Zöller, W. Haußmann, K. Andrassy, E. Ritz: Klinik und Therapie der Hantavirus-Infektionen. Dtsch. med. Wschr. 115 (1990) 1678

31 Enzephalitiden

H. D. Pohle

Definition

Der Begriff Enzephalitis beschreibt ein polyätiologisches und auch heteropathogenetisches klinisches Syndrom, in das alle entzündlichen Affektionen des zentralen Nervensystems mit überwiegender oder ausschließlicher Hirnparenchymbeteiligung einbezogen werden. Oft bestehen Parallelmanifestationen an den Hirnhäuten (Enzephalomeningitis) oder/und dem Rückenmark (Enzephalomyelitis).

Epidemiologie

Das ätiologische Spektrum der infektionsbedingten Enzephalitiden ist kaum überschaubar und reicht von virusähnlichen Agenzien (Creutzfeldt-Jakob-Krankheit) über komplette Viren, Bakterien, Pilze, Rickettsien bis zu Protozoen (z. B. Toxoplasmen) und auch Metazoen (z. B. Zystizerkose). Die zerebrale Organmanifestation kann entweder direkte (primäre oder parainfektiöse) oder indirekte (sekundäre oder postinfektiöse) Erregerfolge sein.

Ein großer Teil der erregerabhängigen Enzephalitiden kommt global vor, weil es sich entweder um anthropozentrische Erreger handelt oder um solche, die zooanthroponotisch weltweit vertreten sind. Andere wiederum unterliegen engen geomedizinischen Abhängigkeiten, weil ihre Übertragung von speziellen Reservoiren oder Vektoren oder anderen besonderen Bedingungen abhängig ist.

Bezüglich der global und somit auch bei uns vorkommenden Enzephalitiden (z. B. Mumps, Varizella-Zoster-, Herpes-simplex-, Enterovirus-, HIV-Infektionen) muß hier auf infektiologische, pädiatrische bzw. neurologische Fachbücher verwiesen werden. Tollwut, Rickettsiosen und den anderen regelmäßig oder gehäuft mit Hirnbeteiligung einhergehenden definierten Infektionskrankheiten werden in diesem Buch besondere Kapitel gewidmet, wie auch die ausnahmsweise erregerabhängigen Hirnmanifestationen im Rahmen überwiegend anders gearteter Tropeninfektionen (z. B. Protozoonosen, Helminthosen) unter den entsprechenden Abschnitten abgehandelt werden. Nachfolgend geht es um Ätiologie und Epidemiologie sowie Klinik jener Enzephalitiden, die eine meist außereuropäische Ortsgebundenheit aufweisen und bei denen die symptomatologisch führende zerebrale Organmanifestation zusammen mit dem geographischen Verbreitungsgebiet oft namensgebend in die Krankheitsbezeichnung eingeflossen sind. Hierbei handelt es sich ausschließlich um Enzephalitiden viraler Ätiologie. Sie gehören alle zu den Arboviren, die, von wenigen Ausnahmen abgesehen, andere Wirbeltiere oder Arthropoden zum Hauptwirt haben und auf den Menschen durch Insektenstiche oder -bisse, seltener auch durch Milch oder erregerhaltige Aerosole übertragen werden. Die zu enzephalitischen Manifestationen führenden Arbovirusspezies sind in wenigen Genera konzentriert: Alphaviridae (Togaviridae A), Flaviviridae (Togaviridae B), Bunyavirus, Orbiviridae. Die Typenvielfalt der einzelnen Gruppen ist unterschiedlich groß, nicht alle Vertreter eines Genus gelten immer als humanpathogen bzw. gegebenenfalls auch als enzephalitogen. So gehören z. B. zum Genus der Flaviviridae ca. 60 verschiedene Virustypen, von denen nur ein Drittel klinische Bedeutung hat. Die antigenetische bzw. anatomische Ähnlichkeit der Erreger eines Genus korrespondiert kaum mit den jeweils ausgelösten Krankheitsbildern (z. B. Gelbfieber, Denguefieber, FSME). Die zu diesen Genera gehörenden für den Menschen wichtigsten „Enzephalitiserreger", ihre Bezeichnungen, Reservoire, Vektoren und geographische Verbreitung gehen aus Tab. 31.1 hervor. Mit ihr wird kein Anspruch auf Vollständigkeit erhoben. Erreger, die vordergründig andere Organmanifestationen hervorrufen, von denen ZNS-Beteiligungen nur ausnahmsweise bekannt geworden sind, werden nicht mit aufgezählt (z. B. Erreger von hämorrhagischen Fiebern).

Pathogenese

Der in den Körper gelangte Erreger bildet in der regionalen Lymphknotenstation einen „Primäraffekt", der bei den meisten Fällen klinisch inapparent bleibt. Hier kommt es zur Erregervermehrung und nach mehr oder minder genormter Dauer (Inkubationszeit) zur virämischen Generalisation. Diese kann abhängig vom Erreger und der individuellen Reaktionsweise durch Fieber, Arthralgien, Gliederschmerzen und andere Allgemeinerscheinungen gekennzeichnet sein. Bei vielen Fällen hat die Krankheit mit den Erscheinungen der ein- oder mehrtägigen Generalisationsphase schon ihren Höhepunkt erreicht. Danach tritt dann spontane Abheilung ein. Bei anderen schließen sich unmittelbar an die Generalisation oder nach einem freien Intervall (biphasischer Verlauf) die erregertypischen Organmanifestationen an. Die Generalisationserscheinungen können so geringgradig ausgeprägt sein, daß die eigentliche und namensgebende Organmanifestation „Enzephalitis" bisweilen aus scheinbar voller Gesundheit eintreten kann.

Der Infektionsablauf ist durch den Nachweis von hämagglutinationshemmenden, komplementbindenden und neutralisierenden Antikörpern identifizierbar. Neutralisierende Antikörper haben eine protektive Wirkung, sie treten schon sehr früh auf und gelten als spezifisch. Bei Viren identischer Gruppenzugehö-

Tabelle 31.1 Arboviren mit enzephalitogener Potenz

Genus	Bezeichnung	Reservoir	Vektor	Geographische Verbreitung
Alphaviridae (Togaviridae A)	Eastern-equine-encephalitis-V.	Vögel	Mücken	USA, Kanada, Mittel-, Südamerika, Philippinen
	Western-equine-encephalitis-V.	Vögel	Mücken	USA, Kanada, Mittel-, Südamerika
	Venezuelan-equine-encephalitis-V.	Vögel Säuger	Mücken	Mittel-, Südamerika, Südstaaten USA
Flaviviridae (Togaviridae B)	St.-Louis-Enzephalitis-V.	Vögel Haustiere	Mücken	USA, Karibik
	Japanische Enzephalitis-V.	Vögel	Mücken	Ostasien, Südostasien, ehem. UdSSR, Indien
	Murray-Valley-Enzephalitis-V.	Vögel	Mücken	Australien, Neuguinea
	Frühsommerenzephalitis-V. (Ost-Westtypen)	Nagetiere Vögel, Ziegen, Rinder (Milch)	Zecken	ehem. UdSSR, China, Zentraleuropa
	Louping-ill-V.	Schafe Nagetiere	Zecken	Britische Inseln
	Powassan-V.	Nagetiere	Zecken	USA, Kanada
	West-Nile-V.	Vögel	Mücken	Afrika, Asien, Südeuropa, Mittlerer Osten
	Ilhéus-V.	Vögel	Mücken	Mittel-, Südamerika
	Langat-V.	Nagetiere	Zecken	Malaysia
Bunyavirus (Familie Bunyaviridae)	LaCrosse-V.	Nagetiere	Mücken	USA, Kanada
	Snowshoe-hare-V.	Nagetiere	Mücken	USA, Kanada
	Jamestown-Canyon-V.	Nagetiere	Mücken	USA, Kanada
	California-Enzephalitis-V.	Nagetiere	Mücken	USA, Kanada
	Tahyňa-V.	Nagetiere	Mücken	Zentraleuropa
Orbiviridae (Familie Reoviridae)	Colorado-tick-fever-V.	Nagetiere	Zecken	USA

rigkeit bestehen Antigengemeinschaften, die sich auch diagnostisch wie protektiv immunologisch auswirken können. Heterologe Boosterungen kommen ebenso vor wie Teilimmunitäten bei späterer Infektion mit einem anderen Gruppenvirus. Im Zusammenspiel mit den zellulären Immunmechanismen kann nach überstandener Infektion mit lebenslanger spezifischer und übergreifender Teilimmunität gerechnet werden.

Pathologie

Der Betroffenheitsgrad von Gehirn und Rückenmark im Ablauf zentralnervöser Virusinfektionen kann pathologisch-anatomisch graduell schwanken zwischen schwerer Gewebedestruktion und lichtoptischer Unauffälligkeit trotz klinischer Symptomatik und Virusanzucht aus dem Gewebe. Zwar weisen manche Virustypen einen selektiven Tropismus für bestimmte Zellen und Bereiche des Gehirns auf, doch nehmen darauf wie auf das Ausmaß der Destruktion mannigfaltige Faktoren Einfluß, von denen nur die individuelle Immunantwort des Patienten hier erwähnt werden soll. Zu den Komponenten des Schädigungsmusters gehören Leptomeningitis, Zellnekrosen, Kern- bzw. Zytoplasmaeinschlüsse, Neuronophagie, Gliaknötchen, perivaskuläre oder freie Infiltrate aus eingewanderten Leukozyten (vorwiegend Lymphozyten, Monozyten, Plasmazellen aber auch Granulozyten), Thrombosierung von kleinsten Gefäßen, Gefäßnekrosen mit Blutaustritt, Degeneration von Achsenzylindern usw.

Für einzelne Virustypen sind charakteristische Schädigungsmuster und Lokalisationen bekannt, auf die hier nicht näher eingegangen werden kann. Für enzephalitogene Arbovirusinfektionen gilt grundsätzlich, daß von ihnen besonders die graue Substanz (Polioenzephalitis) betroffen ist, in der es dann zum kleinherdigen Untergang von Nervenzellen kommt. Gleichzeitig finden sich auch Gliaknötchen und perivaskuläre Infiltrate.

Krankheitsbild

Ausprägungsgrad und -form der viralen zerebralen Manifestationen sind von zahlreichen Faktoren abhängig. Zu ihnen zählen erregerspezifische anatomische Prädilektionen wie auch individuelle Reaktionsweisen, auf die Lebensalter, Vorschädigungen, Teilimmunitäten oder Immunsuppression, Parallelinfektionen (z. B. Malaria, HIV-Infektion) ebenso Einfluß nehmen wie auch das klinische Verlaufsbild durch unangemessene (z. B. Corticosteroide, Hypnotika, Morphinderivate) oder unterbliebene (z. B. Rehydratisierung) Therapiemaßnahmen moduliert werden kann. Gleichzeitig vorliegende meningitische Manifestationen können sich symptomatologisch verwirrend auswirken, weil die ihnen eigentümliche intrakraniale Raumbeengung selbst Bewußtseinstrübung und andere Symptome auslösen kann. Wiederum kann die enzephalitisabhängige Volumenzunahme des Gehirns typische Meningitiszeichen hervorrufen, ohne daß eine solche überhaupt oder in ausreichend begründbarer Ausdehnung vorliegen muß.

Ein Katalog von Enzephalitissymptomen (Tab. 31.2) wird demnach immer eine lehrbuchhafte Abstraktion darstellen, dessen Gesamtheit im Einzelfall kaum zu beobachten sein kann. Hierbei ist noch zu beachten, daß zerebrale Fehlfunktionen keineswegs auf erregerabhängige ZNS-Erkrankungen begrenzt sind und daß toxische, neoplastische, metabolische, hyperg-entzündliche, vaskuläre oder psychiatrische Betroffenheiten sich symptomatisch sehr ähnlich verhalten können.

Tabelle 31.2 Symptome bei akuter Enzephalitis

unspezifische Allgemeinerscheinungen	Fieber – bis zur unbeeinflußbaren Hyperthermie, prozessual anwachsende Kopfschmerzen, Nausea, Erbrechen
Beeinträchtigungen des Bewußtseins und der Psyche	Somnolenz mit eingeschränkter Vigilität, Desorientiertheit, Amnesie, Katatonie, Stupor, Koma. Aber auch: gesteigerte Erregbarkeit, Aggressivität, ruheloser Bewegungsdrang, läppische Heiterkeit, paranoid-halluzinatorische Erscheinungen
Neurologische Befunde	Nackensteifigkeit, positive(s) Kernig- und Brudzinski-Zeichen, fokale oder generalisierte Krampfanfälle, Paresen, Paralysen, unwillkürliche oder bizarre, athetotische, choreatiforme Bewegungsabläufe, Myoklonien; maskenhafte Mimik, Nystagmus, Tremor, Dysarthrie, Singultus, Papillenödem
Vegetative bzw. hormonelle Phänomene	Schlafstörungen, Schweißausbrüche, Speichelfluß, Bradykardie/Tachykardie, Hyperglykämie, Diabetes insipidus

Diagnostik und Differentialdiagnostik

Bei plötzlich einsetzenden Symptomen wie Fieber, Kopfschmerzen, Benommenheit, Übelkeit, Erbrechen und mehr oder minder diskreten neurologischen und/oder psychischen Auffälligkeiten sollte unabhängig vom geographischen Aufenthaltsort der Verdacht auf das Vorliegen einer infektionsabhängigen zentralnervösen Manifestation aufkommen. Er ist so lange aufrechtzuerhalten, wie er durch Untersuchungsbefunde oder andere Erklärungsmöglichkeiten (z. B. Kopftrauma, Medikamentenintoxikation, Stoffwechselentgleisung, Insolation) nicht widerlegt worden ist. In die Bewertung ist die Anamnese einzubeziehen: Kommt der Erkrankte aus einem Gebiet oder hält er sich in einem auf, in dem bestimmte enzephalitogene Erreger sporadisch oder endemisch auftreten? Ging der zentralnervösen Symptomatik wenige Tage zuvor eine „grippeähnliche" unwesentliche Krankheit (Fieber, Kopfschmerzen, Myalgien, Arthralgien, Rhinitis, Pharyngitis) voran?

Der körperliche Untersuchungsbefund liefert selten ätiologische Hinweise, er ist aber oft geeignet, die differentialdiagnostischen Erwägungen richtungsgebend zu beeinflussen. Generalisierte oder lokalisierte Lymphknotenschwellungen, Leber und/oder Milzvergrößerungen, Exantheme usw. sind ebenso wichtige Kriterien, wie Nackensteifigkeit, positive(s) Kernig- und Brudzinski-Zeichen (auch beim Bewußtlosen!) und die vordergründigen neurologischen Phänomene. Zur Beurteilung z. B. der Vigilanz oder der wesentlichen Hirnnervenfunktion, der aktiven und passiven Beweglichkeit der Extremitäten, der Eigen- und Fremdreflexe benötigt man ebenso wenig spezielle Fachkenntnisse wie zur Deutung der Groblokalisierung spontaner neurologischer Erscheinungen wie Nystagmus, Athetose, choreatiforme oder anders veränderter Bewegungsabläufe. Die lokalisierende Zuordnung neurologischer Symptome erlaubt die Differenzierung zwischen uni- und multilokalen bzw. uni- und bilateralen Hirnprozessen bzw. einer Rückenmarkbeteiligung. Die prozessuale Dynamik ist der vergleichenden Bewertung aufeinanderfolgender Statuserhebungen zu entnehmen.

Labordiagnostik

Weder nach der Anamnese noch den körperlichen Untersuchungsbefunden allein oder in ihrer Kombination kann darüber entschieden werden, ob der vermutete Infektionsprozeß des ZNS viraler oder nichtviraler Ätiologie ist. Ausnahmen gelten nur für ZNS-Manifestationen im Rahmen definierter, symptomatologisch unverkennbarer Infektionskrankheiten (z. B. Windpocken, Zoster, Mumps, infektiöse Mononukleose). Dem Ausschluß der nichtviralen Ätiologien kommt höchste Bedeutung zu, weil die meisten behandlungsfähig sind bzw. weil sie unbehandelt (z. B. Meningitis purulenta, metastatisch-embolische Herdenzephalitis) eine äußerst ungünstige Prognose haben.

Die Untersuchung des Liquor cerebrospinalis ist unumgänglich. Auch wenn die in ihm aktuell bestimmbaren Parameter nicht geeignet sind, eine virale (Meningo-)Enzephalitis zu beweisen, so erlauben sie in den meisten Fällen doch die Ausgrenzung ätiologisch anders gearteter Zustandsbilder. Im Ablauf viraler Enzephalitiden kann der Liquor völlig normal bleiben. Wegen einer oft gleichzeitig bestehenden meningealen Beteiligung bildet sich in den meisten Fällen aber eine Pleozytose aus. Diese kann in der Initialphase noch fehlen, verdeutlicht sich aber dann innerhalb von 12–24 Stunden, wobei zunächst überwiegend Granulozyten, die nach wenigen Tagen weitgehend durch lymphomononukleäre Zellen abgelöst werden, in den Liquorraum einwandern. Die absolute Höhe der Pleozytose ist abhängig von der speziellen Ätiologie, der individuellen Reaktionsweise und dem Zeitpunkt der Liquorgewinnung im Ablauf des Krankheitsgeschehens. Die Zellzahl steigt selten höher an als 2000/3 pro mm^3, durchschnittlich liegt sie bei 50/3–1000/3 pro mm^3. Für die Eastern equine encephalitis sind hohe Pleozytosen mit einem anhaltend hohen Anteil an Granulozyten charakteristisch, hingegen finden sich bei Enzephalitiden durch Viren der California-Gruppe oder Herpes simplex häufig erythrozytäre Beimengungen. Atypische lymphomonukleäre Elemente sollten an die infektiöse Mononukleose denken lassen, wie granulozytär-monozytäre Pleozytosen bei gleichzeitiger Proteinerhöhung und Glucoseerniedrigung die Listeriose wahrscheinlich machen. Beimengungen eosinophiler Granulozyten sollten nicht von vornherein den Verdacht auf eine parasitäre Ätiologie lenken. Sie finden sich in geringem Maße (um 1%) in jeder entzündlichen Pleozytose, fallen aber bei hauptsächlich lymphozytärer Pleozytose eher auf. Wird der Liquor nicht unmittelbar verarbeitet, ist der Nachweis von eosinophilen Granulozyten ohnehin unzuverlässig, weil diese sehr schnell zerfallen. Auf Metazoen zurückführbare eosinophile Pleozytosen (Zystizerkose, Echinokokkose, Trichinose, Toxokariasis, Gnathostomiasis, Angiostrongylusinfektion) sind immer Teilsymptom eines sich chronisch darstellenden zentralnervösen Krankheitszustandes. Glucose- und Proteinkonzentrationen sind bei viraler (Meningo-)Enzephalitis meistens nur unwesentlich verändert. Der Proteinspiegel überschreitet selten 100 mg/dl (Ausnahme: spontane oder artefizielle Blutungen), der Glucosespiegel ist in Relation zum Serumspiegel (⅔) entweder normal oder leicht erhöht, aber nicht erniedrigt. Absinken der Liquorglucose bei Erhöhung der Proteinkonzentration und lymphozytärer Pleozytose sollte die virale Ätiologie differentialdiagnostisch in den Hintergrund treten lassen (Tuberkulose, Kryptokokkose, Listeriose, Leptospirose, Brucellose, Zystizerkose, meningeale Malignome usw.).

Sonstige unspezifische Laboruntersuchungen sind zur Diagnosestellung einer viralen Enzephalitis kaum hilfreich. Ausnahmen gelten für solche Befundabweichungen, die für bestimmte Virusallgemeininfektionen charakteristisch sind, wie z. B. das „bunte Blutbild" bei der infektiösen Mononukleose, Erhöhungen der Serum- und Harnamylasen bei Mumps, Leukopenie bei Venezuelan equine encephalitis und Colorado tick fever, bei letzterem auch Thrombozytopenie.

Elektroenzephalographische Untersuchungen (EEG) erlauben bei diffusen Hirnprozessen keine Artdiagnose und geben auch keine ätiologischen Hinweise. Mehr oder minder schwer ausgeprägte Allgemeinveränderungen finden sich bei allen Formen von Enzephalitis. Der Hauptwert der EEG-Diagnostik beruht auf der Bestätigung eines generalisierten Hirnprozesses, falls die klinisch neurologische Symptomatik den Verdacht auf ein lokalisiertes Prozeßgeschehen (Tumor, Abszeß, Blutung) gelenkt haben sollte.

Computer- oder kernspintomographische Untersuchungen dienen ähnlich dem EEG eher der Ausschluß- als der Bestätigungsdiagnostik bei Enzephalitis. Lediglich bei der Herpes-simplex-Enzephalitis bestehen im konventionellen CT charakteristische Befundkonstellationen, die diagnostisch verwendet werden können. Hirnszintigraphie, Pneumenzephalographie und Angiographie sind Untersuchungsverfahren, die sich im Regelfall erübrigen, weil sie zur ätiologischen Diagnose nicht beitragen können und für lokalisierende Maßnahmen als weitgehend überholt zu gelten haben. Hirnbioptische (stereotaktische) Untersuchungen bringen im Individualfall keine Hilfe, weil die Histomorphologie viraler Enzephalitiden ätiologisch wenig aussagefähig ist und weil der routinemäßige immunhistologische Nachweis von exotischen Erregern noch nicht möglich ist. Virusisolierungsversuche aus Hirngewebe sind so zeitraubend, daß ihre Ergebnisse für den betroffenen Patienten ohne Bedeutung sind. In ähnlicher Weise gilt dies für den elektronenoptischen Erregernachweis in Hirnbiopsien.

Spezifische Diagnostik

Die ätiologische Diagnostik beruht einerseits auf der direkten Identifizierung des Erregers in oder aus Körperflüssigkeiten, Blut und Gewebeproben und andererseits auf dem Nachweis spezifischer Antikörper. Die Voraussetzung zur Virusisolierung ist die möglichst umfassende Materialgewinnung (Serum oder heparinisiertes Vollblut, Liquor, Harn, Stuhl, Rachensekret) zum frühestmöglichen Zeitpunkt der Erkrankung. Ist die Weiterleitung an ein virologisches Laboratorium am Tag der Materialgewinnung nicht möglich, sollte die Zwischenlagerung unter Tiefkühlbedingungen erfolgen. Zur serologischen Diagostik ist eine Serumprobe aufzubewahren und zusammen mit einer 10–14 Tage später gewonnenen Zweitprobe dem Labor zuzuleiten. Der Erregernachweis erfolgt durch Anzüchtung in der Zell- oder Gewebekultur, Inokulation von Versuchstieren oder durch den Nachweis von Antigenen durch spezifische Marker bzw. durch direkte Elektronenmikroskopie. Die Konzentrationsunterschiede der neutralisierenden, komplementbindenden oder hämagglutinationshemmenden Antikörper in den beiden – auch weiteren – Serumproben geben Hinweise auf die vorliegende Ätiologie, wobei der Umfang des eingesetzten Antigenspektrums ebenso Grenzen setzt wie die Verfälschungen durch heterologe oder unspezifische Reaktionen. Der Nachweis einer Titerdynamik in gepaarten Serumproben ist aussagekräftiger als ein mehr oder minder hoher, aber konstanter Titer, weil dieser unabhängig von der vorliegenden Erkrankung Ausdruck einer schon zurückliegenden klinisch inapparent abgelaufenen Auseinandersetzung mit dem Erreger sein kann. Der Vollständigkeit halber sei darauf verwiesen, daß manche Laboratorien zusätzlich noch andere serologische Testmethoden (z. B. Gel-Diffusion, Immunfluoreszenzmikroskop-Techniken) einsetzen. Die KBR wird bevorzugt, weil komplementbindende Antikörper häufig nur kurze Zeit im Serum sind und ihr Vorhandensein in signifikanter Höhe immer die akute Infektion belegt. Hämagglutinationshemmende Antikörper haben bei den Togaviren A und B eine mehr gruppenspezifische, aber weniger typspezifische Aussagekraft. Sie treten vor den komplementbindenden und neutralisierenden Antikörpern auf und fallen schneller ab als letztere. Bei den Bunyaviridae sind die hämagglutinationshemmenden Antikörper mehr typ- als gruppenspezifisch. Der Neutralisationstest hat die höchste Spezifität, was deshalb wichtig ist, weil in tropischen Bereichen häufigere Auseinandersetzungen mit nichtenzephalitogenen Viren der einzelnen Erregergruppen bei typübergreifender Antikörperbildung sehr verwirrende Serostaten bedingen können. Die Durchführung des Neutralisationstests stellt an das virologische Laboratorium höchste Anforderungen, weil zahlreiche Viren vorrätig gehalten und ggf. auch ausgetestet werden müssen.

Therapie

Eine kausale (antivirale) Therapie gibt es nicht. Deshalb stehen symptomatische Maßnahmen und achtsame pflegerische Zuwendung bei jedem Fall von Arbovirusenzephalitis im Vordergrund. Hierzu gehören Bettruhe und die Verordnung analgetisch, sedierend oder antikonvulsiv wirkender Medikamente. Mit besonderer Aufmerksamkeit ist auf vital bedrohliche Krankheitszeichen zu achten (Hyperthermie, Hyperglykämie, Status epilepticus, respiratorische Insuffizienz, Aspiration, Zeichen der zunehmenden intrakraniellen Druckerhöhung, zunehmende Exsikkose usw.). Bezüglich ihres Managements muß auf die einschlägige Fachliteratur verwiesen werden.

Die Behandlung mit Corticosteroiden ist umstritten. Ihr routinemäßiger Einsatz ist nicht empfehlenswert. Eine kurzfristige Anwendung sollte auf solche Fälle begrenzt bleiben, wo alle anderen antiödematösen Maßnahmen versagt haben. Gammaglobuline oder Hyperimmunglobuline haben bei bereits ausgeprägter Organmanifestation keine Wirkung.

Prophylaxe

Zu den präventiven Maßnahmen gehören Vektorenverminderung, Expositionsprophylaxe und Immunisierung.

Insektizide Maßnahmen gegen Vektoren versprechen nur bei urbanen Herden in der unmittelbaren Nähe menschlicher Behausungen Aussicht auf Erfolg. Eine Bekämpfung von Vektoren im Dschungel oder auch in den sylvatischen Gebieten gemäßigten Klimas ist kaum erfolgversprechend, Ausnahmen gelten für gezielte Aktionen in menschenbevölkerten Tälern, Flußniederungen usw.

Die Expositionsprophylaxe umfaßt ein breites Spektrum von Ansätzen (Repellenzien, Schutzkleidung, Moskitonetz, Insektengitter, Verzicht auf Genuß ungekochter Milch, auf Kontakt zu Wildtieren oder mutmaßlich infizierten Weidetieren, auf Aufenthalt in Risikobereichen überhaupt usw.).

Eine Reihe von spezifischen Impfstoffen wurde gegen enzephalitogene Arboviren entwickelt (Eastern equine encephalitis, Western equine encephalitis, Venezuelan equine encephalitis, St.-Louis-Enzephalitis, japanische Enzephalitis, FSME, Colorado tick fever usw.). Die meisten befinden sich noch in der Erprobungsphase, andere, z. B. gegen FSME, sind in den jeweiligen Verbreitungsgebieten im Handel erhältlich. Dies gilt auch für Impfstoffe gegen japanische Enzephalitis, die in Deutschland zwar nicht zugelassen, über internationale Apotheken aber beschaffbar sind.

Ihre Anwendung ist in solchen Fällen nicht unproblematisch, bei denen Impfung bereits früher oder gerade Infizierter nicht ausgeschlossen werden kann, weil mit immunologischen Nebenwirkungen gerechnet werden muß.

Erkrankungen sowie Tod an Meningitis bzw. Enzephalitis sind in Deutschland nach dem Bundesseuchengesetz meldepflichtig. Dabei ist es unerheblich, ob die Ätiologie gesichert werden konnte.

Einzelne Arbovirusenzephalitiden

Alphaviridae (Togaviridae A)

Eastern equine encephalitis

Epidemiologie. Die Erkrankung tritt in sporadischer und begrenzt epidemischer Form in den Küstenstaaten Kanadas, der USA und Mexikos, in der Karibik, in den mittelamerikanischen Staaten und weiter südlich bis Argentinien und auch auf den Philippinen auf. Der Erreger wird durch Mückenstich übertragen. Eine Vielzahl von Vögeln scheint als Hauptwirte in Frage zu kommen. Epidemischen Häufungen beim Menschen gehen fast regelmäßig Epizootien bei Pferden voraus (Sommer, Herbst).

Krankheitsbild. Der Apparenzgrad klinischer Erscheinungen beim Infizierten ist mit ca. 5% vergleichsweise höher als bei vielen anderen Enzephalitisformen. Betroffen sind vor allem Kinder und ältere Erwachsene. Während bei letzteren nach einer Inkubationszeit von 5–15 Tagen ein Prodromalstadium mit Fieber, Hinfälligkeit, Kopfschmerzen und Übelkeit einsetzt, beginnt die Krankheit beim Kind sofort mit dem enzephalitischen Zustandsbild: hohes Fieber, Schläfrigkeit, Nackensteifigkeit, Erbrechen; psychische Auffälligkeiten können ebenso hinzutreten wie Krampfanfälle und fokal-neurologische Symptome. Die Bewußtseinslage kann sich innerhalb weniger Tage bis zum Koma verschlechtern, die Letalität liegt bei schwerkranken Kleinkindern bei über 50%. Im Liquor findet sich anfangs eine überwiegend granulozytäre Pleozytose bis zu 5000/3 Zellen, die erst in der 2. Krankheitswoche lymphomononukleär umgewandelt wird. Auch im peripheren Blut ist gewöhnlich eine granulozytäre Leukozytose zu beobachten. Während ältere Patienten den Infektionsablauf meist folgenlos überstehen, bleiben bei Kindern – speziell Kleinkindern – fast regelmäßig neurologische Defekte (intellektuelle Retardierung, Verhaltensstörungen, Krampfleiden, Lähmungen, Erblindung, Ertaubung) zurück.

Western equine encephalitis

Epidemiologie. Die Western equine encephalitis tritt überwiegend in den westlichen Staaten der USA, besonders dem pazifischen Küstenbereich, und analog zur Eastern equine encephalitis in den angrenzenden Gebieten Kanadas sowie Mittel- und Südamerikas auf. Die Naturherde beider Erreger überlappen sich. Infektionen beim Menschen sind nicht nur von den Naturherden, sondern auch von der Existenz des oder der spezifischen Vektoren (Mücken) abhängig, was erklärt, weshalb nicht in allen Naturherdgebieten auch mit Übertragungen auf den Menschen gerechnet werden muß. Die Übertragung auf den Menschen erfolgt überwiegend durch Mückenstiche, aber wohl auch durch Inhalation erregerhaltiger Aerosole. Wie bei der Eastern equine encephalitis sind Vögel die Hauptwirte, und Epizootien bei Pferden gehen Häufungen von Erkrankungen beim Menschen voraus. Die Western equine encephalitis ist häufiger als die Eastern equine encephalitis, sie betrifft vor allem Kinder und Jugendliche, besonders in den Monaten Mai bis September.

Krankheitsbild. Die Mehrheit aller Infektionen verläuft klinisch inapparent. Die Manifestationsrate beträgt bei Kindern etwa 1:50 und bei Erwachsenen etwa 1:1000, durchschnittlich ist mit einem enzephalitischen Verlauf auf 100 Infektionen zu rechnen. Etwa 30% aller Erkrankungen betreffen Kinder während des 1. Lebensjahres. Der eigentliche klinische Ablauf entspricht dem der Eastern equine encephalitis. Die Manifestationsschwere und die Folgeerscheinungen sind um so höher, je jünger der Erkrankte ist. Die primäre Letalität beträgt 3–5%. Postenzephalitische Defektsyndrome sind häufiger als bei der Eastern equine encephalitis. Erkrankungen im 1. Lebensjahr können in über 60% aller Fälle beobachtet werden. Das pyramidale und extrapyramidale System sowie das Kleinhirn können betroffen sein; es kann zu Anfallsleiden und Verhaltensstörungen kommen. Die Ausheilungsaussichten sind günstig. Mit zunehmendem Lebensalter werden Defektheilungen seltener, Erwachsene klagen über eine begrenzte Zeit über Nervosität, Zittrigkeit und rasche Erschöpfbarkeit.

Venezuelan equine encephalitis

Epidemiologie. Das natürliche Reservoir des Erregers sind Nagetiere, kleine Raubtiere, Kapuzineraffen, aber auch Vögel in den Waldgebieten Mittelamerikas und den angrenzenden Südstaaten der USA bzw. der nördlichen Länder Südamerikas. Wildtiere spielen aber als Infektionsquellen für den Menschen eine untergeordnete Rolle. Mücken übertragen den Erreger von ihnen auf Pferde, die während ihrer sehr intensiven virämischen Infektionsphase wiederum von Mücken gestochen innerhalb kurzer Zeit einen ganzen Pferdebestand infizieren können. Dieser dient vorübergehend als Erregerreservoir für Mücken, welche alternativ die im Biotop lebenden Menschen befallen. Infektionen durch Aerosole (Labor) oder durch Trinken von Milch infizierter Stuten sind beschrieben worden. Eine jahreszeitliche Bindung ist nicht erkennbar; wie auch bei den anderen equinen Enzephalitiden sind die unter 15- und über 50jährigen bevorzugt betroffen.

Der für den Menschen hochinfektiöse Erreger kommt in mehreren Subtypen vor (Everglades, Mucambo, Pixuna). Die einzelnen Subtypen konnten in der Vergangenheit für diverse Epidemien in Brasilien, Venezuela, Ecuador, Mexiko und Peru verantwortlich gemacht werden.

Krankheitsbild. Über die Apparenzwahrscheinlichkeit liegen keine zuverlässigen Angaben vor. Nach einer Inkubationszeit von 2–5 Tagen setzen akut Fieber sowie Kopf- und Muskelschmerzen ein. Halsschmerzen, Nausea und Diarrhöen können hinzutreten. Nach wenigen Tagen ist dieses dengueähnliche Zustandsbild bei über 90% aller Betroffenen abgeklungen. Bei einem kleineren Prozentsatz schließt sich eine meningoenzephalitische Organmanifestationsphase an, die außer durch die typischen Meningitissymptome durch Bewußtseinsstörungen, zerebrale Anfälle, Nystagmus, Tremor und Ataxie gekennzeichnet sein kann. Bei der überwiegenden Mehrheit solcher Verläufe kommt es innerhalb von 1 oder 2 Wochen zur kompletten Rückbildung. Todesfälle kommen bei Kleinkindern vor, die Gesamtletalität beträgt etwa 0,5%. Postenzephalitische Defekte von Bedeutung und Dauer sind selten.

Flaviviridae (Togaviridae B)

St.-Louis-Enzephalitis

Epidemiologie. Die St.-Louis-Enzephalitis ist die wichtigste Arbovirose in den USA, wo sie in zwei epidemischen Verbreitungsmustern (rurale und urbane Form) auftritt. Der Erreger kommt außerdem in Panama, Brasilien, Argentinien, Jamaika und Trinidad vor. Erkrankungsfälle außerhalb der USA wurden allerdings nur auf Jamaika beschrieben. Mücken verschiedener Spezies sind die Vektoren, das Reservoir ist bei wildlebenden Vögeln zu suchen. Die Mehrheit der Infektionen beim Menschen verläuft inapparent (1:50 bis 1:100); mit zunehmendem Alter steigt der Apparenzgrad an. Jahreszeitlich stehen die Monate Juli bis Oktober im Vordergrund.

Krankheitsbild. Nach einer Inkubationszeit von 4–21 Tagen setzt ein meist biphasisches Zustandsbild ein, dessen erste Phase sich in Fieber und katarrhalischen Erscheinungen äußert. Nach wenigen Tagen stellt sich ein 1- bis 3tägiges freies Intervall ein, dem dann die meningoenzephalitische Organphase folgt. Anhaltend hohes Fieber, Kopfschmerzen und Nackensteifigkeit sind charakteristische Symptome, zu denen sich Störungen des Bewußtseins, Krampfanfälle, Tremor, Lähmungen (z. B. N. abducens) und dysurische Beschwerden gesellen können. Bei peripherer Leukopenie findet sich im Liquor eine anfangs mehr granulozytäre, dann lymphozytäre Pleozytose, die nur selten 1000/3 erreicht. Das Liquoreiweiß ist leicht erhöht, die Liquorglucose bleibt im Normbereich. In den meisten Fällen bilden sich die Krankheitserscheinungen spontan zurück, die enzephalitischen Symptome können noch längere Zeit nach Entfieberung anhalten. Die Letalität ist mit 10−30% ungewöhnlich hoch (Tod am Ende der 1. Woche im Koma oder durch renales Versagen). Bei ca. 5% der Überlebenden ist mit Defektheilungen zu rechnen (Tremor, Gangstörungen, Sprachbehinderungen). Auf die Rekonvaleszenzzeit begrenzt finden sich Nervosität, leichte Ermüdbarkeit oder Reizbarkeit und Kopfschmerzen.

Japanische Enzephalitis

Epidemiologie. Die früher zur Abgrenzung von der Economo-Enzephalitis (Enzephalitis Typ A) auch als Enzephalitis Typ B bezeichnete japanische Enzephalitis kommt in Südost- und Ostasien, in der ehemaligen UdSSR und Indien vor. Die Krankheit tritt epidemisch und endemisch auf. Betroffen sind besonders Länder mit ausgedehnter Wasserlandwirtschaft (Reisplantagen), in denen der Vektor (Mücken) seine Brutstätten findet (Vietnam, Thailand). Das Erregerreservoir wird von Vögeln, Haustieren, Nagern und Menschen gebildet. Für die Menschen besteht eine Disposition für die frühe Kindheit und vom 50. Lebensjahr an. Die Apparenzrate liegt mit 1 : 200 bis 1 : 1000 sehr niedrig.

Krankheitsbild. Die japanische Enzephalitis gehört zusammen mit der Eastern equine encephalitis, Murray-Valley-Enzephalitis und der FSME (Osttyp) zu den schwer verlaufenden Enzephalitiden, die durch eine hohe Letalität bzw. ein hohes Maß von Defektheilungen und Folgeerscheinungen gekennzeichnet sind. Sie befällt alle Altersstufen mit einer Bevorzugung des frühen Kindes- und späteren Erwachsenenalters. Nach einer Inkubationszeit von 5−15 Tagen beginnt die Krankheit plötzlich ohne Prodromalerscheinungen mit Fieber, Kopfschmerzen, Erbrechen und Nackensteifigkeit. Individuell unterschiedlich kann sie als fieberhaftes Kopfschmerzsyndrom, als meningitisches Syndrom oder als Enzephalitis verlaufen. Im letzteren Fall ist innerhalb der ersten 3 Krankheitstage mit Verschlechterung zu rechnen. Unter weiterem Anstieg der Temperatur setzen Benommenheit, delirante Symptome und progrediente, bevorzugt extrapyramidale Ausfallerscheinungen ein. Auch finden sich Hirnnervenausfälle (III, VII), hirnorganische Anfälle und pseudobulbäre Symptome. Nach anfänglich granulozytärer stellt sich im Liquor eine lymphozytäre Pleozytose ein, die meist nur wenige 100/3 Zellen erreicht. Dem leicht erhöhten Protein steht ein normaler Glucosegehalt gegenüber. Im peripheren Blut werden mitunter erhebliche granulozytäre Leukozytosen beobachtet. Dynamik der Krankheitsentwicklung und Symptomatik ähneln in der Anfangsphase einem Intoxikationsbild. Bei schwerem Verlauf tritt der Tod schon am Ende der 1. Krankheitswoche an therapierefraktärer Hyperthermie ein (10%). Vom 7.−10. Tag nach Beginn setzt mit der Entfieberung die Rückbildungsphase ein; sie kann ebenso wie die anschließende Rekonvaleszenz (1−2 Monate) durch das Auftreten hirnorganischer Psychosen belastet sein. Bei etwa 25% aller Überlebenden sind Defektheilungen im psychischen oder/und neurologischen Bereich einzukalkulieren (Krampfneigung, Lähmungen, Ataxie, Intelligenz- und Verhaltensstörungen, Parkinson-Syndrom). Letale Ausgänge beruhen nicht nur auf der Hyperthermie, sondern auch auf einer Vielzahl von Komplikationen. Bei von Anfang an voll ausgebildetem enzephalitischen Verlauf muß die durchschnittliche Letalität auf ca. 30% eingestuft werden.

Murray-Valley-Enzephalitis

Epidemiologie. Die Krankheit tritt epidemisch − seltener sporadisch − in östlichen Bereichen Australiens und in Neuguinea auf. Der Erreger wird durch Mücken übertragen; das Reservoir sind wildlebende Vögel, auch Pferde und Hunde kommen in Betracht. Betroffen sind vor allem Kinder. Der durchschnittliche Apparenzgrad über alle Altersstufen liegt bei 1‰.

Krankheitsbild. Schwere Verlaufsbilder sind vergleichsweise selten, die Mehrheit aller Infektionsabläufe ist subklinisch. Nach einer Inkubationszeit von 1−3 Wochen setzen Fieber, Kopfschmerzen und Erbrechen ein. Neben enzephalitischen Symptomen (Bewußtseinsstörungen, Krampfanfälle, Kleinhirnausfälle) ist mit myelitischen (Vorderhorn) Beteiligungen zu rechnen. Der Liquor zeigt eine lymphozytäre Pleozytose zwischen 100/3 und 500/3 Zellen, bei unverändertem Glucose- und leicht erhöhtem Proteingehalt. Im peripheren Blutbild können granulozytäre Leukozytosen beobachtet werden. Die Letalität ist insgesamt gering, kann aber bei schwerem Verlauf bei Kleinstkindern über 50% betragen. Defektheilungen kommen vor.

Frühsommer-Meningoenzephalitis (FSME)

Frühsommer-Meningoenzephalitis ist die deutsche Bezeichnung für eine Krankheitseinheit, die weltweit auch unter anderen Namen bekannt ist: Tick-borne encephalitis (zentral- oder mitteleuropäische), Zeckenenzephalitis, russische Frühsommerenzephalitis, Taiga-Enzephalitis, Osttyp-/Westtyp-Zeckenenzephalitis, biphasisches Milchfieber usw.

Epidemiologie. Der Erreger (zwei Serotypen) hat seinen Standort bei Säugetieren, aber auch Vögeln in Zentraleuropa, der ehemaligen UdSSR, China und sporadisch in Japan. Zecken (Ixodes ricinus − sog. westlicher Subtyp, Ixodes persulcatus − sog. östlicher Subtyp, aber auch andere Spezies), die sich an diesen Tieren durch Biß infizieren, sind die Vektoren für

Infektionen des Menschen. Bei den Zecken wird der Erreger transstadial und schließlich transovarial weitergegeben, so daß auch hierdurch über die Generationen hinweg die Arterhaltung gewährleistet ist. Die Infektion des Menschen resultiert aber nicht nur aus Zeckenbissen, sondern auch aus der oralen Zufuhr unpasteurisierter Milch von Rind, Ziege, Schaf, die während derer virämischer Generalisationsphase gewonnen wird. Auch die aerogene Erregerübertragung ist durch Einzelbeobachtungen (Laborinfektionen, Schlachthofinfektionen) gesichert worden.

Das Vorkommen virusinfizierter Zecken konzentriert sich in sylvatischen Naturherden, in deren Umfeld dann auch mit einer weit überdurchschnittlichen Seroprävalenz und Erkrankungsinzidenz bei der Bevölkerung zu rechnen ist. Betroffen durch Zeckenbisse sind bei den Erwachsenen spezielle Berufsgruppen aus dem Landwirtschafts- und Forstbereich, während sich Milchinfektionen bei Kindern häufen. Jahreszeitliche Häufungen („Frühsommer") gehen einerseits der Zeckenaktivität parallel, wie sie andererseits auch durch den witterungsabhängigen Aufenthalt und die leichte Bekleidung der Menschen in den Biotopen (Misch- und Nadelwälder, Weiden, Buschwerk) bestimmt werden.

Krankheitsbild. Die überwiegende Mehrheit aller Infektionen verläuft klinisch inapparent oder abortiv. Apparente Verläufe enden zu etwa 90% mit der Generalisationsphase. Kommt es zur Ausprägung der zweiten (Organmanifestations-)Phase, ist dieser nur bei jedem zweiten Fall eine erste febrile Prodromalphase vorangegangen. Zwischen beiden Phasen kann ein freies Intervall von wenigen Tagen bis zu 2 Wochen liegen. Besonders der Westtyp ist durch einen biphasischen Verlauf gekennzeichnet.

Die Prodromalerscheinungen sind wie immer unspezifisch (Fieber, Kopfschmerzen, Inappetenz, gastrointestinale Störungen); sie können 2–7 Tage anhalten.

Klinisch werden überwiegend meningitische, meningoenzephalitische und meningomyelitische Verlaufsformen unterschieden. Die *meningitische Form* (10–25%) zeigt den typischen Ablauf einer unkomplizierten serösen Meningitis mit Kopfschmerzen, meningealen Reizerscheinungen und lymphozytärer Pleozytose. Das subjektive Beschwerdebild klingt innerhalb von 1–2 Wochen ab. Die Pleozytose (durchschnittlich unter 1000/3 Zellen, ausnahmsweise auch 10 000–15 000/3) kann – allmählich abnehmend – über Wochen bestehen.

Das *meningoenzephalitische Krankheitsbild* (50–75%) ist außer durch die meningitischen Symptome durch die enzephalitische Betroffenheit (Rinde, Kerne, Kleinhirn) charakterisiert. Diese äußert sich in den verschiedenen Graden der Bewußtseinsstörung bis zum Koma, deliranter Verkennung der Umgebung und neurologischen Herdzeichen, in welche die Hirnnerven bevorzugt einbezogen sind. Auch flüchtige periphermotorische Störungen können auftreten. Ist das extrapyramidale System bzw. das Kleinhirn einbezogen, so ist das an Tremor, Hyperkinese der Gesichtsmuskulatur und Bradykinese abzulesen. Stauungspapillen können ebenso auftreten wie seltene zerebrale Anfälle. Die Krankheit verläuft über 1–3 Wochen und heilt bei den meisten Fällen folgenlos aus. Die Letalität liegt bei etwa 2%.

Der *meningomyelitische Verlaufstyp* (5–10%) hat Ähnlichkeiten mit der Poliomyelitis. Neben der Meningitis kommt es hier zu einer Vorderhornschädigung, die sich in typischen schlaffen Paresen (Schultergürtel, Nacken, Arme) äußert. Wie bei der Poliomyelitis können die Paresen plötzlich vorhanden sein, können sich aber auch über Tage hinweg langsam verdeutlichen. Bulbäre Störungen kommen vor. Die Letalität kann 20% erreichen.

Spätfolgen der einzelnen Verlaufstypen sind besonders bei der enzephalitischen und myelitischen Form zu beobachten. Teilweise handelt es sich um Defektheilungen, teilweise aber auch um chronisch progrediente enzephalitische Zustandsbilder. Die klinische Symptomatik ist nach Infektion mit dem östlichen Subtyp wesentlich schwerwiegender, die Letalität entsprechend höher. Die Rekonvaleszenz dauert lang, die Häufigkeit der Residual- und Folgeerscheinungen (z. B. Epilepsia partialis continua, Parkinson-Syndrom) ist in Prozentsätzen zu messen.

Louping ill

Epidemiologie. Humane Infektionen mit den bei Schafen, Haus- und Nagetieren, aber auch Schneegänsen auf den Britischen Inseln heimischen und durch Zecken übertragbaren Erregern sind selten. Betroffen sind vor allem Schäfer, Schlachter, Laborpersonal.

Krankheitsbild. Der Ablauf ist biphasisch und dem der FSME (Westtyp) sehr ähnlich. Bewußtseinstrübungen unterschiedlichen Grades, Hirnnervenausfälle, Krampfanfälle und Kleinhirnsymptome sind beschrieben worden. Im Liquor entwickelt sich eine lymphozytäre Pleozytose bis 500/3 Zellen. Eiweiß- und Zuckergehalt sind zumeist unverändert. Letale Ausgänge oder Defektheilungen sind nur als seltene Einzelkasuistiken bekannt geworden.

Powassan-Enzephalitis

Epidemiologie. Das natürliche Erregerreservoir sind Eichhörnchen, Stachelschweine und Murmeltiere in Kanada und den Nordstaaten der USA. Die Übertragung auf den Menschen erfolgt durch Zeckenbisse, was bisher aber vergleichsweise nur selten geschehen zu sein scheint.

Krankheitsbild. Die in Einzelfällen beschriebenen klinischen Abläufe betreffen meist meningoenzephalitische Zustandsbilder, die mit Bewußtseinsstörungen und Lähmungserscheinungen einhergegangen sind. Wegen der Seltenheit der Erkrankung beim Menschen lassen sich keine Kardinalsymptome erkennen.

West-Nile-Virus-Enzephalitis

Epidemiologie. Der durch Mücken auf den Menschen übertragbare Erreger hat seinen natürlichen Standort bei wildlebenden Vögeln in Afrika, Asien, Südeuropa und dem Mittleren Osten. Die Infektion betrifft hauptsächlich das Kindesalter und verläuft überwiegend inapparent. Seroprävalenzraten von 40–70% oder höher wurden bei Einwohnern Unterägyptens oder des Sudans nachgewiesen.

Krankheitsbild. Die Mehrheit aller apparenten Infektionen verläuft unter dem Bilde extrazerebraler Manifestationen (gastroenteral, respiratorisch, exanthematisch). Meningoenzephalitische Syndrome mit lymphozytärer Pleozytose um 500/3–1000/3 bei Proteinerhöhung, peripherer Leukopenie und relativer Lymphozytose sowie BSG-Erhöhung sind als selten zu bezeichnen.

Ilhéus-Virus-Enzephalitis

Der Erreger kommt bei freilebenden Säugern und Vögeln in Mittel- und Südamerika vor und wird durch Mückenstiche auf den Menschen übertragen. Bisher wurden nur sporadische Erkrankungsfälle an seröser Meningoenzephalitis beschrieben, bei denen die Ätiologie zuverlässig gesichert werden konnte.

Langat-Virus-Enzephalitis

Von in Malaysia lebenden Waldratten kann der Erreger über Zecken auf den Menschen übertragen werden und bei diesen ein meningoenzephalitisches Syndrom hervorrufen. Bisher wurden nur einige wenige Fälle bekannt.

Bunyavirus

Der Genus Bunyavirus gehört zusammen mit den Phleboviridae zur Familie der Bunyaviridae. Die enzephalitogenen Hauptvertreter des Bunyavirusstammes werden durch die California-Enzephalitis-Gruppe repräsentiert.

California-Enzephalitis-Gruppe

Epidemiologie. Der klinisch wichtigste Vertreter ist das LaCrosse-Virus, das im Mittleren Westen und an der Ostküste der USA als zweithäufigster Verursacher von viralen ZNS-Infektionen einzustufen ist. Der Erreger wird von Eichhörnchen durch Mücken auf den Menschen übertragen. Von der Infektion betroffen sind vor allem Jugendliche zwischen 4 und 14 Jahren während der Sommer- und Herbstmonate.

Krankheitsbild. Es werden rein meningitische und enzephalitische Verlaufsbilder beschrieben. Letztere beginnen akut mit Fieber, Kopfschmerzen und Erbrechen, denen innerhalb weniger Tage Bewußtseinsstörungen und hirnorganische Anfälle (50–60%) sowie fokalneurologische Ausfälle folgen können. Bei peripherer Leukozytose findet sich im Liquor eine lymphozytäre Pleozytose, die gewöhnlich nur wenige 100/3 Zellen beträgt. Bei leicht erhöhtem Proteinspiegel bleibt die Glucosekonzentration im Liquor im Normbereich. Die Spontanheilung setzt am Ende der 1. Krankheitswoche ein, die meisten Fälle sind nach 2 Wochen bereits beschwerdefrei. Die Letalität ist gering, Defektheilungen finden sich bei weniger als 15% und äußern sich überwiegend in Verhaltensstörungen.

Tahyňa-Virus-Enzephalitis

Epidemiologie. Virusisolierungen und Antikörperstudien beim Menschen belegen, daß das Tahyňa-Virus in Europa weit verbreitet ist. Es wird durch Mücken übertragen, als Reservoire sind Kaninchen und Hasen anzusehen. Bei Screeninguntersuchungen fanden sich Seroprävalenzen, die zwischen 5% bei der Landbevölkerung und über 40% bei Bewohnern der Niederungen der großen Flüsse (Mückenbrutstätten) schwankten. Dieser hohen Prävalenz ist zu entnehmen, daß die Mehrheit aller Infektionen klinisch inapparent verlaufen muß.

Krankheitsbild. Erkrankungsfälle wurden überwiegend bei Kindern beobachtet. Sie äußerten sich in Kopf- und Gliederschmerzen, Pharyngitis, Gastroenteritis und in unkomplizierten meningoenzephalitischen Verläufen.

Orbiviridae

Colorado tick fever

Epidemiologie. Die Erkrankung kommt in den USA (Colorado, Idaho, Wyoming, Montana, Utah) endemisch vor. Der bei Nagetieren ständige Erreger wird durch Zeckenbisse auf Menschen übertragen. Das Colorado tick fever ist etwa 20mal häufiger als das mit einer Leukozytose einhergehende Rocky Mountain spotted fever (Rickettsiosen S. 322).

Krankheitsbild. Nach kurzer Inkubationszeit (3–6 Tage) beginnt ein dengueähnliches Krankheitsbild, das durch Fieber, Kopf-, Muskel- und Retroorbitalschmerzen ausgezeichnet ist. Gleichzeitig können sich abdominale Schmerzen, Tachykardie und ein generalisiertes makulopapulöses Exanthem einstellen. Alle Erscheinungen bilden sich innerhalb von 2–3 Tagen zurück, und nach einer asymptomatischen Phase von ebenfalls 2–3 Tagen kann die zweite Phase einsetzen, die durch Fieber und seltener – dann bei Kindern – durch eine meningoenzephalitische Symptomatik geprägt sein kann. Gegebenenfalls sind eine auffällige Leukopenie (2000–3000/mm^3) sowie eine Thrombozytopenie zu beobachten. Der zweiten Phase können weitere Fieberphasen folgen, die Prognose insgesamt ist aber als günstig einzuordnen.

Literatur

Ackermann, R.: Von Arthropoden übertragene Viruskrankheiten. In Hornbostel, H., W. Kaufmann, W. Siegenthaler: Innere Medizin in Praxis und Klinik, Bd. III, 4. Aufl. Thieme, Stuttgart 1991 (S. 13.249–13.254)

Blaskovic, D.: Toga- und Bunyavirus-Infektionen. In Brüschke, G.: Handbuch der Inneren Erkrankungen, Bd. V. Fischer, Stuttgart 1983 (S. 474–493)

Christie, A. B., Infectious Diseases, Vol. II, 4th ed. Churchill Livingstone, Edinburgh 1987

Davis, L. E.: Acute viral meningitis and encephalitis. In Kennedy, P. G. E., R. T. Johnson: Infections of the Nervous System. Butterworth, London 1987 (pp. 156–176)

Dayan, A. D.: Encephalitis and other nervous disorders in the tropics. In Spencer, H., A. D. Dayan et al.: Tropical Pathology. Springer, Berlin 1973 (pp. 255–270)

Downs, W. G.: Arboviruses. In Evans, A. S.: Viral Infections of Humans. Wiley, New York 1976

Ho, M.: Acute viral encephalitis. In Vinken, P. J., G. W. Bruyn: Handbook of Clinical Neurology, Vol. 34. North-Holland, Amsterdam 1978 (pp. 63–82)

Johnson, R. T.: Viral Infections of the Nervous system. Raven Press, New York 1982

Sanford, J. P.: Arbovirus infections. In Wilson, J. D., E. Braunwald, K. J. Isselbacher, R. G. Petersdorf, J. B. Martin, A. S. Fauci, R. K. Root: Principles of Internal Medicine, 12th ed. McGraw-Hill, New York 1991 (pp. 725–739)

Scheid, W.: Lehrbuch der Neurologie, 5. Aufl. Thieme, Stuttgart 1983

Schorre, W.: Die Infektionskrankheiten des Nervensystems. Urban & Schwarzenberg, München 1979

Stochdorph, O.: Morphologie der Virus-Encephalitiden. Verh. dtsch. Ges. Pathol. 65 (1981) 177–180

32 Tollwut

O. Thraenhart und I. Marcus

Definition

Die Tollwut ist eine Virusinfektion. Sie ist von Tier zu Tier gleicher oder unterschiedlicher Spezies und auch auf den Menschen übertragbar. Sie tritt in allen Klimazonen auf. Nach Beginn der klinisch manifesten Erkrankung ist der Ausgang beim Menschen immer letal, wenngleich sich in der Literatur vereinzelte Hinweise auf ein Überleben finden.

Epidemiologie

Die Tollwut, eine der am längsten bekannten Infektionskrankheiten, wird bereits im Eshuma Codex, 2300 v. Chr., erwähnt. Daß der Biß eines tollwütigen Hundes zur Tollwuterkrankung des Menschen führte, war schon Celsus, 100 v. Chr., bekannt. Er beschrieb auch als erster die Hydrophobie als Leitsymptom der Tollwut und empfahl das Ausbrennen und Aussaugen der Wunde. Auch heute noch sollte die Wundbehandlung die erste postexpositionelle Maßnahme nach dem Biß sein, die noch vor der Impfung eingeleitet werden kann.

Erreger

Erreger der Tollwut ist das Tollwut- oder Rabiesvirus, das zu der mehr als 75 andere Virusarten umfassenden Rhabdovirusgruppe gehört, die bei Warmblütern, Wirbeltieren, Wirbellosen und Pflanzen vorkommen. Die Rhabdovirusgruppe gehört zu den RNA-Viren mit geschoßförmiger Morphologie. Das Virus ist umhüllt und deshalb außerordentlich empfindlich gegenüber chemischen und physikalischen Noxen.

Die vorläufige Klassifizierung der Lyssaviren, das sind das Tollwutvirus und die „rabies-like" Viren, sind in Tab. 32.1 wiedergegeben. Von den fünf Virustypen ist der Serotyp 1 der Erreger der Tollwut im engeren Sinne, der weltweit verbreitet ist. Gegen den Typ 1 wird mit den modernen Zellkulturimpfstoffen eine sichere Immunität erzielt. Diese Vakzinen schützen auch gegenüber dem Erreger der europäischen Fledermaustollwut. Ein Schutz gegenüber den Typen 2–4, den „rabies-like" Viren, ist jedoch nicht erwiesen.

Das Tollwutvirus enthält 2–3% RNA, 15–25% Lipide und Carbohydrate und 5 Proteine. Das wichtigste Protein ist das Protein G oder Glykoprotein. Dieses Protein führt zur Bildung neutralisierender Antikörper, die als Parameter für den Immunitätsschutz dienen und bei Risikopersonen routinemäßig überprüft werden. Von besonderer Wichtigkeit ist ebenfalls das Nukleokapsidprotein, das offensichtlich für die Induzierung der langandauernden zellulären Immunität verantwortlich ist. Das Tollwutvirus wird im Zytoplasma der infizierten Zellen synthetisiert und durch einen Knospungsprozeß (Budding) durch die Zellmembran geschleust, wobei keine Zellveränderung nachgewiesen werden kann.

Geographische Verbreitung

Die folgenden Länder hatten 1991 keine Tollwutfälle: Australien, Bermuda, die meisten karibischen Inseln (mit Ausnahme von Kuba, Grenada, Haiti, Puerto Rico, Trinidad, Dominikanische Republik), Gibraltar, Großbritannien, Island, Irland, Japan, Malta, Neuseeland, Norwegen (mit Ausnahme der Salband-Inseln), die pazifischen Inseln, Papua-Neuguinea, Portugal und Schweden. In Europa ist die Tollwut z. Z. aufgrund der intensiven oralen Immunisierung der Füchse im Rückzug begriffen.

Tabelle 32.1 Vorläufige Klassifizierung der Lyssaviren (WHO Expert Committee on Rabies 1991) und Impfschutz nach Tollwutimpfung mit derzeit zugelassenen Gewebekulturimpfstoffen

Serotyp	Name	Prototyp Virusstämme	Verbreitung	Immunschutz nach Tollwutimpfung
1	Tollwut (Rabies)	Challenge Virus Standard (CVS)	weltweit	ja
2	Lagos	Lagos bat	Afrika	nein
3	Mokola	Mokola	Afrika	nein
4	Duvenhage	Duvenhage	Afrika	nein
*	europäische Fledermaustollwut	European bat lyssavirus (EBL)	Nordeuropa	ja

* Noch keine Zuordnung zu einem Serotyp.

In Europa und Nordamerika kommen als Hauptüberträger der Tollwut Wildtiere in Betracht (ca. 77%). Aber nur 3–5 Tollwutfälle beim Menschen werden auf 10 000 Tollwutfälle beim Tier beobachtet. In Europa ist der Hauptüberträger der Fuchs. In Nordamerika erfolgt die Übertragung der Tollwut durch blutsaugende Fledermäuse, Stinktiere und Füchse.

Die europäische Fledermaustollwut, die 1985 zum ersten Mal in Skandinavien, insbesondere in Dänemark, auftrat und sich dann in Schleswig-Holstein, Niedersachsen und Holland ausbreitete, kam 1988 nahezu zum Erliegen. 1990 wurden lediglich einzelne sporadische Fälle in Europa beobachtet. Die Gründe hierfür sind völlig unklar.

Überträger

Die arktische Tollwut ist definiert als eine Krankheit der wildlebenden Fleischfresser; dazu gehören der arktische Fuchs, der Haushund und andere Spezies, die durch Typ 1 des Lyssavirus in der arktischen und subarktischen Region der nördlichen Hemisphäre infiziert werden. Der arktische Fuchs ist Überträger der Tollwut in Alaska, Kanada, Grönland, Nordrußland und Finnland. Seine Verbreitung entspricht einem Gebiet, das entsteht, wenn man einen Zirkel am Nordpol ansetzt und um die Südspitze Grönlands fährt.

Die Massenimpfungen von Hundepopulationen haben zum Rückgang der Tollwutendemie beim Hund in Nordamerika und Europa geführt. Um diese Situation aufrechtzuerhalten, ist die ständige Impfung der gesamten Hundepopulation erforderlich. Die Impfung von Katzen ist ebenfalls empfehlenswert. In den Ländern der dritten Welt ist bislang die Massenimpfung von Hunden nicht erfolgt. Zur Zeit wird erprobt, ob eine Oralvakzination beim Hund ähnlich positive Erfolge wie bei der Bekämpfung der Fuchstollwut zeitigt.

Nach wie vor sterben in den Tropen pro Jahr ca. 50 000 Menschen an der Tollwut. In diesen Ländern mit endemischer Tollwut leben ca. 2,4 Milliarden Menschen. Die größte Gefahr für den Menschen stellt dort nach wie vor der tollwutinfizierte Hund dar. In Lateinamerika, Afrika und Asien ist in 70–90% der Tollwutfälle beim Menschen der Hund der Überträger der Tollwut. In Europa ist der Hund nur noch in der Türkei der Hauptüberträger (60,5%). Pro Jahr sterben dort 20–30 Menschen pro tausend Tollwutfälle beim Tier.

Neben dem Hund überträgt vorwiegend der Schakal die Tollwut in Afrika und im Mittleren Osten, den Golfstaaten und dem indischen Subkontinent.

Menschliche Tollwutfälle kommen nach Übertragung durch blutsaugende Fledermäuse in Südamerika immer dann vor, wenn sich in einem Gebiet Umweltänderungen wie z. B. beim Straßenbau, durch Industriebauten oder Kriege ergeben; also dann, wenn der Mensch in Gebiete eindringt, in denen er vorher nicht präsent war. Primär werden jedoch Haustiere von den blutsaugenden Fledermäusen angefallen. Soweit bis jetzt bekannt ist, schützen potente Gewebekulturvakzinen für den veterinär- bzw. humanmedizinischen Bereich auch gegenüber dem durch blutsaugende Fledermäuse übertragenden Tollwutvirus.

Die WHO weist auf Veränderungen der Tollwutepidemiologie seit 1990 hin. So beginnt die Tollwut bei Füchsen in Oman und den Arabischen Emiraten zu einem Gesundheitsproblem zu werden. Bislang starb aber nur ein Schuljunge nach dem Biß eines Fuchses. In Peru und Brasilien wurden mehrere Tollwutanfälle beim Menschen nach Biß blutsaugender Fledermäuse beobachtet. In Südamerika konnte vor allem in den Städten durch Massenimpfungen der Hunde die Tollwut zurückgedrängt werden. In letzter Zeit werden vermehrt Tollwutanfälle beim Menschen nach Hundebiß von den Philippinen und von Sansibar gemeldet.

Pathogenese

Die Pathogenese der Tollwutvirusinfektion läßt sich unterteilen in die frühe Phase der Infektion während der Inkubationszeit, den zentripetalen Virustransport zum zentralen Nervensystem, die Tollwutinfektion des zentralen Nervensystems selber und schließlich die zentrifugale Dissemination des Virus zu extraneuralem und nichtneuralem Gewebe.

Die Inkubationszeit der Tollwut ist außerordentlich variabel. Eine Anzahl von Faktoren wie die Art der Exposition, die Lokalisation des Bisses oder die Kontamination von Wunden und Schleimhaut, die aufgenommene Virusmenge und der Virusstamm spielen hierbei eine Rolle. Extrem lange Inkubationszeiten, wie sie insbesondere auch bei Tieren beobachtet worden sind, lassen sich bislang jedoch nicht erklären. Grundsätzlich gilt, daß die Inkubationszeit um so kürzer ist, je näher die Infektionsstelle zum zentralen Nervensystem hin liegt und je größer die aufgenommene Virusmenge ist.

Die Übertragung erfolgt durch Bißverletzung, wobei nadelstichförmige Verletzungen, wie z. B. nach Katzenbissen, das Virus tief in das Muskelgewebe einbringen. Infektiöser Speichel kann ebenfalls in offene Wunden gelangen oder über die Schleimhaut zur Infektion führen. Wenn der Mensch Höhlen mit blutsaugenden Fledermäusen betritt, kann er das Virus über die Nasenschleimhaut aufnehmen. Infektiös sind insbesondere der Speichel eines infizierten Tieres sowie das Nervensystem; infektiös kann aber u. a. auch extraneurales Gewebe, wie z. B. die Kornea, sein.

Über den Mechanismus nach Eintritt des Virus in den Körper und das Geschehen vor dem Eintritt in das neurale Gewebe ist bislang wenig bekannt. Das Virus gelangt vermutlich über freiliegende Nervenendigungen in der Muskulatur, wie neuromuskuläre und neurotendinale Spindeln, motorische Endplatten oder sensorische Nervenendigungen, in das periphere Nervensystem. Zentripetal kommt das Virus oder Virusnukleokapsid zum Rückenmark und schließlich zum

Gehirn im Axoplasma peripherer Nerven. Die Infektion der neuralen Zellkörper der dorsalen Wurzelganglien des Rückenmarks geht mit erheblicher Virusreplikation einher. Vom Rückenmark gelangt das Virus in kurzer Zeit zum Gehirn. Durch weitere Virusvermehrung kommt es zur Infektion nahezu aller Neuronen im Gehirn. Das Virus wird in die umgebenden Geweberäume freigesetzt und von empfänglichen Zellen oder durch direkte Zell-zu-Zell-Transmission weiterverbreitet.

Schließlich breitet sich das Virus zentrifugal vom Gehirn in die Peripherie in extraneurales und nichtneurales Gewebe aus, und zwar ebenfalls über die axoplasmatische Route. Die am schwersten befallenen Gewebe sind die Endorgane im oralen und nasalen Bereich. Der Befall der Speicheldrüsen ist für die Weiterverbreitung des Virus von außerordentlicher Bedeutung. Gleichzeitig mit der Virusvermehrung in der Speicheldrüse kommt es häufig zur Erregung der zentralen Areale im Gehirn, die für Aggressionen verantwortlich sind. Nahezu alle Viren in der Speicheldrüse werden in den schleimbildenden Zellen vermehrt und direkt in den Speichel abgegeben. Das Virus kann ebenfalls über die Nervenendigungen in der Nasen-, Mund- und Rachenhöhle oder der Zunge sowie den sensorischen Endorganen in Mund und Nase, weichen Gaumen und Oropharynx gelangen.

Krankheitsbild

Die Klinik der Tollwut beim Menschen kann in fünf Stadien eingeteilt werden: Inkubationsperiode, Prodromalstadium, akute neurologische Phase, Koma und Tod. In Tab. 32.2 sind die möglichen Krankheitserscheinungen der Tollwutvirusinfektion beim Menschen zusammengestellt, wobei nicht alle Symptome bei ein und demselben Tollwutfall auftreten müssen.

Die Inkubationszeit bei Tollwut beträgt in der überwiegenden Anzahl der Fälle zwischen 15 Tagen und weniger als 1 Jahr. 14% der Fälle haben aber Inkubationszeiten von mehr als 90 Tagen. Bei langen Inkubationszeiten kann häufig eine zweite Exposition nicht ausgeschlossen werden. Bißverletzungen im Bereich des Kopfes (34–38 Tage) führen zu einer kürzeren Inkubationszeit als Bißverletzungen im Bereich der Extremitäten (46–78 Tage). Sie ist bei Kindern kürzer als bei Erwachsenen.

Während der Inkubationszeit sind die Personen gewöhnlich vollkommen gesund, wenn man einmal von den Symptomen seitens der lokalen Wundheilung absieht. Die ersten klinischen Symptome der Tollwut sind sehr unspezifisch. Hinweise geben lediglich Schmerzen an der Bißstelle.

Die akute neurologische Phase kann unter Umständen durch ein psychiatrisches Krankheitsbild geprägt sein, wodurch die klinische Diagnose zunächst unklar bleibt. Zwischen den Episoden der verschiedenen Symptome (Tab. 32.2) ist der Patient normalerweise relativ klar und kooperativ, wenngleich häufig ängstlich. Bei mehr als der Hälfte der Fälle kommt es als Folge von Versuchen, Flüssigkeit aufzunehmen, zu schweren, schmerzhaften Spasmen des Pharynx und Larynx, so daß im Anschluß eine Hydrophobie entwickelt wird. Psychische Reaktionen beim Anblick von Wasser oder anderen Flüssigkeiten führen ebenfalls zu pharyngealen Spasmen. Hypersalivation und Hyperventilation, herdförmige oder generalisierte Konvulsionen werden beobachtet. Sofern der Patient nicht plötzlich stirbt, kommt es zu einer fortschreiten-

Tabelle 32.2 Mögliche klinische Symptome der Tollwutinfektion beim Menschen

Klinischer Status	Inkubation	Prodromalstadium	Akute neurologische Phase	Koma	Tod
Dauer (Tage)*	18–60	2–10	2–7	0–14	0 (bei intensivmedizinischer Behandlung bis Monate verzögert)
Klinische Symptomatik	keine	erste Symptome	erste neurologische Symptome	Beginn des Komas	
		– Fieber – Anorexie – Übelkeit – Erbrechen – Unwohlsein – Lethargie – Schmerzen oder Parästhesien an der Bißstelle – Angstzustände – Depression – Erregung	– Hyperventilation – Hypoxie – Aphasie – Parese – Paralyse – Hydrophobie – pharyngealer Spasmus – Konfusion – Delirium – Halluzinationen – ausgeprägte Hyperaktivität	– Hypophysendysfunktion – Hypoventilation – kardiale Arrhythmie – Herzstillstand	– Pneumothorax – intravaskuläre Thrombose – sekundäre Infektion – Atemstillstand

* Durchschnittswerte.

den Paralyse. In 5–20% der Fälle beherrschen die paralytischen Symptome das gesamte klinische Bild. Die Paralyse kann diffus oder symmetrisch sein, maximal in der gebissenen Extremität.

Während der akuten neurologischen Phase entwickeln sich Konfusion und Desorientierung, die schließlich in ein Koma übergehen. Die Periode des Komas kann Stunden oder Monate dauern. Die Länge der Zeit hängt auch von der intensivmedizinischen Behandlung ab.

Während der komatösen Phase können sich eine Reihe von tödlichen Komplikationen entwickeln. Der Tod ist dann gewöhnlich das direkte Resultat einer dieser Komplikationen. Zu diesen Komplikationen gehören zerebrales Ödem, interner Hydrozephalus, Diabetes insipidus; von seiten des Respirationstraktes Hypoxie, Atmungsstillstand, bakterielle Pneumonie und Pneumothorax; von seiten des Herzens kardiale Arrhythmie, Herzstillstand; ferner sekundäre bakterielle Infektionen, Hypotonie, arterielle oder venöse Thrombose und gastrointestinale Blutung.

Diagnostik

Die klinische Diagnose bereitet in der überwiegenden Zahl der Fälle, insbesondere zu Beginn der Erkrankung, außerordentliche Schwierigkeiten. Tab. 32.2 zeigt, daß die Symptome nicht tollwutspezifisch sind. Deshalb kommt der Aufnahme der Anamnese eine ganz besondere Bedeutung zu: Aufenthalt in Gebieten mit endemischer Tollwut, Kontakt mit einem oder mehreren Tieren, Bißverletzungen auch leichter Art, Angaben von leichtem Schmerz, Parästhesien oder einem nicht genau beschreibbaren Gefühl an der Bißstelle sind besonders zu beachten. Im weiteren Verlauf sind Hypersalivation, Schlundkrämpfe in Verbindung mit der Aufnahme von Flüssigkeiten, Schwierigkeiten beim Schlucken, Konfusionen, Delirium oder Halluzinationen mit zwischenzeitlich klaren Zeiträumen, in denen der Patient kooperativ ist, pathognomonische Zeichen.

Zur Abklärung ist evtl. die Einschaltung einer Tollwutberatungsstelle empfehlenswert.

Häufiger als mit der Frage eines Tollwutkrankheitsbildes wird der Kliniker mit der Frage konfrontiert werden, ob eine Exposition mit dem Tollwutvirus vorliegt und somit eine Entscheidung zur postexpositionellen Behandlung erforderlich ist. In diesen Fällen kommt der Patient mit einer Bißanamnese oder dem Bericht eines Kontaktes mit einem Tier zum Arzt.

Die Antwort auf die Frage, ob eine Tollwutexposition vorliegt, hängt laut Expertenkomitee der WHO (1991) im wesentlichen von folgenden Faktoren ab:

– Welcher Art war der Kontakt?
– Gibt es Tollwut in dem Gebiet, wo die Exposition stattfand oder woher das Tier, zu dem Kontakt bestand, stammte (Tollwutsperrbezirk)?
– Welcher Spezies gehört das Tier an?
– Wie ist der klinische Status des verdächtigen Tieres (nur Hund und Katzen) und ist es für eine Beobachtung verfügbar?
– Sind Ergebnisse von Laboruntersuchungen verfügbar oder zu erwarten?
– Ist das Tier unter Aufsicht und der Impfstatus nachprüfbar?

Wenn ein Tier, zu dem Kontakt bestand, ein anerkannter Vektor für Tollwut (insbesondere Hund, Katze, Fuchs, evtl. Rind, Fledermaus) in einem Gebiet ist, wo die Exposition erfolgte, und wenn eine Exposition der Kategorie II oder III vorlag (Tab. 32.3), sollte unverzüglich mit der Behandlung begonnen werden, ohne auf Laborergebnisse zu warten.

Grundsätzlich gilt heute, daß die Impfindikation nach einer Tollwutexposition wesentlich großzügiger gestellt werden kann als früher. Die Zellkulturimpfstoffe, die heute in Europa verwendet werden, führen immer zu einem Schutz. Die gefürchteten Neurokomplikationen nach Vakzination mit dem Gehirnimpfstoff gibt es bei Verwendung der Zellkulturvakzine nicht. Es können alle Personen, auch Kleinkinder, mit der Zellkulturvakzine geimpft werden.

Trotz großzügiger Impfindikation sollte die Notwendigkeit einer kostspieligen und 90 Tage langen postexpositionellen Behandlung anhand des von der WHO 1991 aufgestellten Kategorienschlüssels der Art der Exposition abgewogen werden (Tab. 32.3):

Kategorie I:
– kein direkter Kontakt mit dem Tier;
– Berühren und Füttern des Tieres;
– Belecken der gesunden Haut (ohne Wunden oder Abschürfungen) durch das Tier.

Kategorie II:
– Knabbern des Tieres an der unbedeckten Haut;
– oberflächliche Kratzwunden, die nicht zum Bluten führen;
– Belecken der nichtintakten Haut (Schürf- oder ähnliche Wunden).

Kategorie III:
– jegliche Bißverletzung oder Kratzwunden, die die Haut verletzen;
– Kontamination von Schleimhäuten mit Speichel (z. B. Lecken, Spritzer).

In Zweifelsfällen kann zu Fragen der Tollwutexposition eine Tollwutberatungsstelle in Anspruch genommen werden.

Labordiagnostik

Virus- oder Antigennachweis. Bei starkem Verdacht einer Tollwut beim Tier wird nach der Exposition des Menschen, sofern das tollwutverdächtige Tier greifbar ist, der Amtstierarzt eingeschaltet.

Hunde oder Katzen sollten für 10 Tage unter Aufsicht stehen. Wenn das Tier während der Überwachungszeit gesund bleibt, kann die Behandlung des Patienten abgebrochen werden. Wenn in einem Gebiet Tollwutfälle beobachtet wurden, die Gesundheitsbehörde und

Tabelle 32.3 Anleitung für die postexpositionelle Tollwuttherapie in Deutschland auf der Basis der Empfehlungen des WHO Expert Committee on Rabies (1991)

Kategorie	Kontakt*	Therapie	In Deutschland empfohlenes Impfschema
I	– Berühren oder Füttern von Tieren – Belecken der intakten Haut	keine	keine Behandlung, sofern Anamnese verläßlich ist**
II	– Knabbern an der unbedeckten Haut – oberflächliche Kratzer, die nicht zum Bluten führten – Belecken der nichtintakten Haut	aktive Immunisierung	WHO-(Essen-)Schema: je 1 Dosis an den Tagen 0 (sofort), 3, 7, 14, 30, 90 i.m. in den M. deltoideus**
III	– jegliche Bißverletzung oder Kratzwunden, die die Haut verletzen – Kontamination von Schleimhäuten mit Speichel (z. B. Lecken, Spritzer)	aktive *plus* passive Immunisierung	*aktive* Immunisierung (wie Kategorie II) *plus passive* Immunisierung 20 IE/kg humanes Hyperimmunserum, soviel wie anatomisch möglich, in und um die Wunde injizieren

* Mit einem potentiell tollwütigen Tier.
** Sofern Zweifel an der Art des Kontaktes bestehen, ist die aktive und ggf. passive Impfung durchzuführen.

der Tierhalter zustimmen, können Tiere, die ohne ersichtlichen Anlaß gebissen haben, sofort getötet und Teile des Gehirns im Fluoreszenztest auf Tollwutvirusantigen untersucht werden. Bei negativem Resultat kann die postexpositionelle Behandlung abgebrochen werden.

Beim lebenden Tier wird mit Hilfe der Immunfluoreszenz der Antigennachweis im Speichel oder im Kornealabstrich, beim toten Tier im Gehirn untersucht. Weiterhin wird die Isolierung von infektiösem Virus durch Verimpfung auf Neuroblastomzellen bzw. durch intrazerebrale Inokulation des Materials in die Maus versucht.

Beim Menschen ist eine Diagnostik intra vitam, insbesondere im frühen Stadium der Erkrankung, meist nicht erfolgreich. Im späteren Verlauf der Erkrankung werden folgende Untersuchungsmethoden herangezogen:

Zunächst erfolgt der direkte Antigennachweis im Speichel, Kornealabstrich, Rachensekret. Nach Kontakt mit einem Speziallabor zur Tollwutdiagnose beim Menschen sind die Proben auf dem schnellsten Wege der Untersuchung zuzuführen. Der Kornealabstrich wird direkt auf einem Objektträger angelegt. Speichel wird in einem Plastikreagenzglas, dem 2 ml eines Transportmediums (anfordern) zugefügt sind, versandt. Diese Proben werden im Fluoreszenztest auf Tollwutvirusantigen untersucht.

Die zuverlässige Diagnose kann in der Regel häufig nur post mortem gestellt werden. Die Diagnostik basiert dabei auf dem Nachweis des Tollwutvirus im Gehirngewebe im Bereich von Ammonshorn, Kortex, Kleinhirn oder Medulla oblongata sowie Speicheldrüsengewebe. Der Nachweis der Negri-Einschlußkörperchen in Schnittpräparaten von Gehirngewebe mit der Färbung nach Sellers oder Mann wird heute nur noch in Laboratorien der dritten Welt durchgeführt, die keine Möglichkeit der Immunfluoreszenzdiagnostik besitzen. Die Immunfluoreszenzdiagnostik ist wesentlich empfindlicher als der histologische Nachweis von Negri-Einschlußkörperchen.

Mit Hilfe der Immunperoxidasemethode kann in dem obengenannten Material ebenfalls der Antigennachweis geführt werden. Dies ist heute nicht nur in Gewebeschnitten, sondern auch mit einem Antigen-ELISA-Test in Abklatschpräparaten möglich.

Mit demselben Material wird infektiöses Virus auf Neuroblastomzellen sowie unter Umständen in der Maus nach intrazerebraler Inokulation nachgewiesen.

In der näheren Zukunft wird ggf. der Nachweis des Tollwutvirusgenoms im Haarbalg mit der Polymerase chain reaction (PCR) Bedeutung erlangen. Zur Zeit ist diese Technik in der Entwicklung.

Die Virusanzüchtung auf Neuroblastomzellen führt innerhalb von 2–5 Tagen zu Resultaten, während die Virusanzüchtung in der Maus immerhin 6–28 Tage dauert.

Die Zuordnung einzelner Virusstämme nach Erdteilen oder größeren Regionen erfolgt mit Hilfe monoklonaler Antikörper, die gegen das Nukleokapsidprotein des Tollwutvirus gerichtet sind. Diese Untersuchungen haben ausschließlich epidemiologische Bedeutung, wenn Tollwutvirus aus Gebieten außerhalb Europas in unsere Breiten eingeschleppt wird. Die Technik wird ebenfalls angewendet zur Unterscheidung der Fuchstollwut (Serotyp 1) und der europäischen Fledermaustollwut (Lyssavirus Typ 5).

Ein weiterer Vorteil monoklonaler Antikörper ist die Identifikation der „rabies-related" Viren, nämlich der Serotypen 2–4.

Antikörpernachweis. Erst relativ spät, nach klinischer Symptomatik kommt es zur Bildung von Tollwutvirusantikörpern der Immunglobulinklassen M und G. Die Einsendungen entsprechender Serum- und Liquorproben ermöglicht eine erste Diagnostik innerhalb von ca. 3 Stunden nach Eintreffen der Proben mit einem Bluttropfen-ELISA. Wenn dieser empfindliche Test positiv ist, werden weitere Untersuchungen zur Feststellung neutralisierender Antikörper im Rapid fluorescent focus inhibition test (RFFIT) angesetzt. Der Nachweis von Tollwutvirusantikörpern bei negativer Impfanamnese sichert die Diagnose der Tollwut.

Der negative Befund der Labordiagnostik intra vitam beim Menschen stellt keinen Beweis für das Fehlen einer Tollwutinfektion dar. Der positive Nachweis intra vitam ist jedoch beweisend. Bei negativem postmortal erhobenem Befund ist die Diagnose Tollwut abzulehnen.

Für die Überprüfung der Immunität von Personen nach der Vakzination oder die Beurteilung des Immunstatus bei Risikopersonen zur Frage der Wiederimpfung wird ein Serum auf neutralisierende Antikörper gegen Tollwut untersucht. Hierzu eignet sich der RFFIT.

Differentialdiagnostik

In seltenen Fällen wird heute noch eine Rabieshysterie beobachtet. Diese psychologische Reaktion tritt bei Menschen auf, die glauben, mit einem tollwütigen Tier im weitesten Sinne Kontakt gehabt zu haben. Die Personen entwickeln ein auffallendes Benehmen mit Verwirrung, Ängstlichkeit, unnatürlichem Bewegungsdrang und Körperzuckungen. Sie sind oft sehr uneinsichtig und unkooperativ und versuchen u. U. das Personal anzugreifen und zu beißen. Dagegen verhalten sich Patienten mit echter Rabies angepaßt und zwischen den Phasen der Hyperaktivität durchaus kooperativ. Im Gegensatz zur Rabieshysterie verursacht eine echte Tollwuterkrankung immer auch Fieber.

Differentialdiagnostisch kommen auch Krankheiten wie Poliomyelitis, Herpesvirusenzephalitis, Arbovirusenzephalitis, Tetanus, Tularämie oder Pseudowut in Frage.

Bei Fehlen einer Exposition oder der Hydrophobie gibt es initial kaum Möglichkeiten, die Tollwut von anderen viralen Enzephalitiden abzugrenzen. Die Anamnese einer möglichen Tollwutexposition konnte aufgrund der Literaturangaben nur in 71–84% der Patienten erhoben werden. Hydrophobie und Hypersalivation sind pathognomonisch für Tollwut, wenn diese Symptome vorhanden sind. Patienten mit Tollwuthysterie verweigern die Aufnahme von Wasser, während Patienten mit echter Tollwut den Wunsch haben, zu trinken, und dies auch versuchen, wobei es dann zu pharyngealen Spasmen kommt.

Bei Tetanuserkrankungen sind die Kontraktionen stärker ausgeprägt, und häufig ist auch die Backen- und Rückenmuskulatur involviert. Der Liquor ist gewöhnlich normal, Hydrophobie wird nicht beobachtet.

Am schwierigsten stellt sich die Differentialdiagnose zwischen paralytischer Tollwut und anderen paralytischen neurologischen Erkrankungen, u. a. Guillain-Barré-Syndrom und Myelitis.

Therapie

Eine virusspezifische Therapie nach Beginn der klinischen Symptome gibt es derzeit nicht. Nach Auftreten klinischer Symptome führt eine Tollwuterkrankung immer ad exitum. Der Tod kann jedoch durch intensivmedizinische Maßnahmen für längere Zeit verzögert werden. Ob diese auch in seltenen Fällen ein Überleben des Tollwutkranken bewirken können, ist nicht bekannt. Doch sollte alles versucht werden, das Herz-Kreislauf- und Respirationssystem zu unterstützen. Die Isolierung des Patienten ist notwendig, um sekundäre bakterielle Infektionen beim Patienten und die Tollwutvirusexposition anderer Patienten oder des Personals zu verhindern. Speichel, Tränen, Urin, Liquor und andere Körperflüssigkeiten oder Gewebe sollten als möglicherweise kontaminiert angesehen werden. Viren werden nicht im Blut und Stuhl ausgeschieden.

Das Virus ist außerhalb des Organismus wenig widerstandsfähig. Die Desinfektion kann mit allen viruziden Desinfektionsmitteln der Liste des Bundesgesundheitsamtes, Berlin, erfolgen.

Das Krankenhauspersonal, das engen Kontakt zum Patienten hat, ist postexpositionell aktiv zu immunisieren, wenngleich die Virusübertragung von Mensch zu Mensch unwahrscheinlich ist.

Die klinischen Komplikationen sind entsprechend dem Wissensstand zu behandeln. Corticosteroide, welche die Virusreplikation potenzieren können, sollten bei der Behandlung zerebraler Ödeme vermieden werden. Keinen Erfolg haben die Applikationen von Tollwutvirusantikörpern, auch in hohen Dosierungen, sowie aktive Immunisierung nach Beginn der klinischen Erkrankung. Ganz im Gegenteil können diese Maßnahmen das Krankheitsbild verschlechtern. Auch Interferon hat nach Beginn klinischer Symptome keinen Erfolg. Dennoch wird der Kliniker auf diese Möglichkeiten zurückgreifen, um alles Erdenkbare für den Patienten versucht zu haben.

Die bestmögliche und möglichst umgehend nach Exposition einzuleitende Behandlung besteht in der Kombination der lokalen Wundbehandlung, der aktiven Immunisierung mit Zellkulturimpfstoff und ggf. der lokalen und systemischen Applikation von Antitollwut-Hyperimmunglobulin. Diese Behandlung ist in jedem Fall bei schweren Expositionen durchzuführen.

Die Wundbehandlung besteht im sofortigen Auswaschen der Wunde, wobei nach Empfehlung der Weltgesundheitsorganisation Wasser und Seife und/oder ein Detergens zu verwenden ist. (Seifenreste müssen vor Applikation von quartären Ammoniumverbindungen entfernt werden, da Seife die Aktivität von Detergenzien neutralisiert.) Anschließend soll mit Alkohol (400–700 ml/l), Jodtinktur oder quartären Ammoniumverbindungen (1 ml/l) behandelt werden.

Andere in hiesigen chirurgischen Kliniken bewährte Methoden der Wundbehandlung bestehen in der Anwendung von Kamillenbädern, der Verwendung von 3%igem Wasserstoffsuperoxid oder Ethacridinlactat (z. B. Rivanol) oder 8-Chinolinolsulphat (z. B. Chinosol) in einer Verdünnung von 1:1000 bzw. einer wäßrigen Lösung einer organischen Jodverbindung. Diese Mittel werden bislang von der WHO nicht empfohlen, da keine Ergebnisse zur Viruswirksamkeit vorliegen. In Thailand werden in tiefe, punktförmige, ebenfalls ausgewaschene Wunden Gazestreifen verbracht, die mit einer organischen Jodverbindung getränkt sind.

Zusätzlich wird wenigstens die Hälfte der Dosis des humanen Antitollwut-Hyperimmunserums (20 IE/kg) sorgfältig in die Tiefe der Wunde instilliert und in der Umgebung der Wunde infiltriert.

Das Nähen der Wunde sollte zurückgestellt werden; falls das nicht möglich ist, ist der lokalen Serumbehandlung ganz besondere Aufmerksamkeit zu widmen. Sofern erforderlich, sind weitere therapeutische Maßnahmen, die nicht tollwutspezifisch sind, wie Tetanusimpfung, Verabreichung von Antibiotika usw., zu ergreifen.

Ausschließlich inaktivierte Zellkulturvakzinen (Vakzinen der Firma Behring-Werke, Marburg oder Mérieux-Pasteur, Lyon) dürfen für die Vakzination verwendet werden. Die Immunisierung gegen Tollwut sollte nur intramuskulär erfolgen, und zwar ausschließlich in den M. deltoideus (Kunstfehler: Applikation in den M. glutaeus). Bei Kindern ist die Impfung in die anterolaterale Zone des Oberschenkels zu verabreichen.

Die postexpositionelle Impfung ist nach dem Essener bzw. WHO-Schema am Tag 0 (Tag der Exposition, ggf. erster Besuch beim Arzt) und dann an den Tagen 3, 7, 14, 30 und 90 zu verabreichen (Tab. 32.**3**). Nach den Empfehlungen der WHO von 1991, die aber noch nicht in Deutschland gelten, ist die Impfung am Tag 90 nicht erforderlich.

Das Tollwutimmunglobulin ist in einer Dosierung von 20 IE/kg Körpergewicht zu applizieren. Die passive Immunisierung erfolgt nur einmal. Das Antitollwut-Hyperimmunserum soll wenigstens zur Hälfte lokal im Bereich der Wunde, der Rest intramuskulär auf der anderen Körperseite, auf der die aktive Immunisierung durchgeführt wird, appliziert werden.

Die aktive und passive Immunisierung sollte auf jeden Fall zusammen appliziert werden. Abzulehnen ist die Verabreichung einer passiven Immunisierung Stunden vor der eigentlichen aktiven Impfung, wenn kein Impfstoff und nur ein Antiserum greifbar ist.

Die Entscheidung über die Art der systemischen postexpositionellen Behandlung unterliegt dem behandelnden Arzt. Die WHO hat aber Leitlinien aufgestellt (Tab. 32.**3**). Grundsätzlich besteht keine Indikation für eine postexpositionelle Impfung der Exposition der Kategorie I, sofern die Anamnese verläßlich ist. Auf Wunsch des Patienten kann eine präexpositionelle Impfung (Prophylaxe, s. unten) appliziert werden.

Personen, die zufällig in Kontakt mit Lebendimpfstoff für die orale Vakzination des Wildes gekommen sind, z. B. im Wald, sollten ebenfalls eine postexpositionelle Behandlung mit aktiver Immunisierung erhalten.

Die Daten zur postexpositionellen Tollwutbehandlung sind in den Impfausweis einzutragen. Bei Risikopatienten, die häufiger mit dem Tollwutvirus in Kontakt kommen können, ist eine serologische Untersuchung zu empfehlen. Diese kann ab dem 14. Tag nach Erstimpfung, vorzugsweise am 35. Tag, durchgeführt werden. Die Dokumentation des Antikörperbefundes ist für den Fall der Reexposition, d. h. der erneuten Exposition, von großer Bedeutung.

Personen, die bereits nach dem WHO-Schema gegen Tollwut geimpft worden sind, erhalten nach erneuter Exposition nur eine einmalige Boosterimpfung. Bei schweren Expositionen, z. B. im Bereich des Kopfes, sollte je eine Impfung an den Tagen 0, 3 und 7 durchgeführt werden. Eine systemische passive Immunisierung erfolgt im Falle einer Reexposition nicht.

Auch wenn Patienten erst mehrere Tage nach der Exposition den Arzt aufsuchen, wird in den Fällen gesicherter Exposition immer eine aktive Immunisierung (Kategorie II) nach dem WHO-Schema bzw. eine aktive und passive Immunisierung (Kategorie III) empfohlen. Der Erfolg einer verspätet, d. h. ca. ≥ 2 Tage nach Exposition durchgeführten postexpositionellen Therapie ist jedoch nicht gesichert.

Zukünftige Entwicklungen der postexpositionellen Therapie

Die Anwendung des von der Weltgesundheitsorganisation empfohlenen Essen-Schemas führt bei lege artis durchgeführter Impfung in jedem Fall zur Verhütung der Tollwutinfektion. Dennoch bestehen Bestrebungen, dieses Impfschema des sechsmaligen Arztbesuches zu reduzieren, da in den Tropen aus ökonomischen Gründen eine Reduzierung der Impfmenge und der Anzahl an Arztbesuchen angebracht ist. In den letzten Jahren hat sich das sog. 2-1-1 Schema der postexpositionellen Therapie bewährt, bei dem je eine Dosis in den M. deltoideus des rechten und des linken Armes am Tag 0, eine Dosis am Tag 7 und eine Dosis am Tag 21 intramuskulär verabreicht wird. Dieses Verfahren wird neben dem Essen-Schema in Frankreich und Thailand bereits angewendet. Das Expertenkomitee der Weltgesundheitsorganisation hat im September 1991 dieses Verfahren offiziell empfohlen. In Deutschlang idt das 2-1-1-Schema bislang nicht zugelassen.

Durch ein weiteres abgewandeltes Impfschema, das 3-1-Schema, bei dem 3 Vakzinedosen am Tag 0 und 1 Dosis am Tag 7 verabfolgt werden, kommt es zu einer frühen, hohen und langandauernden Immunität. Dieses Verfahren ist bisher noch nicht im postexpositionellen Einsatz erprobt.

Weiterhin werden derzeit Versuche an Primaten mit der Fragestellung durchgeführt, ob Interferon bzw. monoklonale Antikörper die Gabe von Tollwut-Hyperimmunserum ersetzen können.

Prophylaxe
Im Rahmen der Fernreisetouristik ist der beste Schutz für den Reisenden, Abstand zu den Tieren des Landes, insbesondere auch den Hunden, zu halten. Dies gilt auch für Hundewelpen! Der Reisende sollte darüber aufgeklärt werden, daß das Tollwutvirus über den Speichel schon zu einem Zeitpunkt übertragen werden kann, zu dem klinisch noch keine Anzeichen einer Tollwut vorliegen. Wenn der Hund jedoch mehr als 12 Tage nach dem Biß noch keine Tollwut hat oder der Virusnachweis nicht gelungen ist, bestand keine Tollwutexposition zum Zeitpunkt des Bisses. Auch bei geringen Bißverletzungen sollten Touristen auf Abenteuerreisen in der dritten Welt die Wunde umgehend mit Seife auswaschen, mit Jodtinktur behandeln und sich mit Zellkulturvakzine impfen lassen. Da in diesen Ländern vielfach mit gesundheitsgefährdenden und nicht sicher gegen Tollwut schützenden Gehirnimpfstoffen vakziniert wird, sollte man sich das Fläschchen mit dem Impfstoff zeigen lassen. Handelt es sich nicht um einen Impfstoff der Firmen Behring oder Mérieux, sollte man sich nicht dort impfen lassen, ein anderes Impfzentrum aufsuchen oder sich nach Europa bzw. USA zur Impfung begeben.

Die medizinische Maßnahme der präexpositionellen Prophylaxe besteht in der aktiven Immunisierung gegen Tollwut an den Tagen 0, 28 und 56 oder 0, 7 und 28. Präexpositionelle Impfungen sind Personen zu verabreichen, die ein hohes Risiko der Exposition haben. Besonders gefährdet sind Laborpersonal, das mit Tollwutvirus arbeitet, Tierärzte, Tierhändler, Personal in Abdeckereien, Waldarbeiter, Jäger, ggf. Fledermausbiologen. Auch Personen, die in den Tropen eine längerfristige berufliche Beschäftigung ausüben, gehören zur Gruppe mit hohem Risiko. Touristen auf Abenteuerreisen können ggf. präexpositionell geimpft werden. Unter Umständen kann auch die Mitnahme von Impfstoff und Spritze in Erwägung gezogen werden. Hierbei wäre gewährleistet, daß im Falle einer Exposition ein sofortiger Impfschutz erreicht würde; die Heimreise sollte dann, sofern keine weiteren Impfungen mit Gewebekulturimpfstoff an Ort und Stelle erfolgen können, angetreten werden. Touristen in Touristenzentren benötigen keine präexpositionelle Tollwutimpfung.

Personen mit hohem Risiko sollten jährlich auf Antikörper untersucht werden. Sofern keine neutralisierenden Antikörper nachweisbar sind, sollte eine weitere Vakzination verabreicht werden. Andernfalls sind, solange das Risiko fortbesteht, Revakzinationen im Abstand von 1–3 Jahren mit einer Impfdosis durchzuführen.

Literatur
Baer, G. M.: The Natural History of Rabies, 2nd ed. CRC Press, Boca Raton 1991
FAO – OIE – WHO: Animal Health Yearbook 1991. FAO, Rom 1991
Kaplan, M. M., H. Koprowski: Laboratory Techniques in Rabies, 4th. ed. World Health Organization, Genève 1973
Kuwert, E. K., T. Z. Wiktor, H. Koprowski: Cell Culture Rabies Vaccines and their Protective Effect in Man. International Green Gross, Genève 1981
Kuwert, E., C. Merieux, H. Koprowski, K. Bögel: Rabies in the Tropics. Springer, Berlin 1985
Meslin, F.-X., M. M. Kaplan, H. Koprowski: Laboratory Techniques in Rabies, 4rd ed. World Health Organization, Genève 1993 (in press)
Thraenhart, O., H. Koprowski, K. Bögel, P. Sureau: Progress in Rabies Control. Weels Medical, Kent 1989
WHO Expert Comitee on Rabies, 7th report. WHO, techn. Rep. Ser. 709 (1984)
WHO Expert Comitee on Rabies, 8th report, WHO, techn. Rep. Ser. 824 (1992)

33 Virale Hepatitis

M. Roggendorf

Virale Hepatitiden sind weltweit verbreitet und zählen auch heute noch zu den wichtigen Infektionskrankheiten. Inzwischen sind fünf Erreger identifiziert worden, die sich in erster Linie in Hepatozyten vermehren. Neben der Hepatitis A, B und D sind in den letzten Jahren zwei weitere Erreger gefunden worden: Das Hepatitis-C-Virus ist für den größten Teil der parenteral und durch Transfusionen übertragenen Non-A-non-B-Hepatitis verantwortlich. Das Hepatitis-E-Virus wird fäkal-oral übertragen und ist in großen Epidemien in Indien, der ehemaligen UdSSR und in Südamerika aufgetreten.

Neben diesen Formen gibt es sog. Begleithepatitiden, die durch das Epstein-Barr-Virus, das Zytomegalievirus und das Herpes-simplex-Virus ausgelöst werden. In der Tab. 33.1 sind die bisher identifizierten Hepatitisviren aufgeführt und die dazugehörige Virusfamilie genannt.

Tabelle 33.1 Einteilung der Virushepatitiden

Krankheitsbezeichnung	Virus (Virusfamilie)	Übertragungsweg
Hepatitis A	HAV (Picornavirus)	fäkal-oral
Hepatitis B	HBV (Hepadnavirus)	parenteral
Hepatitis C	HCV (Flavivirus / Pestivirus)	parenteral
Hepatitis D	HDV („viroid"-ähnliche RNA)	parenteral
Hepatitis E	HEV (Calicivirus)	fäkal-oral

Hepatitis A

Definition
Die Hepatitis A wird durch ein kleines RNA-Virus übertragen, das der Gruppe der Enteroviren zugeordnet wurde. Sie ist zumeist eine komplikationslose Erkrankung, die nicht in eine chronische Verlaufsform übergeht, wenn auch fulminante Verläufe bekannt geworden sind.

Epidemiologie
Das Hepatitis-A-Virus (HAV) wird fäkal-oral übertragen. Mehr als 60% der Infektionen in der Bundesrepublik werden bei Aufenthalt in ausländischen Endemiegebieten (z.B. Mittelmeerraum, Afrika und Asien) erworben. Kinder von Gastarbeitern und Erwachsene zwischen 20 und 35 Jahren mit Auslandsaufenthalten sind die Hauptrisikogruppen für eine Hepatitis-A-Infektion. Das HAV ähnelt in vielen Eigenschaften den bekannten Krankheitserregern der Enterovirusgruppe. Es wird zusammen mit diesen Viren deshalb der Familie der Picornaviridae zugezählt. Alle Picornaviren sind kleine, nur 27–28 nm große, nackte sphärische Partikel mit einer charakteristischen Dichte von 1,34 g/ml in CsCl. Das infektiöse Viruspartikel besteht aus einem Proteinkapsid, das sich bei den bekannten Picornaviren aus je 60 Kopien von vier unterschiedlich großen Strukturproteinen (VP1–VP4) zusammensetzt. Die Nomenklatur der viralen Antigene bzw. Antikörper ist in Tab. 33.2 zusammengestellt.

Erfahrungen aus der Zeit des Zweiten Weltkrieges, in der es in fast allen Armeen zu riesigen Epidemien kam, machen bereits deutlich, daß ein Zusammenhang zwischen hygienisch ungünstigen Lebensbedingungen und dem epidemischen Auftreten der Hepati-

Tabelle 33.2 Nomenklatur der Hepatitis-A-Virus-Antigene und -Antikörper

Virusantigen oder Antikörper	Definition
HA	Hepatitis A
HAV	Hepatitis-A-Virus
HAAg	Hepatitis-A-Antigen
Anti-HAV	Antikörper gegen HAV
Anti-HAV-IgG	IgG-Antikörper gegen HAV
Anti-HAV-IgM	IgM-Antikörper gegen HAV

tis A existiert. Enge Wohn- und Lebensverhältnisse, fehlende Abfallbeseitigung und ungenügende Trinkwasseraufbereitung fördern deshalb auch nach wie vor ihre umfassende Verbreitung in Ländern der dritten Welt durch die fäkal-orale Übertragung. In den Ländern Mittel- und Nordeuropas, in den USA und Kanada ist die Hepatitis A dagegen selten geworden. Seroepidemiologische Untersuchungen zeigen, daß dieser Rückgang der Hepatitis A in Schweden bereits in den 30er Jahren begann, während er z. B. in Deutschland, Österreich und in der Schweiz erst nach dem Zweiten Weltkrieg einsetzte. In Mittelmeerländern wie Italien, Griechenland und Spanien läßt sich ein Rückgang der fast vollständigen Durchseuchung der Bevölkerung während der letzten 10–15 Jahre beobachten. Diese Abnahme ist besonders in den Städten ausgeprägt. In ländlichen Regionen ist dagegen die Durchseuchung noch hoch. Auch ein Nord-Süd-Gefälle wird in einigen Ländern beobachtet. So ist die Durchseuchung in Norditalien mit etwa 60% bei mitteleuropäischen Werten angelangt, während sie in Sizilien noch um 90% liegt. In allen Gebieten mit hoher Bevölkerungsdichte sowie schlechter oder fehlender Abfall- und Abwasserbeseitigung ist das kontaminierte Oberflächenwasser das Hauptreservoir für die Verbreitung des HAV. Die meisten Bewohner dieser Regionen infizieren sich bereits im Kindesalter mit dem Virus, zu einem Zeitpunkt also, in dem sich die Infektion klinisch nicht oder meist nur als unbedeutende, fieberhafte Erkrankung manifestiert. Mit zunehmender sozioökonomischer Verbesserung im mitteleuropäischen Raum bildet sich ein immer größer werdender Personenkreis heraus, dessen Kinder sich erst mit dem Eintritt ins Erwachsenenalter infizieren. In dieser Altersgruppe führt die HAV-Infektion in zunehmendem Maße zu einer akuten ikterischen Hepatitis. Als Folge dieser Entwicklung werden heute in Mittelmeerländern, aber auch in Indien, Mexiko und Chile regelrechte Epidemien der Hepatitis A unter jungen Erwachsenen beobachtet.

Krankheitsbild

Nach Aufnahme des Virus mit verunreinigtem Trinkwasser, kontaminiertem Gemüse und Früchten und vor allem durch kontaminierte Muscheln aus Oberflächenwasser dauert die Inkubationszeit in der Regel 21–28 Tage. Die ersten klinischen Symptome sind Fieber, Müdigkeit, Glieder- und Kopfschmerzen sowie Übelkeit, Durchfall und Erbrechen. In wenigen Tagen kann sich das Vollbild einer ikterischen Hepatitis entwickeln. Das Vorkommen von Langzeit- bzw. von Dauerausscheidern ist umstritten, echte chronische Infektionen sind bisher unbekannt. In jüngster Zeit wurden mehrfach protrahierte Verläufe mit erneuten Transaminasenanstiegen nach einer Initialinfektion beschrieben. Bei all diesen Einzelbeobachtungen kam es aber letztlich doch zu einer Ausheilung der HAV-Infektion. Die Abb. 33.1 zeigt den typischen Verlauf einer Hepatitis A einschließlich der Ausscheidung des Virus im Stuhl und des Auftretens von Antikörpern, die in der Frühphase zur IgM-Klasse gehören und praktisch immer bei Krankheitsbeginn nachweisbar sind.

Diagnostik

Das Hepatitis-A-Virus wird ab 10 Tage vor Erkrankungsbeginn im Stuhl in großen Mengen ausgeschieden. Da aber nur noch 50% der Patienten mit einer akuten Hepatitis A ausreichende Mengen im Stuhl ausscheiden, die im Radioimmunoassay (RIA) oder ELISA nachgewiesen werden können, wird der Antigennachweis (HAAg) als diagnostische Methode kaum noch angewandt. Der Nachweis von Anti-HAV-IgG wird nur zur Untersuchung der Immunität durchgeführt. Mit dem hochempfindlichen RIA können spezifische IgM-Antikörper (Anti-HAV-IgM) bis 9 Monate nach Infektion nachgewiesen werden. Der Nachweis von Anti-HAV-IgM ist beweisend für eine frische Infektion, das Fehlen von Anti-HAV-IgM am Erkrankungsbeginn schließt eine Infektion mit HAV praktisch aus.

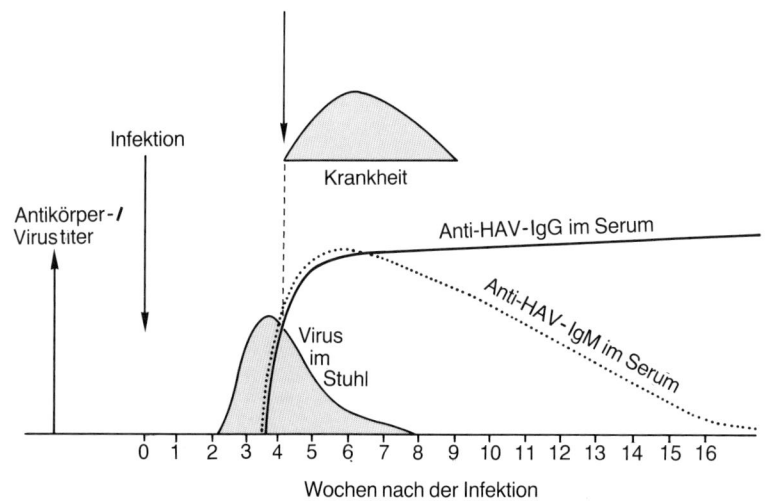

Abb. 33.1 Verlauf einer Hepatitis-A-Infektion.

Therapie

Eine spezifische Therapie der Hepatitis A gibt es nicht. Eine stationäre Behandlung ist nur bei schweren Verlaufsformen notwendig.

Prophylaxe

Die wichtigste Möglichkeit zur Bekämpfung der Hepatitis A sind einschneidende Hygienemaßnahmen. Dabei steht die Versorgung mit sauberem Trinkwasser und die Beseitigung von Abwässern an erster Stelle. Das Kapsid von HAV zeichnet sich im Vergleich zu den anderen Picornaviren durch eine außergewöhnliche Stabilität aus. Selbst im gereinigten Zustand kann das Virus über wenigstens 30 Minuten auf 60 °C erhitzt werden, ohne seine Infektiosität und Antigenität zu verlieren. In proteinhaltigen Lösungen oder in Anwesenheit von 1 mol MgCl übersteht es sogar kurzzeitiges Erhitzen auf 80 °C. Bei normaler Raumtemperatur wird es zudem nur in stark saurer (pH < 3) oder alkalischer (pH > 10) Umgebung rasch inaktiviert. Alkohol und die meisten Detergenzien sind gegen das HAV nur nach längerer Einwirkzeit wirksam. Zur Vermeidung von Kontaktinfektionen spielt die persönliche Hygiene, z. B. das Händewaschen, eine große Rolle. Bei Reisen in Endemiegebiete sollte auf Genuß von ungekochten Salaten, Früchten und unsterilem Trinkwasser verzichtet werden. Ein geringeres Risiko stellen ungenügend gekochte Muscheln dar.

Seit mehr als 40 Jahren ist bekannt, daß humanes Standardimmunglobulin nach intramuskulärer Verabreichung zumindest einen vorübergehenden Schutz vor Hepatitis A bietet. Als postexpositionelle Prophylaxe kann bis zu 10 Tagen nach Exposition Immunglobulin verabreicht werden. Die entsprechenden Immunglobulinpräparate haben sich bei verschiedenen epidemischen Infektionen als sicher und wirksam erwiesen. Einige Firmen sind inzwischen dazu übergegangen, einzelne γ-Globulin-Chargen im Hinblick auf ihren Anti-HAV-Gehalt zu standardisieren oder sogar speziell hochtitrige Chargen für die Hepatitis-A-Prophylaxe auszuwählen.

Seit kurzem steht auch eine aktive Impfung gegen die Hepatitis A zur Verfügung. Der Impfstoff wurde inzwischen vom Paul-Ehrlich-Institut für Deutschland zugelassen. Er ist ein inaktiviertes Hepatitis-A-Virus, das in Zellkulturen vermehrt und aufgereinigt wurde. Die Inaktivierung erfolgt durch Formaldehydbehandlung. In ausgedehnten Studien konnte die Immunogenität dieses Totimpfstoffs gut belegt werden. Die Grundimmunisierung sieht eine Impfung am Tage 0, nach einem Monat und eine Boosterimpfung nach 6 Monaten vor. Einen Monat nach der zweiten Impfung wurde eine mittlere Serokonversionsrate von über 99% beobachtet. Nach der dritten Impfung ist die Serokonversion auch mit den handelsüblichen Tests zum Nachweis von Anti-HAV-IgG möglich. In Doppelblindstudien konnte inzwischen auch die Protektivität der Impfung eindeutig nachgewiesen werden. Aufgrund der geringen Durchseuchung in der Bevölkerung mit HAV wird bei Personen unter 40 Jahren keine Antikörperkontrolle vor Impfung empfohlen. Eine Kontrolle des Impferfolgs ist ebenfalls nicht notwendig. Die voraussichtliche Schutzdauer nach Impfung wird mit 8–10 Jahren angegeben. Eine aktive Impfung gegen Hepatitis A ist angezeigt für Reisende in Endemiegebiete, medizinisches Personal in der Pädiatrie, Personal von Kindertagesstätten, Kanalarbeiter und Drogenabhängige.

Hepatitis B

Definition

Das HBV wurde von Blumberg in Seren von Kindern mit Leukämie entdeckt. Das komplette HBV (Dane-Partikel) hat einen Durchmesser von 42 nm. Inzwischen sind eine Reihe anderer, dem HBV ähnliche Viren in verschiedenen Tierarten identifiziert worden: das Woodchuck-Hepatitisvirus (WHV), das Groundsquirrel-Hepatitisvirus (GSHV), das Entenhepatitisvirus (DHBV) und das Graureiherhepatitisvirus (HHBV). Alle diese Viren haben sehr ähnliche Eigenschaften in der Morphologie der Viruspartikel (Abb. 33.2), der DNA-Genomorganisation und im Replikationsmechanismus. Sie wurden deshalb in einer neuen Familie, den Hepadnaviridae, zusammengefaßt.

Epidemiologie

Das Hepatitis-B-Virus (HBV) wird durch Blut, Blutprodukte und durch Körpersekrete in erster Linie parenteral, aber auch durch engen körperlichen Kontakt übertragen.

Auf dem Genom, einer teilweise doppelsträngigen, zirkulären DNA mit einer Länge von ca. 3200 Nucleotiden, sind vier offene Leserahmen lokalisiert, die für virale Proteine kodieren: das C-, das S-, das P- und das X-Gen. Die Replikation der HBV-DNA erfolgt durch eine reverse Transkriptase, die eine RNA als Matrix verwendet. Die von den Genen des HBV kodierten diagnostisch wichtigen Proteine sind folgende:

Das HBV-Core-Antigen (HBcAg) wird bei der Replikation des HBV vor allem im Kern der Hepatozyten nachgewiesen. Es aggregiert spontan zu Corepartikeln und schließt die HBV-RNA bzw. HBV-DNA ein. Das HBeAg ist ein Produkt des Prä-c/c-Gens, das in der Frühphase der Infektion und bei einem Teil der chronischen HBV-Träger im Serum nachgewiesen werden kann. Seine Funktion für die Virusreplikation ist bisher unbekannt. Die verschiedenen serologischen Marker des HBV sind in Tab. 33.3 zusammengestellt.

Das HBV-Oberflächenantigen (HBV surface antigen, HBsAg) besteht aus einem Hauptprotein (S), dem

33 Virale Hepatitis

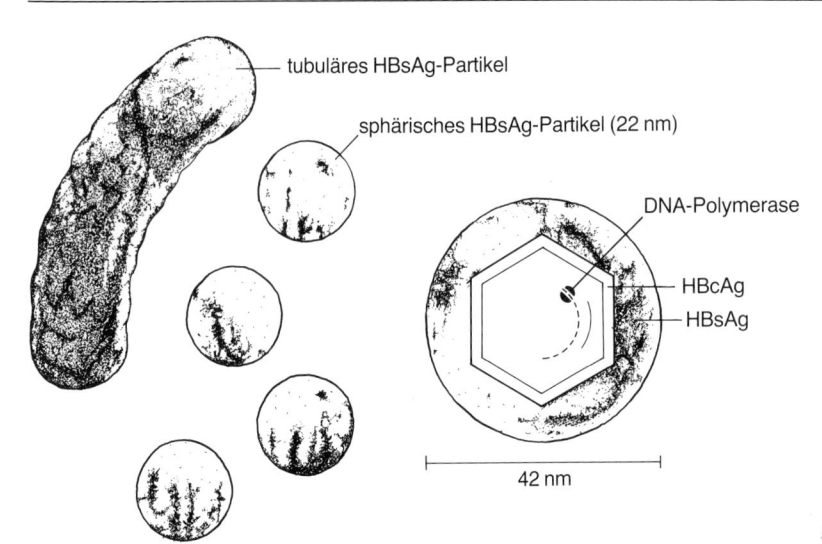

Abb. 33.2 Morphologie von HBV-Partikeln.

Tabelle 33.3 Nomenklatur der Hepatitis-B-Virus-Antigene und der korrespondierenden Antikörper

Virusantigen oder Antikörper	Definition
HB	Hepatitis B
HBV	Hepatitis-B-Virus
HBsAg	Hepatitis-B-Oberflächenantigen
HBcAg	Hepatitis-B-Kernantigen
HBeAg	Hepatitis-B-e-Antigen
Anti-HBs	Antikörper gegen HBsAg
Anti-HBc	Antikörper gegen HBcAg
Anti-HBc-IgG	IgG-Antikörper gegen HBcAg
Anti-HBc-IgM	IgM-Antikörper gegen HBcAg
Anti-HBe	Antikörper gegen HBeAg

mittleren Protein (Prä-S_2) und dem großen Protein (Prä-S_1) desselben Leserahmens (S-Gen). Alle drei Proteine liegen in glykosylierter und nichtglykosylierter Form vor. Diese Proteine werden bei der Replikation des HBV in der Leberzelle in großem Überschuß produziert und bilden die Hülle des HBV oder werden direkt in das Blut freigesetzt, wo das HBsAg als tubuläres oder sphärisches Partikel von 22 nm Durchmesser neben dem kompletten Dane-Partikel von 42 nm Durchmesser nachweisbar ist. In der Akutphase der Infektion können bis zu 10^{10} infektiöse Partikel pro Milliliter im Serum nachgewiesen werden. Serologisch werden mehrere Subtypen des HBsAg unterschieden. Alle Subtypen haben die gemeinsame Komponente a und alternativ die Determinanten d oder y bzw. w oder r, so daß die vier Subtypen adw, ayw, adr und ayr resultieren. Die Subtypenbestimmung kann bei epidemiologischen Fragestellungen bedeutsam sein. Die reverse Transkriptase wird vom p-Gen kodiert. Das Genprodukt des x-Gens hat eine transaktivierende Eigenschaft und könnte bei der Entstehung des hepatozellulären Karzinoms beteiligt sein.

Infektionen mit dem HBV sind weltweit verbreitet, wobei es große regionale Unterschiede in der Durchseuchung gibt. Das Hauptproblem der Hepatitis B ist, daß sie bei ca. 5−10% der infizierten Personen in eine chronische Infektion übergeht. Bei der Infektion von Neugeborenen von HBsAg- und HBeAg-positiven Müttern liegt die Rate des chronischen Verlaufs bei 80−90%. Diese chronisch infizierten Personen sind wiederum Quelle für Neuansteckungen. In einigen Regionen der Welt, z. B. in China und Zentralafrika, sind 10−15% der Bevölkerung HBsAg-positiv (Abb. 33.3). Bis zu 80% der Bewohner dieser Regionen weisen Antikörper (Anti-HBc und Anti-HBs) nach einer abgelaufenen HBV-Infektion auf. In Europa und Nordamerika liegt die HBsAg-Träger-Rate bei 0,1−0,5% der Bevölkerung. Länder mit hoher Inzidenz des hepatozellulären Karzinoms sind nahezu deckungsgleich mit Ländern, die eine hohe HBsAg-Träger-Rate aufweisen. Außerdem zeigen Patienten mit hepatozellulärem Karzinom signifikant häufiger Marker einer chronischen HBV-Infektion als Personen ohne Tumoren. In Europa und Nordamerika ist die erhöhte Inzidenz der Hepatitis B auf Risikopersonen, z. B. Hämodialysepatienten, Hämophiliepatienten, Drogenabhängige und medizinisches Personal beschränkt. Zur Zeit treten in Deutschland pro Jahr immer noch ca. 10 000−20 000 Fälle von Hepatitis B auf.

Die chronischen HBV-Träger können zur Infektionsquelle für andere Personen werden, wenn das in der Leber gebildete Virus in das Blut übertritt. Bei Verletzungen kann das Virus mit dem Blut austreten und in den Blutkreislauf einer anderen Person gelangen. Da das Blut von Virusträgern bis zu 10^{10} infektiöse Partikel pro Milliliter enthalten kann, genügen dabei geringste Mengen an Blut. In früheren Jahrzehnten geschah es sehr häufig, daß durch Bluttransfusionen, aber auch durch kleine Eingriffe wie Blutentnahmen oder Injektionen das HBV übertragen wurde. Durch Voruntersuchungen der Blutspender und durch Verwendung von Einmalartikeln für Injektionen oder Blutentnahmen ist diese Gefahr in den Industrieländern weitgehend beseitigt. Eine Übertragung durch

Hepatitis B 383

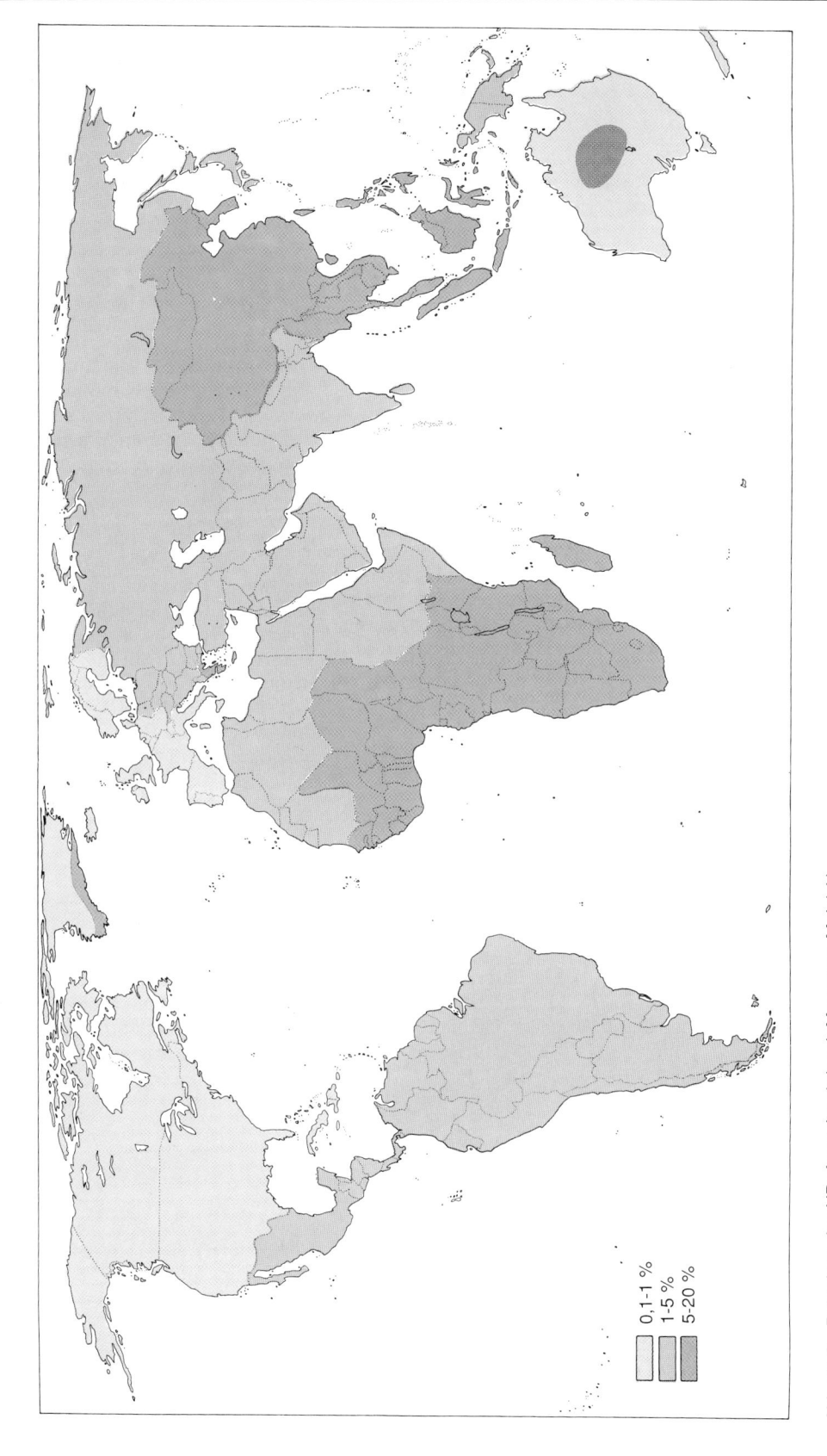

Abb. 33.3 Prävalenz des HBsAg weltweit (nach Maupas u. Melnick).

0,1-1 %
1-5 %
5-20 %

Tröpfchen- oder Schmierinfektionen ist praktisch ausgeschlossen. Ein direkter Schleimhautkontakt (z. B. bei Sexualverkehr) kann aber zu einer Übertragung des HBV führen. Neben den Drogenabhängigen gehören daher auch Personen mit häufig wechselnden Sexualpartnern (speziell auch männliche Homosexuelle) zu den Risikogruppen für eine HBV-Infektion. Anders als beim Virus des AIDS (HIV) ist jedoch das Blut weitaus infektiöser als die Sexualsekrete. So erleidet medizinisches Personal nach Stichverletzungen mit HBV-haltigem Blut weitaus häufiger eine Infektion als nach entsprechender Exposition gegenüber Blut von AIDS-Patienten. Bei Sexualkontakt dürfte das Infektionsrisiko bei beiden Viren vergleichbar sein.

Krankheitsbild und Diagnostik

Bei beginnender klinischer Symptomatik der Hepatitis B (Transaminasenanstieg, Ikterus) ist im Serum mit dem RIA oder ELISA das HBsAg (in 95% der Fälle) und das Anti-HBc (vor allem der IgM-Klasse) sowie häufig das HBeAg nachweisbar (Abb. 33.4). HBsAg kann über mehrere Monate persistieren. Sein Nachweis ist beweisend für eine akute oder chronische HBV-Infektion. Sinkt die HBsAg-Konzentration nicht innerhalb von 6 Wochen nach Beginn der klinischen Symptomatik auf ein Viertel des Ausgangswertes ab, ist mit einer Persistenz der HBV-Infektion über mehrere Jahre zu rechnen. Als brauchbare Methoden für die quantitative Bestimmung (in ng/ml) zur Verlaufsvoraussage (Ausheilung oder chronische Verlaufsform) haben sich die Laurell-Elektrophorese und der RIA erwiesen.

Ca. 5–10% der Patienten mit einer akuten Hepatitis B sind schon zu Beginn der Erkrankung HBsAg-negativ. In solchen Fällen muß zur Diagnose der akuten Infektion das Anti-HBc-IgM im Serum bestimmt werden. Anti-HBc-IgM in hohen Titern (10^{-3}–10^{-5}) ist ein eindeutiger Parameter für eine akute Hepatitis B. In der Zeitspanne zwischen Elimination des HBsAg und Bildung von Anti-HBs im sog. diagnostischen Fenster stellt der Nachweis von Anti-HBc-IgM die einzige Möglichkeit für die Diagnose einer Hepatitis dar. Beim Fehlen von Anti-HBc-IgM und HBsAg kann eine akute Hepatitis B ausgeschlossen werden. Nach einer akuten Hepatitis B ist Anti-HBc-IgG viele Jahre, wahrscheinlich lebenslang im Serum zu finden. Anti-HBs erscheint erst einige Wochen bis Monate nach der akuten Erkrankung und bleibt ebenfalls für viele Jahre, möglicherweise lebenslang nachweisbar. Etwa 10% der Patienten bilden kein nachweisbares Anti-HBs nach einer akuten Hepatitis B. Unter Verwendung eines WHO-Standards kann die Anti-HBs-Konzentration auch quantitativ bestimmt werden.

HBeAg ist ein Marker für die aktive Virusreplikation und ist meist zu Erkrankungsbeginn im Serum nachweisbar. Sein Nachweis korreliert sehr gut mit der Feststellung von Dane-Partikeln mittels Nucleinsäure-Filterhybridisierung zum Nachweis von HBV-DNA. Während das frühe Absinken des normalerweise rasch verschwindenden HBeAg prognostisch günstig ist, muß eine persistierende Infektion erwartet werden, wenn es 4–6 Wochen nach Krankheitsbeginn noch nachweisbar ist. Bei einer Persistenz von HBeAg im Serum ist mit einer hohen Infektiosität des Patientenserums zu rechnen. Kurze Zeit nach Eliminierung des HBeAg aus dem Serum wird Anti-HBe nachweisbar. In neueren Untersuchungen konnte gezeigt werden, daß Mutanten des HBV existieren, die ein Stoppkodon in der Prä-c-Region auf dem HBV Genom haben und damit kein HBeAg synthetisieren können, d. h. Patienten, die mit nur solchen Mutanten infiziert sind, sind hochvirämisch, es läßt sich aber kein HBeAg im Serum nachweisen.

Chronische Hepatitis B

5–10% der HBV-Infektionen gehen in eine chronische Form über, die durch die Persistenz von HBsAg über mehr als 6 Monate definiert ist. Die verschiedenen Verlaufsformen der chronischen Hepatitis B, wie z. B. symptomlose Trägerschaft des HBsAg, chronisch persistierende Hepatitis B, chronisch aktive Hepatitis B und HBV-assoziierte Leberzirrhose, können nur

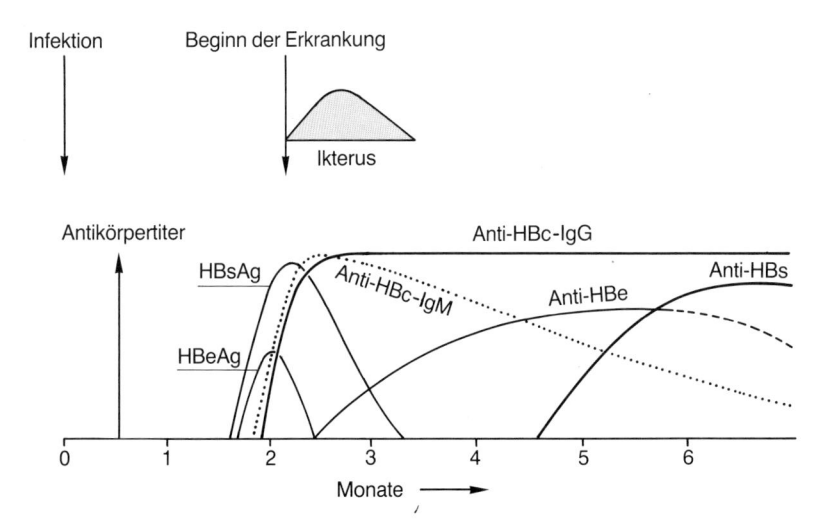

Abb. 33.4 Typischer Verlauf einer Hepatitis-B-Infektion mit Elimination des Virus.

Tabelle 33.4 Konstellation der Hepatitis-B-Marker bei akuter, chronisch persistierender und chronisch aktiver Hepatitis B

Marker	Akute Hepatitis B	Chronisch persistierende Hepatitis B	Chronisch aktive Hepatitis B
HBsAg	+ oder − (ca. 5%)	+	+
HBeAg	+ oder −	− oder +	+ oder −
Anti-HBc-IgM	+ (hohe Titer $\geq 10^{-5}$)	− oder + (mit niedrigem Titer $\leq 10^{-2}$)	+ (niedere bis mittlere Titer $10^{-2} - 10^{-3}$)
Anti-HBc-IgG	+	+	+ (hohe Titer)
Anti-HBs	−	−	−
Anti-HBe	− oder +	+ oder −	− oder +
HBV-DNA	+ (95%)	+/−	+ (90%)

durch die histologische Untersuchung von Leberbiopsien eindeutig diagnostiziert werden. Die Persistenz von HBeAg und/oder mittleren bis hohen Titern von Anti-HBc-IgM ($10^{-3} - 10^{-5}$) spricht für eine erhöhte Virusaktivität und damit für eine chronisch aktive Hepatitis. Neben der Leberzirrhose ist auch das primäre Leberzellkarzinom mit der chronischen HBV-Infektion assoziiert. In Tab. 33.4 ist die Konstellation der HBV-Marker bei den verschiedenen Formen der Hepatitis B zusammengestellt.

Mit der Methode der DNA-Filterhybridisierung kann die HBV-DNA direkt im Serum nachgewiesen werden. Unter Verwendung von ^{32}P-markierten DNA-Proben können ca. 10^5 Viruspartikel pro Milliliter Serum nachgewiesen werden. Die Polymerasekettenreaktion (PCR) ist um mindestens 3 Log-Stufen sensitiver. Bei Patienten mit persistierendem HBeAg ist in ca. 80−90% der Fälle auch HBV-DNA (Filterhybridisierung) nachgewiesen worden, d. h., die Persistenz von HBeAg im Serum ist ein Hinweis auf eine hohe Infektiosität des Patienten. Nach neueren Untersuchungen wird aber auch bei ca. 10% der Patienten, die Anti-HBe-positiv sind, mit der PCR HBV-DNA nachgewiesen, d. h., auch bei diesen Patienten ist mit einer Infektiosität des Serums zu rechnen. Patienten, die Anti-HBe- und HBV-DNA-positiv sind, zeigen auch klinische Zeichen einer erhöhten Aktivität der chronischen Hepatitis B. Daher ist es grundsätzlich angebracht, bei allen Patienten durch DNA-Hybridisierung den Grad der Infektiosität zu bestimmen.

Nach neueren Untersuchungen mit der PCR können auch Patienten, die nur Anti-HBc-positiv sind und die histologische Zeichen einer chronischen Hepatitis aufweisen, geringe Mengen HBV-DNA im Serum haben und somit potentiell infektiös sein. Solche Personen sollten auf jeden Fall als Blutspender ausgeschlossen werden.

Therapie

Mit der Zulassung von α-Interferon für die Behandlung der chronischen Hepatitis B steht erstmals eine Therapiemöglichkeit der chronischen Hepatitiden zur Verfügung, in die hohe Erwartungen gesetzt werden kann. Nachdem Greenberg u. Mitarb. bereits 1976 berichteten, daß α-Interferon bei Patienten mit einer chronischen Hepatitis B die Virusreplikation hemmt, beschrieben Hoofnagle u. Mitarb. 1988 die erfolgreiche Behandlung von Patienten mit chronischer Hepatitis B mit rekombinantem, humanem Interferon α 2b. Bei 32% der Patienten konnte eine weitere Virusreplikation verhindert und die Serumtransaminasenaktivität normalisiert werden. Diese und andere Ergebnisse gaben den Anstoß, die Behandlung von chronischen Hepatitis-B-Fällen mit rekombinanten Interferonen an großen Patientenkollektiven zu untersuchen. Günstige Voraussetzungen für eine erfolgreiche Behandlung der chronischen Hepatitis B sind anamnestisch akute Hepatitis und kurze Laufzeit der chronischen Hepatitis sowie eine hohe entzündliche Aktivität (gemessen an der ALT oder Lymphozyteninfiltration in der Leberhistologie) und eine niedrige HBV-DNA-Konzentration vor der Behandlung. Die Erfolgsaussichten sind bei Personen, die sich im Erwachsenenalter infizieren, größer als bei solchen, die bereits bei der Geburt mit Hepatitis-B-Virus infiziert worden sind.

Ein wichtiges Ziel der Behandlung der chronischen Hepatitis B ist die HBV-Elimination bzw. Serokonversion von HBeAg nach Anti-HBe und eine HBV-DNA-Elimination. In verschiedenen Studien, die in den USA und Europa durchgeführt wurden, lag der Prozentsatz der Patienten mit einer Elimination des HBeAg bei den mit α-Interferon behandelten Gruppen um das Zwei- bis Dreifache höher als in der Kontrollgruppe. Der Einsatz von α-Interferonen hat sich in kontrollierten Studien bei ca. 30−50% der Fälle als wirksam erwiesen. Eine Therapie der chronischen Hepatitis B sollte über einen Zeitraum von mindestens 6 Monaten durchgeführt werden, im allgemeinen ist ein Ansprechen auf α-Interferon nach 2−3 Monaten zu erwarten. 2 und 4 Wochen nach Therapiebeginn sowie anschließend einmal pro Monat sollten Blutbild, Thrombozyten, ALT und der klinische Befund überprüft werden. Alle 3 Monate sowie 3 Monate nach Therapieende sollten zusätzlich HBV-DNA, HBsAg, HBeAg und Anti-HBe bestimmt werden.

Prophylaxe

Die aktive Impfung gegen die Hepatitis B ist heute eine anerkannte Maßnahme zur Bekämpfung dieser

Tabelle 33.5 Passive Immunprophylaxe der Hepatitis B mit Hepatitis-B-Immunglobulin

	Indikation	Dosierung	Bemerkungen
Präexpositionelle Prophylaxe	Kontaktpersonen, chronische HBsAg-Träger und Personen mit ständigem hohen Infektionsrisiko (z. B. Dialysepersonal)	0,06 ml/kg Körpergewicht (5 ml beim Erwachsenen)	nur in Verbindung mit aktiver Impfung!
Postexpositionelle Prophylaxe	a) Inokulation bzw. Schleimhautkontakt mit infektiösem Material	0,06 ml/kg Körpergewicht (5 ml beim Erwachsenen)	Gabe von HB-IgG sobald wie möglich (innerhalb von 6, höchstens 48 Std. nach mutmaßlicher Infektion)
	b) Neugeborene HBsAg-positiver Mütter	1 ml	vorzugsweise in Verbindung mit aktiver Impfung, sonst Wiederholung der HB-IgG-Gabe bei a) 4 Wochen später b) nach 3. und 6. Monat

Erkrankung. Acht Jahre nach der Zulassung des Impfstoffs in Deutschland sind bisher ca. 1 Mill. Personen, in der Mehrzahl Angehörige medizinischer Berufe, geimpft worden. Ebenso wie in den ersten klinischen Untersuchungen, die zum Teil als Doppelblindstudie an 40 000 Probanden durchgeführt wurden, hat sich auch der Impfstoff als effektiv und nebenwirkungsarm erwiesen. Alle Befürchtungen, daß der Impfstoff, der aus Plasma chronischer Träger des HBsAg hergestellt wurde, das Non-A-non-B-Hepatitis-Virus und evtl. HIV übertragen könnte, haben sich bisher als gegenstandslos erwiesen.

Die Indikationen für eine passive Immunisierung gegen die Hepatitis B mit Hepatitis-B-Immunglobulinen sind in Tab. 33.5 zusammengefaßt.

Wiederimpfung

Genaue Angaben über die minimale noch schützende Anti-HBs-Konzentration sind nicht vorhanden. Aus Studien zur passiven Immunisierung weiß man, daß es bei Anti-HBs-Konzentrationen von weniger als 10 IE/l zur HBV-Infektion kam. In einer Impfstudie der Centers for Disease Control (CDC) in den USA bei Geimpften, deren Anti-HBs-Konzentration auf etwa 5–50 IE/l abgesunken war, traten vereinzelt Infektionen auf. Ein Wert von 10 IE/l wird deshalb als die minimale protektive Anti-HBs-Konzentration angesehen. Anti-HBs wird in IE/l angegeben, wobei ein Referenzserum der WHO als Standard dient, dem willkürlich 50 000 IE/l zugemessen wurden. Für die Wahl des Wertes von 10 IE/l sprechen auch meßtechnische Gründe, da diese Antikörpereinheiten mit den kommerziellen Tests noch gut zu messen sind, während bei niedrigeren Konzentrationen die Ergebnisse nicht so zuverlässig sind. Der Zeitpunkt einer Wiederimpfung ist demnach dann gegeben, wenn die Anti-HBs-Konzentration eines Impflings unter die kritische Grenze von 10 IE/l abgefallen ist (Tab. 33.6). Die Grenze von 10 IE/l wird bei einigen Impflingen schon verhältnismäßig bald unterschritten. Nach Berechnungen von W. Jilg haben 5 Jahre nach Impfbeginn 20–30% aller Impflinge keinen ausreichenden Schutz

Tabelle 33.6 Anti-HBs-Kontrolle und Empfehlungen zur Wiederimpfung nach Grundimmunisierung gegen Hepatitis B

Anti-HBs (IE/l) 4 Wochen nach Grundimmunisierung	Maßnahmen
< 10	sofortige Wiederimpfung
11–100	Kontrolle nach 3–6 Monaten*
101–1000	Kontrolle nach 1 Jahr*
1001–10 000	Kontrolle nach 2½ Jahren*
> 10 000	Kontrolle nach 5 Jahren*

* Gerechnet vom Tag der letzten Impfung.

mehr; eine generelle Wiederimpfung nach 5 Jahren kommt für einen nicht unerheblichen Teil der Geimpften zu spät. In dieser Studie zur Persistenz von Anti-HBs-Antikörpern konnte gezeigt werden, daß die Zeitdauer, während der Anti-HBs über der Grenze von 10 IE/l liegt, von der maximalen Anti-HBs-Konzentration nach der Grundimmunisierung abhängig ist. Aufgrund dieser Beobachtungen wurden folgende Empfehlungen zur Wiederimpfung ausgearbeitet: 4 Wochen nach der letzten, d. h. nach der Boosterimmunisierung, sollte eine quantitative Anti-HBs-Bestimmung erfolgen, nach deren Ergebnis sich das weitere Vorgehen richtet. Personen, die nicht ansprechen, und solche mit Anti-HBs-Werten unter 10 IE/l sollten sofort wiedergeimpft werden; bei Anti-HBs-Konzentrationen von 11–100 IE/l bedarf es einer Anti-HBs-Kontrolle nach 6 Monaten. Personen mit 101–1000 IE/l sollten nach 1 Jahr kontrolliert werden, solche mit 1001–10 000 IE/l nach 2½ Jahren und mit über 10 000 IE/l nach 5 Jahren. Liegt der Anti-HBs-Wert nach drei Impfungen um oder unter 10 IE/l, empfiehlt es sich, eine einmalige Wiederimpfung durchzuführen. Sie führt in über 80% aller Fälle zur Ausbildung höherer Antikörperkonzentrationen als nach der Grundimmunisierung. Etwa 9% haben auch nach Wiederimpfung gleich hohe Anti-HBs-Werte, und etwa 9% sprechen auf die Wiederimpfung schlechter an.

Hepatitis D

Definition

Das Hepatitis-D-Virus (HDV) wurde 1977 zuerst bei chronischen Trägern des HBsAg beschrieben. Das HDV ist ein inkomplettes Virus, das zur Bildung von vermehrungsfähigen Viruspartikeln das HBsAg des HBV benötigt. Das Genom von HDV ist eine zirkuläre Einzelstrang-RNA von 1700 Basen. Die RNA zeigt Strukturähnlichkeiten zum Genom von Viroiden, die bei Pflanzen vorkommen. Die beiden viralen Proteine (Hepatitis-D-Antigen, HDAg) sind mit der genomischen RNA assoziiert und werden von HBsAg als Hülle umgeben. Die Viruspartikel haben einen Durchmesser von 36 nm. Die Nomenklatur für die viralen Proteine und Antikörper ist in Tab. 33.7 zusammengefaßt. Experimentelle Infektionen von Schimpansen bestätigen, daß HDV-Infektionen nur gleichzeitig mit einer akuten HBV-Infektion oder als Superinfektion von chronischen Trägern des HBsAg vorkommen.

Epidemiologie

Die Hepatitis D wird ähnlich wie die Hepatitis B durch Blut und Blutprodukte in erster Linie parenteral oder auch durch engen körperlichen Kontakt übertragen. Die sexuelle Übertragung scheint häufiger zu sein, als man bisher angenommen hat. Das Screenen von Blut auf HBsAg vermindert, aber verhindert nicht völlig die posttransfusionellen HDV-Infektionen. Während das Risiko bei der gewöhnlichen Transfusion relativ gering ist (>1:3000), bekommt es eine große Bedeutung bei Patienten, die mit kommerziellen aus gepooltem Plasma hergestellten Gerinnungsfaktoren behandelt werden. Allerdings erklärt der große Plasmapool nur zum Teil das hohe Risiko für eine HDV-Infektion bei diesen Patienten. Ein zweiter Risikofaktor ist die nicht adäquate Selektion von Plasmaspendern. In kommerziellen Immunglobulinpräparaten konnte z. B. Anti-HD zusammen mit Anti-HIV nachgewiesen werden. Die einzige Population, die zugleich gegenüber HDV und HIV exponiert ist, sind intravenös Drogenabhängige und männliche Homosexuelle. Beide Gruppen sollten grundsätzlich von der Blutspende ausgeschlossen werden. Die weltweite epidemiologische Verteilung der HDV-Infektion ist in Abb. 33.5 dargestellt und basiert auf Prävalenzdaten aus der Literatur. Ein Vergleich ist schwierig, da in manchen Studien nur eine kleine Zahl von Patienten untersucht worden ist und darüber hinaus keine Unterscheidung zwischen akuten und chronischen Infektionen gemacht wurde. Im allgemeinen korreliert die Prävalenz von HDV mit der Prävalenz von HBV und nimmt mit der Prävalenz von HBV in der Bevölkerung zu. Die Durchseuchung mit HDV und HBV ist nahezu 100% im westlichen Amazonasbecken und variiert zwischen 20% und 80% in verschiedenen subtropischen Regionen, wo Hepatitis B endemisch ist. Weitere Reservoire der HBV- bzw. HDV-Infektion sind im asiatischen Teil der ehemaligen UdSSR nachgewiesen worden. In Europa und Nordamerika ist die Prävalenz der HDV-Infektion am höchsten in städtischen Regionen bei Drogenabhängigen und bei HBsAg-positiven Gefängnisinsassen. Nicht in allen Fällen ist die Prävalenz von HDV deckungsgleich mit der Prävalenz für HBV; bisher ist es nicht zu einer Ausbreitung der HDV-Infektion in China, Südafrika oder bei Eskimos in Alaska gekommen, die eine hohe Durchseuchung mit HBV aufweisen. Darüber hinaus gibt es regional begrenzte hohe Prävalenzen für HDV, z. B. in Rumänien, wo bei über 88% der HBV-Träger Anti-HDV nachgewiesen werden konnte. In den umgebenden Balkanländern wie Bulgarien und Jugoslawien ist die Prävalenz von Anti-HD nur 7,1% bzw. 8,6%.

Krankheitsbild

Mehrere klinische Studien haben gezeigt, daß die HDV-Superinfektion eines HBV-Trägers mit einer schwerer verlaufenden Lebererkrankung assoziiert ist als eine gewöhnliche Hepatitis-B-Infektion. Bei einigen Ausbrüchen von HDV-Superinfektionen kam es häufig zu fulminanter Hepatitis, vor allem im nördlichen Teil von Südamerika, z. B. bei großen Epidemien viraler Hepatitis bei den Yucpa-Indianern von Westvenezuela. Weitere Ausbrüche fulminanter Hepatitis wurden als sog. Santa-Marta-Hepatitis in Kolumbien und unter dem Namen Labreafieber in Brasilien beschrieben. Neuere Untersuchungen beim Menschen und auch im Tiermodell beim Murmeltier (woodchuck) haben gezeigt, daß die HDV-Superinfektion bei über 90% der Infizierten einen chronischen Verlauf nimmt.

Diagnostik

Die Diagnostik einer HDV-Infektion erfolgt durch den Nachweis von HDAg im Serum während der Akutphase und von Anti-HD in der Rekonvaleszenzphase der Erkrankung. Ähnlich wie bei der chronischen Hepatitis B wird bei der Hepatitis D eine Persistenz des HDV in der Leber und im Serum beobachtet. Im Serum werden dann Anti-HD-IgM und hohe Titer des Anti-HD-IgG nachgewiesen. Das HDV kann in diesen Fällen immunhistologisch in Hepatozyten gefunden werden. Das HDAg im Serum liegt als

Tabelle 33.7 Nomenklatur Hepatitis-D-Virusantigene und der korrespondierenden Antikörper

Virusantigen oder Antikörper	Definition
HDAg	Hepatitis-Delta-Antigen
Anti-HD	Antikörper gegen Hepatitis-D-Antigen
Anti-HD-IgG	IgG-Antikörper gegen Hepatitis-D-Antigen
Anti-HD-IgM	IgM-Antikörper gegen Hepatitis-D-Antigen

388 33 Virale Hepatitis

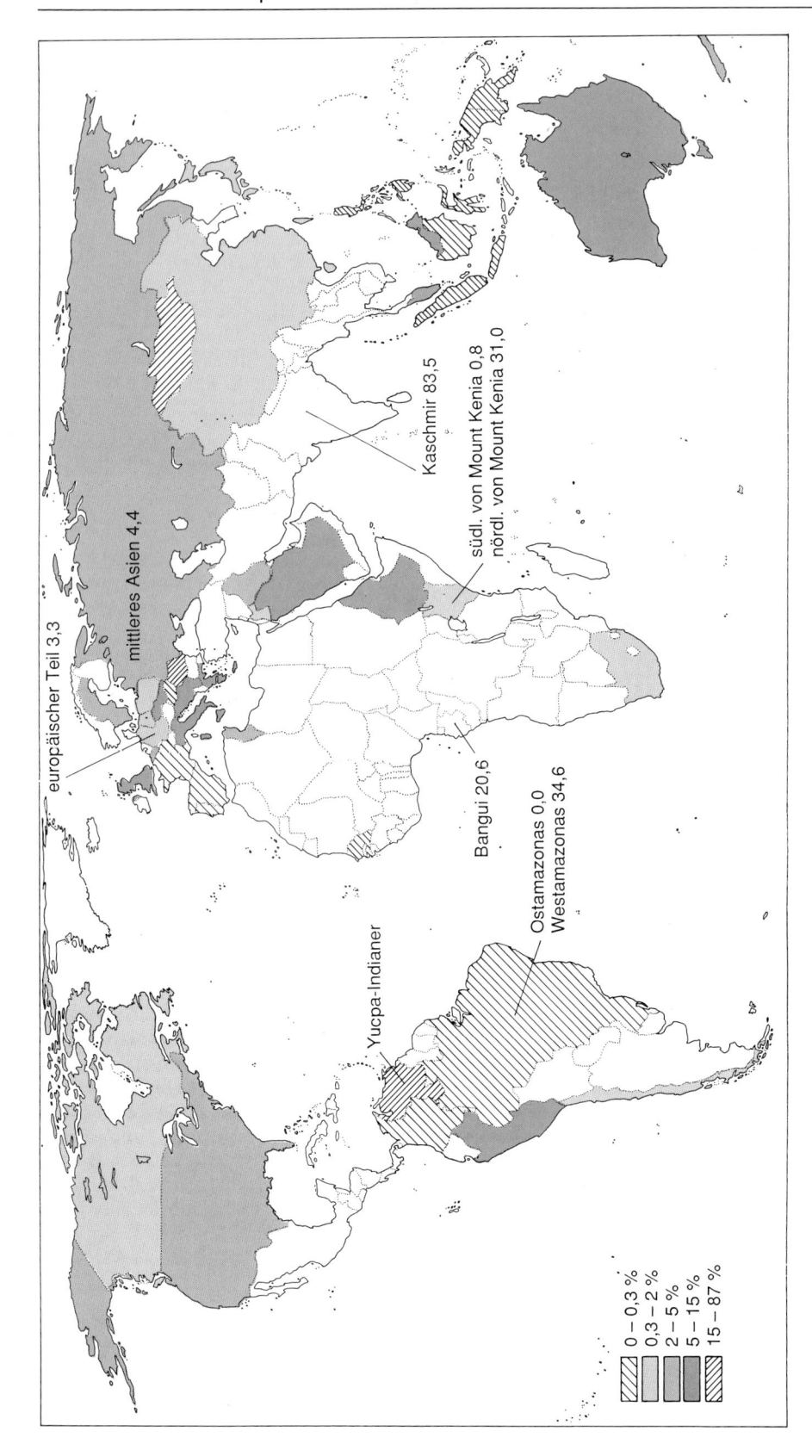

Abb. 33.5 Weltepidemiologie des Hepatitis-D-Virus in HBsAg Carrier. Länder ohne Daten sind weiß dargestellt.

europäischer Teil 3,3
mittleres Asien 4,4
Kaschmir 83,5
südl. von Mount Kenia 0,8
nördl. von Mount Kenia 31,0
Bangui 20,6
Ostamazonas 0,0
Westamazonas 34,6
Yucpa-Indianer

0 – 0,3 %
0,3 – 2 %
2 – 5 %
5 – 15 %
15 – 87 %

Immunkomplex vor. Neuerdings kann auch die HDV-RNA mittels einer klonierten komplementären DNA durch Filterhybridisierung bzw. PCR in diesen Immunkomplexen nachgewiesen werden. In folgenden Fällen ist eine Untersuchung auf HDAg beziehungsweise Anti-HD indiziert:

- im akuten Schub einer chronischen Hepatitis B,
- bei fulminant verlaufender akuter Hepatitis B,
- bei akuter Hepatitis B von Drogenabhängigen und Hämophiliepatienten,
- bei Dialysepatienten.

Therapie
Ähnlich wie bei der chronischen Hepatitis B wurden auch bei Patienten mit chronischer HDV-Infektion Therapieversuche mit α-Interferon durchgeführt. Im Gegensatz zur Hepatitis B haben die Eliminationsraten von HDV trotz α-Interferon-Therapie in hohen Dosen und über den Zeitraum von einem Jahr nur sehr geringe therapeutische Erfolge gezeigt. Da eine chronische HDV-Infektion schnell in eine Zirrhose übergehen kann, ist in manchen Fällen die Transplantation die einzige Therapiemöglichkeit.

Prophylaxe
Eine Impfung gegen die Hepatitis D gibt es bisher nicht, so daß die Superinfektion von HBsAg-Trägern zur Zeit noch nicht verhindert werden kann. Die Simultaninfektion mit HBV und HDV kann allerdings durch eine Impfung gegen die Hepatitis B verhindert werden.

Hepatitis C

Definition
Mit gentechnologischen Verfahren wurde 1989 der Erreger der parenteralen Non-A-non-B-Hepatitis, das Hepatitis-C-Virus (HCV), charakterisiert. Das RNA-Genom des HCV hat eine Länge von ca. 9400 Nucleotiden. Inzwischen können mindestens sechs Genotypen unterschieden werden. Die RNA hat eine Plusstrangpolarität und einen durchgehenden, offenen Leserahmen (open reading frame, ORF), d. h., es wird ein Polyprotein synthetisiert, das anschließend durch spezifische Proteasen in Struktur- und Nichtstrukturproteine gespalten wird (Abb. 33.6). Es sind drei Strukturproteine charakterisiert worden: das Coreprotein (19 kD) und zwei Hüllproteine E1 (33 kD) und E2 (70 kD). Diese Charakteristika des viralen Genoms, die durch Filtrationsversuche bestimmte Virusgröße von ca. 50–70 nm und der Nachweis einer lipidlöslichen Virushülle ließen die Autoren dieses neue Virus in die Familie der Flaviviridae einordnen (Tab. 33.8).

Tabelle 33.8 Eigenschaften des Hepatitis-C-Virus

Genom	ssRNA (positive Polarität)
	ca. 9400 Nucleotide
	ein offener Leserahmen (Polyprotein)
Größe	50–60 nm (Filtrationsversuche)
Hülle	lipidlöslich
Strukturproteine	
C Core	19 kD
– Envelope E1	33 kD
– Envelope E2	72 kD

Epidemiologie
Es konnte gezeigt werden, daß ca. 70–92% der Patienten mit einer Posttransfusionshepatitis in Japan und den USA Antikörper gegen das HCV aufweisen. Ebenfalls konnte bei sporadischer Non-A-non-B-Hepatitis bei 58–79% der Patienten Anti-HCV festgestellt werden. Bei Blutspendern, deren Daten am ehesten der Durchseuchung in der Bevölkerung nahekommen, ist eine Prävalenz von 0,4–1,5% für HCV nachgewiesen worden. Aus Afrika, Südamerika und dem asiatischen Raum – außer Japan – liegen noch keine verläßlichen Untersuchungen zur Prävalenz dieses Virus vor. In neuesten Untersuchungen aus Spa-

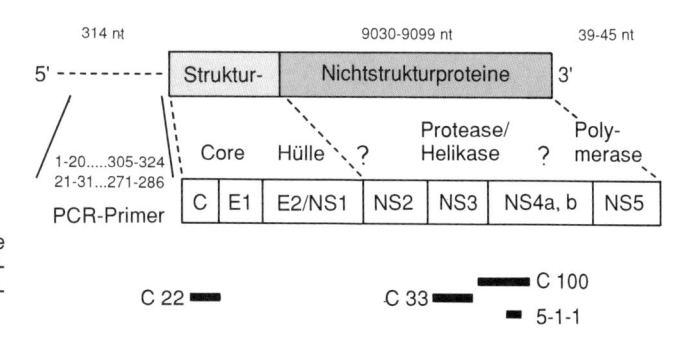

Abb. 33.6 Organisation des HCV-Genoms mit Angabe der HCV-kodierten Proteine und der Lokalisation rekombinanter Proteine, die zur Zeit in Enzymimmunoassays angewendet werden.

nien, Italien und Japan konnte gezeigt werden, daß auch eine hohe Korrelation zwischen dem primären Leberzellkarzinom und einer chronischen HCV-Infektion vorliegt. In Risikogruppen (Hämophiliepatienten, Drogenabhängigen und Dialysepatienten) wurde eine hohe Durchseuchung mit Anti-HCV gefunden. Bei Hämophiliepatienten lag die Prävalenz zwischen 60 und 90%, bei Drogenabhängigen zwischen 50 und 70%; für Homosexuelle, die häufig mit HIV und Hepatitis B infiziert werden, gibt es bisher kein einheitliches Bild über die Prävalenz der Infektion mit HCV; bei Dialysepatienten schwankten die Zahlen zwischen 1 und 14%. In eigenen Untersuchungen in Dialysezentren der Bundesrepublik wurde eine erhebliche Schwankung zwischen 0 und 37,4% um einen Mittelwert von 10,1% gefunden.

Krankheitsbild

Ähnlich wie die Hepatitis B wird HCV in erster Linie parenteral und durch engen körperlichen Kontakt übertragen. Die Inkubationszeit einer HCV-Infektion liegt zwischen 2 Wochen und 3–4 Monaten. Durch experimentelle Infektionen von Schimpansen konnte gezeigt werden, daß schon 3 Tage nach Inokulation eine Virämie nachweisbar war. Die Symptomatik der HCV-Infektion ähnelt den Prodromi und den Symptomen einer akuten Hepatitis B. Bei ca. 50–60% der Patienten kommt es zu einem chronischen Verlauf der HCV-Infektion. Im Gegensatz zu früheren Untersuchungen konnte gezeigt werden, daß histologisch auch chronisch aktive Hepatitiden und Leberzirrhosen aus einer chronischen HCV-Infektion resultieren können. In Schimpansen sind Reinfektionen mit dem gleichen und verschieden Genotypen beschrieben worden.

Diagnostik

Die zur Zeit erhältlichen Tests (ELISA) zum Nachweis einer HCV-Infektion weisen Antikörper gegen das Coreprotein (C22) und gegen Nichtstrukturproteine aus dem NS3/NS4-Bereich der viralen Helikase und Protease (C33/C100) auf (Abb. 33.**6**). Es ist ratsam, im ELISA reaktive Seren in einem Bestätigungstest zu überprüfen. Die Antikörper werden in der Regel im Transaminasenpeak der akuten Infektion nachweisbar. 5–10 Jahre nach Ausheilung der Hepatitis C sind diese Antikörper mit dem zur Zeit verwendeten ELISA im Serum nicht mehr nachweisbar. Bisher stehen noch keine Testsysteme zum Nachweis von Antikörpern gegen die Hüllproteine E1 und E2 zur Verfügung. Im Verlauf einer chronischen HCV-Infektion persistieren Antikörper gegen C22, C33 und C100. In Einzelfällen sind Antikörper gegen nur eines dieser Proteine nachweisbar. Ein direkter Antigennachweis von viralen Proteinen im Serum ist nicht möglich, da das Virus in zu geringen Konzentrationen von nur $10^3–10^4$ Partikeln pro Milliliter im Serum vorkommt. Zum Nachweis von Viruspartikeln bzw. viraler RNA kommt nur die PCR in Frage.

Therapie

Ebenso wie bei der Hepatitis B und D ist für die chronische Hepatitis C die Gabe von α-Interferonen indiziert. Nach den bisher vorliegenden Ergebnissen kommt es bei ca. 50% der Patienten zu einer Normalisierung der Transaminasen und dem Verschwinden viraler RNA aus dem Serum. Allerdings wird bei nur ca. 20% der Patienten nach Beendigung der Therapie eine persistierende Normalisierung der Transaminasen und eine Elimination des Virus gefunden. Vor Beginn der Therapie sollte neben einem positiven Antikörperbefund die Virämie im Serum mit der PCR untersucht werden.

Prophylaxe

In der Ära vor den diagnostischen Möglichkeiten einer HCV-Infektion wurden mehrere klinische Studien zur Prophylaxe der Posttransfusionshepatitis mit Immunglobulinen durchgeführt. Diese Studien zeigten widersprüchliche Ergebnisse. Zur Zeit ist nicht eindeutig belegt, daß durch die Gabe von Immunglobulinen eine Hepatitis C nach Exposition verhindert werden kann. Es ist auch nicht bekannt und nicht meßbar, inwieweit in Immunglobulinen neutralisierende Antikörper vorhanden sind. Eine aktive Impfung ist noch nicht möglich.

Hepatitis E

Definition

Die Spuren des Hepatitis-E-Virus wurden zuerst 1956 während eines Ausbruchs einer enteralen Non-A-non-B-Hepatitis durch kontaminiertes Trinkwasser in Indien beobachtet. Damals wurde auch ein erhöhtes Risiko für schwangere Frauen mit einer Mortalitätsrate von 20% gefunden. Das Genom des HEV besteht aus einer Plusstrang-RNA. Die komplette Sequenzierung von drei Isolaten aus verschiedenen geographischen Regionen zeigt eine ähnliche Genorganisation. Das RNA-Genom hat eine Länge von ca. 7,5 Kilobasen. Die Nichtstrukturgene sind am 5′-Ende und die Strukturgene am 3′-Ende lokalisiert. Bisher können zwei Genotypen differenziert werden: der Burmastamm und der Mexikostamm. Die Strukturproteine beider Genotypen zeigen immunologische Kreuzreaktionen.

Epidemiologie

Das HEV wird fäkal-oral übertragen. In Asien, Afrika, Süd- und Mittelamerika sind Epidemien dieser Hepatitis mit mehreren 100 000 Fällen beschrieben worden. Die HEV-Infektion ist eine akute Erkrankung, die vor allem bei jungen Erwachsenen vorkommt und mit einer erhöhten Letalität bei Schwangeren im letzten Trimenon assoziiert ist. Ausbrüche von HEV-Infektionen kommen vor allem in Stadtregionen, in Entwicklungsländern, aber auch in ländlichen Regionen vor. Acht der letzten zehn Hepatitisepidemien in Indien werden auf Infektionen mit dem HEV zurückgeführt. Erste epidemiologische Untersuchungen in den USA und Europa weisen darauf hin, daß 2–3% der Blutspender Antikörper aufweisen. Bisher ist noch nicht untersucht, inwieweit diese Infektion nur in Entwicklungsländern oder auch Industrieländern, z. B. in den USA oder Deutschland, erworben werden kann.

Diagnostik

Der fäkal-orale Übertragungsweg ist durch einen Selbstversuch belegt. Symptome einer Hepatitis wie Transaminasen- und Bilirubinerhöhung traten 36 Tage nach der oralen Aufnahme des Inokulums auf. Elektronenmikroskopisch werden in der Akutphase virusähnliche Partikel von 27 nm Durchmesser im Stuhl der Probanden gefunden, die von einem Rekonvaleszenzserum aggregiert werden. Das HEV ist inzwischen erfolgreich in mehreren Affenspezies passagiert worden. Mit einem ELISA können in der Akutphase der Erkrankung spezifische IgM-Antikörper gegen Strukturproteine nachgewiesen werden. Nach abgelaufener Infektion können Antikörper der IgG-Klasse erkannt werden. Zur Bestätigung eines ELISA-reaktiven Befunds wird ein Western blot durchgeführt. Alle bisher etablierten Testmethoden zum Antikörpernachweis werden in Kürze als kommerzielle Tests zur Verfügung stehen.

Literatur

Alter, H. J.: The hepatitis C virus and its relationship to the clinical spectrum of HNANB hepatitis. J. Gastroenterol. Hepatol. 1, Suppl. (1990) 78

Carman, W. F., H. C. Thomas: Genetic variation in hepatitis B virus. Gastroenterology 102 (1992) 711

Choo, Q. L., G. Kuo, A. J. Weiner et al.: Isolation of a cDNA clone derived from a blood-borne non-A, non-B viral hepatitis genome. Science 244 (1989) 359

Editorial: Enterically transmitted non-A, non-B hepatitis – East Africa. Morbid. Mort. wkly Rep. 36 (1987) 241

Forbes, A., R. Williams: Changing epidemiology and clinical aspects of hepatitis A. Brit. med. Bull. 46 (1990) 303

Glikson, M., E. Galun, R. Oren, R. Tur-Kaspa, D. Shouval: Relapsing hepatitis A. Review of 14 cases and literature survey. Medicine 71 (1992) 14

Greenberg, H. B., R. B. Pollard, L. I. Lutwick et al.: Effect of human leukocyte interferon on hepatitis B virus infection in patients with chronic active hepatitis. New Engl. J. Med. 295 (1976) 517

Hoofnagle, J. H., M. Peters, K. D. Mullen et al.: Randomized controlled trial of recombinant human alfa-interferon in patients with chronic hepatitis B. Gastroenterology 95 (1988) 1318

Jilg, W.: Immunisierung gegen Hepatitis A. Gelb. H. 32 (1992) 107

Jilg, W., M. Schmidt, F. Deinhardt: Vaccination against hepatitis B: Comparison of three different vaccination schedules. J. Infect. Dis. 160 (1989) 766

Marinucci, G., G. Hassan, C. Di Giacomo, A. Barlattani, F. Costa, R. Raßhofer, M. Roggendorf: Long term treatment of chronic delta hepatitis with alpha recombinant interferon. Progr. clin. biol. Res. 364 (1991) 405

Reyes, G. R., M. A. Purdy, J. P. Kim, K. C. Luk, L. M. Young, K. E. Fry, D. W. Bradley: Isolation of a cDNA from the virus responsible for enterically transmitted non-A, non-B hepatitis. Science 247 (1990) 1335

Rizzetto, M., A. Ponzetto, I. Forzani: Hepatitis delta virus as a global health problem. Vaccine 8 (1990) 10

Roggendorf, M.: Hepatitis C. Gelb. H. 32 (1992) 29

Skidmore, S. J., P. O. Yarbough, K. A. Gabor, A. W. Tam, G. R. Reyes, A. J. E. Flower: Imported hepatitis E in UK. Lancet 337 (1991) 1541

34 HIV-Infektion und AIDS

F. von Sonnenburg

Definition

AIDS ist ein 1981 erstmals in den USA beschriebenes Immunmangelsyndrom. Es wird durch eine Infektion mit Retroviren (human immunodeficiency virus, HIV 1 oder HIV 2), die beim Menschen eine chronisch progrediente Immunschwäche auslöst, verursacht. Die Erkrankung ist vor allem durch das Auftreten opportunistischer Infektionen und das Kaposi-Sarkom gekennzeichnet.

Epidemiologie

Eine Vielzahl von Studien aus aller Welt belegt, daß für die Verbreitung des HIV nur drei Übertragungswege epidemiologisch wesentlich sind:

Übertragung durch Geschlechtsverkehr. Die Mehrzahl aller Übertragungen des HIV findet durch Geschlechtsverkehr statt. Die Übertragungshäufigkeit kann dabei erheblich schwanken. Es wird geschätzt, daß es bei Geschlechtsverkehr mit einem infizierten Partner in 0,5–10% zu einer Ansteckung mit dem HIV kommt. Schleimhautverletzende Sexualpraktiken und das Vorliegen anderer Geschlechtskrankheiten, insbesondere jener, die mit genitalen Ulzera einhergehen, begünstigen die Übertragung. Personen, deren HIV-Infektion länger besteht, und die bereits eine feststellbare Immunschwäche haben, gelten als besonders kontagiös.

Übertragung durch Blut, Blutprodukte und durch mit Blut kontaminierte Spritzen, Nadeln und Instrumente. Obwohl der Übertragungsweg über infizierte Blutkonserven nahezu 100% effektiv ist, nimmt man an, daß auch vor Einführung des routinemäßigen Testens der Blutspenden höchstens 10% der HIV-Infektionen in Entwicklungsländern auf diesem Weg erfolgte. In westlichen Industrienationen wird dieser Anteil noch geringer geschätzt. Übertragungen innerhalb der Gesundheitssysteme durch kontaminierte Nadeln, Spritzen und andere medizinische Geräte sowie durch traditionelle Heilmethoden erscheinen unter epidemiologischen Gesichtspunkten wenig bedeutsam. Dagegen entwickelt sich die Übertragung durch kontaminierte Nadeln und Spritzen bei Drogenabhängigen zunehmend zum wichtigsten Ausbreitungsweg von HIV in Industrienationen.

Perinatale Übertragung von der Mutter zum Kind. HIV-Übertragung von der Mutter zum Kind findet meist in utero statt. Die Häufigkeit der beobachteten vertikalen Transmission schwankt zwischen 20% und 50%. Die Übertragungswahrscheinlichkeit scheint vom Krankheitsstadium der HIV-infizierten Mutter abzuhängen. Je weiter fortgeschritten die mütterliche Immundefizienz ist, desto wahrscheinlicher ist eine vertikale Übertragung des Virus. Das Risiko, durch regelmäßiges Stillen HIV von der infizierten Mutter auf den Säugling zu übertragen, liegt bei ca. 30%.

HIV und AIDS sind weltweit verbreitet. Seit den ersten Berichten ist die Zahl der AIDS-Fälle dramatisch angestiegen. Bis zum 1. Januar 1992 wurden der WHO kumulativ 446 681 Fälle von AIDS berichtet. Entsprechend diesen Meldungen wäre der amerikanische Kontinent weitaus am meisten betroffen. Die WHO nimmt jedoch an, daß dieses Bild die Wirklichkeit stark verzerrt. In westlichen Ländern werden vermutlich 80–90% der tatsächlich vorkommenden Fälle registriert, in Entwicklungsländern hingegen, insbesondere in Afrika, werden wahrscheinlich nur etwa 10–20% der AIDS-Fälle gemeldet (Tab. 34.1).

Im Durchschnitt tritt AIDS erst 8–10 Jahre nach Infektion mit dem HIV auf. Um das volle Ausmaß der HIV-/AIDS-Epidemie und die Folgen einschätzen zu können, muß deshalb ein Bild vom Ausbreitungsmuster und von der Ausbreitungsgeschwindigkeit des HIV entwickelt werden (Abb. 34.1).

Es wird geschätzt, daß Mitte 1992 weltweit 13 Millionen Menschen mit dem HIV infiziert waren, die Mehrzahl davon in Afrika südlich der Sahara. Die Epidemie wurde erst Mitte der 80er Jahre nach Asien eingeschleppt. Wegen der hohen Bevölkerungsdichte wird dort jedoch bis zum Jahr 2000 die größte Zahl von Neuinfektionen erwartet, während man für Südamerika eine langsamere Zunahme und für die Industriestaaten eine Stabilisierung der HIV-Inzidenz annimmt. Davon ausgehend prognostiziert die WHO für das Jahr 2000 weltweit mindestens 10 Millionen AIDS-Fälle kumulativ, die überwiegende Mehrzahl davon in Entwicklungsländern. Allein in Afrika muß man bis zum Jahr 2000 mit mehr als 5 Millionen Fällen kumulativ rechnen (Abb. 34.2). Dazu kommen noch

Tabelle 34.1 An die WHO gemeldete AIDS-Fälle, 1. Januar 1992

Erdteil	AIDS-Fälle gemeldet	AIDS-Fälle geschätzt
Afrika	129 066	1 100 000
Nordamerika	208 089	280 000
Südamerika	44 888	160 000
Asien	1 254	12 000
Europa	60 195	90 000
Ozeanien	3 189	6 000
Total	446 681	1 567 000

HIV-Infektion und AIDS 393

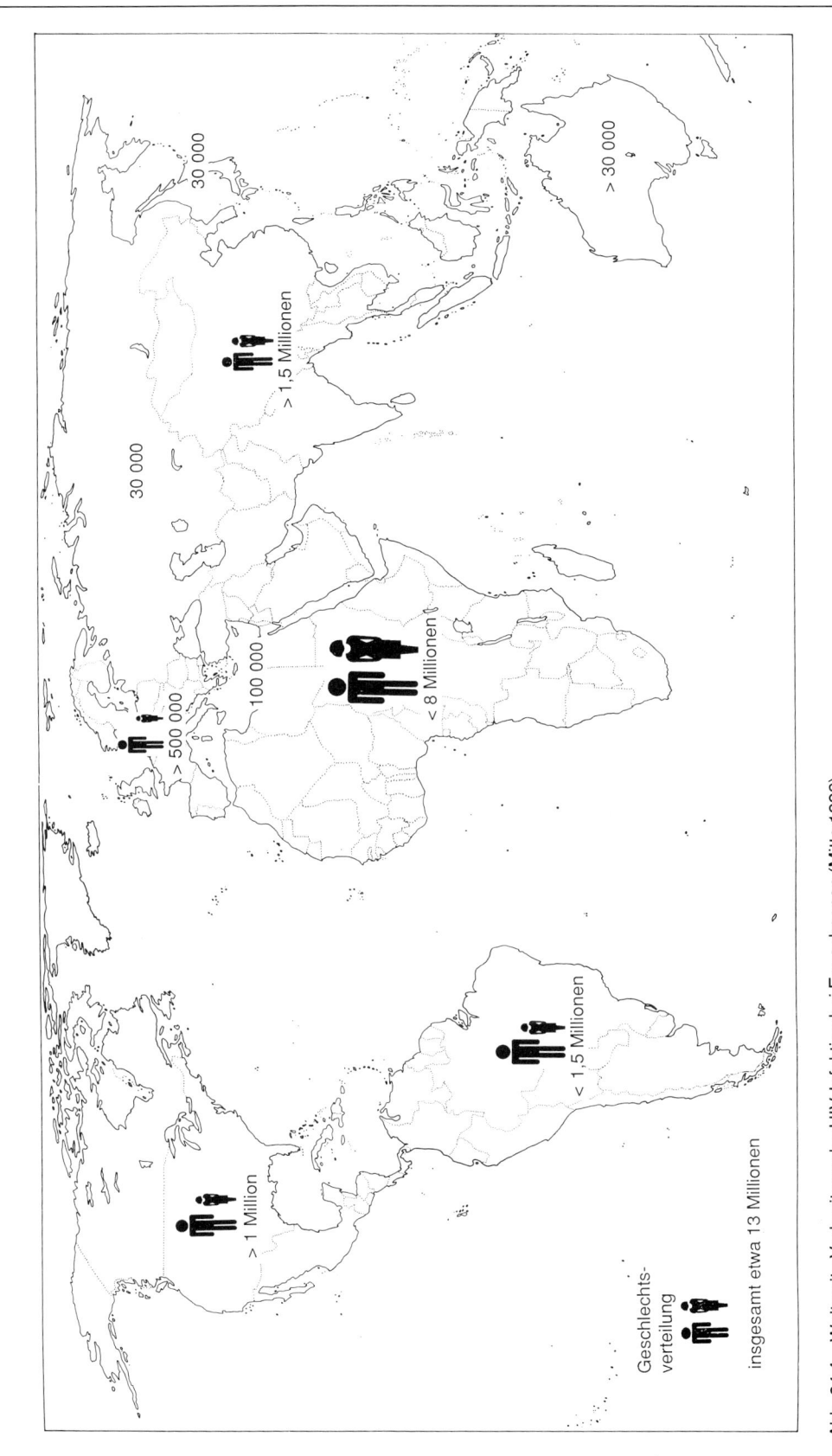

Abb. 34.1 Weltweite Verbreitung der HIV-Infektion bei Erwachsenen (Mitte 1992).

> 30 000

30 000

> 1,5 Millionen

30 000

> 500 000

100 000

< 8 Millionen

< 1,5 Millionen

> 1 Million

Geschlechts-
verteilung

insgesamt etwa 13 Millionen

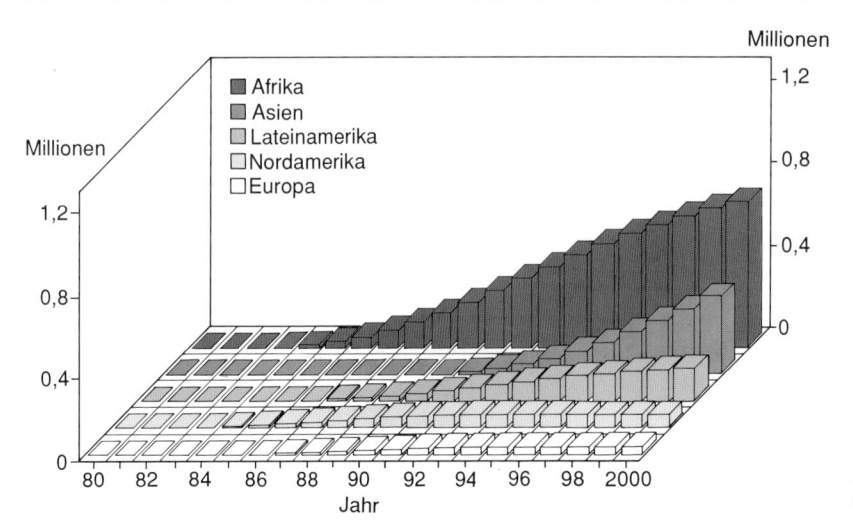

Abb. 34.2 Weltweite Aids-Inzidenz. Schätzung der WHO bis zum Jahr 2000.

weltweit mindestens 5 Millionen HIV-infizierte Neugeborene. Trotzdem ist eine Abnahme der Bevölkerung nicht zu erwarten, allenfalls die Zunahme wird sich – regional sehr unterschiedlich – verlangsamen. Allerdings ist in einigen Ländern mit hoher HIV-Prävalenz eine erhebliche Verschiebung der Altersstruktur zugunsten sozioökonomisch weniger oder nicht produktiver Altersklassen zu erwarten.

Pathogenese

Seit 1984 zeigen intensive klinische, epidemiologische, immunologische und virologische Untersuchungen, daß AIDS durch Retroviren verursacht wird, die $CD4^+$-Lymphozyten (CD – cluster of differentiation) und Monozyten bzw. Makrophagen infizieren und zum Verlust von immunologischen Abwehrmechanismen führen.

Taxonomie und Aufbau von HIV 1

Die bei AIDS-Patienten 1983 und 1984 neu entdeckten Viren wurden zunächst Lymphadenopathy-associated virus (LAV), Human T-lymphotropic virus type III (HTLV III) und AIDS-related virus (ARV) genannt. 1986 wurde das Virus durch ein internationales Komitee in Human immunodeficiency virus (HIV) umbenannt, da gezeigt werden konnte, daß die verschiedenen Isolate prinzipiell identisch waren. Ebenfalls 1986 wurde in Westafrika bei AIDS-Patienten ein weiteres verwandtes, aber doch unterschiedliches Virus entdeckt. Da die Heterogenität mehr als 50% betrug, wurde es HIV 2 genannt, und das ursprünglich isolierte Retrovirus wurde in HIV 1 umbenannt.

HIV 1 ist etwas größer als 100 nm, hat eine Lipidhülle und einen zylindrischen Kern, der RNA und die reverse Transkriptase enthält. Die Bezeichnung Retrovirus bezieht sich auf die Tatsache, daß die Weitergabe der biologischen Information umgekehrt verläuft im Vergleich zu anderen Viren. Das Genom des Virus ist RNA-haltig. Mit Hilfe der reversen Transkriptase wird im Zytoplasma der Wirtszelle ein DNA-haltiges Provirus aufgebaut. Die Struktur des HIV-1-Genoms ist grundsätzlich ähnlich wie bei anderen Retroviren. Vier wesentliche Gene sind vorhanden: gag (group antigens), das die Kernproteine des Virions kodiert; pol (polymerase) für die virusspezifische Protease; env (envelop), das die zwei Hüllenglykoproteine gp 120 und gp 41 kodiert; LTR (long terminal repeat) Gene, die regulatorische Sequenzen für die Expression der viralen Gene enthalten. Daneben sind für Gene Steuerungsproteine, rev (regulator of viron proteins), tat (trans-activator) und nef (negative regulatory factor) sowie drei Gene, von denen man glaubt, daß sie am Reifungsprozeß und an der Virusfreilassung aus der Wirtszelle beteiligt sind, vif (viron infectivity factor), vpu (viral protein U) und vpr (viral protein R) identifiziert worden.

Entwicklungszyklus des HIV

HIV 1 repliziert sich im Menschen in Lymphozyten und Monozyten bzw. Makrophagen, möglicherweise aber auch in weiteren Zellreihen. Es besitzt einen spezifischen Tropismus zum CD4-Molekül der T-Helferzellen. Durch einen bisher noch nicht aufgeklärten Mechanismus dringt das Virus in das Zytoplasma der Wirtszelle ein. Nach Freisetzung aus der Virushülle wird mit Hilfe der reversen Transkriptase ausgehend von der einstrangigen Virus-RNA eine doppelstrangige DNA erzeugt, die dann in den Zellkern gelangt. Dort wird sie in die DNA der Wirtszelle eingebaut und bleibt lebenslang integriert. Stimulation von infizierten Lymphozyten aktiviert eine Replikation des HIV 1, es kommt zur Freisetzung und zur Infektion weiterer $CD4^+$-Zellen (Abb. 34.**3**). Da die reverse Transkriptase ein relativ ungenau arbeitendes Enzym ist, entstehen bei den DNA-Kopien zahlreiche Fehler, die zu neuen Virusvarianten führen. Die dadurch bedingte Heterogenität von HIV ist ein erhebliches Hindernis für die Entwicklung eines umfassend wirksamen Impfstoffs.

HIV-Infektion und AIDS 395

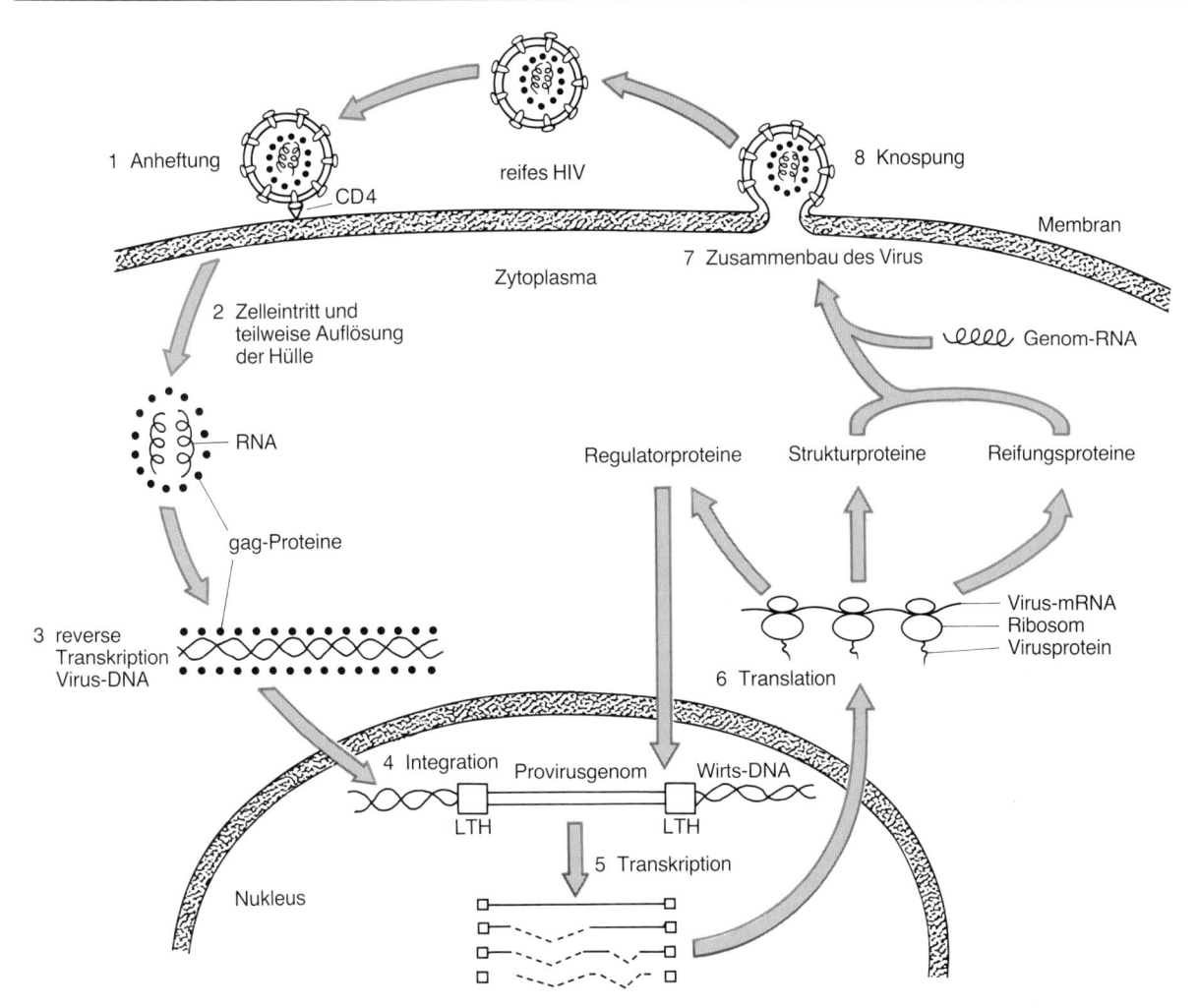

Abb. 34.3 Entwicklungszyklus des HIV. 1 Nach Anheftung von Viruspartikel an das CD4-Rezeptormolekül, tritt das Virus mittels eines pH-abhängigen Mechanismus und/oder Endozytose in die Wirtszelle ein. 2 Die äußere Lipidmembran des Virus wird entfernt, wenn Partikel mit den Vakuolen des Zytoplasmas in wenigen Minuten bis wenigen Stunden fusionieren. 3 Von der Virus-RNA wird mittels reverser Transkription DNA geformt. 4 Nach Transport in den Zellkern erfolgt nach 2–10 Stunden die Integration in die Wirts-DNA. 5 Das integrierte Provirusgenom wird durch zelluläre RNA-Polymerase transkribiert. In schnellwachsenden Zellen beginnt die Transkription 8–12 Std. nach Infektion. 6 12–24 Std. nach Infektion entstehen durch Translation der Virus-mRNA-Regulatorproteine, die die Synthese von Reifungsproteinen und Strukturproteinen stimulieren. 7 Akkumulation der Strukturproteine an der Zellmembran ermöglicht den Zusammenbau von Viruspartikel. 8 Reifung und Ausstoßung aus der Zelle beginnt 36–48 Std. nach Infektion. Die Zeitangaben sind Schätzungen und können je nach Zelltyp und metabolischer Situation der Zelle erheblich variieren (aus Cann, A. J., J. Karn: AIDS 3, Suppl. 1 [1989] 19).

Immunpathogenese

Eine große Zahl von immunologischen Störungen ist bei Patienten mit HIV-1-Infektion beschrieben (Tab. 34.2). Die Mehrzahl davon läßt sich mit dem selektiven Defekt der T_4-Helferzellen erklären. Da die $CD4^+$-Lymphozyten in der menschlichen Immunantwort eine zentrale Rolle spielen, führt der Verlust ihrer Aktivität zum Funktionsausfall anderer Zelltypen des Immunsystems. Die zelluläre und humorale Immunkompetenz ist betroffen, wobei das Vorkommen und das Ausmaß in den verschiedenen klinischen Stadien sehr unterschiedlich ist. Der Mechanismus des zytopathischen Effekts von HIV ist noch unklar (Tab. 34.3). Neben direkten zytopathischen Mechanismen spielen bei der Funktionsstörung der $CD4^+$-Lymphozyten möglicherweise zusätzlich autoimmune Effekte eine Rolle. Darüber hinaus wird diskutiert, daß sich das Hüllenprotein von HIV 1 an das CD4-Molekül bindet. Die Interaktion dieses Rezeptors mit den Klasse-II-MHC-(major histocompatibility complex-) Molekülen ist gestört. Die T-Helferzellen sind dadurch an der Antigenerkennung gehindert, ohne selbst infiziert zu sein.

Die Aktivität der zytotoxischen T-Lymphozyten und der natürlichen Killerzellen ist bei AIDS-Patienten vermindert. Ursache ist möglicherweise die verminderte Freisetzung von Interleukin 2 (IL 2).

Bei HIV-infizierten Personen kann eine polyklonale Aktivierung mit erhöhtem Immunglobulinspiegel und

Tabelle 34.2 Immunologische Abnormalitäten bei AIDS (nach Eales u. Parkin)

Abnormalitäten, charakteristisch für AIDS
- Lymphozytopenie
- T-Zell-Mangel durch selektive Reduktion von Lymphozyten, die durch T_4- oder Leu-3-monoklonale Antikörper charakterisiert sind
- verminderte Hautreaktion vom verzögerten Typ
- erhöhte IgG- und IgA-Serumspiegel

Weitere Abnormalitäten
- verminderte In-vitro-Antwort von Lymphozyten auf
  - Mitogene
  - Antigene
  - Alloantigene und Autoantigene
- verminderte zytotoxische Antwort der
  - natürlichen Killerzellen (NK)
  - zellvermittelten Zytotoxität
- verminderte Fähigkeit, Antikörper gegen neue Antigene zu bilden
- veränderte Monozytenfunktionen
- erhöhte Serumspiegel von Immunkomplexen
- erhöhte Serumspiegel von säurelabilem α-Interferon
- antilymphozytäre Antikörper
- erhöhte Serumspiegel von $β_2$-Mikroglobulin und $α_1$-Thymosin

Tabelle 34.3 Mögliche zytopathische Effekte der HIV-Infektion (nach Rieber)

Direkte zytopathische Effekte
- aktive Replikation des Virus
- Akkumulation von nichtintegrierter DNA im Zytoplasma
- Superinfektion mit HIV, abhängig von der Dichte der CD4-Expression
- Superinfektion mit anderen Viren, wie z. B. Zytomegalievirus
- erhöhte Permeabilität der Zellmembran bei starker Knospung von Virus
- lokale Membranschädigung durch Interaktion von knospendem Virus mit dem CD4-Molekül
- terminale Differenzierung der Wirtszelle, induziert durch das tat_{III}-Transaktivator-Genprodukt von HIV, dadurch frühzeitiges Absterben der Zellen

Indirekte zytopathische Effekte
- Fusion von HIV-infizierten Zellen mit nichtinfizierten $CD4^+$-Zellen unter Bildung von mehrkernigen Riesenzellen (Synzytien), die rasch absterben
- Lyse von HIV-infizierten Zellen durch zytotoxische T-Lymphozyten
- K-Zellen, die mit Anti-gp120-Antikörpern armiert sind, erkennen und lysieren CD^+-Zellen, die lösliches gp120 an Membran-CD4 gebunden haben
- Lyse durch zytotoxische Autoantikörper gegen ein 18-kD-Oberflächenantigen auf aktivierten und HIV-infizierten T-Lymphozyten

schwacher spezifischer Immunantwort auf neue Antigene beobachtet werden. Besonders die IgG- und IgA-Spiegel sind erhöht. Der Mechanismus dieser B-Lymphozyten-Aktivierung ist noch nicht aufgeklärt. In späten Stadien der HIV-Infektion, wenn der Patient das Vollbild von AIDS entwickelt, fällt der Immunglobulinspiegel mit Ausnahme von IgA, das weiter ansteigt. HIV konnte in Monozyten aus dem Blut und aus verschiedenen Organen isoliert werden. Im zentralen Nervensystem sind offenbar vor allem Makrophagen betroffen. HIV 1 führt bei Monozyten zu einer Störung ihrer normalen Funktionen. Eine vermehrte Freisetzung von Makrophagenfaktoren, wie z. B. Interleukin 1 (IL 1), wird für klinische Symptome bei AIDS wie Fieber und Kachexie mit verantwortlich gemacht. Auch dentritische Zellen, wie Langerhans-Zellen, exprimieren CD4 und können von HIV infiziert werden. Ihre exponierte Lage in der Schleimhaut und Epidermis prädestiniert sie für eine Infektion mit HIV bei geringfügiger Verletzung dieser Organe. Diese Zellen wandern dann zur Antigenpräsentation in die regionären Lymphknoten ein und können sich von hier aus über zirkulierende T-Lymphozyten im Organismus ausbreiten. Die Infektion monozytärer Zellen mit HIV scheint deshalb besonders bedeutsam, weil sie offensichtlich gegenüber zytopathischen Effekten von HIV resistenter sind als T_4-Helferzellen und so als Reservoir für HIV dienen können. Die HIV-bedingte Schädigung des Gehirns wird wahrscheinlich durch infizierte Monozyten bzw. Makrophagen verursacht. Sie wandern in das Gehirn ein und setzen Cytokine und Enzyme frei, die die Nervenzellen entweder direkt schädigen oder andere Entzündungszellen anlocken und so zu einer lokal entzündlichen Reaktion führen.

Neuere Studien haben gezeigt, daß sich die Vermehrungsfähigkeit von HIV 1 im Verlauf der Infektion verändert. Während Isolate von HIV 1, die im asymptomatischen Stadium isoliert wurden, in In-vitro-Systemen nur geringe replikative Kapazität zeigten, war diese bei HIV-1-Isolaten, die von denselben Patienten in späteren Stadien gewonnen wurden, deutlich gesteigert. Ob diese Veränderung des HIV 1 über den Lauf der Infektion Ausdruck einer gesteigerten Virulenz ist oder ob sie die Zerstörung des Immunsystems reflektiert, das die Virusreplikation nicht mehr kontrollieren kann, ist noch nicht entschieden.

Krankheitsbild

2–6 Wochen nach Infektion entwickeln 20–30% der Patienten eine akute Krankheit mit Fieber, Nachtschweiß, Abgeschlagenheit, flüchtigem Ausschlag, Splenomegalie und vergrößerten Lymphknoten. Im allgemeinen treten innerhalb von 1–6 Monaten nach der Infektion Antikörper gegen HIV auf. In seltenen Fällen kann dieser Zeitraum jedoch mehr als 1 Jahr betragen. Danach folgt ein symptomfreier Zeitraum von mehreren Monaten bis über 10 Jahre. Während dieser Zeit findet jedoch weiterhin eine Virusvermehrung mit selektiver Beeinträchtigung und Zerstörung der $CD4^+$-Lymphozyten statt. Nahezu alle Patienten entwickeln mehr oder weniger ausgeprägte Abnormalitäten des Immunsystems.

Die Dauer von der Infektion bis zur Entwicklung einer schweren, klinisch relevanten Immunsuppression variiert im Einzelfall erheblich. Bisher wurden jedoch in epidemiologischen Studien mit Ausnahme des Lebensalters keine Kofaktoren identifiziert, die die Progressionsgeschwindigkeit beeinflussen. Die mittlere Inkubationszeit vom Zeitpunkt der Infektion bis zum Auftreten von AIDS wird bei Erwachsenen auf 8–10 Jahre und bei peripartal infizierten Säuglingen auf 2 Jahre geschätzt.

Die klinischen Manifestationen der HIV-1-Infektion unterscheiden sich erheblich, entsprechend dem Schweregrad des Immunmangels und entsprechend der geographischen Region, in der der Infizierte lebt. Das klinische Spektrum der HIV-Infektion bzw. von AIDS in Afrika ist in der Karibik ähnlich, unterscheidet sich aber deutlich von dem in den USA oder Westeuropa (Tab. 34.**4**).

Als Erklärung für die geographischen Unterschiede werden mehrere Gründe diskutiert: Zum einen ist das Auftreten von HIV-assoziierten Erkrankungen, abgesehen vom Grad des Immunmangels, abhängig von der Exposition des HIV-Infizierten gegenüber bestimmten Erregern. Diese ist um so höher, je häufiger der betreffende Erreger in der Allgemeinbevölkerung einer geographischen Region prävalent ist. Zum anderen ist denkbar, daß in Entwicklungsländern mit limitierter medizinischer Versorgung ein Teil der HIV-infizierten Personen bereits an üblichen, nichtopportunistischen Infektionskrankheiten, wie z. B. akuten bakteriellen Pneumonien, sterben, bevor sie die für das Endstadium der HIV-Infektion typischen opportunistischen Infektionen entwickeln. Allerdings sind die Berichte über die Häufigkeit von opportunistischen Infektionen und von anderen mit HIV-Infektion assoziierten Erkrankungen in vielen Entwicklungsländern dadurch verzerrt, daß aus Mangel an Resourcen die Diagnostik meist nicht gleichermaßen umfassend ist wie in westlichen Industrienationen.

Anhaltender Gewichtsverlust ist häufig das erste klinische Zeichen nach der symptomfreien Periode der HIV-Infektion. Massiver Gewichtsverlust mit Durchfall (wasting syndrome) kommt besonders häufig in Afrika vor. Der Stuhl ist meist wäßrig, Blut- oder Schleimbeimengungen sind selten. Der Durchfall kann durch bakterielle, virale oder parasitäre Erreger hervorgerufen werden, aber in 30–50% kann eine spezifische Ursache nicht festgestellt werden. Kryptosporidien und Isospora belli sind die Protozoen, die bei chronisch persistierenden Durchfällen am häufigsten diagnostiziert werden.

Eine Reihe von dermatologischen Manifestationen wird beobachtet, bevor HIV-infizierte Patienten die Kriterien zur Diagnose von AIDS erfüllen. Dazu gehören Herpes simplex, Herpes zoster, Condyloma acuminatum, Onychomykosis, bakterielle Follikulitis und seborrhoische Dermatitis. In tropischen Gebieten ist generalisierter Juckreiz mit papulären Hauteruptionen häufig. Die aufgekratzten Papeln werden später zu hyperpigmentierten Flecken. Bei schon fortgeschrittener Immunschwäche treten Herpes zoster und Herpes simplex häufig generalisiert und chronisch auf.

Die Haarleukoplakie an den Seitenrändern der Zunge ist ein typischer Befund für HIV-infizierte Patienten. Die demarkierten Läsionen mit rauher („haariger") Oberfläche messen einige Millimeter bis wenige Zentimeter, lassen sich nicht abschaben und machen gewöhnlich keine Beschwerden. Aus den Läsionen konnte Epstein-Barr-Virus (EBV) isoliert werden.

Mundsoor ist oft die erste opportunistische Infektion bei HIV-infizierten Patienten. Falls gleichzeitig Schluckbeschwerden auftreten, ist dies häufig auf eine Candida-Ösophagitis zurückzuführen. Soor spricht auch bei AIDS-Patienten meist gut auf Therapie an (Tab. 34.**5**).

Pneumocystis-carinii-Pneumonie kommt bei 60% der AIDS-Patienten in westlichen Industrieländern vor. In Afrika scheint sie seltener aufzutreten. Der Beginn der Pneumonie ist im allgemeinen subakut. Patienten entwickeln einen nichtproduktiven Husten und Kurzatmigkeit. In den Anfangsstadien kann die Röntgenaufnahme des Thorax unauffällig sein, später zeigt sich ein oft beiderseitiges, interstitielles und alveoläres

Tabelle 34.4 Opportunistische Infektionen und Tumoren bei AIDS-Patienten aus Zaire, Haiti und USA

Opportunistische Infektionen oder Tumoren	Zaire – % (n = 196)	Haiti – % (n = 361)	USA – % (n = 30632)
Candida-Ösophagitis	27	67	11
Pneumocystis-carinii-Pneumonie	17	20	64
Chronische Durchfälle durch Kryptosporidien	6	5	6
Chronische Durchfälle durch Isospora belli	1	kA	0,2
Kryptokokkose	5	3	7
Chronische Herpes-simplex-Ulzera	3	8	4
Zerebrale Toxoplasmose	kA	3	3
Infektion mit atypischen Mykobakterien	kA	kA	4
Generalisierte Infektion mit Zytomegalievirus	kA	10	5
Progressive multifokale Leukoenzephalopathie	kA	2	0,6
Tuberkulose	13	24	3
Kaposi-Sarkom	4	26	21
Zerebrales Lymphom	kA	0	0,7

kA keine Angaben.

Tabelle 34.5 Therapie der häufigsten Komplikationen bei HIV-Infektion und AIDS

Infektion/ Erreger	Medikamente	Tägliche Dosis für Erwachsene	Appli- kation	Therapie- dauer
Pneumocystis-carinii- Pneumonie	Trimethoprim (TMP) + Sulfamethoxazol (SMX)	20 mg/kg + 100 mg/kg	i.v., p.o.	21 Tage
	Pentamidin-Isethionat	4 mg/kg	i.v.	21 Tage
– primäre und sekundäre Prophylaxe	Pentamidin-Isethionat als Aerosol	300–600 mg	A**	1–2 mal pro Monat
Zerebrale Toxoplasmose	Pyrimethamin + Sulfadiazin	75 mg*/25 mg 4 g*/0,5 g	p.o. p.o.	28 Tage 28 Tage
Kryptokokkose	Amphotericin B + Flucytosin	0,3 mg/kg 150 mg/kg	i.v. p.o., i.v.	42 Tage 42 Tage
Histoplasmose	Amphotericin B	0,4 mg/kg	i.v.	10 Wochen
Kryptosporidiose	keine effektive Behandlung bekannt			
Isosporiasis	TMP + SMX	10 mg/kg + 50 mg/kg	p.o.	21 Tage
Soor	Nystatin oder Ketoconazol	3×10^5 E 200 mg	p.o. p.o.	7–10 Tage 7–10 Tage
Candida-Ösophagitis	Ketoconazol	400 mg	p.o.	7–10 Tage
Chronischer Herpes simplex	Acyclovir	15 mg/kg	i.v.	7 Tage
Disseminierter Herpes zoster	Acyclovir	15–30 mg/kg	i.v.	7 Tage
Zytomegalievirus-Retinitis	Ganciclovir (DHPG)	10 mg/kg	i.v.	10–14 Tage
Tuberkulose	Standardbehandlung (Kap. 19)			

* Dosis am 1. Tag, ** Aerosol mit Teilchendurchmesser von ca. 0,4 μm.

Infiltrat. In westlichen Industrienationen hat die prophylaktische Therapie mit Pentamidinaerosol-Inhalation und das verbesserte Management der akuten Erkrankung zu einer deutlich verbesserten Prognose von AIDS-Patienten geführt (Tab. 34.5).

Besonders in Afrika südlich der Sahara ist die pulmonale und extrapulmonale Tuberkulose eine häufige Komplikation der HIV-1-Infektion. In einigen afrikanischen Staaten mit relativ hoher HIV-Prävalenz ist seit 1986 eine Zunahme der Tuberkulose zu verzeichnen. Gleichzeitig wurde festgestellt, daß Tuberkulosepatienten in diesen Ländern signifikant häufiger mit HIV infiziert sind als die Normalbevölkerung mit gleicher Alters- und Geschlechtsverteilung. Es ist zu befürchten, daß es durch die HIV-Epidemie in Entwicklungsländern zu einem erheblichen Anstieg der Neuerkrankungen an Tuberkulose kommt, wobei die Bedrohung über die mit HIV infizierte Bevölkerung hinausgeht. In Ostafrika waren 1991 bis zu 50% der Patienten mit pulmonaler Tuberkulose HIV-infiziert. Extrapulmonale Komplikationen treten häufiger bei HIV-1-seropositiven als bei seronegativen Patienten auf. Die meisten HIV-infizierten Patienten sprechen auf die Standardbehandlung der Tuberkulose befriedigend an (Kap. 19). Studien prüfen derzeit die Effizienz und Wirtschaftlichkeit einer breit angelegten prophylaktischen tuberkulostatischen Therapie bei HIV-Patienten in Ländern mit gleichzeitig hoher Tuberkuloseinzidenz und hoher HIV-Prävalenz.

Akute bakterielle Pneumonien, unter anderem durch Streptococcus pneumoniae und Haemophilus influenzae verursacht, werden zunehmend als wichtige Komplikation der HIV-Infektion erkannt.

Die zerebrale Toxoplasmose (Kap. 8) kommt in Europa häufiger vor als in den USA. Die Inzidenz dieser Komplikation bei HIV-Infizierten in Entwicklungsländern ist nicht bekannt, da dort die Diagnose meist nicht gesichert werden kann. Serologische Tests haben geringe Aussagekraft. Die Diagnose wird meist mit der Computertomographie gestellt und durch Ansprechen auf spezifische Therapie bestätigt. Wenn die zur Diagnose notwendigen bildgebenden Verfahren nicht zur Verfügung stehen, sollte bei klinischem Verdacht eine probatorische Therapie in Erwägung gezogen werden (Tab. 34.5).

Bei 5–10% der AIDS-Patienten kommt es zu einer Meningitis durch Cryptococcus neoformans. Das klinische Bild gleicht jenem, das auch bei Patienten mit Immunmangelsyndromen anderer Genese beobachtet wird. Die Kryptokokkose ist meist eine späte Komplikation der HIV-Infektion, deren Prognose trotz Therapie (Tab. 34.5) häufig schlecht ist.

Disseminierte Infektionen mit atypischen Mykobakterien wurden in den USA und in Europa bei 5–10% der AIDS-Patienten beschrieben. Sie können sich in der Lunge, der Leber, der Milz, der Darmschleimhaut und in Lymphknoten manifestieren. Der kulturelle Nachweis gelingt meist aus Blut, Knochenmark oder Organbiopsaten. Die Therapiemöglichkeiten sind unbefriedigend, und die Prognose ist infaust.

Generalisierte Infektionen mit Zytomegalievirus treten meist relativ spät im Verlauf von AIDS bei fortgeschrittener Immunstörung auf. Zytomegalievirus kann Pneumonie, Chorioretinitis, ulzerative Kolitis, Ösophagitis, Nekrose der Nebennieren und Enzephalitis verursachen. Die Zytomegalievirus-Chorioretinitis ist durch bilaterale Exsudate gekennzeichnet und kann zur Erblindung führen, wenn nicht rechtzeitig mit der Behandlung begonnen wird (Tab. 34.**5**).

Das Kaposi-Sarkom, eine angioproliferative Störung des Endothels, wurde in 48% bei amerikanischen homosexuellen Männern mit AIDS beobachtet und in 5% bei afrikanischen AIDS-Patienten. Es unterscheidet sich erheblich vom klassischen Kaposi-Sarkom, das in Afrika endemisch ist, häufig nur die unteren Extremitäten betrifft und weitgehend gutartig ist. Bei AIDS-Patienten stellt sich das Kaposi-Sarkom als generalisierte Erkrankung dar mit Beteiligung von Haut, Lymphknoten und verschiedenen Organen, insbesondere der Lunge und des Gastrointestinaltrakts. Weder Chemotherapie noch Bestrahlung führen zu anhaltender Remission. Die Behandlung muß sich deshalb auf palliative Maßnahmen beschränken. Die AIDS-Patienten sterben meist nicht am Kaposi-Sarkom, sondern an opportunistischen Infektionen.

Non-Hodgkin-Lymphome, in der Regel aus der B-Zell-Reihe, kommen häufiger bei HIV-infizierten Patienten als in anderen Populationen vor, sind aber insgesamt eine seltene Komplikation. Sie sind vorwiegend im zentralen Nervensystem, im Knochenmark und im Darmtrakt lokalisiert und sprechen schlecht auf Chemotherapie an. Bei der Entwicklung dieser Tumoren wird ein Zusammenwirken von Epstein-Barr-Virus und HIV 1 vermutet.

Eine Schädigung des zentralen Nervensystems durch das HIV 1 selbst ist häufig. Die Ausfälle reichen von milden, kaum feststellbaren kognitiven Wahrnehmungsstörungen in frühen Stadien der Erkrankung bis zur schweren Demenz im Spätstadium der HIV-Infektion. Computertomographisch kann man eine zerebrale Atrophie mit vergrößerten Sulci und Ventrikeln sehen. Eine Myelopathie entwickelt sich bei ca. 20% der AIDS-Patienten. Paraparese, Parästhesie, Ataxie und Inkontinenz sind die Folgen.

Wechselwirkungen zwischen der HIV-Epidemie und anderen Krankheiten, die in den Tropen endemisch sind, haben sich mit Ausnahme der Tuberkulose bisher nicht belegen lassen. Erste Studien deuten an, daß die Malariaerkrankung bei HIV-infizierten Patienten nicht häufiger vorkommt und nicht schwerer verläuft als bei Kontrollgruppen. Eine indirekte Wechselwirkung besteht dadurch, daß schwere Malariaerkrankungen vor allem bei Kleinkindern in den Tropen häufig Bluttransfusionen erzwingen, mit denen, falls keine Testmöglichkeiten zur Verfügung stehen, HIV übertragen werden kann. Obwohl die viszerale Leishmaniose (Kala-Azar) als eine opportunistische Infektion angesehen werden kann, gibt es bisher nur Einzelfallberichte über Kala-Azar bei HIV-infizierten Patienten. Wechselwirkungen mit afrikanischer Trypanosomiasis und mit Chagas-Krankheit sind theoretisch denkbar, wurden bisher aber weder berichtet noch wurden zu dieser Frage gezielte Studien durchgeführt.

AIDS bei Kindern

Lange Zeit war die Dimension von AIDS bei Kindern in Ländern mit vorwiegend heterosexueller Ausbreitung der Epidemie erheblich unterschätzt worden. Ursache ist die sehr schwierige Diagnosestellung von AIDS bei Kleinkindern in Ländern mit limitierten medizinischen Resourcen. Die Progression der HIV-Infektion ist bei Kleinkindern deutlich schneller als bei Erwachsenen. Zusätzlich zu den Erkrankungen, die bei Erwachsenen bekannt sind, werden bei HIV-1-infizierten Kleinkindern abnormale psychomotorische Entwicklung, rezidivierende oder chronische Mittelohrentzündungen und lymphoide interstitielle Pneumonitis unklarer Genese beobachtet.

HIV 2 und AIDS

HIV 2 kommt vor allem in Westafrika vor. Es wurde aus dem Blut und aus dem Liquor cerebrospinolis bei asymptomatischen Personen und bei AIDS-Patienten ohne zusätzliche Infektion mit HIV 1 isoliert. Erste Ergebnisse prospektiver Untersuchungen deuten darauf hin, daß die HIV-2-Infektion weniger progredient verläuft als die HIV-1-Infektion. Kommt es jedoch durch HIV 2 zum Immunmangelsyndrom, ist das klinische Bild ähnlich dem von Patienten mit HIV 1.

Diagnostik

Die Diagnose AIDS wurde 1982 vom Centre for Disease Control (CDC) in den USA zu einem Zeitpunkt eingeführt, als die Ursache noch nicht bekannt war. Sie bestand im wesentlichen in einer Aufzählung von Erkrankungen, die, wenn sie bei definierten Risikogruppen auftraten, als AIDS gedeutet wurden. Diese Definition, die vor allem in Industrienationen angewandt wird, wurde mehrmals revidiert, zuletzt 1987. Weil die Folgeerkrankungen, opportunistische Infektionen und die HIV-assoziierten Tumoren, regional unterschiedlich häufig auftreten und unterschiedlich häufig diagnostiziert werden, wurde von der WHO 1985 in Bangui für Länder mit limitierten diagnostischen Möglichkeiten eine alternative Definition von AIDS vorgeschlagen (Tab. 34.**6**). Der positive Vorhersagewert der Bangui-Definition liegt im alltäglichen Gebrauch bei knapp 70%. Deshalb wird für die Diagnose AIDS häufig zusätzlich der Nachweis einer HIV-Infektion erbracht, obwohl dies nicht unbedingt gefordert ist.

Die AIDS-Definition bei Kindern ist noch schwieriger, weil viele Komplikationen der HIV-Infektion nicht von anderen in Entwicklungsländern häufigen Erkrankungen zu unterscheiden sind (Tab. 34.**7**). Darüber hinaus ist die HIV-Infektion bei Neugeborenen und Säuglingen schwer zu diagnostizieren. Einerseits können mütterliche Antikörper gegen HIV 15–20 Monate bestehen bleiben, andererseits kann das Fehlen von Antikörpern Folge einer bereits eingetretenen Immunschwäche sein. Diese diagnostischen Probleme sind zum Teil der Grund dafür, daß in Afrika die Zahl der AIDS-Fälle bei Kindern in offiziellen Meldungen sehr gering ist, obwohl entsprechend dem Erkenntnisstand eine vertikale Übertragung von HIV häufig vor-

34 HIV-Infektion und AIDS

Tabelle 34.6 Klinische Falldefinition der WHO für AIDS bei Erwachsenen, vorgeschlagen 1985 in Bangui, Zentralafrikanische Republik

Die Diagnose AIDS liegt vor, wenn mindestens zwei Hauptkriterien in Verbindung mit mindestens einem Nebenkriterium zutreffen und wenn keine bekannten Ursachen für eine Immunsuppression, wie z. B. Karzinome oder Mangelernährung bestehen

Hauptkriterien

– Gewichtsverlust > 10% des Körpergewichts
– chronische Diarrhö > 1 Monat
– längeranhaltendes Fieber > 1 Monat (intermittierend oder konstant)

Nebenkriterien

– persistierender Husten über > 1 Monat
– generalisierte, juckende Dermatitis
– wiederholter Herpes zoster
– oropharyngeale Kandidiasis
– chronisch progressive und disseminierte Herpes-simplex-Infektion

Das Vorhandensein von generalisiertem Kaposi-Sarkom oder einer Cryptococcusmeningitis reicht alleine für die Diagnose AIDS aus

Tabelle 34.7 Klinische Falldefinition der WHO für AIDS bei Kindern, vorgeschlagen 1985 in Bangui, Zentralafrikanische Republik

Pädiatrisches AIDS liegt vor, wenn bei einem Kind mindestens ein Hauptkriterium und mindestens zwei Nebenkriterien in der Abwesenheit einer anderweitig begründeten Immunsuppression vorhanden sind

Hauptkriterien

– Gewichtsverlust oder abnormal langsames Wachstum
– chronische Diarrhö > 1 Monat
– längeranhaltendes Fieber > 1 Monat (intermittiernd oder konstant)

Nebenkriterien

– generalisierte Lymphadenopathie
– oropharyngeale Kandidiasis
– wiederholte Infektionen (z. B. Otitis, Pharyngitis)
– persistierender Husten
– generalisierte Dermatitis
– bestätigte mütterliche HIV-Infektion

kommt und daher viele pädiatrische AIDS-Fälle zu erwarten sind.

Klassifikation der HIV-Infektion

Keine der derzeit gültigen AIDS-Definitionen hat für klinische Zwecke einen ausreichenden prognostischen Wert, da sie dem chronisch progredienten Verlauf der HIV-Infektion nicht Rechnung tragen. Es wurden deshalb verschiedene Klassifikationen zur Abschätzung der Prognose von HIV-infizierten Personen vorgeschlagen. Der prognostische Wert ist im Einzelfall jedoch beschränkt. Bei Patienten, die entsprechend dieser Klassifikationen im gleichen Stadium waren, wurden erhebliche Unterschiede in der Überlebenszeit trotz vergleichbarer medizinischer Versorgung beobachtet. In entwickelten Ländern hat sich die Walter-Reed-Stadieneinteilung durchgesetzt, die sich auf die absolute Zahl der T_4-Helferzellen und auf die Hautreaktion vom verzögerten Typ stützt (Tab. 34.**8**). Diese Stadieneinteilung wird in Entwicklungsländern nicht angewandt, da die Bestimmung von T_4-Helferzellen aufwendig und meist nicht verfügbar ist.

Labordiagnostik

Die HIV-Infektion wird durch serologischen Antikörpernachweis mit dem Enzyme-linked immunosorbent assay (ELISA) und mit einem Bestätigungstest, z. B. mit der Western-blot-Technik oder dem Immunfluoreszenztest, diagnostiziert. Eine Vielzahl von Tests, fast alle mit hoher Sensitivität und Spezifität, wurden entwickelt. Schnelltests, die in wenigen Minuten Ergebnisse liefern, sind in Entwicklungsländern, wo Bluttransfusionen häufig direkt nach Entnahme ohne Umweg über eine Blutbank gegeben werden, besonders nützlich. Kurz nach der Infektion sind für durchschnittlich 4–12 Wochen keine HIV-Antikörper nachweisbar. Auch bei fortgeschrittener HIV-Infektion gelingt der Antikörpernachweis, bedingt durch die Immunschwäche, manchmal nicht mehr. Das p24-Core-Antigen des HIV ist gewöhnlich direkt nach der Infektion zu entdecken, verschwindet aber in den folgenden Monaten bei gleichzeitigem Auftreten von Antikörpern gegen p24. Das Wiederauftauchen von

Tabelle 34.**8** Walter-Reed-Stadieneinteilung der HIV-Infektion

Stadium	WR0	WR1	WR2	WR3	WR4	WR5	WR6
Nachweis von HIV-Infektion	–	+	+	+	+	+	+
Chronische Lymphadenopathie	–	–	+	+	+	+	+
$CD4^+$-Lymphozyten/μl	> 400	> 400	> 400	< 400	< 400	< 400	< 400
Zellvermittelte Immunität	n	n	n	n	**oder p**	**c**	c/p–
Orale Kandidiasis	–	–	–	–	–	**oder +**	+/–
Opportunistische Infektion	–	–	–	–	–	–	+

Die Kriterien müssen mindestens 3 Monate lang nachweisbar sein, essentielle Kriterien sind fettgedruckt.

n normaler Hauttest; p partielle Anergie; c komplette Anergie p24-Antigen kann als Anzeichen für die fortgeschrittene Immunschwäche gewertet werden (Abb. 34.4). Allerdings gibt es viele AIDS-Fälle, bei denen zu keinem Zeitpunkt p24-Antigen nachgewiesen werden kann.

Die direkte Isolierung von HIV ist aufwendig und keine diagnostische Routinemethode. Mit der neu entwickelten, außerordentlich sensitiven und spezifischen Polymerase-chain-reaction-(PCR-)Technik kann provirale DNA direkt nachgewiesen werden. Die Methode erlaubt eine definitive Aussage darüber, ob bei einem Individuum eine HIV-Infektion vorliegt. Allerdings muß die PCR noch standardisiert werden. Bisher wird die Methode wegen des hohen Aufwands nur für wissenschaftliche Fragestellungen verwandt.

Eine Reihe von Laborwerten kann über das Ausmaß der Immunschwäche Auskunft geben, wobei der Zusammenhang lediglich statistisch gegeben ist. Diese Laborwerte haben alle im Einzelfall eine erhebliche Schwankungsbreite und können von den HIV-assoziierten Komplikationen und anderen Infektionen, z. B. von Malaria, beeinflußt werden. Die absolute Zahl von CD4$^+$-Lymphozyten scheint am besten den Grad der Immunschwäche zu reflektieren. Die Bestimmung ist aufwendig, und erhebliche Schwankungen zwischen verschiedenen Laboratorien werden beobachtet. Eine absolute Zahl von weniger als 400 T$_4$-Lymphozyten/μl wird im allgemeinen als Eintritt der Immunschwäche gedeutet, weniger als 200 T$_4$-Lymphozyten/μl wird bereits als schwere Immunschwäche mit deutlich verschlechterter Prognose angesehen. Als Ersatz kann die absolute Zahl der Lymphozyten bestimmt werden, die mit der Zahl der T$_4$-Helferzellen ausreichend korreliert. Auch die Erhöhung von β_2-Mikroglobulin und Neopterin haben eine von der absoluten T$_4$-Lymphozyten-Zahl unabhängige prognostische Aussagekraft. Allerdings werden beide Parameter ebenfalls durch andere Erkrankungen, die unabhängig von der HIV-Infektion oder als deren Komplikation auftreten, verfälscht.

Einfache Laborwerte, z. B. BSG, Gesamtlymphozytenzahl, Hämatokrit oder Hämoglobin und IgA, können ebenfalls zur Einschätzung des Fortschreitens des erworbenen Immunmangelsyndroms herangezogen werden. Es muß aber im Individualfall mit noch größerer Schwankungsbreite gerechnet werden als bei den erwähnten spezifischeren Laborwerten.

Therapie

Viele Medikamente, die direkt gegen HIV gerichtet sind, wurden erprobt. Bisher haben sich nur Medikamente aus der Gruppe der Nucleosidanaloga als wirksam erwiesen. Sie hemmen durch den Einbau falscher Bausteine in die DNA-Kette die Integration der viralen DNA in das Genom der Wirtszelle. Alle bisher angewandten Nucleosidanaloga sind mit erheblichen Nebenwirkungen behaftet: Beim Azidothymidin (AZT, Zidovudin) werden Kopfschmerzen, Übelkeit, z. T. schwere allergische Reaktionen, Hepatotoxizität und vor allem Knochenmarktoxizität, die zum Abbruch der Therapie zwingen können, beobachtet. Unerwünschte Nebenwirkungen bei Dideoxyinosine (DDI) und Dideoxycytidine (DDC) sind vor allem schwere periphere Neuropathien. Eine DDI-Therapie kann eine akute Pankreatitis auslösen. Studien zeigen, daß durch Therapie mit diesen Nucleosidanaloga zumindest die Lebensqualität von AIDS-Patienten verbessert werden kann. Es ist jedoch noch nicht entschieden, ob der Einsatz dieser Medikamente lebensverlängernd ist. Wegen der hohen Kosten, aber auch wegen der notwendigen medizinischen Infrastruktur zur Überwachung der Therapie werden Nucleosidanaloga bisher nicht in Entwicklungsländern eingesetzt.

Die HIV-Infektion bleibt jedoch eine schwer behandelbare Erkrankung. Etliche Komplikationen (z. B. chronische Durchfälle und Prurigo) sprechen nur schlecht auf Therapie an. Eine effektive Therapie gibt es nur für eine begrenzte Zahl der opportunistischen Infektionen (Tab. 34.5). Darüber hinaus sind Rezidive von opportunistischen Infektionen nach Beendigung der Therapie häufig, so daß oft eine Dauertherapie notwendig wird.

Die Beratung ist ein sehr wichtiges Element der Behandlung von Patienten mit AIDS und HIV-Infektion. Dem Patient sollte die Natur der Erkrankung erklärt werden, damit er sich bei Auftreten von Komplikationen rasch in gezielte ärztliche Behandlung begeben kann. Die Übertragungswege sollten verdeutlicht werden, um die Ansteckung anderer zu vermeiden.

HIV-1-infizierte Kinder können die üblichen Schutzimpfungen bekommen (Kap. 45). Für Polio ist jedoch der inaktivierte Impfstoff nach Salk vorzuziehen. Eine Impfung mit Bacillus Calmette-Guérin (BCG) sollte bei schon symptomatischen Kindern nicht durchgeführt werden. Aus theoretischen Überlegungen ist bei Erwachsenen mit fortgeschrittenem Immunmangel von Lebendimpfstoff jeder Art abzuraten.

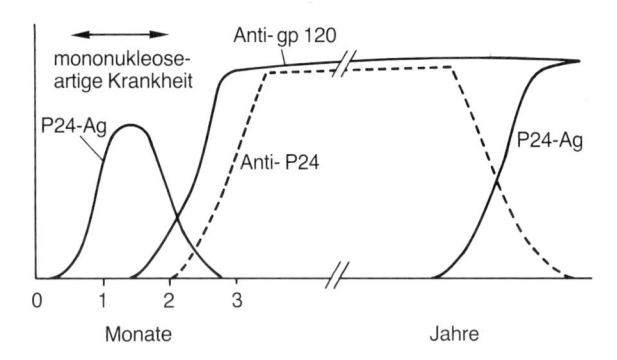

Abb. 34.4 Entwicklung von HIV-Antigen und HIV-Antikörper. P24-Antigen kann in der Anfangsphase der Infektion nachgewiesen werden. 2–4 Monate später treten Antikörper gegen das Glykoprotein der Hülle, gp120, auf und persistieren meist lebenslang. Das p24 verschwindet nach der initialen Phase und Anti-p24 tritt auf. Das Verschwinden von Anti-p24 und das Wiederauftauchen von p24 ist prognostisch ungünstig.

Prophylaxe

Da für die HIV-Infektion weder eine befriedigende Therapie noch eine Impfung existiert, ist die Verhinderung von Neuinfektionen die einzig mögliche Vorbeugungsmaßnahme. Mehr als 80% aller Ansteckungen erfolgen durch Geschlechtsverkehr. Sexuelle Verhaltensänderungen müssen deshalb das Ziel jeder Gesundheitserziehung sein. Dies gilt auch für geschäftlich Reisende und Touristen. Eine limitierte Zahl von sexuellen Partnern, besonders von anonymen Partnern, und der Gebrauch von Kondomen reduziert das Risiko einer Infektion. Spermizide haben sich in Labortests als wirksam gegen HIV erwiesen und könnten deshalb zusätzlichen Schutz bieten.

Um Übertragung von HIV 1 und verwandten Viren durch Bluttransfusionen zu verhindern, sollten für Transfusionen strenge Indikationen gestellt werden. Blutspender sollten nicht aus Risikogruppen rekrutiert werden, und alle Blutspenden sollten auf HIV getestet werden.

Benützern von Drogen, die intravenös appliziert werden, sollte eindringlich vom gemeinsamen Gebrauch von Nadeln und Spritzen abgeraten werden. In einigen Ländern waren Programme zum Austausch von Spritzen und Nadeln erfolgreich.

Perinatale Übertragung wird vor allem dann reduziert, wenn die Kontrollprogramme zur Verhinderung der Ausbreitung von HIV bei Frauen im gebärfähigen Alter erfolgreich sind. Vertikale HIV-Übertragung kann auch dadurch vermindert werden, daß man HIV-infizierten Frauen zur Kontrazeption rät. In entwickelten Ländern sollten, wenn eine Mutter HIV-infiziert ist, die Vorteile des Stillens sorgfältig gegen das relativ geringe Risiko einer Übertragung durch die Muttermilch abgewogen werden. In Entwicklungsländern, in denen es keine sichere und effektive Alternative gibt, ist Stillen durch die biologische Mutter weiter die Methode der Wahl, unabhängig vom Serostatus der Mutter.

Die Empfehlung für Personen, die im Gesundheitsbereich arbeiten, unterscheiden sich nicht von den allgemeinen Empfehlungen zur sicheren Handhabung von infektiösem Material. Die meisten Standarddesinfektionsmittel töten HIV ab. Alkohol oder eine 1:10-Lösung von Natriumhypochlorid (Haushaltsbleiche) sind wirksam. In Entwicklungsländern sollte die sachgemäße Sterilisation von Spritzen und Nadeln besonders unterstützt werden. Dampfdruck bei 121 °C für 20 min oder, falls dies nicht möglich ist, 20 min Kochen in Wasser ermöglichen eine ausreichende Desinfektion.

Literatur

Cann, A. J., J. Karn: Molecular biology of HIV: new insights into the virus life-cycle. AIDS 3, Suppl. 1 (1989)

CDC: Revision of the CDC surveillance case definition for acquired immunodeficiency syndrome. Morbid. Mort. wkly Rep. CDC Surveill. Summ. 36 (1987) 1

Chin, J.: Global estimates of HIV infections and AIDS cases: 1991. AIDS 5, Suppl. 1 (1991) 57

Colebunders, R., T. C. Quinn: Retroviruses and the human immunodeficiency syndrome. In Goldsmith, R., D. Heyneman: Tropical Medicine and Parasitology. Appleton Lange, Norwalk San Mateo 1989 (p. 728)

Dunn, D. T., M. L. Newell, A. E. Ades, C. S. Peckham: Risk of human immunodeficiency virus type I transmission through breastfeeding. Lancet 340 (1992) 585

Fischl, M. A.: State of antiretroviral therapy with zidovudine. AIDS 3, Suppl. 1 (1989) 137

Harries, A. D.: Tuberculosis and human immunodeficiency virus infection in developing countries. Lancet 335 (1990) 387

Jäger, H.: AIDS and HIV-Infektionen, Ecomed, Landsberg 1989

Lange, M. A., F. de Wolf, J. Goudsmit: Markers for progression in HIV infection. AIDS 3, Suppl. 1 (1989) 153

Leoung, G., J. Mills: Opportunistic Infections in Patients with the Acquired Immunodeficiency Syndrome. Dekker, New York 1989

Pinching, A. J, R. A. Weiss, D. Miller: AIDS and HIV infection: The Wider Perspective. Churchill Livingstone, London 1988

Piot, P., B. M. Kapita, J. B. Were, M. Laga, R. L. Colelunders: AIDS in Africa: the first decade and challeges for the 1990s. AIDS 5, Suppl. 1 (1990) 1

Redfield, R. R., D. C. Wright, E. C. Tramont: The Walter-Reed staging classification for HTLV-II/LAV. New Engl. J. Med. 214 (1986) 131

Smith, P. G., R. H. Morrow, J. Chin: Investigating interactions between HIV infection and tropical disease. Int. J. Epidemiol. 17 (1988) 705

World Health Organization: Aquired immunodeficiency syndrome (AIDS). WHO/CDC case definition for AIDS. Wkly epidemiol. Rec. 61 (1986) 69

World Health Organization: Update on AIDS. Wkly epidemiol. Rec. 66 (1991) 353

35 Anämien in den Tropen

U. Bienzle und G. Harms

Definition

Hämatologische Krankheitsbilder sind in tropischen Gebieten häufig. An erster Stelle stehen die Anämien. Als Anämie wird der Zustand bezeichnet, bei dem eine Verringerung der Erythrozytenmasse und Hämoglobinkonzentration oder Hämoglobinfunktion zu einer Sauerstoffminderversorgung des Gewebes führt.

In der klinischen Arbeit werden die Hämoglobin- und Hämatokritwerte, die bei Berücksichtigung von Alter, Geschlecht und Ort unter den entsprechenden Normalwerten liegen, als Indikatoren für den Schweregrad einer Anämie angesehen. Wesentlich ist dabei die Berücksichtigung des Lebensalters (Tab. 35.1). Der erste Abschnitt umfaßt den Zeitraum zwischen Geburt und 3. Lebensmonat. In dieser Periode fallen die Werte, vor allem bis zur 4. Lebenswoche, steil ab. Alle in Tab. 35.1 angegebenen Werte beziehen sich auf Gesunde und nicht auf Querschnittuntersuchungen verschiedener Bevölkerungsgruppen. Diese Voraussetzung muß beachtet werden, da neben anderen Faktoren besonders die sozioökonomischen Lebensbedingungen in den verschiedenen Bevölkerungsschichten zu weit voneinander abweichenden Werten führen.

Klassifikation

Die Klassifikation der Anämien kann nach morphologischen Gesichtspunkten erfolgen: mikrozytär hypochrom, makrozytär, normozytär. Diese Einteilung ist in der praktischen Arbeit hilfreich, da mit den einfachen Methoden der Hämoglobin- und Hämatokritbestimmung und der Untersuchung des peripheren Blutausstrichs ein großer Teil der vorkommenden Anämien diagnostiziert werden kann.

Unter pathophysiologischen Gesichtspunkten lassen sich die Anämien wie folgt einteilen: ineffektive bzw. verringerte Erythrozytenbildung, gesteigerte Erythrozytenzerstörung, Erythrozytenverlust.

Alle Klassifikationen haben jedoch einen Nachteil: sie berücksichtigen nicht die Tatsache, daß sehr häufig nicht nur eine Ursache zur Anämie führt, sondern gleichzeitig mehrere Anämieformen bei einem Patienten vorhanden sein können und das Bild bestimmen.

Epidemiologie

Zahlreiche Untersuchungen in den verschiedensten Bevölkerungen haben eine hohe Anämieprävalenz nachgewiesen. Die Angaben liegen zwischen 20 und 90%. Besonders betroffen sind die sozioökonomisch schwachen Bevölkerungsschichten und in ihnen Kinder, Schwangere und stillende Mütter. Die Häufigkeit der Anämien wechselt nicht nur von Land zu Land, sondern oft innerhalb eines Landes von Region zu Region. Auch jahreszeitliche Schwankungen sind durch unterschiedliches Nahrungsmittelangebot oder die wechselnde Häufigkeit von Parasiten (z. B. Malaria) möglich. Sie sind wiederum abhängig von klimatischen Bedingungen (Regenwald, Savanne, Steppe), Höhenlage, Bodenbeschaffenheit, Anbaumethoden oder Viehzucht, traditionelle Gebräuche u. a.

In allen tropischen Regionen stehen die durch Mangelernährung hervorgerufenen Anämien im Vordergrund, an erster Stelle die Anämie durch Eisenmangel, gefolgt von Folsäuremangel und Proteinmangel. Andere Mangelanämien treten sehr viel seltener auf. Regional von großer Bedeutung sind Anämien durch akute oder chronische Infektionskrankheiten. Die bekanntesten Beispiele sind Malaria, Kala-Azar, Ankylostomiasis, Schistosomiasis und Tuberkulose. Genetisch bedingte Erkrankungen des Erythrozyten spielen ebenfalls regional eine große Rolle. Hier handelt es sich um Hämoglobinopathien (Sichelzellanämie u. a.), Hämoglobinsynthesestörungen (Thalassämiesyndrome) und Enzymopathien (G-6-PD-Mangel).

Tabelle 35.1 Mittelwerte der normalen Hämoglobinkonzentration in verschiedenen Lebensaltern

Lebensalter	Mittlere Hb-Konzentration (g/dl)
1 Tag	19,3
1 Woche	17,9
1 Monat	12,7
3 Monate	11,3
12 Monate	11,6
4 Jahre	12,6
10 Jahre	13,0
21 Jahre	♂ 15,8
	♀ 13,9

Anämien durch Mangelernährung

Eisenmangelanämie

Pathogenese

Sie entsteht durch ein Ungleichgewicht zwischen Eisenaufnahme und -verbrauch bzw. -verlust. Ein erhöhter Bedarf entwickelt sich durch akute und chronische Blutverluste oder durch zu geringes Eisenangebot in der Nahrung oder eine gestörte Eisenresorption im Darm. Bei gesunden Menschen liegt die Untergrenze der täglichen Eisenresorption zwischen 1 mg bei Säuglingen, Kindern, Männern und Frauen nach der Menopause, 2 mg bei Frauen im gebärfähigen Alter und 3 mg bei Schwangeren. Nur etwa 10% des angebotenen Eisens werden im Darm, hauptsächlich im Duodenum, resorbiert. Der menschliche Körper enthält etwa 4 g Eisen. Davon befinden sich im Hämoglobin 70%. Weitere 5% entfallen auf Myoglobin, Plasma, Transferrin und Enzyme. Der Rest steht als Speichereisen in Form von Ferritin und Hämosiderin zur Verfügung. Die tägliche Eisenausscheidung beträgt 1 mg bei Männern und 2 mg bei Frauen. Bei Blutungen und starkem Epithelverlust (Durchfälle) kann der Eisenverlust um ein Vielfaches höher sein.

Eisen ist ein essentieller Bestandteil der stoffwechselaktiven Zellen. Die eisenhaltigen Proteine lassen sich in drei Gruppen einordnen: Hämoproteine (Hämoglobin, Myoglobin, Cytochrome und Enzyme), Eisenflavoproteine (Enzyme) und andere eisenhaltige Enzyme. Die Eisenspeicherform Ferritin ist ein wasserlöslicher Komplex aus Ferrihydroxid und einem Protein, dem Apoferritin. Ferritin kommt in nahezu allen Körperzellen und Gewebeflüssigkeiten vor. Die andere Speicherform, das wasserunlösliche Hämosiderin, findet sich in den Zellen des Monozyten-Makrophagen-Systems. Vor allem Ferritin, aber auch Hämosiderin können bei Eisenbedarf abgebaut werden.

Die Aufnahme aus dem Darm ist ein aktiver Prozeß, der von mehreren Faktoren beeinflußt wird. Der wichtigste ist das Angebot in der Nahrung. Das Eisen wird in der wasserlöslichen 2wertigen Ferroform leicht resorbiert, reduzierende Substanzen wie Ascorbinsäure oder saurer pH verstärken diesen Prozeß. Eisen in Form von Hämproteinen aus Fleisch und Fisch wird leichter aufgenommen als anorganisches Eisen. Substanzen wie Oxalate und Phosphate sowie Pflanzenfasern beeinträchtigen die Resorption. In den tropischen Ländern enthalten die Nahrungsmittel meist ausreichend Eisen. Sie sind jedoch arm an Hämproteinen, haben einen hohen Anteil an Pflanzenfasern, und ein beträchtlicher Teil des Eisens liegt in anorganischer Form vor.

Nach der Aufnahme des 2wertigen Eisens aus dem Darmlumen in die Mukosazellen der Darmwand erfolgt die Überführung in 3wertiges Eisen und nach Bindung an Transferrin der Transport zur Zielzelle.

Krankheitsbild

Abhängig vom Ausmaß und der Dauer des Eisenmangels zeigt die Eisenmangelanämie ein variables Krankheitsbild. Es reicht von „Eisenmangel ohne Anämie" bis zum Vollbild der Eisenmangelanämie. Hämoglobinwerte unter 6 g/dl bei langdauerndem Eisenmangel durch chronischen Blutverlust (z. B. Ankylostomiasis) sind keine Seltenheit und werden erstaunlich gut toleriert. Eine reine Eisenmangelanämie ohne andere subklinische oder klinische Zeichen einer Mangelernährung ist selten. Immer müssen auch Blutungen sowie Infektionen ausgeschlossen werden. Die Anämie führt zu einer Verringerung der Sauerstofftransportkapazität und damit zu einer Hypoxie des Gewebes. Der Organismus reagiert dagegen mit einer Beschleunigung der Herzaktion, Vergrößerung des Schlagvolumens, Verkürzung der Blutumlaufzeit und einer Umverteilung mit dem Ziel einer verstärkten Durchblutung vitaler Organe. Die Konzentration des 2,3-Diphosphoglycerats (2,3-DPG) in den Erythrozyten nimmt zu und erhöht die Sauerstoffabgabe ins Gewebe.

Im Vordergrund der klinischen Erscheinungen steht die Blässe der Schleimhäute (cave Konjunktivitis und Stomatitis). Die Patienten klagen über Muskelschwäche und Ermüdbarkeit. Kopfschmerzen, Parästhesien, Glossitis, Stomatitis, Mundwinkelrhagaden und Hohlnägel können auftreten. Als kardiale Zeichen finden sich Tachykardie, Belastungsdyspnoe und ein systolisches Herzgeräusch. In sehr schweren Fällen kann es zu Myokardinfarkt und Herzversagen kommen.

Diagnostik und Differentialdiagnostik

Die Diagnose einer Eisenmangelanämie stützt sich, abgesehen von den klinischen Erscheinungen, auf die Laboruntersuchungen. Sie richten sich nach den technischen Möglichkeiten des Labors. Der Schweregrad der Anämie wird durch die Messung des Hämoglobin- und Hämatokritwertes bestimmt. Weitere Parameter sind das mittlere Erythrozytenvolumen (MCV), das mittlere Erythrozytenhämoglobin (MCH) und die mittlere Erythrozyten-Hämoglobinkonzentration (MCHC). Diese Werte sind bei der Eisenmangelanämie erniedrigt. Unerläßlich ist die Beurteilung des peripheren Blutausstrichs (Abb. 35.1a). Charakteristisch ist eine Hypochromasie und Mikrozytose. Die Erythrozyten erscheinen als Hämoglobinringe mit ausgedehnter zentraler Aufhellung (Anulozyten). Targetzellen kommen vor. Anisozytose und Poikilozytose (Ovalozyten und Tropfenformen) sind häufig. Die Thrombozytenzahl ist, besonders bei chronischen Blutungen, erhöht, die Leukozytenzahl normal. Fehlendes Speichereisen im Knochenmarkausstrich erlaubt eine sichere Diagnose. Diese Untersuchungsmethode ist, ebenso wie die Bestimmung des erniedrigten Serumeisenspiegels und der erhöhten Eisenbindungs-

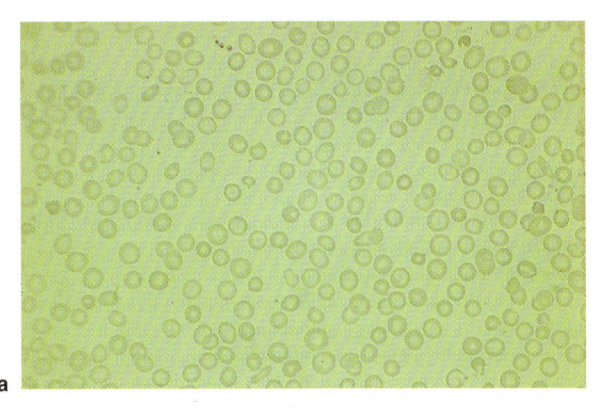

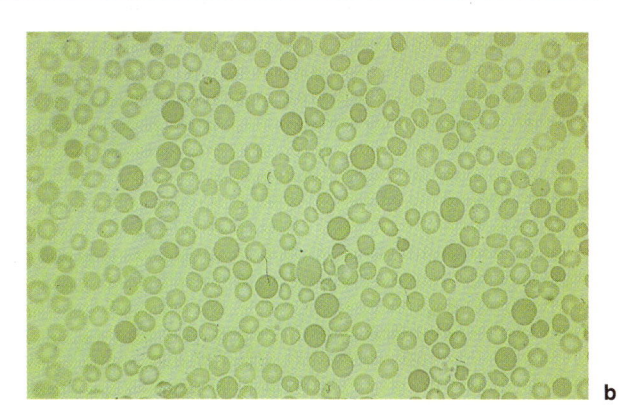

Abb. 35.1 Peripheres Blutbild bei Eisenmangelanämie, **a** vor und **b** während Eisentherapie.

kapazität, nur bei speziellen Fragestellungen erforderlich.

Differentialdiagnostisch müssen eine Thalassämie oder nichthämatologische chronische Erkrankungen, die ebenfalls Hypochromasie und Mikrozytose aufweisen, ausgeschlossen werden.

Therapie

Die Behandlung einer Eisenmangelanämie zielt einerseits auf die Behebung der Ursache des Mangelzustandes und andererseits auf den Ausgleich des Eisendefizits. Bei unkomplizierter Anämie wird 2wertiges Eisensulfat oral verabreicht (Kinder 5 mg/kg KG; Erwachsene 3 mg/kg KG/Tag). Zusätzlich sollte Folsäure gegeben werden. Als Nebenwirkungen können gastrointestinale Beschwerden wie Durchfall oder Konstipation auftreten. Eisenvergiftungen durch Unfälle (Kinder) können innerhalb von Stunden zu Erbrechen, Hämatemesis, Meläna, motorischer Unruhe, Tachypnoe, Zyanose, Blutdruckabfall und zum Tod führen. Wenn eine orale Therapie nicht möglich ist, wird Eisen in der 3wertigen Form als Eisendextran entweder intramuskulär oder intravenös gegeben. Die Gesamtdosis errechnet sich nach folgender Formel:

Eisendextran (mg) = Hb-Defizit (g/dl) · KG (kg) · 2,2.

Die tägliche Gabe darf 100 mg nicht überschreiten.

Als Nebenwirkungen treten bei der intramuskulären Gabe Schmerzen und Hautverfärbungen an der Injektionsstelle auf. Bei der intravenösen Injektion sind Arthralgien und Fieber möglich. Sehr selten sind anaphylaktische Reaktionen.

Eine Bluttransfusion zur Behandlung der Eisenmangelanämie ist nur in extremen Fällen sinnvoll. Der Nutzen muß gegen das Risiko der Übertragung von HIV, Hepatitis, Syphilis und Malaria u. a. abgewogen werden. Der Erfolg der Eisentherapie läßt sich ohne großen technischen Aufwand durch den Anstieg des Hb-Wertes (ca. 1 g/Woche), den Retikulozytenanstieg (nach 1 Woche) und die Normalisierung des Blutbildes kontrollieren (Abb. 35.1b). Die oralen Eisengaben sollten mindestens 3 Monate, d. h. bis zur Auffüllung der Speicher, fortgeführt werden.

Folsäuremangelanämie

Definition

Nach der Eisenmangelanämie ist sie die häufigste Mangelanämie. Sie entsteht durch ein zu geringes Angebot von Folsäure in der Nahrung oder durch einen erhöhten Verbrauch bei chronischen hämolytischen Anämien, in der Schwangerschaft und der Stillzeit.

Epidemiologie

Genaue Angaben über die Prävalenz dieser Anämie in tropischen Ländern stehen nicht zur Verfügung. Eine Ausnahme bilden Untersuchungen bei Schwangeren, die in Asien (10–70%) häufiger als in Afrika an einem Folsäuremangel leiden.

Pathogenese

Der tägliche Folsäurebedarf ist abhängig vom Alter (Tab. 35.2) und liegt zwischen 40 und 800 µg. Der Folsäurespeicher des Organismus beträgt 10 mg und reicht für etwa 4 Monate. Die meisten Nahrungsmittel, jedoch besonders Fleisch (Leber), Milch und Blattgemüse, enthalten Folsäure. Sie kommt als freies Monoglutamat und als Polyglutamat vor. Pteroylmonoglutaminsäure wird direkt aus den Darmzellen auf-

Tabelle 35.2 Täglicher Folsäurebedarf in verschiedenen Lebensaltern

Alter	Folsäure (µg)
0–6 Monate	40–50
7–12 Monate	120
1–12 Jahre	200
> 12 Jahre	400
Schwangere	800
Stillende Mütter	600

genommen, Polyglutamat muß vor der Resorption in Monoglutamat überführt werden. Alle Folsäureverbindungen sind hitzelabil und werden durch Kochen zerstört.

Folsäure spielt eine Rolle bei der DNA-Synthese. Besonders die schnellwachsenden Zellen sind betroffen. Die Störung der DNA-Bildung führt zu einer Kern-Zytoplasma-Reifungsdissoziation, d. h., die Entwicklung des Hämoglobins in den Erythroblasten eilt der Reifung des Kerns voraus.

Krankheitsbild

Die klinischen Zeichen einer megaloblastären Anämie sind abhängig vom Schweregrad und der Dauer des Folsäuremangels. Die Anämie kann sehr ausgeprägt sein. Dann finden sich auch die bekannten Symptome – Blässe, Stomatitis, Glossitis, Schwächegefühl, Müdigkeit, Schwindelgefühl, Atemnot, Tachykardie und sehr selten Herzversagen. Eine enge Beziehung besteht zur tropischen Sprue, bei der die Verwertung von Polyglutamat gestört ist. Die Resorption von Monoglutamat ist dagegen normal.

Diagnostik

Die Diagnose einer megaloblastären Anämie ist vor allem durch die Untersuchung des peripheren Blutausstrichs und, wenn erforderlich, zusätzlich durch die Beurteilung der Knochenmarkmorphologie möglich. Die Reifungsstörung betrifft nicht nur die erythrozytäre Reihe, sondern auch Thrombozyten und Leukozyten. Es findet sich daher neben der Anämie eine Thrombozytopenie und eine Leukopenie. Die Erythrozyten im peripheren Blutausstrich zeigen starke Anisozytose und Poikilozytose sowie Einschlüsse (Howell-Jolly-Körperchen, Cabot-Ringe). Die Zellen sind normochrom und in ihrer Mehrzahl makrozytär. Als Maßstab für die Beurteilung des Erythrozytendurchmessers kann der Kern eines Lymphozyten dienen, der in der Regel etwas größer ist als ein normaler Erythrozyt. Makroovalozyten mit einem Durchmesser bis zu 14 µm sind charakteristisch. Bei schweren Fällen treten kernhaltige Erythrozyten mit der beschriebenen Kern-Zytoplasma-Reifungsdissoziation auf. In der granulozytären Reihe fallen Riesenstabkernige und hypersegmentierte Neutrophile auf. Die megaloblastären Veränderungen im hyperplastischen Knochenmark betreffen die drei Zellreihen je nach Entwicklungsstadium und erlauben ebenfalls eine sichere Diagnose.

MCV und MCH sind erhöht. Bei schwerer Folsäureanämie fällt das MCV wieder ab. Dies erklärt sich aus der zunehmenden Bildung von sehr kleinen Erythrozyten.

Therapie

Folsäure kann in hohen Dosen gegeben werden, ohne toxisch zu wirken. Die therapeutische Dosis ist 5 mg/Tag. Der Erfolg wird an der Normalisierung der neugebildeten Zellen und der Zunahme des Hämoglobinwertes gemessen. Die Therapiedauer beträgt mindestens 3 Monate. Bei chronischen hämolytischen Anämien sollte ständig eine Folsäuresubstitution erfolgen.

Vitamin-B_{12}-Mangel-Anämie

Diese Anämie ist in den Tropen selten. Obwohl in mehreren Studien bei Vegetariern und Schwangeren niedrige Vitamin-B_{12}-Serumspiegel gemessen wurden, ließ sich keine Korrelation zum Hämoglobinwert herstellen. Eine Vitamin-B_{12}-Malabsorption findet sich bei der tropischen Sprue.

Zwei Faktoren erklären die geringe Prävalenz der Vitamin-B_{12}-Mangel-Anämie: Einmal reichen die Vitamin-B_{12}-Speicher für mehrere Jahre, zum anderen produzieren Bakterien des Dickdarms Vitamin-B_{12}, und da im Darm freier Intrinsic-Faktor vorkommt, wird das endogen entstehende Vitamin B_{12} resorbiert.

Vitamin B_{12} entsteht auch bei der bakteriellen Verunreinigung von Wasser und Nahrungsmitteln.

Protein-Energie-Mangel-Anämie

Da ein Protein- und Energiemangel häufig mit Eisen- und oft auch mit Folsäuremangel einhergeht und die verschiedensten akuten und chronischen Infektionen im Verlauf des Protein-Energie-Mangels auftreten, läßt sich eine scharfe Abgrenzung gegen Eisen- und Folsäuremangelanämien nur schwer durchführen.

Die reine Protein-Energie-Mangel-Anämie ist normochrom und normozytär und gering bis mittelgradig ausgeprägt. Der Mechanismus der Anämieentstehung ist nicht genau bekannt. Thrombozyten- und Leukozytenwerte sind normal.

Die Therapie besteht in Eiweiß- und Kalorienzufuhr, Eisen- und Folsäuresubstitution und Behandlung der begleitenden Infektionen.

Anämie durch Infektionen

Malaria

Eine Anämie tritt bei allen vier Plasmodieninfektionen auf. Sie ist besonders stark bei der Plasmodium-falciparum-Malaria ausgeprägt. Der Grad der Anämie ist jedoch nicht nur von der Parasitenspezies abhängig, sondern auch von der Malariaimmunität des Patienten. Im endemischen Malariagebiet sind ganz bevorzugt Kinder und im späteren Lebensalter Schwangere betroffen. Tropenreisende, die aus malariafreien Regionen stammen, sind in allen Altersstufen gleichermaßen gefährdet.

Die Anämie bei Kindern und Schwangeren, besonders wenn sie durch Folsäuremangel kompliziert wird, verläuft sehr schwer und erreicht häufig Hb-Werte unter 6 g/dl.

Mehrere Faktoren sind für die Anämie verantwortlich (Tab. 35.3). Primär handelt es sich um eine akute Hämolyse, die auf der Zerstörung der Erythrozyten durch die Parasiten beruht. Das Ausmaß der Hämolyse geht aber über den Grad des Parasitenbefalls hinaus und spricht für einen immunologischen Mechanismus. Wahrscheinlich kommt es über eine Komplementaktivierung zur Hämolyse; nachgewiesen ist aber auch eine gesteigerte Erythrophagozytose von parasitierten und nichtparasitierten Erythrozyten durch Monozyten und seltener durch Granulozyten. Dieser Prozeß kann nach spezifischer Behandlung noch mehrere Wochen anhalten. „Pitting" von Parasiten in der Milz und anschließende Phagozytose führen zur Entstehung von Sphärozyten, die infolge ihrer verminderten osmotischen Resistenz rasch abgebaut werden. Dazu trägt die Störung des Membranstoffwechsels (ATPase) bei.

Da Malariainfektionen im Endemiegebiet sich sehr häufig wiederholen, kommt es oft zu einer Entwicklung, die man auch als Anämie durch chronische Infektion bezeichnen kann. Das Knochenmark ist hypozellulär und der Eiseneinbau vermindert. Es finden sich Zeichen einer abnormen Erythrozytenentwicklung (Dyserythropoese) mit ineffektiver Erythrozytenneubildung. Dieser Mechanismus wird bei der einmaligen akuten Malaria seltener beobachtet. Die unkomplizierte Malariaanämie ist normochrom und normozytär. Folsäure- und Eisenmangel verändern jedoch häufig das Bild, und dann finden sich im peripheren Blutausstrich Anisozytose, Poikilozytose, Makro- und Mikrozytose sowie Hypochromasie. Typisch ist die Verringerung der Thrombozytenzahl. Die Leukozytenzahl ist meist geringgradig verändert.

Tabelle 35.3 Ursachen der Malariaanämie

Verstärkte Erythrozytenzerstörung
- parasitierte Erythrozyten
  - intravaskuläre Hämolyse
  - extravaskuläre Phagozytose
- Nichtparasitierte Erythrozyten
  - Immunmechanismen
  - extravaskuläre Phagozytose nach Stoffwechselschäden (z. B. Membran-ATPase)
- intramedulläre Hämolyse von Erythrozytenvorstufen

Verminderte Erythrozytenproduktion
- Knochenmarkhypoplasie
- verminderter Eiseneinbau
- Folsäuremangel
- Hypersplenismus

Neben der antiparasitären Therapie sollte bei ausgeprägter Anämie Folsäure gegeben werden. Eisensubstitution ohne spezifische Behandlung kann bei mangelernährten Kindern im Endemiegebiet zur Malariarekrudeszenz führen.

Viszerale Leishmaniose (Kala-Azar)

Anämie sowie Thrombozytopenie und Leukopenie gehören zum Krankheitsbild des Kala-Azar. Die wesentliche Ursache ist der sekundäre Hypersplenismus. Die Milzgröße ist abhängig von der Dauer der Infektion und steht in direkter Beziehung zum Grad der Panzytopenie. Die Anämie entsteht durch eine verringerte Erythrozytenüberlebenszeit, durch verstärkte Ansammlung von Erythrozyten in der Milz und durch Hämolyse, deren Ursachen und Mechanismen nicht eindeutig geklärt sind. Wird die Milz aus anderen Gründen vor Beginn der Erkrankung exstirpiert, bleiben die Blutbildveränderungen gering.

Die Anämie ist normochrom und normozytär. Die Panzytopenie nimmt im Verlauf der Erkrankung zu. Das Knochenmark ist zunächst hyperplastisch mit einer starken Vermehrung von Lymphozyten, Plasmazellen und Makrophagen. Erst nach langem Verlauf entwickelt sich Hypoplasie und Markfibrose. Bei schwerer Anämie kann eine Transfusion notwendig werden. Erforderlich sind Folsäuresubstitution und bei Bedarf Eisensubstitution.

Thalassämien

Die Thalassämien sind angeborene Erkrankungen und werden nach den Mendelschen Regeln kodominant vererbt. Sie beruhen auf Störungen der Syntheserate der Hämoglobinketten. Die beiden wichtigsten Gruppen mit unterschiedlichen Krankheitsbildern sind die α- und β-Thalassämien. Thalassämien können in Kombination mit Hämoglobinopathien auftreten (z. B. Sichelzell-β-Thalassämie).

Das Hämoglobin besteht, außer in der Fetalperiode und den ersten Lebensmonaten, ganz überwiegend aus HbA (>95%). Minorkomponenten sind HbA_2 (1,5–3,0%) und HbF, das kaum mehr als 0,5% ausmacht. Alle Hämoglobine werden aus dem Hämanteil und vier Peptidketten gebildet: HbA αα/ββ, HbA_2 αα/δδ und HbF αα/γγ. Je nachdem, ob die Synthesestörung eine oder beide Ketten eines identischen Kettenpaares betrifft, entsteht eine homozygote oder heterozygote β- oder α-Thalassämie. Sie führt zu einer ungleichen Syntheserate und damit zu einem Überschuß an nicht synthesegehemmten Peptidketten.

β-Thalassämie

Epidemiologie

Die Verbreitung der β-Thalassämie reicht von den Mittelmeerstaaten über den Mittleren Osten und Indien bis nach Südostasien. In Afrika südlich der Sahara kommt sie in Liberia und den angrenzenden Ländern vor. In Süd- und Mittelamerika ist sie sehr selten.

Pathogenese

Die Produktion der β-Ketten ist bei der β-Thalassämie aufgehoben ($β^0$-Thalassämie) oder verringert ($β^+$-Thalassämie). Die $β^+$-Thalassämie wird wiederum in eine schwere und eine leichte Form (Westafrika) unterteilt (Tab. 35.4). Die α-Ketten werden in normaler Menge und damit im Überschuß gebildet. Die freien Ketten sind instabil, präzipitieren in den Erythrozytenvorstufen des Knochenmarks und bilden Einschlußkörperchen. Dadurch werden die Erythroblasten zerstört und es resultiert eine ineffektive Erythropoese. Erreichen die Erythrozyten das periphere Blut, werden sie dort frühzeitig hämolysiert. Mehrere Faktoren spielen dabei eine Rolle: Erstens führt das „pitting" der Einschlußkörperchen zu Membrandefekten und Sphärozytenbildung; zweitens ist die Membran abnorm durchlässig für K^+-Ionen, und die ATPase-Aktivität ist verringert. Welcher Anteil dabei der Membranschädigung durch oxidative Vorgänge zukommt, ist nicht eindeutig geklärt. Sicher ist, daß die Konzentration der freien α-Ketten mit dem Grad der Membranschädigung korreliert.

Als weiteres pathogenetisches Prinzip bewirkt die fehlende oder reduzierte β-Ketten-Produktion eine mangelhafte Hämoglobinsynthese, d. h. eine hypochrome Anämie.

Krankheitsbild

Bei der homozygoten $β^0$- oder $β^+$-Thalassämie (Thalassaemia major) versucht der Organismus die schwere, chronische hämolytische Anämie durch erhöhte Erythropoetinproduktion zu kompensieren. Dies führt zu einer gesteigerten Erythropoese in allen Knochenmarkbereichen und zur Ausweitung der Markräume. Die Folgen sind vorspringende Stirn und Gnathopathie. Die Röntgenaufnahme des Schädels zeigt das Bild eines Bürstenschädels (Abb. 35.2). Es besteht Neigung zu Spontanfrakturen. Leber und Milz sind stark vergrößert. Als Konsequenz des Hypersplenismus kann es zu Thrombopenie und Leukopenie kommen und dadurch zu Blutungen und Infektionen. Das periphere Blutbild zeigt ausgeprägte Anisozytose, Poikilozytose, Hypochromasie, Targetzellen und basophile Tüpfelung (Abb. 35.3a, b). Infektionen sind häufig der Grund für den frühen Tod der Kinder. Die hier beschriebenen klinischen Zeichen gelten für Patienten, die wegen der schlechten technischen oder ökonomischen Voraussetzungen in den Tropen keine Transfusion erhalten können. Transfusionsbedürftig-

Tabelle 35.4 Homozygote Formen der β-Thalassämie

	Hb-Komponenten	Krankheitsbild
$β^0$-Thalassämie αα/$β^0β^0$	97% HbF 1–3% HbA_2 kein HbA	Thalassaemia major schwere Anämie mit klassischen Krankheitszeichen
$β^+$-Thalassämie αα/$β^+β^+$ (schwere Form)	60–90% HbF bis 5% HbA_2 Restanteil HbA	Thalassaemia major Krankheitsbild wie bei $β^0$-Thalassämie
$β^+$-Thalassämie αα/$β^+β^+$ (leichte Form; Afrika)	30–60% HbF bis 6% HbA_2 Restanteil HbA	Thalassaemia intermedia Krankheitsbild wie bei heterozygoter $β^0$-Thalassämie

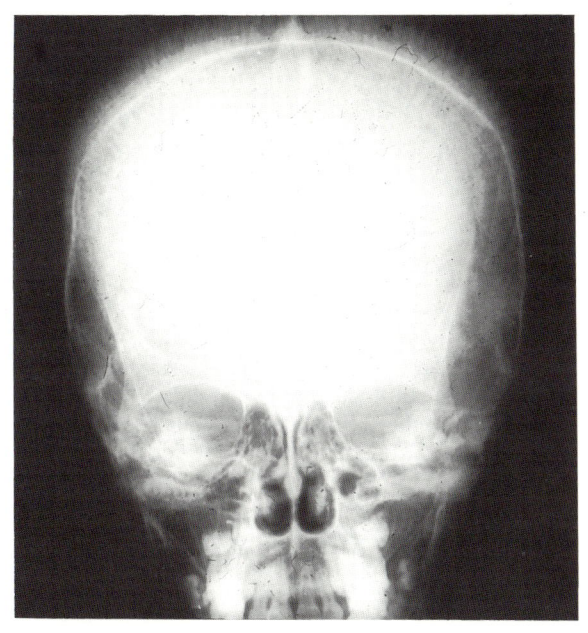

Abb. 35.2 Knochenveränderungen bei β-Thalassaemia major („Bürstenschädel").

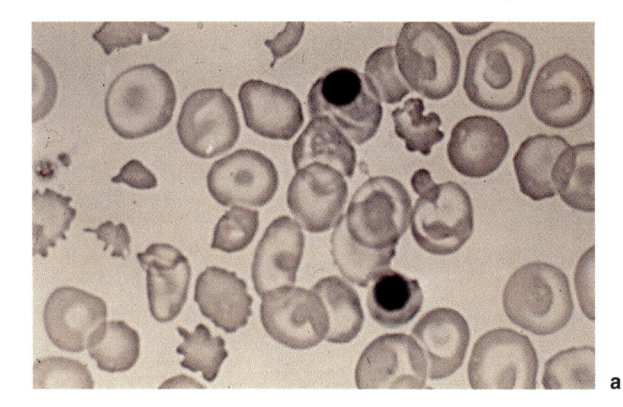

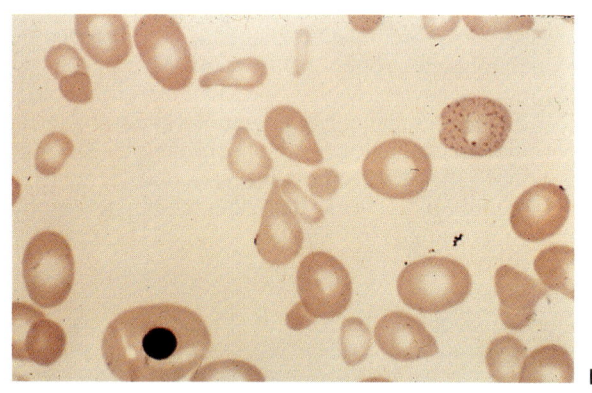

Abb. 35.3a–b Erythrozytenmorphologie bei β-Thalassaemia major. Anisozytose, Poikilozytose, Hypochromasie, Targetzellen, basophile Tüpfelung.

keit besteht bei der Thalassaemia major bereits im 1. Lebensjahr, da sich die Anämie rasch entwickelt und Hb-Werte von 2–3 g/dl erreichen kann. Der Folsäurebedarf ist stark erhöht, und Mangelernährung kann die Anämie noch verstärken.

Bekommen die Patienten ausreichend Transfusionen, kann sich die Ausbildung des beschriebenen Krankheitsbildes verzögern oder ausbleiben. Gegen Ende der Kindheit kommt es jedoch durch die transfusionsbedingte Hämosiderose der Leber zu zirrhotischem Umbau. Die Eiseneinlagerung in die endokrinen Organe kann neben einer Verzögerung des Wachstums und der sexuellen Entwicklung einen Diabetes hervorrufen. Die häufigsten Ursachen für den Tod der jugendlichen Patienten sind die Hämosiderose des Myokards mit Herzversagen und schwere Infektionen.

Die heterozygote β⁰-Thalassämie verläuft wesentlich milder (Thalassaemia minor). Schwere Krankheitszeichen finden sich nur in der Schwangerschaft oder bei Infektionen. Die Hb-Werte fallen meist nicht unter 9 g/dl ab. Bei der afrikanischen Form der heterozygoten β⁺-Thalassämie treten keine Symptome auf. Die homozygote Form läßt sich zwischen Thalassaemia major und Thalassaemia minor einordnen.

α-Thalassämien

Epidemiologie

Die α⁰- und α⁺-Thalassämien treten im Mittelmeerraum, im Mittleren Osten, in Süd- und Südostasien bis Neuguinea auf. In Westafrika ist die α⁺-Thalassämie weit verbreitet, dagegen kommt die α⁰-Thalassämie dort kaum vor.

Pathogenese

Da die Synthese der α-Ketten gestört ist, ist sowohl die Hämoglobinproduktion in utero (HbF) als auch das postnatal gebildete Hämoglobin A betroffen. Die im Überschuß gebildeten Ketten (γ oder β) lagern sich zusammen und bilden in der Fetalperiode Hb Bart's ($γ_4$) und postnatal HbH ($β_4$). Bei einer weiteren häufigen α-Thalassämie werden verlängerte α-Ketten gebildet (Hb Constant Spring). Auch bei dieser Form ist die Syntheserate verringert. Die molekulargenetische Grundlage der α-Thalassämien ist heterogen. Die Entstehung der Anämie bei den α- und β-Thalassämien unterscheidet sich in einigen Punkten. HbH ($β_4$) präzipitiert nicht in den Erythroblasten, wie dies bei den überschüssigen α-Ketten der β-Thalassämien der Fall ist. Ebenso wie die $β_4$-Tetramere des HbH sind auch die $γ_4$-Tetramere (Hb Bart's) relativ stabil. Es kommt daher bei den α-Thalassämien nicht zu einer ineffektiven Erythropoese durch Erythroblastenzerstörung. Mit zunehmender Erythrozytenlebensdauer werden allerdings die $β_4$-Tetramere immer instabiler und präzipitieren dann. Infolge der Einschlußkörperchen tritt dann wie bei den β-Thalassämien Hämolyse auf. Da die Gesamtproduktion von Hämoglobin reduziert ist, entsteht eine hypochrome, mikrozytäre Erythrozytenpopulation. Die Interaktion der Häm-Moleküle ist bei HbH und Hb Bart's weitgehend aufgehoben und dadurch der Sauerstofftransport erheblich verringert.

Hb-Bart's-Hydrops-fetalis-Syndrom

Die homozygote Form der α^o-Thalassämie führt meist schon in der 35.–40. Schwangerschaftswoche zum Tod des Fetus. Überleben die Kinder bis zur Geburt, sterben sie in den ersten Lebensstunden. Eine Therapie ist nicht möglich. Das Hämoglobin besteht ganz vorwiegend aus Hb Bart's (γ_4); HbA und HbF werden nicht gebildet. Das klinische Bild entspricht dem der Rh-Inkompatibilität. Häufig tritt in der Schwangerschaft eine Toxikose auf. Die Plazenta ist hypertrophiert, wahrscheinlich als Folge der intrauterinen Hypoxie. Dadurch kann es bei der Geburt zu Komplikationen kommen.

Das Hb-Bart's-Hydrops-fetalis-Syndrom ist in Südostasien weit verbreitet. Die Diagnose läßt sich aus der Hämoglobinelektrophorese stellen. Messungen der Globinkettensynthese sind Spezialabors vorbehalten. Die Eltern der Patienten zeigen Veränderungen des peripheren Blutbildes mit Hypochromasie, Mikrozytose und geringgradige Poikilozytose sowie erniedrigte MCH- und MCV-Werte. Ihre Hämoglobinelektrophorese ist normal.

HbH-Krankheit

Die Ausprägung dieses Krankheitsbildes ist sehr unterschiedlich. Es reicht von schweren Zuständen, vergleichbar der homozygoten β^o-Thalassämie, bis zur leichten hämolytischen Anämie. Die Lebensdauer der Patienten ist entsprechend unterschiedlich. In schweren Fällen treten Hepatosplenomegalie und Knochenveränderungen auf. Das Hämoglobinmuster ist charakterisiert durch einen HbH-(β_4-)Anteil, der zwischen 5 und 30% liegt. Der größte Teil des Hämoglobins besteht aus HbA. Im Blutausstrich finden sich Poikilozytose und Hypochromasie.

Charakteristisch sind auch die HbH-Innenkörper, die nach Inkubation mit Brillantkresylblau zahlreich beobachtet werden. Der Krankheitszustand verschlechtert sich durch Infektionen und oxidierende Substanzen (Arzneimittel). Die HbH-Krankheit entsteht, wenn ein Elternteil heterozygot für α^o-Thalassämie und der andere heterozygot für α^+-Thalassämie oder Hb Constant Spring ist.

Hb Constant Spring

Im homozygoten Zustand finden sich eine mittel- bis geringgradigen Anämie, Splenomegalie und gelegentlich ein Subikterus. Das periphere Blutbild ist meist unauffällig.

Homozygote α^+-Thalassämie

Sie tritt in Westafrika und besonders in Südostasien auf und zeigt eine geringgradige Hypochromasie und Mikrozytose sowie reduzierte MCH- und MCV-Werte. Bei Neugeborenen findet sich bis zu 10% Hb Bart's, bei Erwachsenen jedoch kein HbH. Die Hb-Elektrophorese ergibt dann ein normales Muster.

Die heterozygote α^o- und α^+-Thalassämie führen nicht zur Erkrankung. MCH und MCV sind in beiden Fällen leicht erniedrigt und die Erythrozyten geringgradig hypochrom. Heterozygotie für Hb Constant Spring ist ohne Krankheitswert.

Therapie und Prophylaxe

Die Prävention und Therapie der Erkrankung ist ein Beispiel für die Abhängigkeit von den technischen und sozioökonomischen Bedingungen eines Landes. Im Vordergrund sollten die Bemühungen stehen, die Entwicklung der Krankheit zu verhindern. Dafür müßte eine genetische Beratung der Eltern nach Feststellung der heterozygoten Anlagen beider Partner erfolgen. Ist dies nicht geschehen, sollte in der 15. oder 20. Schwangerschaftswoche durch Untersuchung des fetalen Blutes oder aus dem Fruchtwasser der Nachweis der Thalassämie geführt werden. Im positiven Fall wird eine Schwangerschaftsunterbrechung angeraten. Als Extremfall einer kausalen Therapie kommt eine Knochenmarktransplantation in Frage.

Diese Maßnahmen übersteigen die Möglichkeit eines Entwicklungslandes. Daher bleibt nur die symptomatische Therapie, die ebenfalls nur selten in wünschenswertem Umfang angeboten oder, wenn vorhanden, in Anspruch genommen wird. Im Vordergrund stehen dabei Transfusionstherapie und Verhinderung der Eisenüberladung durch Eisenchelatbildner (Desferrioxamin). Fällt der Hämoglobinwert der Patienten unter 9 g/dl, dann sollte Erythrozytenkonzentrat transfundiert werden. Eine Untersuchung der Spender auf HIV, Hepatitis B, Syphilis und Malaria ist unerläßlich. Die Eiseneinlagerung, besonders ins Myokard, wird durch Desferrioxamin behandelt. Im Idealfall werden subkutane Infusionen in die Bauchwand gegeben. Die Dosierung wird so gewählt, daß das durch die Transfusionen zugeführte Eisen eliminiert wird. Ist dies nicht möglich, werden 25 mg/kg KG intramuskulär verabreicht. Zusätzliche Gaben von 50–100 mg Ascorbinsäure verstärken die Eisenchelatausscheidung über Stuhl und Urin.

Bei Hypersplenismus kann eine Splenektomie durchgeführt werden. Dies sollte wegen der Gefahr der Pneumokokkensepsis und anderer Infektionen möglichst nicht vor dem 5. Lebensjahr erfolgen. Als zusätzliche Maßnahme sind Folsäuresubstitution und großzügige medikamentöse Prophylaxe und Therapie von Infektionen sowie Impfprophylaxe erforderlich.

Hämoglobinopathien

Die Hämoglobinopathien entstehen durch angeborene Strukturanomalien der Globinketten des Hämoglobins. Sie betreffen die α- oder β-Ketten des Globinanteils und beruhen auf der Substitution einer Aminosäure. Die Krankheitserscheinungen lassen sich auf die physikalisch-chemischen Eigenschaften der abnormen Hämoglobine zurückführen. Selten spielen auch eine geringere Syntheserate oder ein verstärkter Abbau des Hämoglobins eine Rolle. Die häufigsten abnormen Hämoglobine sind HbS, HbE, HbC und HbD.

Sichelzellanämie

Genetik und Epidemiologie

Die Sichelzellanämie gehört zu den am weitesten verbreiteten Erbkrankheiten. Der molekulare Defekt des Sichelzellhämoglobins besteht im Austausch der Aminosäure Glutaminsäure durch Valin in der Position 6 der β-Globinkette. Das Gen für die β-Kette befindet sich auf dem Chromosom 11. Die Sichelzellanämie beruht auf der homozygoten Anlage (HbSS). Die Eltern dieser Patienten sind nahezu ausschließlich heterozygote Genträger (HbAS), da Patienten mit Sichelzellanämie selten Nachkommen haben. Der heterozygote Zustand ist von geringem Krankheitswert und klinisch nicht relevant. Obwohl beim Genotyp HbAS der klinische Phänotyp für einen rezessiven Erbgang spricht, sind HbA und HbS kodominant. Die Kenntnis der Genanlage ist für die Beratung von Paaren mit Kinderwunsch wichtig. Nach der Mendelschen Regel sind 25% der Nachkommen von HbAS-Eltern homozygot für HbS. Aus der Zahl der heterozygoten Genträger in einer Bevölkerung läßt sich die Häufigkeit von HbSS-Patienten errechnen (Hardy-Weinberg-Regel). Die Erkrankung ist besonders häufig in Afrika südlich der Sahara. In einigen Regionen des tropischen Afrika sind über 30% der Bevölkerung heterozygote Genträger. Seltener tritt die Sichelzellanämie im östlichen und südlichen Bereich der arabischen Halbinsel und in Indien auf. In die Karibik sowie nach Nord- und Südamerika gelangte sie durch die Verschleppung afrikanischer Bevölkerungen während der Zeit des Sklavenhandels. Die ursprüngliche Verbreitung des HbS beschränkte sich auf Gebiete, in denen heute Malaria auftritt oder in der Vergangenheit verbreitet war. Die hohe Genfrequenz des HbS ebenso wie die des G-6-PD-Mangels des Erythrozyten sprechen für einen relativen Schutz dieser Genträger gegen Malariainfektionen (Malariahypothese S. 416).

Pathophysiologie

Der Begriff Sichelzellerkrankung umfaßt alle angeborenen Hämoglobinmuster, bei denen das Sichelzellphänomen auftritt. Die schwersten Krankheitserscheinungen finden sich bei der homozygoten Sichelzellanämie, etwas geringer ausgeprägt bei der Kombination von HbS mit HbC oder bei der Sichelzell-β-Thalassämie. Am leichtesten verläuft die Sichelzell-HbD-Krankheit.

Der grundlegende pathophysiologische Prozeß, der durch die Aminosäuresubstitution ausgelöst wird, besteht in einer Polymerisation von Hämoglobinmolekülen in starre lineare Polymere. Diese Veränderung findet nicht im Oxyhämoglobin, sondern nur im deoxygenierten Zustand statt. Im normalen Hämoglobin wird der Sauerstoff in die Hämgruppe gebunden. Dadurch kommt es zu einer räumlichen Veränderung der Globinketten zueinander. Vom oxygenierten Zustand, der R-(relaxed-)Phase, geht das Hämoglobin nach Sauerstoffabgabe in den deoxygenierten Zustand, die T-(tense-)Phase über. Dieser Vorgang spielt sich auch beim HbS ab, jedoch kommt es dabei in der Deoxykonformation zu einer festen Verbindung zwischen den Positionen 6 zweier benachbart liegender β-Globinketten. Besteht das Hämoglobin des Erythrozyten überwiegend aus HbS, dann lagern sich die Ketten auf die beschriebene Weise zusammen und bilden lange Stränge, die nicht mehr verformbar sind. Zahlreiche Stränge stehen übereinander, sind in Bündeln aneinandergelagert und in sich und gegeneinander aufgedreht. Die Dynamik dieses Prozesses ist zeitabhängig. Je länger die T-Phase dauert, desto weniger reversibel ist der Vorgang. Je höher die Hämoglobinkonzentration, desto leichter und rascher kommt es zu einer Polymerisation. Je größer der Anteil anderer Hämoglobine, besonders von HbF, desto geringer ist die Tendenz zur Polymerisation. Daher sind die Krankheitserscheinungen nicht bei allen Patienten mit Sichelzellanämie gleich schwer. Besonders leicht verläuft die im arabischen Raum vorkommende Form mit hohem HbF-Anteil.

Die starren HbS-Stränge verformen die Zelle und führen zu der charakteristischen Sichelzellform (Abb. 35.4). Weniger typisch, aber ebenfalls häufig im peripheren Blutausstrich zu beobachten sind längliche

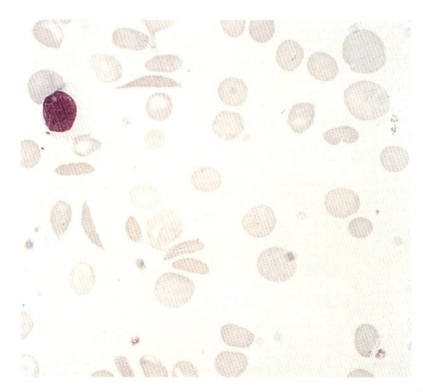

Abb. 35.4 Peripheres Blutbild bei Sichelzellkrise (HbSS).

zigarrenförmige Erythrozyten. Die Sichelbildung findet beim Durchfluß durch die Kapillaren nach der Sauerstoffabgabe statt. Bis zu einem bestimmten Punkt ist der Vorgang reversibel, wird er überschritten, entsteht eine irreversible Sichelzelle. Der unverformbare Erythrozyt bleibt in den kleinsten Gefäßen stecken, erschwert oder verhindert den Durchfluß nachfolgender Zellen, die dann ebenfalls Sichelzellform annehmen und über die Stase zum Verschluß führen. Es entsteht ein Circulus vitiosus, der charakteristisch für die Sichelzellanämie ist. Als Konsequenz entwickelt sich eine Hypoxie des Gewebes und bei fortschreitendem Prozeß eine Infarzierung. Die gesichelten Zellen haben eine hohe Hämoglobinkonzentration, einen hohen Ca^{2+}- und niedrigen K^+- sowie ATP-Spiegel. Sie werden vom Makrophagensystem als abnorm erkannt und abgebaut.

Krankheitsbild

Die beiden Prozesse hämolytische Anämie und Stase bzw. Gefäßverschluß sind die pathophysiologischen Grundlagen der Krankheitserscheinungen. Der Hämoglobindefekt führt zu einer stark verkürzten Lebensdauer der Erythrozyten und zu einer chronischen hämolytischen Anämie.

Abgesehen von den ersten Lebensmonaten, in denen der hohe Anteil von HbF schwere Symptome verhindert, sind alle Lebensalter betroffen. Allerdings sterben bei mangelhafter medizinischer Fürsorge die meisten Kinder vor der Pubertät. Aber auch bei optimaler Betreuung ist die Lebenserwartung stark reduziert. Akute Anämie und schwere Krankheitserscheinungen treten während der Krisen auf. Sie werden in der Regel durch Infektionen ausgelöst, wobei Flüssigkeitsverlust durch Fieber, Erbrechen, Durchfall und damit verbundener Verschlechterung der rheologischen Verhältnisse, Erhöhung der intrazellulären Hämoglobinkonzentration und zunehmender Azidose die wichtigsten Faktoren sind. Auch Kälte kann durch Vasokonstriktion eine Krise verursachen.

Es lassen sich drei verschiedene Krisenformen unterscheiden. Die Krankheitsprozesse können sich jedoch überlagern und kombinieren sich mit den zunehmenden Zeichen der chronischen hämolytischen Anämie.

Infarktkrise. Sie ist die häufigste Form und entsteht durch den Verschluß von Gefäßen. Die lokale Hypoxie führt zur Gewebeschädigung und endlich zur Zerstörung des betroffenen Gefäßbereichs. Das alles überragende Symptom ist der Schmerz.

Aplastische Krise. Die infolge der verkürzten Erythrozytenüberlebenszeit außerordentlich gesteigerte Erythropoese kann durch Virusinfektionen und oder Folsäuremangel (megaloblastäre aplastische Krise) stark vermindert oder im Extremfall sogar eingestellt werden. Dies führt dann zu einem sehr raschen Abfall des Hämoglobinwertes.

Sequestrationskrise. Aus ungeklärten Ursachen (Infektionen?) kommt es innerhalb von Stunden zu einer massiven Ansammlung von Erythrozyten in verschiedenen inneren Organen. Dieses Ereignis stellt eine lebensbedrohliche Situation dar. Bei jüngeren Kindern ist die Milz besonders betroffen, bei älteren Kindern und Erwachsenen meist andere Organe, da die rezidivierenden Milzinfarkte zur Autosplenektomie führen können.

Im „Normalzustand" sind die Patienten relativ wenig beeinträchtigt. Ihr Hämoglobinwert liegt zwischen 5 und 10 g/dl. Beim einzelnen Patienten schwankt er nur wenig und reguliert sich nach massivem Abfall während einer Krise oder dem Anstieg nach Bluttransfusion wieder auf den ursprünglichen Wert ein. Die Sichelzellanämie ist vor allem eine Krankheit des Kindesalters. Die ersten Krankheitserscheinungen beginnen meist im 4. Lebensmonat. Sie nehmen in den folgenden Monaten rasch zu. Die Kinder sind sehr infektanfällig, da die Funktion der Milz eingeschränkt ist. Es treten häufig, ausgelöst durch Infektionen mit Pneumokokken, Haemophilus influenzae, Salmonellen und in Malariagebieten Plasmodium falciparum, Infarktkrisen und akute Sequestrationskrisen auf. Die Kinder können durch den Hämoglobinabfall in einen Schockzustand geraten, bei Haemophilus-influenzae- oder Pneumokokkeninfektionen an einer Meningitis oder Sepsis (Waterhouse-Friderichsen-Syndrom) oder durch eine Malaria tropica sterben.

Skelettsystem

Das Wachstum der Kinder ist durch die chronische hämolytische Anämie verzögert. Alle Knochenveränderungen, die bei chronischen hämolytischen Anämien beschrieben werden, kommen auch bei der Sichelzellanämie vor (Abb. 35.**2**). Die Sichelzelldaktylitis (Hand-Fuß-Syndrom) ist gekennzeichnet durch eine stark schmerzhafte Schwellung der Hände und Füße, die von lokalen Entzündungszeichen und Fieber begleitet ist. Die Ursache dafür sind Gefäßverschlüsse der Metatarsal- und Metakarpalknochen. Gefäßverschlüsse können, auch in anderen Knochen, Nekrosen hervorrufen. Schwerwiegend sind Zerstörungen des Femurkopfes – häufiger bei HbSC-Krankheit – und des Humeruskopfes. Diese Komplikationen treten bei etwa 10% der Patienten auf. Nekrosen im Knochenmark bereiten den Boden für Osteomyelitiden mit ausgedehnten Zerstörungen der Knochen und Fistelbildung, Osteosklerosierung und periostalen Reaktionen. Nekrotische Markteile können sich ablösen und durch eine Lungenembolie zum Tode führen. Die Osteomyelitis entsteht meist durch Salmonella typhimurium, seltener durch Escherichia coli und Staphylococcus aureus (Abb. 35.**5**).

Niere

Die Nieren und ableitenden Harnwege sind häufig beteiligt. Es entstehen Pyelonephritiden, aus denen sich eine Sepsis entwickeln kann. Typisch sind auch Papillennekrosen, die an der Hämaturie erkannt werden können. Priapismus kann auftreten und muß meist chirurgisch behandelt werden. Die Folge ist nicht selten eine permanente Impotenz.

Hämoglobinopathien

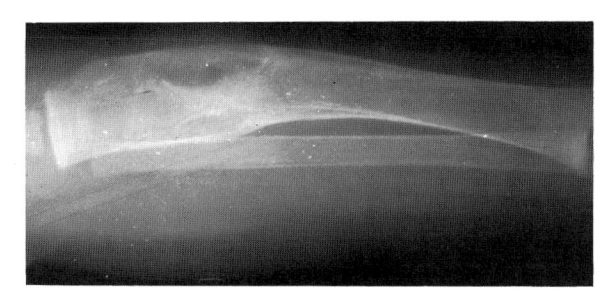

Abb. 35.5 Kavernöse Knochenveränderungen durch Osteomyelitis bei Sichelzellanämie (HbSS).

Leber und Milz
Die Leber ist vergrößert, da sie als Teil des Monozyten-Makrophagen-Systems gesichelte Zellen phagozytiert. Besonders stark ist die Vergrößerung im Gefolge von hämolytischen Krisen, bei denen auch ein Ikterus sichtbar wird. Nahezu die Hälfte der erwachsenen Sichelzellpatienten hat Gallensteine. Die Milz ist bei älteren Kindern bereits geschrumpft (Autosplenektomie); bei milder verlaufenden Sichelzellkrankheiten ist sie oft lebenslang vergrößert tastbar; bei hämolytischen Krisen kann sie bis ins kleine Becken reichen und ist sehr druckempfindlich.

Zentralnervensystem und Auge
Nahezu 10% der Patienten erleiden einen Schlaganfall und davon zwei Drittel eine oder mehrere Wiederholungen dieses Ereignisses. Häufig entwickelt sich dabei eine vorübergehende und selten eine permanente Hemiplegie. Weitere ZNS-Komplikationen sind Kopfschmerzen, Krämpfe, Nervenlähmungen, vorübergehende oder bleibende Blindheit. Sehschwäche oder Blindheit können aber auch durch Verschluß von Gefäßen der Retina und kompensatorische Vaskularisierung, Netzhautablösung, Retinablutungen und Blutungen in den Glaskörper entstehen.

Lunge und Herz
Sequestrationskrisen, die die Lunge in Mitleidenschaft ziehen, werden als „akutes Lungensyndrom" bezeichnet. Sie sind gekennzeichnet durch Dyspnoe, Brustschmerzen, Fieber und Leukozytose. Röntgenologisch lassen sich Lungeninfiltrate erkennen. Differentialdiagnostisch muß eine Pneumokokkeninfektion ausgeschlossen werden. Im Erwachsenenalter tritt eine weitere lebensgefährliche Sequestrationskrise auf, die gleichzeitig Lunge, Leber und Mesenterialgefäßbereich erfaßt. Die Patienten machen einen schwerkranken Eindruck und klagen über starke Schmerzen. Die Leber ist vergrößert, das Abdomen aufgetrieben und die Darmgeräusche vermindert oder aufgehoben.

Das Herz ist regelmäßig vergrößert. Funktionelle Herzgeräusche sind häufig. Die Kardiomyopathie ist die Folge der chronischen Anämie, der Gefäßverschlüsse, der pulmonalen Hypertension und der Schädigung des Herzmuskels durch Hypoxie und Siderose.

Haut
Hautulzerationen treten an den Unterschenkeln und im Knöchelbereich auf. Die Ursache sind Infarzierung und Gewebehypoxie.

Schwangerschaft
Die Fertilität der Frauen mit Sichelzellkrankheit ist normal. In der Schwangerschaft treten gehäuft Krisen sowie Pyelonephritiden, Retinopathien und Knochennekrosen auf. Die Inzidenz von Fehlgeburten sowie Früh- und Mangelgeburten ist signifikant erhöht. Männer mit HbSS haben eine verminderte Spermaproduktion und sind subfertil.

Diagnostik
Der Nachweis einer Sichelzellanämie ist beim Fetus technisch aufwendig; er ist nur in spezialisierten Zentren möglich. Die chronische hämolytische Anämie ist normochrom und normozytär. Besteht gleichzeitig ein Folsäuremangel, sind die Zellen vergrößert. Im peripheren Blutausstrich finden sich neben Anisozytose und Poikilozytose bereits im „Normalzustand" vereinzelt Sichel- oder Zigarrenformen. Während einer Krise ist ihre Zahl so hoch, daß die Diagnose ohne Schwierigkeiten aus dem Ausstrich gestellt werden kann. Targetzellen kommen häufig vor, besonders bei der Sichelzell-β-Thalassämie. Die Retikulozytenzahl ist stark erhöht und kann Werte bis zu 50% und mehr erreichen. Das Knochenmark zeigt entsprechend eine verstärkte Erythropoese. Die Thrombozytenzahl ist meist erhöht, ebenso wie der Leukozytenwert. Die Granulozytose ist von einer mäßiggradigen Linksverschiebung begleitet, ohne daß eine Infektion vorliegen muß. Wahrscheinlich sind diese Befunde Folgen der gesteigerten Markaktivität. Besonders nach akuter Hämolyse treten in der Peripherie kernhaltige Erythrozytenvorstufen auf. Dadurch kann bei der Leukozytenzählung eine starke Leukozytose vorgetäuscht werden.

HbS wird im Sichelzelltest nachgewiesen. Dabei wird Blut mit einer reduzierenden Substanz versetzt (2% Metabisulfit oder Dithionit) und luftdicht abgeschlossen. Die Erythrozyten nehmen Sichelzellform an (Abb. 35.6). Eine weitere Nachweismöglichkeit

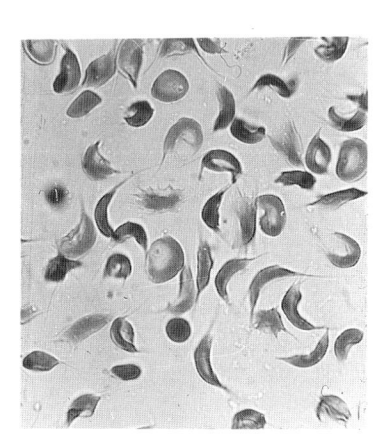

Abb. 35.6 Sichelzelltest.

beruht auf der verringerten Löslichkeit von HbS. Die Diagnose wird in der Hämoglobinelektrophorese gesichert. Bei HbAS finden sich zwei Banden, bei HbSS nur eine. HbC und HbE lassen sich elektrophoretisch gegen HbS abgrenzen. HbD wandert bei alkalischem pH mit der gleichen Geschwindigkeit wie HbS, läßt sich jedoch bei Veränderung des pH unterscheiden.

Therapie
Die Behandlung mit Medikamenten, die den Prozeß der Sichelzellbildung verhindern, befindet sich noch in der experimentellen Phase. Daher konzentrieren sich die Maßnahmen auf die optimale Versorgung des Patienten im „Normalzustand" und auf die Beherrschung der Krisensituationen.

„Normalzustand"
Je besser die Überwachung der Patienten, desto eher können die verschiedenen Krisen vermieden oder bei frühzeitiger Diagnose schwerwiegende Folgen eventuell verhindert werden. Außerordentlich wichtig ist die verständnisvolle Betreuung der Patienten und ihrer Eltern, da selbst einfache Maßnahmen wie Schutz vor Unterkühlung, Vermeidung körperlicher Überanstrengung u. a. Krisen verhindern können. Die Infektionsprophylaxe umfaßt die üblichen Impfungen, zusätzlich Masern- und Hepatitis-B-Impfung und, wenn möglich, Impfung gegen Pneumokokken und Haemophilus influenzae. Da die Schutzwirkung der Pneumokokken- und Haemophilus-Influenzae-Impfung nicht optimal ist, sollte in den ersten 5 Lebensjahren großzügig Penicillin gegeben werden. Malariaprophylaxe ist im endemischen Malariagebiet erforderlich. Folsäuresubstitution ist ein selbstverständlicher Bestandteil der Basisversorgung.

Es empfiehlt sich, die Patienten oder ihre Eltern eine Dokumentation der klinischen Befunde und Laborwerte führen zu lassen, da dies zu erhöhter Wachsamkeit anhält und dem Arzt die Beurteilung des Krankheitsverlaufs erleichtert.

Krisen
Der Verschluß von Gefäßen durch gesichelte Zellen ist irreversibel. Es muß jedoch versucht werden, durch ausreichende Flüssigkeitszufuhr, intravenöse Gaben von Magnesiumsulfat und Erwärmung des betroffenen Gefäßbereiches die rheologischen Verhältnisse zu verbessern, um weitere Verschlüsse zu verhindern. Ausgleich der Elektrolytverschiebungen und der Azidose sowie Sauerstoffzufuhr werden empfohlen. Eine Verringerung der Sichelzellbildung durch die einzelnen Maßnahmen ist nicht gesichert, jedoch kommt es rascher zu einer Beendigung der Krise.

Für den Patienten steht die Schmerzbekämpfung im Vordergrund. Wenn möglich sollten Analgetika und Sedativa verabreicht werden, die nicht zur Abhängigkeit führen. Häufig sind die Schmerzen allerdings so stark, daß Morphinderivate und vergleichbare Substanzen gegeben werden müssen. Die Dosierung muß so gewählt werden, daß keine Gefahr einer Atemdepression und damit einer Sauerstoffminderversorgung besteht. Nicht wenige Patienten werden drogenabhängig.

Infarktkrisen bessern sich innerhalb von Stunden bis zu wenigen Tagen. Bei massiven Infarzierungen muß eine Austauschtransfusion vorgenommen werden. Dies ist der Fall bei zerebralen Verschlüssen mit größeren Ausfällen (z. B. Hemiplegie), bei ausgedehnten viszeralen Infarkten (Gürtelsyndrom), vor und nach größeren Operationen (z. B. Hüft- und Schultergelenkersatz, neurochirurgische und große abdominalchirurgische Eingriffe, Operation einer Netzhautablösung) und eventuell Priapismus.

Bei einem Hämoglobinabfall unter 5 g/dl, bei aplastischen Krisen und Sequestrationskrisen mittlerer Schwere werden Transfusionen von Erythrozytenkonzentrat notwendig.

Operation und Anästhesie
Bluttransfusionen vor einer Operation (10–15 ml Erythrozytenkonzentrat pro kg Körpergewicht wenige Tage vor dem Eingriff) verbessern die Sauerstoffversorgung des Gewebes, verringern das Risiko einer Sichelzellkrise und hemmen die Erythropoese. Während der Operation muß die Sauerstoffzufuhr höher sein als bei Patienten mit HbA. Die bereits geschilderten Risikofaktoren von Flüssigkeitsverlust, Unterkühlung und Azidose lassen sich bei sachgerechter Versorgung vermeiden. Zur Infektionsprophylaxe werden Antibiotika gegeben und bei Thrombozytose zweimal 5000 IE Heparin pro Tag verabreicht. Letzteres gilt vor allem dann, wenn der Patient postoperativ immobilisiert bleibt. Bei Unterschenkelgeschwüren, die unter konservativer Therapie mit Zinksulfatverbänden und oraler Zinkzufuhr nicht abheilen, kann eine Hautverpflanzung unter längerdauernder Transfusionstherapie zum Erfolg führen.

Empfängnisverhütung und Schwangerschaft
Orale Antikonzeption mit östrogenhaltigen Präparaten birgt das Risiko einer Thrombose. Daher sind Progesteronpräparate oder mechanische Antikonzeptiva vorzuziehen.

Die Schwangerschaft bedeutet ein hohes Risiko für Patienten mit Sichelzellanämie und HbSC-Krankheit. Von vielen Zentren werden Bluttransfusionen während der Schwangerschaft und besonders in der Geburtsperiode empfohlen, um die Zahl und Schwere der Krisen zu vermindern.

Glucose-6-Phosphat-Dehydrogenase-Mangel

Definition
Der G-6-PD-Mangel des Erythrozyten gehört wie die Thalassämien und Hämoglobinopathien zu den häufigsten Erbkrankheiten des Menschen. Abhängig von der Schwere des Enzymdefekts kann bei den zahlrei-

chen Enzymvarianten eine chronische oder bei Genuß von Favabohnen (Favismus), Medikamenten (primaquinsensitive hämolytische Anämie), Infektionen und bei Neugeborenen eine akute lebensbedrohliche hämolytische Anämie auftreten.

Genetik

Die Anlage für die G-6-PD liegt auf dem X-Chromosom. Bei weiblichen Nachkommen wird in einer frühen embryonalen Phase eines der beiden X-Chromosomen in jeder Zelle inaktiviert (Lyon-Hypothese). Dadurch ist die Enzymaktivität bei Frauen auch nicht verdoppelt, sondern gleich hoch wie bei Männern (Dosiskompensation). Da die Inaktivierung in einer sehr frühen Phase erfolgt, ist das Verhältnis der mütterlichen und väterlichen Anlagen bei Frauen etwa gleich. Stärkere Abweichungen sind möglich, aber selten.

Die Kenntnis der Vererbungsgrundlagen ist wichtig, wenn in einer Bevölkerung mehr als eine Enzymvariante verbreitet ist, besonders dann, wenn G-6-PD-Mangel-Varianten vorkommen. Existieren in einer Population z. B. gleichzeitig ein G-6-PD-Typ mit normaler (G-6-PD$^+$) und einer mit reduzierter Enzymaktivität (G-6-PD$^-$), dann ergeben sich bei Männern zwei hemizygote Möglichkeiten: y/x$^{G-6-PD+}$ und y/x$^{G-6-PD-}$ mit normaler bzw. reduzierter Aktivität und bei Frauen zwei homozygote und eine heterozygote Möglichkeit: x$^{G-6-PD+}$/x$^{G-6-PD+}$/x$^{G-6-PD+G-6-PD+}$ (normale Aktivität), x$^{G-6-PD-}$/x$^{G-6-PD-}$ (Enzymmangel) und x$^{G-6-PD+}$/x$^{G-6-PD-}$ intermediäre Aktivität). Die heterozygoten Frauen haben zwei Erythrozytenpopulationen, im dargestellten Beispiel eine mit und die andere ohne Enzymdefekt.

Epidemiologie

G-6-PD Typ B mit normaler Aktivität ist auf allen Kontinenten die häufigste Variante und damit der Normaltyp. G-6-PD Typ A, mit etwas geringerer Aktivität, aber ohne Krankheitswert, ist in der afrikanischen Bevölkerung verbreitet. Neben diesen beiden Enzymen gibt es zahlreiche weitere Varianten ohne Enzymdefekt, die jedoch selten polymorphe Genfrequenzen erreichen.

Die häufigste G-6-PD-Variante mit schwerem Enzymdefekt (G-6-PD Mediterranean) kommt im Mittelmeerraum, im Nahen und Mittleren Osten bis nach Pakistan und Indien vor. Die zweithäufigste Variante mit geringer ausgeprägtem Enzymdefekt (G-6-PD A$^-$) findet sich in hoher Genfrequenz in Afrika südlich der Sahara und in der amerikanischen Bevölkerung afrikanischen Ursprungs. Die Enzymmangelvarianten G-6-PD Mahidol und G-6-PD Canton sind in Südostasien verbreitet. Mehr als 250 G-6-PD-Varianten mit und ohne Enzymdefekt wurden bereits beschrieben, und laufend werden neue entdeckt.

Pathogenese

Der reife Erythrozyt ist eine Zelle ohne Mitochondrien und bezieht seine Energie aus der anaeroben Glykolyse im Embden-Meyerhof-Zyklus. Unter Normalbedingungen werden 95% der Glucose zu Lactat abgebaut und dabei ATP gebildet. Nur 5% werden im Pentosephosphatzyklus verstoffwechselt. Dabei wird NADP zu NADPH reduziert. Das Reduktionspotential des NADPH ist für den Schutz von Sulfhydrylgruppen und reduziertem Glutathion gegen Oxidation von großer Bedeutung. Die G-6-PD ist das erste Enzym des Pentosephosphatzyklus und kontrolliert damit die Syntheserate von NADPH. Die Aktivität dieses Stoffwechselweges hängt vom Ausmaß des oxidativen Stresses ab. Als oxidierende Substanzen werden Peroxide angesehen, die bei Infektionen oder durch Medikamente entstehen. Durch Reduktion von 2 GSH zu GSSG bzw. von Sulfhydrylgruppen der Membranproteine und der Hämoglobine entstehen gemischte Disulfide. Dadurch wird die Membran geschädigt, Hämoglobin wird irreversibel denaturiert, und es bilden sich Heinz-Innenkörper. Bei der Einnahme von Medikamenten spielt wahrscheinlich auch die Methämoglobinbildung eine Rolle. Die Hyperbilirubinämie bei Neugeborenen mit G-6-PD-Mangel ist möglicherweise durch die relative Unreife des Erythrozytenenzymsystems und noch unbekannte oxidative Streßfaktoren bedingt. Immunologische Ursachen als Auslöser der akuten Hämolyse, wie sie beim Favismus vermutet wurden, haben sich nicht bestätigt.

Auf der molekularen Ebene werden als Ursache des G-6-PD-Mangels zwei Möglichkeiten diskutiert: 1. Die Zahl der aktiven G-6-PD-Moleküle in einer Zelle kann reduziert sein, weil das Enzym rasch abgebaut oder durch bislang unbekannte biochemische Mechanismen inaktiviert wird. Eine verringerte Neubildung des Enzyms wurde nicht beobachtet. 2. Die biochemischen Eigenschaften des Enzyms sind verändert, und damit ist die Enzymaktivität reduziert. In diesem Fall bestimmt die Affinität für NADP und/oder Glucose-6-Phosphat die Ausprägung des Enzymdefekts.

Für die klinische Arbeit lassen sich zwei Formen voneinander abgrenzen: ein schwerer Enzymdefekt (Enzymaktivität meist unter 1%), der mit einer chronischen Hämolyse einhergeht – nur wenige G-6-PD-Varianten gehören zu dieser Gruppe; eine zweite große Gruppe von Varianten, bei der oxidativer Streß eine akute Hämolyse auslöst. Für diese Form des Enzymdefekts gilt, daß die Hämolyse zum Stillstand kommt, wenn die Zellen mit unzureichender Enzymaktivität zerstört sind. Die jungen Erythrozyten besitzen meist ausreichende Aktivität und werden nicht hämolysiert. Unter Normalbedingungen zeigen die Träger dieser Enzymvarianten keine Krankheitserscheinungen.

Krankheitsbilder

Chronische hämolytische Anämie

G-6-PD-Varianten mit chronischer Hämolyse sind selten. Auch beim mediterranen G-6-PD-Mangel-Typ (Favismus) ist normalerweise keine Hämolyse zu beobachten. Es gibt jedoch einzelne Patienten, die aus ungeklärten Gründen Zeichen einer geringgradigen Hämolyse zeigen.

Meist wird die Krankheit bereits bei Neugeborenen, aber spätestens im Kindesalter während Infektionskrankheiten oder nach Einnahme von Medikamenten entdeckt. Nur in wenigen Fällen ist die Anämie ausgeprägt. Die Milz ist vergrößert, und es findet sich eine Retikulozytose.

Akute hämolytische Anämie

Bei den zahlreichen G-6-PD-Varianten mit unterschiedlich starkem Enzymdefekt werden akute hämolytische Krisen bei homo- und hemizygoten Patienten beobachtet. Selten sind heterozygote Genträgerinnen mit partiellem Enzymmangel betroffen. Unter Normalbedingungen finden sich bei allen Genträgern keine Hämolysezeichen.

Die Zahl der Medikamente, die zu einer Hämolyse führen können, ist groß. In der Praxis hat sich jedoch gezeigt, daß dieses Ereignis nicht so häufig ist, wie zu erwarten wäre (Tab. 35.5). Wahrscheinlich muß eine ausreichend große Menge der entsprechenden Substanz eingenommen werden, und möglicherweise spielen zusätzliche Serum- und Erythrozytenfaktoren eine Rolle. Auch bei Genuß von Favabohnen tritt nicht immer und bei allen Trägern des mediterranen G-6-PD-Mangels eine Hämolyse auf. Sie ist bei Kindern häufiger als bei Erwachsenen.

Die Hämolyse kann bei Medikamenteneinnahme und Verzehr von Favabohnen bereits nach wenigen Stunden einsetzen. Häufiger ist jedoch ein verzögerter Krankheitsbeginn nach 1–3 Tagen. Die Erythrozytenzerstörung ist oft so massiv, daß eine Hämoglobinurie auftritt. Die Patienten können dadurch in einen Schockzustand geraten und sterben.

Patienten mit G-6-PD-Mangel können bei einer Reihe von Infektionen eine Hämolyse mit Hyperbilirubinämie entwickeln. Dazu zählen die Malaria (DD: Schwarzwasserfieber), bakterielle Infektionen – besonders Salmonella typhi – und Virushepatitiden. Wahrscheinlich kombiniert sich bei diesen Patienten der oxidative Streß der Infektion mit dem der Therapie.

Tabelle 35.5 Medikamente, die bei Patienten mit homo- bzw. hemizygotem G-6-PD-Mangel zu akuter Hämolyse führen können

Dapson und andere Sulfone
Nalidixinsäure
Nitrofurantoin
Phenacetin
Primaquin
Sulfonamide

Bei Verabreichung großer Mengen:
Acetylsalicylsäure
Chinin und Chinidin
Chloramphenicol
Vitamin-K-Analoge

Neugeborenenikterus

Hyperbilirubinämie ist bei Neugeborenen sehr häufig assoziiert mit einem G-6-PD-Mangel. Dies gilt für G-6-PD Mediterranean, G-6-PD A$^-$ und für die in Südostasien vorkommenden Enzymdefekte. Die Hämolyse ist nicht sehr stark ausgeprägt, so daß ein Zusammenspiel von hepatischen – verringerte G-6-PD- und Glucuronyltransferase-Aktivität – und erythrozytären Faktoren angenommen wird.

Diagnostik und Differentialdiagnostik

Die üblichen Zeichen einer chronischen hämolytischen Anämie finden sich nur bei sehr wenigen Patienten. Die meisten Träger des G-6-PD-Mangels sind im Normalzustand beschwerdefrei. Die Erythrozytenparameter sind normal, und der periphere Blutausstrich ist unauffällig. Bei akuter Hämolyse können Hämoglobinurie und akute Niereninsuffizienz sowie Kreislaufversagen auftreten. Die Retikulozytenzahl ist erhöht, weil eine verstärkte Erythrozytenneubildung einsetzt. Im peripheren Blutausstrich fallen Erythrozyten auf, die eine Verdichtung und Ablösung des Hämoglobins von der Zellmembran zeigen.

Die photometrische Bestimmung der Enzymaktivität während der Hämolyse ist wenig aufschlußreich, da zum Zeitpunkt der Untersuchung meist die irreführend hohe Enzymaktivität der übriggebliebenen jungen Zellen gemessen wird. Auch die verschiedenen qualitativen Nachweisverfahren (Fluoreszenz von NADPH im Ultraviolettbereich) sind nur im Normalzustand wirklich aussagekräftig. Weitergehende biochemische Untersuchungsmethoden (Enzymproteinelektrophorese u. a.) sind Speziallabors vorbehalten.

Differentialdiagnostisch ist von Bedeutung, daß Hämoglobinurie und akutes Nierenversagen auch bei Malaria und Chininüberempfindlichkeit beobachtet werden (Schwarzwasserfieber).

Therapie

Eine kausale Therapie ist nicht möglich. Wichtig ist die Vermeidung von Medikamenten, von denen bekannt ist, daß sie eine Hämolyse auslösen. Vor allem bei Infektionen ist die sorgfältige Auswahl der Therapeutika von großer Bedeutung.

Setzt die Hämolyse ein, kann der Prozeß nicht aufgehalten werden. Bluttransfusionen werden beim G-6-PD-A$^-$-Patienten selten, jedoch beim mediterranen G-6-PD-Mangel häufig notwendig. Bei Neugeborenen mit schwerer Hyperbilirubinämie werden oft Austauschtransfusionen erforderlich.

Malariahypothese

In endemischen Malariagebieten, in denen die Bevölkerung über Generationen dem Risiko schwerer und möglicherweise letal verlaufender Erkrankung ausgesetzt ist, sind genetische Faktoren bedeutsam, die zu einer Veränderung der humoralen und zellulären Immunität und des Systems der angeborenen nicht immunologischen Resistenz führen. Der Fortbestand und die Verbreitung derartiger Genmutationen hängen davon ab, ob sie die Mortalität der betroffenen Genträger bei Malariaerkrankungen herabsetzen und daraus folgend, die Reproduktionsmöglichkeiten dieser Individuen steigern. Dabei spielt es keine Rolle, ob eine Mutation auch Nachteile hat, solange die Fitneß, d. h. die Fähigkeit zu überleben und sich fortzupflanzen, unter den gegebenen Umweltbedingungen höher ist als die anderer Individuen. Diese Überlegungen wurden erstmals von Haldane formuliert und sind als sog. Malariahypothese bekannt geworden. Ausgangspunkt war die Beobachtung, daß bestimmte genetisch bedingte Erythrozytenfaktoren in polymorphen Genfrequenzen nur in Regionen vorkommen, in denen Malaria endemisch ist oder war.

Da eine Reihe dieser Faktoren nachteilige Folgen für die Genträger hat, wie etwa die Thalassämie, das Sichelzellhämoglobin oder der Favismus, muß ein Mechanismus wirksam sein, der die negativen Folgen zumindest aufwiegt. Nur so ist es zu erklären, daß diese Gene unter Malariaselektionsdruck eine weite Verbreitung gefunden haben. Da die Nachteile der homozygoten β-Thalassämie oder einer Sichelzellanämie durch den Vorteil bei der Malariainfektion nicht ausgeglichen werden, hat man gefolgert, daß zumindest bei einigen Faktoren der Vorteil nicht bei den homozygoten, sondern bei den heterozygoten Genträgern zur Geltung kommen muß (balancierter Genpolymorphismus). Aber auch Faktoren ohne Krankheitswert spielen eine Rolle. So wurde nachgewiesen, daß die Existenz bestimmter Membranfaktoren Voraussetzung für das Eindringen der Parasiten in den Erythrozyten ist. Plasmodium vivax befällt nur Erythrozyten mit den Duffy-Blutgruppen Fy^a oder Fy^b. Da in zahlreichen afrikanischen Bevölkerungen nur der duffynegative Typus FyFy vorkommt, ist Plasmodium vivax in diesen Regionen extrem selten.

Unter den Faktoren mit Krankheitswert haben die Thalassämie, das Sichelzellhämoglobin und die Erythrozyten-G-6-PD-Varianten besondere Beachtung gefunden. Obwohl die Thalassämie den Ausgangspunkt für die Untersuchungen über die Malariahypothese bildete, liegen bis heute keine eindeutigen Ergebnisse vor, die für eine erhöhte Resistenz dieses Gens sprechen.

Die Malariahypothese kann anhand verschiedener Kriterien untersucht und verifiziert werden:

- Geographische Übereinstimmung der Verbreitung bestimmter Genfaktoren und der Malaria: In Afrika finden sich hohe Genfrequenzen des Hämoglobin S und des G-6-PD-Mangels nur in Regionen, in denen eine starke Malariaexposition besteht. Andererseits gibt es Bevölkerungen, die lange Zeit in endemischen Malariagebieten gelebt haben und bei denen weder Sichelzellanämie noch G-6-PD-Mangel vorkommen. Diese Befunde sprechen nicht gegen die Malariahypothese, da Malaria nicht notwendigerweise zur Entstehung abnormer genetischer Varianten in einer Bevölkerung führt. Die Hypothese, daß Malaria der einzige Selektionsfaktor ist, wäre nur dann widerlegt, wenn sich in einer Population, die nie mit Malaria in Berührung kam, G-6-PD-Mangel oder HbS in polymorphen Genfrequenzen fände.
- Anstieg der Häufigkeit bestimmter Gene in einer Bevölkerung unter Malariaselektionsdruck mit zunehmendem Alter: Zu diesem Punkt liegen keine eindeutigen Untersuchungsergebnisse vor.
- Verringerte Malariamorbidität und -mortalität der Genträger: Einen Vorteil gegenüber Malariainfektionen bei Kindern mit HbAS beobachtete erstmals Allison (1954). Er fand in einer Feldstudie in Uganda, daß die heterozygoten Genträger signifikant seltener an Malaria erkrankten. Dieser Befund wurde seitdem vielfach bestätigt. Homozygote HbS-Genträger erkranken wahrscheinlich ebenso häufig und ebenso schwer an Malaria wie Probanden mit HbA. Außerdem besteht bei ihnen die Möglichkeit, daß durch die Infektion eine Sichelzellkrise ausgelöst wird. Der Vorteil für die HbAS-Träger entsteht allerdings nicht durch eine geringere Infektionsrate, sondern durch eine geringere Parasitendichte, die in weiten Grenzen ein Maß für die Schwere der Erkrankung darstellt. Es wurde nachgewiesen, daß Erythrozyten mit HbAS in vivo und in vitro Sichelzellform annehmen, wenn sie von Parasiten befallen werden. Sie werden dann im Makrophagensystem phagozytiert. Dadurch wird die Vermehrung der Parasiten nicht aufgehoben, aber limitiert.

Viel weniger eindeutig als bei HbS sind die Beziehungen zwischen Malaria und G-6-PD-Mangel. Bei den meisten Studien fand sich kein Vorteil für hemi- und homozygote Patienten mit G-6-PD-Mangel in bezug auf Erkrankungshäufigkeit oder Parasitendichte. Man nimmt daher an, daß auch bei diesem Faktor die polymorphen Genfrequenzen des G-6-PD-Mangels nicht durch die hemi- bzw. homozygoten Genträger, sondern durch eine erhöhte Resistenz der Heterozygoten entstehen.

- Nachweis eines spezifischen zellulären Wirkungsmechanismus der erhöhten Resistenz: Dieser Nachweis ist bisher eindeutig nur für das Sichelzellhämoglobin gelungen. Beim heterozygoten G-6-PD-Mangel wird vermutet, daß Unterschiede der biochemischen und biophysikalischen Eigenschaften der Membran und des intraerythrozytären Stoffwechsels zwischen G-6-PD-normalen und G-6-PD-defekten Erythrozyten den Wechsel von der einen zur anderen Zellpopulation hemmen. Dies kann sowohl die Invasion der Merozoiten, als auch ihr intrazelluläres Wachstum betreffen.

Literatur

Baker, S. J.: Nutritional anaemias. Tropical Asia. Clin. in Haematol. 10 (1981) 843

Bienzle, U.: Glucose-6-phosphate dehydrogenase deficiency. Tropical Africa. Clin. in Haematol. 10 (1981) 785

Bunn, H. F., B. G. Forget: Hemoglobin: Molecular, genetic and clinical aspects. Saunders, Philadelphia 1986

Evered, D., J. Whelan: Ciba Foundation Symposium: Malaria and the Red Cell. Pitman, London 1983

Masawe, A. E. J.: Nutritional anaemias. Tropical Africa. Clin. in Haematol. 10 (1981) 815

Nathan, D. G., F. A. Osk: Hematology of Infancy and Childhood. Saunders, Philadelphia 1992

Williams, W. J., E. Beutler, A. J. Erslev, M. A. Lichtman: Hematology. McGraw-Hill, New York 1990

36 Unterernährung

H. J. Bremer

Unterernährung und Fehlernährung und ihre Folgen gehören zu den größten sozialen und medizinischen Problemen, denen sich viele subtropische und tropische Länder gegenübersehen. Das Risiko, eine Unterernährung zu entwickeln, ist umgekehrt proportional dem sozioökonomischen Status. Ihre Ursachen sind vielfältig, und es darf keineswegs aus einer hohen Rate von Unterernährung in einer Population geschlossen werden, daß Nahrungsmittelmangel vorliegt. Ihre Auswirkungen sind jedoch groß, da ein schwer Unterernährter eine verminderte Abwehr aufweist, er damit anfälliger für Infektionen ist, leichter Infektionen und anderen Krankheiten erliegt und nicht die körperliche Aktivität und Kraft eines normal Ernährten aufbringt. Die Unterernährung bedingt in Entwicklungsländern einen hohen Anteil an Morbidität und Mortalität und vermindert die Produktivität.

Während sich der Mangel an spezifischen Nährstoffen wie Vitaminen in der Regel klinisch anhand von Symptomen oder biochemischen Parametern definieren und erkennen läßt, ist die Situation sowohl bei einer ungenügenden Zufuhr von Energie (Kalorien) als auch von Eiweiß, die aber häufig mit einer ungenügenden Energiezufuhr kombiniert ist, nicht so einfach. Zur Diagnose werden anthropometrische Parameter (Gewicht, Größe, Oberarmumfang, Hautfaltendicke) herangezogen. Eine deutliche Minderung der gemessenen Werte, d. h. ein deutlicher Abfall bei Längsschnittmessungen bzw. unterhalb akzeptierter Normen liegender Werte bei Einzelmessungen, können ein Symptom der ungenügenden Zufuhr von Energie und Eiweiß sein. Es gibt jedoch auch andere Ursachen für ein Defizit an Körpergewicht, Hautfaltendicke, Oberarmumfang und zu geringer Körpergröße. Es gilt dann abzuwägen, ob die ungenügende Ernährung für diesen Zustand verantwortlich ist oder ob ihn andere Gründe bedingt haben. Die alte, in der deutschsprachigen Medizin verwendete Bezeichnung „Dystrophie" für den Zustand des Untergewichts ist sicher treffender, da sie nicht automatisch als Ursache des Zustandes die „Ernährung" wie in den Bezeichnungen „Unterernährung" oder „Malnutrition" impliziert. Die Gleichsetzung von subnormalen anthropometrischen Parametern mit Unterernährung und die Folgerung daraus, daß dieser Zustand mit zusätzlicher Ernährung zu bekämpfen sei, hat in der Vergangenheit zu vielen Interventionsprojekten geführt, die nicht erfolgreich waren. Richtig ist, daß in den meisten Fällen, in denen eine ungenügende Nahrungszufuhr nicht der einzige Grund für eine Dystrophie ist, eine adäquate Nahrungszufuhr unter anderem zur Behebung dieses Zustandes erforderlich ist. Häufig sind aber begleitende Maßnahmen, z.B. Therapie von Infektionen, ebenfalls notwendig.

Da ein Defizit an Protein- und Energiezufuhr zu einer Verminderung der oben angeführten anthropometrischen Parameter führt und auch in vielen Gebieten die häufigste Ursache für eine Dystrophie ist, hat sich der Terminus „Protein-Energie-Malnutrition" durchgesetzt. Man sei sich aber darüber im klaren, daß diese Bezeichnung nur einen Terminus für die Dystrophie darstellt und noch nichts über Ätiologie oder Pathogenese aussagt. So kann z.B. eine fortgeschrittene Tuberkulose oder ein bösartiger Tumor diesen Zustand trotz ausreichender Nahrungszufuhr bedingen.

Protein-Energie-Malnutrition

Definition
Protein-Energie-Malnutrition ist ein Zustand zu geringen Körpergewichts, von dem angenommen werden kann, daß ein Defizit an kalorischer und Eiweißzufuhr beteiligt ist.

Ätiologie
Die Ursachen für eine Unterernährung sind in den Tropen meist komplex, d. h., es kombinieren sich ungenügende Kalorien- und Eiweißzufuhr mit gehäuften Infektionen in einem Circulus vitiosus. Es gibt aber auch in tropischen Entwicklungsländern monokausale Ursachen, z. B. fehlende Nahrung im Gefolge von Dürre, Bürgerkriegen, Tod der Mutter usw; inadäquate Abstilltechnik; für ältere Säuglinge nicht geeignete Kost. Ob langes Stillen und damit ungenügendes Eiweiß- und Kalorienangebot als alleinige Ursache der Protein-Energie-Malnutrition in Frage kommt, ist sicher nicht einheitlich zu beantworten. Einerseits wird in den meisten Gebieten relativ früh Beikost dazugefüttert, so daß sowohl eine häufig energetisch unzureichende als auch eine hygienisch verunreinigte Nahrung die Frauenmilch ersetzt; andererseits wird bei der Schätzung der durchschnittlichen Milchmenge und der daraus errechneten Eiweiß- und Eisen-

zufuhr häufig von zu geringen Mengen ausgegangen. So wird die Milchmenge durch den Ernährungszustand der Stillenden, das Ausmaß körperlicher Arbeit und auch durch die Häufigkeit des Saugens bestimmt. Bei einer gut ernährten Stillenden, die das Kind bei Bedarf stillen kann, läßt sich die Milchmenge weit über „durchschnittliche Zahlen" steigern, so daß der Eiweiß- und Eisenbedarf auch noch jenseits der ersten 5–6 Monate gedeckt werden kann. Zufüttern von Beikost im Alter von 5–6 Monaten kann nur dort generell empfohlen werden, wo die hygienischen Bedingungen für die Bereitung von Beikost gut sind und die Beikost eine ausreichende Kaloriendichte und Verdaubarkeit aufweist. Während der Stillphase besteht ein relativer Schutz gegen Infektionen, da die Frauenmilch bakteriell nicht verunreinigt ist und Antikörper gegen häufigere darmpathogene Keime sowie Substanzen, die eine unspezifische Schutzwirkung ausüben (sekretorisches IgA, Lactoferrin, Lysozym, Leukozyten, Makrophagen, Interferone), enthält. Mit der Zufütterung setzt in der Regel für den Säugling die Phase mangelnder Längen- und Gewichtszunahme ein, da die Beikost häufig bakteriell und viral verunreinigt ist, was zu Infektionen führt, und, weil meist fettarm, eine zu geringe Energiedichte aufweist.

Relativ häufig ist abruptes Abstillen älterer Säuglinge und Kleinkinder bei erneuter Schwangerschaft Ursache von Unterernährung, weil diese oft die für sie neue Kost nicht sofort annehmen und die von den Kleinkindern akzeptierten „Ersatznahrungen" wie Zuckerwasser schnell zu einer Unterernährung führen. Man sieht nicht selten bei älteren Kindern mit fortgeschrittener Tuberkulose eine extreme Kachexie.

Zu berücksichtigen ist auch, daß Vitamin-A-Mangel und Eisenmangel eine mangelnde Gewichtsentwicklung verursachen können. Das gilt auch für einen Zinkmangel, der oft mit Eiweißmangel kombiniert ist, und zu einer Anorexie führt.

Erfolgreiche Präventionsstrategien für Unterernährung setzen genaue Kenntnisse der relevanten lokalen Ursachen voraus.

Pathophysiologie

Der Körper stark Unterernährter ist besonders gekennzeichnet durch den Verlust des subkutanen Fettgewebes, eine Reduktion der Muskelmasse, einen relativen Anstieg des Gesamtnatriumbestandes des Körpers und eine starke Reduktion des Gesamtkaliums. Der Wassergehalt des Körpers ist nur in der ödematösen Form der Protein-Energie-Malnutrition erhöht, aber auch in der marantischen Form steigt er während der Rehabilitation stark an. Defizite bestehen außerdem bei Magnesium, Zink und Phosphor. Weniger gut untersucht sind die Defizite bei Kupfer, Eisen, Selen, Chrom, Mangan, Vanadium; aber zumindest ein Teil der Patienten besitzt ebenfalls Defizite bei diesen Elementen.

Einige der Veränderungen müssen genauer betrachtet werden: Die Verteilung des Wassers im Körper entspricht nicht der Verteilung im normalen Organismus. Das Vorhandensein von klinisch nachweisbaren subkutanen Ödemen ist das klinische Kriterium für den Kwashiorkor. Bei dieser Form der Protein-Energie-Malnutrition jedoch findet man eine Ausdehnung des interstitiellen Wassers bei gleichzeitiger Reduktion des intravasalen Wassers, d. h., diese Kinder sind in bezug auf den intravasalen Blutanteil dehydriert. Eine schnelle Ausdehnung des intravasalen Kompartiments unter der Therapie durch Fütterung zu kalorienreicher Kost kann gegen Ende der ersten Behandlungswoche bei gleichzeitiger aktiver Elimination von Natrium aus dem Intrazellularraum in den Extrazellularraum zu einer akuten Herzinsuffizienz mit Tachykardie und Kreislaufversagen sowie zu profusen Durchfällen bei stark geblähtem Abdomen führen, wobei nur schnelle therapeutische Intervention den Tod abwenden kann.

Besonders bei Kindern mit langdauernden Durchfällen, bullösen Hautveränderungen und fortbestehender Anorexie ist an einen Zinkmangel zu denken. Es ist möglich, daß die schweren Hautveränderungen des Kwashiorkor primär mit einem Zinkmangel zu tun haben.

Ein Kupfermangel (Osteoporose, eisenresistente hypochrome Anämie und Granulozytopenie) ist in der späten Rehabilitationsphase dann zu erwarten, wenn eine Rehabilitation mit Milchprodukten durchgeführt wurde, ebenso ein Selenmangel. Jedoch gibt es wahrscheinlich auch einen primären Selenmangel bei Kwashiorkor. Ob dieser Selenmangel jedoch das für dieses Spurenelement spezifische Symptom (akute Herzinsuffizienz) auch bei Protein-Energie-Malnutrition verursacht, ist unbekannt. Ein zusätzlicher Chrommangel (diabetogene Stoffwechsellage während der Rehabilitation) ist nur für einige Gebiete belegt.

Ein Vitamin-A-Mangel ist in vielen Gebieten der Welt (besonders in Süd- und Südostasien, manchen Gebieten der Sahelzone) häufig vergesellschaftet mit Protein-Energie-Malnutrition. Dabei ist anzumerken, daß Vitamin-A-Mangel allein eine mangelnde Gewichtszunahme bedingen kann und Substitution ohne weitere Maßnahmen eine verbesserte Gewichtszunahme nach sich zieht. Erniedrigte Plasmawerte von Retinol und retinolbindendem Eiweiß finden sich häufig bei schwerer Protein-Energie-Malnutrition. Sie sind jedoch oft nur Ausdruck verminderter hepatischer Synthese von retinolbindendem Eiweiß bei Protein-Energie-Malnutrition. In diesem Fall steigen Retinol und retinolbindendes Eiweiß auch ohne Vitamin-A-Substitution in der Rehabilitationsphase auf normale Werte wieder an (gut belegt für unterernährte Kinder in Ägypten und Sudan). In Gebieten mit ungenügender Vitamin-A-Versorgung entstehen während der Rehabilitation häufig die typischen Augensymptome.

Funktionelle Veränderungen

Der Sauerstoff-Verbrauch ist als notwendiger Anpassungsmechanismus bei schwerer Protein-Energie-Malnutrition um etwa 15% vermindert. Ebenso ist der Eiweißumsatz erheblich reduziert (bis zu 40%). Da die Proteinsynthese relativ viel Energie verbraucht, ist eine Eiweißsupplementierung der Nahrung dann ineffektiv, wenn nicht gleichzeitig auch die Energiezufuhr erhöht wird.

Die Thermoregulation ist bei schwer Unterernährten gestört, da die Gegenregulation bei hohen und niedrigen Umgebungstemperaturen nicht ausreichend gut funktioniert. So entsteht bei niedriger Raumtemperatur schnell eine Hypothermie – oft vergesellschaftet mit Hypoglykämie – (Patienten sollten nachts gut zugedeckt sein); bei hohen Umgebungstemperaturen kann auch eine Hyperthermie induziert werden. Es finden sich eine Reihe von anatomischen und funktionellen Störungen von Organen. Die Leber kann, besonders bei Kwashiorkor, sehr stark vergrößert sein.

Pathologisch-anatomisch liegt dann fast immer eine Fettleber (bei Kwashiorkor mit Eisenspeicherung) vor. Die Synthese verschiedener Plasmaeiweiße ist entsprechend dem Ausmaß der Unterernährung vermindert, besonders thyroxinbindendes Präalbumin, Albumin, retinolbindendes Eiweiß. Die verminderten Plasmakonzentrationen geben aber im Einzelfall keinen Hinweis auf die Ätiologie, d. h., ob eher ein Eiweißmangel, ein Energiemangel, Infektionen oder anderes die Hauptursache der Protein-Energie-Malnutrition waren.

Die Herzmuskulatur ist häufig atroph; das Herz weist ein vermindertes Schlagvolumen und eine erniedrigte Frequenz auf.

Der obere Dünndarm ist nicht wie normalerweise weitgehend steril, sondern von Keimen überwuchert. Die Zotten sind häufig verplumpt und verkürzt, so daß die absorptive Oberfläche verkleinert ist. Die Aktivität der Disaccharidasen ist erniedrigt; dies hat jedoch in praxi keinen wesentlichen Einfluß auf die Spaltung der Disaccharide. Zumindest wird die in Milchformeln enthaltene Lactose in der Regel ausreichend gut aufgenommen. Die Herabsetzung der lokalen Immunabwehr führt allerdings häufig zur Kolonisation potentiell pathogener Bakterien und Parasiten im Darm, die die chronische Diarrhö, die meist eine schwere Unterernährung begleitet, verursachen oder verstärken.

Diagnostik

Erwachsene. Zur Diagnose wird die Gewicht-Länge-Relation unter Zugrundelegung der Metropolitan-Life-Assurance-Tabellen der idealen Gewicht-Länge-Relation verwendet. Weniger als 80% des zu erwartenden Gewichts oder das Vorhandensein von ernährungsbedingten Ödemen sind als Zeichen einer schweren Protein-Energie-Malnutrition zu werten.

Kinder. Die Diagnose und eine Einteilung nach Schweregraden sind schwieriger zu treffen, da das Wachstum ständig Veränderungen schafft, die zu berücksichtigen sind. Im Prinzip bleibt auch bei Kindern die Gewicht-Länge-Relation der entscheidende Parameter für die Diagnose. Da jedoch, historisch gesehen, eine Reihe anderer Parameter zur Diagnostik verwendet wurden und noch sehr häufig in den Entwicklungsländern verwendet werden, ist eine genauere Schilderung dieser Bewertungssysteme nötig.

Die *Gomez-Klassifikation* basiert auf der Gewicht-Alter-Relation. Das gemessene Gewicht wird in prozentuale Relation zu einem mittleren Normalgewicht (50. Perzentile der Boston-Gewichtstandards) eines gleichaltrigen Kindes desselben Geschlechts gesetzt. Die Gomez-Klassifikation legt auch unterschiedliche Schweregrade der Protein-Energie-Malnutrition fest. Sie sind in der Tab. 36.1 aufgeführt.

Die Gomez-Klassifikation oder ähnliche Klassifikationen auf der Basis von Gewicht-Alter-Relationen werden noch sehr häufig in Entwicklungsländern benutzt. Ein wesentlicher Teil der offiziellen Angaben über die Häufigkeit der Unterernährung beruhen auf diesen Klassifikationen, ebenso viele epidemiologische Untersuchungen. Dabei hat die Gomez-Klassifikation aber erhebliche Schwächen, die ihre Aussagekraft einschränken:

– Die 3. Perzentile als unterer Normalwert einer Normalpopulation von Kindern des gleichen Alters entspricht etwa dem 80%-Wert der Gomez-Klassifikation; d. h., es werden nicht wenige normal ernährte Kinder als Grad 1 der Protein-Energie-Malnutrition registriert.
– Da zu kleine Kinder auch weniger schwer sind, wird bei einem Teil von ihnen eine Protein-Energie-Malnutrition diagnostiziert, obwohl die Körperproportionen und die Fett-Muskel-Verteilung normal sind. Dies hätte dann keine Bedeutung, wenn der Kleinwuchs auch durch eine ungenügende Nahrungszufuhr bedingt wäre, was aber sicher in vielen Fällen nicht zutrifft. Kleinwuchs ist häufig bei Kindern in Entwicklungsländern. Seine Ursachen sind nicht gut untersucht. Ein wesentlicher Teil der Kinder kommt relativ spät in die Pubertät, beendet das Wachstum damit später und erreicht eine normale Endgröße. Dies ist ein Syndrom, das nicht selten auch in entwickelten Ländern vorkommt und als „konstitutionelle Entwicklungsverzögerung" bezeichnet wird.
– Ödeme können einen Gewichtsanstieg verursachen; Fälle von ödematöser Unterernährung würden dann fälschlicherweise als weniger schwer klassifiziert.

Tabelle 36.1 Unterschiedliche Schweregrade der Protein-Energie-Malnutrition von Kindern auf der Basis der Gomez-Klassifikation

$$\text{Gewicht/Alter (\% der 50. Perzentile)} = \frac{\text{Gewicht des Kindes}}{\text{mittleres Gewicht des „Idealkindes" desselben Alters}} \cdot 100$$

Gewicht/Alter	
90–110	normal
75– 89	Grad 1 (milde Unterernährung)
60– 74	Grad 2 (mäßige Unterernährung)
< 60	Grad 3 (schwere Unterernährung)

– Das Alter der Kinder muß bekannt sein, was in vielen Ländern nicht die Regel ist.

Wellcome-Klassifikation. Um einige Probleme der Gomez-Klassifikation zu beseitigen, wurde die auch heute noch weitgehend benutzte Wellcome-Klassifikation eingeführt, die zusätzlich zu der Gewicht-Alter-Beziehung das Vorhandensein oder Fehlen von Ödemen benutzt (Tab. 36.2).

Obwohl einige der Schwächen der Gomez-Klassifikation beseitigt wurden, bleiben andere bestehen:

– In bezug auf die Längennormalwerte amerikanischer oder englischer Kinder: zu kleine Kinder werden fälschlicherweise als unterernährt registriert.
– Ödeme aus anderen als nutritiven Gründen, z. B. nephrotisches Syndrom bei Lues connata, könnten bei unaufmerksamer Diagnostik in die Kategorie Kwashiorkor fallen.
– Kwashiorkor nach der Definition der Wellcome-Klassifikation entspricht nicht mehr dem Syndrom Kwashiorkor, wie es Cicely Williams 1933 beschrieben hat.

Waterlow-Klassifikation. Um den Fehler auszugleichen, den eine geringe Körperlänge auf das Gewicht verursacht, und um die Patienten herauszufinden, die infolge echten Gewichtsdefizits eine Protein-Energie-Malnutrition aufweisen, hat Waterlow eine Klassifikation eingeführt, die sowohl die Länge-Alter-Relation als auch die Gewicht-Länge-Relation berücksichtigt. Auf diese Weise ist es möglich, sowohl die zu kleinen, aber normal proportionierten Kinder als auch die abgemagerten, aber normal großen Kinder zu erkennen. Die Tab. 36.3 zeigt die Einteilung nach der Waterlow-Klassifikation.

Die Waterlow-Klassifikation hat den großen Vorteil, daß die Gewicht-Länge-Relation klar anzeigt, ob ein Kind untergewichtig ist. Sie sagt aber nicht aus, ob die Protein-Energie-Malnutrition eine ernährungsphysiologische Ursache hatte oder ob sie durch andere Faktoren verursacht wurde. Der Nachteil dieser Klassifikation ist, daß die Messung der Länge bei Kleinkindern zumindest für ungeübtes Personal schwierig ist und auch die Berechnung bzw. der Umgang mit den Tabellen Hilfspersonal oft überfordert.

Die klinische Aussagefähigkeit der Parameter der Waterlow-Klassifikation wurde früher wesentlich überschätzt. So wurde das Längendefizit (engl. stunting) auf eine chronische Unterernährung (nutritional dwarfism) und das Gewichtsdefizit, registriert in der Gewicht-Länge-Relation (engl. wasting), auf eine akute Unterernährung bezogen. Obwohl für das Säuglingsalter belegt ist, daß eine „Unterernährung" zu einer verminderten Längenzunahme führt, ist inzwischen klar, daß es mehrere andere Faktoren gibt, die zu einem zeitweise verminderten Wachstum führen, z. B. Infektionen. Nach Überwinden dieser Infektionen kommt es zu einem Aufholwachstum. Bei schnell aufeinander folgenden Infektionen kann aber ein Längendefizit auftreten. Weitere Ursachen für ein vermindertes Längenwachstum sind Eisenmangel und Vitamin-A-Mangel.

Die Aussage, daß „wasting" nur auf eine akute Unterernährung zu beziehen sei, kann nicht aufrechterhalten werden, da auch eine längerdauernde Unterversorgung mit Kalorien und Eiweiß zu einem „wasting" führt.

Oberarmumfang. Um ein einfaches Verfahren zu haben, mit dem auch Hilfspersonal umgehen kann, wurde die Messung des Oberarmumfanges eingeführt. Es wird dabei mit einem Zentimetermaß der Umfang des hängenden Oberarmes in der Mitte gemessen und mit Normalwerten verglichen.

Tabelle 36.2 Die Wellcome-Einteilung der Protein-Energie-Malnutrition von Kindern

Gewicht/Alter (% der 50. Perzentile)	ohne Ödeme	mit Ödemen
60–80	Unterernährung	Kwashiorkor
< 60	Marasmus	marantischer Kwashiorkor

Tabelle 36.3 Waterlow-Klassifikation der Protein-Energie-Malnutrition

Ernährungsstatus	Länge-Alter-Relation	Gewicht-Länge-Relation
Normal	> 95	> 90
Milde PEM	87,5–95	80–90
Mäßige PEM	80–87,5	70–80
Schwere PEM	< 80	< 70

$$\text{Länge-Alter-Relation (\%)} = \frac{\text{Länge des untersuchten Kindes}}{\text{50. Längenperzentile eines altersentsprechenden Normalkollektivs}} \cdot 100$$

$$\text{Gewicht-Länge-Relation (\%)} = \frac{\text{Gewicht des untersuchten Kindes}}{\text{50. Gewichtsperzentile eines altersentsprechenden Normalkollektivs der gleichen Länge}} \cdot 100$$

Dabei ist günstig, daß sich in der Altersstufe mit der häufigsten Protein-Energie-Malnutrition, dem 1.–5. Lebensjahr, der Oberarmumfang nur wenig ändert und daß bei Protein-Energie-Malnutrition mit Ödemen die Oberarme meist nicht von den Ödemen betroffen sind. Der Vorteil ist die Einfachheit der Messung, der Nachteil die Abweichung von anderen Verfahren, daß körperlich oft früh arbeitende Mädchen trotz schlechteren Ernährungszustandes häufig bessere Werte als Jungen haben, die später zur körperlichen Arbeit herangezogen werden, und daß die einbezogenen Referenzwerte normaler Kinder (einmal amerikanischer oder polnischer Kinder) etwas differieren.

Bewertung der anthropometrischen Methoden

Screeningmethoden, die nur auf dem Gewicht aufbauen, sind Suchmethoden, die allein keine Festlegung auf eine Protein-Energie-Malnutrition gestatten. Notwendig ist immer, daß im Einzelfall mit schlechten Werten die Länge dazu gemessen wird und die Gewicht-Länge-Relation nach Waterlow bestimmt wird. Selbst wenn man auf Wiegekarten Verläufe mit Gewichtsstillstand und Herauswandern der Werte aus dem Perzentilenbereich sieht, bedeutet dies allein noch nicht Protein-Energie-Malnutrition, da ein Stopp des Längenwachstums, wie man ihn in Entwicklungsländern häufig im Kleinkindesalter nach dem Abstillen sieht, das gleiche Gewichtsprofil zeigen kann. Ein Kind mit diesem Verhalten ist nicht gesund. Ob aber chronische oder häufige akute Infektionen oder andere Krankheiten vorliegen oder ob eine ernährungsbedingte Protein-Energie-Malnutrition besteht, gilt es noch durch klinische Untersuchung und Anamnese zu ermitteln. Solchen Zuständen liegen oft Diarrhöen oder eine verminderte Nahrungsaufnahme zugrunde. Es können aber auch unklares Fieber, Hautinfektionen, Infekte der oberen Luftwege oder Pneumonie ein Zurückbleiben der Gewicht-Länge-Relation herbeiführen. Sehr fortgeschrittene Lungentuberkulosen verursachen nicht selten eine erhebliche Abmagerung. Nur wenn die vorherrschende Ursache bekannt ist, wird man im Einzelfall oder aber bei Gruppen erfolgreich intervenieren können.

Krankheitsbild

Die drei klassischen Syndrome einer schweren Protein-Energie-Malnutrition sind Marasmus, Kwashiorkor und marantischer Kwashiorkor.

Marasmus ist der Zustand schwerer Unterernährung ohne Begleitödeme, der klinisch durch weitgehend fehlendes Unterhautfettgewebe, faltige Haut (besonders im Bereich des Gesäßes), häufig durch verminderte Länge sowie je nach Schweregrad durch eine Reihe von zusätzlichen Funktionsabweichungen ausgezeichnet ist. Nach der Wellcome-Klassifikation der Unterernährung werden zu diesem Zustand alle Kinder mit einer Gewicht-Alter-Beziehung von < 60% gezählt, wobei aber nach klinischen Kriterien zu kleine Kinder nicht unbedingt marantisch sein müssen. Besser ist es, wenn man diejenigen Kinder als marantisch klassifiziert, die nach der Gewicht-Länge-Relation (nach Waterlow) einen Wert von < 70% aufweisen.

Weniger schwere Grade dieser Abmagerung (zwischen < 90% und > 70% der Gewicht-Größe-Beziehung (nach Waterlow)) werden häufiger als der Marasmus in einer Bevölkerung gesehen.

Kwashiorkor ist nach der Erstbeschreibung von Cecily Williams 1933 ein Syndrom von ödematöser Protein-Energie-Malnutrition, das mit einer typischen Dermatose vergesellschaftet ist (hyperkeratotische Hautbezirke, die von atrophen abgelöst werden; sie können bei leichtem Trauma eine Tendenz zur blasenförmigen Abhebung zeigen; es finden sich sowohl hyperpigmentierte als auch hypopigmentierte Hautbezirke, oft offene Hautläsionen hinter dem Ohr, im Perineum und an den Beugen), die Haare fallen leicht aus, und die verbleibenden Haare sind oft grau, blond, braun oder rot verfärbt. Häufig besteht eine Hepatomegalie. Psychische Verhaltensauffälligkeiten liegen fast immer vor: Apathie, die bei Störung in Irritabilität umschlägt. Die Ödeme lassen sich sowohl in den abhängigen Körperpartien, z.B. an den Beinen, als auch im Gesicht nachweisen. Bei flüchtiger Betrachtung machen deshalb diese Kinder oft keinen unterernährten Eindruck. Kwashiorkor mit dieser Symptomatik wird besonders häufig in Zentralafrika sowie Nigeria und Ghana gesehen, aber nur sehr selten in der Sahelzone und den trockenen Gebieten der Subtropen. Nach der Wellcome-Klassifikation wird als Kwashiorkor jedoch auch ein Zustand ohne die geschilderten Hautveränderungen bezeichnet. Ein Kwashiorkor ist nach dieser Einteilung dann vorhanden, wenn Ödeme vorliegen und die Gewicht-Alter-Relation 60–80% des Medians von gesunden Vergleichskindern betrifft.

Ein *marantischer Kwashiorkor* liegt dann vor, wenn beim Vorhandensein von Ödemen die Gewicht-Alter-Relation < 60% ist. Es muß aber betont werden, daß diese Einteilung recht willkürlich ist.

Therapie

Es hat sich bei der schweren Unterernährung nicht bewährt, einzelne Symptome zu behandeln, z.B. Hypoproteinämie oder Hypoglykämie; ebensowenig führt eine alleinige diätetische Therapie zum Ziel. Erst eine an die verschiedenen Behandlungsphasen angepaßte kombinierte Therapie, d.h. diätetische plus antiinfektiöse, führt zu einer verbesserten Prognose. Bewährt hat sich außerdem nicht eine Infusionsbehandlung der Durchfälle, da dies zu einer weiteren Atrophierung des Darmes führt und sich sehr häufig die Infusionsstellen infizieren und schwer abheilende Eintrittspforten für Erreger abgeben. Eine Infusion sollte nur in seltenen Notfällen in der allerersten Phase der Behandlung, z.B. für Bluttransfusionen oder zur Behandlung eines Schockzustandes, angelegt werden. Trotz der biochemisch nachweisbaren herabgesetzten Aktivität der intestinalen Disaccharidasen, insbesondere Lactase, wird Lactose in kleinen Mengen gut resorbiert. Mit großer Wahrscheinlichkeit und nach eigener Erfahrung bieten in Entwicklungsländern lactosefreie Formelmilchen keinen Vorteil in der diätetischen Therapie von schwer Unterernährten.

Die Behandlungsschritte sollten parallel erfolgen:

- Kontrolle der Infektionen und Kolonisation des Dünndarms mit Bakterien und Lamblien,
- orale Zufuhr von Energie und Eiweiß,
- Substitution spezifischer nutritiver Mangelfaktoren, z. B. Kalium, Magnesium usw.

Modifiziert wird dabei die Therapie entsprechend der Behandlungsphase, die in fünf Abschnitte unterteilt wird:

- Notfallmaßnahmen (wenn nötig),
- Anpassung an die Rehabilitation,
- Rehabilitation,
- Vorbereitung auf die Entlassung,
- Folgebetreuung.

Kontrolle der Infektion

In tropischen und subtropischen Ländern ist davon auszugehen, daß schwer Unterernährte Infektionen aufweisen, ohne deren gleichzeitige Behandlung eine diätetische Therapie wenig effektiv ist. Die genaue Diagnostik dieser Infektionen (Ausnahme Tuberkulose, Malaria, bestimmte Wurminfektionen) würde zu viel Zeit beanspruchen, deshalb ist eine gewisse Systematisierung der Therapie auch ohne endgültige Diagnose zu empfehlen.

Mit Metronidazol läßt sich eine bestehende Lambliasis und Amöbiasis behandeln. Durch Metronidazol wird außerdem die Keimzahl im Darm sehr stark herabgesetzt, wodurch sich oft eine drastische Verbesserung der Diarrhö ergibt. Die orale Dosis beträgt 20 mg/kg KG und Tag; 5–6 Tage Therapie sind notwendig. Das Vorliegen von bakteriellen Infektionen, z. B. von Pneumonien, Sepsis, ist so häufig, daß bereits bei entsprechendem klinischen Verdacht eine solche angenommen werden muß. Eine kombinierte Behandlung mit Penicillin plus einem Aminoglykosid in den üblichen altersentsprechenden Dosen für etwa 6 Tage ist zu empfehlen. Eine billigere Alternative für ein Aminoglykosid ist das Chloramphenicol oder für Schulkinder und Erwachsene Tetracycline. In vielen Gegenden ist eine Tuberkulose, meist Primärtuberkulose, mit einer schweren Unterernährung vergesellschaftet. Wenn möglich sollte deshalb eine Röntgenthoraxaufnahme gemacht werden. Da bei schwerer Unterernährung die Tuberkulinreaktion häufig nicht positiv ist, hat es sich vielfach eingebürgert, die BCG-Impfung als Diagnostikum dann zu verwenden, wenn keine Röntgenuntersuchung möglich ist. Nach einer BCG-Impfung von Kleinkindern mit Unterernährung kommt es bei Vorliegen einer Tuberkulose nach 5–6 Tagen zur Entwicklung eines Knötchens an der Impfstelle. Beim Vorliegen der Tuberkulose muß mit einer tuberkulostatischen Therapie in der Kombination begonnen werden, die in der betreffenden Gegend entsprechend der Resistenzlage üblich ist.

Orale Zufuhr von Energie, Eiweiß und anderen Substanzen

Eine parenterale Ernährung sollte vermieden werden. Eine funktionelle Regeneration des Dünndarms erreicht man am schnellsten durch oralen Nahrungsaufbau. Dabei ist es wichtig, kleine Mengen häufig zu verabfolgen, eventuell als Magendauertropf. Bei häufigem Erbrechen oder in klinisch schweren Fällen empfiehlt es sich, die Nahrung über eine Magenverweilsonde zuzuführen (auch nachts). Die vorberechneten Mengen müssen strikt eingehalten werden, da eine Wasserüberladung, eine Zufuhr von osmolar zu konzentrierter Nahrung oder die Zufuhr einer Nahrung, die eine hohe Molenlast für die Niere verursacht (insbesondere eine eiweißreiche Kost) in der ersten Phase der Rehabilitation katastrophale Folgen haben kann. An Kalorien sollten in den ersten Tagen der Therapie bei einem zwischen 6 und 36 Monate alten Kind nicht mehr als 95 kcal/kg KG und Tag zugeführt werden. Bei älteren Patienten ist ein entsprechend niedrigerer Erhaltungsbedarf anzusetzen. Eine Zufuhr von energiedichteren Nahrungen kann erst erwogen werden, wenn bei einem Patienten mit Kwashiorkor die Ödeme ausgeschwemmt wurden und sich die anfangs häufig bestehende Anorexie gebessert hat.

Während der Rehabilitationsphase mit deutlichem Gewichtsanstieg ist ein wesentlich höherer Energiebedarf vorhanden. Der anfängliche Eiweißbedarf wird meist überschätzt. Bei ausreichender Kalorienzufuhr reicht die Zufuhr von 0,6–1,0 g/kg KG und Tag, um bei einem Kwashiorkor die Ödemausscheidung zu initiieren. Der Eiweißgehalt einer Milchformel, der einer adaptierten Säuglingsmilch entspricht (etwa 1,2–1,8 g/dl), reicht aus, um den Eiweißbedarf in dieser ersten Phase der Therapie zu decken.

Substitution spezifischer nutritiver Mangelfaktoren

Bei schwerer Protein-Energie-Malnutrition besteht immer ein Defizit an Kalium und Magnesium. Das Defizit kann sich in den ersten Wochen der diätetischen Behandlung verstärken. Eine Zugabe von 2–4 mmol/kg KG und Tag an KCl und von 0,5 mmol/kg KG und Tag an $MgCl_2$ oder Mg-Acetat über einige Wochen, am besten zusammen mit Milch oder dem Diätetikum, wird benötigt. Liegt ein Kwashiorkor oder ein längerdauernder Durchfall vor, so sollte auch Zink über Wochen substituiert werden (2 mg/kg/Tag als Zinkacetat). Bei einem Ernährungsaufbau mit Milchprodukten tritt während der Rehabilitationsphase häufig ein Kupfermangel auf (hypochrome Anämie, Granulozytopenie und Osteopenie); eine Zufuhr von Kupferchlorid oder -sulfat (0,2 mg/kg/Tag) ist zu empfehlen.

Bei Eisenmangel sollte eine orale Substitution erst nach Überwinden der ersten kritischen Phase der Therapie begonnen werden.

Das retinolbindende Eiweiß im Plasma ist bei schwerer Protein-Energie-Malnutrition immer niedrig, so daß erniedrigte Werte in diesem Stadium nicht verläßlich einen Mangel anzeigen. In Gegenden mit häufigem Vitamin-A-Mangel sind grundsätzlich zu Beginn der Therapie 50000–100000 E Vitamin A intramuskulär zu geben. Eine i. m. Thiamingabe (50 mg) sollte in reisessenden Gegenden bei Aufnahme einmalig verabreicht werden. Bei Protein-Energie-Malnutrition besteht meist ein Defizit an Folsäure; über 2–3 Wochen sollten dann 5 mg/Tag oral verabfolgt werden.

Notfallmaßnahmen

Bluttransfusion. Bei schwerer Anämie (< 6 g/dl Hb) oder fehlender Gewichtszunahme kann eine Bluttransfusion mit frischem Blut (10 ml/kg KG) notwendig sein. Es sollte langsam gegeben werden und kann bei Bedarf wiederholt werden.

Durchfall und Erbrechen. Fast alle Kinder mit schwerer Protein-Energie-Malnutrition weisen einen Durchfall auf. Dieser ist kein Grund, die diätetische Therapie nicht nach üblichem Schema durchzuführen. Die Flüssigkeitszufuhr muß dann nur den -verlusten angepaßt werden. Erbrechen ist ebenfalls ein häufiges Symptom. In der Regel läßt sich das Erbrechen durch Ruhe im Umgang mit dem Patienten, kleinen und häufigen Nahrungsmengen oder intragastralem Tropf umgehen. Nur sehr selten ist deswegen eine intravenöse Infusion notwendig.

Diätetische Therapie

In klinisch sehr schweren Fällen ist es angebracht, kurzfristig (etwa ½–1 Tag) oral eine isotone Glucose-Elektrolyt-Lösung in häufigen, kleinen Portionen zu geben oder über die Magensonde zu infundieren (z. B. 5% Glucose, 0,18% NaCl), zu der andere Bestandteile wie Kalium, Magnesium zugesetzt werden. Dann sollte man aber auf Nahrungen übergehen, die einigermaßen ausgeglichen alle Nahrungsbestandteile enthalten (z. B. eine adaptierte Formel- bzw. Säuglingsmilch), oder eine aus entfettetem Trockenmilchpulver unter Zusatz von Öl und Zucker hergestellte Milch (etwa 70 kcal/dl) mit einem Eiweißgehalt von nicht über 1,4%.

Am ersten Behandlungstag mit Milch kommt es häufig zu einer Verstärkung der Durchfälle. Dies sollte jedoch nicht zu einer Unterbrechung der Zufuhr führen, da sich der Darm am schnellsten regeneriert, wenn er durch Nahrungszufuhr gefordert wird. Die Flüssigkeitszufuhr sollte man auf etwa 120 ml/kg KG und Tag ansetzen; bei starkem Durchfall ist die Menge (als Elektrolyttee) zu erhöhen.

Bei starken Ödemen muß die Ödemmenge geschätzt werden, da die verabfolgte orale oder parenterale Flüssigkeitszufuhr auf das Körpergewicht minus Ödemgewicht zu beziehen ist. Die Ödemmenge kann 30–50% des Körpergewichts ausmachen.

Probleme in der ersten Phase der Therapie

Wird zu Beginn der diätetischen Therapie eine zu energiereiche oder zu eiweißreiche Diät gefüttert, so kommt es häufig nach wenigen Tagen zu Tachykardie und Tachypnoe, einer Vergrößerung der Leber, einem aufgeblähten Abdomen und zu einer Verschlechterung der Diarrhö. Diesem Syndrom liegt wahrscheinlich eine akute Herzinsuffizienz zugrunde; es ist eine häufige Todesursache in der ersten Phase der Therapie. Anstieg der Pulsrate und der Atemfrequenz sollten deshalb Anlaß sein, die Nahrungszufuhr sofort zu reduzieren und Digitalis zu verabreichen.

Eine Hypoglykämie, meist vergesellschaftet mit Hypothermie, ist besonders nachts oft die Ursache eines plötzlichen Todes. Patienten sollten nachts gut zugedeckt werden und bei Hypoglykämien eine Glucoseinfusion erhalten.

Anpassung an die Rehabilitationsphase

Auf die nächste Phase der Therapie mit hyperkalorischer und eiweißreicher Kost kann erst dann übergegangen werden, wenn die Anorexie nachläßt oder/und die Ödeme ausgeschwemmt worden sind (etwa nach 1 Woche Therapie).

Rehabilitationsphase

Sobald der Appetit des Patienten gut ist und er deutlich an Gewicht zunimmt, muß die Nahrungszufuhr dem schnellen Aufholwachstum angepaßt werden. Die Gewichtszunahme kann in der Rehabilitationsphase bis zum 20fachen der normalen Gewichtszunahme betragen. Da für den Ansatz eines Gramms Körpergewebe etwa 6 kcal benötigt werden, ergibt sich der Kalorienbedarf in der Rehabilitationsphase aus dem Erhaltungsbedarf plus dem zusätzlichen Energiebedarf, der sich aus der Gewichtszunahme berechnet (Tab. 36.**4**).

Um diesen hohen Bedarf zu gewährleisten, muß die Nahrung mit Fett und Zucker angereichert werden. Die Substitution mit Kalorien, Magnesium, eventuell Zink, Kupfer, Eisen muß in dieser Phase fortgeführt werden. Die Zusammensetzung solcher Rehabilitationsformeln zeigt die Tab. 36.**5**.

Tabelle 36.4 Zusätzlicher Energiebedarf eines 7 kg schweren Kleinkindes in der Rehabilitationsphase bei unterschiedlicher Gewichtszunahme (nach Kerr)

Gewichtszunahme (g/Tag)	Zusätzlicher Energiebedarf (kcal/Tag)	Gesamtbedarf an Kalorien (kcal/Tag)
0	0	700
10	60	760
20	120	820
40	240	940
80	480	1180
100	960	1660

Tabelle 36.5 Zusammensetzung von Rehabilitationsnahrungen (nach Picou)

	Milch bzw. Milchpulver	Zucker	Pflanzenöl	Wasser
Kuhmilch	885 ml	67 g	56 g	42 ml
Getrocknete entfettete Milch (als Milchpulver)	86 g	67 g	86 g	811 ml

Sobald das Kind das Normalgewicht für seine Länge erreicht hat, wird die Kalorienmenge reduziert und auf eine Nahrung umgestellt, die in dem Familienmilieu gegessen wird, in das das Kind entlassen wird. Die Mutter oder Familienangehörige sollten sobald wie möglich in die Behandlung integriert werden, um einen ungestörten Übergang in die häuslichen Verhältnisse zu gewährleisten, aber auch, um der Mutter, falls nötig, Unterricht in Hygiene und Nahrungsbereitung zu geben und ihr Vertrauen in Klinik und Nachsorgeeinrichtungen zu vermitteln.

Ergibt sich keine oder eine unzureichende Gewichtszunahme, muß nach folgenden Ursachen gefahndet werden: Fortbestehen einer wesentlichen Infektion (z. B. Tuberkulose), ungenügende Nahrungszufuhr, selektive nutritive Mangelfaktoren (z. B. Zink, Eisen), primäre Darmkrankheit (z. B. Zöliakie), Herzfehler. Gedacht werden muß aber auch daran, daß es überall auf der Welt auch hypotrophe Kinder gibt, die nicht normal gedeihen trotz ausreichender Nahrungszufuhr, ohne daß mit den heutigen Methoden eine Ursache gefunden werden kann.

In dieser Phase der Krankheit sollte das Kind auch die Impfungen erhalten, die in der betreffenden Gegend möglich sind.

Vorbereitung auf die Entlassung

In vielen Kliniken der Entwicklungsländer verlassen die Mütter mit den Kindern die Klinik, sobald es den Kindern etwas besser geht, ohne die gesamte Rehabilitationsphase abzuwarten. Dieses Verhalten beruht meist auf sozialen Gründen. In der Regel wirken dann auf das noch nicht gesunde Kind zu Hause die gleichen Risikofaktoren ein, die zu der ersten Protein-Energie-Malnutrition geführt haben, und verursachen einen Rückfall. Die relativ teure Klinikbehandlung ist nur dann sinnvoll, wenn ein begleitendes und nachfolgendes Betreuungssystem aufgebaut werden kann, das den Kontakt zu den Müttern erhält und hygienische, prophylaktische, soziale und eventuell Nahrungsmittelhilfen anbieten kann. Es sollte auch immer daran gedacht werden, daß in der Regel nicht nur das gerade behandelte Kind durch Mangelernährung, Infektion oder Tabus gefährdet ist, sondern mehrere Kinder der gleichen Familie oder die gesamte Familie.

Zur besseren Verfolgung der Gewichtsentwicklung sollte eine ortsübliche Gewichtskurve mitgegeben werden, in die weitere Gewichte nach der Entlassung eingetragen werden können. Regelmäßige Besuche in der Klinik oder anderen Vorsorgeeinrichtungen sind zu organisieren.

Prognose

Eine pränatal oder in den ersten Monaten nach der Geburt vorkommende schwere Unterernährung kann offensichtlich bleibende zerebrale Entwicklungsstörungen kognitiver Funktionen induzieren. Das gilt wahrscheinlich nicht für die Unterernährung, die in späteren Altersstufen auftritt. Die psychomotorische Entwicklungsverzögerung, die viele Kinder mit Protein-Energie-Malnutrition aufweisen, ist in der Regel weitgehend reversibel, wenn diese Kinder anschließend in eine Umgebung kommen, die beschützend und stimulierend wirkt. Ob die Verhaltensauffälligkeiten vieler Kinder mit durchgemachter Protein-Energie-Malnutrition milieu- oder krankheitsbedingt sind, ist nicht genau bekannt.

Prophylaxe

Es gibt sicher Gebiete auf der Erde, in denen chronischer Nahrungsmittelmangel oder ungerechte Verteilung der Nahrung die Protein-Energie-Malnutrition auslöst. Dort sind sicher Nahrungsmittelverteilung oder „supplementary feeding" besonders gefährdeter Gruppen präventiv einzusetzen.

Relativ häufig ist die auslösende Ursache frühes Abstillen und Fütterung von Folgenahrungen, die entweder eine zu geringe Energiedichte haben oder die mit verunreinigtem Wasser bereitet werden, so daß die Kleinkinder eine chronische Diarrhö entwickeln. Während man eine zu geringe Energiedichte, z. B. im Maisbrei oder Hirsebrei, durch Zugabe von Ölen relativ leicht ausgleichen kann, ist die bakterielle oder parasitäre Verunreinigung der Abstillkost nur durch verbesserte Hygiene (sauberes Wasser; Möglichkeit, abzukochen) zu beseitigen. Sehr oft kommen Kinder mit Protein-Energie-Malnutrition aus zerbrochenen Familien, in denen Armut, zu viel Arbeit und Abwesenheit der Mutter, Alkoholismus usw. zu einer ungenügenden Versorgung der Kinder führt. In diesen Fällen wird nur eine Verbesserung der sozialen Situation eine Verbesserung des Ernährungs- und Infektionsstatus der Kinder bringen. In manchen Gebieten ist ein abruptes Abstillen von Kleinkindern bei erneuter Schwangerschaft der Mutter Grund für die Entwicklung der Protein-Energie-Malnutrition, da Kleinkinder keineswegs immer übergangslos Erwachsenenkost akzeptieren. Ein langsames Abstillen trotz Schwangerschaft ist in diesen Fällen zu empfehlen oder langsamer Übergang auf Erwachsenenkost durch zwischenzeitliches Verfüttern von Ziegen- oder Kuhmilch. Aus diesen Aufzählungen ergibt sich, daß es keine allgemeingültigen Empfehlungen zur Vermeidung von Protein-Energie-Malnutrition geben kann, sondern daß die lokal und familiär wesentlichen Faktoren berücksichtigt werden müssen.

Ein brauchbares Hilfsmittel, um festzustellen, daß Säuglinge und Kleinkinder Probleme mit chronischen Infektionen oder ungenügender Nahrungszufuhr oder beidem haben, sind die Wiegekarten, die in vielen Ländern eingeführt sind. Wichtig ist, daß bei ungenügender Gewichtszunahme versucht wird, die Ursachen zu eruieren. Die sozialmedizinischen Aspekte zur Verhinderung der Protein-Energie-Malnutrition können bei Diesfeld u. Wolter (1989) nachgelesen werden. Frauen im geburtsfähigen Alter weisen häufig besonders nach mehreren Schwangerschaften und langen Stillphasen Unterernährungszustände auf, die z. T. mit schweren Anämien einhergehen. In der Regel benötigen diese Frauen zusätzliche Nahrung, zusätzlich Eisen und Folsäure. Regional sind auch bei ihnen andere Mangelfaktoren bedeutsam.

Literatur

Chwang, L. C., A. G. Soemantri, E. Pollitt: Iron supplementation and physical growth of rural Indonesian children. Amer. J. clin. Nutr. 47 (1988) 496–501

Coovadia, H. M., W. E. K. Loening: Paediatrics and Child Health, 2nd ed. Oxford University Press, London 1988

Diesfeld, H. J., S. Wolter: Medizin in Entwicklungsländern. Lang, Frankfurt/M. 1989

Muhilal, P. D., Y. R. Idjradinata, K. D. Muherdiyantiningsih: Vitamin A-fortfied monosodium glutamate and health, growth, and survival of children: a controlled field trial. Amer. J. clin. Nutr. 48 (1988) 1271–1276

Picou, D., G. A. O. Alleyne, O. Brooke, D. S. Kerr, C. Miller, A. A. Jackson, A. Hill, J. Bogues, J. Patrick: Malnutrition and Gastroenteritis in Children: A Manual for Hospital Treatment and Management. Caribbean Food and Nutrition Institute, Kingston/Jamaica 1978

37 Tropische Klimaprobleme

W. Höfler

Die Fähigkeit des Menschen, in einem heißen Klima ein Gleichgewicht zwischen Wärmezufuhr aus der Umgebung, eigener Wärmeproduktion und Wärmeabgabe aufrechtzuerhalten, ist außerordentlich gut entwickelt. Die entscheidenden Mechanismen sind dabei eine Zunahme des Wärmetransports vom Körperkern zur Oberfläche durch gesteigerte Hautdurchblutung (dies bedeutet zugleich eine Kreislaufbelastung) sowie eine Zunahme der evaporativen Wärmeabgabe durch gesteigerte Schweißbildung (was den Salz-Wasser-Haushalt belastet). Bei hohen Umgebungstemperaturen wird die Schweißverdunstung zum dominierenden und wenn die Umgebungstemperaturen die Hauttemperatur übersteigen, zum einzigen Weg für die Wärmeabfuhr. Kurzfristig ist eine Schweißproduktion von 4 l/Std. möglich, bei achtstündiger Exposition 1 l/Std., was bei vollständiger Verdunstung eine Wärmeabgabe von 4600 kcal ($\approx$ 19 200 kJ) bedeutet, das 1,5fache des für diese Dauer ausführbaren Arbeitsenergieumsatzes.

Klimafaktoren und ihre Wirkung

Der Wärmeaustausch durch Leitung und Konvektion wird von der Differenz zwischen Haut- und Lufttemperatur bestimmt. Bei Lufttemperaturen über der Hauttemperatur wird auf diesem Wege Wärme zugeführt. Der Strahlungswärmeaustausch mit umgebenden Wänden folgt bei nicht zu großen Temperaturdifferenzen der gleichen Gesetzmäßigkeit. Hautpigment und Farbe der Kleidung haben auf den langwelligen Strahlungswärmestrom keinen Einfluß.

Die Verdunstungswärmeabgabe wird durch steigende Luftfeuchte zunehmend erschwert, da sie von der Wasserdampfdruckdifferenz zwischen Haut und Luft (Sättigungsdefizit) abhängt. Wegen der dominierenden Rolle der evaporativen Wärmeabfuhr in warmem Klima ist dies einer der Gründe dafür, daß ein feuchtes, äquatorialtropisches Klima als besonders belastend empfunden wird im Vergleich zu einem heißeren, aber trockenen Steppen-/Wüstenklima.

Wind fördert den konvektiven Wärmeaustausch mit der Luft in beiden Richtungen, kann also kühlend oder aber erwärmend wirken. Die Verdunstungswärmeabgabe wird durch Luftbewegung immer begünstigt, solange das Sättigungsdefizit zugunsten der Haut positiv bleibt.

Im Freien ist als weiterer, Wärme zuführender Klimafaktor die Globalstrahlung (direkte Sonneneinstrahlung + Himmelsstrahlung) wirksam.

Natürliches heißes Klima

Die *Lufttemperatur* nimmt nur in der kühleren Jahreszeit vom gemäßigten Klima zum Äquator hin stetig zu, während im Sommer z. B. auf der Nordhalbkugel die Zentralsahara die höchsten Temperaturen aufweist. Zugleich sind dort Tages- und Jahreszeitschwankungen groß, in Äquatornähe dagegen extrem gering – ein weiterer Grund dafür, daß das äquatoriale Klima als besonders unangenehm empfunden wird.

Die *Luftfeuchte* übersteigt in Äquatornähe ganzjährig bei Tag und Nacht die Schwülegrenze von 15 Torr Wasserdampfdruck, kann aber in subtropischen Breiten in Meeresnähe im Hochsommer vorübergehend auch darüber liegen.

Die kurzwellige *Globalstrahlung* (direkte Sonneneinstrahlung + indirekte Himmelsstrahlung) nimmt nach dem Äquator hin zu, doch gilt das nur für den Jahresdurchschnitt, während die Maximalwerte zwischen dem 20. und 30. Breitengrad am höchsten sind und sogar um den 50. Breitengrad noch höher liegen als am Äquator.

Im Freien kann die für den langwelligen Wärmeaustausch maßgebende *Strahlungstemperatur* der Umgebung bei bedecktem Himmel und tiefhängenden Wolken gleich der Lufttemperatur angenommen werden. Bei freiem Himmel liegt die Strahlungstemperatur etwa 20 °C unter der Lufttemperatur.

Für einen Klimavergleich verschiedener Orte können nur Lufttemperatur und Luftfeuchte herangezogen werden, weil es nur über sie vergleichbare Daten gibt. Es sind zugleich die wichtigsten Parameter, da sie auch

Tabelle 37.1 Charakterisierung heißer Klimatypen

	Jahresmitteltemperatur	Jahresamplitude	Tagesamplitude	Relative Luftfeuchte*
Äquatorialklima	27 °C	3 °C	10–13 °C	60–95%
Sudanzone	28 °C	9 °C	12–24 °C	65/90% bzw. 13/25%
Wüste	24 °C	18 °C	13–25 °C	35/62% bzw. 18/28%

* Die hohen Luftfeuchtewerte sind den niedrigen Temperaturen zuzuordnen.

innerhalb der Wohnung wirksam sind (die Strahlungstemperatur der Zimmerwände weicht im warmen Klima meist nicht wesentlich von der Lufttemperatur ab). Mit diesen Größen lassen sich verschiedene heiße Klimatypen charakterisieren (Tab. 37.1).

Setzt man die Jahreszyklen von Temperatur und Luftfeuchte in Beziehung zum Behaglichkeitsbereich (Abb. 37.1), dann liegt auch in der gemäßigten Zone der Sommer zeitweise über der Behaglichkeitsgrenze, der Wüstensommer nachts zum Teil im Behaglichkeitsbereich, der Winter darunter, das äquatoriale Klima aber ganzjährig weit außerhalb im Schwülebereich.

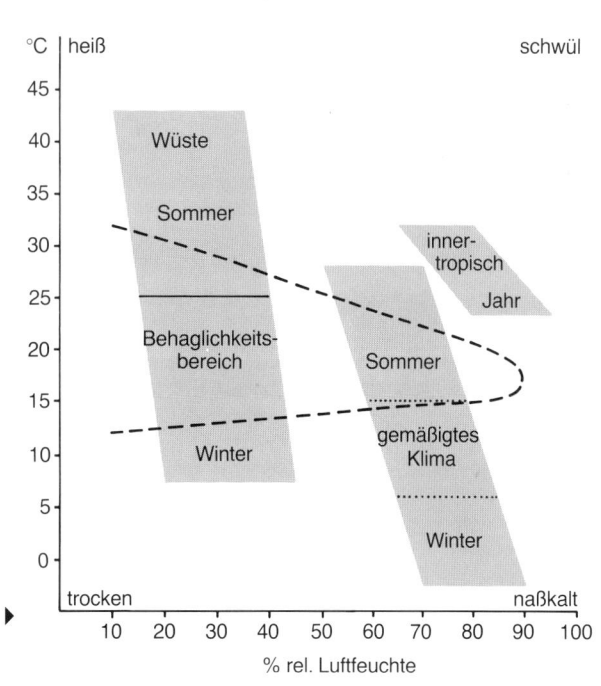

Abb. 37.1 Jahreszyklen von Temperatur und Luftfeuchte in verschiedenen Regionen in ihrer Beziehung zum Behaglichkeitsbereich.

Akute Hitzebelastung und Hitzeakklimatisation

Die physiologischen Reaktionen auf akute Hitzebelastung und bei Hitzeakklimatisation sind aus Hitzeindustrie und Klimakammerversuchen gut bekannt. Bei einer auch für den Ungewöhnten tolerablen Hitzearbeitsbelastung steigen Rektaltemperatur, Hauttemperatur und Pulsfrequenz innerhalb einer Stunde auf einen dann für mehrere Stunden konstant eingehaltenen Wert, während sie bei einer intolerablen Belastung unaufhaltsam weiter ansteigen und schließlich bedrohliche Werte überschreiten (Abb. 37.2). Aber auch eine solche primär nicht tolerable Belastung kann schließlich ohne Gefährdung ertragen werden, wenn sie 1–2 Wochen lang täglich wiederholt wird. Die wichtigsten Veränderungen, die bei dieser Hitzeakklimatisation eintreten, sind in der Abb. 37.3 zusammengestellt.

Der zentrale Vorgang ist dabei die Steigerung der Schweißsekretion, die je nach Höhe der Belastung im trockenheißen Klima um 10–25%, im feuchtheißen Klima bis zu 120% zunimmt. Sie gewährleistet eine ausreichende Wärmeabgabe und erhöht durch bessere Verdunstungskühlung der Haut den inneren Temperaturgradienten, so daß eine geringere Blutmenge für den Wärmetransport vom Kern zur Haut genügt. Das Herz wird durch Abnahme des Herzminutenvolumens (HMV) entlastet und arbeitet bei niedrigerer Pulsfrequenz unter günstigeren Stoffwechselbedingungen. Das Schlagvolumen kann erhöht sein, so daß die Pulsfrequenz stärker fällt als das HMV. Die Kerntemperatur ist während der Arbeit kaum stärker erhöht als bei gleicher Arbeit in kühlem Klima, und auch HMV und Pulsfrequenz kommen in den Bereich der im kühlen Klima bei gleicher Arbeit gemessenen Werte. Die Elektrolytkonzentration in Schweiß und Urin nimmt ab; der Kochsalzgehalt des Schweißes kann auf $1/10$ des ursprünglichen Wertes fallen. Diese Salzeinsparung ermöglicht auch bei knapper Salzzufuhr einen hohen Wasserumsatz ohne Störung der Elektrolytbilanz und der Volumenverhältnisse in den verschiedenen Flüssigkeitsräumen des Körpers und trägt damit auch zur Kreislaufstabilisierung bei. Während der Nichtakkli-

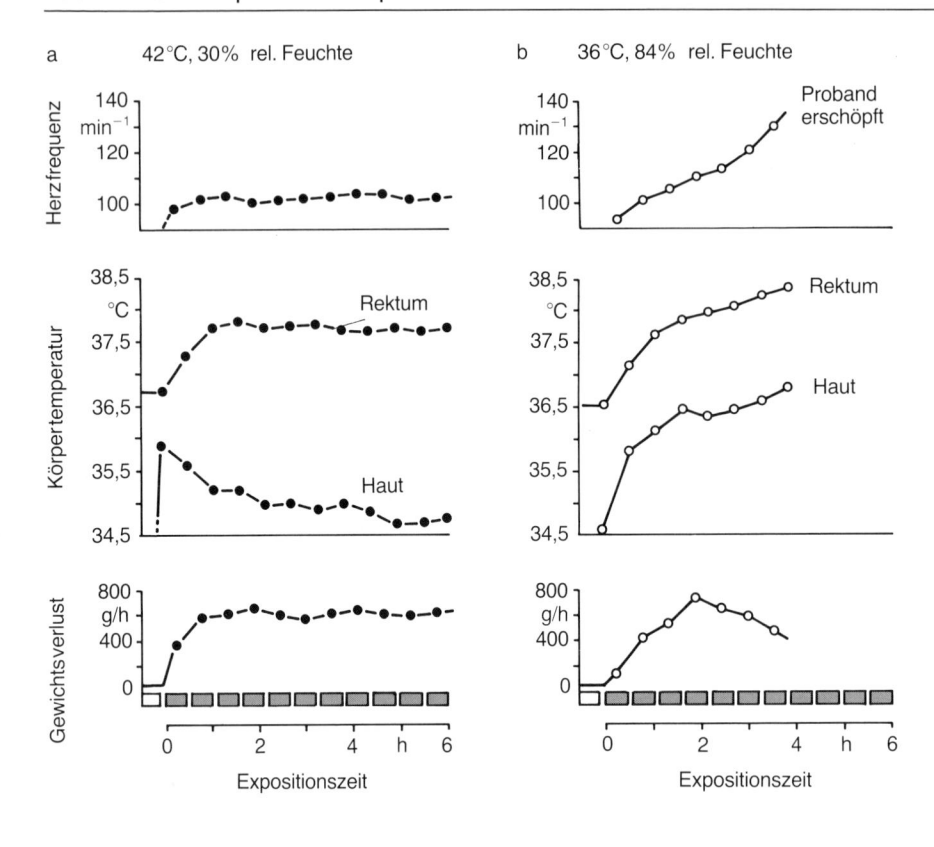

Abb. 37.2 Verhalten von Herzfrequenz, Körpertemperaturen und Schweißbildung bei tolerabler (**a**) und intolerabler (**b**) Wärmebelastung (nach Wenzel u. Piekarski).

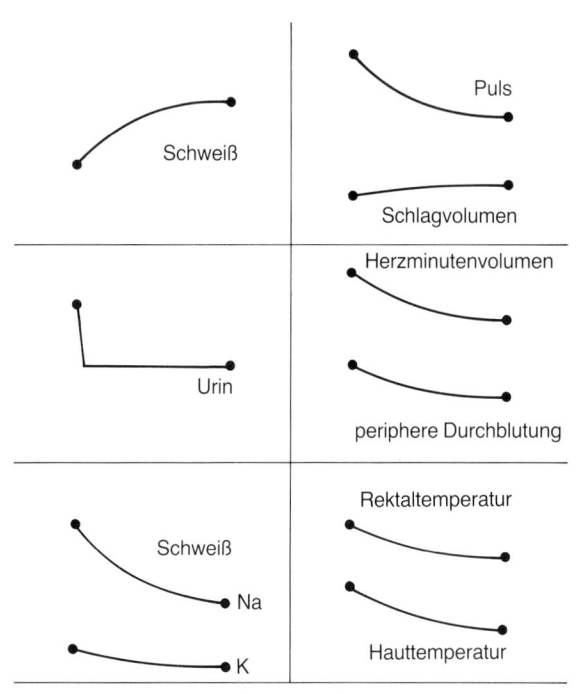

Abb. 37.3 Schematische Darstellung der wichtigsten Vorgänge bei der Hitzeakklimatisation (Werte des 1. und 11. Tages).

Zwei wichtige Punkte sind noch hervorzuheben: Akklimatisation ist ein quantitatives Phänomen; man akklimatisiert sich nur an die durchschnittlich einwirkende Belastung. Die heutigen technischen Möglichkeiten erlauben es, sich weitgehend dem am Aufenthaltsort herrschenden Klima zu entziehen, wenn man sich nur im klimatisierten Auto zwischen klimatisierter Wohnung und klimatisiertem Büro bewegt. Außerdem verläuft die Akklimatisation um so rascher, je höher die Belastung durch Hitze und Arbeit ist.

Prinzipiell die gleichen Vorgänge ereignen sich auch bei der Akklimatisation an ein natürliches Klima. Da aber die Belastung durch Klima und Arbeit unter natürlichen Bedingungen im allgemeinen deutlich niedriger ist als in der Hitzeindustrie und in Klimakammerexperimenten, dauert es länger – etwa 3–6 Wochen – bis eine genügende Akklimatisation erreicht ist.

Der dargestellte Ablauf der Hitzeakklimatisation genügt noch nicht, um zu verstehen, daß man sich auch an ein feuchtheißes Klima akklimatisieren kann, unter dem schon der Nichtakklimatisierte mehr schwitzt, als er verdunsten kann. Die bei einem bestimmten Sättigungsdefizit maximal mögliche Verdunstung ist nur zu erreichen, wenn die ganze Hautoberfläche von einem Wasserfilm bedeckt ist. Das erfordert eine Schweißmenge, die mindestens doppelt so hoch ist wie die maximal mögliche Verdunstung, und eine so große Schweißmenge kann erst im Verlauf der Hitzeakklimatisation erreicht werden. Außerdem schwitzen nicht alle Körperteile gleich stark, vielmehr tragen die Extremitäten beim Nichtakklimatisierten

matisierte wegen des großen Kochsalzverlustes dazu neigt, zu wenig zu trinken, ist nach erlangter Akklimatisation das Durstgefühl dem Wasserverlust wieder adäquat.

Abb. 37.4 Beziehung zwischen Schweißmenge S bzw. Verdunstung V und Kerntemperatur bei 4stündiger Hitzearbeit (36,5 °C, 69% Luftfeuchte, 8 mkp/s) am 1.–3. bzw. 26.–35. Tag eines Akklimatisationsversuchs. Im akklimatisierten Zustand beginnt das Schwitzen bei niedriger Temperatur, und die RT bleibt während der 4 Arbeitsstunden konstant.

weniger zur Gesamtschweißmenge bei, als ihrem Anteil an der Körperoberfläche entspricht. Im Verlauf der Akklimatisation nimmt dann der Beitrag der Extremitäten zur Gesamtschweißmenge stetig zu, bis er ihrem Oberflächenanteil entspricht. Zugleich sind aus geometrischen Gründen die Verdunstungsbedingungen an den Extremitäten günstiger als am Stamm. Schließlich ist es gar nicht unbedingt nötig, daß wesentlich mehr verdunstet wird. Vielmehr kommt es bei der Akklimatisation nicht nur zu einer Zunahme der Schweißproduktion, sondern zu einer Verschiebung der Schwitzschwelle nach tieferen Haut- und Kerntemperaturen (Abb. 37.4), d. h., eine größere Schweißproduktion und eine ausreichende Verdunstung beginnen schon bei niedrigerer und dann nicht weiter ansteigender Körpertemperatur, die dadurch nicht mehr bedrohliche Werte erreicht, wie beim Nichtakklimatisierten.

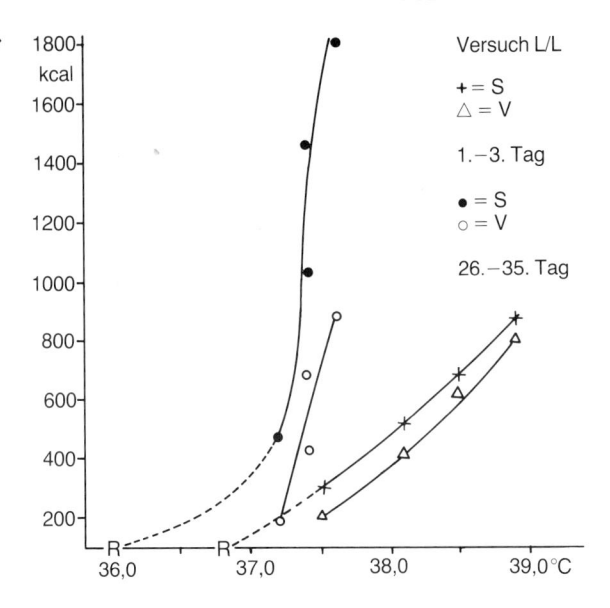

Praktische Folgerungen

Zweifellos vertragen manche Menschen Hitze schlecht, eine zuverlässige individuelle Voraussage ist aber kaum möglich. Im akuten Hitzebelastungsversuch sind die individuellen Unterschiede der Toleranz außerordentlich groß. Mit fortschreitender Akklimatisation nivellieren sie sich aber so weitgehend, daß die Reaktion auf die akute Belastung nur in Extremfällen eine Voraussage über die Akklimatisationsfähigkeit erlaubt. Das scheint der Erfahrung in heißen Ländern zu widersprechen, nach der individuelle Unterschiede von Wohlbefinden und Leistungsfähigkeit mit der Aufenthaltsdauer eher zunehmen.

Nun ist Hitze nicht der einzige und sicher nicht der wichtigste Umweltfaktor, mit dem man sich in den Tropen auseinanderzusetzen hat. Die gesamten Lebensumstände, Tagesrhythmus, Arbeitsbedingungen, gesellschaftliche Verhältnisse, Freizeitleben, Ernährung sind ungewohnt und beanspruchen die Anpassungsfähigkeit in vielfacher Weise. Besondere Bedeutung kommt dabei einem allmählich eintretenden Trainingsverlust, vor allem in feuchtwarmem Klima zu. Die Belästigung durch hohe Hautfeuchte nimmt vielen die Bewegungslust. Tatsächlich ist die körperliche Leistungsfähigkeit bei geringer Arbeitsbelastung im tropischen Klima niedriger als im gemäßigten Klima, bei beruflicher Schwerarbeit oder sportlicher Aktivität in der Freizeit dagegen nicht. So ergibt sich die wichtige Folgerung, daß Hitzeexposition und körperliche Aktivität die Anpassung begünstigen. Damit ist nichts gesagt gegen Ausruhen, Erholung in angenehmerem Klima, Air-conditioning, Anpassung der Arbeitszeit an den Tagesgang der Hitzebelastung. Man darf allerdings Zweifel haben, ob die Einstellung der Klimaanlage immer den Leistungsoptima und Komfortwerten gut Akklimatisierter entspricht. Ein unerwünschter Nebeneffekt der künstlichen Klimatisierung ist oft eine Zunahme der ohnehin erhöhten Anfälligkeit für Erkältungskrankheiten.

Es gibt keinen Grund, als allgemeine Regel – wie früher üblich – eine langsame Eingewöhnung von mehreren Wochen oder gar Monaten zu empfehlen. Bei vernünftigem Wechsel von Entspannung und Belastung können die meisten vom ersten Tag an den Anforderungen ihres Berufes gerecht werden und fühlen sich bald besser als bei übertriebener Schonung. Anders ist es bei wirklich schwerer Arbeit. Hohe Arbeitsleistungen dürfen von Nichtakklimatisierten nicht verlangt werden, vielmehr in den ersten 2–4 Wochen nur schrittweise gesteigert werden.

Ausreichende *Flüssigkeitsaufnahme* ist lebensnotwendig und entscheidend für Wohlbefinden und Leistungsfähigkeit. Auch heute noch ist das längst widerlegte Vorurteil verbreitet, nach dem „zu reichliches Trinken" den Wasserverlust durch Schwitzen steigert.

Tatsächlich provoziert Flüssigkeitsaufnahme in heißem Klima einen subjektiv bemerkbaren Schweißausbruch, doch macht das nicht einmal 10% der ohne Trinken abgegebenen Schweißmenge aus. Umgekehrt führt schon ein geringes Wasserdefizit von mehr als 2% des Körpergewichtes zu einer Erhöhung von Körpertemperatur und Pulsfrequenz, beeinträchtigt also die Hitzetoleranz.

Pro 5°C Erhöhung der Lufttemperatur über 20°C muß man mit einer Zunahme des täglichen Wasserbedarfs um 1−1,5 l rechnen. Darüber hinaus hängt er von der Arbeitsbelastung ab, kann z.B. mehr als 1 l pro Stunde oder bis 12 l pro Tag betragen. Die Ausscheidung der harnpflichtigen Substanzen benötigt ein Mindest-Urinvolumen von 750 ml pro Tag. Eine Tagesurinmenge von 1,0−1,5 l ist daher der sicherste Maßstab für genügende Flüssigkeitszufuhr. Auch wenn der Urin hell und klar ist, darf man sicher sein, daß kein Wasserdefizit besteht.

Aus der Hitzeindustrie weiß man, daß bei sehr schwerer Hitzearbeit eine erhöhte *Salzzufuhr* erforderlich ist. Die Bedeutung vermehrter Salzaufnahme wurde aber lange Zeit erheblich überschätzt, weil Erfahrungen unter extremen Bedingungen, wie z.B. bei Schiffsheizern bei der Passage durch das Rote Meer im Sommer oder bei militärischen Einsätzen in Mesopotamien, unkritisch auf das Leben in einem warmen Klima unter durchschnittlicher körperlicher Belastung übertragen wurden. Heute besteht Übereinstimmung darüber, daß eine Salzzufuhr, die den Kochsalzgehalt einer normalen Ernährung von 7−10 g pro Tag übersteigt, zur Prophylaxe eines Salzmangels unter den üblichen Lebensbedingungen in einem heißen Land nicht nötig ist, da die homoiostatischen Fähigkeiten eines gesunden Organismus auch bei Tagesschweißmengen von mehreren Litern eine ausgeglichene Salz- und Wasserbilanz ermöglichen. Eine unkontrollierte Salzzufuhr würde diese Vorgänge nur stören. Zusätzliche Salzaufnahme ist nur vorübergehend bei besonders hohen Verlusten nötig, bei Erbrechen, starken Durchfällen oder wenn von Nichtakklimatisierten hohe körperliche Leistungen verlangt werden. Salztabletten sind hierfür nicht nötig, und auch das Trinken von 2−3%iger Kochsalzlösung kann man nicht empfehlen, weil das den Magen bis zum Erbrechen reizen kann. In Fleischbrühe und besonders in Tomatensaft lassen sich große Salzmengen unterbringen, die sogar ausreichen, um ein akutes Salzmangelsyndrom mit Hitzekrämpfen zu korrigieren.

Bei der *Kleidung* gibt es heute kaum noch Probleme, auch nicht für körperlich Arbeitende, eher in Berufen, die hierin die Beachtung bestimmter Konventionen verlangen. Selbst die Tracht von Nonnen hat sich inzwischen den Erfordernissen des Klimas angepaßt.

Jede Kleidung bildet eine Wasserdampfbarriere und behindert die Ventilation, ist also ein Hindernis für Verdunstung und die im äquatorialen Klima meist noch mögliche konvektive Wärmeabgabe. Die Farbe ist unwesentlich, da sie für den langwelligen Wärmeaustausch bedeutungslos ist. Nur in der prallen Sonne ist natürlich helle Kleidung günstiger.

Dem feuchtwarmen, äquatornahen Klima angemessen ist ein Minimum an Kleidung aus leichten, wasserdampfdurchlässigen Naturfaserstoffen, lose hängend und weitgeschnitten. Die Unterwäsche muß saugfähig und wasserdampfdurchlässig sein, am besten also aus Baumwolle.

Das trockenheiße und Wüstenklima stellt zusätzliche Anforderungen: am Tag wird Wärme durch Konvektion und Strahlung zugeführt, nachts und frühmorgens abgegeben. Die Oberkleidung sollte den Körper weitgehend bedecken, aber nicht anliegen, da sie am Tag aufgeheizt wird. Dafür eignen sich etwas festere Stoffe, die auch besser gegen Sandstürme schützen.

Als Kopfschutz genügt ein leichter Sonnenhut mit Öffnungen für die Ventilation. Im äquatorialen Klima braucht man ihn nur zeitweise bei freiem Himmel.

Eine Sonnenbrille kann eine große Hilfe sein, vor allem beim Autofahren. Selbsttönende phototrope Gläser sind aber nicht zu empfehlen, da sie nicht nur auf Licht, sondern auch auf erhöhte Temperatur ansprechen.

Als Schuhe wären Sandalen ideal. Dem stehen aber – abgesehen von gesellschaftlichen Konventionen in bestimmten Berufen – hygienische Bedenken entgegen (Hakenwurminfektion; Verletzungen, die durch bakterielle Sekundärinfektion zu langdauernden Pyodermien führen können). Ein brauchbarer Kompromiß sind leichte Halbschuhe mit perforiertem Oberleder und dicken Sohlen.

Hitzekrankheiten

Nach den klinischen Manifestationen kann man drei Gruppen von Hitzekrankheiten unterscheiden:

- systemische Erkrankungen,
- Hauterkrankungen,
- psychoneurotische Störungen.

Für das Verständnis aufschlußreich ist auch die Einteilung nach pathogenetischen Gesichtspunkten:

- Folgen funktionierender Wärmeregulation (s. unten): > Kreislaufinstabilität – Hitzekollaps;
  > Störungen des Wasser- und Elektrolythaushalts:
    - Hitzeödeme,
    - Hitzeerschöpfung durch Wassermangel,
    - Hitzeerschöpfung durch Salzmangel,
    - Hitzekrämpfe;
  > Hautveränderungen:
    - Prickly heat,
    - anhidrotische Hitzeerschöpfung.
- Folgen von Überforderung oder Versagen der Wärmeregulation (S. 435):
    - Hitzschlag – Hitzehyperpyrexie.
- Direkte Schädigungen (S. 435):
    - Sonnenbrand,
    - Sonnenstich.
- Folgen psychischer Überforderung (S. 436):
    - akute, leichte Hitzeermüdung,
    - chronische Hitzeermüdung (tropische Neurasthenie).

Diese beiden Zustände lassen sich nicht allein auf Hitze zurückführen, da gleiche Störungen auch unter anderen klimatischen Bedingungen und andersartigen Belastungen (z. B. Lärm) auftreten.

Hitzekollaps

Zum Hitzekollaps kommt es eher in feuchter als in trockener Hitze, bei längerem Stehen, beim Aufrichten aus gebückter Haltung oder aus dem Sitzen, auch unmittelbar nach Beendigung einer anstrengenden Arbeit. Pressorezeptorenreflexe setzen sich gegen die wärmeregulatorische Vasodilatation nicht durch, und bei Arbeitsende fällt die Muskelpumpe weg, während sich noch ein beträchtliches Blutvolumen in der Muskulatur befindet.

Vorboten sind Hitzegefühl, Kälteschauer in Nacken und Rücken, fleckige Gesichtsrötung, Parästhesien, Tachykardie, Leere im Kopf, Schwindel. Im Kollaps ist dann die Haut blaß und feucht, die Körpertemperatur nur gering erhöht, der Puls bradykard. Im Liegen mit angehobenen, gestreckten Beinen kehrt das Bewußtsein rasch zurück. Zur vollständigen Erholung soll der Patient noch 1–2 Stunden in kühler Umgebung unter Aufsicht ruhen. Die Diagnose wird durch die Umstände nahegelegt, doch müssen andere Ursachen (Hitzschlag, Epilepsie, Hirntrauma, kardiale Synkope) ausgeschlossen werden.

Bei gut Akklimatisierten ist die Neigung zum Hitzekollaps deutlich geringer.

Hitzeödeme

Hitzeödeme kennt man schon bei uns im Sommer, wenn die Hände anschwellen, die Schuhe zu eng werden. Im heißen Klima sind sie eine alltägliche Erfahrung des Nichtakklimatisierten in den ersten 2–4 Wochen, bedingt durch die erhöhte Hautdurchblutung und die Umstellungen im Salz-Wasser-Haushalt (gesteigerte Aldosteronsekretion). Infolge der erhöhten Hautdurchfeuchtung kann eine Tinea pedis exazerbieren.

Hitzeerschöpfung durch Wassermangel

Hitzeerschöpfung durch Wassermangel kann sich sehr rasch entwickeln, wenn große Hitze, schwere körperliche Arbeit und ungenügende Wasserzufuhr zusammenwirken. Unter extremen Bedingungen ist es zu Todesfällen nach weniger als 24 Stunden gekommen. Schon ein Wasserverlust von 2% des Körpergewichts hat eine meßbare Abnahme der Schweißmenge und einen Anstieg der Kerntemperatur zur Folge, bei 3% ist auch die Pulsfrequenz erhöht. Bei Defiziten von 3–6% treten extremes Durstgefühl, Müdigkeit, Muskelschmerzen, Koordinationsstörungen auf. Desorientiertheit kann zu folgenschwerem Fehlverhalten führen. Wasserverluste von 10–20%, besonders wenn sie rasch eintreten, sind bedrohlich, verursachen schwerste Krankheitserscheinungen wie Halluzinationen, Koma, Krämpfe, Anurie, Kreislaufversagen und können nach Überstehen bleibende Schäden hinterlassen.

Die Therapie besteht in Ruhe in kühler Umgebung, häufigem Trinken kleiner Wassermengen (6–8 l in den ersten 24 Stunden), bis sich Körpertemperatur und Urinausscheidung normalisieren. Bewußtlose Patienten benötigen parenterale Flüssigkeitszufuhr: 4 l und mehr 5%ige Glucoselösung in den ersten 24 Stunden. Wenn man nicht sicher ist, ob es sich um Wasser- oder Salzmangel handelt, wird isotone Kochsalzlösung gegeben.

Klinische Kriterien für die Unterscheidung von Wasser- und Salzmangel sind in Tab. 37.2 zusammengestellt.

Hitzeerschöpfung durch Salzmangel

Hitzeerschöpfung durch Salzmangel entwickelt sich langsam über mehrere Tage. Die Hyponatriämie führt durch Flüssigkeitsverschiebung in den Intrazellularraum zu Hypovolämie, Hämokonzentration und

Tabelle 37.2 Unterscheidung von Wasser- und Salzmangelsyndrom (nach Marriott)

	Wassermangel	Salzmangel
Dauer der Symptome	oft weniger als 1 Tag	3–5 Tage
Durst	stark	nicht wesentlich
Mattigkeit, Schwindel	ausgeprägt	weniger stark
Muskelkrämpfe	keine	meist
Erbrechen	fast immer	meist nicht
Thermisches Schwitzen	vermindert	kaum vermindert
Verwirrtheit	oft	nicht
Hämokonzentration	früh ausgeprägt	gering und erst spät
Urinchlorid	normal	minimal
Urinkonzentration	sehr hoch	mäßig
Plasmanatrium	erhöht	erniedrigt
Todesursache	hoher osmotischer Druck intrazellulär, oligämischer Schock, Hitzschlag	oligämischer Schock

Kreislaufversagen. Übelkeit, Erbrechen und Durchfälle verursachen einen Circulus vitiosus mit fortschreitender Salzverarmung. Klinisch steht eine zunehmende Leistungsschwäche im Vordergrund, manchmal kommt es zu plötzlichem Kollaps mit Bewußtlosigkeit, oft zu schweren, schmerzhaften Muskelkrämpfen in der durch Arbeit beanspruchten Muskulatur.

Die Therapie kann sich in leichten Fällen auf orale Salzzufuhr von etwa 20 g/Tag in Fleischbrühe oder Tomatensaft beschränken. In schweren Fällen und bei bewußtlosen Patienten ist parenterale Behandlung mit isotoner Kochsalzlösung (2–4 l in 12–24 Stunden) unter Kontrolle von Puls, Blutdruck, spezifischem Gewicht des Urins, Auskultation der Lungenbasen und Beobachten der Halsvenen erforderlich.

Hitzekrämpfe

Hitzekrämpfe können auch ohne sonstige Salzmangelzeichen bei schwerer Hitzearbeit auftreten, wenn stoßweise große Flüssigkeitsmengen ohne gleichzeitige Salzaufnahme getrunken werden. Durch häufiges Trinken kleinerer Wassermengen läßt sich das verhüten. Falls dies aus äußeren Gründen nicht möglich ist, sollte die tägliche Salzaufnahme (mit dem Essen, in Getränken) um 2–5 g erhöht werden.

Prickly heat

Prickly heat (Miliaria rubra, Hitzefrieseln, Lichen tropicus u. a.) ist ein durch thermisches Schwitzen provoziertes erythematöses, papulovesikulöses Exanthem, verbunden mit prickelnden, stechenden Empfindungen. Pathogenetisch ausschlaggebend ist eine Verquellung der schweißdurchfeuchteten Epidermis, die zu oberflächlicher Blockade der Schweißdrüsenausführungsgänge durch aufgequollene Keratinpfropfen und zu Schweißdrüsenextravasaten führt. Begünstigende Faktoren sind mechanische und chemische Irritation der Haut. Sekundärinfektion und Ekzematisierung sind häufige Komplikationen.

Das klinische Bild ist durch diskrete, oberflächliche, papuläre Effloreszenzen auf rotem Hof charakterisiert, die sich zu Vesikeln mit klarem oder milchigem Inhalt weiterentwickeln. Bevorzugt befallen sind konkave, von Kleidung bedeckte, mechanisch alterierte Hautbezirke wie Nacken, Sternum, die Partien über und unter dem Schlüsselbein, Ellenbeugen, Kniekehlen, Handgelenke, Taille. Quälendes Stechen und Prickeln verstärkt sich bei jeder die Schweißsekretion stimulierenden Aktivität und raubt den Schlaf bis in die kühleren frühen Morgenstunden.

Unter der kühlen Dusche, darauffolgendem gründlichem Abtrocknen und Behandlung mit Zinkschüttelmixtur lassen die subjektiven Beschwerden rasch nach; die Effloreszenzen verschwinden unter kleinfleckiger Schuppung in 2–3 Tagen.

Auch Neomycincreme, alkoholische Tanninlösung (4%), Fabry-Spiritus, 1%ige Vioformlotion mit 1% Tumenol werden empfohlen.

Über die prophylaktische Wirkung vorsichtiger Sonnenbräunung sind die Meinungen geteilt. Kontakt mit Salzwasser sollte gemieden werden. Regelmäßige Hautpflege mit Lanolincreme, Vermeiden alkalischer Seifen und Tragen lockerer, wasserdampfdurchlässiger Kleidung sind wesentlich; auf lockeren Sitz von Kragen, Manschetten, Gürtel muß geachtet werden. Die rezidivfreudige Krankheit kann den Grund für dauernde Tropenuntauglichkeit abgeben.

Anhidrotische Hitzeerschöpfung

Bei der anhidrotischen Hitzeerschöpfung (Mammillaria profunda, Miliaria alba, Anhidrosis) handelt es sich um eine tiefer in der Haut lokalisierte Verlegung von Schweißdrüsenausführungsgängen mit Extravasaten, oft als Folge von Prickly heat. Größere Hautbezirke, bevorzugt an Stamm und proximalen Extremitätenabschnitten, die mit Kleidung bedeckt sind, zeigen tiefliegende blasse Papeln, die ein gänsehautähnliches Bild bieten und unter thermischer Belastung nicht am Schwitzen teilnehmen, während Gesicht, Handflächen und Leistenregion von Schweiß bedeckt sind. Größere Ausdehnung der Herde hat Hitzeintoleranz zur Folge (anhidrotische Hitzeerschöpfung) und disponiert zum Hitzschlag.

Zur Therapie ist Ruhe in kühler Umgebung notwendig. Die betroffenen Stellen werden mit 10%iger Salicylsäure in 70%igem Alkohol betupft, nach dem Abschuppen mit Lanolin eingerieben. Erneute Hitzeexposition ist erst nach völliger Normalisierung des Schwitzens möglich. Oft muß man dauernde Tropenuntauglichkeit annehmen.

Das Krankheitsbild wurde im letzten Krieg häufiger bei in heißen Gebieten eingesetzten Truppen beobachtet. Unter zivilen und auch industriellen Bedingungen ist es sehr selten.

Hitzschlag – Hitzehyperpyrexie

In der Pathogenese dieser schwersten Hitzekrankheit überwiegt der Einfluß exogener Überlastung der Wärmeregulation durch Hitze, hohe Luftfeuchte und schwere Arbeit, doch gibt es prädisponierende Faktoren: ungenügendes Trinken, unzureichende Akklimatisation, Magen-Darm-Störungen, fieberhafte Infekte, Alkohol, Anhidrosis, Alter (bei epidemischem Auftreten unter unvorhersehbaren Hitzewellen sind Kleinkinder und Ältere mit kardiovaskulären Erkrankungen besonders gefährdet).

Manchmal können Prodrome von mehrtägiger Dauer vorausgehen: Schwächegefühl, Schwindel, Kopfschmerzen, Gangunsicherheit, häufige Miktionen, Anorexie, Übelkeit, Erbrechen, Oppression und Unruhe, die zum Teil wohl als Symptome disponierender Vorerkrankungen aufzufassen sind. Sehr viel häufiger tritt das Ereignis ohne Vorwarnung ein. Die Schweißsekretion versiegt, die Haut ist heiß, trocken und infolge maximaler Vasodilatation gerötet, die Atmung schnell und flach. Die Körpertemperatur kann 41°C übersteigen. Rasch sich vertiefende Benommenheit geht meist in ein tiefes Koma über. Der Patient ist jetzt im Schock, die Haut fahlgrau oder zyanotisch.

Vielfältige Organsymptome durch Mikroangiopathien und Zellnekrosen bestimmen den weiteren Verlauf: fokale oder generalisierte tonisch-klonische Krampfanfälle, Tetanie, Meningismus mit erhöhtem Liquordruck, Zell- und Eiweißvermehrung; Rhabdomyolysen, Myokardnekrosen, fortschreitendes Nierenversagen, Lebernekrosen mit Ikterus und sehr hohen Enzymwerten. Gerinnungsstörungen mit Petechien und gastrointestinalen Blutungen können durch die Leberschädigung und durch disseminierte intravasale Gerinnung bedingt sein.

Die Überlebenschance hängt in erster Linie von der Dauer und Höhe der Hyperpyrexie und der Komadauer bis zum Behandlungsbeginn ab. Auch bei behandelten Patienten beträgt die Letalität 20–50%. Nach Überstehen kann die Erkrankung Spätschäden in Gestalt neurologischer Störungen und Persönlichkeitsveränderungen hinterlassen.

Ohne Verzug müssen alle verfügbaren Maßnahmen zur raschen Entwärmung eingeleitet werden. Ein kaltes Wasserbad, auch Eiswassereinläufe unter kräftiger Massage der Extremitäten können durch Auslösung einer Vasokonstriktion dem anfänglichen Effekt entgegenwirken oder Krampfanfälle provozieren. Zur Unterdrückung der Krampfbereitschaft wird Chlorpromazin 25–50 mg oder ein lytischer Cocktail von je 100 mg Pethidin, Chlorpromazin und Promethazin in 200 ml 5%iger Glucose i. v. empfohlen. Optimal ist eine Vorrichtung, bei welcher der unbekleidete Patient über einer Wanne mit fein verteiltem Wasser besprüht wird unter gleichzeitiger Ventilation mit warmer, trockener Luft. Das kann improvisiert werden durch Umhüllen mit feuchten Tüchern und Beförderung der Verdunstung mittels Gebläse oder Ventilation. Während dieser Prozedur muß die Kerntemperatur alle 10–15 Minuten registriert werden, und die Kühlmaßnahmen müssen abgebrochen werden, wenn die Temperatur 39°C unterschreitet, um eine Unterkühlung zu vermeiden. Damit ein möglicher Wiederanstieg rechtzeitig erkannt wird, muß die Temperaturkontrolle noch längere Zeit fortgesetzt werden. Zur Korrektur der Hypovolämie sollten wegen der häufigen Hypernatriämie natriumfreies Dextran und Glucoselösung verwendet werden. Die Blutungsneigung wird mit Frischplasma, eventuell mit Heparin behandelt.

In der Epidemiologie des Hitzschlages treten besondere Belastungsbedingungen deutlich hervor, z.B. Hitzeindustrie, Militärdienst, Mekkawallfahrt, plötzliche Hitzewellen. Er ist daher nicht an tropische Gebiete gebunden und bei dort lebenden Europäern äußerst ungewöhnlich.

Sonnenstich (Insolationsmeningismus)

Dieser Erkrankung liegt eine Irritation des Gehirns durch Einwirkung langwelliger Wärmestrahlung zugrunde. Im Gegensatz zum Hitzschlag fehlt die allgemeine Überwärmung.

In leichten Fällen beschränkt sich die Symptomatik auf Kopfschmerzen, Übelkeit und Erbrechen. Die Kerntemperatur ist nicht wesentlich erhöht, die Haut blaß, kühl und von Schweiß bedeckt. Ohrensausen, Schwindel, Flimmerskotome, beschleunigte Atmung und Herzfrequenz, auch leichte Benommenheit können hinzutreten. In schwersten Fällen mit ausgeprägtem Hirnödem und petechialen Blutungen in die Meningen kommt es zu Nackensteife, erhöhtem Liquordruck, tiefer Bewußtlosigkeit und Krampfneigung (hier wird die ohnehin problematische Abgrenzung zum Hitzschlag besonders fragwürdig).

Die Therapie orientiert sich an den Symptomen. Leichte Fälle erholen sich rasch bei Ruhe in kühler Umgebung. In schweren Fällen Bekämpfung des Hirnödems mit Mannitolinfusion; Antikonvulsiva.

Sonnenbrand

Er wird verursacht durch die zytotoxische Wirkung der kurzwelligen UV-B-Strahlung, die zu Erythem, ödematöser Schwellung und Blasenbildung führt. Bei Befall ausgedehnter Hautflächen treten Allgemeinsymptome wie Kopfschmerzen, Übelkeit, Erbrechen, Fieber auf, und der Blutzucker kann beträchtlich absinken.

Zur Lokalbehandlung eignen sich anfangs Borwasserumschläge, Lotio alba, Corticosteroidlotion oder -creme, später Corticosteroidsalbe. Weniger ausgedehnte Flächen können auch mit Antihistaminika-Gel behandelt werden.

Bei stärkeren Allgemeinsymptomen ist auch systemische Therapie mit Antihistaminika, eventuell Corticosteroiden indiziert.

Akute, leichte Hitzeermüdung

Akute, leichte Hitzeermüdung (heat fatigue) gibt es auch in gemäßigten und kalten Regionen bei Aufenthalt in überheizten, schlecht ventilierten Räumen. Betroffen sind Tätigkeiten, die Konzentration und Geschick verlangen. Es kommt zu Müdigkeit, Disziplinlosigkeit und gehäuften Fehlleistungen. Die sensomotorische Leistungsfähigkeit der Persönlichkeit spielt eine bestimmende Rolle. So ließ sich zeigen, daß bei ausgezeichneten Funkern die Fehlerzahl durch steigende Temperatur nur minimal zunahm, während sie bei weniger guten von einer bestimmten Schwellentemperatur an um das Sechs- bis Zehnfache anstieg. Mit der Hitzeakklimatisation tritt oft eine wesentliche Besserung ein.

Chronische Hitzeermüdung

Chronische Hitzeermüdung (Tropical fatigue, tropische Neurasthenie) kommt erst nach längerem Aufenthalt vor. Psychische und soziale Faktoren sind von ausschlaggebender Bedeutung, vor allem aber die prämorbide Persönlichkeitsstruktur. Das vielgestaltige Bild manifestiert sich in allgemeiner Leistungsschwäche, Ermüdbarkeit, Antriebslosigkeit, Konzentrations- und Gedächtnisschwäche, Mißstimmung, Undiszipliniertheit und Reizbarkeit bis zum „Tropenkoller". Die Symptomatik kann den Syndromen bei Hitzeerschöpfung ähneln, aber ohne die somatischen Zeichen von Kreislaufinstabilität, Dehydratation oder Salzmangel.

Literatur

Piekarski, C., J. Rutenfranz, P. Ilmarinen: Störungen und Erkrankungen durch klimatische Einwirkungen. In Kühn, H. A., J. Schirmeister: Innere Medizin. Springer, Berlin 1990

Rudloff, W.: World Climates. Wissenschaftliche Verlagsgesellschaft, Stuttgart 1982

Wenzel, H. G., C. Piekarski: Klima und Arbeit. Bayerisches Staatsministerium für Arbeit und Sozialordnung, München 1985

38 Giftige Tiere und tierische Gifte Myiasis

G. Werner

Schlangenbisse

Epidemiologie

Es gibt keine genauen Zahlen, wie häufig weltweit Menschen von Schlangen gebissen werden. Ebensowenig sind verläßliche statistische Angaben vorhanden über das Vorkommen, die Morbidität und Mortalität nach Schlangenbissen in den einzelnen Ländern. In den Tropen, wo Giftschlangenbisse überwiegend beobachtet werden, sucht nur ein geringer Teil der gebissenen Personen ein Krankenhaus auf. Die meisten der Verletzten werden von einheimischen Heilern behandelt. Die statistischen Angaben der Krankenhäuser über Häufigkeit und Schwere von Schlangenbissen ergeben daher ein falsches Bild: In den Kliniken werden vor allem schwere Bißverletzungen behandelt, und die Mortalität ist hoch. Leichtere Verletzungen werden kaum erfaßt. Es ist jedoch nachgewiesen, daß es beim Biß durch Giftschlangen nur in der Hälfte aller Fälle zur Giftaufnahme in den Körper kommt. Die Schätzung von jährlich 300000 Schlangenbissen auf der Erde mit 30000–40000 Todesfällen kann daher nur als grob annähernd angesehen werden.

In neueren epidemiologischen Studien wurden Antikörper gegen Schlangengifte im Serum größerer Bevölkerungsgruppen Afrikas geprüft. Aufgrund der positiven Befunde wurde gefolgert, daß in der Savannenregion von Nigeria jährlich etwa 10000 Menschen durch Schlangenbisse sterben. Die Ergebnisse dieser Studien wurden jedoch heftig angegriffen und gelten als übertrieben. Aus Indien wurde eine jährliche Zahl von 20000 Todesfällen genannt. Bei bestimmten Stämmen von Regenwaldindianern in Südamerika wird angegeben, daß Schlangenbisse für 2–5% aller Todesfälle verantwortlich seien. Ähnliche Zahlen werden von Stämmen im nordöstlichen Thailand, in Tansania sowie auf Papua/Neuguinea berichtet.

In den USA werden etwa 8000 Giftschlangenbisse pro Jahr mit 10–15 Todesfällen erfaßt.

Naturgemäß ist in den warmen Ländern vorwiegend die ländliche Bevölkerung durch Schlangenbisse gefährdet; Farmer, Land- und Waldarbeiter sind die häufigsten Opfer. In Südostasien (Malaysia, Indonesien) kommen bei Fischern immer wieder Verletzungen durch Seeschlangen vor.

Für den europäischen Touristen ist das Risiko eines Giftschlangenbisses sehr gering. Vorsicht und einige Kenntnisse über die Lebensweise von Giftieren können dazu beitragen, daß Unfälle selten bleiben. Abenteuerwanderer, Teilnehmer an Expeditionen oder Personen, die längere Zeit unter ungünstigen Bedingungen in den Tropen leben, können gegenüber Giftschlangen exponiert sein. Häufig werden sie auch von Einheimischen um Rat und Hilfe angegangen. Deshalb sind für sie gewisse Grundkenntnisse wichtig.

Zoologie und Verbreitung

Auf der Erde gibt es annähernd 3000 Schlangenarten; ca. 450 dieser Schlangen sind giftig. Für den Menschen sind jedoch nur wenige Arten gefährlich.

Zoologisch kann man die Giftschlangen vier Familien mit zahlreichen Unterfamilien zuordnen (Abb. 38.1–38.3):

Familie Nattern (Colubridae)
1. Unterfamilie Höckernattern (Xenoderminae)
2. Unterfamilie Vielzahnnattern (Sibynophinae)
3. Unterfamilie ungleichzähnige Nattern (Xenodontinae)
4. Unterfamilie Wassernattern (Natricinae)
5. Unterfamilie Land- und Baumnattern (Colubrinae)
6. Unterfamilie Zwergschlangen (Calamarinae)
7. Unterfamilie Wolfszahnnattern (Lycodontinae)
8. Unterfamilie Schneckennattern (Dipsadinae)
9. Unterfamilie Eierschlangen (Dasypeltinae)
   a) indische Eierschlangen (Elachistodontinae)
   b) Erdvipern (Aparallactinae)
10. Unterfamilie Wassertrugnattern (Homalopsinae)
11. Unterfamilie Trugnattern (Boiginae)
    z. B. Mangroven-Nachtbaumnatter (Boiga dendrophila)
    Katzennatter (Telescopus fallax)
    Goldschlange (Chrysopelea ornata)
    Eidechsennatter (Malpolon monspessulanus)
    Boomslang (Dispholidus typus)

Familie Giftnattern (Elapidae)
   z. B. Königskobra (Ophiophagus hannah)
   Brillenschlange (Naja naja)
   Schwarze Mamba (Dendroaspis polylepis)
   Grüne Mamba (Dendroaspis angusticeps)
   Gebänderter Krait (Bungarus fasciatus)
   Gewöhnliche Korallenschlange (Micrurus corallinus)
   Todesotter (Acanthophis antarcticus)
   Speikobra (Naja nigricollis)

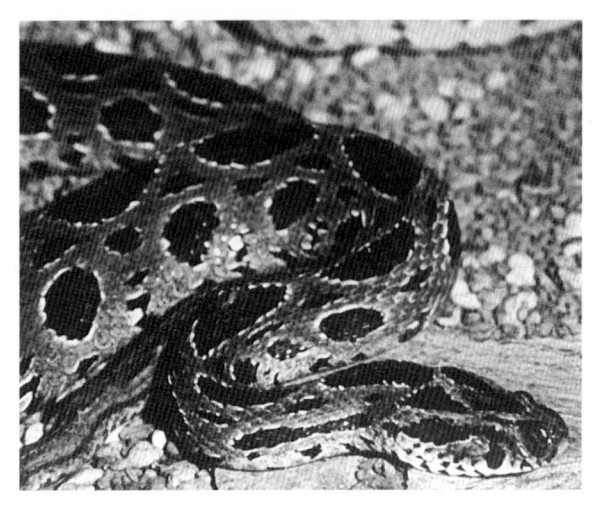

Abb. 38.1 Die Russellviper (Kettenviper, Vipera russelli, Familie Viperinae) gehört zu den wichtigsten Giftschlangen Südasiens. Sie ist hellbraun mit schwarzen Flecken (Aufnahme Dr. U. Gruber, München).

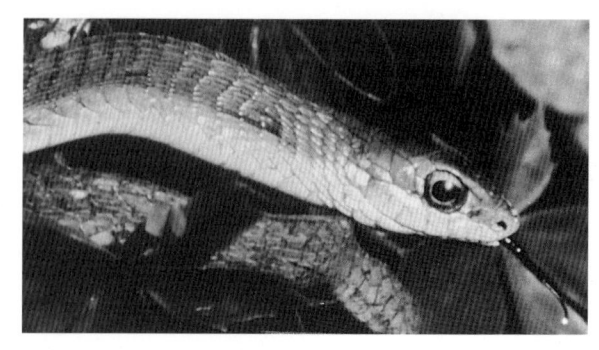

Abb. 38.2 Die Diamantklapperschlange (Crotalus adamanteus, Familie Crotalinae) findet sich in den Südstaaten der USA und in Mexiko. Ihre Farbe ist grauschwarz mit einem weißen Kettenmuster (Aufnahme Dr. U. Gruber, München).

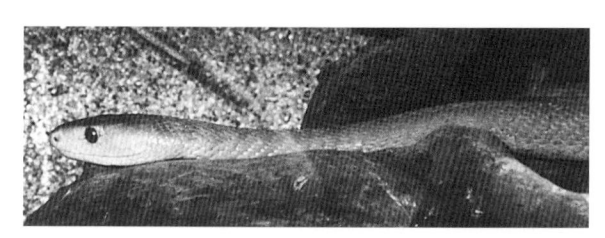

Abb. 38.3 Die grüne Mamba (Dendroaspis angusticeps, Familie Elapidae), die hellgrün gefärbt ist, gehört zu den gefährlichsten Giftschlangen Afrikas (Aufnahme Dr. U. Gruber, München).

Familie Seeschlangen (Hydrophiidae)
 1. Unterfamilie Plattschwanz-Seeschlangen (Laticaudinae)
 2. Unterfamilie Ruderschwanz-Seeschlangen (Hydrophiinae)

Familie Vipern (Viperidae)
 1. Unterfamilie echte Vipern (Viperinae)
    z. B. Kreuzotter (Vipera berus)
      Aspisviper (Vipera aspis)
      Kettenviper (Vipera russelli)
      Puffotter (Bitis arietans)
      Gabunviper (Bitis gabonica)
      Sandrasselotter (Echis carinatus)
 2. Unterfamilie Grubenottern (Crotalinae)
    z. B. Diamantklapperschlange (Crotalus adamanteus)
      Waldklapperschlange (Crotalus horridus)
      Jararaca (Bothrops jararaca)
      Bambusotter (Trimeresurus gramineus)
      Buschmeister (Lachesis mutus)

Frei von Giftschlangen sind

– in Europa Regionen nördlich des Polarkreises sowie Inseln und Inselgruppen wie Irland, Island, Korsika, Kreta, Sardinien und die Balearen;
– in Amerika die Westindischen Inseln mit Ausnahme von Trinidad, Tobago, Santa Lucia und Martinique;
– in Südamerika Chile und die Galapagos-Inseln;
– in der Region Afrika die Kanarischen Inseln, die Kapverdischen Inseln und Madagaskar;
– in Australien und im pazifischen Raum Neuseeland, Hawaii, die Loyality-Inseln, Mikronesien, die neuen Hebriden und Polynesien.

Im Indischen und Stillen Ozean sind Seeschlangen (Hydrophiinae) beheimatet. Frei von Giftschlangen ist der Atlantische Ozean.

Verletzungen des Menschen durch Giftschlangen sind vor allem durch die folgenden Arten bekannt:

– in Afrika durch die Puffotter (Bitis arietans), die Sandrasselotter (Echis carinatus) sowie einige Kobraarten (Naja nigricollis, Naja haje, Naja mosambica, Naja melanoleuca), die Gabunviper (Bitis gabonica) sowie die Mambas (Mitglieder der Gattung Dendroaspis);
– in Südasien durch die Sandrasselotter (Echis carinatus) und verschiedene Kobraarten Asiens (Naja naja, Naja haje); in bestimmten Landstrichen kommen die Kettenviper (Vipera russelli), die malayische Grubenotter (Agkistrodon rhodostoma) und Giftnattern (Bungarus coeruleus und B. multicinctus) vor.
– Aus den Küstengebieten des Indischen Ozeans, Südostasiens und des westlichen Pazifiks werden immer wieder Bisse durch Seeschlangen berichtet.
– In Australien und im pazifischen Raum spielen eine Rolle die Tigerotter (Notechis scutatus), die australische schwarze Schlange (Pseudechis australis), von der eine nahe Verwandte auch auf Neuguinea vorkommt (Pseudechis papuanus).
– In Nordamerika finden sich Klapperschlangen (Crotalus adamanteus, C. atrox und C. viridis); in Mittel- und Südamerika Bothropsarten (Bothrops atrox, B. jararaca, B. alternatus).
– In Mittel- und Südamerika spielen die tropische Klapperschlange und ihre Verwandten eine Rolle (Crotalus durissus, C. terificus, C. basiliscus, C. scutulatus).

Schlangengifte

Schlangengifte sind farblose bis gelbliche Flüssigkeiten, deren spezifisches Gewicht zwischen 1030 und 1077 liegt. Sie sind komplex und enthalten überwiegend Eiweißstoffe: Peptidtoxine, nichttoxische Proteine und Enzyme; daneben Glykoproteine, biogene Amine und freie Aminosäuren.

Die wichtigsten Bestandteile sind die Peptidtoxine, deren Struktur in den meisten Fällen aufgeklärt ist. Die Polypeptide der Elapiden und Hydrophiinae sind kleine Moleküle, die der Vipern viel größere. Das Bungarotoxin wirkt ähnlich dem Botulinustoxin präsynaptisch und verhindert die Freisetzung von Acetylcholin. Das Bungarotoxin bindet sich postsynaptisch an die Acetylcholinrezeptoren der motorischen Endplatte. Kardiotoxine schädigen Zellmembranen. In jedem Schlangengift kommt eine Phospholipase A vor, die für die starke indirekte Hämolyse nach einem Schlangenbiß verantwortlich ist. Weitere wichtige Esterasen des Elapidengiftes sind die Phosphomono- und die Phosphodiesterase. Andere Enzyme bauen Adenosintriphosphat zu Adenosindiphosphat und das Adenosinmonophosphat bis zum Adenosin ab.

Im Gift der Ottern und Grubenottern kommen besonders reichlich Proteasen vor, die Eiweiße zerlegen; Peptidasen spalten die Peptide auf. Von den Carbohydrasen muß besonders die Hyaluronidase erwähnt werden. Unter ihrer Wirkung werden die Verbindungen der Zellen untereinander gesprengt, und das Gift kann im Gewebe rasch vordringen. Schlangengifte besitzen wie kaum ein anderer Naturstoff viele, in ihrer Wirkung fein aufeinander abgestimmte Enzyme. Russell (1983) unterscheidet 26 verschiedene Enzyme und eine Vielzahl von Peptidfraktionen.

Aus didaktischen Gründen kann man die Schlangengifte in zwei Kategorien einteilen:

- Das Gift der Giftnattern enthält vorwiegend Neurotoxine, Kardiotoxine und Hämolysine. Der neurotoxisch aktive Anteil wirkt curareartig. Die Kardiotoxine erhöhen die Ionenpermeabilität der Zellmembran.
- Das Gift der Ottern und Grubenottern weist hauptsächlich Hämolysine, Thrombine und Cytolysine auf.

Die Schlangengifte stellen Mischungen von beiden Gruppen in verschiedenen Verhältnissen dar. Je nach Schlangenart können neurotoxische oder hämatotoxische Wirkungen überwiegen.

Für den Nichtzoologen ist es schwierig, zu entscheiden, ob ein Biß durch eine gefährliche Schlange erfolgt ist oder nicht. Einige allgemeine Hinweise können eine Hilfe sein, Ausnahmen von diesen Regeln sind jedoch möglich:

- Schlangen, bei denen der Kopf gegenüber dem Rumpf deutlich abgesetzt ist, können gefährlich sein, ebenso solche mit klappernder Schwanzrassel oder mit aufstellbarem Nackenschild.
- Finden sich auf der Haut zwei nebeneinander liegende, große Einstichstellen, weist dies auf einen Giftschlangenbiß hin. Multiple kleine, in zwei Reihen hintereinander liegende Einstichstellen bedeuten eine ungiftige Art.
- In den warmen Ländern wird man jede Verletzung durch ein giftiges Tier ernst nehmen und einen Patienten nach einem Schlangenbiß sorgfältig beobachten. Das bedeutet jedoch nicht, daß unkritisch eingreifende therapeutische Maßnahmen oder eine Serumbehandlung eingeleitet werden (s. unten).

Krankheitsbild

Unspezifische Allgemeinerscheinungen. Sehr häufig kommt es nach einem Schlangenbiß zu Erregungs- und Angstzuständen. Empfindliche Personen entwickeln vegetative Erscheinungen wie kaltes Schwitzen, Tachykardien, Hyperventilation oder einen Kreislaufkollaps. Wenn derartige Symptome unmittelbar nach dem Biß eines Gifttieres auftreten, sind sie in der Regel nicht auf die Gifteinwirkung zurückzuführen. Systemische Erscheinungen einer Vergiftung entwickeln sich nach 15–30 Minuten, nicht selten erst nach Stunden. Selbstverständlich sollte ein Patient nach einem Schlangenbiß 24 Stunden klinisch überwacht werden, vor allem, wenn das beißende Tier nicht gefunden oder identifiziert werden kann.

Lokale Erscheinungen. Nach Bissen durch Vipern entwickeln sich innerhalb weniger Minuten eine Rötung und Schwellung um die Bißstelle herum. Die Schwellung kann sich über die ganze Extremität ausbreiten. Nach anderen Schlangenbissen, z. B. durch asiatische Kobraschlangen, treten heftigste lokale Schmerzen in der Umgebung der Bißstelle auf, die Stunden bis mehrere Tage anhalten können. Lokale Schwellungen können sich im Laufe von 48–72 Stunden ausbreiten. Manchmal kommt es zur Blasenbildung oder an den nächsten Tagen zu Gewebenekrosen (Abb. 38.4). Die

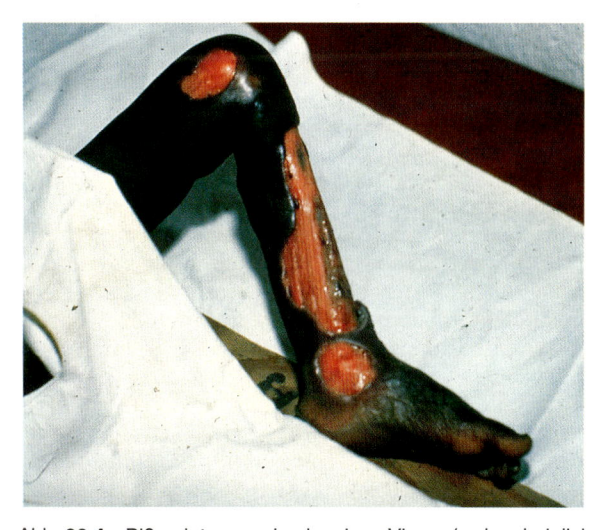

Abb. 38.4 Bißverletzung durch eine Viper (wahrscheinlich Echis carinatus) bei einem 12jährigen Afrikaner. Die Aufnahme am 14. Tag zeigt ausgedehnte Nekrosen, die zum Verlust des Beines führten.

Nekrosen sind auf das oberflächliche Gewebe beschränkt; Sehnen, Muskeln und Knochen werden in der Regel nicht betroffen, außer es tritt eine bakterielle Infektion hinzu. Alle Eingriffe in der Umgebung eines Schlangenbisses (lokale Inzisionen, Eröffnen von Blasen oder ähnliches) haben ein hohes Risiko für sekundäre Infektionen.

Die Schwellungen nach einem Vipernbiß gehen innerhalb von 1–3 Wochen wieder zurück. Falls sich keine Blasen oder lokalen Nekrosen ausgebildet haben, klingen die Schmerzen im Laufe von einigen Tagen bis zu wenigen Wochen ab. Blasen rupturieren von selbst und trocknen ein.

Allgemeinerscheinungen nach einem Schlangenbiß entwickeln sich im Verlauf von 15–30 Minuten oder nach einigen Stunden. Nach Bissen durch Vipern kann es zu Blutungen in Kutis, Subkutis und die Schleimhäute, zu Nasenbluten, im weiteren Verlauf zu Bluterbrechen, Blutstuhl und blutigem Urin kommen. Es drohen Schock und Nierenversagen. Nach Bissen durch Elapiden (Kobras) können die lokalen Erscheinungen nur gering ausgeprägt sein, dagegen zeigen sich Ausfälle der Hirnnerven mit Ptosis, Akkommodations- und anderen Sehstörungen, Atem- und Schluckbeschwerden. In anderen Fällen entstehen im Verlauf der nächsten Tage Muskelschwächen und proximal betonte Paresen der Extremitäten; der Patient kann den Kopf nicht heben. In schweren Vergiftungsfällen werden die Patienten unruhig und desorientiert oder apathisch. Es folgen Bewußtseinsstörungen bis zum Koma, und der Tod tritt unter dem Bild der Atemlähmung ein.

Charakteristisch nach Bissen durch Seeschlangen sind generalisierte heftige Muskelschmerzen, die sich im Verlauf einiger Stunden nach dem Biß entwickeln. Auch passives Bewegen der Extremitäten wird außerordentlich schmerzhaft. Einige Stunden später verfärbt sich der Urin dunkel infolge einer massiven Myoglobinurie, was in schweren Fällen zum Nierenversagen führen kann. Die Muskelschmerzen nach Seeschlangenbiß können Wochen bis Monate anhalten.

Labordiagnostik

Patienten mit Schlangenbißverletzungen haben meist eine Leukozytose; manchmal findet sich eine Anämie und Thrombopenie. Die giftinduzierte Gerinnungsstörung des Blutes kann am einfachsten durch die verlängerte Blutungszeit oder in vitro durch die Ungerinnbarkeit einer Blutprobe nachgewiesen werden. In gut eingerichteten Labors kann das erniedrigte Fibrinogen im Serum bestimmt werden. Nach Bissen durch Seeschlangen sind infolge der Rhabdomyolyse das Serumkalium und Enzyme wie die Aspartat- und die Alanin-Aminotransferase (SGOT, SGPT) und vor allem die Kreatinphosphokinase stark erhöht. Im Urin lassen sich Hämoglobin und Myoglobin nachweisen.

Nach Bissen durch Ottern und Grubenottern sind EKG-Veränderungen beschrieben worden: ST-Erhöhungen, T-Inversionen, verlängertes QT-Intervall und Arrhythmien.

Schlangengiftantigene können im Wundaspirat, im Blut, Urin und anderen Körperflüssigkeiten immunologisch nachgewiesen werden (Immunelektrophorese, passive Hämagglutination, Radioimmunassay und Enzymimmunassay). Diese Tests sind noch nicht dazu geeignet, daß sie vor Ort, d. h. unter ungünstigen Bedingungen diagnostisch eingesetzt werden können. Sie sind in einer gut eingerichteten Klinik eine diagnostische Hilfe und dienen dazu, die Pathophysiologie und Epidemiologie von Schlangenbissen zu erforschen. Wertvoll sind sie auch in der Gerichtsmedizin (Feststellen der Todesursache).

Therapie

Erste Hilfe

In der medizinischen wie in der nichtmedizinischen Literatur gibt es zahlreiche Empfehlungen für die erste Hilfe und die Behandlung beim Schlangenbiß. Bei genauerer Analyse sind nur wenige der empfohlenen Maßnahmen sinnvoll und bewahren den Patienten vor weiteren Schäden. So sind sich die meisten Fachleute einig, daß lokale Inzisionen eher schädlich als nützlich sind. Das Gift kann sich dadurch schneller ausbreiten, oder es entstehen zusätzliche Schäden wie eine Durchtrennung von Muskeln, Sehnen oder Nerven. In anderen Fällen kann es zu verheerenden Blutungen kommen, wenn Blutgerinnungsstörungen im Vordergrund stehen. Die unsinnige Empfehlung, eine Bißwunde mit dem Mund auszusaugen, sollte endlich aus den Lehrbüchern verschwinden. Auch das Aussaugen mit einem Schröpfkopf hat wenig Aussicht auf Erfolg. Ein sogenannter Rasterschießapparat, der Längsinzisionen in der Haut erzeugt, scheint aus den genannten Gründen nicht für den generellen Einsatz geeignet.

Die Vorstellung, durch eine Inzision oder eine andere mechanische Maßnahme Schlangengift zu entfernen, wie etwa ein Abszeß inzidiert oder drainiert wird, ist zu primitiv und vereinfachend. Gifte breiten sich diffus im Gewebe aus und lassen sich durch grobe Eingriffe nicht herausholen.

Eine oberflächliche Reinigung der Wunde, z. B. durch Ausspülen mit Wasser oder einem Desinfizienz, ist sinnvoll und sollte in jedem Fall erfolgen (Tab. 38.**1**). Umstritten ist die immer wieder erneuerte Empfehlung, eine Bißstelle zu kühlen. Unter physiologischen Gesichtspunkten wäre eine Kühlung angezeigt: Schlangengifte sind Eiweißkörper, die vom Organismus vorwiegend über das Lymphgefäßsystem abtransportiert werden. Die Tätigkeit der Lymphangien wird durch Kälte, mehr noch durch Ruhigstellung, verlangsamt. Andererseits kann eine zu starke Kühlung die Lymphangien lähmen und das interstitielle Gewebe schädigen. Es empfiehlt sich daher nur eine vorsichtige lokale Kühlung mittels Wasser, nicht mit Eis, um Gewebenekrosen zu vermeiden.

Nach allen Schlangenbissen ist eine Ruhigstellung der Extremität (am besten durch Schienung) und eine venöse Kompression oberhalb der Bißstelle unerläß-

Tabelle 38.1 Verletzung durch ein giftiges Tier (Giftschlangenbiß, Skorpion- oder Giftspinnenbiß, evtl. giftiges Meerestier) – Erstversorgung außerhalb der Klinik

Maßnahme	Wichtige Gesichtspunkte	Bemerkungen
Anamnese	Verletzung durch Gifttier oder anderen spitzen Gegenstand (Dorn), Zeitpunkt, Identifizierung des Tieres	eine ruhige Befragung bringt mehr als hektische Aktivität
Befund	Lokalbefund, Bißmarken, Ödem, Erythem, Blutung, Blasenbildung, Lymphangitis, Schmerz, Umfang der Extremität; Allgemeinerscheinungen (Blutdruck, Puls, Temperatur), Übelkeit, Erbrechen, Gerinnungsstörungen, Parästhesien, Schockerscheinungen	der Erstbefund entscheidet über das weitere Vorgehen
Wundreinigung	Spülen mit Wasser oder einem Desinfiziens (Ausnahme: bei Verletzung durch Nesseltiere trocken reinigen)	keine Inzisionen, Aussaugen oder andere überholte Maßnahmen
Immobilisierung	liegender Transport, Ruhigstellung der verletzten Extremität	Bewegung fördert die Ausbreitung des Giftes
Kühlung	nur mit kaltem Wasser (Verdunstungskälte), keinesfalls mit Eis oder Kältepackungen	rigorose Eisanwendung kann Nekrosenbildung verstärken
Analgetika	Paracetamol, Acetylsalicylsäure, keine dämpfenden oder atemdepressiv wirkenden Analgetika	
Vorbeugung und Behandlung von Schock	viel trinken lassen (Wasser, Tee, Kaffee; cave Alkohol!); wenn möglich parenterale Flüssigkeitszufuhr	Alkoholzufuhr kann üble Folgen haben
Überwachung	wenn möglich 24 Stunden stationär beobachten	

lich. Die Kompressionsbinde sollte möglichst breit sein, Schnüre, Riemen oder zusammengerollte Tücher sind ungeeignet. Sie können mehr schaden als nützen (Nervenlähmung). Bestehen starke Schmerzen, versteht sich eine analgetische Behandlung (oral, notfalls auch parenteral), wobei sedierende Schmerzmittel (Morphin) aber vermieden werden müssen.

Klinische Behandlung

Es ist selbstverständlich, einen Patienten nach einem Biß durch eine Giftschlange oder ein anderes giftiges Tier in ärztliche Behandlung, wenn möglich in eine Klinik zu bringen. Vordringlich für den Arzt ist eine genaue Untersuchung auf Bißmarken, andere Zeichen einer Verletzung, lokale Erscheinungen, Umfang der Extremität, systemische Giftwirkungen, klinische Parameter wie Atmung, Kreislauf, Blutdruck usw. Jeder Patient sollte sicherheitshalber 24 Stunden klinisch überwacht werden. Auch in der Klinik ist darauf zu achten, daß unsinnige oder schädliche Maßnahmen unterlassen werden. Chirurgische Eingriffe sind in der Regel nicht indiziert. Kritische Studien haben gezeigt, daß nur selten mit einem Kompartmentsyndrom gerechnet werden muß. Eine medikamentöse Behandlung mit Corticosteroiden oder Antihistaminika verhindert keineswegs eine Giftwirkung; sie ist unnötig.

Schlangenserum ist lebensrettend, wenn es beim Biß tropischer Giftschlangen zur Giftaufnahme in den Körper gekommen ist. Es sollte in jedem Fall verabreicht werden, wenn klinische Erscheinungen einer generalisierten Intoxikation auftreten. Richtig angewandt, verschwinden durch die Serumbehandlung auch ausgeprägte klinische Erscheinungen. Die Meinungen, nach welcher Zeitspanne noch Schlangenserum angewendet werden kann, gehen auseinander. Eigene und auch anderweitige Erfahrungen haben gezeigt, daß Schlangenserum auch 2–4 Tage nach dem Biß noch wirksam sein kann. Andererseits sollte jeder Patient nach Schlangenbiß sorgfältig beobachtet werden, und nicht in jedem Fall ist Schlangenserum kritiklos oder in Panik zu verabreichen. Es ist erwiesen, daß es bei Verletzungen durch giftige Schlangen nicht in jedem Fall zur Giftinjektion kommt. Schlangenseren sind heterologe Seren (meist) von Pferden mit beträchtlichem Risiko einer Überempfindlichkeitsreaktion. Diese kann lebensbedrohlich sein. Schließlich sind Schlangenseren teuer, und in den Ländern der dritten Welt ist der Vorrat begrenzt. Wenn die Art der Giftschlange bekannt ist, versteht sich die Injektion eines monovalenten Serums. In den meisten Fällen läßt sich die Giftschlange nicht identifizieren. Es werden dann polyvalente Seren angewandt (Tab. 38.2–38.5). Schlangenserum muß immer in Form einer i.v. Infusion verabreicht werden: Nach negativer intradermaler oder konjunktivaler Vortestung (20 ml einer 1:100-Verdünnung) werden 20–50 ml des Serums in 500 ml Glucose oder physiologischer Kochsalzlösung über 1–2 Stunden infundiert. Die Infusion muß langsam beginnen, und der Patient

Tabelle 38.2 Hersteller und Bezugsquellen für monovalente Schlangenseren (Auswahl; Stand Frühjahr 1993)

Schlangenart	Hersteller	Bezugsquelle in Deutschland bzw. in Mitteleuropa
Agkistrodon acutus	Taiwan	Luzern
Agkistrodon rhodostoma	Twyford QSMI	Berlin, München, Lausanne
Bungarus coeruleus	Haffkine Kasauli	Berlin, Ludwigshafen
Bungarus multicinctus	Taiwan	München, Lausanne
Crotalus durissus terrificus	Butantan	Lausanne
Micrurus fulvius	Wyeth	Berlin, München
Micrurus multicinctus, Micrurus spp.	Butantan Costa Rica	Basel, Frankfurt
Naja naja	Haffkine Kasauli QSMI	Berlin, Frankfurt, Köln, Lausanne, Basel, München
Naja naja atra	Taiwan	Lausanne, München
Naja naja sputatrix	Twyford	Ludwigshafen
Naja naja oxiana	Razi	Frankfurt
Notechis scutatus	CSL	Zürich
Ophiophagus hannah (Naja hannah)	QSMI	Berlin, Lausanne, Luzern, München
Trimesurus popeorum	QSMI	Berlin, Frankfurt, Luzern, München
Vipera russelli	Haffkine Kasauli QSMI	Basel, Berlin, Ludwigshafen, Luzern, München, Zürich

Tabelle 38.3 Hersteller und Bezugsquellen für polyvalente Schlangenseren (Auswahl; Stand Frühjahr 1993)

Serum	Hersteller	Bezugsquelle in Deutschland bzw. in Mitteleuropa
„Afrika" Pasteur (Bitis gabonica, B. lachesis, B. nasicornis, Echis carinatus, Naja haje, N. melanoleuca, N. nigrocollis, N. nivea, Hemachatus maemachatus)	Pasteur	Köln, Lausanne
Afrika polyvalent (Bitis lachesis, B. gabonica, Dendroaspis angusticeps, D. jamesonis, D. polylepis, Hemachatus haemachatus, Naja haje, M. melanoleuca, N. nigricollis, N. nivea)	SAIMR	München, Zürich
„Australien-Neuguinea" (Pseudechis porphyriacus, Demansia textilis, Acanthophis antarcticus, Oxyurans scutellatus, Notechis scutatus)	CSL	London
Crotalidae (Crotalus durissus, Crotalus spp., Sistrurus sp., Bothrops atrox, Bothrops spp., Lachesis mutus, Agkistrodon bilineatus, Agkistrodon sp., Agkistrodon baly)	Wyeth	Berlin, Köln, München, Ludwigshafen, Zürich
„Europa" (Vipera ammodytes, V. aspis, V. berus, V. lebetina, V. xanthina)	Behring; ähnlich Berna	Hersteller; Berlin, München

Tabelle 38.3 (Fortsetzung)

Serum	Hersteller	Bezugsquelle in Deutschland bzw. in Mitteleuropa
„Nord- und Westafrika" (Naja haje, N. melanoleuca, N. nigricollos, Cerastes cerastes, C. vipera, Bitis lachesis, B. gabonica, Echis carinatus, Vipera lebetina)	Behring	Hersteller; Basel, Berlin, Lausanne, München
„Vorderer und Mittlerer Orient" (Naja haje, Cerastes cerastes, Echis carinatus, Vipera lebetina, V. ammodytews, V. xanthina)	Behring	Hersteller; Basel, Berlin, Lausanne, Ludwigshafen, München, Zürich
„Zentralafrika" (Naja haje, N. melanoleuca, N. nigricollis, Hemachatus haemachatus, Dendroaspis polylepis, D. viridis, Bitis lachesis, B. gabonica, B. nasicornis)	Behring	Hersteller; Basel, Berlin, Lausanne, Ludwigshafen, München, Zürich
Tiger snake (Notechis scutatus, N. scutatus niger, Denisonia superba, Pseudechis porphriacus, Tropidechis carinatus, Sea snakes)	CSL	London, Zürich

ist auf eventuelle Unverträglichkeitsreaktionen zu beobachten. Falls Hautjucken, Frösteln, Schüttelfrost, Kopfschmerzen, Übelkeit oder ähnliche Erscheinungen auftreten, muß die Infusion unterbrochen und 0,5 ml einer Adrenalinlösung 1:1000 subkutan injiziert werden. Nach einiger Zeit (15–30 Minuten) kann die i. v. Infusion dann fortgesetzt werden. In schweren Fällen können bis zu 100 ml und mehr Schlangenserum notwendig werden; die Dosierung hängt vom klinischen Bild ab. Manche Autoren empfehlen im Verlauf von 24 Stunden eine zweite Serumgabe, wenn schwere Vergiftungserscheinungen bestehen (Tab. 38.**6**). Inwieweit Schlangenserum lokal angewandt werden soll, ist umstritten und erscheint nicht sinnvoll.

Eine prophylaktische antibiotische Behandlung ist nicht indiziert und kann Infektionen, die durch unsachgemäße Manipulationen entstanden sind, nicht verhindern. Eine Tetanusprophylaxe ist angezeigt, falls kein Impfschutz vorhanden ist.

Bestehen schwere Allgemeinerscheinungen, versteht sich klinische Behandlung nach den Regeln der Intensivtherapie (Schockbehandlung, Überwachung durch Monitor). In manchen Fällen erfordern Blutungskomplikationen die Übertragung von Blut oder Plasma, vor allem, wenn der Patient bereits vorher anämisch war. Systemische Vergiftungen durch Elapiden oder Seeschlangen können bei Atem- und Schlucklähmung die Intubation und künstliche Beatmung notwendig machen.

Neurotoxine aus Schlangengiften, vor allem von Kobras und Kraits, blockieren die Acetylcholinrezeptoren an der motorischen Endplatte. Ihre Wirkungen sind ähnlich denen der Curarevergiftung und den

Tabelle 38.4 Institutionen bzw. Kliniken, die Schlangenseren und andere antitoxische Seren vorrätig halten (Auswahl; Stand Frühjahr 1993)

	Anschrift (Abkürzung in den Tab. 38.2 und 38.3)
Basel	Schweizerisches Tropeninstitut, Socinstr. 57, CH-4051 Basel
Berlin	Medizinische Klinik der Freien Universität Berlin im Klinikum Westend, Spandauer Damm 130, D-1000 Berlin 19
Frankfurt	Naturmuseum Senckenberg, Senckenberganlage 25, D-6000 Frankfurt/M. 1
Köln	Kölner Aquarium am Zoo, Riehlerstr. 173, D-5000 Köln 60
Lausanne	Division d'Immunologie & Allergie, Dept. de Médicine, CH-1011 Lausanne
London	National Poinsons Information Centre, New Cross Hospital, Avonley Road, London SE 14 5ER
Ludwigshafen	Twyford Pharmaceutical Service GmbH, Postfach 21 08 05, D-6700 Ludwigshafen
Luzern	Kantonsspital, Apotheke, CH-6000 Luzern 16
München	Toxikologische Abteilung der 2. Medizinischen Klinik rechts der Isar, Ismaninger Str. 22, D-8000 München 80*
Zürich	Universitätsspital, Kantonsapotheke, Rämistr. 100, CH-8006 Zürich

* In der Giftnotrufzentrale der 2. Medizinischen Klinik im Klinikum rechts der Isar in München (Tel. 089/41 40 22 11) sind rund um die Uhr detaillierte Informationen über die Depots von Schlangenseren in Europa erhältlich.

Tabelle 38.5 Hersteller von Seren gegen Giftschlangen, Skorpione und giftige Spinnen (Auswahl)

Land	Institut	Abkürzung
Europa		
Deutschland	Behringwerke AG Postfach D-3550 Marburg/Lahn	Behring
	Twyford Pharmaceuticals GmbH Postfach 21 08 05 D-6700 Ludwigshafen	Twyford
Frankreich	Institut Pasteur Production 3 bd Raymond Poincaré, B.P. 3 F-92430 Maries-La-Coquette	Pasteur
Italien	Istituto Sieroterapico „SCLAVO" Via Fiorentina 1 I-53100 Siena	Sclavo
Schweiz	Schweizer Serum- und Impfinstitut Rehagstr. 79 CH-3018 Bern	Berna
Afrika		
Südafrika	The South African Institute for Medical Research, Hospital Street P.O. Box 1038, Johannesburg 2000	SAIMR
Tunesien	Institut Pasteur de Tunis 13, Place Pasteur, TN-Tunis	Pasteur Tunis
Amerika		
Brasilien	Instituto Butantan Caixa Postal 55, Sao Paulo	Butantan
Costa Rica	Instituto Clodomiro Picado Universidad de Costa Rica Ciudad Universitaria-Rodrigo	Costa Rica
USA	Wyeth Laboratories Inc. Wasp & Biddle Streets, P.O. Box 304 Marietta, Pennsylvania 17547	Wyeth
Asien		
Indien	Haffkine Bio-Pharmaceutical Corp. Ltd. Achraya Donde Marg, Parel Bombay 400012	Haffkine
	Central Research Institute Kasauli 173205, Himachal Pradesh	Kasauli
Taiwan	National Institute of Preventive Medicine, 161, Kun-Yang-Street Nan-Kang, Taipei	Taiwan
Thailand	The Thai Red Cross Society Queen Saovabha Memorial Institute Rama IV Street, Bangkok	QSMI
Australien		
Australien	Commonwealth Serum Laboratory Popular Road, Parkville Victoria 3052	CSL

Tabelle 38.6 Ärztliche, wenn möglich klinische Behandlung beim Giftschlangenbiß	Maßnahme	Wichtige Gesichtspunkte	Bemerkungen
	Anamnese, Befund	Tab. 38.1 – Laboruntersuchungen, EKG, engmaschige Überwachung	wenn möglich und notwendig Intensivüberwachung
	Schock (Prophylaxe, Behandlung)	parenteraler Zugang, Elektrolytlösung; bei den geringsten Zeichen für Schock kolloidale Lösungen (niedermolekulares Dextran, Hydoxyäthylstärke), bei klinischer Indikation Blut oder Plasma	Vorsichtsmaßnahmen bei Dextraninfusion beachten (Promit i.v.)
	Analgetika	parenterale Behandlung; cave Morphinderivate! Evtl. milde Sedierung	
	Antitoxisches Serum	bei Schlangenbiß 20–50 ml Serum in 500 ml Glucose oder isotonischer Kochsalzlösung; in schweren Fällen 100–150 ml Antiserum infundieren in jedem Fall Adrenalin bereithalten (Lösung 1 : 1000; bei Anaphylaxie 0,5 ml i.m., evtl. mehrmals)	Serumbehandlung bei nachgewiesenem Giftbiß sowie bei klinischen Erscheinungen; in jedem Fall Anweisung des Herstellers genau beachten

Erscheinungen bei Myasthenia gravis. Es war daher naheliegend, cholinesteraseblockierende Medikamente therapeutisch bei derartigen Schlangenbissen zu verwenden. In einer plazebokontrollierten Studie erhielten 10 erwachsene Patienten, die von einer philippinischen Kobra (Naja naja philippinensis) gebissen worden waren, Edrophonium (Tensilon) intravenös. Nach Injektion des Cholinesterasehemmers war eine signifikante Besserung der klinischen Symptomatik zu beobachten, die nach Plazeboinjektion fehlte. Bei Schlangenbissen mit neurotoxischen Erscheinungen sind Cholinesterasehemmer wie Edrophonium aussichtsreich und sollten in größerem Rahmen erprobt werden.

Verletzungen durch Skorpione

Zoologie, Verbreitung und Verhalten

Skorpione gehören zu den Spinnentieren. Sie kommen in allen Erdteilen vor, ganz überwiegend jedoch in den Tropen und Subtropen. Skorpione haben vier Paar Beine, große scherentragende Maxillipalpen, kleine scherenförmige Chelizeren, Fächertracheen und meist sechs bis acht Augen. Die zwei Hauptaugen befinden sich in der Mitte des Cephalothorax, während die vier bis sechs lateral gelegenen Seitenaugen oft schwer erkennbar sind. Zur zoologischen Bestimmung werden vor allem die Form des Sternums, die Zahl der Seitenaugen sowie die Fortsätze an den Tarsen herangezogen.

Man unterscheidet sieben Familien:

Bothriuridae mit elf Gattungen und ca. 80 Arten in Australien und Südamerika, von denen keine besonders gefährlich ist.

Die *Scorpionidae* werden in sechs Unterfamilien gegliedert; hier finden sich die größten Arten, die in Afrika und Südasien vorkommen.

Zur Familie *Diplocentridae* gehören 52 Arten in Amerika, Asien und Kleinasien.

Die für den Menschen gefährlichsten Arten finden sich in der Familie *Buthidae,* die mit vier Unterfamilien weltweit verbreitet ist (Abb. 38.5). Vor allem in Süditalien, Südfrankreich, Südspanien, Nordafrika, Ägypten, Somalia, Äthiopien und Palästina finden sich Tiere der Gattung Buthus. Die gefürchtetste südamerikanische Gattung ist Tityus, kenntlich an ihrem Dorn unter dem Giftstachel, die von Mexiko über die Westindischen Inseln bis Südamerika heimisch ist.

In den südlichen USA bis Mittelamerika ist die Gattung Centruroides mit ca. 30 Arten verbreitet; in den

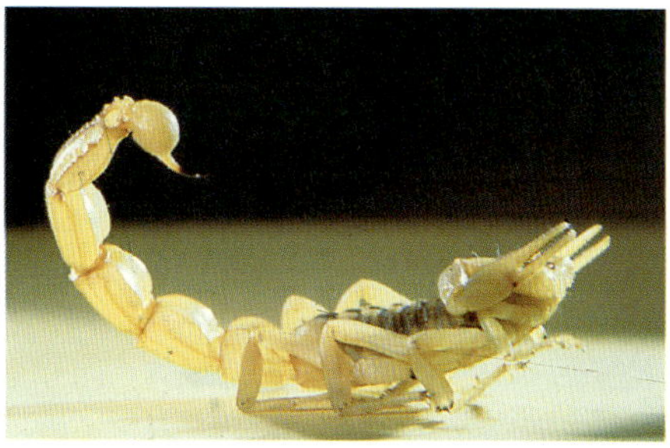

Abb. 38.5 In der Familie Buthidae (hier Buthus occitans) finden sich die gefährlichsten Skorpione. Sie leben in Süditalien, Südfrankreich, Nordafrika, Ägypten, Somalia, Palästina (Aufnahme Prof. Dr. S. Derlath, München).

USA und in Mexiko spielt auch die Gattung Hadurus eine Rolle.

Von der Familie *Vejoviidae* kennt man etwa 145 Spezies in der Alten und Neuen Welt.

Die Familien *Chaerilidae* (Orient) und *Chactidae* (75 Arten in der Alten und Neuen Welt) spielen medizinisch und toxikologisch keine Rolle.

Verletzungen durch Spinnen und Skorpione sind in den warmen Ländern häufiger als Giftschlangenbisse. Genaue statistische Angaben sind jedoch ebenso wenig möglich wie bei den Schlangenbissen. Die Erhebungen in bestimmten Krankenhäusern sind nicht repräsentativ für ein ganzes Land, denn in den Kliniken werden naturgemäß nur die schwersten Fälle behandelt und registriert.

In Ägypten schätzt man die Zahl von Skorpionstichen auf jährlich über 30 000. Eine epidemiologische Untersuchung im Jahre 1979 in Libyen ergab eine Häufigkeit von 900 Skorpionstichen auf 100 000 Einwohner mit 7 Todesfällen, von denen die meisten Kleinkinder betrafen. In einem Krankenhaus Südindiens wurden in den 60er Jahren 80–100 Skorpionstiche jährlich registriert. In einem Krankenhaus in Niger (Sahelzone) wurden im Laufe eines Jahres (1980) 201 Fälle von Skorpionstichen behandelt. Acht Patienten verstarben: sieben Kleinkinder sowie ein Erwachsener, der allerdings an einer anderen schweren Grundkrankheit litt.

Skorpione sind vorwiegend Wüsten- und Steppenbewohner. Sie sind Nachttiere, die sich von Spinnen und anderen Insekten ernähren. Tagsüber verbergen sie sich in Felsspalten, unter Steinen, Holzstößen, Abfall oder in Mauerritzen. Nicht selten suchen sie menschliche Behausungen auf, wo sie sich unter dem Dach, dem Fußboden, in Schränken, hinter Türen, in Schuhen oder Kleidern verbergen. Es gibt winzig kleine Skorpione von 1,5 cm Länge und Riesen, die bis zu 25 cm groß werden. In der Regel sind sehr kleine, aber auch sehr große Skorpione harmlos. Um sich zu orientieren, ob man eine für den Menschen gefährliche Art vor sich hat, achtet man auf die Dicke der Giftblase. Diese sitzt im letzten Glied des sog. Postabdomens, das fälschlicherweise oft als Schwanz bezeichnet wird. Die Tiere stechen, indem das Abdomen blitzschnell über den Thorax nach vorn geschlagen wird. Tiere mit kleiner Giftblase sind meist harmlos, vor allem, wenn sie dunkelbraun gefärbt sind. Gefährlich sind die mittelgroßen gelb- bis grüngefärbten Arten mit großer Giftblase. Sie gehören zu der Familie Buthidae, kenntlich am spitzdreieckigen Sternum, einer Chitinplatte zwischen den Hüftgliedern der Beine und den verhältnismäßig schmalen Scheren.

Die Zusammensetzung der verschiedenen Skorpiongifte ist noch nicht endgültig geklärt. Die Proteine und Enzyme einiger Toxine wirken nur lokal, andere haben systemische Effekte. Hier sind die Toxine mit neurotoxischer Wirkung von größter Bedeutung. Bei nur geringer Lokalreaktion kann es zu Lähmungen bis hin zum Atemstillstand kommen. Antiseren werden von Kaninchen gewonnen, denen reine Neurotoxine injiziert werden.

Krankheitsbild

Nach einem Skorpionstich treten starke Schmerzen an der befallenen Stelle auf. Diese Schmerzen können mehrere Stunden, in seltenen Fällen auch einige Tage anhalten. Das Gift mancher Skorpionarten stimuliert das vegetative Nervensystem. Es kommt zu Tachykardien, Rhythmusstörungen, Unruhe, Schwindel, Erbrechen, Bauchschmerzen und allgemeinen Muskelschmerzen. In schweren Vergiftungsfällen sinkt der Blutdruck ab, und es entsteht ein Lungenödem. Kleinkinder sind besonders gefährdet und können nach dem Stich sterben.

Therapie

Zur Behandlung wird die Stichstelle ruhiggestellt. Um die Absorption des Giftes zu verlangsamen, empfiehlt sich eine venöse Stauung. Eine Kühlung, vorzugsweise mit kaltem Wasser, nicht mit Eis, kann die Schmerzen lindern. In manchen Fällen wird es notwendig, Analgetika oral oder parenteral zu geben (Acetylsalicylsäure, Paracetamol, Metamizol, evtl. auch Pentazocin). Nach manchen Autoren hat sich die lokale Infiltration um die Stichstelle herum mit einem Lokalanästhetikum bewährt (2 ml 1%iges Xylocain).

Treten generalisierte Erscheinungen auf, bewährt sich bei Bissen afrikanischer Skorpione die Injektion von Atropin (0,25 mg i. m., kann wiederholt werden; ist Atropin nicht greifbar, kann Buscopan versucht werden). In allen schweren Vergiftungsfällen ist ein spezifisches oder gruppenspezifisches antitoxisches Serum indiziert, das i. v. infundiert wird. Antiseren sind in Mexiko, Brasilien und Nordafrika lokal erhältlich. Eine Schockbekämpfung ist bei schwerkranken Patienten selbstverständlich. Wenn Skorpionserum verabreicht wird, muß sorgfältig auf anaphylaktische Erscheinungen geachtet werden, denn es handelt sich um heterologe Seren. Von manchen Autoren werden zur Therapie zusätzlich Calciumgluconat intravenös (Erwachsene 1–2 g, Kinder 0,6–1 g, Kleinkinder 0,3–0,6 g) sowie Corticosteroide (Prednisolon) empfohlen.

Verletzungen durch Spinnen

Von den mehr als 25 000 heute bekannten Spinnenarten sind nur etwa 50 für den Menschen gefährlich. Unter diesen Spinnen finden sich typische Hausbewohner oder auch Freilandspinnen, die erst nach Regengüssen oder nach Einsetzen der kühleren Jahreszeit die Häuser aufsuchen. Freilandspinnen können besonders für Landwirte, Erntearbeiter, Forstarbeiter, Botaniker oder Zoologen gefährlich werden.

Tab. 38.7 gibt einen Überblick über die zoologische Zuordnung der für den Menschen bedeutsamen Giftspinnen und ihre Verbreitung. Von den Kugelspinnen haben Mitglieder der Gattung Latrodectus größte Bedeutung. Latrodectus mactans, die Schwarze Witwe, ist in vielen Unterarten in den warmen Zonen verbreitet. Ihr nördlichstes Vorkommen liegt in der Bretagne; in den USA finden sich fünf Arten. L. geometricus, die Braune Witwe, lebt in den Tropen; ihr Biß ist nicht so gefährlich wie der der anderen Witwen. L. hytrix, die Igelwitwe, findet sich im Iran. L. pallidus, die Blasse Witwe, ist in Afrika, im Vorderen Orient und in Kleinasien zuhause. L. variolus, die nördliche Schwarze Witwe, lebt in den USA und im südlichen Kanada.

Die *Schwarze Witwe* wird bis zu 16 mm groß, hat schwarze Beine und einen dunklen Körper, manchmal mit gelborangen und roten Flecken (Abb. 38.6). Sie legt ihre Gespinste in Erdspalten, Löchern, Büchsen, Autoreifen oder ähnlichem ab. Häufig finden sich Spinnennetze in Toiletten unter der Brille oder in der Schüssel.

Alle Witwengifte wirken ähnlich, nach dem Biß entstehen lokal stärkste Schmerzen mit Schweißausbruch und Angstgefühl. Ein wichtiges diagnostisches Zeichen ist eine starke Schweißproduktion der Haut um die Bißstelle herum. Außerdem kommt es zu Hypersalivation, Übelkeit und Erbrechen. In anderen Fällen entstehen heftigste Muskelschmerzen sowie krampfartige Leibschmerzen. Gelegentlich entwickeln sich nach Tagen Hauterscheinungen in Form von skarlatiniformen und morbiliformen Exanthemen. In schweren Fällen werden aufsteigende Lähmungen, respiratorische Insuffizienz, Delirium, Krämpfe, Bewußtlosigkeit und Koma beobachtet. Die Erscheinungen klingen nach 24–48 Stunden wieder ab. Bei schweren, unbehandelten Erkrankungsfällen kann am 2. oder 3. Tag der Tod eintreten. Als Therapie der Wahl gilt die Serumbehandlung. Es gibt Immunseren, die intramuskulär injiziert werden (Tab. 38.5). Weitere Behandlungsmaßnahmen sind starke Analgetika, außerdem werden 10- bis 20%ige Calciumgluconatlösung sowie

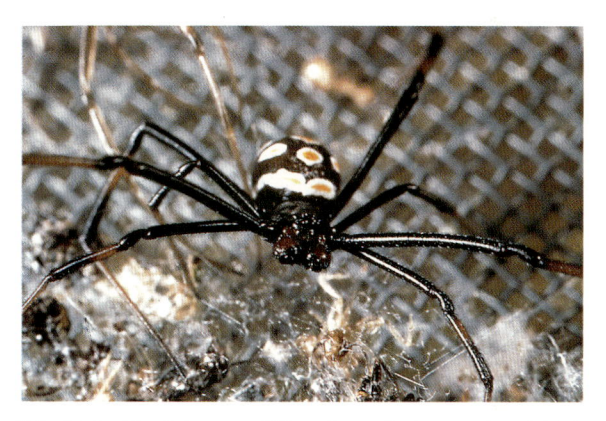

Abb. 38.6 Die Schwarze Witwe (Latrodectus mactans) ist in den warmen Ländern weit verbreitet (Aufnahme Dr. G. Schmidt, Lüneburg).

Tabelle 38.7 Übersicht über medizinisch wichtige Giftspinnen und ihre Verbreitung (nach Schmidt)

Gattung	Familie	Zahl der medizinisch wichtigen Arten	Verbreitungsgebiet
Latrodectus	Theridiidae (Kugelspinnen)	10	Tropen und Subtropen, zahlreiche temperierte Regionen
Phoneutria	Ctenidae (Kammspinnen)	4	Mittel- und Südamerika
Scaptocosa	Lyoosidae (Wolfsspinnen)	4	Südamerika
Loxosceles	Loxoscelidae (Einsiedlerspinnen)	6	warme und temperierte Regionen Afrikas und Amerikas, Mittelmeergebiet
Chiracanthium	Clubionidae (Sackspinnen)	5	Tropen, auch temperierte Regionen
Atrax	Diplaridae (Vogelspinnenartige)	3	Australien
Harpactirella	Barychelidae	11	Südafrika

Magnesiumsulfat i. v. empfohlen. Ob die Vergiftungserscheinungen durch Antihistaminika oder Corticosteroide vermindert werden können, ist umstritten, erscheint jedoch zweifelhaft. Bei schweren Krankheitsfällen versteht sich klinische Behandlung.

Die *Einsiedlerspinnen* (Loxoscelidae, braune Spinnen) sind die zweite Gruppe, deren Biß für den Menschen gefährlich werden kann. Sie werden 8–25 mm groß und sind in Nord-, Mittel- und Südamerika sowie in Italien und Spanien beheimatet. Bis 1977 wurden in Nordamerika über 200 Unfälle mit Einsiedlerspinnen gemeldet, von denen sechs tödlich endeten. In Chile kamen auf 150 Verletzungen durch Loxosceles laeta fünf Todesfälle. Neuerdings sind sie auch nach Australien und Südafrika eingeschleppt worden, wo sie sich ausgebreitet haben. Ihr Gift wirkt hauptsächlich gewebezerstörend. Der Biß ruft heftigste, lokale Schmerzen hervor; es könen tiefe, schlecht heilende Ulzera entstehen (Abb. 38.7). Typisch nach Loxoscelesbissen sind Blasen mit ödematös-erythematösem Rand („bull's eye", sog. kutaner, nekrotischer Loxoszelismus). Bei geschwächten Personen oder Kindern kann sich ein viszerokutaner Loxoszelismus entwickeln mit intravasaler Hämolyse oder Verbrauchskoagulopathie. Es kommt zu Haut- und Schleimhautblutungen, blutigem Urin mit Anämie durch eine Hämolyse. Die hämolytische Wirkung des Loxoscelesgiftes wird durch Sphingomyelinase D verursacht. Neben Ruhigstellung, Kühlung und analgetischer Behandlung wird auch Calciumgluconat (10- bis 20%ige Lösung) i. v. sowie Magnesiumsulfat zur Injektion empfohlen. Bei schweren Erscheinungen ist Klinikbehandlung selbstverständlich. In Südamerika gibt es ein Immunserum gegen Loxosceles und andere dort heimische Giftspinnen (Tab. 38.5). Wenn die akuten Erscheinungen abgeklungen sind, wird manchmal eine plastisch-chirurgische Versorgung der Bißstelle notwendig.

Die *Wanderspinne* (Phoneutria fera) ist in Südamerika zuhause. Das Weibchen mißt 3–5 cm und hat 5–7 cm lange Beine. Die Tiere kommen während der Regenzeit in menschliche Wohnungen und verbergen sich in Schuhen, Geschirr und Kleidern. Auch der Biß dieser Spinne ist außerordentlich schmerzhaft; der Schmerz kann sich über die gesamte betreffende Körperpartie ausbreiten und von vegetativen Erscheinungen wie Tränen- und Speichelfluß, Seh- und Koordinationsstörungen, Schläfrigkeit oder Lähmungen begleitet sein. In seltenen Fällen ist der Tod durch Atemlähmung beschrieben. Aus dem Toxin von Phoneutria konnten 13 toxische Komponenten isoliert werden, darunter zwei für Warmblüter besonders giftige Peptide, die eine Maus innerhalb von Sekunden töten können. Weitere Bestandteile waren Histamin, Serotonin, Hyaluronidase und Proteasen.

Zur Therapie schwerer Fälle gibt es ein Phoneutria-Antiserum, das selbst 12 Stunden nach dem Biß noch wirksam ist. Im übrigen wird symptomatisch behandelt mit Analgetika, Calciumgluconat und Stützung des Kreislaufs.

In Australien haben Spinnen der Gattung Atrax medizinische Bedeutung. Ihr Gift gehört zu den stärksten tierischen Toxinen und wirkt vorwiegend neurotrop. Symptome eines Bisses sind heftiger Schmerz, Übelkeit, Erbrechen, Krämpfe, Herzjagen, Schüttelfrost, Atemstörungen, in schweren Fällen Bewußtlosigkeit und Koma. Von 1950 bis 1972 sind in der Gegend von Sydney 11 Todesfälle bekannt geworden. Vor kurzem gelang es, ein gereinigtes Immunserum gegen Atrax herzustellen, das in einer Reihe von Fällen erfolgreich eingesetzt wurde.

Spinnen der Gattung Chiracanthium (Dornfinger) sind weltweit verbreitet. In Australien, auf den Neuen Hebriden, den Fidschi-Inseln, Samoa, Tonga und Hawaii gibt es Chirocanthium mordax, deren Biß vereinzelt zu tödlichem Ausgang geführt hat. Die in den USA lebende Chiracanthium inclusum kann heftige Lokalreaktionen hervorrufen. Bei allen Verletzungen durch Chiracanthium verschwinden die Erscheinungen in der Regel innerhalb von 24 Stunden; die Behandlung ist symptomatisch.

Wolfsspinnen finden sich in Südamerika; sie bewohnen Felder und Steppen und können bei starken Regengüssen oder Überschwemmungen in die Wohnungen gelangen. *Taranteln* sind große Wolfsspinnen (Lycosidae). In der Literatur findet sich manchmal auch für Vogelspinnen und sogar die Schwarze Witwe die Bezeichnung „Taranteln". Das ist zoologisch falsch; die Bezeichnung sollte nur für Wolfsspinnen reserviert werden. Ihre Bisse sind schmerzhaft, aber nicht lebensgefährlich. Eine brasilianische Art kann durch ihren Biß unangenehme Hautreizungen hervorrufen; systemische Giftwirkungen kommen jedoch nicht vor (Abb. 38.8).

Vogelspinnen der Unterfamilie Theraphosinae besitzen Nesselhaare, die Haut- und Schleimhautirritationen sowie langdauernden Juckreiz hervorrufen können. Die echten Vogelspinnen sind für den Menschen nicht gefährlich; ihre Bisse können allerdings sehr schmerzhaft sein. Zu den Verwandten der Vogelspinnen gehören die Barychelidae, die bis zu 3 cm groß

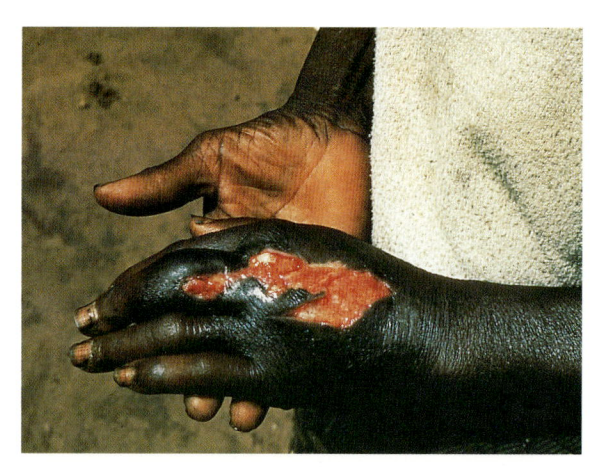

Abb. 38.7 Tiefes, schlecht heilendes Ulkus an der Hand nach dem Biß einer Einsiedlerspinne (Loxoscelesspezies); sog. kutaner, nekrotisierender Loxoszelismus.

werden. Eine südafrikanische Art, Harpactirella lichtfooti soll vereinzelt schwere Vergiftungen beim Menschen verursacht haben.

In Wüstengebieten Südafrikas lebt Sicarius hahni, eine sechsäugige *Krabbenspinne*. Sie ist außerordentlich giftig; Verletzungen von Menschen sind selten, da die Spinne die menschlichen Ansiedlungen meidet.

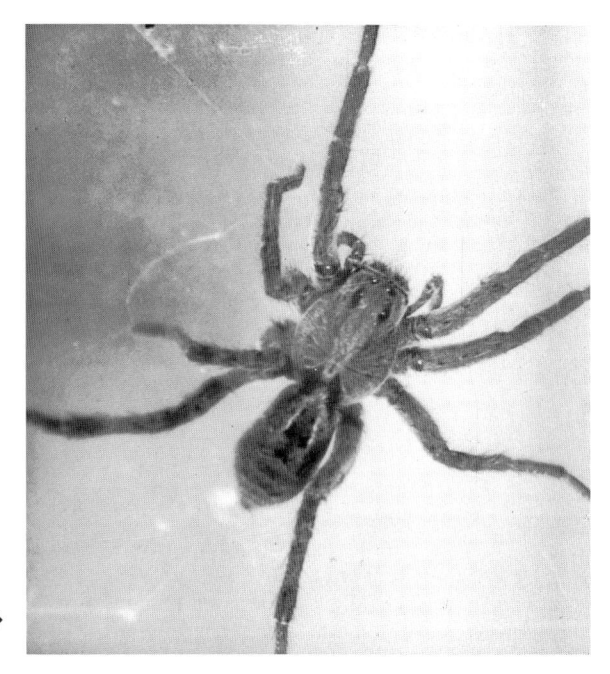

Abb. 38.8 Brasilianische Tarantel (Scaptocosa erythrognatha, ▶ Aufnahme Dr. G. Schmidt, Lüneburg).

Verletzungen durch giftige Meerestiere

Badeaufenthalte an Stränden der warmen Länder und vor allem der Tauchsport in tropischen und subtropischen Gewässern nehmen ständig zu. Dies bedingt, daß Verletzungen und Vergiftungen durch Meerestiere ebenfalls an Bedeutung gewinnen. Verletzungen durch Raubfische wie Haie, Muränen und Barrakudas seien hier ausgeklammert. Es handelt sich um chirurgische Notfälle, die möglichst sofort an der Küste versorgt werden müssen und intensivmedizinische Maßnahmen erfordern.

Bei den Verletzungen und Vergiftungen durch Meerestiere kann unterschieden werden zwischen aktiven Gifttieren (hier kommt es zur äußerlichen Gifteinwirkung) und passiven Gifttieren, bei denen die Giftaufnahme durch das Verzehren erfolgt.

Aktive Gifttiere

Wirbellose aktive Gifttiere finden sich unter den Zölenteraten (Quallen, Seeanemonen, Korallen), den Mollusken (Schnecken, Tintenfischen) und den Echinodermata (Seeigel, Seewalzen, Seesterne).

Von den über 9000 Arten der Zölenteraten sind etwa 70 für den Menschen gefährlich. Quallen tragen fadenförmige Tentakel, die mehrere Meter lang werden können und an denen sich Nesselkapseln (Nematozysten) befinden. Innerhalb der Nesselkapsel ist ein Faden aufgerollt, der mit einem Widerhaken versehen und von einer Giftflüssigkeit umgeben ist. Bei Berührung des Tentakels wird der Faden wie eine Harpune ausgeschleudert und kann die menschliche Haut durchdringen. Es kann zu lokalen wie zu systemischen Giftwirkungen kommen.

Quallen sind Hochseebewohner. In Küstennähe gelangen sie, wenn sie von starken Winden angetrieben werden oder sich in der Nähe von felsigem Ufer fortpflanzen. Die europäischen Quallen sind harmlos; ihre Berührung ruft lediglich unangenehme Lokalerscheinungen hervor. Gefährlich sind die Quallen tropischer Meere: die im Atlantik vorkommende Staatsqualle (Portugiesische Galeere, Physalia physalis), die Würfel- und Feuerquallen, Chripsalmus quadrigatus und vor allem die um Australien heimische Chironex fleckeri. Letztere gilt als das giftigste Meerestier überhaupt; schwerste Vergiftungen und Todesfälle sind bekannt.

Nach Berührung mit den Nesselhaaren einer Qualle entstehen brennende Schmerzen und eine oberflächliche Entzündung, gefolgt von Blasenbildung. In schweren Fällen, z. B. bei ausgedehnter Berührung mit den Nesselhaaren, kommt es zu allgemeinen Vergiftungserscheinungen wie Übelkeit, Kopfschmerzen und Fieber. Die Verletzten klagen über Muskelkrämpfe, vor allem der Rumpfmuskulatur und des Zwerchfells. Ein Schwimmer kann dadurch erhebliche Atembeschwerden bekommen und gerät in die Gefahr des Ertrinkens. Der gelegentliche Tod guter Schwimmer in warmen Meeren nach Quallenkontakt beruht nicht nur auf Panikreaktionen, sondern kann eine direkte Folge des Toxins sein. Im Falle einer Berührung mit Chironex fleckeri kann es innerhalb von Minuten zum Schock sowie zu Herz- und Atemstillstand kommen.

Als erste Hilfe müssen die anhaftenden Tentakel entfernt werden. Dies darf nicht durch Abwaschen mit Wasser geschehen, denn Wasser setzt das Histamin, Bradykinin und Serotonin enthaltende Gift frei. Das Toxin vieler Quallen kann durch Abwaschen mit Alkohol – auch hochkonzentrierte alkoholische Getränke sind hierfür erfolgreich eingesetzt worden – inaktiviert werden. Anhaftende Nesselhaare können durch trockenes Abreiben oder durch Abschaben mit einem Messerrücken entfernt werden.

Bei Berührungen mit der australischen Qualle Chironex fleckeri wird empfohlen, die Haut sofort mit Essig abzuwaschen; gegen die starken Schmerzen bewährt sich Kühlung der Haut mit Eis oder Kältepackungen. Gegen die starken Schmerzen sind Analgetika oral oder parenteral notwendig (Acetylsalicylsäure, Metamizol, Pentazocin, notfalls auch Morphin). In schweren Fällen ist eine Schockbekämpfung nach den Regeln der Intensivmedizin indiziert.

Bei Vergiftungen durch Chironex fleckeri ist ein Antiserum verfügbar, das sich bewährt hat; kardiale Rhythmusstörungen infolge des Chironextoxins lassen sich mit Verapamil beherrschen.

Seeanemonen. Der Kontakt mit Seeanemonen verursacht stark juckende Hauterscheinungen, die mancherorts als „Schwammtaucherkrankheit" bezeichnet werden. Ulzerationen der Haut mit sekundärer Infektion sind nicht selten; sie erfordern eine sorgfältige chirurgische Wundbehandlung. Nach Berührung mit stockbildenden Polypen kommt es ebenfalls zu lokalen Reaktionen. Anaphylaktische Reaktionen können nach wiederholtem Kontakt mit Nesseltieren auftreten.

Kegelschnecken. Giftige Vertreter der Mollusken sind die Kegelschnecken (Koniden). Verletzungen betreffen fast ausschließlich Taucher, die nach den Tieren greifen. Vergiftungsfälle sind vor Ostafrika, Polynesien, Australien und im Roten Meer beschrieben. Die Koniden besitzen einen Giftzahn am Ende eines langen, beweglichen Rüssels, der ausgeschleudert wird.

Das Gift bewirkt heftige lokale Schmerzen, eine umschriebene Ischämie und eine Parästhesie um die Bißstelle herum. Lebensgefährliche Verletzungen entstehen durch die curareähnliche Wirkung einer Giftkomponente, die Lähmungen größerer Muskelgruppen und einen kardiovaskulären Schock hervorrufen kann.

Gegen die lokalen Schmerzen wird empfohlen, die verletzte Körperstelle in möglichst heißes Wasser einzutauchen. Hierbei wird das thermolabile Gift inaktiviert.

Tintenfische. In den Gewässern vor der australischen Küste lebt eine Art von Tintenfischen, die mit ihrem Biß ein gefährliches Gift injizieren. Todesfälle sind beschrieben worden. Es kommt zu Parästhesien im Bereich der Hirnnerven, Sehstörungen, Atemnot und Konvulsionen. In manchen Fällen sind Herzrhythmusstörungen beschrieben worden. Zur Behandlung empfiehlt sich eine weite Exzision der Wunde neben intensiver Schockbekämpfung.

Seeigel. Eine der häufigsten Verletzungen beim Baden und Tauchen in den Meeren der Tropen besteht im Eindringen abbrechender Stacheln von Seeigeln, wenn auf diese Tiere getreten wird. Die Stacheln dringen mit ihren Spitzen tief in die Haut ein und brechen leicht ab. Es entstehen starke Schmerzen und lokale Entzündungen, die lange Zeit andauern können. Einige Seeigelarten produzieren ein potentes Neurotoxin, das zu Lähmungen führen kann. Die Stacheln der Diademseeigel (Diadema seosum) können solche systemischen Vergiftungen hervorrufen und sollten operativ entfernt werden. Zur Behandlung nach Verletzungen durch Seeigel kann Eintauchen in heißes Wasser empfohlen werden; dies lindert die Schmerzen. Die Wunden sind sorgfältig zu desinfizieren. Stacheln, die in der Fußsohle verblieben sind, lassen sich durch Heftpflaster, das 12–24 Stunden auf der Haut bleibt und dann abgezogen wird, entfernen. Wie bei allen Verletzungen durch giftige Meerestiere sollte an die Tetanusprophylaxe gedacht werden.

Unter den *Seesternen* ist eine Art bekannt (Acanthasterplanci), deren Stacheln die menschliche Haut durchstoßen und Vergiftungserscheinungen hervorrufen können. Neben starken Schmerzen kommt es zu Übelkeit, selten auch zu Lähmungserscheinungen.

Fische und Seeschlangen sind aktive giftige Wirbeltiere. Unter den Fischen kennt man etwa 250 Arten, die für den Menschen giftig sind. In den tropischen Gewässern, vor allem im Indopazifik, sind Stachelrochen weit verbreitet. Sie sind Bodenbewohner, die sich flach ausgebreitet und teilweise eingegraben in Strandnähe aufhalten. Einige Arten haben sich auch ans Süßwasser adaptiert und halten sich in Flußmündungen und Sümpfen auf. Stachelrochen besitzen am langen Schwanz Kalkstacheln, unter denen sich Giftdrüsen befinden. Wenn man auf den Fisch tritt, wird der Schwanz mit einer peitschenden Bewegung nach oben geschlagen, und der Giftstachel dringt in die Haut ein (Abb. 38.**9**). Die Lokalreaktion ist durch sofortige, heftigste Schmerzen gekennzeichnet und von einem starken Ödem gefolgt. Das Toxin beeinträchtigt auch das Herz-Kreislauf-System. Es kommt zu Übelkeit, Erbrechen, Muskelkrämpfen, Kopfschmerzen, Schwindel, Herzrhythmusstörungen und Kollaps.

Die Behandlung muß die Schmerzen beseitigen und sich gegen allgemeine Vergiftungserscheinungen richten. Die Wunde muß kräftig mit Wasser ausgespült werden; die Schmerzen lassen sich durch Eintauchen in heißes Wasser über 30–90 Minuten lindern. Stachelreste in der Wunde müssen entfernt werden.

Weitere giftige Fische sind die *Petermännchen* (Familie Trachinidae), die im Mittelmeer, im Atlantik sowie in der Nordsee vorkommen, die Doktorfische (Acanthurus) und die Sterngucker (Uranuscopus).

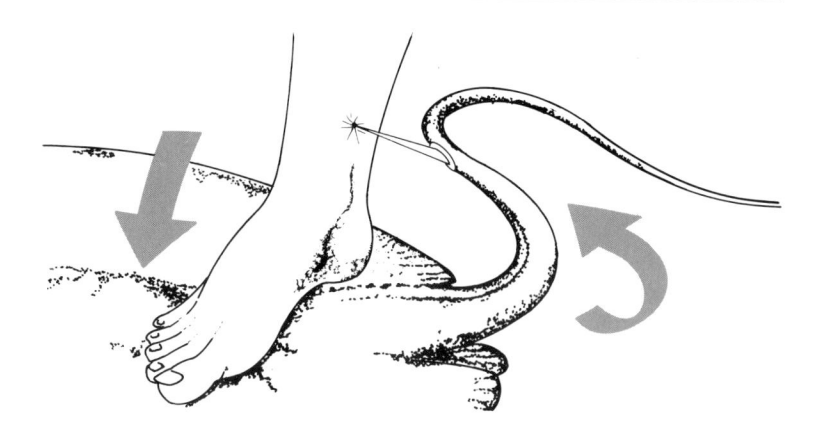

Abb. 38.9 Mechanismus der Verletzung durch einen Stachelrochen. Beim Darauftreten schlägt der Schwanz des Fisches hoch, und der gifthaltige Stachel bohrt sich in die Haut (nach Fenner).

Petermännchen tragen an den Kiemendeckeln und der ersten Rückenflosse gifthaltige Stacheln. Verletzungen durch die Giftstacheln sind außerordentlich schmerzhaft, wobei sich der Schmerz unbehandelt innerhalb von 24 Stunden in der ganzen Extremität ausbreitet, um dann allmählich nachzulassen. Gelegentlich bilden sich Nekrosen. Die Verletzung wird ähnlich wie beim Stachelrochen behandelt.

Die *Skorpionfische* (Scorpaenidae) kommen in allen tropischen Meeren vor. Sie finden sich vor allem in Korallenriffen und werden wegen ihrer Form und Tarnung leicht übersehen. Hierher gehören die Gattungen Scorpaena (Drachenfische) und Synanceja (Steinfische).

Giftstacheln der Skorpionfische finden sich in der Rücken-, Bauch- und Afterflosse. Der Stich ist außerordentlich schmerzhaft; er kann von systemischen Erscheinungen wie Übelkeit, Erbrechen, Durchfällen, Kreislaufkollaps und Lähmungen gefolgt sein. In schweren Fällen sind Atemlähmung und Kreislaufstillstand beschrieben worden. Die Heilung lokaler Nekrosen ist äußerst langwierig und kann durch Sekundärinfektionen verzögert werden. Die Behandlung ist symptomatisch. Bei systemischen Erscheinungen sollte schnellstmöglich eine Schockbehandlung unter klinischen Bedingungen eingeleitet werden.

Steinfische (Synanceja) sind ausgesprochene Bodenbewohner. Sie sind an den Küsten Australiens, an den südostasiatischen Inseln, entlang der asiatischen Küsten, im Roten Meer und vor Ostafrika zu finden. Sie graben sich mitunter vollständig im Sand ein und werden dadurch leicht übersehen. Von dem ebenfalls zu den Skorpionfischen gehörenden Rotfeuerfisch (Pterois volitans) ist bekannt, daß er allzu aufdringliche Taucher angreift.

Um Verletzungen durch giftige Fische vorzubeugen, sollte man Waten in Riffnähe vermeiden. Wenn es unumgänglich ist, empfehlen sich Schuhe mit festen Sohlen. In Höhlen, die unter Wasser liegen, darf man auf keinen Fall hineingreifen. Es versteht sich, daß die Berührung mariner Tiere, die man nicht kennt, vermieden wird. Manchmal empfiehlt sich beim Durchwaten seichter Gewässer ein Stock, den man vor sich in den Untergrund stößt, um giftige Fische im Sand zu verjagen.

Passiv giftige Meerestiere

Vergiftungserscheinungen beim Menschen können auch durch den Genuß von Meerestieren entstehen. Zahlreiche Arten produzieren in einzelnen Organen giftige Sekrete. Die Toxine sind vor allem in viszeralen Organen wie in der Leber oder in den Gonaden konzentriert. Daraus leitet sich als eiserne Regel ab, bei der Zubereitung von Fischen oder anderen Meerestieren die inneren Organe sorgfältig zu entfernen und keineswegs zu verzehren.

Die Organgifte werden als Ichthyosarkotoxine bezeichnet. Die führenden klinischen Symptome einer Vergiftung sind akute gastrointestinale Beschwerden (Übelkeit, Bauchschmerzen, Erbrechen, Durchfälle). Durch eine Magenspülung, gefolgt von der Instillation von Aktivkohle können schwere Erscheinungen vermieden werden; meist erholen sich die Patienten spontan wieder.

Fische der Familien Igelfische (Diodontidae), Kugelfische (Tetrodontidae) und Sonnenbarsche (Molidae) können zur Tetrodotoxinvergiftung führen. Das Gift beeinflußt die zentrale und periphere neuromuskuläre Überleitung und beeinträchtigt die Kontraktilität der Herz- und Skelettmuskulatur.

Innerhalb von 10 Minuten bis zu 4 Stunden nach der Giftaufnahme kommt es zu oralen und perioralen Parästhesien, Kopfschmerzen, Tremor, Myalgien und Blutdruckabfall. In schweren Fällen entstehen schlaffe Lähmungen.

Zur Therapie ist eine sorgfältige Magenspülung indiziert. Diese sollte mit 2%iger Natriumbicarbonatlösung erfolgen, da hierdurch das Toxin neutralisiert werden kann. Manchmal wird intensivmedizinische Betreuung erforderlich.

Manche Speisefische wie der Thunfisch oder Makrelen können zu Scombroidvergiftungen führen, wenn sie längere Zeit bei Temperaturen über 20 °C gelagert werden. Durch bakterielle Kontamination kommt es zu biochemischen Veränderungen in den Geweben, wobei sich vor allem Histamin bildet.

Die klinischen Erscheinungen ähneln denen einer akuten Allergie: Schwellungen im Mund, Juckreiz, Konjunktivitis, Kopfschmerzen und Durchfall. Meist erholen sich die Patienten wieder spontan; Antihistaminika wirken günstig.

Schließlich gibt es Vergiftungen durch marine Biotoxine, die von Fischen aufgenommen werden. Über 400 Fischarten im Indischen und Pazifischen Ozean sowie in der Karibik können mit einem Nervengift verunreinigt sein, das als Ciguatoxin bezeichnet wird. Es stammt von dem Dinoflagellaten Gambierdiscus toxicus, der an den Algen der Korallenriffe beheimatet ist. Der Dinoflagellat wird mit den Algen von den Fischen aufgenommen und kann in andere Arten gelangen, wenn die Fische von anderen gefressen werden. Große Raubfische sind daher besonders stark kontaminiert.

Nach dem Verzehr von ciguatoxinhaltigem Fischfleisch kommt es zu Schwitzen, Schüttelfrost, Brennen und Taubheitsgefühl um den Mund herum. Im weiteren Verlauf sind Schwindel, Übelkeit, Sehstörungen, Schwächegefühl, Muskelkrämpfe, Bauchschmerzen, Durchfälle und Erbrechen zu beobachten. Die neurologischen Erscheinungen können tagelang anhalten. Der Fisch wird äußerlich durch das Toxin nicht verändert; das Gift ist fettlöslich und hitzestabil, es bleibt also im gekochten Fisch wirksam. Die Therapie ist symptomatisch. An Küsten, vor allem solchen mit Korallenriffen, sollte man sich erkundigen, ob Fälle von Cigatera bekannt geworden sind, und in diesem Falle auf Fischfleisch verzichten.

Gewisse Muscheln können das Gift Saxitoxin enthalten, das von den Dinoflagellaten Gonyaulax catenella und Gonyaulax excavata gebildet wird. Es hat eine curareähnliche Wirkung und führt nach der Aufnahme zu Taubheit um den Mund herum und in den Extremitäten; in schweren Fällen kommt es zu Ataxie und Unfähigkeit, zu stehen und zu gehen. Todesfälle durch Atemlähmung sind beschrieben. In Frühfällen einer Muschelvergiftung empfiehlt sich eine Magenspülung; später kommt nur symptomatische Behandlung in Frage. Wenn das Wasser eine rötliche Färbung zeigt oder tote Meerestiere (Vögel, auch Fische) gefunden werden, ist Vorsicht angezeigt, und es sollten keine Muscheln verzehrt werden.

Myiasis

Unter Myiasis versteht man die Invasion des menschlichen Körpers oder von Wirbeltieren durch Larven von Dipteren (Zweiflüglern). Es kann sich um die verschiedensten Fliegenlarven handeln: Muscidae (echte Fliegen), Calliphoridae und Sarcophagidae (Schmeiß- und Fleischfliegen), Caterebridae (Dasselfliegen), Gasterophilidae (Magenfliegen), Oesteridae (Rachenfliegen) u. a. Die Larven ernähren sich während einer bestimmten Periode ihrer Entwicklung von lebendem oder totem Gewebe, von flüssiger Körpersubstanz, möglicherweise auch von Magen-Darm-Inhalt. Die Larven mehrerer Gattungen von Calliphoridae, Caterebridae und Oesteridae leben als stationäre Parasiten auf Wild- und Haustieren. Sie können erhebliche Schäden verursachen.

In den Ländern der dritten Welt ist die Myiasis bei Kindern und Erwachsenen, die unter schlechten hygienischen Verhältnissen (Slumbewohner) leben oder engen Kontakt mit Tieren haben, nicht selten. Befallen werden ferner Patienten mit schweren oder konsumierenden Erkrankungen sowie bewußtlose Kranke. Vereinzelt werden Infektionen von Touristen oder Tropenrückkehrern mitgebracht, besonders von solchen Personen, die unter ungünstigen oder abenteuerlichen Bedingungen in den warmen Ländern gelebt haben.

Um eine primäre Myiasis handelt es sich, wenn die Larven die intakte Haut durchdringen und sich festsetzen. Unter sekundärer Myiasis versteht man das Ablegen der Eier in Wunden, in infiziertem oder nekrotischem Gewebe. Eine andere Möglichkeit, die Myiasis zu unterteilen, geschieht nach dem Ort der Invasion. Bei der *traumatischen Myiasis* legt die Fliege ihre Eier in Wunden ab; sie wird durch Blut, Eiter oder Sekretionen angezogen. Bevorzugt befallen werden die Patienten mit tiefen, infizierten Wunden, mit Lepra, Hautleishmaniose oder malignen Veränderungen, vor allem, wenn ihr Allgemeinzustand reduziert ist. In der Regel entwickeln sich die Maden oberflächlich; in manchen Fällen breiten sie sich im tieferen Gewebe aus. Es entstehen dann Abszesse oder Phlegmonen mit nachfolgender Sepsis.

Eine andere Manifestationsart ist die *subkutane (furunkuläre) Myiasis*. Eine Larve entwickelt sich in der vorher intakten Haut. Die für den Menschen wichtigsten Fliegen sind Cordylobia anthropophaga, die *Tumbufliege* in Afrika südlich der Sahara, sowie Dermatobia hominis, die *Dasselfliege*, die in Mittel- und Südamerika weit verbreitet ist. Die Tumbufliege legt ihre Eier auf sandigen Boden oder auf verschmutzte menschliche Kleidung, die zum Trocknen auf dem Boden ausgebreitet wird. Die Larven schlüpfen innerhalb weniger Tage und können bis zu 2 Wochen lebensfähig bleiben. Sie durchdringen nach Kontakt mit dem Menschen innerhalb weniger Minuten die Haut. Es entsteht eine Pyodermie, die auf den ersten Blick einem Furunkel gleicht. Bei genauerem Hinsehen entdeckt man in der Tiefe das Hinterende der Larve. Die Hautläsionen jucken oder brennen, manchmal tritt wenig seröse Flüssigkeit aus. Bevor die Larven entfernt werden, empfiehlt es sich, für einige Zeit einen Tropfen Paraffinöl aufzubringen. Die Larven sterben ab und können vorsichtig aufgedrückt werden. Wenn die Larve bei unvorsichtigen Extraktionsversuchen abreißt, kann dies unangenehme, langwierige Eiterungen nach sich ziehen. Die Fliege Dermatobia hominis wählt einen einzigartigen Infektionsweg: Das Weibchen fängt Moskitos oder andere blutsaugende Insekten, befestigt seine Eier an der Unterseite des Tieres und läßt es wieder los. Wenn das blutsaugende Insekt mit einem Säugetier in Kontakt kommt, lösen sich die Eier ab, bleiben an der Haut oder in Haaren haften, und die Larve bohrt sich dann in die Haut ein. Die Larven von Dermatobia können meist nur chirurgisch durch eine kleine Inzision entfernt werden.

Andere Fliegen legen ihre Eier auf den Boden oder auf menschliche Kleidung, die zum Trocknen aufgehängt wurde. Die Larven schlüpfen innerhalb von 2 Tagen und können bis zu 2 Wochen lebensfähig bleiben und bei Hautkontakt in den Menschen eindringen.

Die *Myiasis im Hals-Nasen-Ohren-Bereich* befällt vor allem schwerkranke, elende Patienten. Bei indischen Kindern sieht man häufig die Myiasis aufgepfropft auf eine chronische Otitis media. In diesen Fällen lassen sich Dutzende von Maden aus dem äußeren Gehörgang entfernen. Es kommt bei dieser Lokalisation zu massiver, stinkender Sekretion aus dem Ohr und zu unerträglichen Schmerzen. Die Infektion kann auf das Innenohr übergreifen und zur Ertaubung und zu Gleichgewichtsstörungen führen. Ein Durchbruch in die Schädelhöhle mit nachfolgender, meist tödlich endender Meningitis ist bei reduzierter Abwehr möglich.

Im tropischen Asien und in Afrika kommt die nasale Myiasis vor; die häufigste Ursache ist Chrysomyia bezziani. Die Fliege legt ihre Eier in die Nasenhöhle von unterernährten, kachektischen Kindern oder Erwachsenen. Die sich entwickelnden Larven bohren sich in die Schleimhaut und auch in die Knochen ein. Es kommt zu heftigen Schmerzen, wiederholtem Niesen und zu Blutungen aus der Nase. Diagnostisch wegweisend ist ein fauliger, stinkender Ausfluß. In manchen Fällen entstehen tiefgreifende Destruktionen der Nase und der umgebenden Gewebe. Wenn es zur aufsteigenden Meningitis kommt, ist das Schicksal der Patienten meist besiegelt. Die Larven können mit dem Nasenspekulum gesehen und entfernt werden. Es wird empfohlen, vorher 15%iges Chloroform in Öl einzutropfen, was die Larven „anlockt". In schweren Fällen müssen die Nasennebenhöhlen chirurgisch eröffnet werden, um die eingedrungenen Larven zu entfernen.

Von *okulärer Myiasis* spricht man, wenn sich die Fliegenlarve im Bereich des Auges entwickelt. Bei Personen, die mit Schafen und Ziegen umgehen, kann Oestrus ovis, die Schaffliege, ihre Eier im Bindehautsack deponieren. Es entwickelt sich eine eitrige Konjunktivitis. Die Maden anderer Fliegenlarven dringen ins Auge ein, können die Sehkraft stark beeinträchtigen oder das Auge zerstören.

Perianale und perivaginale Myiasis. Die Ausscheidungen aus Rektum und Sekretionen aus der Vagina sind für zahlreiche Fliegen ein willkommener Nährboden. Nicht selten werden die Fliegeneier perianal oder perivaginal abgelegt, die schlüpfenden Larven dringen in die Körper ein. Bei abwehrgeschwächten Patientinnen mit jauchig zerfallendem Zervixkarzinom kann man Hunderte von Fliegenmaden in der Vagina finden. Bei der *urogenitalen Myiasis* liegt ein ähnlicher Infektionsweg vor. Der Parasitenbefall führt zu heftigen Schmerzen, häufigem Harndrang und schweren Sekundärinfektionen. Die Diagnose einer urogenitalen oder analen Myiasis kann nur dann als gesichert gelten, wenn die Maden innerhalb des Körpers gefunden werden. Wenn im Urin oder in einem Untersuchungsgefäß die Maden entdeckt werden, ist noch lange nicht bewiesen, daß sie aus dem Körperinneren stammen.

Umstritten ist der Begriff der *enterischen oder intestinalen Myiasis*. In der Literatur sind zahlreiche Fälle beschrieben, wo Maden der Gattungen Musca, Fannia und Sarcophaga im Darminhalt gefunden worden sind. Es ist noch nicht eindeutig erwiesen, ob die Entwicklung der Fliegenmaden im menschlichen Darm erfolgen kann. Wenn bei einem Patienten eine Myiasis diagnostiziert wird, sollte die Larve nach Möglichkeit entomologisch untersucht und bestimmt werden. Manchmal läßt sich so eine Infektionsquelle finden und eine wirksame Prophylaxe einleiten.

Das selbstverständliche Ziel der Behandlung ist es, die Maden zu entfernen. Im Falle der furunkulären Myiasis wird die Wunde luftdicht abgedeckt, etwa mit einer Salbe, mit Pflaster oder einer selbstklebenden Folie. Bei traumatischer Myiasis werden die Maden sorgfältig entfernt. Eine ausgiebige Wundtoilette – notfalls unter Vollnarkose – ist unerläßlich. Wenn Maden in verschiedenen Körperöffnungen sitzen – HNO-Bereich, Augen, Urogenitalgegend, Rektum – müssen sie endoskopisch entfernt werden. Lokal desinfizierende Maßnahmen, Antibiotika bei septischen Erscheinungen sowie Allgemeinmaßnahmen bei reduziertem Zustand sind weitere therapeutische Schritte.

Literatur

Bosworth, A. B., P. D. Marsden: Injurious arthropods. In Strickland, G. T.: Hunter's Tropical Medicine, 6th ed. Saunders, Philadelphia 1984 (pp. 815–833)

Bücherl, W., E. Buckley, B. Deulofeu: Venomous Animals and Their Venoms, vol. I–III. Academic Press, New York 1971

Exton, D. R., P. J. Fenner, J. A. Williamson: Cold packs: effective topical analgesia in the treatment of painful stings by physalia and other jellyfish. Med. J. Aust. 151 (1989) 625–626

Fenner, P. J., J. A. Williamson, J. A. Blenkin: Successful use of chironex antivenom by members of the Queensland ambulance transport brigade. Med. J. Aust. 151 (1989) 708–710

Halstead, B. W.: Dangerous Marine Animals That Bite, Sting, Shock and Are Non Edible, Cornell Maritime Press, Cneterville/Maryland 1980

Kunkel, D. B., S. C. Curry, M. V. Vance, P. J. Ryan: Reptile envenomations. J. Toxicol., clin. Toxicol. 21 (1983–84) 503–526

Lumley, J., J. A. Williamson, P. J. Fenner: Fatal evenomation by chironex fleckeri, the north Australian box jellyfish. Med. J. Aust. 148 (1988) 527–534

Markwalder, K.: Vergiftungen durch maritime Gifttiere. Internist 31 (1990) 411–416

Mebs, D.: Gifttiere. Wissenschaftliche Verlagsgesellschaft, Stuttgart 1992

Moser, A., T. A. Freyvogel: Medizinisch bedeutsame Gifttiere des Nahen Ostens: Vorkommen und vorbeugende Maßnahmen. Ther. Umsch. 36 (1979) 220–227

Reid, H. D., R. D. G. Theakson: The management of snake bite. Bull. WHO 61 (1983) 885–895

Russell, F. E.: Snake venom poisoning. Scholium International, Great Neck 1983

Schmidt, G.: Spinnen, 2. Aufl. Landbuchverlag, Hannover 1984

Schmidt, G.: Giftspinnen und ihre Gifte. Tierärztl. Prax. 13 (1985) 255–266

Schmidt, G.: Skorpione – eine Gefahr für den Tourismus? Med. Welt 37 (1986) 875–879

Schmidt, G.: Wie gefährlich sind Spinnenbißverletzungen wirklich? Natur u. Museum 117 (1987) 197–207

Schmidt, G.: Vogelspinnen, 4. Aufl. Landbuchverlag, Hannover 1993

Sodeman, W. A., P. D. Bartlett: Animals hazardous to man. Venomous marine animals. In Strickland, G. T.: Hunter's Tropical Medicine, 6th ed. Saunders, Philadelphia 1984

Trutnau, L.: Giftschlangen, Schlangengifte und Schlangenbisse aus biologischer und medizinischer Sicht. Mat. Med. Nordmark 34 (1982) 132–148

Warrel, D. A.: Animal poisons. In Manson-Bahr, P. E. C., F. I. C. Apted: Manson's Tropical Diseases, 19th ed. Baillère Tindall, London 1987 (pp. 855–898)

Warrell, D. A.: Snakes. In Strickland, G. T.: Hunter's Tropical Medicine, 7th ed. Saunders, Philadelphia 1991

Watt, G., R. D. G. Theakston, C. G. Hayes, C. G. Sangalang, C. P. Ranoa, E. Alqizales, D. A. Warrell: Positive response to edrophonium in patients with neurotoxic evenoming by cobras. New Engl. J. Med. 315 (1986) 1444–1447

39 Infektionskrankheiten, insbesondere des Kindesalters

H. J. Bremer

Unter den Infektionskrankheiten, die überwiegend Kinder betreffen, gibt es zweifellos solche, die ausschließlich oder ganz überwiegend in den Tropen vorkommen. In den meisten subtropischen und tropischen Zonen beeinflussen aber bei Kindern jene Infektionskrankheiten am stärksten den Gesundheitszustand und verursachen die höchste Mortalität, die potentiell in allen Klimazonen zu finden sind, die aber in entwickelten Ländern einen wesentlich komplikationsärmeren Verlauf nehmen (z. B. Infektionen der oberen Luftwege, Masern, Keuchhusten) oder aber durch bessere hygienische und prophylaktische Maßnahmen kaum noch bei uns gesehen werden (z. B. Tetanus neonatorum, Lues connata). Manche dieser Krankheiten werden deshalb in den Lehrbüchern der Medizin für entwickelte Länder nicht mehr oder nur so kursorisch behandelt, daß der Arzt in tropischen Ländern, der mit ihnen konfrontiert wird, nicht ausreichend Informationen erhält. Das macht es notwendig, bestimmte Krankheiten in diesem Buch ausführlicher zu schildern, z. B. Lues connata, oder Besonderheiten der Verläufe bei Krankheiten hervorzuheben, die im strikten Sinne nicht Tropenkrankheiten sind, z. B. Masern.

Masern

Definition

Masern sind eine hochkontagiöse Infektionskrankheit, die als aerogene Infektion übertragen, bei Kontakt bei nichtimmunen Personen in über 90% zu einer Infektion mit klinischer Symptomatik führt. Der Erreger, ein Virus der Paramyxovirusgruppe, findet sich nur beim Menschen. Infektionen setzen eine ununterbrochene Infektionskette voraus.

Epidemiologie

Wegen der hohen Infektiosität sind Masern überwiegend eine Kinderkrankheit. Nur selten, d. h. in Isolaten, werden Adoleszenten und Erwachsene betroffen. Bei ihnen findet man meist schwere Krankheitsverläufe. Säuglinge besitzen in den ersten 3–4 Monaten durch plazentar übertragene mütterliche Antikörper einen absoluten und für die nächsten Lebensmonate einen relativen Schutz. Dieser Schutz hält offensichtlich bei gut ernährten Kindern länger an als bei unterernährten.

Während in entwickelten Ländern Kinder meist in späterem Kleinkindalter oder Schulalter erkranken, ist in vielen tropischen Ländern die Infektion bereits bis zum 2. Lebensjahr erfolgt und auch im 1. Lebensjahr nicht selten. Das Virus läßt sich in den Schnupfensekreten nachweisen; 2–3 Tage nach Beginn des Exanthems verschwindet das Virus aus dem Rachen und damit aus den Sekreten. Nach einer Untersuchung aus Kenia kann das Virus bei schwerverlaufenden Fällen unterernährter Kinder bis zu 28 Tage mit Rachensekreten sezerniert werden.

Die Maserninfektion ist in entwickelten Ländern eine Krankheit, die mit schwerem Krankheitsgefühl und Fieber einhergeht, die aber in der Regel nur in einem geringen Prozentsatz größere medizinische Probleme verursacht. Ganz anders verläuft sie in vielen Entwicklungsländern; hier sind, regional verschieden, ein foudroyanter Verlauf mit hoher Letalität oder in entwickelten Ländern nicht vorkommende Komplikationen wie Erblindung häufig. In vielen tropischen Ländern stehen Masern als Ursache der Kleinkindersterblichkeit an der Spitze. Die hohe Letalität ist nach Untersuchungen in Zaïre und Guinea-Bissau unabhängig vom Ernährungszustand der betroffenen Kinder.

In tropischen Ländern kommen die Epidemien, die einen festen jahreszeitlichen Bezug haben, oft vor. Sie werden am häufigsten in der Trockenzeit, südlich der Sahara in den heißen Monaten vor der Regenzeit, gesehen.

Pathogenese

Die Übertragung erfolgt über exhalierte Aerosole. Das Virus wird über die Konjunktiven und die oberen Luftwege aufgenommen. Die Inkubationszeit ist streng normiert und beträgt 10–14 Tage.

Für die Überwindung der Masern ist eine intakte zellvermittelte Immunität notwendig. Bei Patienten mit kombinierten Immundefizienzsyndromen ist der Verlauf in der Regel tödlich, im Gegensatz zu klinisch unkomplizierten Masern bei alleiniger Hypogammaglobulinämie. Unterernährte Kinder weisen wegen der verminderten zellulären Immunkompetenz meist schwerere Verläufe auf als normal ernährte Kinder.

Krankheitsbild

Das erste Stadium ist Fieber, das mit Schnupfen, Konjunktivitis und mäßigem Husten einhergeht und 3–4 Tage andauert. Danach entsteht das typische Exanthem. In den letzten 24–48 Stunden vor dem Auftreten des Exanthems finden sich an der Wangenschleimhaut die pathognomonischen Koplik-Flecken, kleine kalkspritzerähnliche weißliche Flecken.

Das Exanthem, rötlich, makulopapulös, mit mäßiger Neigung zum Konfluieren, beginnt unter gleichzeitigem Fieberanstieg im Gesicht und breitet sich in 1–2 Tagen über den Stamm und die Extremitäten aus. Auf dunkler Haut ist es oft besser als Unregelmäßigkeit beim Darüberstreichen zu fühlen. Aber auch dann ist die Diagnose bei unkompliziertem Verlauf durch die Kombination Fieber, Konjunktivitis, Schnupfen, Katarrh der oberen Luftwege nicht schwer. Das Exanthem verschwindet nach 5–6 Tagen unter bräunlicher Verfärbung wieder. Bei schweren Verläufen gibt es Einblutungen in die Exanthembezirke (hämorrhagische Masern). Die zusätzlichen Symptome betreffen das Respirationssystem, wobei überwiegend eine Bronchitis mit Husten besteht. Die Kinder sind irritabel; sie weisen eine Lichtscheu auf, und sie fühlen sich auch bei unkompliziertem Krankheitsverlauf schwer krank. Das Fieber verschwindet mit dem abblassenden Exanthem.

Eine Reihe von häufigen und seltenen Komplikationen können auftreten, wobei auf die Lehrbücher für Kinderkrankheiten verwiesen sei. Neben den üblichen Komplikationen tritt in tropischen Ländern oft ein Pseudokrupp auf, der in der ersten Krankheitsphase dann tödlich verlaufen kann, wenn es nicht gelingt, durch abschwellende Maßnahmen wie Mikronephrin-Vernebelung oder Intubation die Obstruktion zu beseitigen. Bei Säuglingen und im 2. Lebensjahr kann es auch in der ersten Krankheitsphase zu einer Obstruktion der kleinen Bronchien, einer Bronchiolitis, kommen, die schnell eine kritische Situation hervorruft. Neben den häufigen bakteriellen Superinfektionen mit Streptococcus pneumoniae, Staphylococcus aureus und Haemophilus influenzae, die zu Bronchopneumonien und ausgedehnten Lobärpneumonien führen können, kommt es besonders bei immuninkompetenten Kindern wie Mangelernährten, bei gleichzeitigen Infektionen mit anderen Viren oder nach einer immunsuppressiven Therapie zu einer virusbedingten Pneumonie, histologisch einer Riesenzellpneumonie, die bereits in der ersten Phase der Krankheit, aber auch Wochen später auftreten kann. Sie führt sehr schnell zum Tode. Sie ist wahrscheinlich verantwortlich für die hohe Mortalität an Masern in Entwicklungsländern. Man sieht dort sehr häufig tödliche Verläufe innerhalb von wenigen Stunden nach Einlieferung in die Klinik trotz sofort begonnener antibiotischer Therapie. Besonders fatal für den Verlauf scheint eine zusätzliche Infektion mit Adenoviren oder Herpesviren zu sein. Wird die Viruspneumonie überstanden, so ist wegen erfolgter bronchiolärer und interstitieller Nekrosen der Heilungsverlauf langsam, und es bleiben häufig Bronchiektasen und obstruktive Atembehinderungen zurück.

Eine schwere Diarrhö ist eine häufige Komplikation, die durch ungenügende Nahrungsaufnahme und enteralen Eiweißverlust bei Kindern mit suboptimaler Ernährung während und nach Masern oft einen eindeutigen Unterernährungsstatus oder sogar einen Kwashiorkor entstehen läßt.

Eine Ulzeration der Kornea, die zur Erblindung führen kann, findet sich im Zusammenhang mit Masern in vielen Teilen der Welt mit suboptimaler Vitamin-A-Versorgung. Sie hängt wahrscheinlich mit einem manifest werdenden peripheren Vitamin-A-Mangel zusammen, da während der Masernerkrankung der Plasmaspiegel des retinolbindenden Eiweißes stark abfällt. Die Ulzeration geht wahrscheinlich von den punktförmigen Nekrosen im Korneaepithel aus, die normalerweise bei Masern entstehen. Daneben sind Herpesinfektionen der Kornea bei Masern nicht selten. Bei Mangelernährten kommen im Zusammenhang mit Masern häufig eine Stomatitis aphthosa und Candidainfektionen des Mundes vor, die das Essen sehr erschweren und eine sorgfältige Mundpflege notwendig machen.

Nach einer Maserninfektion wird ein vorher positiver Tuberkulintest für 2–8 Wochen negativ, was mit einer Verminderung der zellulären Immunkompetenz durch Masern zusammenhängt. Bei unterernährten Kindern kann diese verminderte Immunkompetenz, ablesbar am negativen Tuberkulintest, bis zu einem Jahr bestehen. Bekannt ist, daß in dieser Phase die Abwehr gegenüber bestimmten Infektionen vermindert ist, so daß es z. B. zum Auftreten einer Tuberkulose kommen kann. Die erhöhte Infektionsanfälligkeit besteht auch nach einer Masernimpfung.

Diagnostik und Differentialdiagnostik

Die Diagnose und die Abgrenzung gegenüber anderen exanthematischen Krankheiten kann anfangs besonders bei mitigierten Masern und im Säuglingsalter schwierig sein, aber auch in schweren Fällen mit Hämorrhagien und Kreislaufschock. Das Vorhandensein von Rhinitis und Konjunktivitis, evtl. von Koplik-Flecken bringt dann die eindeutige Zuordnung zu Masern. Bestimmte klinische Symptome wie Konjunktivitis, Fieber und Exantheme kommen auch beim Kawasaki-Syndrom vor. Jedoch hat diese Krankheit einen viel längeren Verlauf mit zusätzlichen Symptomen.

Therapie

Die Therapie bleibt symptomatisch, wobei die antipyretische Therapie in der Regel mit einer Therapie mit Hustenmitteln (Codein) zu kombinieren ist. Eine Pneumonie muß antibiotisch behandelt werden, da eine viral bedingte Pneumonie nicht einfach von einer bakteriell bedingten abzugrenzen ist und weil später immer eine Superinfektion auftritt. Die Kombination von Penicillin und einem Aminoglykosid ist zu empfehlen. Bei einer Diarrhö ist eine Dehydrierung durch Flüssigkeits- und Elektrolytersatz zu verhindern; dabei sollte die Nahrungszufuhr (Milch) nicht unterbrochen werden, da eine Tendenz zur Verschlechterung einer Unterernährung besteht (evtl. i. v. Flüssigkeits- und Elektrolytersatz). In der Volksmedizin wird in manchen Gebieten die Flüssigkeitszufuhr während der Masernerkrankung als schädlich angesehen. Dieses Dursten führt bei schwerkranken Kindern innerhalb kurzer Zeit zu einer schweren Dehydrierung und erhöht die Sterblichkeit sehr stark.

Auftretende Krampfanfälle werden durch Barbiturate oder Diazepam kontrolliert. Die Augen sollten überall dort, wo Vitamin-A-Mangel vorkommt oder Kornealgeschwüre bei Masern häufiger gesehen werden, mit angewärmter physiologischer Kochsalzlösung gereinigt und mit Antibiotikasalben versehen werden. Ob eine Vitamin-A-Injektion während der akuten Krankheitsphase wirksam ist, ist allerdings fraglich.

Prophylaxe

Prophylaktisch kann bis zum 5. Tag nach Infektion das Auftreten der Krankheit durch intramuskuläre Injektion von Gammaglobulin (0,2 ml/kg bzw. bei älteren Individuen 5 ml) verhindert werden; für weitere 1–2 Tage der Inkubationszeit läßt sich die Krankheit dadurch attenuieren. Eine Durchimpfung mit Vakzinen mit abgeschwächtem Masernvirus ist für alle Länder mit einer hohen Mortalität durch Masern zu empfehlen. Die Impfung muß jedoch gegenüber den Impfempfehlungen in entwickelten Ländern zeitlich früher erfolgen, weil in Entwicklungsländern Masern bei Säuglingen nicht selten sind. Sie sollten im Alter von 6–9 Monaten erfolgen. Da bei so früher Impfung noch einige Kinder durch mütterliche Antikörper geschützt sind, wodurch eine Impfantwort verhindert wird, ist eine Nachimpfung mit 14–16 Monaten zu empfehlen, um einen sicheren Schutz zu erreichen. Bei Massenimpfungen ist ein so individuelles Vorgehen natürlich nicht möglich. Man beobachtete ein Ansteigen der allgemeinen Mortalität nach Masernimpfungen, wahrscheinlich verursacht durch Infektionen, die durch die herabgesetzte Abwehrlage nach dieser Impfung begünstigt werden. Inwieweit der günstigste Effekt der Impfung dadurch wieder aufgehoben wird, ist nicht bekannt.

Der Impfstoff ist sehr empfindlich gegen Hitze und Licht. Er sollte deshalb innerhalb kurzer Frist verbraucht werden, und ununterbrochene Kühlketten sind unbedingt notwendig. Um eine Infektionskette und das Auftreten von Epidemien in einer Bevölkerung zu unterbrechen, ist eine Impfung von 90–95% der Kinder notwendig.

Diphtherie

Die Diphtherie kommt in tropischen Ländern vor. Die Infektionswege und die Epidemiologie sind aber für diese Länder unter Verwendung moderner Methoden der Typisierung der Bakterien nicht gut untersucht. Sporadische Fälle und auch große Epidemien wurden in den letzten Jahren besonders in Ländern der südlichen Sahara und der Sahelzone gesehen, z. B. im Sudan. Eine Impfung ist in diesen Ländern zu empfehlen.

Keuchhusten

Durch die Lebensumstände ist in den meisten Entwicklungsländern das mittlere Alter bei einer Keuchhusteninfektion wesentlich niedriger als in entwickelten Ländern. Die Möglichkeit, daß potentiell tödliche Komplikationen auftreten, hängt beim Keuchhusten wesentlich vom Alter bei Infektion ab. Das führt dazu, daß in vielen Gebieten Keuchhusten einen erheblichen Anteil an der Säuglingssterblichkeit hat. Die Symptome und die Komplikationen sind die gleichen wie in entwickelten Ländern. Todesfälle treten besonders durch plötzliche Apnoe (ohne den typischen Husten) bei jungen Säuglingen und bei Krampfanfällen auf. Eine Bronchopneumonie entwickelt sich häufig. Keuchhusten verläuft bei Unterernährten nicht schwerer als bei normal Ernährten; aber Keuchhusten kann die Entstehung einer Unterernährung fördern.

Da wegen gefährlicher Komplikationen Keuchhusten bei jungen Säuglingen verhindert werden sollte, kann bei wahrscheinlicher Infektion, z. B. bei Erkrankung von Geschwistern, aber auch in der 1. Woche der manifesten Erkrankung eine antibiotische Therapie erfolgen, wobei sich Chloramphenicol (50 mg/kg/Tag, in drei Dosen) oder Erythromycin (30–50 mg/kg/Tag) 5–7 Tage gegeben, bewährt haben. Wegen der frühen Infektion wird die Impfung in Entwicklungsländern bereits im Alter von 1 Monat empfohlen mit zwei Wiederholungsimpfungen in monatlichen Abständen.

Poliomyelitis

Akute Poliomyelitiserkrankungen und poliomyelitische Lähmungen werden in vielen Entwicklungsländern auch heute noch in großer Zahl gesehen. Nach Infektionen treten paralytische Verlaufsformen in der Regel erst nach Ablauf des 1. Lebensjahres auf. Erfolgt unter den Bedingungen sehr großer Menschenzusammenballung und schlechter Hygiene bereits eine hundertprozentige Infektion im Säuglingsalter, so kommt es zur stillen Feiung, da praktisch alle Säuglinge Antikörper entwickeln. Sind die hygienischen Bedingungen jedoch besser, z. B. in Dörfern mit nicht so starker Besiedlung mit besseren Hygienebedingungen oder in Städten der Trockengürtel, so sieht man unter einer nichtgeimpften Bevölkerung auch Infektionen jenseits des Säuglingsalters und häufig paralytische Verlaufsformen. Die Infektionen treten meistens sporadisch auf; Epidemien werden nur selten gesehen. Eine immunologische Inkompetenz, z. B. bei Unterernährung, kann offensichtlich die Empfänglichkeit erhöhen; auch finden sich speziell bei schwangeren Frauen schwerere Verlaufsformen. Nach oraler Vakzinierung mit der Sabin-Vazine fand sich in Entwicklungsländern eine relativ hohe Rate von Kindern, die keine Antikörper entwickelten, auch nicht nach drei bis vier Vakzinierungen. Es wird deshalb auch empfohlen, in diesen Ländern innerhalb des 1. Lebensjahres eine fünfte orale Verabfolgung der Vakzine vorzunehmen. Ob dies jedoch wirklich nötig ist oder ob nicht bei diesen Kindern eine ausreichende lokale Immunität im Darm besteht, die die Aufnahme der Viren verhindert, ist unklar. Eine Wiedereinführung der inaktivierten Salk-Vakzine, die als Injektion zu verabfolgen ist, wurde für diese Länder empfohlen.

Lues connata

Epidemiologie
Bei der Lues connata handelt es sich um die intrauterin erworbene Lues, die in einigen Ländern Zentral- und Ostafrikas sowie Südamerika sehr häufig ist. Die konnatale Lues kommt in den entwickelten Ländern kaum noch vor, so daß die Krankheit fast völlig eine Krankheit tropischer und subtropischer Länder geworden ist.

Pathogenese
Während die Lues des Erwachsenen in der Regel bei sexueller Aktivität übertragen wird, beruht die Lues beim Kind meist auf einer in der Gravidität übertragenen Infektion auf den Embryo oder den Fetus. Entgegen früheren Ansichten ist eine Infektion des Embryos bereits in den ersten 4 Schwangerschaftsmonaten möglich, ohne daß es zu histologisch verifizierbaren Veränderungen am Embryo oder zu einer vermehrten Abortrate kommt. Histologische Veränderungen am Fetus und damit verifizierbare Krankheitserscheinungen lassen sich erst im zweiten Drittel der Schwangerschaft feststellen und können neben Veränderungen der Plazenta selbst viele Organe des Fetus betreffen. Die Vaskulitis der Plazenta kann dann zum intrauterinen Kindestod in der Fetalperiode führen, es kann über Plazentainfarkte zu einer ungenügenden Nährstoffversorgung der Feten kommen mit prämatur dystrophen Neugeborenen, oder es resultiert eine erhöhte Frühgeburtenrate. Die Plazenta bei der konnatalen Lues selbst ist grau, groß und blaß.

Daneben gibt es während der Kindheit auch noch eine sexuell erworbene Lues bei Kindern. Eine endemische, durch nichtvenerischen Kontakt erworbene Lues kommt bei Kindern gewöhnlich zwischen dem 1. und 10. Jahr in wenigen Isolaten in den Tropen vor.

Bei einer frischen Infektion der Schwangeren beträgt das Risiko einer konnatalen Lues etwa 90%. Das Risiko der Infektion der Frucht nimmt bei weiteren Schwangerschaften ab; es besteht aber mindestens noch für die ersten 4 Jahre nach dem Sekundärstadium der Krankheit der Mutter. Bleibt die Frau unbehandelt, so kann also eine konnatale Lues bei mehreren aufeinander folgenden Schwangerschaften übertragen werden. In späteren Jahren nimmt die Bakteriämie der Frau ab, so daß es durch eine geringe oder späte Infektion des Fetus entweder zu einer späten konnatalen Lues oder, falls keine Bakteriämie erfolgte, zu keiner Infektion kommt. Obwohl einige Fälle von konnataler Lues bei Müttern, die selbst mit einer konnatalen Lues geboren wurden, mitgeteilt wurden, ist in der Regel eine Frau, die mit einer konnatalen Lues geboren und nicht behandelt wurde, zum Zeitpunkt der Geschlechtsreife nicht mehr infektiös. Nach einer erfolgreichen Behandlung der Mutter kann es keine Infektion während weiterer Schwangerschaften mehr geben; ebenso ist ein Neugeborenes asymptomatisch, dessen Mutter im ersten Schwangerschaftsdrittel behandelt wurde. Erfolgt die Behandlung der Schwangeren kurz vor der Geburt, so können Defektheilungen des Fetus vorkommen. Eine Infektion der Schwangeren kurz vor der Geburt kann entweder zu einer fulminanten Infektion des Neugeborenen mit schlechter Prognose oder zu einer frühen konnatalen Lues leichterer Ausprägung führen.

Krankheitsbild
Die Symptome beim Neugeborenen, Säugling oder Kleinkind können außerordentlich vielfältig sein. Aus diagnostischen Gründen differenziert man die frühe konnatale Lues (die Symptome werden manifest innerhalb der ersten 2 Jahre) und die späte konnatale Lues (die Symptome erscheinen nach den ersten 2 Jahren) oder der Zustand bleibt asymptomatisch bei eindeutig positiven serologischen Reaktionen (in 60% der Fälle, latente konnatale Lues).

Die Symptome sind mehr oder weniger die einer Sekundärlues und können von leicht bis sehr schwer und lebensbedrohlich variieren. Verschiedene Organsysteme können betroffen sein. Am häufigsten ist es die *Haut*. Das erste Symptom ist meist eine Blase, die schnell platzt (syphilitischer Pemphigus); die pathognomonischen Lokalisationen der Blasen sind die Fußsohle und die Innenfläche der Hand. Diese Stellen sind höchst infektiös. Makulopapulöse Exantheme, vereinzelt oder am ganzen Körper, erscheinen später; an feuchter Stelle wie perianal und um die Vulva können sie sich zu den ebenfalls stark infektiösen Condylomata lata entwickeln. Muköse Infiltrationen in der Nase können nach 1–2 Wochen zu einer Rhinitis mit schleimiger Sekretion, oft blutig tingiert, führen; auch dieses Sekret enthält sehr viele Spirochäten. Die entsprechenden Veränderungen in der Mundhöhle können zu Fissuren und nach Abheilung an den Mundwinkeln zu Narben führen.

Eine *Anämie* ist häufig; im Blut finden sich Erythroblasten, ebenfalls häufig werden unreife Granulozyten gesehen; beides deutet auf eine extramedulläre Blutbildung hin. Ist die Anämie stark, so kann sich ein Hydrops fetalis entwickeln, der von dem Hydrops einer Isoimmunisierung unterschieden werden muß. Eine Thrombozytopenie kann dazukommen. Eine Hepatosplenomegalie begleitet in einem sehr hohen Prozentsatz eine symptomatische konnatale Lues.

Knochenveränderungen sind sehr häufig bei einer konnatalen Lues. Sie betreffen meist die langen Röhrenknochen, aber nie deren Epiphysen. Als erste Veränderung ist gewöhnlich eine Aufhellung der metaphysären Bereiche zu sehen. Jenseits der Neonatalperiode können Knochendestruktionen wie das Wimberger-Zeichen dazukommen (ausgefranster Bereich wie ein „Rattenbiß" an der Metaphyse) und eine Diaphysitis (mottenfraßähnliche Aufhellungen in der Schaftmitte). Daneben kann häufig eine Periostitis mit Abhebung des Periosts vorhanden sein. Bleibt eine Lues unbehandelt, so persistiert diese Periostitis oft lange; inzwischen können die anderen Knochenveränderungen wieder verschwunden sein. Vereinzelt, offenbar im Zusammenhang mit den Knochenveränderungen, wird eine Extremität nicht mehr bewegt (Parrot-Pseudoparalyse).

Zentralnervensystem. Bei mehr als einem Drittel der Patienten ist das ZNS meist asymptomatisch beteiligt (erhöhte Eiweißwerte, mäßige Erhöhung der Zahl lymphoider Zellen). Eine Lumbalpunktion sollte durchgeführt werden, da bei meningealer Beteiligung die Therapie etwas anders zu gestalten ist.

Ein *nephrotisches Syndrom* kann in den ersten 6 Monaten auftreten, jedoch auch später als einziges klinisches Syndrom erscheinen. Die Symptome, auch die Exantheme, sind nicht selten atypisch. Auch sollte man bedenken, daß bei einer Lues connata Symptome vorkommen können, die nicht zu den pathognomonischen Symptomen dieser Krankheit gehören. So sah der Autor einen Säugling, der seit Geburt eine unstillbare Diarrhö hatte, die nach adäquater Therapie des Lues schnell verschwand.

Symptome der späten konnatalen Lues. Die Läsionen, die nach dem 2. Lebensjahr auftreten, sind nicht infektiös. ZNS-Läsionen sind doppelt so häufig wie bei einer Lues, die im Erwachsenenalter erworben wird. Etwa 15% der Kinder mit einer späten konnatalen Lues entwickeln eine Neurosyphilis. Eine Dementia paralytica beginnt dann gewöhnlich zwischen dem 8. und 15. Lebensjahr, wobei neben den auch bei Erwachsenen vorkommenden Symptomen ein progredienter Schwachsinn nicht selten ist. Eine zentrale Taubheit und eine Optikusatrophie entwickeln sich oft, ebenso eine interstitielle Keratitis. Diese Kinder sind meist klein; das Gesicht kann durch ungenügende Entwicklung der Maxillae flach sein mit auffallend vortretender Stirn und einer Sattelnase.

Diagnostik

Die serologische Diagnostik ist von entscheidender Bedeutung für die Diagnose. Es werden zwei Klassen von Antikörpern gebildet:

- nichtspezifische Reaginantikörper vom IgG- und IgM-Typ,
- spezifische Antitreponemaantikörper.

Die Reaginantikörper reagieren mit Lipidantigenen, die bei der Reaktion der Treponemen mit dem Wirtsgewebe entstehen. Die Reaginantikörper geben die Aktivität der Lues wider und sind so zur Therapiekontrolle wichtig. Falsch positive Titer können besonders bei der Mykoplasmenpneumonie und der infektiösen Mononukleose auftreten. Diese unspezifischen Titer sind aber gewöhnlich nicht sehr hoch. Die Reaginantikörper werden von der Mutter auf das Kind übertragen, wobei diese passiv übertragenen Antikörper die gleiche oder eine niedrigere Titerhöhe wie bei der Mutter haben. Sie verschwinden gewöhnlich innerhalb von 3 Monaten. Bei der frühen konnatalen Lues steigen diese Antikörper postnatal an. Bei der späten konnatalen Lues sind sie niedrig und mäßig erhöht. Ein VDRL (veneral disease reactive lipoprotein) genannter Cardiolipintest ist weit verbreitet und relativ einfach auszuführen. Die Antitreponementests sind zwar relativ spezifisch, sie gestatten aber nicht die Differenzierung, ob es sich um eine zurückliegende und ausgeheilte oder bestehende Lues handelt. Relativ einfach kann der Treponema-pallidum-Hämagglutinationstest (TPHA) durchgeführt werden. Als Screeningtest hat er aber bis zu 2% falsch positive Ergebnisse. Diese hat zwar auch der mit Fluoreszenztechnik arbeitende Treponema-Antikörper-Test (absorbierende FTA), insbesondere in der Version mit IgM, aber die relativ großen IgM-Antikörper passieren nicht die Plazenta, so daß er besonders für die Diagnostik der konnatalen Lues geeignet erschien. Diese Vorstellung hat sich nicht ganz erfüllt, da das Immunsystem der befallenen Neugeborenen unreif sein kann und die Antikörper bei später Infektion in der Fetalperiode erst mit 3 Monaten positiv werden können. Außerdem gibt es bei angeborenen Zytomegalie-, Toxoplasmose- und Rötelninfektionen gelegentlich falsch positive Tests.

In der Praxis wird man bei klinisch verdächtigen Zeichen behandeln, falls es nicht möglich ist, serologische Tests durchzuführen; ist der VDRL-Test bei nichtbehandelter Mutter eindeutig positiv, wird auch behandelt. Eine Behandlung ist nicht so eingreifend und teuer, als daß man nicht auch einmal ein Kind behandeln dürfte, das zwar anamnestisch oder klinisch hinreichend verdächtig ist, dessen Lues connata aber nicht serologisch bewiesen ist.

Therapie

Die Behandlung wird modifiziert, wenn eine meningeale Beteiligung (Lumbalpunktion) vorliegt. Ein symptomatisches Kind ohne meningeale Beteiligung erhält 10 Tage lang 300000 E Procain-Penicillin G intramuskulär. Liegt eine meningeale Beteiligung vor, so ist eine intravenöse Injektion von 50000 E/kg KG in zwei Dosen pro Tag, 10 Tage lang, zu empfehlen. Ein asymptomatischer Säugling kann mit einer intramuskulären Injektion von Benzathin-Penicillin, 50000 E/kg KG, behandelt werden. Fulminante Fälle mit schwerer Anämie und/oder nephrotischem Syndrom oder neurologischen Symptomen müssen zusätzlich eine symptomatische Behandlung erhalten.

Eine Nachkontrolle in etwa 3monatigen Abständen mit Bestimmung des VDRL-Titers ist zu empfehlen. Bleibt der Titer nach 1 Jahr positiv, ist erneut zu behandeln.

Eine Therapie der Mutter, des Vaters und evtl. betroffener Verwandter ist zu empfehlen.

Tetanus neonatorum

Der Tetanus neonatorum ist in einigen tropischen Gebieten so häufig, daß er den überwiegenden Teil der Neugeborenensterblichkeit bedingt.

Die Tetanuserkrankung bei älteren Kindern und Erwachsenen ist in Kapitel 22 abgehandelt.

Die Letalität des Tetanus neonatorum beträgt ohne Behandlung mehr als 90%. Die Inkubationszeit nach der Infektion der Nabelwunde ist gewöhnlich sehr kurz (4–6 Tage). Trinkschwierigkeiten sind meist das erste Symptom, da Neugeborene wegen des Trismus den Mund nicht richtig öffnen können.

Hervorzuheben ist besonders die Rigidität der Bauchmuskulatur. Die Reflexspasmen werden leicht als Krämpfe fehlgedeutet.

Die Nabelwunde muß chirurgisch versorgt werden. Es sind sofort 500 IE Antitetanus-Immunglobulin i. m. zu geben. 30 Minuten nach Sedierung ist eine Nasenmagensonde zu legen und evtl. Immunglobulin intrathekal zu verabfolgen. Diazepam vermindert die Rigidität sehr wirksam: 2–3 mg pro Dosis, i. m. oder i. v. alle 1 bis 4 Stunden je nach Schweregrad. Es kann zur Vermeidung von Konvulsionen mit Phenobarbital (4 mg/kg KG i. m., 1- bis 2mal täglich) oder mit Diazepam (15–30 mg/Tag als Infusion über die Magensonde oder als i. v. Infusion) kombiniert werden. Eine billige Alternative ist Paraldehyd rektal: 0,3–05 ml/kg KG alle 6 Stunden. Kommt es zu einem Laryngealspasmus, so kann die Obstruktion meist mit einer gutsitzenden Gesichtsmaske, Beatmung mit positivem Druck und Sauerstoff überwunden werden. Das Neugeborene muß nach Gabe des Sedativums alle 30 Minuten auf die andere Körperseite gelegt und abgesaugt werden. Penicillin als Pneumonieprophylaxe ist notwendig. Wo möglich, sollte unbedingt eine intermittierende Überdruckbeatmung durchgeführt werden.

Die intrathekale Gabe von menschlichem Antitetanus-Immunglobulin (250 IE) war lange umstritten. Nach den sich ansammelnden Erfahrungen der letzten Jahre scheint sie einen günstigen Einfluß auf den Verlauf des Tetanus neonatorum zu haben. Die medikamentöse Therapie wird so lange fortgesetzt, wie neurologische und muskuläre Symptome bestehen.

Die Nahrung wird als Dauerinfusion über die Magensonde verabfolgt.

Literatur

Coovadia, H. M., W. E. K. Leoning: Paediatrics and Child Health. A Handbook for Health Proffesionals in the Third World. Oxford University Press, London 1988

Ebrahim, G. J.: A Handbook of Tropical Paediatrics. MacMillan, New York 1986

James, H. O., C. E. West, M. B. Duggan, M. Ngwa: A controlled study on the effect of injected water-miscible retinyl palmitate on plasma concentrations of retinol and retinol-binding protein in children with measler in Northern Nigeria. Acta paediat. scand. 73 (1984) 22

Morley, D.: Paediatric Priorities in the Developing World. Butterworths, London 1980

40 Tropische Dermatologie

G. Stüttgen

Bei der vergleichenden Morbidität von Dermatosen in Abhängigkeit von den jeweilgen Breitengraden sind im Bereich der Tropen folgende Faktoren besonders in Betracht zu ziehen:

- Begünstigung oberflächlicher mykotischer und bakterieller Infektionen durch Hydratisierung der Hornschicht als Folge erhöhter Transpiration und erhöhter Luftfeuchtigkeit;
- tiefe mykotische und bakterielle Infektionen über Erd- und Pflanzenkontakt bei Mikrohautläsionen;
- Protozoeninfektion über besondere Vektoren;
- Wurmerkrankungen mit fakultativem Hautbefall über Larvenkontakt auf dem Lande und zu Wasser einschließlich Übertragung durch Insekten;
- Dermatosen als Folge von Kontakten mit Pflanzen und Tieren, die in den Tropen beheimatet sind (Toxine, Allergene).

In diesem Kapitel soll der Hautbefall bei tropischen Erkrankungen generell hervorgehoben werden; auch Hautveränderungen als Begleitphänomene bei primär nicht dermatologischen Erkrankungen sind zu erwähnen.

Zwei prinzipielle Schädigungsmuster und -richtungen liegen bei Dermatosen vor: einmal der Kontakt von außen, wobei das schädigende Agens die Barriere der Hornschicht durchdringen muß, um die vitalen Hautschichten in den tieferen Lagen zu erreichen, in denen sich nunmehr eine reaktive Änderung entwickelt; zum anderen kann sich aber auch eine Hautreaktion durch die Anflutung von schädigenden Stoffen zur Hautoberfläche hin entwickeln. In beiden Fällen beruhen die pathophysiologischen Gegebenheiten auf Chemotaxis, Mediatoren, die sich aus dem Reservoir der Haut entwickeln, Immunglobulinen und Immunzellen sowie Immunkomplexen, die mit Allergenen als Aggressoren reagieren und somit die Haut zur Reaktion zwingen.

Es kann aber auch der Fall eintreten, daß die Haut, vor allem die Hornschicht, lediglich als physiologischer Lebensraum insbesondere für Erreger – Bakterien oder Pilze – genutzt wird; dabei muß auch an die Diffusion von Stoffwechselprodukten in die tieferen Hautschichten mit entsprechender Stimulation reaktiver Prozesse und chemischer Umsetzungen gedacht werden.

Führt man sich die Häufigkeit von Tourismusdermatosen vor Augen und verwertet die Dermatosen von Personen, die sich langfristig in den Tropen aufhalten, und beachtet man zusätzlich die aus den Tropen importierten Infektionen, so wird deutlich, daß es heute unumgänglich ist, tropische Dermatosen mit in die Differentialdiagnostik einzubeziehen, wenn die entsprechenden anamnestischen Gegebenheiten vorliegen.

Dermatosen auf dunkler Haut

Bei der Betrachtung tropischer Dermatosen sollte betont werden, daß die Haut der verschiedenen Rassen, insbesondere die der dunkelhäutigen, Besonderheiten in der kutanen Reaktivität aufweisen.

Diese sind vom Aufenthaltsort im Hinblick auf das Klima und weitere ökologische Faktoren unabhängig und werden unterschieden in

- Hauterkrankungen, die mehr bei Schwarzen vorkommen, und zwar bedingt durch hereditäre, sozialökonomische, aber auch unbekannte Faktoren;
- Hauterkrankungen, die sich im Prinzip nur auf schwarzer Haut entwickeln, wie
  - keloidale Akne der Nackenhaut,
  - afrikanische Histoplasmose,
  - Buruli-Ulkus,
  - Dermatitis papulosa nigra, die den seborrhoischen Warzen ähnelt, aber durch durchgehende dunkle, melaninbedingte Verfärbung charakterisiert sind.
  - Die seltene Zellulitis der Kopfhaut hat Gemeinsamkeiten mit der Perifolliculitis capitis abscendens et suffodiens. In diese Gruppe gehört auch die disseminierte und rezidivierende Infundibulumfollikulitis, die gewöhnlich auf der Brust, auf dem Rücken und auf dem Gesäß vorkommt; im Vordergrund steht eine Follikularkeratose im oberen Anteil der Haarfollikel, ohne daß diese identisch mit der Acne vulgaris wäre.
  - Das Harmartoma moniliforme zeigt eine Hyperplasie der epidermalen und dermalen Strukturen, vornehmlich im Gesicht und am Hals.
  - Die seltene Pseudofollikulitis stellt eine papulöspustulöse Läsion im Nacken, Wangenbereich und Kinn dar und beruht auf Einwachsen der etwas geschlängelten Haare im Bartbereich; beim Rasieren bleibt der eingewachsene Haaranteil in der Haut liegen.

  Weiter sind zu erwähnen
  - Pseudomonasinfektionen der Zehenzwischenräume,
  - Sichelzellulkus im Bereich der Unterschenkel als Ausdruck der Thalassämie,
  - steroidinduzierte Hypopigmentierung,
  - transiente neonatale pustuläre Melanose.

All diese Hauterkrankungen treten vornehmlich bei Schwarzen auf und zeigen selten äquivalente Beispiele bei der kaukasischen oder bei der gelben Rasse.

Die *Ainhum-Erkrankung,* eine Abschnürung des kleinen Zehs, tritt fast nur in Afrika bei Eingeborenen auf, und zwar in den tropischen Waldgebieten, kommt aber auch bei den Negern in der Neuen Welt vor. Toxische Einwirkungen, verbunden mit einer Angiodysplasie und einer abnormalen Fibrogenese sind die Wurzeln dieser Eigentümlichkeit.

Erwähnt werden muß die besondere Neigung zur Acne vulgaris und zur Seborrhoea oleosa im Vorderen und Mittleren Orient bei der nichtnegroiden Bevölkerung. Hinzu kommen dort die häufigen oberflächlichen Mykosen, die mit Umgebungsfaktoren in Beziehung zu setzen sind.

Dermatosen in Abhängigkeit von klimatischen, geographischen und ethnischen Faktoren

Cheilitis actinica entwickelt sich als aktinische Keratose in ihrer chronischen Form bis zum Karzinom, besonders an der Unterlippe. Es ist häufig im Vorderen Orient mit Schwerpunkt Türkei.

Miliaria rubra ist eine Infektion der Schweißdrüsen, verbunden mit einer Spongiose der Epidermis und Obstruktionen des Schweißdrüsengangs, vornehmlich in feuchten und heißen tropischen Regionen.

Lichen planus tropicalis (actinicus) ist eine Dermatose, die sich in tropischen Ländern unter Lichtexposition entwickelt. Histologisch ist sie dem Lichen ruber äquivalent, stellt aber in disseminierter, generalisierter Form durch anuläre pigmentierte, im Zentrum eingesunkene Herde eine Besonderheit dar.

Amyloidosis cutanea tritt als Dermatose gehäuft in Südamerika auf, ohne daß dort weitere systemische Zeichen mit der Stoffwechselkrankheit kombiniert sind. Der Lichen amyloidosus mit stecknadelkopfgroßen Papeln auf pigmentierter Haut mit Bevorzugung der Extremitätenstreckseiten wird mit einem Vitamin-A-Mangel in Zusammenhang gebracht und wurde auch gehäuft in Afrika und in Südindien vorkommend beschrieben. Als mögliche Ursache wird unter anderem ein Pilztoxin diskutiert. Das Amyloid bei diesen auf die Haut beschränkten Amyloidosen scheint in seiner Entwicklung mit den Korneozyten in Zusammenhang zu stehen.

Die *Behçet-Krankheit,* als klinische Einheit 1937 erkannt, erreicht zweifelsohne eine Akkumulation im Vorderen Orient und ist in Japan, Korea und China auch eindeutig häufiger als in Mitteleuropa. Die Prävalenz in Japan ist 1:1000, dagegen in Minnesota 1:25 000. Die Erkrankung ist eine chronische, rezidivierende Vaskulitis der kleinen Gefäße, charakterisiert durch orale und genitale Ulzerationen, rezidivierende Uveitis und kutane intestinale urogenitale sowie neurologische und kardiovaskuläre Besonderheiten. Das häufigste Symptom sind die rezidivierenden aphthösen Stomatitiden und Dental- und Genitalulzerationen; letztere treten in etwa 70% der Fälle auf, vornehmlich im Bereich der Skrotal- oder Vulvalhaut einschließlich Glans penis, Vagina und der perianalen Region. Charakteristisch ist die Uveitis mit Hypopyon.

Die Ursache der Behçet-Krankheit ist unbekannt. Vom Gesichtspunkt der genetischen Disposition ist die Häufigkeit der HLA-B51 und HLA-DRw52 hervorzuheben. Die Nennung der Behçet-Krankheit hier soll lediglich dazu helfen, schmerzhafte Läsionen der Haut und Schleimhaut differentialdiagnostisch abzugrenzen.

Ausprägung häufiger Dermatosen in Europa im Vergleich zu den Tropen

Singapur, direkt unter dem Äquator gelegen, und Berlin unterscheiden sich im Auftreten der klassischen Dermatosen nicht voneinander. Die üblichen Erkrankungen wie Psoriasis, endogenes Ekzem, allergische Kontaktdermatosen und andere Dermatosen, die ein europäisches Lehrbuch aufzeigt, können in Singapur wiedergefunden werden. Singapur zeigt z. B. im städtischen Bereich wenig auffallende Besonderheiten, während sich im benachbarten Malaysia die üblichen tropischen Dermatosen häufen. Als modifizierende Faktoren stehen Temperatur und Luftfeuchtigkeit im Vordergrund. Die Sonnenexposition spielt in den äquatorialen Gegenden keine besondere Rolle, da dies nur eine „Swimming-pool-Angelegenheit" der Europäer ist. In Regionen, wo durch die Natur der Bevölkerung und das wechselhafte Klima die Sonnenexposition noch durch sportliche Aktivitäten intensiviert wird, wie z. B. in Australien, tritt die sonnenbedingte Tumorentwicklung, insbesondere die aktinische Keratose und das Spinaliom sowie das Basaliom, als Charakteristikum dieser tropischen Region in den Vordergrund.

Die geologische Situation und die klimatischen Charakteristika allein bedeuten noch keine deutliche Vermehrung der Dermatosen, es sei denn, daß bestimmte Faktoren, wie z.B. die Bodenbeschaffenheit – vor allem im Hinblick auf die Pilzinfektion –, und besondere rituelle Gebräuche eine Erkrankung provozieren können.

Die Haut als Eintrittspforte für Infektionen in den Tropen

Die Funktion der Haut mit ihren Schweiß- und Talgdrüsen sowie der Hornschichtmauserung im 28tägigen Rhythmus ist in dieser Hinsicht die eines Exkretionsorgans und mit der Funktion einer partiell holokrinen Drüse zu vergleichen.

Der Schwerpunkt der Barrierefunktion der Haut gegenüber dem Eindringen von Fremdstoffen liegt in der Hornschicht. Der passive Durchtritt von Mikroben durch die völlig intakte Haut ist schwerlich möglich.

Neben der stetigen Hornschichtabschilferung ist die Haut einer ständigen Aggression durch die physikalischen und chemischen Irritationen des Alltags ausgesetzt, so daß minimale Hautdefekte häufig vorliegen. Diese nicht sichtbaren Kontinuitätsdefekte in der Oberhaut erlauben die Permeation von mikrobiellen Erregern pathogenen Typs, die sich nunmehr zu der bereits vorliegenden physiologisch-ökologischen mikrobiellen Hautflora hinzugesellen.

Die Barriere Hornschicht wird auch durch Insektenstiche überwunden. Anflug- und Landeorgane der Insekten haben sich bereits so an die menschliche Haut adaptiert, daß Stich- oder Bißreaktionen im ökologischen System ihren Platz haben. Hinzu kommt der Kontakt mit an Pflanzen haftenden Erregern, die gegebenenfalls durch Nesseln, Dornen und Blätter in ihrer physikalischen Einwirkung auf die Haut die Penetration von Mikroben erleichtern.

Bei Aufnahme eines Fremdstoffs in die lebenden Hautschichten ist die Möglichkeit der Entwicklung einer immunologischen Reaktivität durch das Immunorgan Haut, das eine breite Skala der Reaktionsmöglichkeiten besitzt, gegeben. Die Immunreaktion wird im wesentlichen dadurch bestimmt, daß bereits in der Haut periphere Zellen des monozytären phagozytotischen Systems, die Langerhans-Zellen, vorliegen und in den Vorgang der Expression von Allergenen einschließlich der Stimulierung einer Immunantwort über Cytokine und Mediatoren integriert sind. Damit zeichnet sich ab, daß nicht nur der Zustand der Haut und die gewebliche Reaktivität des Hautorgans selbst, sondern auch die genetisch vorgegebene individuelle Situation über Art und Weise der Reaktion auf sich vermehrende Erreger, einschließlich Allergenen und Toxinen entscheidet.

Tab. 40.1 gibt eine Übersicht über die besonderen Infektionen aufgrund von Hautkontakten.

Tabelle 40.1 Besondere Infektionen über Hautkontakte in den Tropen, die mit Hautveränderungen einhergehen

Erreger	Infektionsweg	Erkrankung
Bakterielle Infektionen		
Bacillus anthracis	Fellkontakt	Milzbrand
Francisella tularensis	Nagetiere – Haustiere Staub – Insekten über Haut	Tularämie
Yersinia pestis	Nagetiere – Flöhe Flohbiß	Bubonenpest
Pseudomonas mallei	Pferd, Esel – Mensch Hautverletzung	Rotz (heute extrem selten)
Bartonella bacilliformis	Mensch – Phlebotomen – Mensch	Verruga peruana, Carrion-Krankheit Bartonellose
Listeria monocytogenes	Schmierinfektion	Listeriose (Tierärzte)
Clostridium tetani	Wundinfektion kleine Hautverletzung	Tetanus (Schwerpunkt heute Südamerika)
Mycobacterium marinum	Schwimmbad, Aquarium	Schwimmbadgranulom
Nocardia asteroides	Hautverletzung (Landarbeit)	Nokardiose
Chlamydien		
Ornithosegruppe	Vogel – Mensch Biß, Schmierinfektion	Psittakose
	Mensch – Mensch sexueller Kontakt	Lymphogranuloma venereum
Rickettsiosen		
Rickettsia mooseri	Ratte – Floh – Mensch	Fleckfieber
Rickettsia quintana	Mensch – Laus – Mensch	Wolhynisches Fieber
Rickettsia tsutsugamushi	Milben – Haut	Tsutsugamushi-Fieber (primäre hämorrhagische Erosion, Exanthem)
Spirochäteninfektionen		
Treponema pallidum	Mensch – Mensch Intensivkontakt Hautverletzung	Syphilis

Tab.-Fortsetzung nächste Seite

Tabelle 40.1 (Fortsetzung)

Erreger	Infektionsweg	Erkrankung
Spirochäteninfektionen		
Treponema pertenue	Kontakt (Hautverletzung, besonders bei Kindern)	Frambösie
Treponema carateum		Pinta (Südamerika)
Leptospirosegruppe	Hautverletzungen	Morbus Weil, Kanikulafieber, Reisfeldleptospirose u. a.
Spirillum minus	Rattenbiß	Sodoku
Borrelia recurrentis	Läuse, Zecken	Rückfallfieber
Virusinfektionen		
Affenpocken	Übertragung u. a. von grünen Meerkatzen	Erkrankung mit Pockenexanthem als mögliche Übertragung bis zur 3. Kontaktgeneration beim Menschen
Arbovirusgruppe	Donor – Vektor (Arthropoden) Rezipient (Mensch)	Denguefieber, Zeckenenzephalitis Gelbfieber usw.
Lassa-Virus (Adenoviren)	Hautverletzungen	Lassa-Fieber

Besondere Infektionen an Haut und Schleimhäuten in den Tropen

Rhinosklerom

Das Rhinosklerom ist eine chronische, langsam progressive entzündliche Veränderung in der Nasenschleimhaut und im Respirationstrakt.

Der Erreger, Klebsiella rhinoscleromatosis, ist weltweit verbreitet, doch tritt diese allgemein seltene Erkrankung in den Tropen gehäuft auf.

Die Infektion durch den gramnegativen Erreger erfolgt von Mensch zu Mensch.

Charakteristisch ist die massive Nasenschwellung mit wulstförmigen Erhebungen und Einbezug der umgebenden Hautregionen (Lippe). Zusätzlich entstehen obstruktive progressive Veränderungen im Bereich der oberen Mundschleimhäute und werden die regionären Lymphknoten befallen.

Die Diagnose wird durch einen Gewebeausstrich, gefärbt nach Pappenheim, anhand der charakteristischen Schaumzellen gestellt. Der Antikörpernachweis (Komplementfixations- und Hämaglutinationstest) ist hinweisend.

Behandelt wird plastisch-chirurgisch; gegebenenfalls i. m. Injektion von Streptomycin, 1 g täglich über 1 Monat.

Bartonellose

Die Bartonellose (Oroya-Fieber, Verruga peruana) weist eine breite Varianz – von der asymptomatischen gutartigen Verruga peruana bis zum häufig schweren Oroya-Fieber – auf.

Erreger ist Bartonella bacilliformes. Die Erkrankung ist im wesentlichen auf die Anden begrenzt und wurde als Infektionserkrankung durch Carrión erkannt, der sich durch Inokulation von Material aus einem verrukösen Knoten infizierte. Sein Tod am Oroya-Fieber belegte die Einheit der Erkrankung.

Die Erkrankung wird über die Sandfliege, Lutzomyia verrucarum, und andere natürliche Infektionsträger auf den Menschen übertragen.

Das *Oroya-Fieber* entwickelt sich nach einer Inkubationszeit von etwa 3 Wochen mit Leber- und Milzvergrößerung als generalisierte Lymphadenopathie mit charakteristischer Anämie. Der Nachweis der Infektionserreger erfolgt in den roten Blutzellen.

Die *Verruga peruana* zeigt sich 30–40 Tage nach dem Oroya-Fieber, doch kann sie sich auch ohne diese vorausgehende Erkrankung innerhalb von 60 Tagen entwickeln. Hautveränderungen liegen in Form von Granulomen vor, die kleinherdig als miliare oder als große noduläre Herde imponieren.

Die Diagnose wird mikroskopisch im Blutausstrich während akuter Fieberschübe oder im Ausstrich von Verrugaknötchen gestellt. Der Nachweis ist auch mit Blutkulturen möglich.

Die Differentialdiagnose des Oroya-Fiebers betrifft Malaria und Typhus, während das Verrugastadium die Abgrenzung von Syphilis und Frambösie erfordert.

Für die Therapie ist Chloramphenicol das Mittel der Wahl, 4 g täglich über 5 Tage.

Tularämie

Unterschieden wird eine kutane okuloglanduläre, eine oral-abdominale und eine septische Verlaufsform.

Die Infektion mit dem Erreger Francisella tularensis kann über Insektenstiche, Kaninchen- und Rattenkontakt, durch Verzehr von Kaninchenfleisch, durch Trinken kontaminierten Wassers u. a. erworben werden.

Die Erkrankung kommt in Europa, Nordamerika, Rußland und Japan vor.

Bei der ulzeroglandulären Form an der Haut ist die Primärläsion eine rote schmerzhafte Papel mit zentraler Pustel und nekrotischer Entwicklungstendenz. Die regionalen Lymphknoten sind schmerzhaft vergrößert.

Die Diagnose wird aus dem Ulzerationsmaterial und nachfolgender Inokulation an Meerschweinchen, Mäusen oder Ratten gestellt. Bei den Agglutinationstests sind Kreuzreaktionen u. a. mit Typhus bekannt.

1–2 g Streptomycin täglich führt zu einer sicheren Ausheilung, bereits nach 1–2 Tagen zur Besserung.

Schwimmbadgranulom

Die Erkrankung ist durch chronisch granulomatöse Herde charakterisiert, vornehmlich an den Extremitäten, die sich entsprechend dem Lymphabfluß multipel weiter entwickeln (Abb. 40.1).

Der Name leitet sich von Infektionen im Swimmingpool in tropischen Regionen ab und zeigt eine besonders häufige Verbreitung auf den pazifischen Inseln. Auch bei den Eingeborenen ist diese Erkrankung weit verbreitet, da die besonderen ökologischen Bedingungen, wie z. B. Sumpfpflanzen und Bodenverhältnisse, die direkte Infektion mit Mykobakterien begünstigen.

Erreger ist Mycobacterium marinum. Die Infektion wird durch Bagatellverletzungen begünstigt und zeigt sich auch in unserem Klima, bei Infektionen durch Umgang mit exotischen Tieren, die in warmen Aquarien oder Terrarien gehalten werden.

Diagnostisch steht der kulturelle Nachweis in Hohn-Eiernährböden bei 32 °C im Vordergrund.

Differentialdiagnostisch sind andere Granulome wie die Leishmaniose und insbesondere die Sporotrichose abzugrenzen.

Die Therapie besteht in einer Kombination von INH und Rifampicin; die Abheilung kann sich auch spontan nach Jahren einstellen.

Buruli-Ulkus

Es handelt sich um eine wenig schmerzhafte, chronische Ulzeration der Haut, die sich spontan entwickelt, selten systemisch darstellt und dann nach Monaten

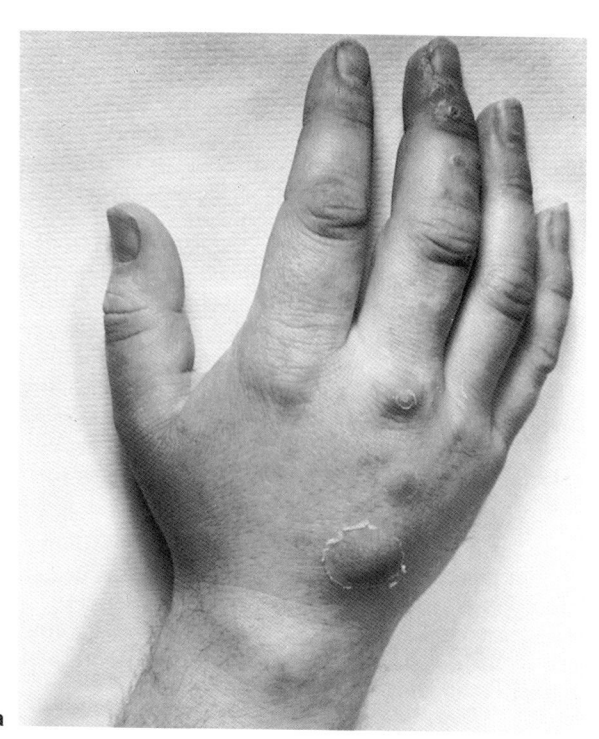

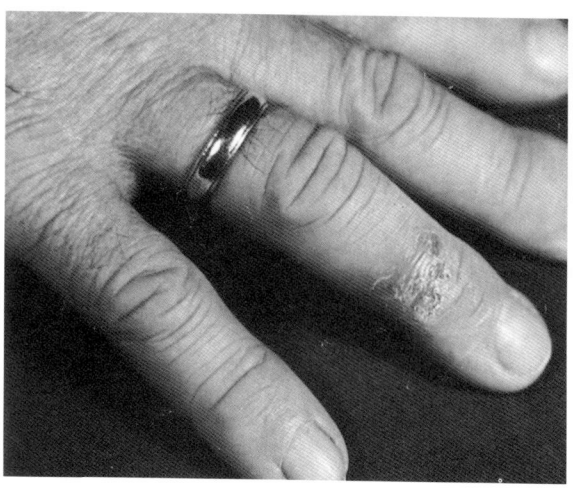

Abb. 40.1 Schwimmbadgranulom. **a** Infektion durch Mykobakterien in Aquariumwasser und Terrariumwasser mit Alligator. **b** Infektion aus Warmwasseraquarium, Mycobacterium marinum nachgewiesen.

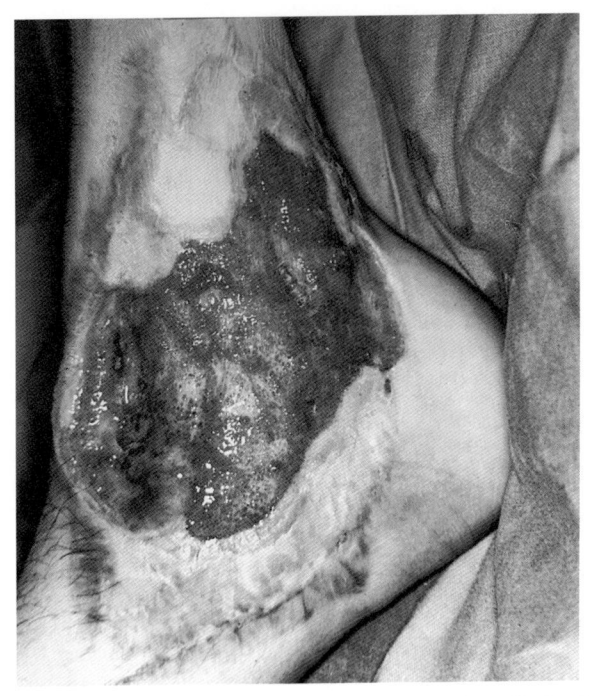

Abb. 40.2 Buruli-Ulkus (aus Missgeld et al.: Castellania 4 [1976] 1).

oder Jahren abheilen kann und tiefe Narben hinterläßt.

Die Erkrankung entwickelt sich vornehmlich nach Kontakt mit Pflanzen der Schilfniederungen in Zentralafrika (Uganda, Zaire).

Charakteristisch ist der auffallend unterminierte Rand einer chronischen Ulzeration mit einem hyperpigmentierten Randsaum (Abb. 40.2).

Die Diagnose wird durch Anzüchten der Erreger in einem Tuberkulosemedium bei 32 °C erzielt. Der Hauttest auf Burulin, entwickelt vom Erreger Mycobacterium ulcerans, ist hoch spezifisch.

Die Differentialdiagnose reicht vom Fremdkörpergranulom bis zur Pannikulitis.

Die Therapie macht Schwierigkeiten, eine plastisch-chirurgische Behandlung bietet sich an. Die übliche Tuberkulosetherapie ist nicht überzeugend.

Eine Prophylaxe, besonders in den Endemiegebieten von Afrika, wird durch die BCG-Impfung durchgeführt.

Ulcus tropicum

Die Ulzerationen der Dermatosen haben viele Wurzeln. Die Entwicklung in den tropischen Regionen ist durch die besonderen Infektionsmöglichkeiten ausgezeichnet, die schließlich in den Krankheitsbegriff Ulcus tropicum eingehen.

Der Sammelbegriff des Ulcus tropicum zwingt zu einer sorgfältigen Eruierung der Pathogenese und Erkennung der zugrunde liegenden Erkrankung, die in den Tropen erworben wurde.

Für die Entwicklung solcher Ulzerationen kommen Kontakte zu Wasser und zu Lande in Frage, die sich auf eine Region zwischen den Breitengraden von Mexiko bis zum nördlichen Teil Brasiliens, von Afrika, Indien und Indonesien beschränkt.

Während auf der einen Seite der Erreger im Vordergrund steht, der auch den Touristen befallen kann, sind auf der anderen Seite die sozialhygienischen Situationen der Menschen, die in solchen tropischen Ländern unter ungünstigen Bedingungen leben, in Betracht zu ziehen. So ist der Begriff des Ulcus tropicum ein Sammeltopf für die verschiedenartigen, vornehmlich infektiösen Prozesse, die zur lokalen Nekrose führen.

Von seiten der Erreger sind sowohl das Fusobacterium als auch die Borrelia vincenti mit der Entwicklung tropischer Ulzerationen in Beziehung gebracht worden. Proteus, Pseudomonas, aber auch diphtheroide Erreger sind dabei nicht zu unterschätzen.

Extreme Läsionen werden bei den Eingeborenen unter dem Bild des Cancrum oris (Noma) gesehen, während sich bei Touristen in entsprechenden Gegenden nach oberflächlichen Verletzungen an Korallenriffen beim Tauchen und auf dem Lande oder nach tieferen primären Verletzungen eine Infektion mit Ulzerationsfolge entwickelt. Die verschiedenen Verlaufsformen sind unterschiedlich, können sich chronisch über Jahre hinziehen, sich aber auch akut in mehreren Wochen ausbilden.

Hautschädigungen sind häufig die Eintrittspforte für die genannten Infektionen, die auch β-hämolysierende Streptokokken einschließen. Letztere lösen erysipelartige Veränderungen aus, und als Folgeerscheinung bleibt schließlich ein Ulkus zurück. Die einer Ulzeration vorangehenden papulovesikulösen Prozesse durch Kontakt mit Korallen und Stacheln von Seetieren dauern im allgemeinen 8–14 Tage. Es entwickelt sich in dieser Zeit häufig eine zusätzliche Erosion, die die Basis für tiefe chronische Ulzerationen darstellt. Eine besondere Bedeutung hat dabei auch die Infektion mit dem Corynebacterium diphtheriae, das sich auf dem Ulkus direkt ansiedeln kann, gewonnen. In manchen Fällen kann das diphtherische Ulkus allgemeine Symptome einer Diphtherie aufweisen, die therapeutisch die Anwendung von Antidiphtherieserum notwendig machen. Auf dem Boden einer primären Infektion mit β-hämolysierenden Streptokokken hat das Corynebacterium diphtheriae eine besonders gute Ansiedlungsfähigkeit und lebt sozusagen in einer Symbiose.

So ist das Ulcus tropicum keine nosologische Einheit, sondern eine in den Tropen nicht zu unterschätzende Hauterkrankung, die von schwerwiegenden Folgen begleitet sein kann und eine spezifische Therapie, entsprechend dem Erregertyp, erfordert. Die Variabilität der Pathogenese zeigt Tab. 40.2.

Besondere Infektionen an Haut und Schleimhäuten in den Tropen 467

Tabelle 40.2 Tropische Ulzera

Tropen	Europa	Erreger
Ulcus tropicum	Ekthymata	β-hämolysierende Streptokokken Bacterium fusiforme Borrelia vincenti
Diphtherisches Ulkus	Hautdiphtherie	Corynebacterium diphtheriae
Schwimmbadgranulom	Aquarium-/Terrariumgranulom	Mycobacterium marinum
Buruli-Ulkus	–	Mycobacterium ulcerans
Leishmaniose	Mittelmeerraum	Leishmania tropica
Leishmaniasis mucocutanea (Espundia)	–	Leishmania brasiliensis
Myzetome, Sporotrichose, Chromomykose	–	Pilze, Streptomyces Sporothrix schenckii Phialophora
Onchozerkose		Mikrofilarien Vektor Kriebelmücke
Drakunkulose (Medinawurm)		Mikrofilarien Vektor Cyclopskrebschen
Subkutane Granulome (Dirofilarieninfektion, weltweit)	Alpenraum	Mikrofilarien (Dirofilarien) Vektor Simulium ornatum

Pemphigus brasiliensis

Unabhängig von den obengenannten aus der allgemeinen Venerologie bekannten Erkrankungen, die hier lediglich auf den Exanthemtyp hin herausgehoben wurden, wird der Pemphigus brasiliensis über den Vektor Simulium und mögliche Virusimplantation diskutiert. Der brasilianische Pemphigus hat alle Charakteristika einer Autoimmunerkrankung und ist nicht vom Pemphigus foliaceus zu unterscheiden.

In der Mehrzahl entwickelt sich die Erkrankung vor dem 20. Lebensjahr und zeigt eine familiäre Häufigkeit. Die meisten Patienten kommen aus den ländlichen Gegenden von Brasilien (z.B. Paraná). Nahe Campo Grande im Staat São Paulo ist eine besondere Klinik für diese Erkrankung errichtet worden. Das verbindende Glied zwischen allen Patienten ist die Arbeit in der Landwirtschaft.

Die Krankheit, die ein positives Nikolski-Zeichen aufweist, kann über Monate und Jahre bestehen, sich aber auch spontan zurückbilden (Abb. 40.3). Histologisch zeigt sie eine Akantholyse in den oberen Teilen der Epidermis. Antiepitheliale Antikörper wurden auch bei gesunden Personen, die in den endemischen Regionen leben, gefunden. Interessant ist die Beobachtung, daß sich bei Abheilung des Pemphigus brasiliensis (Fogo selvagem) unter Corticosteroiden neben einem Cushing-Syndrom häufig generalisiert Verrucae vulgares entwickeln, die sich sonst auch bei langfristiger Corticoidtherapie nicht zeigen.

Der Pemphigus brasiliensis ist an die Umwelt in der Landwirtschaft gebunden, und die infektiöse Genese, insbesondere die virale, ist eine Hypothese, die einer Sicherung bedarf.

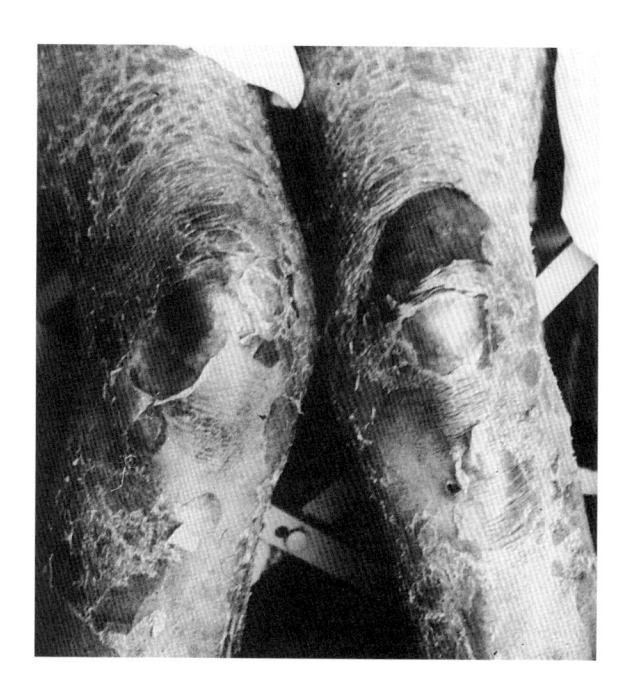

Abb. 40.3 Pemphigus brasiliensis (Klinik Campo Grande). ▶

Reaktionen der Haut und Schleimhäute auf Pflanzen in den Tropen

Die allergischen Reaktionen in ihren verschiedenen Ausprägungen sind nicht nur Kennzeichen einer dem Streß und Umweltallergien ausgelieferten Bevölkerung in den zivilisierten Räumen, sondern betreffen auch in den Tropen und Subtropen nicht selten die native Bevölkerung.

Der Tourist oder Europäer, der sich aus beruflichen Gründen langfristig in den Tropen aufhalten muß und der zum Kollektiv der Atopiker mit besonderer Neigung zur Überempfindlichkeit vom Typ I (Rhinitis, Konjunktivitis und Asthma) gehört, sollte sich vor Exposition in den Tropen über die dort vorliegenden, für ihn wichtigen Allergene orientieren, um gesundheitlichen Gefährdungen aus dem Wege zu gehen. Eine spezifische Hyposensibilisierung kann das Ausmaß einer sich entwickelnden allergischen Reaktion vom Typ I mindern. Allerdings ist dazu eine der Exposition vorangehende Hyposensibilisierungszeit notwendig. Alternativ kann bei kurzfristigen Expositionen mit Antihistamin, ggf. Corticosteroiden in relativ geringer Dosierung das Ausmaß der allergischen Reaktion symptomatisch unterdrückt werden.

Für den Pollenflug in Mittel- und Südamerika ist die Aufschlüsselung der unterschiedlichen Blütezeiten (in Tab. 40.3) gezeigt. In Indien blühen Gräser vor allem im August bis Oktober, Wildkräuter von November bis Januar. Die Heufieberzeit in Australien ist September bis Dezember mit entsprechendem Pollenflug von Akazien, Tamarisken und Gräsern.

1–2 Monate nach Beginn der tropischen Regenzeit steigt die Pollenproduktion und erreicht ihr Maximum, wenn der Regen nachläßt. Insgesamt werden in den Tropen weniger Pollen als in den gemäßigten Breiten gebildet.

Phototoxische Reaktionen auf Pflanzenkontakt bei Berührung von furocumarinhaltigen Gewächsen sind im Prinzip mit den europäischen Verhältnissen vergleichbar, erfordern allerdings die Kenntnis der botanischen Besonderheiten in den Tropen.

Im Hinblick auf direkte toxische Reaktionen sind bestimmte Pflanzenarten besonders zu beachten, wie z. B. die Sumachgewächse oder der Cashewnußbaum (Anacardium occidentale), ein schmaler, bis zu 10 m hoher Baum. Beim Versuch, dessen Früchte zu öffnen, können Saftspritzer auf der Haut Rötung und Brennen hervorrufen. Die Frucht selbst enthält zusätzlich das Allergen Urushiol.

In Mittel- und Südamerika reicht zur Auslösung einer Dermatitis das Stehen unter einem Manzanillenbaum bei Regen. Die Hautsymptome nach direktem Kontakt sind ausgeprägt und wohl die schwerste Form einer Phytodermatitis überhaupt.

Eine Allergisierung als periorale Dermatitis und Stomatitis ist auch durch die Früchte des Mangobaumes (Mangifera indica) möglich. Gleiche Symptome zeigt das indonesische Pemphigoid, das durch die malayischen Arten Rhegas und Melanorrhes verursacht wird.

Schließlich sind Beispiele für die stark toxischen Wolfsmilchgewächse der Castor-Ölbaum, der Kautschukbaum, Poison tree und Blinding tree. Das Brennesselgewächs des indischen Subkontinents führt durch die Freisetzung von vasoaktiven Substanzen zu toxischen Hautreaktionen (Urtica ferox, Urtica urentissima).

Psoralenenthaltende Pflanzen wie die Leguminose Babchi führen zu Photosensibilisierung. Ragweed, eine sowohl toxisch als auch allergisch potente Pflanze, kommt in Indien vor. Das erst vor kurzem über Saatgut von Amerika nach Indien eingeführte Parthenium hysteroforum sensibilisiert schnell und hat in bestimmten Regionen, wie z. B. in Poona, zu einer

Tabelle 40.3 Beispiele für Pollenflug in Mittel- und Südamerika

Mexiko	Bäume: Esche, Kiefer, Zeder, mexikanischer Wacholder, Liguster: April und Mai Gräser: Mai bis Juni Gänsefuß und Amarant: Juni bis September Beifuß: Juli, August Ragweed: Juli bis September
Kolumbien	in der Hauptregenzeit von Oktober bis Mai blühen Gräser und Kompositen von November bis Januar und im August/September Gänsefußgewächse: September bis November
– Bogota	Akazie: Mai bis August Erle: August Gräser: November bis Januar Sauerampfer: November bis Januar Artemisia und Ambrosia sind selten
Kuba	bei ständiger Hitze und Luftfeuchtigkeit blühen die Pflanzen das ganze Jahr über, besonders jedoch von April bis Juni
Puerto Rico	Regenzeit: Mai bis November. Hauptpollenflugzeit: November bis Februar Gräserblütezeit: das ganze Jahr über weiter bedeutsam: Amarant, Ragweed, Zuckerrohr
Bolivien	in den trockenen Hochebenen dominieren die Gräser: September bis Januar
Ecuador	Hauptstadt Quito 2800 m hoch gelegen: die Gräserblüte beginnt im September und erreicht ihr Maximum im Januar, wenn der Regen nachläßt, und hört im April auf, erreicht aber einen zweiten kleineren Gipfel im Mai und Juni weitere Pollen: Gänsefußgewächse, Kompositen
Brasilien	
– São Paulo	Regenmaximum im Dezember, Januar; Juni und Juli sind sehr trocken Bäume – Liguster, Platanen: ab September bis Februar Gräser: von September bis April

Umweltkatastrophe bei den Landbewohnern geführt, die in einem hohen Prozentsatz eine Berufsallergose entwickelten und für die weitere Farmerarbeit nicht mehr einsetzbar waren.

Literatur

Bahmer, F. A.: Tropische Hautkrankheiten. Perimed, Erlangen 1984

Benezra, C. D., G. Ducombs, Y. D. Sell, J. Foussereau: Plant contact dermatitis. Decker, Toronto 1985

Canizares, O.: Clinical Tropical Dermatology. Blackwell, Oxford 1975

Cochran, R., T. Rosen: African trypanosomiasis in the United States. Arch. Dermatol. 119 (1983) 670

Farber, E., R. Tsang, A. Tsang: Mycobacterial (Buruli) ulcer in a peace corps worker. Arch. Surg. 95 (1967) 297

Fisher, A. A.: Atlas of Aquatic Dermatology. Grune & Stratton, New York 1978

Garcia, L. S., D. A. Bruckner: Diagnostic Medical Parasitology. Elsevier, Amsterdam 1988

Hausen, B. M.: Allergiepflanzen – Pflanzenallergene. Laub, Elztal-Dallau

Mumcuoglu, Y., T. Rufli: Dermatologische Entomologie. Perimed, Erlangen 1983

Pettit, J. H. S., L. Ch. Parish: Manual of Tropical Dermatology. Springer, Berlin 1984

Stüttgen, G., N. Haas, F. Mittelbach, R. Rudolph: Umweltdermatosen. Springer, Wien 1982

Stüttgen, G.: Hautveränderungen bei Tropenrückkehrern. Internist 31 (1990) 399–410

41 Sexuell übertragene Infektionen in den Tropen

G. Stüttgen

Der Begriff der venerologischen Erkrankungen ist in den 50er Jahren durch den Ausdruck Sexually transmitted diseases (STD) als im weiten Sinne sexuell übertragene Erkrankung ersetzt worden. Damit werden über die klassischen venerologischen Erkrankungen hinaus weitere Infektionen erfaßt, wie die Condylomata acuminata, die Hepatitis-B-Infektion, der Herpes genitalis, Skabies und die große Gruppe der nichtgonorrhoischen Urethritis.

Zur Infektion gehört der Intimkontakt, der unter gegebenen Umständen sexuell motiviert ist.

Die sexuell übertragenen Erkrankungen sind weltweit verbreitet. Es gibt aber Häufungen von bestimmten Erkrankungen, wie das Granuloma inguinale in Mittelamerika und das Lymphogranulom venereum in tropischen Regionen. Die Folge ist, daß venerologische Erkrankungen dort erworben werden, in nichttropische Gebiete „importiert" werden können und dort weitere Infektionsketten entwickeln.

Derartige epidemiologische Betrachtungen sind häufig mit soziologisch-ökologischen Gegebenheiten in Verbindung zu bringen. Viele Tabus des sexuellen Kontaktes sind weltweit gebrochen. Die sich entwickelnden Länder mit ihrer besonderen gesellschaftlichen Struktur haben Schranken fallen lassen, die sie früher noch gegenüber dem Kontakt mit Menschen anderer Rassen aufgebaut hatten.

Trotz AIDS, das Anlaß gab, Intimkontakte zu reduzieren und in der Form des Kontaktes besondere Vorsicht walten zu lassen, ist nach deutlichem Abfall der venerologischen Infektionen in den ersten 5 Jahren, nachdem die AIDS-Gefahr erkannt wurde, nun erstaunlicherweise wiederum eine Zunahme der Syphilis in den USA zu verzeichnen. Es zeigt sich diese Zunahme auch in europäischen Ländern. Schließlich darf nicht übersehen werden, daß die Prostitution in den verschiedenen Kulturen der Welt unterschiedlich bewertet und toleriert wird. Unter diesem Gesichtspunkt wird die mögliche Entwicklung dieser Krankheiten durch verschiedene Faktoren beeinflußt. Aus welchem Reservoir sich schließlich die venerologischen Erkrankungen entwickelt haben, die seit Jahrtausenden in den verschiedenen Kontinenten in Bild und Text wiedergegeben wurden oder durch Untersuchungen prähistorischer Knochenfunde belegt wurden, ist schwer zu entscheiden. Die Frage, ob die Syphilis aus dem mittelamerikanischen Raum oder AIDS aus den tropischen Urwaldzonen in Afrika kamen und sich im ökologischen Verbundsystem zwischen Tier und Mensch entwickeln, hat in den letzten Jahren zu Unsicherheiten geführt.

Gonorrhö

Definition
Die Gonorrhö ist eine akute Infektionskrankheit der Schleimhäute des Genitourethraltrakts einschließlich des Rektums. Sexualverkehr und Schmierinfektionen bestimmen die Lokalisation. Die Urethra, die Zervikalschleimhaut, der Analkanal, Konjunktiven und Pharynx können direkt infiziert werden. Komplikationen der Lokalinfektion betreffen vornehmlich die Ureteren einschließlich Prostata, Vas deferens, Epididymis beim Mann und Bartholin-Drüsen, Endometrium, Adnexe bei der Frau.

Metastatische Komplikationen der Gonorrhö betreffen Arthritis, Endokarditis, Myoperikarditis, Meningitis, Hepatitis sowie evtl. eine gonorrhoische Bakteriämie bzw. Sepsis mit Absiedlung der Erreger in die Haut.

Epidemiologie
Erreger ist Neisseria gonorhoeae, ein gramnegativer Diplococcus. Die Gonorrhö ist weltweit verbreitet. Dies betrifft auch die verschiedenen Typen der Gonokokken in den Tropen. Insbesondere in Fernost und Ostafrika ist eine Häufung penicillinresistenter Stämme zu beobachten.

Pathogenese
Der Erreger wird direkt, aber auch durch Schmierinfektionen, zu denen die Blennorrhö der Neugeborenen gehört, übertragen. Die Vaginalschleimhaut ist noch vor der Pubertät für Gonokokken empfindlich und gibt die Grundlage zur Vulvovaginitis gonorrhoica infantum.

Krankheitsbild
Die Inkubationszeit wird mit 2–8 Tagen angegeben. 25% der Männer und ungefähr 60% der Frauen zeigen asymptomatische Formen, die mittels des Erregers in der Kultur und Anwendung spezifischer Immunfluoreszenzmethoden belegt werden können. Die anorek-

talen Infektionen treten überall gleichmäßig auf und zeigen eine kollektivbedingte Morbidität.

Pharyngeale Infektionen waren zunächst selten, sind aber nun weltweit nachgewiesen worden.

Die disseminierten pustulösen, zum Teil hämorrhagischen Veränderungen bei der gonorrhoischen Sepsis zeigen im Prinzip keine Veränderungen gegen früher, doch werden sie aufgrund der besseren diagnostischen Verfahren heute häufiger erkannt.

Diagnostik und Differentialdiagnostik

Neben dem Ausstrichpräparat und der Kultur hat sich die direkte Immunfluoreszenztechnik mit FITC-markiertem Antiserum gegen Neisseria gonorrhoeae am besten bewährt. Der kulturelle Nachweis des Erregers ist an die schnelle Übertragung des Untersuchungsmaterials auf die Kultur gebunden. Bei der Frau ist er mittels Gramfärbung und Immunfluoreszenz nur in etwa 50% der Fälle zu erfassen. Die KBR ist von hoher Spezifität und Empfindlichkeit, wird aber erst bei Organbefall ab der 3.–4. Krankheitswoche positiv.

Differentialdiagnostisch ist unter Beachtung der vielfältigen Symptomatik andere Infektionskrankheiten und im Hinblick auf sexuell übertragene Krankheiten insbesondere die nichtgonorrhoische Urethritis zu bedenken.

Therapie

Die einmalige Verabreichung von 4,8 Mill. IE Procainpenicillin bzw. 3 g Amoxicillin oral, jeweils kombiniert mit 1 g Probenecid, wird empfohlen.

Die Schwierigkeiten der Therapie liegen im Vorkommen penicillinresistenter Gonokokken, die einem bestimmten geographischen Schema unterliegen. Der Schwerpunkt der penicillinresistenten Gonorrhö und damit gekoppelter Antibiotikaresistenzen liegt in den Weltstädten von Fernost, besonders im indonesisch-pazifischen Raum.

Es ist nicht feststellbar, wo sich die penicillinresistente Gonorrhö primär entwickelt hat. Im Lauf der Jahre haben die plasmidkodierte Resistenz mit Bildung der Carboxylpenicillasen wie auch eine genchromosomal kodierte ID-β-Lactamase massiv zugenommen und schließlich hat sich eine β-Lactamase-unabhängige Resistenzsteigerung eingestellt. Diese Resistenzen verteilen sich auf alle klinischen Formen einschließlich der monarthritischen Gonorrhö. Im mitteleuropäischen Lebensraum ist die Penicillinempfindlichkeit allerdings heute noch so groß, daß Penicillin als normale Routinetherapie gegeben werden kann. Ausnahme sind bereits Hafenstädte wie Rotterdam.

Die Reservoire der penicillaseproduzierenden Neisseriastämme liegen in Westafrika, Südostasien, Philippinen, aber auch im westlichen Europa, und zeigen, daß der Prozentsatz der PPNG-Stämme an solchen Orten heute um 3% liegt. In Singapur wurden 1981 20% PPNG-Stämme nachgewiesen. Im Mittleren Orient ist die Penicillinresistenz auf 15% angewachsen.

Das Problem der Gonorrhö in tropischen Räumen liegt somit in der Tatsache, daß die dort häufige Gonorrhö zunehmend penicillinresistent ist und damit ein besonderes Therapieprogramm notwendig ist.

Nichtgonorrhoische Urethritis

Hinsichtlich der früher als unspezifische Urethritis bezeichneten sexuell übertragenen Erkrankungen dürfte der Begriff „unspezifisch" heute nicht mehr zulässig sein. Bei diesen Urethritiden stehen heute Chlamydieninfektionen, Mykoplasmen und Trichomonaden, Streptokokken und Virusinfektionen im Vordergrund und sind labortechnisch zu erfassen.

Das Problem liegt sowohl in den gemäßigten Zonen als auch in den Tropen häufig in der Doppelinfektion, wenn die Gonorrhö mit Penicillin bzw. Penicillinderivaten oder bei Penicillinresistenz mit anderen Antibiotika ausreichend behandelt wurde, aber danach eine Urethritis übrig bleibt, die bei weit über 50% der Fälle z. B. als Chlamydieninfektion entlarvt werden kann.

Kolpitiden und Urethritiden, bedingt durch weitere Erreger, bedürfen aufgrund der asymptomatischen Form einer besonderen Beachtung.

Für die Trichomoniasis als auslösende Ursache einer Urethritis sind Übersichtsdaten schwer zu erhalten.

In den Tropen ist eine nichtgonorrhoische Urethritis, insbesondere unter den Gesichtspunkten einer Doppelinfektion, ein geläufiger Befund. Die Chlamydieninfektionen stehen heute auch hier im Vordergrund und haben zahlenmäßig die Gonorrhö bereits überflügelt.

Ulcus molle

Definition
Das Ulcus molle (weicher Schanker) ist eine vornehmlich durch sexuellen Verkehr übertragene Erkrankung. Es entwickeln sich schmerzhafte Geschwüre, vor allem in der Genitalregion, die von einer abszedierenden regionären Lymphadenitis (schankröser Bubo) begleitet sind.

Epidemiologie
Erreger ist Haemophilus ducreyi. Zu Beginn des 19. Jahrhunderts war das Ulcus molle im mitteleuropäischen Raum offenbar eine häufige Infektionskrankheit. Schwerpunkte der Infektionen liegen heute in Vorderasien, Asien und Afrika. So sind die genitalen Ulzerationen im afrikanischen, aber auch im asiatischen Raum mit einer Wahrscheinlichkeit von über 50% ein Ulcus molle.

Die Entwicklung in europäischen Großstädten verläuft in Form kleinerer Endemien, die epidemiologisch auf direkte Kontakte aus den tropischen bzw. subtropischen Räumen zurückzuführen sind. Die sich dann entwickelnden Infektionsketten lassen höchstens auf mehrere Herde in verschiedenen Stadtteilen von Großstädten schließen.

Krankheitsbild
Nach direktem Kontakt entwickelt sich nach einer Inkubationszeit von etwa 2–6 Tagen eine Ulzeration, die von einer Periadenitis mit Neigung zur zentralen Einschmelzung der regionären Lymphknoten innerhalb 1 Woche begleitet ist. Der sich bildende Abszeß neigt zur spontanen Fistelbildung und Inokulation des Erregers in die umgebende Haut mit Entwicklung von kleinen Ulzerationen.

Das primäre Ulkus weist unterschiedliche Konfiguration mit einem scharf begrenzten, erhabenen, unterminierten Rand auf. Der Wundgrund ist weich.

Die Prädilektionsstellen sind beim Mann das innere Blatt des Präputiums, der Sulcus coronarius, das Frenulum, der Penisschaft, während bei Frauen die Labia majora, die Kommissur oder Klitoris besonders betroffen sind; seltener zeigen sich Veränderungen an Orificium vaginae oder Zervix oder gar intraurethral. Abklatschgeschwüre sind geläufig. Extragenitale Geschwüre können an den Fingern, den Lippen, der Brust oder auch an der Zunge auftreten. Ein nichtsexueller Infektionsmodus liegt etwa in 3% der Fälle vor.

Neben dem Ulkus steht die abszedierende akute Entzündung in regionären Lymphknoten im Vordergrund. Charakteristische Allgemeinsymptome sind auch bei ausgedehnter Geschwürbildung nicht vorhanden. Häufig tritt nur mäßiges Fieber auf, die Blutsenkung liegt in der 1. Stunde maximal um 50 mm, eine Leukozytose ist häufig.

Diagnostik und Differentialdiagnostik
Der Erreger wird aus dem Abstrich des Ulkus in unterminierten Randgebieten, aber auch aus dem Eiter der regionären, abszedierenden Lymphknotenabszesse nachgewiesen.

Färbung mittels Methylgrünpyronin bzw. Giemsa oder Methylenblau. Bei bipolarer Anfärbung der Erreger und fischzugartiger Konfiguration der Erregerlokalisation zwischen den Infiltratzellen ist die Diagnose leicht möglich. Eine kulturelle Anzüchtung im Serumüberstand von frisch koaguliertem menschlichen Blut, das nicht vom Patienten selbst stammen darf, ist möglich.

Differentialdiagnostisch ist zu Beginn an einen luetischen Primäraffekt und an ein Lymphogranuloma inguinale zu denken.

Therapie
Cotrimoxazol ist das Mittel der Wahl. Der Effekt der Chemotherapie tritt schnell ein. Die Schmerzen lassen innerhalb von 24 Stunden nach. Das Geschwür beginnt sich zu säubern.

Eine Einmalbehandlung mit 8 Tabletten à 80 mg Trimethoprim und 400 mg Sulfamethoxazol gilt als ausreichende Kurzbehandlung. Das gleiche ist mit Doxycyclin 300 mg bzw. Minocyclin 300 mg möglich.

Bei Unverträglichkeit von Sulfonamiden sind Antibiotika bis zur Epithelisierung des Ulkus zu empfehlen, z. B. Erythromycin 4mal 500 mg über 10 Tage oder Tetracyclin in derselben Dosierung.

Das Ulcus molle heilt mit hoher Wahrscheinlichkeit spontan innerhalb etwa eines Jahres.

Lymphogranuloma venereum

Definition
Das Lymphogranuloma venereum (Lymphogranuloma inguinale, Lymphopathia venerea, Durand-Nicolas-Favre-Krankheit) wird sexuell, aber auch durch engen Hautkontakt über die Erreger der ulzerativen Läsionen übertragen. Nach einer Inkubationszeit von 7–30 Tagen entwickelt sich eine kleine, etwa linsengroße, weiche Papel mit Erosion und ggf. Ulzeration. Nach 3–8 Wochen kommt es zur regionären entzündlichen Lymphknotenvergrößerung, die sich

nach Monaten zurückbildet. Nach mehreren Jahren zeigt sich dann das Spätbild des genitoanorektalen Syndroms. Insgesamt ist das Lymphogranuloma venereum eine Systemerkrankung mit Fieber, Abgeschlagenheit, Muskel-, Glieder- und Kopfschmerzen.

Epidemiologie

Das Lymphogranuloma venereum findet sich heute vornehmlich in Zentral- und Südamerika, in Afrika, im südindischen Raum sowie in Fernost, endemisch in den Südstaaten der USA. Auch in den größeren Hafenstädten der Welt und im promiskuösen Milieu der Großstädte kommt die Krankheit sporadisch vor. Weltweit zeigt sich ein Rückgang.

Erreger ist Chlamydia trachomatis, Serotyp L_1-L_3.

Pathogenese

Der Infektionsindex ist hoch, so erkranken etwa 40% der Männer, die Kontakt mit infizierten Partnern hatten; bei Frauen besteht ein Infektionsindex von 70%. Während die Mehrzahl der Infektionen mit Chlamydien vom Trachomatistyp, übertragen durch menschlichen Kontakt, aber auch durch Insektenstiche, auf den Ort des Kontakts lokalisiert bleibt, ist bei den Trachomatistypen L_1, L_2, L_3 eine aggressive Invasion und Weiterverbreitung über die regionalen Lymphwege zu den umgebenden Organen zu verfolgen. Der entzündliche Prozeß, der in der Mehrzahl der Fälle die regionalen Lymphknoten mit ergriffen hat, endet in einer Nekrose und einer eitrigen Verschmelzung des gesamten Lymphpakets und kann mit Hautulzerationen und Abstoßung nekrotischen Materials verbunden sein. Schließlich entwickelt sich ein fibrotischer Vorgang, der zur Obliteration der Lymphwege und ausgedehnten Narbengebieten führt.

Die Infektion mit Chlamydia trachomatis ist im Falle des Lymphogranuloma venereum nicht auf die genitalen und perigenitalen Lokalisationen begrenzt; sie tritt auch in den Blutstrom und den zerebrospinalen Liquor über. Der positive Frei-Test zeigt die sich entwickelnde immunologische Reaktivität vom Typ 4, und auch die zirkulierenden Antikörper weisen auf den Charakter einer systemischen Erkrankung hin.

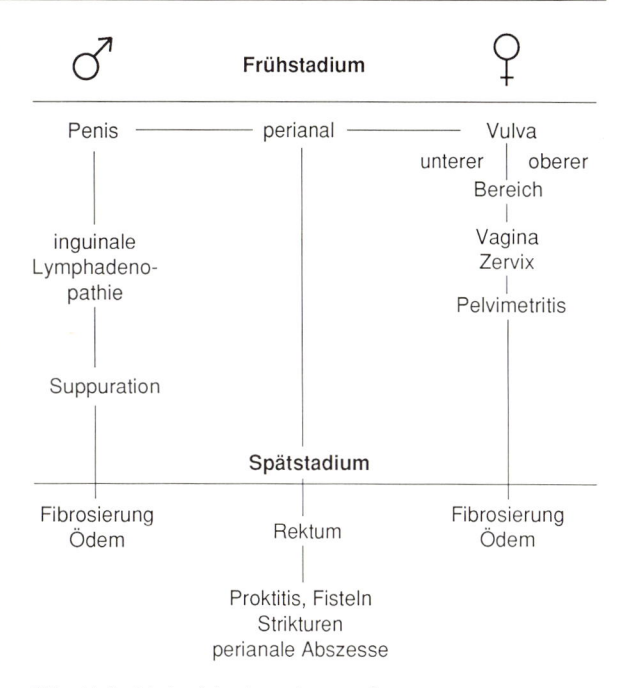

Abb. 41.1 Verlauf des Lymphogranuloma venereum.

Krankheitsbild

Das Krankheitsbild entspricht den verschiedenen Verlaufsformen (Abb. 41.1) und ist im Frühstadium durch kleine Ulzerationen und kompakte Lymphpakete ober- und unterhalb des Lig. inguinale (Pouparti) charakterisiert. Die als Primärläsion imponierenden kleinen Knötchen werden in weniger als einem Drittel der Fälle erkannt. Sie können auf der Kuppe erodiert bzw. ulzeriert sein und sich bis zu Erbsengröße entwickeln (Abb. 41.2). Diese Bubonenentwicklung in

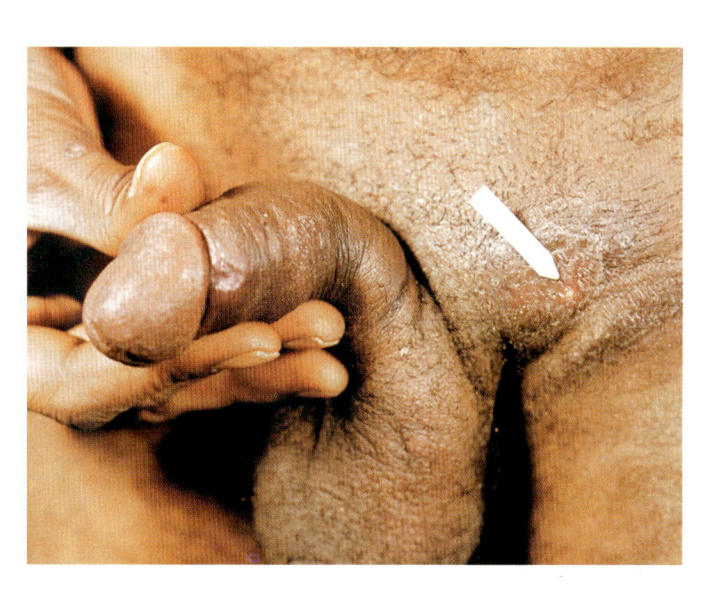

Abb. 41.2 Lymphogranuloma venereum. Ulkus am Sulkus mit derber Infiltration in der Inguinalgegend. Ausprägung des Sulcus transversus.

Tabelle 41.1 Differentialdiagnosen des Lymphogranuloma venereum

	Lymphogranuloma venereum	Ulcus molle	Granuloma inguinale
Inkubationszeit	7–30 Tage	2–6 Tage	7 Tage – 12 Wochen
Primäre Läsionen	kleine weiche Papel bzw. Erosion, Einzelherd, häufig fehlend	weiches, schmerzhaftes, belegtes Ulkus, häufig multipel	weiches und unempfindliches Granulom
Regionale Adenopathie	feste Konsistenz, empfindlich, gerötet, Ödem in der darüberliegenden Haut, höckriger Tastbefund	tastempfindlich, abszedierend	keine
Allgemeinsymptome	schwach ausgeprägt	wenig ausgeprägt, auch wenn der Bubo entwickelt ist	unwesentlich
Spätstadien	der Bubo heilt in Wochen bzw. Monaten spontan ab; später Proktitis, Striktur des Rektums, Elephanthiasis der Genitalien	keine	Weiterschreiten der granulierenden Ulzeration Elephantiasis der Genitalien
Behandlung	Sulfonamide Breitspektrumantibiotika	Sulfonamide Breitspektrumantibiotika Streptomycin	Sulfonamide Breitspektrumantibiotika Streptomycin

der Leistenregion, beim Mann nach 1–2 Monaten charakteristisch, ist bei der Frau wesentlich geringer ausgeprägt, bedingt durch die iliosakralen und perirektalen Lymphabflußgebiete. Nach Jahren kommt es zum sog. Genitalrektalsyndrom mit Entzündung und Sklerosierung. Eine Stenose im Rektum kann bis zum Colon sigmoideum reichen.

Weitere Komplikationen sind chronische Fistelbildungen sowie eine genitale Elephantiasis. Das Spätstadium zeigt Fieber, Krankheitsgefühl, Gelenkbeschwerden, Milzvergrößerung und Exantheme vom Typ des Erythema nodosum.

Diagnostik

Der direkte Nachweis der Erreger mit entsprechender Färbung nach Giemsa sowie Lugol-Lösung ist unzuverlässig, kann jedoch im Ausstrich oder Gewebe mit monoklonalen Antikörpern durchgeführt werden.

Psittakose, Lymphogranuloma, Trachom und Paratrachom bilden die sog. PLT-Gruppe, die durch gruppenspezifische Antigene gekennzeichnet ist. Zu dieser PLT-Gruppe gehört auch die Trachoma-inclusionconjunctivitis (TRIC).

Die Erreger des Lymphogranuloma venereum behalten ihre Pathogenität über 24 Stunden. Unter Erhitzung auf 60 °C ist die Vitalität der Erreger erloschen.

Für die kulturelle Züchtung stehen Gewebekulturen, am besten bestrahlte MacCoy-Zellen, wie auch Dottersack des Hühnerembryos zur Verfügung. Die Elementarkörperchen können histologisch mit der Giemsa-Färbung als basophile Partikel sowie intrazellulär und extrazellulär dargestellt werden.

Der Immunfluoreszenztest gilt heute als der spezifische Test für den Nachweis. Die Durchführung der PLT-(TRIC-)Virus-KBR ist unter Beachtung des Titerverlaufs brauchbar. Das Frei-Antigen hat lediglich historischen Wert; dabei wurde auf 60 °C inaktivierter Buboneneiter intrakutan injiziert.

Differentialdiagnostik

Die Differentialdiagnostik wird gegenüber dem Ulcus molle durch den klinischen Aspekt der Ulzeration und des Typs der Adenopathie bestimmt. Gegenüber der Lues I ist die Indolenz des Ulkus beim Primäraffekt charakteristisch (Tab. 41.1 und 41.2).

Tabelle 41.2 Nichtvenerische Bubonen in den Tropen

– Amöbeninfektion von bereits vorliegenden Ulzerationen in der Genitalregion
– Filariose
  Lymphangitis in der Inguinalregion
  Abszedierung der Lymphknoten kann der Lymphangitis vorausgehen
– Onchozerkose
  in der Leistengegend, typisch die „hanging groins", die Lymphknoten mit einschließen können
– Beulenpest
  suppurative Adenitis, häufig einseitig
– Leprareaktionen
  Bei Leprareaktionen kann die Inguinalregion mit schmerzhafter Lymphangitis und gelegentlicher Ulzeration beteiligt sein
– Lymphadenopathien mit Neigung zur Abszedierung und Fistelbildung vornehmlich im Nacken-Hals-Bereich, weniger in der Leistenregion
  • Tuberkulosis cutis colliquativa
  • mykobakterielle Infektionen bei Kindern
  • Aktinomykose
– Lymphadenopathien auf infektiöser Basis ohne Neigung zur Abszedierung
  • Treponematosen
  • Trypanosomiasis
  • Lepra
  • Virusinfektionen (Herpes, Katzenkratzkrankheit usw.)
  • Denguefieber

Therapie

Im Frühstadium bietet sich bei Vorliegen von genitaler, inguinaler oder anorektaler Erkrankung Tetracyclin HCL 500 mg oral 4mal täglich für mindestens 2 Wochen an. Alternativ stehen Sulfonamide zur Verfügung (2 g Sulfamethoxazol 2mal 1 g für 2 Wochen). Auch wenn keine klinischen Symptome zu finden sind, empfiehlt sich eine sofortige Behandlung des Partners.

Anstelle von Tetracyclin kann auch Doxycyclin oder Minocyclin 2mal 100 g täglich für 3 Wochen oder Erythromycin 500 mg 4mal täglich für 3 Wochen gegeben werden.

Für die Dauer der Behandlung gibt es unterschiedliche Empfehlungen: Einmal stellt der Rückgang der klinischen Symptome das Kriterium dar; zum anderen wird ein 2-Wochen-Behandlungsprogramm als ausreichend an gesehen.

Die Spätstadien des Lymphogranuloma venereum können, soweit es sich um rektale Strikturen, den sog. Esthiomène, und anorektale Fisteln handelt, nur durch die Kombination einer chirurgischen Ausräumung und chemotherapeutischer Maßnahmen behandelt werden.

Syphilis

Definition

Die Syphilis ist eine chronische Treponematose mit zyklischem Verlauf, die vornehmlich als venerische Erkrankung, seltener als nichtvenerische und stellenweise auch als endemische Lues in Erscheinung tritt.

Charakteristisch ist das breite Spektrum der Hauterscheinungen in den jeweiligen Stadien. Die Schwere der Syphilis ist durch Befall innerer Organe und des Nervensystems charakterisiert.

Epidemiologie

Erreger ist Treponema pallidum. Die Krankheit ist weltweit verbreitet. Eine Sonderform, die endemische Syphilis, zeigt eine Begrenzung auf kleine Bezirke, besonders in Vorderasien bzw. Afrika.

Die Durchseuchung tropischer Länder lag in Afrika um 1954 bei 14–33%, wobei es sich um stationäre Patienten handelte, die aufgrund der Seroreaktion bei anderen Krankheiten als syphilitisch erkannt wurden. Die Durchseuchungsraten für West- und Zentralafrika reichen heute bis zu 50%. In Asien wurde unter Einschluß von Indien ein Prozentsatz von 5–10% für die gleiche Zeit beschrieben, und in Südamerika werden etwa 10% angenommen.

Historisch korreliert der Befall der Bevölkerung in tropischen Räumen mit dem von Europäern während der vergangenen Jahrhunderte. Dies gibt dem globalen Zug der Syphilis einen interessanten Aspekt. Ein entscheidender Unterschied besteht im Infektionsmodus der verschiedenen Bevölkerungskollektive. Neben der Übertragung auf dem sexuellen Wege ist die Schmierinfektion, insbesondere bei Kindern, ein gängiger, nichtvenerischer Infektionsweg. Solche Vorkommen der erworbenen Kindersyphilis sind für die in den Tropen herrschende Syphilis kennzeichnend. Die sozialen und ökologischen Voraussetzungen bedingen also eine unterschiedliche Verlaufsform.

Die verschiedenen Exanthemformen der Syphilis entsprechen denen in den übrigen Regionen der Welt, doch ist hervorzuheben, daß in den Tropen die vegetierenden proliferierenden Prozesse, insbesondere im Stadium II, auffällig sind.

Pathogenese

Durch Kontakt spirochätenhaltiger Läsionen, wird die Syphilis übertragen, wobei die Spirochäten aus der Tiefe mit dem Sekretfluß zur Oberfläche gelangen. Nach einer Inkubationszeit von 2–3 Wochen entsteht am Spirochäteneintritt zunächst ein lokalisierter Primäraffekt unter Einbeziehung der regionalen Lymphbahnen und Lymphknoten. Die Bildung spezifischer Antikörper wird bereits in der 3. Woche nach Infektion durch positive spezifische Seroreaktionen belegt.

Krankheitsbild

Die verschiedenen Stadien mit Ansteckung (Lues I, Lues II) münden in die nichtansteckende Spätlues (Lues III – Metalues). In Einzelstadien können klinisch stumme, aber serologisch reaktive Latenzperioden bestehen. Nach retrospektiven historischen, gezielten Analysen kann eine solche Latenzperiode persistieren und mit der Heilung gleichgesetzt werden.

Ohne Behandlung führt die venerische Lues bei 10% der Erkrankten zu kardiovaskulären Spätfolgen und bei ca. 6% zur Neurolues. Tertiärsyphilitische Erscheinungen an Haut, Schleimhaut und Knochen sind bei 16% der Patienten zu erwarten.

Diagnostik

Die Dunkelfeldmikroskopie wird eingesetzt, ebenso der Treponema-pallidum-Hämagglutinations-(TPHA-)Test: 2 Wochen nach Infektion positiv, Bestätigungsreaktion durch Fluoreszenz-Treponema-pallidum-Antikörper-Absorptions-(FTA/ABS-)Test.

Quantitativer Cardiolipin-Mikroflockungstest (CMT, VDRL); Lipoidantikörper über 1:10 sind hinweisend.

Therapie

Frühsyphilis: Penicillin G Depotpräparat 1 Mega i. m. täglich über 14 Tage. Einmalige i. m. Injektion von Benzathinpenicillin G 2,4 Mega. Bei Penicillinallergie: Erythromycin oral 2 g täglich über 15 Tage, entsprechend Klinomycin bzw. Doxycyclin 200 mg täglich über 15 Tage.

Spätsyphilis: 1 Mega Depotpenicillin i. m. über 21 Tage.

Neurosyphilis: 12–24 Mega Benzylpenicillin pro Tag, 4–6 Kurzinfusionen über 10 Tage oder 2,4 mg 4stündlich über 10 Tage.

Bei Schwangerschaft: Behandlung zum frühestmöglichen Zeitpunkt.

Epidemiologische Gesichtspunkte zu den Geschlechtskrankheiten in der dritten Welt heute

In den letzten Jahren konnten im Hinblick auf die Verbreitung der sexuell übertragenen Krankheiten in den genannten tropischen Ländern folgende Trends ermittelt werden:

Afrika. Die Gonorrhö ist sicherlich mindestens so verbreitet wie in anderen Erdteilen. Es darf aber angenommen werden, daß der Befall wesentlich höher ist und auch Besonderheiten aufweist, wie in Nigeria. Dort sind beim Mann Komplikationen wie Urethrastrikturen und „watering-can"-Perineum, als Perforationen der Urethra nach außen, häufig Folgen einer nicht behandelten Gonokokkeninfektion.

Die weibliche Bevölkerung stellt ein besonderes Reservoir für die Verbreitung der sexuell übertragenen Infektionen dar.

Die Infektionsrate für Gonorrhö wird sowohl in Uganda als auch in Kenia mit etwa 10% angegeben, vergleichbare Werte sind in London 0,3% und in Atlanta (USA) 2,5%.

Die Frambösie konnte in Nigeria ausgerottet werden. Es lagen aber noch 3% positive serologische Tests für Syphilis von 15000 Klinikpatienten vor. Entsprechende Daten lagen in Uganda bei 6% (Soldaten) und 25% (Prostituierte).

Das Lymphogranuloma venereum war in Uganda, Sudan und Nigeria mit etwa 3–10% verbreitet.

Das Granuloma inguinale kann als Erkrankung der unteren sozialen Klassen mit besonders schlechtem Lebens- und Hygienestandard angesehen werden, wenn man von Prostituierten absieht, die aufgrund des niedrigen Infektionsindex schwer als Infektionsquelle erkannt werden.

Die übrigen sexuell übertragenen Erkrankungen wie Trichomoniasis, Kandidiasis, Pedikulose, Skabies und genitale Warzen sind in Afrika geläufige Erkrankungen und weit verbreitet.

In Simbabwe (Rhodesien) fand sich bei 3000 Patienten, die eine Klinik mit venerologischem Schwerpunkt aufsuchten, eine Erkrankungsquote von 32%, die zu über einem Drittel als Ulcus molle erkannt wurde. Den gleichen Prozentsatz wies die Gonorrhö auf.

Süd- und Nordpazifik. 1977 entfielen auf 100 000 Personen etwa 400 Fälle von Gonorrhö und 8 Fälle von Syphilis. Es wurden allerdings nur solche Fälle erfaßt, die freiwillig zum Arzt gingen.

In Papua-Neuguinea mit einer Gesamtbevölkerung von 3 Millionen (1978) war das Verhältnis Gonorrhö, Syphilis und Frambösie etwa 3:1:0,3. Der Rückgang der Frambösie kam aufgrund dieser Daten nicht so zum Ausdruck wie in Äthiopien oder Kenia.

Seit Beginn der 50er Jahre war die Gonorrhö in Thailand weit verbreitet mit einem verstärkten Ansteigen in der Mitte der 60er Jahre. In den 70er Jahren kamen die Syphilis und das Ulcus molle hinzu, also zu einer Zeit, wo sich Bangkok als touristisches Zentrum entwickelte.

Literatur

Bhutani, L. K.: Colour Atlas of Secually Transmitted Diseases. Mehta Offset Works, New Delhi 1986

Owili, D. M.: Diagnosis and treatment of genital ulcers. In Orfanos, C. E., R. Stadler, H. Gollnick: Dermatology in Five Continents. Springer, Berlin 1988 (pp. 314–317)

Stüttgen, G.: Ulcus molle – Chancroid. Grosse, Berlin 1981

42 Tropische Ophthalmologie

V. Klauß

Die Inzidenz von Blindheit ist in den Industrienationen seit Ende des 19. Jahrhunderts stetig zurückgegangen. Dies läßt sich auf unterschiedliche Faktoren zurückführen, die einen Einfluß auf Häufigkeit und Schweregrad von Augenerkrankungen hatten.

- Einführung der Credé-Prophylaxe gegen Ophthalmia neonatorum, hervorgerufen durch Gonokokken.
- Einführung des Penicillins und der Antibiotika zur Bekämpfung von Augeninfektionen.
- Einführung neuer diagnostischer Methoden wie Ultraschall, Fluoreszenzangiographie, Elektrophysiologie.
- Aufklärung der Pathogenese von Netzhautablösungen und Einführung der Plombenoperation bei Ablatio retinae.
- Einführung der Mikrochirurgie in die Ophthalmologie.
- Entwicklung von Licht- und Laserkoagulation zur Prophylaxe der Netzhautablösung und zur Therapie der diabetischen Retinopathie und des Glaukoms.
- Einführung verbesserter Operationsverfahren: Keratoplastik, extrakapsuläre Kataraktextraktion und Vitrektomie.
- Einführung neuer Medikamente in die Ophthalmologie wie Cortison bei Uveitis und β-Blocker bei Glaukom.

Gleichzeitig mit diesen Neuerungen in der Ophthalmologie änderte sich die Lebensweise der Menschen in den Industrienationen mit verbesserter persönlicher und kommunaler Hygiene und leichtem Zugang zu sauberem Wasser.

Die armen Länder in den Tropen und Subtropen haben erst in den vergangenen zwei Jahrzehnten begonnen, medizinische Programme im Bereich Ophthalmologie aufzubauen. Persönliche und Dorfhygiene verbessern sich nur langsam, ausreichendes und sauberes Wasser bleibt die Ausnahme, so daß Infektionskrankheiten weiterhin häufig auftreten und häufigere Ursache von Blindheit sind als in Industrienationen. Stellen wir die fünf wesentlichen Erblindungsursachen in Entwicklungsländern und Industrienationen gegenüber, so wird deutlich, daß in Entwicklungsländern Infektionskrankheiten von großer Bedeutung sind und Erblindungen im Kindes- und Jugendalter häufiger auftreten. Demgegenüber spielen in den Industrienationen die Alters- und Degenerationserkrankungen die größte Rolle als Erblindungsursache (Tab. 42.1).

The International Agency for the Prevention of Blindness (IAPB) schätzt, daß 80% der Erblindungen in tropischen und subtropischen Ländern vermeidbar sind, d. h. durch Prävention oder Therapie ausgeschlossen werden können. Wir stehen vor der schweren Aufgabe, mit beschränkten finanziellen und personellen Mitteln bei schnell wachsender Bevölkerung in Ländern der dritten Welt Blindheit zu verhüten und zu behandeln. Dazu können nicht dieselben Wege beschritten werden wie in den Industrienationen, da die Mittel nicht zur Verfügung stehen.

Epidemiologie der Blindheit in der Welt

Die Weltgesundheitsorganisation (WHO) schätzt, daß es derzeit 28 Millionen Blinde auf der Erde gibt; Kriterium für Erblindung ist eine Sehschärfe von weniger als 1/50 am besseren Auge. Die Zahl der Sehbehinderten (Sehschärfe weniger als 0,05 am besseren Auge) wird mit 42 Millionen angegeben, beträgt aber eher 50 Millionen. Die vorliegenden Zahlen deuten darauf hin, daß die Zahl der Erblindungen in Entwicklungsländern stetig zunimmt. Das WHO-Ziel „Gesundheit für alle im Jahr 2000" wird in der Augenheilkunde nicht erreichbar sein. Die Zunahme von Augenkrankheiten und Erblindung erklärt sich durch das Anwachsen der Bevölkerungen in Entwicklungsländern und durch die Zunahme der Lebenserwartung, so daß Alters- und Degenerationserkrankungen häufiger werden. 75% der Blindheit weltweit findet sich in Entwicklungsländern. In Industrienationen beträgt die Prävalenz von Blindheit 0,05–0,2%, während sie in Entwicklungsländern mindestens das Zehnfache, also 1–2% beträgt, aber in einzelnen Regionen bis zu 10% der Bevölkerung befallen kann. Häufigkeit und Ursachen von Blindheit sind unterschiedlich in verschiedenen Kontinenten, Regionen, Klimazonen und innerhalb einzelner Länder. Folgende Faktoren sind für die hohe Erblindungsrate in Entwicklungsländern von Bedeutung:

- Vorkommen von schweren, zur Erblindung führenden Augenkrankheiten, die in Industrienationen gar nicht oder nur selten beobachtet werden, wie Trachom, Onchozerkose, Xerophthalmie, Lepra.

Tabelle 42.1 Häufigste Erblindungsursachen

Entwicklungsländer	Industrienationen
– Katarakt	– senile Makuladegeneration
– Trachom	– Glaukom
– Onchozerkose	– diabetische Retinopathie
– Glaukom	– genetisch bedingte Erkrankungen
– Xerophthalmie	– Gefäßerkrankungen von Netzhaut und Sehnerv

- Schwerer Verlauf von Augenkrankheiten, die in Industrienationen nur selten zur Erblindung führen, wie Ophthalmia neonatorum, Keratitis unterschiedlicher Genese, darunter auch Masern, Trauma, Glaukom.
- Mangelhafte Ausbildung und Kenntnis des Gesundheitspersonals in Augenheilkunde.
- Mangel an Augenpersonal.
- Mangel an Behandlungseinrichtungen und Betten für Augenpatienten.
- Schlechter allgemeiner und Ernährungszustand, vor allem der Kinder.
- Mangelhafte persönliche, Familien- und Dorfhygiene.
- Möglicher Schaden durch Anwendung traditioneller Medizin.
- Spätes Einsetzen einer adäquaten Therapie.
- Klimatische Faktoren.

Afrika ist der Kontinent mit der höchsten Prävalenz von Blindheit, da hier Trachom und Onchozerkose auftreten. Der Sahelgürtel von Westafrika bis in den Südsudan und nach Äthiopien zeigt die höchste Blindheitsrate weltweit.

Katarakt

Vor den typischen tropischen Augenkrankheiten wird die Katarakt besprochen, da sie die weltweit häufigste Erblindungsursache darstellt. Nach heutigem Kenntnisstand ist die Katarakt nicht verhütbar, sondern nur durch eine Operation therapierbar. Die Pathogenese der senilen Katarakt konnte bisher nicht geklärt werden. Auffällig ist, daß die senile Katarakt in verschiedenen Bevölkerungsgruppen unterschiedlich häufig und in unterschiedlichem Lebensalter auftritt. Im Kataraktgürtel in Asien und in Teilen Afrikas tritt die Katarakt etwa 10 Jahre früher als in gemäßigten Zonen auf, was die Annahme nahelegt, daß Umwelteinflüsse eine Rolle spielen. Genetische Faktoren scheiden nach derzeitiger Kenntnis aus.

Risikofaktoren

Die Inzidenz der senilen Katarakt steigt mit dem Alter. Fast 50% der Bevölkerung der USA über 75 Jahre zeigt eine Katarakt, die Vergleichszahl für Indien beträgt 82%. Katarakt tritt bei Frauen häufiger auf als bei Männern, wofür es keine Erklärung gibt. Bei Diabetikern wird eine Katarakt häufiger und in jüngerem Lebensalter beobachtet als bei Nichtdiabetikern. Ionisierende Strahlen und Mikrowellen rufen Katarakte hervor. Als Risikofaktoren für das frühe und häufige Entstehen der Katarakte in tropischen Ländern werden UV-Licht, Ernährung und Krisen von Dehydrierung diskutiert. In Indien wurden Katarakte häufiger beobachtet bei Menschen in schlechtem Ernährungszustand, mit geringem Geburtsgewicht, geringer Körpergröße und niederem sozioökonomischen Status. Die Erforschung der Risikofaktoren der Kataraktbildung ist von großer Bedeutung, da ein Hinausschieben des Kataraktalters um 10 Jahre die Zahl der notwendigen Kataraktoperationen halbieren könnte. 1966 war die Katarakt Ursache von 22,6% Erblindungen in England, 1985 in Norwegen nur noch für 2,5%. Solange eine Prävention der senilen Katarakt nicht möglich ist, müssen auch in Entwicklungsländern Möglichkeiten geschaffen werden, die notwendige Zahl von Kataraktoperationen durchzuführen.

Kataraktchirurgie

Die Kataraktoperation stellt einen der häufigsten chirurgischen Eingriffe in der Medizin überhaupt dar. Die Kataraktextraktion ist einfach, sicher, schnell, nicht kostspielig und in über 95% erfolgreich, wenn keine weiteren Augenkrankheiten vorliegen. Es gelingt somit fast immer, Blinden das Sehvermögen zurückzugeben. Dies gilt vor allem für Länder der dritten Welt, da die Katarakt hier zumeist erst in weit fortgeschrittenem Stadium operiert wird, d. h., wenn beide Augen erblindet sind. Neben dem individuellen Schicksal der Erblindung ist die Katarakt auch von großer sozioökonomischer Bedeutung. In tropischen Ländern werden Menschen im 5. und 6. Lebensjahrzehnt betroffen, die Ernährer einer vielköpfigen Familie sind und ihre Arbeit wegen der Erblindung nicht mehr verrichten können. Weiterhin ist eine Person – meist ein Kind – vollständig damit beschäftigt, sich um den Blinden zu kümmern. Die sozioökonomischen Verluste stellen ein Vielfaches der Kosten einer Kataraktoperation dar, die unter den Bedingungen eines Entwicklungslandes 20–50 DM ausmachen. Dies schließt die Korrektur der Aphakie durch eine Starbrille ein. Nach Bevölkerungsuntersuchungen in Kenia beträgt die Zahl der Kataraktblinden etwa 70 000 bei einer Bevölkerung von 25 Millionen. Jährlich werden im ganzen Land nur 5000 Kataraktoperationen durchgeführt, so daß die Zahl der Kataraktblindungen stetig steigt.

Folgende Maßnahmen sind geeignet, die Zahl der Kataraktoperationen zu erhöhen:

- In fast allen Entwicklungsländern fehlt es an Augenärzten. Die wenigen vorhandenen Augenärzte müssen häufig für mehrere Millionen Menschen sorgen. Eine vermehrte Ausbildung von Ophthalmologen führt auch zu einer Erhöhung der Zahl der Kataraktoperationen, jedoch darf nicht übersehen werden, daß Ausbildung und Unterhalt eines Augenarztes kostenintensiv sind.
- Vor allem in Ostafrika werden gute Erfahrungen mit Medical Assistants oder Clinical Officers gemacht, die eine einjährige Zusatzausbildung in Au-

genheilkunde erhalten und zum Teil auch selbständig Katarakte operieren. Entscheidend sind gute Ausbildung, Geschick des Operateurs und andauernde Betreuung und Weiterbildung durch einen Ophthalmologen.
- Aus Mangel an Augenärzten operieren in vielen Teilen der dritten Welt Allgemeinärzte, Chirurgen und Krankenschwestern Katarakte. Die Kataraktextraktion ist so weit standardisiert, daß sie nach entsprechender Ausbildung auch von Nichtophthalmologen durchgeführt werden kann.
- Mobile Kataraktchirurgie: Vor allem in Afrika besuchen Kataraktchirurgen entlegene Gesundheitsstationen mit dem Flugzeug oder Auto, um Patienten zu untersuchen und zu behandeln und gegebenenfalls auch dort zu operieren. Dieses Vorgehen hat für den Patienten den Vorteil, daß er nicht weit bis in das nächste große Krankenhaus oder in die Hauptstadt reisen muß, hat jedoch den Nachteil der fehlenden adäquaten postoperativen Nachsorge.
- Eye Camps haben sich vor allem in Indien, Pakistan und Nepal bewährt, Ländern mit hoher Bevölkerungsdichte. Ein oder mehrere Augenchirurgen führen in improvisierten Operationsräumen, in Schulen oder Zelten große Zahlen von Kataraktextraktionen in kurzer Zeit durch. Vorteile sind wieder die Nähe zum Patientenwohnort und die geringen Kosten, Nachteil häufig die fehlende Nachsorge.

Es lassen sich keine allgemeingültigen Rezepte für eine Erhöhung der Zahl der Kataraktextraktionen machen. Die jeweilige lokale Situation ist entscheidend dafür, welche Wege beschritten werden.

Technik der Kataraktoperation

Die heute in Ländern der dritten Welt geübte Technik der Kataraktoperation ist fast ausschließlich die intrakapsuläre Linsenextraktion. Diese wird mit Hilfe einer Kryode, einer Kapselpinzette oder eines Erisophaken durchgeführt. Die Korrektur der Aphakie erfolgt durch eine Starbrille, die in Indien weniger als 10 DM kostet. Moderne Verfahren wie die extrakapsuläre Kataraktoperation mit Implantation einer intraokularen Kunstlinse haben den Nachteil einer höheren intra- und postoperativen Komplikationsrate, höherer Kosten und eines hohen instrumentellen Aufwands, z. B. bedarf es eines Operationsmikroskops. Die Operationsdauer ist länger als bei der intrakapsulären Extraktion, ein wesentlicher Faktor bei der hohen Zahl zu operierender Patienten. Das Erlernen der extrakapsulären Operation ist schwieriger und sollte Ophthalmologen vorbehalten werden. Um einer möglichst großen Zahl von Patienten helfen zu können, sollte jeweils ein Auge operiert werden. Die Operation wird bei Erwachsenen in Lokalanästhesie durchgeführt.

Aus einigen Ländern wie China, Indien, Äthiopien wird noch heute von Starstechern berichtet, traditionellen Heilern, die Katarakte durch Reklination behandeln. Die Linse wird hierbei durch Massage oder durch Einführen eines Instruments in das Auge nach hinten in den Glaskörper gekippt. Hierdurch kann für längere Zeit ein gutes Sehvermögen erzeugt werden, jedoch ist die Rate der postoperativen Komplikationen z. B. durch Uveitis und Glaukom außerordentlich hoch.

Prognose und Prophylaxe

Unbehandelt kommt es durch Quellen, Ruptur und Spontanluxation der Linse zu Komplikationen wie Sekundärglaukom und phakolytischen Reaktionen im Auge.

Die Katarakt stellt die größte Herausforderung für die Ophthalmologie weltweit dar. Unsere Anstrengungen müssen dahin führen, daß ausreichend Operationsmöglichkeiten geschaffen werden, um den Millionen Kataraktblinden wieder zum Sehen zu verhelfen.

Chlamydienerkrankungen des Auges

Chlamydien verursachen an den Augen unterschiedliche Erkrankungen, die sich im klinischen Bild ähneln, jedoch in Übertragungsweg und Schweregrad unterscheiden. Tab. 42.2 gibt Aufschluß über die Charakteristika der einzelnen Erkrankungen. Einschlußkörper bei Chlamydieninfektion wurden 1907 erstmals von Halberstaedter und v. Provazek auf Jawa gesehen, die sie für Protozoen hielten und ihnen den Namen Chlamydozoen gaben. Der Nachweis von Chlamydien mit Ausstrich und Giemsa-Färbung blieb schwierig, bis in den 70er Jahren Kultur und monoklonaler Antikörpertest entwickelt wurden. Mit den letztgenannten Methoden kann der Erreger in 90% der akuten Erkrankungen nachgewiesen werden. Bei der Abstrichentnahme aus der Bindehaut ist darauf zu achten, zelluläres Material zu erhalten, um die intrazellulären Einschlußkörper nachweisen zu können. Chlamydien vermehren sich im Zytoplasma von Epithelzellen in Form von Retikularkörperchen, die in ihrer Gesamtheit in einer Zelle den Einschlußkörper bilden. Retikularkörper sind nicht infektiös und können nicht außerhalb der Zelle leben. Extrazellulär treten sie in Form des Elementarkörperchens auf, das nicht vermehrungsfähig ist, das aber extrazellulär überleben und damit neue Zellen infizieren kann. Ein Vermehrungszyklus der Chlamydien dauert etwa 48 Stunden, was teilweise die langsame Entwicklung der klinischen Symptomatik erklärt. Chlamydien werden zu den

Tabelle 42.2 Charakteristika der durch Chlamydia trachomatis hervorgerufenen Erkrankungen

Serotyp	TRIC A–C	TRIC D–K	LGV L_1, L_2, L_3
Erkrankung	Trachom	Paratrachom	Lymphogranuloma venereum
Visusverlust Erblindung	+	–	
Übertragung	Auge-Auge	Genitale-Auge	STD
Augenbefall	fast immer beiderseits	oft einseitig	
Lebensalter	1–5 Jahre	15–45 Jahre	
Epidemiologie	endemisch hyperendemisch	sporadisch	
Vorkommen	Tropen Subtropen	ubiquitär	
Therapie	lokal	systemisch	

TRIC Trachoma inclusion conjunctivitis, LGV Lymphogranuloma venereum, STD Sexually transmitted disease.

Bakterien gerechnet, da sie DNA und RNA im Kern haben, metabolische Aktivitäten zeigen, sich durch Querteilung vermehren und auf Antibiotika empfindlich sind; sie sind somit spezialisierte gramnegative Bakterien.

Trachom

Das Trachom stellt wahrscheinlich die weltweit häufigste Augenkrankheit und nach der Katarakt die zweithäufigste Erblindungsursache dar. Es wird angenommen, daß 500 Millionen Menschen infiziert und 5 Millionen erblindet sind. Trachom ist in den ländlichen Gebieten der armen Länder der Tropen und Subtropen endemisch. Es wird unterschieden zwischen schwerem Trachom, das mit Erblindung enden kann (blinding trachoma), und einer leichteren Form, die nicht zur Erblindung führt (nonblinding trachoma). Trachom ist eine chronische Entzündung von Bindehaut und Hornhaut mit Narbenbildung in der Bindehaut und Vaskularisation der Hornhaut. Die chronische Entzündung wird durch Epidemien von purulenter Konjunktivitis, die meist durch Bakterien hervorgerufen werden, verstärkt. Die Ausbreitung des Trachoms wird durch folgende Faktoren begünstigt: Trockenheit, heißes Klima, staubige Luft, Wassermangel, schlechte persönliche, Familien- und Dorfhygiene, hohe Fliegenpopulation, hohe Kinderzahlen in den einzelnen Familien mit kurzem Geburtsintervall. Trachom ist eine Krankheit der Armut und schlechten Hygiene und verschwindet mit Verstädterung und Verbesserung der ökonomischen Verhältnisse. Im vergangenen Jahrhundert stellte das Trachom auch in Nordeuropa und Nordamerika ein Gesundheitsproblem dar, ging aber allein durch den verbesserten Lebensstandard, nicht durch medizinische Maßnahmen zurück. Schweres Trachom findet sich heute in trockenheißen Gebieten Afrikas, in Nordafrika, in Arabien, in Teilen Indiens und Südostasiens sowie in kleinen Gebieten in Südamerika, Australien und auf pazifischen Inseln. In feuchtheißen Gebieten wie den Küstenbereichen Äquatorialafrikas tritt die schwere Form des Trachoms nicht auf. Entscheidend für den Verlauf der Erkrankung ist die Zahl der Reinfektionen mit Chlamydien und der Superinfektion mit Eitererregern. Die Übertragung erfolgt durch direkten oder indirekten Kontakt mit infektiösem Material durch Hände, Kleidung und Tücher sowie durch Hausfliegen. Der höchste Durchseuchungsgrad findet sich bei Kindern zwischen 1 und 5 Jahren. Es kommt zu häufigen Reinfektionen zwischen Kindern und Müttern, weshalb mehr Frauen als Männer erblinden. Mit Eintritt in die Schule nimmt die Zahl der floriden Infektionen ab, die Erkrankung geht in das chronische Stadium über oder heilt spontan aus. Sehr wesentlich für den Verlauf der Erkrankung sind Verfügbarkeit und Gebrauch von sauberem Wasser zum Gesichtwaschen. Trachom ist definiert als eine chronische follikuläre Konjunktivitis, die zu Bindehautvernarbung und oberflächlicher Vaskularisation – Pannus – der Hornhaut führt. Vor allem Lymphfollikel unter der Oberlidbindehaut sind für Trachom charakteristisch (Abb. 42.1, 42.2). Gleichzeitig tritt immer eine papilläre Hypertrophie der Bindehaut auf, die so ausgeprägt sein kann, daß die Follikel überdeckt und damit nicht sichtbar sind. Die Papillen können ebenfalls die normale Gefäßstruktur der Bindehaut verdecken. Im Verlauf der Krankheit über Monate lassen die akuten Entzündungszeichen nach, und es kommt zu zunehmender Vernarbung von Bindehaut und Tarsus, die wiederum zu Trichiasis, Entropium und Lidverkürzung führen können. In späten Stadien werden auch Bindehautxerose und Kanalikulusstenosen beobachtet. Am Limbus treten Lymphfollikel auf, die nach Vernarbung die charakteristischen Herbert's pits hinterlassen. Die Hornhaut ist durch Pannusbildung und Keratitis punctata beteiligt. Durch Trichiasis und Entropium kommt es zu Hornhautulzera. Zur Diagno-

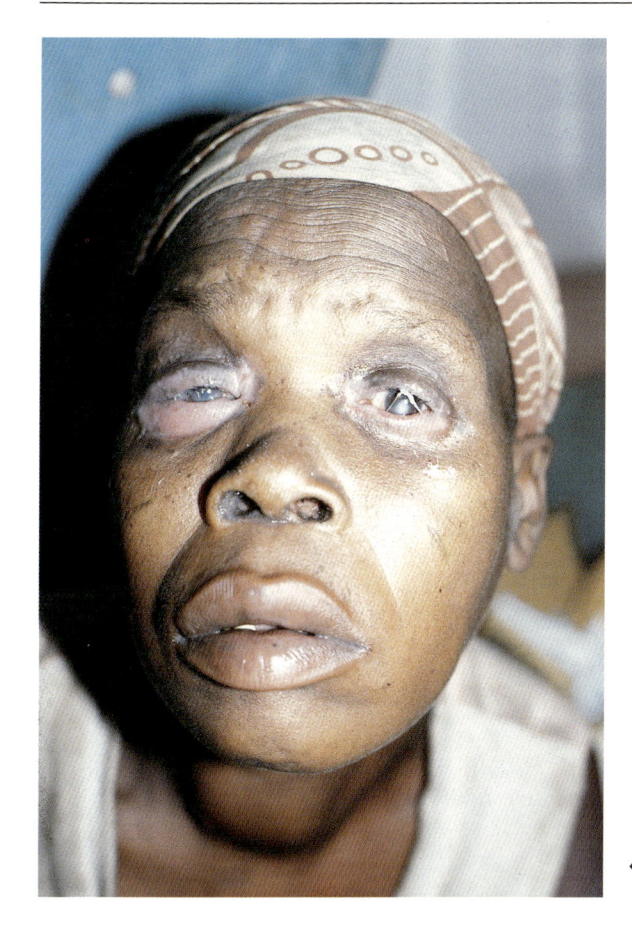

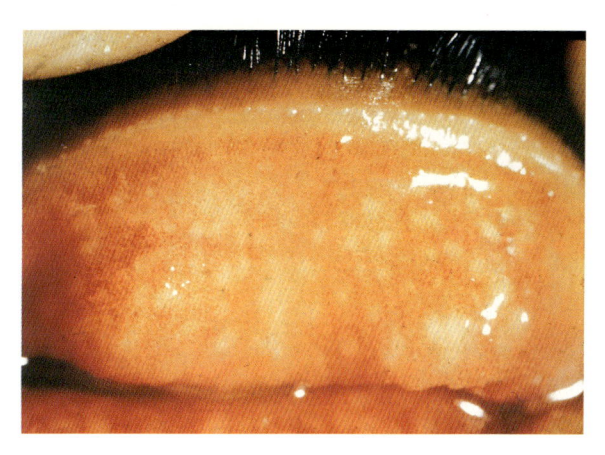

Abb. 42.2 Papillen und Follikel am ektropionierten Oberlid bei Trachom.

◀ Abb. 42.1 Superinfiziertes Trachom beiderseits mit massiver Photophobie, Trichiasis, Hornhautleukom.

sestellung muß die Oberlidbindehaut untersucht, d. h. das Oberlid ektropioniert werden. Nach Angaben der WHO kann die klinische Diagnose Trachom bei Vorliegen von zwei der folgenden Symptome gestellt werden:

- Lymphfollikel in der Conjunctiva tarsi des Oberlides,
- typische Bindehautvernarbung,
- vaskulärer Pannus,
- limbale Follikel,
- Herbert's pits.

Tab. 42.3 und 42.4 zeigen die Einteilungen der Erkrankung in Stadien oder Schweregrade, die verwandt werden.

Zu den in Tab. 42.3 aufgeführten Symptomen können späte Komplikationen wie Trichiasis, Entropium, Oberlidverkürzung, Hornhautulzera und -leukome kommen. Die Einteilung nach MacCallan ist zur Beschreibung der Veränderungen im Einzelfall gut geeignet, jedoch bei epidemiologischen Untersuchungen nur mit Einschränkung anwendbar, da sie sowohl

Tabelle 42.3 Natürlicher Verlauf bei Trachom in vier Stadien nach Mac Callan

Stadium	Conjunctiva tarsi des Oberlids	Hornhaut
I	Papillen	Mikropannus (akute Infektionen, kleine Follikel für wenige Wochen)
II (subakute Infektion, einige Monate)	Papillen ++ große Follikel +−	Pannus ++ Follikel
III (Heilung und Vernarbung, einige Jahre oder das ganze Leben)	Papillen +++ Follikel +++ Narben	Pannus +++ Pits
IV (inaktiv, ausgeheilt)	Narben ++	Pannus ++ Pits

Tabelle 42.4 Schweregrade bei Trachom nach der WHO

Schweregrad	Papilläre und diffuse Reaktion	Follikuläre Reaktion
I (unbedeutend)	1–2	1
II (mild)	1–2	2
III (mäßig)	1–2	3
IV (schwer)	3	0–3

den Schweregrad der Infektion, als auch den Funktionsverlust außer acht läßt.

Um die Intensität der Erkrankung beschreiben zu können, hat eine Expertenkommission der WHO den Versuch unternommen, die Entzündungszeichen bei Trachom in vier Schweregrade einzuteilen (Tab. 42.4).

Nur die Schweregrade III und IV verursachen eine Vernarbung des Tarsus, die zu Entropiumbildung führen kann. Für die Behandlung des Trachoms in endemischen Gebieten ist es wichtig zu wissen, welche Schweregrade in einer definierten Bevölkerungsgruppe vorkommen und wie häufig Komplikationen und trachombedingte Erblindung auftreten. Diese drei Kriterien geben einen zuverlässigen Anhalt dafür, ob in einem endemischen Gebiet ein Trachomprogramm aufgebaut werden sollte.

1987 wurde eine neue Einteilung für Trachom vorgeschlagen, die weniger kompliziert ist, als die oben genannte. Hierbei wird nach fünf trachomtypischen Zeichen gesucht: TF = Trachomfollikel, TI = Trachominflammation, TS = trachomatöse Narbenbildung (scarring), TT = Trachomtrichiasis, CO = Hornhauttrübung (corneal opacity).

Prophylaxe und Therapie

Es ist theoretisch einfacher, Trachom vorzubeugen, als es zu behandeln, da hierzu persönliche und Familienhygiene ausreichen. Es ist jedoch sauberes Wasser erforderlich, das in ausreichender Menge nicht allen Menschen in Ländern der dritten Welt zur Verfügung steht. Trachomprogramme sollten nicht überall dort durchgeführt werden, wo Trachom auftritt, sondern nur in Gebieten mit schwerem Trachom, das zur Erblindung führt. Indikatoren für das Auftreten von schwerem Trachom in einer Bevölkerungsgruppe sind Trachomblindheit, Oberlidentropium und akutes schweres Trachom bei Kindern. Es ist in jedem Fall zu überdenken, ob es sinnvoll ist, ein isoliertes Trachomprogramm durchzuführen oder ob es sich anbietet, das Trachomprogramm als Teil eines ophthalmologischen oder Mutter- und Kindprogramms durchzuführen. Erfahrungen in mehreren Ländern mit hoher Prävalenz von Trachomblindheit haben gezeigt, daß eine Trachomkontrolle durch langdauernde Erziehung der Familienmütter zu besserer Hygiene bei gleichzeitiger Behandlung von schweren und akuten Trachomfällen mit lokalen Antibiotika und Lidoperation bei Entropium und Trichiasis möglich ist. Zielgruppen der Vorbeugung sind vor allem Kleinkinder im Vorschulalter, die das wesentliche Chlamydienreservoir bilden und die nur über ihre Mütter zu erreichen sind. Zeitgleich mit präventiven Maßnahmen sollte eine Therapie der akuten Trachomfälle durchgeführt werden. Für die Therapie eignen sich lokal applizierte Antibiotika, vor allem Tetracyclin-Augensalbe 1%. Es sind bisher keine Resistenzen gegen Tetracyclin bekannt. Neben Tetracyclin sind Erythromycin und Sulfonamide wirksam; Erythromycin ist jedoch teurer und weniger verbreitet als Tetracyclin, Sulfonamide sollten wegen der Allergiegefahr nicht verwendet werden. Andere häufig in der Ophthalmologie lokal angewandte Antibiotika wie Chloramphenicol und Gentamycin sind gegen Chlamydien in vivo nicht wirksam. Auch Penicillin ist nicht geeignet. Die lokale Behandlung wird über 20 Tage fortgesetzt mit mindestens dreimaliger Applikation täglich. Das Auftreten von Trichiasis und Entropium sollte frühzeitig entdeckt werden, ehe es zu einem bleibenden Hornhautschaden kommt. Zur Operation des Oberlidentropiums steht eine größere Zahl von Methoden zur Verfügung. Die Operation ist einfach, kann schnell erlernt und auch von Nichtophthalmologen durchgeführt werden.

Zwischen Ersterkrankung und Erblindung liegen in den meisten Fällen mehrere Jahrzehnte, so daß für präventive und kurative Maßnahmen genügend Zeit bleibt, um Erblindung zu vermeiden.

Paratrachom

Unter dem Begriff Paratrachom werden Erkrankungen zusammengefaßt, die durch Chlamydien verursacht und durch genitookuläre Schmierinfektion übertragen werden. Bei Neugeborenen kommt es zur Ophthalmia neonatorum, bei Erwachsenen zu einer Keratokonjunktivitis unterschiedlichen Schweregrades.

Ophthalmia neonatorum

Neben Gonokokken sind Chlamydien weltweit die häufigsten Erreger einer Ophthalmia neonatorum. Die Differentialdiagnose zu einer gonokokkenbedingten Infektion kann nur über den Erregernachweis erfolgen, da sich das klinische Bild sehr ähnelt und verwechselt werden kann. In der Regel treten jedoch die Symptome bei einer Chlamydieninfektion später auf – 7–14 Tage post partum – und sind weniger massiv. Lymphfollikel finden sich bei Säuglingen noch nicht. Hornhautbeteiligung und Erblindung sind seltener als bei Gonoblennorrhö. Es ist zu beachten, daß auch Mischinfektionen mit Gonokokken und Chlamydien vorkommen. Die Therapie der Chlamydieninfektion des Neugeborenen besteht in der systemischen Gabe vom Erythromycin-Saft und von Erythromycin-Augentropfen. Erythromycin-Saft wird in der Dosierung 50 mg/kg und Tag für 14 Tage empfohlen.

Paratrachom des Erwachsenen

Die chlamydienbedingte genitookulär übertragene Keratokonjunktivitis des Erwachsenen ähnelt in den ersten Wochen dem endemischen Trachom, verläuft aber weniger heftig und bleibt häufig für längere Zeit einseitig. Der mildere Verlauf wird durch die fehlende Reinfektion und Superinfektion erklärt. Mehr als 90% der Patientinnen mit kulturpositiven Chlamydieninfektionen des Auges zeigen auch genitalen Befall. Aus diesem Grund ist eine systemische Therapie mit Tetracyclin 200 mg/Tag für 7 Tage oder bei Schwangeren Erythromycin 2mal 1 g/Tag für 7 Tage angezeigt.

Filariosen

Onchozerkose

Die Onchozerkose ist in einem großen Gebiet in Westafrika um den Äquator bis 15° nördlicher und südlicher Breite, das sich nach Osten bis in den Südsudan erstreckt, endemisch. Kleine Herde wurden in Jemen, Äthiopien, Tansania und Malawi gefunden. Ein größeres endemisches Gebiet ist seit langem in Mittelamerika bekannt. Die WHO geht davon aus, daß 20–30 Millionen Menschen mit Onchozerkose infiziert und davon etwa 1 Million erblindet sind (Parasitologie, Epidemiologie und Hautveränderungen s. Kap. 11).

In endemischen Gebieten erfolgt die Infektion im Kindesalter, bereits mit 4 Jahren lassen sich Mikrofilarien in der Hautbiopsie nachweisen. Erblindung tritt früh im 2.–4. Lebensjahrzehnt ein. Das klinische Bild hängt von der Intensität der Infektion ab und damit von der Gesamtzahl der im Laufe des Lebens inokulierten Mikrofilarien: Die Onchozerkose ist eine kumulative Erkrankung. Aus diesem Grund ist das Risiko einer Augenbeteiligung für Touristen gering. Die Mikrofilarien bewegen sich in den oberflächlichen Hautschichten, um von der Simulie wieder aufgenommen werden zu können. Sie orientieren sich in der Haut an Temperatur- und Lichtunterschieden. Die Augen werden über die Lidhaut und Konjunktiva erreicht, möglicherweise der Sehnerv auch über den Liquor cerebrospinalis.

Zur Diagnostik ist es nicht erforderlich, die Hautbiopsie in der Nähe des Auges – äußerer Kanthus oder Bindehaut – zu entnehmen, um einen Hinweis auf okuläre Beteiligung zu bekommen; es genügen die Ergebnisse der Biopsien aus Beckenkamm, Gesäß, Rücken oder Wade. Mikrofilarien lassen sich mit Hilfe der Spaltlampe in der Hornhaut und in der Vorderkammer nachweisen. Vor der Untersuchung sollte der Patient 2 Minuten lang im Sitzen den Kopf zwischen die Knie beugen, wodurch die Zahl der in der Vorderkammer sichtbaren Mikrofilarien erhöht wird.

Augenveränderungen bei Onchozerkose

Intraokulare Mikrofilarien

Frühestes Zeichen einer okulären Beteiligung bei Onchozerkose ist das Auftreten von lebenden oder abgestorbenen Mikrofilarien in Hornhaut, Vorderkammer, Linse, Glaskörper oder Netzhaut. Am einfachsten werden mit Hilfe der Spaltlampe im regredienten Licht lebende Mikrofilarien in der Vorderkammer erkannt. Die Mikrofilarien schwimmen schnell mit heftigen Bewegungen durch das Kammerwasser. In der Hornhaut lassen sich lebende Mikrofilarien nur schwer nachweisen, da sie fast transparent sind. Tote Mikrofilarien, gestreckt und weißlicher, sind besser sichtbar. Selten werden Mikrofilarien in hinteren Augenabschnitten gesehen.

Keratitis punctata

Punktförmige, schlecht abgegrenzte subepitheliale oder stromale Trübungen der Hornhaut werden durch tote Mikrofilarien hervorgerufen. Um jede einzelne Mikrofilarie bildet sich eine Ansammlung von Lymphozyten und eosinophilen Zellen, die sich nach Auflösung der Mikrofilarie ohne Narbe zurückbildet. Die Keratitis punctata wird in besonders ausgeprägter Form nach Therapie mit Diäthylcarbamazin beobachtet.

Sklerosierende Keratitis

Die sklerosierende Keratitis stellt eine der wesentlichen Erblindungsursachen bei Onchozerkose dar. Vom Limbus bei 3 und 9 Uhr ausgehend trübt sich die Hornhaut langsam ein, zunächst in Form eines Bogens entlang dem Limbus von 3 bis 9 Uhr (Keratitis semilunaris), später der gesamten Hornhaut. Neben den Trübungen im Bereich der Bowman-Membran, die durch zelluläre Infiltrate hervorgerufen werden, lassen sich häufig zahlreiche lebende Mikrofilarien in Hornhaut und Vorderkammer nachweisen.

Iridozyklitis

Die Iridozyklitis bei Onchozerkose zeigt unterschiedliche Schweregrade. Bei chronischem Bestehen einer massiven Iridozyklitis kommt es zur Ausbildung von hinteren Synechien, gelegentlich Seclusio pupillae, Cataracta complicata und Sekundärglaukom.

Chorioretinitis

Frühe Veränderungen am Augenhintergrund lassen sich nur mit Hilfe der Fluoreszenzangiographie nachweisen (Abb. 42.3). Es finden sich Pigmentverschiebungen im Pigmentepithel der Retina, Drusenbildung, Vaskulitis und selten aktive Herde einer Chorioretinitis. Frühe Veränderungen lassen sich zumeist temporal der Makula nachweisen. Im weiteren Verlauf kommt es zu einer Atrophie von Netzhaut und Aderhaut, die sich spät in Form von großen pigmentierten und depigmentierten Narben manifestiert (Abb. 42.4). Es ist nach wie vor nicht geklärt, welchen Anteil lebende Mikrofilarien an der Entstehung der Fundusveränderungen haben.

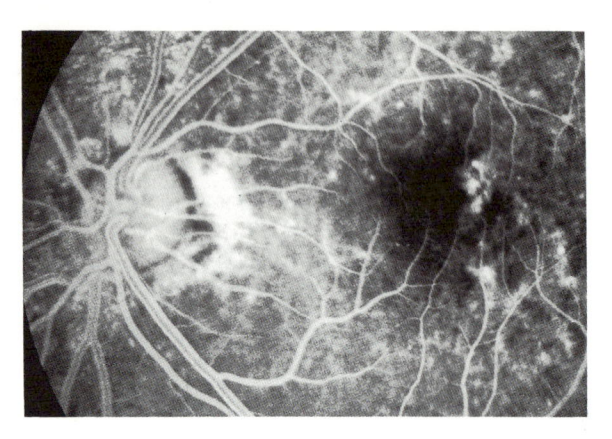

Abb. 42.3 Fluoreszenzangiographisches Bild der Netzhaut bei Onchozerkose. Zahlreiche Pigmentblattdefekte der Netzhaut.

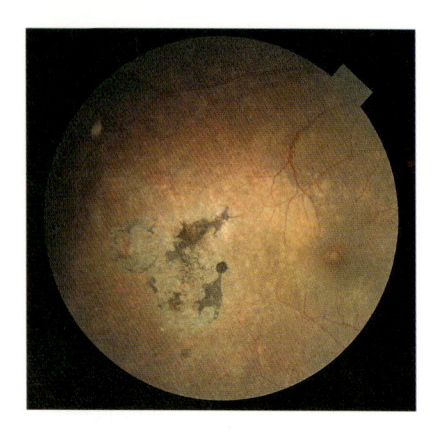

Abb. 42.4 Typische Narbe nach Chorioretinitis temporal der Makula bei Onchozerkose.

Neuritis n. optici und Optikusatrophie

Patienten mit Augenbeteiligung bei Onchozerkose zeigen eine auffällig hohe Inzidenz von Optikusneuritis und Optikusatrophie. Als Entstehungsmechanismen kommen der direkte Befall des Sehnervs und seiner Scheiden mit Mikrofilarien sowie eine Atrophie durch Netzhautatrophie und Glaukom in Betracht.

Wesentliche Erblindungsursachen in Zusammenhang mit Onchozerkose sind die sklerosierende Keratitis, Chorioretinitis und Optikusatrophie.

Prophylaxe und Therapie

Der Schwerpunkt der Onchozerkosebekämpfung lag in den vergangenen Jahren in der Vektorkontrolle (Kap. 11). Das Onchocerciasis Control Programme (OCP) der WHO hat in Westafrika große Erfolge errungen. Die Rate der Neuerblindungen in den kontrollierten Gebieten ist deutlich zurückgegangen. Eine Fortführung und Ausdehnung des Programms auch auf bisher nicht kontrollierte Regionen scheitert an den Kosten und an der Resistenz der Simulienlarven gegen die verwandten Organophosphate.

Nach Abschluß der klinischen Studien steht seit wenigen Jahren das Mikrofilarizid Ivermectin zur Verfügung, mit dem es gelingt, die Mikrofilarienzahl in Haut und Auge nach einmaliger oraler Gabe über 1–2 Jahre zu senken. Im Gegensatz zum Diäthylcarbamazin tritt die Mazotti-Reaktion sehr schwach oder nicht auf. Die Empfehlung geht heute dahin, daß Infizierte mit Augenbeteiligung jährlich einmal 100 μg/kg Körpergewicht Ivermectin einnehmen. Nach den vorliegenden Untersuchungen ist das Medikament auch für eine Massentherapie geeignet. Massenbehandlung wurde inzwischen in Nigeria, Togo und Ghana begonnen.

Die bisher verwendeten Medikamente Diäthylcarbamazin als Mikrofilarizid und Suramin als Makrofilarizid zeigen erhebliche Nebenwirkungen, die sie für eine Massentherapie ungeeignet machen. Die therapeutische Nodulektomie hat keinen Einfluß auf die Augenbeteiligung. Weiterhin fehlt ein nichttoxisches Makrofilarizid, um den Behandlungszeitraum abzukürzen, da Mikrofilarizide über mehr als 1 Jahrzehnt eingenommen werden müssen, solange adulte Würmer überleben.

Mit der Kombination Vektorkontrolle und Ivermectin stehen heute geeignete Möglichkeiten zur Verfügung, Blindheit als Folge der Onchozerkose auszuschalten.

Loiasis

Die Loa-loa-Filarie ist in den Regenwäldern West- und Zentralafrikas verbreitet. Mehrere Millionen Menschen sind infiziert. Im Gegensatz zur Onchozerkose kommt es bei der Loiasis nur ausnahmsweise zu bleibenden Augenschäden und Sehverlust. Makrofilarien finden sich in Lidern, Orbita, unter der Bindehaut und selten intraokular (Abb. 42.**5**). Die Parasiten rufen Juckreiz, Schwellung und Reizung des befallenen Gewebes hervor. Nur bei intraokularem Befall kommt es zu einer Herabsetzung des Sehvermögens. Therapeutisch kommen Chemotherapie (Diäthylcarbamazin) und chirurgische Entfernung der adulten Filarien in Frage.

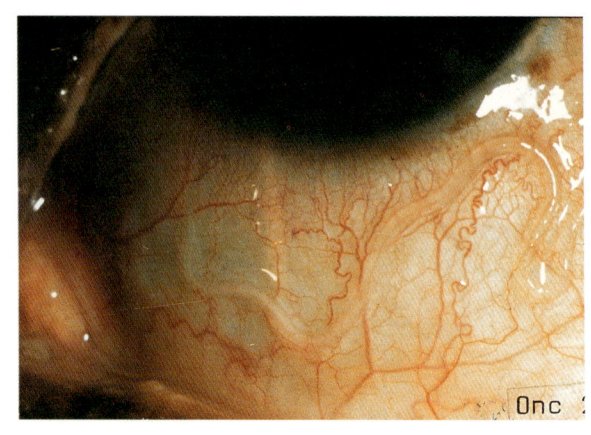

Abb. 42.5 Subkonjunktivale adulte Loafilarie (Foto TALC = Teaching Aids at Low Cost, London).

Lepra

Pathogenese, Epidemiologie, Prävention und Therapie s. Kap. 20. Lepra verursacht eine große Zahl von Veränderungen im Augenbereich und führt unbehandelt häufig zur Erblindung. Nach 20 Jahren der Erkrankung sind bis zu 30% der Leprösen erblindet. Die Zahl der durch Lepra Erblindeten weltweit liegt zwischen 0,5 und 1,0 Millionen. Je nach Definition der Lepraveränderungen am Auge zeigen 10–80% der Erkrankten okuläre Komplikationen. Wiederholt wurde beobachtet, daß die lepromatöse Lepra eher intraokulare Veränderungen wie Uveitis hervorruft, die tuberkuloide Lepra dagegen Erkrankungen des äußeren Auges wie Lagophthalmus und Keratitis.

Augenveränderungen bei Lepra

Braue und Lider

Verlust von Brauenhaaren von der temporalen Seite her beginnend ist ein häufiges und frühes Zeichen einer Lepra. Madarosis – Verlust von Wimpern – beginnt am Unterlid und befällt das Oberlid später. Lähmung des N. facialis führt zu mangelndem Lidschluß – Lagophthalmus –, zu Keratitis e lagophthalmo, Hornhautulzera und Hornhautleukom. Dieser Prozeß wird bei Lähmung des N. trigeminus und Austrocknung des Auges durch Tränendrüsenbefall verschlimmert. Neben Chemotherapie kann die chirurgische Korrektur des Unterlidentropiums erforderlich werden. Hierzu stehen verschiedene Verfahren wie partielle Tarsorrhaphie, Tarsalzungenfixation am äußeren Kanthus, Implantation von Anteilen des M. temporalis in die Lider zur Verfügung. Eine Keratitis e lagophthalmo muß als Notfallsituation angesehen werden, da die Hornhaut in kürzester Zeit ulzerieren kann.

Bindehaut und Hornhaut

Als frühes Zeichen einer Lepra wird die Verdickung der Hornhautnerven beobachtet. Entlang der Nerven in die Hornhaut einwandernde Bazillen verursachen eine zunächst avaskuläre Keratitis; kleinere Herde von Makrophagen, Lymphozyten und Mycobacterium leprae konfluieren; die hinzukommende Vaskularisation gibt das Bild des leprösen Pannus. Eine Kombination mit trachomatösen Veränderungen in trachomendemischen Gebieten ist häufig. Leprome der Hornhaut entstehen vor allem entlang des Limbus, können selten bis in die optische Achse hineinreichen und eine Sehverschlechterung hervorrufen. Die interstitielle Keratitis bei Lepra führt zu Verlust des Sehvermögens durch Befall des Hornhautzentrums. Keratitis e lagophthalmo kann rasch zu Hornhautulzera, Spontanperforation des Bulbus und Verlust des Auges führen.

Sklera und Uvea

Episkleritis, Skleritis und Uveitis können Zeichen einer Invasion des Gewebes mit Mycobacterium leprae oder Zeichen einer Immunreaktion sein. Verschiedene Schweregrade und akute sowie chronische Formen werden beobachtet. Bei der akuten Form der Iridozyklitis kommt es zu Hypopyon- und Synechienbildung. Demgegenüber führt die chronische Form zu Irisatrophie und ausgeprägter Miosis. Die pathognomonischen Irisperlen treten unabhängig von einer Uveitis auf. Als Komplikationen der Iridozyklitis werden Glaukom und Cataracta complicata gesehen, beide erfordern chirurgische Intervention.

Prophylaxe und Therapie

Bei einer großen Zahl Lepröser ist die Vorbeugung vor Erblindung möglich. Dies erfordert eine Kombination von medikamentöser Therapie (Kap. 20) und chirurgischen Maßnahmen. Zusätzlich zur systemischen Therapie kann die lokale Anwendung von Antibiotika bei Konjunktivitis und Keratitis oder Corticosteroiden bei Uveitis angezeigt sein. Die chirurgischen Maßnahmen zur Erhaltung oder Wiederherstellung der Sehfunktion ergeben sich aus den eingetretenen Veränderungen: Korrektur der Lidfehlstellungen, Glaukomoperation, Kataraktextraktion. Der größte Teil von Diagnostik und Therapie kann in die Hände von Assistenten gelegt werden, hierzu ist nicht immer ein Ophthalmologe erforderlich. Wesentlich ist die wiederholte ophthalmologische Untersuchung, um Frühschäden zu erkennen. Generell kann festgestellt werden, daß die ophthalmologische Betreuung von Lepapatienten häufig ungenügend ist, auch bei denen, die in Leprosarien leben.

Xerophthalmie

Vitamin-A-Mangel bei Kleinkindern zwischen Abstillen und 3.–4. Lebensjahr wird vor allem in Asien – Indien, Bangladesh, Indonesien, Philippinen – beobachtet, kommt aber auch in einer großen Zahl afrikanischer Länder, Brasilien und Haiti vor. Etwa 250 000 Kinder erblinden jährlich, weitere 250 000 tragen permanente Schäden davon. Ursache des Vitaminmangels sind zumeist Armut und Hunger, seltener ausschließlicher Vitamin-A-Mangel in der Nahrung oder fehlende Kenntnis der Mütter in der Nahrungszubereitung. Für Kinder in der dritten Welt bilden β-Carotine die wesentliche Vitamin-A-Quelle, tierisches Vitamin A steht nur selten zur Verfügung. Vitamin-A-Mangel ist sehr häufig Teil eines Eiweiß- und Kalorienmangels und wird eher in Zusammenhang mit Kwashiorkor als mit Marasmus gesehen. Enteritis und massiver Befall mit intestinalen Würmern können die Vitaminresorption über den Darm behindern, Eiweißmangel den Transport im Körper. Fieberhafte Erkrankungen wie Masern und Malaria erhöhen den Vitamin-A-Bedarf. Die genannten Faktoren führen bei Kleinkindern schnell zu einem Absinken von verfügbarem Vitamin A unter kritische Werte.

Vitamin A wird für den Aufbau von Rhodopsin, Haut und Schleimhaut benötigt. Vitamin-A-Mangel führt zu Funktionsverlust und Schäden der Netzhaut sowie Austrocknung und Keratose von Haut und Schleimhaut. Die Schleimhautveränderungen lassen sich besonders deutlich an der Bindehaut beobachten.

Augenveränderungen bei Vitamin-A-Mangel

1982 hat die WHO die in Tab. 42.5 aufgeführte Klassifikation und Bezeichnung der Augenschäden bei Vitamin-A-Mangel vorgeschlagen.

Nachtblindheit ist häufig das erste Zeichen eines chronischen Vitamin-A-Mangels und wird von Müttern beobachtet und gut beschrieben. Viele lokale Sprachen kennen einen Begriff für Nachtblindheit, ein Indiz dafür, daß Vitamin-A-Mangel häufig ist.

Xerose der Bindehaut und Bitôt-Flecken müssen nicht immer Zeichen eines bestehenden Vitamin-A-Mangels sein, sondern bleiben häufig lange nach Normalisierung des Vitamin-A-Haushalts bestehen. Alarmzeichen ist jedoch die ausgedehnte Xerose der Bindehaut, vor allem im nasalen Bereich. Bitôt-Flecken stellen Bereiche lokalisierter Bindehautkeratose temporal des Limbus dar, das schaumige Aussehen wird durch Saprophyten wie Xerosebazillus hervorgerufen.

Das Hornhautulkus bei Xerophthalmie ist im Vergleich zum bakteriellen Ulkus durch die fehlende Begleitreaktion von Hornhaut und Bindehaut gekennzeichnet. Es handelt sich um eine lokalisierte Hornhautnekrose. Die zunächst kleinen Ulzera können die Hornhaut penetrieren und zu einer Deszemetozele führen. Ohne rasche Vitamin-A-Gabe vergrößern sich die Ulzera, eine bakterielle Superinfektion kommt hinzu. Die Keratomalazie erfaßt schnell die gesamte Hornhaut und führt durch Verlust der Vorderkammer und Endophthalmitis zur Erblindung.

Prophylaxe und Therapie

Als wesentliche Präventionsmaßnahme ist das ausreichende Angebot von Eiweiß, Kalorien und Vitamin A in der Nahrung erkannt worden. Dies läßt sich in Hungergebieten nur durch externe Hilfen erreichen. Aufklärung der Mütter über die richtige Nahrungszusammensetzung hilft in den Regionen, wo pflanzliches Vitamin A zur Verfügung steht, jedoch nicht der Nahrung von Kleinkindern zugefügt wird. Vitamin-A-Gabe in Form von Kapseln à 200 000 IE oral an Risikomütter während der Schwangerschaft und Stillzeit sowie an Risikokinder ist trotz des geringen Preises von Vitamin A mit logistischen Problemen und damit hohen Kosten verbunden. Gleichbedeutend mit der Erhöhung des Vitamin-A-Angebots ist die Reduzierung des Vitamin-A-Verbrauchs durch Infektionskrankheiten bzw. Mangelabsorption durch Enteritis. Durch Masernimpfung, frühe Therapie der Pneumonie und Malaria sowie Rehydrierung bei Enteritis wird das Auftreten von Augenschäden drastisch verringert. Vitamin-A-Mangel stellt nicht ein ophthalmologi-

Tabelle 42.5 Klassifikation der Augenschäden bei Vitamin-A-Mangel nach der WHO

XN	Nachtblindheit
X1A	Xerose der Bindehaut
X1B	Bitôt-Fleck (Abb. 42.6)
X2	Xerose der Hornhaut
X3A	Hornhautulzeration oder Keratomalazie von weniger als einem Drittel der Hornhaut
X3B	Hornhautulzeration oder Keratomalazie von mehr als einem Drittel der Hornhaut
XF	Xerophthalmie Fundus
XS	Hornhautnarben als Xerophthalmiefolge (Abb. 42.7)

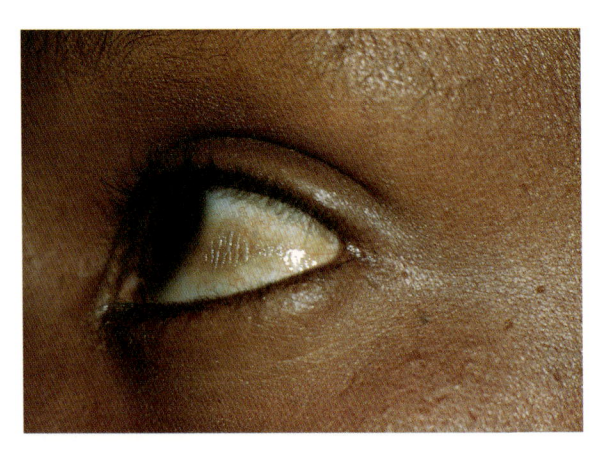

Abb. 42.6 Bitôt-Fleck bei einem 6jährigen Jungen temporal des Limbus.

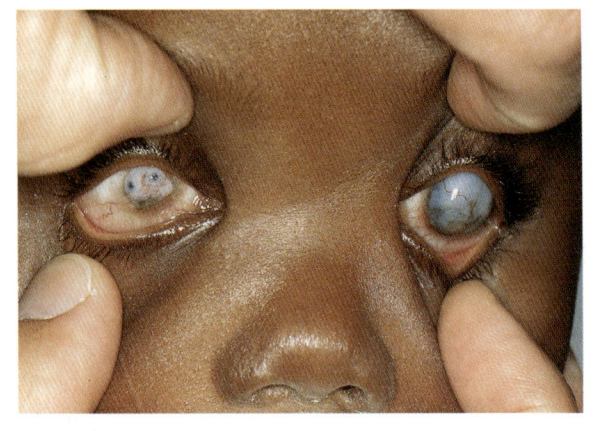

Abb. 42.7 Zustand nach beiderseitiger Keratomalazie durch Vitamin-A-Mangel bei Kwashiorkor und Masern.

sches, sondern ein kommunales und allgemeinmedizinisches Problem dar.

Bei Auftreten von Augenveränderungen verhilft die orale Gabe von 200 000 IE Vitamin A zum raschen Rückgang innerhalb weniger Tage. Dies gilt für Nachtblindheit, Xerose der Hornhaut und teilweise Xerose der Bindehaut. Nach Vitamin-A-Gabe kommt es zum Abheilen von Hornhautulzera, teilweise auch zum Sistieren der Keratomalazie, jedoch unter Zurücklassung von Hornhautnarben. Bei Befall des Hornhautzentrums resultiert ein permanenter Visusverlust.

Glaukom

In Regionen ohne Trachom, Onchozerkose und Lepra wie in Teilen Lateinamerikas und Asiens ist Glaukom nach Katarakt die zweithäufigste Erblindungsursache. Das Glaukom verdient Erwähnung, da es in Ländern der dritten Welt häufiger zur Erblindung führt als in Industrienationen.

Die Formen des Glaukoms sind identisch mit denen in Industrieländern: kongenitales Glaukom, primäres und sekundäres Glaukom lassen sich unterscheiden. Die Häufigkeit der verschiedenen Formen des primären Glaukoms zeigt geographisch starke Unterschiede: Während in Europa das Verhältnis Glaucoma simplex zu Winkelblockglaukom 4:1 beträgt, ist diese Rate in Afrika 6–8:1, in Asien 1:1. Dies erklärt sich durch unterschiedlichen Bau und Pigmentierung des vorderen Augenabschnitts in unterschiedlichen ethnischen Gruppen. Die Beobachtung, daß Patienten in tropischen Ländern erst spät im Verlauf einer Krankheit den Arzt aufsuchen, gilt insbesondere für das Glaukom. Da das chronische Glaukom über lange Zeit ohne subjektive Beschwerden und ohne Verlust des Sehvermögens verläuft, suchen Patienten ärztlichen Rat oft erst bei Erblindung eines Auges und hochgradigem Sehverlust am Partnerauge. Im Gegensatz zu Industrieländern, wo die Diagnose zumeist über den erhöhten intraokulären Druck gestellt wird, führen in Ländern der dritten Welt erst Sehverlust und Exkavation der Papille zur Diagnose. Da die Optikusatrophie irreversibel ist, kann nur versucht werden, den Restvisus zu erhalten.

Auch für das kongenitale Glaukom gilt, daß die Therapie meist zu spät einsetzt, so daß ein Sehverlust bleibt.

Im Bereich der Sekundärglaukome unterscheidet sich die Pathogenese von der in Industrieländern: Während hier Sekundärglaukome durch Neovaskularisation der Iris bei Diabetes mellitus und Gefäßverschlüssen überwiegen, herrschen in tropischen Ländern Sekundärglaukome durch quellende Linsen bei nichtoperierter Katarakt und bei Uveitis vor.

Prophylaxe und Therapie

Prävention des primären Glaukoms ist nicht möglich, allein die Früherkennung hilft die Sehkraft zu erhalten. Früherkennung ist durch Reihenuntersuchungen im Risikoalter ab 40 Jahre möglich. Wesentliche Erkennungszeichen sind erhöhter intraokularer Druck und beginnende glaukomatöse Optikusatrophie. Eine konsequente, langdauernde medikamentöse Therapie läßt sich unter den Bedingungen der meisten Entwicklungsländer, speziell im ländlichen Bereich, nicht durchführen. Die Compliance der Tropfenanwendung bei Glaukom in Europa beträgt nur 60%, in Ländern der dritten Welt ist sie weit schlechter, abhängig von logistischen Problemen und Kosten für die Tropfen. Aus diesen Gründen sollte nicht gezögert werden, frühzeitig zu operieren. Bei Winkelblockglaukom genügt häufig die Iridektomie, bei Glaucoma simplex ist eine fistulierende Operation erforderlich.

Seltenere Augenerkrankungen in den Tropen

UV-Licht-induzierte Augenerkrankungen

Mehrere Augenkrankheiten werden mit dem intensiveren und länger einwirkenden UV-Licht in den Tropen und Subtropen in Zusammenhang gebracht. Hierzu gehören gleichermaßen Erkrankungen des Auges und der Adnexe.

Lidtumoren. Maligne Melanome und Basaliome der Lidhaut werden häufiger in Regionen mit intensiver Sonneneinstrahlung beobachtet. Dies gilt jedoch nicht für Afrikaner, die offenbar durch die Hautpigmentierung geschützt sind. Es sei an dieser Stelle angemerkt, daß maligne Melanome der Iris und Aderhaut bei Afrikanern praktisch nicht vorkommen. Araber zeigen eine hohe Rate von Lidbasaliomen, ebenso Europäer, die in tropischen Regionen leben.

Pterygium. Die ungleiche Häufigkeit von Pterygien in unterschiedlichen geographischen Regionen hat schon seit längerer Zeit das Interesse der Ophthalmologen geweckt. Als Risikofaktoren für die Entstehung des Pterygiums werden Sonnenlicht, Staub, Rauch, Wind, trockene Luft und Trachom genannt. In seltenen Fällen sind Pterygien beiderseits so ausgeprägt, daß Erblindung resultiert.

Aktinische Keratopathie (Labrador-Keratopathie, Droplet keratopathy, Climatic keratopathy, Solar keratopathy) wird in Regionen mit besonders hoher Sonnenlichteinstrahlung beobachtet, vor allem in Labrador und bei Salzarbeitern am Roten Meer. Das Auge ist durch Braue, Lider und Wimpern gut gegen von oben einfallendes Licht geschützt; dies gilt nicht für vom Boden reflektiertes Licht. Die Reflexion ist besonders stark bei Schnee, Salz und weißem Sand. Der lichtexponierte Teil der Hornhaut zeigt oberflächliche weiße Trübungen, Zysten und feine Einlagerungen, die an Öltropfen erinnern.

Katarakt. Wie oben erwähnt, wird die frühe und häufige Kataraktbildung in den Tropen neben anderen Faktoren auch mit der intensiven UV-Licht-Einstrahlung in Zusammenhang gebracht.

UV-Makulopathie. Beim Betrachten einer Sonnenfinsternis mit ungeschütztem Auge kommt es durch das Fokussieren der Strahlen auf der Netzhaut ähnlich einer Licht- oder Laserkoagulation zu Verbrennungen im Bereich der Makula. Eine dauerhafte Makulaschädigung kann resultieren.

Senile Makuladegeneration. Die heute häufigste Erblindungsursache in Industrienationen, die senile Makuladegeneration, wird ebenfalls mit der lang andauernden Einstrahlung von Sonnenlicht auf die Netzhaut in Zusammenhang gebracht. Hohe Lebenserwartung und häufige Aphakie im höheren Lebensalter können als begünstigende Faktoren angesehen werden.

Tumoren

Nach vorliegenden Zahlen ist die Inzidenz des *Retinoblastoms* in den Tropen nicht höher als im gemäßigten Klima. Die hohe Zahl der beobachteten Retinoblastome erklärt sich über den hohen Bevölkerungsanteil von Kindern. Die Kinder kommen spät in Behandlung, so daß das oder die betroffene(n) Auge(n) nicht zu erhalten sind, meistens auch das Leben der Kinder nicht zu retten ist (Abb. 42.8). Von 99 Augen mit Retinoblastom in Kenia mußten 96 enukleiert werden. Bei Früherkennung kann das Auge durch Therapie mit Licht- und Laserstrahlen, Röntgenstrahlen und Chemotherapie erhalten werden.

Neben dem Retinoblastom wird bei Kindern in Äquatorialafrika das von der Maxilla oder Mandibula ausgehende *Burkitt-Lymphom* beobachtet, das in die Orbita einwachsen und eine Protrusio bulbi hervorrufen kann. Kombinierte Chemo- und Radiotherapie können zur Ausheilung führen.

Bei Afrikanern im Erwachsenenalter finden sich häufiger *Plattenepithelkarzinome* von Lid- und Bindehaut als Basalzellkarzinome. Der Operationserfolg richtet sich nach Ausmaß des Tumors bei Behandlungsbeginn.

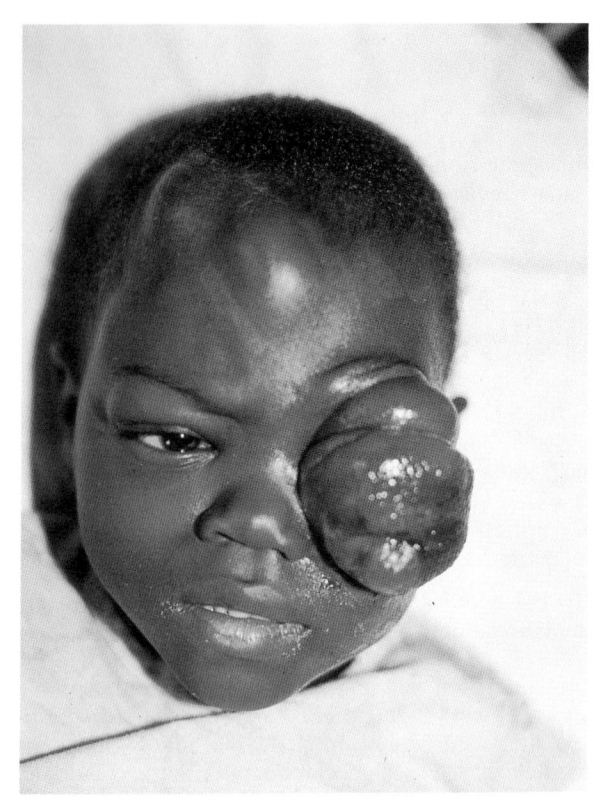

Abb. 42.**8** Exophytisch wachsendes Retinoblastom links mit Schädelmetastasen.

Wie oben erwähnt, werden bei Afrikanern praktisch *keine Melanome* der Iris und Choroidea gesehen.

Malaria

Durch die Anämie kommt es bei Malaria zu Netzhautblutungen, selten ist eine Neuritis n. optici im Verlauf einer Malaria. In Zusammenhang mit Chloroquin-Malariaprophylaxe treten Hornhautveränderungen und Makulopathie auf. Die Einlagerungen von Chloroquin in die Hornhaut sind nach Absetzen reversibel, die Netzhautveränderungen jedoch nicht. In der Netzhautmitte wird die typische Schießscheibenmakula (bull's eye maculopathy) beobachtet. Als kritische Grenze gilt die Einnahme von 100 g Chloroquinbase.

Elektrookulogramm und Prüfung des Blaugelb-Farbsehens sind die sensibelsten Indikatoren für einen frühen Schaden.

Trauma

Kleinere Traumen, die die Hornhaut verletzen, und Bulbusperforationen haben in den Ländern der dritten Welt eine schlechtere Prognose als in den Industrieländern, da eine höhere Wahrscheinlichkeit der Superinfektion besteht und die adäquate Therapie und Wundversorgung häufig erst Tage nach der Verletzung möglich sind. Entsprechend hoch ist die Rate an

Endophthalmitis nach perforierenden Verletzungen. Auffällig ist der hohe Anteil von Kindern im Alter von 1–10 Jahren bei den perforierenden Verletzungen, der höher liegt als ihr Bevölkerungsanteil. Häufigste Verletzungsursache bei Kindern sind Stöcke, Äste und Dornen, die in ein Auge eindringen.

Refraktionsanomalien, Amblyopie

In mehreren Ländern der dritten Welt wurde bei Bevölkerungsuntersuchungen festgestellt, daß 6–8% der hochgradig Sehschwachen an einem Refraktionsfehler litten, der aus Mangel an Brillen nicht korrigiert war. Ähnliches gilt für die Amblyopie durch Refraktionsfehler und Strabismus, die in der Kindheit nicht erkannt und therapiert wurde.

Sichelzellanämie

Im Verlauf einer Sichelzellanämie kann es zu einseitigen oder beiderseitigen Neovaskularisationen der Netzhaut kommen. Rezidivierende Glaskörperblutungen führen zu einer temporären Herabsetzung des Sehvermögens. Nach neueren Untersuchungen ist eine Licht- oder Laserkoagulation nicht indiziert, da sich die proliferierten Gefäße spontan zurückbilden. Glaskörperblutungen hinterlassen nur selten bleibende Sehschäden.

Konjunktivitis

Neben dem besprochenen Trachom ist auf die allergische Konjunktivitis und die hämorrhagische Konjunktivitis hinzuweisen. Allergische Konjunktivitiden in ihrer tarsalen und limbalen Form werden in den Tropen weit häufiger beobachtet als in gemäßigtem Klima. Betroffen sind vor allem Kinder bis zu 10 Jahren. Durch die exzessive papilläre Hypertrophie der tarsalen Bindehaut kann es zu bleibenden Hornhautschäden kommen. An den Küsten Afrikas treten Epidemien einer hämorrhagischen Konjunktivitis auf, die durch Enteroviren hervorgerufen wird. Eine spezifische Therapie steht nicht zur Verfügung, bleibende Schäden entstehen nur bei Superinfektion.

Parasitäre Erkrankungen des Auges

Die Liste am oder im Auge beobachteter Parasiten ist lang. Wegen ihrer regionalen Bedeutung zu erwähnen sind Echinococcuszysten der Orbita, die zu massiver Protrusio bulbi und Optikuskompression führen können. Die operative Entfernung der Zyste ist Therapie der Wahl. Cysticercuszysten subkonjunktival und intraokulär wurden auch in Europa bis in dieses Jahrhundert hinein beschrieben. Ancylostoma, Ascaris, Dirofilarien, Dracunculus medinensis, Gnathostoma, Thelazia, Toxocara canis und Wuchereria bancrofti wurden im Auge und in den Adnexen gefunden.

Literatur

Duane, T. D., Jaeger, E. A.: Clinical Ophthalmology, Vol. V: Geographic and Preventive Ophthalmology. Harper & Row, New York 1987

Fransen, L., V. Klauß: Neonatal ophthalmia in the developing world. Int. Ophthalmol. 11 (1988) 189

Huismans, H.: Tierische Parasiten des menschlichen Auges. Enke, Stuttgart 1979

International Agency for the Prevention of Blindness: World Blindness and its Prevention, Vol. I/II. Oxford University Press, London 1978, 1984

Klauß, V.: Review of ophthalmology in Kenya. Docum. ophthalmol. 57 (1984) 335

Klauß, V.: Conjunctivitis durch Chlamydien und Parasiten. Fortschr. Ophthalmol. 83 (1986) 72

Sachsenweger, M.: Taschenbuch der Augenheilkunde in den Tropen. Gustav Fischer, Stuttgart 1991

Sandford-Smith, J.: Eye Diseases in Hot Climates. Butterworth-Heinemann Ldt, Bodmin 1990

Schwab, L.: Eye Care in Developing Nations, Oxford University Press, Oxford 1990

Sommer, A.: Nutritional Blindness – Xerophthalmia and Keratomalacia. Oxford University Press, London 1982

World Health Organization: Guidelines for Programmes for the Prevention of Blindness. Genève 1979

World Health Organization: Strategies for the Prevention of Blindness in National Programmes. Genève 1984

43 Tropische Onkologie

R. Schmauz

Noch zu Beginn des Jahrhunderts glaubte man, Krebs sei eine Zivilisationskrankheit und bei Naturvölkern daher selten. Mit der Verbreitung der modernen Medizin zeigte sich aber, daß diese chronische Krankheit überall häufig vorkommt, die Tumorformen jedoch ihre eigene, sehr unterschiedliche Geographie aufweisen, nicht nur zwischen Erdteilen und Ländern, sondern auch innerhalb eng umgrenzter Gebiete, insbesondere bei Bevölkerungen, deren kulturelle Eigenständigkeit gewahrt blieb (Tab. 43.1).

Folgerichtig wurde daher Krebs mit Umwelt und Lebensweise in Zusammenhang gebracht. Fortpflanzung, Sexualleben, Ernährung und Genußmittel spielen dabei weltweit eine große und sehr unterschiedliche Rolle. Im tropischen Afrika verdienen Belastungen des Immunsystems durch die Umwelt größere Beachtung. Das Inzidenzmuster dort häufiger Tumoren, nämlich die an der Spitze der Rangliste stehenden malignen Lymphome, die Zervixkarzinome, die Hautkrebse sowie die Kaposi-Sarkome, die 50% der malignen Weichgewebetumoren ausmachen, zeigt Übereinstimmungen mit dem Spektrum an Tumoren, wie sie nach Organtransplantation und Langzeitimmunsuppression oder nach HIV-Infektion beobachtet werden. Durch die rasante Ausbreitung der AIDS-Epidemie ist das Kaposi-Sarkom zum weitaus häufigsten malignen Tumor geworden. Bei den Hautkrebsen wird als zusätzlicher Faktor der Mangel an schützender Kleidung angeschuldigt. Im Fernen Osten sind Betel und Tabak bei Karzinomen der Mundhöhle und benachbarter Lokalisationen von überragender Bedeutung. In chinesischen Bevölkerungen sind das Nasopharynxkarzinom und bei Frauen das Adenokarzinom der Lunge unerklärlich häufig, lassen sich aber neuerdings vielleicht zurückführen auf den Verzehr von gesalzenem, mit nitrosaminhaltigen Stoffen geräuchertem Fisch bzw. auf das Einatmen von Dämpfen beim Kochen mit Rapsöl. Bei Infestation mit Schistosoma japonicum entstehen Rektumkarzinome. Sonneneinstrahlung und geringe Hautpigmentierung führen dazu, daß bei Weißen Hautkrebse, maligne Melanome nicht mitgerechnet, die häufigsten bösartigen Tumoren sind. Von erheblicher Auswirkung auf die Krebsinzidenz ist die westliche Ernährungsweise. Fett- und fleischreiche und dabei schlakkenarme Kost werden nicht nur mit Mammakarzinom und Dickdarmkrebs, sondern auch mit Korpus-, Ovar- und Prostatakarzinomen in Zusammenhang gebracht. Bronchuskarzinome sind in über 90% durch das Zigarettenrauchen bedingt. Ein vor allem in städtischen Bevölkerungen zu beobachtender globaler Trend scheint die Zunahme von Tumoren zu sein, die in hochentwickelten Industrieländern häufig sind.

Im tropischen Afrika kann Krebs bei Frauen doppelt so häufig sein wie bei Männern; in solchen Gebieten läßt sich dieser Unterschied auf die enorm hohe Rate an Zervixkarzinomen zurückführen. In der dritten Welt ermittelte Inzidenzraten für die gesamte Krebshäufigkeit sind stets niedriger als in westlichen Ländern. Nach vorliegenden Ermittlungen von Krebsregistern sind maligne Tumoren im tropischen Afrika bei Frauen um ein Drittel bis die Hälfte und bei Männern um gut die Hälfte bis zwei Drittel seltener. Da die Vollständigkeit der Erfassung von Tumorfällen in

Tabelle 43.1 Reihenfolge der fünf am häufigsten von malignen Tumoren betroffenen Organe an unterschiedlichen Orten der Tropen: ländliches Uganda, die Großstädte Ibadan (Nigeria) und Bombay sowie Singapur; zum Vergleich St. Gallen (Schweiz) als Beispiel für westliche Industrieländer*

Uganda	Ibadan	Bombay	Singapur**	St. Gallen
Männer				
Lymphsystem	Lymphsystem	Mundhöhle	Bronchus	Haut
Weichgewebe	Leber	Ösophagus	Magen	Prostata
Penis	Magen	Larynx	Leber	Bronchus
Leber	Prostata	Bronchus	Nasopharynx	Dickdarm
Haut	Blut	Hypopharynx	Dickdarm	Lymphsystem
Frauen				
Zervix	Zervix	Zervix	Mamma	Mamma
Mamma	Mamma	Mamma	Zervix	Haut
Haut	Lymphsystem	Ösophagus	Magen	Dickdarm
Lymphsystem	Chorion	Mundhöhle	Bronchus	Ovar
Ovar	Ovar	Ovar	Dickdarm	Korpus

* Aufgestellt nach der Anzahl der beobachteten Fälle. ** Chinesische Bevölkerung.

Krebsregistern im tropischen Afrika auch nicht annähernd bekannt ist, sind solche Vergleiche eigentlich nicht zulässig. Die sich bei den krassen Unterschieden anbietende Folgerung, daß Krebs in afrikanischen Bevölkerungen weniger häufig vorkommt als in westlichen Ländern, bleibt daher hypothetisch. Inzidenzziffern aus afrikanischen Registern können miteinander verglichen werden, wenn anzunehmen ist, daß bei ähnlichem Stand in der medizinischen Versorgung stärkere Unterschiede in der Vollständigkeit der Erfassung von Fällen nicht bestehen.

Im Gegensatz zu tropischen Infektionskrankheiten, die mit dem Reiseverkehr importiert werden, ist für hierzulande tätige Ärzte die tropische Onkologie nur bei Einwanderern von Bedeutung oder wenn Einheimische aus der dritten Welt in der Hoffnung auf bessere Behandlung nach Deutschland kommen. Bei einer Tätigkeit in anderen Ländern ist es unumgänglich, in Erfahrung zu bringen, welche Tumoren am Ort häufig beobachtet werden. Obwohl oft oberflächlich lokalisiert (Tab. 43.1), werden selbst bei hohem Stand des Gesundheitswesens die meisten Tumorleiden erst in fortgeschrittenen, mit infauster Prognose einhergehenden Stadien festgestellt (Abb. 43.1). Vorsorgeuntersuchungen, mit denen heilbare Tumorfrühstadien erfaßt werden, sind nicht üblich. In der Sprechstunde sollten daher möglichst alle zugänglichen Lokalisationen, in denen Tumoren häufig auftreten, mit untersucht und bei der Diagnostik tiefsitzender Tumoren die leicht zu handhabende Sonographie herangezogen werden.

Auf eine feingewebliche Absicherung des Tumorleidens sollte nicht verzichtet werden. Verwechslungen mit gutartigen Tumoren und entzündlichen Prozessen bleiben sonst nicht aus. Ein klassisches Beispiel für die Grenzen makroskopischer Diagnostik ist der Befall des Peritoneums mit kleinen weißlichen Knötchen. Einer solchen Aussaat kann eine miliare Peritonealtuberkulose, eine peritoneale Schistosomiasis oder eine feinknotige Peritonealkarzinose zugrunde liegen.

Bei Fehlen einer örtlichen Pathologie kann das Gewebematerial nach Fixierung in 4%igem Formalin und entsprechendem Zuschnitt per Luftpost verschickt werden. Anstatt einer Gewebeprobe können nach Pappenheim oder Papanicolaou gefärbte zytologische Ausstriche oder Tupfpräparate weiterhelfen. Wenig bekannt ist, daß Vitalfärbungen mit sehr geringem Aufwand und in kürzester Zeit eine mikroskopische Untersuchung ermöglichen. Das Verfahren bietet in vielen Fällen einen Ersatz für die intraoperative Schnellschnittdiagnostik. Dazu wird Gewebe von der Läsion mit einem Skalpell abgekratzt, auf einem Objektträger ausgestrichen, mit 1%iger Toluidinblaulösung überschichtet und mit einem Deckglas versehen. Bevor nach weniger als 1 Minute das in einzelne Partikel, zu Zellverbänden und in einzelne Zellen aufgelöste Gewebe unter dem Mikroskop ausgewertet werden kann, werden Deckglas und Objektträger fest zusammengepreßt.

Als Behandlungsmethoden kommen der operative Eingriff und Chemotherapie in Frage, nur wenige Länder verfügen über Radiotherapie.

Im folgenden sollen Tumoren besprochen werden, die im tropischen Afrika häufig sind. Die meisten Mitteilungen kommen aus Uganda in Ostafrika (Abb. 43.2)

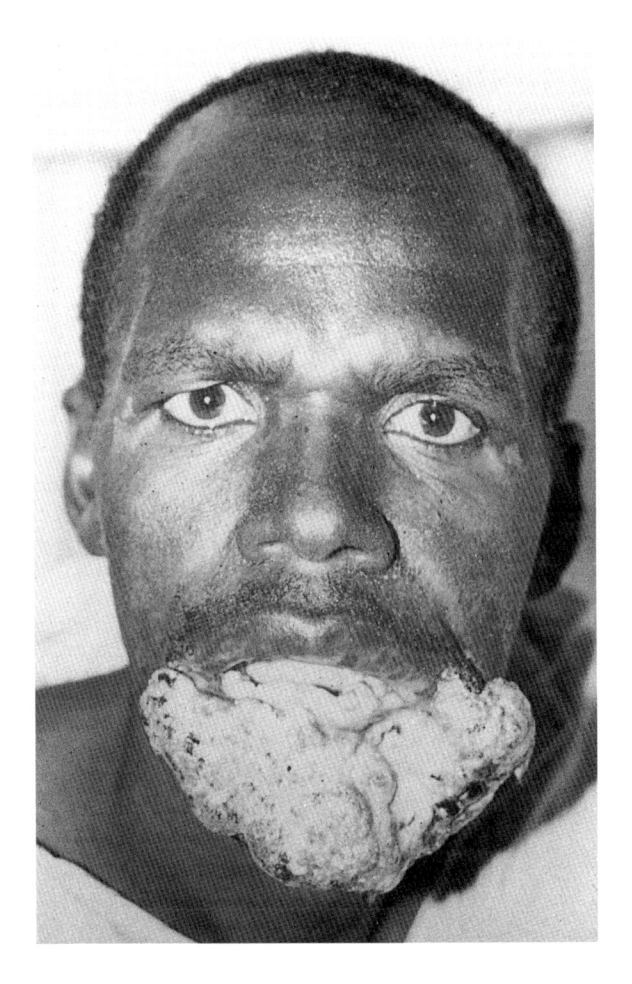

Abb. 43.1 Blumenkohlartig wachsendes Karzinom der Unterlippe. Oft werden in tropischen Ländern maligne Tumoren erst in solchen fortgeschrittenen Stadien erfaßt.

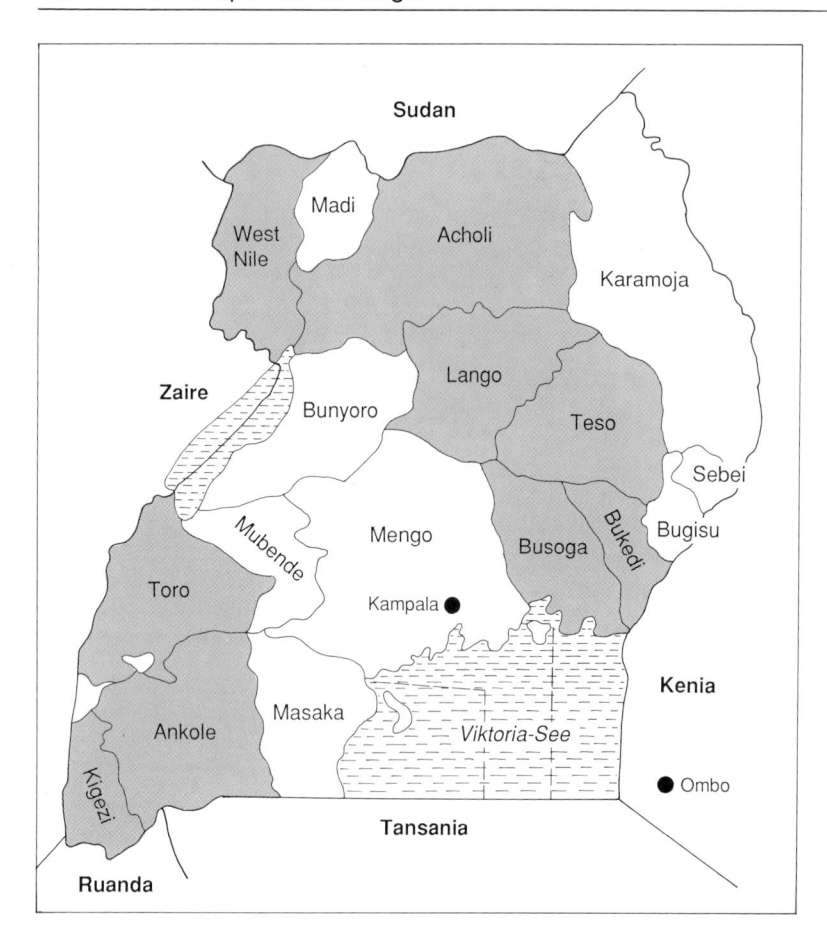

Abb. 43.2 Uganda mit Nachbarländern in Ost- und Zentralafrika. Die Regierungsbezirke, für die die Häufigkeit an malignen Lymphomen ermittelt wurde, sind schattiert; im Norden und Osten schwere und im Südwesten durchschnittlich geringe Malariadurchseuchung.

Besonderheiten aus anderen tropischen und subtropischen Ländern werden miterwähnt. Für allgemeine, überall zu beachtende Gesichtspunkte wird auf die Lehrbücher der Onkologie verwiesen.

Maligne Lymphome

Epidemiologie

Diese Tumoren gehören zu den häufigsten Krebsformen im tropischen Afrika (Tab. 43.**1**, 43.**2**). Im Vergleich zu westlichen Ländern besteht eine Reihe von Unterschieden. Fälle mit hohem Malignitätsgrad überwiegen. Bei den Hodgkin-Lymphomen ist es der Mischtyp, danach folgen der nodulär-sklerosierende und der lymphozytenarme Typ, lymphozytenreiche Formen hingegen sind extrem selten. Der sehr häufige und bekannteste afrikanische Tumor überhaupt, das Burkitt-Lymphom, ist ein Non-Hodgkin-Lymphom von hohem Malignitätsgrad wie auch die Mehrzahl der übrigen Non-Hodgkin-Lymphome. Nach dem Burkitt-Lymphom sind die zentroblastischen Keimzentrumlymphome die häufigsten malignen Lymphome. Bei den niedrigmalignen Non-Hodgkin-Lymphomen sind Keimzentrumlymphome mit follikulärem Wachstum eher selten.

Ähnliche bemerkenswerte Unterschiede finden sich bei seltenen Neoplasien des lymphoretikulären Gewebes. Relativ häufig beobachtet werden im Vergleich zu westlichen Ländern die Prolymphozytenleukämie – zwar von niedrigem Malignitätsgrad, jedoch mit erheblich schlechterer Prognose als die chronische lymphatische Leukämie (B-CLL) – und ferner die histiozytäre medulläre Retikulose, eine meist bei Jugendlichen auftretende aggressiv verlaufende Neubildung, die vermutlich zu den hochmalignen Non-Hodgkin-Lymphomen gehört. Weitere Besonderheiten sind die geringe Zahl von Hodgkin-Lymphomen (Tab. 43.**2**) sowie die sehr häufigen B-Zellen-Tumoren. Große geographische Unterschiede bestehen bei den Tumoren der T-Zell-Reihe. Diese sind im tropischen Afrika selten, im Westen mäßiggradig häufig und im Fernen Osten die häufigsten malignen Lymphome.

Tabelle 43.2 Maligne Lymphome. Unterschiede in der Häufigkeit zwischen tropischem Afrika und westlichen Ländern

	Tropisches Afrika	Westliche Länder
Maligne Lymphome	++++	+++
Niedriger Malignitätsgrad	++	+++
Hoher Malignitätsgrad	+++	++
Hodgkin-Lymphome	+	++
Non-Hodgkin-Lymphome	++++	+++
T-Zellen-Lymphome	+	++
B-Zellen-Lymphome	++++	+++
Burkitt-Lymphome	++++	+
Zentroblastische Lymphome	+++	++
Folliküläres Wachstum zentroblastisch-zentrozytischer Lymphome	++	+++

+ selten, ++ mäßiggradig häufig, +++ häufig, ++++ sehr häufig.

Wie in westlichen Ländern entsteht ein hoher Anteil der malignen Lymphome in peripheren Lymphknoten. Das Burkitt-Lymphom bildet sich extranodal. Wieviele Tumoren im Thymus, Knochenmark und anderen extranodalen Lokalisationen, darunter vor allem dem schleimhautabhängigen lymphatischen Gewebe auftreten, ist noch nicht bekannt.

Ätiologie und Pathogenese

Die noch zu Anfang des Jahrhunderts bestehende Meinung, Krebs sei bei Naturvölkern selten, wurde damit begründet, daß das tropische Klima mit den zahlreichen Infektionskrankheiten, darunter vor allem der Malaria, vor dieser Krankheit schütze. Die in der Folgezeit vielfach geäußerte gegenteilige Vermutung, nämlich daß die Umwelt der Tropen ebenso wie die dort oft weitverbreitete Mangelernährung für die körpereigene Abwehr eine Belastung darstellen und die Entstehung von Neoplasien des Immunsystems begünstigen, ließ sich zunächst nur für das Burkitt-Lymphom und die tropische Malaria erhärten. Der Unterschied in der Inzidenz zwischen Gegenden mit schwerer und ohne Malaria beträgt dabei nahezu das 30fache. Die Assoziation gilt aber auch für die übrigen malignen Lymphome von hohem Malignitätsgrad und ist, wie der Inzidenzgradient zwischen den beiden unterschiedlich durchseuchten Malariagebieten zeigt, bei den Hodgkin-Lymphomen schwächer als bei den Non-Burkitt-Non-Hodgkin-Lymphomen (Tab. 43.3, Abb. 43.2). Die schwere Belastung des Immunsystems in Gebieten mit hoher Malariadurchseuchung spiegelt sich außerdem in der prozentualen Verteilung der malignen Lymphome wider (Tab. 43.4). Fast 90% sind von hohem Malignitätsgrad, und die Hälfte aller Lymphomfälle sind Burkitt-Tumoren. In malariaarmen und malariafreien Gegenden sind niedrigmaligne Non-Burkitt-Non-Hodgkin-Lymphome geringfügig häufiger als hochmaligne, während bei den Hodgkin-Lymphomen hochmaligne Formen sowohl bei niedriger als auch bei hoher Malariadurchseuchung stets überwiegen (Tab. 43.3, 43.4). Beim Vergleich der beiden Gebiete in Uganda mit unterschiedlicher Verbreitung der Malaria scheint eine geringfügige Zunahme in der Häufigkeit auch für niedrigmaligne Lymphome zu bestehen.

Wie bei AIDS-Patienten und unter Immunsuppression stehenden Organtransplantierten sind im tropischen Afrika hochmaligne und vermutlich oft extranodale Lymphome sehr häufig. Besonders eng ist die Übereinstimmung beim Burkitt-Lymphom, das in westlichen Ländern sehr häufig bei homosexuellen AIDS-kranken jungen Männern beobachtet wird. Die enorme Häufigkeit des Burkitt-Lymphoms bei Kindern in Endemiegebieten hängt damit zusammen, daß wiederholte Malariaanfälle zeitweise zu einer sekun-

Tabelle 43.3 Inzidenz maligner Lymphome (Anzahl der Fälle und jährliche rohe Ziffer pro Million) in Gegenden von Uganda mit unterschiedlicher Malariadurchseuchung während der Jahre 1966–1973 sowie Inzidenzgradient

Malignes Lymphom	Südwesten Malaria ±		Nordosten Malaria +++		Inzidenzgradient
Burkitt-Lymphom	33	2,0	334	14,0	7,0
Hodgkin-Lymphom	18	1,1	54	2,3	2,2
– LR/NS	7	0,4	15	0,6	1,5
– MT/LA	11	0,7	39	1,7	2,5
Non-Burkitt-Non-Hodgkin-Lymphom*	95	5,9	399	16,7	2,8
– NM	38	2,3	79	3,3	1,4
– HM	30	1,9	184	7,8	4,2
Maligne Lymphome	146	9,0	787	33,0	3,7

* Enthält Fälle, die nicht näher zugeordnet werden konnten.
LR lymphozytenreich, NS nodulär-sklerosierend, MT Mischtyp, LA lymphozytenarm, NM niedriger Malignitätsgrad, HM hoher Malignitätsgrad.
Durchseuchungsgrad der Malaria in Tab. 43.4 und in Abb. 43.2.

Tabelle 43.4 Häufigkeit (%) maligner Lymphome und Gesamtzahl der Fälle in Gegenden Ost- und Zentralafrikas mit unterschiedlicher Malariadurchseuchung und vor und nach Ausbruch der AIDS-Epidemie

Malignes Lymphom	Uganda/Ostafrika 1966–1973		Ruanda** Zentralafrika 1979–1987
	Südwesten* Malaria ± AIDS –	Nordosten + Malaria +++ AIDS –	Malaria – AIDS +
Burkitt-Lymphom	28	52	9
Hodgkin-Lymphom			
– LR/NS	6	2	5
– MT/LA	9	6	9
Non-Burkitt-Non-Hodgkin-Lymphom			
– NM	32	12	42
– HM	25	28	35
% HM (B, H-MT/LA, NBNH-HM)	62	86	53
Anzahl der Fälle	119	651	135

* Überwiegend mesoendemische und vereinzelt hypoendemische/malariafreie Gebiete.
+ Überwiegend holo- und hyperendemische Gebiete. Abkürzungen in Tab. 43.3.

dären Immunschwäche und gleichzeitig zu einer erhöhten Proliferationsrate von B-Lymphozyten führen (Tab. 43.5). Im Blut zirkulierende Plasmodien rufen eine Abnahme der T-Lymphozyten hervor, insbesondere der Helferzellen, sowie in der B-Zell-Reihe als polyklonales Mitogen eine Zunahme der Zellteilungen. In einer solchen Situation können ubiquitär verbreitete onkogene Viren ihr Potential entfalten. In Frage kommen bei den malignen Lymphomen Herpesviren, nämlich das Epstein-Barr-Virus und vielleicht auch das humane Herpesvirus Typ 6.

Bei der Entstehung der meistens im Erwachsenenalter auftretenden Non-Burkitt-Lymphome kann die Malaria nur als polyklonales B-Zellen-Mitogen eine Rolle spielen, ihr auf das Kindesalter beschränkter immunsuppressiver Effekt entfällt. Hinzu kommt, daß Hinweise für eine Beteiligung des Epstein-Barr-Virus nicht selten fehlen. Diese pathogenetischen Unterschiede könnten erklären, warum der Zusammenhang bei den übrigen hochgradig malignen Lymphomen mit Inzidenzgradienten von 2,5 und 4,2 weniger eng ist als beim Burkitt-Lymphom mit einem siebenfachen Anstieg in der Häufigkeit (Tab. 43.3).

Wenig ist bekannt über die Auswirkungen der AIDS-Epidemie auf die Häufigkeit und das histologische Bild der malignen Lymphome. Der geographische Vergleich ergibt keine eindeutigen Hinweise, vermutlich auch deshalb nicht, weil die HIV-Infektion im Untersuchungszeitraum in Ruanda nicht sehr verbreitet war (Tab. 43.4, Abb. 43.2). Mit AIDS in Zusammenhang stehende Burkitt-Lymphome, wie sie in westlichen Ländern charakteristischerweise bei Erwachsenen und zunehmend auch bei Kindern beobachtet werden, sind für das tropische Afrika nicht mitgeteilt worden. Auch im Untersuchungsgut aus Ruanda fanden sich bei Erwachsenen keine Burkitt-Lymphome. Für die im Kindesalter aufgetretenen Fälle sind nähere Einzelheiten nicht bekannt, ihre geringe Häufigkeit paßt aber gut zu dem in Ruanda sehr niedrigen Durchseuchungsgrad an Malaria. Eine Zunahme anderer hochmaligner Formen ist möglich, bei den geringen Unterschieden aber nicht zu sichern. Ohne das Burkitt-Lymphom liegt der Anteil solcher Fälle in Ruanda mit 44% nur unbedeutend höher als im malariaarmen und AIDS-freien Südwesten von Uganda mit einem Wert von 34%.

Ein wichtiger Aspekt bei der Behandlung der in endemischen Malariagebieten meistens hochgradig malignen Non-Hodgkin-Lymphome besteht darin, daß die zur Verfügung stehenden Chemotherapieschemata bei diesen Lymphomtypen oft besser wirken als bei niedrig-malignen. Weiter ist von Vorteil, daß sich im Gegensatz zum histologischen Typ der Malignitätsgrad an zytologischen Ausstrichen und konventionellen histologischen Schnittpräparaten ohne zusätzliche immunhistochemische Färbung und größere Erfahrung ermitteln läßt.

Tabelle 43.5 Pathogenese des endemischen Burkitt-Lymphoms. Die Ansichten divergieren, ob das Schlüsselereignis, die chromosomale Translokation, vor oder nach der Infektion der B-Zellen mit dem Epstein-Barr-Virus erfolgt

– Infektion mit Epstein-Barr-Virus in den ersten Lebensjahren, z. B. durch den Speichel. Erhöhte EBV-Antikörpertiter lange bevor das Lymphom auftritt

– Häufige wiederholte Infekte mit Falciparum-Malaria

– Während der Attacken sekundäre Immunschwäche mit Verringerung der T-Lymphozyten und erniedrigtem Verhältnis von T-Helfer-/T-Suppressorzellen. Daneben Wirkung der Malariainfektion als polyklonales B-Zellen-Mitogen

– Erhöhte Proliferation EBV-infizierter B-Lymphozyten

– Translokation des Endabschnitts von Chromosom 8, der das Onkogen c-myc trägt, mit nachfolgender Aktivierung dieses Onkogens; am häufigsten t (8; 14), seltener t (2; 8) und t (8; 22). Produktion von Schwerketten bzw. λ- oder κ-Leichtketten des Immunglobulins. Aktivierung des Onkogens Blym-1

– Polyklonale und schließlich monoklonale neoplastische Proliferation EBV-infizierter unreifer B-Lymphozyten

Leukämien

Epidemiologie

Mitteilungen sind vorhanden über manche häufige Formen, fehlen aber über andere mit Leukämie zusammenhängende Erkrankungen wie die Myelodysplasie oder Formen des myeloproliferativen Syndroms, nämlich die Osteomyelosklerose, Polycythaemia vera und die essentielle Thrombozythämie.

Die Formen des Kindesalters sind überwiegend akute Leukämien. Die akute lymphoblastische und myeloische Leukämie sind etwa gleichhäufig und zeigen beide einen Altersgipfel zwischen 5 und 14 Jahren. Man versucht, die Seltenheit der akuten lymphoblastischen Form in der frühen Kindheit vor dem 5. Lebensjahr damit zu erklären, daß dafür das Burkitt-Lymphom häufig ist. Eine weitere Eigentümlichkeit ist bei der myeloischen Variante das Auftreten von Chloromen, vor allem in der Orbita, in bis zu 25% der Fälle. Bei den im Erwachsenenalter vorherrschenden chronischen Leukämien ist bemerkenswert, daß die lymphatische Form schon bei jungen unter 30 Jahren alten Frauen auftreten kann. Ferner ist zumindest in manchen Gegenden die aggressiv verlaufende Prolymphozytenleukämie häufiger als die reife chronische Variante (B-CLL).

Für die chronische myeloische Leukämie sind keine Besonderheiten im Vorkommen bekannt.

Ätiologie und Pathogenese

Zusammenhänge mit Malariadurchseuchung und Virusinfektion sind durchaus möglich. Wie die lymphoblastischen Lymphome könnte auch die akute lymphoblastische Leukämie aus diesen Gründen in endemischen Malariagebieten vermehrt auftreten. Gesichert ist die Beteiligung des HTLV-1-Retrovirus bei der Entstehung von pleomorphen Lymphomen und Leukämien der T-Zell-Reihe im Erwachsenenalter. Allerdings sind solche Fälle in der Karibik und vor allem im Fernen Osten, dabei zuerst in Japan, beobachtet worden. In Afrika sind sie selten. Ein Fall wird aus Zaire berichtet, und die Untersuchungen in Ruanda (Tab. 43.4) förderten einen weiteren Fall zutage. Die Durchseuchung mit dem HTLV-1-Virus ist dabei niedrig und wird in einer Reihe von Ländern des tropischen Afrika fast immer mit unter 5% der Bevölkerung angegeben.

Der Umgang mit Erdöl und dessen Produkten läßt eine Zunahme der chronischen myeloischen Leukämie befürchten. Die Behälter dienen oft auch zur Aufbewahrung von Nahrungsmitteln; nicht selten werden diese Flüssigkeiten in den Mund genommen oder ihre Dämpfe inhaliert, und die Arbeitskleidung der Mechaniker ist in der Regel hochgradig durchtränkt von Benzin und Schmieröl.

Splenomegalie in den Tropen

Vergrößerungen der Milz lassen sich in den Tropen relativ seltener auf eine Neoplasie der blutbildenden Organe zurückführen. In einer detaillierten Untersuchung am Kenyatta-Hospital in Nairobi fand man bei 34% der Milzvergrößerungen das mit chronischer Malaria assoziierte tropische Splenomegaliesyndrom, bei 17% eine hepatosplenische Schistosomiasis und in 5% eine viszerale Leishmaniose. Maligne Lymphome und Leukämie gehörten zu den weniger häufigen Erkrankungen und machten zusammen mit anderen hämatologischen Erkrankungen, Lebererkrankungen mit portaler Hypertension, Tuberkulose, Sarkoidose, Herzinsuffizienz und Malaria 32% der Splenomegaliefälle aus. In 12% der Fälle blieb die Milzvergrößerung ungeklärt. In einer schon älteren Serie von 64 Fällen vom Mulago-Hospital in Kampala betrug der Anteil des tropischen Splenomegaliesyndroms sogar 55%. 11% entfielen auf Neoplasien des blutbildenden Systems, darunter 1 Fall mit Osteomyelosklerose.

Wiederholt wurde vermutet, daß das tropische Splenomegaliesyndrom, wegen des Zusammenhangs mit Malaria auch als hyperreaktive malariabedingte Splenomegalie bezeichnet, in eine lymphatische Leukämie übergehen kann. Ein Argument für diese Annahme sind Grenzfälle mit Übergängen zwischen den beiden Krankheitsbildern. Im Blut und Knochenmark sind die Lymphozyten erhöht wie bei Leukämie oder leukämoider Reaktion, ihre Proliferation ist aber noch polyklonal und nicht bereits monoklonal-neoplastisch; ferner bildet sich die Milzvergrößerung nach Malariatherapie zurück, allerdings nur teilweise und nicht in dem Maße wie beim tropischen Splenomegaliesyndrom.

Unterschiedlich beurteilt wird die Art der lymphatischen Leukämie, die vermutlich aus dem tropischen Splenomegaliesyndrom entsteht. In Westafrika wurden die Fälle als chronische lymphatische Leukämie klassifiziert und zeichneten sich durch Splenomegalie und allenfalls geringfügige periphere Lymphadenopathie aus.

Der Phänotyp der Lymphozyten konnte nicht bestimmt werden, doch spricht ein solches klinisches Bild eher für die Annahme einer T-CLL, die nur eine geringe Lymphknotenbeteiligung aufweist, als für eine B-CLL, die charakteristischerweise mit peripherer Lymphadenopathie einhergeht.

Nicht berücksichtigt haben diese Untersuchungen schon länger zurückliegende Beobachtungen aus Ostafrika. Im hämatologischen Labor des Mulago-Hospitals im malariadurchseuchten Kampala waren unter 22 konsekutiven Fällen lymphatischer Leukämie 16 Fälle mit Prolymphozytenleukämie, nur 6 entsprachen einer chronischen lymphatischen Leukämie mit Lymphadenopathie. Ihre Häufigkeit in einer Malariagegend, ihr aggressiver klinischer Verlauf und die bei dieser Leukämie enorme Milzvergrößerung sind Merkmale, die durchaus dafür sprechen, daß zwischen der Prolymphozytenleukämie und dem tropischen Splenomegaliesyndrom ein Zusammenhang bestehen könnte.

Burkitt-Lymphom

Definition

Dieser Tumor, so benannt nach seinem Entdecker, einem vor über 30 Jahren in Uganda tätigen Chirurgen, tritt bei Kindern in Gegenden mit endemischer Malaria auf und ist dort in dieser Altersgruppe der weitaus häufigste maligne Tumor. Charakteristisch sind Tumoren in Kiefer (Abb. 43.3), Speicheldrüsen, Schilddrüse und Abdomen, meistens in den Nieren und den Ovarien, sowie das histologische Bild, das von unreifen B-Lymphozyten mit zahlreichen Mitosen und dazwischenliegenden Makrophagen geprägt ist. Der Tumor läßt sich im zytologischen Ausstrich leichter identifizieren als im histologischen Schnitt (Abb. 43.4). Zellkinetischen Untersuchungen zufolge ist das Burkitt-Lymphom einer der am schnellsten wachsenden menschlichen Tumoren überhaupt.

Epidemiologie und Ätiologie

Der Tumor tritt im Altersbereich von 2–20 Jahren auf mit einem Häufigkeitsgipfel zwischen 3 und 8 Jahren. Abdominale Tumoren kommen geringgradig häufiger vor als Gesichtstumoren. Knaben sind bis zu zweimal häufiger befallen als Mädchen. Histologisch identische Tumoren werden weltweit beobachtet. Fast genauso häufig wie im tropischen Afrika kommt der Tumor noch in den mit Falciparum-Malaria durchseuchten Gebieten von Papua-Neuguinea vor. In anderen Ländern und Kontinenten zählt er aber zu den seltenen Tumoren. Man spricht daher vom endemischen und nichtendemischen (sporadischen) Burkitt-Lymphom. Unterschiede bestehen darin, daß Patienten mit nichtendemischem Burkitt-Lymphom im Durchschnitt knapp 10 Jahre älter sind, nicht selten Lymphknoten- und Knochenmarkbefall aufweisen und auf Chemotherapie weniger gut ansprechen. Als dritte Gruppe sollten die AIDS-assoziierten Burkitt-Lymphome unterschieden werden.

1964 wurde in einem Burkitt-Lymphom aus Uganda als erstem menschlichen Tumor von Epstein und Barr ein Virus festgestellt. Es gehört zu der Gruppe der Herpesviren und trägt den Namen seiner Entdecker. Seitdem ist eine Reihe weiterer Befunde erhoben worden, die die Pathogenese des Burkitt-Lymphoms vertiefen (Tab. 43.5). Beim nichtendemischen Burkitt-Lymphom besteht ein Zusammenhang mit diesem Virus nur in manchen Fällen.

Pathogenese

Die Histogenese des meistens außerhalb der Lymphknoten auftretenden Burkitt-Lymphoms ist im einzelnen nicht geklärt. Daher soll dieser Tumor auch weiterhin mit dem bisher gebräuchlichen Eponym bezeichnet und nicht nach einem Zelltyp benannt werden wie andere Lymphome. Im Kiefer sind die ersten lymphoiden Infiltrate um die noch nicht durchgebro-

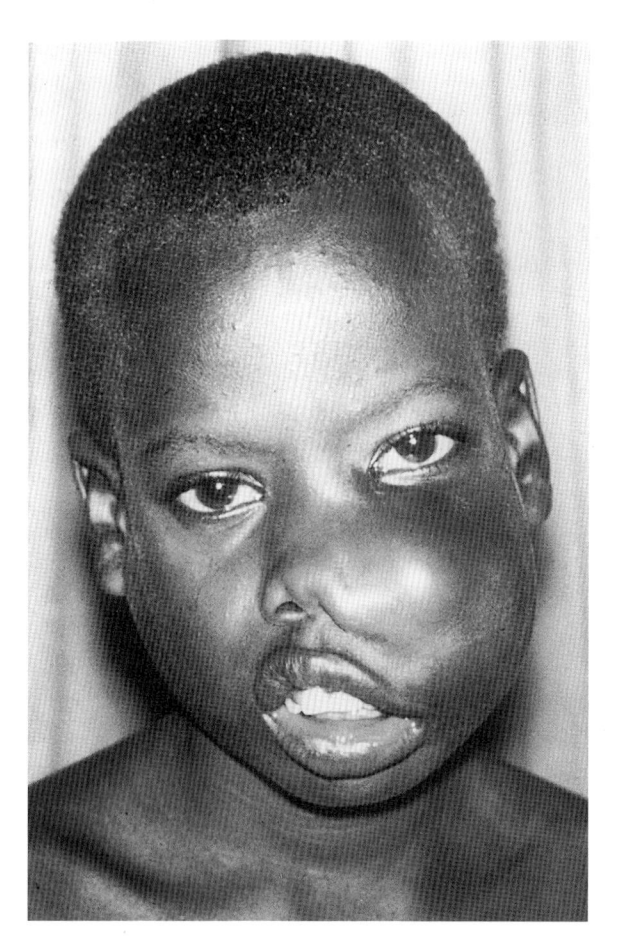

Abb. 43.3 Burkitt-Lymphom im Oberkiefer bei einem Jungen aus einem Gebiet mit endemischer Falciparum-Malaria.

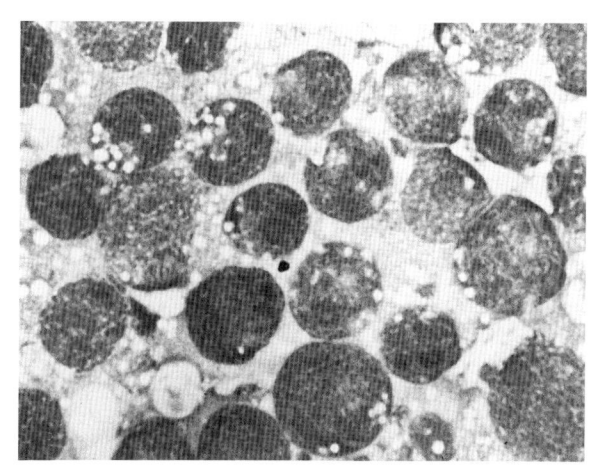

Abb. 43.4 Tupfpräparat von einem Burkitt-Lymphom. Die großen unreifen Blasten mit mehreren Nukleolen im Kern, schmalem Zytoplasmasaum und Fettvakuolen sind charakteristisch.

chene Zahnanlage herum nachweisbar. Die unreifen B-Lymphozyten entstammen entweder dem Knochenmark oder dem Keimzentrum des lymphatischen Gewebes. Erwogen wird als Alternative zum Knochenmark ein Entstehen im mukosaassoziierten lymphatischen Gewebe.

Krankheitsbild

Die meisten Patienten werden wegen eines Tumors im Abdomen oder im Gesicht zum Arzt gebracht. Am Kiefer sind die Zähne nicht mehr ausgerichtet und ausgefallen, es besteht das Bild der dentalen Anarchie. Die oft enorm großen abdominalen Tumoren sind in den Nieren und Ovarien, seltener im Retroperitoneum, in der Leber und dem Gastrointestinaltrakt lokalisiert. ZNS-Befall ist am dritthäufigsten und manifestiert sich mit Hirnnervenlähmungen oder, bei Kompression des Rückenmarks, mit Paraplegie. Gelegentlich ist nur die Bewußtseinslage verändert.

Diagnostik

Bei dem lebensbedrohlich schnell wachsenden Tumor besteht ein Notfall. Die Diagnostik muß unverzüglich in Gang gesetzt werden. Wünschenswert sind Sonographie, Computertomographie, Pyelogramm, Untersuchung des Liquors auf Tumorzellen sowie eine zytologische und feingewebliche Untersuchung. Der Nachweis erhöhter EBV-Antikörper-Titer ist nicht spezifisch; ein solcher Befund kann sich manchmal auch bei anderen malignen Lymphomen ergeben. Für das Burkitt-Lymphom gilt eine eigene Stadieneinteilung und nicht das bei Non-Hodgkin-Lymphomen sonst übliche Ann-Arbor-Schema (Tab. 43.6).

Differentialdiagnostik

Vom Burkitt-Lymphom abgegrenzt werden müssen andere gut- und bösartige Gesichts- und Kiefertumoren, nämlich ossifizierende Fibrome, Chlorome, die im tropischen Afrika relativ häufig beobachtet werden, Retinoblastome sowie embryonale Rhabdomyosarkome. Auch andere Non-Hodgkin-Lymphome von hohem Malignitätsgrad sind in einzelnen Fällen beobachtet worden, nämlich zentroblastische und andere lymphoblastische Lymphome. Mitunter täuschen odontogene Kieferzysten einen Tumor vor.

Therapie

Vor Beginn der Behandlung muß die Nierenfunktion überprüft werden. Sie kann eingeschränkt sein durch primären Organbefall oder durch Ummauerung der Ureteren. Außerdem wird sie bei der extremen Chemosensitivität des Tumors mit erhöhtem Zerfall von Tumorgewebe durch Ansteigen der Harnsäure, besonders in den ersten 3 Tagen nach Beginn der Therapie, belastet. Die stündliche Urinausscheidung sollte nicht unter 100–150 ml sinken. Auf ausreichende Flüssigkeitszufuhr muß geachtet werden. In den fortgeschrittenen Tumorstadien C und D ist trotzdem eine Dialyse oft unvermeidlich.

Mit den in Uganda und Ghana erprobten Therapieschemata (Tab. 43.7) kann fast immer eine Remission erreicht werden. In Frühstadien sollte 3 Monate lang und in fortgeschrittenen Stadien 6 Monate lang therapiert werden. Mehr als die Hälfte der Fälle weisen Rezidive auf im Primärsitz des Tumors, in neuen Lokalisationen und im Zentralnervensystem und ein ähnlicher Prozentsatz dieser Therapieversager wird auf die Dauer resistent gegen Chemotherapie. Die Prognose ist abhängig von der Ausdehnung des Tumors vor Beginn der Therapie; Kiefertumoren haben dabei eine bessere Aussicht auf Heilung als abdominale Tumoren.

Tabelle 43.6 Stadieneinteilung und Prognose des Burkitt-Lymphoms

Stadium	Ausdehnung des Tumors	10-Jahres-Überlebensrate (%)
A	einzelne Lokalisation außerhalb des Abdomens	90
AR	resezierter intraabdominaler Tumor	90
B	mehrere Lokalisationen außerhalb des Abdomens	50
C	intraabdominaler Tumor mit oder ohne Tumoren im Gesicht	50
D	intraabdominale Tumoren (Stadium C) mit Lokalisationen des Tumors außerhalb des Gesichts	30

Tabelle 43.7 Behandlung des Burkitt-Lymphoms

– Frühe Resektion intraabdominalen Tumorgewebes; nur indiziert, wenn 90% des Tumors entfernt werden können

– Vor und während Therapie Allopurinol oral gegen Bildung von Harnsäure; Alkalisierung des Urins mit Natriumbicarbonat, um Niederschläge von Urat im Gewebe zu verhindern

– Chemotherapie mit Endoxan; zusätzliche Verabreichung von Methotrexat und Vincristin nicht wirkungsvoller

– Bei ZNS-Befall intrathekale Applikation von Arabinosylcytosin und Methotrexat

Weichgewebetumoren

Diese sehr unterschiedlichen Tumoren kommen im tropischen Afrika häufig vor. Die Lebensweise könnte mit eine Rolle spielen, denn in der Großstadt Ibadan in Nigeria ist die Inzidenz viel niedriger als bei der ländlichen Bevölkerung Ugandas (Tab. 43.**1**). Die Hälfte aller in Uganda beobachteten malignen Weichgewebetumoren entfällt auf das Kaposi-Sarkom, unter den restlichen Sarkomen bestehen jedoch nur geringe Häufigkeitsunterschiede. Bei den nichtmalignen Formen verdienen Erwähnung die enorme Häufigkeit von Keloiden, einer gutartigen überschießenden Wucherung von Narbengewebe, ferner lokal aggressiv wachsende Fibromatosen einschließlich des Dermatofibrosarcoma protuberans. Letzere kommen wegen lokaler Rezidive oft wiederholt in die chirurgische Sprechstunde. Fibromatosen der Palmar- und Plantaraponeurose, nämlich Morbus Dupuytren und Morbus Ledderhose, werden selten beobachtet.

Kaposi-Sarkom

Definition

Das Kaposi-Sarkom ist ein maligner Gefäßtumor, der aus einer Vorläuferzelle der Endothelzellen der Lymph- und Blutgefäße entsteht, und zwar meistens in mittleren Schichten der Dermis. Epidemiologisch, histologisch und klinisch werden mehrere Formen unterschieden.

Epidemiologie (Tab. 43.**8**)

Der Tumor wird benannt nach einem Wiener Professor für Dermatologie. Er beschrieb vor über 100 Jahren die ersten Fälle, die zur sporadischen Form gehören. Als am häufigsten galt die endemische Form. Inzwischen ist jedoch bei der weiten Verbreitung der HIV-Infektion die epidemische Variante wesentlich häufiger. Nach dem Zerixkarzinom ist das Kaposi-Sarkom bei Frauen der zweithäufigste maligne Tumor und bei Männer der häufigste. Im Gegensatz zu Beobachtungen aus Europa mit einer Beteiligung von bis zu einem Drittel findet sich das Kaposi-Sarkom im tropischen Afrika angeblich nur bei 5% der AIDS-Patienten. Gelegentlich treten nach malignen Lymphomen Kaposi-Sarkome auf oder umgekehrt. In Uganda wurde ein solcher Zusammenhang nur bei einzelnen wenigen Fällen von Hodgkin-Lymphomen und nicht bei den übrigen Lymphomgruppen beobachtet.

Ätiologie und Pathogenese

Eine Immunschwäche scheint bei allen Formen eine Rolle zu spielen, ohne daß jedoch bei der sporadischen und endemischen Form für diese Annahme konkrete Hinweise vorliegen. Im Gegensatz zu den malignen Lymphomen läßt sich eine Beziehung zur tropischen Malaria nicht nachweisen. Eine Zytomegalievirusinfektion ist bei der sporadischen, nicht jedoch bei der endemischen Form beteiligt. Außerdem könnte eine genetische Komponente einen Einfluß ausüben. Bei Fällen mit der sporadischen oder epidemischen Form ist das Histokompatibilitätsantigen HLA-DR5 doppelt so häufig wie bei Vergleichspersonen.

Die Übertragungsweise des HIV beeinflußt die nachfolgende Häufigkeit an Kaposi-Sarkomen. Bei parenteral HIV-infizierten Blutern liegt sie bei nur 1%, während homo- oder bisexuelle männliche AIDS-Patienten mit 21% die höchste Rate zeigen. Aufgrund dieses unterschiedlichen Auftretens wird vermutet, daß das epidemische Kaposi-Sarkom durch ein noch nicht identifiziertes Virus hervorgerufen wird, dessen Übertragung hauptsächlich durch sexuellen Kontakt erfolgt.

Vermutlich läßt sich auch das endemische Kaposi-Sarkom als eine venerische Viruserkrankung auffassen. Geographisch sich gleichende Verteilungen von zwei Krankheiten erlauben stets die Annahme ähnlicher Ursachen. So zeigten in den 18 Regierungsbezirken von Uganda (Abb. 43.**2**) spitze Kondylome des Penis und der Vulva und Vagina eine solche Übereinstimmung mit der regionalen Häufigkeit von Penisbzw. Vulva-, Vaginal- und Zervixkarzinomen, überraschenderweise jedoch auch mit dem Kaposi-Sarkom.

Tabelle 43.**8** Epidemiologische Einteilung des Kaposi-Sarkoms

- Klassisches (sporadisches) KS. In Südost- und Südeuropa vorkommend, vor allem bei Männern und in jüdischen Bevölkerungen. Gutartiger Verlauf über viele Jahre
- Endemisches KS. Kommt nur in Afrika und Papua-Neuguinea vor, am häufigsten im Osten von Zaire. Über 90% der Fälle treten bei Männern auf. Teilweise aggressiver Verlauf
- Epidemisches KS. Im Zusammenhang mit AIDS auftretend, bei Männern und Frauen gleich häufig. Aggressiver Verlauf
- KS bei immunsuppressiver Therapie. Männer geringfügig häufiger betroffen als Frauen. Kann sich nach Absetzen der Immunsuppressiva zurückbilden

Pathologie

Tumorknoten können in allen Organen vorkommen mit Ausnahme der Ovarien; im Gehirn sind sie selten. Obwohl die Knoten multizentrisch auftreten, scheint bei Erwachsenen auch Metastasierung in Lymphknoten stattzufinden. Bei der endemischen Form werden histologisch unterschieden: der Mischtyp, der aus Spindelzellen und unterschiedlich weiten Gefäßen besteht – er ist bei weitem am häufigsten und von niedrigem Malignitätsgrad –, die monozelluläre Form, meistens mit Spindelzellen, sowie die anaplastische Variante, selten und von hohem Malignitätsgrad. Die Unterscheidung von Leiomyosarkomen, großzelligen malignen Lymphomen oder von Hämangiosarkomen kann gelegentlich Schwierigkeiten bereiten. Zwischen dem histologischen Bild des Tumors, den unterschiedlichen klinischen Formen und dem Verlauf besteht gute Übereinstimmung. Eigenartigerweise kommen bei Frauen aggressive Formen häufiger vor als bei Männern.

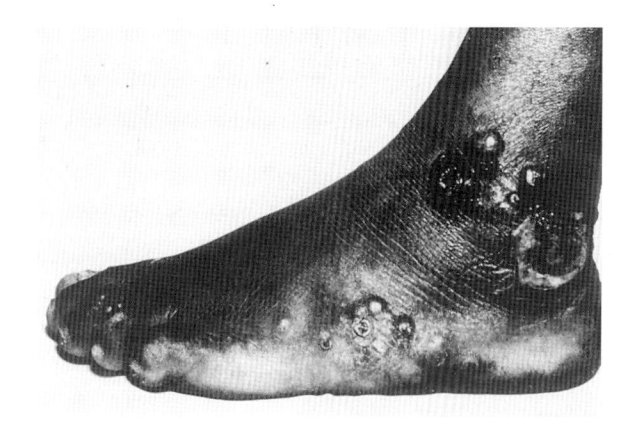

Abb. 43.5 Noduläres Kaposi-Sarkom an Unterschenkel und Fuß. Die Herde zeigen zentral Rückbildung und am Rand neu entstehende Knötchen.

Krankheitsbild

Die lokalisierte Form, beim endemischen Kaposi-Sarkom weitaus am häufigsten, wird meistens als knotige Hautveränderung bemerkt (Abb. 43.5). Ein oft mitbestehendes Ödem kann die eigentliche Läsion allerdings überdecken. Die Knoten sind dann nur sonographisch oder im Röntgenbild nachweisbar. Gegenüber diesem häufigen nodulären Typ sind infiltrierende und floride Formen selten (Abb. 43.6, 43.7). Eine zusätzliche Veränderung sind Hautplaques; diese sind erhaben und oft durch Ablagerungen von Hämosiderin dunkel pigmentiert. Die Läsionen finden sich überwiegend beiderseits an den Füßen und Unterschenkeln und seltener an den Händen und Unterarmen. Im Frühstadium besteht einseitiger Befall. In der Tiefe liegender Knochen kann mit infiltriert sein. Die Ausbreitung erfolgt zentripetal, bei längerer Dauer bleibt die viszerale Beteiligung nicht aus. In seltenen Fällen findet man Tumorknoten nur in den Eingeweiden und nicht an der äußeren Haut. Die infiltrierende und die floride Form nehmen einen kurzen aggressiven Verlauf. Die noduläre Form kann über 10 Jahre bestehen; die Patienten sterben oft an anderen Krankheiten. Spontane Rückbildungen sind möglich.

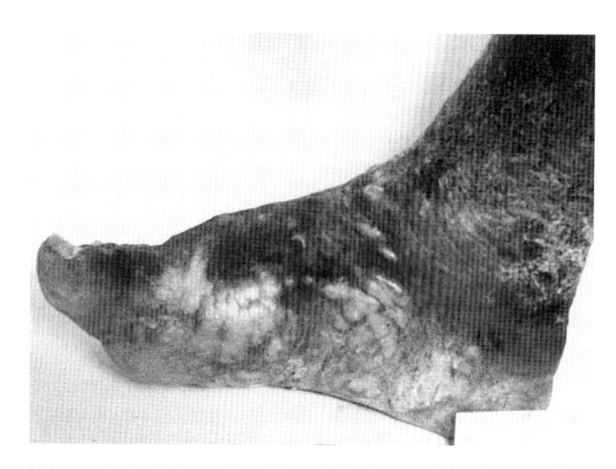

Abb. 43.6 Infiltrierendes Kaposi-Sarkom mit mehreren Hautplaques; gleichzeitig besteht ein Ödem.

Sehr selten entwickelt sich das endemische Kaposi-Sarkom zur generalisierten aggressiven Form weiter oder tritt von vornherein in dieser Form auf. Tumorknoten finden sich in den verschiedensten Lokalisationen an Haut, Schleimhäuten und inneren Organen. Es kann eine allgemeine Lymphadenopathie bestehen, die meistens bei jungen Frauen und Kindern beobachtet wird. Bei Kindern ist das Kaposi-Sarkom selten, tritt aber in bis zu 30% bei Mädchen auf. Die lymphadenopathische Form kommt nahezu in zwei Drittel aller kindlichen Fälle vor. Die lokalisierte Form ist selten; neben den im Erwachsenenalter sehr häufigen Hautknoten wird bemerkenswerterweise in 10% der Fälle auch eine okuläre Form beobachtet mit Knoten in der Konjunktiva.

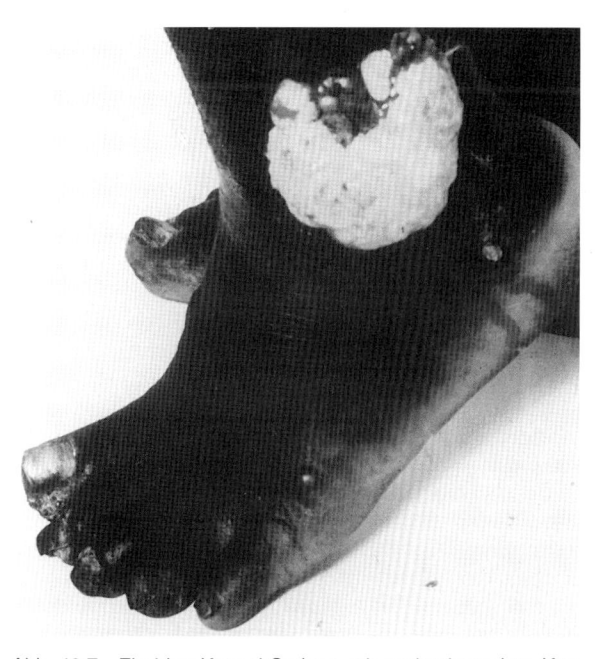

Abb. 43.7 Florides Kaposi-Sarkom mit exulzerierendem Knoten am Außenknöchel.

Abgesehen von wenigen Fällen, die in der Mundhöhle, dem Gastrointestinaltrakt oder am Auge entstehen, tritt das aggressive, einen kurzen Verlauf nehmende epidemische Kaposi-Sarkom zuerst in der Haut auf. Gleichfalls häufig ist daneben die lymphadenopathische Form. Das generalisierte Stadium wird schnell erreicht. Im tropischen Afrika werden die meisten Patienten in diesem Stadium angetroffen mit multiplen Knoten in verschiedensten Lokalisationen oder mit allgemeiner Lymphadenopathie, wobei vergrößerte Halslymphknoten oft das führende Symptom sein können.

Differentialdiagnostik

Knoten an der äußeren Haut lassen sich klinisch nicht immer eindeutig zuordnen (Tab. 43.**9**). Nicht selten werden die schwärzlichen Knoten des Kaposi-Sarkoms am Unterschenkel zunächst für ein malignes Melanom gehalten (s. unten). Häufig ergeben sich Schwierigkeiten bei der Unterscheidung zwischen Knoten mit Sandflöhen, dem Granuloma pyogenicum teleangiectaticum und nodulärem Kaposi-Sarkom. In westlichen Ländern müssen die ebenfalls im Korium der Haut entstehenden gefäßreichen Dermatofibrome abgegrenzt werden.

Therapie

Beim endemischen Kaposi-Sarkom bestehen gute Behandlungschancen. Für einzelne Herde in der Haut kann Radiotherapie in einem Drittel eine Heilung und in den übrigen Fällen eine Besserung erzielen. Bei ausgedehntem Hautbefall wird Vinblastin empfohlen. Kleinere einzelne Knoten bedürfen erst der Behandlung, wenn vitale Bezirke, z. B. Knochen, infiltriert

Tabelle 43.9 Differentialdiagnose von Hautknoten bei Afrikanern

- Noduläres Kaposi-Sarkom, oft mit begleitendem Ödem
- Malignes Melanom, meistens an der Fußsohle und schwärzlich verfärbt
- Subkutane Angioleiomyome, meistens am Unterschenkel oberhalb des Knöchels und schmerzhaft
- Granuloma pyogenicum teleangiectaticum, innerhalb von Monaten aufgetreten
- Lymphostatische Verrukose, oft mit begleitendem Ödem und manchmal nur histologisch vom Kaposi-Sarkom zu unterscheiden
- Knoten von Tunga penetrans mit Sekundärinfektion
- Onchozerkoseknoten mit subkutaner Lokalisation
- Lepraknoten, oft plaqueartig, mit Sensibilitätsverlust

werden. Orale Einzeldosen von Trenimon halten den Tumor unter Kontrolle. Lokal aggressive Formen und das Generalisationsstadium erhalten eine Kombinationsbehandlung mit Actinomycin D, Vinblastin und Dacarbazin. In den allermeisten Fällen werden damit Remissionen erzielt.

Beim HIV-assoziierten epidemischen Kaposi-Sarkom beträgt selbst in günstigen Fällen die Überlebenszeit nur 2 Jahre. Die augenblicklichen Behandlungsschemata wirken geringfügig lebensverlängernd. Bei geringem Befall können das Virostatikum Zidovudin und α-Interferon verabreicht werden, bei Progredienz sollte Chemotherapie in Erwägung gezogen werden ebenso wie palliative Maßnahmen, z. B. chirurgische Entfernung von großen Tumorknoten.

Hautkrebs

Pathogenese

Bei dem sehr häufigen Hautkrebs (Tab. 43.**1**) handelt es sich meistens um Plattenepithelkarzinome. Diese entstehen an der unteren Extremität aus phagedänischen vernarbenden Geschwüren und selten in anderen Lokalisationen, wobei überwiegend Verbrennungen vorausgehen. Die weniger häufigen malignen Melanome entwickeln sich aus Pigmentflecken an nichtpigmentierten Stellen der Haut und Schleimhäute; am Auge sind sie im Gegensatz zu westlichen Ländern sehr selten. Bei dunkler Hautfarbe spielt UV-Licht ursächlich eine untergeordnete Rolle. Lediglich an der Konjunktiva treten nicht selten Plattenepithelkarzinome auf. Zuvor bildet sich ein Pterygium, eine solare Keratose, die meistens am nasalen Limbus der Hornhaut gelegen ist. Basaliome sind extrem selten. Bei Albinos werden an exponierten Stellen im Gesicht, den Ohren und vereinzelt an Schultern und Handrücken gleich häufig Plattenepithelkarzinome und Basaliome beobachtet. Bei Indern ist Hautkrebs selten. Erhöhte Raten an Tumorformen wie in Schwarzafrika werden noch aus Papua-Neuguinea und von den Solomon-Inseln mitgeteilt.

Krankheitsbild

Der sog. tropische Narbenkrebs ist am Unterschenkel lokalisiert, der darunterliegende Knochen des Schienbeins kann mitbefallen sein. Lymphknotenmetastasen sind selten, hämatogene Absiedelungen kommen so gut wie nie vor. In der Regel wird angegeben, daß die Veränderung schon mehrere Jahre bestanden hat. Das vorausgehende chronische tropische Hautulkus reicht sehr tief, verursacht dauernde Schmerzen und ist druckschmerzhaft. Seine Ränder sind depigmentiert und im Gegensatz zum Buruli-Ulkus nicht unterminiert.

Drei Viertel der malignen Melanome treten an der Fußsohle auf und bestehen meistens aus großen Tumorknoten, wenn der Patient den Arzt aufsucht.

Manche dieser Fälle können für Jahre lokalisiert bleiben. Bei Lymphknotenmetastasen hingegen beträgt die Lebenserwartung oft nur noch Wochen. Die zweithäufigste Primärlokalisation sind Lymphknoten; man vermutet, daß sich dabei der Primärtumor am Integument infolge spontaner Regression nicht mehr nachweisen läßt.

Differentialdiagnostik

Tumoren an den Händen, in der Mundhöhle, der Nase und den Nasennebenhöhlen können in seltenen Fällen maligne Melanome sein. Fast die Hälfte der Patienten weisen bei der ersten Vorstellung bereits Fernmetastasen auf. Nicht immer ist klinisch eine Unterscheidung von anderen Hautknoten möglich (Tab. 43.**9**).

Therapie und Prophylaxe

Die chirurgische Behandlung ist die Methode der Wahl. Bei malignen Melanomen wird die Festlegung des Resektionsrandes dadurch erleichtert, daß Satellitenmetastasen in der Haut bei Afrikanern nicht beobachtet worden sind.

Reine phagedänische Ulzera sprechen auf Antibiotika sehr gut an; bei fehlender Rückbildung müssen frühe maligne Entartung oder ein Buruli-Ulkus in Betracht gezogen werden. Ihre völlige Abheilung kann oft nur durch Hauttransplantation erreicht werden, die gleichzeitig einem späteren Narbenkrebs vorbeugt. Wie der Vergleich zwischen dem ländlichen Uganda und der städtischen Bevölkerung von Ibadan in Nigeria vermuten läßt (Tab. 43.**1**), würden Kleidung und Schuhwerk, die das Schienbein und den Fuß vor Trauma schützen, zu einem erheblichen Rückgang an tropischen Narbenkrebsen und malignen Melanomen führen. Bei Albinos ist Überwachung mit wiederholten Exzisionen erforderlich, um große entstellende Tumoren zu vermeiden.

Genitalkrebs

Definition

Maligne Tumoren des Penis, der Vulva und Vagina sind Plattenepithelkarzinome, daneben in seltenen Fällen auch Kaposi-Sarkome und maligne Melanome. An der Cervix uteri sind Plattenepithelkarzinome am häufigsten, danach folgen undifferenzierte Karzinome und Adenokarzinome (Tab. 43.**1**).

Epidemiologie

Peniskarzinome treten meist bei älteren Männern auf, Vulva-, Vagina- und Zervixkarzinome schon bei jüngeren Frauen. Unterschiede in der Anzahl der Geschlechtspartner und der Sexualhygiene spielen mit die entscheidende Rolle für die im tropischen Afrika sehr großen regionalen Unterschiede in der Häufigkeit dieser Genitaltumoren. Der weit verbreitete, oft religiöse Brauch der Beschneidung, manchmal erst im Kindesalter oder in der Jugend durchgeführt, bewahrt verläßlich vor einem Peniskarzinom. Geographische Vergleiche innerhalb Ugandas lassen vermuten, daß auch Frauen dadurch zumindest teilweise vor dem Zervixkarzinom geschützt werden; dessen Inzidenz kann dabei noch hoch sein. Dies läßt sich damit erklären, daß am beschnittenen Penis die Urethra ein Reservoir für Erreger darstellt. Bei ländlichen Bevölkerungen, in denen die Männer nicht beschnitten sind, besteht gute regionale Übereinstimmung zwischen der Häufigkeit des Penis- und des Zervixkarzinoms. Das Zervixkarzinom ist dabei knapp doppelt so häufig wie das Peniskarzinom.

In städtischen Bevölkerungen nimmt das Peniskarzinom an Häufigkeit ab. Beim Zervixkarzinom ist eine Zunahme zu verzeichnen. Inzidenzangaben aus Krebsregistern liegen zu niedrig, da nur ein Teil der erkrankten Frauen erfaßt wird. Hochrechnungen lassen vermuten, daß die Frequenz des Zervixkarzinoms so hoch sein kann wie in westlichen Ländern beim Mammakarzinom der Frau oder dem Bronchuskarzinom der Männer. Ähnliche regional hohe Inzidenzraten an Penis- und Zervixkarzinom wie im tropischen Afrika werden auch in der Karibik, in Südamerika und dem Fernen Osten angetroffen.

Bei den Ovarialtumoren sind Granulosazelltumoren häufig, bei Männern werden öfter Gynäkomastien und Mammakarzinome beobachtet als in westlichen Ländern. Dies wird auf den erhöhten Östrogenstoffwechsel der Afrikaner zurückgeführt. Mit Störungen bei der Konzeption und in der frühen Schwangerschaft verbundene gutartige Teratome und Teratokarzinome des Ovars, Dysgerminome, Blasenmolen und gestative Chorionkarzinome (Tab. 43.**1**) sind nicht selten, ebensowenig wie merkwürdigerweise Zwillingsgeburten.

Ätiologie und Pathogenese

Karzinome des äußeren Genitales und der Cervix uteri können als sexuell übertragbare Krankheiten gelten. Zunehmend wird die Bedeutung von Mehrfachinfektionen erkannt. In einer Untersuchung in Kampala wiesen die Fälle in der Mehrzahl drei und vier gleichzeitige Infektionen auf im Gegensatz zu Vergleichen mit meistens zwei und weniger Infektionen (Tab. 43.**10**); geprüft worden waren humane Papillomviren, Herpesviren sowie Chlamydia trachomatis. Von Bedeutung sind ferner chronische Entzündungen sowie Infekte mit einer Reihe sehr unterschiedlicher

Tabelle 43.**10** Mehrfachinfektionen (%) mit HPV 16 oder 18, HSV 1 und/oder 2, ZMV, EBV und CLT bei Zervixkarzinomfällen und Vergleichen am Mulago-Hospital in Kampala 1984–1985*

Anzahl der Infektionen	Fälle	Vergleiche
0	–	17,6 (3)
1	9,7 (3)	23,5 (4)
2	3,2 (1)	23,6 (4)
3	51,6 (16)	35,3 (6)
4	35,5 (11)	–

* Anzahl der Beobachtungen in Klammern; humane Papillomviren (HPV) wurden molekularbiologisch bestimmt, Herpes-simplex-Virus (HSV) Typ 1 und/oder 2, Zytomegalievirus (ZMV), Epstein-Barr-Virus (EBV), virales Kapsidantigen und Chlamydia trachomatis (CLT) serologisch; Vergleichspersonen waren Patientinnen mit Hysterektomie wegen Descensus uteri oder Uterus myomatosus.

Tabelle 43.**11** Häufigkeit (%) der Papanicolaou-Gruppen und mikrobiologischer Befunde in Vaginalabstrichen aus Israel (Tel Aviv), Deutschland (München) und Südafrika (Durban; schwarze Bevölkerung). Berichtsjahre 1982–1984*

	Israel	Deutschland	Südafrika
Papanicolaou-Gruppe			
– I	53,6	43,5	9.7
– II	46,0	54,9	81,7
– III D	0,1	1,1	4,7
– IV	–	0,1	1,1
– V	–	0,1	0,9
Mikrobiologische Befunde			
– Döderlein	56,2	56,0	17,3
– Mischflora	34,7	33,7	50,9
– Kokken	9,1	10,3	31,8
– Trichomonaden	1,5	0,6	18,6
– Pilze	4,0	2,5	7,4

* Die Inzidenzziffer des Zervixkarzinoms, angepaßt der Weltstandardbevölkerung, beträgt in Israel 4,9/100 000 und Jahr, in Deutschland in Hamburg und im Saarland durchschnittlich 20,0/100 000 und Jahr und in Südafrika in der schwarzen Bevölkerung von Johannesburg 52,0/100 000 und Jahr.

Erreger. Auf eine schwere Kolpitis hinweisende Veränderungen sind bei hoher Inzidenz des Zervixkarzinoms wie z. B. in Durban im zytologischen Vaginalabstrich häufiger anzutreffen als in München oder Tel Aviv, wo der Tumor viel seltener ist (Tab. 43.**11**). Im Gegensatz zu westlichen Ländern ist beim Zervixkarzinom eine Infektion mit humanem Papillomvirus (HPV) 18 häufiger als mit HPV 16. Eine Modellvorstellung geht dahin, daß die Epithelzellen in der genitalen Schleimhaut nach Infektion mit HPV vermehrt zu proliferieren beginnen, andere zusätzliche virale Infekte oder auch bakterielle Toxine und chemische Stoffe, verbunden mit Alkoholabusus und Zigarettenrauchen, die maligne Neoplasie schließlich initiieren. Riesenkondylome, die mit dem Papillomvirustyp 6 im Zusammenhang stehen, sind überwiegend am äußeren Genitale und nur ganz selten an der Cervix uteri lokalisiert.

Bei Aufgliederung der Zervixkarzinomfälle nach dem histologischen Typ zeigen die undifferenzierten Karzinome die höchste Anzahl von Mehrfachinfektionen, nämlich durchschnittlich fast vier Infektionen, Plattenepithelkarzinome und Adenokarzinome hingegen nur etwa drei bzw. zwei gleichzeitige Infektionen (Tab. 43.**12**). Weiter fällt auf, daß undifferenzierte Karzinome mit 30% und Adenokarzinome mit 20% zusammen die Hälfte der Tumorfälle ausmachen. Ein ähnliches histologisches Bild ergab sich bei Patientinnen vom Ombo-Hospital im Westen von Kenia am Viktoriasee, das ebenfalls wie das Mulago-Hospital ein Malariaendemiegebiet versorgt (Abb. 43.**2**). Von 36 Fällen waren ein Drittel undifferenzierte Karzinome und etwa 20% und 40% vom glandulären bzw. vom plattenepithelialen Zelltyp. Eine solche Häufigkeit an undifferenzierten Karzinomen wird in westlichen Ländern, in denen Plattenepithelkarzinome und seltener Adenokarzinome vorherrschen, nicht angetroffen.

Zusammen mit der schon bekannten Beobachtung einer Zunahme des Zervixkarzinoms bei Frauen unter Langzeitimmunsuppression nach Organtransplanta-

Tabelle 43.**12** Durchschnittliche Anzahl von Mehrfachinfektionen pro Fall mit HPV, HSV, ZMV, EBV und CLT* und Summe der beobachteten Infektionen sowie Anzahl der Fälle bei den histologischen Typen des Zervixkarzinoms und bei Vergleichspersonen (Mulago-Hospital Kampala 1984–1985)

Plattenepithelkarzinome	3,10	(31/10)
Adenokarzinome	1,75	(7/4)
Undifferenzierte Karzinome	3,67	(22/6)
Vergleiche	1,47	(25/17)

* Abkürzungen in Tab. 43.**10**.

tion sprechen diese Befunde für einen Einfluß der tropischen Malaria bei der Entstehung des Zervixkarzinoms. Ein derartiger Zusammenhang besteht nicht nur mit hochmalignen Lymphomen, sondern vermutlich auch mit undifferenzierten Zervixkarzinomen. Während die Zusammenhänge bei malignen Lymphomen noch nicht ausreichend untersucht sind, scheint die Immunschwäche nach HIV-Infektion keine Rolle zu spielen für die Entstehung des Zervixkarzinoms.

Krankheitsbild

Mehr als zwei Drittel der Patienten kommen im fortgeschrittenen Stadium in die Sprechstunde, wenn schon die Parametrien, die Umgebung der Vulva oder der Schaft des Penis infiltriert sind. In einem solchen Stadium lassen sich beim Peniskarzinom drei Wachstumsformen unterscheiden, wenn auch im Einzelfall Überschneidungen bestehen können (Abb. 43.**8**). Die proliferierende Form ist gekennzeichnet durch blumenkohlartiges, exophytisches Wachstum. Bei der

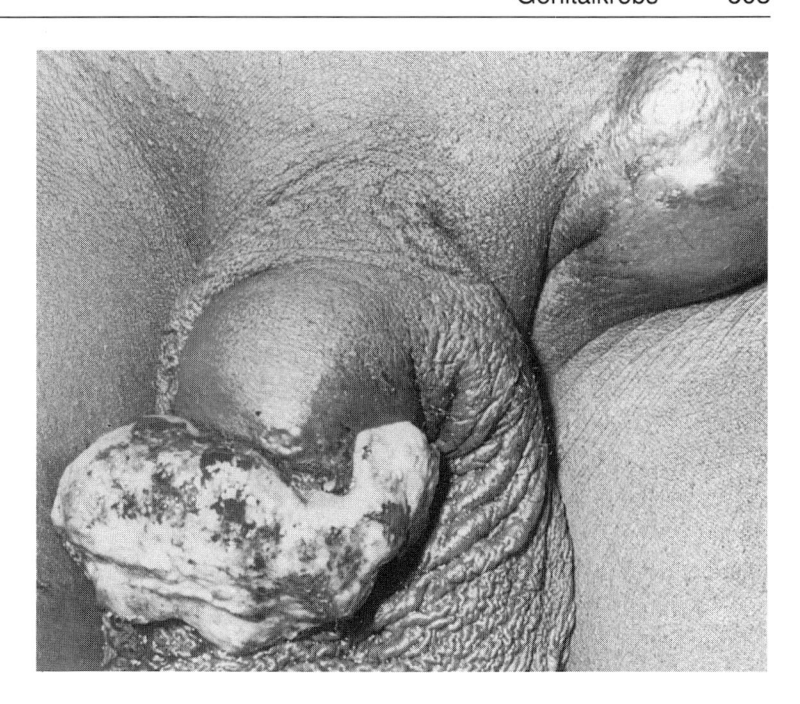

Abb. 43.8 Fortgeschrittenes, proliferierend und destruierend wachsendes Peniskarzinom mit inguinaler und ulzerierender Lymphknotenmetastase.

destruierenden Form fällt eine in die Tiefe gehende Ulzeration auf. Die Glans, Teile des Schafts oder sogar das ganze Organ können zerstört werden. Der infiltrierende Wachstumstyp kann übersehen werden (Abb. 43.9). Äußerlich ist der Penis nur verdickt, die von hartem Karzinomgewebe befallenen Abschnitte lassen sich vom übrigen tumorfreien Weichgewebe des Schafts palpatorisch abgrenzen. Bei ausgedehntem lokalen Tumorwachstum am äußeren Genitale ist die Arrosion der A. femoralis mit plötzlich einsetzender lebensbedrohlicher Blutung eine gefürchtete Komplikation.

Nicht eindringlich genug kann darauf hingewiesen werden, daß selbst bei als sehr groß imponierenden Penistumoren deren Lokalisation immer bestimmt werden sollte, bevor amputiert wird. Manchmal sitzen solche Tumoren nur an der Vorhaut des Penis und/oder sind auf Teile der Glans beschränkt, so daß einfache Beschneidung oder vollständige Exzision ausreichen (Abb. 43.10). Eine Nachuntersuchung von Amputationspräparaten ergab, daß in einem Fünftel

Abb. 43.9 Infiltrierender Typ des Peniskarzinoms mit Wachstum unter der Vorhaut und Auftreibung der distalen Hälfte des Amputationspräparats.

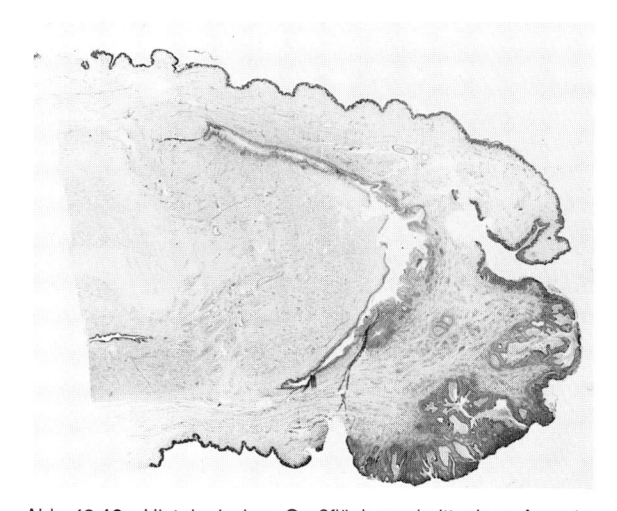

Abb. 43.10 Histologischer Großflächenschnitt eines Amputationspräparats mit infiltrierendem Karzinom an der Vorhaut ohne Befall der Glans des Penis. Am Resektionsrand am Schaft des Penis ist die Urethra mitgetroffen.

Tabelle 43.13 Tumorstadien (% und Anzahl der Fälle) in Operationspräparaten von 60 Patienten, bei denen am Mulago-Hospital in Kampala zwischen 1968 und 1970 eine Penisamputation vorgenommen wurde

Anatomisches Stadium			Stadium der Neoplasie		
Vorhaut	5,0	(3)	Carcinoma in situ	3,3	(2)
Glans	13,3	(8)	Erythroplasia de Queyrat	1,7	(1)
Glans und Vorhaut	3,3	(2)	kondylomatöse Tumoren	11,7	(7)
Schaft	78,4	(47)	vollinvasive Karzinome	84,3	(50)

der Fälle organerhaltende Maßnahmen indiziert gewesen wären (Tab. 43.13). Am äußeren Genitale können phagedänische Geschwüre ein nekrotisch zerfallendes Karzinom vortäuschen. Bei bestehendem Karzinom können zusätzlich auftretende Infektionen, meistens mit entsetzlichem Gestank verbunden, zu entzündlichen Schwellungen führen, so daß die Ausdehnung des Tumors klinisch nicht mehr bestimmt werden kann.

Chronisch fibrosierende Pelviperitonitiden, in den Tropen bei Frauen eine häufige Erkrankung, erschweren durch die Ausmauerung des kleinen Beckens die palpatorische Bestimmung des Tumorstadiums des Zervixkarzinoms. In fortgeschrittenen Stadien lassen sich von Strikturen und Fisteln der Urethra und vom Penis ausgehende Karzinome nicht immer unterscheiden. In über 10% der Fälle von klinisch als fortgeschritten eingestuften Peniskarzinomen ergibt die histologische Untersuchung nichtinvasive und nichtmetastasierende Formen, nämlich Beispiele eines ausgedehnten Carcinoma in situ oder kondylomatöse Tumoren. Eine Ausnahme bildet die Erythroplasia de Queyrat, die sich aufgrund der rötlichen und glänzenden Oberfläche des Tumors makroskopisch sicher zuordnen läßt (Tab. 43.13).

Präkanzeröse Läsionen des äußeren Genitales, nämlich Morbus Bowen und Erythroplasia de Queyrat, sind im klinischen Alltag selten, spitze Kondylome, die oft Papillomviren vom Typ 6 und 11 enthalten, hingegen häufiger. Die Gefahr der malignen Entartung kann schon bei Jugendlichen bestehen, insbesondere bei extensivem, als Kondylomatosis bezeichnetem Wachstum. Zunehmend werden kondylomatöse Tumoren als verruköse Karzinome und nicht mehr als Riesenkondylome bezeichnet. Wichtig ist, daß der Tumor auf zusätzlich vorliegende Stufen der malignen Entartung durchuntersucht wird. Neben dem charakteristischen destruierenden Tiefenwachstum ohne Gewebeinfiltration und daher auch ohne Risiko für Metastasen können Herde mit Dysplasien, Carcinoma in situ, Mikrokarzinome und auch Übergänge zu vollinvasivem Karzinom gefunden werden.

Therapie und Prophylaxe

Bei Karzinomen des äußeren Genitales können Lymphknotenmetastasen früh auftreten. Selbst bei kleinen, auf die Vorhaut beschränkten Karzinomen müssen die inguinalen und möglichst auch die iliakalen Lymphknoten mit entfernt werden. Allerdings sind inguinale Lymphknotenschwellungen bei barfuß laufenden Afrikanern oft nur entzündlich bedingt. Die Entfernung großer tumoröser und entzündlich veränderter Lymphknoten führt postoperativ vielfach zu gestörter Wundheilung mit ausgedehnten Hautdefekten. Die Lymphadenektomie sollte daher erst mehrere Wochen nach Entfernung des Primärtumors angeschlossen werden, wenn nach Gaben von Antibiotika die Entzündung abgeklungen ist.

Beim infiltrierenden und destruierenden Wachstumstyp ist die Prognose schlecht. Metastasen treten mit viel höherer Wahrscheinlichkeit auf als bei der proliferierenden Form. Verläßlichere prognostische Hinweise ergeben das Tumorstadium und der Differenzierungsgrad des Peniskarzinoms (Tab. 43.14, 43.15). Bei inoperablen Plattenepithelkarzinomen des äußeren Genitales und der Zervix lassen sich mit Bleomycin länger anhaltende Remissionen erzielen. Neoplasien des Trophoblasten, in erster Linie Chorionkarzinome, können mit Methotrexat und Dactinomycin in den meisten Fällen geheilt werden. In Gegenden mit hoher Inzidenz des Peniskarzinoms empfiehlt es sich, bei Männern schon frühzeitig in den ersten Monaten nach der Geburt die Beschneidung durchzuführen; in der Sprechstunde sollte bei älteren Männern regelmäßig eine Inspektion des äußeren Genitales erfolgen mit Retraktion der Vorhaut. Dadurch lassen sich ver-

Tabelle 43.14 Stadieneinteilung des Peniskarzinoms

Stadium	Primärtumor	Metastasen
I	auf Glans und/oder Vorhaut beschränkt	keine
II	Invasion des Schafts	keine
III	Auf den Penis beschränkt	regionale Lymphknotenmetastasen
IV	Ausdehnung über den Penis hinaus	Fernmetastasen

Tabelle 43.15 Prognose des Peniskarzinoms anhand der Stadieneinteilung und des histologischen Malignitätsgrades

Stadium	R*	Differenzierungsgrad		R*
I	15/110	I	(hoch)	3/26
II	5/19	II	(mäßiggradig)	2/9
III	37/49	III	(geringgradig)	3/6
IV	–	IV	(anaplastisch)	2/3

* Risiko, an metastatischem Karzinom zu sterben, ermittelt anhand der so Verstorbenen im Verhältnis zur Gesamtzahl der Fälle. Stadieneinteilung Tab. 43.14.

mehrt noch kleine Karzinome aufdecken, die mit Exzision anstatt Amputation behandelt werden können.

Verhütungsmaßnahmen sollten auch die häufigen Entzündungen am Genitale mit einbeziehen (Tab. 43.**11**). Genitalhygiene ist dabei wirkungsvoller als die Beschneidung männlicher Neugeborener. Bei Stämmen im tropischen Afrika, die auf peinliche Sauberkeit achten, sind Entzündungen und Tumoren des unteren weiblichen Genitaltraktes und des Penis extrem selten, obwohl der Brauch der Beschneidung unbekannt ist. In westlichen Bevölkerungen, in denen sich die Hygiene in diesem Jahrhundert entscheidend verbessert hat, haben Ehefrauen beschnittener und unbeschnittener Männer kein unterschiedliches Risiko mehr, am Zervixkarzinom zu erkranken.

Leberkrebs

Definition

Im tropischen Afrika handelt es sich dabei fast immer um einen von den Hepatozyten ausgehenden malignen Tumor, der multinodulär oder mit massivem Wachstum auftritt (Tab. 43.**1**). In seltenen Fällen muß er abgegrenzt werden von Hepatoblastomen oder Karzinomen der intrahepatischen Gallenwege. Im Fernen Osten können in manchen Gegenden sowohl hepatozelluläre als auch, infolge Wurmbefall mit Clonorchis sinensis und Opisthorchis viverrini cholangioläre Leberkarzinome häufig sein. Extrahepatische Gallenwegskarzinome kommen infolge dieser Parasiten ebenfalls oft vor. Das hepatozelluläre Karzinom weist in Gegenden mit hoher und niedriger Inzidenz eine Reihe von Unterschieden auf (Tab. 43.**16**).

Epidemiologie

In Gegenden mit hoher Inzidenz des hepatozellulären Karzinoms kann das Alter bei Einzelfällen unter 10 Jahren liegen. Männer erkranken doppelt so häufig wie Frauen. In jüngeren Altersgruppen werden teilweise noch Fälle ohne mitbestehende Zirrhose beobachtet, bei Patienten über 40 Jahren hingegen nicht mehr.

Tabelle 43.16 Hepatozelluläres Karzinom – Unterschiede zwischen Afrika und dem Westen

Afrika	Westliche Länder
häufig	selten
jüngere Erwachsene	ältere Personen
Bauchschmerzen	Fieber
Hepatomegalie	Ikterus
harte schmerzhafte Resistenz im rechten Oberbauch	zunehmende Lebervergrößerung
Schwäche, Stupor	hepatisches Koma
Zirrhose – makronodulär bei HBV-Infektion	– mikronodulär bei Alkoholabusus
Erhöhung von α-Fetoprotein – bei den meisten Fällen	– in weniger als der Hälfte der Fälle

Eine enorm hohe Durchseuchung der Bevölkerung mit dem Hepatitis-B-Virus sowie Nahrungsmittel mit hohen Konzentrationen von Aflatoxin, einem Stoffwechselprodukt des Schimmelpilzes Aspergillus flavus, führen dazu, daß in manchen Ländern Afrikas das hepatozelluläre Karzinom so häufig ist wie in Industriestaaten das Bronchuskarzinom. Man vermutet, daß bei der Entstehung dieses Tumors noch andere Viren und lebertoxische Stoffe von Bedeutung sind. Untersuchungen aus jüngster Zeit deuten darauf hin, daß das neuerdings definierbare Hepatitis-C-Virus ebenfalls eine Rolle spielt.

Krankheitsbild

Das klinische Bild weicht von Erfahrungen in westlichen Ländern erheblich ab und führt in der großen Zahl der Fälle auch ohne sonographische und histologische Untersuchung zur Stellung der Diagnose (Tab. 43.**16**). Bauchschmerzen, insbesondere ein dumpfer Dauerschmerz im rechten oberen Quadranten, sind besonders charakteristisch. Im weiteren Verlauf geht es den Patienten rapide schlechter. Nach der Aufnahme überleben sie durchschnittlich nicht länger als ein halbes Jahr.

Ein Fünftel der Patienten mit Zirrhose weist bereits ein latentes Karzinom auf. Im Gegensatz zu westlichen Ländern, wo überwiegend Metastasen vorkommen, sind in Gegenden mit hoher Inzidenz des hepatozellulären Karzinoms maligne Tumoren in der Leber fast immer primäre Leberzellkarzinome. Lymphogene Absiedelung in regionale Lymphknoten ist nicht selten, hämatogene Metastasierung jedoch häufiger, und zwar in die Lunge und in das knöcherne Skelett. Nach den Schilddrüsenkarzinomen sind Leberzellkarzinome die häufigste Ursache für Knochenmetastasen.

Differentialdiagnostik

Metastatische Karzinome, Amöbenabszesse, Myzetome infolge Aktinomykose und Hämangiome müssen unterschieden werden.

Therapie

Kleinere Karzinome lassen sich chirurgisch entfernen, für größere primäre Leberzelltumoren gibt es noch keine Therapie; im Einzelfall kann eine Lebertransplantation in Betracht gezogen werden.

Ösophaguskarzinom

Definition
Es handelt sich um ein von der Schleimhaut ausgehendes Plattenepithelkarzinom im mittleren und unteren Ösophagus; selten entstehen kleinzellige und drüsenbildende Karzinome.

Epidemiologie
Kennzeichnend ist, daß dieser Tumor lediglich in einzelnen Gebieten häufig auftreten kann, nämlich in Ost- und Südafrika (Transkei) und im Fernen Osten (Tab. 43.1). Am Kaspischen Meer ist er weltweit der häufigste Tumor überhaupt, fast doppelt so häufig wie hierzulande das Bronchuskarzinom; bemerkenswert ist dabei, daß die Inzidenz bei Frauen dort höher ist als bei Männern. In Kampala in Uganda war in den letzten 20 Jahren eine erhebliche Zunahme bei Männern zu beobachten, so daß die Häufigkeit bei diesem Geschlecht nun geringfügig überwiegt. Die Ursachen sind nicht einheitlich. Alkohol spielt eine Rolle, ferner mangelhafte Ernährung mit wenig Vitaminen und Spurenmetallen, Rauchen, besonders von Opium, mit Rückständen im Speichel, Tabak- und Betelkauen und Trinken von heißem Tee. Leberzirrhose als Begleitkrankheit ist in Afrika selten.

Krankheitsbild
Das Leitsymptom, die Dysphagie, tritt erst spät im Verlauf der Krankheit auf. In Schwarzafrika haben in der Sprechstunde die Tumoren in der Regel schon eine Länge von mindestens 5 cm. Etwa die Hälfte der Patienten stirbt wenige Tage nach der Aufnahme, nur wenige überleben länger als 1 Jahr. Die häufigste Todesursache ist die Aspirationspneumonie, danach folgen andere lokale Komplikationen, nämlich Arrosion der Aorta und Mediastinitis. Lymphknotenmetastasen werden trotz des meist fortgeschrittenen Tumorstadiums nur bei der Hälfte der Fälle beobachtet.

Therapie
Die chirurgische Behandlung ist in Frühstadien erfolgreich. Mit Chemotherapie, cis-Platin oder Mitomycin, läßt sich eine partielle Remission erreichen.

Seltenere Tumoren

Nasopharynxkarzinom

Das Nasopharynxkarzinom ist ein im Fernen Osten bei chinesischen Bevölkerungen häufiger Tumor (Tab. 43.1), der in Nordafrika, dem Sudan, in Kenia und im Norden Ugandas mäßiggradig häufig beobachtet wird und in diesen Gegenden gelegentlich als Ursache von Halslymphknotenvergrößerungen vorkommt. Schon lange ist bekannt, daß bei diesen am Rachendach entstehenden, meist undifferenzierten Karzinomen das Epstein-Barr-Virus ursächlich eine Rolle spielt. Im Gegensatz zu vielen anderen Tumoren kann aus dem histologischen Bild in der Metastase mit hoher Sicherheit auf den Primärsitz Nasopharynx rückgeschlossen werden. In den allermeisten Fällen kommen die Patienten im fortgeschrittenen Stadium mit zervikalen Lymphknotenmetastasen zum Arzt (Abb. 43.11). Zusätzlich können Hirnnervenlähmungen und, weniger häufig, Nasenbluten bestehen. Abgegrenzt werden müssen andere Tumoren in dieser Lokalisation, vor allem Plasmozytome und maligne mesenchymale Tumoren. Angiofibrome, Tuberkulome, Gummaknoten und Aspergillome können einen malignen Tumor vortäuschen.

Im tropischen Afrika sind bei nicht HIV-Infizierten fast die Hälfte aller Halslymphknotenschwellungen tuberkulös bedingt, danach folgen die chronische unspezifische Lymphadenitis, maligne Lymphome und als letzte metastatische Karzinome, außer vom Nasopharynx oft von der Schilddrüse, den Bronchien und der Niere ausgehend. In Gebieten mit hoher Durchseuchung mit HIV liegen AIDS-assoziierte Kaposi-Sarkome in der Häufigkeit vor den malignen Lympho-

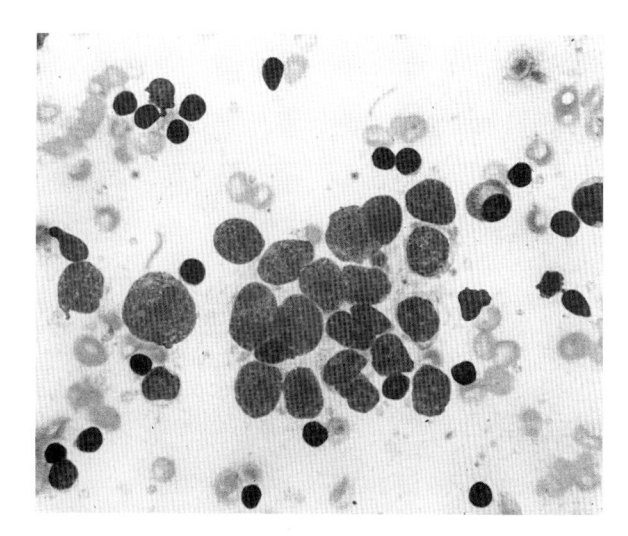

Abb. 43.11 Tupfpräparat einer Halslymphknotenmetastase eines undifferenzierten Nasopharynxkarzinoms. Eindeutig maligne Tumorzellen; die Unterscheidung von malignen Lymphomen ist nicht immer möglich.

men. Ein hoher Anteil der Patienten mit Halslymphknotentuberkulose und unspezifischer Lymphadenitis weist eine HIV-Infektion auf. In Frühstadien des Nasopharynxkarzinoms bestehen mit Radiotherapie gute Heilungschancen, und mit kombinierter Chemotherapie können in fortgeschrittenen Stadien noch Remissionen erzielt werden.

Harnblasenkrebs

Im tropischen Afrika handelt es sich überwiegend um Plattenepithelkarzinome, Adenokarzinome folgen an zweiter Stelle und Urothelkarzinome, im Westen fast ausschließlicher Tumortyp, sind selten. In Ägypten, wo Schistosoma haematobium weitverbreitet ist, zählen Plattenepithelkarzinome der Harnblase zu den häufigsten Tumoren. Auch in manchen anderen Gegenden Afrikas, die hohe Inzidenzziffern aufweisen, nämlich Tansania, Simbabwe, Sambia, Malawi und Südafrika spielt Bilharziose als Ursache die Hauptrolle. Eine andere überall in Afrika häufig auftretende Ursache sind Strikturen im Anfangsteil der Urethra, die mit erhöhter Harnretention und chronischer Zystitis einhergehen. Klinisch handelt es sich überwiegend um fortgeschrittene inoperable Tumoren. Nur ein kleiner Teil hochdifferenzierter Plattenepithelkarzinome, die spät metastasieren, kann selbst bei großem Primärtumor noch mit guter Aussicht auf Heilung entfernt werden. Bei Männern bestehende Strikturen der Urethra sollten rechtzeitig operiert werden; dadurch wird nicht nur dem Harnblasen- und Urethrakarzinom vorgebeugt, sondern auch den viel häufigeren Komplikationen der Hydronephrose und des Nierenversagens.

Literatur

Alpert, M. E., M. S. R. Hutt: Primary hepatoma in Uganda. A prospective clinical and epidemiological study of fourty six patients. Amer. J. Med. 46 (1969) 794
Amsel, S.: Prolymphocytic leukaemia in Uganda. E. Afr. med. J. 52 (1975) 450
Bates, I., G. Bedu-Addo, D. H. Bevan, T. R. Rutherford: Use of immunoglobulin gene rearrangements to show clonal lymphoproliferation in hyper-reactive malarial splenomegaly. Lancet 337 (1991) 505
Beral, V., T. A. Peterman, R. L. Berkelman, H. W. Jaffe: Kaposi's sarcoma among persons with AIDS: a sexually transmitted infection? Lancet 335 (1990) 123
Doll, R.: Epidemiology and prevention of cancer. Some recent developments. J. Cancer. Res. clin. Oncol. 114 (1988) 447
Enderlin, F., F. Gloor, F. van der Linde: Cancer incidence in St. Gallen-Appenzell 1983–1987. In Cancer Incidence in Five Continents, Vol. V. IARC Scientific Publications, Lyon 1993
Fleming, A. F.: The epidemiology of lymphomas and leukaemias in Africa – an overview. Leukemia Res. 9 (1985) 715
Frew, I. D. O., J. D. Jefferies, J. Swinney: Carcinoma of the penis. Brit. J. Urol. 39 (1967) 398
von Hansemann, D.: Über das Vorkommen von Geschwülsten in den Tropen. Z. Krebsforsch. 14 (1914) 39
Hutt, M. S. R., D. P. Burkitt: The geography of non-infectious disease. Oxford University Press, London 1986
Jackson, S. M.: The treatment of carcinoma of the penis. Brit. J. Surg. 53 (1966) 33
Kevin, M., S. B. Lucas, P. H. Rees: Obscure splenomegaly in the tropics that is not the tropical splenomegaly syndrome. Brit. J. 287 (1983) 1347
Kew, M. C., M. Houghton, Q. L. Choo, G. Kuo: Hepatitis C-virus antibodies in southern African blacks with hepatocellular carcinoma. Lancet 335 (1990) 873
Kyalwazi, S. K.: Carcinoma of the penis: a review of 153 patients admitted to Mulago Hospital, Kampala, Uganda. E. Afr. med. J. 43 (1966) 415
Lenoir, G. M., G. T. O'Connor, C. L. M. Olweny: Burkitt's Lymphoma: A Human Cancer Model. IARC Scientific Publications, Lyon 1985
Narayana, A. S., L. E. Olney, S. A. Loening, G. W. Weimar, D. A. Culp: Carcinoma of the penis. Analysis of 219 cases. Cancer 49 (1982) 2185
Oettle, A. G.: Cancer in Africa, especially in regions south of the Sahara. J. nat. Cancer Inst. 33 (1964) 383
Parkin, D. M.: Cancer occurrence in developing countries. IARC sci. Publ. 75 (1986)
Plettenberg, A., T. Dettke, W. Meigel: Klinik und Therapie des HIV-assoziierten Kaposi-Sarkoms (Übersicht). Dtsch. med. Wschr. 115 (1990) 106
Schmauz, R., A. C. Templeton: Nasopharyngeal carcinoma in Uganda. Cancer 29 (1972) 610
Schmauz, R., R. Owor: Epidemiological aspects of cervical cancer in tropical Africa. In Williams, A. O., G. T. O'Conor, G. B. de-The, C. A. Johnson: Virus-Associated Cancers in Africa. IARC Scientific Publications, Lyon 1984
Schmauz, R., R. Owor: The value of histology in the management of penile cancer. Proc. Surg. E. Afr. 9 (1986) 109
Schmauz, R., M. Findlay, A. Lalwak, N. Katsumbira, E. Buxton: Variation in the appearance of giant condyloma in an Ugandan series of cases of carcinoma of the penis. Cancer 40 (1977) 1686
Schmauz, R., P. Okong, E.-M. de Villiers, R. Dennin, L. Brade, S. K. Lwanga, R. Owor: Multiple infections in cases of cervical cancer from a high-incidence area in tropical Africa. Int. J. Cancer 43 (1989) 805
Schmauz, R., J. W. Mugerwa, D. H. Wright: The distribution of non-Burkitt, non-Hodgkin's lymphoma in Uganda in relation to malaria endemicity. Int. J. Cancer 45 (1990) 650
Shaper, A. G., J. W. Kibukamusoke, M. S. R. Hutt: Medicine in a Tropical Environment. British Medical Association, London 1972
Templeton, A. C.: Tumors in a tropical country. A survey of Uganda 1964–1968. Recent Results Cancer Res. 41 (1973)
Waterhouse, J., et al.: Cancer Incidence in Five Continents, Vol. I–IV. IARC Scientific Publications, Lyon 1982
Zur Hausen, H., A. Schneider: The role of human papillomaviruses in human anogenital cancer. In The Papillomaviruses. The Papovaviridae, Vol. II. Plenum, New York 1987 (pp. 245–264)

44 Tropentauglichkeits- und Tropenrückkehruntersuchung

W. Höfler

Infolge der engen internationalen Wirtschaftsbeziehungen ist eine große Zahl von Experten, Arbeitskräften und Entwicklungshelfern in warmen Ländern tätig. In Deutschland wird allein aus dem Bereich der gewerblichen Berufsgenossenschaften eine Mindestzahl von 50 000 – ohne Familienangehörige – geschätzt. Die Anforderungen an die Gesundheit als Voraussetzung für eine solche Auslandstätigkeit sind heute sicher nicht mehr so hoch wie etwa vor 50 Jahren, doch muß man immer noch davon ausgehen, daß das Leben in diesen Ländern mit bestimmten Belastungen und Risiken durch Klima, Infektionskrankheiten und fremdartige soziale Umwelt verbunden ist. Sie sind für physisch und psychisch Gesunde problemlos tolerabel, lassen sich auch zum Teil durch prophylaktische Vorkehrungen und angepaßtes Verhalten vermeiden, können aber bei bestimmten Krankheiten eine Gesundheitsgefährdung bedeuten und, wenn sie eine vorzeitige Rückkehr erzwingen, zu finanziellen Einbußen für den Betroffenen und seinen Auftraggeber führen. Bei vielen Institutionen und Betrieben ist es daher längst üblich geworden, die Eignung ihrer Mitarbeiter für eine Auslandstätigkeit fachkundig beurteilen zu lassen. Seit einigen Jahren sind die gewerblichen Unternehmen nach dem arbeitsmedizinischen Grundsatz G 35 „Arbeitsaufenthalt unter besonderen klimatischen und gesundheitlichen Belastungen" verpflichtet, ihre Mitarbeiter vor dem Auslandseinsatz und nach der Rückkehr von einem mehr als einjährigen Auslandseinsatz durch einen hierzu von den Berufsgenossenschaften ermächtigten Arzt untersuchen zu lassen.

Tropentauglichkeitsuntersuchung (Erstuntersuchung nach berufsgenossenschaftlichem Grundsatz G 35)

Es gibt mehrere Gründe für die Zweckmäßigkeit dieser Untersuchung, aus denen sich ihre Aufgabenstellung ergibt:

– Bei bestimmten Gesundheitsstörungen muß mit der Möglichkeit einer Schädigung oder Verschlimmerung durch die klimatische Belastung oder durch Infektionskrankheiten oder aber mit einer spontanen Verschlimmerung gerechnet werden. Das setzt den Betroffenen einer Gefährdung aus, beeinträchtigt die Arbeitsfähigkeit und kann eine vorzeitige Rückkehr erforderlich machen.
– Bestimmte Krankheiten erfordern regelmäßige ärztliche Überwachung, die nicht überall gegeben ist. Selbst wo ein Arzt oder ein Krankenhaus leicht erreichbar ist, sind deren diagnostische und therapeutische Möglichkeiten für diese Aufgabe oft nicht ausreichend.
– Im Hinblick auf eventuelle spätere Schadenersatzansprüche ist die Erfassung und Dokumentierung des Gesundheitszustandes vor Antritt der Auslandstätigkeit wünschenswert.

Schließlich muß eine Beratung über Lebensweise und Krankheitsverhütung erfolgen.

Durchführung der Untersuchung

Daten zu Ort, Dauer und Zweck der geplanten Auslandstätigkeit

Hierzu müssen als Voraussetzung für eine sinnvolle Beratung möglichst genaue Informationen auch über die Art der Tätigkeit und die Lebensbedingungen (Unterbringung in Hotel, Camp, eigener Wohnung; Essen in Restaurant, Kantine, eigenem Haushalt) erfragt werden.

Anamnese

Bei der Familienanamnese ist insbesondere auf Stoffwechselkrankheiten, Herz-Kreislauf-Krankheiten, Nierensteinleiden, Übergewicht zu achten.

Eigenanamnese: Hier ist nach Hitzeverträglichkeit, nach früheren Tropenaufenthalten und den dabei gemachten Erfahrungen zu fragen. Ausdrücklich muß man sich nach Herz-Kreislauf-Krankheiten, Nieren- und Harnwegserkrankungen, Tuberkulose, Magen-Darm-Leber-Krankheiten, Allergien, regelmäßig eingenommenen Medikamenten, psychischen Krankheiten, körperlicher Leistungsfähigkeit, sportlicher Betätigung erkundigen.

Klinische Untersuchung

Der Gang der eingehenden klinischen Untersuchung muß hier nicht im einzelnen erläutert werden. Hingewiesen sei nur auf die Wichtigkeit eines intakten Gebisses vor Antritt eines längeren Auslandsaufenthalts. In diesem Fall sollte man die rechtzeitige Konsultation eines Zahnarztes vor der Ausreise empfehlen.

Zusätzliche Untersuchungen

Zum Routineprogramm gehören ferner:

– Röntgenaufnahme des Thorax,
– Elektrokardiogramm,
– Urinstatus,
– Blutsenkung, Blutstatus, γ-GT,
– Blutzucker postprandial.

Die Indikation für weitere, ergänzende Untersuchungen (z. B. Belastungs-EKG, Blutzuckerbelastung, Lipide, Kreatinin, Harnsäure u. a. m.) wird durch Anamnese und klinische Befunde bestimmt.

Beurteilung
Wenn der Proband physisch und psychisch gesund und sportlich trainiert ist oder aber wenn keine Gesundheitsstörung festgestellt wurde, bei der mit einer Schädigung oder Verschlimmerung zu rechnen ist, und bei im übrigen einigermaßen durchschnittlicher körperlicher Leistungsfähigkeit bereitet das Urteil keine Schwierigkeiten. Allerdings läßt sich auch in solchen Fällen nichts Sicheres über das zu erwartende Wohlbefinden aussagen, da dieses mindestens ebensosehr von der Motivation und den gesamten Lebensumständen bestimmt wird wie vom Gesundheitszustand.

Die Bewertung krankhafter Befunde ist dagegen eine sehr anspruchsvolle Aufgabe. Es muß nicht nur eine Prognose gestellt werden, sondern dabei müssen die zu erwartenden Anforderungen berücksichtigt werden. In dieser Hinsicht lassen sich etwa vier Gruppen von Probanden unterscheiden:

- Touristen;
- Techniker, Monteure, Kaufleute, Diplomaten, Lehrer;
- Bauhandwerker, Straßenbauer, Prospektoren;
- Missionare, Entwicklungshelfer.

Bei Touristen stellt sich kaum einmal die Frage nach einer vorsorglichen Untersuchung (doch sollten ältere Leute die beabsichtigte Reise mit ihrem Hausarzt besprechen).

Die zweite Gruppe lebt unter meist günstigen hygienischen und komfortablen Bedingungen in größeren Orten mit regen gesellschaftlichen Kontakten und angemessener ärztlicher Versorgung; doch gibt es darunter auch die Geschäftsreisenden, die in kürzester Zeit eine Tour de force durch verschiedene Klima- und Zeitzonen absolvieren; oft nicht mehr junge Leute mit Übergewicht, Fettleber, Diabetes, Hypertonie, Koronarkrankheit, die unter Dauermedikation stehen. Engmaschige hausärztliche Kontrollen sind neben der Vorsorgeuntersuchung bei ihnen unerläßlich und zwischen den Kurzreisen auch möglich.

In den beiden letzten Gruppen sind die Anforderungen am höchsten, wobei in der dritten Gruppe die physischen Belastungen, manchmal auch die Isolation überwiegen, in der vierten Gruppe die hygienischen Risiken. Beiden gemeinsam ist die oft große Entfernung zum nächsten Arzt.

Bevor im Folgenden auf bestimmte Zustände, Krankheiten oder Befunde, welche die Tropentauglichkeit ausschließen oder einschränken eingegangen wird, kann eine grundsätzliche, weitgehend selbstverständliche Aussage vorangestellt werden:

- Als nicht geeignet anzusehen sind Personen mit Leiden, die laufender ärztlicher Überwachung und Behandlung bedürfen, insbesondere wenn mit einem Fortschreiten oder mit plötzlich auftretenden Komplikationen gerechnet werden muß. Akute, behandlungsbedürftige Krankheiten müssen vor der Ausreise ausgeheilt sein.

Im Einzelfall kann diese allgemeine Feststellung je nach den individuellen Besonderheiten von Krankheit und Anforderungen des Arbeitsplatzes modifiziert werden. Deshalb sollen nachstehend einige Krankheiten erörtert werden, bei denen sich Bedenken gegen die Tropentauglichkeit ergeben können.

Herz-Kreislauf-Erkrankungen
Nicht nur Hitze gefährdet ein geschädigtes Herz, sondern auch Durchfälle und andere Infektionskrankheiten. Eine manifeste *Herzinsuffizienz* scheidet als behandlungsbedürftig in jedem Fall aus. Auch bei einem kompensierten *Vitium* mit Herzumbau und relevanten EKG-Abweichungen ist Zurückhaltung angebracht, doch kann man hier den bisherigen Verlauf, die Belastbarkeit und die zu erwartenden Belastungen (Ort, Dauer, Jahreszeit, Tätigkeit) in die Beurteilung einbeziehen. Gleiches gilt von der *koronaren Herzkrankheit*. In beiden Fällen wird man oft das Urteil eines Kardiologen einholen müssen.

Auch ein kurzer Aufenthalt kann bei diesen Leiden nicht günstiger beurteilt werden, da die Herzbelastung in den ersten Wochen, wenn noch keine genügende Hitzeakklimatisation erreicht ist, am größten ist.

Besonders gefährdet sind diese Patienten auch in Höhenlagen über 2400 m.

Bei *Herzrhythmusstörungen* läßt sich etwas differenzieren. AV-Blockierungen höheren Grades sind sicher riskant wegen eines möglichen Herzstillstandes. Weniger bedenklich sind nach allen Erfahrungen Vorhoftachyarrhythmien bei sonst normalem Erregungsablauf. Bei Patienten mit Herzschrittmacher ergeben sich Bedenken bei längeren Aufenthalten und unzureichender ärztlicher Versorgung. Bei allen Herzkranken sollte man bedenken, daß die Belastungen des Auslandsaufenthalts nicht die einzigen Risikofaktoren sind, sondern auch Kälteeinbrüche, die Belastungen des hiesigen Arbeitslebens, berufliche Frustrierung, Sorge um den Verlust des Arbeitsplatzes. Der für die Beurteilung wichtigste Gesichtspunkt ist wohl die Qualität und Verfügbarkeit ärztlicher Versorgung.

Hypertonie ist keine Kontraindikation für einen Tropenaufenthalt, wenn es sich um eine gut eingestellte essentielle Hypertonie ohne Herzumbau und EKG-Veränderungen handelt, allerdings nicht unbefristet, sondern mit der Auflage regelmäßiger Kontrollen. Patienten mit sekundärer Hypertonie – nephrogen oder endokrin bedingt – können dagegen nicht als tropentauglich angesehen werden. Das bedeutet, daß zumindest bei jugendlichen Hypertonikern die Ursache des Hochdrucks geklärt werden muß.

Bei *Kreislauflabilität*, Neigung zu hypotonen Regulationsstörungen, ist keine eigentliche Gefährdung zu befürchten, doch neigen solche Patienten, wenigstens in der Anfangszeit, zum Hitzekollaps und fühlen sich insbesondere in feuchtwarmem Klima oft nicht wohl und voll leistungsfähig. Bei guter Motivation werden sie damit zurechtkommen. Man darf nicht unterlassen, sie darauf hinzuweisen, daß nicht übermäßige Schonung, sondern ausreichende körperliche Aktivität hilfreich ist.

Atemwegserkrankungen

Eine durchgemachte *Lungentuberkulose* – und selbstverständlich auch jede andere Tuberkulose – muß seit mehreren Jahren stabilisiert sein, bevor an einen Tropenaufenthalt gedacht werden kann.

Eine fortschreitende, behandlungsbedürftige *Sarkoidose* ist mit Tropentauglichkeit nicht vereinbar, zumal die Corticosteroidbehandlung eine Herabsetzung der Infektresistenz zur Folge haben kann. In einer Periode latenter Aktivität sind dagegen kurze Reisen vertretbar, wegen der unsicheren Prognose aber nur bei mindestens jährlichen Kontrollen.

Schwierig ist die Beurteilung bei *Asthma*. Bei allergischem Asthma läßt sich nicht vorhersagen, ob am Einsatzort mit geringerem oder höherem Allergenkontakt zu rechnen ist. Nur wenn Hausstaubmilben das allein verantwortliche Allergen sind, kann man in einem trockenen Höhenklima über 1200–1500 m oder im Wüstenklima Beschwerdefreiheit erwarten. Bei einem Infektasthma kann sich die insgesamt geringere Wechselhaftigkeit des heißen Klimas günstig auswirken. Andererseits können Staubstürme oder Klimaanlagen (verschmutzte Filter, gehäufte Erkältungen durch unvernünftigen Gebrauch) zur Verschlimmerung führen. In jedem Fall ist gute ärztliche Versorgung am Einsatzort selbst unabdingbare Voraussetzung.

Erkrankungen der Verdauungsorgane

Alle chronischen Leiden von Magen, Darm, Leber, Pankreas und Gallenblase schließen in der Regel die Tauglichkeit für einen längeren Auslandsaufenthalt aus. Wenn man sich im Einzelfall bei hoher Motivation und, soweit voraussehbar, guten Lebensbedingungen zu einer Ausnahme entschließt, etwa bei rezidivierendem *Ulkusleiden,* aber augenblicklicher Ulkusfreiheit oder bei Zustand nach *Magenresektion* mit guter Stumpffunktion, muß gute ärztliche Versorgung garantiert sein.

Nach einer vor kurzem durchgemachten *Hepatitis* sollte eine Ausreise nicht früher als 3 Monate nach Normalisierung der Enzyme erfolgen.

Ein *Hämorrhoidalleiden* ist sicher kein Hindernis, doch kann es im Gefolge von Durchfällen oder durch Mazeration der Haut im feuchten Klima sehr lästig werden. Man muß deshalb bei der Beurteilung entscheiden, ob vor der Ausreise eine Operation oder Verödung angezeigt ist.

Auch ein anderes banales Leiden, die habituelle *Obstipation,* verdient Beachtung. Sie kann aus mehreren Gründen Schwierigkeiten machen, etwa weil die geeignete Diät nicht eingehalten werden kann (vielleicht nur aus übertriebener Furcht vor Darminfektionen). Es kommt auch immer wieder vor, daß die Bauchkrämpfe und quälenden Kopfschmerzen fälschlich einer Amöbiasis zugeschrieben und unnötig mit nicht ganz harmlosen Medikamenten behandelt werden. Am wichtigsten ist die überzeugende Aufklärung über die Schädlichkeit des häufigen Laxanzienabusus, vor allem in Hinblick auf den Elektrolythaushalt.

Nieren- und Harnwegserkrankungen

Hier ist besonders auf zwei Krankheiten zu achten: die chronische Pyelonephritis und das Nierensteinleiden. Daß jede Niereninsuffizienz Tropenuntauglichkeit bedeutet, bedarf keiner weiteren Erörterung. Bei Verdacht auf *chronische Pyelonephritis* muß daher unbedingt eine eingehende Prüfung der Nierenfunktion in Zusammenarbeit mit einem Urologen durchgeführt werden. Wenn bei noch intakter Nierenfunktion einer Ausreise zugestimmt wird, muß eine eventuell bestehende Infektion behandelt werden. Man muß den Patienten über die Mitnahme der notwendigen Medikamente und über reichliche Flüssigkeitsaufnahme informieren, und ärztliche Versorgung muß gesichert sein.

Bei *Nierensteinanamnese* bestehen keine grundsätzlichen Bedenken gegen einen Tropenaufenthalt. Es gibt Beobachtungen, nach denen in der Anfangszeit eines Tropenaufenthalts gehäuft Nierenkoliken auftraten. Das ist verständlich, weil bei noch nicht ausreichender Akklimatisation wegen des anfänglich hohen Salzverlustes im Schweiß das Durstgefühl dem Wasserverlust noch nicht genügend angepaßt ist (Kap. 37). Auch hier ist die Aufklärung über die Notwendigkeit reichlichen Trinkens angebracht.

Stoffwechselkrankheiten

Am wichtigsten ist hier nach Bedeutung und Häufigkeit der *Diabetes mellitus*. Er stellt heute keine absolute Kontraindikation für einen Tropenaufenthalt dar, sondern muß differenziert und individuell beurteilt werden. Das gilt auch bei insulinpflichtigen jugendlichen Diabetikern. Verneinen muß man die Tropentauglichkeit bei einem schweren, labilen Diabetes und beim Vorliegen sekundärer diabetogener Schäden, insbesondere der Niere und der Haut. In den anderen, nicht so offensichtlich untauglichen Fällen müssen mehrere Bedingungen erfüllt sein: Der Diabetes muß seit mehreren Monaten stabil eingestellt sein, der Patient muß mit seiner Krankheit vertraut sein, muß nicht nur Einsicht in die notwendigen Einschränkungen in seiner Lebensführung haben, sondern sich auch tatsächlich diszipliniert verhalten, und er muß die Selbstkontrolle von Harn- und Blutzucker mit Teststreifen zuverlässig beherrschen. Ärztliche Hilfe muß für ihn in erreichbarer Nähe sein. Da üblicherweise die Kontrolle von Hb A_{1c} (das in Korrelation zum Blutzuckerverlauf steht und die Progredienz der diabetischen Mikroangiopathien begünstigt) in halbjährlichen Abständen empfohlen wird, in den meisten Entwicklungsländern aber nicht durchführbar ist, muß die Möglichkeit zur einigermaßen zeitgerechten

Unterbrechung der Auslandstätigkeit vorgesehen werden. Wegen der Bedeutung dieser Stoffwechselstörung gehört die Durchführung eines Glucosebelastungstests bei Übergewichtigen und bei allen Personen vom 40. Lebensjahr an in das Routineprogramm der Tauglichkeitsuntersuchung.

Hyperurikämie ist heute ein häufig anzutreffender Befund und ist für sich kein Hinderungsgrund für eine Auslandstätigkeit. Sie muß aber diätetisch und medikamentös behandelt werden, so daß der Harnsäurespiegel dauernd unter 5 ml/dl (300 µmol/l) gehalten wird. Auch muß auf genügende Wasseraufnahme geachtet werden. Bei manifester Gicht kommt ein Auslandsaufenthalt nicht in Betracht. Im beschwerdefreien Intervall sind Kurzreisen aber vertretbar, jedoch nur, wenn keinerlei Anzeichen einer Nierenschädigung zu finden sind und wenn eine Uratsteindiathese anamnestisch ausgeschlossen werden kann.

Schilddrüsenerkrankung

Wenn sich aus Anamnese oder klinischem Untersuchungsbefund der Verdacht auf eine Schilddrüsenfunktionsstörung oder eine Struma ergibt, dann müssen die einschlägigen Funktionstests und gegebenenfalls die Szintigraphie in einem Fachlabor durchgeführt werden. Patienten mit Überfunktion der Schilddrüse, aber auch solche mit Unterfunktion sind sicher nicht tropentauglich. In beiden Fällen ist die Hitzetoleranz herabgesetzt: bei der Hyperthyreose, weil schon im gemäßigten Klima die Entwärmungsfunktionen beansprucht sind, wegen der Grundumsatzerhöhung, der vermehrten Herzbelastung und der Neigung zu Durchfällen, aber auch wegen der verminderten psychischen Belastbarkeit; bei der Hypothyreose ist das Schwitzvermögen eingeschränkt.

Auch bei Personen, die nach thyreostatischer Behandlung wieder in euthyreoter Stoffwechsellage sind, sollte von einer längeren Auslandstätigkeit abgesehen werden. Bei Zustand nach Strumaresektion muß man deshalb in Erfahrung bringen, ob die Operation wegen Hyperthyreose oder nur zur mechanischen Verkleinerung einer Struma durchgeführt wurde. Bei immer euthyreoter, blander Struma, ob mit oder ohne Resektion, ist ein Tropenaufenthalt vertretbar, doch gibt es hier das Problem, daß ein bisher in Deutschland unter Jodmangel stilles autonomes Adenom beim Übergang in ein jodreiches Gebiet entgleisen kann. Man sollte daher in diesen Fällen halbjährliche Kontrollen der Funktionsparameter vorsehen. Das Serum kann hierzu auch versandt werden.

Neurologische Erkrankungen

Bei einer früher durchgemachten *Enzephalitis* oder *Meningitis* taucht öfter die Frage nach der Impffähigkeit auf. Gegen die heute üblichen Impfungen einschließlich der Gelbfieberimpfung bestehen dabei aber keine Bedenken.

Eine gut eingestellte *Epilepsie* schließt die Tropentauglichkeit nicht aus. Es ist aber zu bedenken, daß Malariaprophylaxe und -therapie mit Chloroquin gelegentlich einmal epileptische Anfälle auslösen kann. Der Proband muß darüber aufgeklärt und über Alternativen (z. B. Proguanil und Sulfadoxin/Pyrimethamin) informiert werden.

Hautkrankheiten

Neurodermitis und *Ichthyosis* neigen zur Verschlechterung in einem sehr trockenen Klima, während ein feuchtwarmes Klima eher günstig wirkt; es kann allerdings mehrere Wochen dauern, bis ein Patient mit manifester Ichthyosis ausreichend schwitzen kann. Für stärkere körperliche Belastungen in heißem Klima ist er daher nicht geeignet.

Psoriasis und *Akne* können sich in Wärme und unter vermehrter Sonneneinwirkung bessern. Man hat allerdings im Zweiten Weltkrieg das Auftreten von Akne bei Soldaten in tropischen Gebieten gesehen, auch ohne juvenile Akne in der Anamnese, doch dürfte dabei die dem Klima nicht optimal entsprechende militärische Kleidung ein wesentlicher Faktor gewesen sein.

Bei der Beurteilung einer Psoriasis wird man sich nach der Ausdehnung und nach der Verlaufstendenz richten müssen. Es gibt Patienten mit nur einzelnen, über lange Zeit stabilen Herden; bei ihnen bestehen keine Bedenken gegen eine Auslandstätigkeit. Wenn es sich dagegen um ausgedehnten Befall und häufiger auftretende Schübe handelt, ist die Tropentauglichkeit zu verneinen, da das Schwitzen im Bereich der Läsionen durch die Schuppung behindert ist, auch wenn die Schweißdrüsen selbst nicht betroffen sind.

Die verschiedenen *Lichtdermatosen* schließen ohne Zweifel die Tropentauglichkeit aus. Dabei ist auch zu bedenken, daß verschiedene essentielle Medikamente wie Chloroquin, Sulfonamide, Tetracycline auslösend oder verschlimmernd wirken können. Solche Patienten werden sich allerdings kaum einer Tropentauglichkeitsuntersuchung stellen, weil sie durch Erfahrung und durch ihren Hautarzt wissen, daß eine Tätigkeit in den Tropen für sie nicht in Betracht kommt.

Auch bei rein kutanem *Erythematodes* kommt es unter Sonneneinwirkung sehr häufig zu Exazerbationen. Man wird daher in der Regel von einem Tropenaufenthalt abraten müssen, entschieden dann, wenn eine Behandlung mit Corticosteroiden erforderlich ist.

Es ist eine alte Erfahrung, daß *Epidermophytien*, insbesondere Fußmykosen, in feuchtwarmem Klima oft exazerbieren. Betroffen sind vor allem Leute, die aus beruflichen Gründen gezwungen sind, dem Klima unangemessene geschlossene Schuhe zu tragen. Eine Epidermophytie sollte deshalb vor der Ausreise saniert werden. Gleiches gilt auch für die häufige Pityriasis versicolor. Wenn sie nicht einige Wochen vor der Ausreise behandelt wird, kommt es bei Exazerbation in der Wärme durch Intoxikation der Melanozyten zu kosmetisch störenden Depigmentierungen.

Augenkrankheiten

Bei Erkrankungen des Auges muß auch die Frage der Flugtauglichkeit in die Beurteilung einbezogen werden. Patienten mit schweren okulären *Durchblutungsstörungen,* etwa bei fortgeschrittener diabetischer Retinopathie, und mit ausgeprägten sklerotischen Netzhautveränderungen sind für eine Flugreise nicht geeignet, da für sie bei dem einer Höhe von 2100–2400 m entsprechenden Luftdruck in der Kabine die Blutungsgefahr erhöht ist.

Personen mit rezidivierender *Keratitis* sollten sich besser nicht für längere Zeit in einem Klima mit hohen Temperaturschwankungen und häufigen Staubstürmen aufhalten, weil dadurch ruhende Prozesse aufflackern können.

Eine abgelaufene *Chorioretinitis,* ein *Zentralvenenverschluß* oder eine *Netzhautablösung* können unter Belastung rezidivieren und schließen in der Regel eine Tropentauglichkeit aus.

Auch ein gut eingestelltes *Glaukom* kann rasch in ein akutes Stadium übergehen, wenn in einem heißen Klima unter körperlicher Belastung der Flüssigkeitsverlust durch große, stoßweise aufgenommene Trinkmengen ersetzt werden muß. Hier sind eine eingehende augenärztliche Beratung über die Anzeichen eines nahenden Anfalls und die Behandlung mit Miotika und Diamox erforderlich.

Einem hochgradig Myopen muß man von einer längeren Auslandstätigkeit wegen des Risikos einer Netzhautablösung abraten. Hier, wie bei allen ernsthafteren Augenerkrankungen, muß in Rechnung gestellt werden, daß es in vielen Ländern schwierig ist, einen qualifizierten Augenarzt zu finden.

Erkrankungen des Stütz- und Bewegungsapparates

Aus dem orthopädischen Fachgebiet wird es nur wenige, dann aber selbstverständliche Kontraindikationen gegen einen Tropenaufenthalt geben, etwa wenn die Notwendigkeit fortlaufender Behandlung und Kontrolle eines Kleinkindes wegen Hüftdysplasie oder Klumpfuß oder die Korsettversorgung und krankengymnastische Behandlung eines Jugendlichen mit progredienter Skoliose die gemeinsame Ausreise einer Familie verhindern.

Nach einer *Osteosynthesebehandlung* ist eine rechtzeitige Entfernung des Fremdmaterials vor der Ausreise wichtig, damit die vorübergehend auftretende Stabilitätsminderung bis dahin wieder ausgeglichen ist.

Bei Patienten, die orthopädischer *Hilfsmittel* bedürfen, muß auf dem Klima angepaßtes Material und Mitnahme von Ersatz geachtet werden. Bei allen diesen Fragen ist fachärztliche Beratung unumgänglich.

Immerhin machen Krankheiten des Stütz- und Bewegungsapparates etwa 6% der Diagnosen bei Rückkehruntersuchungen aus, wobei Wirbelsäulen- und Bandscheibenprobleme besonderes Gewicht haben. Auch wenn diese nur selten – bei neurologischen Ausfällen – die Tropentauglichkeit ausschließen, ist es eine wichtige Aufgabe des untersuchenden und beurteilenden Arztes, den Patienten zum Erlernen und zu konsequenter Einhaltung geeigneter gymnastischer Übungsbehandlung zu motivieren, die er auch im Ausland selbst fortführen kann.

HIV-Infektion, AIDS

Durch dieses neu aufgetretene Problem stellen sich bei der Beurteilung der Tropentauglichkeit drei Fragen

– Bestehen bei Infizierten Bedenken hinsichtlich der Impffähigkeit?
– Ist mit einer erhöhten Gefährdung durch tropische Infektionskrankheiten zu rechnen?
– Können andererseits diese den Verlauf der HIV-Infektion beschleunigen?

In die Neuauflage des berufsgenossenschaftlichen Grundsatzes G 35 wurde der Anti-HIV-Test als erwünschte Untersuchung aufgenommen. Nach dem Votum eines Ausschusses des Nationalen AIDS-Beirates ist er nicht obligat Bestandteil der Tropentauglichkeits- und Rückkehreruntersuchung. Er sollte empfohlen, aber ausschließlich auf freiwilliger und auf Wunsch auch anonymer Basis mit eingehender ärztlicher Beratung angeboten werden.

Als einzige bei HIV-Positiven – unabhängig vom Immunstatus – kontraindizierte Impfung gilt die BCG-Impfung. Gegen die Gelbfieberimpfung bestehen dagegen keine Bedenken, ebenso nicht gegen die anderen vor Auslandsaufenthalten üblichen Impfungen. Die Durchführung dieser Impfungen verlangt also keine vorausgehende Testung.

Es gibt bisher auch keine Anhaltspunkte dafür, daß HIV-Infizierte mit noch normalem Immunstatus durch tropische Infektionskrankheiten erhöht gefährdet sind, und ebensowenig für eine ungünstige Beeinflussung des Verlaufs der HIV-Infektion durch tropische Infektionskrankheiten. Dagegen ist aus den hoch durchseuchten ost- und zentralafrikanischen Ländern bekannt, daß einige dieser tropischen Infektionen bei manifest an AIDS oder AIDS-related complex Erkrankten als opportunistische Infektion von Bedeutung sind, wie z. B. die Amöbiasis, die Isospora- und Kryptosporidienenteritis und die Strongyloidesinfektion, neuerdings auch Tuberkulose. Auf dieser Grundlage lautet das erwähnte Votum des Nationalen AIDS-Beirats:

– Bei anamnestischen oder klinischen Hinweisen auf Vorliegen einer HIV-Infektion wird der HIV-Test dringend empfohlen. Aufklärung und Einverständnis des Patienten sind hierzu erforderlich. Wird in diesem Falle die Untersuchung abgelehnt, erfolgt die Beurteilung:
  „Gegen den vorgesehenen Aufenthalt bestehen zeitlich befristete Bedenken, weitere ärztliche Abklärung ist erforderlich."
– Bei positivem Testergebnis werden weitere ärztliche Untersuchungen zur Überprüfung des Immunstatus durchgeführt. Ergeben sich keine pathologischen Befunde, erfolgt die Beurteilung:

„Gegen den vorgesehenen Aufenthalt bestehen keine Bedenken unter der Voraussetzung, daß eine ärztliche Verfügbarkeit gewährleistet ist und eine Kontrolluntersuchung nach etwa einem Jahr durchgeführt werden kann."
- Ergeben sich Hinweise auf eine Immundefizienz, erfolgt die Beurteilung:
„Gegen den vorgesehenen Aufenthalt bestehen dauernde Bedenken."
- Bei AIDS-related complex und AIDS-Erkrankungen erfolgt die Beurteilung:
„Gegen den vorgesehenen Aufenthalt bestehen dauernde Bedenken."

Beurteilung der psychischen Eignung
Dies ist wohl die schwierigste Aufgabe, weniger hinsichtlich einer Entscheidung, bei der man sich im Zweifelsfall ohnehin der Unterstützung durch einen Psychiater versichern wird, als weil nicht immer einfach zu erkennen ist, daß psychische Probleme vorliegen.

Offensichtlich ungeeignet sind psychisch Kranke aus dem engeren Bereich, auch wenn im Augenblick keine akute *Psychose* besteht, ebenso *Neurotiker* und *Suchtkranke*. Fragen nach psychiatrischer Behandlung und nach in den letzten 10 Jahren eingenommenen Psychopharmaka sowie nach Alkoholkonsum dürfen in der Anamnese nicht fehlen, auch wenn man im Rahmen der Tauglichkeitsuntersuchung kaum einmal Patienten mit diesen Krankheiten begegnet.

Was in der Untersuchungspraxis eher einmal vorkommt, sind *psychovegetative Störungen* oder eine *larvierte Depression*. In der Regel berichten die Patienten ihre Beschwerden spontan. Solche psychischen und vegetativen Störungen schwinden nicht selten bei Entlastung von auslösenden Lebensumständen und müssen die Tropentauglichkeit deshalb nicht in jedem Fall einschränken. Für die Entscheidung kommt es darauf an, ein Bild vom Grad der Behinderung in gewohnten Lebensumständen, von der Dauer der Erkrankung, von der Wirkung kurzfristiger medikamentöser Behandlung, von Häufigkeit und Ursachen eventueller Remissionen oder Rezidive zu gewinnen. Auch hier ist die Einholung fachärztlichen Rates meist ratsam.

Allgemeine Fragen
Erfahrungen aus der Hitzearbeitsphysiologie und der Hitzeindustrie sprechen dafür, daß die thermische Toleranz zwischen dem 20. und 35. Lebensjahr am höchsten ist und mit höherem *Alter* deutlich abnimmt. Bekannt ist auch aus der Hitzeindustrie und aus Beobachtungen anläßlich von Hitzschlagepidemien, daß Personen höheren Alters erhöht gefährdet sind. Diese Erfahrungen lassen sich aber nicht auf das Leben in warmen Ländern übertragen, weil die dort vorkommenden thermischen Belastungen wesentlich geringer sind und sich durch Klimaanlagen u. a. noch weiter verringern lassen. Die tatsächlichen Erfahrungen an einer sehr großen Zahl von Menschen zeigen, daß es unter den heutigen Lebensbedingungen ohne Schaden für die Gesundheit möglich ist, ein ganzes Arbeitsleben in tropischen Ländern zu verbringen. Auch bei noch älteren Personen bestehen keine Bedenken gegen einen Aufenthalt in warmen Ländern, solange dem nicht ganz bestimmte Gesundheitsmängel im Wege stehen.

Umgekehrt verhält es sich mit *Geschlechtsunterschieden*. Im Experiment ist die thermische Toleranz von Frauen und Männern gleich hoch, wenn Personen gleichen Alters und gleicher körperlicher Leistungsfähigkeit verglichen werden. Bei den Rückkehruntersuchungen dagegen hört man mehr Klagen über das Klima von Frauen. Es liegt nahe, die Ursache dafür in den besonderen Lebensumständen – Mangel an Anregung durch beschränkten gesellschaftlichen Verkehr – der oft ungenügend ausgelasteten Frauen zu vermuten.

Kinder sind ebenso selten tropenuntauglich wie Erwachsene. Bei einem Säugling kann man sich überlegen, ob es mit Rücksicht auf den noch labilen Elektrolyt- und Wasserhaushalt nicht vernünftig wäre, die Ausreise zu verschieben, bis das Kind 3 Monate alt ist. Da heute wieder fast alle Kinder gestillt werden, darf man das Risiko aber nicht zu hoch einschätzen. Die Möglichkeit ärztlicher Versorgung wird bei diesen Überlegungen eine Rolle spielen. Sehr wichtig ist es aber, daß sich die Eltern von einem Kinderarzt über die altersentsprechend erforderlichen Impfungen informieren lassen.

Eine normal verlaufende *Gravidität* ist kein Hindernis für die Ausreise. Gegen die Malariaprophylaxe mit Chloroquin und Proguanil bestehen aufgrund umfangreicher Erfahrungen keine Bedenken. Ist am Aufenthaltsort keine Möglichkeit zu fachgerechter Entbindung gegeben, so ist die Heimreise rechtzeitig vor dem Termin empfehlenswert.

Konstitution. Astheniker sollen ein trockenheißes Klima besser vertragen als feuchte Hitze. Adipöse haben eine herabgesetzte Hitzetoleranz und sind erhöht durch Hitzschlag gefährdet. Nach den Erfahrungen der Praxis haben aber diese Besonderheiten keine Bedeutung für die Tropentauglichkeit und auch nicht für die Auswahl des Aufenthaltsortes.

Formulierung der Beurteilung
In Anlehnung an den berufsgenossenschaftlichen Grundsatz G 35 wird das nachstehende Schema vorgeschlagen. Es ist einfach, verständlich und ausreichend flexibel: Gegen den vorgesehenen Aufenthalt

- bestehen dauernde gesundheitliche Bedenken;
- bestehen befristete gesundheitliche Bedenken (z. B. wenn die Heilung einer festgestellten Erkrankung in angemessener Frist zu erwarten ist);
- bestehen keine gesundheitlichen Bedenken unter bestimmten Voraussetzungen (z. B. daß angemessene ärztliche Versorgung gegeben ist; daß jährliche Kontrolluntersuchungen in der Bundesrepublik durchgeführt werden; nicht geeignet für Höhenlagen über 2000 m);
- bestehen keine gesundheitlichen Bedenken.

Beratung

Bei der abschließenden Beratung geht es darum, den Probanden über alle zur Krankheitsverhütung und zur Erhaltung von Wohlbefinden und Leistungsfähigkeit erforderlichen Vorkehrungen zu informieren. Die Themen, die dabei zur Sprache kommen müssen sind:

- Malariaprophylaxe.
- Aufstellung eines Impfplans.
- Hausapotheke (Tab. 44.1).
- Vermeidung von Durchfallkrankheiten, Wurminfektionen, Bilharziose.
- Vernünftiger Gebrauch von Klimaanlagen (nicht zu scharf einstellen; im Schlafraum nur zum Vorkühlen benützen).
- Bedeutung von ausreichender körperlicher Aktivität für Wohlbefinden und Hitzetoleranz.
- Flüssigkeitsbedarf (die Trinkmenge muß so bemessen werden, daß ein heller, klarer Urin entleert wird; bei Arbeit darf kein größeres Flüssigkeitsdefizit auflaufen).
- Salzzufuhr (nur bei schwerer Arbeitsbelastung das Essen stärker salzen).
- Ärztliche Untersuchung von einzustellendem Hauspersonal auf Darminfektionen, Tuberkulose.
- AIDS-Prophylaxe (in Afrika, Südamerika: Vermeidung von Injektionen, Bluttransfusionen, Immunglobulinen unbekannter Herkunft, Verkehr mit Prostituierten oder wechselnden Partnern).

Zu diesen Fragen gibt es brauchbare Informationsschriften. Der Impfplan muß aber in jedem Fall individuell aufgestellt werden, und die Empfehlungen zur Malariaprophylaxe müssen der aktuellen Resistenzsituation am Aufenthaltsort angepaßt sein.

Tropenrückkehruntersuchung (Nachuntersuchung G 35)

Bei einem Arbeitsaufenthalt ist eine Nachuntersuchung in 1- bis 2jährigen Abständen zu empfehlen, aber auch schon nach einer mehrmonatigen Reise unter einfachen Bedingungen. Die Aufgabe der Rückkehruntersuchung ist die Erkennung von im Ausland erworbenen Infektionen und anderen Erkrankungen, die Erkennung und Korrektur von Fehlern in der Lebensführung und die erneute Prüfung der Tropentauglichkeit.

Anamnese

Wichtige Fragen betreffen das genaue Rückkehrdatum, die Aufenthaltsorte, die näheren Lebensum-

Tabelle 44.1 Hausapotheke für die Tropen

Indikation	Medikament	Anmerkungen
Fieber, Schmerzen	Acetylsalicylsäure Paracetamol	
Husten	Codein + Expektorans Promethacin-Tropfen	nicht für Kinder für Kinder
Schnupfen	Ephedrin-Nasentropfen	nur kurzfristig
Durchfall	Loperamid-Tropfen	nicht bei Fieber oder Blut im Stuhl
	Salz-/Zucker-Pulver	zur oralen Rehydratation
Augenreizung	indifferente Augentropfen	
Verhütung von Sonnenbrand	Lichtschutzcreme Faktor 10	
Hautallergie, Insektenstiche, Sonnenbrand	Antihistaminikum – Gel und Tabletten	
Epidermophytie	Antimykotikum	
Hautpflege	Hautpflegecreme	
Wunden	Lokaldesinfiziens	
Mückenabwehr	Repellent	Vorsicht bei kleinen Kindern
Koliken	Spasmolytikum	
Antibiotikum	Ampicillin, Erythromycin, Cotrimoxazol, Tetracyclin	
Verbandzeug	Mullbinden, Kompressen, elastische Binden, hautfreundliches Pflaster, Schere, Splitterpinzette	
	Fieberthermometer, Einmalspritzen, Einmalkanülen	

stände, die korrekte Einhaltung der Malariaprophylaxe, den Impfstatus, die Klimaverträglichkeit, durchgemachte Erkrankungen und deren Behandlung und das augenblickliche Befinden. Bei der Frage nach Erkrankungen darf man sich nicht mit mitgeteilten Diagnosen begnügen, sondern muß Beschwerden, Symptome, Behandlung und Verlauf erfragen, weil man sich auf die auswärtigen Diagnosen oft nicht verlassen kann; häufig wird im Ausland jedes Fieber als Malaria, jeder Durchfall als Amöbiasis angesehen.

Untersuchung

Das Programm der Untersuchung ist das gleiche wie bei der Erstuntersuchung.

Zusätzlich ist in jedem Fall erforderlich:

- eine parasitologische Stuhluntersuchung (bei 20–25% der Rückkehrer werden irgendwelche Darmparasiten gefunden, bei etwa 15% pathogene Arten). Als Untersuchungsverfahren sollte dabei die Formalin-Äther-Anreicherung angewandt werden. Bei Verdacht auf eine Infektion, aber negativem Befund, sollten mindestens drei Proben von verschiedenen Tagen untersucht werden;
- eine Stuhlkultur auf pathogene Keime (recht häufig werden dabei Salmonellen, Shigellen, Campylobacter, seltener Yersinien nachgewiesen).

Die Indikation für weitere zusätzliche Untersuchungen ergibt sich wie bei der Erstuntersuchung aus Anamnese, klinischem Befund und Laborergebnissen.

Bei angegebener Bilharzioseexposition sind Bilharzioseserologie, Urinfiltration und Mirazidienschlüpftest indiziert.

Bei Herkunft aus einem Endemiegebiet und erhöhter Eosinophilenzahl sollen Filarienserologie, Mikrofilariennachweis durch Blutfiltration und gegebenenfalls Hautsnip durchgeführt werden. Bei erhöhter Eosinophilenzahl und negativem Wurmnachweis kann die Stuhluntersuchung nach 8–10 Wochen wiederholt werden, um eine Infektion, die sich zum Zeitpunkt der ersten Untersuchung noch in der Präpatenzphase befand, zu entdecken. Außerdem kommt die Toxocaraserologie in Betracht.

Bei anamnestisch angegebener Malariaerkrankung trotz Propyhlaxe sollte die serologische Untersuchung auf Antikörper gegen Malariaplasmodien veranlaßt werden. Wenn diese negativ ausfällt, kann so das durch die angebliche Erkrankung untergrabene Vertrauen in die Malariaprophylaxe überzeugend wiederhergestellt werden.

Zur Differentialdiagnose der in Betracht kommenden „exotischen" Krankheiten und zu den dabei benötigten Untersuchungen wird auf die Kapitel 1 und 46 verwiesen. Zur ersten Orientierung sind in Tab. 44.2 einige Syndrome zusammengestellt.

Wie bei der Erstuntersuchung folgt eine abschließende Beratung, bei der die eventuell nötige Behandlung, aufzufrischende Impfungen, andere im Urlaub rechtzeitig zu erledigende Vorkehrungen (Zahnsanierung, gynäkologische Vorsorgeuntersuchung) sowie Ratschläge für Änderungen der Lebensführung besprochen werden.

Tabelle 44.2   Exotische Infektionen nach Leitsymptomen

Fieberhafte Erkrankungen
relativ häufig:
- Hepatitis (meist A), Malaria, Shigellose, Typhus/Paratyphus, Amöbenleberabszeß

selten:
- viszerale Leishmaniose, Brucellosen

sehr selten:
- afrikanisches Zeckenbißfieber, Katayama-Syndrom, tropische Virusinfektion (z. B. Denguefieber), Poliomyelitis

extrem selten:
- Schlafkrankheit, Chagas-Krankheit

Längerdauernde Durchfälle
- Lambliasis, Shigellose
- Amöbenruhr, Kokzidiose (Isospora, Kryptosporidien)
- tropische Enteropathie

Auffällige Hauterscheinungen
- Epidermophytien, Ekthyma, Larva migrans cutanea, Hautleishmaniose
- Skabies, Myiasis, Loa loa, Onchozerkose
- Sandflöhe, Hautdiphtherie, Lues
- afrikanisches Zeckenbißfieber, Schlafkrankheit

Zeitpunkt der Untersuchungen, Befundbericht

Es versteht sich von selbst, daß die Erstuntersuchung zeitig vor der Ausreise angesetzt werden muß, damit die erforderlichen Impfungen vorgenommen und eventuell nötige Behandlungen noch durchgeführt werden können.

Die Nachuntersuchung sollte, falls eine Wiederausreise vorgesehen ist, aus dem gleichen Grund möglichst bald nach der Rückkehr, am Anfang des Urlaubs stattfinden, auch wenn die Inkubations- und Präpatenzzeiten vieler tropischer Infektionen zu diesem Zeitpunkt noch nicht abgelaufen sind.

Außer dem Kurzbericht mit dem Tauglichkeitsurteil für den Arbeitgeber muß ein ausführlicher Befundbericht angefertigt werden, der Anamnese, klinische Befunde, Labordaten, Diagnosen, Behandlungsvorschläge und sonstige Empfehlungen enthält. Dieser ausführliche Bericht ist für den Patienten selbst bestimmt, damit er die gegebenen Empfehlungen auch schriftlich hat. Er ist auch eine unerläßliche Informationsquelle für im Ausland konsultierte Ärzte und spätere Nachuntersuchungen, die nicht immer bei derselben Stelle vorgenommen werden.

Literatur

Berufsgenossenschaftlicher Grundsatz G 35: Arbeitsaufenthalt im Ausland unter besonderen klimatischen und gesundheitlichen Belastungen. Gentner, Stuttgart 1989

Bundesverwaltungsamt: Ratschläge zur Erhaltung der Gesundheit in tropischen und subtropischen Ländern. Merkblatt 23 (1988)

Diesfeld, H. J.: Importierte Krankheiten und ärztliche Untersuchung vor und nach Tropenaufenthalt. Lang, Frankfurt 1980

Gsell, O.: Importierte Infektionskrankheiten. Epidemiologie und Therapie. Thieme, Stuttgart 1980

Kretschmer, H., M. Kaiser: Reisen in ferne Länder. Trias, Stuttgart 1992

Steffen, R.: Reisemedizin. Springer, Berlin 1984

45 Impfungen

R. Steffen

Als individuelle Maßnahmen der primären Prävention, der Krankheitsverhütung, kommen in der Tropen- und Reisemedizin vor allem in Frage

- Immunisationsprophylaxe,
- medikamentöse Prophylaxe,
- Expositionsprophylaxe einschließlich allgemeiner Hygiene.

Die Immunisationsprophylaxe bildet den Schwerpunkt in diesem Kapitel.

Allgemeines zur Immunisationsprophylaxe

Vor jeder aktiven Schutzimpfung, eventuell auch vor einer passiven Immunisierung mit Immunglobulin, sind folgende Vorgaben zu bedenken:

Reiseziel, Reiseroute. Daraus läßt sich unter Kenntnis der epidemiologischen Lage die Indikation zur Impfung ableiten. Eine Gelbfieberimpfung für Reisende, die ausschließlich Asien besuchen, ist beispielsweise sinnlos, denn dort kommt diese Arbovirose nicht vor. Nach dem Transit durch Endemiegebiete in afrikanischen Ländern, die kein Gelbfieberimpfobligatorium kennen (z. B. Kenia), kann hingegen bei der Weiterreise nach Asien dort der Nachweis dieser Impfung gefordert werden.

Reisestil, Tätigkeit am Aufenthaltsort. Entwicklungshelfer und Missionare sind eher durch Tollwut gefährdet als Diplomaten, und sie sind entsprechend zu schützen.

Aufenthaltsdauer. Die meisten Infektionsrisiken nehmen ungefähr proportional zur Aufenthaltsdauer zu. Bei Langzeitaufenthalten wird man die Indikation zu Impfungen deshalb großzügiger stellen. Überdies ist es bei mehrjährigem Einsatz in den Tropen sinnvoll, eine Impfung vor der Abreise aufzufrischen, auch wenn der Impfschutz noch nicht erloschen ist.

Abreisedatum. Eine Schutzwirkung der Impfungen besteht erst nach einigen Tagen (Tab. 45.1). Vor allem die Primovakzination gegen Gelbfieber sollte mindestens 10 Tage vor der Einreise in das Endemiegebiet erfolgen.

Impfanamnese, Infektionsanamnese. Möglicherweise besteht bereits ein ausreichender Schutz, z. B. gegen Hepatitis B. Auch etwaige Überempfindlichkeitsreaktionen auf frühere Impfstoffgaben sind bedeutsam.

Allgemeine Kontraindikationen zu Schutzimpfungen

Für aktive Schutzimpfungen gelten folgende Kontraindikationen:

Akute Erkrankungen, insbesondere solche mit Fieber über 38,5 °C, nicht aber die banale Erkältung oder Durchfälle.

Persistierende hirnorganische Anfallsleiden, nicht aber jahrelang zurückliegende epileptische Anfälle (besondere Vorsicht ist angebracht für die Pertussisimpfung).

Überempfindlichkeit auf Bestandteile des Impfstoffs, vor allem Fremdeiweiß, Antibiotikarückstände, Phenol und Thiomersal. Im Zweifelsfall kann oft auf andere Impfstoffe ausgewichen werden, welche die betreffenden Komponenten nicht enthalten. Eventuell ist eine allergologische Diagnostik oder eine nicht völlig verläßliche intrakutane Testung am Vorderarm mit 0,1 ml der 1:100−1000 verdünnten Vakzine, gefolgt von 0,1 ml der 1:10 verdünnten Vakzine und zum Vergleich derselben Dosis NaCl 0,9% mit nachfolgender Beobachtung über 30 Minuten empfehlenswert. Andere Allergien, Asthma bronchiale, atopische Manifestationen usw. sind keine Kontraindikation.

Immundefizienz (bei Lebendvakzinen):

- primär: z. B. Agammaglobulinämie, AIDS und HIV-Infektionen mit verminderter Zahl von T_4-Lymphozyten (außer bei dringender Indikation), Leukämie, Lymphome;

induziert:

- Steroiddosen im Äquivalent von über 2 mg/kg KG Prednisolon/Tag über mehr als 1 Woche,
- Immunsuppressiva, Zytostatika, Radiotherapie.

HIV-Seropositivität per se gilt nicht als absolute Kontraindikation für Lebendimpfstoffe, ausdrücklich

Tabelle 45.1 Synopsis der Immunisierung bei Interkontinentalreisen

Immunisierung	Applikation	Schutzwirkung nach Grundimmunisierung (%)	Wirkdauer ab	bis
Cholera	i.d., s.c., i.m.	ca. 50	P: 6. Tag R: 1. Tag*	O: 6 Monate E: 3–4 Monate
Diphtherie	i.m.	ca. 80	4 Wochen	5(–10) Jahre
Gelbfieber	s.c.	> 99	P: 10. Tag R: 1. Tag*	O: 10 Jahre E: lebenslang
Hepatitis A (aktiv)	i.m.	> 99	14. Tag**	10 (?) Jahre
Hepatitis B	i.m.	ca. 95	30.–60. Tag	ca. 2–7 Jahre
Hyperimmun-B-Immunglobulin	i.m.	ca. 85	4.–7. Tag	ca. 1 Monat
Immunglobulin	i.m.	ca. 80	4.–7. Tag	4 (–6) Monate
Meningokokken	s.c.	70–90	7. Tag	1–3 Jahre
Pest	i.m.	?	wenige Tage	6 Monate
Poliomyelitis	p.o.	> 99	4 Wochen	lebenslang?
	i.m.	> 99	4–6 Wochen	5 (–10) Jahre
Tetanus	i.m.	> 99	4 Wochen	10 Jahre
Tollwut	i.m. (i.d.)	> 99	ca. 7 Tage	2–3 Jahre
Tuberkulose (BCG)	i.c.	0–80	unklar	10 (?) Jahre
Ty 21 a	p.o.	ca. 70	14. Tag	(L) 1–3 Jahre
Typhim Vi	i.m.	ca. 70	2 Wochen	3 Jahre

P Primovakzination; R Revakzination, * innerhalb von 10 Jahren (Gelbfieber) bzw. von 6 Monaten (Cholera); O offiziell; E effektiv; L nach letzter Dosis; ** Falls 2 Dosen am Tag 0.

empfiehlt die WHO in jenen Drittweltländern, in denen das Expanded Programme on Immunization durchgeführt wird, auch HIV-positive, asymptomatische Personen mit BCG-, Masern-, Röteln- und Sabin-Vakzine zu impfen. Zahlreiche Gremien verneinen das Auftreten von Exazerbationen der HIV-Infektion oder betrachten es als relativ geringes Risiko.

Bei einem HIV-positiven Rekruten trat nach einer Pockenimpfung eine Vaccinia disseminata auf. Der Vorsichtige wird deshalb nicht klar indizierte Gaben von Lebendvakzinen bei symptomlosen HIV-Positiven vermeiden oder im Zweifelsfall zumindest die T_4-Lymphozytenzahl vorher überprüfen. Inaktivierte Viren oder deren Spaltprodukte beeinträchtigen den HIV-Positiven nicht, allerdings mag die Immunantwort bei gewissen Vakzinen vermindert sein. Routinemäßige HIV-Tests vor der Impfung sind nicht angebracht.

Schwangerschaft. Grundsätzlich gilt, daß Impfungen mit Lebendimpfstoffen in der Schwangerschaft kontraindiziert sind, während Impfungen mit Tot- oder Subunitimpfstoffen oder Toxoiden vor allem ab dem zweiten Trimenon durchgeführt werden können. Allerdings können bei klarer Indikation sowohl Gelbfieber- als auch die Poliovakzine nach Sabin verabreicht werden, denn es wurden weder teratogene Nebenwirkungen noch eine vermehrte Abortrate verzeichnet. Andererseits wurde eine solche nach Choleraimpfung vereinzelt postuliert. In jedem Fall sind die Vor- und Nachteile der Schutzimpfung sorgfältig abzuwägen, dies einschließlich einer möglichen psychischen Belastung der Schwangeren.

Antikoagulation. Intramuskuläre Injektionen sind möglichst zu unterlassen. Subkutane Injektionen sind bei dringender Indikation unter entsprechenden Vorsichtsmaßnahmen (z. B. feine Nadel, Kompression) möglich. Dabei ist die möglicherweise schlechtere Immunantwort zu beachten.

Nephropathie. In älteren Quellen sind Nierenerkrankungen als Kontraindikation aufgeführt. Gemäß einer Literaturanalyse ist dies nicht stichhaltig. Bei dialysepflichtiger Niereninsuffizienz ist oft mit einer verminderten Immunantwort zu rechnen.

Wenn obligatorische Impfungen bei Reisenden kontraindiziert sind, so ist dem Betreffenden ein Impfbefreiungszeugnis mit amtlichem Beglaubigungsstempel auszustellen.

Impfabstände und Verhalten nach der Impfung

Im Gegensatz zu früheren, vor allem auf gehäuften Nebenwirkungen der Pockenimpfung und theoretischen Überlegungen fußenden Bedenken haben sich zeitliche Abstände zwischen verschiedenen Impfstoffen als unnötig erwiesen (Abb. 45.1). Intervalle von weniger als 4 Wochen beeinträchtigen wohl die Antikörperproduktion bei Viruslebendimpfstoffen. Mögliche Interaktionen zur Malariaprophylaxe sind bei den einzelnen Impfungen beschrieben. Ebenfalls ohne praktische Bedeutung ist die leicht verminderte Antikörperbildung bei gleichzeitiger Applikation von Gelbfieber- und Choleraimpfung. Die theoretischen Bedenken gegen eine gleichzeitige orale Schutzimpfung gegen Poliomyelitis und Abdominaltyphus sind geschwunden.

Folgende Ausnahmen sind zu beachten: Nach der Gabe von Viruslebendvakzinen ist ein Abstand von 2 Wochen bis zur Immunoglobingabe wünschenswert. Masern-Mumps-Röteln-(MMR-)Impfstoff oder andere Lebendvakzine sollten frühestens 6 Wochen nach Immunglobulin verabreicht werden; lediglich bei der Gelbfieber-, der Typhus- und der Poliomyelitislebendimpfung wurde keine Interferenz beobachtet.

Bei Personen mit früheren erheblichen Impfreaktionen ist eine zeitliche Staffelung empfehlenswert. Wenn gleichzeitig mehrere Vakzinen (ausgenommen kombinierte Impfstoffe) verabreicht werden, sind diese an verschiedenen Stellen zu injizieren.

Sofern bei einer Vakzine die Impfabstände anläßlich der Grundimmunisierung oder bis zur Wiederimpfung länger als vorgeschrieben waren, so beeinträchtigt dies den schließlich erreichten Antikörpertiter nicht. Hingegen führt eine im Vergleich zu den Empfehlungen enger gestaffelte Impfstoffgabe zu verminderter Antikörperproduktion.

Die Hypothese, wonach Alkohol, heiße Bäder, Sauna, Sonnenexposition und Sport Lokalreaktionen vermehren, ist pathophysiologisch einleuchtend, aber nicht belegt.

Obligatorische und empfehlenswerte Impfungen

Gemäß den International Health Regulations konnten drei Impfungen von den Einreisebehörden als obligatorisch erklärt werden: diejenigen gegen Pocken, Gelbfieber und Cholera. Die Pocken sind seit 1977 ausgerottet. Gerade angesichts potentieller Nebenwirkungen gilt die Pockenimpfung stets als kontraindiziert, sie ist auch gegen Herpesinfektionen nutzlos. Gemäß Beschluß der WHO 1973 sollte auch der Nachweis der Choleraimpfung von Gesundheitsbehörden anläßlich der Einreise nicht mehr verlangt werden, die Inseln Sansibar und Pemba vor Tansania tun dies aber weiterhin.

Weiterhin bestehen zahlreiche Impfobligatorien für die Gelbfieberimpfung. Deren Durchführung ist weltweit wenigen Zentren vorbehalten, da der Impfstoff vor allem früher sehr hitzeempfindlich war. Die erfolgte Impfung muß im internationalen Impfausweis eingetragen und beglaubigt werden.

Um sich über Impfobligatorien (Kap. 46) zu informieren, stehen folgende Quellen zur Verfügung:

- Travel Information Manual (TIM), eine Publikation zahlreicher Luftverkehrsgesellschaften. Sie erscheint monatlich und ist in größeren Reisebüros einsehbar. Sie ist eine zuverlässige Quelle für die bei der Einreise verlangten Impfungen inklusive derjenigen, die nach dem Transit durch ein Endemiegebiet erforderlich sind. Für empfehlenswerte Maßnahmen hingegen ist das TIM unzuverlässig.
- Impfvorschriften und Hygieneratschläge für den internationalen Reiseverkehr, jährlich vom Regionalbüro der WHO für Europa in Kopenhagen veröffentlicht.
- Deutsches Grünes Kreuz: Gesundheitsempfehlungen für den internationalen Reiseverkehr.
- Österreichische Apothekerkammer: Impfempfehlungen im internationalen Reiseverkehr.
- Bulletin des Bundesamtes für Gesundheitswesen, Bern, monatliche Rubrik „Ausland: obligatorische und empfohlene Impfungen".

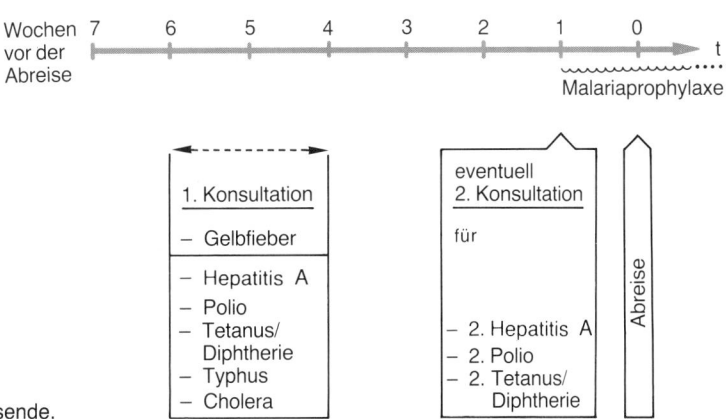

Abb. 45.1 Zeitlicher Ablauf der Impfungen für Reisende.

Tabelle 45.2 Monatliche Inzidenz immunisierbarer Krankheiten bei 100 000 ungeschützten Reisenden in Entwicklungsländern

Infektion	Morbidität	Letalität (%)	Mortalität
Hepatitis A, allgemein	300 (−600)	0,1	0,3 (−0,6)
Hepatitis B, Arbeitnehmer (symptomatisch und asymptomatisch)	80 (−240)	2	1,6 (−4,8)
Abdominaltyphus, allgemein	3	1	0,03
− Indien, Ägypten	30	1	0,3
Poliomyelitis			
− symptomatisch	0,1	20	0,006
− asymptomatisch	2 (−100)	−	? in Kontakten
Cholera	0,3	2	0,006

Keine Angaben für Diphtherie, Gelbfieber, japanische Enzephalitis, Masern, Meningokokkenmeningitis, Tetanus, Tollwut.

- Broschüren von Reisebüros geben oft unvollständige oder falsche Impfempfehlungen.
- Diverse EDV-Programme.

Bezüglich der empfehlenswerten Impfungen sollte man sich stets über das Risiko der einzelnen Infektionen Rechenschaft ablegen (Tab. 45.2).

Einzelne Impfungen

Nachfolgend sind alle für Tropenreisen obligatorischen (Gelbfieber) oder empfehlenswerten (alle übrigen) Impfungen in alphabetischer Reihenfolge beschrieben, wobei der Schwerpunkt auf die ausschließlich im internationalen Reiseverkehr gebräuchlichen Impfungen gelegt wird.

Abdominaltyphus (Typhoides Fieber)

Impfstoffe
Es stehen drei grundlegend verschiedene Impfstoffe zur Verfügung:

- Oraler Lebendimpfstoff mit mindestens 10^9 Keimen des attenuierten Salmonella-typhi-Stamms Ty 21a. Dieser Mutante fehlt das Enzym UDP-4-Galactose-Epimerase. Dadurch entstehen avirulente, jedoch immunogene Zellwandpolysaccharide, welche die Autolyse der Bakterien nach 2−3 Tagen induzieren. Der Impfstoff (Vivotif, Typhoral L) ist bei 2−8 °C vor Licht geschützt aufzubewahren, andernfalls verliert er innerhalb 1 Woche maßgeblich an Aktivität.
- Tab-Impfstoff zur parenteralen Anwendung, bei dem die Bakterien mit Aceton oder häufiger mit Hitze bzw. Phenol inaktiviert wurden.
- Nur in einzelnen Ländern befindet sich im Handel ein gereinigtes Virulenzantigen-Kapselpolysaccharid (Typhim Vi CPS).

Schutzwirkung
Bei Ty 21a beruht der Schutz auf zellulärer Immunität und Stimulierung des lokalen intestinalen Immunsystems. Ty 21a, allerdings in einer nicht kommerzialisierten Form, gewährt initial einen Schutz von 87−94% ab 2 Wochen nach der letzten Dosis über mindestens 3 Jahre. In der Schweiz wurden mit der Gelatinekapsel-Bicarbonat-Formulierung 1981−1983 zahlreiche Impfdurchbrüche nach Vivotif-Einnahmen verzeichnet, die z. T. durch zu hohen Restfeuchtigkeitsgehalt nach der Produktion bedingt waren. In Einzelfällen war zusätzlich die korrekte Aufbewahrung und Einnahme der Kapseln fragwürdig. Eine neue säureresistente Formulierung erbrachte einen Schutz von 71% über 1 Jahr und von 67% über 7 Jahre; diese gibt es im Handel. Ob diese Schutzquoten auch in einer nicht exponierten Population erreicht werden, ist noch nicht belegt, laut Angaben aus Nepal auch etwas fragwürdig. Aufgrund dieser Unsicherheit beträgt laut Hersteller die Wirkdauer von Ty-21a-Impfstoffen ohne fortgesetzte Exposition 1 Jahr, bei dauernder Exposition 3 Jahre.

Die parenteralen Typhusimpfstoffe gewähren bei intramuskulärer Applikation einen Schutz von 42−94% über 2−7 Jahre. Auch diese Daten beruhen nicht auf Untersuchungen bei nicht natürlich exponierten Populationen. Die intradermale Verabreichung verminderte im Vergleich zur subkutanen Injektion den Anteil von Lokalreaktionen von 76 auf 20% und die Allgemeinreaktionen von 33 auf 4%. Diese signifikant bessere Toleranz erfolgte ohne Verlust der Antikörperbildung.

Der Vi-CPS-Impfstoff erbrachte einen Schutz von 90% nach 36 Monaten.

Einen Impfschutz gegen Salmonella paratyphi B gewährt laut Packungsprospekt der Ty-21a-Impfstoff. Diese Behauptung beruht offenbar auf nicht signifikanten Resultaten der in Chile durchgeführten Feldstudie. Im Tab-Impfstoff ist trotz Verwendung des alten Namens (früher TAB-*T*yphus/Paratyphus *A* und *B*, jetzt Tab-*T*yphus *ab*dominalis) in den meisten Industrienationen kein Paratyphusimpfstoff mehr enthalten. Die gegen Paratyphus bei verträglicher Dosierung totale, bei nebenwirkungsreicher Dosierung weitgehende Wirkungslosigkeit ist belegt.

Applikation

Je eine der drei (in den USA vier) Kapseln mit Ty-21a-Impfstoff ist nüchtern (1 Stunde vor dem Essen) an den Tagen 1, 3 und 5 einzunehmen. Kleinkinder oder andere Personen, denen das Schlucken von Kapseln Mühe bereitet, können deren Inhalt in Milch aufschwemmen. Wegen der hohen Rate an Nebenwirkungen wird die intramuskuläre Injektion in zahlreichen Ländern nicht mehr empfohlen. Die Vi-CPS-Vakzine wird in einer einzigen intramuskulären Injektion verabreicht.

Nebenwirkungen

Die Ty-21a-Vakzine scheint ausgezeichnet verträglich. In 0,1% sind Erbrechen, in 0,03% Nausea oder Bauchschmerzen beschrieben worden. Einzelne Personen berichten über leichten Durchfall.

Tab-Impfstoffe hingegen bewirken häufig 1–2 Tage erhebliche Schmerzen an der Injektionsstelle, teilweise von Fieber, Kopfschmerzen und Übelkeit begleitet. Einzelne Todesfälle nach TAB-Impfung (teilweise kombiniert mit Choleraimpfung) sind beschrieben. Die Tab-Vakzine bewirkt über Jahre positive O- und H-Antikörper-Reaktionen im Widal-Test.

Die Vi-Vakzine ist gut verträglich und vergleichbar derjenigen gegen Meningokokkenmeningitis. Es wird über etliche Lokalreaktionen und selten über Temperaturanstieg berichtet.

Interaktionen

Der Ty-21a-Impfstoff wird durch Sulfonamide der Malariachemoprophylaxe erstaunlicherweise nicht zerstört. Hingegen beeinträchtigen Mefloquin und wohl auch Antibiotika die Antikörperbildung.

Indikation

Bei lediglich 1 von 30 000 Tropenreisenden, allerdings bei 1 von 3000 Reisenden nach Ägypten, Indien, Senegal, Algerien und Marokko, wird eine Salmonella-typhi-Infektion nachgewiesen. Die Letalität beträgt weniger als 1%. Betroffen sind vor allem Personen abseits der üblichen Touristenströme. Die Schutzimpfung gegen Abdominaltyphus ist somit zu empfehlen für alle Aufenthalte in Drittweltländern mit Verpflegung unter ungünstigen hygienischen Bedingungen oder bei Aufenthaltsdauer von über 1–2 Monaten sowie für alle Reisen auf dem indischen Subkontinent und in Nord- und Westafrika (ausschließlich Tunesien). Von diesen Ausnahmen abgesehen ist die Typhusimpfung für übliche Hoteltouristen in den Tropen und für Reisen durch Südeuropa unnötig. Grundsätzlich ist die Illusion eines allgemeinen Schutzes gegen Darminfektionen zu vermeiden.

Wegen viel geringerer Nebenwirkungen wird im Vergleich zu Tab trotz gewisser Bedenken in bezug auf die Zuverlässigkeit des Schutzes Ty 21a bevorzugt.

Kontraindikationen

Ty-21a-Impfstoffe sollen nicht verabreicht werden bei

- akuten Darminfektionen, Durchfall;
- Schwangerschaft (mangels Erfahrung); allerdings gelangen Salmonellen nicht in den fetalen Kreislauf;
- Stillenden (mangels Erfahrung); es gelangen zwar keine Salmonellen in die Milch, aber theoretisch wäre eine Schmierinfektion möglich;
- Säuglingen unter 3 Monaten;
- gleichzeitiger Einnahme von Mefloquin oder Antibiotika.

Tab-Impfstoff soll nicht verabreicht werden, falls eine frühere Dosis eine erhebliche Unverträglichkeitsreaktion bewirkt hat.

Cholera

Impfstoffe

Die gebräuchlichen parenteralen Impfstoffe bestehen aus in vitro gewachsenen Vibrio cholerae der Sero- bzw. Biotypen Ogawa, Inaba, Ogawa El Tor und Inaba El Tor, die chemisch überwiegend durch Phenol 0,4%, seltener durch Formalin abgetötet wurden. Nach Empfehlungen der WHO sollte die Vakzine 8mal 10^9 Organismen aus verschiedenen Serotypen enthalten. Die Mehrheit der Impfhersteller überprüft die Impfstoffaktivität nicht und liefert Vakzinen minderer Aktivität. Der Impfstoff muß im Kühlschrank (2–8 °C), vor Licht geschützt, aufbewahrt werden; er ist beschränkt haltbar. Angebrochene Flaschen mit durchstechbarem Gummistopfen sind auch bei zwischenzeitlicher Lagerung im Kühlschrank nur für Impfungen am gleichen Tag zu verwenden.

Diverse orale Lebend- und Totimpfstoffe stehen in Prüfung. Als vielversprechend haben sich B-Subunit-Impfstoffe, teilweise kombiniert mit abgetöteter Ganzzellvakzine, erwiesen. Sie sind zusätzlich wirksam gegen enterotoxigene Escherichia-coli-Diarrhöen. Experimentiert wird auch mit attenuierten Vibrio-cholerae-Stämmen und mit avirulenten Salmonellen mit Vibrio-Genen, die als kombinierte Typhus-Cholera-Impfung dienen könnten.

Schutzwirkung

Die allgemein verfügbare Impfung gegen Cholera gewährt nur einen unbefriedigenden Schutz, nach den meisten Studien um 50% (ungefähr ab dem 8. Tag über 3–6 Monate) bei intramuskulärer, subkutaner und bei der besser verträglichen intradermalen Applikation. Ausschließlich bei Kleinkindern ergab die Bindung an Aluminiumhydroxid einen andauernden Schutz von 88–100% über 6 Monate und von 68–92% über 14–18 Monate, was bei den nicht empfehlenswerten Impfkampagnen in Endemiegebieten bei dieser besonders gefährdeten Altersgruppe theoretisch vorteilhaft wäre.

Applikation

Gemäß den Weisungen der Impfstoffhersteller wird die Choleraimpfung intramuskulär oder subkutan verabreicht; diese Applikationsformen scheinen gleichwertig. In den letzten Jahren setzt sich aber zunehmend die intrakutane Injektion durch. Da die Choleraimpfung zumeist nur verabreicht wird, um eventuell geforderten Formalitäten bei der Einreise Genüge zu tun, reicht meistens eine einzige Dosis in der besser verträglichen intrakutanen Applikation. Die Dosierungsrichtlinien finden sich in Tab. 45.3.

Nebenwirkungen

Die intrakutane Choleraimpfung ist üblicherweise gut verträglich. Selten ästhetisch störend ist eine über Wochen persistierende leichte Aufhellung an der Injektionsstelle. Nach intramuskulärer oder subkutaner Injektion treten oft innerhalb weniger Stunden eine lokale Schwellung und Schmerzen auf, seltener eine leichte Temperaturerhöhung, Kopfschmerzen, Übelkeit oder Durchfall. Nach Auffrischimpfungen melden einzelne nach 4–12 Tagen hohes Fieber, eine intensive Schwellung, Rötung und Schmerzen im Injektionsbereich, die durchaus über 1–2 Wochen andauern. Dies wird durch übermäßige Antigengabe bei sensibilisierten Personen erklärt. Auf Entzündungsherde (z. B. Zahngranulom, chronische Pyelitis oder Cholezystitis) kann die Induktion von Prostaglandinen eine Provokation mit nachfolgenden Zahnschmerzen oder Koliken bewirken.

Als schwere postvakzinale Nebenwirkungen sind je ein Fall einer Parese des N. abducens, eines Myokardinfarkts, einer akuten Perikarditis (gleichzeitige Gelbfieberimpfung) und zwei Todesfälle durch Anaphylaxie bei gleichzeitiger TAB-Impfung publiziert.

Interaktionen

Außer einer verminderten Antikörperbildung bei gleichzeitiger Gelbfieberimpfung sind keine Interaktionen gemeldet worden. Diese Reduktion ist eher von theoretischer Bedeutung und kein stichhaltiger Grund gegen die Applikation beider Vakzinen am selben Tag, obgleich nach amerikanischen Quellen ein Intervall von 3 Wochen wünschenswert wäre.

Indikation

Cholera bedroht Reisende sehr selten, bei lediglich 1 von 500 000 wurde eine Infektion nachgewiesen, bei einer Letalität von 1–2%. Zu Recht empfiehlt die WHO die Choleraimpfung lediglich, wenn dies vom besuchten Land entgegen dem Beschluß WHO 26.55 von 1973 verlangt wird. Im September 1992 trifft dies noch zu für Reisen direkt aus Industrienationen nach Tansania für Sansibar und Pemba. Abgesehen von diesem Impfobligatorium besteht keine Indikation. Meldungen über unrechtmäßig an abgelegenen Grenzposten verlangten Nachweis einer durchgeführten Choleraimpfung (bei Fehlen mit Buße oder/und Zwangsimpfung verbunden) sind in den 90er Jahren kaum mehr vorgekommen. Obschon in der Schweiz die Indikation zur Choleraimpfung seit 1983 sehr restriktiv ist und dies auch tatsächlich befolgt wird, sind seither nie Fälle durch in der Schweiz wohnhafte Personen gemeldet worden.

Kontraindikationen

– frühere Überempfindlichkeit auf Choleravakzine,
– Kinder unter 6 Monaten (mangels Daten),
– Schwangerschaft (evtl. vermehrte Abortneigung).

Tabelle 45.3 Anwendung der Choleravakzine

	Intradermal		Subkutan oder intramuskulär		
Alter	< 5 Jahre	> 5 Jahre	> 6 Monate < 5 Jahre	> 5 Jahre < 10 Jahre	> 10 Jahre
Erstimpfung					
– 1. Dosis	0,1 ml	0,2 ml	0,2 ml	0,3 ml	0,5 ml
– 2. Dosis*	–	–	0,2 ml	0,5 ml	1,0 ml
Auffrischimpfung**	0,1 ml	0,2 ml	0,2 ml	0,3 ml	0,5 ml 1,0 ml
Charakterisierung	Pro-forma-Impfung		wirksamere Impfung		
– Vorteil	weniger Nebenwirkungen		besserer Impfschutz		
– Nachteil	etwas weniger Impfschutz		mehr Nebenwirkungen		

* Nach 1–4 Wochen.
** Nach 6 Monaten bis Jahren nach Erstimpfung.

Diphtherie

Impfstoffe
Gereinigtes Toxoid, entweder durch Formol entgiftet oder an Aluminiumverbindungen adsorbiert. Der Impfstoff ist im Kühlschrank bei 2−8 °C aufzubewahren.

Schutzwirkung
Nach der Grundimmunisierung und Auffrischimpfung lassen sich bei über 98% Antitoxintiter nachweisen. Kutane oder inapparente Infektionen werden nicht verhindert, wohl aber deren toxische Formen. Die Schutzdauer wird auf 5−10 Jahre geschätzt.

Applikation
Sie erfolgt in der Regel gemeinsam mit Tetanustoxoid intramuskulär, entsprechend den nationalen Impfempfehlungen, wobei Kinder bis zu 8 Jahren 75 IE („D"), ältere Kinder und Erwachsene wegen minderer Verträglichkeit jedoch nur eine kleinere Dosis von 5 IE („d") erhalten. Im Unterschied zu den oben erwähnten Dosen des Behring-Impfstoffes betragen die in den Berna-Impfstoffen 50 Lf (Limes floculationis; kein direkter Umrechnungsfaktor zu IE) bzw. 2 Lf.

Nebenwirkungen, Interaktionen
Da Diphtherietoxoid selten allein appliziert wird, ist eine Nebenwirkungsrate schwer bestimmbar. Nach einer kombinierten Impfung Tetanus/Diphtherie werden etwas häufiger Nebenwirkungen (69,7%) gemeldet als nach Tetanusimpfung (63,4%). Mehrheitlich handelt es sich um geringfügige Lokalreaktionen. Nur 2,5 bzw. 1,8% (n.s.) der Impflinge bezeichnen die Nebenwirkungen als schwerwiegend. Interaktionen sind nicht bekannt.

Indikation
Obgleich die Diphtherie nicht nur in Industrienationen, sondern auch bei Tropenaufenthalten trotz schlechter Durchimpfung selten auftritt, ist eine Erstimpfung bei Kindern und eine Auffrischimpfung alle 10 Jahre bei Erwachsenen empfehlenswert, um ein erneutes Aufflackern von Epidemien zu vermeiden.

Fleckfieber

Tropenreisende sind kaum durch diese Rickettsiose gefährdet. Bei Amerikanern wurde seit 1950 kein Fall diagnostiziert, und bei Europäern im letzten Jahrzehnt nur rund ein Dutzend Fälle gezählt. Angesichts der geringen Gefährdung und des guten Ansprechens auf antibiotische Therapie wird in Westeuropa und in den Vereinigten Staaten weder Impfstoff produziert noch importiert.

Gelbfieber

Impfstoffe
Der gefriergetrocknete Impfstoff enthält gemäß WHO-Empfehlung mindestens 1000 Ld_{50}-attenuierte, lebende Gelbfieberviren vom Stamm 17D, die in Hühnerembryonen kultiviert wurden. Die gefriergetrockneten Impfstoffe (Arilvax, Wellcome; Gelbfieber-Vaccine, Robert Koch-Institut) sind bei Temperaturen von maximal 4 °C, vorzugsweise −20 °C aufzubewahren. Arilvax enthält bis zu 2 IE Neomycinsulfat und 5 IE Polymyxin-B-Sulfat. Ein neuerer Impfstoff (Stamaril, Pasteur) ist thermostabiler; er verliert innerhalb von 6 Monaten bei 22 °C 0,33 log, bei 10 °C nur 0,01 log UFP an Aktivität, verglichen mit einem Verlust von 0,6 log, wenn herkömmliche Vakzine bei 5 °C aufbewahrt wird. Er ist ideal bei 2−8 °C zu konservieren, kann aber auch nach Unterbrechung der Kühlkette während 2 Wochen bei 37 °C oder 6 Monaten bei 20−25 °C weiterverwendet werden. Alle mit dem Lösungsmittel rekonstituierten Impfstoffe sind vor direktem Licht geschützt innerhalb 1 Stunde zu injizieren. Während dieser Frist ist die Kühlung im Eisbad nicht zwingend.

Schutzwirkung
Sowohl die herkömmlichen als auch die thermostabilen 17D-Impfstoffe schützen zu 100%. In der neueren Literatur ist ein einziger Impfversager publiziert. Nach Erstimpfung wird der Schutz erst ab dem 10. Tag anerkannt. Die internationale Impfbescheinigung ist 10 Jahre gültig, neutralisierende Antikörper werden aber bis über 35 Jahre nach der Impfung nachgewiesen. Die postulierte, durch 17D-Vakzine gewährte Kreuzimmunität gegen Denguefieber ist ungeklärt.

Applikation
Stets sind 0,5 ml einmalig subkutan zu applizieren. Die Abgabe erfolgt nur durch die von der WHO autorisierten Impfzentren und -ärzte.

Nebenwirkungen
Dank der Überwachung jeder Charge durch die WHO sind Verunreinigungen in den letzten Dezennien nicht mehr vorgekommen. Bei 5−25% der Erstimpfungen kommt es, meist um den 5.−8. Tag, zu Allgemeinreaktionen mit leichtem Fieberanstieg, Kopfschmerzen und Übelkeit. Nur 0,2% werden kurz arbeitsunfähig. Enzephalitis wurde, mit einer Ausnahme, nur bei Säuglingen im Alter von weniger als 7 Monaten beobachtet.

Interaktionen
Die gleichzeitige Gabe von Diphtherie-, Tetanus-, Poliomyelitis- (OPV oder IPV), BCG-, Hepatitis-B-, Masern- oder von oraler Choleravakzine beeinträchtigt bei der 17D-Vakzine die Antikörperbildung nicht. Sie ist aber bei gleichzeitiger Immunglobulingabe geringfügig herabgesetzt, da diese gelegentlich Gelb-

fieberantikörper enthalten, ebenfalls nach parenteraler Choleraimpfung. Letzteres ist eher von theoretischer als praktischer Bedeutung und sollte dazu bewegen, auf eine unnötige Choleraimpfung oder auf Immunglobulingabe zu verzichten. Chloroquin hemmt in vitro die Vermehrung von Gelbfieberviren, beeinträchtigt aber nicht den Antikörpertiter der Impfung.

Indikation

Nur wenige Tropenreisende sind in den letzten Jahren (ungeimpft) an Gelbfieber erkrankt, wohl vor allem, weil Impfobligatorien die Infektion verhindert haben.

Reisende, die Gelbfieber-Endemiegebiete (Abb. 30.**1** u. 30.**2**) aufsuchen, sollten sich sowohl zum eigenen Schutz als auch zur Erfüllung eventueller Impfobligatorien gegen Gelbfieber impfen lassen. Auch angesichts der Tatsache, daß in etlichen Ländern der Endemiegebiete (z. B. Kenia) Gelbfieber seit Jahrzehnten nicht mehr beobachtet worden ist, bleibt eine großzügige Indikation für alle Endemiegebiete, die über die offiziell infizierten Gebiete hinausgeht, gerechtfertigt, denn oft treffen Informationen über Epidemien, die nach einem langen Intervall auftreten können, spät ein. In der Schweiz wird beispielsweise die Impfung auch für alle Safaris in Ostafrika empfohlen; für Aufenthalte an der Küste Kenias oder in Großstädten in den Endemieländern scheint die Maßnahme jedoch überflüssig. Überdies ist die Impfung angebracht für Personen, die mit Gelbfieberviren oder mit Gelbfieberimpfstoff arbeiten, weil eine massive Aspiration von Impfstoffaerosol zur Gelbfiebererkrankung führen kann. Unnötig ist die Gelbfieberimpfung für Aufenthalte außerhalb der Endemiegebiete, z. B. in ganz Asien.

Kontraindikationen

- Allergie auf Hühnereiweiß (Quincke-Ödem, Urtikaria, Asthma oder Unverträglichkeit von Eierspeisen inklusive Mayonnaise). Im Zweifelsfall kann bei Infektionsrisiko eine intrakutane Testung den Sachverhalt klären; sofern eine Gefährdung vernachlässigbar ist, ist ein Befreiungszeugnis auszustellen.
- Kinder unter 6 (möglichst 12) Monaten wegen erhöhtem Enzephalitisrisiko.
- Schwangerschaft ist aus theoretischen Überlegungen eine relative Kontraindikation. Bisher wurden nie teratogene Schäden beschrieben. Infektionsrisiko und potentielle Nebenwirkungen sind abzuwägen.

Hepatitis A

Impfstoff

Neuerdings steht ein aktiver, inaktivierter HAV-Impfstoff (HAVRIX) in zahlreichen Ländern zur Verfügung. Als Ausgangsvirus wurde hierbei der HAV-Stamm HM175 verwendet, dieser wurde in HDC-Kulturen der Linie MRC5 vermehrt, hernach gereinigt und mit Formalin inaktiviert. Der Impfstoff ist zur Steigerung der Immunogenität an Aluminiumhydroxid adsorbiert. Vorläufig enthält eine Dosis 720 ELISA-Einheiten. Weitere inaktivierte HAV-Vakzine dürften in absehbarer Zukunft auf den Markt kommen, insbesondere eine aus dem HAV-Stamm CR326 F und eine des HAV-Stammes RG-SB, welche zur Steigerung der Immunogenität nach einem neuartigen Prinzip an immunstimulierende, rekonstituierte Influenzavirosomen (IRIV) adsorbiert ist.

Bisher konnte nur Immunglobulin zur passiven Immunisierung empfohlen werden. Entscheidend ist dabei, daß wegen der nur noch selten vorkommenden Antikörper gegen das Hepatitis-A-Virus (Anti-HAV) bei Blutspendern in Industrienationen möglichst Präparate mit nachgewiesenem Mindestgehalt von 100 IE/ml Anti-HAV verwendet werden. Einzelne Hersteller beziehen deshalb einen Teil des Plasmas aus Hochendemiegebieten. Die Haltbarkeit ist bei Zimmertemperatur auf 1 Woche beschränkt; die Halbwertszeit beträgt 27 Tage.

Schutzwirkung

Die aktiven Impfstoffe haben bisher allesamt eine Serokonversion in über 99% der Probanden bewirkt. Gemäß zwei Feldstudien entsprach die Schutzwirkung nach der Inkubationszeit beim HM175 (HAVRIX, SmithKline Beecham) ebenfalls rund 100%. Die Dauer der Schutzwirkung dürfte laut Extrapolation der bisher verfügbaren Resultate 10 Jahre betragen. Sie ist bisher gemäß Anti-HAV-Titer über 4 Jahre belegt.

Eine Serokonversion ist nachweisbar bei über 80% der Probanden nach 14 Tagen, dies vor allem, wenn zwei Dosen gleichzeitig verabreicht wurden. Nach 1 Monat haben fast alle Probanden serokonvertiert, sofern die ersten beiden Dosen im Abstand von 2 Wochen verabreicht wurden. Nach zwei Dosen hält der Impfstoff über 1 Jahr an.

Beim Immunglobulin haben zahlreiche Studien eine präexpositionelle Wirksamkeit von 55–95% über 4(–6) Monate belegt. Der Erfolg der Immunglobulingabe ist vor allem von der Dosis und der Aufenthaltsdauer abhängig. Die Dosis von nur 2 ml bei Erwachsenen ist für Aufenthalte von bis zu 3 Monaten ausreichend. Dosen von über 5 ml bringen kaum mehr als zusätzliche Schmerzen an der Injektionsstelle. Möglicherweise gewährt Immunglobulin auch einen Schutz gegen Non-A-non-B-Hepatitis.

Eine Wirkung gegen Hepatitis B wird nach Erfahrungen beim U.S. State Department postuliert; dies ist jedoch seit Einführung der aktiven Hepatitis-B-Impfung von geringer Bedeutung.

Applikation

Die aktive Hepatitis-A-Impfung wird in den M.deltoideus verabreicht. Nach einer ersten Dosis erfolgt die zweite nach 14–30 Tagen. In Zeitnot, z. B. bei kurzfristiger Abreise, kann auch die doppelte Impfstoffdosis (2mal 1,0 ml, im Abstand von ein paar Zentimetern am selben Arm zu injizieren) am Tag 0 verabreicht werden. Die Boosterdosis erfolgt 6–12 Monate nach der ersten Dosis. Falls man sich für Immunglobulin entscheidet, sollte idealerweise die intramuskuläre (ventroglutäale) Injektion 1–7 Tage vor dem Eintreffen im Endemiegebiet erfolgen, da dann der Blutspiegel maximal ist. Für Kurzaufenthalte bis zu 8 Wochen genügen bei Erwachsenen 2 ml (0,04 ml/kg KG), für längere Reisen sind 0,06 ml/kg KG angebracht. Einzelne Hersteller, die keine Immunglobuline mit deklariertem Anti-HAV-Titer produzieren, empfehlen, allen Personen über 20 kg KG 5 ml zu verabreichen. Die Immunglobulinprophylaxe ist bei fortwährender Exposition alle 4(–6) Monate zu wiederholen, was oft schwer realisierbar ist.

Nebenwirkungen

Die aktive Hepatitis-A-Impfung scheint laut bisherigen Resultaten sehr gut verträglich zu sein. Es wurden eher weniger Lokal- und Allgemeinreaktionen als bei der Tetanusimpfung verzeichnet.

Anaphylaktische Reaktionen scheinen nur bei unbeabsichtigter intravenöser Gabe vorzukommen. In etwa 1% beobachten wir einen orthostatischen Kollaps; es empfiehlt sich deshalb, die Impflinge post injectionem je einige Minuten liegen und später sitzen zu lassen. Bedenken über durch Immunglobulin übertragene Hepatitis B oder HIV-Infektionen sind zerstreut, obgleich passiv übertragene Antikörper gegen HAV und HIV noch bis zu 6 Monaten nachweisbar sind. Non-A-non-B-Hepatitis wurde nur nach intravenös verabreichter Immunglobulingabe beobachtet.

Interaktionen

Es wurden bisher keine Interaktionen zum aktiven Impfstoff gegen Hepatitis A verzeichnet.

Immunglobulin vermag die Antikörperbildung gegen attenuierte Virusimpfstoffe zu vermindern; deshalb sollte die aktive Impfung mindestens 2 Wochen vor der passiven erfolgen. Bei kürzerem Intervall sollte die Antikörperbildung 3 Monate nach der aktiven Impfung kontrolliert oder diese wiederholt werden. Die Immunogenität inaktivierter Impfungen wird durch Immunglobulin nicht beeinträchtigt. Stets sollten simultan applizierte Impfstoffe an einer anderen Stelle injiziert werden als Immunglobulin.

Indikation

Die Inzidenz der Hepatitis A beträgt pro Monat Aufenthalt in der dritten Welt bei Touristen 3(–6)/1000, bei Abenteuerreisenden in Asien 20/1000. Die erhebliche Inzidenz der Hepatitis A bei Hoteltouristen wurde auch in den Vereinigten Staaten bestätigt.

Auch wenn die Kosten-Nutzen-Analyse keinen finanziellen Vorteil verspricht, kann die aktive Impfung gegen Hepatitis A generell für Reisen in die dritte Welt empfohlen werden. Gewiß angebracht ist sie bei Aufenthalten mit Verpflegung unter schlechten hygienischen Bedingungen.

Diskutabel ist der Verzicht auf die Impfung bei Kindern, denn bei diesen verläuft die Hepatitis A symptomarm und gewährt hernach eine lebenslange Immunität. Während amerikanische Stellen die Prophylaxe befürworten, u. a. weil diese Kinder das Virus ausscheiden und andere Familienmitglieder gefährden, sehen wir davon bis zum Alter von 12 Jahren ab. Über 50jährige Personen, solche mit Hepatitisanamnese und solche mit häufigen früheren Tropenaufenthalten sind auf Anti-HAV zu testen, denn es mögen bereits Anti-HAV vorliegen. Unnötig ist die Immunisierung gegen Hepatitis A bei Aufenthalten in Südeuropa (außer in Katastrophengebieten) und für Flugzeugbesatzungen.

Die Immunglobulingabe ist mehrheitlich obsolet geworden. Sie ist noch zu erwägen, wenn die Abreise unmittelbar bevorsteht und die Zeit für eine aktive Immunisierung nicht mehr ausreicht (eventuell mit aktiver Impfung kombinieren), wenn ein Reisender beabsichtigt, nach dem geplanten Aufenthalt in der dritten Welt nie mehr diese Zonen zu bereisen, sowie in Ländern, in denen die aktive Vakzine sehr viel teurer ist als das Immunglobulin.

Kontraindikation

Frühere Unverträglichkeit.

Hepatitis B

Impfstoffe

Verfügbar sind aus HBV-haltigem menschlichen Serum und gentechnologisch hergestellte HBsAg-Impfstoffe diverser Firmen. Die Impfstoffe enthalten Aluminiumhydroxid als Adjuvans und Thiomersal als Konservierungsmittel. Die neuen Pre-S-(Genom kodiert für Albuminrezeptor) und Pre-S1-Impfstoffe (kodiert wahrscheinlich für Hepatozytenrezeptor) erbringen kaum zusätzliche Vorteile.

Schutzwirkung

Antikörperspiegel von mindestens 10 IE/ml sind nach der Impfung bei jungen, gesunden Personen in bis zu 99% nachweisbar. Diese Quote liegt bei älteren Personen um 80%, bei Dialysepatienten um 60%. Möglicherweise ist der gentechnologisch hergestellte Impfstoff etwas weniger immunogen. Die Wirkungsdauer ist vom initialen Antikörpertiter abhängig und beträgt üblicherweise nach den 3(–4) für die Erstimpfung benötigten Dosen um 5–7 Jahre bei jungen und 2–4 Jahre bei älteren Menschen.

Applikation

Der Impfstoff ist intramuskulär in den Oberarm und nicht intraglutäal zu verabreichen. Je nach Hersteller unterscheiden sich Dosierung (5–20 µg) und Schema der Erstimpfung (0, 1, 6 bzw. 0, 1, 2, 12 Monate). Nötigenfalls kann die Erstimpfung in schnellerer Kadenz (0, 2, 6 Wochen) erfolgen, wonach aber mit Einbußen im Antikörpertiter gerechnet werden muß.

Viele fordern eine Antikörperkontrolle 1–2 Monate post vaccinationem. Für Kinder unter 10 Jahren empfehlen einzelne Impfstoffhersteller die halbe Dosis bzw. spezielle Vakzine für Kinder zu verwenden.

Bei hohem Risiko und kurz bevorstehender Abreise kann eine aktiv-passive Impfung zusätzlich mit HB-Immunglobulin erfolgen; vielleicht genügt es jedoch, Standardimmunglobulin zu verwenden.

Nebenwirkungen

In 15% wird eine meistens leichte Lokalreaktion gemeldet, selten kommt es zu Allgemeinsymptomen wie subfebrile Temperaturen, Muskel- oder Gelenkschmerzen, Müdigkeit. Einzelfälle von Guillain-Barré-Syndrom, aseptischer Meningitis, Grand-mal-Epilepsie, möglicher Myelitis und Erythema multiforme sind beschrieben. Eine Übertragung von Hepatitis B oder von HIV ist ausgeschlossen.

Interaktionen

Interaktionen sind keine bekannt. Die gleichzeitige Applikation mit Diphtherie-, Poliomyelitis- und Tetanusvakzine wurde überprüft.

Indikation

Die Hepatitis B befällt Touristen selten, Arbeitnehmer, speziell Medizinalpersonen, in der dritten Welt jedoch häufig. Diese Impfung ist deshalb empfehlenswert für Entwicklungs- und Katastrophenhelfer in allen Ländern der dritten Welt; evtl. für alle Arbeitnehmer, die sich dort über 6 Monate aufhalten; wie auch für andere Reisende, die planen, elementare hygienische Grundregeln zu verletzen (i.v. Drogenkonsum; Tätowierung; sexuelle Kontakte zu Einheimischen, speziell Strichjungen oder Prostituierten usw.).

Japanische B-Enzephalitis

Impfstoffe

Formalininaktivierte Impfstoffe werden in Japan, Korea (inokuliertes Maushirn) und China (Hamsternierengewebe) hergestellt. Die japanische Biken-Vakzine vom Nakayama-NIH-Stamm ist in Europa noch am ehesten erhältlich und in größeren Impfzentren verfügbar. Eine Lebendvakzine ist in China in Prüfung.

Schutzwirkung

Eine Serokonversion wird in 46–90% festgestellt, ein Schutz besteht bei asiatischen Kindern in 91% über eine Saison, in geringfügig geringerem Maße über mindestens 3 Jahre. In den Vereinigten Staaten zeigten sich nach den initialen vom Biken-Hersteller empfohlenen zwei Impfdosen ungenügende Titer; 99% hingegen entwickelten nach drei Dosen einen Titer von mindestens 16 IE und 93% einen Titer von mindestens 64 IE. Die Impfung gewährt einen geringen Schutz gegen Denguefieber.

Applikation

Subkutan injiziert werden 3mal 1,0 ml (Kinder unter 3 Jahren je 0,5 ml) im Abstand von je 1–2 Wochen. Eine Boosterdosis ist nach 12–18 Monaten und bei persistierender Exposition alle 4 Jahre angebracht.

Nebenwirkungen, Interaktionen

Lokalreaktionen kommen in 8% vor, 1–2% klagen über Frösteln, Fieber oder Kopfschmerzen, Allergien wurden in weniger als 0,02% verzeichnet. Interaktionen sind keine bekannt.

Indikation

Unseres Wissens sind aus den letzten zwei Dezennien nur drei Fälle von japanischer B-Enzephalitis bei nicht autochthonen und nicht dem Militär zugehörigen Personen dokumentiert. Für die Impfindikation sollten die folgenden drei Kriterien erfüllt sein:

– Reise in ein Endemiegebiet in Asien;
– Reise während der Periode hoher Transmission (in Bangladesh, Burma, China, Japan, Kambodscha, Laos, Nepal, Nordindien, Nordthailand, östliche Teile der Sowjetunion, Vietnam: Juni–September; in Indonesien, Malaysia, Philippinen, Singapur, Sri Lanka, Südindien, Südthailand, Taiwan: das ganze Jahr, jedoch besonders während der Regen- und frühen Trockenperioden);
– Aufenthalt, der die Dauer von 2(–4) Wochen in ländlichen Gebieten (mit Reis- und Schweinekultur) übersteigt. Für alle anderen Personen sind Maßnahmen gegen Mückenstiche ausreichend.

Kontraindikationen

– Diabetes oder Mangelernährung (laut Hersteller),
– frühere allergische Reaktion auf den Impfstoff,
– Schwangerschaft.

Masern, Mumps, Röteln

Im Rahmen des Programms „Gesundheit für alle" empfiehlt die WHO, die gesamte Weltbevölkerung gegen diese Infektionen zu impfen. In bezug auf Tropenreisen ist dies von besonderer Bedeutung, da das Ansteckungsrisiko in vielen Drittweltländern hoch ist und zudem infizierte Rückkehrer ähnlich wie jetzt schon in den Vereinigten Staaten Epidemien auslösen können. Die Letalität ist bedeutend größer als in gemäßigten Breitengraden. Auf eine Schilderung dieser Impfungen wird hier verzichtet, ausführliche Angaben finden sich in zahlreichen Quellen.

Meningokokkenmeningitis

Impfstoffe

Verfügbar sind monovalente Impfstoffe, die aus gereinigten Kapselpolysacchariden der Serogruppe A oder C bestehen, eine bivalente A+C-Vakzine und der in den Vereinigten Staaten gebräuchliche quadrivalente A-C-Y-W-135-Impfstoff. Jede Vakzine enthält je 50 µg der betreffenden Kapselpolysaccharide mit Lactose als Stabilisator. Die Impfstoffe sind bei 2–8 °C zu lagern.

Rekonstituierter Impfstoff ist am selben Tag zu verwenden. Gegen die Serogruppe B ist noch kein Impfstoff im Handel; mit mäßigem Erfolg ist aber ein solcher in Skandinavien getestet worden.

Schutzwirkung

Der Impfschutz ist gruppenspezifisch und altersabhängig. Ab dem 18.–24. Lebensmonat gewährt der Impfstoff gegen die Serogruppe A Schutz um 90%, derjenige gegen die Serogruppe C Schutz von 75–90%. Auch die Y- und W-135-Polysaccharide sind erst ab dem 2. Lebensjahr immunogen, ihre klinische Verläßlichkeit ist aber noch nicht bewiesen. Die Schutzdauer variiert je nach Alter, wobei über 4jährige einen genügenden Schutz ab dem 7.–14. Tag über 3 Jahre bewahren, während kleinere Kinder bereits nach kürzerer Frist vor allem ihre Polysaccharid-C-Antikörper verlieren. Die Immunantwort hängt nicht nur von der Serogruppe und vom Alter, sondern auch vom Ernährungszustand des Impflings ab.

Applikation

Bei der Erstimpfung erhalten Kinder und Erwachsene subkutan eine Einzeldosis von 0,5 ml. Dies wirkt wie eine Auffrischdosis, da jedermann mit Meningokokken oder verwandten Antigenen Kontakt hatte. Einzelne Hersteller empfehlen, Kleinkindern unter 18 Monaten nach 2 Monaten eine zweite Dosis zu verabreichen, allerdings bleibt auch so die Antikörperbildung unbefriedigend. Auffrischimpfungen sind wohl etwa alle 3 Jahre, bei kleinen Kindern häufiger angezeigt.

Nebenwirkungen

Weniger als 10% klagen über Lokalreaktionen, 2% entwickeln Fieber – je jünger der Impfling, desto häufiger.

Anaphylaktische Reaktionen erwartet man in 0,8/100 000 Impfungen.

Interaktionen

Impfstoff vom Serotyp A, gemeinsam mit Masernimpfstoff verabreicht, führt gegen Masern zu einer verminderten Immunantwort. Nicht beeinträchtigt hingegen wird eine Immunisierung gegen Diphtherie oder Tetanus.

Indikationen

Reisende sind recht selten betroffen, lediglich in Nepal, auf dem indischen Subkontinent und anläßlich der Haj in Mekka waren Krankheits- und Todesfälle in dieser Population zu verzeichnen. Von Aufenthalten in Meningitis-Endemiegebieten ist nicht abzuraten, aber Eltern sind über das Verhalten nach dem Auftreten von Krankheitszeichen zu unterrichten. Indiziert ist ein Impfschutz für jene, die Gebiete mit Meningokokkenmeningitis-Epidemien besuchen, besonders bei engem Kontakt mit der autochthonen Bevölkerung oder fern ärztlicher Hilfe. Obgleich der Impfschutz bei Kleinkindern relativ schlecht ist, sollte bei ihnen die Indikation großzügig gestellt werden, denn sie sind durch die Infektion am meisten gefährdet. Erfahrungen der letzten Jahre in Asien zeigen, daß Epidemien oft verzögert gemeldet werden und daß es schwierig ist, Informationen über deren Erlöschen zu erhalten. Epidemien treten häufig im Lapeyssonnie-Gürtel zwischen Mali und der äthiopischen Grenze in der Dürrezeit von Dezember bis Juni auf.

Kontraindikationen

Schwangerschaft gilt mangels Daten als relative Kontraindikation. Während einer Impfaktion in Brasilien wurde keine Zunahme von Fruchtschädigungen verzeichnet. Kinder von Müttern, die während der Schwangerschaft mit Meningokokkenpolysaccharid geimpft worden waren, zeigten trotz transplazentarer Übertragung von Antikörpern später keine Immuntoleranz gegenüber dem A+C-Impfstoff. Die variablen Titer der passiv übertragenen Antikörper garantieren beim Säugling keinen Impfschutz.

Pest

Impfstoffe

Die Pestvakzine wird üblicherweise aus durch Formaldehyd (USA) oder durch Hitze (Haffkine-Institut Bombay) inaktivierten Yersiniae pestis gewonnen. Sie enthält Spuren von Rinderherz, Hefe, Agar, Peptone und Peptide von Soya und Casein und 0,5% Phenol. Um mit geringeren Sicherheitseinschränkungen bedeutende Mengen an Pestimpfstoff herstellen zu können, wurden bisher vielversprechende Versuche mit avirulenten Yersiniae pestis unternommen. Erhältlich ist der Impfstoff in Westeuropa offenbar nirgends, sondern muß aus den USA bezogen werden.

Schutzwirkung

Diese ist nie präzise erfaßt worden. Offensichtlich werden aber Inzidenz und Schweregrad der Infektion über 6 Monate bis 2 Jahre verringert. Allerdings produzieren 7% der Geimpften keine im PHA-Test meßbaren Antikörper.

Applikation

Zur Grundimmunisierung werden bei über 10jährigen drei intramuskuläre Dosen benötigt, nämlich 1,0 ml initial und je 0,2 ml nach 1 und nach 6 Monaten. In dringenden Fällen werden 3mal 0,5 ml im Abstand von je 1 Woche verabreicht. Bei Kindern von 5–10 Jahren wird die Dosis auf 60%, von 1–4 Jahren auf 40% und von <1 Jahr auf 20% reduziert. Bei kontinuierlicher Exposition werden die ersten drei Auffrischimpfungen im Abstand von 6 Monaten, danach nur noch alle 1–2 Jahre durchgeführt.

Nebenwirkungen, Interaktionen

Etwa 10% melden Krankheitsgefühl, Kopfschmerzen, Fieber oder eine Lokalreaktion, besonders nach mehrfachen Impfdosen. Selten bilden sich sterile Abszesse, oder es kommt zu Urtikaria oder einem Asthmaanfall. Bleibende Schäden wurden offenbar keine beschrieben. Interaktionen wurden nicht beschrieben.

Indikation

Seit 1920 ist nur zweimal Pest in eine Industrienation eingeschleppt worden, nämlich 1966 von einem Vietnamveteranen in die Vereinigten Staaten und 1990 von einer Forscherin aus Bolivien. Angesichts der offensichtlich geringen Inzidenz, der mangelhaften Verläßlichkeit und der recht erheblichen Nebenwirkungen der Vakzine sowie im Hinblick auf die gute Prognose unter rechtzeitiger Antibiotikatherapie ist die Indikation eng begrenzt. Sie ist gegeben für Forscher, die länger in Endemiegebieten weilen und die durch ihre Tätigkeit möglicherweise mit infizierten Nagetieren oder Yersinia pestis in Berührung kommen, evtl. auch bei gewissen Katastropheneinsätzen oder bei einzelnen Labormitarbeitern. Für Touristen ist die Impfung gewiß unnötig.

Kontraindikationen

- Frühere Unverträglichkeit der Vakzine;
- Schwangerschaft gilt in Ermangelung von Daten als relative Kontraindikation. Vor- und Nachteile der Impfung sind hier besonders sorgfältig abzuwägen.

Poliomyelitis

Impfstoff

- Orale Poliovakzine (OPV, Sabin), vermehrungsfähige attenuierte Poliomyelitisviren Typ I, II, III zur Schluckimpfung.
- Inaktivierte (durch Formalin) Poliovakzine (IPV, Salk). Eine verstärkte (enhanced) Vakzine soll mit Diphtherie-Tetanus-Pertussis-Impfstoff kombiniert (DTP-E-IPV) in naher Zukunft verfügbar sein.

Schutzwirkung

Nach der Grundimmunisierung kommt es bei beiden Impfstoffen in über 95% zur Bildung von humoralen Antikörpern gegen alle drei Serotypen. Die Dauer des Impfschutzes beträgt mindestens 10 Jahre; bei OPV hält er vielleicht lebenslänglich an.

Applikation

OPV: Die Suspension des trivalenten Impfstoffs ist mit Würfelzucker oder Wasser einzunehmen. Bei der Erstimmunisierung sind zwei Dosen im Abstand von 6–8 Wochen und eine weitere Dosis nach 8–12 Monaten angezeigt; die Boosterung erfolgt bei Exposition alle 10 Jahre. In der Regel wird dieser Impfstoff bevorzugt.

IPV: primär vier Dosen, die ersten drei im Abstand von je 4–8 Wochen, die vierte nach weiteren 6–12 Monaten; Boosterung nach 5 Jahren. Dieser Impfstoff wird empfohlen für Immundefiziente, mit IPV vorgeimpfte Personen und evtl. auch (s. unten) bei vorher ungeimpften Erwachsenen. Die Umstellung von einer Vakzine auf die andere ist ohne Wiederholung von Impfdosen nötigenfalls möglich.

Nebenwirkungen, Interaktionen

OPV: Eine kleine Minderheit meldet Müdigkeit oder Fieber. Impfbedingte Paralyse bei Geimpften oder deren Angehörigen tritt bei 1/7,8 bzw. 1/5,5 Millionen Impfdosen auf, besonders bei vorher ungeimpften Erwachsenen und bei Immundefizienz.

IPV: Lokale Schwellung oder Rötung (25%), Temperaturanstieg (5%).

Interaktionen gibt es nicht.

Indikation

Ein effektiver Impfschutz sollte für alle Altersstufen und für alle Reisen bestehen.

Kontraindikation

- Schwangerschaft, auf rein theoretischer Basis. Eine Häufung von Mißbildungen ist nicht beschrieben. Bei Impfkampagnen wird empfohlen, Gravide nicht auszuschließen. Ob im Bedarfsfall IPV oder OPV zu bevorzugen ist, wird uneinheitlich beurteilt.
- Allergie auf Streptomycin, Neomycin (nur IPV).
- Immundefizienz, auch von im selben Haushalt lebenden Angehörigen (nur OPV).

Tetanus

Impfstoff

Tetanustoxoid, d. h. durch Formaldehyd entgiftetes Exotoxin, an Aluminiumhydroxid oder -phosphat gebunden.

Schutzwirkung

100%ig etwa 1 Monat nach der Erstimmunisierung über 10 Jahre. Nach schweren Verletzungen ist bereits eine Boosterung erforderlich, wenn die letzte Impfdosis über 5 Jahre zurückliegt. Häufigere Auffrischungen steigern nutzlos lokale Nebenwirkungen.

Applikation

Zur Basisimmunisierung werden zwei i.m. Injektionen zu 0,5 ml in einem Intervall von 4 Wochen verabreicht. Eine dritte Impfung sollte nach 3–12 Monaten erfolgen. Eine unterbrochene Basisimmunisierung kann jederzeit fortgesetzt werden. Zur Boosterung ist eine Injektion alle 10 Jahre erforderlich, die mit Diphtherietoxoid kombiniert werden sollte.

Nebenwirkungen, Interaktionen

Häufig harmlose Lokalreaktionen mit Schweregefühl, Schmerzen, selten und vor allem bei Hyperimmunisierung Schwellung, Rötung. Sehr selten sind steriler Abszeß sowie Mono- und Polyneuritiden, Trismus, allergische Reaktion. Kasuistisch sind Einzelfälle von Verbrauchskoagulopathie, Schock usw. mit letalem Ausgang mitgeteilt. Interaktionen wurden nicht beschrieben.

Indikation

Ein effektiver Impfschutz ist für alle Reisen, speziell auch für ältere Personen angebracht. Eine durchgemachte Infektion bewirkt keine belastbare Immunität.

Kontraindikation

- Frühere Unverträglichkeitsreaktion schweren Grades (einzeln abwägen, evtl. hochgereinigten Impfstoff oder 1/5-Dosis benützen). Hier lohnt sich evtl. eine Antikörpertiterbestimmung, denn nach ausgeprägter Reaktion treten oft sehr hohe Titer auf, die lebenslangen Schutz gewähren.
- Immunsuppressive Therapie: wegen schlechter Antikörperbildung möglichst den Zeitpunkt der nächsten Applikation verschieben.

Tollwut

Impfstoffe

In vielen industrialisierten Ländern findet sich der HDC-Totimpfstoff (human diploid cell vaccine – Behring, Mérieux, Wyeth bis 1985), der aus mit β-Propiolacton inaktivierten Tollwutviren des Stamms Pitman-Moore besteht, die auf humanen Zellstämmen (WI 38 oder MRC 5) gezüchtet werden. Diese Impfstoffe enthalten Restmengen von Antibiotika, z. B. Neomycin, Chlortetracyclinhydrochlorid. Diverse weitere inaktivierte Impfstoffe sind neu auf dem Markt erschienen: In den Vereinigten Staaten ist ein von neuen Zellkulturen (rhesus diploid cell) abgeleiteter Impfstoff (rabies vaccine absorbed – RVA) erhältlich. In der Bundesrepublik steht ein aus embryonalen Hühnerfibroblasten hergestellter PCE-(purified-chick-embryo-)Impfstoff, in der Schweiz ein auf embryonalen Enteneiern fußender PDE-(purified-duck-embryo-)Impfstoff zur Verfügung; in Frankreich werden Verozellen zur Impfstoffherstellung benützt. Diese neuen Vakzinen sind billiger als die HDC-Impfstoffe.

Die Produktion der früher gebräuchlichen Duckembryo-Vakzine (DEV) ist in den Industrienationen wegen Nebenwirkungen und mangelhafter Immunogenität eingestellt worden.

Schutzwirkung

Nach HDC-Vakzine-Gabe sind Antikörper 7–10 Tage später bei 98–100% der Geimpften nachweisbar und vermitteln einen Schutz über rund 3 Jahre. Die früher geforderte Antikörpertiterkontrolle wird neuerdings sogar bei der technisch recht anspruchsvollen intradermalen Applikation als überflüssig erachtet. Die PDE-Vakzine erbringt ebenfalls einen Schutz von 100%, das Neutralisationsvermögen klingt jedoch schneller ab.

Applikation

Zur Grundimmunisierung sind drei intramuskuläre Dosen von 1,0 ml an den Tagen 0, 7, 28 (evtl. intradermale Dosen der HDC-Vakzine von 0,1 ml an den Tagen 0, 7, 21 oder 28, sofern die Exposition erst 1 Monat nach der letzten Dosis erfolgt) angezeigt. Auffrischimpfungen sind initial nach 1 Jahr, danach alle 2–5 Jahre vorzusehen oder wenn der Titer unter 0,5 IE/ml fällt. Die Boosterfrequenz soll sich nach dem Expositionsrisiko richten, bei hochexponiertem Laborpersonal beispielsweise sollte alle 6 Monate der Antikörperspiegel kontrolliert werden. Kinder erhalten dieselbe Dosis wie Erwachsene.

Trotz präexpositioneller Impfung sind nach Exposition Auffrischimpfungen nötig. Die postexpositionell zu treffenden Maßnahmen sind in Kap. 32 enthalten.

Nebenwirkungen

HDC-Vakzine bereiten in 5–44% meistens leichte Lokalreaktionen, 20% mehrheitlich leichte Allgemeinreaktion, je 0,2% schwere Allergien oder Fieber, Kopfschmerzen und Anzeichen einer ZNS-Beteiligung, die sich nach 24 Stunden bessert, aber nach weiteren Dosen rezidiviert. Todesfälle oder Enzephalopathien sind bisher nicht gemeldet worden, hingegen ein Fall von Guillain-Barré-Syndrom. Nach wiederholter Boosterung können Reaktionen auftreten, die möglicherweise auf Verunreinigungen mit Zellkulturbestandteilen zurückzuführen sind. Auch die PDE-Vakzination hat sich als gut verträglich erwiesen.

Interaktionen

Gleichzeitige Chloroquingabe vermindert die Antikörperproduktion. Dies ist vor allem bei der intradermalen Applikationsart von praktischer Bedeutung.

Indikationen

Empfehlenswert ist die Prophylaxe vor Reisen für jene Personen, die während mehr als 1 Monat in hochendemischen Gebieten (besonders mit Hundetollwut) leben werden, und die Kontakte mit tollwütigen Tieren erwarten müssen (z. B. Entwicklungshelfer, Missionare, Höhlenforscher, Radfahrer), werden doch 2% pro Jahr gebissen. Indiziert ist sie auch für alle Personen im Langzeitaufenthalt und diejenigen, bei denen Kontakte zu tollwütigen Tieren aus beruflichen Gründen (Tierparkwärter, Tierimporteure) vorgesehen sind. Trotz geringer Inzidenz der Tollwuterkrankung ist bei Reisen die Indikation großzügig zu stellen, da in der dritten Welt die bei uns gebräuchlichen, teuren Impfstoffe und homologes Immunglobulin (außer in einigen Botschaften, z.B. den schwedischen) nicht verfügbar sind.

Kontraindikationen
Schwangerschaft bei nicht dringender präexpositioneller Indikation.

Tuberkulose

Impfstoff
Bacille-Calmette-Guérin (BCG) sind vermehrungsfähige bovine Tuberkelbakterien, die auf Nährmedien gezüchtet werden.

Schutzwirkung
0–80%. Diese Unterschiede können auf der Verwendung unterschiedlicher Impfstoffe, auf Kreuzimmunität in Gebieten mit verbreiteten, atypischen Mykobakterien sowie auf der Notwendigkeit einer Superinfektion mit virulenten Tuberkelbakterien beruhen. Auch das Alter mag eine Rolle spielen. Die Dauer des Impfschutzes ist unbestimmt. In Großbritannien wird bei einem Impfschutz von 70% eine Dauer von 10 Jahren angenommen.

Applikation
Streng intrakutane Injektion von 0,1 ml.

Nebenwirkungen, Interaktionen
Schwere oder andauernde Ulzeration oder Abszeß an der Impfstelle, Lymphadenitis, selten Osteomyelitis, lupoide Reaktion, disseminierte BCG-Infektion, vor allem bei Neugeborenen. Todesfälle sind extrem selten (0,14/1 Mill. Impfungen). Interaktionen sind nicht bekannt.

Indikation
Für langdauernden Arbeitsaufenthalt oder medizinische Tätigkeit in Entwicklungsländern bei tuberkulinnegativen Personen.

Kontraindikation
(Natürlich nur tuberkulinnegative Personen impfen!)
- Bedeutende chronische Infekte,
- Schwangerschaft (1. Trimenon).

Künftige Impfungen für Tropenreisende

Unter den einzelnen durch Immunisierung verhütbaren Krankheiten wurden die sich in Prüfung befindlichen Impfstoffe bereits kurz erwähnt. Zusätzlich besteht die Hoffnung, daß sich weitere Infektionen durch Impfungen eindämmen lassen werden:

AIDS-HIV-Infektionen. Eine Vielzahl von Lösungsansätzen wird hektisch geprüft; einzelne Impfstoffe befinden sich in der ersten Phase der klinischen Prüfung. Allerdings dürften noch etliche Jahre bis zur Einführung verstreichen.

Chagas-Krankheit. Erste Versuche mit bestrahlten Parasiten oder abgetöteten Keimen oder deren Antigenfraktion erbrachten uneinheitliche Resultate.

Denguefieber. Eine Dengue-2-Lebendvakzine erbrachte bei 10 Freiwilligen über 18 Monate nachweisbare neutralisierende Antikörper ohne Nebenwirkungen. Auch ein Dengue-4-Impfstoff befindet sich in Prüfung.

Enteritis. Eine synthetisch hergestellte Vakzine, die das hitzestabile (ST) und die B-Subunit des hitzelabilen (LT) Toxins von Escherichia coli enthält, hat sich als immunogen und gut verträglich erwiesen. Klinische Studien laufen auch mit Shigella- und Rotavirusvakzinen.

Gonorrhö. Nachdem erste Versuche enttäuschten, sind Studien mit einer Dreikomponentenvakzine (Pili, Lipopolysaccharide, Membranproteine) geplant.

Lepra. Die BCG-Impfung gewährt einen Schutz, der in den einzelnen Erhebungen auf 20–80% beziffert wird. Auch die wiederholte Anwendung von Mitsudas Lepromintest führt nach vier intradermalen Inokulationen zu einem positiven Testresultat. Mycobacterium leprae und BCG gemischt, Mycobacterium W oder das ICRC-(Indian-Cancer-Research-Center-) Bazillus bewirkten ebenfalls eine Konversion des Lepromintests. Unklar bleiben Dauer des Impfschutzes und dessen Zuverlässigkeit.

Malaria. Eine Vielzahl von Impfstoffen befindet sich in Entwicklung; noch ist völlig unklar, welche sich durchsetzen werden. Es handelt sich um rekombinierte oder synthetische Sporozoitenvakzinen, die recht immunogen, aber zu wenig protektiv sind. Auch Merozoiten-, Gametozyten- und RESA-(ring-infected-erythrocite-surface-antigen-)Impfstoffe befinden sich aktuell in Prüfung.

Syphilis. Ermutigende Resultate sind mit diversen Impfstoffen zu verzeichnen. Da aber Treponemen nicht gezüchtet werden können, sind Experimente auf kleine Gruppen von Testpersonen beschränkt.

Trypanosomiasis, afrikanische. Im Tierversuch erbrachte die Impfung mit bestrahlten Trypanosomen eine Immunität gegen den entsprechenden Typ.

Literatur

Bernhard, K. W., D. B. Fishbein, K. D. Miller: Pre-exposure rabies and human diploid cell rabies vaccine: decreased antibody responses in persons immunized in developing countries. Amer. J. Trop. Med. Hyg. 34 (1985) 663–647

Georges, A. J., F. Tible, D.-M.-Y. Meunier, J.-P. Gonzalez, A. M. Beraud, N.-R. Sissoki-Dybdahl, S. Abdul-Wahid, B. Fritzell, M. Girard, M.-C. Georges-Courbot: Thermostability and efficacy in the field of a new, stabilized yellow fever virus vaccine. Vaccine 3 (1985) 313–315

Höfler, W., W. Heizmann, E. Höring, G. Kusch, F. Weiner: Three cases of cutaneous diphtheria in travellers to Africa. In Steffen, R., J. Haworth, H. Lobel, D. Bradley: Proceedings, First Conference on International Travel Medicine. Springer, Berlin 1989

Levine, M. M., D. Herrington, G. Losonsky, B. Tall, J. B. Kaper, J. Ketley, C. O. Tacket, S. Cryz: Safety, immunogenicity, and efficacy of recombinant live oral cholera vaccines. CVD 103 and CVD 103-HGR. Lancet 1988/II, 467–470

Macdonald, W. B. G., A. R. Tink, R. A. Ouvrier, M. A. Menser, L. M. De Silva, N. Naim, R. A. Hawkes: Japanese encephalitis after a two-week holiday in Bali. Med. J. Aust. 150 (1989) 334–339

Spiess, H.: Impfkompendium, 3. Aufl. Thieme, Stuttgart 1987

Steffen, R.: Travel medicine – prevention based on epidemiological data. Trans. roy. Soc. Trop. Med. Hyg. 85 (1991) 156–162

Studer, S., H. I. Joller-Jemelka, R. Steffen, P. J. Grob: Prevalence of hepatitis A antibodies in Swiss travellers. Europ. J. Epidemiol. 1993 (im Druck)

Werzberger, A., B. Mensch, B. Kuter, B. Brown, J. Lewis, R. Sitrin, W. Miller, D. Shouval, B. Wiens, G. Calandra, J. Ryan, Ph. Provost, D. Nalin: A controlled trial of a formalin-inactivated hepatitis A vaccine in healthy children. New Engl. J. Med. 327 (1992) 453–457

WHO: Impfvorschriften und Hygieneratschläge für den internationalen Reiseverkehr. Regionalbüro für Europa, Kopenhagen 1993

46 Geographisch-medizinisches Länderverzeichnis

W. Lang

Dieses Verzeichnis ist vor allem gedacht als Hilfe bei der Beratung von Reisenden in tropische und subtropische Länder und bei der Diagnostik importierter Krankheiten.

Die Empfehlungen spezifischer prophylaktischer Maßnahmen betreffen im wesentlichen die Malaria und das Gelbfieber. Deshalb werden diese beiden Infektionen vorangestellt.

Malaria

Zonen. Die von der Weltgesundheitsorganisation (WHO) getroffene Einteilung der Malariagebiete in die Zonen A, B und C wird hier für jedes Land, in dem Malaria endemisch vorkommt, angegeben. Aus dieser Einteilung ergibt sich die Strategie der Malariaprophylaxe und -therapie. Auf S. 31 und 32 des Malariakapitels (Kap. 2) finden sich die Karte dieser Zonen und die speziellen Empfehlungen zur Prophylaxe, je nach vorliegender Zone. Dieses sicher nützliche Grundschema ersetzt aber nicht die individuelle Beratung unter Berücksichtigung von Art und Dauer des jeweiligen Tropenaufenthalts. In vielen Malariagebieten ist die Verbreitung der Infektion bzw. der Anopheles nicht gleichmäßig. Da die Aufzählung besonderer lokaler Schwerpunkte den Rahmen dieses Verzeichnisses sprengen würde, wird meist nur auf das allgemeine Risiko hingewiesen. Detailliertere Angaben finden sich in der aufgeführten Literatur.

Risiko. Die Bezeichnungen 0/+ und + bedeuten sehr geringes bis geringes Risiko und betreffen nur die Plasmodium-vivax-Gebiete, in denen Plasmodium falciparum nicht oder praktisch nicht vorkommt. Chloroquin als „stand-by" oder bei stärkerer Exposition als Dauerprophylaxe ist hier das Mittel der Wahl.

Die Zeichen ++ und +++ bedeuten großes und besonders großes Risiko einer Infektion mit Plasmodium falciparum. Hier ist das prophylaktische Vorgehen sorgfältig abzuwägen, vor allem in Hinblick auf die Resistenz der Erreger gegen Chemotherapeutika.

Resistenz. Da sich Plasmodium vivax bis auf wenige Ausnahmen als empfindlich gegen alle derzeit üblichen Chemotherapeutika erweist, beziehen sich die Angaben nur auf das Resistenzverhalten von Plasmodium falciparum. Die Zeichen +, ++ und +++ geben Hinweise auf geringe bis hohe Verbreitung von Resistenz gegen Chloroquin, wobei mit Resistenz im wesentlichen der Grad III gemeint ist, also keine hinreichende Beeinflussung der Infektion durch Chloroquin. Bei geringer Verbreitung von Chloroquinresistenz kann Chloroquinprophylaxe durchgeführt werden, mit Mefloquin oder Halofantrin als „stand-by". Resistenzen gegen Sulfadoxin-Pyrimethamin (Fansidar) oder gegen Mefloquin (Lariam) werden speziell angegeben. Erfolgen keine Angaben zur Resistenz, so bedeutet das, daß in diesem Land Resistenzen bisher nicht festgestellt wurden.

Gelbfieber

Nach der Ausrottung der Pocken und der inzwischen von allen Ländern befolgten Empfehlung der WHO, eine Choleraimpfung nicht mehr zu verlangen, ist allein die Gelbfieberimpfung noch unter bestimmten Voraussetzungen obligat. Mit Z1 und Z2 geben wir an, unter welchen Umständen das Zertifikat einer Gelbfieberimpfung verlangt wird.

Z1 bedeutet, daß ein Zertifikat nur verlangt wird (im allgemeinen ab dem 2. Lebensjahr), wenn der Einreisende aus Endemiegebieten kommt. Die von der WHO festgelegten Endemiezonen (S. 342, 343) werden in unserer Aufstellung für jedes Land angegeben.

Z2 bedeutet, daß entweder (wenn „Impfobligatorium" nicht vermerkt ist) besonders strenge Bestimmungen, z. B. beim Transit aus Gelbfiebergebieten, vorliegen (so z. B., wenn nur das Flugzeug, aber nicht die Reisenden aus einem Endemiegebiet kommen) oder, was im Verzeichnis jeweils angegeben ist, ein generelles Impfobligatorium für alle Reisenden, gleich aus welchem Land, besteht. 19 afrikanische Länder verlangen dies derzeit, obwohl die WHO dies nicht für gerechtfertigt hält.

Keine Erwähnung des Gelbfiebers bedeutet, daß das betreffende Land außerhalb der Endemiezonen liegt und bei keinem Reisenden ein Zertifikat verlangt wird, auch nicht, wenn er aus Endemiegebieten kommt.

Risiko. Die Angaben 0/+, + oder ++ bedeuten, daß in diesen Ländern Gelbfieber vorkommt und somit eine (meist nur relativ geringe) Gefahr einer Infektion besteht. Bei + oder ++ ist aber (auch wenn kein Zertifikat verlangt wird) eine Impfung dringend zu empfehlen, vor allem wenn Aufenthalte in ländlichen Gebieten bzw. in den Verbreitungsgebieten der Moskitos geplant sind.

Weitere Krankheiten

Diese Angaben beziehen sich vor allem auf weitverbreitete *Wurmkrankheiten*, wie Drakunkulose, Filariose, Onchozerkose, Schistosomiasis u. a., und auf *Protozoeninfektionen*, wie Leishmaniose oder die afrikanische und amerikanische Trypanosomiasis. Erwähnt werden nur Endemiegrade, die auch für das betreffende Land problematisch sind und die bei entsprechender Exposition auch für den Reisenden ein Risiko bedeuten können.

Nicht speziell aufgeführt sind diejenigen Infektionen, mit denen in allen Entwicklungsländern im tropischen und subtropischen Bereich gerechnet werden muß, speziell bei fäkal-oralem Übertragungsweg, wie Amöbiasis, Hepatitis A, Salmonellen- und Shigelleninfektionen, es sei denn, daß besonders hohe Durchseuchungsgrade größere Risiken ergeben. So finden sich auch keine Angaben über die Verbreitung der Cholera, zumal hier so gut wie kein Infektionsrisiko für den Tropenreisenden besteht. Auch die Durchseuchung mit AIDS wird nicht speziell erwähnt, nachdem nun fast jedes tropische Land betroffen ist und somit generell ein Infektionsrisiko vorhanden ist. Für weitergehende Informationen sei auf die speziellen Kapitel verwiesen.

Die in diesem Verzeichnis zusammengestellten Angaben beruhen vor allem auf Veröffentlichungen der WHO und den unten angegebenen Publikationen.

Literatur

International Travel and Health. World Health Organization, Genève 1993

Stürchler, D.: Endemic Areas of Tropical Infections, 2nd ed. Huber, Bern 1988

Weekly Epidemiological Record. World Health Organization, Genève 1992ff

Wilson, M. E.: A World Guide to Infections. Oxford University Press, London 1991

Afghanistan

Malaria. Zone A + B. Risiko +/++ (meist P. vivax) von Mai bis Oktober im ganzen Land unter 2000 m. Bei P. falciparum Resistenz +.
Gelbfieber. Z 1.
Echinokokkose (E. granulosus). Verbreitung +++ im ganzen Land.
Kutane Leishmaniose (L. major in ländlichen, L. tropica in urbanen Gebieten). Verbreitung ++.

Ägypten

Malaria. Risiko 0/+ (meist P. vivax) in ländlichen Gebieten im Nildelta und im Süden. In El Faiyûm auch P. falciparum.
Gelbfieber. Z 2.
Amöbiasis. Verbreitung +++.
Kutane Leishmaniose. Endemisch im Nildelta.
Salmonelleninfektionen. Verbreitung +++.
Schistosomiasis (S. haematobium und S. mansoni). Verbreitung +++.

Algerien

Malaria. Risiko 0/+. Nur kleine Herde von P. vivax in der Saharagegend.
Gelbfieber. Z 1.
Echinokokkose (E. granulosus). Verbreitung +++. Reservoir Hunde.
Kutane Leishmaniose (L. major und L. tropica). Verbreitung ++.

Viszerale Leishmaniose im Norden endemisch. Verbreituung +/++.
Schistosomiasis (S. haematobium) im Norden (Wadi Hamig) und im Süden (Tassiliregion). Verbreitung +/++.

Angola

Malaria. Zone C. Risiko +++ (meist P. falciparum) ganzjährig im ganzen Land. Resistenz ++ (Sulfadoxin-Pyrimethamin +).
Gelbfieber. Z 1. Endemische Zone. Risiko +/++.
Onchozerkose. Verbreitung +++, besonders im Norden.
Schistosomiasis (S. haematobium und S. mansoni). Verbreitung ++.
Afrikanische Trypanosomiasis (gambiense). Verbreitung ++.

Antillen

s. Niederländische Antillen

Äquatorial-Guinea

Malaria. Zone C. Risiko +++ (meist P. falciparum) ganzjährig im ganzen Land. Resistenz +.
Gelbfieber. Z 1. Endemische Zone. Risiko 0/+.
Onchozerkose. Verbreitung ++, vor allem am Malabofluß.
Afrikanische Trypanosomiasis (gambiense). Verbreitung ++.

Argentinien

Malaria. Zone A (Grenze zu Bolivien). Risiko + durch P. vivax in ländlichen Gebieten unter 1000 m.
Amerikanische Trypanosomiasis. Verbreitung ++ in ländlichen Gebieten über dem 45. Breitengrad.

Äthiopien

Malaria. Zone C. Risiko (meist P. falciparum) +++ unter 2000 m ganzjährig im ganzen Land. Resistenz ++.
Gelbfieber. Z 1.
Drakunkulose. Verbreitung ++.
Echinokokkose. Verbreitung ++ im Südwesten.
Onchozerkose. Verbreitung ++.
Schistosomiasis (S. haematobium und S. mansoni). Verbreitung ++.
Afrikanische Trypanosomiasis (rhodesiense). Verbreitung ++, vor allem in den Regionen Gambella und Gila.

Australien

Malariafrei.
Gelbfieber. Z 1.

Bahamas

Malariafrei.
Gelbfieber. Z 1.

Bahrain
Malariafrei.
Gelbfieber. Z 1.

Bangladesh
Malaria. Zone B + C. Risiko ++/+++ (meist P. falciparum) ganzjährig im ganzen Land.
Resistenz ++ (Sulfadoxin-Pyrimethamin +).
Gelbfieber. Z 2.
Filariose (Wuchereria bancrofti). Verbreitung +++, vor allem im Nordwesten.

Barbados
Malariafrei.
Gelbfieber. Z 1.

Belize
Malaria. Zone A. Risiko 0/+ (P. vivax) ganzjährig, außer in urbanen Gebieten und im Distrikt Belize.
Gelbfieber. Z 1.
Kutane Leishmaniose (L. mexicana). Verbreitung ++, vor allem in zentralen Gebieten.

Benin
Malaria. Zone C. Risiko +++ (P. falciparum) ganzjährig im ganzen Land. Resistenz ++.
Gelbfieber. Z 2. Impfobligatorium. Endemiezone. Risiko 0/+.
Drakunkulose. Verbreitung ++.
Filariose (Wuchereria bancrofti). Verbreitung ++ im Süden.
Schistosomiasis (S. haematobium und S. mansoni). Verbreitung ++ im ganzen Land.

Bhutan
Malaria. Zone B + C. Risiko +++ (meist P. falciparum), vor allem im Süden. Resistenz ++ (Sulfadoxin-Pyrimethamin +).
Gelbfieber. Z 1.

Bolivien
Malaria. Zone A (+ C). Risiko +/++ (P. vivax) ganzjährig unter 2500 m, außer in urbanen Gebieten. Im Norden an der Grenze zu Brasilien verbreitet P. falciparum. Resistenz + (Sulfadoxin-Pyrimethamin +).
Gelbfieber. Z 1. Endemiezone. Risiko +.

Botswana
Malaria. Zone C. Risiko +++ (meist P. falciparum), vor allem im Norden. Resistenz +.
Schistosomiasis (S. haematobium und S. mansoni). Verbreitung ++.

Brasilien
Malaria. Zone C. Risiko +++ (meist P. falciparum) unter 900 m, vor allem im Amazonasbecken.
Resistenz ++ (Sulfadoxin-Pyrimethamin +).
Gelbfieber. Z 1. (Kinder über 6 Monate.) Endemiezone. Risiko +/++.
Askariasis. Verbreitung +++.
Filariose (Wuchereria bancrofti). Verbreitung ++.
Kutane Leishmaniose (L. brasiliensis und mexicana). Verbreitung ++.
Schistosomiasis (S. mansoni). Verbreitung ++.
Amerikanische Trypanosomiasis. Verbreitung +++.

Brunei Darussalam
Malariafrei.
Gelbfieber. Z 1.

Burkina Faso (Obervolta)
Malaria. Zone C. Risiko +++ (meist P. falciparum) ganzjährig im ganzen Land. Resistenz +.
Gelbfieber. Z 2. Impfobligatorium. Endemiezone. Risiko +.
Drakunkulose. Verbreitung +++.
Filariose (Wuchereria bancrofti). Verbreitung ++.
Onchozerkose. Verbreitung ++.
Afrik. Trypanosomiasis (gambiense). Verbreitung +++.

Burma (Myanmar)
Malaria. Zone C. Risiko +++ (meist P. falciparum) in ländlichen Gegenden unter 1000 m, besonders zwischen März und Dezember. Resistenz +++ (Sulfadoxin-Pyrimethamin +).
Gelbfieber. Z 1.
Askariasis. Verbreitung +++.
Schlangenbisse. Sehr häufig, meist Vipera russelli.

Burundi
Malaria. Zone C. Risiko +++ (meist P. falciparum) ganzjährig im ganzen Land. Resistenz ++.
Gelbfieber. Z 1. Endemiezone. Risiko 0/+.
Onchozerkose. Verbreitung ++, besonders im Süden und um den Tanganyika-See.

Chile
Malariafrei.
Echinokokkose (E. granulosus). Verbreitung ++.
Amerikanische Trypanosomiasis. Verbreitung ++, vor allem in der südlichen Hälfte.
Typhoides Fieber. Verbreitung ++, vor allem im Norden.

China
Malaria. Zone A. Risiko +/++ (meist P. vivax) unter 1500 m in ländlichen Gebieten der östlichen und südlichen Provinzen. Bei P. falciparum (ca. 4%) Resistenz ++.

Gelbfieber. Z 1.
Leptospirose. Verbreitung ++.
Schistosomiasis (S. japonicum). Verbreitung ++.
Tsutsugamushi-Fieber. Verbreitung ++.

Costa rica
Malaria. Zone A. Risiko + (meist P. vivax) unter 500 m in ländlichen Gebieten.
Kutane Leishmaniose (L. brasiliensis). Verbreitung ++.

Dominica
Malariafrei.
Gelbfieber. Z 1.
Askariasis. Verbreitung ++.
Trichuriasis. Verbreitung +++.

Dominikanische Republik
Malaria. Zone A. Risiko ++ (nur P. falciparum) in ländlichen Gebieten und besonders an der Grenze zu Haiti.
Amöbiasis. Verbreitung ++.
Filariose (Wuchereria bancrofti). Verbreitung ++.
Schistosomiasis (S. mansoni). Verbreitung ++.

Dschibuti
Malaria. Zone C. Risiko +++ (meist P. falciparum) ganzjährig im ganzen Land. Resistenz +/++.
Gelbfieber. Z 1.

Ecuador
Malaria. Zone A + C. Risiko +/++ (meist P. vivax) unter 1500 m. An der Pazifikküste auch P. falciparum. Resistenz +.
Gelbfieber. Z 1. Endemiezone (östliche Hälfte). Risiko 0/+.
Kutane Leishmaniose (L. brasiliensis). Verbreitung ++.
Onchozerkose. Verbreitung ++.
Amerikanische Trypanosomiasis. Verbreitung ++, vor allem in der Küstenregion.

Elfenbeinküste
Malaria. Zone C. Risiko +++ (meist P. falciparum) ganzjährig im ganzen Land. Resistenz +.
Gelbfieber. Z 2. Impfobligatorium. Endemiezone. Risiko 0/+.
Drakunkulose. Verbreitung ++.
Onchozerkose. Verbreitung ++.
Schistosomiasis (S. haematobium und S. mansoni). Verbreitung ++.
Afrikanische Trypanosomiasis (gambiense). Verbreitung +++.

El Salvador
Malaria. Zone A. Risiko + (P. vivax) ganzjährig im ganzen Land, besonders unter 600 m in der Regenzeit.
Gelbfieber. Z 1. (Kinder über 6 Monate.)
Amerikanische Trypanosomiasis. Verbreitung ++.

Fidschi
Malariafrei.
Gelbfieber. Z 1.

Französisch-Guyana
Malaria. Zone C. Risiko ++ (meist P. falciparum) ganzjährig im ganzen Land. Resistenz +.
Gelbfieber. Z 2. Impfobligatorium. Endemiezone. Risiko 0.
Kutane Leishmaniose (L. brasiliensis). Verbreitung ++.

Französisch-Polynesien
Malariafrei.
Gelbfieber. Z 1.
Leptospirose. Verbreitung ++.

Gabun
Malaria. Zone C. Risiko +++ (meist P. falciparum) ganzjährig im ganzen Land. Resistenz +.
Gelbfieber. Z 2. Impfobligatorium. Endemiezone. Risiko 0/+.
Loiasis. Verbreitung ++.
Onchozerkose. Verbreitung ++.
Afrikanische Trypanosomiasis (gambiense). Verbreitung ++.

Gambia
Malaria. Zone C. Risiko +++ (meist P. falciparum) ganzjährig im ganzen Land. Resistenz +.
Gelbfieber. Z 1. Endemiezone. Risiko +.
Filariose (Wuchereria bancrofti). Verbreitung ++.
Schistosomiasis (S. haematobium und S. mansoni). Verbreitung ++.
Afrikanische Trypanosomiasis (gambiense). Verbreitung ++.

Ghana
Malaria. Zone C. Risiko +++ (meist P. falciparum) ganzjährig im ganzen Land. Resistenz +.
Gelbfieber. Z 2. Impfobligatorium. Endemiezone. Risiko +.
Drakunkulose. Verbreitung +++.
Onchozerkose. Verbreitung ++.
Afrikanische Trypanosomiasis (gambiense). Verbreitung ++.

Grenada
Malariafrei.
Gelbfieber. Z 1.

Guadeloupe
Malariafrei.
Gelbfieber. Z 1.
Schistosomiasis (S. mansoni). *Verbreitung* ++.

Guatemala
Malaria. Risiko + (meist P. vivax) ganzjährig in ländlichen Gebieten unter 1500 m.
Gelbfieber. Z 1.
Amöbiasis. Verbreitung ++.
Onchozerkose. Verbreitung ++.
Amerikanische Trypanosomiasis. Verbreitung ++.

Guinea
Malaria. Zone C. Risiko +++ (meist P. falciparum) ganzjährig im ganzen Land. Resistenz +.
Gelbfieber. Z 1. Endemiezone. Risiko 0/+.
Onchozerkose. Verbreitung ++.
Schistosomiasis (S. haematobium und S. mansoni). Verbreitung ++.
Afrikanische Trypanosomiasis (gambiense). Verbreitung ++.

Guinea-Bissau
Malaria. Zone C. Risiko +++ (meist P. falciparum) ganzjährig im ganzen Land. Resistenz +.
Gelbfieber. Z 2. Endemiezone. Risiko 0/+.
Filariose (Wuchereria bancrofti). Verbreitung ++.

Guyana
Malaria. Zone C. Risiko ++ (meist P. falciparum), besonders im Nordwesten. Resistenz +.
Gelbfieber. Z 2. Endemiezone. Risiko 0/+.

Haiti
Malaria. Zone A. Risiko ++ (nur P. falciparum) ganzjährig im ganzen Land unter 300 m.
Gelbfieber. Z 1.
Amöbiasis. Verbreitung ++.
Anthrax. Verbreitung ++.
Filariose (Wuchereria bancrofti). Verbreitung ++.
Typhoides Fieber. Verbreitung ++.

Honduras
Malaria. Zone A. Risiko + (meist P. vivax) ganzjährig, besonders in ländlichen Gebieten.
Gelbfieber. Z 1.
Amerikanische Trypanosomiasis. Verbreitung ++.

Hongkong
Malaria. Risiko 0/+ in ländlichen Gebieten.

Indien
Malaria. Zone B. Risiko ++ (meist P. vivax) ganzjährig im ganzen Land. Bei P. falciparum (ca. 40%) Resistenz ++.
Gelbfieber. Z 2.
Amöbiasis. Verbreitung ++.
Askariasis. Verbreitung +++.
Filariose (Brugia malayi und Wuchereria bancrofti). Verbreitung ++/+++.
Viszerale Leishmaniose. Verbreitung ++.
Tollwut. Verbreitung ++. Infektionsquelle zu 90% Hunde.
Shigellose. Verbreitung ++.
Typhoides Fieber. Verbreitung +++.

Indonesien
Malaria. Zone B. Risiko ++ (ca. 50% P. falciparum) ganzjährig im ganzen Land, außer in Jakarta und anderen großen Städten.
Resistenz +++ (Sulfadoxin-Pyrimethamin +).
Gelbfieber. Z 1.
Askariasis. Verbreitung +++.
Filariose (Brugia malayi und Wuchereria bancrofti). Verbreitung ++/+++.
Tollwut. Verbreitung ++. Infektionsquelle Hund.
Typhoides Fieber. Verbreitung ++.

Irak
Malaria. Zone A + B. Risiko + (fast nur P. vivax) von Mai bis November unter 1500 m.
Gelbfieber. Z 1.
Kutane Leishmaniose. Verbreitung ++.
Viszerale Leishmaniose. Verbreitung ++.
Schistosomiasis (S. haematobium). Verbreitung ++.

Iran
Malaria. Zone A + B. Risiko ++ (meist P. vivax), besonders in ländlichen Gebieten, von Mai bis November. Bei P. falciparum Resistenz +.
Gelbfieber. Z 1.
Kutane Leishmaniose. Verbreitung ++.

Israel
Malariafrei.
Amöbiasis. Verbreitung ++.
Kutane Leishmaniose. Verbreitung ++.

Italien
Malariafrei.
Echinokokkose (E. granulosus). Verbreitung ++.
Viszerale Leishmaniose. Sporadisch verbreitet.

Jamaika
Malariafrei.
Gelbfieber. Z 1.

Japan
Malariafrei.

Jemen
Malaria. Zone B. Risiko ++ (meist P. falciparum), besonders von September bis Februar im ganzen Land außer Aden und Umgebung des Flughafens. Resistenz +/++.
Gelbfieber. Z 1.

Jordanien
Malariafrei.
Gelbfieber. Z 1.
Brucellose. Verbreitung ++.

Kambodscha
Malaria. Zone C. Risiko +++ (meist P. falciparum) ganzjährig im ganzen Land, außer Phnom Penh. Resistenz +++ (Sulfadoxin-Pyrimethamin +, Mefloquin + im Westen).
Gelbfieber. Z 1.
Schistosomiasis (S. mekongi). Verbreitung ++ entlang dem Mekong-Fluß.

Kamerun
Malaria. Zone C. Risiko +++ (meist P. falciparum) ganzjährig im ganzen Land. Resistenz ++ (Sulfadoxin-Pyrimethamin +).
Gelbfieber. Z 2. Impfobligatorium. Endemiezone. Risiko 0/+.
Loiasis. Verbreitung ++.
Onchozerkose. Verbreitung ++, besonders in zentralen Gebieten.
Afrikanische Trypanosomiasis (gambiense). Verbreitung ++.

Kapverdische Inseln
Malaria. Risiko 0/+ auf der Insel São Tiago.
Gelbfieber. Z 1.
Filariose (Wuchereria bancrofti). Verbreitung ++.
Shigellose. Verbreitung ++.

Katar (Quatar)
Malariafrei.
Gelbfieber. Z 1.

Kenia
Malaria. Zone C. Risiko +++ (meist P. falciparum) ganzjährig im ganzen Land unter 2500 m. In Nairobi Risiko +.
Resistenz +++ (Sulfadoxin-Pyrimethamin ++).
Gelbfieber. Z 2. Impfobligatorium. Endemiezone. Risiko +.
Viszerale Leishmaniose. Verbreitung ++.
Schistosomiasis (S. haematobium und besonders S. mansoni). Verbreitung ++.

Afrikanische Trypanosomiasis (gambiense und rhodesiense). Verbreitung +.

Kiribati (Gilbert-Inseln)
Malariafrei.
Gelbfieber. Z 1.

Kolumbien
Malaria. Zone C. Risiko +++ (P. vivax und P. falciparum) ganzjährig in ländlichen Gebieten unter 800 m. Resistenz ++ (Sulfadoxin-Pyrimethamin +).
Gelbfieber. Z 1. Endemiezone. Risiko +.
Kutane Leishmaniose (L. brasiliensis). Verbreitung ++ in Küsten- und zentralen Gebieten.
Filariose (Mansonella ozzardi). Verbreitung +/++ im Osten und an der Grenze zu Brasilien.
Amerikanische Trypanosomiasis. Verbreitung +/++.

Komoren
Malaria. Zone C. Risiko +++ (meist P. falciparum) ganzjährig im ganzen Land. Resistenz ++.
Filariose (Wuchereria bancrofti). Verbreitung ++.

Kongo
Malaria. Zone C. Risiko +++ (meist P. falciparum) ganzjährig im ganzen Land. Resistenz +/++.
Gelbfieber. Z 2. Impfobligatorium. Endemiezone. Risiko 0/+.
Onchozerkose. Verbreitung ++.
Afrikanische Trypanosomiasis (gambiense). Verbreitung ++.

Korea, Nord
Malariafrei.

Korea, Süd
Malariafrei.
Clonorchiasis. Verbreitung ++.
Filariose (Brugia malayi. Verbreitung ++, besonders in den Reisgebieten im Südosten.
Koreanisches hämorrhagisches Fieber. Verbreitung ++.
Japanische Enzephalitis. Verbreitung ++.

Kuba
Malariafrei.

Kuwait
Malariafrei.
Brucellose. Verbreitung ++.

Laos
Malaria. Zone C. Risiko +++ (meist P. falciparum) ganzjährig im ganzen Land. Resistenz +++.
Gelbfieber. Z 1.

Lesotho
Malariafrei.
Gelbfieber. Z 1.
Tollwut. Verbreitung +.

Libanon
Malariafrei.
Gelbfieber. Z 1.
Echinokokkose (E. granulosus). Verbreitung ++.

Liberia
Malaria. Zone C. Risiko +++ (meist P. falciparum) ganzjährig im ganzen Land. Resistenz +++ (Sulfadoxin-Pyrimethamin ++).
Gelbfieber. Z 2. Impfobligatorium. Endemiezone. Risiko 0/+.

Libyen
Malaria. Risiko 0/+ (P. vivax) von Februar bis August im Südwesten.
Gelbfieber. Z 1.
Echinokokkose (E. granulosus). Verbreitung ++.

Macau
Malariafrei.

Madagaskar
Malaria. Zone C. Risiko ++ (meist P. falciparum) ganzjährig im ganzen Land, vorwiegend in den Küstengebieten. Resistenz +/++.
Gelbfieber. Z 1.
Filariose (Wuchereria bancrofti). Verbreitung ++, besonders in der östlichen Küstenregion.

Malawi
Malaria. Zone C. Risiko +++ (meist P. falciparum) ganzjährig im ganzen Land. Resistenz +++ (Sulfadoxin-Pyrimethamin +).
Gelbfieber. Z 1.
Onchozerkose. Verbreitung +/++, besonders im Süden.
Schistosomiasis (S. haematobium und S. mansoni). Verbreitung ++.
Afrikanische Trypanosomiasis (rhodesiense). Verbreitung +/++.

Malaysia
Malaria. Zone B/C. Risiko +/++ (meist P. falciparum) ganzjährig, besonders in Sabah. Resistenz +++ (Sulfadoxin-Pyrimethamin +).

Gelbfieber. Z 1.
Filariose (Wuchereria bancrofti). Verbreitung +/++, besonders im Westen und Osten.
Trichuriasis. Verbreitung ++.
Tsutsugamushi-Fieber. Verbreitung ++ in ländlichen Gebieten.

Malediven
Malaria. Risiko 0/+ in ländlichen Gebieten.
Gelbfieber. Z 1.
Pityriasis versicolor. Verbreitung +++.

Mali
Malaria. Zone C. Risiko +++ (meist P. falciparum) ganzjährig im ganzen Land. Resistenz +.
Gelbfieber. Z 2. Impfobligatorium. Endemiezone (Süden). Risiko +.
Onchozerkose. Verbreitung ++.
Schistosomiasis (S. haematobium und S. mansoni). Verbreitung +/++.
Afrikanische Trypanosomiasis (gambiense). Verbreitung +/++.

Malta
Malariafrei.
Gelbfieber. Z 1. (Kinder über 9 Monate.)
Kutane Leishmaniose. Verbreitung +/++, besonders auf Gozo.
Viszerale Leishmaniose. Verbreitung +/++.

Marokko
Malaria. Risiko + (P. vivax) von Mai bis Oktober in ländlichen Gebieten.
Kutane Leishmaniose. Verbreitung ++, besonders im Süden.
Schistosomiasis (S. haematobium). Verbreitung +.

Martinique
Malariafrei.
Gelbfieber. Z 1.
Filariose (Wuchereria bancrofti). Verbreitung +.
Schistosomiasis (S. haematobium). Verbreitung ++.

Mauretanien
Malaria. Zone C (im Süden). Risiko +/++ (meist P. vivax) ganzjährig im ganzen Land.
Gelbfieber. Z 2. Impfobligatorium bei Aufenthalt über 2 Wochen. Risiko 0/+.
Drakunkulose. Verbreitung ++.
Schistosomiasis (S. haematobium). Verbreitung ++.

Mauritius
Malaria. Zone A. Risiko + (P. vivax) ganzjährig in ländlichen Gebieten.
Gelbfieber. Z 1.

Filariose (Wuchereria bancrofti). Verbreitung ++.
Schistosomiasis (S. haematobium). Verbreitung ++.

Mayotte
Malaria. Zone C. Risiko ++ (meist P. falciparum) ganzjährig.

Mexiko
Malaria. Zone A. Risiko + (P. vivax) ganzjährig in ländlichen Gebieten.
Gelbfieber. Z 1. (Kinder über 6 Monate.)
Histoplasmose. Verbreitung ++.
Kutane Leishmaniose (L. mexicana). Verbreitung ++.
Tollwut. Verbreitung +. Reservoir meist Hunde.
Amerikanische Trypanosomiasis. Verbreitung ++ besonders im Süden.
Zystizerkose. Verbreitung ++.

Mongolei
Malariafrei.

Montserrat
Malariafrei.
Gelbfieber. Z 1.

Mosambik
Malaria. Zone C. Risiko +++ (meist P. falciparum) ganzjährig im ganzen Land. Resistenz +++ (Sulfadoxin-Pyrimethamin ++).
Gelbfieber. Z 1.
Filariose (Wuchereria bancrofti). Verbreitung ++.
Schistosomiasis (S. haematobium und S. mansoni). Verbreitung ++.
Afrikanische Trypanosomiasis (rhodesiense). Verbreitung ++, besonders in der Provinz Tete.

Myanmar
s. Burma

Namibia
Malaria. Zone C (im Norden). Risiko ++ (meist P. falciparum) von November bis Juni in ländlichen Gebieten. Resistenz +.
Gelbfieber. Z 2.
Schistosomiasis (S. haematobium und S. mansoni). Risiko ++ im Norden.

Nauru
Malariafrei.
Gelbfieber. Z 1.
Filariose (Wuchereria bancrofti). Verbreitung ++.

Nepal
Malaria. Zone B. Risiko +/++ (meist P. vivax) ganzjährig in ländlichen Gebieten, besonders in Terai. Resistenz (P. falciparum in 10–15%) +/++.
Gelbfieber. Z 1.
Bakterielle Enteritiden. Verbreitung +++.
Echinokokkose (E. granulosus). Verbreitung ++.
Filariose (Wuchereria bancrofti). Verbreitung ++.
Typhoides und paratyphoides Fieber. Verbreitung ++/+++.

Neukaledonien
Malariafrei.
Gelbfieber. Z 1.
Filariose (Wuchereria bancrofti). Verbreitung ++.

Neuseeland
Malariafrei.

Nicaragua
Malaria. Zone A. Risiko +/++ (meist P. vivax) von Juni bis Dezember in ländlichen Gebieten.
Gelbfieber. Z 1.
Kutane Leishmaniose (L. brasiliensis). Verbreitung ++.
Amerikanische Trypanosomiasis. Verbreitung ++.

Niederländische Antillen
Malariafrei.
Gelbfieber. Z 1. (Kinder über 6 Monate.)

Niger
Malaria. Zone C (im Süden). Risiko +++ (meist P. falciparum) ganzjährig im ganzen Land. Resistenz ++.
Gelbfieber. Z 2. Impfobligatorium. Endemiezone (Süden). Risiko 0/+.
Drakunkulose. Verbreitung ++, besonders im Südwesten.
Schistosomiasis (S. haematobium und S. mansoni). Verbreitung ++, besonders im Süden.
Endemische Syphilis. Verbreitung ++.

Nigeria
Malaria. Zone C. Risiko +++ (meist P. falciparum) ganzjährig im ganzen Land. Resistenz ++.
Gelbfieber. Z 1. Endemiezone. Risiko +/++.
Drakunkulose. Verbreitung ++.
Filariose (Wuchereria bancrofti). Verbreitung ++, besonders im Norden.
Loiasis. Verbreitung ++, besonders im Süden.
Myiasis. Verbreitung ++, meist durch Tumbufliege.
Onchozerkose. Verbreitung +++.
Tollwut. Verbreitung ++. Reservoir Hunde.
Schistosomiasis (S. haematobium und S. mansoni). Verbreitung ++.

Endemische Syphilis. Verbreitung ++.
Afrikanische Trypanosomiasis (gambiense). Verbreitung ++.

Obervolta
s. Burkina Faso

Oman
Malaria. Zone B. Risiko ++ (meist P. falciparum) ganzjährig im ganzen Land. Resistenz +.
Gelbfieber. Z 1.

Pakistan
Malaria. Zone B. Risiko ++ (meist P. vivax, ca. 30% P. falciparum) ganzjährig im ganzen Land unter 2000 m. Resistenz +.
Gelbfieber. Z 1. (Kinder über 6 Monate.)
Echinokokkose (E. granulosus). Verbreitung ++, besonders im Norden.
Typhoides und Paratyphoides Fieber. Verbreitung ++.

Panama
Malaria. Zone A (im Westen) und C (im Osten). Risiko ++ (meist P. vivax), besonders in ländlichen Gebieten. Resistenz gegen P. falciparum (ca. 20%) +.
Gelbfieber. Endemiezone. Risiko + (Provinz Darien).
Kutane Leishmaniose (L. brasiliensis panamensis). Verbreitung ++, besonders an der Atlantikküste.
Amerikanische Trypanosomiasis. Verbreitung ++.

Papua-Neuguinea
Malaria. Zone C. Risiko +++ (meist P. falciparum) ganzjährig im ganzen Land unter 1800 m. Resistenz +++ (Sulfadoxin-Pyrimethamin +).
Gelbfieber. Z 1.
Filariose (Wuchereria bancrofti). Verbreitung ++.
Frambösie. Verbreitung ++.
Strongyloidiasis. Verbreitung ++.
Trichuriasis. Verbreitung ++.

Paraguay
Malaria. Zone A (im Nordwesten). Risiko + (meist P. vivax) von Oktober bis Mai in ländlichen Gebieten.
Gelbfieber. Z 2.
Kutane Leishmaniose (L. mexicana und L. brasiliensis). Verbreitung ++.
Amerikanische Trypanosomiasis. Verbreitung ++.

Peru
Malaria. Zone A und C (im Nordosten). Risiko ++ (meist P. vivax) ganzjährig in ländlichen Gebieten. P. falciparum, besonders an den Grenzen zu Bolivien und Brasilien. Resistenz +/++ (Sulfadoxin-Pyrimethamin +).

Gelbfieber. Z 1. (Kinder über 6 Monate.) Endemiezone. Risiko +/++.
Echinokokkose (E. granulosus). Verbreitung ++.
Kutane Leishmaniose (L. peruviana, L. brasiliensis und L. mexicana). Verbreitung ++.
Amerikanische Trypanosomiasis. Verbreitung ++, besonders an den Grenzen zu Ecuador und in den südlichen Küstengebieten.
Typhoides Fieber. Verbreitung ++/+++.

Philippinen
Malaria. Zone B. Risiko +/++ (meist P. falciparum) ganzjährig in ländlichen Gebieten unter 600 m. Resistenz ++.
Gelbfieber. Z 1.
Filariose (Wuchereria bancrofti und Brugia malayi). Verbreitung ++.
Paragonimiasis. Verbreitung ++, besonders auf Leyte.
Schistosomiasis (S. japonicum). Verbreitung ++/+++.
Trichuriasis. Verbreitung ++/+++.

Portugal
Malariafrei.
Gelbfieber. Z 1.
Echinokokkose (E. granulosus). Verbreitung ++.
Viszerale Leishmaniose. Verbreitung ++, besonders in ländlichen zentralen Gebieten.

Puerto Rico
Malariafrei.
Denguefieber. Verbreitung ++.

Réunion
Malariafrei.
Gelbfieber. Z 1.
Filariose (Wuchereria bancrofti). Verbreitung +/++.

Ruanda
Malaria. Zone C. Risiko +++ (meist P. falciparum) ganzjährig im ganzen Land. Resistenz +++ (Sulfadoxin-Pyrimethamin ++).
Gelbfieber. Z 2. Impfobligatorium. Endemiezone. Risiko 0/+.

Salomonen
Malaria. Zone C. Risiko ++ (meist P. falciparum) ganzjährig. Resistenz +.
Gelbfieber. Z 1.
Filariose (Wuchereria bancrofti). Verbreitung ++.

Sambia
Malaria. Zone C. Risiko +++ (meist P. falciparum) ganzjährig, besonders von November bis Juni, im ganzen Land. Resistenz +++.

Schistosomiasis (S. haematobium und S. mansoni). Verbreitung +/++.
Afrikanische Trypanosomiasis (rhodesiense). Verbreitung +/++, besonders im Norden.

Samoa
Malariafrei.
Gelbfieber. Z 1.
Filariose (Wuchereria bancrofti). Verbreitung ++.

São Tomé und Principe
Malaria. Zone C. Risiko ++ (meist P. falciparum) ganzjährig. Resistenz +.
Gelbfieber. Z 2. Impfobligatorium bei Aufenthalt über 2 Wochen. Endemiezone. Risiko 0.

Saudi-Arabien
Malaria. Zone A und B. Risiko +/++ (meist P. falciparum), besonders im Westen. Resistenz +.
Gelbfieber. Z 1.
Kutane Leishmaniose (L. major). Verbreitung ++.
Viszerale Leishmaniose. Verbreitung +/++, besonders an der Südwestküste.
Schistosomiasis (meist S. mansoni). Verbreitung ++ im Westen.

Senegal
Malaria. Zone C. Risiko ++/+++ (meist P. falciparum) ganzjährig im ganzen Land. Resistenz ++.
Gelbfieber. Z 2. Impfobligatorium. Endemiezone. Risiko +.
Kutane Leishmaniose. Verbreitung ++.
Onchozerkose. Verbreitung ++, besonders im Osten.
Schistosomiasis (S. haematobium und S. mansoni). Verbreitung ++.

Seychellen
Malariafrei.
Filariose (Wuchereria bancrofti). Verbreitung ++.

Sierra Leone
Malaria. Zone C. Risiko +++ (meist P. falciparum) ganzjährig im ganzen Land. Resistenz ++.
Gelbfieber. Z 1. Endemiezone. Risiko +.
Lassa-Fieber. Verbreitung ++.
Onchozerkose. Verbreitung ++/+++.
Afrikanische Trypanosomiasis (gambiense). Verbreitung ++.

Simbabwe
Malaria. Zone C. Risiko ++ (meist P. falciparum), besonders von November bis Juni, im ganzen Land. Resistenz +++.
Gelbfieber. Z 1.
Schistosomiasis (S. haematobium und S. mansoni). Verbreitung ++.

Singapur
Malariafrei.
Gelbfieber. Z 1.

Somalia
Malaria. Zone C. Risiko +++ (meist P. falciparum) ganzjährig im ganzen Land. Resistenz ++.
Gelbfieber. Z 1. Endemiezone. Risiko 0/+.

Sri Lanka
Malaria. Zone B. Risiko ++ (meist P. vivax) ganzjährig im ganzen Land, außer den Distrikten Colombo, Kalutara und Nuwara Eliya. P. falciparum in 20–30%. Resistenz ++.
Gelbfieber. Z 1.
Filariose (Wuchereria bancrofti). Verbreitung ++, besonders im südwestlichen Küstenbereich.
Typhoides Fieber. Verbreitung ++.

Südafrika
Malaria. Zone C (Transvaal und Küstengebiete von Natal). Risiko ++ (meist P. falciparum) ganzjährig. Resistenz ++.
Gelbfieber. Z 2.
Zystizerkose. Verbreitung ++.
Schistosomiasis (S. haematobium und S. mansoni). Verbreitung ++, besonders im Norden und Osten.

Sudan
Malaria. Zone C. Risiko +++ (meist P. falciparum) ganzjährig im ganzen Land. Resistenz +++.
Gelbfieber. Z 1. Endemiegebiet (südliche Hälfte). Risiko +.
Drakunkulose. Verbreitung ++, besonders im Westen und Südosten.
Kutane Leishmaniose. Verbreitung ++, besonders in zentralen Gebieten.
Viszerale Leishmaniose. Verbreitung ++.
Loiasis. Verbreitung ++, besonders in Regengebieten des Südens.
Onchozerkose. Verbreitung ++, besonders im Süden und Osten.
Schistosomiasis (S. haematobium und S. mansoni). Verbreitung ++.
Afrikanische Trypanosomiasis (gambiense, im Südosten rhodesiense). Verbreitung ++.

Surinam (Niederländisch-Guyana)
Malaria. Zone C. Risiko ++ (meist P. falciparum) ganzjährig im ganzen Land. Resistenz +++ (Sulfadoxin-Pyrimethamin ++).
Gelbfieber. Z 1. Endemiezone. Risiko 0/+.
Kutane Leishmaniose (L. brasiliensis guyanensis). Verbreitung ++.
Schistosomiasis (S. mansoni). Verbreitung ++ in Küstenregionen.

Swasiland
Malaria. Zone C. Risiko ++ (meist P. falciparum) ganzjährig im ganzen Land. Resistenz +++.
Gelbfieber. Z 1.
Schistosomiasis (S. haematobium und S. mansoni). Verbreitung +/++.

Syrien
Malaria. Zone A. Risiko +/++ (P. vivax) von Mai bis Oktober im ganzen Land.
Gelbfieber. Z 1.
Kutane Leishmaniose (L. major). Verbreitung ++, besonders in ländlichen Gebieten.

Tansania
Malaria. Zone C. Risiko +++ (meist P. falciparum) ganzjährig im ganzen Land unter 1800 m. Resistenz +++ (Sulfadoxin-Pyrimethamin ++).
Gelbfieber. Z 1. Endemiezone. Risiko 0/+.
Filariose (Wuchereria bancrofti). Verbreitung ++.
Onchozerkose. Verbreitung ++.
Afrikanische Trypanosomiasis (rhodesiense). Verbreitung ++.

Thailand
Malaria. Zone C. Risiko ++/+++ (meist P. falciparum) ganzjährig in ländlichen Gebieten. Resistenz +++ (Sulfadoxin-Pyrimethamin +/++, an der Grenze zu Kambodscha und Myanmar Mefloquin und Chinin +/++).
Gelbfieber. Z 1.
Filariose (Wuchereria bancrofti und Brugia malayi). Verbreitung +/++.
Lymphogranuloma venereum. Verbreitung ++.
Melioidose. Verbreitung ++, besonders im Nordosten.
Tollwut. Verbreitung ++. Reservoir Hunde.

Togo
Malaria. Zone C. Risiko +++ (meist P. falciparum) ganzjährig im ganzen Land. Resistenz +.
Gelbfieber. Z 2. Impfobligatorium. Endemiezone. Risiko 0/+.
Drakunkulose. Verbreitung ++/+++.
Frambösie. Verbreitung ++.
Onchozerkose. Verbreitung ++.
Schistosomiasis (S. haematobium und S. mansoni). Verbreitung ++.
Afrikanische Trypanosomiasis (gambiense). Verbreitung +/++.

Tonga
Malariafrei.
Gelbfieber. Z 1.
Filariose (Wuchereria bancrofti). Verbreitung ++.

Trinidad und Tobago
Malariafrei.
Gelbfieber. Z 1.

Tschad
Malaria. Zone C. Risiko +++ (meist P. falciparum) ganzjährig im ganzen Land. Resistenz ++.
Gelbfieber. Endemiezone (südliche Hälfte). Risiko 0/+.
Kutane Leishmaniose. Verbreitung ++.
Onchozerkose. Verbreitung ++.
Afrikanische Trypanosomiasis (gambiense). Verbreitung ++.

Tunesien
Malariafrei.
Gelbfieber. Z 1.
Echinokokkose (E. granulosus). Verbreitung ++.
Kutane Leishmaniose (L. major). Verbreitung ++.
Viszerale Leishmaniose. Verbreitung ++, besonders im Norden.

Türkei
Malaria. Zone A. Risiko + (P. vivax) von März bis November in Südostanatolien und Çukurova/Amikova.
Kutane Leishmaniose. Verbreitung ++, besonders im Südosten.
Viszerale Leishmaniose. Verbreitung +/++.
Tollwut. Verbreitung +/++. Reservoir meist Hunde.

Uganda
Malaria. Zone C. Risiko +++ (meist P. falciparum) ganzjährig im ganzen Land. Resistenz ++.
Gelbfieber. Z 1. Endemiezone. Risiko 0/+.
Drakunkulose. Verbreitung ++.
Onchozerkose. Verbreitung ++.
Schistosomiasis (S. haematobium und S. mansoni). Verbreitung +/++.
Afrikanische Trypanosomiasis (gambiense und rhodesiense). Verbreitung ++.

Uruguay
Malariafrei.
Gelbfieber. Z 1.
Amerik. Trypanosomiasis. Verbreitung ++.

Vanuata (Neue Hebriden)
Malaria. Zone C. Risiko +++ (meist P. falciparum) ganzjährig im ganzen Land außer der Insel Futuma. Resistenz +++ (Sulfadoxin-Pyrimethamin ++).

Venezuela
Malaria. Zone C. Risiko ++ (meist P. vivax), besonders in ländlichen Gebieten. P. falciparum in 25–40%. Resistenz ++.
Gelbfieber. Endemiezone. Risiko 0/+.
Kutane Leishmaniose (L. brasiliensis und L. major). Verbreitung ++.
Onchozerkose. Verbreitung ++.
Amerikanische Trypanosomiasis. Verbreitung ++.

Vereinigte Arabische Emirate
Malaria. Zone B. Risiko + (meist P. vivax), besonders in den ländlichen Gebieten der nördlichen Emirate.

Vietnam
Malaria. Zone C. Risiko ++/+++. Im Norden meist P. vivax, im Süden meist P. falciparum. Resistenz +++ (Sulfadoxin-Pyrimethamin ++).
Gelbfieber. Z 1.
Filariose (Wuchereria bancrofti). Verbreitung ++, besonders im Süden (auch Saigon).
Tollwut. Verbreitung ++. Reservoir meist Hunde.

Zaire
Malaria. Zone C. Risiko +++ (meist P. falciparum) ganzjährig im ganzen Land. Resistenz +++.
Gelbfieber. Z 2. Impfobligatorium. Endemiezone. Risiko +.
Loiasis. Verbreitung ++, besonders in tropischen Waldgebieten.
Onchozerkose. Verbreitung ++.
Schistosomiasis (S. haematobium und S. mansoni). Verbreitung +/++.
Afrikanische Trypanosomiasis (gambiense und rhodesiense). Verbreitung ++/+++.

Zentralafrikanische Republik
Malaria. Zone C. Risiko +++ (meist P. falciparum) ganzjährig im ganzen Land. Resistenz +/++.
Gelbfieber. Z 2. Impfobligatorium. Endemiezone. Risiko 0/+.
Drakunkulose. Verbreitung ++, besonders im Nordosten.
Onchozerkose. Verbreitung ++/+++.
Schistosomiasis (S. haematobium und S. mansoni). Verbreitung ++.
Afrikanische Trypanosomiasis (gambiense). Verbreitung +.

Sachverzeichnis

A

Abdomen, akutes, Amöbendysenterie 74
– – Amöbenleberabszeß 81
– – Askariasis 143f
– – Wucheria-bancrofti-Filariose 184
Abdominalschmerzen s. auch Bauchkrämpfe; s. auch Oberbauchschmerzen
– Angiostrongyliasis costaricensis 159
– Askariasis beim Kind 143
– Capillariasis, intestinale 151
– Dipylidiasis beim Kind 164
– Echinokokkose 167
– Enterobiasis 137
– epigastrische 140, 149, 151, 161, 344
– Gnathostomiasis 157
– Mansonellainfektion 190f
– Strongyloidiasis 149
– Täniasis 161
– Toxokariasis 154
– Trichuriasis 140
Abduzensparese, Angiostrongyliasis cantonensis 158
– Meningitis tuberculosa 256
– St.-Louis-Enzephalitis 367
Abfallbeseitigung, Hepatitis A 380
Abklatschpräparat, perianales 137f
Abort, Ebola-Fieber 359
– Gasbrandinfektion 283
– Krim-Kongo-Fieber, hämorrhagisches 351
– Salmonella-typhi-Infektion 203
Absidia 301
Absorptionstest 239
Abstillen 419f, 426
Abszeß, chronischer, Loa loa 188
– Dirofilariose, subkutane 192
– eosinophiler 124
– Fasciola hepatica 124f
– kalter 255
– Myiasis 452
– periproktitischer 220
– steriler, Dracunculus medinensis 193
– Ulcus molle 472
Abszesse, multiple, Malleus 289
– – Melioidosis 290
– subkutane, Phäosporotrichose 306
Acanthamoeba 68, 84f
Acanthamoebainfektion, Amöbenmeningoenzephalitis, primäre 86
– Keratitis 86
Acetylsalicylsäure bei Leprareaktion 273
Acne vulgaris 462
Acridinorange 23
Actinomyces israeli 316
– – Nachweis 316
Actinomycin D bei Kaposi-Sarkom 500
A-C-Y-W-135-Impfstoff 527
– Applikation 527
Addison-Krankheit 311
Adenokarzinom, pulmonales 490
– vesikales 507
Adenolymphozele 176
Adenovireninfektion bei Masern 456
Adernegel 104

Adultwürmerantigen, lösliches, zirkulierendes 113
Aedes 180, 182
– aegypti 333, 343
– africanus 343f
– albopictus 331, 333
– – Denguevirus-Anzüchtung 331
– – Gelbfiebervirus-Anzüchtung 342
– furcifer 344
– niveus 333
– pseudoscutellaris 331, 333
– – Denguevirus-Anzüchtung 331
– – Gelbfiebervirus-Anzüchtung 342
– – Rifttalfiebervirus-Anzüchtung 350
– simpsoni 343f
Aeromonas hydrophila 231
Aeromonas-Enteritis 231
Affen, Gelbfieber 342f
– Kyasanurwald-Krankheit-Übertragung 352
Affenpocken 339, 464
Affenpockeninfektion 327, 339f
– Diagnostik 340
– Epidemiologie 339
– Inkubationszeit 339
Affenpockenvirus 329
Afghanistan 533
Aflatoxin 505
Afrika, AIDS 392f
– Ainhum-Erkrankung 462
– Amöbiasis 69
– Anthrax, intestinaler 286
– Antikörper gegen Schlangengift 437
– Buruli-Ulkus 466
– Chikungunya 336
– Chromomykose 306
– Denguefieber 331
– Drakunkulose 192
– Fièvre boutonneuse 321
– Frambösie 294
– Gelbfieber 342f
– Glucose-6-Phosphat-Dehydrogenase-Mangel 415
– Histoplasmose 313
– Karzinom, hepatozelluläres 505
– Katarakt 478
– Krebs, Geschlechtsverhältnis 490
– Krim-Kongo-Fieber, hämorrhagisches 351
– Kwashiorkor 423
– Lambliasis 87
– Leishmaniose, kutane 39, 49
– – viszerale 39
– Lepra 264
– Loa loa 180, 187
– Lues 475
– – connata 458
– Lymphom, malignes 492f
– Malariarisiko 7
– Malleus 289
– Mansonellainfektion 190f
– Mansonella-streptocerca-Infektion 191
– Myiasis 452
– – nasale 453
– Myzetom 304
– Onchozerkose 171f, 483
– O'nyong-nyong 337

– Paragonimiasis 129
– Pestherde 275f
– Rifttalfieber 348f
– Schistosomiasis 107ff
– Schlangenbiß 437f
– sexuell übertragene Erkrankungen 476
– Sindbis-Fieber 338
– Skorpionstich 445
– Sporotrichose 308
– Syphilis, endemische 293
– Taenia saginata 161
– α-Thalassämie 409f
– β-Thalassämie 408
– Tollwut 371
– Trachom 480
– Treponematose, tropische 292
– Tuberkulose 252f
– Typhus exanthematicus 318
– Ulcus molle 472
– Virusinfektion 327
– Vitamin-A-Mangel 485
– Zervixkarzinom 490
Afrikanische Histoplasmose s. Histoplasmose, afrikanische
Afrikanischer Zeckentyphus s. Fièvre boutonneuse
Agglutination, direkte, Toxoplasmose 96
Agranulozytose, Amodiaquin-bedingte 25
– Sulfadoxin-Pyrimethamin-bedingte 25
Ägypten 533
– Skorpionstich 445
AIDS 2, 392ff, 470, 490
– Acanthamoebainfektion 85
– Burkitt-Lymphom 496
– Candidainfektion 317
– CDC-Definition 399
– Diagnose 399ff
– – Hauptkriterien 400
– – Nebenkriterien 400
– Diarrhö 240
– Entamoeba-histolytica-Infektion 71
– Enteritis-Salmonellen-Infektion 201, 212
– geographische Verbreitung 392f
– immunologische Abnormalitäten 395f
– Impfstoffentwicklung 530
– Infektion, opportunistische 397f
– – – bei Tropenaufenthalt 512
– Inkubationszeit 397
– Inzidenz 392, 394
– beim Kind 399
– – WHO-Definition 399f
– Kokzidiose 98f
– Komplikation, Therapie 398
– – zerebrale 5
– Kryptokokkose 316
– Labordiagnostik 400f
– Lambliasis 89
– Landouzy-Sepsis 256
– Lymphom, malignes 493f
– Malariainfektion 13
– Malariainfektionseinfluß 11
– Mykose, systemische 311
– Pathogenese 394ff
– Patientenberatung 401
– Phykomykose 311

- Pneumozystose 100
- Pneumozystoserezidiv 101
- Schutzimpfungen 401
- Sulfonamid-Nebenwirkung 97
- Therapie 401
- Toxoplasmose 94
- Tropentauglichkeitsbeurteilung 512 f
- Tuberkulose 261 f
- WHO-Definition 399 f

AIDS-related-complex, Tropentauglichkeitsbeurteilung 512 f
Ainhum-Erkrankung 462
Akantholyse 467
Akanthose, Onchodermatitis 175 f
Akne, keloide, der Nackenhaut 461
- Tropentauglichkeitsbeurteilung 511
Aktinomykose 316
- thorakale 316
- zervikofaziale 316
Aktinomyzeten 305
Aktinomyzetom 305
Akutes Abdomen s. Abdomen, akutes
Alaska, Diphyllobothriasis 162
Albendazol bei Askariasis 144
- bei Echinokokkose 169
- bei Enterobiasis 138
- bei Fasziolose 126
- bei Gnathostomiasis 157
- bei Hakenwurmkrankheit 147
- bei intestinaler Capillariasis 152
- bei Strongyloidiasis 150
- bei Trichinose 153
- bei Trichuriasis 140
- bei Zystizerkose 165
Albumin-Globulin-Verhältnis, umgekehrtes 299
Albuminurie, Ebola-Fieber 359
- Gelbfieber 345
- hämorrhagisches Fieber, argentinisches 355
- Kyasanurwald-Krankheit 353
- Lassa-Fieber 354
- Suramin-bedingte 178
Aleppobeule 39
Algerien 533
Alkoholismus, Pneumokokkenmeningitis 243, 249
Allergische Reaktion auf tropische Pflanzen 468
- - Zystenruptur bei Echinokokkose 167
Allgemeinerkrankung, fieberhafte s. Fieberhafte Allgemeinerkrankung
Alopezie, diffuse, bei typhoidem Fieber 203
- hämorrhagisches Fieber, argentinisches 355
Alphaviridae, Enzephalitis 362, 365 f
Alphavirus 327 f, 338
Aluminiumsilicat 185
Alveolitis, allergische 317
Amblyopie 489
Amerika s. auch Lateinamerika; s. auch Mittelamerika; s. auch Südamerika
- Amöbiasis 69
- Denguefieber 331
- Eastern equine encephalitis 365
- Einsiedlerspinnen-Biß 448
- Histoplasmose 311
- Kokzidioidomykose 313
- Pestherde 275
- Rocky Mountain spotted fever 322
- Schlangenbiß 437 f
- St.-Louis-Enzephalitis 366
- Western equine encephalitis 366
Amerikanische Histoplasmose s. Histoplasmose, amerikanische

Amerikanisches Fieber 319
Aminoglykosid, Infektionskontrolle bei Protein-Energie-Malnutrition 424
Aminopenicilline bei Shigellose 222
Amöben, Durchseuchung 69
- - globale 69
- - regionale 69
- Enzymmuster 72
- fakultativ pathogene 68, 84 f
- - - Therapie 85
- freilebende 85 f
- - Meningitis 250
- homosexuelle Männer 71
- nichtpathogene 68, 72, 83 f
- pathogene 68, 72
- Zyklus 71
Amöbenabszeß 81
- der Leber s. Amöbenleberabszeß
Amöbenappendizitis 73
Amöbendysenterie, akute 73 f
- - Diät 85
- - Komplikation 74
- - Therapie 77
- - Schema 78
Amöbengebiete 69 f
Amöbenhepatitis 73
Amöbenkeratitis 86
Amöbenkolitis 69, 71 ff
- Diäteinfluß 85
- Differentialdiagnose 77, 221
- Leitsymptome 74
- Untersuchungsbefund 74
Amöbenkultur 76
Amöbenleberabszeß 69, 73, 79 ff
- Antikörpernachweis 82
- Aspiration 82 f
- - perkutane 82
- Aspiratuntersuchung 82
- Computertomogramm 80
- Diagnostik 81 f
- - bildgebende 81 f
- Differentialdiagnose 80, 82
- Immundiagnostik 82
- Komplikation 80 f
- Labordiagnostik 82
- Leitsymptome 80
- Röntgenbild 82
- Ruptur 80
- Schmerzlokalisation 80
- Sonogramm 81
- Therapie 82 f
- Verlaufskontrolle, sonographische 81
- Vorkommen 79
Amöbenmeningoenzephalitis, primäre 86
Amöbenperikarditis 73, 81
Amöbenperitonitis 73 f, 80 f, 83
Amöbenruhr s. Amöbenkolitis
Amöbenulkus im Kolon 72 f
- - Komplikation 72, 74
- - Perforation 72 f
Amöbiasis 68 ff
- Altersgipfel 69
- Antikörpernachweis 76
- Berufskrankheit 71
- Diagnostik 74 ff
- Diarrhö 3
- Differentialdiagnose 77
- Endoskopie 76
- Epidemie 69
- Epidemiologie 68 ff
- Flüchtlinge 69
- Gemüseanbau 68 f
- Immundiagnostik 76
- kutane 73
- Nahrungsmittelhygiene 79
- Pathogenese 71 f
- Pathologie 72

- Prognose 78
- Prophylaxe 79
- Schwangerschaft 79
- Sonographie 76
- Stuhluntersuchung 75 f
- Therapie 77 ff
- - Schema 78
- Toilettenhygiene 68 f
- Touristen 69, 71
- Trinkwasserhygiene 68 f, 79
- in den Tropen 68 f
- Untersuchungsbefund 74 ff
- Völkerwanderung 69, 71
- Zystenausscheider 69, 72
- - Therapie 78 f
- - - Schema 78
- Zystennachweis im Stuhl 75 f
Amöbom 73
- Symptome 74
- Therapie 77
- - Schema 78
Amodiaquin 25
Amoxicillin bei Shigellose 222
- bei typhoidem Fieber 206
Amphotericin B bei amerikanischer Histoplasmose 312
- bei Chromomykose 307
- Indikation 309
- bei Kokzidioidomykose 313
- bei Leishmaniose 51
- bei nordamerikanischer Blastomykose 316
Ampicillin, Haemophilus-influenzae-Resistenz 250
- bei typhoidem Fieber 206
Amplifierwirt 341
Amyloidosis cutanea 462
Analgetika 73, 239
Analgetika nach Chironex-fleckeri-Berührung 450
- nach Schlangenbiß 441
- nach Skorpionstich 446
Anämie 239, 403 ff
- durch chronische Infektion 407
- Diphyllobothriasis 161 f
- Epidemiologie 403
- Hakenwurmkrankheit 146 f
- hämolytische 4, 407, 409 f
- - akute, Glucose-6-Phosphat-Dehydrogenase-Mangel 416
- - Babesiose 34
- - chronische 405, 408, 412
- - - Glucose-6-Phosphat-Dehydrogenase-Mangel 415 f
- - primaquinsensitive 415 f
- Infektionskrankheit 403, 407
- Klassifikation 403
- Leishmaniose, viszerale 44 f, 407
- Lues connata 458
- malariabedingte 17, 407, 488
- Mangelernährung 403 ff
- megaloblastäre 161 f, 406
- normozytäre 406 f
- Oroya-Fieber 464
- Schistosomiasis 121
- Trichuriasis 138, 140
- Trypanosomiasis, afrikanische 57
Anamnese 1 f
- Tropenrückkehruntersuchung 514 f
- Tropentauglichkeitsuntersuchung 508, 513
Ancylostoma brasiliense 148
- - Eier 155
- - Larven 148, 155 f
- canium 148
- ceylanicum 148
- duodenale 145

Ancylostoma duodenale, Adultwürmer 145f
– – Blutverlust 146
– – Eier 145
– – – Nachweis 147
– – Entwicklungszyklus 145
Anergie, HIV-Infektion 400
– lepraspezifische 266
Angiostrongyliasis cantonensis 157f
– – Antikörper 158
– – Epidemiologie 158
– – Krankheitsbild 158
– – Pathogenese 158
– – Therapie 158
– costaricensis 152, 158f
– eosinophile, abdominale 158f
Angiostrongylus cantonensis 157f, 251
– – Entwicklungszyklus 157f
– – Larve 157f
– costaricensis 158f
Angola 533
Anhidrosis 434f
Anionenaustausch-Zentrifugationsmethode 58
Anisozytose 406ff, 413
Ankylostomiasis s. Hakenwurmkrankheit
Anopheles 7, 11ff, 180, 182, 192
– Bekämpfung 33
– Biologie 12
– Malariaplasmodienübertragung 12f
– Morphologie 11
– O'nyong-nyong-Übertragung 336
– Plasmodienzyklus 10
– Sindbis-Fieber-Übertragung 338
– Verbreitung 11f
– Verhalten 12
Antabuseffekt, Nitroimidazol 79
Anthelminthika 138
Anthrax 286ff, 463
– Diagnostik 287
– Impfung 288
– Infektion, gastrointestinale 286
– – industrielle 286
– – inhalative 286
– – landwirtschaftliche 286
– intestinaler 286f
– kutaner 286f
– Meldepflicht 286, 288
– meningealer 287
– Prophylaxe 288
– pulmonaler 286f
– Therapie 288
– Übertragung 286
Anthropometrie 419, 423
Antibiotika bei Keuchhusteninfektion 457
– bei Trachom 482
Antidiarrhoika 213, 222
Antigen, giardiaspezifisches 90
Antigen-Antikörper-Reaktion bei Lepra 269
Anti-HAV 379f, 524
Anti-HAV-IgG 379f
Anti-HAV-IgM 379f
– Nachweis 380
Anti-HBc 382, 384f
Anti-HBc-IgG 382, 384f
Anti-HBc-IgM 382, 384f
Anti-HBe 382, 384f
Anti-HBs 382, 384, 386
Anti-HBs-Kontrolle 386
Anti-HCV 389
Anti-HD 387
Anti-HD-IgG 387
Anti-HD-IgM 387
Antikoagulation, Impffähigkeit 518

Antikörper, antiepitheliale 467
– hämagglutinationshemmende 329, 361, 364f
– komplementbindende 329, 361, 364f
– monoklonale, Chlamydiennachweis 479
– – Diagnose von hämorrhagischen Fiebern 330
– – Tollwutvirusidentifikation 375f
– neutralisierende 329, 361, 364f, 376
– nicht-virusneutralisierende, infektionsverstärkende 347
– VAT-spezifische 56
Antillen s. Niederländische Antillen
Antimonpräparat, pentavalentes 51
Antimontherapie bei dermalem Post-Kala-Azar-Leishmanoid 45
– bei Leishmaniose 51f
Antimykotika 303, 309
Antitetanus-Immunglobulin, Applikation, intrathekale 460
– bei Tetanus neonatorum 460
Antitollwut-Hyperimmunserum, humanes 377
Antitreponemenantikörper 459
Anulozyten 404f
Anurie, Gelbfieber 344f
– hämorrhagisches Fieber, argentinisches 355
– Lassa-Fieber 354
Apathie 57
Apherese vor Diäthylcarbamazin-Therapie 189
Apnoe, plötzliche, Keuchhusten 457
Appendicitis salmonellosa 211
Appendizitis, akute, imitierte 159
– amöbenbedingte 73
– Askariasis 143
– Enterobiasis 137
– subakute, bei Täniasis 161
– Trichuriasis 140
Äquatorial-Guinea 533
Arabien 540, 542
– Chikungunya 336
– Phlebotomusfieber 334
– Pityriasis versicolor 303
– Trachom 480
Arboviren 325ff
– Antigengemeinschaften 329, 362
– Definition 325
– enzephalitogene 361ff
– – Impfstoffe 365
– Expositionsprophylaxe 365
– Hauptwirte 326
– Nachweis 330
– Verbindungswirte 326
– Vermehrungswirte 326
– Zufallswirte 326
– Zyklus, sylvatischer 326
– – urbaner 326
Arboviren infektion, Enzephalitis 361ff
– Generalisationsphase 361
– inapparente 329
– Primäraffekt 361
– transdermale 464
Arbovirose 325ff
– Antikörpernachweis 329f
– Definition 325
– Diagnostik 329f
– Differentialdiagnostik 330
– Epidemiologie 325ff
– Erregernachweis 330
– Infektkette 325f
– Inkubationszeit 329
– Kankheitsbild 329
– Pathogenese 329
– Prophylaxe 331

– Serologie 329f
– Therapie 330f
– Verlauf, biphasischer 329
Arenaviridae 327, 356
Arenavirus 353
Argentinien 533
– hämorrhagisches Fieber, argentinisches 355
Argentinisches hämorrhagisches Fieber s. Hämorrhagisches Fieber, argentinisches
Arizona, Kokzidioidomykose 313
Arteria femoralis, Arrosion, karzinombedingte 503
Arteriitis, abdominale 159
– Typhus exanthematicus 319
Arthralgie s. Gelenkschmerzen
Arthritis bei Campylobacter-jejuni-Infektion 231
– bei Shigellose 218
– Typ-2-Leprareaktion 269
Arthropod-borne-Viren s. Arboviren
Arthropoden, Arbovirenübertragung 325
– Mikrofilarienübertragung 180, 182, 186f, 190f
– Rickettsienübertragung 318ff
Arthus-Phänomen bei Lepra 269
Ascarididae 154
Ascaris lumbricoides 141ff
– – Adultwürmer 136, 141f
– – – erbrochene 143
– – – Gallenwegsinvasion 143
– – – – Behandlung 144
– – – Nachweis 143
– – Eier 141f
– – – Nachweis 143
– – Entwicklungszyklus 141
– – Gewebewanderung 141f
– suum 141
Ascaris-lumbricoides-Antigen, Antikörperbildung 142
Asien, AIDS 392
– Angiostrongyliasis cantonensis 158
– Brugiafilariose 180, 183, 186
– Chikungunya 336
– Clonorchiasis 126
– Denguefieber 331
– Enzephalitis, japanische 367
– Fasziolopsiasis 132
– Heterophyiasis 133
– Katarakt 478
– Lambliasis 87
– Lepra 264
– Lues 475
– Malariaerreger 7
– Malleus 289
– Melioidosis 290
– Myiasis, nasale 453
– Opisthorchiasis 126
– Paragonimiasis 129
– Pestherde 275f
– Rhinosporidiose 310
– Schistosomiasis 107f
– Schlangenbiß 438
– Skorpionstich 445
– Trachom 480
– Trematodeninfektion, intestinale 132
– Treponematose, tropische 292
– Tuberkulose 252f
– typhoides Fieber 198
– Ulcus molle 472
– Virusinfektion 327
– Vitamin-A-Mangel 485
Askariasis 141ff
– Befallstärke 142
– Diagnostik 143f
– Differentialdiagnostik 144

Sachverzeichnis

- Epidemiologie 142
- geographische Verbreitung 142
- Immunantwort 142 f
- Immunologie 142
- Ikterus 4, 143
- Infektion 141 f
- intestinale 143
- Krankheitsbild 143
- Massenbehandlung 144
- Obstruktion, intestinale 143
- – – Behandlung 144
- Pathogenese 142
- Präpatenzzeit 141
- Prognose 144
- Prophylaxe 144
- pulmonale 143
- Stuhluntersuchung 143
- Therapie 144
- Übertragungsfaktoren 142

Aspergillom 317
Aspergillose 301, 316 f
- Erregereintrittspforte 317
- nosokomiale 317
Aspergillus 301
- favus 317
- fumigatus 317
- nidulans 317
- niger 317
Aspergillus-Infektion, allergische Reaktion 317
Aspirationspneumonie 506
Asthma bronchiale 317
- – Tropentauglichkeitsbeurteilung 510
Aszites, Leishmaniose, viszerale 45
- Schistosomiasis 119
- – hepatolienale 117
Ataxie nach japanischer Enzephalitis 367
- Trypanosomiasis, afrikanische 57
Atemwegserkrankung, Tropentauglichkeitsbeurteilung 510
Äthiopien 533
Atmungsstillstand bei Tollwut 374
Atmungsstörung, Kobrabiß 440
Atrax 447 f
Atrax-Immunserum 448
Atropin nach Skorpionstich 446
Auge, Chlamdienerkrankung 479 ff
- Onchocerca-volvulus-Befall 176
Augendurchblutungsstörung, Tropentauglichkeitsbeurteilung 512
Augenerkrankung 477 ff
- parasitäre 489
- Tropentauglichkeitsbeurteilung 512
- UV-Licht-induzierte 487 f
Augenlidödem, Romaña-Syndrom 64
Augenlinse s. Linse
Augenmuskeln, Trichinenbefall 153
Augennerven, Lepra 267
Augentrauma 488
Ausscheidungsbakteriurie, Enteritis-Salmonellen 212
Austauschtransfusion bei Babesiose 35
- bei Sichelzell-Infarktkrise 414
Australien 533
- Atrax-Biß 448
- Chromomykose 306
- Donovanosis 298
- Einsiedlerspinnen-Biß 448
- Melioidosis 290
- Murray-Valley-Enzephalitis 367
- Ross-River-Virus-Infektion 338
- Schlangenbiß 438
- Sindbis-Fieber 338
- Sporotrichose 308
- Tintenfischbiß 450
- Trachom 480
Autoimmunerkrankung 467

Autoimmunreaktion, Chagas-Kardiomyopathie 65
Autoinfektion, Helminthiase 135
Autosplenektomie 412 f
Azidothymidin 401
- Nebenwirkungen 401

B

Babchi 468
Babesia bovis 34 f
- divergens 34 f
- microti 35 f
Babesiose 34 ff
- bovine 34 f
- Diagnostik 34 ff
- Prophylaxe 35 f
- Therapie 35 f
Bacille-Calmette-Guérin-Impfstoff s. BCG-Impfstoff
Bacillus anthracis 286 f, 463
- – Anfärbung 287
- – Nachweis 287
- – Übertragung 286
- – Virulenz 286
Bagdadbeule 39
Bahamas 533
Bahrain 533
Bakteriämie, akzidentelle, bei enteritischer Salmonellose 201, 211
- Bacillus anthracis 287
- Clostridium perfringens 283
- episodische, Meningokokken 246
- Shigellen 218 f
Bakterienruhr s. Shigellose
Balantidiasis 3
Balantidienruhr, Differentialdiagnose 221
Bandwürmer s. Zestoden
Bangladesh 534
Barbados 534
Barrier nursing 341, 352, 355, 359
Bartonella bacilliformis 463 f
Bartonellose 48, 463 ff
Barychelidae 447 f
Basaliom 462, 500
- Augenlid 487
Basalzellkarzinom 488
Basidiobolus 310
Bauchkrämpfe s. auch Abdominalschmerzen
- Cholera 225
- ETEC-Enteritis 230
- Hymenolepiasis 163
- Reisediarrhö 232
- Shigellose 218
Bauchmuskulaturrigidität beim Neugeborenen 460
Bauchschmerzen s. Abdominalschmerzen
Baumgartner-Classen-Saugbiopsiesonde 239
Baylisascaris procyonis 154
BCG-Impfstoff 530
- Applikation 518, 530
BCG-Impfung 260, 530
- Buruli-Ulkus-Prophylaxe 466
- bei HIV-Infektion 262
- bei Interkontinentalreise 518
- Kontraindikation 512
- Lepraprophylaxe 273
- Nebenwirkung 530
- bei Protein-Energie-Malnutrition 424
- Schutzwirkung 518, 530
- – gegen Lepra 530
BCG-Mycobacterium-leprae-Vakzine 273
Behçet-Krankheit 462

Bejel s. Syphilis, endemische
Belize 534
Benin 534
Benzathin-Penicillin G bei Framboesie 295
- bei Lues connata 459
- bei Syphilis 476
B-Enzephalitis, japanische s. Enzephalitis, japanische
Benzimidazolcarbamat 126, 135
- bei Askariasis 144
- bei Drakunkulose 194
- bei Hakenwurmkrankheit 147
- bei intestinaler Capillariasis 152
- bei Trichuriasis 140
Benznidazol 66 f
Benzylpenicillin s. Penicillin G
Benzylpyrimidinsulfonamide bei Shigellose 222
Bephenium bei Hakenwurmkrankheit 147
Berberin 227
Berufskrankheit, Amöbiasis 71
Beschneidung 501, 504
Beulenpest 275, 277, 463
Bevölkerungsbehandlung, selektive, bei Schistosomiasis 123
Bewußtlosigkeit, Sonnenstich 435
Bewußtseinsstörung 5
- Malaria 5, 16 f
- Malaria-Differentialdiagnostik 24
- Typhus abdominalis 5
Bhutan 534
Bilharziom 116, 118
Bilharziose s. Schistosomiasis
Billroth-II-Operation, Lambliasis 88
Bindegewebeknoten, subkutaner, Onchozerkose 172 f
Bindehauthypertrophie, papilläre 480
- – tarsale 489
Bindehautvernarbung 480 f
Bindehautxerose 480, 486
Biomphalaria 110 f
- glabrata 111
Biopsat, Quetschpräparat 120
Biotoxin, marines 452
Bisamratten, Übertragung des hämorrhagischen Omsk-Fiebers 353
Biskrabeule 39
Bithynia leachi 127
Bitôt-Fleck 486
Blasenbilharziose s. Schistosomiasis, urogenitale
Blasenkarzinom 114, 116, 123, 507
Blasenschleimhautbiopsie, Schistosomiasis 120 f
Blasenschleimhautveränderung, Schistosomiasis 114 f
Blasse Witwe 447
Blastocystis hominis 84 f
Blastomyces brasiliensis 315
- – Nachweis 315
- dermatitidis 301 f, 315
Blastomykose, europäische s. Kryptokokkose
- nordamerikanische 301 f, 315 f
- – Therapie 316
- – primär kutane schankriforme 315
- – – verruköse 315
- – viszerale 315
- südamerikanische s. Parakokzidioidomykose
- Typ Jorge-Lobo s. Lobomykose
Blennorrhö 470
Blick, klinischer 5
Blindheit (s. auch Erblindung) 477 ff
- Epidemiologie 477 f

Blindheit, Ursachen 477
Bluestain disease s. Pinta
Blut, okkultes, im Stuhl 147
– im Stuhl 3
– – bei Diarrhö und Fieber 3
– – EAEC-Infektion 231
– – EIEC-Infektion 231
– – Shigellose 216, 218, 220f
Blutausstrich, Babesiose 35f
– Malariadiagnostik 21f
– Malariaparasitenzahl 22
– Trypanosoma cruzi 62
– Trypanosomen 54f
Blutbild, buntes 364
Blutbildung, extramedulläre 458
Bluteosinophilie s. auch Eosinophilie
– Angiostrongyliasis cantonensis 158
– – costaricensis 159
– Askariasis 143f
– Capillariasis, hepatische 152
– Clonorchiasis, akute 127
– Fasziolopsiasis 132
– Fasziolose, akute 125
– mit Fieber, Differentialdiagnose 121
– Hakenwurmkrankheit 146
– Katayama-Syndrom 112, 121
– Loa-loa-Filariose 189
– Mansonellainfektion 190f
– Nematodeninfektion, intestinales 135
– Opisthorchiasis, akute 127
– Paragonimiasis 130f
– Strongyloidiasis 150
– Toxokariasis 154
– Trichinose 153
Blutgerinnungsstörung, hämorrhagisches Fieber, argentinisches 355
– Hitzschlag 435
– schlangengiftinduzierte 440
Blutmikrofilarien 180ff
– Scheide 181f
– Tagesperiodik 180ff, 186f, 189
Blutmikrophilarien, Übertragung 180, 182, 186f, 190f
Blutprodukt, HIV-Infektion 392
Bluttransfusion, Babesia-microti-Übertragung 36
– bei Eisenmangelanämie 405
– bei hakenwurmbedingter Anämie 147
– Hepatitis-B-Infektion 381f
– Hepatitis-C-Infektion 389
– HIV-Übertragung 392, 399
– – Prophylaxe 402
– Leishmanioseübertragung 38
– Malariaübertragung 12f, 20
– bei Protein-Energie-Malnutrition 425
– bei Sichelzellkrise 414
– bei β-Thalassämie 408f
– Trypanosoma-cruzi-Übertragung 62
Bluttropfen-ELISA, Tollwut 376
Blutung, intestinale, hämorrhagisches Fieber, bolivianisches 356
– – – mit renalen Syndrom 357
– – Rifttalfieber, hämorrhagisches 350
– intraokuläre, Zystizerkose, okuläre 165
– petechiale s. Petechien
– subkonjunktivale, Gnathostomiasis 157
– – Trichinose 153
– zerebrale, Denguefieber, hämorrhagisches 347
– – hämorrhagisches Fieber mit renalem Syndrom 357
Blutverlust, chronischer, Anämie 404
– Hakenwurmkrankheit 146
B-Lymphozyten-Aktivierung bei HIV-Infektion 396

Bolivianisches hämorrhagisches Fieber s. Hämorrhagisches Fieber, bolivianisches
Bolivien 534
– hämorrhagisches Fieber, bolivianisches 356
Borborygmi 239
Borderline-borderline-Lepra 264f, 268
Borderline-Lepra 264ff, 268
– Exazerbation 269
– Histopathologie 266
– Klinik 268
Borrelia recurrentis 464
– vincenti 466
Bothriuridae 445
Botryomykose 316
Botswana 534
Bradykardie, Denguefieber 333
– Kyasanurwald-Krankheit 353
– relative, Gelbfieber 344
– typhoides Fieber 203f
Bradyzoiten 93f
Brandbeule s. Anthrax
Brasilien 534
– Lobomykose 309
– Oropouche-Virus-Infektion 335
– Pemphigus brasiliensis 467
– Tinea imbricata 303
Brauenhaarverlust, temporal beginnender 485
Braune Witwe 447
Breakbone fever s. Denguefieber
Brechdurchfall, Kokzidiose 98
Brennesselgewächs 468
Brill-Zinsser-Krankheit 318f
Bronchiallavage, Pneumozystosediagnostik 101
Bronchialspasmen, Askariasis 142
– Toxokariasis 154
Bronchialtuberkulose 255
Bronchiolitis bei Masern 456
Bronchopneumonie bei Keuchhusten 457
– bei Masern 456
Bronchuskarzinom 490
Brucellose, Fieber 3
Brudzinski-Zeichen 243, 363
Brugia 4
– malayi 180f, 186
– – Adulte 186
– – Mikrofilarienübertragung 180, 186
– timori 180f, 186
– – Adulte 186
– – Mikrofilarienübertragung 180, 186
Brugiafilariose 186
– chronische Läsion 186
– Frühmanifestation 186
– geographische Verbreitung 180, 183, 186
Brunei 534
Brunnenkresse, Fasciola-hepatica-Infektion 124
– Fasciolopsis-buski-Infektion 132
Bubo 277f
– Punktion 278
– schankröse 472
Bubonen 4
– Lymphogranuloma venereum 473
– nichtvenerische 474
Bubonenpest s. Beulenpest
Budd-Chiari-Syndrom bei alveolärer Echinokokkose 169
Bulbusperforation 488
Bulinus 110f
Bungarotoxin 439
Bunyaviridae 327f, 335, 348, 351, 357
– Antikörpernachweis 365
Bunyavirus 327f

– Enzephalitis 362, 369
Burkina Faso 534
Burkitt-Lymphom 4, 488, 492ff, 496f
– abdominales 496f
– AIDS-assoziiertes 493f, 496
– Ätiologie 496
– Diagnostik 497
– Differentialdiagnostik 497
– endemisches 496
– Epidemiologie 496
– Malariadurchseuchung 496
– nichtendemisches 496
– Pathogenese 494, 496f
– Stadieneinteilung 497
– Symptome 497
– Therapie 497
– zytologischer Ausstrich 496
Burma 534
Bürstensaumenzyme, verminderte 88
Bürstenschädel 408f
Buruli-Ulkus 461, 465ff
Burundi 534
Bush yaws 47
Busse-Buschke-Krankheit s. Kryptokokkose
Buthidae 445f
– Kennzeichen 446
B-Zellen-Lymphom 492f
B-Zell-Stimulation, polyklonale, Leishmaniose 43f
– VAT-bedingte 56

C

Cabot-Ringe 406
Calabar-Schwellung 188
– Differentialdiagnose 189
California-Enzephalitis 328, 362, 369
– enzephalitische 369
– meningitische 369
Calymmatobacterium granulomatis 298
Campylobacter cinaedi 231
– coli 231
– fenelliae 231
– fetus 231
– jejuni 231
– – Übertragung 231
– laridis 231
– pylori 231
Campylobacter-Enteritis 231
Campylobacter-Infektion 3, 231
Campylobacter-like organisms 231
Cancrum oris 466
Candida 301, 317
Candidainfektion, orale, bei Masern 456
Candida-Ösophagitis 397
– Therapie 398
Capillaria hepatica 152
– philippinensis 151
Capillariainfektion 3, 151f
Capillariasis, hepatische 152
– intestinale 151f
– – Autoinfektion, endogene 151
Carate s. Pinta
Carbunculo s. Anthrax
Carcinoma in situ, Penis 504
Cardagglutination test, Trypanosomiasis, afrikanische 58
Cardiolipin-Mikroflockungstest, Lues 475
– – connata 459
Carrion-Krankheit 463
Cashewnußbaum 468
Castor-Ölbaum 468
Cataracta s. auch Katarakt
– complicata 483, 485

CATT s. Cardagglutination test
CD4+-Lymphozyten s. T4-Helferzellen
Cefotaxim bei Meningokokkenmeningitis 247
Centruroides 445
Cephalosporin bei Melioidosis 291
Cephalosporium 301
Cercospora apii 310
Cercosporamykose 310
Chactidae 446
Chaerilidae 446
Chagas-Kardiomyopathie 64 f
Chagas-Krankheit 50, 62 ff
– akute 63 ff
– – Letalität 65
– chronische 64 ff
– – EKG-Veränderung 65
– – Megaorgane 66
– – Prognose 66
– Diagnostik 66
– Epidemiologie 62 f
– Erreger 62
– Gehirnbeteiligung 63 f
– Impfstoffentwicklung 530
– konnatale 66
– Parasitennachweis 64, 66
– Pathogenese 63
– Pathologie 63 f
– Prophylaxe 67
– Romaña-Syndrom 64
– Serologie 66
– Therapie 66 f
– Übertragung 62 f
Chagom 64
Charbon s. Anthrax
Charcot-Leyden-Kristalle im Stuhl 72
Cheilitis actinica 462
Chemotaxis, Dermatose 461
Chikungunya 328, 336
– Epidemiologie 336
– mit hämorrhagischem Denguefieber 336
– Krankheitsbild 336
Chikungunyavirus 328, 336
– Übertragung 336
Chile 534
Chilomastix mesnili 91
China 534
– Behçet-Krankheit 462
– Gnathostomiasis 157
– Malleus 289
– Nasopharynxkarzinom 506
– Phlebotomusfieber 334
– Typhus exanthematicus 318
Chinidin 24
Chinin 24, 28 f
– beim Kind 29
– Malariaplasmodienresistenz 28
– Nebenwirkung 29
– – toxische 24
– Wirkungsmechanismus 24
Chininhydrochlorid 24
Chininsulfat 24
Chiracanthium 447 f
Chironex fleckeri 449 f
Chlamydia trachomatis 473, 501
– – Augenerkrankungen 479 ff
– – Züchtung 474
Chlamydien 463
– Nachweis 479
Chlamydieninfektion, neonatale, Therapie 482
– Urethritis 471
Chloramphenicol bei Bartonellose 465
– Infektionskontrolle bei Protein-Energie-Malnutrition 424
– bei Keuchhusteninfektion 457

– bei Melioidosis 291
– bei Meningokokkenmeningitis 247
– bei paratyphoidem Fieber 205
– bei Pest 279
– bei Pneumokokkenmeningitis 250
– bei typhoidem Fieber 205
– bei Typhus exanthematicus 320
Chlorom 495
Chloroquin 24 f, 28 ff, 524
– bei Amöbenabszeß 83
– bei Amöbiasis 77
– bei Lambliasis 90
– Malariaplasmodienresistenz 24, 26 ff
– prophylaktischer Einsatz 30 ff
– Toxizität 24
– Wirkung bei Tollwutimpfung 529
– Wirkungsmechanismus 25
Chloroquin-Retinopathie 25, 488
Chlorpromazin 227
– bei Hitzschlag 435
Cholangitis, Askariasis 143
– bakterielle, rezidivierende 88
– Fasziolose 124 f
Cholelithiasis 124, 127
Cholera 3, 224 ff
– Antibiotikatherapie 227
– B-Subunit-Impfstoff 521
– Diagnostik 226
– Differentialdiagnostik 226
– Elektrolytersatz 226 f
– Elektrolytgehalt des Stuhls 225
– Epidemiologie 224
– Erreger 224
– Flüssigkeitsersatz 226 f
– Impfstoff 521 f
– – Applikation 518, 522
– – Interaktion 522
– – Impfung 227 f, 521 f, 524
– – Indikation 522
– – vor Interkontinentalreise 518
– – Kontraindikation 522
– – Nebenwirkungen 522
– – Schutzwirkung 518, 522
– – Inkubationszeit 225
– beim Kind 226
– Komplikation 225
– Krankheitsbild 225 f
– Laborparameter 226
– Letalität 225
– nostras 210
– Pandemie 224
– Pathogenese 224 f
– Prophylaxe 227 f
– Risikopatient 227
– Therapie 226 f
– Verbreitung 224
Choleraendemiegebiet, Diarrhö, bakterielle 224 f
Cholera-Lebendvakzine, orale 228
Choleratoxin 224 f
Choleravakzine, orale, inaktivierte 228
Cholestase, intermittierende 127
Cholezystitis, bakterielle, rezidivierende 88
– Fasziolose 124
– bei typhoidem Fieber 204, 207
Cholinesterasehemmer nach Kobrabiß 445
Chorioretinitis, Onchozerkose 483
– Toxoplasmose 94
– Tropentauglichkeitsbeurteilung 512
– Zystizerkose, okuläre 165
Chrommangel 420
Chromoblastomykose s. Chromomykose
Chromomykose 301 f, 306 f, 467
– Diagnostik 306 f
– Histologie 306

– Therapie 307
Chromosomenmykose 306
Chrysomysia bezziani 453
Chrysops 180, 187
Chrysosporiose 301
Chrysosporium 301
Chylozele 185
Chylurie, Wuchereria-bancrofti-Filariose 185
Ciguatoxin 452
Ciprofloxacin bei Shigellose 222
– bei typhoidem Fieber 206
Cladosporium 306
– bantianum 302
– trichoides 301, 306
– werneckii 301
Clindamycin 97
CLO s. Campylobacter-like organisms
Clofazimin bei Lepra 272
– Nebenwirkung 272
Clonorchiasis 126 ff
– akute 127
– Antikörpernachweis 128
– chronische 127
– Diagnostik 127 f
– Differentialdiagnostik 128
– Komplikation 127
– Pathogenese 127
– Pathologie 127
– Prognose 128
– Prophylaxe 128
– Stuhluntersuchung 128
– Therapie 128
– Übertragungsfaktoren 126 f
– Verbreitung, geographische 126
– Verbreitungsfaktoren 126 f
Clonorchis sinensis 126 ff, 505
– – Adulte 126
– – Eiernachweis 127 f
– – Reservoir 126
– – Zwischenwirt 126 f
Clostridium novyi 283
– oedematiens 283
– perfringens 283 f
– – Kultur 284
– – Serotypen 283
– tetani 280, 463
Clostridium-difficile-Enteritis 231
Clostridium-perfringens-Enteritis 231
CMT s. Cardiolipin-Mikroflockungstest
Coccidioides immitis 301 f, 313
– – Nachweis 313
Coccidioidin-Hauttest 313
Cocktail, lytischer, bei Hitzschlag 435
Colorado tick fever 328, 362, 369
– – – Laborbefund 364
Coloradozeckenfieber s. Colorado tick fever
Computerprogramm 5 f
Condyloma acuminatum bei HIV-Infektion 397
Condylomata lata 458
– – Syphilis, endemische 293
Coniodobolus coronatus 310
Cor pulmonale, Schistosomiasis 117, 119
Coracidium 162
Cordylobia anthropophaga 452
Corticosteroide bei Enzephalitis 365
– bei Gnathostomiasis 157
– bei Leprareaktion 273
– bei paratyphoidem Fieber 206
– bei Toxokariasis 155
– bei Trichinose 153
– bei Tuberkulose 260
– bei typhoidem Fieber 205 f
Corynebacterium diphtheriae, Ulkusinfektion 466

Costa rica 534
Cotrimoxazol bei Aktinomyzetom 306
– bei Melioidosis 291
– bei Shigellose 222f
– bei typhoidem Fieber 206
– bei Ulcus molle 472
Councilman-Körperchen 344
Coxiella burneti 319, 324
Coxsackieviren-Meningitis 251
Creeping granuloma 310
Cryptococcus neoformans 316
Cryptococcus-neoformans-Meningitis bei HIV-Infektion 398
Cryptosporidium 98
Cryptosporidium-Oozyste 98
CSA s. Adultwürmerantigen, lösliches, zirkulierendes
Culex, Malariaübertragung 11f
– Rifttalfieberübertragung 349
– Sindbis-Fieber-Übertragung 338
– West-Nile-Fieber-Übertragung 335
– Zwischenwirt bei Filariose 180, 182, 192
Culicoides 180, 190f
– paraensis 335
Cumarineffektverstärkung, Nitroimidazol 79
Cyclops, Diphyllobothrium-latum-Larve 162
– Gnathostoma-spinigerum-Larve 156
Cyclopskrebse 193
Cysticercus 160, 165, 251
Cysticercuszyste, intraokuläre 489
– subkonjunktivale 489
Cytokine 347, 396, 463
– Eigranulombildung 112f
– Meningitis 247
Cytolysin 439

D

Dacarbazin bei Kaposi-Sarkom 500
Daktylitis, Frambösie 294
– Sichelzellanämie 412
– Typ-2-Leprareaktion 269
Dapson 271
– bei Lepra 271f
– bei Myzetom 306
– Nebenwirkung 271
Darmbilharziose s. Schistosomiasis, intestinale
Darmblutung, paratyphoides Fieber 200
– typhoides Fieber 200, 204
Darmbrand 284f
– Diagnostik 285
– Letalität 285
– Prophylaxe 285
Darmegel 103
– großer s. Fasciolopsis buski
Darmentzündung s. auch Enteritis; s. auch Kolitis
– Echinostomiasis 134
– Fasziolopsiasis 132
– Heterophyiasis 133
Darmperforation, Enteritis necroticans 285
– paratyphoides Fieber 200
– typhoides Fieber 200, 204
Darmschleimhautbiopsie, Schistosomiasis 120f
Darmschleimhautulzeration, Leishmaniose 43
Darmulzeration, Strongyloidiasis 149
Darmwandverdickung, fibrotische 116
Dasselfliege 452f
DDC s. Dideoxycytidine

DDI s. Dideoxyinosine
DDS s. Dapson
Defäkation im Freien, Hakenwurmübertragung 146
Defektsyndrom, postenzephalitisches 366ff
Dehlibeule 39
Dehydratation, Rehydratationslösung, orale, der WHO 226f
Dehydroemetin 77
Dementia paralytica 459
Demenz, AIDS 399
Denguefieber 331ff, 464
– Bekämpfung 334
– Diagnostik 333
– Differentialdiagnostik 333
– Epidemiologie 331
– Erregernachweis 333
– geographische Verteilung 331f
– hämorrhagisches 341, 346ff
– – Antikörper 347
– – – maternale 347
– – mit Chikungunya 336
– – Diagnostik 348
– – Differentialdiagnostik 348
– – Epidemiologie 346f
– – Hämatokritbestimmung 348
– – Pathogenese 347
– – Risikogruppen 347
– – Therapie 348
– – WHO-Einteilung 347
– – Zweitinfektion 347
– Immunität 333
– Impfstoffentwicklung 530
– Infektkette 326
– Inkubationszeit 333
– Lebendimpfstoff 334
– letales 333
– Massenerkrankung, explosionsartige 331
– Prophylaxe 333f
– Serologie 333
– Therapie 333f
– Übertragung 333
– urbanes 333
– Vektorenbekämpfung 334
Denguefieberartiges Syndrom 329
Dengueschocksyndrom 346f
Denguevirus 328, 331
– Moskitoinokulation 331
– Nachweis 333
– Übertragung 333
Depigmentation, Hakenwurmkrankheit 147
– Onchodermatitis 174
– Pinta 296
Depression, larvierte, Tropentauglichkeitsbeurteilung 513
Dermacentor 353
Dermatitis, generalisierte, AIDS 400
– Onchozerkose s. Onchodermatitis
– papulosa nigra 461
– periorale 468
– durch Pflanzenkontakt 468
– Protothekose 310
– seborrhoische, bei HIV-Infektion 397
– verrucosa, brasilianische s. Chromomykose
Dermatobia hominis 452f
Dermatofibrosarcoma protuberans 498
Dermatomykose s. Mykose, oberflächliche
Dermatophyten 301
Dermatose 461ff
– Ätiologie 461
– auf dunkler Haut 461f
– Kwashiorkor 423

– Ulzeration 466f
Desferrioxamin 410
Deszemetozele 486
Diabetes insipidus bei Tollwut 374
– mellitus, Tropentauglichkeitsbeurteilung 510
Diademseeigel 450
Dialysepatienten, HCV-Durchseuchung 390
Diamantklapperschlange 438
4,4-Diaminodiphenylsulfon s. Dapson
Diaphysitis 458
Diarrhö 3f
– AIDS 240, 400
– akute 3
– – mit Blut im Stuhl 3
– – mit Fieber 3
– – – und Blut im Stuhl 3
– Amöbiasis 72ff
– Anamnese nach Tropenaufenthalt 515
– Anthrax, intestinaler 287
– bakterielle, in Choleraendemiegebieten 224f
– – Epidemiologie 229
– – Erreger 229f
– Blastocystis-hominis-Infektion 85
– blutige 285
– blutig-schleimige, Amöbiasis 74
– – EAEC-Enteritis 231
– – EIEC-Enteritis 231
– – Shigellose 216ff, 220f
– Campylobacter-Enteritis 231
– Campylobacter-jejuni-Infektion 231
– Capillariasis, intestinale 151
– Cholera 224f
– Choleratyp 3
– chronische 3f
– – AIDS 400
– – Ursachen 122
– Darmbrand 284f
– Definition 229
– Dickdarmflagellaten, kommensale 91
– EAEC-Enteritis 231
– Ebola-Fieber 359
– EIEC-Enteritis 231
– Enteropathie, tropische 238f
– EPEC-Enteritis 230
– Escherichia-coli-Enteritis 229ff
– Fasziolopsiasis 132
– Heterophyiasis 133
– HIV-Infektion 397
– Infektion, parasitäre 3
– Katayama-Syndrom 118
– Kokzidiose 98f
– Lambliasis 87ff
– Malaria tropica 18
– Marburg-Virus-Krankheit 360
– bei Masern 456
– persistierende 229
– bei Protein-Energie-Malnutrition 425
– Shigellose 216ff, 220f
– Strongyloidiasis, intestinale, chronische 149
– Trichinose 153
– Trichuriasis 138, 140
– wäßrige 217f, 285
– – Cholera 224f
– – EPEC-Enteritis 230
Diathese, hämorrhagische s. Hämorrhagische Diathese
Diäthylcarbamazin 178, 483f
– bei Brugiafilariose 186
– Corticosteroidschutz 178, 186, 189
– bei Loa-loa-Filariose 189
– bei Mansonella-perstans-Infektion 190
– bei Mansonella-streptocerca-Infektion 191

Sachverzeichnis

– Massenprophylaxe 186
– Mazotti-Reaktion 174f, 177f
– Mazotti-Test 177
– Nebenwirkungen 178, 186
– bei Onchozerkose 172, 178, 484
– – dermatohistologische Veränderung 175
– bei Toxokariasis 155
– bei Wucheria-bancrofti-Filariose 186
– – Provokationstest 185
Diazepam bei Tetanus neonatorum 460
Dickdarmentzündung, granulomatöse, chronische 116
Dickdarmflagellaten, kommensale 91
Dickdarmkarzinom 490
Dickdarmperforation bei Shigellose 220
Dicker Tropfen, Durchführung 20
– – Hämatoxylinfärbung 181
– – Malariadiagnostik 20
– – Mikrofilariennachweis 181
– – Trypanosoma-cruzi-Nachweis 64, 66
Dideoxycytidine 401
Dideoxyinosine 401
Dientamoeba fragilis 137
Differentialdiagnostik 1
Difluoromethylornithin 59
Diloxanide furoate 77f
– – Dosierung 78
– – bei Schleimhautamöben 85
17D-Impfstoff 346
Dipetalonema streptocerca, Mikrofilarienmerkmale 177
Dipetalonema-streptocerca-Infektion 178
Diphtherie 457, 466
– Impfstoff 523
– – Applikation 518, 523
– Impfung 523
– – Indikation 523
– – vor Interkontinentalreise 518
Diphtherietoxoid 523
– Applikation 518, 523
Diphyllobothriasis 161ff
– Diagnose 162
– Epidemiologie 162
– Krankheitsbild 162
– Prognose 163
– Therapie 162
Diphyllobothrium latum 161f
– – Entwicklungszyklus 161f
Diplocentridae 445
Dipylidiasis 164
Dipylidium caninum 164
Dirofilaria immitis 178, 180, 192
– repens 192
– tenuis 192
– viteae 178, 354
Dirofilarieninfektion 192, 467
Dirofilariose 192
– pulmonale 192
– subkutane 192
Diurese, hämorrhagisches Fieber mit renalem Syndrom 357
Divertikulose, Enteritis-Salmonellen-Infektion 211
DNA-Filterhybridisierung, Hepatitis-B-Diagnostik 385
Dominica 534
Dominikanische Republik 535
Donovania granulomatis 298
Donovanosis 298f
– Diagnostik 299
– Differentialdiagnostik 299, 474
– Epidemiologie 298, 476
– extragenitale Läsionen 299
– Folgezustände 299
– Sekundärinfektion 299
– Therapie 299

Doxycyclin bei Lymphogranuloma venereum 475
– bei Syphilis 476
DPKL s. Post-Kala-Azar-Leishmanoid, dermales
Drachenfische 451
Dracunculus medinensis 192ff, 467
– – Entfernung 194
– – Erstlarven 193
– – Reproduktionszyklus 192f
Drakunkulose 192ff, 467
– Prophylaxe 194
– Therapie 194
– Übertragung 192f
Dreifachzentrifugation 66
Dreitagefieber s. Phlebotomusfieber
Drogenabhängige, HCV-Durchseuchung 390
Drogengebrauch, intravenöser, Hepatitis-B-Infektion 384
– – Hepatitis-D-Infektion 387
– – HIV-Übertragung, Prophylaxe 402
Druck, intraokularer, erhöhter 487
Druse 305f, 316
Dschibuti 535
Dschungelfieber 343
Dunkelfeldmikroskopie, Treponema-pallidum-Nachweis 475
Dünndarmbiopsie bei tropischer Enteropathie 239
Dünndarmileus, Askariasis 142f
Dünndarmkolonisation 421
Dünndarmschleimhautentzündung, unspezifische, chronische 236f
Dünndarmveränderung, Lambliasis 88
Dupuytren-Krankheit 498
Durand-Nicolas-Favre-Krankheit s. Lymphogranuloma venereum
Durchblutungsstörung, okuläre, Tropentauglichkeitsbeurteilung 512
Durchfall s. Diarrhö
Durchwanderungsperitonitis bei enteritischer Salmonellose 211
Duvenhage 371
D-Xylose-Belastung, orale 239
Dysenterie, Aeromonas-Infektion 231
– bakterielle s. Shigellose
– Campylobacter-jejuni-Infektion 231
– Katayama-Syndrom 118
– Schistosomiasis, intestinale, chronische 118
Dysenterisches Syndrom, Trichuriasis 140
Dyserythropoese 407
Dysphagie, Ösophaguskarzinom 506
– Tetanus 281
Dysproteinämie, Leishmaniose, viszerale 45
Dystrophie 419

E

EAEC s. Escherichia coli, enteroadhärente
Eastern equine encephalitis 362, 365ff
– – – Letalität 366
– – – Liquorbefund 364, 366
Ebola-Fieber 341, 358f
– Diagnostik 359
– Epidemiologie 327
– Erregernachweis 359
– Inkubationszeit 359
– Therapie 359
– Übertragung 358
EBV s. Epstein-Barr-Virus
Echinococcus granulosus 166ff

– – Entwicklungszyklus 166
– – geographische Verbreitung 166
– – Hund-Schaf-Zyklus 167
– – Tochterzysten 166
– – Zwischenwirte 166
– – Zystenbildung 166
– – Zystenruptur 167
– multilocularis 166ff
– – Entwicklungszyklus 166
– – Fuchs-Nagetier-Zyklus 167
– – geographische Verbreitung 166
– – Zwischenwirte 166
– vogeli 166
Echinococcus-Antigen, Antikörpernachweis 168
Echinokokkose 166ff
– alveoläre 166ff
– – Diagnostik 168
– – Fuchs-Nagetier-Zyklus 167
– – Krankheitsbild 167f
– – Pathologie 167
– – Prognose 169
– – Therapie 169
– Antikörpernachweis 168
– Bekämpfungsmaßnahmen 170
– Computertomographie 168
– Epidemiologie 166f
– geographische Verbreitung 166
– Kernspintomographie 168
– Organbefall 167
– Pathogenese 167
– polyzstische, der Leber 166
– Prophylaxe 169
– Serologie 168
– Übertragungsfaktoren 167
– zystische 166ff
– – Diagnostik 168
– – Differentialdiagnose 168
– – Hund-Schaf-Zyklus 167
– – Krankheitsbild 167
– – Pathologie 167
– – Prognose 169
– – Therapie 169
– – Zystektomie 169
– – Zysten-Feinnadelpunktion, ultraschallgezielte 169
– – Zystenruptur 167
Echinokokkuszyste 82, 166f
– orbitale 167, 489
Echinostoma ilocanum 134
– lindoense s. Echinostoma ilocanum
– malayanum 134
– revolutum 134
Echinostomiasis 134
Echo-Viren-Meningitis 251
Economo-Enzephalitis 367
Ecuador 535
Edrophonium nach Kobrabiß 445
Effusion, subdurale 243
Egel 103
EHEC s. Escherichia coli, enterohämorrhagische
Eiantigen, lösliches 112f
EIEC s. Escherichia coli, enteroinvasive
Eigen-Widal 212
Einschlußkörper 479
Einsiedlerspinnen 447f
– Immunserum 448
Eisenausscheidung, tägliche 404
Eisenbedarf, erhöhter 404
Eisendextran 405
Eisenmangelanämie 403ff
– Blutbild 404f
– Diagnostik 404
– Differentialdiagnose 405
– Hakenwurmkrankheit 146f
– Pathogenese 404

552 Sachverzeichnis

Eisenmangelanämie, Symptome 404
– Therapie 405
– Trichuriasis 140
Eisenresorption 404
Eisenresorptionsstörung 404
Eisensulfat, zweiwertiges 405
Eisentherapie, orale 405
– parenterale 405
Eisenvergiftung 405
Eiter im Stuhl, Shigellose 218, 221
Eiweiß, retinolbindendes 420f, 425, 456
Eiweißverlust, enteraler, Capillariasis, intestinale 151
– – Strongyloidiasis, generalisierte 150
– Hakenwurmkrankheit 146f
EKG-Veränderung, antimonbedingte 51
– Chagas-Krankheit, chronische 65
Ekthymata 467
Ektomykose 300
Ekzem, Aspergillose 317
Elektroenzephalographie bei Enzephalitis 364
Elementarkörperchen 479
Elephantiasis, Brugiyafilariose 186
– Chromomykose 306
– endemische 185
– genitale, Onchozerkose 176
– des Skrotums 185
– Wucheria-bancrofti-Filariose 185
Elfenbeinküste 535
ELISA, Amöbiasis 76
– Anthrax 287
– Arbovirose 329
– Denguefieber 333
– – hämorrhagisches 333
– Frambösie 295
– Hepatitis B 384
– Hepatitis C 390
– Hepatitis E 391
– HIV-Infektion 400
– Lambliasis 90
– Leishmaniose 50
– Lepra 271
– Malaria 23
– Rickettsiose 318
– Strongyloidiasis 150
– Tetanus 281
– Tollwut 376
– Toxokariasis 155
– Trypanosomiasis, afrikanische 58
El Salvador 535
El-Tor-Cholera 224f
EMB s. Ethambutol
Endangiitis, generalisierte, Typhus murinus 321
Endodyogenie 94
Endokarditis, Aspergillose 317
– subakute, Q-Fieber 324
Endolimax nana 84
Endomykose 300
Endomyokardfibrose 187, 189
Endophthalmitis 486, 489
Endotoxin s. auch Toxin
– – Malleomyces pseudomallei 290
– – Shigellen 216
– – Yersinia pestis 275
Endotoxinämie, Shigellose 219
Endotoxinschock bei Pesttherapie mit Streptomycin 279
Energiemangel 406
Entamoeba coli 83f
– fragilis 84f
– gingivalis 84f
– hartmanni 84
– histolytica 74
– – allergische Reaktion 74
– – Antikörpernachweis 76

– – apathogene 68f
– – Durchseuchung 69
– – – globale 69
– – – regionale 69
– – Enzymmuster 72
– – extraintestinale Absiedelung 73
– – Gewebeform 71f
– – homosexuelle Männer 71
– – Infektion, symptomlose 69
– – Komplementresistenz 72
– – Kultur 76
– – Magnaform 71f
– – Minutaform 71
– – Nachweis im Kolonbiopsat 76
– – – im Stuhl 75f
– – vegetative Form 75
– – Zyste 71, 75
– polecki 84
Enteritis, bakterielle Infektion 212
– Impfstoffentwicklung 530
– infectiosa 196
– necroticans s. Darmbrand
– nekrotisierende, Clostridium-perfringens-Infektion 231
– Protozoeninfektion 212
– salmonellosa 196
– – Prognose 214
– – Therapie 213f
– Virusinfektion 212
Enteritis-Salmonellen, Ausscheidungsbakteriurie 212
– Enterotoxin 210
– Enterotoxingehalt 200
– Epidemiologie 199
– Harnwegsinfektion 212
– Infektionsdosis 200, 210
– Nachweis 212
– Wirkung, enteroinvasive 200, 210
– – enterotoxische 200, 210
– Wundinfektion 198, 212
Enteritis-Salmonellen-Ausscheidung 214
– Behandlung 214
Enteritis-Salmonellen-Infektion bei AIDS 212
– beim alten Menschen 214
– Bakteriämie, akzidentelle 201
– extraintestinale Manifestation 211f
– Neugeborenes 211, 214
– Nierenbeteiligung 212
– parenterale 201
– Sepsisherd 211
– bei vorgeschädigtem Gastrointestinaltrakt 210f
Enteritis-Salmonellose s. Salmonellose, enteritische
Enterobakterienmeningitis 243
Enterobiasis 136ff
– Abklatschpräparat, perianales 137f
– Autoinfektion 136f
– Diagnostik 137f
– Differentialdiagnostik 137f
– ektope Lokalisation 137
– Epidemiologie 136f
– geographische Verbreitung 136
– Gruppeninfektion 137f
– Infektion, fäkal-orale 136f
– – von Mensch zu Mensch 137
– Pathogenese 137
– Pathologie 137
– persistierende 138
– Prognose 138
– Prophylaxe 138
– Reinfektion 137f
– Retroinfektion 136
– Symptome 137
– Therapie 138
– Übertragungsfaktoren 136f

– Verbreitungsfaktoren 136f
Enterobius vermicularis 85, 136
– – Adulte 137
– – – Nachweis 138
– – – Eier 136
Enterocolitis salmonellosa 196
Enteromonas hominis 91
Enteropathie, exsudative, Fasziolopsiasis 132
– – Schistosomiasis mansoni 116
– – Lambliasis 88
– tropische 236ff
– – Diagnostik 239
– – diätetisch bedingte 237
– – Differentialdiagnostik 240
– – Dünndarmbiopsie 239
– – Dünndarmmukosaveränderung 237
– – Europäer 236
– – infektiös bedingte 236f
– – Krankheitsbild 238f
– – Labordiagnostik 239
– – Malabsorption 237f
– – Pathologie 237f
– – Prophylaxe 241
– – Therapie 240
– – Tropenbewohner 236
– – Verbreitung, geographische 236
Enterotoxämie 284f
Enterotoxin, Clostridium perfringens 283ff
– Enteritis-Salmonellen 200f, 210
– Shigellen 217
Enterozytenschädigung 237f
Entomophthoromykose 310
Entropium 480, 485
Entwicklungsstörung, Hakenwurmkrankheit 147
– psychomotorische, unterernährungsbedingte 426
– Trichuriasis 138, 140
– zerebrale, unterernährungsbedingte 426
Entwicklungsverzögerung, konstitutionelle 421
Entzündung, genitale, chronische 501
Enuresis, Enterobiasis 137
Enzephalitis 361ff
– Allgemeinerscheinungen 363
– Alphaviridae-Infektion 362, 365f
– Anamnese 363
– Antikörpernachweis 364
– arbovirenbedingte 329, 361ff
– – Impfstoff 365
– – Stadien 329
– Ätiologie 361
– Bewußtseinsbeeinträchtigung 363
– biphasischer Verlauf 366ff
– Bunyavirus-Infektion 362, 369
– California-Enzephalitis 369
– Chagas-Krankheit 63
– chronisch progrediente 368
– Computertomographie 364
– Diagnostik 363
– – spezifische 364f
– Differentialdiagnostik 363
– Elektroenzephalographie 364
– eosinophile 157
– Epidemiologie 361
– Erregernachweis 364
– Flaviviridae-Infektion 362, 366ff
– japanische 328, 362, 367
– – Impfstoff 365, 526
– – – Applikation 526
– – Impfung 526
– – – Indikation 526
– – Infektkette 326, 328
– – Letalität 367

Sachverzeichnis

- körperliche Untersuchung 363
- Krankheitsbild 362 f
- Labordiagnostik 363 f
- Liquoruntersuchung 363 f
- Loa-loa-Filariose 189
- Meldepflicht 365
- nichtvirale 363
- Orbiviridae-Infektion 362, 369
- Pathogenese 361 f
- Pathologie 362
- Prophylaxe 365
- Rifttalfieber 350
- schwer verlaufende 365, 367
- Serologie 364 f
- Symptome 363
- - neurologische 363
- - vegetative 363
- - vital bedrohliche 365
- Togaviridae-A-Infektion 362, 365 f
- Togaviridae-B-Infektion 362, 366 ff
- Toxoplasmose 94 f
- Tropentauglichkeitsbeurteilung 511
- Trypanosomiasis, afrikanische 57
- Typ A 367
- Typ B s. Enzephalitis, japanische
- Vigilanzbeurteilung 363
- virale 376

Enzephalomeningitis 361
- Strongyloidiasis, generalisierte 150

Enzephalomyelitis 361

Enzephalomyeloneuropathie, Diphyllobothriasis 162

Enzephalopathie, Denguefieber 333
- Melarsopol-bedingte 59
- Shigellose 218

Enzootie 275

Enzyme-linked immunosorbent assay s. ELISA

Enzymimmunoassay auf IgG, Toxoplasmose 96 f

Enzymopathie 403

Eosinophilie s. auch Bluteosinophilie
- pulmonale, tropische 184, 187
- - - Differentialdiagnose 187
- - - Krankheitsbild 187
- - - Therapie 187

EPEC s. Escherichia coli, enteropathogene

Epidermolyse, toxische s. Lyell-Syndrom

Epidermophytie 301
- Tropentauglichkeitsbeurteilung 511

Epidermophyton floccosum 301

Epididymitis, Wucheria-bancrofti-Filariose 184 f

Epikutantest, Onchozerkose 178

Epilepsia partialis continua 368

Epilepsie, Tropentauglichkeitsbeurteilung 511

Episkleritis, Lepra 485

Epistaxis s. Nasenbluten

Epizootie 275

Epstein-Barr-Virus 397, 399, 494, 496

Erblindung s. auch Blindheit
- nach Affenpockeninfektion 340
- Eastern equine encephalitis 366
- kataraktbedingte 478
- Larva-migrans-Syndrom, okuläres 155
- Lepra 267, 485
- Loiasis 484
- bei Masern 456
- Onchozerkose 171 f, 483 f
- Rifttalfieber 350
- Sichelzellanämie 413
- trachombedingte 480 ff
- Ursachen 477
- Vitamin-A-Mangel 485 ff

Erbrechen, Cholera 225
- galliges 143
- bei Protein-Energie-Malnutrition 425

Erbsenbreistuhl 203, 209

Erbssuppenstuhl 210

Erguß, subduraler 245, 247

Erregbarkeit 363

Ertaubung, Eastern equine encephalitis 366
- Otitis media mit Myiasis 453

Erythem, Affenpockeninfektion 339
- Arbovirose 329
- Denguefieber 333
- Hakenwurmeintritt 146
- Sonnenbrand 436
- Strongyloides-stercoralis-Eintritt 149

Erythema nodosum, Kokzidioidomykose 313
- - leprosum 269
- - - Therapie 272 f
- - Tuberkulose 256

Erythroblasten, Kern-Zytoplasma-Reifungsdissoziation 406

Erythromycin bei Chlamydieninfektion 482 f
- bei Keuchhusteninfektion 457
- bei Lymphogranuloma venereum 475
- bei Syphilis 476
- bei Ulcus molle 472

Erythroplasia de Queyrat 504

Erythrozyten, Einschlußkörperchen 408 f
- kernhaltige 406
- parasitierte, Babesiose 34
- - Malaria 7, 10 f, 22
- - Mikrozirkulationsstörung 14 f
- Tropikaringe s. Tropikaringe

Erythrozytendurchmesser 406

Erythrozytenerkrankung, genetisch bedingte 403

Erythrozytenhämoglobin, mittleres 404, 406, 410

Erythrozyten-Hämoglobinkonzentration, mittlere 404

Erythrozytenphagozytose, gesteigerte 407

Erythrozytentüpfelung, basophile 408

Erythrozytenvolumen, mittleres 404, 406, 410

Erythrozytenvorstufen, kernhaltige 413

Erythrozytopoese, gesteigerte 408, 412
- ineffektive 407 f

Escherichia coli, enteroadhärente 231
- - enterohämorrhagische 218, 231
- - enteroinvasive 218, 231
- - enteropathogene 230
- - enterotoxigene 229 f
- - - Diarrhö s. ETEC-Diarrhö
- - - Toxin, hitzelabiles 229
- - - - hitzestabiles 229
- - - Toxinproduktion 229
- - invasive 3
- - Reisediarrhö 230, 232

Escherichia-coli-Enteritis 229 ff

Espundia 47, 467
- Superinfektion 48

Essen-Schema der postexpositionellen Tollwutimpfung 377

Esthiomène 475

ETEC s. Escherichia coli, enterotoxigene

ETEC-Diarrhö 226
- Elektrolytgehalt des Stuhls 225

Ethambutol bei Tuberkulose 258 f

Ethionamid bei Lepra 272
- Nebenwirkung 272

Eumyzetom 305

Exanthem, Arbovirose 329
- Askariasis 143
- Chikungunya 336
- Colorado tick fever 369
- Denguefieber 333
- denguefieberartiges Syndrom 329
- Ebola-Fieber 359
- erythematöses 329, 333
- Fièvre boutonneuse 321
- hämorrhagisches 322
- hitzebedingtes 434
- Kokzidioidomykose 313
- Lues 475
- - connata 458
- makulopapulöses 329, 336 ff
- makulöses 313
- Marburg-Virus-Krankheit 360
- Masern 455 f
- O'nyong-nyong 337
- Rickettsiose 318
- Rocky Mountain spotted fever 322
- Sindbis-Fieber 338
- Trichinose 153
- Tsutsugamushi-Fieber 323
- Typhus exanthematicus 319 f
- - murinus 321
- Witwenbiß 447
- Wolhynisches Fieber 323

Exophthalmus 157

Exotoxin s. auch Toxin
- Bacillus anthracis 286
- Clostridium tetani 280
- Malleomyces pseudomallei 290
- Shigella dysenteriae 216
- Shigellen 217

Exsikkose, Cholera 225 f
- Rehydratationslösung, orale, der WHO 225 f
- Shigellose 218

Extrapyramidale Zeichen 57

Extrasystolen, supraventrikuläre 65

Eye Camps 479

F

Facies leishmaniotica 48
- leprosa 267
- pestica 277
- typhosa 319

Fadentest 90

Fadenwürmer s. Nematoden

Faget-Zeichen 344

Fallhand, Lepra 267

Farcy s. Malleus

Fasciola gigantica 124
- hepatica 124 f
- - Adulte 124
- - Bekämpfung 126
- - Eier 124 f
- - - Nachweis 125
- - Entwicklungszyklus 124
- - Infektion des Menschen 124
- - Leberkapselpassage 124
- - Lokalisation, ektope 125
- - Zwischenwirt 124

Fasciolopsis buski 132
- - Entwicklungszyklus 132
- - Infektion des Menschen 132
- - Reservoir 132

Fasziolopsiasis 132 f
- Diagnostik 132
- Epidemiologie 132
- Präpatenzzeit 132
- Therapie 133

Fasziolose 124 ff
- akute 125
- chronische 125
- Diagnostik 125

Fasziolose, Differentialdiagnose 125
- Epidemiologie 124
- Erreger 124
- Komplikation 125
- Pathogenese 124
- Pathologie 124 f
- Präpatenzzeit 124
- Prognose 125
- Prophylaxe 126
- Serologie 125
- Stuhluntersuchung 125
- Therapie 125 f
Favismus 415
Favus 301
Fazialisparese, Angiostrongyliasis cantonensis 158
- Lepra 267, 485
Febris quintana s. Wolhynisches Fieber
Fehldiagnose 1 f
Fehlernährung 419
Feiung, stille, Poliomyelitis 457
Felsenfleckfieber s. Rocky Mountain spotted fever
Femurkopfzerstörung bei Sichelzellanämie 412
Fernandes-Reaktion 270
Ferritin 404
Fettleber, Kwashiorkor 421
Fettmalabsorption, Diagnostik 239
- Enteropathie, tropische 238
Feuerquallen 449
Fibromatose 498
Fibrose, Fasciola hepatica 124 f
- perivaskuläre, Onchodermatitis 175
- Schistosomiasis 113
- nach tropischer Treponematose 292
Fidschi 535
Fieber 2 f, 517
- AIDS 400
- akutes 2
- amerikanisches 319
- Amöbendysenterie, akute 74
- Amöbenleberabszeß 80
- Anamnese nach Tropenaufenthalt 515
- Arbovirose 329
- Babesiose 34 f
- biphasisches 3
- Chikungunya 336
- chronisches 3
- bei Diarrhö 3
- - und Blut im Stuhl 3
- Dreitagezyklus 19
- Enzephalitis 363
- mit Eosinophilie, Differentialdiagnose 121
- hämorrhagisches s. Hämorrhagisches Fieber
- HIV-Infektion 396
- Katayama-Syndrom 112, 118
- kontinuierliches s. Kontinua
- kryptogenetisches 3
- - Differentialdiagnostik 58
- Leishmaniose, viszerale 44
- Malaria quartana 16, 20
- - tertiana 16, 19
- - tropica 16
- Masern 455 f
- Meningitis 243
- periodisches 3
- Pest 277
- remittierendes 3
- Rickettsiose 318
- Rocky Mountain spotted fever 322
- Simulation 3
- Trypanosomiasis, afrikanische 56 f
- typhoides s. Typhoides Fieber

- undulierendes 80
- unklarer Genese s. Fieber, kryptogenetisches
- Wucheria-bancrofti-Filariose, akute 184
Fieberhafte Allgemeinerkrankung, Arbovirose 329, 331 ff
- - mit Gelenkbeteiligung, Arbovirose 329, 336 ff
Fieberkurve, sattelförmige 202
- zweigipflige, Leishmaniose, viszerale 44
Fièvre boutonneuse 319, 321
- - Augenbeteiligung 321
Fil d' Avicenne s. Dracunculus medinensis
Filarienantigene, Kreuzreaktivität 180
Filarienfieber 184
Filarien-Rohantigen 180
Filariose 171, 180 ff, 483 f
- Antikörpernachweis 180
- Definition 180
- Fieber 3
- Immundiagnostik 180
- Labordiagnostik 180 ff
- lymphatische 182 ff
- - Diäthylcarbamazin-Therapie 186
- - geographische Verbreitung 180, 183
- - Immunreaktion 184
- - Lymphknotenvergrößerung 4, 184
- - Mikrofilariennachweis 172, 177, 181
- okkulte 187
Filoviridae 358 f
Filtration, Mikrofilariennachweis 181
Finne 166 f
Finnenblase 160, 165
Finnland, Diphyllobothriasis 162
Fische, giftige, aktive 450
- Infektion mit kleinen Leberegeln 126
Fischfleisch, ciguatoxinhaltiges 452
Fistel, anorektale 475
Fistelbildung, Myzetom 305 f
- Tuberkulose 255
Flatulenz, Lambliasis 89 f
Flaviviridae 327 f
- Enzephalitis 362, 366 ff
Flavivirus 327 f, 335, 343, 352
Fleck, schwarzer 321
Fleckfieber s. Typhus exanthematicus
- murines s. Typhus murinus
Fleckfieberenzephalitis 5
Flecktyphus s. Typhus exanthematicus
Fledermäuse, blutsaugende, Tollwutübertragung 372
Fledermaushöhle 311
Fledermaustollwut, europäische 371 f
Fleischverarbeitung, Kokzidienabtötung 97
- Toxoplasmenabtötung 92
Fliegenlarven 452 f
Floh, Pestübertragung 275
Flüchtlinge, Amöbiasis 69
Flucytosin bei Chromomykose 307
- Indikation 309
Fluoreszenzangiographie, retinale 483 f
Fluoreszenz-Treponema-pallidum-Antikörper-Absorptions-Test 459, 475
Flush, Chikungunya 336
Flußblindheit s. Onchozerkose
Flüssigkeitsaufnahme 431 f
FMA-Lösung 270
Foetor ex ore, Gelbfieber 344
- - - Typhus exanthematicus 320
Fogo selvagem s. Pemphigus brasiliensis
Follikularkeratose 461

Follikulitis, bakterielle, bei HIV-Infektion 397
Folsäure, kristalline, orale 240
Folsäurebedarf, altersabhängiger 405
Folsäuremalabsorption, Enteropathie, tropische 238
Folsäuremangelanämie 403, 405 f
- Diagnose 406
- Pathogenese 405 f
- Therapie 406
Folsäuretherapie 406
Fonsecaea compactum 302
- pedrosoi 302, 306
Frambösiden 294
Frambösie 47, 293 ff, 464
- Bekämpfung 296
- Differentialdiagnose 295
- Epidemiologie 292 ff, 476
- Impfung 295
- latente 294 f
- Mutterefflorescenz 294
- primäre 294
- Prophylaxe 295 f
- Screeningtest 295
- sekundäre 294
- tertiäre 294
- Therapie 295
- Übertragung 293 f
Frambösiom 294
Francisella tularensis 463, 465
Frankreich, Fasziolose 124
- Skorpionstich 445
Französisch-Guyana 535
Französisch-Polynesien 535
Frei-Antigen 474
Freilandspinnen 447
Frei-Test 473
Frühsommerenzephalitis, russische s. Frühsommer-Meningoenzephalitis
Frühsommer-Meningoenzephalitis 362, 367 f, 464
- Generalisationsphase 368
- meningitische 368
- meningoenzephalitische 368
- meningomyelitische 368
- Organmanifestationsphase 368
- Risikogruppen 368
- Spätfolgen 368
FSME s. Frühsommer-Meningoenzephalitis
FTA/ABS-Test s. Fluoreszenz-Treponema-pallidum-Antikörper-Absorptions-Test
Fuchs, Tollwutübertragung 372
Fuchsbandwurm, kleiner 166
Fundoskopie bei okulärer Toxokariasis 155
Fünftagefieber s. Wolhynisches Fieber
Funikulitis 184 f
Furocumarin 468
Fusobacterium 466
Fußmykose, Tropentauglichkeitsbeurteilung 511
Fütterungstuberkulose 252

G

Gabun 535
Galleerbrechen 344
- bei Askariasis 143
Gallenblase, Lambliasis 88
Gallenblasenempyem 204, 207
Gallengangsadenokarzinom 127 f
Gallenwege, Askarideneinwanderung 143
- Fasciola hepatica 124
Gambia 535

Gammaglobulininjektion nach Maserninfektion 457
Gamogonie, Kokzidien 98
– Toxopoplasma gondii 93 f
Gangosa 295
Gasbrand 283 f
– Diagnostik 284
– Infektion 283
– – endogene, atoxische 283
– Letalität 284
– Prophylaxe 284
– Therapie 284
Gasgangrän 283
Gasödem s. Gasbrand
Gastroenteritis salmonellosa 196
Gastrointestinaltrakt, vorgeschädigter, Enteritis-Salmonellen-Infektion 210 f
Gaumenenanthem, Omsk-Fieber, hämorrhagisches 353
Gaumeneruptionen, Kyasanurwald-Krankheit 352
Gay-bowel-syndrome 71
Gebirgsfleckfieber s. Rocky Mountain spotted fever
Gebißsanierung 508
Gefäßpermeabilitätsstörung, Denguefieber, hämorrhagisches 347
– hämorrhagisches Fieber, argentinisches 355
Gefäßverschluß, Sichelzellanämie 412
Gehirn, Trichinenbefall 153
Gehirngewebe, Tollwutvirusnachweis 375
Gehirnschädigung, HIV-bedingte 396
Gehirnveränderung, Chagas-Krankheit 63 f
– Malaria 15
Gelbfieber 4, 328, 341 ff, 464, 532
– Amplifierwirt 341
– Antikörpernachweis 345
– Bekämpfung 346
– Blutbild 345
– Diagnostik 345
– Differentialdiagnostik 345
– Epidemie 342
– Epidemiologie 342 ff
– Erreger 342
– Erregernachweis 345
– fulminantes 344 f
– Impfstoff 346, 523
– – Applikation 518, 523
– – Interaktion 523 f
– – thermostabiler 523
– Impfung 523 f
– – Allgemeinreaktion 523
– – Indikation 524
– – vor Interkontinentalreise 346, 518
– – Kontraindikation 346, 524
– – Nebenwirkung 523
– – Schutzwirkung 518, 523
– – WHO-Bestimmungen für den Reiseverkehr 346
– Infektkette 326
– Inkubationszeit 344
– klassisches 344 f
– Krankheitsbild 344
– Leberenzymwerte 345
– Letalität 345
– mildes 344
– Pathogenese 344
– Pathologie 344
– period of calm 344
– Prophylaxe 346
– red stage 344
– Therapie 346
– Übertragung 343 f
– urbanes 343

– Urinbefund 345
– yellow stage 344
– zentralnervöse Symptome 344
Gelbfiebergürtel 342
Gelbfiebervirus 342 f
– Übertragung 343
Gelenkbeteiligung bei fieberhafter Allgemeinerkrankung 329, 336 ff
Gelenkschmerzen, Chikungunya 336
– Denguefieber 333
– Ebola-Fieber 359
– O'nyong-nyong 337
– Rifttalfieber 350
– Ross-River-Virus-Infektion 338
– Sindbis-Fieber 338
Gelenktuberkulose 255
Gemüseanbau, Amöbiasis 68
– Askariasis 142
– Düngung mit menschlichen Fäkalien 139, 142, 146
– Hakenwurmkrankheit 145
– Kopfdüngung 139, 142, 146
– Lambliasis 87
– Salmonellainfektion 198
– Trichuriasis 139
Genitalhygiene 505
Genitalkrebs 501 ff
Geophagie, Ascaris-lumbricoides-Infektion 142
– Capillaria-hepatica-Infektion 152
– Trichuris-trichiura-Infektion 139
Geotrichose 301
Geotrichum 301
Gerinnungsfaktorenpräparat, Hepatitis-D-Infektion 387
Geschlechtsverkehr s. Sexualkontakt
Geschwürsbildung, perianale, Amöbiasis 74
Gesichtsfeldausfall, Rifttalfieber 350
Gesichtsödem, hämorrhagisches Fieber, argentinisches 355
– Lassa-Fieber 358
Gewebsnekrose nach Schlangenbiß 439 f
Gewicht-Alter-Relation 421
Gewicht-Längen-Relation 421 f
Gewichtsverlust, AIDS 400
– Enteropathie, tropische 239
– HIV-Infektion 397
Ghana 535
Ghon-Primärkomplex 254
Giardia lamblia 87 ff, 240
– – Antikörper 89 f
– – Enzymmuster 88
– – Kultur 88
– – Zyste 87 f
– – – Nachweis 89 f
Giardia-lamblia-Träger, asymptomatischer 89
Gibbus 255
Gicht, Tropentauglichkeitsbeurteilung 511
Giemsa-Färbung 54
Giftnattern 437
Giftnatterngift 439
Giftschlangen 437 f
Giftschlangenbiß, Erste Hilfe 440 f
– Kennzeichen 439
– Labordiagnostik 440
– Symptome 439 f
Giftspinnen 447 ff
Giftspinnenbiß, Erstversorgung 441
– Häufigkeit 446
– Serum 444
Gilbert-Inseln 537
Gilchrist-Erkrankung s. Blastomykose, nordamerikanische
Glanders s. Malleus

Glaskörperblutung, Sichelzellanämie 489
Glaucoma simplex 487
Glaukom 487
– chronisches 487
– kongenitales 487
– primäres 487
– sekundäres s. Sekundärglaukom
– Tropentauglichkeitsbeurteilung 512
Gliaknötchen 362
Globalstrahlung 428
Glomerulonephritis, Malaria 15
– Schistosomiasis mansoni 113, 119
Glossina 54
Glossitis, Eisenmangelanämie 404
– Enteropathie, tropische 239
– Folsäuremangelanämie 406
Glottisödem, kollaterales, Loa-loa-Filariose 188
Glucose-6-Phosphat-Dehydrogenase Mediterranean 415
– Typ A 415
– Typ B 415
– Varianten 415
Glucose-6-Phosphat-Dehydrogenase-Mangel 4, 414 ff
– Anämie, hämolytische, akute 416
– – – chronische 415 f
– Diagnostik 416
– Epidemiologie 415
– Genetik 415
– Infektion, hämolyseauslösende 416
– Malariagebiet 17
– Malariahypothese 416 f
– Medikamente, hämolyseauslösende 416
– Neugeborenenikterus 416
– Pathogenese 415
– Primaquinnebenwirkung 26
– Therapie 416
Glucose-Elektrolyt-Lösung, isotone, bei Protein-Energie-Malnutrition 425
GM-CSF 300
Gnathostoma spinigerum 156 f
Gnathostomiasis 156 f
– Diagnose 157
– Epidemiologie 157
– Infektion 157
– Krankheitsbild 157
– okuläre 157
– Therapie 157
– zerebrale 157
Gomez-Klassifikation der Protein-Energie-Malnutrition beim Kind 421
Gonoblennorrhö 470, 482
Gonokokken s. Neisseria gonorrhoeae
Gonorrhö 470 f
– Diagnostik 471
– Epidemiologie 476
– Impfstoffentwicklung 530
– Infektion, anorektale 471
– – pharyngeale 471
– Inkubationszeit 470
– mütterliche, Ophthalmopathia neonatorum 482
– penicillinresistente 471
– Therapie 471
Granulom(e), Aktinomykose 316
– Amöbom 73
– Aspergillose 317
– Botryomykose 316
– Chromomykose 306
– Dirofilariose, subkutane 192
– eosinophiles 187
– – Askariasis 142
– Phykomykose 310
– epitheloidzelliges, Tuberkulose 254
– Histoplasmose, afrikanische 313

Granulom(e), Histoplasmose, amerikanische 311 f
– keloidales 309
– Leishmaniose, kutane 43
– Lepra, tuberkuloide 266
– Lobomykose 309
– miliare 256
– Mykose 300
– – subkutane 304
– – systemische 304
– nekrotisierende, zerebrale 189
– Paragonimiasis 130
– Phykomykose, subkutane 310
– Prototheckose 310
– Rhinosporidiose 310
– Schistosomenei 112 f
– Sporotrichose 308
– subkutanes 467
– Verruga peruana 464
Granuloma coccidioides s. Kokzidioidomykose
– inguinale s. Donovanosis
– pyogenicum teleangiectaticum 500
Granulosazelltumor 501
Greisentyphus 203
Grenada 535
Grubenottern 438
Grubenotternbiß, EKG-Veränderungen 440
Grubenotterngift 439
Gruber-Reaktion 197
Guadeloupe 535
Guatemala 535
– Tinea imbricata 303
Guinea 535
Guinea-Bissau 535
Guinea-worm s. Dracunculus medinensis
Gumma 293
Gurkenkernbandwurm 164
Guyana 536
Gynäkomastie 501
Gyrasehemmer bei typhoidem Fieber 206

H

HAAg 379 f
Haarausfall, Kwashiorkor 423
Haarleukoplakie 397
Hadernkrankheit s. Anthrax, pulmonaler
Hadurus 446
Haemaphysalis-spinigera-Nymphen 352
Haemophilus ducreyi 472
– – Nachweis 472
– influenzae 250
– – Antibiotikaresistenz 250
Haemophilus-influenzae-Meningitis 242 f, 250
– fortgeleitete 250
HAH-Test s. Hämagglutinationshemmtest
Haiti 536
Hakenwurmkrankheit 145 ff
– Antikörper 147
– Blutverlust 146
– Diagnostik 147
– Differentialdiagnostik 147
– Eiweißverlust 146 f
– Epidemiologie 145 f
– Immunologie 146
– Infektion 145
– Krankheitsbild 146 f
– Massenbehandlung 148
– Pathogenese 146
– Pathologie 146
– Prognose 147

– Prophylaxe 147
– Schwangerschaft 147
– Stuhluntersuchung 147
– Therapie 147
– Übertragungsfaktoren 146
Halofantrin 26, 28, 30
– Malariaplasmodienresistenz 28
– Toxizität 26
Halslymphknotentuberkulose 255, 506 f
Halslymphknotenvergrößerung 4
– Nasopharynxkarzinom 506
– Pest 277
– Ursachen 506
Halzoun 125
Hämagglutinationshemmtest, Arbovirosediagnostik 329 f
– Enzephalitis 364 f
Hämagglutinationstest, indirekter, Amöbiasis 76
– – Malaria 23
– – Toxoplasmose 96
– – Shigellennachweis 221
Hämangiosarkom 499
Hämatemesis, Ebola-Fieber 359
– Gelbfieber 344
– hämorrhagisches Fieber, argentinisches 355
Hämatokritbestimmung 403
– bei hämorrhagischem Denguefieber 348
Hämatom, retroperitoneales 247
Hämatoxylinfärbung, dicker Tropfen 181
Hämaturie, Ebola-Fieber 359
– hämorrhagisches Fieber, argentinisches 355
– Loxoszelismus, viszerokutaner 448
– Schistosomiasis 115, 121
– terminale 115
– Urogenitaltuberkulose 255
– Ursachen 122
– Vipernbiß 440
Hämobilie 124
Hämoglobin 408
Hämoglobin S 13
Hämoglobinelektrophorese 410, 414
Hämoglobinkonzentration, altersabhängige 403
Hämoglobinopathie 403, 411 ff
Hämoglobinsynthesestörung 403, 408 f
Hämokonzentration, Salzmangel 433 f
Hämolyse, Giftschlangenbiß 439
– infektionsbedingte, bei Glucose-6-Phosphat-Dehydrogenase-Mangel 416
– Loxoszelismus, viszerokutaner 448
– medikamentenbedingte, bei Glucose-6-Phosphat-Dehydrogenase-Mangel 416
– parasitenbedingte 17
Hämolysin 439
Hämolytisch-urämisches Syndrom 219
Hämophiliepatienten, HCV-Durchseuchung 390
Hämoptyse, Paragonimiasis 130
– Tuberkulose 255
Hämorrhagische Diathese, Arbovirose 329
Hämorrhagisches Fieber 341 ff
– – Amplifierwirt 341
– – argentinisches 341, 355 f
– – – Antikörpernachweis 356
– – – Diagnostik 355 f
– – – Epidemiologie 327, 355
– – – Erregernachweis 355
– – – Rekonvaleszentenserum 356
– – – Therapie 356

– – Auftreten in der Bundesrepublik Deutschland 341
– – bolivianisches 356
– – – Epidemiologie 327
– – – Diagnostik, Reagenzien 330
– – Infektkette 341
– – Isolierungsmaßnahmen 341
– – durch Nagetiere übertragenes 353 ff
– – mit renalem Syndrom 341, 356 ff
– – – Diagnostik 358
– – – Epidemiologie 356 f
– – – Erreger 357
– – – Letalität 357
– – – Prophylaxe 358
– – – Therapie 358
– – – Übertragung 357
– – Therapie 341
– – Übertragung 341
– – durch Zecken übertragenes 351 ff
Hämorrhagisches-Fieber-Syndrom, Arbovirose 329
Hämorrhoidalleiden, Tropentauglichkeitsbeurteilung 510
Hämosiderin 404
Hämosiderose, transfusionsbedingte 409
Hämozoin 15
Hand-Fuß-Syndrom 412
Hantaan-Fieber, Epidemiologie 327
Hanta-Virus 356 f
– Antikörpernachweis 357
– Nachweis 358
H-Antigen, Salmonellen 197
– Shigellen 221
Harmatoma moniliforme 461
Harnblase s. Blase
Harnwegserkrankung, Tropentauglichkeitsbeurteilung 510
Harnwegsinfektion, Enteritis-Salmonellen 212
Harnwegsobstruktion, Schistosomiasis 113
Harpactirella 447
Hartmannella s. Acanthamoeba
Häufigkeit einer Krankheit 5
Hausapotheke für die Tropen 514
Haut, Barrierefunktion 462 f
– Mikrofilariennachweis, lichtmikroskopischer 172, 177
– Mycobacterium-leprae-Nachweis 269
Hautanthrax s. Anthrax, kutaner
Hautatrophie, Kwashiorkor 423
– Leishmaniose, kutane 43
– Onchodermatitis 175
– Pinta 296
Hautausstrich, Leishmaniose, kutane 49
Hautblase, Drankunkulose 192 f
– Lues connata 458
– palmare 458
– plantare 458
Hautblutungen, Loxoszelismus, viszerokutaner 448
Hautdefekt, Infektionseintritt 463
Hautpigmentierung, Leishmaniose, viszerale 45
Hautdiphtherie 466 f
Hauterkrankung, granulomatöse 304
– Tropentauglichkeitsbeurteilung 511
Hautinfektion, Ulzeration 466 f
Hautknoten s. auch Knoten
– Chagom 64
– Chromomykose 306
– Differentialdiagnose 500
– Dirofilariose 192
– Histoplasmose, afrikanische 313
– Kaposi-Sarkom 499 f
– Leishmaniose, kutane, diffuse 48
– Lobomykose 309

- Onchozerkose 172f
- Paragonimiasis 131
- Phäohyphomykose 310
- Post-Kala-Azar-Leishmanoid, dermales 43, 45
- Rickettsiose 319
- Sporotrichose 307f
- wandernder 131
Hautkrebs 490, 500f
Hautlappenbildung, Onchodermatitis 175
Hautleishmaniose s. Leishmaniose, kutane
Hautmikrofilarien 177f
- Merkmale 177
Hautmikrofilariendichte 173, 177
Hautnerv, Mycobacterium-leprae-Nachweis 266
Hautreaktion, allergische, auf tropische Pflanzen 468
- hyperergische, Larva migrans 156
- immunologische 463
- phototoxische, auf Pflanzenkontakt 468
- toxische, auf Pflanzenkontakt 468
- auf tropische Pflanzen 468
- vom verzögerten Typ, Stadieneinteilung der HIV-Infektion 400
- - - verminderte 396
Hautsensibilitätsstörung 266f
Hauttest mit Leishmanin, Durchführung 51
- Leishmaniose 44, 50f
Hauttrockenheit, Lepra 267
Hauttumor, sonnenbedingter 462
Hautüberempfindlichkeit, hämorrhagisches Fieber, argentinisches 355
- - - bolivianisches 356
Hautulzeration s. Ulzeration
Hautveränderung, keloidale 309
- nach Tropenaufenthalt 515
- verruköse, Chromomykose 306f
- - Kokzidioidomykose 313
- - Sporotrichose 308
Hautverdickung 191
HAV s. Hepatitis-A-Virus
Hb Constant Spring 410
HbA 408f
HbA$_2$ 408
HbA$_{1c}$-Kontrolle 510
HbAS 411
Hb-Bart's-Hydrops-fetalis-Syndrom 410
HbC 411
HBcAg 381f, 384
- Antikörper s. Anti-HBc
- IgG-Antikörper s. Anti-HBc-IgG
- IgM-Antikörper s. Anti-HBc-IgM
HbD 411
HbE 411
HBeAg 381f, 384f
- Antikörper s. Anti-HBe
HbF 408f
HbH-Innenkörper 410
HbH-Krankheit 410
HbS 411
- Nachweis 413f
HBsAg 381ff
- Antikörper s. Anti-HBs
- Prävalenz 382f
HBsAg-Träger, Hepatitis-D-Virus-Nachweis 387
HbSC-Krankheit 412
HbSS 411
HBV s. Hepatitis-B-Virus
HCV s. Hepatitis-C-Virus
HDAg 387
- Antikörper s. Anti-HD
- IgG-Antikörper s. Anti-HD-IgG

- IgM-Antikörper s. Anti-HD-IgM
HDC-Impfstoff 529
- Applikation 529
- Nebenwirkungen 529
HDV s. Hepatitis-D-Virus
Hefen 301
Helminthenlarven, Migration, kutane 155
Helminthiase 135ff
- Autoinfektion 135
- Befallstärke 135
- Diagnose 135
- Präpatenzzeit 135
Hemihepatektomie bei alveolärer Echinokokkose 169
Heparin 248
Hepatitis, chronisch aktive 390
- eosinophile 152
- fulminante 387
- Tropentauglichkeitsbeurteilung 510
- virale s. Virushepatitis
Hepatitis A 379ff
- Antikörper 379f
- Diagnostik 380
- Epidemiologie 379f
- Impfstoff 524f
- - Applikation 518, 524f
- - Interaktion 525
- Impfung 381, 524f
- - Indikation 525
- - bei Interkontinentalreise 518
- - Nebenwirkung 525
- - Schutzwirkung 518, 524
- Prophylaxe 381
- - postexpositionelle 381
- protrahierte 380
- Symptome 380
- Verlauf 380
Hepatitis-A-Antigen s. HAAg
Hepatitis-A-Virus 379ff
- Antikörper s. Anti-HAV
- Ausscheidung im Stuhl 380
- IgG-Antikörper s. Anti-HAV-IgG
- IgM-Antikörper s. Anti-HAV-IgM
- inaktiviertes 381
- Widerstandsfähigkeit gegen Erhitzen 381
Hepatitis B 379, 381ff
- Anti-HBs-Kontrolle 386
- Antikörper 382, 384ff
- chronische 382, 384f
- diagnostisches Fenster 384
- Durchseuchung 382, 387
- Epidemiologie 381f
- bei hepatolienaler Schistosomiasis 117
- Immunisierung, aktive 385f
- - passive 386
- - - Indikation 386
- Impfstoff 525
- - Applikation 518, 525f
- - Impfung 385f, 525f
- - Indikation 526
- - bei Interkontinentalreise 518
- - Nebenwirkung 526
- - Schutzwirkung 518, 525
- Prophylaxe, postexpositionelle 386
- - präexpositionelle 386
- Wiederimpfung 386
Hepatitis-B-Immunglobulin 386
Hepatitis-B-Virus 379, 381ff
- DNA-Nachweis 385
- e-Antigen s. HBeAg
- Karzinom, hepatozelluläres 505
- Kernantigen s. HBcAg
- Oberflächenantigen s. HBsAg
Hepatitis-B-Virus-Infektion, chronische 382
- perinatale 385

Hepatitis-B-Virus-Träger, HDV-Superinfektion 387
Hepatitis C 379, 389f
- Antikörper 389f
Hepatitis-C-Virus 379, 389f
- Antikörper s. Anti-HCV
- Eigenschaften 389
Hepatitis D 379, 387ff
- Antikörper 387
- chronische 389
- Diagnostik 387, 389
- Durchseuchung 387
- Epidemiologie 387f
- Prophylaxe 389
- Symptome 387
- Therapie 389
Hepatitis-Delta-Antigen s. HDAg
Hepatitis-D-Infektion, posttransfusionelle 387
Hepatitis-D-Virus 379, 387, 389
- RNA-Nachweis 387
Hepatitis E 379, 390f
- Antikörpernachweis 391
- Epidemiologie 390f
Hepatitis-E-Virus 379, 390f
Hepatomegalie, Amöbenleberabszeß 80
- Capillariasis, hepatisches 152
- Clonorchiasis 127
- Fasziolose, akute 125
- Katayama-Syndrom 118
- Kwashiorkor 423
- Malaria 4, 15
- Opisthorchiasis 127
- Sichelzellanämie 413
- Typ-2-Leprareaktion 269
Hepatosplenomegalie, HbH-Krankheit 410
- Lues connata 458
- Oroya-Fieber 464
- Schistosomiasis 4, 495
- - intestinale, chronische 118
- β-Thalassämie 408
Herbert's pits 480f
Herdenzephalitis 249
Herpes simplex 364
- - AIDS 400
- - bei HIV-Infektion 397
- zoster bei HIV-Infektion 397, 400
- - wiederholter 400
Herpes-simplex-Enzephalitis, Computertomographie 364
Herpesvireninfektion, genitale 501
- bei Masern 456
Herzdilatation 64f
Herzhypertrophie 64
Herzinsuffizienz, progrediente, bei Hakenwurmkrankheit 147
- therapiebedingte, bei Protein-Energie-Malnutrition 425
- Tropentauglichkeit 509
Herz-Kreislauf-Erkrankung, Tropentauglichkeitsbeurteilung 509
Herzminutenvolumen, Hitzeakklimatisation 429f
Herzmuskel s. Myokard
Herzrhythmusstörung, Chironextoxin-bedingte 450
- bei intestinaler Capillariasis 151
- Trichinose 153
- Tropentauglichkeitsbeurteilung 509
Herzschrittmacherträger, Tropentauglichkeitsbeurteilung 509
Herzstillstand bei Tollwut 374
Herztod, plötzlicher, Chagas-Krankheit, chronische 65
- Trypanosoma-brucei-rhodesiense-Infektion 57

Herzversagen, Trypanosomiasis, afrikanische 56
Herzvitium, Tropentauglichkeit 509
Heterophyes heterophyes 133
Heterophyiasis 133
– Gehirnbeteiligung 133
– Herzbeteiligung 133
HEV s. Hepatitis-E-Virus
Hilfsmittel, orthopädisches, Tropentauglichkeitsbeurteilung 512
Himmelsstrahlung, indirekte 428
Hippelates pallipes 294, 296
Hirnabszeß 243f
Hirnatrophie, AIDS 399
Hirndruckzeichen, Neurozystizerkose 165
– Paragonimiasis 131
Hirnnervenlähmung, Angiostrongyliasis cantonensis 158
– Burkitt-Lymphom 497
– Meningitis tuberculosa 256
– Nasopharynxkarzinom 506
– Neurozystizerkose 165
– St.-Louis-Enzephalitis 367
Hirnödem, Loa-loa-Filariose 189
– Sonnenstich 435f
– bei Tollwut 374
Hirntoxoplasmose 94f
Histamintest 270
Histoplasma 301
– capsulatum 301f, 311
– – Infektion, asymptomatische 311
– – – inhalative 311
– – Nachweis 312
– duboisii 313
Histoplasmintest 312
– negativer 311
Histoplasmose 258, 301
– afrikanische 302, 313, 461
– – disseminierte 313
– – lokalisierte 313
– amerikanische 311f
– – akute 311
– – – disseminierte 311
– – Diagnostik 312
– – Epidemiologie 311
– – Infektionsweg 311
– – Inkubationszeit 311
– – progressive disseminierte 311
– – pulmonale, chronische 311
– – Reinfektion 311
– – Serologie 312
– – Therapie 312
Hitzeakklimatisation 429ff
– Dauer 430
Hitzearbeitsbelastung, intolerable 429f
– tolerable 429ff
Hitzebelastung, akute 429ff
– – Flüssigkeitsaufnahme 431
– – Herzminutenvolumen 429f
– – Kleidung 432
– – Salzzufuhr 432
– – Schweißmenge 430f
Hitzeermüdung, chronische 436
– leichte, akute 436
Hitzeerschöpfung 5
– anhidrotische 434f
– durch Salzmangel 433f
– durch Wassermangel 433f
Hitzefrieseln 434
Hitzehyperpyrexie 435
Hitzekollaps 433
Hitzekrämpfe 434
Hitzekrankheit 433ff
Hitzeödem 433
Hitzetoleranz 513
– altersabhängige 513

– Geschlechtsunterschied 513
– herabgesetzte 511
– konstitutionsabhängige 513
Hitzschlag 5, 435
– Entwärmung 435
– Letalität 435
– Organsymptome 435
– Prädisposition 435
– Prodrome 435
HIV, Aufbau 394
– Desinfektionsmittelwirkung 402
– DNA-Nachweis 401
– Entwicklungszyklus 394f
– p24-Core-Antigen 400
– Taxonomie 394
– Übertragung s. HIV-Infektion
– zytopathischer Effekt 395f
HIV 1: 394
HIV 2: 394
HIV-Antigen, Entwicklung 400f
HIV-Antikörper 396
– Entwicklung 400f
– mütterliche 399
HIV-Infektion 2, 392ff
– Acanthamoebainfektion 85
– Antikörpernachweis 400
– BCG-Impfung 262
– durch Blut 392
– dermatologische Manifestation 397
– Diagnostik 399ff
– – Schnelltest 400
– Enteritis-Salmonellen-Infektion 201
– geographische Verbreitung 392f
– Immunpathogenese 395f
– Immunschwäche, Ausmaß 401
– Impffähigkeit 512, 517f
– Impfstoffentwicklung 530
– Klassifikation 400
– Komplikation, Therapie 398
– Kontrazeption 402
– Krankheitsbild 396ff
– – geographische Unterschiede 397
– Labordiagnostik 400f
– Lambliasis 89
– Lymphozytenzahl 401
– Malabsorption 240
– mütterliche 400
– parenterale, Kaposi-Sarkom-Häufigkeit 498
– Patientenberatung 401
– perinatale 392, 397
– – Prophylaxe 402
– Prognose 400f
– Prophylaxe 402
– Schutzimpfungen 401
– sexuelle 392
– – Kaposi-Sarkom-Häufigkeit 498
– Stadieneinteilung 400
– durch Stillen 392
– symptomfreier Zeitraum 396
– T_4-Helferzellen-Zahl 400f
– Therapie 401
– Thiacetazon-Unverträglichkeit 260
– Toxoplasmose 94
– Tropentauglichkeitsbeurteilung 512f
– Tuberkulose 261f
– Tuberkulosetherapie 262
HIV-1-Infektion 394ff
HIV-2-Infektion 399
HLA-B27 220
HLA-B51 462
HLA-DR5 498
HLA-DRw52 462
Hodgkin-Lymphom 492ff
– Ätiologie 493f
– Epidemiologie 492f
– Kaposi-Sarkom 498

Hohlnägel 404
Homosexuelle, Amöbeninfektion 71
– Hepatitis-B-Infektion 384
– Hepatitis-D-Infektion 387
Honduras 536
Hongkong 536
Hornhautleprom 485
Hornhautleukom 485
Hornhautnervenverdickung 485
Hornhautpannus, lepröser 485
– Trachom 480f
Hornhauttrübung 483
Hornhautulkus, Lepra 485
– Vitamin-A-Mangel 486
Hornhautvaskularisation, Lepra 485
– -Trachom 480f
Hornhautveränderung, Chloroquin-bedingte 488
Hornhautverletzung 488
Hortaea werneckii 303
Howell-Jolly-Körperchen 406
Hühnereier, Salmonella-enteritidis-Infektion 199
Hühnereiweißallergie 524
Human Immunodeficiency virus s. HIV
Humeruskopfzerstörung bei Sichelzellanämie 412
Hund, Dirofilaria immitis 192
– – repens 192
– Tollwutübertragung 372
Hundebandwurm, kleiner 166
Hundehakenwurm s. Ancylostoma brasiliense
Hundespulwurm s. Toxocara canis
Husten, Askariasis 143
– chronischer, Paragonimiasis 130f
– Leishmaniose, viszerale 44f
– persistierender, AIDS 400
Hyalomma 351
Hydatide 167
Hydatidenflüssigkeit 167
Hydatidensand 166
Hydrocephalus internus bei Tollwut 374
– – Zystizerkose 165
Hydronephrose 121
Hydrophobie 371, 373, 376
Hydrops fetalis 410
– – Lues connata 458
Hydroureter 121
Hydrozele, Onchozerkose 176
– Wucheria-bancrofti-Filariose 185
Hydrozephalus, interner s. Hydrocephalus internus
Hymenolepiasis 163
– Autoinfektion, endogene 163
– Epidemiologie 163
– Stuhluntersuchung 163
Hymenolepis nana 159, 163
– – Entwicklungszyklus 163
Hypalbuminämie 147
Hyperästhesie 57
Hyperbilirubinämie 4
Hyperglykämie, Enzephalitis 363, 365
Hyperimmun-B-Immunglobulin, Applikation vor Interkontinentalreise 518
Hyperinfektionssyndrom bei Strongyloidiasis 149f
Hyperkeratose, Kwashiorkor 423
– Leishmaniose, kutane 43
– Onchodermatitis 175f
– Pinta 296
– plantare, Frambösie 294f
Hyperkinesie 57
Hyperparasitämie, Malaria 18
Hyperperistaltik 239
Hyperpigmentation, Kwashiorkor 423
– Pinta 296

Hyperpyrexie, Malaria tropica 16
Hypersalivation 373, 376
– Witwenbiß 447
Hypersensitivität gegen Ascarisantigen 142
Hypersensitivitätsreaktion, Eosinophiliesyndrom, pulmonales, tropisches 187
– gegen Loa loa 188
– zerkarienbedingte 112, 117
Hypersplenismus 408
– Leishmaniose 43, 407
– Schistosomiasis 117 f
Hypertension, portale, präsinusoidale 117
– – Schistosomiasis 113, 116 ff
Hyperthermie 363, 365
– Enzephalitis, japanische 367
Hyperthyreose, Tropentauglichkeitsbeurteilung 511
Hypertonie, arterielle, hämorrhagisches Fieber mit renalem Syndrom 357
– – Tropentauglichkeitsbeurteilung 509
– pulmonale, Schistosomiasis 117, 119
Hyperurikämie, Tropentauglichkeitsbeurteilung 511
Hyperventilation 373
Hypnozoiten 11
Hypochromasie, erythrozytäre 404, 407 ff
Hypoderaeum conoideum 134
Hypoglykämie, Chinin-bedingte 24, 29
– – beim Kind 29
– Malaria 17
– Sonnenbrand 436
Hypokaliämie 151
Hyponatriämie 433
Hypopigmentation, Kwashiorkor 423
– Lepra 266
– Pityriasis versicolor 303
Hypopituitarismus, meningitisbedingter 244
Hypopyon 462
Hyposensibilisierung 468
Hypothermie bei Unterernährung 421
Hypothyreose, Tropentauglichkeitsbeurteilung 511
Hypotonie, arterielle, Capillariasis, intestinale 151
– – hämorrhagisches Fieber mit renalem Syndrom 357
Hypovolämie, Denguefieber, hämorrhagisches 347
– Salzmangel 433
Hypoxie, Eisenmangelanämie 404
– intrauterine 410
– Sichelzellanämie 412

I

Ichthyosarkotoxin 451
Ichthyosis, Tropentauglichkeitsbeurteilung 511
ICRC-Bazillus 530
IFAT s. Immunfluoreszenz-Antikörpertest, indirekter
IFT s. Immunfluoreszenztest
IgA-Serumspiegel, erhöhter, AIDS 396
Igelfische 451
Igelwitwe 447
IgG-Serumspiegel, erhöhter, HIV-Infektion 396
IgM-Antikörper, Nachweis beim Neugeborenen 459
IgM-capture-ELISA 329
IHA s. Hämagglutinationstest, indirekter
Ikterus 4
– Amöbenleberabszeß 80
– bei Askariasis 4, 143

– Babesiose 34
– cholestatischer 4, 80
– Echinokokkose, alveoläre 168
– episodischer, Fasziolose, chronische 125
– Gelbfieber 344
– hämolytischer 4, 18, 34
– Hepatitis A 380
– Hepatitis B 384
– hepatozellulärer 4
– Leishmaniose, viszerale 45
– Leptospirose 4
– Malaria 4, 18
– Rifttalfieber, schweres 350
– Ursachen 345
– Virushepatitis 4
– Wurminfektion 4
Ilhéus-Virus-Enzephalitis 369
Imidazole 77
Immunantwort, Leishmaniose, kutane 49
– Trypanosomiasis, afrikanische 56
– zelluläre, Leishmaniose 44
Immundefekt, Histoplasmose, amerikanische, akute disseminierte 311
Immundefizienz, induzierte 517
– primäre 517
Immundefizienzsyndrom, kombiniertes, Maserninfektion 455
Immundiagnostik, Amöbenleberabszeß 82
– Amöbiasis 76
– Anthrax 287
– Arbovirose 329 f
– Echinokokkose 168
– Enzephalitis 364 f
– Filariose 180
– Frambösie 295
– Histoplasmose, amerikanische 312
– Lambliasis 90
– Leishmaniose 50
– Lepra 270 f
– Lues connata 459
– Malaria 23
– Melioidosis 291
– Parakokzidioidomykose 315
– Pest 278
– Rickettsiose 318 ff
– Schistosomiasis 121
– Schlangengiftantigen-Nachweis 440
– Tetanus 281
– Tollwut 375
– Toxoplasmose 95 f
– Trypanosomiasis, afrikanische 58
Immunfluoreszenz-Antikörpertest, indirekter, Arbovirosediagnostik 329
– – Malariadiagnostik 23
– – Trypanosomiasis, afrikanische 58
Immunfluoreszenztest, Amöbiasis 76
– Chlamydia-trachomatis-Nachweis 474
– Gonorrhö-Diagnostik 471
– HIV-Infektion-Diagnostik 400
– indirekter, Rickettsiosediagnostik 318
– – Toxoplasmose 96
– – Typhus murinus 321
– Leishmaniosediagnostik 50
– Tollwut 375
Immunglobulin, Anti-HAV-Gehalt 524
Immunglobulin A, sekretorisches 218
Immunglobulin E, Askariasis 142
– Eosinophiliesyndrom, pulmonales, tropisches 184, 187
– Nematodeninfektion, intestinales 135
– Schistosomulaabtötung 113
– Toxokariasis 154
Immunglobulin G, Enzymimmunoassay, Toxoplasmose 96 f

– Eosinophiliesyndrom, pulmonales, tropisches 184, 187
Immunglobulin M, Amöbiasis 76
– Toxoplasmose 96
– Trypanosomiasis, afrikanische 56 ff
Immunglobulin-A-Defekt, angeborener, Lambliasis 89
Immunglobulinapplikation 518, 524 f
– vor Interkontinentalreise 518
Immunglobulin-G-Wert, Leishmaniose, viszerale 44 f
Immunglobulinpräparat, Hepatitis-D-Infektion 387
Immunglobulinspiegel, erhöhter, bei HIV-Infektion 395
Immunisationsprophylaxe s. Impfung
Immunität, zelluläre, Pilzinfektionsabwehr 300
– – Stadieneinteilung der HIV-Infektion 400
Immunitätsstörung, zelluläre, Lepra 266
– – nach Maserninfektion 456
– – Miliartuberkulose 256
Immunkomplexe, zirkulierende, Leishmaniose 43
– – Schistosomiasis 113
Immunreaktion der Haut 463
Immunschwäche, erworbene s. AIDS
– Kaposi-Sarkom 498
– Lambliasis 89
Immunsuppression 517
– Acanthamoebainfektion 85
– bei afrikanischer Trypanosomiasis 56
– Leishmaniose 44
– Lymphom, malignes 493 f
– Naegleriainfektion 85
– Pilzinfektion 304
– Pneumozystose 100
– Schistosomiasis 117
– Strongyloides-stercoralis-Autoinfektion 149
– Toxoplasmose 94
Impfabstände 519
Impfanamnese 517
Impfstoff, Überempfindlichkeit 517
Impfung 517 ff
– Abreisedatum 517
– Aufenthaltsdauer 517
– empfehlenswerte 519
– beim HIV-infizierten Kind 401
– vor Interkontinentalreise 518
– – zeitlicher Ablauf 519
– Kontraindikation 517 f
– obligatorische 519
– Reiseroute 517
– Reiseziel 517
– bei Sichelzellanämie 414
Indien 536
– Amöbiasis 69
– Berufsallergose 469
– Brugiafilariose 180, 183, 186
– Cholera 224
– Chromomykose 306
– Donovanosis 298
– Drakunkulose 192
– Enzephalitis, japanische 367
– Glucose-6-Phosphat-Dehydrogenase-Mangel 415
– Hepatitis E 391
– Katarakt 478
– Kyasanurwald-Krankheit 352
– Leishmaniose, viszerale 39
– Lepra 264
– Malleus 289
– Myiasis 453
– Myzetom 304
– Phlebotomusfieber 334

Indien, Rhinosporidiose 310
- Schlangenbiß 437f
- β-Thalassämie 408
- Tinea nigra 303
- Vitamin-A-Mangel 485
Indisches Zeckenbißfieber s. Zeckenbißfieber, indisches
Indonesien 536
- Angiostrongyliasis cantonensis 158
- Echinostomiasis 134
Infarktkrise bei Sichelzellanämie 412
Infektasthma, Tropentauglichkeitsbeurteilung 510
Infektion, bakterielle, Fieber 3
- - bei Glucose-6-Phosphat-Dehydrogenase-Mangel 416
- chronische, Anämie 407
- exotische, Leitsymptome 515
- opportunistische, bei AIDS 397f, 512
- parasitäre, Diarrhö 3
- sexuell übertragene 470ff
- bei Sichelzellanämie 412
- transdermale 462ff
- transstadielle 325
Infektionsanamnese 517
Infektionskrankheit 455ff
- Anämie 403, 407
- zyklische 199, 243, 249f
Infektionslarve 172
Infektkette, Arbovirose 325f
- hämorrhagisches Fieber 341
- Kyasanurwald-Krankheit 352
Infiltrat, pulmonales s. Lungeninfiltrat
- subkutanes, bretthartes 310
Influenzavirosomen, rekonstituierte, immunstimulierende 524
Infundibulumfollikulitis 461
Infusion bei Protein-Energie-Malnutrition 423
Inguinalhernie, Onchozerkose 176
INH s. Isoniazid
Injektion, Hepatitis-B-Übertragung 382
- HIV-Infektion 392
- Malariaübertragung 13
Injektionsnadelsterilisation 402
Inkubationszeit 2
Insolationsmeningismus s. Sonnenstich
Insuffizienz, respiratorische 311
Interferon 341
- rekombinantes 385
- bei Tollwut 376
α-Interferon bei chronischer Hepatitis B 385
- bei epidemischem Kaposi-Sarkom 500
- bei Hepatitis C 390
- bei Hepatitis D 389
γ-Interferon 56, 112
- Pilzinfektionsabwehr 300
Interkontinentalreise, Immunisierung 518
Interleukin 1: 56
- AIDS 396
Interleukin 2: 56, 112, 395
- Pilzinfektionsabwehr 300
Interleukin 4: 112
Irak 536
Iran 536
- Trichostrongyliasis 150
Iridektomie 487
Iridozyklitis, Lepra 485
- Onchozerkose 483
- Typ-2-Leprareaktion 269
- Zystizerkose, okuläre 165
Irisperlen 485
Isolation bei Lepra 273
Isoniazid bei Tuberkulose 258f
Isonicotinsäurehydrazid s. Isoniazid

Isospora belli 98
- - Oozyste 98
Israel 536
Italien 536
- Einsiedlerspinnen-Biß 448
- Skorpionstich 445
Itraconazol Indikation 309
Ivermectin 178
- bei Mansonella-ozzardi-Infektion 191
- bei Onchozerkose 178, 484
- Prophylaxe der Wucheria-bancrofti-Filariose 186
Ixodes, Frühsommer-Meningoenzephalitis-Übertragung 367f
- Kyasanurwald-Krankheit-Übertragung 352
- persulcatus 367
- ricinus 367f
- Übertragung des hämorrhagischen Krim-Kongo-Fiebers 351

J

Jamaika 536
Japan 536
- Behçet-Krankheit 462
- Gnathostomiasis 157
Japanische Enzephalitis s. Enzephalitis, japanische
Jarisch-Herxheimer-Reaktion 293
Jejunitis, tropische 237
Jemen 536
- Onchozerkose 171, 173
Jod bei Pilzinfektion 309
Jodamoeba bütschlii 84
Jordanien 536
Jorge-Lobo-Blastomykose s. Lobomykose
Juckreiz s. Pruritus
Junin-Fieber s. Hämorrhagisches Fieber, argentinisches
Junin-Virus 355

K

Kala Azar s. Leishmaniose, viszerale
Kaliumjodid bei Sporotrichose 308
- bei subkutaner Phykomykose 310
Kaliumsubstitution bei Protein-Energie-Malnutrition 424
Kambodscha 536
Kamerun 536
Kamerun-Schwellung 188
Kammspinnen 447
Kanada, Diphyllobothriasis 162
- Eastern equine encephalitis 365
- Western equine encephalitis 366
Kandidiasis 301, 317
- orale, bei Masern 456
- - Stadieneinteilung der HIV-Infektion 400
- oropharyngeale, AIDS 400
Kanikulafieber 464
Kaposi-Sarkom 399, 490, 498ff
- Ätiologie 498
- Differentialdiagnostik 500
- endemisches 498
- - anaplastisches 499
- - Mischtyp 499
- - monozelluläres 499
- Epidemiologie 498
- generalisiertes aggressives 499f
- beim Kind 499
- klassisches 399
- Krankheitsbild 499f

- lokalisiertes 499
- bei malignem Lymphom 498
- okuläres 499
- Pathogenese 498
- Pathologie 499
- Therapie 500
- Überlebenszeit 500
Kapverdische Inseln 537
Kardiomyopathie, Chagas-Krankheit 64f
- Sichelzellanämie 413
Kardiotoxin 439
Karibik, Denguefieber 331
- Donovanosis 298
Karzinom, hepatozelluläres 382, 390, 505
Katar 537
Katarakt (s. auch Cataracta) 478f
- Chirurgie 478f
- Prognose 479
- Risikofaktoren 478
- senile 478
- UV-Licht-Wirkung 488
Kataraktchirurgie, mobile 479
Kataraktextraktion 478f
Kataraktgürtel 478
Kataraktoperation, extrakapsuläre 479
- Technik 478f
Katarrh der oberen Luftwege, Masern 455f
Katayama-Syndrom 112f, 115, 117f
- Inkubationszeit 118
- Labordiagnostik 121
- Prognose 118
- Therapie 122f
Katze, Dirofilaria immitis 192
- - repens 192
- Toxoplasmainfektion 92f, 97
Katzenleberegel s. Opisthorchis felineus; s. Opisthorchis viverrini
Kaufmann-White-Schema der Salmonellabakterien 197
Kaumuskelspasmus 280
Kautschukbaum 468
Kaverne, Melioidose 290
- Tuberkulose 255
Kawasaki-Syndrom 456
KBR s. Komplementbindungsreaktion
Kegelschnecken 450
Keimzentrumlymphom, zentroblastisches 492f
Keloid 498
Kenia 537
Kenia-Zeckenfieber s. Fièvre boutonneuse
Kerandel-Zeichen 57
Keratitis durch freilebende Amöben 86
- interstitielle 459, 485
- e lagophthalmo 485
- Lepra 485
- Lues connata 459
- Onchozerkose 483
- punctata 483
- semilunaris 483
- sklerosierende 483
- Trachom 480
- Tropentauglichkeitsbeurteilung 512
Keratoconjunctivitis phlyctaenolosa 256
Keratokonjunktivitis, chlamydienbedingte 481
Keratomalazie, Vitamin-A-Mangel 486
Keratopathie, aktinische 488
Keratose, aktinische 462
Kernig-Zeichen 243, 363
Kernspintomographie bei Neurozystizerkose 165
Kerntemperatur 429ff

Kern-Zytoplasma-Reifungsdissoziation 406
Ketoconazol bei afrikanischer Histoplasmose 313
− bei amerikanischer Histoplasmose 312
− bei Chromomykose 307
− Indikation 309
− bei Kokzidioidomykose 313
− bei nordamerikanischer Blastomykose 316
− bei Parakokzidioidomykose 315
− bei Pityriasis versicolor 303
Keuchhusten 457
− Impfung 457
Kiefertumor 496f
Kiemenschnecke 111
Killerzellen, natürliche, Aktivitätsminderung 395
Kinetoplasten 62f
Kinyoun-Färbung 257
Kiribati 537
Kladosporiose 301, 306
Klebsiella rhinoscleromatosis 464
Kleidung 432
Kleinepidemie 2
Klima, feuchtheißes 428f
− heißes 428ff
− trockenheißes 428f
Klimafaktoren 428
Klinomycin bei Syphilis 476
Klostridien, zytotoxische 283
Klostridienanzüchtung 284
Knochendestruktion, Frambösie, tertiäre 294
− Lues connata 458
Knochengefäßverschluß bei Sichelzellanämie 412
Knochenmark, hyperplastisches 406
− hypoplastisches 407
Knochenmarkausstrich, Leishmaniose, viszerale 49
Knochenmarkfibrose 43, 407
Knochenmarknekrose bei Sichelzellanämie 412
Knochenmarkveränderung, Malaria 15
Knochenschmerzen, Denguefieber 333
− Typ-2-Leprareaktion 269
Knochentuberkulose 255
Knoten s. auch Hautknoten
− subkutaner, Dirofilariose 192
− − Onchozerkom 172f
Koagulopathie, Denguefieber, hämorrhagisches 347
− Marburg-Virus-Krankheit 360
Kobrabiß 440
− Therapie 443, 445
Kohlenhydratintoleranz 88
Kohlenhydratmalabsorption, Diagnostik 239
− Enteropathie, tropische 238
Kokzidioidomykose 301f, 313
− Laborinfektion 313
− primär pulmonale 313
− sekundär disseminierte 313
− Serologie 313
Kokzidiose 97ff
− Blutbild 98f
− Diagnostik 99
− Pathogenese 98
− Prophylaxe 99
− Therapie 99
Kolitis, Amöbiasis 71ff
− nach Antibiotikatherapie 231
− Clostridium-difficile-Infektion 231
− EIEC-Infektion 231
− erosive, Enteritis-Salmonellen-Infektion 211

− Shigellose 217ff
− ulzerative, Enteritis-Salmonellen-Infektion 211
− − unspezifische 73
Kollaps, hitzebedingter 433
Kollateralmeningitis 243
Kolon, irritables 73, 85
Kolonbiopsat, Amöbennachweis 76
Kolonblutung bei Amöbenulkus 73f
Kolonkarzinom, Enteritis-Salmonellen-Infektion 211
Kolonperforation bei Amöbendysenterie 74
Kolonpolyposis, Schistosomiasis mansoni 116, 118
Kolonulkus, Amöbiasis 72f
Kolonulkusperforation 72f
Koloskopie, Amöbiasis 76
Kolpitis 502
− shigellenbedingte 218
Kolumbien 537
Koma 5
− Arbovirusenzephalitis 363
− Atrax-Biß 448
− Hitzschlag 435
− Kobrabiß 440
− Loa-loa-Filariose 189
− Malaria 16f
− Malaria-Differentialdiagnostik 24
− St.-Louis-Enzephalitis 367
− Tollwut 373f
− Trichinose 153
− Trypanosomiasis, afrikanische 57
Komoren 537
Komplementbindungsreaktion, Arbovirose 329f
− Chagas-Krankheit 66
− Enzephalitis 364
− Gonorrhö 471
− Rickettsiose 318f
Komplementsystem, Entamoeba-histolytica-Resistenz 72
Komplementsystemaktivierung, Anämie, hämolytische 407
− Denguefieber, hämorrhagisches 347
− Pilzinfektionsabwehr 300
Kondylome, spitze 498
Konglomerattuberkel, zentralnervöse 256
Konglomerattuberkulose der Halslymphknoten 255
Kongo 537
Kongo-Krim-Fieber s. Krim-Kongo-Fieber
Konjunktiva, Dirofilaria tenuis 192
− Loa loa 188
Konjunktivitis 489
− allergische 489
− bolivianisches hämorrhagisches Fieber 355
− eitrige 480
− follikuläre, chronische 480f
− hämorrhagische 489
− Kyasanurwald-Krankheit 352
− Lassa-Fieber 354
− Masern 455f
− Myiasis 453
− Romaña-Syndrom 64
− Trachom 480
− Trichinose 153
Kontaktlinsen, Acanthamoebainfektion 86
Kontinua 3
− Amöbenleberabszeß 80
− Malaria tropica 3
− paratyphoides Fieber B 209
− − Fieber C 209
− Pest 277

− typhoides Fieber 202ff
− Typhus exanthematicus 319f
Kontrazepation 414
Kopfhautzellulitis 461
Kopfknoten 172f
Kopfschmerzen, Affenpockeninfektion 339
− Angiostrongyliasis cantonensis 158
− Denguefieber 333
− Ebola-Fieber 359
− Eisenmangelanämie 404
− Enzephalitis 363
− Gelbfieber 344
− Kyasanurwald-Krankheit 352
− Meningitis 243
− − tuberculosa 256
− Neurozystizerkose 165
− Omsk-Fieber, hämorrhagisches 353
− O'nyong-nyong 337
− Phlebotomusfieber 335
− Rifttalfieber 350
− Rocky Mountain spotted fever 322
− Sindbis-Fieber 338
− Sonnenstich 435
− Trypanosomiasis, afrikanische 57
− Typhus murinus 321
Kopfschmerzsyndrom, fieberhaftes 367
Koplik-Flecken 455
Korea 537
− Behçet-Krankheit 462
Kornealabstrich 375
Korneaulzeration 456
Korona 130
Körpergewicht s. Gewicht
Körpertemperatur, subfebrile 2
Körpertemperaturmessung, rektale 2
Krabben 129
Krabbenspinne 449
Krallenhand, Lepra 267
Krampfanfälle, California-Enzephalitis 369
− Chloroquin-bedingte 511
− nach Eastern equine encephalitis 366
− Enzephalitis 363
− hirnorganische, persistierende 517
− Hitzschlag 435
− nach japanischer Enzephalitis 367
− Neurozystizerkose 165
− Schistosomiasis, zerebrale 119
− Shigellose beim Kind 218f
− Sonnenstich 435
Krebs 490f
Kreislauflabilität, Tropentauglichkeitsbeurteilung 509
Krepitus 283
Kriebelmücke s. Simulium
Krim-Kongo-Fieber, hämorrhagisches 328, 351f
− − Antikörpernachweis 352
− − Diagnostik 330, 352
− − Epidemiologie 327, 351
− − Erregernachweis 352
− − Impfung 352
− − Inkubationszeit 351
− − Letalität 351
− − Prophylaxe 352
− − Risikogruppen 351
− − Therapie 352
− − Übertragung 341, 351
− − zentralnervöse Störungen 351
Krise, aplastische, megaloblastäre 412
− − bei Sichelzellanämie 412
− hämolytische, Glucose-6-Phosphat-Dehydrogenase-Mangel 416
Kryptokokkose 316
− bei AIDS 397f
− Therapie 398

Kryptosporidiose 3, 98 f
Kuba 537
Kugelfische 451
Kugelspinnen 447
Kunstlinsenimplantation 479
Kupfermangel 420
Kuwait 537
Kwashiorkor 420, 423, 485
– marantischer 422 f
– bei Masern 456
– Ödemmenge 425
– Wellcome-Klassifikation 422
Kyasanurwald-Krankheit 328, 352 f
– Amplifierwirt 341
– Antikörpernachweis 353
– Diagnostik 353
– Epidemiologie 352
– Erregernachweis 353
– Infektkette 352
– Inkubationszeit 352
– Letalität 352 f
– Prophylaxe 353

L

Laborinfektion, Frühsommer-Meningoenzephalitis 368
– Kokzidioidomykose 313
– Rifttalfieber 349
– Tollwut, Prophylaxe 378
– Venezuelan equine encephalitis 366
Laboruntersuchung 1
Labrador-Keratopathie s. Keratopathie, aktinische
Labreafieber 387
LaCrosse-Virus 362, 369
Lactasemangel, primärer 239 f
Lactoseintoleranz 88
Lactulose 214
Lagophthalmus, Lepra 485
Lagos 371
Lamblia intestinalis s. Giardia lamblia
Lambliasis 87 ff
– akute 89
– Antikörper 89 f
– Ausbreitung, epidemische 87
– chronische 89
– Diagnostik 89 f
– Differentialdiagnostik 90
– Dünndarmveränderung 88
– Epidemie 87
– Epidemiologie 87
– der Gallenblase 88
– bei Immunschwäche 89
– beim Magenoperiertern 88 f
– Pathogenese 88
– Pathologie 88 f
– Prophylaxe 90 f
– Serologie 90
– Stuhluntersuchung 89 f
– Therapie 90 f
– Tierreservoir 87
– Verbreitung, endemische 87
– Zystennachweis 89 f
Länderverzeichnis, geographisch-medizinisches 532 ff
Landouzy-Sepsis 256
Langat-Virus-Enzephalitis 362, 369
Langerhans-Zellen 463
Langhans-Riesenzellen 254
– Lepra 266
Laos 537
Larva currens 149
– migrans, kutane 155 f
– – Eintrittsstelle 156
– – subkutane, tiefe 131

– – viszerale 154 ff, 251
Larva-migrans-Syndrom 141, 152
– kutanes 148, 155 f
– – Diagnose 156
– – Differentialdiagnose 156
– – Epidemiologie 155
– – Krankheitsbild 156
– – Prophylaxe 156
– – Superinfektion, bakterielle 156
– – Therapie 156
– okuläres 154 f
– subkutanes 156 f
– viszerales, Gnathostoma-spinigerum-Larve 156 f
– – Krankheitsbild 154
– – Pathogenese 154
– – Prophylaxe 155
– – Therapie 155
– – Toxocara-canis-Larve 154 f
Laryngealspasmus 460
Lassa-Fieber 341, 353 ff, 464
– Diagnostik 354
– Epidemiologie 327, 353 f
– Immunplasma 355
– Inkubationszeit 354
– Prophylaxe 355
– Therapie 354
– Übertragung 354
Lassa-Fieber-Virus 353 f, 464
Lateinamerika, Leishmaniose, viszerale 39
Latexagglutination, Toxoplasmose 96
Latrodectus 447
– geometricus s. Braune Witwe
– hytrix s. Igelwitwe
– mactans s. Schwarze Witwe
– pallidus s. Blasse Witwe
– variolus s. Schwarze Witwe, nördliche
Lebendvakzine, Kontraindikation 517
Lebensmittel s. Nahrungsmittel
Leberabszeß 124
– amöbenbedingter s. Amöbenleberabszeß
– Askariasis 143
– eosinophiler 124
– pyogener 124
Leberbiopsie bei Miliartuberkulose 256
– bei Schistosomiasis 121
Leberechinokokkose 166 ff
– polyzstische 166
Leberegel 103
– chinesischer s. Clonorchis sinensis
– großer s. Fasciola hepatica
– kleiner 126
Leberegelbefall s. Clonorchiasis; s. Fasziolose; s. Opisthorchiasis
Leberfibrose, periportale 117
– Schistosomiasis 113, 117
– tonpfeifenstielartige 117
Leberfunktionsstörung, Gelbfieber 344
Leberkarzinom (s. auch Karzinom, hepatozelluläres) 505
– cholangioläres 505
Leberkoma bei Schistosomiasis 119
Leberprozeß, raumfordernder 82
Lebertransplantation 169
Lebertuberkulose 255
– pseudotumoröse 255
Leberveränderung, Leishmaniose, viszerale 45
– Malaria 15
Lebervergrößerung s. Hepatomegalie
Leberversagen bei alveolärer Echinokokkose 168
Leberzelldegeneration, fettige, Ebola-Fieber 359

– – Gelbfieber 344
Leberzellnekrose, Ebola-Fieber 359
– Gelbfieber 344
– Hitzschlag 435
– Lassa-Fieber 354
– Rifttalfieber, hämorrhagisches 350
Leberzellkarzinom s. Karzinom, hepatozelluläres
Leberzirrhose, biliäre, sekundäre, Echinokokkose, alveoläre 168
– Hepatitis C 390
– Karzinom, hepatozelluläres 505
Leberzyste, Echinococcus granulosus 166 ff
Ledderhose-Krankheit 498
Leiomyosarkom 499
Leishmania aethiopica 37, 46
– – Vorkommen 37, 39
– brasiliensis brasiliensis 37, 47
– – guyanensis 37, 47
– – panamensis 47
– – Vorkommen 37, 42
– donovani chagasi, Vorkommen 37, 39
– – donovani, Vorkommen 37, 39
– – infantum, Vorkommen 37, 39
– major 37, 46
– mexicana amazonensis 37, 47
– – garnhami 37, 48
– – mexicana 37, 47
– – pifanoi 37, 48
– – Vorkommen 37, 42
– peruviana 37, 48
– tropica 37, 45 f
Leishmaniasis mucocutanea 467
Leishmanien 37 ff
– amastigote Form 38, 42
– Kultur 49
– Nachweis 49
– promastigote Form 38, 42
– Reservoir 37 f
– – Leishmanioseprophylaxe 52
– Vektor 37 f
– – Leishmanioseprophylaxe 52
– Zyklus 38, 42
Leishmanienantigen 50
Leishmanin-Hauttest 44, 50 f
– Durchführung 51
Leishmaniose 37 ff, 467
– Anamnese 49
– Antikörper 43 f
– Antikörperhöhe 50
– Antikörpernachweis 50
– Antimontherapie 51 f
– Darmveränderung 43
– Definition 37
– Diagnostik 49 f
– Differentialdiagnostik 50 f
– Epidemiologie 38 ff
– Erregernachweis 49
– Hauttest 44, 50 f
– – Durchführung 51
– des Hundes 38
– Immundiagnostik 50
– Immunität 44
– Immunologie 44
– Impfung 52
– Krankheitsbild 44 ff
– kutane 37, 42
– der Alten Welt 45 f
– – – Leishmania-aethiopica-Infektion 46
– – – Leishmania-major-Infektion 46
– – – Leishmania-tropica-Infektion 45 f
– – – Therapie 52
– – Vorkommen 37, 39 f
– – Differentialdiagnose 51

– – diffuse 37, 47 ff
– – – Differentialdiagnose 51
– – – Hauttest 50
– – – Pathologie 43 f
– – Gewebeentnahme 49
– – Klassifizierung, histologische 43
– – lupoide s. Rezidivansleishmaniose
– – der Neuen Welt 46 ff
– – – – Leishmania-brasiliensis-brasiliensis-Infektion 47
– – – – Leishmania-brasiliensis-guyanensis-Infektion 47
– – – – Leishmania-brasiliensis-panamensis-Infektion 47
– – – – Leishmania-mexicana-amazonensis-Infektion 47
– – – – Leishmania-mexicana-garnhami-Infektion 37, 48
– – – – Leishmania-mexicana-mexicana-Infektion 47
– – – – Leishmania-mexicana-pifanoi-Infektion 48
– – – – Leishmania-peruviana-Infektion 48
– – – – Therapie 52
– – – – Vorkommen 41 f
– – Pathologie 43
– – rezidivierende s. Rezidivansleishmaniose
– Lymphozytenstimulationstest 44
– Milzveränderung 42
– mukokutane 37, 48
– – destruierende 47 f
– – Differentialdiagnose 51
– – Pathologie 44
– – Therapie 52
– – Vorkommen 41 f
– Parasitendichte 50
– Pathogenese 42
– Pathologie 42 ff
– Prophylaxe 52
– – individuelle 52
– Reinfektion 44
– Schwangerschaft 51
– Sekundärinfektion 43
– Serologie 50
– subklinische 44
– Therapie 51 f
– Übertragung 38
– – Leishmanioseprophylaxe 52
– viszerale 37, 42, 44 f
– – Anämie 44 f, 407
– – Anamnese 1
– – antimonresistente 51
– – Blutbild 45
– – Differentialdiagnose 50 f
– – Epidemie 39
– – Fieber 3, 44
– – bei HIV-Infektion 399
– – Inkubationszeit 44
– – Knochenmarkpunktion 49
– – Leberbeteiligung 45
– – Lymphknotenvergrößerung 4, 45
– – Manifestationsindex 44
– – Pathologie 42 f
– – Prognose 51
– – Sekundärinfektion 45
– – Spätkomplikation 45
– – Splenomegalie 4, 44, 495
– – Therapie 51 f
– – – Erfolgszeichen 51 f
– – Vorkommen 39 f
– Vorkommen 37, 39 f
Lepra 264 ff, 485
– Altersgipfel 264
– Antikörpernachweis 271
– Augenveränderungen 485

– autonome Innervationsstörungen 267
– bakterienarme 264, 266
– Bakterienindex 269 f
– – morphologischer 269
– bakterienreiche 264, 266
– Bekämpfung 273 f
– borderline-lepromatöse 264 f, 268
– borderline-tuberkuloide 264 f, 268
– Diagnostik 269 f
– – bakteriologische 269
– Differentialdiagnostik 271
– downgrading reaction 269
– ELISA-Test 271
– Endemieherde in Industrieländern 264
– Epidemiologie 264 f
– Erblindung 485
– – Prophylaxe 485
– Erreger 265
– Erythema nodosum 269
– Exazerbation 269
– Extremitätenläsion 267
– geographische Verbreitung 264
– Geschlechtsverhältnis 264
– Hautbiopsie 270
– Hautläsionen 266 ff
– – symmetrische 267
– – Ulzeration 267, 269
– Histamintest 270
– Immunantwort, humorale 268 f
– – zelluläre 266
– – – Vermehrung 269
– – – Verminderung 269
– Immunität, zelluläre 266
– Immunprophylaxe 273
– Impfung 530
– indeterminierte 265 f
– – Histopathologie 266
– – Klinik 266
– Infektiosität 265
– Inkubationszeit 266
– interpolare s. Borderline-Lepra
– Isolation 273
– Klassifikation 266
– lepromatöse 264 ff
– – diffuse 267
– – Histopathologie 266 f
– – Klinik 267
– Lepromintest 270, 530
– motorische Störungen 267
– Mutter-Kind-Übertragung 265
– ohne nachweisbare Erreger, Behandlungsschema 273
– mit nachweisbaren Erregern, Behandlungsschema 272
– Nervenbefall 266 ff
– Nervenbiopsie 270
– Nervenhistologie 266, 270
– Nierenbeteiligung 267
– Pathogenese 265 f
– Pilocarpintest 270
– Prävalenz 264
– Prävention, primäre 273
– – sekundäre 273
– Schleimhautbefall 266
– Sekundärschädenverhütung 273
– Sensibilitätsstörungen 266 f
– Sozialfaktoren 264
– Therapie 271 ff
– – Kontrolle 273
– Tiermodell 265
– tuberkuloide 264 ff
– – Histopathologie 266 f
– – Klinik 266 f
– Übertragung 264 f
– upgrading reaction 269
Leprareaktion 268 f
– Therapie 273

– Typ 1 268 f
– Typ 2 268 f
Leprom, korneales 485
Lepromintest 270
– wiederholter 530
Leprosarien 273
Leptomeningitis 362
Leptospirose 464
– Ikterus 4
Lesotho 537
Leukämie 495
– akute 495
– – lymphoblastische 495
– – myeloische 495
– Ätiologie 495
– chronische 495
– – lymphatische 492, 495
– – myeloische 495
– Epidemiologie 495
– Malariadurchseuchung 495
– Pathogenese 495
Leukämoide Reaktion bei Shigellose 220
Leukozytopenie, Colorado tick fever 364, 369
– denguefieberartiges Syndrom 329
– bei Folsäuremangelanämie 406
– Gelbfieber 345
– hämorrhagisches Fieber, argentinisches 355
– Kala-Azar 407
– Marburg-Virus-Krankheit 360
– O'nyong-nyong 337
– Phlebotomusfieber 335
– mit relativer Lymphozytose 337
– St.-Louis-Enzephalitis 367
– typhoides Fieber 203 f
– Typhus murinus 321
– Venezuelan equine encephalitis 364
Leukozytose, Pest 278
– Typhus murinus 321
Levamisol bei Hakenwurmkrankheit 147
Levurose 301
Libanon 537
Liberia 537
Libyen 537
Lichen amyloidosus 462
– planus tropicalis 462
– trophicus 434
Lichtdermatose, Tropentauglichkeitsbeurteilung 511
Lichtscheu 481
– Masern 456
– Meningitis, lymphozytäre 251
Lidödem, Gnathostomiasis 157
Lidtumor, UV-Licht-induzierter 487
Linsenextraktion, intrakapsuläre 479
Linsenreklination 479
Lippenkarzinom 462, 491
Liquor cerebrospinalis, Glucosekonzentration s. Liquorzucker
– – Granulozyten, eosinophile 364
– – lymphomonozytäre Elemente 364
– – Proteinkonzentration, erhöhte 364
– – Untersuchungsbefund bei Enzephalitis 363 f
– Spinnwebsgerinnsel 257
Liquordruck, erhöhter 244
– – Phlebotomusfieber 335
Liquorfistel 249
Liquorkultur 244
Liquorpassagebehinderung, Meningitis 243, 245, 257
Liquorpleozytose, Enzephalitis 363 f
– eosinophile 251, 364
– – Angiostrongyliasis cantonensis 158
– – Meningokokkenmeningitis 247
– – Paragonimiasis 131

Liquorpleozytose, granulozytär-monozytäre 364
– lymphomononukleäre 366
– lymphozytäre 244, 250f
– – Enzephalitis 364, 367ff
– – Meningitis tuberculosa 257
– Phlebotomusfieber 335
– Trypanosomiasis, afrikanische 57
Liquorsediment 246, 249f, 257
– Haemophilus influenzae 250
– Meningokokken 246
– Pneumokokken 249
Liquoruntersuchung bei Enzephalitis 363f
– bei Meningitis 244
Liquorzucker 244
– erniedrigter 257, 364
– verminderter 251
Listeria monocytogenes 463
Listeriose 364, 463
Loa loa 180f, 187ff
– – Adulte 187f
– – Mikrofilarienübertragung 180, 187
Loa-loa-Filarie, intraokulare 484
– subkonjunktivale 484
Loa-loa-Filariose 187ff
– Chemoprophylaxe 189
– Diagnostik 189
– Enzephalitis 189
– geographische Verbreitung 180, 187
– Mikrofilariendichte, kritische 189
– Mikrofilariennachweis 181, 189
– Prophylaxe 189
– Therapie 189
Lobärpneumonie bei Masern 456
Loboa loboi 301, 309
Lobomykose 301, 309
Lockjaws s. Tetanus
Löffler-Lungeninfiltrat 258
– Askariasis 143
– Hakenwurmkrankheit 146
– Strongyloidiasis 149
Loiasis 484
– Augenschäden 484
Loperamid bei Reisediarrhö 232, 234
Louping ill 362, 368
Loxosceles 447
Loxoscelidae s. Einsiedlerspinnen
Loxoszelismus, nekrotischer, kutaner 448
– viszerokutaner 448
Lucio-Lepra 267
Lucio-Phänomen 269
Lues 463, 475
– Antikörper 475
– connata 458f
– – Antikörper 459
– – – mütterliche, übertragene 459
– – Blutbild 458
– – Diagnostik 459
– – Epidemiologie 458
– – frühe 458
– – Hautsymptome 458
– – IgM-Antikörper-Nachweis 459
– – Knochenveränderungen 458
– – Pathogenese 458
– – Serologie 459
– – späte 458f
– – Symptome 458f
– – Therapie 459
– – ZNS-Beteiligung 459
– Diagnostik 475
– Durchseuchung 475
– Epidemiologie 475f
– Häufigkeit 470
– Impfstoffentwicklung 530
– Infektion, intrauterine 458
– Inkubationszeit 475

– innocentium s. Syphilis, endemische
– Latenzperiode 475
– Schmierinfektion 475
– Stadien 475
– Symptome 475
– Therapie 476
Luftfeuchte 428f
Lufttemperatur 428f
Lumbago, Gelbfieber 344
– hämorrhagisches Fieber, bolivianisches 356
Lumbalpunktion bei Enzephalitis 363f
– bei Lues connata 459
– bei Meningitis 244
Lungenabszeß bei Amöbenleberabszeß 80
Lungenanthrax s. Anthrax, pulmonaler
Lungenechinokokkose 166ff
Lungenegel 103, 129
Lungenfibrose, Eosinophilie, pulmonale, tropische 187
– Histoplasmose, amerikanische 311
Lungengranulom, Kryptokokkose 316
Lungeninfarkt, Dirofilariose 192
– bei typhoidem Fieber 204
Lungeninfiltrat, Differentialdiagnose 258
– eosinophiles 258
– – Askariasis 142f
– – Hakenwurmkrankheit 146
– Fasziolose, akute 125
– fleckförmiges, disseminiertes 311
– Histoplasmose, amerikanische 311
– Paragonimiasis 130
– rechts basales 125
– bei Sichelzellanämie 413
Lungenkaverne, Melioidose 290
– Tuberkulose 255
Lungenmelioidosis 290
Lungenödem, Malaria 15
– – tropica 18
Lungenpest 275, 277
– primäre 275, 277
Lungenrundherd 192
Lungenschnecke 110
Lungensyndrom, akutes, bei Sichelzellanämie 413
Lungentuberkulose (s. auch Tuberkulose) 131, 255
– Herdlokalisation 255
– bei HIV-Infektion 398
– Inzidenz 252f
– Kavernisierung 255
– offene 252f
– primäre, beim Säugling (Kleinkind) 255
– Therapie 258ff
– Therapieziel 258
– Tropentauglichkeitsbeurteilung 510
– Verkäsung 255
Lungenzyste, Echinococcus granulosus 167
– Paragonimiasis 130
Lupus erythematodes, kutaner, Tropentauglichkeitsbeurteilung 511
Lutzomyia 37ff
Lyell-Syndrom, Sulfadoxin-bedingtes 25
Lymnaea 124
Lymphadenektomie bei Peniskarzinom 504
Lymphadenitis 4
– abszedierende 472
– Affenpockeninfektion 339
– Anthrax 286f
– Brugiafilariose 186
– hiläre, beim Säugling (Kleinkind) 255
– intraabdominale 184

– Leishmaniose, kutane, der Neuen Welt 47f
– Melioidosis 290
– Typ-2-Leprareaktion 269
– Ulcus molle 472
– Wucheria-bancrofti-Filariose 184f
Lymphadenopathie, chronische, Stadieneinteilung der HIV-Infektion 400
– generalisierte 313, 315
– – AIDS 400
– – Oroya-Fieber 464
– – Trypanosomiasis, afrikanische 57
– Kaposi-Sarkom 499
– Kyasanurwald-Krankheit 353
– Onchozerkose 176
– Parakokzidioidomykose 313, 315
– Pinta 296
Lymphangiographie bei lymphatischer Filariose 185
Lymphangitis, Brugiafilariose 186
– Leishmaniose, kutane, der Neuen Welt 47f
– Malleus 289
– Melioidosis 290
– Wucheria-bancrofti-Filariose 184
– zentrifugal fortschreitende 184f
Lymphfollikel der Oberlidbindehaut 480f
Lymphgefäße, abdominale, Granulombildung 159
Lymphknotenkomplex, Parakokzidioidomykose 313
Lymphknotenmetastasen, zervikale 506
Lymphknotennekrose 277
Lymphknotenreaktion nach Tuberkuloseinfektion 254
Lymphknotentoxoplasmose, postnatale 93
Lymphknotentuberkulose 4, 255
Lymphknotenvergrößerung 4
– axilläre 191, 277
– Denguefieber 333
– Eosinophilie, pulmonale, tropische 187
– Filariose, lymphatische 4
– hämorrhagisches Fieber, argentinisches 355
– HIV-Infektion 396
– indolente 4
– inguinale 4, 277, 504
– Leishmaniose, viszerale 4, 45
– Lymphogranuloma venereum 4, 472ff
– Mansonella-streptocerca-Infektion 191
– neoplastische 4
– nuchale 57, 93
– Onchozerkose 4, 176
– O'nyong-nyong 337
– paratyphoides Fieber 200
– Pest 4, 277
– präaurikuläre 64
– retroaurikuläre 4
– Romaña-Syndrom 64
– submandibuläre 4
– Toxoplasmose 4, 93f
– Trypanosomiasis, afrikanische 56
– Tularämie 465
– typhoides Fieber 200
– Wucheria-bancrofti-Filariose 184
– zervikale 4, 277, 506
Lymphknotenverkalkung, hiläre 254
Lymphödem, chronisches 184f
– Differentialdiagnose 185
– Wucheria-bancrofti-Filariose 184f
Lymphogranuloma inguinale s. Lymphogranuloma venereum
– venereum 299, 463, 472ff, 480
– – Antikörpernachweis 473
– – Diagnostik 474
– – Differentialdiagnose 474

– – Epidemiologie 473, 476
– – Inkubationszeit 472
– – Lymphknotenvergrößerung 4, 472 ff
– – Pathogenese 473
– – Symptome 473 f
– – Therapie 475
– – Verlauf 473
Lymphokine 254, 347
Lymphom, malignes 490, 492 ff
– – bei AIDS 493 f
– – Ätiologie 493 f
– – Epidemiologie 492 f
– – großzelliges 499
– – Kaposi-Sarkom 498
– – in Malariagebieten 493
– – Malignitätsgrad, hoher 492 ff
– – – niedriger 492 ff
– – Pathogenese 493 f
– zentroblastisches 492 f
Lymphopathia venerea s. Lymphogranuloma venereum
Lymphozytenstimulationstest, Leishmaniose 44
Lymphozytenzahl bei HIV-Infektion 401
Lymphozytopenie, AIDS 396
Lymphskrotum 185
Lymphstauung, chronische, Wuchereria-bancrofti-Filariose 184 f
Lymphvarizen 185
Lyon-Hypothese 415

M

Macau 537
Machupo-Virus 356
Madagaskar 537
Madarosis 485
Madenwürmer 136
Madurafuß 304
Madurella mycetomii 302
Maduromykose 304
Magenfundusvarizen 117, 119
Magenoperierter, Lambliasis 88 f
Magenresektion, Tropentauglichkeitsbeurteilung 510
Magnesiumsubstitution bei Protein-Energie-Malnutrition 424
Major basic protein 173
Makrele, Scombroidvergiftung 451
Makrofilariennachweis 177
Makrofilarizid 178
Makrogametozyt 9 ff
Makrokonidien, Histoplasma capsulatum 311
Makroovalozyten 406
Makrophagen, Mycobacterium-leprae-Gehalt 266
– Mykobakterieninaktivierung 254
Makrophagenfaktorenfreisetzung, vermehrte 396
Makuladegeneration, senile 488
Makulopathie, UV-Licht-bedingte 488
Malabsorption 4
– Absorptionstests 239
– Fasziolopsiasis 132
– bei HIV-Infektion 240
– Lambliasis 87 ff
– Strongyloidiasis, generalisierte 150
– Ursachen 240
Malabsorptionssyndrom, tropisches 236 ff
– – Ätiologie 236 f
– – Krankheitsbild 238 f
– – Therapie 240
Malaria 7 ff, 532
– akute 4
– algide 17

– Anämie 17, 407
– Anamnese 1 f, 20
– Antikörper 13 f
– asymptomatische 23
– Augenbeteiligung 488
– Bekämpfungsmaßnahmen, allgemeine 33
– benigne s. Malaria tertiana
– Bereitschaftstherapie 33
– Bewußtseinsstörung 5, 16 f
– Blutausstrich 21
– – Parasitenzählung 22
– Blutpräparat 21 f
– Chemoprophylaxe 30 ff
– Chemotherapeutika 24 ff
– – Erregerresistenz 24, 26 ff
– – Erregerresistenzgrade 26
– Definition 7
– Diagnostik 20 ff
– – klinische 20
– Diarrhö 18
– Differentialdiagnostik 23 f
– Durchseuchungsgrad 14
– Epidemiologie 7 ff
– Erreger 7, 9 f
– Erythrozyten, parasitierte 7, 10 f
– Expositionsprophylaxe 30
– Fieber 2 f, 16, 19 f
– Fieberperiodizität 11
– Gehirnveränderung 15
– geographische Verbreitung 7 f
– bei Glucose-6-Phosphat-Dehydrogenase-Mangel 416
– Hepatomegalie 4, 15
– holoendemische 14
– hyperendemische 14
– Hyperparasitämie 18
– Hypnozoiten 11
– hypoendemische 14
– Hypoglykämie 17
– Ikterus 4, 18
– Immundiagnostik 23
– – Indikation 23
– Immunisierung, aktive 33
– Immunität 13
– – erworbene 13 f
– – – Dauer 14
– Immunologie 13 f
– Impfstoffentwicklung 530
– importierte, Erregerverteilung 21
– Infektionsrisiko 532
– instabile 14
– Intervall, fieberfreies 11, 16, 19
– beim Kind 17, 19
– Knochenmarkveränderung 15
– konnatale 14
– Krankheitsbild 16 ff
– Labordiagnostik 20 ff
– Langzeitprophylaxe 25
– Leberveränderung 15
– Lungenveränderung 15
– mesoendemische 14
– Mikrozirkulationsstörung 14
– Milzveränderung 15
– Nierenveränderung 15, 20, 30
– Parasitämiegrad 7, 11
– Parasitennachweis 20 ff
– Parasitenresistenz gegen Chemotherapeutika 26 ff
– Parasitenzahlbestimmung 22
– Parasitenzyklus 10 f
– Pathologie 14 f
– Plazentaveränderung 15
– Prophylaxe 30 ff
– – epileptische Anfälle 511
– quartana 20
– – Blutausstrichauswertung 22

– – Erreger 10
– – Erregerpesistenz 20
– – Fieber 16, 20
– – Inkubationszeit 20
– – Nephropathie, chronische 15, 20
– – Rezidiv 30
– – Therapiedurchführung 30
– Schnelltest 23
– Schock 16 f
– Schwangerschaft 14
– spleen rate 14, 17
– Splenomegalie 4, 14 f, 17 f, 495
– stabile 14
– tertiana 19
– – Blutausstrichauswertung 22
– – Erreger 10
– – Fieber 16, 19
– – Inkubationszeit 19
– – Rezidiv 19
– – Therapiedurchführung 29 f
– therapeutische 19
– Therapie 24 ff
– – Durchführung 28 ff
– tropica 5, 16 ff
– – Blutausstrichauswertung 21
– – Diarrhö 3
– – Erreger 7
– – Fieber 16
– – gastrointestinale Störung 18
– – Hämoglobinurie 17
– – Inkubationszeit 16
– – komplizierte 28 f
– – Lungenödem 18
– – Milzruptur 18
– – Nierenversagen, akutes 15, 18
– – schwere 18, 22
– – Splenomegalie 17 f
– – Therapiedurchführung 28
– – unkomplizierte 28
– – Verlauf 11, 18 f
– – Zusatztherapie 29
– Übertragung 11 ff
– zerebrale 5, 15 f
– – Differentialdiagnose 24
Malariaanfall 16
Malariaendemiegebiete 532
Malariagebiet, Burkitt-Lymphom 496
– Leukämie 495
– Lymphom, malignes 493
– Zervixkarzinom 502
Malariahämoglobinurie 17
Malariahypothese bei Glucose-6-Phosphat-Dehydrogenase-Mangel 416 f
Malariamilz 4, 15, 17 f, 495
Malariamittel 24 ff
– Erregerresistenz 24
– prophylaktischer Einsatz 30 ff
Malarianephropathie 15, 20
– Therapie 30
Malariapigment 15
Malariaplasmodien (s. auch Plasmodium) 7, 9 f
– Appliquéform 11
– Bandform 9 f, 22
– Resistenz gegen Chemotherapeutika 24, 26 ff
– – des Neugeborenen 14
– Resistenzgrade 26
– Ringform 7, 9, 11, 21 f
– Schizogonie 11
– – Periodizität 11
– Sporogonie 10 f
– Überträger 11 ff
– Zyklus 10 f
Malariarisiko 7
Malariazonen 532

Malassezia furfur 301, 303
Malawi 538
Malaysia 538
Malediven 538
Mali 538
Mallein-Hauttest 289
Malleomyces mallei 289, 463
– pseudomallei 290
Malleus 289, 463
Malnutrition, Askariasis 142
– Trichuriasis 140
Malta 538
Malteserkreuz 34
Mamba, grüne 438
Mammakarzinom 490
– beim Mann 501
Mammillaria profunda 434
Mangelernährung, Anämie 403 ff
Mangobaum 468
Mansonella ozzardi 180 f, 190 f
– – Mikrofilarienübertragung 180
– perstans 180 f, 190
– – Mikrofilarienübertragung 180, 190
– streptocerca 180, 191
– – Mikrofilarienübertragung 180, 191
Mansonella-streptocerca-Infektion, Hautveränderungen 191
Mansonia 180
Manzanillenbaum 468
Marasmus 423
Marburg-Virus-Krankheit 341, 359 f
– Epidemiologie 327
Maridi-Fieber s. Ebola-Fieber
Markfibrose 407
Marokko 538
Marseille-Fieber s. Fièvre boutonneuse
Martinique 538
Martin-Leboeuf-Rebaud-Dreifachzentrifugation 66
Masern 455 ff
– Antikörper, mütterliche 455
– Diagnostik 456
– Epidemiologie 455
– foudroyante 455
– hämorrhagische 456
– Impfung 457, 526
– Inkubationszeit 455
– Komplikationen 456
– Krankheitsbild 455 f
– Letalität 455
– Nachimpfung 457
– Prophylaxe 457
– Superinfektion, bakterielle 456
– Therapie 456
– Verlauf, tödlicher 456
Masernexanthem 455 f
– Ausbreitung 455
– auf dunkler Haut 456
Masernimpfstoff 457
Masern-Mumps-Röteln-Impfung, Abstand nach Immunglobulingabe 519
Masernvirus, Nachweis 455
Massenblutung, intestinale 204
Mastoiditis tuberculosa 256
Mastomys natalensis s. Dirofilaria viteae
Mauretanien 538
Mauritius 538
Mäusemilben, Rickettsienpockenübertragung 324
Mayaro-Fieber 338
Mayotte 538
Mazotti-Reaktion 174 f, 177 f, 484
– lokalisierte, Epikutantest 178
– Suppression 178
Mazotti-Test 177 f
– Mansonella-streptocerca-Infektion 191

– Onchozerkose 177 f
– Wucheria-bancrofti-Filariose 185
MCH s. Erythrozytenhämoglobin, mittleres
MCHC s. Erythrozyten-Hämoglobinkonzentration, mittlere
M-CSF 300
MCV s. Erythrozytenvolumen, mittleres
Mebendazol bei Askariasis 144
– bei Echinokokkose 169
– bei Enterobiasis 138
– bei Hakenwurmkrankheit 147
– bei intestinaler Capillariasis 152
– bei Loa-loa-Filariose 189
– bei Strongyloidiasis 150
– bei Trichinose 153
– bei Trichuriasis 140
Medikamente, hämolyseauslösende, bei Glucose-6-Phosphat-Dehydrogenase-Mangel 416
Medinawurm s. Dracunculus medinensis
Mediterranean fever s. Fièvre boutonneuse
Medizin, geographische 1, 5
Medizinisches Personal, Hepatitis-B-Infektion 384
– – Laborinfektion s. Laborinfektion
Meerestiere, giftige 449 ff
– – aktive 449 ff
– Organgifte 451
– passiv giftige 451 f
Meermuschelzeichen, sonographisches 81
Mefloquin 25, 28 ff
– Malariaplasmodienresistenz 28
– prophylaktischer Einsatz 32
– Toxizitäte 25
– Wirkungsmechanismus 25
Megakolon, toxisches 219
– – Clostridium-difficile-Infektion 231
– – Therapie 222
Megaorgane, Chagas-Krankheit, chronische 66
Mehrfachinfektion, genitale 501 f
Meläna, Gelbfieber 344
– hämorrhagisches Fieber, argentinisches 355
Melanom, malignes 487, 500
– – plantares 500
Melanose, pustuläre, neonatale, transiente 461
Melarsopol 59
– Therapieschema 59
Meldepflicht, Anthrax 286, 288
– Enzephalitis 365
– Meningitis 365
– paratyphoides Fieber 209
– Pest 275
– Salmonellose, enteritische 214 f
– Shigellose 223
– typhoides Fieber 209
Melioidosis 290 f
– Antikörpertiter 291
– Diagnostik 291
– inapparente, chronische 290
– lokalisierte 290
– perakute 290
– septikämische 290
– Therapie 291
Mendel-Mantoux-Test 257 f
Meningismus 243
– Angiostrongyliasis cantonensis 158
– bei Enzephalitis 367
– Hitzschlag 435
Meningitis 242 ff
– Amöben, freilebende 250
– Anthrax 287

– bakterielle, akute s. Meningitis, eitrige, akute
– California-Enzephalitis 369
– eitrige, akute 242 ff
– – – Altersverteilung 243
– – – Diagnostik 244
– – – Differentialdiagnostik 244
– – – Epidemiologie 242 f
– – – fortgeleitete 243
– – – Komplikation 243, 245
– – – Liquoruntersuchung 244
– – – Pathogenese 243
– – – Prognose 245
– – – beim Säugling (Kleinkind) 243
– – – septisch-metastatische 243
– – – Therapie 244 f
– – – – empirische 244 f
– – – traumatisch bedingte 243
– – – bei zyklischer Infektionskrankheit 243
– – ohne Erregerbefund 250
– – Haemophilus-influenzae-bedingte s. Haemophilus-influenzae-Meningitis
– – meningokokkenbedingte s. Meningokokkenmeningitis
– – pneumokokkenbedingte s. Pneumokokkenmeningitis
– – rhinogen fortgeleitete 250
– eosinophile 251
– Epidemie 245
– Erreger 242
– gramnegative 245
– Frühsommer-Meningoenzephalitis 368
– bei HIV-Infektion 398
– kokzidioidale 313
– – Therapie 313
– levissima 248
– lymphozytäre 251
– Meldepflicht 365
– Myiasis, nasale 453
– Otitis media mit Myiasis 453
– parasitäre 251
– Pest 277
– purulenta salmonellosa 214
– seröse 251
– Tropentauglichkeitsbeurteilung 511
– tuberkulöse 250 f, 254, 256
– – Corticosteroid-Therapie 260
– – Disposition 256
– – Liquordiagnostik 256 f
– – Symptomatik 256
– – Therapieindikation 257
– – Verlauf 257
– bei Venezuelan equine encephalitis 366
– virale 250 f
Meningitisches Syndrom, Enzephalitis, japanische 367
Meningitiserreger, Antikörperbildung 243
Meningitisgürtel 245
Meningitiszeichen 243, 256
– bei Enzephalitis 363
Meningoenzephalitis 5, 242, 366 f
– Chagas-Krankheit, akute 65
– Colorado tick fever 369
– durch freilebende Amöben s. Amöbenmeningoenzephalitis, primäre
– Frühsommer-Meningoenzephalitis 368
– Ilhéus-Virus-Enzephalitis 369
– Kyasanurwald-Krankheit 353
– Langat-Virus-Enzephalitis 369
– Paragonimiasis 130
– Powassan-Enzephalitis 368
Meningoenzephalomyelitis 242
Meningokokken 245 f
– Antikörper, diaplazentar übertragene 246

Sachverzeichnis 567

- Impfstoff, kombinierter 248
- Impfung 527
- – vor Interkontinentalreise 518
- intragranulozytäre 246
- Kapselpolysaccharide 246
- penicillinresistente 247
- Serogruppe A 245 f
- Serogruppe B 246
- Serogruppe C 245 f
- Übertragung 246

Meningokokkenbakteriämie 246 f
Meningokokkenerkrankung, generalisierte 246
Meningokokkeninfektion, Hautmanifestation 246
- nasopharyngeale 246
Meningokokkenkatarrh 246
Meningokokkenmeningitis 245 ff, 250
- Chemoprophylaxe 249
- Disposition, soziale 245
- Endemiegebiet 527
- Epidemie 245, 248, 527
- Epidemiologie 242 f, 245 f
- Impfstoff 527
- – Applikation 518, 527
- Impfung 248, 527
- – Indikation 527
- – Kontraindikation 527
- – Nebenwirkung 527
- – Schutzwirkung 518, 527
- Krankheitsbild 247
- Letalität 248
- Pathogenese 246
- Prognose 245, 248
- Prophylaxe 248
- Therapie 247 f

Meningomyelitis, Frühsommer-Meningoenzephalitis 368
- tuberkulöse, lokal ausgelöste 255
Meningomyeloenzephalitis, Trypanosomiasis, afrikanische 56 f
Menschenfloh, Pestübertragung 277
Merozoiten 11
Metagonimus yokogawai 133
Metaphysenaufhellung 458
Metazerkarien 103
- Clonorchis sinensis 126 f
- Fasciola hepatica 124
- Fasciolopsis buski 132
- Heterophyes heterophyes 133
- Metagonimus yokogawai 133
- Opisthorchis 126 f
- Paragonimus 129
Metrifonat 122
Metronidazol bei Amöbenabszeß 83
- bei Amöbiasis 77 f, 424
- Dosierung 77 f, 91
- bei Drakunkulose 194
- bei Lambliasis 90 f, 424
- bei Schleimhautamöben 85

Mexiko 538
- Eastern equine encephalitis 365
- Myzetom 304
- Skorpionstich 445
- Sporotrichose 308
- Tinea imbricata 303
Miconazol, Indikation 309
Microsporum 301
Mikroabszesse, Blastomykose, nordamerikanische 316
- intraepidermale 175
Mikrofilariämie 181, 184
Mikrofilarien 180 ff, 483
- im Blut s. Blutmikrofilarien
- Brugiafilariose 186
- Differentialdiagnose 181
- der Haut s. Hautmikrofilarien

- intraokulare 483
- Loa loa 187 ff
- Mansonella 190 f
- Nachweis 483
- – im Blut 181
- – lichtmikroskopischer, aus der Hautprobe 172, 177
- Onchocerca volvulus 172 ff
- Scheide 181 f
- Überempfindlichkeit 187
- Wucheria bancrofti 182, 184 ff
- zerfallende 175

Mikrofilarienbefall 4
Mikrofiliariendichte 181
- kritische, bei Loa-loa-Filariose 189
- Onchozerkose 172 f, 177
Mikrofilarienträger, Onchozerkose 172
Mikrofilarizid 178, 484
Mikrogametozyt 9 ff
β_2-Mikroglobulin 401
Mikrohämagglutinationstest, indirekter, Rickettsiosediagnostik 318
Mikrohämatokrit 181
Mikrohämatokrit-Zentrifugationsmethode 58
Mikrohämaturie, Urogenitaltuberkulose 255
Mikrokonidien, Histoplasma capsulatum 311
Mikronephrin-Vernebelung 456
Mikrosporie 301
Mikrothrombose, Typ-2-Leprareaktion 269
Mikrovilliatrophie 88
Mikrozirkulationsstörung, Malaria 14
Mikrozytose 404, 410
Milben, Arbovirenübertragung 325
- Tsutsugamushi-Fieber-Übertragung 323
Milchfieber, biphasisches s. Frühsommer-Meningoenzephalitis
Milchhygiene, Tuberkulose 252
Miliaria alba 434
- rubra 434, 462
Miliartuberkulose 256
- Corticosteroid-Therapie 260
- Differentialdiagnose 256
Milzatrophie 359
Milzbrand s. Anthrax
Milzinfarkt, rezidivierender 412
Milzruptur bei Malaria 15, 18
Milztumor s. Splenomegalie
Milzveränderung, Leishmaniose 42
- Malaria 15
- Trypanosomiasis, afrikanische 56
Mimik, maskenhafte 363
Minocyclin bei Lymphogranuloma venereum 475
Mirazidien 103
- Clonorchis sinensis 126
- Fasciola hepatica 124
- Fasciolopsis buski 132
- Nachweis 120
- Opisthorchis 126
- Paragonimus 129
- Schistosomen 104 ff
Mitsuda-Reaktion 270
Mittelamerika, Chagas-Krankheit 62
- Chromomykose 306
- Denguefieber 331
- Eastern equine encephalitis 365
- Ilhéus-Virus-Enzephalitis 369
- Lambliasis 87
- Malariaerreger 7
- Onchozerkose 171 f, 483
- Paragonimiasis 129
- Pollenflug 468

- Schlangenbiß 438
- Taenia solium 161
- Tuberkulose 252 f
- Western equine encephalitis 366

Mittelmeerländer, Leishmaniose, kutane, der Alten Welt 39
- – viszerale 39
Mittelmeerraum, Glucose-6-Phosphat-Dehydrogenase-Mangel 415
- Phlebotomusfieber 334
- α-Thalassämie 409
- β-Thalassämie 408
Mokola 371
Molluskizid 123, 126
Mongolei 538
Mononukleose, infektiöse 364, 459
Monosporiose 301
Monosporium apiospermum 301 f
Monozyten, HIV-infizierte 396
Monozytenfunktionsstörung durch HIV 396
Montserrat 538
Morbus s. Eigenname
Mosambik 538
Moskitonetz 30
Moskitos, Arbovirenübertragung 327
- Denguevirusinokulation 331
- Gelbfieberübertragung 343
- Malariaübertragung 11 ff
- Oropouche-Virus-Infektion 335
Mücken, Arbovirusenzephalitisübertragung 365 ff
Mucor 301
Mucormykose 301, 310
Mumps 364
- Impfung 526
Mundhöhlenkarzinom 490
Mundschleimhautulzeration, Syphilis, endemische 293
Mundschleimhautveränderung, Parakokzidioidomykose 313, 315
Mundsoor 397
Mundwinkelrhagaden, Eisenmangelanämie 404
- Enteropathie, tropische 239
Murray-Valley-Enzephalitis 328, 362, 367
Muscheln, gifthaltige 452
Muschelvergiftung 452
Muskelfasern, Trypanosoma-cruzi-Befall 63
Muskelhypotrophie 45
Muskelinfiltration, eosinophile 153
Muskelschmerzen, Babesiose 34 f
- Chikungunya 336
- Denguefieber 333
- Ebola-Fieber 359
- Gelbfieber 344
- generalisierte, Seeschlangenbiß 440
- Kyasanurwald-Krankheit 352
- Lassa-Fieber 354
- Phlebotomusfieber 335
- Rifttalfieber 350
- Rocky Mountain spotted fever 322
- Ross-River-Virus-Infektion 338
- Trichinose 153
- Witwenbiß 447
Muskelschwäche, Eisenmangelanämie 404
- Folsäuremangelanämie 406
- Lepra 267
Muskulatur, Trichinenbefall 153
Myalgie s. Muskelschmerzen
Myanmar 534
Mycetoma 304
Mycobacterium s. auch Mykobakterien
- bovis 253

Mycobacterium kansasii 258
- leprae 264f, 485
- - Dapson-Resistenz 271
- - Empfänglichkeit 265
- - Mutter-Kind-Übertragung 265
- - Nachweis 270f
- - Rifampicin-Resistenz 272
- - Übertragung 264f
- marinum 463, 465
- - Nachweis 465
- tuberculosis 252f
- ulcerans 466
Mycobacterium-leprae-Antigen, gentechnologisch hergestelltes 273
Myelitis, eosinophile 157
- bei Murray-Valley-Enzephalitis 367
- Schistosomiasis 119, 215
- transverse 119
Myelopathie, segmentale 117, 119
Myiasis 452f
- furunkuläre 452
- Hals-Nasen-Ohren-Bereich 453
- intestinale 453
- nasale 453
- okuläre 453
- perianale 453
- perivaginale 453
- primäre 452
- sekundäre 452
- subkutane 452
- Therapie 453
- traumatische 452
- urogenitale 453
Mykobakterien s. auch Mycobacterium
- atypische, Infektion bei HIV-Infektion 398
- Eigenschaften 253f
- Färbung 253
Mykoplasmenpneumonie 459
Mykose, Diagnostik 301f
- Infektionsweg 301
- oberflächliche 300, 303f, 462
- subkutane 304ff
- - Diagnose 304
- - Histologie 304
- - Prädisposition 304
- - tiefe 300
- - systemische 300, 311ff
- - Prädisposition 311
- tropische 300ff
Myoglobinurie 440
Myokard, Hämosiderose, transfusionsbedingte 409
- Trichinenbefall 153
- Trypanosoma-cruzi-Befall 63
- Zenker-Degeneration 202
Myokarditis, Chagas-Krankheit 63f
- chronische 64f
- Lassa-Fieber 354
- Trypanosomiasis, afrikanische 56
- Typhus exanthematicus 319
Myokardnarben, Chagas-Krankheit, chronische 64
Myokardnekrose, Hitzschlag 435
Myopie, hochgradige, Tropentauglichkeitsbeurteilung 512
Myzetom 302, 304ff, 316f, 467
- Diagnose 306
- Epidemiologie 304
- Erregerkonvolut 306
- Superinfektion, bakterielle 305
- Therapie 306

N

Nabelvenensepsis, Enteritis-Salmonellen 211
Nabelwunde, Tetanusinfektion 459f
- - Behandlung 460
Nachtblindheit 486
Nachtschweiß, HIV-Infektion 396
- Tuberkulose 255
Nackensteife 363
- Pest 277
- Sonnenstich 435
Nadelmalaria 13
Naegleria 68, 84f
Naegleriainfektion, Amöbenmeningoenzephalitis, primäre 86
Naegleriameningitis 250
- Letalität 250
Nagetiere, Arbovirusenzephalitisübertragung 362, 366ff
- Pesterregerreservoir 275
- Übertragung von hämorrhagischem Fieber 353ff
- Viruserkrankungsübertragung 327
Nahrungsmittel, folsäurehaltige 405
- Salmonellainfektion 197ff
Nahrungsmittelhygiene, Amöbiasis 79
- Darmbrandprophylaxe 285
- Enteropathie, tropische 236
- Lambliasis 87, 91
- Prophylaxe der Enteritis-Salmonellen-Infektion 214
Nahrungsmittelvergiftung 196
- akute 3
- - Diarrhö 3
- Clostridium perfringens 231, 284
Nairovirus 327f, 351
Namibia 538
Narbenkrebs, tropischer 500
Nasenausfluß, fauliger 453
Nasenbluten, Denguefieber, hämorrhagisches 347
- Ebola-Fieber 359
- Gelbfieber 344
- Leishmaniose, mukokutane 48
- Typ-2-Leprareaktion 269
Nasenkollaps 267
Nasenschleimhaut, Mycobacterium-leprae-Nachweis 269f
Nasenschleimhautulzeration, Espundia 48
- Leishmaniose, mukokutane 44, 48
Nasenschwellung 464
Nasenspitzenschwellung beim Kind 267
Nasopharyngitis, akute, Fasziolose 125
Nasopharynxkarzinom 490, 506f
Natriumstibogluconat 51
Nattern 437
Naturpest 275
Nauru 539
Nebennierenrindenapoplexie 247
Necator americanus 145
- - Adultwürmer 145f
- - Blutverlust 146
- - Eier 145
- - Nachweis 147
- - Entwicklungszyklus 145
Negri-Einschlußkörperchen 375
Neisseria gonorrhoeae 470
- - Nachweis 471
- - penicillinresistente 471
- meningitidis s. Meningokokken
Nekatoriasis s. Hakenwurmkrankheit
Nekrose, mutilierende 246
Nematoden 135
- Gewebewanderung, initiale 135
- Kreuzreaktion, serologische 180
Nematodeninfektion, intestinales 135ff

- - Diagnose 135
- larvale 152ff
Neomycin bei Shigellose 222
Neopterin 401
Nepal 539
Nephritis, interstitielle, hämorrhagisches Fieber mit renalem Syndrom 357
- Typ-2-Leprareaktion 269
Nephrolithiasis, Tropentauglichkeitsbeurteilung 510
- bei urogenitaler Schistosomiasis 115f
Nephropathia epidemica 357
Nephropathie, chronische, Malaria quartana 15, 20
- Impffähigkeit 518
- Loa-loa-Filariose 189
Nephrotisches Syndrom, Lues connata 459
- - Schistosomiasis 113, 119
Nerv, peripherer, Histologie bei Lepra 266, 270
- Lepra 266ff
Nervenlähmung bei Shigellose 218
Nervus auricularis magnus, Histologie bei Lepra 270
- peroneus superficialis, Histologie bei Lepra 270
Nesselkapsel 449
Netzhautablösung, Rifttalfieber 350
- Tropentauglichkeitsbeurteilung 512
- Zystizerkose, okuläre 165
Netzhautblutung bei Malaria 488
Netzhautneovaskularisation, Sichelzellanämie 489
Netzhautveränderung, Chloroquin-bedingte 488
- Onchozerkose 483f
- sklerotische, Tropentauglichkeitsbeurteilung 512
Neue-Welt-Fleckfieber s. Rocky Mountain spotted fever
Neugeborenenikterus, Glucose-6-Phosphat-Dehydrogenase-Mangel 416
Neugeborenenmeningitis, eitrige, ohne Erregerbefund 250
- Erregerspektrum 243
Neuguinea, Donovanosis 298
Neukaledonien 539
Neurasthenie, tropische 436
Neuritis nervi optici, Onchozerkose 484
Neuroblastomzellen, Virusanzüchtung 375
Neurodermitis, Tropentauglichkeitsbeurteilung 511
Neurologische Erkrankung, Tropentauglichkeitsbeurteilung 511
Neurolues 475
Neuronophagie 362
Neuropathie, myelooptische, subakute 77
Neurose, Tropentauglichkeitsbeurteilung 513
Neurosyphilis 459
Neurotoxin 217
- Schlangengift 439, 443
- Seeigel 450
- Skorpiongift 446
Neurozystizerkose 165
- Computertomographie 165
- Kernspintomographie 165
- unbehandelte, Letalität 166
Neuseeland 539
Neutralisationstest, Enzephalitis 365
Nicaragua 539
Niclosamid bei Diphyllobothriasis 162
- bei Fasziolopsiasis 133
- bei Hymenolepiasis 163

- bei Täniasis 161
Nicotinsäure 227
Niederländische Antillen 539
Niere, Burkitt-Lymphom 497
Nierenerkrankung, Tropentauglichkeitsbeurteilung 510
Nierenfunktion bei Burkitt-Lymphom-Therapie 497
Nierenfunktionsstörung, Gelbfieber 344
Niereninsuffizienz bei Shigellose 219
Nierenkolik 510
Nierenrindenblutung 357
Nierensteinleiden, Tropentauglichkeitsbeurteilung 510
Nierentubulinekrosen, Ebola-Fieber 359
- hämorrhagisches Fieber mit renalem Syndrom 357
- Lassa-Fieber 354
Nierenveränderung, Malaria 15
Nierenversagen, akutes, Malaria tropica 15, 18
- Cholera 225
- Hitzschlag 435
- Lepra 267
- Seeschlangenbiß 440
- St.-Louis-Enzephalitis 367
- Vipernbiß 440
Nifurtimox 59, 66f
Niger 539
Nigeria 539
Nikolski-Zeichen 467
Nimorazol 77f
- Dosierung 78, 91
- bei Lambliasis 90f
Nitrofurazon 59
Nitroimidazole 77ff, 83
- bei Lambliasis 90f
- Nebenwirkungen 79, 90
N-Methylglucaminantimonat 51
Nocardia asteroides 463
Nodulektomie, Onchozerkom 177, 179
Noduli 321
Nokardiose 463
Noma 466
Non-Burkitt-Lymphom 493f
Non-Hodgkin-Lymphom 492ff
- bei HIV-Infektion 399
- hochmalignes 492ff
- - Behandlung 494
- - niedrigmalignes 492ff
Nordamerikanische Blastomykose s. Blastomykose, nordamerikanische
Nordjemen, Onchozerkose 171
Nordpazifik, sexuell übertragene Erkrankungen 476
Norfloxacin bei Shigellose 222
North Queensland typhus 319
Nucleosidanaloga 401

O

O-Antigen, Salmonellen 197
- Shigellen 217
Oberarmumfang, Protein-Energie-Malnutrition 422f
Oberbauchbeschwerden, Enteropathie, tropische 239
Oberbauchschmerzen s. auch Abdominalschmerzen
- Faszilopsiasis 132
- Fasziolose, akute 125
- Karzinom, hepatozelluläres 505
Oberflächenantigen, Hepatitis-B-Virus s. HBsAg
- Salmonellen 197
- Shigellen 217

- Trypanosoma cruzi 62
Oberlidbindehaut, Lymphfollikel 480f
- Trachom 480f
Obervolta 534
Obstipation, habituelle, Tropentauglichkeitsbeurteilung 510
- typhoides Fieber 203, 205
Ödem, angioneurotisches, Askariasis 143
- Chagas-Krankheit, akute 65
- hämorrhagisches 286f
- Kwashiorkor 420, 422f
- periorbitales, Trichinose 153
- Protein-Energie-Malnutrition beim Kind 421f
- Strongyloidiasis, generalisierte 150
- subkutanes, Unterernährung 420
- Trypanosomiasis, afrikanische 57
Oestrus ovis 453
Ofloxacin bei Shigellose 222
Ohrmuscheldestruktion 47
Ohrmuschelschwellung beim Kind 267
Okulomotoriusstörung, Meningitis tuberculosa 256
Oligonukleotid-Fingerprinting 342
Oligurie, Gelbfieber 344
- Rifttalfieber, schweres 350
- Shigellose 219
Oman 539
Omsk-Fieber, hämorrhagisches 328, 353
Onchocerca volvulus 171ff, 180f
- - Adulte 172f
- - Infektionslarve 172
- - Mikrofilarienmerkmale 177
- - Überträger 171f
- - Wirtantwort 172f
- - - hyperreaktive 173
Onchodermatitis 172ff
- Histologie 175
- Veränderung, therapiebedingte 175
- ödematöse 174
- papulourtikarielle 174
- Symptome 173f
Onchozerkom 172f
- Lokalisation 173
Onchozerkose 171ff, 467, 483f
- Ätiologie 171f
- Augenläsion 176, 483f
- Diagnostik 176ff, 483
- Differentialdiagnostik 178
- Epidemiologie 171
- Epikutantest 178
- Erregernachweis 177
- geographische Verteilung 171
- Hautveränderungen 173ff
- Lymphadenopathie 176
- Lymphknotenvergrößerung 4, 176
- Makrofilariennachweis 177
- Massenbehandlung 484
- Mazotti-Test 177
- Mikrofilariendichte 172f, 177
- Mikrofilariennachweis 177
- Mikrofilarienträger 172
- Netzhautveränderung 483f
- Nodulektomie 177, 179
- Pathogenese 172f
- Präpatenzzeit 176
- Prophylaxe 179, 484
- Serologie 178
- systemischer Befall 176
- Therapie 178f, 484
- - medikamentöse 178f
- - operative 179
- Typ Sowda 173, 175f
- Übertragung 171
- - transplazentare 172, 176
- Vektorkontrolle 484
- Vorkommen 172

Oncomelania 110f
Onkosphäre 160, 163ff
Onychomykosis bei HIV-Infektion 397
O'nyong-nyong 336f
- Epidemiologie 337
O'nyong-nyong-Virus 328
Oozyste, Cryptosporidium 98
- Isospora belli 98
- Plasmodien 10
- Sarcocystis 98f
- Toxoplasma gondii 92ff
Ophthalmia neonatorum, chlamydienbedingte 482
Opisthorchiasis 126ff
- akute 127
- Antikörpernachweis 128
- chronische 129
- Diagnostik 127f
- Differentialdiagnostik 128
- Komplikation 127
- Pathogenese 127
- Pathologie 127
- Prognose 128
- Prophylaxe 128
- Stuhluntersuchung 128
- Therapie 128
- Übertragungsfaktoren 126f
- Verbreitung, geographische 126
- Verbreitungsfaktoren 126f
Opisthorchis, Eiernachweis 127f
- felineus 126ff
- - Adulte 126
- - Entwicklungszyklus 126
- - viverrini 126ff, 505
- - Adulte 126
- - Reservoir 126
- - Zwischenwirt 126f
Opisthotonus, Tetanus 281
- - neonataler 282
Optikusatrophie, glaukomatöse 487
- Lues connata 459
- Onchozerkose 484
Orbiviridae, Enzephalitis 362, 369
Orbivirus 327f
Orchitis, Typ-2-Leprareaktion 269
- Wucheria-bancrofti-Filariose 184
Organblutungen, herdförmige, hämorrhagisches Fieber, argentinisches 355
Organfibrose 113
Organgifte von Meerestieren 451
Organleishmaniose s. Leishmaniose, viszerale
Organzellnekrosen, herdförmige 359
Orient, Acne vulgaris 462
- Behçet-Krankheit 462
- Cheilitis actinica 462
- Seborrhoea oleosa 462
- typhoides Fieber 198
Orientbeule 39
Ornidazol bei Amöbenabszeß 83
- bei Amöbiasis 77f
- Dosierung 78
- bei Lambliasis 90
Oropouche-Fieber 328
Oropouche-Virus-Infektion 335
Oroya-Fieber 464
- Differentialdiagnose 465
ORS s. Rehydratationslösung, orale, der WHO
Orthopoxvirus 329
Ösophaguskarzinom 506
Ösophagusvarizen 117, 119
Ostasien, Clonorchiasis 126
- Heterophyiasis 133
- Opisthorchiasis 126
- Paragonimiasis 129
- Trematodeninfektion, intestinale 132

Osteolyse, Myzetom 305 f
Osteomyelitis, Enteritis-Salmonellen-Infektion 211
– bei Sichelzellanämie 412 f
– bei typhoidem Fieber 200, 204
Osteoperiostitis, Frambösie 294
Osteosklerosierung bei Sichelzellanämie 412
Osteosynthese, Tropentauglichkeitsbeurteilung 512
Osttyp-Zeckenenzephalitis s. Frühsommer-Meningoenzephalitis
Otitis media, Myiasis 453
– – tuberkulöse 256
Otternbiß, EKG-Veränderungen 440
Otterngift 439
Ovalemalaria 10, 19 f
– Blutausstrichauswertung 22
Ovarialtumor 501
Oxamniquin 122
Oxantel bei Trichuriasis 141
Oxytetracyclin bei tropischer Enteropathie 240
Oxyuriasis s. Enterobiasis
Ozeanien, Angiostrongyliasis cantonensis 158
– Malariaerreger 7

P

Pachydermie, hyperpigmentierte 176
Pakistan 539
Palmaraponeurosenfibromatose 498
Panama 539
Panenteritis, hämorrhagische 150
Pankarditis 56
Pankreaserkrankung, chronische 240
Pankreasfibrose, tropische 240
Pankreatitis 143
Panleukopenie 45
Pannikulitis, Typ-2-Leprareaktion 269
Pannus, kornealer, lepröser 485
– – Trachom 480 f
Panzytopenie 43, 407
Papatacifieber s. Phlebotomusfieber
Papel, Larva-migrans-Invasion 156
– Leishmaniose, kutane, der Alten Welt 45
– – – der Neuen Welt 47
Papillennekrose bei Sichelzellanämie 412
Papillom 294
Papillomviren, humane 501 f
Pappenheim-Färbung 21
Papua-Neuguinea 539
– Donovanosis 298
Paraaminosalicylsäure 258
Paracoccidioides brasiliensis 301
– loboi 309
Paracoccidioidin-Intrakutantest 315
Parafossarulus manchouricus 127
Paragonimiasis 129 ff, 258
– abdominale 131
– akute 130
– chronische 130
– Diagnostik 131
– Differentialdiagnostik 131
– Epidemiologie 129 f
– Erreger 129
– Komplikation 130
– kutane 131
– Pathogenese 130
– Pathologie 130
– Prognose 131
– Prophylaxe 131
– Röntgenbefund 130
– Serologie 131

– Sputumbefund 130
– Therapie 131
– zerebrale 130
– – Differentialdiagnose 131
Paragonimus 129
– Adulte 129
– africanus 129
– ecuadoriensis s. Paragonimus mexicanus
– Eier 129 ff
– – Nachweis 131
– Entwicklungszyklus 129
– heterotremus 129
– Lokalisation, ektope 130
– mexicanus 129
– miyazaki 129
– peruvianus s. Paragonimus mexicanus
– Reservoir 129
– skrjabini 129
– szechuanensis s. Paragonimus skrjabini
– tuanshanensis s. Paragonimus heterotremus
– Übertragungsfaktoren 129
– uterobilateralis 129
– westermani 129
– – Migration ins Gehirn 130
– Zwischenwirt 129
Paraguay 539
Parakeratose, Leishmaniose, kutane 43
– Onchodermatitis 175
Parakokzidioidomykose 258, 301, 313 ff
– Serologie 315
– Therapie 315
Paraldehyd bei Tetanus neonatorum 460
Paralyse, Differentialdiagnose 376
– Poliomyelitis 457
– Tollwut 373 f
Paraplegie, Burkitt-Lymphom 497
Parasitämie, Babesiose 35 f
– Chagas-Krankheit 63 f
– Malaria 7, 11, 18, 22
– Toxoplasmose 92 f
– Trypanosomiasis, afrikanische 56 f
Parasitenanreicherung 66
– im Tier 66
Parasitose 240
– Augenerkrankung 489
– Meningitis 251
Parästhesien, asymmetrische, Angiostrongyliasis cantonensis 158
– Mansonellainfektion 191
Paratrachom 474, 482
Paratyphoides Fieber s. auch Salmonellose
– – Generalisationsstadium 200
– – Inkubationsstadium 200
– – Komplikation, eitrige 200
– – Lymphknotenvergrößerung 200
– – Meldepflicht 209
– – Organmanifestationsstadium 200
– – Pathogenese 200
– – Pathologie 201 f
– – Splenomegalie 200
– – Therapie, spezifische 205
Paratyphoides Fieber B 198, 209
– – Roseolen 209
Paratyphoides Fieber C 199 f
Paratyphus abdominalis s. Paratyphoides Fieber
Pärchenegel s. Schistosoma
Parese, proximal betonte, Kobrabiß 440
Parkinson-Syndrom nach Frühsommer-Meningoenzephalitis 368
– nach japanischer Enzephalitis 367
Paromomycin bei Amöbiasis 77 ff
– bei Shigellose 222

Parrot-Pseudoparalyse 459
Parthenium hysteroforum 468
PAS s. Paraaminosalicylsäure
Pasteurella pestis s. Yersinia pestis
PCE-Impfstoff 529
PCR s. Polymerase chain reaction
PDE-Impfstoff 529
Pediculus humanus humanus, Rickettsienübertragung 318
Pelviperitonitis, fibrosierende, chronische 504
Pemphigoid, indonesisches 468
Pemphigus brasiliensis 467
– syphilitischer 458
Penicillin bei Anthrax 288
– bei endemischer Syphilis 293
– bei Gonorrhö 471
– Infektionskontrolle bei Protein-Energie-Malnutrition 424
Penicillin G bei Anthrax 288
– bei Frambösie 295
– bei Gasbrand 284
– bei Lues connata 459
– bei Meningokokkenmeningitis 247
– bei Pneumokokkenmeningitis 249
– bei Syphilis 476
– bei Tetanus 281
Penicillinallergie 284
– Anthraxtherapie 288
– Luestherapie 476
Penis, Carcinoma in situ 504
Penisamputation 503
Peniskarzinom 498, 501 ff
– Ätiologie 501 f
– destruierendes 503
– Epidemiologie 501
– infiltrierendes 503
– Krankheitsbild 502 ff
– Lymphknotenmetastasen 504
– Prognose 504
– proliferierendes 502 f
– Stadien, anatomische 504
– – klinische 504
Pentamidin 35, 51, 59
Pentamidin-Isothionat bei Pneumozystose 101
Pentatrichomonas hominis 91
Pericarditis tuberculosa, Corticosteroid-Therapie 260
Perihepatitis 124
Perikarditis bei Amöbenleberabszeß s. Amöbenperikarditis
– Q-Fieber 324
– tuberkulöse 255
Periostitis 458
Peritoneumknötchen, weißliche, Differentialdiagnose 491
Peritonitis bei Amöbenleberabszeß s. Amöbenperitonitis
– eitrige, bei typhoidem Fieber 204
– bei Shigellose 220
– tuberkulöse 255
Peru 540
Pest 275 ff, 463
– Antikörper in Hundepopulationen 275
– Antikörpernachweis 278
– Bekämpfung 279
– Chemoprophylaxe 279
– Diagnostik 278
– – serologische 278
– Differentialdiagnostik 278
– Epidemiologie 275 f
– Erreger 275, 277
– Herzschädigung, toxische 277
– Immunität 277
– Impfstoff 527
– – Applikation 518, 527 f

– Impfung 279, 527f
– – Indikation 528
– – bei Interkontinentalreise 518
– – Kontraindikation 528
– – Nebenwirkung 528
– – Schutzwirkung 518, 527
– Inkubationszeit 277
– Klinik 277
– Letalität 278
– Lymphknotenvergrößerung 4, 277
– Meldepflicht 275
– ostafrikanische 275
– Pathogenese 277
– Prophylaxe 279
– septikämische 277
– Therapie 278f
– Übertragung 275, 277
– – aerogene 275, 277
– Verbreitung, geographische 275f
Pestbeule s. Bubo
Pestfloh 275, 277
– blockierter 277
Pestherde 275f
Pestpneumonie 275, 277
– primäre 275, 277
Petechien, hämorrhagisches Fieber, argentinisches 355
– – – mit renalem Syndrom 357
– – Krim-Kongo-Fieber, hämorrhagisches 351
– – Meningokokkeninfektion 246f
– – Rifttalfieber, schweres 350
– – Sonnenstich 435
Petermännchen 450f
Peyer-Plaques-Lymphknoten, vergrößerte 200f
Peyronellaea 301
Peyronellöse 301
Pferdeenzephalitis, östliche 328
– venezolanische 328
– westliche 328
Pflanzen, tropische, allergische Reaktion 468
– – phototoxische Reaktion 468
– – toxische Reaktion 468
Phagozyten-Zytotoxizitätsreaktion, antikörperbedingte 173
Phäohyphomykose 310
Phäomykose 306
Phäosporotrichose 306
Pharyngitis, Meningokokkenkatarrh 246
– ulzerierende, Lassa-Fieber 354
Phenobarbital bei Tetanus neonatorum 460
Phialophora 306, 310
– gougerotii 306
– verrucosa 302
Philippinen 540
– Capillaria philippinensis 151
Phlebotomen, Leishmanienzyklus 42
Phlebotomus 37ff
– papatasi 334
Phlebotomusfieber 328, 334f
– Immunität 335
– Inkubationszeit 335
Phlebovirus 327f, 348
Phlegmone bei Drankunkulose 194
– Myiasis 452
Phoneutria 447
– fera 448
Phoneutria-Antiserum 448
Phospholipase A 439
Photophobie s. Lichtscheu
Photosensibilisierung durch Leguminose 468
Phototoxische Reaktion auf Pflanzenkontakt 468

Phykomykose 301, 310
– subkutane 310
Phytodermatitis 468
Pian bois s. Frambösie
Picornaviren 381
Piedra 304
– schwarze 301, 304
– weiße 301, 304
Piedraia hortai 301, 304
Pig-bel-Krankheit s. Darmbrand
Pigmentationsstörung s. auch Depigmentation; s. auch Hyperpigmentation; s. auch Hypopigmentation
– Onchodermatitis 174
Pilocarpintest 270
Pilze, obligat pathogene 300, 304
Pilzinfektion, Abwehrreaktion 300
– Hautreaktion 303
– inhalative 301, 303
– nosokomiale 300
– opportunistische 300, 304
– Therapie, medikamentöse 309
– transdermale 301
Pilzkörner 306
Pinta 296f, 464
– Diagnostik 296
– Epidemiologie 292, 296
– Therapie 297
Pintide 296
Piroplasmose s. Babesiose
Pityriasis versicolor 301, 303
– – Tropentauglichkeitsbeurteilung 511
Pityrosporum furfur 301
Pivampicillin bei Shigellose 222
Pivmecillinam bei Shigellose 222
Plantaraponeurosenfibromatose 498
Plantarulkus, Lepra 267
– Vorkommen 271
Plasmid 217
Plasmodien, menschenpathogene 13
– im Tierreich 13
Plasmodieninfektion, Immunität, natürliche 13
Plasmodienresistenz 532
Plasmodium s. auch Malariaplasmodien
– falciparum 7, 9
– – Chloroquinresistenz 24, 26ff
– – Infektion, Krankheitsbild s. Malaria tropica
– – bei Sichelzellanämie 13
– – Nachweis 7
– – Übertragung durch Bluttransfusion 13
– – Zyklus im Menschen 11
– malariae 9f
– – Infektion, Krankheitsbild s. Malaria quartana
– – Persistenz 20
– – Zyklus im Menschen 11
– ovale 9f
– – Infektion, Krankheitsbild s. Ovalemalaria
– – Zyklus im Menschen 11
– vivax 9f
– – Infektion, Krankheitsbild s. Malaria tertiana
– – Nachweis 10
– – Übertragung durch Injektionskanülen 13
– – Zyklus im Menschen 11
Plattenepithelkarzinom, Augenlid 488
– dermales 500
– genitales 501ff
– konjunktivales 488, 500
– ösophageales 506
– vesikales 114, 507
Plazentaveränderung bei Lues 458

– Malaria 15
Plerozerkoid 162
Pleuraerguß bei Amöbenleberabszeß 80
Pleuritis, tuberkulöse 255
PLT-Gruppe 474
PLT-Virus-KBR 474
Pneumocystis carinii 99ff
– – intrazystische Körperchen 100
– – Präzyste 100
– – Trophozoiten 100
– – Zyste 100
Pneumocystis-carinii-Pneumonie 99ff, 397f
– Krankheitsbild 100f
– Pathogenese 100
– Therapie 101, 398
Pneumokokken 249
Pneumokokkenmeningitis 242f, 249f
– Disposition 249
– Epidemiologie 249
– fortgeleitete 249
– Impfung 250
– Komplikation 249
– Letalität 249
– Pathogenese 249
– Prophylaxe 250
– septisch-metastatische 249
– Therapie 249
– bei zyklischer Infektionskrankheit 249
Pneumokokkenvakzine, polyvalente 250
Pneumonie bei AIDS 397f
– Anthrax, pulmonaler 287
– bakteriell bedingte, bei Masern 456
– hämorrhagisches Fieber, bolivianisches 356
– Lassa-Fieber 354
– Pneumocystis carinii s. Pneumocystis-carinii-Pneumonie
– Strongyloidiasis, generalisierte 150
– virusbedingte, bei Masern 456
Pneumonitis, Hakenwurmkrankheit 146
– rezidivierende 149
– Strongyloidiasis 149
Pneumothorax bei Tollwut 373f
Pneumozystose 99ff
– Diagnose 101
– Epidemiologie 99f
– Krankheitsbild 100f
– Pathogenese 100
– Prophylaxe 101
– Therapie 101
Pockenläsionen, Affenpockeninfektion 339f
– Tanapocken 340
Poikilozytose 404, 406ff, 413
Polioenzephalitis 362
Poliomyelitis 457
– Feiung, stille 457
– Impfung 457, 528
– – bei Interkontinentalreise 518
– – Kontraindikation 528
Poliovakzine, inaktivierte 457, 528
– – Applikation 518, 528
– – Nebenwirkung 528
– – Schutzwirkung 518, 528
– orale 457, 528
– – Applikation 518, 528
– – Nebenwirkung 528
– – Schutzwirkung 518, 528
Pollakisurie 115
Pollenflug 468
Polyarthritis, epidemische s. Ross-River-Virus-Infektion
– Reiter-Syndrom nach Shigelleninfektion 220
Polymerase chain reaction, Hepatitis-B-Diagnostik 385

Polymerase chain reaction, HIV-DNA-Nachweis 401
– – – Tollwutvirusnachweis 375
Polyparasitismus 135
– Kreuzreaktion, serologische 178
Polypen, nasopharyngeale 310
Polyposis des Kolons 116, 118
Portugal 540
Postgastrektomiesyndrom 88
Post-Kala-Azar-Leishmanoid, dermales 37, 39, 45
– – Erregernachweis 49
– – Hauttest 50
– – Pathologie 43
– – Therapie 45
Posttransfusionshepatitis 387, 389
– Prophylaxe 390
Pott-Gibbus 255
Powassan-Enzephalitis 362, 368
Poxviridae 329
Praziquantel 125
– bei Clonorchiasis 128
– bei Diphyllobothriasis 162
– bei Fasziolopsiasis 133
– bei Heterophyiasis 133
– bei Hymenolepiasis 163
– Nebenwirkungen 128
– bei Opisthorchiasis 128
– bei Paragonimiasis 131
– bei Schistosomiasis 122
– bei Täniasis 161
– bei Zystizerkose 165
Priapismus 412
Prickly heat 434
Primaquin 26, 30
Primäraffekt, Arbovirusinfektion 361
Primärherd, tuberkulöser 254
Primärkomplex, tuberkulöser 254
Procain-Penicillin bei Gonorrhö 471
Procain-Penicillin G bei Frambösie 295
– bei Lues connata 459
Proglottide 160 ff
Proguanil 26
– Malariaprophylaxe 32
Proktokolitis bei Homosexuellen 231
Prolymphozytenleukämie 492, 495
– Splenomegalie 495
Prophylaxe 2
Prostacyclinsynthesesteigerung 218
Prostaglandin D_2 56
Prostaglandin E_2 56
Prostaglandinsynthese, lokale 218
Prostitution 470
Proteine, eisenhaltige 404
Protein-Energie-Malnutrition 419 ff
– Anthropometrie 419, 423
– Antibiotika 424
– Ätiologie 419 f
– BCG-Impfung 424
– Bluttransfusion 425
– Diagnostik 421 ff
– Diarrhö 425
– Energie-Eiweiß-Zufuhr 424
– Entlassung aus der Klinik, Vorbereitung 426
– Erbrechen 425
– funktionelle Veränderungen 420 f
– Gewicht-Alter-Relation 421 f
– Gewicht-Längen-Relation 421 f
– Glucose-Elektrolyt-Lösung, isotone 425
– Herzinsuffizienz, therapiebedingte 425
– Infektionskontrolle 424
– Infusion, Indikation 423
– Kaliumsubstitution 424
– beim Kind 419 ff
– – Diagnostik 421 ff

– – Gomez-Klassifikation 421
– – Waterlow-Klassifikation 422
– – Wellcome-Klassifikation 422
– Krankheitsbilder 423
– Magnesiumsubstitution 424
– Maserninfektion 455
– Milchnahrung 425
– Notfallmaßnahmen 425
– Oberarmumfang 422 f
– ödematöse 421 ff
– Ödemmenge 425
– Pathophysiologie 420 f
– Prognose 426
– Prophylaxe 426 f
– Rehabilitationsphase 425 f
– – Energiebedarf 424 f
– – Nahrungszusammensetzung 425 f
– durch Schwangerschaften bedingte 427
– Screeningmethoden 423
– Substitution spezifischer Mangelfaktoren 424
– Therapie 423 ff
– – Anfangsprobleme 425
– – diätetische 425
– – Gewichtszunahme, unzureichende 426
– – Thiamingabe 425
– – Vitamin-A-Substitution 425
Protein-Energie-Mangel-Anämie 406
Proteinmangel 406, 419 ff
Proteinurie, hämorrhagisches Fieber mit renalem Syndrom 357 f
– Schistosomiasis, urogenitale 115
Protionamid bei Lepra 272
– Nebenwirkung 272
Protoskolizes 166 f
Prototheca 310
Prototheksose 310
Protozoeninfektion 532
Prozerkoid 162
Pruritus, generalisierter, bei HIV-Infektion 397
– Larva migrans, kutane 156
– Onchodermatitis 173 f
– perianaler, Enterobiasis 136 f
– – nächtlicher 136 f
– – Taenia-saginata-Infektion 161
– – Ursache 138
– vulvärer 137
Pseudoelephantiasis, genitale 299
Pseudofollikulitis 461
Pseudokrupp bei Masern 456
Pseudomonas aeruginosa 316
– cepacia 291
– mallei s. Malleomyces mallei
– pseudomallei 290
Pseudomonasinfektion, interdigitale 461
Pseudomorve s. Melioidosis
Pseudoparalyse, Lues connata 459
Pseudotuberkel 114 ff
Pseudozyste, myokardiale 63
– Toxoplasma gondii 93 f
Psittakose 463, 474
Psoralen 468
Psoriasis, Tropentauglichkeitsbeurteilung 511
Psychose, Tropentauglichkeitsbeurteilung 513
Psychosyndrom, organisches, Neurozystizerkose 165
Psychovegetative Störung, Tropentauglichkeitsbeurteilung 513
Pterygium 487, 500
Puerto Rico 540
Pulex irritans, Pestübertragung 277
Pustelbildung, Malleus 289
Pustula maligna s. Anthrax

Puumala-Virus 357
Pyelonephritis, chronische, Tropentauglichkeitsbeurteilung 510
– bei Sichelzellanämie 412
– bei urogenitaler Schistosomiasis 115
Pyrantel bei Enterobiasis 138
– bei Hakenwurmkrankheit 147
Pyrazinamid bei Tuberkulose 258 f
Pyrimethamin 25
– bei Kokzidiose 99
– bei Toxoplasmose 97
Pyrvinium bei Enterobiasis 138
PZA s. Pyrazinamid

Q

QBC s. Quantitative buffy coat
Q-Fieber 318 f, 324
– Diagnostik 319, 324
– Epidemiologie 324
– Impfung 324
– Prophylaxe 324
Quallen 449
Quallentoxin 449
Quantitative buffy coat 23
Quarantäne, hämorrhagisches Fieber 341
Quatar 537
Query fever s. Q-Fieber
Quetschpräparat 120
Quinghaosu 26
Quinoline 77

R

Rabies s. Tollwut
Rabies-like-Viren 371
Radioimmunoassay, Anti-HAV-IgM-Nachweis 380
– Arbovirosediagnostik 329
– Hepatitis-B-Diagnostik 384
Ragweed 468
Ramus cutaneus nervi radialis, Histologie bei Lepra 270
Rapid fluorescent focus inhibition test, Tollwut 376
Rash 329, 333
Ratte, Hanta-Virus-Übertragung 357
– Pesterregerreservoir 275, 277
– Typhus-murinus-Übertragung 320
Rattenfleckfieber s. Typhus murinus
Rattenmilben, Rickettsienpockenübertragung 324
Rattus rattus 277
Raubwanze 62 f
– Bekämpfung 67
Raumforderung, intrakranielle 256
Reaginantikörper, nichtspezifische, Lues connata 459
Red river fever s. Q-Fieber
Referenzantigen, inaktiviertes, Diagnose von hämorrhagischen Fiebern 330
Referenzantikörper, Diagnose von hämorrhagischen Fiebern 330
Refraktionsanomalie 489
Rehydratationslösung, orale, der WHO 225 f, 229
Reisediarrhö 231 ff
– Ätiologie 230
– Epidemiologie 232
– Pathogenese 232
– Prophylaxe 234
– – medikamentöse, Indikation 234
– Risikostufen 232
– Selbsttherapie 232
– Therapie 232, 234

Reisfeldleptospirose 464
Reis-ORS 227
Reiswasserstuhl, Cholera 225
– Salmonellose, enteritische 210
Reiter-Syndrom nach Shigelleninfektion 220
Rekrudeszenz 20
Rektalprolaps bei Shigellose 218
– bei Trichuriasis 140
Rektaltemperatur 429f
Rektoskopie bei Shigellose 220f
Rektumkarzinom 490
Reoviridae 327f
Retardierung, intellektuelle 366
Retikularkörper 479
Retikulose, medulläre, histiozytäre 492
Retikulozytose 413
Retina s. Netzhaut
Retinoblastom 488
Retinopathie, chloroquinbedingte 25
– diabetische, Tropentauglichkeitsbeurteilung 512
Retortamonas intestinalis 91
Retroviren 392, 394
Réunion 540
Rezidivansleishmaniose 37, 43ff, 49ff
– Differentialdiagnose 51
– Erregernachweis 49
– Hauttest 50
– Immunologie 44
– Pathologie 43
– Therapie 52
RFFIT s. Rapid fluorescent focus inhibition test
Rhabdomyolyse, Hitzschlag 435
– Seeschlangenbiß 440
Rhabdoviridae 327
Rhagaden, palmare 294
– plantare 294f
Rheumafaktoren, Leishmaniose 43
Rhinitis, Lues connata 458
– Masern 455f
– Typ-2-Leprareaktion 269
Rhinoentomophthoromykose 310
Rhinopharyngitis, ulzerative 295
Rhinosklerom 464
Rhinosporidiose 301f, 310
Rhinosporidium seeberi 301f, 310
Rhizopus 301
Rhodnius prolixus 62
Ribavirin 341
– bei Lassa-Fieber 355
Rickettsia akari 319, 324
– australis 319
– conori 319, 321
– – var. pijperi 319, 321
– mooseri 319f, 463
– prowazeki 318f
– quintana 463
– rickettsi 319, 322
– tsutsugamushi 319, 323, 463
– typhi murium 319f
Rickettsial pox s. Rickettsienpocken
Rickettsien 318
– Übertragung 318ff
Rickettsienpocken 319, 324
Rickettsiose 318ff, 463
– Antikörpernachweis 318
– Differentialdiagnose 244
– Komplementbindungstest 318f
– Kontrollmaßnahmen 318
– Labordiagnose 318f
– Serologie 318f
– vesikuläre s. Rickettsienpocken
– Weil-Felix-Reaktion 318f
Riesenkondylom 502
Riesenleberegel s. Fasciola gigantica

Riesenzellpneumonie bei Masern 456
Rifampicin bei Lepra 272f
– bei Myzetom 306
– Nebenwirkungen 272
– bei Pilzinfektion 309
– bei Tuberkulose 258f
Rifttalfieber 328, 341, 348ff
– Amplifierwirt 341
– Augenbeteiligung 350
– Diagnostik 350
– Endemiegebiete 348f
– enzephalitisches 350
– Epidemiologie 348f
– Erreger 348
– hämorrhagisches 350
– Impfung 350f
– Infektkette 326
– Inkubationszeit 350
– Pathogenese 350
– Prophylaxe 350f
– schweres 350
– Übertragung 349
Rifttalfiebervirus 348
– Anzüchtung 350
– Nachweis 350
– Übertragung 349
Rigidität der Bauchmuskulatur beim Neugeborenen 460
Rigor, Tetanus 281
– Trypanosomiasis, afrikanische 57
Rinderbandwurm s. Taenia saginata
Rinderzecken 34
Rindfleisch-Zellen 201
Ringelflechte 302
Risus sardonicus 281
RMP s. Rifampicin
RNA-Viren 327
Rochalimaea quintana 319, 323
Rocky Mountain spotted fever 319, 322
– – – – Epidemiologie 322
– – – – Prophylaxe 322
Rohwedder-Siliconmethode 66
Romaña-Syndrom 64
Romanowsky-Färbung 38, 49
Roseolen, Frambösie 294
– Meningokokkeninfektion 246f
– paratyphoides Fieber B 209
– typhoides Fieber 203
Ross-River-Virus 328
Ross-River-Virus-Infektion 338
– Epidemie 338
Röteln, Impfung 526
Rotschenkelhörnchen 339
Rotz s. Malleus
RPR-Test 295
Ruanda 540
Rückenschmerzen, Affenpockeninfektion 339
– Gelbfieber 344
– Phlebotomusfieber 335
Rückfallfieber 196, 464
Rückfalltyphus s. Brill-Zinsser-Krankheit
Ruhr, bakterielle s. Shigellose
Ruhr-Widal 221
Rundherd, pulmonaler 192
Rundwürmer s. Nematoden
Russellviper 438
Rußland, Diphyllobothriasis 162

S

Sabin-Feldman-Test 96
Sabin-Vakzine s. Poliovakzine, orale
Saccharomyces cerevisiae 232
Sackspinnen 447

Salk-Vakzine s. Poliovakzine, inaktivierte
Salmonella cholerae suis 199
– dublin, Wundinfektion 212
– enteritidis 3, 199
– infantis 199
– panama 199
– paratyphi 196ff
– – Dauerausscheider, Meldepflicht 209
– – Epidemiologie 198f
– – im Harn 200
– – Immunität, erworbene 199f
– paratyphi A, Epidemiologie 198
– paratyphi B, Dauerausscheider 198
– – Epidemiologie 198
– paratyphi C 209
– – Epidemiologie 199
– typhi 196ff
– – Antibiotikaresistenz 206
– – attenuierte 208
– – Ausscheidung, temporäre 207
– – Besiedelung, posttyphöse, vorgeschädigter Organe 207
– – Dauerausscheider 198, 207f
– – – Behandlung 207f
– – – Diagnostik 208
– – – Häufigkeit 207
– – – Meldepflicht 209
– – Epidemiologie 197f
– – im Harn 200
– – Immunität, erworbene 199f
– – Leberausscheidung 208
– – im Mekonium 203
– – typhimurium 3, 199
– – – Epidemiologie 197
– – Wundinfektion 212
Salmonella-paratyphi-Infektion, parenterale 201
Salmonella-typhi-Cholezystitis 204, 207
Salmonella-typhi-Infektion, parenterale 201
– perinatale 203
Salmonella-typhi-Sepsis, cholangiogene 200
Salmonellen, Antigene 197
– Eigenschaften 197
– Geißel-Antigen 197
– Kaufmann-White-Schema 197
– Körper-Antigen 197
– Kulturverfahren 197
– Mischinfektion 198
– Oberflächenantigene 197
– TPE-Diagnostik 197
– Typenbestimmung, serologische 197
– Wirtsspezifität 197
– Wundinfektion 198, 212
Salmonellenausscheider 198, 207f
– Meldepflicht 209
Salmonelleninfektion 197ff
– chronische, bei Schistosomiasis 117f
– Differenzierung von Malaria 23f
– Empfänglichkeit, allgemeine 199
– – lokale 199
– fäkal-orale 198ff
– Immunität, antitoxische 200
– – erworbene 199
– parenterale 201
– septische 200
Salmonellenosteomyelitis 211
Salmonellensepsis des Neugeborenen (Säuglings) 211
Salmonellose (s. auch Paratyphoides Fieber; s. auch Typhoides Fieber) 3, 196ff
– enteritische 196, 210ff
– – beim alten Menschen 214
– – Bakteriämie 210

Salmonellose, enteritische, Bakteriämie, akzidentelle 211
– – chirurgische Intervention 213
– – Diagnostik 212
– – Differentialdiagnostik 212
– – Erregernachweis 212
– – extraintestinale Manifestation 211 f
– – Häufigkeit 199
– – Komplikation 211
– – Krankheitsbild 210
– – Meldepflicht 214 f
– – Nierenbeteiligung 212
– – Pathogenese 200 f
– – Pathologie 201 f
– – Prognose 214
– – Prophylaxe 214
– – Therapie 213
– – Verlauf, dysenterischer 210
– – – enterotoxischer 210
– – Wasser-Elektrolyt-Verlust 213
– Epidemiologie 197 ff
– Immunität 199 ff
– Mikrobiologie 197
– nichttyphoide s. Salmonellose, enteritische
– Nomenklatur 196
– Pathogenese 199 ff
– Pathologie 201 f
– typhoide 196
Salomonen 540
Salzmangel, Hitzeerschöpfung 433 f
Salzzufuhr, orale 434
– parenterale 434
Sambia 540
Samoa 540
Sandflecken 114 f
Sandfliege 464
Sandmücken, Arbovirenübertragung 327
Sandmückenfieber s. Phlebotomusfieber
Santa-Marta-Hepatitis 387
Sao Tomé 540
São-Paolo-Fieber s. Rocky Mountain spotted fever
Sarcocystis bovihominis 97 f
– suihominis 97 f
Sarcocystis-Oozyste 98 f
Sarkoidose, Tropentauglichkeitsbeurteilung 510
Sarkom 498
Sattelnase 459
Saudi-Arabien 540
Sauerstofftherapie, hyperbare 284
Saugbiopsiesonde 239
Saugwürmer s. Trematoden
Saxitoxin 452
Scaptocosa 447
Schädeldachtuberkulose 256
Schafffliege 453
Schafhaltung, Echinokokkose, zystische 167
Schalentiere 129
Schanker, weicher s. Ulcus molle
Schaumzellen 266
Scheinparasitismus 110
Schießscheibenmakula 488
Schilddrüsenadenom, autonomes 511
Schilddrüsenfunktionsstörung, Tropentauglichkeitsbeurteilung 511
Schimmel 301
Schistosoma, Adultwürmer 103 ff
– – Antikörperbildung 113
– Adultwürmerantigen, lösliches, zirkulierendes 113
– bovis 110
– curassoni 110
– Entwicklungszyklus 106 ff
– haematobium 103 ff, 110, 114
– – geographische Verbreitung 107 f
– – Harnblasenkrebs 507
– – Reservoir 110
– Infektion des Menschen 111 f
– intercalatum 103 ff, 116
– – geographische Verbreitung 107, 109
– – Reservoir 110
– japonicum 3 f, 103 ff, 116, 118, 490
– – geographische Verbreitung 107 f
– – Reservoir 110
– Lebensdauer 105
– magrebowiei 110
– malayensis 107
– mansoni 3 f, 69, 103 ff, 116 f, 350
– – geographische Verbreitung 107, 109
– – Reservoir 110
– mattheei 110
– mekongi 103 ff, 116
– – geographische Verbreitung 107 f
– – Reservoir 110
– rhodhaini 110
– spindale 110
– Zwischenwirtschnecke 103 f, 110 f
Schistosomareinfektion 113
Schistosomeneier 103 ff
– Antikörperbildung 113
– Nachweis 120 f
Schistosomeneigranulom 112 f
– genitales 114
– ureterales 114
– vesikales 114 f
– zerebrales 117, 119
Schistosomenpärchen 104
Schistosomiasis 103 ff, 258, 350
– akute s. Katayama-Syndrom
– Altersverteilung 111
– Anamnese 119
– Antikörperbildung 113
– Antikörpernachweis 121
– Bekämpfungsmaßnahmen 123 f
– Bevölkerungsbehandlung, selektive 123
– Biopsie 120 f
– Blasenkrebs 114, 116, 123, 507
– Blasenschleimhautbiopsie 120 f
– Blasenschleimhautveränderungen 114
– chirurgische Maßnahmen 123
– chronische 112
– Diagnostik 119 ff
– Diarrhö 3, 118
– Differentialdiagnostik 121 f
– Epidemiologie 107 ff
– Expositionsprophylaxe 123
– Fieber 3
– geographische Verbreitung 107 ff
– haematobia, chronische 115 f
– – Frühmanifestation 114 f
– hepatolienale 113, 116 ff, 495
– – Symptome 118
– Hepatomegalie 118
– Hypertonie, portale 119
– – pulmonale 119
– Immundiagnostik 121
– Immunkomplexe, zirkulierende 113
– Immunologie 113
– Immunsuppression 117
– intestinale 69, 103 f, 116 ff
– – chronische 112 f, 118 f
– Leberfibrose 113
– Pathologie 116 f
– Rektosigmoidoskopie 116
– japonica, ZNS-Beteiligung 119
– Katayama-Syndrom s. Katayama-Syndrom
– Kolonpolyposis 118
– Labordiagnostik 121
– Leberfibrose 117
– Myelitis 119, 251
– Pathogenese 112 f
– Präpatenzzeit 118, 121
– Prognose 123
– Prophylaxe 123
– pulmonale 117
– Sonographie 121
– Splenomegalie 4, 117, 495
– Stuhluntersuchung 120
– Therapie 122 f
– – antiparasitäre 122
– Urinuntersuchung 120
– urogenitale 103 f, 114 ff
– – chronische 115 f
– – – aktive 115
– – – Differentialdiagnose 122
– – – inaktive 115
– – – Frühmanifestation 114 f
– – Pathologie 114
– – Urinbefund 115
– – Zystoskopie 115
– zerebrale 119
– – Therapie 123
– ZNS-Beteiligung 117, 119
– – Differentialdiagnose 122
Schistosomula 104, 106 f
– Antikörperbildung 113
Schizogonie, Kokzidien 98
– Periodizität 11
– Plasmodien 11
– Toxoplasma gondii 93 f
Schlachthausfieber s. Q-Fieber
Schlafkrankheit s. Trypanosomiasis, afrikanische
Schlaganfall bei Sichelzellanämie 413
Schlangen, giftige 437 f
Schlangenbiß 437 ff
– Allgemeinerscheinungen 439
– Epidemiologie 437
– Erste Hilfe 440 f
– Immundiagnostik 440
– Kühlung 440
– Labordiagnostik 440
– Lokalerscheinungen 439
– Risikogruppen 437
– Ruhigstellung 440
– Therapie 440 ff
– Wundreinigung 440
Schlangengift 439
– Antikörper 437
– Wirkungseintritt 439 f
Schlangengiftantigen 440
Schlangenserum 441 ff
– Applikation 441
– monovalentes 441 f
– polyvalentes 441 ff
– Unverträglichkeitsreaktion 441, 443
Schleimhautamöben 83 ff
– Therapie 85
Schleimhautblässe 404
Schleimhautblutungen, Loxoszelismus, viszerokutaner 448
Schleimhautleishmaniose s. Leishmaniose, mukokutane
Schleimhautreaktion auf tropische Pflanzen 468
Schleimhautulzeration, Histoplasmose, amerikanische, akute disseminierte 311
Schleimhautwucherung, polypöse 310
Schluckbeschwerden s. auch Dysphagie
– Kobrabiß 440
Schmerzen, abdominale s. Abdominalschmerzen
– lumbale s. auch Lumbago
– Myelitis bei Schistosomiasis 119
– orbitale, Zystizerkose, okuläre 165
– periumbilikale 161

– – beim Kind 143
Schmetterlingserythem 45
Schmetterlingsmücken s. Phlebotomen
Schmierinfektion, fäkale 198
– fäkal-orale 136f, 163ff
– genitookuläre 482
Schnake s. Culex
Schnecke s. Zwischenwirtschnecke
Schneckenbekämpfung 123
Schneckenfieber 118
Schnitzer-Kost 85
Schock, anaphylaktischer, Zystenruptur bei Echinokokkose 167
– Anthrax 287
– Cholera 225
– hämorrhagischer, Lassa-Fieber 354
– hämorrhagisches Fieber mit renalem Syndrom 357
– Hitzschlag 435
– hypovolämischer, Denguefieber, hämorrhagisches 347
– – hämorrhagisches Fieber 341
– – – – argentinisches 355
– Malaria tropica 16f
– Vipernbiß 440
– Waterhouse-Friderichsen-Syndrom 247
Schüffner-Tüpfelung 10
Schuppenbildung, girlandenförmige 303
– Pityriasis versicolor 303
– Tinea imbricata 303
Schutzimpfung s. Impfung
Schwachsinn, progredienter, Lues connata 459
Schwammtaucherkrankheit 450
Schwangerschaft, Amöbiasistherapie 79
– Folsäuremangel 405
– Gelbfieber-Impffähigkeit 524
– Hakenwurmkrankheit 147
– Impffähigkeit 517
– Leishmaniosetherapie 51
– Lues 458
– Malaria 14
– Malariatherapie 24f, 29
– Sichelzellanämie 413f
– Toxoplasmaantikörpernachweis 95f
– Toxoplasmainfektion 92
– – Therapie 97
– Tropentauglichkeitsbeurteilung 513
Schwangerschaftstoxikose 410
Schwarze Witwe 447
– – nördliche 447
Schwarzwasserfieber 17
Schweinebandwurm s. Taenia solium
Schweinespulwurm 141
Schweiß, Elektrolytkonzentration 429
Schweißmenge 430f
Schweißproduktion der Haut nach Witwenbiß 447
Schweißsekretionssteigerung 429
Schweißsekretionsstörung, Lepra 267
Schwellung nach Schlangenbiß 439
Schwerhörigkeit nach Typhus exanthematicus 320
Schwimmbadgranulom 463, 465, 467
Schwitzschwellenverschiebung 431
Schwitzvermögen, eingeschränktes 511
Schwurhand 267
Scombroidvergiftung 451
Scopulariopsis 301
Scutulae 302
SEA s. Eiantigen, lösliches
Seborrhoea oleosa 462
Seclusio pupillae 483
Sedativa bei Tetanus 281
Seeanemonen 450
Seeigel 450
Seeigelstacheln, Entfernung 450

Seemuscheln, Salmonella-typhi-Infektion 198
Seeschlangen 438, 450
Seeschlangenbiß 440
Seestern 450
Sehbehinderung 477
Sehstörung, Kobrabiß 440
Sekundärechinokokkose 167
Sekundärglaukom 479, 483, 485
Selenmangel 420
Senegal 540
Senkungsabszeß 255
– thorakaler 255
Sensibilitätsstörung, Lepra 266f
Seoul-Virus 357
Sepsis, Differenzierung von Malaria 24
– gonorrhoische 471
– posttyphöse 200
Sepsisherd, Enteritis-Salmonellen 211
– Meningitis, metastatische 243
Septikämie, Anthrax 287
Sequestrationskrise bei Sichelzellanämie 412f
– – Lungenbeteiligung 413
Servidapson s. Dapson
Sexualhygiene, Trichomoniasis 91
Sexualkontakt, Anamnese 2
– Hepatitis-B-Übertragung 384
– Hepatitis-D-Infektion 387
– HIV-Infektion 392, 402
– Infektionsübertragung s. Infektion, sexuell übertragene
Sexually transmitted disease s. Sexuell übertragene Erkrankung
Sexuell übertragene Erkrankung 470ff
Seychellen 540
SFT s. Sabin-Feldman-Test
Shiga-Toxin 216ff
– hyperergische Reaktion 220
Shigella boydii 216
– dysenteriae 216
– – Typ 1: 216ff
– flexneri 216
– sonnei 216
Shigellabakteriämie 218f
Shigellen, Antibiotikaresistenz 222
– Eigenschaften 216f
– Hüllenantigen 221
– Invasionsvermögen 217
– O-Antigen-Biosynthese 217
– Plasmid 217
– Serogruppen 216
– Serotypenbestimmung 216
– Übertragung 216f
– Zytotoxinbildung 218
Shigellenausscheider 219
– Meldepflicht 223
Shigellensepsis 219
Shigellose 3, 216ff
– Diagnostik 220f
– Differentialdiagnose 77, 221
– Epidemie 216f
– Epidemiologie 216f
– Ernährungszustand 219
– Inkubationszeit 218
– beim Kind 218
– – Therapie 222
– Komplikation 219
– Krankheitsbild 218ff
– – toxisches 219
– Letalität 216f, 219
– Meldepflicht 223
– Pandemie 216f
– Pathogenese 217f
– Prognose 219
– Proktoskopie 220f
– Prophylaxe 223

– Rektalschleimhautabstrich 221
– Rektoskopie 220f
– beim Säugling 219
– Schutzimpfung 223
– Serologie 221
– Superinfektion 218
– Symptome, neurologische 219
– Therapie 222f
Sichelzellanämie 4, 411ff
– Anästhesie 414
– Augenschäden 489
– Blutausstrich 413
– Bluttransfusion 414
– – präoperative 414
– Diagnostik 413f
– Empfängnisverhütung 414
– Epidemiologie 411
– Genetik 411
– Haemophilus-influenzae-Meningitis 250
– Hautveränderungen 413
– heterozygote 411
– homozygote 411
– Infarktkrise 412
– – Therapie 414
– Infektion 412
– Krise 414
– – aplastische 412
– Lebenserwartung 412
– Leberbeteiligung 413
– Lungenbeteiligung 413
– Lungensyndrom, akutes 413
– Milzbeteiligung 413
– Nierenbeteiligung 412
– Normalzustand 412, 414
– – Behandlung 414
– Operation 414
– Pathophysiologie 411f
– Plasmodium-falciparum-Infektion 13
– Pneumokokkenmeningitis 249
– Salmonellaosteomyelitis 211
– Schwangerschaft 413f
– Sequestrationskrise 412f
– Skelettsystemveränderungen 412
– Symptome 412
– Therapie 414
– – bei Krise 414
– ZNS-Komplikation 413
Sichelzelldaktylitis 412
Sichelzellkrise 411f, 414
– Blutbild 411
– Schmerzbekämpfung 414
– Therapie 414
Sichelzelltest 413
Sichelzell-β-Thalassämie 408, 411
Sichelzellulkus 461
Sierra Leone 540
Siliconmethode 66
Simbabwe 540
SIMON-Krankheit 77
Simulienbekämpfung 179
Simulium 180, 190, 467
– damnosum 171
– – Larvenentwicklung 171
– naevei 179
Sindbis-Fieber 338
– Epidemiologie 338
Sindbis-Virus 328
Singapur 541
– Dermatose 462
Sinusthrombose 244
Skelettmuskulatur, Zenker-Degeneration 202
Skin snip s. Hautprobe
Skleritis, Lepra 485
Skolex 160f, 163
Skopulariopsidose 301

576 Sachverzeichnis

Skorpion 445
– Lebensweise 446
Skorpionfische 451
Skorpiongift 446
Skorpionidae 445
Skorpionserum 444, 446
Skorpionstich 445 f
– Erstversorgung 441
– Häufigkeit 446
– Symptome 446
– Therapie 446
Skotom 165
Skrotum-Elephantiasis 185
Sodoku 464
Somalia 541
Somnolenz 363
Sonnenbarsche 451
Sonnenbrand 436
Sonneneinstrahlung, direkte 428
Sonnenfinsternis 488
Sonnenstich 435 f
Sowda s. Onchozerkose, Typ Sowda
Spanien, Einsiedlerspinnen-Biß 448
– Skorpionstich 445
Sparganum 162
Spasmen, laryngeale 460
– pharyngeale 373
– tonische, Tetanus 280
– – – neonataler 282
Speichel, Tollwutvirus-Antigennachweis 375
Speicheldrüsen, Tollwutvirusinfektion 373
Speichereisen 404
Spermizid 402
Sphärozyten 407 f
Spinaliom 462
Spinne 447 ff
– braune 448
– giftige s. Giftspinne
Spinnenbiß, schmerzhafter 448
Spinnwebsgerinnsel im Liquor 257
Spiramycin 97
Spirillum minus 464
Spleen rate 14, 17
Splenektomie, Pneumokokkenmeningitis 249
– bei Thalassämie 410
Splenomegalie (s. auch Hepatosplenomegalie) 4, 495
– HIV-Infektion 396
– Katayama-Syndrom 118
– Leishmaniose 42
– – viszerale 4, 44, 495
– malariabedingte 4, 14 f, 17 f, 495
– – hyperreaktive 495
– paratyphoides Fieber 200
– Prolymphozytenleukämie 495
– Schistosomiasis 4, 117 f, 495
– Sichelzellanämie 413
– typhoides Fieber 4, 200, 203
– Typhus exanthematicus 319
– Ursache 4
Splenomegaliesyndrom, tropisches 4, 495
Splitterblutungen, subunguale 153
Spondylitis tuberculosa 255 f
– bei typhoidem Fieber 204
Spontanblutung, Denguefieber, hämorrhagisches 347
– Krim-Kongo-Fieber, hämorrhagisches 351
Sporangien, Coccidioides immitis 313
Sporogonie, Plasmodien 10
– Toxoplasma gondii 93 f
Sporothrix schenckii 301 f, 307
Sporotrichinhauttest 308

Sporotrichose 301, 307 f, 467
– kutaneolymphatischer Komplex 308
– lymphatische, aszendierende 308
– Therapie 308
– ulzerös konfluierende 308
Sporozyste, Kokzidien 98
– primäre 106
– Schistosomen 106
– sekundäre 106
Spritzenabszeß, salmonellenbedingter 201
Spritzensterilisation 402
Sprue, einheimische 4
– tropische 4, 236
– – Ätiologie 237
– – Dünndarmmukosaveränderung 237
– – Epidemiologie 236
– – Folsäuremangelanämie 406
– – Krankheitsbild 238 f
– – Therapie 240
– – Vitamin-B_{12}-Malabsorption 406
Spulwurm 141
Sputumuntersuchung, Paragonimiasis 130
– Tuberkulose 257
Sri Lanka 541
– – Rhinosporidiose 310
Staatsqualle 449
Stachelrochen 450 f
Stadttyphus s. Typhus murinus
Standardimmunglobulin, humanes, Hepatitis-A-Prophylaxe 381
Stanton's disease s. Melioidosis
Staphylokokken 316
Staphylokokkentoxin 213
Starbrille 478 f
Status typhosus 203
– – Corticosteroidtherapie 206
STD s. Sexuell übertragene Erkrankung
Steatorrhö 4
– Enteropathie, tropische 238
Steinfische 451
Stevens-Johnson-Syndrom, Sulfadoxin-Pyrimethamin-bedingtes 25
Stillen 419 f
– HIV-Infektion 392, 402
St.-Louis-Enzephalitis 328, 362, 366 f
– Letalität 367
Stoffwechselkrankheit, Tropentauglichkeitsbeurteilung 510 f
Stomatitis, anguläre 293
– aphthöse 462
– – bei Masern 456
– Eisenmangelanämie 404
– Folsäuremangelanämie 406
– maulbeerartige 315
– Parakokzidioidomykose 315
– durch Pflanzenteilkontakt 468
Stout-Parasitenkonzentrationsmethode 66
Strahlungstemperatur 428 f
Strahlungswärmeaustausch 428
Streptococcus faecium 234
Streptokokken, β-hämolysierende, Hautinfektion 466
Streptomycin bei Aktinomyzetom 306
– bei Pest 279
– bei Tuberkulose 258 f
– bei Tularämie 465
Striktur, rektale 475
Strongyloides fuelleborni 149
– stercoralis 149 f, 240
– – Adulte 148 f
– – Eier 148
– – Entwicklungszyklus 149
Strongyloidiasis 3, 148 ff
– Autoinfektion, externe 149
– – interne 148

– Diagnostik 150
– Differentialdiagnostik 150
– Epidemiologie 149 f
– Generalisierung 149 f
– geographische Verbreitung 149
– Hyperinfektionssyndrom 149 f
– Immunantwort 149
– Immunologie 149
– Infektion 148 f
– intestinale, chronische 149
– Krankheitsbild 149 f
– Pathogenese 149
– Präpatenzzeit 149
– Prognose 150
– Prophylaxe 150
– Stuhluntersuchung 150
– Therapie 150
– Übertragungsfaktoren 149
Struma, Tropentauglichkeitsbeurteilung 511
Strumaresektion, Tropentauglichkeitsbeurteilung 511
Stuhl, blutig-schleimiger 216, 218, 220 f
– – EAEC-Enteritis 231
– – EIEC-Enteritis 231
– breiiger 238
– Eiter 218, 221
– Elektrolytgehalt bei Cholera 225
– – bei ETEC-Diarrhö 225
– reiswasserähnlicher s. Reiswasserstuhl
Stuhlausstrich, dicker 147
Stuhlkonzentrierung 76
Stuhluntersuchung, Amöbiasis 75 f
– Askariasis 143
– Cholera 226
– Clonorchiasis 128
– Echinostomiasis 134
– Enteropathie, tropische 239
– Faszolose 125
– Hakenwurmkrankheit 147
– Heterophyiasis 133
– Hymenolepiasis 163
– Lambliasis 89 f
– Nematodeninfektion, intestinales 135
– Opisthorchiasis 128
– paratyphoides Fieber 209
– Salmonellose, enteritische 212
– Schistosomiasis 120
– Shigellose 218, 221
– Strongyloidiasis 150
– Täniasis 161
– Trichuriasis 140
– nach Tropenaufenthalt 515
– typhoides Fieber 204 f
Suchtkranker, Tropentauglichkeitsbeurteilung 513
Südafrika 541
Südafrikanisches Zeckenbißfieber s. Zeckenbißfieber, südafrikanisches
Südamerika, AIDS 392 f
– Chagas-Krankheit 62
– Chromomykose 306
– Donovanosis 298
– Eastern equine encephalitis 365
– Frambösie 294
– Gelbfieber 342
– Ilhéus-Virus-Enzephalitis 369
– Lambliasis 87
– Leishmaniose, kutane 42, 47, 49
– – viszerale 39
– Lepra 264
– Lobomykose 309
– Lues connata 458
– Malariaerreger 7
– Mansonella-ozzardi-Infektion 190
– Myzetom 304
– Onchozerkose 171 f

Sachverzeichnis 577

- Paragonimiasis 129
- paratyphoides Fieber 198
- Piedra, weiße 304
- Pollenflug 468
- Rhinosporidiose 310
- Rocky Mountain spotted fever 322
- Schistosomiasis 107, 109
- Schlangenbiß 437 f
- Skorpionstich 445
- Sporotrichose 308
- Taenia solium 161
- Trachom 480
- Tuberkulose 252 f
- typhoides Fieber 198
- Typhus exanthematicus 318
- Venezuelan equine encephalitis 366
- Virusinfektion 327
- Western equine encephalitis 366
Südamerikanische Blastomykose s. Parakokzidioidomykose
Sudan 541
Südostasien, Melioidosis 290
Südpazifik, sexuell übertragene Erkrankungen 476
Sulfadoxin bei Kokzidiose 99
Sulfadoxin-Pyrimethamin-Kombination 25 f, 28, 32
- Malariaplasmodienresistenz 28
- Toxizität 25
- Wirkungsmechanismus 26
Sulfamethoxazol bei Lymphogranuloma venereum 475
Sulfonamide bei Pest 279
- bei Shigellose 222
- bei Toxoplasmose 97
Sumachgewächs 468
Super-ORS 227
Superoxiddismutase 218
Suramin 59, 178 f, 484
- Kontraindikation 179
- Nebenwirkungen 179
- bei Onchozerkose 178 f
Surinam 541
Süßwasserfische, Infektion mit kleinen Leberegeln 126
Süßwasserkrabbe 129
Swasiland 541
Syndrom 5
Syphilis s. Lues
- endemische 292 f, 475
- - Diagnostik 293
- - Epidemiologie 292 f
- - Therapie 293
- - Übertragung 292
- nichtvenerische s. Syphilis, endemische
Syrien 541

T

Tache noire 321
Tachykardie, Chagas-Krankheit, chronische 65
- Eisenmangelanämie 404
- Folsäuremangelanämie 406
- Trypanosomiasis, afrikanische 57
Tachyzoiten 92, 94
Taenia saginata 160 f
- - Entwicklungszyklus 160
- - Epidemiologie 161
- solium 159 ff
- - Entwicklungszyklus 160
- - Epidemiologie 161
- - Larve 164 f
Tahiti, Angiostrongyliasis cantonensis 158

Tahyña-Virus-Enzephalitis 362, 369
Taiga-Enzephalitis s. Frühsommer-Meningoenzephalitis
Taiwan, Angiostrongyliasis cantonensis 158
Tanapocken 329, 340
- Epidemiologie 327
Täniasis 160 f
- Diagnostik 161
- Epidemiologie 161
- Krankheitsbild 161
- Stuhluntersuchung 161
- Therapie 161
Tansania 541
Tapirnase 48
Tarantel 448 f
- brasilianische 448 f
Targetzellen 408 f, 413
Taubheit, zentrale, Lues connata 459
Tendovaginitis, Typ-2-Leprareaktion 269
Tenesmen, Shigellose 218 f
- Trichuriasis 138, 140
Testzusammenstellung API 289, 291
Tetanolysin 280
Tetanospasmin 280
Tetanus 280 ff, 376, 463
- Diagnostik 281
- Immundiagnostik 281
- Immunstatus 282
- Impfung 281 ff, 528 f
- - bei Frauen im gebärfähigen Alter 283
- - bei Interkontinentalreise 518
- - Kontraindikation 529
- - Nebenwirkung 529
- - Schutzwirkung 518, 528
- Inkubationszeit 280
- Letalität 280 f
- neonatorum 282 f, 459 f
- - Inkubationszeit 459 f
- - Letalität 283, 459
- - Prophylaxe 283
- Prophylaxe 281 f
- Therapie 281
- - unspezifische 281
Tetanusantitoxin 281
Tetanusimmunglobulin, humanes 281
Tetanustoxin 280
- Nachweis 281
Tetanustoxoid 281, 283, 528
- Applikation 518, 529
Tetrachloräthylen bei Fasziolopsiasis 133
Tetracyclin bei Anthrax 288
- bei Chlamydieninfektion 482 f
- bei Cholera 227
- bei Donovanosis 299
- bei Lymphogranuloma venereum 475
- bei Malaria 26
- Malariaprophylaxe 32
- bei Melioidosis 291
- bei Pest 279
- bei Shigellose 222
- bei Trachom 482
- bei Typhus exanthematicus 320
- Wirkung, amöbizide 78
Tetraplegie 119
Tetrodotoxinvergiftung 451
Thailand 541
- Angiostrongyliasis cantonensis 158
- Gnathostomiasis 157
Thalassaemia major 408
Thalassämie 408 ff
- Prophylaxe 410
- Therapie 410
α-Thalassämie 409 f
- homozygote 410
α$^+$-Thalassämie, homozygote 410

β-Thalassämie 408 f
- Bluttransfusion 408 f
- Epidemiologie 408
- heterozygote 409
- homozygote 408
- Knochenveränderungen 408 f
Thalidomid bei Lepra 273
T-Helfer-/T-Suppressor-Zellen-Quotient 269
T_4-Helferzellen, HIV-Infektion 394 f
T_4-Helferzellen-Zahl, Stadieneinteilung der HIV-Infektion 400 f
Thermoregulationsstörung bei Unterernährung 421
Thiacetazon bei Tuberkulose 258 f
- Unverträglichkeit bei HIV-Infektion 260
Thiamingabe bei Protein-Energie-Malnutrition 425
Thoraxknoten 172 f
Thrombenbildung, intraventrikuläre 64
Thrombin 439
Thrombose bei typhoidem Fieber 203 f
Thrombozytopenie, Colorado tick fever 364
- Denguefieber, hämorrhagisches 347 f
- bei Folsäuremangelanämie 406
- hämorrhagisches Fieber, argentinisches 355
- Kala-Azar 407
- Malariaanämie 407
- Marburg-Virus-Krankheit 360
- bei Shigellose 219
Thunfisch, Scombroidvergiftung 451
Tiabendazol, Applikation, topische 156
- bei kutanem Larva-migrans-Syndrom 156
- Nebenwirkungen 150
- bei Strongyloidiasis 150
- bei Toxokariasis 155
- bei Trichinose 153
Tibiaschmerzen 269
Tick-borne encephalitis s. Frühsommer-Meningoenzephalitis
Tierbiß, Tollwutübertragung 372
- Wundbehandlung 371, 376 f
Tinea capitis 302
- favosa 302
- imbricata 302 f
- nigra 301, 303
- pedis 433
Tine-Test 258
Tinidazol bei Amöbenabszeß 83
- bei Amöbiasis 77 f
- Dosierung 78, 91
- bei Lambliasis 90 f
Tintenfisch 450
Tityus 445
T-Lymphozyten, zytotoxische, Aktivitätsminderung 395
Tobago 542
Togaviridae 327 f, 338
Togaviridae A, Antikörpernachweis 365
- Enzephalitis 362, 365 f
Togaviridae B, Antikörpernachweis 365
- Enzephalitis 362, 366 ff
Togavirus 338
Togo 541
Toilettenhygiene, Enteropathie, tropische 241
- in den Tropen, Amöbiasis 68 f
Toleranz, thermische 513
- - altersabhängige 513
- - Geschlechtsunterschied 513
Tollwut 371 ff
- akute neurologische Phase 373 f
- Antigennachweis 374 f

578 Sachverzeichnis

Tollwut, Antikörpernachweis 376
– arktische 372
– Boosterimpfung 377
– Diagnose 374 ff
– – post mortem 375
– Differentialdiagnostik 376
– Epidemiologie 371 f
– Erreger 371
– Erregernachweis 374 f
– geographische Verbreitung 371 f
– Immunfluoreszenzdiagnostik 375
– Immunisierung, aktive 375 ff
– – – präexpositionelle 378
– – passive 375 ff
– Immunität 371
– Immunitätsprüfung 376 f
– Impfindikation, postexpositionelle 374
– – – WHO-Kategorienschlüssel 374
– Impfstoff 529
– – Applikation 518, 529
– – Indikation 529 f
– – Interaktion 529
– Impfung 375 ff, 529 f
– – bei Interkontinentalreise 518
– – Nebenwirkung 529
– – postexpositionelle 377
– – – Essen-Schema 377
– – – Indikation 374
– – – 2-1-1-Schema 377 f
– – – 3-1-Schema 378
– – präexpositionelle 378
– – Schutzwirkung 518, 529
– Inkubationszeit 372 f
– Isolierung 376
– Koma 373 f
– Komplikation 374
– Labordiagnostik 374 ff
– Lebendimpfstoff für die Wildvakzination, menschlicher Kontakt 377
– Oralvakzination beim Tier 372
– Pathogenese 372 f
– Prodromalstadium 373
– Prognose 376
– Prophylaxe 378
– Revakzination 378
– Riskogruppen 378
– Stadien 373 f
– Symptome 373 f
– Therapie 376 ff
– – postexpositionelle 374 ff
– Tierbißlokalisation 373
– Überträger 372
– Zellkulturvakzine 374, 377
Tollwutexposition 374
– Impfindikation 374
– WHO-Kategorienschlüssel 374
Tollwuthysterie 376
Tollwutimmunglobulin 377
Tollwutvirus 371
– Anzüchtung 375
– Dissemination, zentrifugale 372 f
– Identifikation mit monoklonalen Antikörpern 375 f
– Transport, zentripetaler 372
– Vermehrung 373
Tonga 541
Tonpfeifenstielfibrose der Leber 117
Tonsillentuberkulose 255
Torres-bodies 344
Totvakzine, Pest 279
Tourinquet-Test 347
Touristen, Amöbiasis 69, 71
– Tropentauglichkeit 509
Toxämie, Anthrax 287
– Clostridium perfringens 283
– Gelbfieber 344

Toxin s. auch Endotoxin; s. auch Exotoxin; s. auch Gift; s. auch Neurotoxin
– Bacillus anthracis 286
– Clostridium perfringens 283 f
– – tetani 280
– Malleomyces pseudomallei 290
– sekretorisches, Escherichia coli, enterotoxigene 229
– shigaähnliches 218
– Yersinia pestis 275
α-Toxin 283
β-Toxin 285
Toxische Reaktion auf Pflanzenkontakt 468
Toxocara canis 141, 154
– – Eier 154
– – Entwicklung, arretierte 154
– – Entwicklungszyklus 154
– – Infektion des Hundes 154
– – – des Menschen 154
– – Larven 154 f
– – – Nachweis 155
– cati 154
Toxokariasis 154 f
– Diagnostik 155
– Epidemiologie 154
– okuläre 155
– Pathogenese 154
– Prophylaxe 155
– Symptome 154
– Therapie 155
Toxoplasma gondii 92 ff
– – Antikörpernachweis 95 f
– – Durchseuchung 92
– – Entwicklungszyklus 92 ff
– – Erstinfektion 93
– – Infektion, akzidentelle 92
– – – intrauterine 92 ff
– – – konnatale 92
– – – – Diagnose 96
– – Infektionsstadiumfeststellung 96
– – Nachweis 95 f
– – Pseudozyste 93 f
– – Zyste 92 ff
Toxoplasma-Oozyste 92 ff
Toxoplasmose 92 ff
– Diagnostik 94 ff
– Epidemiologie 92
– Erregernachweis 95 f
– Infektionsquelle 92
– konnatale 94 f
– – Spätschäden 94
– Labordiagnostik 95
– Lymphknotenvergrößerung 4
– Pathogenese 92 f
– postnatale 93
– pränatale 94
– Prophylaxe 97
– Rezidiv 93
– Serologie 95 f
– Therapie 97
– zerebrale, bei HIV-Infektion 398
– – Therapie, probatorische 398
Toxorhynchites amboinensis, Denguevirus-Anzüchtung 331
TPE s. Eosinophilie, pulmonale, tropische
TPE-Diagnostik 197
TPER-Schema 197
TPHA-Test s. Treponema-pallidum-Hämagglutinations-Test
Trachealtuberkulose 255
Trachom 474, 480 ff
– begünstigende Faktoren 480
– Diagnose 481
– Durchseuchung 480
– zur Erblindung führendes 480

– nicht zur Erblindung führendes 480
– Prophylaxe 482
– Reinfektion 480
– Schweregrade 482
– Stadien 481
– Superinfektion 480 f
– Therapie 482
Trachoma inclusion conjunctivitis 474, 480
Trachomprogramm 482
Transfusionsmalaria 12 f, 20
Transplantation, Malariaübertragung 13
Trematoden 103, 135
– Larvenstadien 103
– Zwischenwirt 103 f
Trematodeninfektion, intestinale 132 ff
Tremor 57
Trench fever s. Wolhynisches Fieber
Trenimon bei Kaposi-Sarkom 500
Treponema carateum 292, 296, 464
– pallidum 463, 476
– – subsp. endemica 292
– pertenue 292 f, 464
Treponema-Antikörper-Test 459
Treponema-pallidum-Hämagglutinations-Test 459, 475
Treponematose, tropische 292 ff
– – Epidemiologie 292
– – Erregerdissemination 292
– – Gewebedestruktion 292
– – Pathogenese 292
Triatomidae 62 f
TRIC s. Trachoma-inclusion-conjunctivitis
Trichiasis 480 f
Trichinella spiralis 152 f
– – Adultwürmer 152 f
– – Larven 152 f
– – – Enzystierung 153
Trichinose 152 ff
– Antikörpernachweis 153
– betroffene Muskeln 153
– Diagnostik 153
– Epidemiologie 153
– Infektion des Menschen 153
– intestinale Phase 153
– Invasionsphase 153
– Kleinepidemie 154
– Krankheitsbild 153
– Larvennachweis 153
– Pathogenese 153
– Prognose 154
– Prophylaxe 154
– Therapie 153 f
Trichomonas vaginalis 91
Trichomoniasis 91
– Urethritis 471
Trichophytie 301
Trichophyton 301
– concentricum 302 f
– ferrugineum 302
– schoenleinii 301 f
– tonsurans 302
– violaceum 302
Trichosporon 301
– beigelii 304
Trichosporose 301
Trichostrongyliasis 150 f
– Therapie 151
Trichostrongylus 150
– Adultwürmer 150
– colubriformis 150
– Eier 150 f
– – Nachweis 151
– orientalis 150
Trichuriasis 3, 138 ff
– Befallstärke 139 f

Sachverzeichnis 579

– Diagnostik 140
– Epidemiologie 139
– geographische Verbreitung 139
– Infektion 138 f
– Pathogenese 139 f
– Prophylaxe 141
– Stuhluntersuchung 140
– Therapie 140 f
– Übertragungsfaktoren 139
Trichuris trichiura 138 f
– – Adultwürmer 136, 138 ff
– – Eier 138 f
– – Entwicklungszyklus 138 f
Triclabendazol, Dosierung 126
– bei Fasziolose 125 f
Trigeminuslähmung 485
Trimethoprim bei Shigellose 222
Trimethoprim-Sulfamethoxazol-Kombination bei Kokzidiose 99
– bei Pneumozystose 101
– bei Reisediarrhö 232, 234
Trinidad 542
Trinkschwierigkeiten beim Neugeborenen 282, 460
Trinkwasserfiltration 194
Trinkwasserhygiene, Amöbiasis 68 f, 79
– Choleraprophylaxe 227
– Diarrhö 229
– Drakunkulose 194
– Enteropathie, tropische 236, 241
– Hepatitis A 380 f
– Kokzidiose 99
– Lambliasis 87, 90 f
– Salmonellainfektion 197 f
– Schistosomiasis 123 f
Trismus 281
– beim Neugeborenen 282, 460
Trommelschlägerfinger 140
Tropenaufenthalt, Anamnese 1
– Hausapotheke 514
– Lebensumstände 2
Tropenkoller 436
Tropenkrankheit, Spätmanifestation 1
Tropenrückkehruntersuchung 514 f
– Zeitpunkt 515
Tropentauglichkeit, AIDS 512
– Atemwegserkrankung 510
– Augenkrankheit 512
– Beratung 514
– Berufsgruppen 509
– Gebißsanierung 508
– Harnwegserkrankung 510
– Hautkrankheit 511
– Herz-Kreislauf-Erkrankung 509
– HIV-Infektion 512
– Kind 513
– konstitutionsabhängige 513
– neurologische Erkrankung 511
– Nierenerkrankung 510
– psychische 513
– Säugling 513
– Schilddrüsenerkrankung 511
– Schwangerschaft 513
– Stoffwechselkrankheit 510 f
– Stütz-Bewegungsapparat-Erkrankung 512
– Touristen 509
– Verdauungsorganerkrankung 510
Tropentauglichkeitsuntersuchung 508 ff
– allgemeine Fragen 513
– Anamnese 508, 513
– Befundbeurteilung 509
– – Formulierung 513
– berufsgenossenschaftlicher Grundsatz 508
– Durchführung 508 ff
– Eigenanamnese 508

– Familienanamnese 508
– klinische 508
– Zeitpunkt 515
Tropfen, dicker s. Dicker Tropfen
Trophozoiten, Entamoeba coli 83
– – histolytica 71 f
– Giardia lamblia 88 ff
– hämatophage 71 f
– Naegleria 86
– nichthämatophage 71 ff
– Plasmodien 11
– Pneumocystis carinii 100
– Toxoplasma gondii 92 ff
Tropikaringe 7, 11, 21
Trypanosoma brucei gambiense 54 ff
– – rhodesiense 54 ff
– cruzi 62 ff
– – Anreicherungsmethoden 66
– – Herzmuskelbefall 63
– – Nachweis 64, 66
– – Oberflächenantigen 62
– – Reservoir 62
– – Übertrager 62 f
– – Xenodiagnose 66
– rangeli 62
Trypanosoma-cruzi-Antigen 50
Trypanosomen, Anreicherungsverfahren 58, 66
– Blutausstrich 54 f
– Giemsa-Färbung 54
– Isolierung in Nagern 58
– Nachweis 57 f
– – direkter 58
– Übertrager 54
– Zyklus 54
Trypanosomenschanker 56 f
Trypanosomiasis, afrikanische 54 ff
– – Antikörper 56
– – – Nachweis 58
– – Bekämpfung 60
– – Diagnostik 57 f
– – Differentialdiagnostik 58 f
– – Epidemiologie 54 f
– – Erreger 54
– – geographische Verbreitung 54 f
– – hämolymphatisches Stadium 54, 56 f
– – – – Therapie 59
– – Herzbeteiligung 56
– – Immunantwort 56
– – Immundiagnostik 58
– – Immunglobulin M 56 ff
– – Impfstoffentwicklung 530
– – Liquorveränderung 57
– – meningoenzephalitisches Stadium 54, 57
– – – – Therapie 59
– – Milzveränderung 56
– – Pathogenese 56
– – Pathologie 56
– – Prognose 60
– – Prophylaxe 60
– – Therapie 59
– – Trypanosoma-brucei-gambiense-Infektion 56 f
– – Trypanosoma-brucei-rhodesiense-Infektion 57
– – Übertrager 54
– – Vorkommen 54 f
– – ZNS-Beteiligung 56 f
– – amerikanische s. Chagas-Krankheit
– – Fieber 3
– – ostafrikanische 57
– – Melarsopol-Therapieschema 59
– – Reservoir 55
– – westafrikanische, Chemoprophylaxe 60
– – Expositionsprophylaxe 60

– – Melarsopol-Therapieschema 59
– – Reservoir 54
– – Übertrager 54
Tschad 542
Tsetsefliege 54
– Bekämpfung 60
Tsetsegürtel 54
Tsutsugamushi-Fieber 319, 323, 463
– Diagnostik 323
– Epidemiologie 323
– Letalität 323
Tuberkulinkonversion 254
Tuberkulintestung 257 f
– negative, nach Maserninfektion 456
– – bei Miliartuberkulose 256
– – Ursachen 258
– positive 254
Tuberkulom, zentralnervöses 256
Tuberkulose 252 ff
– aktive 254
– Corticosteroide 260
– Diagnostik 257
– – bakteriologische 257
– – Differentialdiagnostik 257
– Epidemiologie 252 f
– extrapulmonale 255 ff
– Fieber 3
– Frühgeneralisation 254
– bei HIV-Infektion 261 f, 398
– Hypersensitivitätsreaktion 254, 256
– Immunität, zellvermittelte 254
– Impfung s. BCG-Impfung
– inaktive 254
– Infektion 254
– – beim Säugling 254
– Inzidenz 252 f
– Kurzzeitbehandlungsschema 258 ff
– Mikrobiologie 253 f
– Pathogenese 254
– Primärherd 254
– Primärkomplex 254
– Primärstadium 254
– Prognose 258
– Prophylaxe 260
– – epidemiologische Aspekte 260
– bei Protein-Energie-Malnutrition 424
– pulmonale s. Lungentuberkulose
– Röntgendiagnostik 257
– Sekundärstadium 254
– Sputumuntersuchung, bakteriologische 257
– Therapie 258 ff
– – epidemiologische Aspekte 260
– – beim HIV-Infizierten 262
– – unter Mangelbedingungen 259
– – Therapiedauer 258
– – Therapieerfolg, Einflußfaktoren 259
– – Tropentauglichkeitsbeurteilung 510
– – Tuberkulintestung 257 f
– – Übertragung 252 f
– – urogenitale 255
Tularämie 463, 465
– Diagnose 465
Tumbufliege 452
Tumor 490 ff
– feingewebliche Untersuchung 491
Tumorgewebe, Vitalfärbung 491
Tumornekrosefaktor 247
Tunesien 542
Türkei 542
– Cheilitis actinica 462
Ty-21a-Vakzine 208, 518, 520 f
– Applikation 208, 518, 521
– Interaktion 521
– Kontraindikation 521
– Nebenwirkungen 521
– Schutzwirkung 209, 518

Typhim Vi CPS 518, 520
– – Applikation 518, 521
– – Schutzwirkung 518
Typhoides Fieber (s. auch Samonellose) 3, 16, 244, 520 f
– – ambulatorisches 203
– – Bewußtseinsstörung 5
– – Blutdruckabfall, plötzlicher 204
– – Diagnostik 204 f
– – Differentialdiagnose 121, 205
– – – zur Malaria 23 f
– – Epidemie, explosionsartige 198
– – Ernährung 205
– – Erreger-Dauerausscheider 207 f
– – Expositionsprophylaxe 208
– – Fieber 3, 202 ff
– – Fieberkurve 202
– – Generalisationsstadium 200
– – Impfstoff 208, 518, 520
– – – Applikation 208, 518, 521
– – – Interaktion 521
– – – Impfung 208, 520 f
– – – Indikation 521
– – – Kontraindikation 521
– – – Nebenwirkungen 521
– – – Schutzwirkung 209, 518, 520 f
– – inapparenter Verlauf 203
– – Inkubationsstadium 200
– – Inkubationszeit 202
– – Inzidenz 198
– – Komplikation 204
– – – eitrige 200
– – – Therapie 206 f
– – Krankheitsbild 202 f
– – Laborbefund 203
– – Lebendimpfstoff, oraler 208 f, 520
– – Letalität 207
– – Lymphknotenvergrößerung 200
– – Meldepflicht 209
– – Organmanifestationsstadium 200
– – Pathogenese 199 f
– – Pathologie 201 f
– – Prognose 207
– – Prophylaxe 208 f
– – Rezidiv 204
– – – Behandlung 206
– – – Fieberverlauf 203
– – – Prophylaxe 206
– – beim Säugling (Kleinkind) 203
– – Splenomegalie 4, 200, 203
– – Stadien 202
– – Stadium amphibolicum 203 f
– – Symptomentrias 5
– – Tab-Impfstoff 520
– – Temperaturabfall, plötzlicher 204
– – Therapie, allgemeine 205
– – – Sicherheitskur 206
– – – spezifische 205 f
– – Virulenzantigen-Kapselpolysaccharid 520
Typhom 202
Typhus 196
– abdominalis s. Typhoides Fieber
– abortivus 203
– endemischer s. Typhus murinus
– epidemischer, klassischer s. Typhus exanthematicus
– exanthematicus 196, 318 ff, 463
– – Diagnostik 320
– – Epidemiologie 318 f
– – Fieber 319 f
– – fulminanter 320
– – Immunisierung, aktive 320, 523
– – Infektionsweg 39.318
– – Inkubation 39.319
– – Prophylaxe 320
– – Serologie 319 f
– – Therapie 320
– laevissimus 203
– murinus 319 ff
– – Antikörperbildung 321
– – Diagnostik 321
– – Epidemiologie 320 f
– – Inkubationszeit 321
– – Therapie 321
Typhusbakterien-Antibiotikaresistenz 206
Typhusbakterien-Ausscheidung, temporäre 207
Typhusbakterien-Dauerausscheider 198, 207 f
– Behandlung 207 f
– Diagnostik 208
– Häufigkeit 207
– Meldepflicht 209
– Spritzenabszeß 201
Typhusbakteriensepsis 201
Typhusgranulom s. Typhom
Typhusroseolen 203
Typhuszunge 203
T-Zellen-Lymphom 492 f
T-Zell-Mangel, AIDS 396

U

Uganda 542
Ulcus molle 299, 472
– – Differentialdiagnose 472, 474
– – Epidemiologie 476
– – Therapie 472
– tropicum 466 f
– – Ätiologie 466 f
– – Krebsentstehung 500
Ulkus, Anthrax 286 f
– diphtherisches 466 f
– phagedänisches 500 f
– – genitales 504
Ulzeration, Donovanosis 298
– Drankunkulose 192 ff
– Frambösie 294
– genitale 298, 462
– – schmerzhafte 472
– Leishmaniose, kutane, der Alten Welt 45 f
– – – der Neuen Welt 46 ff
– multiple, Lucio-Phänomen 269
– orale 462
– oropharyngeale, hämorrhagisches Fieber, argentinisches 355
– Parakokzidioidomykose 314 f
– Phäohyphomykose 310
– Sichelzellanämie 413
– Thalassämie 461
Ulkusleiden, Tropentauglichkeitsbeurteilung 510
Unterernährung 419 ff
– Maserninfektion 455
– ödematöse 421 ff
Untersuchung, körperliche 2 ff
Unverträglichkeitsreaktion auf Impfstoffbestandteile 519
– auf Schlangenserum 441, 443
Unzinariasis s. Hakenwurmkrankheit
Ureterveränderung, Schistosomiasis 114
Urethrastriktur, Harnblasenkrebs 507
Urethritis, nichtgonorrhoische 471
Urinuntersuchung, Schistosomiasis 120
Urishiol 468
Urogenitaltuberkulose 255
Urolithiasis, Tropentauglichkeitsbeurteilung 510
Uropathie, obstruktive, Schistosomiasis 115, 123
Urothelkarzinom 507

Uruguay 542
Uruma-Fieber 338
Uterusgangrän 283
Uveitis 462
– Lepra 485
UV-Licht, Augenerkrankung 487 f
UV-Makulopathie 488

V

Vaginalkarzinom 498, 501 ff
– Epidemiologie 501
Vanuata 542
Vaskulitis, allergische, Typ-2-Leprareaktion 269
– meningokokkenbedingte 246
VDRL s. Veneral disease reactive lipoprotein
Vejoviidae 446
Veneral disease reactive lipoprotein 295, 459, 475
Venezuela 542
Venezuelan equine encephalitis 362
– – – Laborbefund 366
Verbrauchskoagulopathie, Denguefieber, hämorrhagisches 347
– Loxoszelismus, viszerokutaner 448
– Waterhouse-Friderichsen-Syndrom 247
Verdauungsorganerkrankung, Tropentauglichkeitsbeurteilung 510
Verdunstungswärmeabgabe 428
Vereinigte Arabische Emirate 542
Verhaltensstörung nach Eastern equine encephalitis 366
– nach japanischer Enzephalitis 367
Verletzung s. Wunde
Verotoxin 231
Verrucae vulgares nach Corticosteroidtherapie bei Pemphigus brasiliensis 467
Verruga peruana 463 f
Verstimmung, reaktive, Enteropathie, tropische 239
Verticillium 301
Vertizilliose 301
Vi-Antigen 197
Vibrio cholerae O1 224
– – Nachweis 226
– El Tor 224
Vielzitzenratte 354
Vietnam 542
Villela-Körperchen 344
Vinblastin bei Kaposi-Sarkom 500
Vipern 438
Vipernbiß, Allgemeinerscheinungen 440
– Lokalerscheinungen 439 f
Virchow-Zellen 266
Viren, onkogene 494
Virozyten 359
Virusanzüchtung 331, 350, 364, 375
Viruserkrankung, durch Nager übertragene 327
Virushepatitis 379 ff
– bei Glucose-6-Phosphat-Dehydrogenase-Mangel 416
– Ikterus 4
– Übertragung, fäkal-orale 379
– – parenterale 379
Virushepatitis A s. Hepatitis A
Virushepatitis B s. Hepatitis B
Virushepatitis C s. Hepatitis C
Virushepatitis D s. Hepatitis D
Virushepatitis E s. Hepatitis E
Virusinfektion, Diarrhö 3
– Fieber 3
– Splenomegalie 4

– transdermale 464
– zentralnervöse 361 ff
Virusisolierung 364
Viruslebendvakzine, Abstand zur folgenden Immunglobulingabe 519
Virusneutralisationstest 329
Visusverlust, Zystizerkose, okuläre 165
Vitalfärbung von Tumorgewebe 491
Vitamin A 485 f
Vitamin-A-Belastung, orale 239
Vitamin-A-Mangel 420, 485 ff
– – Augenschäden 486 f
– – WHO-Klassifikation 486
– Lichen amyloidosus 462
– bei Masern 456
Vitamin-A-Substitution 486 f
– bei Protein-Energie-Malnutrition 425
Vitamin-B_{12}-Mangel, Diphyllobothriasis 161 f
Vitamin-B_{12}-Mangel-Anämie 162, 406
Vitamine, fettlösliche, Malabsorption 238
VNT s. Virusneutralisationstest
Vögel, Arbovirusenzephalitisübertragung 362, 365 ff
Vogelspinnen 448 f
Vogelspinnenartige 447
Völkerwanderung, Amöbiasis 69, 71
Vomito negro 344
Vorderkammer, Mikrofilariennachweis 483
Vulvakarzinom 498, 501 ff
– Ätiologie 501 f
– Epidemiologie 501
Vulvovaginitis, Enterobiasis 137
– gonorrhoica infantum 470
– juvenile 137

W

Waldpest 275
Walter-Reed-Stadieneinteilung der HIV-Infektion 400
Wanderfilarie s. Loa loa
Wanderseuche 224
Wanderspinne 448
Wärmeaustausch 428
– konvektiver 428
Wasser-Elektrolyt-Substitution bei enteritischer Salmonellose 213
Wassermangel, Hitzeerschöpfung 433 f
Wassernuß 132
Wasserschnecke 126, 129, 132 f
Wasserverlust, bedrohlicher 433
Wasting s. Gewicht-Längen-Relation
Wasting syndrome 397
Waterhouse-Friderichsen-Syndrom 247
Waterlow-Klassifikation der Protein-Energie-Malnutrition beim Kind 422
Wayson-Färbelösung 278
Wechselfieber 11, 16
Weichgewebetumor 498
Weil-Felix-Reaktion, Rickettsiose 318 f
– Tsutsugamushi-Fieber 323
– Typhus exanthematicus 320
Weil-Krankheit 464
– Ikterus 4
Wellcome-Klassifikation der Protein-Energie-Malnutrition beim Kind 422
Western equine encephalitis 362, 366
– – – Letalität 366
Western-Blot, HIV-Infektion-Diagnostik 400
West-Nile-Fieber 328, 335
West-Nile-Virus-Enzephalitis 362, 368 f
Westtyp-Zeckenenzephalitis s. Frühsommer-Meningoenzephalitis

Whitmore-Krankheit s. Melioidosis
WHO-Kategorienschlüssel, Tollwutexposition 374
Widal-Reaktion 197, 205, 212
Wiegekarte 427
Wimberger-Zeichen 458
Wimpernverlust 485
Winkelblockglaukom 487
Winterbottom-Zeichen 57
Wirbelsäulentuberkulose 255
Witwengift 447
– Immunserum 447
Wolfsmilchgewächs 468
Wolfsspinnen 447 f
Wolhynisches Fieber 318 f, 323, 463
– Epidemiologie 323
– Krankheitsbild 323
Woolsorters' disease s. Milzbrand
Wucheria 4
– bancrofti 180 ff
– – Adulte 184
– – Mikrofilarien 182, 184
Wucheria-bancrofti-Filariose 182 ff
– akute 184
– Ätiologie 182, 184
– chronische Läsionen 184 f
– Diagnostik 185
– geographische Verbreitung 180, 183
– Immunreaktion 184
– Krankheitsbild 184 f
– Labordiagnostik 185 f
– Massenchemoprophylaxe 186
– Mikrofilariennachweis 181, 185 f
– Pathogenese 184
– Prophylaxe 186
– Provokationstest 185
– Serologie 185
– Therapie 186
Wundbehandlung 371, 376 f
Wunde, Anthraxinfektion 287
– Chromomykose 306
– Gasbrandinfektion 283
– Melioidosisinfektion 290
– Myiasis 452
– Mykose, subkutane 304
– Pilzinfektion 301
– Sporotrichose 308
– Tetanusinfektion 280
– Tetanusprophylaxe 282
Wundinfektion, Enteritis-Salmonellen 198, 212
Wundreinigung nach Schlangenbiß 440
Wundsanierung, chirurgische 281, 284
Wundschmerz 283
Wundstarrkrampf s. Tetanus
Würfelquallen 449
Wurmautoinfektion 135
Würmer, subkutan wandernde 188
Wurmerkrankung s. Helminthiase
Wurminfektion, Befallsstärke 135
– blutinvasive 135
– gewebeinvasive 135
– Ikterus 4
– intestinale 135
– Präpatenzzeit 135
Wurmkrankheit 532
Wurmmehrfachinfektion 135
Wurmzyste, pulmonale 130
Wüstenrheumatismus s. Kokzidioidomykose

X

X-Chromosm, Inaktivierung 415
Xenodiagnose, Trypanosoma cruzi 66
Xenopsylla cheopsis 275

Xerophthalmie 485 ff
Xerose, konjunktivale 480, 486

Y

Yaba-like disease virus 329, 340
Yatapoxvirus 329, 340
Yaws s. Frambösie
Yersinia pestis 275, 463
– – Anfärbung 275, 278
– – Anzüchtung 278
– – Nachweis 278
– – Pathogenität 275
– – Übertragung, aerogene 275, 277
– – Widerstandsfähigkeit 275

Z

Zaire 542
Zecken, Arbovirenübertragung 325, 327
– Babesiose 34 f
– Fièvre-boutonneuse-Übertragung 321
– Frühsommer-Meningoenzephalitis-Übertragung 367 f
– Kyasanurwald-Krankheit-Übertragung 352
– Q-Fieber-Übertragung 324
– Übertragung von hämorrhagischem Fieber 351 ff
– – des hämorrhagischen Krim-Kongo-Fiebers 351
– – des Omsk-Fiebers 353
Zeckenbißfieber, indisches 319
– südafrikanisches 319
Zeckenenzephalitis s. Frühsommer-Meningoenzephalitis
Zeckentyphus s. Rocky Mountain spotted fever
– afrikanischer s. Fièvre boutonneuse
Zellen, dendritische, HIV-Infektion 396
Zellulitis der Kopfhaut 461
Zentralafrikanische Republik 542
Zentralamerika, Leishmaniose, kutane 42, 47
Zentralnervensystem, Angiostrongyliasis cantonensis 158
– Arbovirusinfektion 361 ff
– Beteiligung bei Schistosomiasis 117, 119
– – bei Sichelzellanämie 413
– Burkitt-Lymphom 497
– Schädigung, HIV-1-bedingte 399
– Tollwutvirusinfektion 372 f
– Trypanosomiasis, afrikanische 56 f
– Zystizerkose 164
Zentralvenenverschluß, Tropentauglichkeitsbeurteilung 512
Zentrifugation, Mikrofilarienanreicherung 181
Zephalosporiose 301
Zerkarien 103
– Abwehrreaktion 113
– Fasciola hepatica 124
– Fasciolopsis buski 132
– Heterophyes heterophyes 133
– Hypersensitivitätsreaktion 112, 117
– Infektion des Menschen 111
– Metagonimus yokogawai 133
– Paragonimus 129
– Schistosomen 104, 106 f
Zerkariendermatitis 112, 114, 117
Zervixkarzinom 490, 498, 501 ff
– Ätiologie 501 f
– Epidemiologie 501
– Histologie 502

Zervixkarzinom, Malariagebiet 502
– Myiasis 453
– Therapie 504
Zestoden 135
– Wirtswechsel 159
Zestodeninfektion 159 ff
– intestinale 135 ff
– larvale 135 ff
Zidovudin bei epidemischem Kaposi-Sarkom 500
Ziehl-Neelsen-Färbung 253, 257, 265
Zingavirus 348
Zinkmangel 420
Zölenteraten, giftige 449
Zoonose, Anthrax 286
– Arbovirose 325 ff
– Fasziolose 124
– Malleus 289
– Melioidosis 290
– Pest 275
– Rickettsiose 318
– Salmonellose 196
Zungentremor, hämorrhagisches Fieber, argentinisches 355

– – – bolivianisches 356
Zwergbandwurm s. Hymenolepis nana
Zwischenwirtschnecke 103 f
– Angiostrongylus-cantonensis-Larve 157 f
– Angiostrongylus-costaricensis-Larve 159
– Clonorchis sinensis 126 f
– Echinostoma 134
– Fasciola hepatica 124
– Fasciolopsis buski 132
– Heterophyes heterophyes 133
– Metagonimus yokogawai 133
– Opisthorchis 126 f
– Paragonimus 129
– Schistosomen 103 f, 110 f
Zygomykose 310
Zymonema dermatitidis 302
Zyste, Echinococcus granulosus 166
– Pneumocystis carinii 100
Zystektomie bei zystischer Echinokokkose 169
Zystitis, chronische, Harnblasenkrebs 507

Zystizerke, intraspinale 165
– okuläre 165
– zerebrale 165
Zystizerkoid 163 f
Zystizerkose 160 f, 164 ff
– Antikörper 165
– Diagnostik 165
– disseminierte 165
– Epidemiologie 164 f
– Krankheitsbild 165
– okuläre 165
– paraventrikuläre 165
– Pathogenese 165
– Therapie 165 f
Zytomegalievirus-Chorioretinitis 399
– Therapie 398
Zytomegalievirusinfektion bei AIDS 398
– Kaposi-Sarkom 498
Zytomykose, retikuloendotheliale s. Histoplasmose, amerikanische
Zytotoxin, Shigellen 218